Bernd Jungbluth

Microsoft SQL Server Integration Services

Bernd Jungbluth

Microsoft SQL Server Integration Services

Microsoft Press

Bernd Jungbluth: Microsoft SQL Server Integration Services

15 14 13 12 11 10 9 8 7 6 5 4 3 2 1
13 12 11

ISBN 978-3-86645-654-9

Balthasarstraße 81, 50670 Köln

Korrektorat: Kristin Grauthoff, Lippstadt
Fachlektorat: Thomas Irlbeck, München (www.thomas-irlbeck.de/autor/)
Satz: Silja Brands, ActiveDevelop, Lippstadt (www.ActiveDevelop.de)
Layout: Gerhard Alfes, mediaService, Siegen (www.media-service.tv)
Umschlaggestaltung: Hommer Design GmbH, Haar (www.HommerDesign.com)
Gesamtherstellung: Kösel, Krugzell (www.KoeselBuch.de)

Danke

Inhaltsverzeichnis

Vorwort

In diesem Vorwort:

Einleitung

Ein Baukasten besteht aus mehreren verschiedenen Bausteinen. Bausteine, die sich in ihrer Form und Funktion unterscheiden. Durch die vielfältigen Kombinationsmöglichkeiten der Bausteine sind Sie in der Lage, die unterschiedlichsten Bauwerke zu realisieren. Dabei ist es allein Ihrer Phantasie überlassen, was Sie letztendlich mit den Bausteinen bewerkstelligen möchten. Nun sind der Phantasie ja bekanntlich keine Grenzen gesetzt, wohl aber der Funktionalität der einzelnen Bausteine. Ähnlich verhält es sich mit SQL Server Integration Services – kurz SSIS. Die Bausteine heißen hier Pakete, Ablaufsteuerung und Ablaufsteuerungselemente, Datenfluss und Datenflusskomponenten – um nur einige zu nennen. Deren Funktionalität mag zwar ebenfalls begrenzt sein, die Möglichkeiten aber, die Ihnen SSIS zur Realisierung von Datenintegrationslösungen anbietet, hängen wiederum von Ihrer Phantasie oder vielmehr von den an Sie gestellten Anforderungen ab.

Bei den Überlegungen zum Konzept dieses Buchs kam zwangsläufig die Frage auf, wie man der Vielzahl dieser Möglichkeiten gerecht werden kann. Die erste Idee war ein Buch, in dem mit vielen Beispielen die Realisierung unterschiedlicher Anforderungen beschrieben wird. Der Fokus bei diesem Konzept lag primär auf der Entwicklung von SSIS-Projekten, ergänzt mit den Beschreibungen der einzelnen Komponenten von SSIS. Nun ist die Wahrscheinlichkeit jedoch gering, dass Sie in den Beispielen gerade Ihre Anforderungen wiederfinden. Zudem wären bei diesem Konzept die Beschreibungen der einzelnen Komponenten auf die verschiedenen Beispiele verteilt und würden sich dabei in erster Linie auf die Verwendung der Komponente im jeweiligen Beispiel beziehen. Beides ist nicht sonderlich praxistauglich. Gerade das sollte das Buch aber auf jeden Fall sein: praxistauglich. Dieser Ansatz war letztendlich auch ausschlaggebend für das Konzept des nun vor Ihnen liegenden Buchs.

Dieses Buch bietet Ihnen eine detaillierte Beschreibung der einzelnen Komponenten von SSIS. Eine Beschreibung der Komponenten mit ihren Eigenschaften und auch mit ihren Eigenheiten; ergänzt mit Praxistipps, Hinweisen auf diverse Fallstricke und Beispielen. Auf diese Weise erfahren Sie nicht nur, welche Komponenten SSIS anbietet und wie Sie diese verwenden; Sie erhalten mit den Beschreibungen auch eine gute Grundlage, anhand derer Sie entscheiden können, ob und wie Sie die jeweiligen Komponenten bei der Realisierung Ihrer Projekte einsetzen. Alleine die Beschreibungen der Komponenten umfassen bereits zwei Drittel des Buchs. Das letzte Drittel besteht aus einem Praxisbeispiel, in dem ein SSIS-Projekt entwickelt, bereitgestellt, sowie ausgeführt und überwacht wird. Insgesamt besteht das Buch thematisch aus fünf Teilen.

Der Aufbau dieses Buchs

Teil A beschreibt den Sinn und Zweck von SSIS und liefert Ihnen zudem einen Einblick in die Architektur und in die Komponenten von SSIS. Ergänzend hierzu wird die Entwicklung von SSIS über die verschiedenen Versionen hinweg betrachtet – von SSIS 2005 über SSIS 2008 bis hin zu SSIS 2008 R2.

Teil B stellt Ihnen die Entwicklungsumgebung und einige Basiskomponenten vor. Sie lernen Business Intelligence Development Studio kennen und lesen, wie Sie Variablen, Ausdrücke und die Verbindungs-Manager in Paketen verwenden.

Die Ablaufsteuerung von SSIS ist das Thema in Teil C. Hier erfahren Sie Grundlegendes über die Ablaufsteuerung und ihre Konfigurationsmöglichkeiten. Kern von Teil C ist jedoch Kapitel 8, in dem jedes Ablaufsteuerungselement einzeln beschrieben wird. In diesem Kapitel lernen Sie nicht nur die Möglichkeiten der Ablaufsteuerungselemente kennen, sondern auch deren Konfiguration und was Sie dabei beachten müssen. Neben Ablaufsteuerung und Ablaufsteuerungselementen wird in Teil C auch die Bedeutung und Funktion der Ereignishandler beschrieben.

Der ETL-Prozess ist die Kernaufgabe von SSIS und Inhalt von Teil D. Hier können Sie sich mit dem Datenfluss und seinen Möglichkeiten vertraut machen. Alle Datenflusskomponenten – die Datenflussquellen, die Datenflusstransformationen und die Datenflussziele – werden einzeln vorgestellt und mit hilfreichen Hinweisen ergänzt.

Teil E ist der Praxisteil dieses Buchs. Anhand eines Beispiels wird ein Projekt mit drei Paketen entwickelt. Hier erfahren Sie, wie Sie Pakete entwickeln, Pakete debuggen, Pakete mit anderen Paketen in einem Projekt zusammenfassen und vieles mehr. Neben der Entwicklung des Projekts ist auch dessen Bereitstellung und Betrieb Thema in Teil E. Sie lernen verschiedene Möglichkeiten kennen, mit denen Sie Pakete bereitstellen und ausführen können. Im Zusammenhang mit diesem Projekt werden noch weitere Komponenten von SSIS angesprochen – beispielsweise die Paketprotokollierung, die Prüfpunkte und die Paketkonfiguration.

BI or not BI – oder: Für wen ist dieses Buch gedacht?

SSIS gehört zur SQL Server Business Intelligence-Plattform. Eine Einordnung, die fachlich korrekt ist, den Möglichkeiten von SSIS jedoch bei weitem nicht gerecht wird. Denn mit SSIS können ebenso Anforderungen realisiert werden, die nicht im BI-Bereich angesiedelt sind – so auch das Praxisbeispiel in diesem Buch. Dort werden per XML übermittelte Bestellungen mit einem SSIS-Paket verarbeitet und in einer Auftragsverwaltung gespeichert. Ein bewusst gewähltes Szenario, das zeigt, dass mit SSIS auch Projekte jenseits von Business Intelligence realisiert werden können. Natürlich kommen in diesem Buch auch die Beispiele zum Thema Business Intelligence nicht zu kurz. Diese sind bei den Beschreibungen der Komponenten zu finden, mit denen Sie gezielt Daten in Analysis Services und Data Mining verarbeiten bzw. auswerten können.

Die Frage, für wen dieses Buch gedacht ist, lässt sich aus fachlicher wie auch aus technischer Sicht beantworten. Fachlich gesehen ist dieses Buch für jeden interessant, der Daten importieren, exportieren, aufbereiten, transformieren, konsolidieren und auch integrieren muss – ob nun als einfache Datentransfers, Import-/Export-Routinen, ETL-Lösungen oder als komplexe Datenintegrationslösungen.

Technisch gesehen liegt der Fokus dieses Buchs auf den Versionen SSIS 2008 und SSIS 2008 R2. Da aber die Unterschiede zwischen SSIS 2005 und SSIS 2008 überschaubar sind, ist dieses Buch auch dann für Sie interessant, wenn Sie noch SSIS 2005 einsetzen. Auf die jeweiligen Unterschiede zwischen den einzelnen Versionen wird an den entsprechenden Stellen hingewiesen.

Mein Name ist *Ablaufsteuerungselement*

Man kommt leider nicht umhin, ein paar Worte zu den in SSIS und den in diesem Buch verwendeten Begriffen zu sagen. In SSIS sind die Übersetzungen für einige Begriffe – um es milde auszudrücken – nicht besonders hilfreich. Dies betrifft nicht nur altbewährte Begriffe der Programmierung – so ist zum Beispiel der Begriff *Breakpoints* mit *Haltepunkten* übersetzt –, sondern auch neue, für SSIS eingeführte Begriffe – wie den Begriff *Ablaufsteuerungselement*. Ein Ablaufsteuerungselement steht für die Ausführung einer speziellen Aufgabenstellung. In der Originalversion von SSIS heißt ein Ablaufsteuerungselement *Task* – was der eigentlichen Bestimmung durchaus entspricht, heißt *Task* doch im Deutschen *Aufgabe*. Die deutsche Übersetzung mit *Ablaufsteuerungselement* ist etwas gewöhnungsbedürftig. Vielleicht wäre sie nicht ganz so gewöhnungsbedürftig, wenn die Übersetzung auch durchgängig verwendet worden wäre. So aber gibt es Ablaufsteuerungselemente, die in ihrer Bezeichnung den Begriff *Task* beinhalten, wie *Task 'SQL ausführen'* und *Task 'Mail senden'*. Auch in Meldungen ist an vielen Stellen von Tasks und nicht von Ablaufsteuerungselementen die Rede. Dazu kommt, dass SSIS-Entwickler im Allgemeinen eher von Tasks als von Ablaufsteuerungselementen reden. Dennoch bietet Ihnen die deutsche Version nun mal *Ablaufsteuerungselemente* und keine *Tasks* an, so wie auch nicht von *Breakpoints*, sondern von *Haltepunkten* die Rede ist – und da Sie natürlich die in diesem Buch verwendeten Begriffe auf Ihrem Bildschirm auch wiederfinden sollen, werden im Buch durchgängig die deutschen Begriffe verwendet.

Die Installation von SSIS

Auf ein eigenes Kapitel zur Installation von SSIS wurde verzichtet. Alleine aus dem Grund, da es hierzu nicht allzu viel zu berichten gibt. SSIS installieren Sie mit dem Setup von SQL Server. Sie müssen lediglich im Installationsschritt *Funktionsauswahl* den Eintrag *Integration Services* aktivieren. Mehr gibt es nicht zu tun.

Eine Installation von SQL Server ist für den Einsatz von SSIS nicht zwingend erforderlich. Sie können die SSIS auch ohne SQL Server installieren. Hierzu wählen Sie im Installationsschritt *Funktionsauswahl* nur den Eintrag *Integration Services*. Möchten Sie zusätzlich die Entwicklungsumgebung installieren, nehmen Sie noch den Eintrag *Business Intelligence Development Studio* in die Installation auf.

Die Begleitdateien

Alle in diesem Buch enthaltenen Beispiele basieren auf einer kleinen Auftragsverwaltung eines Großhändlers – der Firma Coole Socke. Die Firma Coole Socke verkauft – nomen est omen – Socken. Das Produktsortiment ist nicht gerade umfangreich, für die Beispiele in diesem Buch jedoch absolut ausreichend.

Insgesamt gibt es drei Datenbanken. Eine SQL Server-Datenbank namens *ssisWaWi*, die die Tabellen der Auftragsverwaltung beinhaltet, und eine weitere mit der Bezeichnung *ssisKonfigurationen*, die für die Bereitstellung des Beispielprojekts benötigt wird. Die dritte Datenbank ist eine Analysis Services-Datenbank namens *Datenanalyse Coole Socke*, die neben einem Cube auch zwei Data Mining-Strukturen enthält. Ergänzend zu diesen Datenbanken stehen noch einige Dateien mit Beispieldaten zur Verfügung. Mit diesen Dateien und den drei Datenbanken sind Sie in der Lage, die in diesem Buch enthaltenen Beispiele nachzuvollziehen.

Die Datenbanken, die Dateien mit den Beispieldaten, das Projekt des Praxisbeispiels sowie alle im Buch erwähnten Beispielpakete, Listings und genannten Links stehen als Download unter *http://www.berndjungbluth.de* zur Verfügung.

Support

Der Inhalt dieses Buchs wurde gründlich recherchiert und die Beispiele mehr als einmal getestet. Dennoch lässt sich nicht ausschließen, dass sich hier und da ein Fehler eingeschlichen hat. Wenn Sie einen solchen finden, dürfen Sie ihn gerne an die folgende E-Mail-Adresse senden:

buch@berndjungbluth.de

Auch Anregungen, Fragen und Kommentare zu diesem Buch sind willkommen. Dies gilt insbesondere für Tipps und Tricks zu den im Buch erwähnten Eigenschaften, die ihre Bedeutung und Auswirkung trotz Recherche und Testen nicht preisgeben wollten, wie auch für erwähnte Hinweise, die durch Service Packs oder Hotfixes in die Rubrik »Es war einmal« verschoben werden können.

Korrekturen und Neuigkeiten werden unter *http://www.berndjungbluth.de* veröffentlicht.

Teil A

SQL Server Integration Services

In diesem Teil:

Kapitel 1

SQL Server Integration Services

In diesem Kapitel:

Dieses Kapitel beschreibt die Einsatzmöglichkeiten von SQL Server Integration Services sowie deren Architektur und die dabei verwendeten Pakete. Ergänzend werden die enthaltenen Tools und Assistenten von SQL Server Integration Services kurz vorgestellt.

Sinn und Zweck

SQL Server Integration Services. Vielleicht haben auch Sie sich bei Ihrer ersten Begegnung mit diesem Begriff gefragt, welchen Zweck diese *Services* erfüllen und warum diese in SQL Server enthalten sind. Zu dieser Frage gibt es verschiedene Antworten: Einerseits wird SQL Server Integration Services – kurz SSIS – als Werkzeug zum Importieren bzw. Exportieren von Daten gesehen, andererseits als das *ETL-Tool* von Microsoft oder aber es ist die Rede von einer Plattform zur Erstellung von Datenintegrationslösungen. Keine dieser drei Aussagen ist falsch. Vielmehr beschreiben sie eher das Leistungsspektrum von SSIS. Dabei kann SSIS sowohl als Werkzeug für einfache Import- bzw. Exportvorgänge verwendet werden wie auch zur Realisierung von ETL-Prozessen oder gar komplexen Datenintegrationslösungen. Schaut man in die Produktbeschreibung von Microsoft, ist dort die Rede von einer »Plattform zur Erstellung von Datenintegrations- und Datentransformationslösungen« wie auch von einer »Plattform zum Erstellen leistungsfähiger Datenintegrations- und Workflowlösungen, einschließlich ETL-Vorgängen«. Geht es also um SSIS, kommen einige Begriffe zusammen: Import/Export von Daten, ETL, Datentransformation, Datenintegration und Workflow. Mit Ausnahme des Begriffs *Workflow* dreht es sich bei all diesen Begriffen um den Transfer von Daten.

Genau das ist die Aufgabe von SSIS: der Transfer von Daten – ob nun als einfacher Import/Export, als ETL-Prozess mit Datentransformationen oder als komplexe Datenintegrationslösung. Ergänzt wird ein solcher Datentransfer mit dem Workflow, gibt es doch rund um den Datentransfer einige Aufgaben zur Vorbereitung oder zur Nachbereitung eines solchen zu erledigen. So könnte es zum Beispiel notwendig sein, die Dateien mit den zu transferierenden Daten von einem FTP-Server zu laden und diese nach dem Datentransfer in ein dafür vorgesehenes Verzeichnis zu verschieben.

Der Workflow wird in erster Linie als Vor- und Nachbereitung für einen Datentransfer eingesetzt. Es wäre jedoch eine recht stiefmütterliche Verwendung des Workflows, würde dieser nur im Zusammenhang mit einem Datentransfer genutzt werden. Schließlich lässt sich der Workflow auch unabhängig von einem Datentransfer einsetzen, wodurch sich mit SSIS auch Workflow-Lösungen realisieren lassen – eine Einsatzmöglichkeit von SSIS, die gerne übersehen wird.

Neben dem Transfer von Daten gibt es also mit dem Erstellen von Workflow-Lösungen noch eine zweite Einsatzmöglichkeit für SSIS. Beide Einsatzmöglichkeiten werden nun etwas genauer betrachtet.

Import/Export von Daten

Der simple Import/Export von Daten aus einer Datenquelle zu einem Datenziel ist die wohl am häufigsten eingesetzte Variante von SSIS. Dies liegt an der einfachen Handhabung des bekanntesten Tools von SSIS: dem Import/Export-Assistenten.

Mit diesem Assistenten können schnell und einfach Import- bzw. Export-Routinen erstellt, ausgeführt und für eine spätere Wiederverwendung gespeichert werden. In Kombination mit dem SQL Server-Agent ist es auch möglich, solche gespeicherten Import-/Export-Routinen automatisiert zu bestimmten Zeitpunkten ausführen zu lassen.

Der Import/Export-Assistent ist nicht nur als eigenständige Anwendung unter dem Namen *Daten importieren und exportieren* in der Programmgruppe von SQL Server verfügbar, sondern auch in der Managementkonsole von SQL Server – SQL Server Management Studio – integriert. Im Kontextmenü jeder Datenbank kann er dort über die Befehle *Tasks/Daten importieren* oder *Tasks/Daten exportieren* gestartet werden. Die Integration des Import/Export-Assistenten in die Managementkonsole von SQL Server gibt es bereits seit SQL Server 2000. Mit dem Unterschied, dass es sich damals nicht um einen auf SSIS basierenden Assistenten handelte, sondern um den Vorgänger von SSIS – Data Transformation Services; kurz DTS. SSIS wurde erst mit SQL Server 2005 eingeführt, wobei der alte, auf DTS basierende Import/Export-Assistent durch einen neuen, auf SSIS basierenden ersetzt wurde.

Es liegt in der Natur eines Assistenten, dass dieser in seiner Funktionalität eingeschränkt ist. Und so ist der Import/Export-Assistent darauf begrenzt, Daten eins zu eins von A nach B zu kopieren und diese dabei gegebenenfalls in kompatible Datentypen zu konvertieren. Mit dem Import/Export-Assistenten können Sie zum Beispiel die Daten einer Textdatei in eine SQL Server-Tabelle transferieren oder aber auch die Daten mehrerer Tabellen einer Datenbank in die Tabellen einer anderen Datenbank. Das Zusammenführen von Daten unterschiedlicher Datenquellen in ein Datenziel wird vom Import/Export-Assistenten ebenso wenig unterstützt wie eine Transformation der Daten. Um solche oder auch noch komplexere Anforderungen zu realisieren, benötigen Sie die Entwicklungstools von SSIS. Mit diesen sind Sie nicht nur in der Lage, einfache Datentransfers mit und ohne Datentransformationen zu erstellen, sondern auch komplexe Datenintegrationslösungen.

Datenintegration

Das Konzept der Datenintegration – auch Informationsintegration genannt – entstand in Laufe der 1990er-Jahre und beschreibt das Zusammenführen von Daten aus den unterschiedlichsten Quellen in eine einheitliche Struktur. Dabei werden die Daten derart konsolidiert und transformiert, dass als Ergebnis eine neue konsistente Informationsquelle entsteht. Entstanden sind die Anforderungen einer solchen Datenkonsolidierung durch die Notwendigkeit, Informationen aus den Datenbeständen eines Unternehmens schnell und einfach darzustellen und seien diese auf noch so viele Systeme verteilt.

Stellen Sie sich ein typisches Unternehmen vor: Die IT ist historisch gewachsen. Im Laufe der Zeit wurden für einzelne Anwendungsgebiete nach und nach Lösungen installiert. Die Warenwirtschaft läuft auf einem Unix-System, das PPS-System auf einer AS/400, die Buchhaltung auf einer Client/Server-Anwendung mit SQL Server als Backend, und es existieren noch einige weitere kleinere Datenbankanwendungen auf den unterschiedlichsten Systemen. All diese Anwendungen beinhalten Daten – Unternehmensdaten. Diese in den unterschiedlichsten Systemen verteilten Unternehmensdaten werden an vielen Stellen im Unternehmen benötigt – jedoch nicht nur anwendungsspezifisch, sondern auch anwendungsübergreifend. So braucht der Vertrieb Daten über den Kunden, welche in der Buchhaltung verwaltet werden, oder der Einkauf Daten über den Lagerbestand oder aber die Geschäftsführung hätte gerne einen Gesamtüberblick. Zudem können die eigenen Daten durch allgemein verfügbare Informationen, die im Internet bereitstehen, ergänzt werden. Auch von Geschäftspartnern freigegebene Daten sind wertvolle Informationen, die den Gehalt der eigenen Daten steigern.

Die Daten bzw. die Informationen sind in ihren jeweiligen Anwendungen bzw. externen Quellen zwar für sich bereits interpretierbar, aber zusammen betrachtet sind sie weitaus aussagekräftiger und somit wertvoller. Sie können dies mit einem Puzzle vergleichen. Jedes einzelne Puzzleteil stellt dabei eine Information aus einer Datenquelle dar. Einzeln betrachtet bieten diese Puzzleteile zwar bereits Informationen, wenn Sie aber bestimmte Puzzleteile zusammensetzen, wird der Inhalt bzw. die enthaltene Information dieser Puzzleteile deutlicher. Haben Sie letztendlich alle Puzzleteile zusammengesetzt, ergeben diese ein Gesamtbild. Dies gilt auch für die Informationen, die in einem Unternehmen in Form von Daten verteilt sind. Je mehr Sie diese Daten zu einem großen Ganzen zusammenführen, umso deutlicher wird das Gesamtbild der Information zu dem Unternehmen. Dieses können Sie nun als Ganzes betrachten – oder sich auf bestimmte Bereiche oder Teile konzentrieren.

Um all diese Informationen aus den verschiedensten Systemen mit den unterschiedlichsten Formaten und Inhalten nun schnell und einfach zur Verfügung zu stellen, sollten diese in einer einheitlichen, leicht auswertbaren Struktur zusammengefasst sein. Es geht dabei um nichts anderes als um die *Herstellung eines Ganzen*, was im Grunde genommen die Übersetzung des Worts *Integration* darstellt. Im Bezug auf die im Unternehmen verteilten Daten ist die Lösung für eine solche Zusammenführung eine *Datenintegration*: das Erstellen einer einheitlichen Struktur, in die in regelmäßigen Abständen aus den verschiedensten Systemen syntaktisch und semantisch aufbereitete Daten importiert werden.

Dabei ist es natürlich unabdingbar, dass die Daten der neuen Informationsquelle korrekt und konsistent sind. Wer einmal einen Kundenstamm aus zwei verschiedenen Systemen ohne eindeutige Kundennummern miteinander verbunden hat, der weiß, mit welcher Kreativität Kunden bzw. Namen erfasst werden können und wie schwierig es ist, diese Daten zusammenzuführen. Aus Daten mehrerer Datenquellen einen einheitlichen konsistenten Datenbestand zu erstellen, ist eine echte Herausforderung.

Eine Datenintegration kann entweder als *materialisierte oder physische Integration* erfolgen oder als *virtuelle oder logische Integration*. Bei der zweiten Variante bleiben die Daten in ihren jeweiligen Datenquellen und werden erst bei der Analyse zusammengefasst, wohingegen die erste Variante die Daten als Kopie in einer separaten Datenstruktur speichert. Die Vor- und Nachteile beider Systeme liegen auf der Hand: Während die zweite Variante immer die aktuellsten Informationen liefert, ist sie im Vergleich zur ersten langsamer. Die erste Variante mag zwar nicht immer die aktuellsten Informationen enthalten, dafür aber können diese weitaus schneller ausgewertet bzw. analysiert werden, da die Daten bereits für diese Zwecke optimiert in einer separaten Datenstruktur vorliegen. Insofern ist es für die erste Variante notwendig, die Informationen in der separaten Datenstruktur in einem regelmäßigen Turnus zu aktualisieren. Dazu verwenden Sie SSIS. Mit SSIS integrieren Sie die Daten aus den unterschiedlichsten Systemen in einer einheitlichen Datenstruktur – in einem so genannten *Datenlager*, im Original *Data Warehouse*.

Data Warehouse

Der Begriff *Data Warehouse* ist heutzutage eng mit dem Begriff *Business Intelligence* verbunden. Dies ist auch korrekt, denn bereits die erste Definition eines Data Warehouse vom *Vater des Data Warehousing*, William H. Inmon, zielt in diese Richtung. Er definiert ein Data Warehouse als »eine themenorientierte, integrierte, chronologisierte und persistente Sammlung von Daten, um das Management bei seinen Entscheidungsprozessen zu unterstützen«.[1] Während William H. Inmon ein Data Warehouse noch eher themenorientiert sah, änderte sich mit der Zeit die Anforderung an ein Data Warehouse und dadurch auch die Definition – oder besser: die Definitionen, denn eine eindeutige Definition des Begriffs Data Warehouse gibt es nicht.

---

[1] William H. Inmon, Richard D. Hackathorn: Using the Data Warehouse; John Wiley & Sons

Ralph Kimball nimmt der Definition von William H. Inmon die Restriktion und sieht in einem Data Warehouse »eine für Abfragen und Reporting speziell strukturierte Kopie transaktionaler Daten«.[2] Dabei begrenzt er ein Data Warehouse nicht mehr auf spezielle Themen, zielt aber auch auf die Analyse der Daten als Hauptfunktion eines Data Warehouse. Thomas Zeh geht noch einen Schritt weiter und definiert ein Data Warehouse als »einen physischen Datenbestand, der eine integrierte Sicht auf die zugrunde liegenden Datenquellen ermöglicht«.[3] Die Funktion eines Data Warehouse ist bei dieser Definition nicht mehr nur auf die Analyse begrenzt.

Ein Data Warehouse nur für Analysen zu verwenden, wäre auch eine Verschwendung. Natürlich ist die Analyse der primäre Grund für ein Data Warehouse und die mit SSIS erstellten Datenintegrationslösungen werden wohl auch größtenteils ein Data Warehouse zum Zweck von Analysen füllen. Aber ein Data Warehouse birgt weitaus mehr Potenzial. Immerhin ist hier von einer Möglichkeit die Rede, mit der die Daten aus den unterschiedlichsten Anwendungen an einer Stelle in einer einheitlichen Form zusammengefasst werden können. Ein solches *zentrales Datenlager* ist nicht nur für Analysezwecke interessant, sondern auch für das Tagesgeschäft.

Dazu ein einfaches Beispiel aus der Praxis: Gerade für Unternehmen mit einer historisch gewachsenen IT – Sie erinnern sich noch an das Beispiel von eben? – kann ein zentrales Datenlager von großem Wert sein. Auch wenn in solchen Unternehmen für die unterschiedlichsten Anforderungen Anwendungen auf verschiedenen Systemen eingesetzt werden, haben diese Anwendungen doch eines gemeinsam: die Stammdaten des Unternehmens. Unabhängig davon, welche Anwendungen für welche Zwecke im Einsatz sind, sie drehen sich in erster Linie um die Stammdaten des Unternehmens: um die Artikel, die Kunden, die Lieferanten, die Mitarbeiter – um nur einige zu nennen. Bei einer solchen Struktur sollte sichergestellt sein, dass die Stammdaten nur in den Anwendungen verwaltet werden, die dafür vorgesehen sind, während alle anderen Anwendungen diese lediglich nutzen: Nur mit einer Anwendung werden die Artikel des Unternehmens verwaltet, nur mit einer Anwendung die Mitarbeiter, nur mit einer Anwendung die Kunden und so weiter. Obwohl dies eigentlich logisch klingt, bedeutet es aber noch lange nicht, dass es auch so praktiziert wird. Vielmehr werden in vielen Unternehmen die benötigten Stammdaten in den jeweiligen Anwendungen nochmals verwaltet – ob nun bewusst oder einfach nur aus der Unkenntnis heraus, dass es bereits eine Verwaltung dieser Daten gibt. Gerade bei Unternehmen, welche ihre Daten auf unterschiedlichen Systemen – Windows, AS/400, Unix usw. – verwalten, ist eine derart doppelte Datenpflege nicht selten.

Betrachtet man die Daten eines Unternehmens als Ganzes, kann bei einer solchen Praxis nicht unbedingt von einer *Datenkonsistenz* gesprochen werden. Es gibt nicht wenige Telefonlisten mit Telefonnummern von Mitarbeitern, die längst im Ruhestand sind – und das ist ein sehr harmloses Beispiel. Was also liegt näher, als eine zentrale Stelle mit allen für das Tagesgeschäft notwendigen Stammdaten zu schaffen? Diese zentrale Stelle beinhaltet die Stammdaten des Unternehmens, die in den dafür vorgesehenen Anwendungen verwaltet werden, und stellt diese schreibgeschützt allen anderen Anwendungen zur Verfügung. Alle Anwendungen, die in welcher Art und Weise auch immer mit welchen Stammdaten arbeiten müssen, lesen diese aus der zentralen Stelle – dem zentralen Datenlager oder, um den englischen Begriff wieder zu verwenden: dem *Data Warehouse*. Auf diese Art entfällt in den jeweiligen Anwendungen die Erfassung und Pflege von den dort benötigten Stammdaten, was der unternehmensweiten Datenkonsistenz zu Gute kommt. Sie sehen, auch jenseits der Analyse gibt es Anwendungsmöglichkeiten für ein Data Warehouse.

---

[2] Ralph Kimball, Margy Ross: The Data Warehouse Toolkit. The Complete Guide To Dimensional Modeling, John Wiley & Sons

[3] Thomas Zeh: Data Warehousing als Organisationskonzept des Datenmanagements, *http://www.tzeh.de/abstract_dw.htm*

Wie auch immer ein Data Warehouse definiert oder verwendet wird, ein Merkmal sollte jedes Data Warehouse erfüllen: Die in einem Data Warehouse integrierten Daten werden nicht geändert, sondern nur gelesen. Datenänderungen finden weiterhin nur in den Anwendungen statt, die diese Daten zur Verfügung stellen. Das Data Warehouse selbst wird lediglich in regelmäßigen Abständen aktualisiert. Dabei werden die Daten aus den Datenquellen der jeweiligen Anwendungen ermittelt, aufbereitet und in einer einheitlichen Struktur in das Data Warehouse geschrieben.

Nun steigen die Anforderungen an die Aktualität der Daten eines Data Warehouse ständig. In immer kürzeren Abständen müssen die relevanten Daten der jeweiligen Anwendungen im Data Warehouse verfügbar sein. Dabei gilt es, die Daten in den Quellsystemen schnell zu ermitteln. Unnötige Wartezeiten für die Benutzer der anderen Anwendungen, die durch die entsprechenden Lesezugriffe bei der Ermittlung der Daten ausgelöst werden können, sind tunlichst zu vermeiden. Insofern ist die klassische Methode eines solchen Datentransfers – das Ermitteln der benötigten Daten in der Datenquelle, um diese dann in einer Schleife Datensatz für Datensatz aufzubereiten und im Datenziel zu speichern – zu langsam. SSIS verwendet hierfür den effektiveren ETL-Prozess.

ETL – Extrahieren, Transformieren und Laden

Der ETL-Prozess beinhaltet die für den Datentransfer notwendigen Schemadaten der Datenquellen und Datenziele sowie die Transformationsregeln. Anhand dieser Informationen werden die Daten aus der Datenquelle **e**xtrahiert, **t**ransformiert und in das Datenziel ge**l**aden.

Extrahieren

Als *Extrahieren* wird der Vorgang des Einlesens von Daten aus unterschiedlichen Quellen bezeichnet. Die Daten werden aus ihrem Format *herausgezogen* – also *extrahiert* – und in die Datentypen des ETL-Prozesses konvertiert. Dies ist notwendig, um den Lesevorgang von den folgenden Schritten zu entkoppeln und so die Zugriffszeiten auf den Quellsystemen zu reduzieren.

Transformieren

Die extrahierten Daten werden in die vorgegebene Struktur des Datenziels *umgeformt*, das heißt sie werden *transformiert* – in syntaktischer wie auch in semantischer Form. Die syntaktische Transformation sorgt für einheitliche Formate. Dieser doch eher formale Aspekt ist besonders bei der Integration von Daten aus unterschiedlichen Ländern notwendig, um beispielsweise Datumsformate oder Dezimaltrennzeichen zu vereinheitlichen. Aber auch unternehmensspezifische Regeln wie die Darstellung von Telefonnummern gehören zu den syntaktischen Transformationen. Syntaktische Transformationen dienen mehr der Datendarstellung als dem Datengehalt. Für den Datengehalt ist die semantische Transformation zuständig. Diese prüft und verändert bzw. ergänzt die Daten. Sie beinhaltet unter anderem das Herausfiltern von Dubletten und nicht relevanter Daten wie auch das Erstellen neuer Informationen durch Aggregation von Werten – beispielsweise Umsatz- und Absatzzahlen. Die Normalisierung von Daten durch Ersetzen von Begriffen mit Schlüsselwerten aus Referenztabellen gehört ebenso dazu wie die Standardisierung von Daten durch die Einführung von Standardwerten – beispielsweise Ländercodes nach ISO – oder der Umrechnung von Maßeinheiten – zum Beispiel Meilen in Kilometer.

Laden

Nach der Transformation werden die extrahierten und transformierten Daten in das Format der dafür vorgesehenen einheitlichen Struktur *geladen*. Dies bedeutet, dass die Daten aus dem Format des ETL-Prozesses in das Format des Datenziels konvertiert und dort letztendlich gespeichert werden.

Workflow-Lösungen

Der Workflow von SSIS ist nicht nur ein Add-On zum ETL-Prozess, sondern vielmehr die Kernkomponente von SSIS. Diese bietet verschiedene so genannte *Ablaufsteuerungselemente*, mit denen unterschiedliche Aktionen ausgeführt werden können. Eines dieser Ablaufsteuerungselemente ist der ETL-Prozess, der in SSIS als *Datenfluss* bezeichnet wird. Mit anderen Ablaufsteuerungselementen können Sie zum Beispiel Dateien per FTP senden und empfangen, Dateien und Verzeichnisse verschieben, löschen und umbenennen, E-Mails versenden, auf WMI-Ereignisse reagieren und vieles mehr.

Um einen Workflow – oder um es im SSIS-Jargon zu sagen: eine *Ablaufsteuerung* – zu erhalten, sind die einzelnen Ablaufsteuerungselemente lediglich miteinander zu verbinden. Durch diese Verbindungen werden die einzelnen Aktionen der Ablaufsteuerungselemente sequenziell ausgeführt. Auf diese Weise ist es möglich, mit SSIS komplexe Workflow-Lösungen zu erstellen – und das ohne eine Zeile Code zu schreiben. Gerade dies macht SSIS nicht nur für Entwickler, sondern auch bzw. gerade für Administratoren interessant. Genau genommen nutzen Administratoren die Workflow-Komponente von SSIS bereits, denn die in SQL Server Management Studio konfigurierbaren Wartungspläne verwenden die Workflow-Komponente von SSIS.

Wartungspläne

Die Wartungspläne sind eine Komponente von SQL Server Management Studio. Von daher stehen zur Konfiguration der Wartungspläne in SQL Server Management Studio nicht alle Ablaufsteuerungselemente von SSIS zur Verfügung, sondern nur diejenigen, die zur Umsetzung der dafür üblichen Anforderungen benötigt werden. Dazu gehören unter anderem Ablaufsteuerungselemente zum Sichern bzw. Verkleinern von Datenbanken, für das Neuerstellen bzw. Neuorganisieren von Indizes und zum Aktualisieren von Statistiken. In SSIS hingegen sind neben den dort verfügbaren Ablaufsteuerungselementen auch die des Wartungsplans vorhanden.

Automatisieren administrativer Aufgaben

Neben den Wartungsplänen muss ein Administrator tagtäglich weitere wiederkehrende Aufgaben ausführen. Mit der Workflow-Komponente kann er auch diese Aufgaben automatisieren. SSIS bietet Ablaufsteuerungselemente an, mit denen beispielsweise komplette Datenbanken oder einzelne Datenbankobjekte von einer Datenbank in eine andere kopiert, Anmeldungen übertragen, Nachrichten empfangen bzw. versendet oder Programme ausgeführt werden können. Die Workflow-Komponente stellt insofern eine interessante Alternative zu den vielfach eingesetzten Stapeldateien dar.

Die Architektur

Die Realisierung von Datenintegrations- bzw. Workflow-Lösungen mit SSIS ist nicht auf Datenbanken oder gar SQL Server begrenzt. Sie können zum Beispiel auch Daten von einer XML-Datei in eine Textdatei transferieren oder lediglich Dateien verschieben, kopieren oder löschen. Eine Datenbank geschweige denn SQL Server ist nicht zwingend erforderlich.

Erforderlich für den Einsatz von SSIS ist aber der Erwerb von SQL Server. SSIS gibt es nicht als eigenständiges Produkt zu kaufen, sondern ist nur in Verbindung mit SQL Server erhältlich. Kaufen heißt ja nicht installieren – und so ist es natürlich durchaus möglich, dass Sie auf Ihrem Computer auch nur SSIS installieren und verwenden. Durch diese Installation erhalten Sie die Laufzeitumgebung und auch die Entwicklungsumgebung von SSIS. Mit dem in Business Intelligence Development Studio integrierten *SSIS-Designer* erstellen Sie Ihre Datenintegrations- und Workflow-Lösungen – oder um es im SSIS-Jargon zu sagen: *Mit dem SSIS-Designer schnüren Sie Ihre Pakete.*

Pakete? Das *Paket* ist die ausführbare Datei in SSIS, welche die Datenintegrations- oder Workflow-Lösung beschreibt und ausführt. Wie also Word in einem *Dokument* den Text und dessen Formatierungen usw. speichert und ausführt, führt SSIS ein *Paket* aus, welches die Beschreibung des Workflows – der Ablaufsteuerung – und des ETL-Prozesses – des Datenflusses – beinhaltet; ergänzt um Ereignishandler, Paketvariablen, Ausdrücke, Datenverbindungen und weitere Komponenten. Kurzum: Das *Paket* ist das SSIS-Äquivalent zum Dokument bei Word.

Mit dem Paket wäre auch bereits die zentrale Komponente von SSIS angesprochen. Bevor Sie diese genauer kennen lernen, folgt zunächst noch ein Blick auf die Laufzeitumgebung von SSIS. Bei der Installation von SSIS wird der Windows-Dienst *SQL Server Integration Services* installiert und aktiviert. Nun liegt bei dem Namen dieses Dienstes die Vermutung nahe, dass es sich hierbei um die Kernkomponente von SSIS handelt und dieser Dienst somit für die Ausführung der Pakete zuständig ist. Dem ist aber nicht so. Eigentlich ist der Name »SQL Server Integration *Services*« nicht ganz korrekt, denn bei SSIS handelt es sich nicht um einen Dienst. Zwar steht ein gleichnamiger Windows-Dienst zur Verfügung, jedoch muss dieser nicht zwingend für die Ausführung von Paketen aktiviert sein. Dieser Dienst dient lediglich der Unterstützung und Überwachung von Paketen. Sie können diesen Dienst in SQL Server Management Studio einbinden und über diese Administrationskonsole die Pakete verwalten, starten, beenden und zu deren Laufzeit auch überwachen. Diese Administration steht Ihnen nur zur Verfügung, wenn der Windows-Dienst *SQL Server Integration Services* aktiv ist. Gleichzeitig befinden sich durch den aktiven Dienst bereits Komponenten im Arbeitsspeicher, welche auch bei der Ausführung der Pakete verwendet werden. Ein aktiver Dienst sorgt somit für einen schnelleren Start der Paketausführung.

Die eigentliche Ausführung eines Pakets erfolgt über das Befehlszeilenprogramm DTEXEC. Dieses Programm beinhaltet die *Integration Services Runtime Engine*, welche das Paket und die darin enthaltenen *Runtime Executables* ausführt – wobei die *Runtime Executables* in der deutschen Version als *ausführbare Dateien* übersetzt sind. Zu den ausführbaren Dateien gehören nicht nur das Paket selbst, sondern auch die darin enthaltenen Ablaufsteuerungselemente – im Original als *Task* bezeichnet.

Eines dieser Ablaufsteuerungselemente – der *Datenflusstask* – ist, wie Sie bereits erfahren haben, für den ETL-Prozess zuständig. Dieser wird zwar wie alle anderen Ablaufsteuerungselemente über die *Integration Services Runtime Engine* gestartet, dessen Ausführung findet aber in einem eigenen Prozess statt – der *Integration Services Data Flow Engine*, die auch als *Pipeline* bezeichnet wird. Hier erfolgt der Zugriff auf die Datenquellen und Datenziele sowie die Transformationen der Daten.

Abbildung 1.1 zeigt das Zusammenspiel dieser beiden Runtime Engines. Dort sehen Sie neben den bereits erwähnten ausführbaren Dateien *Paket* und *Ablaufsteuerungselement* auch die beiden anderen: die *Container* und die *Ereignishandler*. Mit diesen vier ausführbaren Dateien sind auch bereits die zentralen Komponenten eines Pakets angesprochen.

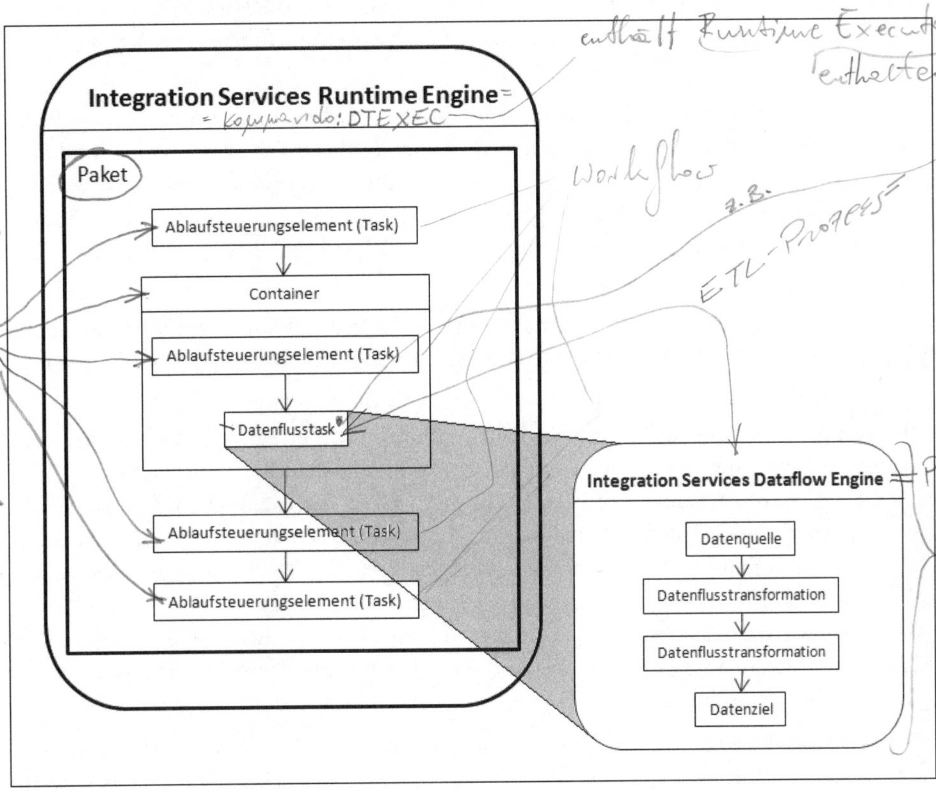

Abbildung 1.1 Die Integration Services Runtime und die Integration Services Dataflow Engine

Das Paket

Für die Entwicklung eines Pakets steht Ihnen mit dem SSIS-Designer eine Entwicklungsumgebung innerhalb von Business Intelligence Development Studio zur Verfügung. Dort wird das Paket als DTSX-Datei erstellt und auch als solches im Projektordner gespeichert. Nach Abschluss der Entwicklung wird diese DTSX-Datei bereitgestellt – oder um es etwas altmodischer auszudrücken: auf dem Zielsystem installiert. Dabei kann die DTSX-Datei im Dateisystem des Zielsystems oder binär in der MSDB-Datenbank einer SQL Server-Instanz gespeichert werden. In beiden Fällen handelt es sich hierbei um eine XML-Datei. Die Beschreibung des Inhalts wie auch die der Struktur und Hierarchie eines Pakets ist also nichts Weiteres als XML.

Die Struktur eines Pakets

Ein Paket ist nicht nur die ausführbare Datei in SSIS, es besteht aus ausführbaren Dateien – den bereits genannten Ablaufsteuerungselementen, mitsamt den Containern und den Ereignishandlern. Diese Struktur ergibt sich aus der Definition einer ausführbaren Datei: Diese beinhaltet ein oder mehrere Ablaufsteuerungselemente und kann eigene Paketvariablen enthalten sowie bei der Paketausführung Ereignisse auslösen, für die wiederum Ereignishandler zur Verfügung stehen.

In SSIS wird eine ausführbare Datei in der Struktur eines *Containers* verwaltet. An dieser Stelle sollte man den Begriff *Container* nicht mit den drei Containern *Sequenzcontainer*, *ForEach-Schleifencontainer* und *For-Schleifencontainer* verwechseln, die in einer Ablaufsteuerung wie Ablaufsteuerungselemente verwendet werden – so wie der *Sequenzcontainer* namens »Datenimport« in Abbildung 1.2. Obwohl diese drei auch gerne als Container bezeichnet werden, sind sie jedoch nur weitere ausführbare Dateien, welche ebenfalls die Struktur eines Containers verwenden.

Die Definition eines Containers entspricht der einer ausführbaren Datei: Container enthalten ein oder mehrere Ablaufsteuerungselemente und in Containern können eigene Paketvariablen definiert sowie Ereignishandler aktiviert werden.

Diese Definition trifft auch auf das Paket selbst zu. Ein Paket enthält in seiner Ablaufsteuerung ein oder mehrere Ablaufsteuerungselemente und kann Paketvariablen sowie Ereignishandler verwenden. Dabei ist die Ablaufsteuerung der Start- und Endpunkt des Pakets. Mit dem ersten darin enthaltenen Ablaufsteuerungselement beginnt der Ablauf und mit dem letzten endet er. Um einen solchen sequenziellen Ablauf zu erhalten, werden die einzelnen Ablaufsteuerungselemente über so genannte *Rangfolgeneinschränkungen* miteinander verbunden. Die Ablaufsteuerung stellt also den Ausgangspunkt eines Pakets dar – und ist somit gleich dem Paket. Von daher ist das Paket respektive dessen Ablaufsteuerung auch der erste Container. Dieser Container beinhaltet mehrere weitere Container: die Ablaufsteuerungselemente mitsamt dem Sequenzcontainer und den Schleifencontainern sowie die Ereignishandler.

Sequenz- und Schleifencontainer werden wie Ablaufsteuerungselemente in einer Ablaufsteuerung verwendet. Dabei können diese wiederum ein oder mehrere Ablaufsteuerungselemente wie auch eigene Paketvariablen und Ereignishandler enthalten. Sie verwenden – wie bereits erwähnt – ebenfalls die Struktur eines Containers. Während die beiden Schleifencontainer *ForEach-Schleifencontainer* und *For-Schleifencontainer* die darin enthaltenen Ablaufsteuerungselemente so oft ausführen, bis die Bedingung der Schleife erfüllt ist, dient der *Sequenzcontainer* lediglich zur Zusammenfassung mehrerer Ablaufsteuerungselemente zu einer Einheit, welche nur ein einziges Mal ausgeführt wird. Auf diese Art ist es möglich, mehrere kleinere Teilaufgaben – also einzelne Ablaufsteuerungselemente verbunden mit Rangfolgeneinschränkungen – zu einer Gesamtaufgabe zusammenzufassen und diese als Einheit in der Ablaufsteuerung einzubinden. Die Sequenz- und Schleifencontainer werden in Kapitel 8 detaillierter beschrieben.

In Abbildung 1.2 sehen Sie den *Sequenzcontainer* »Datenimport«, der die Teilaufgaben »Daten in Zieltabelle löschen« und »Daten importieren« als Gesamtaufgabe in der Ablaufsteuerung einbindet. Dabei werden mit dem Ablaufsteuerungselement »Daten in Zieltabelle löschen« zunächst die Daten der Zieltabelle gelöscht, die mit dem zweiten Ablaufsteuerungselement »Daten importieren« mit aktuellen Daten neu gefüllt wird.

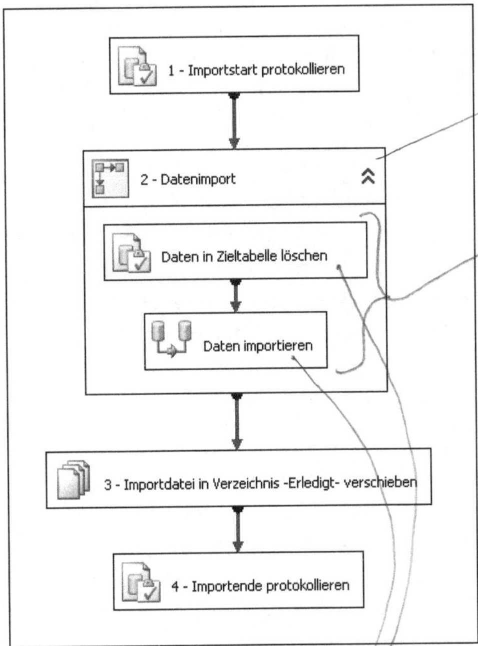

Abbildung 1.2 Die Ablaufsteuerung eines Pakets

Auch bei Ablaufsteuerungselementen handelt es sich um ausführbare Dateien, obwohl sie nicht ganz der Definition eines Containers entsprechen. Denn diese können nicht mehrere, sondern nur ein Ablaufsteuerungselement enthalten – nämlich sich selbst. Trotzdem verwenden die Ablaufsteuerungselemente ebenfalls die Struktur eines Containers, wenn auch die eines besonderen: die des *TaskHost-Containers.*

Der TaskHost-Container ist von der Struktur her identisch mit der des Containers, aber auf die Ausführung von nur einem – dem eigenen – Ablaufsteuerungselement begrenzt. Die restliche Definition eines Containers wird auch hier erfüllt: Ein Ablaufsteuerungselement kann sowohl eigene Paketvariablen wie auch Ereignishandler enthalten.

Für die Behandlung der Ereignisse, welche durch eine ausführbare Datei ausgelöst werden können, stellt der Container die Aktivierung von Ereignishandlern zur Verfügung. Auch diese Ereignishandler sind nichts Weiteres als Container. Die Ereignisbehandlung – beispielsweise für die Fehlerbehandlung im Ereignis *OnError* – wird ebenfalls in einer Ablaufsteuerung mit einem oder mehreren Ablaufsteuerungselementen realisiert. Auch die Verwendung eigener Paketvariablen wie auch die Aktivierung von Ereignishandlern innerhalb der Ereignisbehandlung ist möglich. Durch diese Verschachtelung der einzelnen Container ineinander ergibt sich eine Pakethierarchie.

Die Pakethierarchie

Die Hierarchie beginnt mit dem Paket respektive dessen Ablaufsteuerung. Dies ist die oberste Ebene, in der Ablaufsteuerungselemente enthalten sind. Die Ablaufsteuerungselemente stellen bereits die zweite Ebene dar. Ebenfalls auf der zweiten Ebene eines Pakets befinden sich die Ereignishandler der Ablaufsteuerung des Pakets. Die Ereignishandler der in der Ablaufsteuerung des Pakets befindlichen Ablaufsteuerungselemente bilden bereits die dritte Ebene. Innerhalb eines Ereignishandlers wiederum werden Ablaufsteuerungselemente für die Ereignisbehandlung eingesetzt. Diese Ablaufsteuerungselemente sind die vierte Ebene des Pakets. Die jeweiligen Ablaufsteuerungselemente eines Ereignishandlers haben wiederum eigene Ereignishandler wie auch der jeweilige Ereignishandler selbst. Diese Ereignishandler können Sie nun ebenfalls aktivieren und somit zur nächsten Ebene vordringen und so weiter und so fort.

Das Paket ist also ein Container, der weitere Container beinhaltet – die Ablaufsteuerungselemente mit Sequenz- und Schleifencontainern wie auch die Container der Ereignishandler. Jeder dieser Container kann wiederum weitere Container – Ablaufsteuerungselemente und Ereignishandler – enthalten, die die nächsten Ebenen wieder in eigenen Containern beinhalten. Um bei dieser Verschachtelung noch einen Überblick zu behalten, bietet der SSIS-Designer eine Übersicht im *Paket-Explorer* an. Dort sehen Sie in einer Baumstruktur die Verschachtelung dieser einzelnen Container. Abbildung 1.3 zeigt eine solche Verschachtelung auf der Basis einer Ausgabe des Paket-Explorers.

Eng verbunden mit der Hierarchie eines Pakets ist auch der Gültigkeitsbereich der Paketvariablen. Ein Container vererbt seine Eigenschaften und Paketvariablen an die darin enthaltenen Container. In jedem Container können eigene Paketvariablen definiert werden. Diese sind jedoch nur in dem Container gültig, in dem sie definiert wurden, sowie in allen weiteren Containern, die dieser enthält. Da das Paket der erste Container ist, sind dort definierte Paketvariablen in allen weiteren Containern und somit im gesamten Paket verfügbar. Eine Paketvariable, die beispielsweise im Ereignishandler *OnError* des Pakets definiert wird, ist nur dort und in den darin enthaltenen Containern gültig. Diese Paketvariable ist weder in der Ablaufsteuerung des Pakets oder in den dort enthaltenen Ablaufsteuerungselementen noch in den anderen Ereignishandlern des Pakets bekannt. Mehr zu Paketvariablen und deren Gültigkeitsbereichen erfahren Sie in Kapitel 4.

Die Pakethierarchie hat auch Auswirkungen auf die Ausführung der Ereignishandler. Diese stehen nicht nur in jeder Ebene zur Verfügung, sondern können beim Eintreten des Ereignisses auch über die einzelnen Ebenen hinweg ausgeführt werden. Dabei schließen sich die Ereignishandler auf den verschiedenen Ebenen nicht aus. Vielmehr werden die Ereignishandler nacheinander ausgeführt – von der untersten zur obersten Ebene. Somit kann beispielsweise auf Paketebene im Ereignis *OnTaskFailed* eine globale Fehlerbehandlung und an einem Ablaufsteuerungselement für dasselbe Ereignis eine spezielle Fehlerbehandlung erstellt werden. Löst nun das Ablaufsteuerungselement einen Fehler aus, wird zunächst der am Ablaufsteuerungselement aktivierte Ereignishandler ausgeführt und anschließend der Ereignishandler des Pakets. In Abbildung 1.4 sehen Sie die Reihenfolge und Verarbeitung einer solchen Fehlerbehandlung. Weitere Informationen zu den Ereignishandlern finden Sie in Kapitel 9.

Bis jetzt haben Sie nur die ausführbaren Dateien – die *Runtime Executables* – von SSIS kennen gelernt, die von der *Integration Services Runtime Engine* ausgeführt werden. Dieser Prozess verwendet bzw. unterstützt aber noch weitere Komponenten.

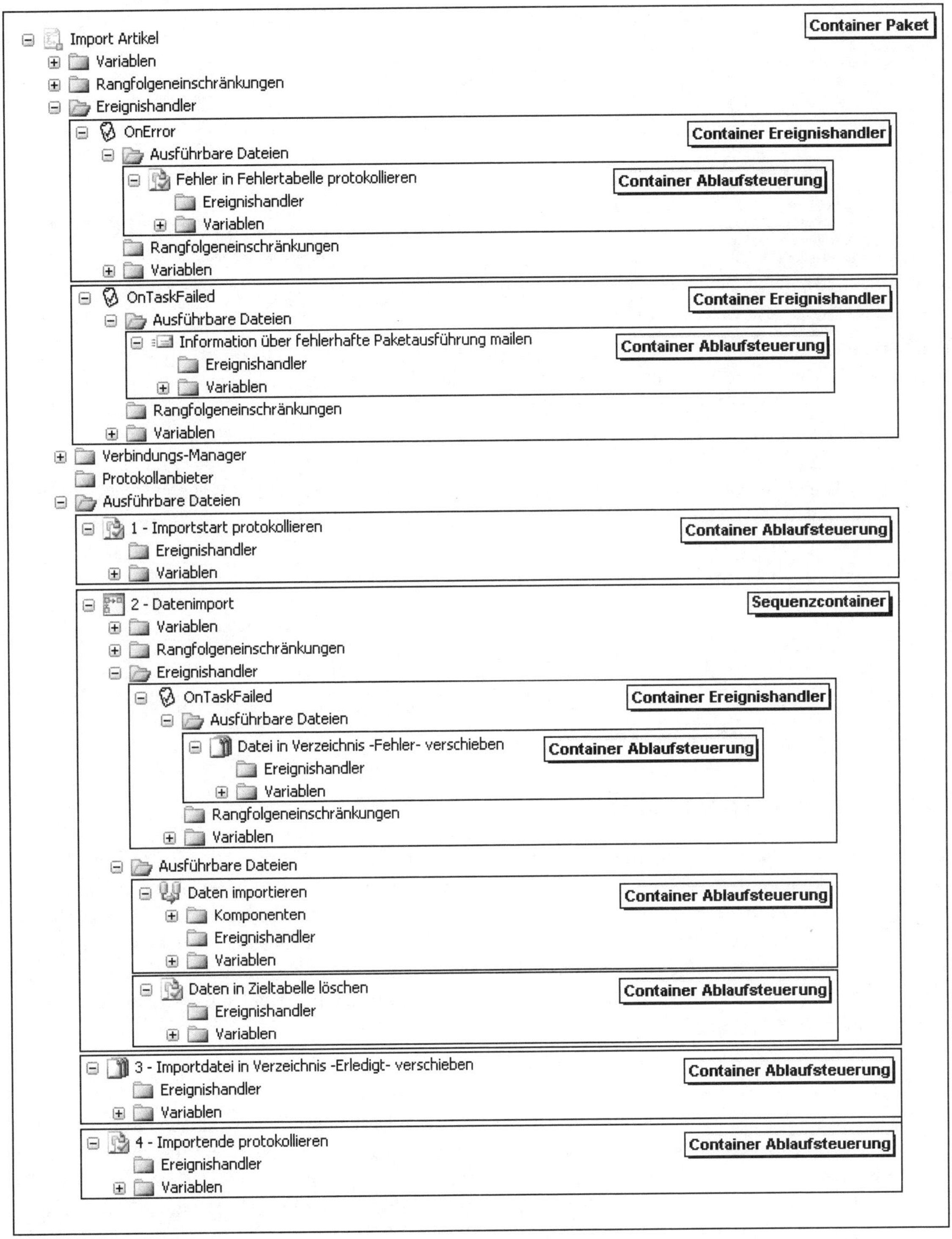

Abbildung 1.3 Die Container und Hierarchie eines Pakets

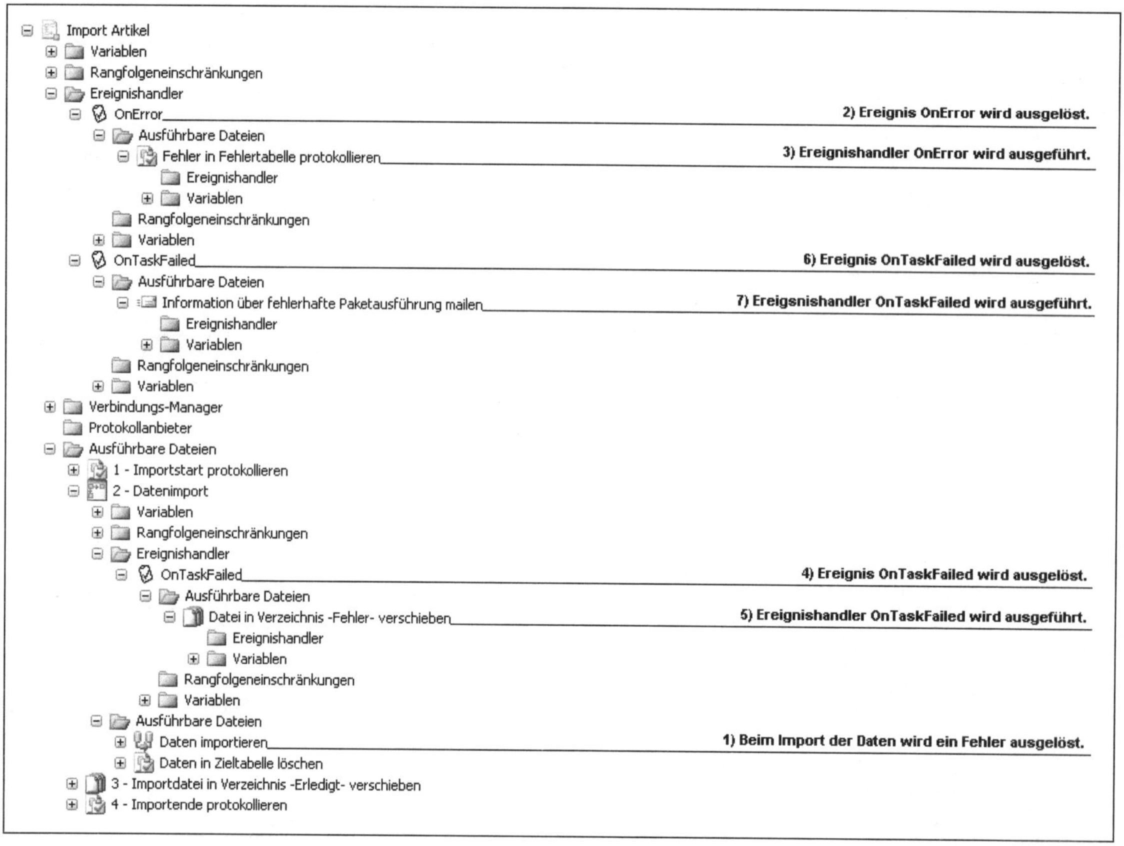

Abbildung 1.4 Die Verarbeitung der Ereignishandler

Die Komponenten von SSIS

In den bisher beschriebenen Komponenten eines Pakets – von der Ablaufsteuerung mit den Ablaufsteuerungselementen mitsamt den Sequenz- und Schleifencontainern bis hin zu den Ereignishandlern – können die Komponenten *Verbindungs-Manager* und *Ausdrücke* verwendet werden. Letztere kann auch bei Paketvariablen zum Einsatz kommen. Nicht ausschlaggebend für die Paketausführung, aber immens hilfreich sind die *Protokollierung* und die *Konfiguration* eines Pakets. Doch bevor Sie diese Komponenten kennen lernen, wird Ihnen kurz die neben der obligatorischen Ablaufsteuerung wohl am meisten verwendete Komponente eines Pakets vorgestellt: der *Datenfluss*.

Datenfluss

Im Grunde genommen ist der Datenfluss nur ein Ablaufsteuerungselement. Dessen Aufgabe ist die Ausführung eines ETL-Prozesses. Jedoch handelt es sich bei diesem Ablaufsteuerungselement um ein besonderes: Nicht nur, dass für dessen Ausführung ein eigener Prozess – die *Integration Services Data Flow Engine* – verwendet wird, der SSIS-Designer stellt für die Entwicklung eines Datenflusses sogar einen eigenen, speziellen Designer zur Verfügung.

Zur Realisierung eines ETL-Prozesses enthält der Datenfluss eine Vielzahl von Datenflusskomponenten. Für das Extrahieren der Daten aus den Datenquellen stehen sechs *Datenflussquellen* zur Verfügung, für die Transformation der Daten 29 *Datenflusstransformationen* und für das Laden der Daten in die Datenziele zwölf *Datenflussziele*. Um die Daten aus der Datenflussquelle über die Datenflusstransformationen zum Datenflussziel zu leiten, werden die einzelnen Datenflusskomponenten mit dem so genannten *Datenflusspfad* verbunden. Abbildung 1.5 zeigt einen Datenfluss in der Entwicklungsumgebung. Dem Datenfluss sind in diesem Buch gleich mehrere Kapitel gewidmet, die Sie in Teil D »Der Datenfluss« finden.

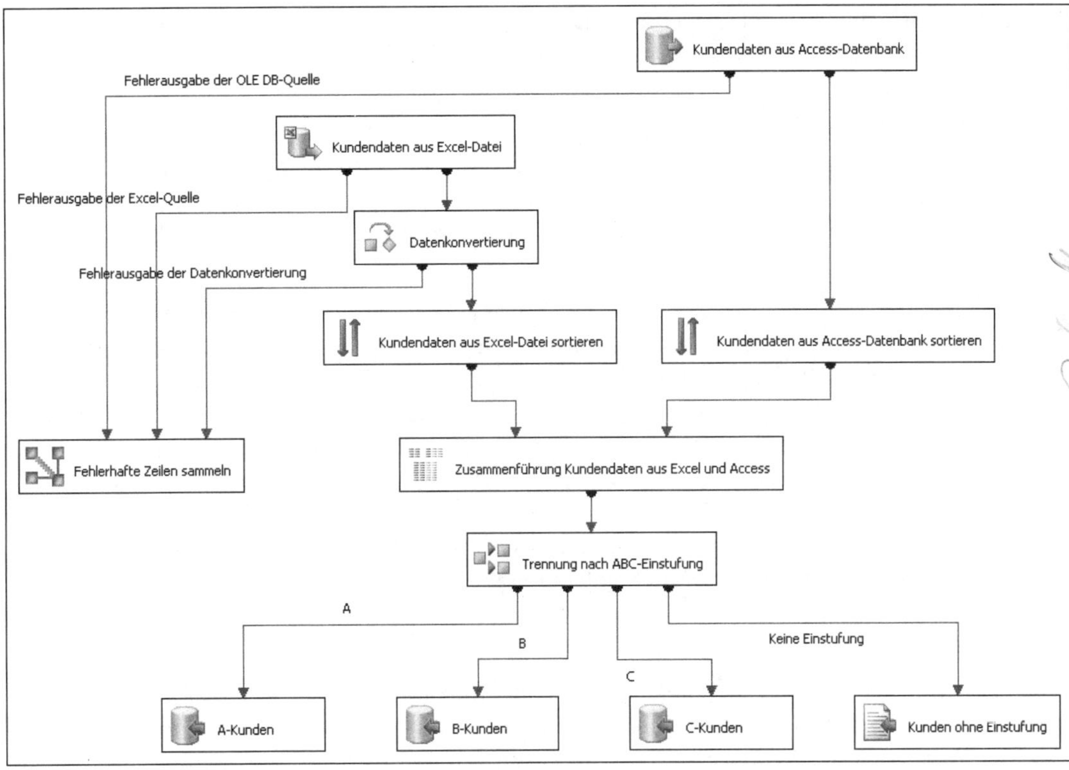

Abbildung 1.5 Ein Datenfluss

Verbindungs-Manager

Im Datenfluss werden für das Lesen und Schreiben von Daten entsprechende Datenverbindungen benötigt. Hierfür stehen die so genannten *Verbindungs-Manager* zur Verfügung. Ein Verbindungs-Manager enthält die Verbindungszeichenfolge – den *Connectionstring* – und somit die notwendigen Informationen für eine Datenverbindung, beispielsweise den Namen des SQL Server und der Datenbank sowie die Anmeldedaten. SSIS stellt verschiedene Datenanbieter zur Verfügung, mit denen zu fast allen bekannten Datenquellen, etwa Datenbanken, Textdateien, Excel-Arbeitsblättern, XML-Dateien und weiteren, eine Datenverbindung möglich ist.

Aber nicht nur im Datenfluss sind Verbindungs-Manager relevant. Auch in den meisten Ablaufsteuerungselementen ist eine Verbindung zu einer Datenquelle – beispielsweise ein Webdienst – oder zu einem Objekt – beispielsweise eine Datei – notwendig. Des Weiteren verwendet auch die Paketprotokollierung Verbindungs-Manager, um über diese die Datenverbindungen zu den Datenzielen herzustellen, in denen die Protokollierung gespeichert wird. Mehr zu den Verbindungs-Managern erfahren Sie in Kapitel 6.

Ausdrücke

Jede Komponente eines Pakets wird anhand ihrer Eigenschaften beschrieben. Die Werte dieser Eigenschaften können während der Entwicklung festgelegt oder aber bei der Paketausführung über die Ausdrücke erzeugt werden.

Der Wert eines Ausdrucks ist das Ergebnis einer Ausdrucksprogrammierung. Diese erfolgt in einer einzigen Zeile und liefert exakt einen Wert. Für die Ermittlung dieses Werts stehen Ihnen nicht nur die Daten des Datenflusses und die Werte von System- und benutzerdefinierten Paketvariablen zur Verfügung, sondern auch der beträchtliche Funktionsumfang der Ausdrucksprogrammierung. Diese findet mit dem Ausdrucks-Generator statt, der über die entsprechenden Eigenschaften gestartet werden kann bzw. in einigen Datenflusstransformationen enthalten ist.

Der durch die Ausdrucksprogrammierung ermittelte Wert kann einer Paketvariablen, einer Eigenschaft und einer Datenflussspalte zugewiesen werden. Auf diese Weise ist es zum Beispiel möglich, während der Paketausführung die Eigenschaften von Datenverbindungen zu ändern oder den Ablauf der Ablaufsteuerung zu beeinflussen. Die Ausdrucksprogrammierung wird in Kapitel 5 beschrieben.

Paketprotokollierung

In der Regel erfolgt die Ausführung eines Pakets automatisiert im Hintergrund. Auftretende Ereignisse, Informationen zur Paketausführung, Warnungen oder gar Fehler werden dabei nicht direkt erkannt. Zu diesem Zweck bietet SSIS eine Protokollierung der jeweiligen Ereignisse einer Paketausführung an. Auf diese Art ist es möglich, zu jedem eintretenden Ereignis während der Paketausführung detaillierte Informationen aufzuzeichnen. Diese Aufzeichnungen können in Textdateien, in Trace-Dateien für SQL Server Profiler, in SQL Server-Datenbanken, im Windows-Ereignisprotokoll und in XML-Dateien gespeichert werden. Anhand der gespeicherten Protokolle sind gezielte Fehler- und Performance-Analysen möglich. Mehr zur Paketprotokollierung erfahren Sie in Kapitel 14.

Paketkonfiguration

Die Werte der Eigenschaften eines Pakets und dessen Komponenten sind entweder statisch oder können bei der Paketausführung durch Ausdrücke erstellt werden. Die Ausdrucksprogrammierung ist jedoch wiederum abhängig von Werten, die im Paket gespeichert sind. Nun kann es für eine Paketausführung durchaus notwendig sein, Werte von Eigenschaften mit anderen Werten zu überschreiben – beispielsweise die Eigenschaften eines Verbindungs-Managers, wodurch für die Paketausführung eine Dateiverbindung zu einem anderen SQL Server als ursprünglich vorgesehen hergestellt wird. Hierfür gibt es die Paketkonfiguration. Mittels der Paketkonfiguration werden Eigenschaften beim Paketstart mit Werten überschrieben, die zu diesen Eigenschaften in einer externen Quelle gespeichert sind. Als externe Quellen stehen neben Konfigurationsdateien im XML-Format auch Tabellen in SQL Server-Datenbanken, Umgebungsvariablen und Registry-Einträge zur Verfügung. Die Erstellung einer Paketkonfiguration erfolgt über den Paketkonfigurations-Assistenten. Mehr dazu lesen Sie in Kapitel 15.

Tools und Assistenten

Pakete werden entwickelt, bereitgestellt, verwaltet und ausgeführt. Für all diese Aufgaben enthält der Lieferumfang von SQL Server die entsprechenden Tools, in denen zur Erleichterung auch einige Assistenten enthalten sind.

Tools zur Paketausführung

Geht es um die Tools von SSIS zum Thema Paketausführung, kommt man an dem Befehlszeilenprogramm DTEXEC nicht vorbei. Dieses Befehlszeilenprogramm ist einzig und allein für die Ausführung der Pakete zuständig. Unabhängig davon, ob Sie nun das Paket aus dem Dateisystem heraus starten, über SQL Server Management Studio oder automatisiert mit dem SQL Server-Agent – die Ausführung erfolgt letztendlich immer über DTEXEC.

Zur Konfiguration der Paketausführung steht ein weiteres Programm zur Verfügung: DTEXECUI. Bei diesem handelt es sich um das *Paketausführungsprogramm*, mit dessen Hilfe Sie die Parameter zur Ausführung des Pakets in einer Benutzeroberfläche konfigurieren. Sobald Sie die Konfiguration abgeschlossen haben und darüber die Ausführung des Pakets starten, werden die erstellten Parameter an das Befehlszeilenprogramm DTEXEC übergeben.

Tools zur Entwicklung und Verwaltung von Paketen

Die Entwicklung und Verwaltung von Paketen in SSIS ist getrennt. Die entsprechende Entwicklungsumgebung – der SSIS-Designer, der als Projektvorlage in Business Intelligence Development Studio integriert ist – wurde bereits angesprochen. Die Möglichkeiten der Paketentwicklung mit dieser Entwicklungsumgebung werden im Laufe der nächsten Kapitel noch ausführlicher beschrieben.

Die Verwaltung der Pakete erfolgt mit SQL Server Management Studio. Über den Windows-Dienst *SQL Server Integration Services*, den Sie bereits im Abschnitt »Die Architektur« kennen gelernt haben, stehen Ihnen verschiedene Möglichkeiten zur Verwaltung der Pakete zur Verfügung. Dazu gehören unter anderem das Überwachen aktiver Pakete, das Importieren neuer Pakete, das Starten von Paketausführungen und auch die Vergabe von Berechtigungen zu den einzelnen Paketen. SQL Server Management Studio bietet Ihnen zudem die Möglichkeit, die Pakete in einer frei definierbaren Ordnerstruktur zu speichern. Dabei stehen zwei Basisordner zur Verfügung: einer für die Pakete, die im Dateisystem gespeichert sind, und einer für die in der *msdb*-Datenbank einer SQL Server-Instanz enthaltenen Pakete. Alternativ zu SQL Server Management Studio können Sie auch das Befehlszeilenprogramm DTUTIL zur Verwaltung von Paketen verwenden. Hiermit ist es unter anderem möglich, Pakete zu kopieren, zu verschieben oder zu löschen sowie aktive Paketausführungen zu beenden. Mehr zu den Verwaltungsmöglichkeiten lesen Sie in Kapitel 16.

Die Assistenten von SSIS

Der wohl bekannteste Assistent von SSIS – der *SQL Server Import/Export-Assistent* – wurde bereits eingangs in diesem Kapitel erwähnt. Neben diesem Assistenten bietet SSIS noch einige weitere an, die an dieser Stelle kurz vorgestellt werden.

Paketaktualisierungs-Assistent

SSIS 2008 R2 ist nicht die erste Version von SSIS. Seit SQL Server 2005 ist SSIS in SQL Server integriert. Mit SSIS 2008 R2 liegt nun also bereits die dritte Version von SSIS vor. Während sich von SSIS 2008 zu SSIS 2008 R2 nicht sonderlich viel verändert hat, gab es von SSIS 2005 zu SSIS 2008 eine gravierende Änderung: Seit SSIS 2008 wird ein anderes Paketformat verwendet. Obwohl es weiterhin auf XML basiert, enthält es Bestandteile, die eine Aktualisierung von SSIS 2005-Paketen erfordert. Die Aktualisierung übernimmt der *Paketaktualisierungs-Assistent.* Dieser wird automatisch gestartet, wenn Sie ein SSIS 2005-Projekt in Business Intelligence Development Studio 2008 öffnen. Alternativ können Sie den Assistenten auch in SQL Server Management Studio starten. Dazu steht Ihnen im Kontextmenü eines Pakets oder eines Ordners der Eintrag *Pakete aktualisieren* zur Verfügung. Mehr zum Paketaktualisierungs-Assistenten erfahren Sie in Kapitel 16.

Paketmigrations-Assistent

Die eben erwähnte Rechnung, dass mit SSIS 2008 R2 bereits die dritte Version vorliegt, ist im gewissen Sinne nicht korrekt. Denn bereits vor SSIS gab es ein Tool, mit dem annähernd die Aufgaben von SSIS erledigt werden konnten: Data Transformation Services – kurz DTS.

Mit DTS wurden viele gute Datentransformationslösungen erstellt, die natürlich auch unter SSIS weiter verwendet werden sollen. Da nun aber die DTS-Pakete in einem anderen Format vorliegen, müssen sie für den Einsatz in SSIS zunächst zu SSIS-Paketen migriert werden. Diese Aufgabe übernimmt der *Paketmigrations-Assistent.* Das Ergebnis ist jedoch in der Regel sehr spärlich, wenn nicht gar enttäuschend. In den meisten Fällen wird bei der Migration das DTS-Paket lediglich in ein SSIS-Paket integriert. Somit haben Sie nach der Migration ein SSIS-Paket, das eigentlich nur das bisherige DTS-Paket ausführt.

Assistenten der Entwicklungsumgebung

Zu den Assistenten der Entwicklungsumgebung gehört unter anderem der *Integration Services-Verbindungsprojekt-Assistent*, mit dem die Verbindungen zu den Datenquellen und -zielen für ein neues Paket erstellt werden. Des Weiteren stehen Ihnen der Assistent des Ablaufsteuerungselements *Langsam veränderliche Dimensionen* wie auch der eben bereits erwähnte *Paketkonfigurations-Assistent* zur Verfügung. Diese Assistenten werden in den nächsten Kapiteln im Zusammenhang mit den jeweiligen Komponenten beschrieben.

Paketinstallations-Assistent

Der *Paketinstallations-Assistent* unterstützt Sie bei der Installation eines Pakets im Dateisystem oder in der *msdb*-Datenbank einer SQL Server-Instanz. Ergänzend zum Speicherort des Pakets legen Sie hiermit auch den Ordner für die zum Paket gehörenden Dateien fest – beispielsweise die Paketkonfiguration oder weitere abhängige Pakete – und passen anschließend die Paketkonfiguration an die Zielumgebung an. Die Bereitstellung sowie die Installation von Paketen bzw. SSIS-Projekten und auch der Paketinstallations-Assistent werden in Kapitel 15 behandelt.

Zusammenfassung

Microsoft stellt mit SSIS eine leistungsstarke Plattform zur Verfügung, mit der sowohl einfache Import-/Export-Routinen, ETL-Lösungen und komplexe Datenintegrationslösungen, aber auch Workflow-Lösungen erstellt und ausgeführt werden können. Dazu bietet SSIS neben einer in SQL Server Management Studio integrierten Verwaltungsoberfläche auch eine eigene Entwicklungsumgebung innerhalb von Business Intelligence Development Studio an.

Kapitel 2

Vergangenheit und Gegenwart

In diesem Kapitel:

In diesem Kapitel unternehmen Sie eine kleine Zeitreise. Es wird die Geschichte von Data Transformation Services – kurz DTS – hin zu SSIS betrachtet sowie die Weiterentwicklung von SSIS von der Version SSIS 2005 über SSIS 2008 bis hin zu SSIS 2008 R2.

Vergangenheit – von DTS nach SSIS

Mit SQL Server 7.0 wurde der Funktionsumfang von der operativen und transaktionsorientieren Verarbeitung von Daten – dem Online Transaction Processing; kurz OLTP – um die Möglichkeiten zur analytischen und themenorientierten Betrachtung der Daten erweitert – dem Online Analytical Processing; kurz OLAP. Für diese neuen Möglichkeiten waren natürlich auch die entsprechenden Tools im Leistungsumfang von SQL Server enthalten. Während die OLAP-Dienste die Daten für eine analytische und themenorientierte Betrachtung in Cubes aufbereiteten, stand für das Extrahieren der Daten aus den verschiedenen Datenquellen, dem syntaktischen wie semantischen Transformieren und dem abschließenden Laden dieser Daten in ein Data Warehouse ein anderes Tool zur Verfügung: Data Transformation Services – kurz DTS – war geboren.

Nun mag sich ja nicht jeder direkt mit den OLAP-Diensten angefreundet haben, DTS hingegen fand sehr schnell viele Anhänger. Dies lag vor allem daran, dass man DTS nicht nur zum Füllen eines Data Warehouse nutzen konnte, sondern auch für tagtägliche Import- und Exportroutinen oder komplexere ETL-Aufgaben. DTS wurde für die vielfältigsten Datentransfers *zweckentfremdet* – und das recht erfolgreich und ausgiebig. Microsoft erkannte dieses zusätzliche Potenzial von DTS und erweiterte dessen Funktionsumfang mit der nächsten SQL Server-Version – SQL Server 2000. In den darauffolgenden Jahren fand weder bei DTS noch bei SQL Server 2000 eine Weiterentwicklung statt. Erst fünf Jahre später erschien mit SQL Server 2005 zwar eine neue Version von SQL Server, aber keine neue Version von DTS. Im Gegenteil: Mit SQL Server 2005 wurde die Entwicklung von DTS eingestellt. Anstelle dessen war nun SSIS im Leistungsumfang von SQL Server enthalten. Dabei ist SSIS aber keine mit einem neuen Namen versehene Weiterentwicklung der DTS. Das Kürzel *DTS* ist zwar auch in SSIS noch an vielen Stellen präsent, aber das liegt daran, dass die Entscheidung für einen neuen Namen erst recht spät gefallen ist.

SSIS ersetzt DTS. Geblieben sind lediglich die Grundanforderungen von DTS – das Extrahieren, Transformieren und Laden von Daten – und das Speichern der Lösungen in Paketen. Alles andere ist neu: SSIS wurde in .NET entwickelt; es basiert auf einer anderen Architektur; bei der Entwicklung gibt es einen anderen Entwicklungsansatz zu verfolgen; Pakete werden in XML gespeichert, und die Entwicklungsumgebung wie auch die Umgebung zur Administration sind in den dafür vorgesehenen Tools von SQL Server integriert.

Die Entwicklung von Paketen in DTS und SSIS

DTS-Pakete werden in SQL Server 7.0 und 2000 mit dem DTS-Designer entwickelt. Diese in der Administrationsoberfläche integrierte Entwicklungsumgebung ist unter heutigen Kriterien recht spartanisch ausgestattet. Der DTS-Designer bietet kein Debugging, keine Unterstützung für die Entwicklung im Team, keine Quellcodeverwaltung und auch keine einfache Bereitstellung. Gerade die Bereitstellung – die Installation von DTS-Paketen auf einem anderen Computer – ist immer wieder eine Herausforderung.

Mit SQL Server 2005 kam nicht nur SSIS, sondern auch Business Intelligence Development Studio; eine von der Administration getrennte Entwicklungsumgebung zur Realisierung von Business Intelligence-Lösungen, unter anderem auch von Datenintegrations- und Workflow-Lösungen mit SSIS. Dabei handelt es sich bei Business Intelligence Development Studio um nichts anderes als Visual Studio. SQL Server enthält eine vollständige Version von Visual Studio, welches lediglich auf Projektvorlagen für Business Intelligence-

Projekte begrenzt ist. Dazu gehören neben den Projektvorlagen für SSIS-Projekte auch solche für Projekte von Analysis Services und Reporting Services. Mit Visual Studio steht eine moderne Entwicklungsumgebung zur Verfügung, die einige der Features beinhaltet, welche bei DTS schmerzlich vermisst werden: Debugging, die Verwendung einer Quellcodeverwaltung, das Zusammenfassen mehrerer Pakete zu einem Projekt wie auch eine einfache Bereitstellung der fertigen Datenintegrations- und Workflow-Lösungen.

Nicht nur die Entwicklungsumgebung, sondern auch die Entwicklung von Paketen selbst unterscheidet sich. In der Entwicklungsumgebung von DTS gibt es nur eine Oberfläche. Diese enthält sowohl die Datenverbindungen, die Datenquellen und Datenziele mitsamt der Datentransformation als auch die Ablaufsteuerung rund um den Datentransfer. Dabei ist der Vorgang der Datentransformation nicht direkt ersichtlich, wird er doch über die Registerkarten der Verbindung zwischen Datenquelle und Datenziel konfiguriert.

In SSIS gibt es eine strikte Trennung zwischen Datenverbindungen, der Ablaufsteuerung und dem Datenfluss. Für die Ablaufsteuerung steht ebenso ein eigener Designer zur Verfügung wie für den Datenfluss. Der Datenfluss enthält für jede Datenquelle, jede Datentransformation und jedes Datenziel eine eigene Komponente, sodass sich der Datenfluss wie ein Programmablaufplan lesen lässt. Ergänzend dazu wurde auch der Umfang und die Anzahl der Datenverbindungen, der Ablaufsteuerungselemente wie auch der Datenflussquellen, der Datenflusstransformationen und der Datenflussziele erweitert. Nicht nur um auf die Anforderungen der heutigen Zeit zu reagieren, sondern auch um einiges zu vereinfachen, was in DTS nur umständlich zu realisieren ist. Zum Beispiel muss in DTS für die Realisierung einer Schleifenverarbeitung – beispielsweise das Verarbeiten der Daten mehrerer Textdateien eines Verzeichnisses – immer etwas getrickst werden. In SSIS gibt es dafür die Schleifencontainer.

Auch eine Fehlerbehandlung muss in DTS mühsam programmiert werden; in SSIS ist sie Standard. SSIS bietet eine Fehlerbehandlung im Datenfluss, bei der fehlerhafte Datensätze nicht wie bei DTS für den Abbruch der Paketausführung sorgen, sondern in ein alternatives Datenziel umgeleitet werden können. Eine Fehlerbehandlung gibt es auch für die Ablaufsteuerung. Was jedoch leicht untertrieben ist, handelt es sich doch bei dem Ereignis *OnError* um eines der zwölf Ereignisse, welche mit den Ereignishandlern von SSIS behandelt werden können.

Natürlich ist nicht alles bei der Entwicklung von DTS-Paketen umständlicher als in SSIS. Die Bereitstellung von DTS-Paketen jedoch ist es definitiv. Für DTS-Pakete gibt es keine Installationsroutine. Diese müssen manuell in eine SQL Server-Instanz des Zielsystems importiert werden. Anschließend gilt es noch die Datenverbindungen innerhalb des DTS-Pakets an die neue Umgebung anzupassen. Immerhin beinhalten diese noch die Verweise auf die Entwicklungsumgebung – wie der eigene SQL Server, die eigenen Verzeichnisse usw. – und diese stimmen in den seltensten Fällen mit denen des Zielsystems überein. Nun können die Eigenschaften der Datenverbindungen entweder manuell im Paket selbst geändert werden oder aber es werden die *dynamischen Eigenschaften* von DTS verwendet. Beim Einsatz der dynamischen Eigenschaften findet bei der Paketausführung eine Initialisierung von Eigenschaften – zum Beispiel die der Datenverbindungen – mit den Werten aus einer externen Quelle – beispielsweise einer INI-Datei – statt. Dazu muss jedoch sowohl die Zuordnung der einzelnen Eigenschaften zu den Einträgen in der INI-Datei wie auch das Erstellen – das Tippen – der INI-Datei manuell erfolgen.

Das Prinzip einer externen Quelle, die zur Initialisierung der Werte von Eigenschaften bei der Paketausführung dient, wird auch von SSIS verwendet. Nur dass hier die mühselige manuelle Erstellung der externen Quelle und die Zuordnung der Eigenschaften zu ihr entfällt. In SSIS steht dafür der Paketkonfigurations-Assistent zur Verfügung. Dieser bietet die Eigenschaften des Pakets strukturiert zur Auswahl an und erstellt die externe Quelle – beispielsweise eine XML-Datei. Die eigentliche Installation eines Pakets findet mit dem

Paketinstallations-Assistenten statt. Hier wird nicht nur der Speicherort des Pakets festgelegt, sondern auch die Werte der in der externen Quelle der Paketkonfiguration enthaltenen Eigenschaften an die neue Umgebung angepasst. Dies bedeutet, dass die Werte der Eigenschaften in der externen Quelle während der Installation mit den Werten der neuen Umgebung überschrieben werden. Das mühselige manuelle Anpassen von INI-Dateien ist nicht mehr notwendig.

Die Administration von Paketen in DTS und SSIS

Was Business Intelligence Development Studio für die Entwicklung ist, ist SQL Server Management Studio für die Administration von SQL Server. Eine solche Trennung existiert erst seit SQL Server 2005. In den vorherigen Versionen gab es nur den Enterprise Manager, mit dem SQL Server administriert wurde. Dazu gehört auch die Administration von DTS-Paketen. Mit dem Enterprise Manager werden DTS-Pakete manuell ausgeführt, zur automatischen Ausführung per SQL Server-Agent konfiguriert sowie entwickelt und bereitgestellt – und dies alles in nur einem Ablagesystem. DTS-Pakete können innerhalb des Enterprise Managers nicht strukturiert in mehreren Ordnern, sondern nur in einem einzigen Ordner abgelegt werden. Dort liegen bereitgestellte Pakete neben Paketen, die noch entwickelt werden; eigenständig laufende Pakete neben Paketen, die nur in Verbindung mit anderen Paketen laufen, aktive Pakete neben inaktiven – alles ist in einem einzigen Ordner untergebracht, was im Laufe der Zeit immer unübersichtlicher wird. Alternativ können die Pakete auch als strukturierte Speicherdatei im Dateisystem – und somit in einer frei definierbaren Ordnerstruktur – abgelegt werden. Doch das verbessert nicht unbedingt die Übersichtlichkeit, da diese DTS-Pakete mit dem Enterprise Manager nicht administrierbar sind.

In SSIS ist dies anders. Mit SQL Server Management Studio ist es nicht nur möglich, die in SQL Server gespeicherten Pakete zu administrieren, sondern auch die Pakete, die im Dateisystem untergebracht sind. Dabei können die Pakete in einer frei definierbaren Ordnerstruktur nach Themen, Aufgaben oder Ähnlichem abgelegt werden. Auch die Paketausführung einzelner Pakete ist über SQL Server Management Studio möglich. Hierzu stellt SSIS das Paketausführungsprogramm zur Verfügung. Mit diesem lassen sich Pakete nicht nur über SQL Server Management Studio starten, sondern auch direkt aus dem Dateisystem heraus. Wie Sie bereits im vorherigen Kapitel erfahren haben, wird mit dem Paketausführungsprogramm die Paketausführung lediglich konfiguriert; die Paketausführung selbst erfolgt mit dem Befehlszeilenprogramm DTEXEC. Dies ist bei der Paketausführung mit DTS ähnlich. DTS-Pakete werden mit dem Befehlszeilenprogramm DTSRUN ausgeführt – unabhängig davon, ob manuell über den Enterprise Manager oder automatisiert über den SQL Server-Agent. Mit DTSRUN ist auch eine Paketausführung eines DTS-Pakets möglich, das als strukturierte Speicherdatei im Dateisystem liegt. Allerdings bietet DTSRUN keine Benutzeroberfläche wie das Paketausführungsprogramm in SSIS, sodass die Ausführung eines solchen DTS-Pakets nur über die Befehlszeile möglich ist.

DTS in Zeiten von SSIS

Trotz aller Neuerungen in SSIS ist DTS ein gutes Tool, das sich seit Jahren bewährt hat – und daran wird sich auch so schnell nichts ändern. DTS mag zwar nicht mehr weiterentwickelt werden, aber es ist immer noch in SQL Server integriert. Über SQL Server Management Studio können DTS-Pakete ausgeführt und über den DTS-Designer – der im SQL Server Feature Pack enthalten ist – auch weiterhin entwickelt werden. Das aktuelle *SQL Server 2008 Feature Pack* ist im Microsoft Download Center verfügbar. Microsoft wollte zwar mit der nächsten Version nach SQL Server 2005 diese Unterstützung nicht mehr anbieten, aber in Anbetracht der vielen DTS-Installationen wurde diese Ankündigung zum Glück weder in SQL Server 2008 noch in SQL Server 2008 R2 umgesetzt.

Gegenwart – von SSIS 2005 nach SSIS 2008 R2

Nach SSIS 2005 und SSIS 2008 gibt es nun mit SSIS 2008 R2 bereits die dritte Version von SSIS. Vergleicht man die Versionen SSIS 2008 und SSIS 2008 R2, stellt man fest, dass sich im Grunde genommen nichts geändert hat. In SSIS 2008 R2 gibt es lediglich hier und da neue Übersetzungen bestehender Begriffe sowie mit der Eigenschaft *Sofern möglich, Masseneinfügung verwenden* eine neue Funktionalität in dem Datenflussziel *ADO NET Destination*.

Bei einem Vergleich der Versionen SSIS 2005 zu SSIS 2008 ist schon eher eine Weiterentwicklung zu entdecken. Zwar ist diese Weiterentwicklung recht überschaubar, dafür aber gibt es in SSIS 2008 zwei elementare Änderungen. Da wäre als Erstes das neue Paketformat zu nennen und als Zweites – und als weitaus wichtiger anzusehen – die verbesserte Performance des Datenflusses. Die relevante Weiterentwicklung von SSIS hat also zwischen den Versionen SSIS 2005 und SSIS 2008 stattgefunden – und die einzelnen Punkte dieser Weiterentwicklung werden nun im Folgenden kurz beschrieben.

Neues Paketformat

Pakete werden seit SSIS 2008 in einem neuen Format gespeichert. Insofern sind SSIS 2008-Pakete nicht in SSIS 2005 ausführbar, während SSIS 2005-Pakete für den Einsatz in SSIS 2008 zunächst in das neue Format konvertiert werden müssen.

An einer Konvertierung von SSIS 2005-Paketen zu SSIS 2008-Paketen führt kein Weg vorbei. Zwar können Sie ein SSIS 2005-Paket unter SSIS 2008 ausführen, aber dazu wird das Paket vor der Ausführung zunächst in das neue Format konvertiert. Wenn auch nur temporär, denn diese Konvertierung wird im Paket nicht gespeichert und somit bleibt das Paket nach der Ausführung weiterhin ein SSIS 2005-Paket.

Eine permanente Aktualisierung eines SSIS 2005-Pakets zu einem SSIS 2008-Paket kann durch den Paketaktualisierungs-Assistenten erfolgen, den Sie bereits aus dem vorherigen Kapitel kennen. Alternativ können Sie ein SSIS 2005-Paket auch in Business Intelligence Development Studio öffnen. Dabei wird das Paket in das neue Format konvertiert und kann dort auch nur als SSIS 2008-Paket gespeichert werden. Komplette SSIS 2005-Projekte werden ebenfalls durch den Paketaktualisierungs-Assistenten in das neue Format konvertiert. Dieser wird automatisch gestartet, sobald Sie ein SSIS 2005-Projekt in Business Intelligence Development Studio öffnen.

Verbesserter Datenfluss

Der Fokus bei der Verbesserung des Datenflusses lag auf der Optimierung der parallelen Verarbeitung der einzelnen im Datenfluss befindlichen Komponenten und somit auf einer effizienten Nutzung von Mehrprozessorsystemen. SSIS 2005 kann den technischen Vorteil von Mehrprozessorsystemen nicht vollständig nutzen. Dort wird ein Datenfluss in mehrere *Execution-Trees* aufgeteilt, wobei ein Execution-Tree von nur einem Thread verarbeitet wird. Die Datenflusskomponenten eines Execution-Trees können somit nicht parallel ausgeführt werden, auch wenn es von der Logik vom Datenfluss her möglich wäre.

Zwar wird auch in SSIS 2008 ein Datenfluss in mehrere Execution-Trees aufgegliedert – wobei diese nun als *Pfad* bezeichnet werden –, aber im Unterschied zu einem Execution-Tree wird ein Pfad wiederum in weitere kleinere Einheiten – die *Unterpfade* – aufgeteilt. Jeder dieser Unterpfade kann einem eigenen Thread zugeordnet werden. Die Folge ist eine parallele Ausführung der Unterpfade innerhalb eines Pfads. Je mehr Unterpfade eigenen Threads zugewiesen werden, desto höher ist die Parallelität der Ausführung und umso effizienter die Nutzung von Mehrprozessorsystemen. Mehr zu diesem Thema finden Sie in Kapitel 10.

Neue Skriptumgebung

Das Erstellen von Skripts in .NET mit dem Ablaufsteuerungselement *Skripttask* und der Datenflusskomponente *Skriptkomponente* erfolgt in SSIS 2008 mit *Microsoft Visual Studio Tools für Anwendungen* – kurz VSTA. Diese in SSIS neu integrierte Entwicklungsumgebung bietet nicht nur das einfache Einbinden und Verwenden von Webdiensten und Assemblys innerhalb der Skripts, sondern auch mit *Visual C# 2008* eine zweite Skriptsprache neben *Visual Basic 2008.*

Neue Datentypen

SSIS 2008 wurde mit den drei Datentypen *DT_DBTIME2*, *DT_DBTIMESTAMP2* und *DT_DBTIMESTAMPOFFSET* erweitert. Diese entsprechen den neuen Datentypen von SQL Server 2008. Eine Aufstellung aller in SSIS verfügbaren Datentypen finden Sie in Kapitel 10.

Datenprofilerstellungs-Task

Der Aufwand zur Integration von Daten aus den unterschiedlichsten Datenquellen steht und fällt mit der Qualität der Daten. Es ist also gut zu wissen, wie es um die Qualität der Daten bestellt ist, bevor diese verarbeitet werden. SSIS 2008 bietet hierzu in der Ablaufsteuerung das neue Ablaufsteuerungselement *Datenprofilerstellungs-Task* an, mit dem die Daten einer Datenquelle analysiert werden können. Eine solche Analyse umfasst unter anderem die Verteilung von Längen der Werte in den jeweiligen Spalten einer Tabelle, den prozentualen Anteil von Null-Werten einer Spalte oder die Abhängigkeiten von Daten innerhalb einer Tabelle.

Das Ergebnis einer solchen Analyse kann entweder direkt in der Ablaufsteuerung verwendet – und somit bei schlechter Qualität beispielsweise einen Datenfluss verhindern – oder aber mit dem *Datenprofil-Viewer* ausgewertet werden. Bei dem Datenprofil-Viewer handelt es sich um ein externes Tool, welches in der Programmgruppe *Integration Services* der SQL Server-Programmgruppe enthalten ist. In Abbildung 2.1 sehen Sie als Beispiel die Auswertung der Analyse *Verteilungsprofile für Spaltenlänge* im Datenprofil-Viewer. Diese beinhaltet die Verteilung der Werte in den einzelnen Spalten einer Tabelle anhand der jeweiligen Längen. Mehr zum *Datenprofilerstellungs-Task* erfahren Sie in Kapitel 8.

ADO.NET-Komponenten

Der Datenfluss wurde mit SSIS 2008 um die beiden Datenflusskomponenten *ADO NET-Quelle* und *ADO NET Destination* erweitert. Im Grunde genommen handelt es sich jedoch nur bei dem Datenflussziel *ADO NET Destination* um eine Erweiterung, wurde doch die in SSIS 2005 verfügbare Datenflussquelle *DataReader* durch die Datenflussquelle *ADO NET-Quelle* ersetzt. Die Datenflussquelle *ADO NET-Quelle* wird in Kapitel 11 beschrieben.

Eine Erweiterung der ADO.NET-Komponenten gibt es auch in SSIS 2008 R2. Wie eingangs erwähnt, wurde das Datenflussziel *ADO NET Destination* mit der Eigenschaft *Sofern möglich, Masseneinfügung verwenden* ergänzt. Mehr zu dieser Eigenschaft und zum Datenflussziel *ADO NET Destination* erfahren Sie in Kapitel 13.

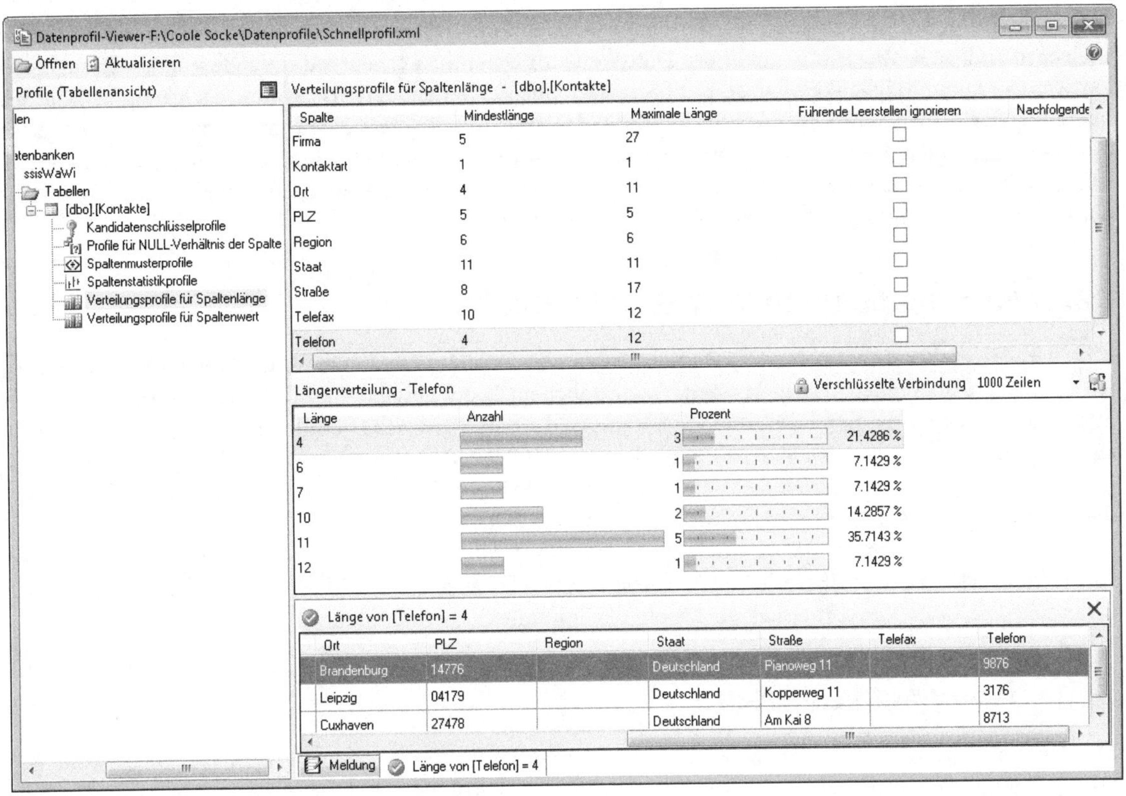

Abbildung 2.1 Ein erstelltes Datenprofil im Datenprofil-Viewer

Datenflusskomponente Suche

Die Datenflusskomponente *Suche* dient zur Ermittlung eines oder mehrerer Werte in einer Referenztabelle anhand eines Werts des Datenflusses. Auf diese Art können unter anderem Werte normalisiert werden, indem beispielsweise der Begriff *Rheinland-Pfalz* durch ein Länderkennzeichen ersetzt wird. Dabei wird im Datenfluss über die Komponente *Suche* in einer Referenztabelle nach dem Begriff *Rheinland-Pfalz* gesucht und das zugehörige Länderkennzeichen ermittelt, welches dann in den Datenfluss aufgenommen wird.

Diese Möglichkeit gibt es bereits seit SSIS 2005. Allerdings mit der kleinen Unzulänglichkeit, dass die Komponente fehlerhaft beendet wird, wenn es zum Suchbegriff keinen übereinstimmenden Wert in der Referenztabelle gibt. Dies kann zwar korrekt sein, muss es aber nicht. Hier kommt es vielmehr auf die zu realisierende Anforderung an. Mit SSIS 2008 wurden die Ausgaben der *Suche*-Komponente erweitert, das heißt, es gibt neben der Ausgabe eines gefundenen Referenzdatensatzes und der Fehlerausgabe nun zusätzlich auch eine Ausgabe für die Datenzeile des Datenflusses, zu dem kein entsprechender Wert in der Referenztabelle gefunden wurde.

Die *Suche*-Komponente kann die für die Suche notwendigen Daten der Referenztabelle in einem Cache speichern. Auf diese Weise muss nicht pro Datenzeile im Datenfluss erneut auf die Referenztabelle zugegriffen werden. Diese Möglichkeit wurde mit SSIS 2008 noch erweitert. Hier ist es nun auch möglich, Caches unabhängig von der *Suche*-Komponente zu erstellen und mit Referenzdaten zu füllen – wodurch diese Caches in mehreren *Suche*-Komponenten verwendet werden können. Das Erstellen eines solchen Caches erfolgt mit der neuen Datenflusskomponente *Cachetransformation*, die im nächsten Abschnitt vorgestellt wird. Mehr zur Datenflusskomponente *Suche* lesen Sie in Kapitel 12.

Datenflusskomponente Cachetransformation

Mit der Datenflusskomponente *Cachetransformation* erstellen Sie Caches, die in mehreren *Suche*-Komponenten verwendet werden können. Das ist aber nicht der einzige Vorteil dieser Komponente. Denn mit der *Cachetransformation* bestimmen Sie, wann und womit der Cache gefüllt wird, wobei Sie nicht mehr an Referenztabellen gebunden sind, die nur über einen OLE DB-Datenanbieter zur Verfügung stehen. Mit der *Cachetransformation* können Sie die Daten von x-beliebigen Datenquellen in den Cache schreiben. Auf diese Art wird unter anderem auch eine Suche in den Daten einer Textdatei möglich. Dazu müssen Sie lediglich den Inhalt der Textdatei mittels der *Cachetransformation* in einem Cache speichern. Ein solcher Cache kann wie bisher ein Bereich im Arbeitsspeicher oder aber auch eine für den Datenfluss optimierte Datei sein. Die *Cachetransformation* wird ebenfalls in Kapitel 12 beschrieben.

Neue Debugmöglichkeiten

Mit den Parametern */Dump* oder */DumpOnError* ist es möglich, eine Paketausführung um die Ausgabe von Debug-Dumpdateien zu erweitern. Diese Dateien, die als MDMP-Datei in binärer Form oder als TMP-Datei in Textform erstellt werden, beinhalten Informationen und Meldungen über die Ausführung des Pakets.

Integration Services-Verbindungsprojekt-Assistent

Business Intelligence Development Studio wurde um den *Integration Services-Verbindungsprojekt-Assistenten* erweitert. Dieser Assistent erstellt Datenverbindungen zu verschiedenen Datenquellen und Datenzielen und speichert diese in einem Paket. Dabei werden nur die Verbindungs-Manager sowie die Datenflussquellen und Datenflussziele angelegt. Der *Integration Services-Verbindungsprojekt-Assistent* wird im nächsten Kapitel beschrieben.

Verbesserter SQL Server-Import/Export-Assistent

Auch der wohl bekannteste Assistent von SSIS wurde mit SSIS 2008 modernisiert. Dieser beinhaltet einen zusätzlichen Schritt, welcher jedoch nur dann aktiviert wird, wenn die Datentypen der Datenquelle und des Datenziels nicht übereinstimmen. In einem solchen Fall müssen die Daten der Datenquelle in die Datentypen des Datenziels konvertiert werden. Der zusätzliche Schritt bietet für diesen Konvertierungsvorgang eine Übersicht. Diese enthält nicht nur die entsprechenden Datentypen des Datenziels, sondern auch eine optische Darstellung, welche Spalten eins zu eins übernommen und welche vorab noch konvertiert werden müssen. Ebenfalls in dieser Darstellung sind auch die Datenspalten der Datenquelle enthalten, bei denen eine Konvertierung mangels entsprechender Datentypen im Datenziel nicht möglich ist. Allerdings kann in einem solchen Fall das mit dem Assistenten erstellte Paket nur gespeichert, aber nicht ausgeführt werden.

Der Import/Export-Assistent wurde auch um eine Fehlerbehandlung auf Zeilenebene erweitert. Zu jeder Spalte können Sie festlegen, ob durch einen Fehler bei der Konvertierung bzw. durch das Abschneiden von Werten der Datentransfer abgebrochen oder aber der Fehler ignoriert werden soll. Im letzteren Fall wird der betroffene Datensatz nicht importiert.

Features von SQL Server 2008

SQL Server 2008 bietet mit dem neuen T-SQL-Befehl `MERGE` wie auch mit der Ablaufverfolgung per *Change Data Capture* zwei neue Funktionalitäten, deren Verwendung auch in SSIS sehr interessant ist.

Der T-SQL-Befehl `MERGE` vereint die Datenmanipulationsbefehle `INSERT`, `UPDATE` und `DELETE` in einer einzigen Anweisung. Um die Daten einer Tabelle beispielsweise mit den Daten einer Abfrage zu ändern bzw. zu ergänzen, müssen Sie bisher in Ihrem T-SQL-Code zunächst prüfen, ob der jeweilige Datensatz der Abfrage bereits in der Tabelle enthalten ist. Abhängig vom Ergebnis dieser Prüfung wird der Datensatz der Tabelle hinzugefügt oder der dort bestehende mit diesem aktualisiert. Bei der Verwendung von `MERGE` entfällt diese Prüfung. Die Daten der Abfrage werden an den Befehl `MERGE` übergeben und dieser prüft nun Datensatz für Datensatz, ob der Datensatz in der Tabelle bereits vorhanden ist und aktualisiert diesen oder aber er legt ihn neu an. Je nach Anforderung kann dabei der Datensatz auch gelöscht anstatt aktualisiert werden. Den `MERGE`-Befehl können Sie auch mit Bedingungen erweitern, sodass bestimmte Datensätze gelöscht, andere wiederum aktualisiert und neue hinzugefügt werden. Mit `MERGE` sind Sie also in der Lage, einen oder mehrere Datensätze in eine Tabelle einzufügen oder deren Werte zu aktualisieren bzw. vorhandene Datensätze zu löschen. Somit erfüllt dieser T-SQL-Befehl die Grundvoraussetzungen zum Füllen eines Data Warehouse. Auch dort müssen Daten neu hinzugefügt und aktualisiert, wenn nicht gar gelöscht werden.

Insofern ist die Verwendung von `MERGE` gerade bei Paketen interessant, die größere Data Warehouses füllen, deren Daten wegen der Menge und dem dadurch verbundenen Zeitaufwand nicht immer komplett neu importiert werden können. Hier gilt es nur die Änderungen nachzuziehen. Ohne `MERGE` müssen Sie dazu jede Datenzeile des Datenflusses zunächst prüfen, ob diese bereits im Data Warehouse vorhanden ist und diese gegebenenfalls ändern, löschen oder hinzufügen. Bei der Verwendung von `MERGE` hingegen extrahieren Sie die Daten aus den Datenquellen und laden diese in Tabellen. Anhand dieser dort temporär gespeicherten Daten führen Sie nun über das Ablaufsteuerungselement *Task 'SQL ausführen'* die entsprechenden `MERGE`-Befehle aus, über die die Daten der Tabellen in den jeweiligen Zieltabellen verarbeitet werden.

Eine andere Methode, die Daten eines Data Warehouse schneller auf den aktuellen Stand zu bringen, bietet die neue Funktionalität des *Change Data Capture*. Mittels Change Data Capture werden die Einfüge-, Aktualisierungs- und Löschaktivitäten an Tabellen protokolliert. Zu jeder Änderung steht ein eigener Datensatz in einer eigens dafür erstellten Tabelle zur Verfügung.

In SSIS ist es nun nicht mehr notwendig, alle Daten einer Tabelle mit denen einer Tabelle im Data Warehouse abzugleichen, sondern Sie verwenden lediglich die Informationen des Change Data Capture. In den Tabellen des Change Data Capture sind nur die Änderungen enthalten. Dort ist protokolliert, welcher Datensatz mit welchen Werten geändert oder hinzugefügt sowie welcher Datensatz gelöscht wurde. Diese Information verwenden Sie nun in SSIS, indem Sie die protokollierten Änderungen aus den Tabellen des Change Data Capture auslesen und je nach Aktion mit der jeweiligen Datenzeile des Datenflusses den Datensatz im Data Warehouse ändern, löschen oder neu anlegen.

Zusammenfassung

Der Unterschied zwischen dem ETL-Tool von SQL Server 2000 und dem von SQL Server 2005 konnte größer nicht sein. DTS – das ETL-Tool von SQL Server 2000 – wurde eingestellt und stattdessen mit SSIS eine komplett neu entwickelte Anwendung – oder vielmehr Plattform – zur Verfügung gestellt.

SSIS 2008 R2 ist bereits die dritte Version von SSIS, wobei es durch den Versionswechsel von SSIS 2008 zu SSIS 2008 R2 so gut wie keine Weiterentwicklung gibt. SSIS 2008 R2 wurde lediglich um eine einzige neue Funktion erweitert. Eine tatsächliche Weiterentwicklung von SSIS fand jedoch beim Versionswechsel von SSIS 2005 zu SSIS 2008 statt. Diese besticht zwar ebenfalls nicht unbedingt mit neuer Funktionalität, dafür aber mit einer noch besseren Performance.

Teil B

Die Entwicklungsumgebung

In diesem Teil:

Kapitel 3

Business Intelligence Development Studio

In diesem Kapitel:

Business Intelligence Development Studio ist die Entwicklungsumgebung von SQL Server für Projekte im Bereich der Business Intelligence – und somit für Projekte von Analysis Services, Reporting Services und auch Integration Services.

Einführung in Business Intelligence Development Studio

Bei Business Intelligence Development Studio handelt es sich nicht um eine neue und eigens für SQL Server erstellte Entwicklungsumgebung, sondern vielmehr um Visual Studio 2008. Sie erhalten mit SQL Server 2008 bzw. SQL Server 2008 R2 nicht nur SQL Server mit seinen Services, sondern auch ein vollwertiges Visual Studio 2008.

Diese Visual Studio-Installation ist jedoch reduziert auf den Projekttyp *Business Intelligence*, der Projektvorlagen zum Erstellen von Analysis Services-, Reporting Services- und Integration Services-Projekten beinhaltet. Projekttypen für die Entwicklung von Web- oder Desktop-Anwendungen mit Visual Basic 2008 oder Visual C# 2008 sind nicht enthalten. Nichtsdestotrotz stehen auch dem Projekttyp für Business Intelligence-Projekte – kurz: Business Intelligence Development Studio – durch die Integration in Visual Studio alle Möglichkeiten und Vorteile einer modernen Entwicklungsumgebung zur Verfügung: vom Debuggen über die Möglichkeit, eine Quellcodeverwaltung zu verwenden, bis hin zu einer einfachen Bereitstellung – um nur ein paar Punkte zu nennen.

Jede der verfügbaren Projektvorlagen beinhaltet ihre eigenen Designer. Diese sind in Business Intelligence Development Studio integriert und ordnen sich der Grundfunktionalität von Visual Studio unter. Die Grundfunktionalität von Visual Studio soll nun nicht Thema dieses Kapitels sein, aber einige interessante Optionen wie auch das Konzept der Projekte und Projektmappen sollen Ihnen an dieser Stelle nicht vorenthalten werden.

Die Optionen von Business Intelligence Development Studio

Wie viele andere Microsoft-Anwendungen stellt auch Business Intelligence Development Studio einige Optionen zur Verfügung, mit denen Sie die Oberfläche und Funktionalität der Anwendung auf Ihre Bedürfnisse hin anpassen können. Diese finden sich im Dialogfeld *Optionen*, das Sie über das Menü *Extras/Optionen* aufrufen. So umfassend die Funktionalität von Business Intelligence Development Studio ist, so umfassend sind auch die Optionen. Einige dieser Optionen sind für die Entwicklung von SSIS-Projekten besonders erwähnenswert.

Darunter gehören unter anderem die Optionen rund um die Gestaltung von Business Intelligence Development Studio. In der Kategorie *Umgebung* legen Sie beispielsweise das Fensterlayout der in Business Intelligence Development Studio geöffneten Dateien fest. Dort haben Sie die Wahl, ob die einzelnen Dateien in eigenständigen Fenstern oder aber auf Registerkarten dargestellt werden sollen. In der Kategorie *Umgebung/Hilfe/Online* bestimmen Sie nicht nur die Quelle der Hilfe, sondern auch die Reihenfolge, nach der in den verschiedenen Quellen gesucht wird. Sie haben die Wahl zwischen *Erst online versuchen, dann lokal*, *Erst lokal versuchen, dann online* oder *Nur lokal versuchen, nicht online*. Diese Konfiguration können Sie auch beim ersten Start der Hilfe festlegen. Dort werden Ihnen dieselben Optionen zur Auswahl angeboten. Sofern Sie eine Quellcodeverwaltung einsetzen, ordnen Sie diese in der Kategorie *Quellcodeverwaltung* zu. Dort wählen Sie eine der installierten Quellcodeverwaltungen aus, die Sie mit Business Intelligence Development Studio verwenden möchten.

Neben solch eher allgemein gültigen Optionen für Business Intelligence Development Studio – oder vielmehr für die Grundfunktionalität von Visual Studio – gibt es auch Optionen zu den jeweiligen Designern der Business Intelligence-Projektvorlagen. Die Kategorie *Business Intelligence-Designer/Integration Services-Designer* allein bietet insgesamt vier Unterkategorien zur Konfiguration des Designers für SSIS-Projekte – dem SSIS-Designer – an.

Den Anfang macht die Kategorie *Allgemein*. Hier definieren Sie mit den Eigenschaften des Bereichs *Digitale Signatur*, ob ein Paket, das in der Entwicklungsumgebung geöffnet wird, auf eine digitale Signatur geprüft werden soll. Auf diese Weise erkennen Sie bereits beim Öffnen des Pakets, ob dessen Herkunft als vertrauenswürdig einzustufen ist. Ergänzend dazu kann je nach Konfiguration der Eigenschaft *Warnung anzeigen, wenn ein Paket nicht signiert ist* eine Warnung ausgegeben werden, wenn ein nicht signiertes Paket geöffnet wird.

Mit der nächsten Eigenschaft *Bezeichnungen für Rangfolgeneinschränkungen anzeigen* erhöhen Sie die Lesbarkeit der Pakete, da hierbei der jeweilige Status der Rangfolgeneinschränkungen – *Erfolg*, *Fehler* oder *Beendigung* – als Text neben den Rangfolgeneinschränkungen erscheint. Mehr zu den Status einer Rangfolgeneinschränkung lesen Sie in Kapitel 7.

Eine der elementarsten Einstellungen für den SSIS-Designer ist die Festlegung der Skriptsprache, mit der in dem Ablaufsteuerungselement *Skripttask* und in der Datenflusskomponente *Skriptkomponente* der Skriptcode programmiert wird. Die in der Eigenschaft *Sprache* gewählte Skriptsprache wird als Standard für jedes Skript verwendet – sofern Sie bei der Verwendung der jeweiligen Komponente nicht explizit eine andere Skriptsprache auswählen.

Die beiden Eigenschaften des Bereichs *Optionen für die SSIS-Paketaktualisierung* beziehen sich auf die Konvertierung von SSIS 2005-Paketen zu SSIS 2008-Paketen. Durch Aktivieren der Eigenschaft *Verbindungszeichenfolgen mit neuen Anbieternamen aktualisieren* werden bei der Paketaktualisierung auch die Verbindungszeichenfolgen der im Paket verwendeten Verbindungs-Manager auf die neu in SQL Server 2008 verfügbaren Datenanbieter angeglichen. Dies betrifft alle Verbindungs-Manager, die die Datenanbieter *Microsoft OLE DB Provider for Analysis Services* und *SQL Server Native Client* verwenden. Mehr dazu lesen Sie in Kapitel 16.

Ein Paket wird durch die Paket-ID identifiziert. Durch die Paketaktualisierung bleibt die Paket-ID des konvertierten Pakets bestehen, es sei denn, Sie möchten, dass das konvertierte Paket eine neue Paket-ID erhält. Dazu müssen Sie die Eigenschaft *Neue Paket-ID erstellen* aktivieren. Mehr zur Paket-ID und deren Bedeutung finden Sie in Kapitel 7 im Abschnitt »ID«.

Die nächste Kategorie beinhaltet Optionen zur Gestaltung einer Ablaufsteuerung. Eine solche erhalten Sie durch die Verbindung einzelner Ablaufsteuerungselemente mit den Rangfolgeneinschränkungen. Die einzelnen Ablaufsteuerungselemente werden dazu in der Toolbox im SSIS-Designer angeboten. Von dort übernehmen Sie diese per Drag & Drop oder mit einem Doppelklick in die Ablaufsteuerung. Während Sie mit Drag & Drop die Position des neuen Ablaufsteuerungselements selbst festlegen, wird dieses bei einem Doppelklick mehr oder weniger willkürlich in der Ablaufsteuerung positioniert. Das können Sie mit der Kategorie *Automatische Ablaufsteuerungsverbindung* ändern. Dort legen Sie mit der Eigenschaft *Neue Form standardmäßig mit der ausgewählten Form verbinden* fest, dass das per Doppelklick gewählte Ablaufsteuerungselement direkt mit einem vorab markierten Ablaufsteuerungselement der Ablaufsteuerung verbunden wird. Die Verbindung erfolgt über eine Rangfolgeneinschränkung, welche einem der Status *Erfolg*, *Fehler* oder *Beendigung* entspricht. Den Status der Rangfolgeneinschränkung, der bei einer automatischen Verbindung verwendet werden soll, legen Sie im ersten Listenfeld fest. Ob das neue Ablaufsteuerungselement nun links, rechts, über oder unter dem markierten positioniert werden soll, definieren Sie im zweiten Listenfeld.

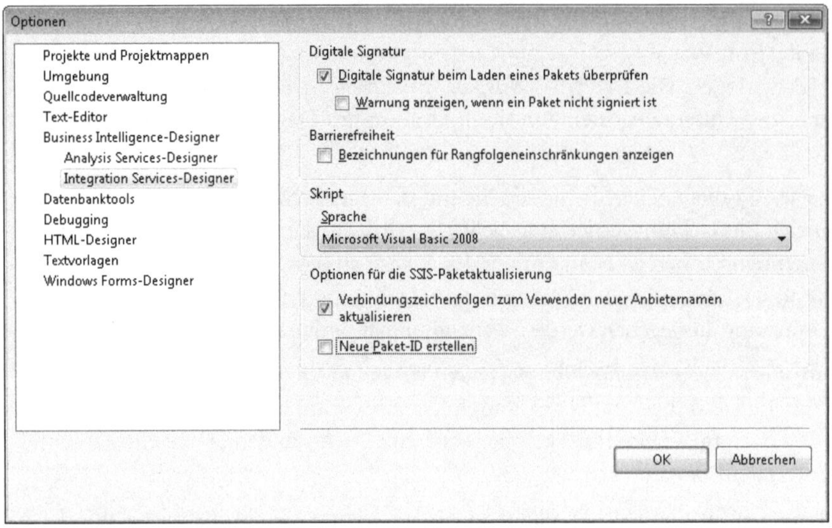

Abbildung 3.1 Die *Optionen* des SSIS-Designers

Diese für die Ablaufsteuerung angebotene Funktionalität gibt es auch für den Datenfluss. In der Kategorie *Automatische Datenflussverbindung* können Sie mit der Eigenschaft *Neue Form standardmäßig mit der ausgewählten Form verbinden* das automatische Verbinden einer Datenflusskomponente mit einer vorab markierten aktivieren. Die Verbindung der einzelnen Datenflusskomponenten erfolgt im Datenfluss mit einem Datenflusspfad. Welchen Status der Datenflusspfad bei der automatischen Verbindung erhalten soll, können Sie jedoch nicht konfigurieren. Der Status eines Datenflusspfads kann nur *Erfolg* oder *Fehler* sein, wobei für den Fehlerfall eine spezielle Konfiguration an der jeweiligen Datenflusskomponente benötigt wird. Insofern werden die automatisch erzeugten Datenflusspfade immer mit dem Status *Erfolg* angelegt. Die Position, an der die neue Datenflusskomponente im Datenfluss eingefügt werden soll, bestimmen Sie mit dem Listenfeld unter der Eigenschaft *Neue Form standardmäßig mit der gewählten Form verbinden.*

In der Kategorie *Löschen bestätigen* definieren Sie die Ausgabe von Warnmeldungen beim Löschen von Ablaufsteuerungselementen, Datenflusskomponenten, Verbindungs-Managern und Paketvariablen. Soweit zu den Optionen des SSIS-Designers. Abschließend sei noch eine Option erwähnt, die zur Erstellung von SSIS-Projekten auch nicht uninteressant ist: In der Eigenschaft *Projektspeicherort* der Kategorie *Projekte und Projektmappen* legen Sie den Standardpfad Ihrer neuen Projekte und Projektmappen fest.

Projekte und Projektmappen

In Business Intelligence Development Studio arbeiten Sie grundsätzlich mit Projekten. Auch wenn Sie lediglich ein einzelnes Paket erstellen möchten, wird dieses in einem Projekt – einem SSIS-Projekt – verwaltet. Ein SSIS-Projekt besteht aus einer oder mehreren Dateien. Dazu gehört grundsätzlich erst mal ein Paket. Aber ein Projekt kann sich auch aus mehr als einem Paket zusammensetzen. In einem solchen Projekt fungiert in der Regel ein Paket als das *Startpaket*, welches die anderen Pakete aufruft.

Neben Paketen kann ein Projekt auch andere Dateien enthalten – beispielsweise als XML-Dateien gespeicherte Paketkonfigurationen oder Dateien mit SQL-Skripts und Ähnliches. Alle für das SSIS-Projekt notwendigen Dateien – ob zur Entwicklung oder zur späteren Ausführung – können in einem Projekt zusammengefasst werden. Jedes Projekt wiederum ist in einer *Projektmappe* enthalten. Mit einer Projektmappe ist es möglich, mehrere unterschiedliche Projekte in einer *Lösung* – im Original *Solution* – zu vereinen.

Stellen Sie sich als Beispiel die Anforderungen für einen einfachen Datentransfer vor: Per SSIS sollen die Daten aus einem Warenwirtschaftssystem in eine Textdatei exportiert und per FTP zu einem Webshop übertragen werden. Start, Ergebnis und eventuell fehlerhafte Datensätze des Exports sind in einer SQL Server-Datenbank zu speichern. Abschließend sollen diese Informationen rund um den Datentransfer über Reporting Services als Bericht verfügbar sein.

Die Realisierung einer solchen *Lösung* könnte ein SSIS-Projekt namens »Datenexport Webshop« sowie ein Reporting Services-Projekt namens »Fehlerbericht« sein. Beide Projekte verwenden unterschiedliche Projekttypen. Um nun mit einem der beiden Projekte arbeiten zu können, müssten Sie das andere vorher immer schließen. Aber eigentlich gehören diese beiden Projekte zusammen, denn nur mit beiden wird die Anforderung erfüllt. An dieser Stelle kommen nun die Projektmappen ins Spiel. In einer *Projektmappe* werden mehrere Projekte mit den gleichen oder auch mit unterschiedlichen Projektvorlagen zu einer *Lösung* zusammengefasst. Im genannten Beispiel könnte eine Projektmappe namens »Datentransfer WaWi« das SSIS-Projekt »Datenexport Webshop« und auch das Reporting Services-Projekt »Fehlerbericht« enthalten. Innerhalb einer Projektmappe kann ohne Weiteres zwischen den darin enthaltenen Projekten gewechselt werden.

Dabei sind die in einer Projektmappe enthaltenen Projekte nicht an diese eine Projektmappe gebunden. Vielmehr können die einzelnen Projekte in verschiedenen Projektmappen – respektive Lösungen – verwendet werden. Auf diese Art ist es möglich, wiederkehrende Funktionen in einem Projekt zu kapseln und diese in verschiedenen Lösungen zu nutzen. Inwieweit Sie ein Projekt einer Projektmappe zuordnen oder gar direkt eine neue Projektmappe mitsamt einem Projekt anlegen, bestimmen Sie beim Erstellen eines neuen Projekts.

Ein SSIS-Projekt

Bevor Sie ein neues SSIS-Projekt anlegen können, müssen Sie natürlich erst einmal Business Intelligence Development Studio öffnen. Hierfür starten Sie zwar die Verknüpfung *SQL Server Business Intelligence Development Studio* in der SQL Server-Programmgruppe, geöffnet aber wird *Visual Studio 2008* – von *Business Intelligence Development Studio* ist nun keine Rede mehr.

Ob nun Business Intelligence Development Studio oder Visual Studio – ein neues SSIS-Projekt kann entweder durch die Auswahl des Menüeintrags *Projekt* im Menü *Datei/Neu* oder durch einen einfachen Klick auf den im Startbildschirm befindlichen Link *Projekt* hinter *Erstellen:* angelegt werden. In beiden Fällen wird das Dialogfeld *Neues Projekt* geöffnet. Die Kategorie *Vorlagen* enthält die verschiedenen Projektvorlagen der einzelnen Projekttypen. Unter anderem stehen hier für SSIS-Projekte die Projektvorlagen *Integration Services-Projekt* und *Integration Services-Verbindungsprojekt-Assistent* zur Verfügung.

Unabhängig von der Auswahl der Projektvorlage sollte für das neue SSIS-Projekt ein *Name* in dem gleichnamigen Eingabefeld angegeben und im Eingabefeld *Speicherort* das Verzeichnis für das Projekt ausgewählt werden. Der Name der Projektmappe im Eingabefeld *Projektmappenname* wird automatisch durch den Projektnamen belegt. Das ist für einzelne Projekte auch ausreichend. Sofern jedoch mehrere Projekte in die Entwicklung aufgenommen und somit zu einer Lösung zusammengefasst werden, sollte die Bezeichnung der Projektmappe die Lösung etwas treffender beschreiben. In Abbildung 3.2 sehen Sie die Umsetzung des oben erwähnten Beispiels der Lösung »Datentransfer WaWi«. Je nach ausgewählter Projektvorlage startet nach einem Klick auf *OK* entweder der Integration Services-Verbindungsprojekt-Assistent oder aber es wird der SSIS-Designer geöffnet.

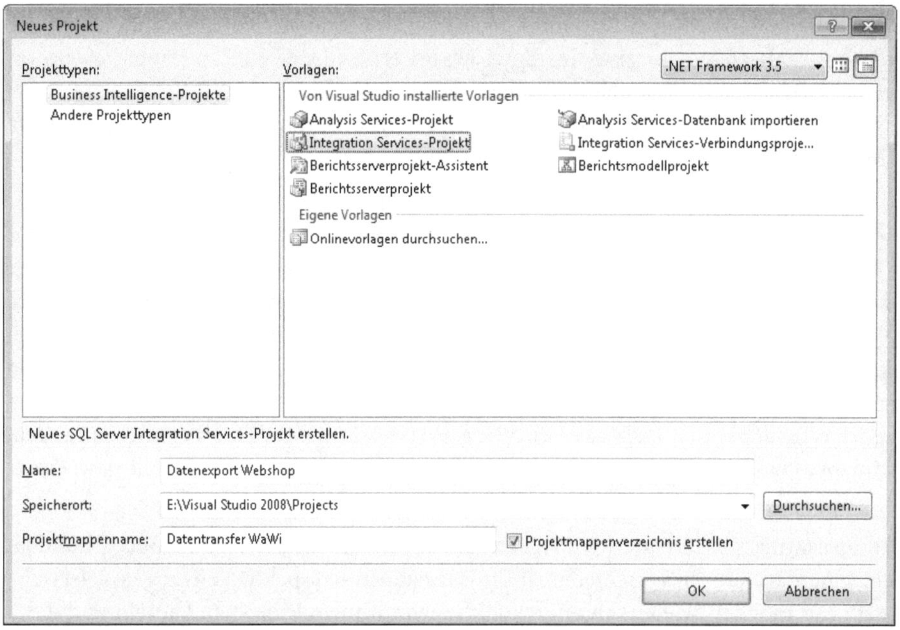

Abbildung 3.2 Ein neues SSIS-Projekt

Integration Services-Verbindungsprojekt-Assistent

Der Integration Services-Verbindungsprojekt-Assistent wurde mit SSIS 2008 eingeführt. Er unterstützt Sie bei der Erstellung von Datenverbindungen und der Definition derer als Datenflussquelle bzw. Datenflussziel. Unterstützung für Datenflusstransformationen oder gar Ablaufsteuerungselemente bietet der Assistent nicht. Sie erhalten lediglich die Verbindungs-Manager sowie die Datenflussquellen und Datenflussziele. Für diese Konfiguration bietet der Assistent insgesamt vier Schritte:

1. Begrüßung des Benutzers.
2. Auswahl eines bzw. mehrerer Datenanbieter.

   Nach Auswahl eines Datenanbieters wechselt der Assistent zum Dialogfeld *Verbindungs-Manager*, über den die Verbindung zur jeweiligen Datenquelle definiert wird. Sofern Sie mehrere Datenanbieter gewählt haben, wird dieses Dialogfeld für jeden gewählten Datenanbieter geöffnet. Mehr zu den Verbindungs-Managern und auch zu diesem Dialogfeld erfahren Sie in Kapitel 6.
3. Zuordnung der Verbindungs-Manager als Datenflussquelle oder Datenflussziel.

   Jeder neu erstellte Verbindungs-Manager kann als Quelle und/oder als Ziel im Datenfluss definiert werden.
4. Ausgabe der Zusammenfassung und Abschluss des Assistenten.

   Das Projekt wird im angegebenen Zielordner angelegt und die erstellten Verbindungs-Manager mitsamt den Datenflussquellen und Datenflusszielen werden in einem Paket namens »Package.dtsx« gespeichert. Anschließend wird dieses Paket im SSIS-Designer geöffnet und die Registerkarte *Datenfluss* angewählt.

Das auf diese Art erstellte Paket beinhaltet zwar bereits einen *Datenflusstask*, aber noch keinen funktionsfähigen Datenfluss. Dazu fehlen zum einen noch die Konfigurationen des Datenzugriffs in der Datenflussquelle sowie im Datenflussziel und zum anderen der Datenflusspfad zwischen den beiden Komponenten.

HINWEIS Der Integration Services-Verbindungsprojekt-Assistent erstellt kein lauffähiges Paket, sondern lediglich – wie der Name schon sagt – die für das Paket notwendigen Datenverbindungen.

Integration Services-Projekt

Als Alternative zum Integration Services-Verbindungsprojekt-Assistent steht Ihnen im Dialogfeld *Neues Projekt* die Projektvorlage *Integration Services-Projekt* zur Verfügung. Sofern Sie diesen Eintrag wählen, wird auch hier das angegebene Projekt mitsamt der Projektmappe gespeichert und ein – in diesem Fall leeres – Paket namens »Package.dtsx« angelegt. Dieses Paket wird im SSIS-Designer geöffnet und die Registerkarte *Ablaufsteuerung* angewählt.

In Abbildung 3.3 sehen Sie ein neu erstelltes SSIS-Projekt mit dem Standardpaket »Package.dtsx«, welches auf einer eigenen Registerkarte innerhalb von Business Intelligence Development Studio geöffnet ist. Die Registerkarte beinhaltet den SSIS-Designer.

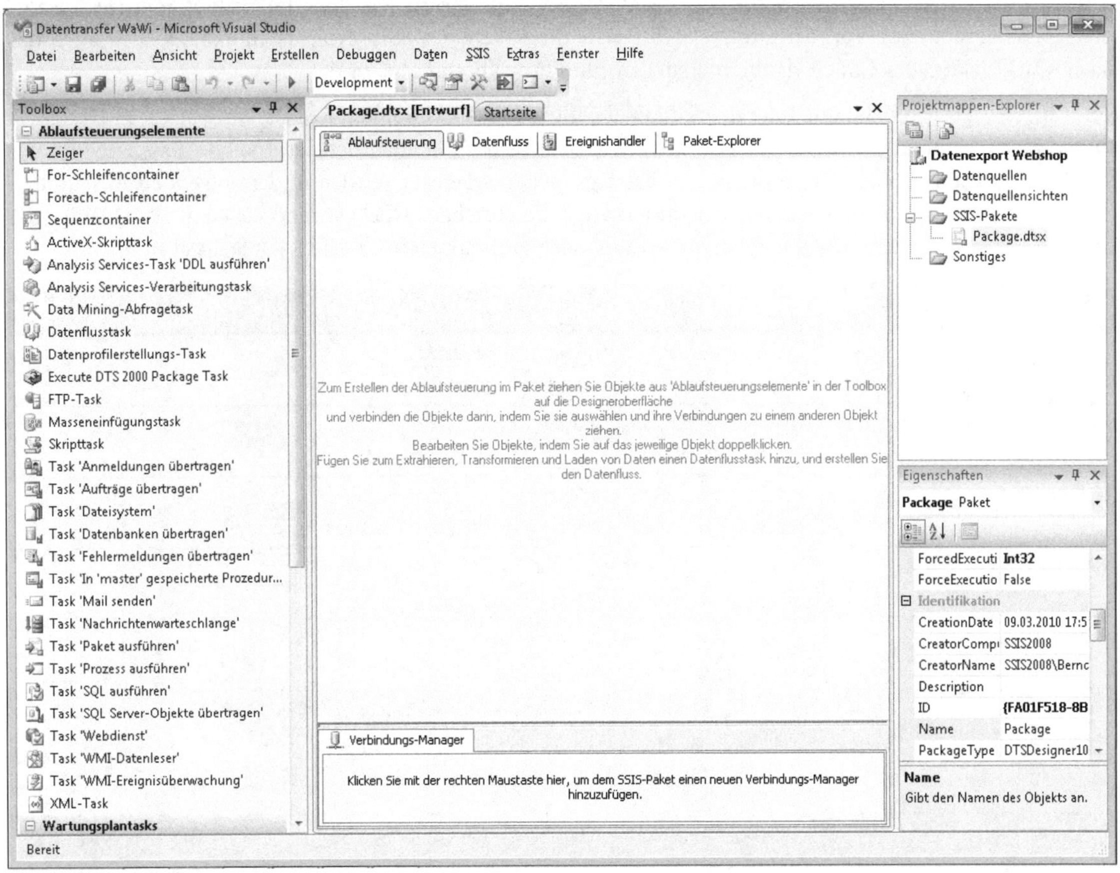

Abbildung 3.3 Der SSIS-Designer in Business Intelligence Development Studio

Der SSIS-Designer

Der SSIS-Designer besteht in seinem Kern aus den vier Registerkarten *Ablaufsteuerung*, *Datenfluss*, *Ereignishandler* und *Paket-Explorer*. Auf diesen Registerkarten entwickeln Sie das Paket. Ergänzt werden diese durch die in Visual Studio typischen Fenster *Projektmappen-Explorer* und *Eigenschaften* auf der rechten und der *Toolbox* auf der linken Seite.

Der Projektmappen-Explorer listet alle in der Projektmappe enthaltenen Projekte in einer Baumstruktur auf. Jedes Projekt wird in einem eigenen Zweig dargestellt, der wiederum in weitere Zweige – in diesem Fall in Ordnern – untergliedert ist. Ein SSIS-Projekt enthält standardmäßig die Ordner *Datenquellen*, *Datenquellensichten*, *SSIS-Pakete* und *Sonstiges*. Der Ordner *Datenquellen* stellt externe Datenverbindungen zur Verfügung, die in Verbindungs-Managern verwendet werden können. Ebenso verhält es sich mit den Datenquellensichten. Auch diese können in Verbindungs-Managern eingesetzt werden. Datenquellensichten stellen eine vereinfachte Sicht auf eine Datenbank bzw. auf eine Auswahl von Objekten einer Datenbank dar. Diese werden im Ordner *Datenquellensichten* abgelegt. Mehr zur Verwendung von Datenquellen und Datenquellensichten erfahren Sie in Kapitel 6. Weitere Dateien – beispielsweise Dateien mit SQL-Skripts – können im Ordner *Sonstiges* zusammengefasst werden, während der Ordner *SSIS-Pakete* die Pakete des SSIS-Projekts enthält. Dort ist auch das Paket »Package.dtsx« zu finden, das beim Erstellen eines Projekts angelegt wird.

Der Inhalt des Projektmappen-Explorers bleibt unabhängig von der gewählten Registerkarte des SSIS-Designers immer gleich, wohingegen der Inhalt des *Eigenschaften*-Fensters wie auch der der Toolbox abhängig von der gewählten Registerkarte ist. Die Toolbox und das *Eigenschaften*-Fenster werden in den folgenden Abschnitten im Zusammenhang mit den jeweiligen Registerkarten beschrieben. Doch vorher sei noch das Menü *SSIS* erwähnt, dessen Menüeinträge und die damit verbundenen Funktionen in Tabelle 3.1 aufgelistet sind.

Menüeintrag	Funktion
Protokollierung	Startet die Konfiguration der Paketprotokollierung. Die Paketprotokollierung wird in Kapitel 14 beschrieben.
Paketkonfigurationen	Startet den Paketkonfigurationsplaner. Die Paketkonfiguration wird in Kapitel 15 beschrieben.
Digitale Signatur	Startet das Dialogfeld zur Zuordnung einer digitalen Signatur. Die Verwendung digitaler Signaturen wird in Kapitel 15 beschrieben.
Variablen	Blendet den Variablen-Editor ein oder aus. Die Paketvariablen werden in Kapitel 4 beschrieben.
Verbindungen	Wechselt zur Registerkarte *Verbindungs-Manager*. Die Verbindungs-Manager werden in Kapitel 6 beschrieben.
Offline arbeiten	Aktiviert oder deaktiviert die beim Öffnen des Pakets stattfindenden Prüfungen der verwendeten Verbindungen. Bei nicht aktivierter Option werden nicht verfügbare Datenverbindungen als Fehler gemeldet, während diese bei aktivierter Option ignoriert werden.
Protokollereignisse	Ausgabe der Paketprotokollierung in der Entwicklungsumgebung. Mehr zur Ausgabe der Paketprotokollierung während der Paketentwicklung erfahren Sie in Kapitel 14.
Statusberichterstellung debuggen	Aktiviert oder deaktiviert die Statusberichtsausgabe auf der Registerkarte *Ausführungsergebnisse/Status*. Mehr zu dieser Registerkarte lesen Sie in Kapitel 14. ▶

Menüeintrag	Funktion
Neue Verbindung	Startet das Dialogfeld zum Anlegen eines neuen Verbindungs-Managers.
Ansicht	Ermöglicht den Wechsel zwischen den Registerkarten *Ablaufsteuerung, Datenfluss, Ereignishandler* und *Paket-Explorer*.

Tabelle 3.1 Die Menüeintrage des Menüs SSIS

Die Ablaufsteuerung

Auf der Registerkarte *Ablaufsteuerung* wird der Workflow des Pakets entwickelt. Von hier startet das Paket und hier endet es auch. Die einzelnen Ablaufsteuerungselemente verbunden durch Rangfolgeneinschränkungen ergeben den sequenziellen Ablauf des Pakets. Die Toolbox enthält die für eine Ablaufsteuerung verfügbaren Ablaufsteuerungselemente wie auch die Wartungsplantasks. In Abbildung 3.4 sehen Sie den Inhalt der Toolbox innerhalb der Registerkarte *Ablaufsteuerung*. Die einzelnen Ablaufsteuerungselemente selbst werden in Kapitel 8 beschrieben. Das *Eigenschaften*-Fenster bietet sowohl für das Paket respektive dessen Ablaufsteuerung wie auch für die Ablaufsteuerungselemente die jeweiligen Eigenschaften zur Konfiguration an. Für die Ablaufsteuerungselemente sind zusätzlich noch Editoren zur Konfiguration verfügbar. Diese beinhalten jedoch nur die Eigenschaften, welche auch im *Eigenschaften*-Fenster zur Verfügung stehen. Mehr zu den Eigenschaften der Ablaufsteuerung erfahren Sie in Kapitel 7, während die Editoren bzw. Eigenschaften der Ablaufsteuerungselemente in Kapitel 8 beschrieben sind.

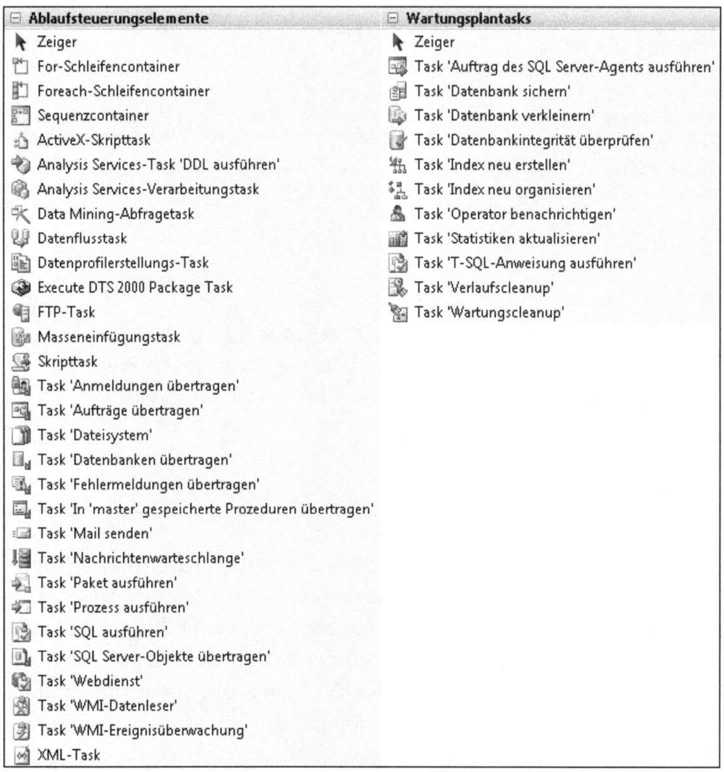

Abbildung 3.4 Die *Ablaufsteuerungselemente* und *Wartungsplantasks* der Ablaufsteuerung

Der Datenfluss

Eines der Ablaufsteuerungselemente ist der *Datenflusstask*, der – wie Sie bereits erfahren haben – auf der Registerkarte *Datenfluss* konfiguriert wird. Die Toolbox bietet Ihnen innerhalb der Registerkarte *Datenfluss* nun die verfügbaren Datenflusskomponenten – die Datenflussquellen, die Datenflusstransformationen und die Datenflussziele. Die in Abbildung 3.5 gezeigten Datenflusskomponenten und auch der Datenfluss selbst werden in Teil D »Der Datenfluss« ausführlich behandelt. Natürlich sind auch der Datenfluss und dessen Komponenten durch zahlreiche Eigenschaften konfigurierbar, wobei für die einzelnen Komponenten ebenfalls eigene Editoren die Konfiguration der Eigenschaften erleichtern.

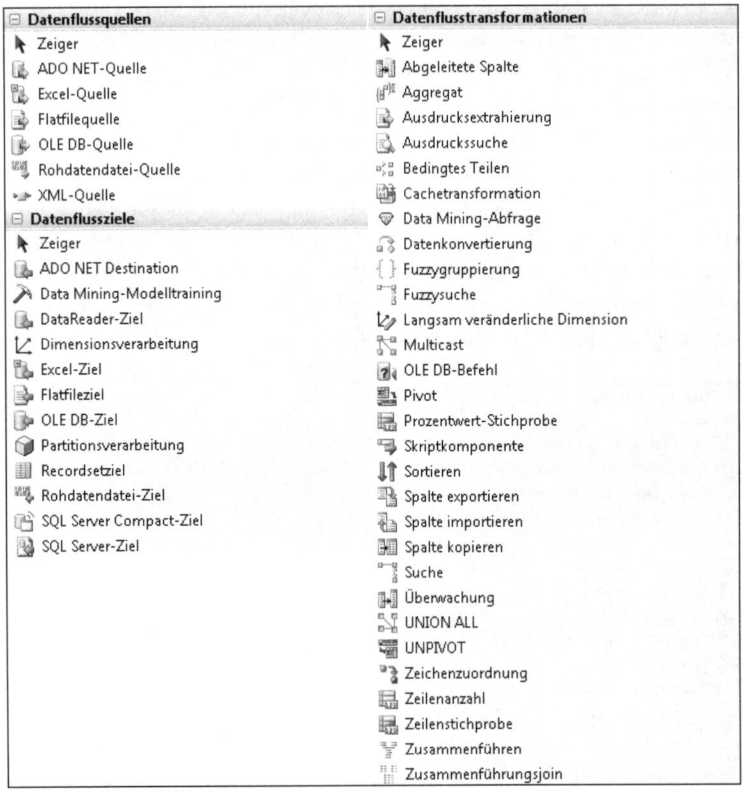
Datenflussquellen
Zeiger
ADO NET-Quelle
Excel-Quelle
Flatfilequelle
OLE DB-Quelle
Rohdatendatei-Quelle
XML-Quelle
Datenflussziele
Zeiger
ADO NET Destination
Data Mining-Modelltraining
DataReader-Ziel
Dimensionsverarbeitung
Excel-Ziel
Flatfileziel
OLE DB-Ziel
Partitionsverarbeitung
Recordsetziel
Rohdatendatei-Ziel
SQL Server Compact-Ziel
SQL Server-Ziel
Datenflusstransformationen
Zeiger
Abgeleitete Spalte
Aggregat
Ausdrucksextrahierung
Ausdruckssuche
Bedingtes Teilen
Cachetransformation
Data Mining-Abfrage
Datenkonvertierung
Fuzzygruppierung
Fuzzysuche
Langsam veränderliche Dimension
Multicast
OLE DB-Befehl
Pivot
Prozentwert-Stichprobe
Skriptkomponente
Sortieren
Spalte exportieren
Spalte importieren
Spalte kopieren
Suche
Überwachung
UNION ALL
UNPIVOT
Zeichenzuordnung
Zeilenanzahl
Zeilenstichprobe
Zusammenführen
Zusammenführungsjoin

Abbildung 3.5 Die *Datenflussquellen*, *Datenflusstransformationen* und *Datenflussziele* des Datenflusses

Die Ereignishandler

Die Ablaufsteuerung und auch jedes einzelne Ablaufsteuerungselement – also jede ausführbare Datei – können Ereignisse auslösen. Die zur Behandlung dieser Ereignisse verfügbaren Ereignishandler lassen sich auf der Registerkarte *Ereignishandler* aktivieren und entwickeln. Dort ist zunächst die ausführbare Datei zu wählen, für die ein Ereignishandler aktiviert werden soll, und anschließend der Ereignishandler selbst. Nach dieser Auswahl stehen in dem so aktivierten Ereignishandler eine eigene Ablaufsteuerung sowie die Toolbox mit den Ablaufsteuerungselementen und den Wartungsplantasks zur Verfügung. In Abbildung 3.6 sehen Sie eine Aktivierung des Ereignishandlers *OnError* für die Ablaufsteuerung des Pakets. Mehr zu den Ereignishandlern erfahren Sie in Kapitel 9.

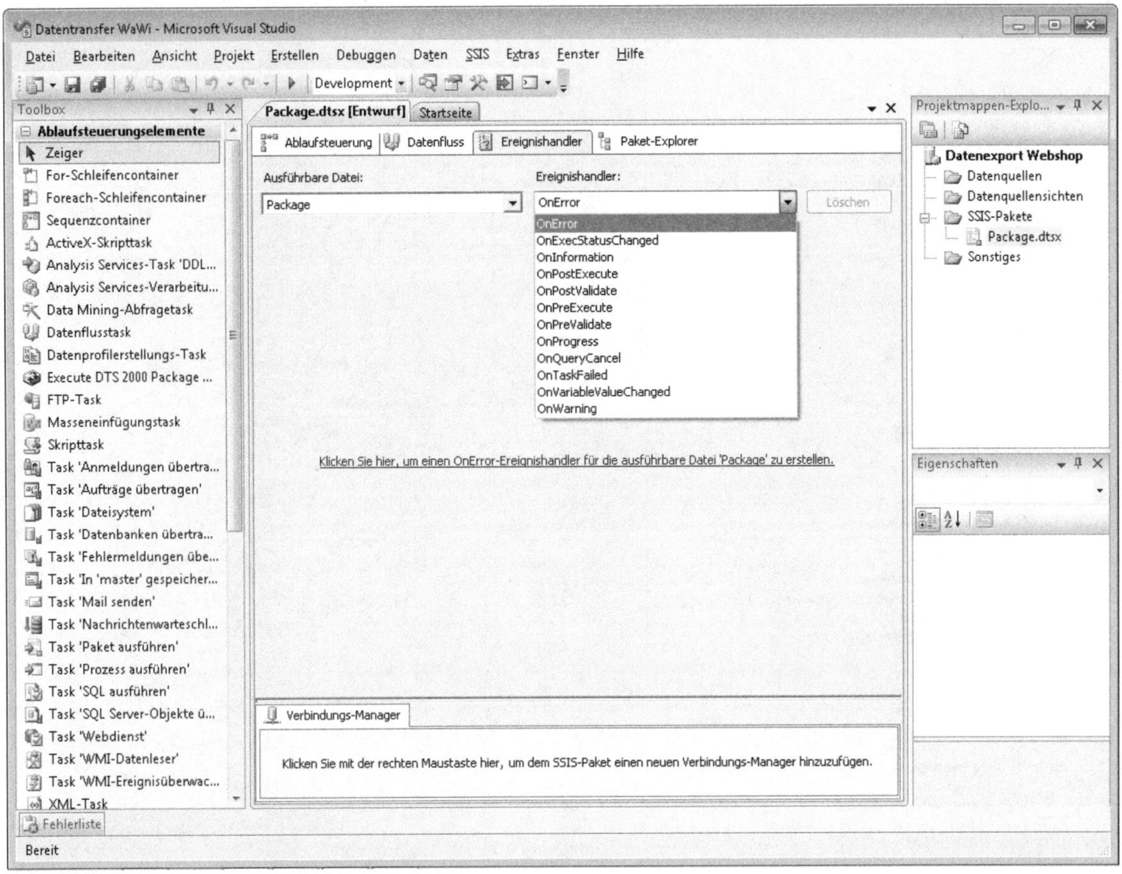

Abbildung 3.6 Die Aktivierung des Ereignishandlers *OnError*

Der Paket-Explorer

Der bereits in diesem Kapitel erwähnte Paket-Explorer zeigt Ihnen die Hierarchie des Pakets in einer Baumstruktur. Ausgehend von der Ablaufsteuerung des Pakets sehen Sie dort jede weitere Ebene – kurzum: die ineinander verschachtelten Container. Dabei beinhaltet jeder Container die Ablaufsteuerungselemente inklusive der zugehörigen Rangfolgeneinschränkungen wie auch die Ereignishandler und die Paketvariablen. Auf der Ebene des Pakets sind neben den darin enthaltenen Containern auch die Verbindungs-Manager und Protokollanbieter aufgelistet. Die Aufgliederung des Ablaufsteuerungselements *Datenflusstask* zeigt Ihnen zusätzlich zu den dort enthaltenen Paketvariablen und Ereignishandlern auch die im Datenfluss verwendeten Datenflusskomponenten. Jeder einzelne Eintrag einer Kategorie bietet über sein Kontextmenü die Möglichkeit, die Komponente zu löschen oder deren Eigenschaften im *Eigenschaften*-Fenster zu verwalten. Abbildung 3.7 zeigt die Baumstruktur des Pakets »Import Artikel« mit all seinen Ebenen und Komponenten.

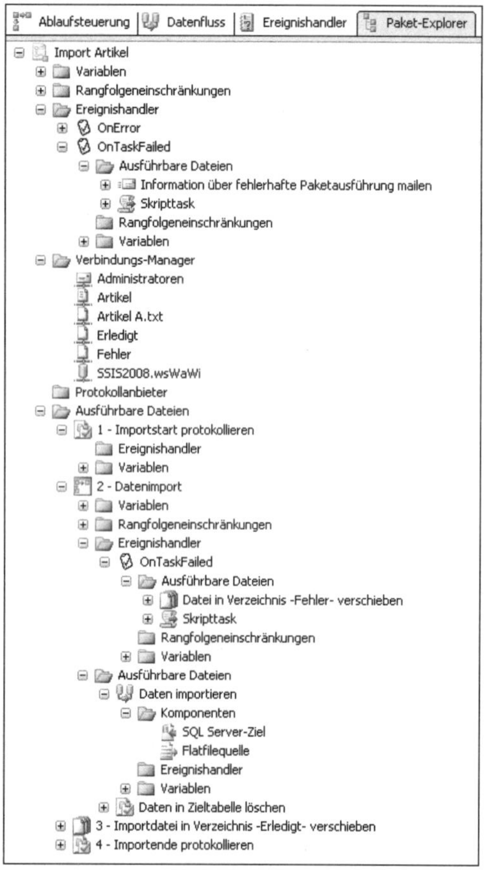

Abbildung 3.7 Der Paket-Explorer

Der Verbindungs-Manager

Die Registerkarte *Verbindungs-Manager* mag zwar im Fuß des SSIS-Designers und somit ganz unten platziert sein, im Grunde genommen ist diese Registerkarte aber für viele Pakete elementar. Immerhin werden hier die Verbindungs-Manager des Pakets verwaltet. Ein Verbindungs-Manager enthält die Verbindungszeichenfolge zu einer Datenquelle oder auch zu einem Objekt, welches in der Ablaufsteuerung angesprochen wird. Mehr zu den Verbindungs-Managern erfahren Sie in Kapitel 6.

Zusammenfassung

Business Intelligence Development Studio – oder vielmehr Visual Studio – bietet Ihnen eine moderne Entwicklungsumgebung zur Entwicklung von Business Intelligence-Projekten. SSIS-Projekte werden mit der Projektvorlage *Integration Services-Projekt* entwickelt, die den SSIS-Designer enthält.

Die einzelnen Komponenten des SSIS-Designers sind Inhalt der nun folgenden Kapitel. Begonnen wird mit den Paketvariablen, gefolgt von den Ausdrücken und den Verbindungs-Managern. Die Ablaufsteuerung mitsamt den Ablaufsteuerungselementen und den Ereignishandlern werden in Teil C und der Datenfluss in Teil D beschrieben.

Kapitel 4

Paketvariablen

In diesem Kapitel:

Selbstverständlich stehen auch in SSIS Variablen zur Verfügung – die Paketvariablen. Wie Sie diese in SSIS verwalten und einsetzen – und welche Eigenheiten es dabei zu beachten gibt – erfahren Sie in diesem Kapitel.

Paketvariablen in SSIS

Die Paketvariablen stehen im gesamten Paket zur Verfügung – in der Ablaufsteuerung und den Ablaufsteuerungselementen, im Datenfluss und den Datenflusskomponenten, in den Ereignishandlern, in den Verbindungs-Managern und in Ausdrücken und Skripts. Überall dort lassen sich Paketvariablen in vielfältiger Weise einsetzen.

Unter anderem zum Speichern von Zwischenergebnissen. Es gibt einige Ablaufsteuerungselemente, deren Ergebnisse in Paketvariablen gespeichert werden können, etwa *Datenflusstask* oder aber auch *Task 'SQL ausführen'*. Dabei sind diese beiden nicht nur in der Lage, einzelne Werte, sondern auch mehrere Datensätze in Paketvariablen zu speichern. Apropos Ablaufsteuerungselement *Task 'SQL ausführen'*: Mit diesem sind nicht nur einfache `SELECT`-Anweisungen möglich, sondern auch komplexe SQL-Anweisungen und gespeicherte Prozeduren. Bei beiden können Parameter verwendet werden. Die Werte der Parameter übergeben Sie dabei mit Paketvariablen. In einigen Ablaufsteuerungselementen werden Paketvariablen auch zu deren Steuerung verwendet, zum Beispiel im *For-Schleifencontainer*. Die Prüfung der Bedingung und auch die Iteration erfolgen hier mit Paketvariablen. Mehr zu den einzelnen Ablaufsteuerungselementen erfahren Sie in Kapitel 8.

Nicht nur Ablaufsteuerungselemente sind mit Paketvariablen steuerbar, sondern auch die Ablaufsteuerung selbst. Durch die Verwendung von Paketvariablen und Ausdrücken in Rangfolgeneinschränkungen kann die Ablaufsteuerung flexibel gestaltet werden. So wäre es beispielsweise denkbar, den Ablauf einer Ablaufsteuerung abhängig vom aktuellen Wochentag zu steuern: An den Arbeitstagen werden die Daten des Data Warehouse nur inkrementell gefüllt, während sonntags das Data Warehouse immer komplett neu gefüllt wird.

Auch im Datenfluss ist der Einsatz von Paketvariablen möglich, zum Beispiel als Quellangabe eines XML-Dokuments in der Datenflussquelle *XML-Quelle* oder aber in der Datenflusstransformation *Abgeleitete Spalte*, mit der Sie unter Verwendung des Werts einer Paketvariablen den Datenfluss um eine weitere Spalte ergänzen können. Die Datenflusskomponenten werden in den Kapiteln 11 bis 13 beschrieben.

Zwar ist die direkte Verwendung von Paketvariablen in Verbindungs-Managern nicht möglich, aber über die Ausdrücke lassen sich auch die Eigenschaften der Verbindungs-Manager mit Paketvariablen flexibel steuern. Auf diese Art kann zum Beispiel der Pfad eines Sicherungsverzeichnisses um das aktuelle Datum ergänzt werden.

SSIS bietet nicht nur die Möglichkeit der Definition eigener Paketvariablen an, sondern auch eine ganze Palette an Paketvariablen mit Systemwerten – die *Systemvariablen*. So könnte zum Beispiel das Datum in dem eben erwähnten Sicherungsverzeichnis von der Systemvariable *StartTime* stammen.

Die Systemvariablen

Die Systemvariablen beinhalten Informationen zum Paket und dessen Ausführung. Von daher stehen die Werte dieser Paketvariablen erst bei der Paketausführung zur Verfügung. Im Großen und Ganzen handelt es sich bei den Systemvariablen um die Werte der Eigenschaften der jeweiligen Komponenten. So enthalten die Systemvariablen des Pakets die Werte der zugehörigen Eigenschaften. Auf diese Art und Weise können diese Werte bei der Paketausführung kontrolliert werden. Sie finden die Paket-ID ebenso als Systemvariable *PackageId*, wie Sie diese auch in den Eigenschaften des Pakets als Eigenschaft *ID* finden. Weitere Werte von

Eigenschaften, die in Systemvariablen angeboten werden, sind der Paketname in der Systemvariablen *PackageName* sowie der Ersteller des Pakets in *CreatorName*, das Erstelldatum des Pakets in *CreationDate* und der Name des Computers, auf dem das Paket erstellt wurde, in *CreatorComputerName*. Des Weiteren können Sie das Gebietsschema des Pakets in der Systemvariablen *LocaleID* abfragen und über die Systemvariable *OfflineMode* den Status, ob das Paket mit aktiven oder inaktiven Verbindungen arbeitet. Sie kennen diesen Status bereits aus dem Menü *SSIS/Offline arbeiten*, das im vorherigen Kapitel beschrieben wurde. Auch die Werte zur Versionshistorie des Pakets – *VersionBuild*, *VersionComments*, *VersionGUID*, *VersionMajor* und *VersionMinor* – stehen bei der Paketausführung als Systemvariablen zur Verfügung. All diese Systemvariablen beinhalten Werte von Eigenschaften. Mehr zu den Eigenschaften eines Pakets erfahren Sie in Kapitel 7.

Nicht nur Eigenschaftswerte stehen als Systemvariablen zur Verfügung, sondern auch Werte über die Paketausführung selbst. Die Systemvariablen *MachineName*, *UserName* und *StartTime* beinhalten bei der Paketausführung den Computernamen, auf dem das Paket ausgeführt wird, das Benutzerkonto, über das das Paket gestartet wurde, sowie die Startzeit der Paketausführung. Eine weitere Systemvariable, die einen Wert zur Paketausführung speichert, ist die Systemvariable *InteractiveMode*. Diese enthält bei einer Paketausführung im Debug-Modus den Wert *True* und bei einer normalen Paketausführung den Wert *False*. Von daher stellt diese Systemvariable eine elegante Möglichkeit zur Verfügung, bestimmte Aktionen nur im Debug-Modus auszuführen. Sie müssen dazu lediglich in den Skripts oder Ausdrücken den Wert der Systemvariablen prüfen. Ein Beispiel zur Verwendung dieser Systemvariablen finden Sie im Abschnitt »Skripttask« des Kapitels 8 und im Beispiel »Fehlermeldungen sammeln« von Kapitel 9.

Jede Paketausführung erhält eine eindeutige Kennung in der Systemvariablen *ExecutionInstanceGUID*. Sofern Sie also Ihre Paketausführungen in einer Tabelle protokollieren möchten, benötigen Sie dort keinen eigenen Schlüssel, sondern können den Wert dieser Systemvariablen verwenden. Diese ist zwar vom Datentyp *String*, der Wert aber enthält das Ergebnis eines Globally Unique Identifier – kurz GUID – und ist somit weltweit eindeutig. Auch die Systemvariable *CancelEvent* soll nicht unerwähnt bleiben. Über diese Systemvariable erfahren Sie, ob das Paket abgebrochen wurde. Der Wert ungleich 0 bedeutet, dass die Paketausführung beendet wird.

Ergänzend zu den Systemvariablen rund um das Paket stehen für die einzelnen Ablaufsteuerungselemente weitere Systemvariablen zur Verfügung. Dazu gehören neben der Systemvariablen *TaskID*, die das jeweilige Ablaufsteuerungselement eindeutig kennzeichnet, auch die beiden Systemvariablen *TaskName* und *CreationName*. Der Unterschied zwischen diesen beiden Systemvariablen liegt darin, dass die Systemvariable *TaskName* den Namen des Ablaufsteuerungselements – beispielsweise »Paketvariablen ändern« – enthält, während die Systemvariable *CreationName* den Namen der Taskinstanz beinhaltet – zum Beispiel »Microsoft.SqlServer.Dts.Tasks.ScriptTask.ScriptTask,Microsoft.SqlServer.ScriptTask,Version=10.0.0.0,Culture=neutral,PublicKeyToken=89845dc8080cc91«.

Die Werte der beiden Systemvariablen *TaskName* und *TaskID* entsprechen den Werten der Eigenschaften *Name* und *ID* eines Ablaufsteuerungselements. Auch der Wert der Systemvariablen *LocaleID* enthält den Wert einer Eigenschaft eines Ablaufsteuerungselements. In der gleichnamigen Eigenschaft wird das Gebietsschema des Ablaufsteuerungselements gespeichert, das durchaus von dem des Pakets abweichen kann. Ebenfalls einen Wert der Eigenschaften bietet die Systemvariable *TaskTransactionOption*. Diese beinhaltet die Konfiguration der Transaktionszugehörigkeit eines Ablaufsteuerungselements, die mit der Eigenschaft *TransactionOption* definiert wird. Der Wert 0 der Systemvariablen steht dabei für den Wert *NotSupported* der Eigenschaft, so wie der Wert 1 dem Wert *Supported* und der Wert 2 dem Wert *Required* entspricht. Mehr zur Eigenschaft *TransactionOption* sowie der Transaktionszugehörigkeit eines Ablaufsteuerungselements finden Sie in Kapitel 7.

Eine weitere Systemvariable zu den Ablaufsteuerungselementen ist die Systemvariable *ParentContainerGUID*. Diese beinhaltet die Task-ID des übergeordneten Containers. So enthält diese Systemvariable bei einem Ablaufsteuerungselement in einem *Sequenzcontainer* die Task-ID des *Sequenzcontainers*, während in der gleichen Systemvariablen beim *Sequenzcontainer* die Paket-ID enthalten ist – sofern der *Sequenzcontainer* sich in der Ablaufsteuerung des Pakets befindet. Dieser Wert steht nur über diese Systemvariable zur Verfügung. Eine entsprechende Eigenschaft gibt es dafür nicht.

Neben den Systemvariablen zum Paket und dessen Ablaufsteuerungselementen bieten auch die jeweiligen Ereignishandler eigene Systemvariablen an. So stehen zum Beispiel im Ereignishandler *OnError* die Systemvariablen *ErrorCode* und *ErrorDescription* zur Verfügung. Mehr zu den Systemvariablen in den einzelnen Ereignishandlern erfahren Sie in Kapitel 9.

Die Werte der Systemvariablen können nur lesend verwendet werden. Diese Werte lassen sich also nicht ändern. Selbstverständlich ist es auch nicht möglich, die Bezeichnungen von Systemvariablen zu ändern oder gar neue Systemvariablen anzulegen.

Während der Paketentwicklung ist die Verwendung von Systemvariablen recht einfach. In der Regel stehen diese – wie auch die Benutzervariablen – über Listenfelder zur Verfügung. Leider gibt es auch Stellen, an denen Sie die Systemvariablen mangels Listenfeld manuell eingegeben müssen. Bei einer solchen manuellen Eingabe ist die folgende Syntax einzuhalten:

```
@[<Namespace>::<Paketvariablenname>]
```

Dabei ist der Namespace einer Systemvariablen immer *System*. So lautet die Syntax für die Systemvariable *StartTime* wie folgt:

```
@[System::StartTime]
```

Der Namespace ist ein fester Bestandteil der Bezeichnung einer Paketvariablen – auch bei den Benutzervariablen. Dort können Sie den Namespace sogar frei vergeben.

Die Benutzervariablen

Während die Systemvariablen durch SSIS vorgegeben sind, handelt es sich bei den Benutzervariablen um Ihre eigenen Paketvariablen. Sie sind in der Definition der Benutzervariablen grundsätzlich frei, aber es gibt einige Regeln dabei zu beachten. Dies beginnt bei der Namensvergabe. Die Bezeichnung einer Paketvariablen darf keine Sonderzeichen mit Ausnahme des Unterstrichs (_) enthalten. Bindestriche und Leerstellen sind also nicht erlaubt. Des Weiteren muss die Bezeichnung mindestens einen Buchstaben beinhalten und darf nicht mit einer Ziffer beginnen.

HINWEIS Beachten Sie bei der Vergabe einer Bezeichnung die Groß-/Kleinschreibung. Die bei der Definition einer Benutzervariablen verwendeten Klein- und Großbuchstaben müssen bei der späteren Verwendung der Paketvariablen exakt auf die gleiche Weise angegeben werden. Sie dürfen also nicht `dievariable` anstelle von `dieVariable` schreiben. Bei diesen Schreibweisen würde es sich bei `dievariable` und `dieVariable` um unterschiedliche Paketvariablen handeln. Paketvariablen sind entsprechend immer case-sensitive.

Die Regeln zur Vergabe einer Bezeichnung für Benutzervariablen gelten auch für die Namensvergabe der Namespaces. Eine Benutzervariable besteht wie die Systemvariable aus einem Namespace und einer Bezeichnung. Die Kombination beider ergibt den tatsächlichen und auch eindeutigen Namen einer Benutzervariablen. Im Gegensatz zu den Systemvariablen können Sie hier den Namespace frei vergeben – mit Ausnahme des für die Systemvariablen reservierten Begriffs System.

Können heißt nicht *müssen* und so ist es nicht zwingend erforderlich, dass Sie einen Namespace zu einer Benutzervariablen angeben. Jede Benutzervariable, zu der nicht explizit ein Namespace angegeben wird, wird dem Standard-Namespace *User* zugeordnet. Sie sollten aber über die Verwendung von Namespaces nachdenken, denn sie bieten einige Vorteile. Mit Namespaces sind Sie in der Lage, Ihre Benutzervariablen innerhalb des Pakets zu strukturieren bzw. zu kategorisieren. So wäre es beispielsweise denkbar, dass Sie alle Benutzervariablen, die Sie innerhalb der Ablaufsteuerung zur Steuerung des Pakets verwenden, einem Namespace namens »Steuerung« zuordnen oder alle Benutzervariablen, die in einem Datenfluss benötigt werden, einem Namespace namens »Datenfluss«. Die Art und Weise, wie Sie Namespaces verwenden, liegt ganz bei Ihnen. Ebenso ist es Ihre Entscheidung, ob Sie den Mehrwert der Namespaces nutzen möchten. Ohne die Namespaces sind Sie bei der Namensvergabe von Benutzervariablen zwar etwas eingeschränkt, aber in vielen kleineren Projekten ist der Standard-Namespace völlig ausreichend.

Da eine Benutzervariable über den Namespace und die Bezeichnung eindeutig identifiziert wird, können Sie durchaus ein und dieselbe Bezeichnung an mehrere Paketvariablen vergeben – selbstverständlich aber nicht innerhalb eines Namespaces. Einer Definition von mehreren Benutzervariablen mit der gleichen Bezeichnung in verschiedenen Namespaces – beispielsweise `@[SQL::objDaten]` und `@[Datenfluss::objDaten]` – steht also nichts im Wege.

Wie Sie sehen, wird bei den Benutzervariablen dieselbe Syntax wie bei den Systemvariablen verwendet. Wobei diese Syntax jedoch nur dann notwendig ist, wenn die Benutzervariable nicht allein über ihre Bezeichnung identifiziert werden kann. Sofern eine Identifizierung nur über die Bezeichnung möglich ist, reicht die Syntax `@<Paketvariable>` – im Beispiel `@objDaten` – an vielen Stellen innerhalb des SSIS-Designers völlig aus. Leider nur an vielen Stellen und nicht überall. An den Stellen, an denen SSIS die vollständige Syntax erwartet, werden Sie mit einer freundlichen Meldung darauf hingewiesen.

Wenn an dieser Stelle von der Eindeutigkeit einer Benutzervariablen in der Kombination Namespace und Bezeichnung die Rede ist, so gilt diese nur innerhalb des jeweiligen Gültigkeitsbereichs der Benutzervariablen. In Kapitel 1 haben Sie bereits erfahren, dass ein Paket aus mehreren Containern besteht, welche ineinander verschachtelt sind. Jeder dieser Container kann eigene Benutzervariablen beinhalten. Die dort definierten Benutzervariablen gelten nur innerhalb des jeweiligen Containers und in den darin enthaltenen Containern. Eine Benutzervariable, die auf der Ebene des Pakets respektive dessen Ablaufsteuerung deklariert wird, ist in allen anderen Containern dieser Ebene – also im gesamten Paket – verfügbar. Diese Benutzervariablen sind durchaus mit globalen Variablen vergleichbar. In jeder Ebene – in jedem Container – können nun wiederum eigene Benutzervariablen definiert werden. Diese sind in den darüber liegenden Ebenen nicht verfügbar. Es ist also durchaus möglich, dass Sie in verschiedenen Ebenen unterschiedliche Benutzervariablen mit gleichen Namen verwenden. Die Eindeutigkeit einer Benutzervariablen ist immer auf deren Gültigkeitsbereich – den jeweiligen Ebenen – festgelegt.

Abbildung 4.1 zeigt ein Beispiel für die Definition von Benutzervariablen in unterschiedlichen Gültigkeitsbereichen. Dort sehen Sie zum einen die Benutzervariablen *Variable1* und *Variable2*, die auf der Ebene des Pakets definiert sind, und zum anderen die beiden Benutzervariablen *Variable1* und *Variable3* des *Sequenzcontainers*. Alle Benutzervariablen verwenden den Standard-Namespace *User*.

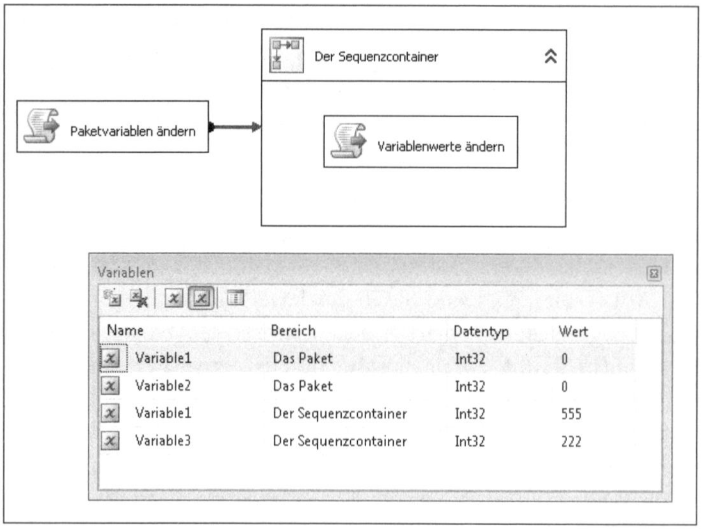

Abbildung 4.1 Der Gültigkeitsbereich von Paketvariablen

Während Sie im gesamten Paket mit den Benutzervariablen *Variable1* und *Variable2* arbeiten können, stehen die beiden Benutzervariablen des *Sequenzcontainers* – *Variable1* und *Variable3* – nur im *Sequenzcontainer* und den darin enthaltenen Containern zur Verfügung – in diesem Fall dem Ablaufsteuerungselement »Variablenwerte ändern«. In der Ablaufsteuerung des Pakets sowie in anderen Containern sind die beiden Benutzervariablen des *Sequenzcontainers* nicht verfügbar. Aufgrund der unterschiedlichen Gültigkeitsbereiche kann die Bezeichnung *Variable1* sowohl innerhalb des Pakets wie auch im *Sequenzcontainer* verwendet werden. Es handelt sich dabei dennoch um zwei unterschiedliche Benutzervariablen. Gerade aber bei einer solchen Konstellation muss die Reihenfolge der Verwendung von Benutzervariablen beachtet werden. Folgendes Beispiel soll dies erläutern:

Im *Skripttask* »Paketvariablen ändern« erhalten beide Benutzervariablen des Pakets – *Variable1* und *Variable2* – den Wert 555. Anschließend erhalten die Benutzervariablen *Variable1*, *Variable2* und *Variable3* im *Sequenzcontainer* durch den *Skripttask* »Variablenwerte ändern« den Wert 777. In Tabelle 4.1 sehen Sie die Werte der einzelnen Benutzervariablen nach der Ausführung des Pakets.

Paketvariable	Gültigkeitsbereich	Wert
Variable1	Paket	555
Variable2	Paket	777
Variable1	Sequenzcontainer	777
Variable3	Sequenzcontainer	777

Tabelle 4.1 Die Werte der einzelnen Paketvariablen nach der Paketausführung

Wie leicht zu erkennen ist, wurden die Werte aller Benutzervariablen verändert – mit Ausnahme des Werts der Benutzervariablen *Variable1*, welche auf Paketebene definiert wurde. Im *Sequenzcontainer* wurde zwar der Wert der Benutzervariablen *Variable1* geändert, aber dabei handelte es sich um die gleichnamige Benutzervariable des *Sequenzcontainers*. Dieses Ergebnis ist in der bereits angesprochenen Reihenfolge der Verwendung von Benutzervariablen begründet. Eine Benutzervariable wird bei der Ausführung von der untersten zur obersten Ebene ermittelt. Dabei wird die erste Benutzervariable verwendet, die der angegebenen Bezeichnung entspricht. In diesem Fall ist die untere Ebene der *Sequenzcontainer*, was zur Folge hat, dass die Benutzervariable *Variable1* des *Sequenzcontainers* den neuen Wert erhält und nicht die Benutzervariable *Variable1* des Pakets.

Diese Reihenfolge ist eine beliebte Falle, die immer wieder für Überraschungen sorgt. Sofern Sie mit solchen Überraschungen zu tun haben, sollten Sie direkt den Variablen-Editor auf Paketebene öffnen und dort alle Paketvariablen und deren Gültigkeitsbereiche prüfen. Als Alternative zur Übersicht im Variablen-Editor können Sie auch den Paket-Explorer nutzen. Dort sehen Sie, welche Paketvariablen in welchen Gültigkeitsbereichen verfügbar sind. Abbildung 4.2 zeigt die Gültigkeit der Paketvariablen des aktuellen Beispiels im Paket-Explorer.

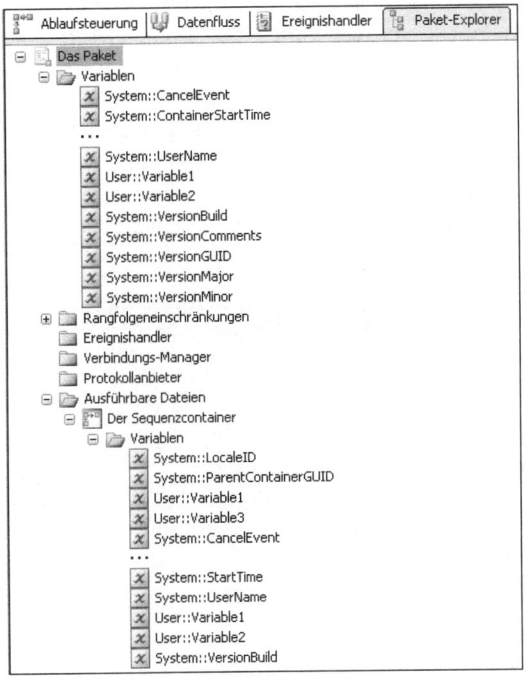

Abbildung 4.2 Der Gültigkeitsbereich der Paketvariablen im Paket-Explorer

Im Beispiel wurde ein *Skripttask* zur Änderung des Werts einer Benutzervariablen verwendet. Dies ist in der Tat auch eine der wenigen Möglichkeiten, mit der Sie gezielt Werte von Benutzervariablen ändern können. Als Alternative bieten sich noch die Ausdrücke an, welche einen Wert zur Laufzeit erstellen und diesen der Benutzervariablen zuordnen. Dabei kann ein solcher Ausdruck durchaus auch nur aus einer Konstanten bestehen. Die Verwendung von Ausdrücken ist Inhalt des nächsten Kapitels. Sofern Sie kein Skript oder Ausdrücke zur Änderung der Werte von Paketvariablen verwenden möchten, können Sie dazu innerhalb der Ablaufsteuerung auch das Ablaufsteuerungselement *For-Schleifencontainer* zweckentfremden. Mehr dazu erfahren Sie in Kapitel 8 im Abschnitt »For-Schleifencontainer«.

Bisher haben Sie die Bedingungen für die Bezeichnung, den Namespace und den Gültigkeitsbereich einer Benutzervariablen kennen gelernt. Nun fehlt nur noch ein Punkt zur vollständigen Deklaration einer Benutzervariablen: der Datentyp. SSIS bietet für die Paketvariablen verschiedene Datentypen an, die zwar nicht direkt den im Datenfluss verwendeten Datentypen entsprechen, aber doch alle notwendigen enthalten. Mehr zu den SSIS-Datentypen im Datenfluss erfahren Sie in Kapitel 10.

Einer der Datentypen für Paketvariablen sei hier besonders erwähnt: der Datentyp *Object*. In Benutzervariablen mit diesem Datentyp können Sie jegliche Informationen unabhängig vom tatsächlichen Datentyp speichern. Dies betrifft auch Dokumente, Bilder und insbesondere komplette Ergebnismengen mit mehreren Datensätzen. Nun sind alle Grundvoraussetzungen für die Verwendung von Paketvariablen in SSIS geklärt. Die Verwaltung dieser Paketvariablen erfolgt in einem eigenen Fenster – dem eben bereits erwähnten *Variablen-Editor*.

Paketvariablen verwalten

Den Variablen-Editor kennen Sie bereits aus Abbildung 4.1. Dort sehen Sie diesen als eigenständiges Fenster. In der Regel wird er jedoch als Registerkarte auf der linken Seite unter oder hinter der Toolbox ausgegeben – oder aber gar nicht; dann müssen Sie den Variablen-Editor zunächst über das Menü *SSIS/Variablen* aktivieren. Die vorgesehene Stelle für den Variablen-Editor ist nicht unbedingt gut platziert, können doch in der schmalen Ansicht auf der linken Seite nicht alle Spalten des Editors angezeigt werden. Es empfiehlt sich, die Registerkarte in den Fuß des SSIS-Designers zu ziehen. Auch dort kann der Variablen-Editor als Registerkarte ein- und ausgeblendet werden. Ist er jedoch eingeblendet, sind hier auch alle Spalten sichtbar. Der Variablen-Editor bietet zur Verwaltung und Anzeige der Paketvariablen insgesamt fünf Schaltflächen. Die Bedeutung und Funktion dieser Schaltflächen sind in Tabelle 4.2 aufgeführt.

Schaltfläche	Bezeichnung	Bedeutung
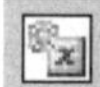	Variable hinzufügen	Neue Paketvariable anlegen
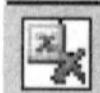	Variable löschen	Bestehende Paketvariable entfernen
	Systemvariablen anzeigen	Erweitern der Ausgabe um die Systemvariablen
	Alle Variablen anzeigen	Erweitern der Ausgabe um alle Benutzervariablen unabhängig von deren Gültigkeitsbereich
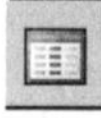	Variablenspalten auswählen	Erweitern der Ausgabe um zwei weitere Spalten

Tabelle 4.2 Die Schaltflächen des Variablen-Editors

In seiner Grundkonfiguration besteht der Variablen-Editor aus den Spalten *Name*, *Bereich*, *Datentyp* und *Wert*. Ergänzend dazu können über die Schaltfläche *Variablenspalten auswählen* noch die Spalten *Namespace* und *Raise Change Event* – letztere mit der Eigenschaft *Ereignis bei Variablenwertänderung auslösen* – aktiviert werden. Tabelle 4.3 listet die einzelnen Spalten und deren Bedeutung auf.

Spalte	Inhalt
Name	Die Bezeichnung der Paketvariable ohne Namespace
Bereich	Der Gültigkeitsbereich, in dem die Paketvariable deklariert wurde
Datentyp	Der Datentyp der Paketvariable
Wert	Der Initialwert der Paketvariable
Namespace	Der Namespace der Paketvariable
Raise Change Event (Ereignis bei Variablenwertänderung auslösen)	Die Aktivierung des Ereignisses *OnVariableValueChanged*, für die ein entsprechender Ereignishandler konfiguriert werden kann, der auf Änderungen des Werts der Paketvariablen reagiert

Tabelle 4.3 Die Spalten des Variablen-Editors

Die im Variablen-Editor angezeigten Paketvariablen beinhalten nur die Benutzervariablen des aktuell aktiven Bereichs. Um beim Beispiel von eben zu bleiben, würde der Variablen-Editor auf Paketebene die Benutzervariablen *Variable1* und *Variable2* enthalten; die beiden Benutzervariablen des *Sequenzcontainers* wären in dieser Auflistung nicht zu sehen. Sobald Sie in den *Sequenzcontainer* klicken, sind die beiden Paketvariablen des *Sequenzcontainers* – *Variable1* und *Variable3* – wie auch die Benutzervariablen des Pakets im Variablen-Editor enthalten.

Mit der Schaltfläche *Alle Variablen anzeigen* können Sie die Ausgabe erweitern, sodass alle Benutzervariablen ausgegeben werden – unabhängig davon, welche Ebene gerade aktiv ist. Bei dieser Konfiguration ist die Spalte *Bereich* besonders wichtig, da hier die einzelnen Gültigkeitsbereiche der Benutzervariablen deutlich zu sehen sind. Die Bezeichnung der Schaltfläche *Alle Variablen anzeigen* ist nicht ganz korrekt, denn es fehlen in der Übersicht noch die Systemvariablen. Diese können Sie mit der Schaltfläche *Systemvariablen anzeigen* ebenfalls in die Ausgabe aufnehmen. Der Vollständigkeit halber sei noch erwähnt, dass Sie eine bestehende Benutzervariable über die Schaltfläche *Variable löschen* aus dem Paket entfernen können. Dazu muss die zu löschende Benutzervariable markiert sein.

Eine neue Benutzervariable legen Sie – wie sollte es auch anders sein – mit der Schaltfläche *Variable hinzufügen* an. Doch der Klick auf diese Schaltfläche ist nicht der erste Schritt beim Anlegen einer Benutzervariablen. Vorher müssen Sie sich vergewissern, dass auch der Bereich aktiviert ist, in dem die Benutzervariable angelegt werden soll. Der aktive Bereich wird bei der Neuanlage direkt als Gültigkeitsbereich übernommen und kann nachträglich nicht mehr geändert werden. Zwar ist der Gültigkeitsbereich in der Spalte *Bereich* zu sehen, jedoch ist diese Spalte schreibgeschützt. Um das Beispiel von eben nochmals zu verwenden, müssten Sie für eine neue Benutzervariable auf Paketebene die Ablaufsteuerung des Pakets aktivieren. Sollte jedoch bei einem Klick auf die Schaltfläche *Variable hinzufügen* der *Sequenzcontainer* aktiv sein, wird die Benutzervariable für den *Sequenzcontainer* und nicht für das Paket angelegt. Um dies zu korrigieren, bleibt Ihnen nichts anderes übrig, als die neu angelegte Benutzervariable wieder zu löschen und die Neuanlage im richtigen Gültigkeitsbereich zu wiederholen. Klicken Sie also zuerst in den Gültigkeitsbereich, um diesen zu aktivieren, und dann auf die Schaltfläche *Variable hinzufügen*. Dadurch erhalten Sie nicht nur eine neue Zeile im Variablen-Editor, sondern auch direkt eine neue Benutzervariable mit der Standardbezeichnung *Variable*. Wobei diese Bezeichnung nur bei der ersten angelegten Benutzervariablen vorgeschlagen wird. Bei allen weiteren wird der Name mit einer fortlaufenden Zahl ergänzt. Die neue Benutzervariable ist standardmäßig vom Datentyp *Int32* und enthält den Initialwert 0.

Um nun die Benutzervariable nach Ihren Bedürfnissen zu gestalten, geben Sie zunächst in der Spalte *Name* eine aussagekräftige Bezeichnung ein. Beachten Sie dabei die bereits beschriebenen Einschränkungen in der Verwendung von Sonderzeichen und Ziffern. Ebenso sollten Sie sicherstellen, dass die eingegebene Bezeichnung für den Bereich und innerhalb des angegebenen Namespace – bei der Neuanlage ist dies der Namespace *User* – nicht schon existiert. Sollte dies der Fall sein, erhalten Sie die in Abbildung 4.3 dargestellte und auf den ersten Blick etwas verwirrende Fehlermeldung.

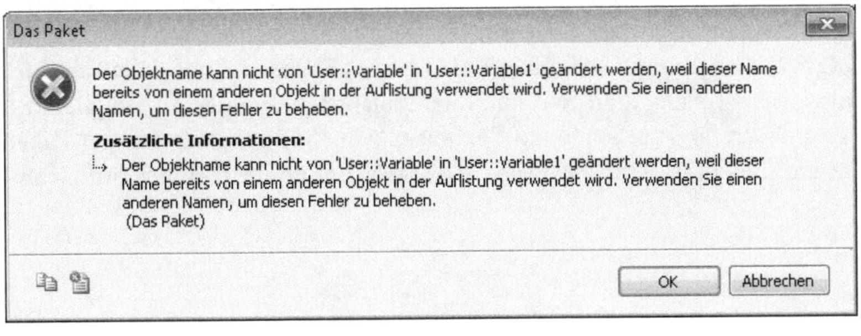

Abbildung 4.3 Fehlermeldung beim Anlegen einer Benutzervariablen

Nachdem Sie der Benutzervariablen eine aussagekräftige Bezeichnung gegeben haben, legen Sie anschließend den Datentyp im gleichnamigen Listenfeld fest. Je nach Datentyp erhält die Benutzervariable auch bereits einen Initialwert. Diesen sehen Sie in der Spalte *Wert* und können diesen dort auch gegebenenfalls ändern. Sofern Sie mit Namespaces arbeiten möchten, tragen Sie diesen in die Spalte *Namespace* ein. Möglicherweise müssen Sie diese Spalte zuerst noch über die Schaltfläche *Variablenspalten auswählen* aktivieren. Letztendlich können Sie im Listenfeld *Raise Change Event* noch festlegen, ob ein Ändern des Werts dieser Benutzervariablen das Ereignis *OnVariableValueChanged* auslösen soll. Im Übrigen ist dies die einzige Eigenschaft, die auch bei einer Systemvariablen konfiguriert werden kann. Mehr zu den Auswirkungen dieser Konfiguration und zu diesem Ereignishandler erfahren Sie in Kapitel 9.

Soweit zu den Möglichkeiten, die Ihnen der Variablen-Editor bietet. Doch das ist noch nicht alles, denn im *Eigenschaften*-Fenster gibt es noch weitere Konfigurationsmöglichkeiten. Da wäre zum einen die Eigenschaft *Description*, in der Sie eine kurze Beschreibung über Sinn und Zweck dieser Benutzervariablen hinterlegen können, und zum anderen die Eigenschaft *ReadOnly*, mit der es möglich ist, eine Benutzervariable als schreibgeschützt zu definieren. Auf diese Art lässt sich der Initialwert einer Benutzervariablen vor versehentlichem Überschreiben schützen. Mittels der Eigenschaft *IncludeInDebugDump* legen Sie fest, ob die Benutzervariable in Debug-Dumpdateien aufgenommen werden soll, die bei der Paketausführung erstellt werden können.

HINWEIS Die Eigenschaft *IncludeInDebugDump* ist standardmäßig aktiviert. Sobald Sie aber die Eigenschaft *EvaluateAsExpression* aktivieren oder den Datentyp der Benutzervariablen nachträglich zu *String* ändern, wird die Eigenschaft automatisch deaktiviert. Dabei handelt es sich nicht um eine syntaktisch notwendige Änderung der Eigenschaft. Sie können diese manuell ohne Weiteres wieder aktivieren. Sofern also die Benutzervariable in den Debug-Dumpdateien enthalten sein soll, sollten Sie diese Eigenschaft vor der Paketausführung bzw. der Bereitstellung nochmals prüfen.

Mit der Eigenschaft *EvaluateAsExpression* ist auch schon eine der beiden noch offenen Eigenschaften erwähnt. Wie Sie bereits erfahren haben, kann der Wert einer Benutzervariablen entweder als Initialwert angegeben, per *Skripttask* explizit geändert oder aber zur Laufzeit mit Ausdrücken erstellt und zugeordnet werden. Eine Wertzuweisung mittels der Ausdrücke erfolgt mit den beiden Eigenschaften *EvaluateAsExpression* und *Expression*. Wobei diese beiden Eigenschaften eine Einheit bilden, denn nur wenn Sie die Eigenschaft *EvaluateAsExpression* aktivieren, können Sie in der Eigenschaft *Expression* einen Ausdruck angeben. Dieser erzeugt dann bei der Paketausführung den Wert für die Benutzervariable. Das ist allerdings mehr ein Thema der Ausdrucksprogrammierung und somit Bestandteil des nächsten Kapitels.

Zusammenfassung

Mit den Paketvariablen stellt SSIS eine zentrale Komponente zur Verfügung, mit der die Flexibilität eines Pakets gesteigert werden kann. Paketvariablen können nicht nur als flexible Eigenschaftswerte verwendet werden, sondern auch zum Speichern von Ergebnissen und Ergebnismengen. Ebenso ist mit Paketvariablen eine flexible Steuerung von Ablaufsteuerungselementen und auch der Ablaufsteuerung selbst möglich. Bei der Verwendung der Paketvariablen müssen Sie zum einen auf den jeweiligen Gültigkeitsbereich der Paketvariablen achten und zum anderen auf die korrekte Schreibweise der Bezeichnung im Hinblick auf Groß-/Kleinschreibung.

Kapitel 5

Ausdrücke

In diesem Kapitel:

Neben T-SQL und den beiden Skriptsprachen Visual Basic 2008 und Visual C# 2008 bietet SSIS noch eine dritte Art der Programmierung: die Ausdrücke.

Ausdrücke in SSIS

Ausdruck ist nun eher ein unvorteilhafter Ausdruck für die Ausdrücke in SSIS, steht der Begriff Ausdruck im Deutschen doch eher für eine – wie soll man es am besten ausdrücken – eine Benennung, eine Bezeichnung oder auch einfach nur für ein Wort. Zum Glück ist das Thema hier SSIS und nicht SQL Server Reporting Services, denn dort bekommt der Begriff *Ausdruck* noch eine weitere Dimension. Doch genug der Wortspielerei, denn Informatiker verstehen unter *Ausdruck* – oder im Original *Expression* – natürlich auch ein Konstrukt, das einen Wert liefert – und mehr liefern Ausdrücke auch in SSIS nicht: Das Ergebnis eines Ausdrucks besteht immer aus einem einzelnen Wert. Dies kann das Ergebnis einer Prüfung sein (`@Var1 > 100`), die den Wert *True* oder *False* liefert, einer Berechnung (`77*11`), einer Verknüpfung (`Vorname + " " + Nachname`), einer Bedingung (`ISNULL(@Var1) ? 0 : @Var1`) oder auch einfach nur der Wert einer Konstanten (`"Import"`).

Für die Ermittlung solcher Werte können Sie in einem Ausdruck die System- und Benutzervariablen, Konstanten, Funktionen und Operatoren sowie im Datenfluss auch die Datenflussspalten verwenden. Die Möglichkeiten der Ausdrucksprogrammierung sind sehr vielfältig. Leider ist diese auch begrenzt, denn es steht Ihnen für die Ausdrucksprogrammierung immer nur eine einzige Zeile zur Verfügung. Die gesamte Logik des Ausdrucks, die zur Ermittlung des Werts benötigt wird, muss in dieser einen Zeile enthalten sein. Da durch die Vielzahl an Funktionen und Operatoren ein Ausdruck je nach Anforderung recht komplex und lang werden kann, stellt sich die Frage, wie viel Logik in eine Zeile passt. Diese Frage lässt sich aus dem Blickwinkel der Lesbarkeit und Verständlichkeit eines Ausdrucks nicht so leicht beantworten, kommt es dabei ganz auf denjenigen an, der die Zeile verstehen soll. Aus technischer Sicht ist diese Frage hingegen leichter zu beantworten: Bei 4.000 Zeichen ist Schluss. Länger kann die Zeile der Ausdrucksprogrammierung nicht sein. Mit diesen maximal 4.000 Zeichen – welche in den meisten Fällen auch durchaus ausreichend sind – können Sie nun Ausdrücke programmieren, die zur Paketausführung Werte erzeugen. Diese erzeugten Werte sind in SSIS an vielen Stellen effektiv einsetzbar: zur Konfiguration des Ablaufsteuerungselements *For-Schleifencontainer*, in den Rangfolgeneinschränkungen zur flexiblen Steuerung der Ablaufsteuerung, im Datenfluss und auch in den Eigenschaften der SSIS-Komponenten. Gerade die Verwendung von Ausdrücken in Eigenschaften ist besonders reizvoll, wird dabei doch aus einer Eigenschaft mit ihrem konstanten Wert eine *dynamische Eigenschaft*.

Ausdrücke und dynamische Eigenschaften

Dynamische Eigenschaften sind in den Eigenschaften des Pakets, in den Eigenschaften der Ablaufsteuerungselemente und in denen der Verbindungs-Manager möglich. Dabei können die Ausdrücke jedoch nicht direkt in den jeweiligen Eigenschaften verwendet werden. Vielmehr sind alle Ausdrücke zur Erzeugung von Eigenschaftswerten einer SSIS-Komponente innerhalb dieser Komponente in einer eigenen Eigenschaft enthalten – der Eigenschaft *Expressions*.

Von hier kann über die in der Eigenschaft enthaltene Schaltfläche der *Eigenschaftsausdrucks-Editor* gestartet werden, in dem jede andere Eigenschaft der Komponente gewählt und dieser ein Ausdruck zugeordnet werden kann. Bei den Ablaufsteuerungselementen ist der Eigenschaftsausdrucks-Editor nicht nur über die Eigenschaft *Expressions* verfügbar, sondern zusätzlich auch in deren Editoren enthalten. Sie finden diesen dort auf der Seite *Ausdrücke*. In Abbildung 5.1 sehen Sie den Eigenschaftsausdrucks-Editor, gestartet über den Editor des Ablaufsteuerungselements *Task 'Mail senden'*.

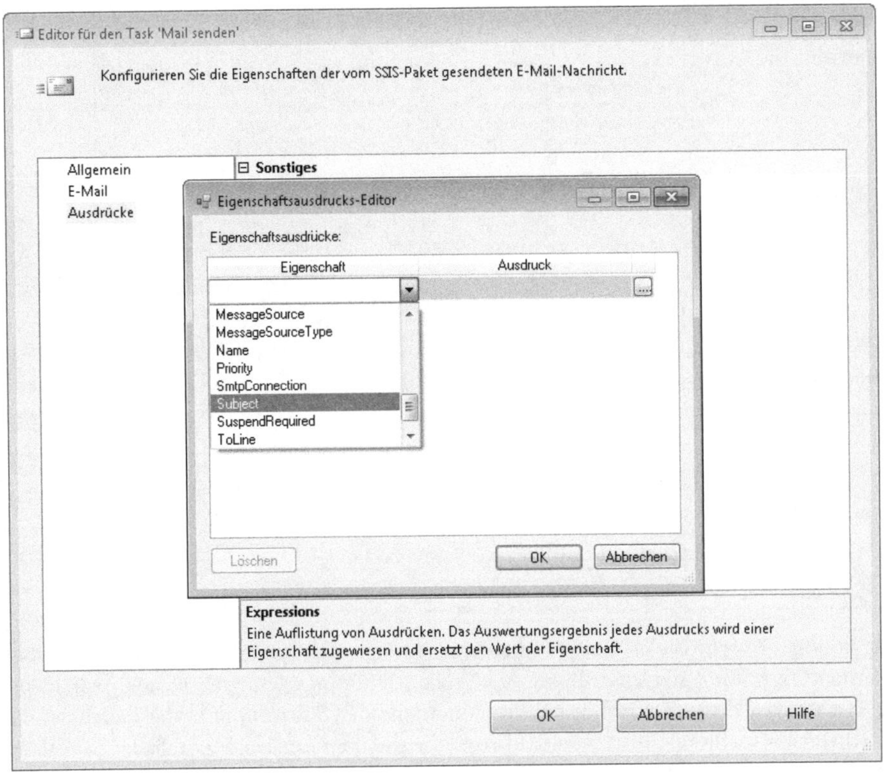

Abbildung 5.1 Der *Eigenschaftsausdrucks-Editor*, gestartet aus dem Editor des Ablaufsteuerungselements *Task 'Mail senden'*

Für die Definition einer dynamischen Eigenschaft muss zunächst im Eigenschaftsausdrucks-Editor die Eigenschaft, deren Wert durch einen Ausdruck erzeugt werden soll, im Listenfeld *Eigenschaft* gewählt werden. Der Ausdruck selbst wird in dem Eingabefeld *Ausdruck* angegeben. Dieser kann dort direkt eingegeben oder aber mit dem *Ausdrucks-Generator* erstellt werden. Letzter steht über die im Eingabefeld enthaltene Schaltfläche zur Verfügung.

Der Ausdrucks-Generator bietet Ihnen den Zugriff auf die Werte der System- und Benutzervariablen sowie auf die in der Ausdrucksprogrammierung verfügbaren Funktionen und Operatoren. Die System- und Benutzervariablen sind im linken Bereich des Ausdrucks-Generators in einer Baumstruktur aufgelistet, während der rechte Bereich die Funktionen und Operatoren enthält. Zu jeder gewählten Funktion oder zu jedem gewählten Operator sehen Sie in der Ausgabe *Beschreibung* den Sinn und Zweck der Funktion oder des Operators. Den *Ausdruck* selbst erstellen Sie im gleichnamigen Eingabefeld im unteren Bereich des Ausdrucks-Generators. Dazu ziehen Sie die benötigten System- und Benutzervariablen mit der Maus in das Eingabefeld *Ausdruck*. Ebenso verfahren Sie mit den Operatoren bzw. den Funktionen. Funktionen, die mit Parametern arbeiten, werden im Feld *Ausdruck* in ihrer Basissyntax angezeigt, wobei die in Anführungszeichen dargestellten Zeichenfolgen die Parameter sind, die mit Werten von System- und Benutzervariablen, Konstanten oder Ergebnissen anderer Funktionen ersetzt werden müssen. Den auf diese Weise erstellten Ausdruck können Sie jederzeit mit einem Klick auf die Schaltfläche *Ausdruck auswerten* testen. Dabei sehen Sie den erzeugten Wert im Ausgabefeld *Ausgewerteter Wert*.

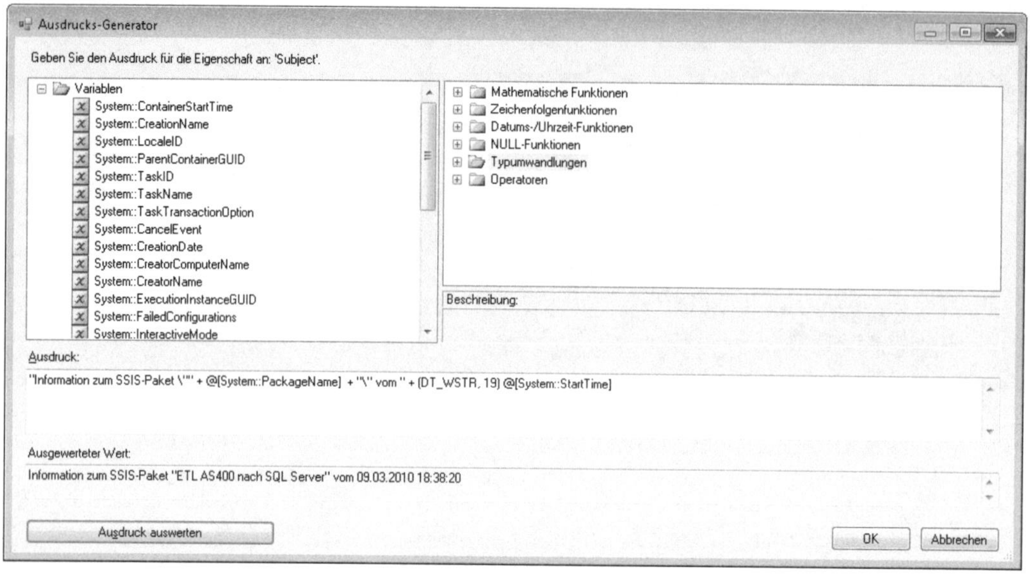

Abbildung 5.2 Der *Ausdrucks-Generator*

In Abbildung 5.1 und Abbildung 5.2 sehen Sie als Beispiel die Verwendung einer dynamischen Eigenschaft bei dem Ablaufsteuerungselement *Task 'Mail senden'*. Mit diesem Ablaufsteuerungselement soll aus dem Paket heraus eine E-Mail versendet werden, die im Betreff den Paketnamen und den Startzeitpunkt der Paketausführung enthält. Der Betreff wird dabei während der Paketausführung durch einen Ausdruck erstellt.

Um dieses Beispiel nachvollziehen zu können, legen Sie zunächst ein neues Paket an. In diesem Paket wählen Sie das Ablaufsteuerungselement *Task 'Mail senden'* in der Toolbox aus und ziehen dieses mit der Maus in die Ablaufsteuerung. Als Nächstes starten Sie den Eigenschaftsausdrucks-Editor. Dazu markieren Sie das Ablaufsteuerungselement und klicken im *Eigenschaften*-Fenster auf die Schaltfläche in der Eigenschaft *Expressions*. Alternativ können Sie den Eigenschaftsausdrucks-Editor auch über den Editor des Ablaufsteuerungselements starten. Dort steht Ihnen auf der Seite *Ausdrücke* ebenfalls die Eigenschaft *Expressions* mitsamt der Schaltfläche zur Verfügung.

Im Eigenschaftsausdrucks-Editor wählen Sie nun die Eigenschaft *Subject* im Listenfeld *Eigenschaft* und starten anschließend den Ausdrucks-Generator mit der Schaltfläche in dem Eingabefeld *Ausdruck*. Hier gilt es nun den in Abbildung 5.2 dargestellten Ausdruck zu erstellen. Dieser beginnt mit einer Konstanten – der Zeichenfolge »Information zum SSIS-Paket «. Konstanten mit Zeichenfolgen werden mit doppelten Anführungszeichen gekennzeichnet. Insofern geben Sie folgende Zeichenfolge in das Eingabefeld *Ausdruck* ein:

```
"Information zum SSIS-Paket "
```

Als Nächstes ist der Paketname in den Ausdruck aufzunehmen. Der Paketname ist in der Systemvariablen *PackageName* gespeichert. Die Konstante im Ausdruck muss also mit der Systemvariablen *PackageName* verkettet werden. Bei beiden Werten handelt es sich um Zeichenfolgen und für die Verkettung von Zeichenfolgen bietet die Kategorie *Operatoren* den Operator `+ (Verketten)` an. Wählen Sie also den Operator `+ (Verketten)` aus der Kategorie *Operatoren* und ziehen Sie diesen mit der Maus hinter die bereits erfasste Konstante im Eingabefeld *Ausdruck*. Anschließend wiederholen Sie den Vorgang mit der Paketvariablen *PackageName*, welche Sie in der Kategorie *Variablen* im linken Bereich des Ausdrucks-Generators finden. Im Eingabefeld *Ausdruck* sollte nun folgender Ausdruck enthalten sein:

```
"Information zum SSIS-Paket " + @[System::PackageName]
```

Der bisher erstellte Ausdruck liefert bereits nach einem Klick auf die Schaltfläche *Ausdruck auswerten* einen Wert. Jedoch entspricht der dort ausgegebene Wert nicht ganz den Anforderungen, denn der Paketname soll in doppelten Anführungszeichen ausgegeben werden. Insofern muss die Konstante `"Information zum SSIS-Paket "` um zwei weitere doppelte Anführungszeichen ergänzt werden. Wie Sie aber eben erfahren haben, steht ein doppeltes Anführungszeichen für die Kennzeichnung einer Zeichenfolge. Um nun ein doppeltes Anführungszeichen ebenfalls als Zeichenfolge in einer Konstanten verwenden zu können, muss dieses von seiner syntaktischen Bedeutung gelöst werden. Dazu geben Sie vor dem doppelten Anführungszeichen einen Backslash (\) als Escape-Sequenz ein. Dies bedeutet in diesem Fall, dass Sie die Konstante `"Information zum SSIS-Paket "` um den Eintrag `\"` erweitern müssen, und zwar vor dem schließenden Anführungszeichen. Es sieht also jetzt so aus: `\""`.

Um auch nach dem Paketnamen wieder ein doppeltes Anführungszeichen zu erhalten, muss dort eine weitere Konstante mit dem bereits bestehenden Ausdruck verkettet werden. Dazu wählen Sie wieder den Operator `+ (Verketten)` und ziehen diesen an das Ende des Ausdrucks. Hinter diesen Operator geben Sie nun die Zeichenfolge `"\""` ein. Der folgende Ausdruck liefert nun den Paketnamen in doppelten Anführungszeichen:

```
"Information zum SSIS-Paket \"" + @[System::PackageName] + "\""
```

Aber hiermit ist die Anforderung an den Betreff der E-Mail noch nicht abgeschlossen, soll doch dort auch der Startzeitpunkt der Paketausführung enthalten sein. Um diese als solche im Betreff zu erkennen, ergänzen Sie zunächst die Zeichenfolge `"\""` mit der Zeichenfolge » vom «. Dies sieht nun folgendermaßen aus: `"\" vom "`. Mit diesem Ausdruck muss nun die Startzeit verkettet werden. Sie wissen ja bereits, wo Sie den Operator `+ (Verketten)` finden und wie Sie diesen am Ende des Ausdrucks einfügen. Die Startzeit ist in der Systemvariablen *StartTime* enthalten – allerdings als Datumswert und nicht als Zeichenfolge. Insofern muss der Wert dieser Systemvariablen zunächst in eine Zeichenfolge konvertiert werden. Für Konvertierungen stehen in der Kategorie *Typumwandlungen* zahlreiche Typumwandlungen in die Datentypen von SSIS zur Verfügung – unter anderem auch die Typumwandlung `DT_WSTR`, die einen Wert in eine Unicode-Zeichenfolge konvertiert. Mehr zu den Datentypen von SSIS erfahren Sie in Kapitel 10.

Um den Wert der Systemvariablen *StartTime* in eine Zeichenfolge umzuwandeln, wählen Sie die Typumwandlung `DT_WSTR` und ziehen diese an das Ende des Ausdrucks. Dort sehen Sie die Typumwandlung in ihrer Basissyntax `(DT_WSTR, «length»)`, wobei `«length»` den Parameter für die Länge der Zeichenfolge darstellt. Der Startzeitpunkt wird im ISO-Format mit Trennzeichen ausgegeben. Dies ergibt eine Länge von 19 Zeichen. Insofern muss als `«length»` mindestens der Wert 19 eingetragen werden.

Falls Sie im Betreff nur das Datum des Startzeitpunkts haben möchten, können Sie an dieser Stelle nicht einfach als `«length»` den Wert 10 angeben. Bei einer solchen Typumwandlung würden bei der Paketausführung Zeichen abgeschnitten, was einen Fehler zur Folge hätte. Der Ausdrucks-Generator lässt solche möglichen Fehler erst gar nicht zu und quittiert einen solchen Versuch mit einer Fehlermeldung. Um nur das Datum im Betreff zu erhalten, müssten Sie den konvertierten Wert mit der Zeichenfolgenfunktion `SUBSTRING` ausschneiden. Im Abschnitt »Ausdrücke und Paketvariablen« wird diese Funktion verwendet.

Doch zurück zum Startzeitpunkt in seiner vollen Länge. Nachdem die Typumwandlung in den Ausdruck eingefügt wurde, steht der Aufnahme der Systemvariablen *StartTime* nichts mehr im Wege. Wählen Sie also die Systemvariable *StartTime* aus der Kategorie *Variablen* und ziehen Sie diese direkt hinter die Typumwandlung. Mehr ist dazu nicht nötig, da in der Ausdrucksprogrammierung eine Typumwandlung immer nur auf das direkt folgende Element angewendet wird – in diesem Fall auf die Systemvariable *StartTime*. Mit der Aufnahme der Systemvariablen *StartTime* ist die Ausdrucksprogrammierung auch schon beendet. Der Ausdruck sollte nun folgendermaßen aussehen:

```
"Information zum SSIS-Paket \"" + @[System::PackageName] + "\" vom " + (DT_WSTR, 19)
@[System::StartTime]
```

Diesen Ausdruck übernehmen Sie mit einem Klick auf *OK* in die bereits im Eigenschaftsausdrucks-Editor gewählte Eigenschaft. Nachdem Sie den Eigenschaftsausdrucks-Editor ebenfalls über *OK* geschlossen haben, ist der durch den Ausdruck erstellte Wert in der Eigenschaft *Subject* des Ablaufsteuerungselements *Task 'Mail senden'* zu sehen. Dies ist natürlich nicht der endgültige Wert, wird dieser doch bei jeder Paketausführung erneut erstellt.

HINWEIS Leider sehen Sie bei der Verwendung von dynamischen Eigenschaften nicht, in welchen Komponenten Ausdrücke verwendet werden. Es gibt keinerlei optische Kennzeichnungen, durch die erkennbar ist, dass es Ausdrücke sind, die die Werte der Eigenschaften erstellen. Auch in der Eigenschaft selbst ist nicht ersichtlich, dass der dort enthaltene Wert über einen Ausdruck erzeugt wird. Ein Blick in die Eigenschaft *Expressions* ist ebenso enttäuschend, da hier die verwendeten Ausdrücke ebenfalls nicht direkt zu sehen sind. Erst wenn Sie die Eigenschaft *Expressions* erweitern, werden Ihnen die betroffenen Eigenschaften mitsamt den Ausdrücken aufgelistet.

Ein bereits definierter Ausdruck kann entweder über die Schaltfläche *Löschen* im Eigenschaftsausdrucks-Editor wieder entfernt werden oder aber Sie löschen in der Eigenschaft *Expression* den entsprechenden Ausdruck mit `Entf`. Beim Verlassen der Eigenschaft erhalten Sie eine Meldung, in der Sie diesen Löschvorgang bestätigen müssen.

An diesem Beispiel sehen Sie, wie einfach der Wert einer Eigenschaft durch einen Ausdruck während der Paketausführung verändert werden kann und welch hohen Nutzen solche dynamischen Eigenschaften bieten – und dies war nur das Beispiel einer Eigenschaft des Ablaufsteuerungselements *Task 'Mail senden'*. Sie können auf diese Art jede weitere Eigenschaft dieses Ablaufsteuerungselements über die Eigenschaft *Expressions* mit Ausdrücken steuern. Entsprechend ist es auf diese Weise auch möglich, Eigenschaften des Pakets und auch Eigenschaften anderer Ablaufsteuerungselemente sowie Eigenschaften von Verbindungs-Managern mit Ausdrücken zu versehen.

Ausdrücke im For-Schleifencontainer

Mit dem Ablaufsteuerungselement *For-Schleifencontainer* gibt es ein Ablaufsteuerungselement, dessen Konfiguration ausschließlich auf Ausdrücken basiert. Die Ausdrücke werden zur Initialisierung, zur Iteration und zur Prüfung der Bedingung des *For-Schleifencontainers* verwendet. Mehr zu diesem Ablaufsteuerungselement lesen Sie in Kapitel 8.

Ausdrücke in Rangfolgeneinschränkungen

Die Rangfolgeneinschränkungen sind es, die mit ihrem jeweiligen Status *Erfolg*, *Fehler* oder *Beendigung* aus einzelnen Ablaufsteuerungselementen eine Ablaufsteuerung erzeugen. Doch die drei Status sind nicht die einzigen Kriterien, nach denen der Ablauf eines Pakets gesteuert werden kann, denn neben den Status sind auch Ausdrücke möglich. Dies erhöht die Flexibilität einer Ablaufsteuerung enorm.

Der durch einen Ausdruck ermittelte Wert kann entweder alleine oder ergänzend zu dem jeweiligen Status der Rangfolgeneinschränkung für die Ausführung des nachfolgenden Ablaufsteuerungselements verantwortlich sein. Dieses wird nur ausgeführt, wenn der Ausdruck den Wert *True* liefert. *True* und *False* sind auch die beiden einzigen Werte, die ein Ausdruck innerhalb einer Rangfolgeneinschränkung liefern darf.

Erinnern Sie sich noch an das Beispiel im letzten Kapitel, bei dem anhand einer Paketvariablen das Data Warehouse an Werktagen inkrementell gefüllt wird, während sonntags das Data Warehouse immer komplett neu aufgebaut wird? Eine solche Prüfung erfolgt über einen Ausdruck in einer Rangfolgeneinschränkung. Abbildung 5.3 zeigt eine mögliche Ablaufsteuerung zur Realisierung dieser Anforderung. Das erste Ablaufsteuerungselement protokolliert den Start des Imports in einer externen Datenquelle. Von dort gehen zwei Rangfolgeneinschränkungen aus, die beide in einem eigenen *Datenflusstask* münden. Diese werden jedoch nur ausgeführt, wenn die in den Rangfolgeneinschränkungen festgelegte Bedingung erfüllt ist. Für die Ausführung des *Datenflusstask* »Datawarehouse inkrementell füllen« muss zunächst das ausgehende Ablaufsteuerungselement erfolgreich abgeschlossen sein und der Ausdruck den Status *True* liefern. Mit dem folgenden Ausdruck wird zunächst anhand der Systemvariablen *StartTime* der Wochentag ermittelt und anschließend geprüft, ob dieser ungleich dem siebten Tag der Woche ist:

```
DATEPART("dw", @[System::StartTime]) != 7
```

Ähnlich verhält es sich mit der Rangfolgeneinschränkung, die zum *Datenflusstask* »Datawarehouse komplett neu füllen« verzweigt. Nur dass hier die Prüfung explizit auf den siebten Wochentag erfolgt:

```
DATEPART("dw", @[System::StartTime]) == 7
```

Wobei die hier verwendeten Prüfungen abhängig von den Systemeinstellungen sind. Nur wenn dort der Montag als erster Wochentag definiert ist, ergibt die Prüfung auf den siebten Tag den Sonntag.

Der Ausdruck selbst wird im *Rangfolgeneinschränkungs-Editor* angegeben, der mit einem Doppelklick auf die jeweilige Rangfolgeneinschränkung geöffnet wird. Dort findet auch die Definition statt, ob nur der Ausdruck, nur der Status oder eine Kombination beider für die Ausführung des nachfolgenden Ablaufsteuerungselements zuständig sein soll. Mehr zu den Rangfolgeneinschränkungen erfahren Sie in Kapitel 7.

TIPP So effektiv die Verwendung von Ausdrücken in Rangfolgeneinschränkungen ist, so spartanisch wurde diese Möglichkeit im SSIS-Designer umgesetzt. Nicht nur, dass das Eingabefeld für den Ausdruck im Rangfolgeneinschränkungs-Editor recht schmal ausgefallen ist und auch nicht vergrößert werden kann, an dieser Stelle steht nicht einmal der Ausdrucks-Generator zur Verfügung.

Es bleibt Ihnen hier nichts anderes übrig, als den Ausdruck manuell einzugeben – was bei Ausdrücken wegen der Fülle an Funktionen und der Syntax einiges an Übung erfordert – oder aber Sie schließen den Rangfolgeneinschränkungs-Editor und verwenden den Ausdrucks-Generator einer x-beliebigen Eigenschaft. Dabei wechseln Sie zu einer Eigenschaft des Pakets oder irgendeinem Ablaufsteuerungselement, aktivieren dort in der Eigenschaft *Expressions* eine Eigenschaft, deren Wert *True* oder *False* enthält, und starten den Ausdrucks-Generator. Hier erstellen Sie nun den Ausdruck, den Sie in der Rangfolgeneinschränkung verwenden möchten. Sobald Sie den Ausdruck fertig gestellt haben, kopieren Sie diesen und beenden die Konfiguration der gewählten Eigenschaft, ohne zu speichern. Abschließend fügen Sie den kopierten Ausdruck im Eingabefeld *Ausdruck* des Rangfolgeneinschränkungs-Editors ein.

In der Ablaufsteuerung selbst sind Rangfolgeneinschränkungen, die einen Ausdruck enthalten, durch ein Symbol gekennzeichnet. Über eine zusätzliche Konfiguration in der Eigenschaft *ShowAnnotation* der Rangfolgeneinschränkung lassen sich neben dem Symbol auch die Ausdrücke selbst in der Ablaufsteuerung anzeigen. Somit ist die Rangfolgeneinschränkung die einzige Komponente, die eine optische Kennzeichnung bei der Verwendung von Ausdrücken enthält.

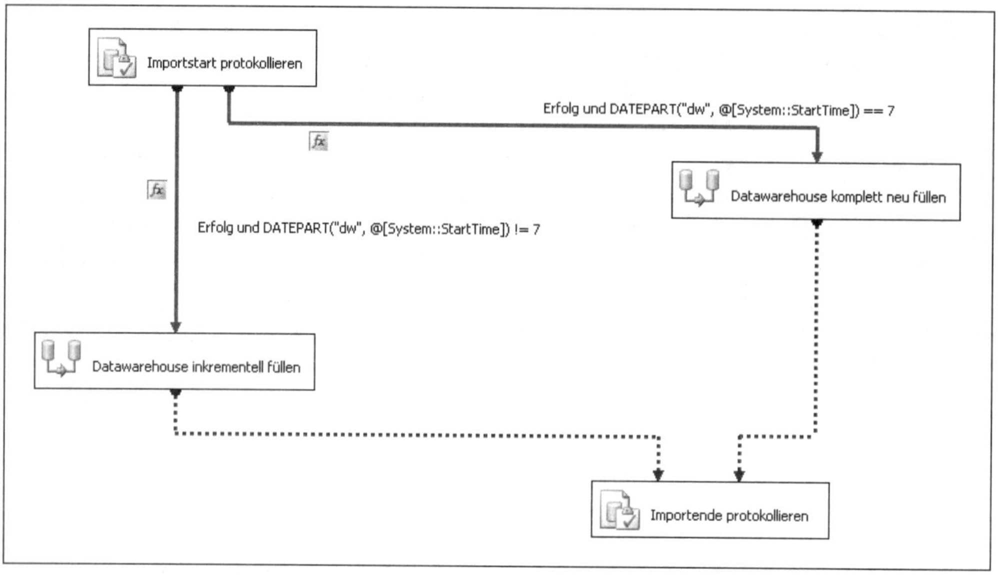

Abbildung 5.3 Ausdrücke in Rangfolgeneinschränkungen

Ausdrücke im Datenfluss

In einem Datenfluss werden mit Ausdrücken keine Eigenschaften von SSIS-Komponenten verändert, sondern vielmehr die Werte der Daten im Datenfluss transformiert oder die Datenzeilen eines Datenflusses auf verschiedene Datenflusspfade verteilt. Dabei stehen für die Verwendung von Ausdrücken gerade mal zwei Datenflusskomponenten zur Verfügung: die Datenflusstransformationen *Abgeleitete Spalte* und *Bedingtes Teilen*. Mit Ersterer ist es möglich, Werte von Datenflussspalten zu verändern bzw. den Datenfluss um weitere Spalten zu ergänzen. In Letzterer werden die Daten nach angegebenen Kriterien geprüft und gegebenenfalls auf mehrere Datenflusspfade verteilt.

Die Editoren beider Datenflusstransformationen enthalten den Ausdrucks-Generator. In diesem können zusätzlich zu den System- und Benutzervariablen auch die Spalten des Datenflusses in die Ausdrucksprogrammierung eingebunden werden. Eine Vorschau auf den Wert des Ausdrucks hingegen fehlt an dieser Stelle – aus gutem Grund, denn die Werte der Datenflussspalten sind nur während der Paketausführung verfügbar. Dies sind aber auch bereits die einzigen Unterschiede zum Ausdrucks-Generator der Ablaufsteuerung; die schon erwähnten Funktionen, Typumwandlungen und Operatoren sind auch im Datenfluss enthalten. Wobei die Erstellung der Werte und auch deren Verwendung wiederum abhängig von der jeweiligen Datenflusstransformation sind.

Ein Ausdruck in der Datenflusstransformation *Bedingtes Teilen* kann nur die Werte *True* oder *False* liefern. Mittels des Ausdrucks werden in dieser Datenflusstransformation die Datenzeilen des Datenflusses geprüft und je nach Ergebnis der Prüfung in unterschiedliche Datenflusspfade geleitet. Dies ist im weitesten Sinne mit der Verwendung der Ausdrücke in der Rangfolgeneinschränkung vergleichbar. Nur mit dem Unterschied, dass im Datenfluss die Daten mehreren Prüfungen unterzogen werden können. Während also die Prüfung in der Rangfolgeneinschränkung einer einfachen `IF`-Anweisung entspricht, stellt die Prüfung in der Datenflusstransformation *Bedingtes Teilen* eine `CASE`-Anweisung dar. Mehr zu dieser Datenflusstransformation erfahren Sie in Kapitel 12.

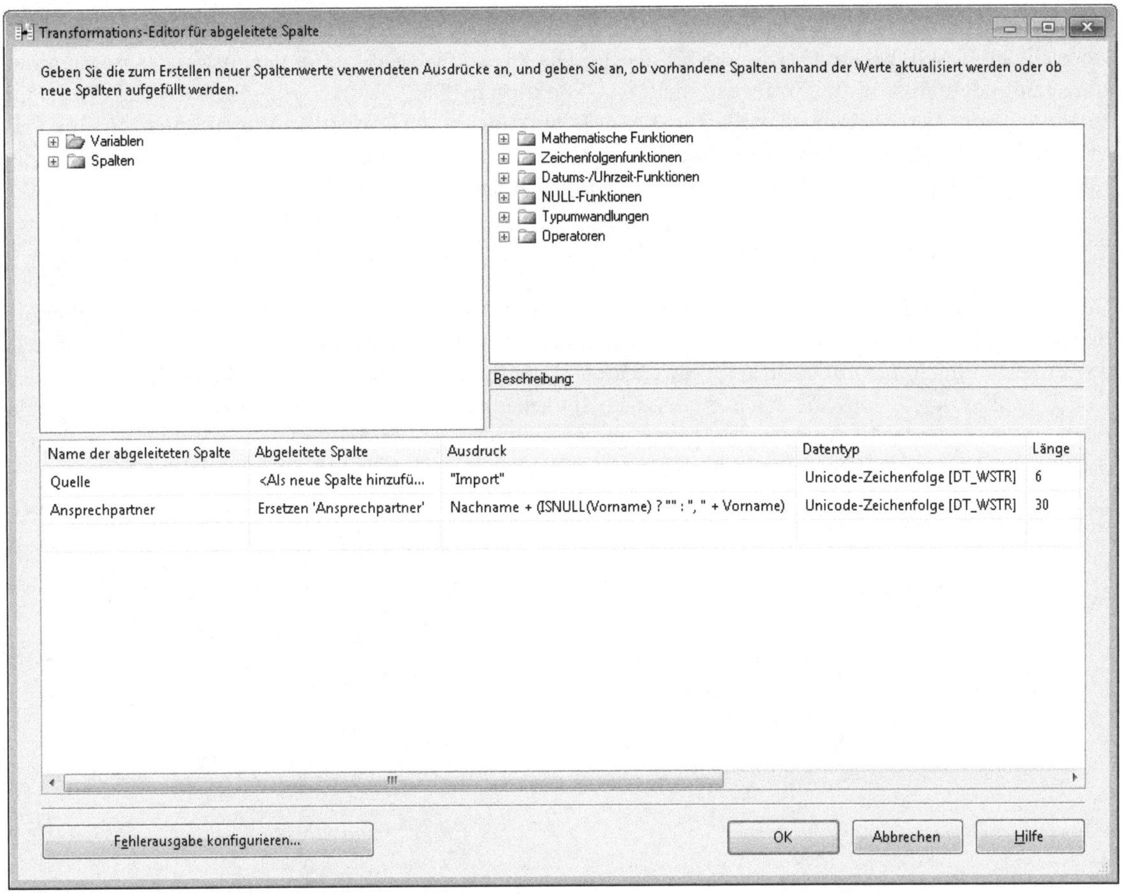

Abbildung 5.4 Ausdrücke in der Datenflusskomponente *Abgeleitete Spalte*

Anders verhält es sich mit Ausdrücken in der Datenflusstransformation *Abgeleitete Spalte*. Hier können Sie mit Ausdrücken die Werte bestehender Datenflussspalten ändern oder die Datenzeilen im Datenfluss um weitere Spalten ergänzen. In Abbildung 5.4 sehen Sie die Konfiguration, bei der der Wert der Spalte *Ansprechpartner* verändert und die Spalte *Quelle* den Datenzeilen im Datenfluss hinzugefügt wird. Die neue Spalte *Quelle* im Datenfluss wird in diesem Beispiel mit der Konstante »Import« belegt. Natürlich könnte es sich hierbei auch um einen komplexen Ausdruck handeln, der mit allen Möglichkeiten der Ausdrucksprogrammierung erstellt wurde. Mit dem zweiten Ausdruck in dieser Datenflusstransformation wird der Wert der Spalte *Ansprechpartner* durch die Werte der beiden Spalten *Nachname* und *Vorname* ersetzt. Dabei soll der Ansprechpartner im Format »Nachname, Vorname« erstellt werden. Falls jedoch die Spalte *Vorname* keinen Wert enthält, ist nur der Nachname zu verwenden.

Diese Prüfung erfolgt innerhalb des Ausdrucks durch den Operator `? : (Bedingt)`, dessen Syntax mit der einer `IF-ELSE`-Anweisung vergleichbar ist. Die eigentliche Prüfung – die entweder den Wert *True* oder *False* liefert – findet bei dieser Syntax vor dem Fragezeichen statt. Der Wert, der beim Ergebnis *True* verwendet werden soll, wird zwischen dem Fragezeichen und dem Doppelpunkt angegeben; der Wert für das Ergebnis *False* hinter dem Doppelpunkt.

Die Prüfung, ob die Spalte *Vorname* einen Wert enthält, erfolgt mit der Funktion ISNULL. Diese mag Ihnen vielleicht aus T-SQL bekannt sein – doch Vorsicht: Die Funktion ISNULL hat in der Ausdrucksprogrammierung eine andere Auswirkung. Während die ISNULL-Funktion in T-SQL zum Ersetzen eines NULL-Werts mit einem anderen Wert verwendet wird, ist die ISNULL-Funktion in der Ausdrucksprogrammierung eine Prüfung, ob der übergebene Wert *NULL* ist. Der folgende Ausdruck liefert zur Laufzeit nun entweder den Nachnamen und Vornamen, getrennt durch ein Komma, oder aber nur den Nachnamen:

```
Nachname + (ISNULL(Vorname) ? "" : ", " + Vorname)
```

Gerade in einem Datenfluss kann es vorkommen, dass durch die Bezeichnungen der Datenflussspalten die maximale Länge eines Ausdrucks von 4.000 Zeichen überschritten wird. In diesem Fall können Sie anstelle der Bezeichnungen der im Ausdruck verwendeten Datenflussspalten auch deren interne IDs verwenden. Jede Datenflussspalte wird mit einer eindeutigen ID gekennzeichnet. Mehr zur ID einer Datenflussspalte erfahren Sie in Kapitel 10. Anstelle der Spaltennamen *Vorname* und *Nachname* können Sie also auch folgenden Ausdruck bei der Spalte *Ansprechpartner* verwenden:

```
#56 + (ISNULL(#59) ? "" : ", " + #59)
```

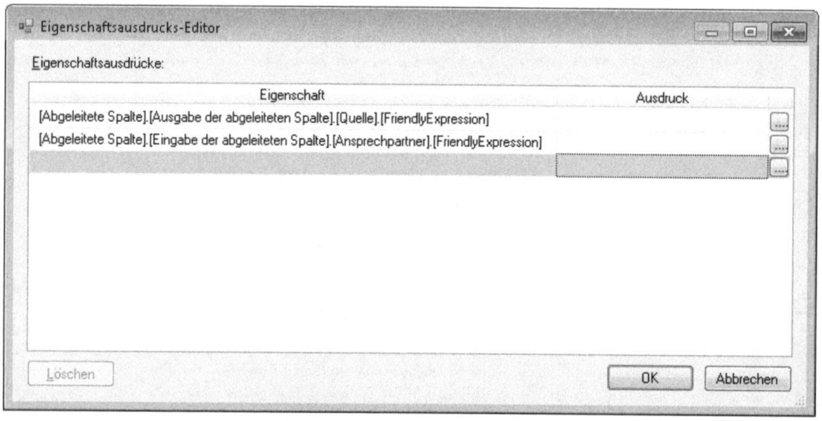

Abbildung 5.5 Die Ausdrücke der Datenflusskomponente *Abgeleitete Spalte* im Eigenschaftsausdrucks-Editor

Soweit zur Verwendung von Ausdrücken in einem Datenfluss. Obwohl Sie die Ausdrücke hier fix eintragen, handelt es sich hierbei nicht zwingend um statische Angaben. Denn – wie Sie bereits wissen – ist der Datenfluss nichts anderes als die Konfiguration des Ablaufsteuerungselements *Datenflusstask*. Und wie bei jedem Ablaufsteuerungselement können Sie auch bei dem *Datenflusstask* dessen Eigenschaftswerte über die *Expressions*-Eigenschaft zur Laufzeit mit Ausdrücken erstellen lassen. Zu diesen Eigenschaften gehören auch die im Datenfluss verwendeten Datenflusskomponenten. Insofern kann auch ein Ausdruck, der beispielsweise in der Datenflusstransformation *Abgeleitete Spalte* verwendet wird, ebenfalls zur Laufzeit über einen Ausdruck erstellt werden. Dazu nutzen Sie die Eigenschaft *Expressions* des *Datenflusstasks*. Dort steht Ihnen für jede Spalte, die Sie mit der Datenflusstransformation *Abgeleitete Spalte* ändern oder ergänzen, eine eigene Eigenschaft zur Verfügung – und die Werte dieser Eigenschaften können Sie über den Eigenschaftsausdrucks-Editor wiederum mit Ausdrücken erstellen lassen. In Abbildung 5.5 sehen Sie die beiden Eigenschaften *FriendlyExpression* für die im Beispiel verwendeten Ausdrücke der Datenflussspalten *Quelle* und *Ansprechpartner*. Über den Ausdrucks-Generator ist es an dieser Stelle möglich, auch diese Eigenschaften als dynamische Eigenschaften zu konfigurieren.

Ausdrücke und Paketvariablen

Im vorherigen Kapitel wurden bereits die Eigenschaften *EvaluateAsExpression* und *Expression* angesprochen, mit denen der Wert einer Paketvariablen über einen Ausdruck erzeugt werden kann. Mit der Eigenschaft *EvaluateAsExpression* wird diese Möglichkeit aktiviert, während die Definition des Ausdrucks in der Eigenschaft *Expression* stattfindet.

Paketvariablen mit solch dynamischen Werten können für viele Fälle verwendet werden. Stellen Sie sich zum Beispiel vor, Sie möchten die Dateien eines Verzeichnisses in ein anderes Verzeichnis sichern. Die gesicherten Dateien sollen dabei nicht eine frühere Sicherung überschreiben, sondern vielmehr soll pro Sicherung ein neues Verzeichnis angelegt werden. Der Verzeichnisname der jeweiligen Sicherungsverzeichnisse besteht dabei aus dem aktuellen Zeitpunkt – genauer gesagt aus dem Datum und der Uhrzeit. Eine solche Sicherung lässt sich mit dem Ablaufsteuerungselement *Task 'Dateisystem'* realisieren.

Im Ablaufsteuerungselement *Task 'Dateisystem'* muss das Verzeichnis mit den zu sichernden Dateien und die Aktion – in diesem Fall *Kopieren* – angegeben werden sowie das Zielverzeichnis für den Kopiervorgang. Für die Definition des Quell- und auch des Zielverzeichnisses können Verbindungs-Manager oder Paketvariablen verwendet werden. Mehr zur Konfiguration dieses Ablaufsteuerungselements erfahren Sie in Kapitel 8.

Der Name des Zielverzeichnisses steht erst bei der Paketausführung fest. Insofern ist hier die Verwendung einer Paketvariablen sinnvoll. Diese Paketvariable erhält bei der Ausführung des Ablaufsteuerungselements ihren Wert, der letztendlich als Zielverzeichnis verwendet wird. Um dieses Beispiel nachvollziehen zu können, legen Sie zunächst eine Paketvariable vom Datentyp *String* mit der Bezeichnung **Zielverzeichnis** an. Danach wechseln Sie zum *Eigenschaften*-Fenster, um dort in den Eigenschaften der Paketvariablen die Verwendung der Ausdrücke durch die Auswahl des Eintrags *True* in der Eigenschaft *EvaluateAsExpression* zu aktivieren. Anschließend starten Sie über die Schaltfläche in der Eigenschaft *Expressions* den Ausdrucks-Generator.

Das Zielverzeichnis soll im Verzeichnis *C:\Sicherung* angelegt werden. Dieser Wert bleibt bei jeder Paketausführung gleich. Von daher können Sie diesen als Konstante in das Feld *Ausdruck* eingeben. Wie Sie bereits aus dem Beispiel des Abschnitts »Ausdrücke und dynamische Eigenschaften« wissen, geben Sie eine Konstante in doppelten Anführungszeichen an. Von diesem Beispiel wissen Sie auch, dass ein Backslash in einer Konstante als Escape-Sequenz interpretiert wird. Nun enthält die Konstante aber bereits zwei Backslashes, die zur Pfadangabe notwendig sind. Da ein Backslash aber nun mal eine syntaktische Bedeutung hat, kann dieser nicht ohne Weiteres in einer Zeichenfolge verwendet werden. Um nun die beiden in der Zeichenfolge enthaltenen Backslashes von ihrer syntaktischen Bedeutung zu befreien, müssen Sie dazu wiederum jeweils einen weiteren Backslash voranstellen, das heißt Sie geben jeden Backslash doppelt an. Dabei dient der erste Backslash als Escape-Sequenz, welche die syntaktische Bedeutung des zweiten aufhebt. Die Konstante im Ausdruck muss insofern folgendermaßen aussehen:

```
"C:\\Sicherung\\"
```

Die einzelnen Sicherungen sollen in eigene Verzeichnisse gespeichert werden, deren Namen lediglich aus dem aktuellen Zeitpunkt bestehen. Dieser Zeitpunkt muss ermittelt und mit der bereits angegebenen Konstante verkettet werden. Für eine Verkettung verwenden Sie auch hier wieder den Operator `+ (Verketten)`. Den aktuellen Zeitpunkt erhalten Sie über die Funktion `GETDATE`, die in der Kategorie *Datums-/Uhrzeit-Funktionen* enthalten ist. Entsprechend wählen Sie die Funktion dort aus und ziehen Sie diese mit der Maus hinter den +-Operator. Nun liefert die Funktion `GETDATE` den aktuellen Zeitpunkt als Datumswert und nicht als Zeichenfolge. Im Ausdruck wird der aktuelle Zeitpunkt jedoch als Zeichenfolge benötigt. Ergo müssen Sie diesen mit der Ihnen bereits bekannten Typumwandlung `DT_WSTR` in eine Zeichenfolge umwandeln.

Typumwandlungen werden immer vor dem umzuwandelnden Wert platziert, weshalb Sie die Typumwandlung DT_WSTR aus der Kategorie *Typumwandlungen* mit der Maus zwischen den +-Operator und die Funktion GETDATE ziehen. Den Platzhalter «length» in der Typumwandlung ersetzen Sie durch die Zahl **29**, da das Ergebnis der Funktion GETDATE zu einer Zeichenfolge mit 29 Zeichen führt – was in etwa so aussieht: »2010-02-08 21:23:47.465000000«. Zwar soll der Verzeichnisname nur das Datum mit der Uhrzeit enthalten, Sie können aber bei einer Typumwandlung nur den kompletten Wert umwandeln. Wenn der angegebene Wert in der Typumwandlung die Länge des umzuwandelnden Werts unterschreitet, erhalten Sie – wie Sie bereits im Abschnitt »Ausdrücke und dynamische Eigenschaften« erfahren haben – eine Fehlermeldung. Der Ausdruck mitsamt der Typumwandlung sieht nun folgendermaßen aus:

```
"C:\\Sicherung\\" + (DT_WSTR, 29)GETDATE()
```

Dieser Ausdruck liefert bereits einen Wert; jedoch mit mehr Informationen, als eigentlich benötigt werden. Nun gilt es, den Wert des Ausdrucks auf das Datum und die Uhrzeit in ganzen Sekunden – die ersten 19 Stellen – zu kürzen. Für solche Aufgaben steht die Funktion SUBSTRING in der Kategorie *Zeichenfolgenfunktionen* zur Verfügung. Mit dieser Funktion schneiden Sie aus einer Zeichenfolge eine angegebene Anzahl von Zeichen heraus – und genau dies ist hier zu tun: Sie schneiden aus dem Ergebnis der Typumwandlung nur die Zeichen heraus, welche das Datum und die Uhrzeit in ganzen Sekunden enthalten. Dazu wählen Sie die Funktion SUBSTRING aus der Kategorie *Zeichenfolgenfunktionen* und platzieren diese im Ausdruck vor die Typumwandlung. Anschließend tauschen Sie den Platzhalter «character_expression» der SUBSTRING-Funktion mit der Konvertierung des Ergebnisses der GETDATE-Funktion – also mit(DT_WSTR, 29)GETDATE(). Da die ersten 19 Stellen ausgeschnitten werden sollen, ersetzen Sie noch die Platzhalter «start» mit dem Wert **1** und «length» mit dem Wert **19**. Nun sieht der Ausdruck wie folgt aus:

```
"C:\\Sicherung\\" + SUBSTRING((DT_WSTR, 29)GETDATE(), 1, 19)
```

Ein Klick auf die Schaltfläche *Ausdruck auswerten* zeigt auch schon ein passables Ergebnis. Passabel, aber nicht funktionsfähig, da ein Verzeichnisname keine Doppelpunkte beinhalten darf. Diese sind aber in der Uhrzeit enthalten. Daher müssen die Doppelpunkte entweder entfernt oder aber durch ein anderes Zeichen ersetzt werden. Für beides kann die Funktion REPLACE verwendet werden. Mit REPLACE werden Zeichen in einer Zeichenfolge gesucht und durch andere Zeichen ersetzt. Sie finden auch diese Funktion in der Kategorie *Zeichenfolgenfunktionen.* Wählen Sie also die Funktion REPLACE aus der Kategorie *Zeichenfolgenfunktionen* und ziehen Sie diese vor die SUBSTRING-Funktion. Die REPLACE-Funktion wird mit den drei Platzhaltern «character_expression», «search_expression» und «replace_expression» in den Ausdruck aufgenommen. Der Platzhalter «character_expression» steht für die Zeichenfolge, in der Zeichen ausgetauscht werden sollen, weshalb Sie diesen mit der bereits im Ausdruck enthaltenen SUBSTRING-Funktion ersetzen. Den zu ersetzenden Wert – in diesem Fall den Doppelpunkt – tragen Sie anstelle des Platzhalters «search_expression» in der Form **":"** ein. Abschließend ersetzen Sie den Platzhalter «replace_expression» noch mit einem Minus-Zeichen in der Form **"-"**. Auf diese Art wird jeder Doppelpunkt durch ein Minuszeichen ausgetauscht. Nun kann der erstellte Wert als Verzeichnisname verwendet werden. Der Vollständigkeit halber hier nochmal der gesamte Ausdruck:

```
"C:\\Sicherung\\" + REPLACE(SUBSTRING((DT_WSTR, 29) GETDATE(), 1, 19), ":", "-")
```

Dieser Ausdruck liefert nun während der Paketausführung einen Verzeichnisnamen mit dem aktuellen Zeitpunkt, der als Zielverzeichnis für den Kopiervorgang des Ablaufsteuerungselements *Task 'Dateisystem'* verwendet wird. Dieses einfache Beispiel zeigt Ihnen nicht nur die Dynamik von Paketvariablen in Verbindung mit Ausdrücken, sondern Sie haben hierbei auch noch einige weitere Funktionen sowie Regeln der Syntax kennen gelernt.

Syntax und Funktionen

Zur Ausdrucksprogrammierung können Konstanten, die Werte von Datenflussspalten sowie System- und Benutzervariablen in Verbindung mit den angebotenen Funktionen und Operatoren verwendet werden. Die Kombination dieser Elemente ist mit einigen syntaktischen Regeln verbunden. Die Syntax ergibt sich durch die Verwendung der Operatoren und deren Funktionen, aber auch der Gebrauch von Konstanten unterliegt einigen Regeln.

Die Funktionen der Ausdrucksprogrammierung

Der Ausdrucks-Generator bietet eine Vielzahl von Funktionen an, die nach ihren Verwendungsmöglichkeiten gruppiert sind. Zu jeder Funktion erhalten Sie im Ausdrucks-Generator in der Ausgabe *Beschreibung* eine kurze Beschreibung, für welchen Zweck diese Funktion angeboten wird. Leider ist an dieser Stelle kein Syntaxbeispiel enthalten, und auch eine direkte Verknüpfung zum entsprechenden Hilfeeintrag fehlt.

Mathematische Funktionen

Die Kategorie mit den mathematischen Funktionen enthält elf Funktionen, etwa `ABS` zur Ermittlung des absoluten Werts, `SIGN` zur Rückgabe des Vorzeichens oder `LOG` zur Berechnung des Logarithmus. Mit Ausnahme der Funktionen `POWER` und `ROUND` arbeiten alle Funktionen mit nur einem Parameter. Diesem Parameter kann eine Konstante, eine Datenflussspalte oder eine System- oder Benutzervariable zugewiesen werden, welche dann in der Funktion verarbeitet wird. Die Funktionen `POWER` und `ROUND` hingegen benötigen neben dem Wert noch einen zweiten Parameter. `POWER` – welche zur Berechnung der Potenz einer Zahl verwendet wird – erwartet als zweiten Parameter die Zahl, mit der der Wert des ersten Parameters potenziert werden soll. So ergibt die Funktion `POWER (7, 2)` den Wert 49.

Der zweite Parameter der Funktion `ROUND` ist die Anzahl der Dezimalstellen, auf die der im ersten Parameter übergebene Wert gerundet werden soll. Dabei wird beim Runden die kaufmännische Regel angewendet: `ROUND(123.123, 1)` liefert den Wert »123,100«, während `ROUND(123.477, 2)` »123,480« ergibt.

ACHTUNG Unabhängig von den Ländereinstellungen müssen Sie in der Ausdrucksprogrammierung als Dezimaltrennzeichen immer den Punkt verwenden.

Zeichenfolgenfunktionen

Von den Zeichenfolgenfunktionen haben Sie im Abschnitt »Ausdrücke und Paketvariablen« bereits die Funktionen `SUBSTRING` und `REPLACE` kennen gelernt. Neben diesen beiden bietet diese Kategorie noch zwölf weitere Funktionen an, wie `LTRIM` und `RTRIM` zum Entfernen von Leerstellen, `LOWER` und `UPPER` zur Konvertierung in Klein- und Großbuchstaben oder auch `FINDSTRING` zum Auffinden von Zeichen innerhalb einer Zeichenfolge.

Zum Ermitteln der Anzahl der Zeichen einer Zeichenfolge steht die Funktion `LEN` zur Verfügung. Wobei diese Funktion auch darin enthaltene Leerstellen mitzählt. Insofern ist je nach Anforderung ein vorheriges Entfernen der Leerstellen mittels `LTRIM` und `RTRIM` sinnvoll. So ergibt `LEN(" Leerstellen ")` 13 Zeichen, während `LEN(RTRIM(LTRIM(" Leerstellen ")))` lediglich elf Zeichen ermittelt.

Datums-/Uhrzeit-Funktionen

Diese Kategorie beinhaltet Funktionen rund um Datumswerte. Dazu gehören die Berechnung von Zeiträumen zwischen zwei Datumswerten mittels `DATEDIFF`, die Ausgabe einzelner Bestandteile eines Datums mit `DAY`, `MONTH`, `YEAR` und `DATEPART`, die Berechnung neuer Datumswerte mit `DATEADD` sowie der Ermittlung des aktuellen Zeitpunkts mit `GETDATE` und `GETUTCDATE`.

NULL-Funktionen

Die Behandlung von NULL-Werten erfolgt innerhalb der Ausdrucksprogrammierung immer datentypbezogen. Sofern der Ausdruck einen NULL-Wert liefern soll, muss dieser dem Datentyp des Ziels entsprechen – dem Wert einer Eigenschaft, einer Paketvariablen oder einer Datenflussspalte. Hierzu stehen `NULL`-Funktionen zu jedem einzelnen Datentyp zur Verfügung. Zum Beispiel erfolgt eine Zuweisung eines NULL-Werts zu einer Benutzervariablen vom Datentyp *Int32* über die Funktion `NULL(DT_I4)`. Neben den einzelnen NULL-Funktionen bietet diese Kategorie noch die Funktion `ISNULL` an, deren Bedeutung Sie bereits aus dem Abschnitt »Ausdrücke im Datenfluss« kennen.

Typumwandlungen

Auch die Typumwandlungen sind Ihnen bereits aus den Beispielen dieses Kapitels bekannt. Die wichtigste Regel bei der Verwendung dieser Funktionen kennen Sie ebenfalls schon: Die Typumwandlung muss immer vor dem Wert angegeben werden, der umgewandelt werden soll.

ACHTUNG Bei der Typumwandlung einer Gleitkommazahl zu einer Ganzzahl wird diese automatisch nach den kaufmännischen Regeln gerundet. So liefert der Ausdruck `(DT_I4)(7.7)` den Wert 8.

Nicht alle Datentypen müssen explizit konvertiert werden. Die Ausdrucksprogrammierung beinhaltet eine implizite Typkonvertierung, die kompatible Datentypen automatisch umwandelt – beispielsweise der Datentyp *Int32* einer Paketvariablen in den Datentyp *DT_I8* einer Datenflussspalte. Eine Übersicht, welcher Datentyp implizit zu welchem Datentyp konvertiert werden kann, finden Sie in der SQL Server-Online-Dokumentation im Bereich »SQL Server 2008 Integration Services« unter dem Stichwort »CAST-Funktion«.

Die Operatoren der Ausdrucksprogrammierung

Für die Ausdrucksprogrammierung stehen Ihnen insgesamt 22 verschiedene Operatoren zur Verfügung. Einen dieser Operatoren haben Sie bereits kennen gelernt. Mit dem Operator `+ (Verketten)` sind Sie in der Lage, zwei Zeichenfolgen zu einer Zeichenfolge zusammenzufassen. Doch Vorsicht, denn das Pluszeichen verkettet nicht nur Zeichenfolgen, sondern ist auch für die Addition zweier numerischer Werte zuständig. Dies ist auch der Grund, weshalb der Operator + zweimal in der Kategorie *Operatoren* enthalten ist: einmal als `+ (Verketten)` und einmal als `+ (Addition)`. Sofern Sie also zwei Werte in einem Ausdruck mit einem Pluszeichen verbinden, ist das Ergebnis abhängig von den Datentypen der beiden Werte. Um dies zu verdeutlichen, stellen Sie sich einen Datenfluss vor, in dem die beiden Spalten *Jahr* und *Monat* enthalten sind. Beide Spalten verwenden den Datentyp *DT_I4*. Sie möchten nun mit der Datenflusstransformation *Abgeleitete Spalte* die Werte der beiden Spalten miteinander verketten und in einer neuen Spalte im Format »yyyymm« speichern – beispielsweise soll aus den einzelnen Werten 2010 und 2 der Wert 201002 erzeugt werden. Mit einer einfachen Verwendung des Pluszeichens ist dieser Wert nicht zu erzielen. Folgender Ausdruck liefert zwar einen Wert, aber nicht das gewünschte Ergebnis:

```
[Jahr] + [Monat]
```

Als Ergebnis erhalten Sie bei diesem Ausdruck den Wert 2012, da die beiden Zahlenwerte addiert und nicht verkettet werden. Um eine Ausgabe der Werte als verkettete Zeichenfolge zu erhalten, müssen Sie die beiden Werte zunächst in Zeichenfolgen konvertieren. Falls Sie Wert auf eine führende 0 bei den Monaten Januar bis September legen, erhöht sich der Aufwand. Hier müssen Sie zusätzlich die Länge des in eine Zeichenfolge umgewandelten Werts der Spalte *Monat* prüfen. Ist diese kleiner 2, muss dem Wert der Spalte *Monat* noch eine 0 vorangestellt werden. Folgender Ausdruck ist für die Aufbereitung der beiden Spalten in das Format »yyyymm« notwendig:

```
(DT_WSTR, 4)[Jahr] + (LEN((DT_WSTR, 2)[Monat]) == 2 ? (DT_WSTR,2)[Monat] : "0" + (DT_WSTR,2)[Monat])
```

Dasselbe Ergebnis kann mit einem kleinen Trick auch eleganter erzielt werden:

```
(DT_WSTR, 6)([Jahr] * 100 + [Monat])
```

Neben Addition bietet die Kategorie *Operatoren* noch weitere Operatoren der Grundrechenarten, wie `- (Subtraktion)`, `* (Multiplikation)` und `/ (Division)`. Bei Rechenoperationen gilt in der Ausdrucksprogrammierung die alte Regel »Punkt vor Strich«. Falls Sie bei komplexeren Rechenoperationen die Interpretation des Ausdrucks nicht dieser Regel überlassen können, ist die Reihenfolge auch mit Klammern – per Operator `() (Klammern)` – selbst definierbar.

Für Vergleiche sind in der Kategorie die üblichen Operatoren `< (Kleiner als)`, `<= (Kleiner als oder gleich)`, `> (größer als)` und `>= (größer als oder gleich)` enthalten. Eine Prüfung auf ungleiche Werte erfolgt mit dem Operator `!= (Ungleich)`, während zur Prüfung auf gleiche Werte der Operator `== (Gleich)` dient. Beachten Sie hierbei, dass Sie für die Prüfung gleicher Werte zwei Gleichheitszeichen verwenden müssen. Sollten Ihre Vergleiche mehrere Prüfungen beinhalten, können Sie diese mit den Operatoren `&& (Logisches AND)` oder `|| (Logisches OR)` und auch mit dem Operator `! (Logisches NOT)` erweitern. Eine einfache `IF-ELSE`-Anweisung lässt sich mit dem Operator `? : (Bedingt)` realisieren, den Sie bereits im Abschnitt »Ausdrücke in Rangfolgeneinschränkungen« kennen gelernt haben.

Konstanten in der Ausdrucksprogrammierung

Auch bei der Verwendung von Konstanten gibt es Regeln zu beachten. Besonders dem Datentyp einer Konstanten sollten Sie Beachtung schenken, wird dieser doch von SSIS automatisch vergeben. Wenn Sie beispielsweise in der Datenflusstransformation *Abgeleitete Spalte* den Wert »Test« als Konstante für eine neue Spalte eintragen, erhalten Sie innerhalb des Datenflusses eine Spalte vom Datentyp *DT_WSTR* mit einer Länge von 4, während dem Wert 123 der Datentyp *DT_I4* zugewiesen wird.

Sofern Sie die Wahl des Datentyps selbst treffen möchten, verwenden Sie die Typumwandlungsfunktionen oder aber die Kurzschreibform. So ist die Kurzschreibform »123ul« – das letzte Zeichen ist ein kleines »L« – ein Wert vom Datentyp *DT_UI8*. Das Kennzeichen *u* steht hierbei für *unsigned* – also ohne Vorzeichen – und das Kennzeichen *l* für *long*, wodurch der Datentyp *DT_UI8* und nicht der standardmäßige Datentyp *DT_I4* verwendet wird. Neben dieser Kurzschreibform können Sie zur Datentypdefinition einer Konstanten auch reguläre Ausdrücke verwenden.

HINWEIS Gleitkommazahlen als Konstanten müssen immer mit einem Punkt als Dezimaltrennzeichen angegeben werden.

Eine weitere Syntaxregel bei der Verwendung von Konstanten haben Sie bereits in den Beispielen kennen gelernt. Falls Sie in einer Konstanten Zeichen verwenden, die eine syntaktische Bedeutung haben – wie »\« oder »"« – müssen Sie deren syntaktische Bedeutung mit der voranzustellenden Escape-Sequenz »\« aufheben. Sofern Sie mehr über die Verwendung von Konstanten innerhalb der Ausdrucksprogrammierung erfahren möchten, schauen Sie in der SQL Server-Online-Dokumentation unter dem Stichwort »Literale (Integration Services)« nach.

Zusammenfassung

Die Verwendung von Ausdrücken in Eigenschaften, in Rangfolgeneinschränkungen, im Datenfluss und in Paketvariablen bietet ein enormes Potenzial, wenn es darum geht, ein Paket flexibel mit dynamischen Werten zu steuern. Für die Erstellung von Ausdrücken steht Ihnen – mit Ausnahme bei den Rangfolgeneinschränkungen – immer der Ausdrucks-Generator zur Verfügung, der eine Vielzahl von Funktionen, Typumwandlungen und Operatoren anbietet. Durch diesen Funktionsumfang sind die Ausdrücke eine nicht zu unterschätzende Art der Programmierung.

Die Ausdrucksprogrammierung ist ein weites Feld, das in diesem Kapitel nur kurz angerissen werden konnte. Falls Sie weitere Informationen zu diesem Thema möchten, schauen Sie sich den Abschnitt »Referenzinformationen zu SQL Server Integration Services-Ausdrücken« in der SQL Server-Online-Dokumentation an. Sie finden diesen Abschnitt in der Inhaltsansicht unter *SQL Server 2008 R2-Onlinedokumentation/Integration Services/Technische Referenz/Referenzinformationen zu SQL Server Integration Services-Ausdrücken.*

Kapitel 6

Verbindungs-Manager

In diesem Kapitel:

Dieses Kapitel erläutert Ihnen die Funktionsweise der Verbindungs-Manager und listet die in SSIS verfügbaren Verbindungs-Manager auf.

Die Verbindungs-Manager

Verbindungs-Manager sind in den meisten Paketen unabdingbar. Im Datenfluss benötigt fast jede Datenflussquelle, fast jedes Datenflussziel und auch einige der Datenflusstransformationen Verbindungs-Manager. Ebenso sind fast alle Ablaufsteuerungselemente auf Verbindungs-Manager angewiesen und sogar die Paketprotokollierung benötigt Verbindungs-Manager.

Ein Verbindungs-Manager beinhaltet eine Verbindungszeichenfolge – den Connectionstring. Mit diesem wird eine Verbindung zu einem Ziel hergestellt, das von einem Ablaufsteuerungselement, einer Datenflusskomponente oder in der Paketprotokollierung verwendet wird. Dies kann eine klassische Datenverbindung zu einer Datenbank oder einer Textdatei sein, eine Verbindung zu einer Datei oder einem Verzeichnis, zu einem SMTP-Server, einem Webdienst und viele weitere. So nutzt das Ablaufsteuerungselement *Task 'Dateisystem'* den Verbindungs-Manager *Dateiverbindungs-Manager*, der auf Dateien und Verzeichnisse verweist, die mit dem Ablaufsteuerungselement kopiert, verschoben, gelöscht oder umbenannt werden können. Das Ablaufsteuerungselement *Task 'Mail senden'* hingegen benötigt einen *SMTP-Verbindungs-Manager*, über den zum Versenden der E-Mail eine Verbindung zu einem SMTP-Server aufgebaut wird. Mehr zu den beiden Ablaufsteuerungselementen erfahren Sie in Kapitel 8.

Für Datenverbindungen im klassischen Sinn stehen zum Beispiel die Verbindungs-Manager *OLE DB-Verbindungs-Manager* oder *ADO.NET-Verbindungs-Manager* zur Verfügung. Über diese werden Verbindungen zu Datenbanken von SQL Server, Oracle, Access und anderen hergestellt. Solche Verbindungs-Manager können in Datenflussquellen, Datenflusstransformationen und Datenflusszielen, in Ablaufsteuerungselementen – beispielsweise *Task 'SQL ausführen'* – und auch bei der Paketprotokollierung eingesetzt werden. Des Weiteren sind auch Verbindungs-Manager für eine direkte Verbindung zu Textdateien – den Flatfiles – und Excel-Dateien verfügbar.

Ein Verbindungs-Manager beinhaltet lediglich die Beschreibung der Datenverbindung mitsamt den notwendigen Spezifikationen. Diese Beschreibung weist die notwendige Konfiguration für eine Verbindung zu der dort definierten Datenquelle auf. Ein *OLE DB-Verbindungs-Manager*, mit dem eine Verbindung zu einem SQL Server erstellt werden soll, schließt den Namen des SQL Server, den Datenbanknamen und die notwendigen Anmeldedaten ein. Nicht enthalten in einem Verbindungs-Manager ist der eigentliche Zugriff auf die Datenquelle oder das Objekt. Dies erfolgt in der jeweiligen SSIS-Komponente – und zwar über die Verbindung, die anhand des dort angegebenen Verbindungs-Managers erstellt wird. Kurzum: Ein Verbindungs-Manager beinhaltet die *Wegbeschreibung* zur Datenquelle oder zum Objekt, mit der bei der Paketausführung die tatsächliche physische Verbindung erstellt wird.

Das Erstellen einer Verbindung erfolgt immer explizit für die jeweilige SSIS-Komponente, die diese Verbindung benötigt. Dies bedeutet, dass eine Verbindung keineswegs über die gesamte Paketausführung hinweg besteht und jeweils von den entsprechenden SSIS-Komponenten verwendet wird, wenn es erforderlich ist. Vielmehr wird die Verbindung nur bei Bedarf erstellt und anschließend direkt wieder beendet. Zum Beispiel erstellt das Ablaufsteuerungselement *Task 'SQL ausführen'* die benötigte Verbindung erst dann, wenn es innerhalb der Ablaufsteuerung ausgeführt wird, und beendet diese Verbindung auch direkt wieder nach Abschluss seiner Ausführung.

Im Umkehrschluss heißt dies nun wiederum nicht, dass pro SSIS-Komponente ein eigener Verbindungs-Manager anzulegen ist, auch wenn mehrere SSIS-Komponenten die gleiche Verbindung benötigen. Vielmehr kann ein Verbindungs-Manager in mehreren verschiedenen SSIS-Komponenten verwendet werden. Auf diese Weise ist es möglich, dass ein und derselbe Verbindungs-Manager sowohl in der Paketprotokollierung als auch in mehreren Ablaufsteuerungselementen und Datenflusskomponenten verwendet wird.

Sollen nun aber mehrere SSIS-Komponenten ein und dieselbe Verbindung nutzen, ist es nicht ausreichend, einfach nur denselben Verbindungs-Manager zu verwenden. Um die Verbindung eines Verbindungs-Managers in mehreren SSIS-Komponenten einsetzen zu können, muss sie explizit dazu konfiguriert werden. Hierzu stellt der Verbindungs-Manager die Eigenschaft *RetainSameConnection* zur Verfügung. Sofern diese aktiviert ist, wird die Verbindung mit der ersten SSIS-Komponente erstellt, die den Verbindungs-Manager verwendet, und erst mit der Beendigung der letzten SSIS-Komponente, die denselben Verbindungs-Manager verwendet, wieder geschlossen. Solche Verbindungen sind erforderlich, wenn für die Verarbeitung einer Anweisung mehrere Ablaufsteuerungselemente notwendig sind – beispielsweise zum Deaktivieren der `IDENTITY`-Funktion einer SQL Server-Tabelle. Nicht alle Datenflussziele unterstützen für den Ladevorgang das Ausschalten dieser automatischen Vergabe einer fortlaufenden Nummer. Von daher ist es bei manchen Ladevorgängen notwendig, die `IDENTITY`-Funktion mittels eines Ablaufsteuerungselements *Task 'SQL ausführen'* zu deaktivieren und nach dem Laden der Daten mit einem weiteren Ablaufsteuerungselement *Task 'SQL ausführen'* wieder zu aktivieren. Dabei müssen diese drei Schritte – das Deaktivieren, der Ladevorgang und das Aktiveren der `IDENTITY`-Funktion – über ein und dieselbe Verbindung erfolgen. Dies erreichen Sie, indem Sie die Eigenschaft *RetainSameConnection* des Verbindungs-Managers aktivieren. Hierdurch wird die Verbindung mit dem ersten Ablaufsteuerungselement *Task 'SQL ausführen'* erstellt, über diese Verbindung die Daten in die Tabelle geladen und erst mit Beendigung des zweiten Ablaufsteuerungselements *Task 'SQL ausführen'* wieder beendet. Ohne aktivierte Eigenschaft *RetainSameConnection* würde die Verbindung bereits nach der Ausführung des ersten Ablaufsteuerungselements *Task 'SQL ausführen'* geschlossen, wodurch auch das Deaktivieren der `IDENTITY`-Funktion hinfällig und somit der Ladevorgang in die SQL Server-Tabelle nicht möglich wäre. Mehr Informationen zum Deaktivieren und Aktivieren der `IDENTITY`-Funktion für einen Ladevorgang lesen Sie im Abschnitt »ADO NET Destination« in Kapitel 13.

Die Verwaltung der in einem Paket verwendeten Verbindungs-Manager findet auf der Registerkarte *Verbindungs-Manager* im Fuß des SSIS-Designers statt. Hier werden Verbindungs-Manager angelegt, geändert und auch wieder gelöscht. Diese drei Aktionen sind über das Kontextmenü verfügbar, das noch weitere Befehle wie *Umbenennen*, *Ausschneiden* und *Kopieren* enthält. Apropos umbenennen: Verbindungs-Manager, die bereits SSIS-Komponenten zugeordnet sind, können ohne Weiteres umbenannt werden. Bei der Zuordnung wird nicht der Name des Verbindungs-Managers verwendet, sondern dessen interne ID. Das ist auch der Grund, weshalb ein Verbindungs-Manager, der gelöscht und anschließend mit derselben Bezeichnung wieder angelegt wurde, in allen SSIS-Komponenten, die diesen inzwischen gelöschten Verbindungs-Manager verwendeten, erneut zugeordnet werden muss. In den jeweiligen SSIS-Komponenten ist die ID des vorherigen Verbindungs-Managers gespeichert; der neue Verbindungs-Manager mag zwar dieselbe Bezeichnung haben, verwendet aber eine andere ID.

Je nach Verbindungs-Manager müssen bei dessen Konfiguration die Anmeldedaten für die Verbindung zur Datenquelle angegeben werden. Dies sind zum Beispiel bei einem Zugriff auf einen SQL Server über die SQL Server-Authentifizierung der Benutzername und das Kennwort. Das angegebene Kennwort wird im Paket gespeichert und steht bei jeder Paketausführung zur Verfügung – ob in der Entwicklungsumgebung im Debug-Modus oder im produktiven Einsatz. In einigen Verbindungs-Managern wird mit der Benutzeranmeldung auch die Eigenschaft *Kennwort speichern* angeboten. Diese Eigenschaft hat jedoch mit der Verfügbarkeit des Kennworts bei der Paketausführung nichts zu tun. Sie dient lediglich dazu, dass Sie das Kennwort nicht erneut eingeben müssen, wenn Sie die Konfiguration des Verbindungs-Managers ändern.

Ob das Kennwort im Paket gespeichert wird, ist vielmehr von der Konfiguration der Paketsicherheit abhängig. Nicht gespeicherte Kennwörter werden bei jeder Paketausführung erneut abgefragt, was zur Folge hat, dass die eigentliche Paketausführung erst nach Eingabe des Kennworts startet. Dies ist bei einer automatisierten Ausführung des Pakets – und das ist in der Regel die bevorzugte Art der Ausführung – nicht unbedingt hilfreich. Dem Speichern des Kennworts steht aber eigentlich nichts im Wege, wird es doch verschlüsselt im Paket gespeichert. Die Art der Verschlüsselung ist ebenfalls abhängig von den Einstellungen der Paketsicherheit. Mehr dazu erfahren Sie in Kapitel 15. Bei der Ausführung eines Pakets mit gespeicherten Kennwörtern werden die Verbindungen ohne Weiteres anhand der im Paket gespeicherten Anmeldedaten erstellt – auch dann, wenn das Benutzerkonto, über das das Paket ausgeführt wird, eigentlich keine Berechtigungen für die jeweiligen Datenquellen besitzt.

Die Verwaltung der einzelnen Verbindungs-Manager erfolgt in Editoren. Diese unterscheiden sich nach dem Typ des Verbindungs-Managers. Zusätzlich zu den Editoren stehen zu den einzelnen Typen der Verbindungs-Manager noch weitere Eigenschaften im *Eigenschaften*-Fenster zur Verfügung. Dort finden Sie auch die Eigenschaft *Expressions* wieder, die Sie bereits aus dem vorherigen Kapitel kennen.

Der Typ eines Verbindungs-Managers ist abhängig von dessen Datenanbieter – dem Provider. SSIS bietet die unterschiedlichsten Datenanbieter – von Datenanbietern zu einfachen Textdateien und Excel-Arbeitsmappen über Datenanbieter für Verbindungen per FTP, SMTP, HTTP bis hin zu OLE DB, ADO.NET und ODBC und viele mehr. Einige dieser Datenanbieter stehen nur als 32-Bit-Variante zur Verfügung. Falls Sie ein 64-Bit-System einsetzen, werden bei der Paketausführung für die im Paket verwendeten Datenanbieter, zu denen noch keine 64-Bit-Datenanbieter existieren, automatisch die 32-Bit-Datenanbieter verwendet – sofern diese denn installiert sind. Der SSIS-Designer ist eine 32-Bit-Anwendung. Infolgedessen werden dort auch nur die 32-Bit-Datenanbieter verwendet. Im Umkehrschluss bedeutet dies, dass Sie bei einem Test des Pakets in Business Intelligence Development Studio immer die 32-Bit-Datenanbieter verwenden. Um auch die 64-Bit-Datenanbieter testen zu können, müssen Sie das Projekt zunächst für die Verwendung der 64-Bit-Datenanbieter konfigurieren. Dazu wählen Sie in der Eigenschaft *Run64BitRuntime* in den Projekteigenschaften den Eintrag *True*. Nur durch diese Aktivierung werden auch in Business Intelligence Development Studio die 64-Bit-Datenanbieter genutzt. Natürlich hat diese Konfiguration keine Auswirkungen bei der Verwendung von 32-Bit-Systemen.

SSIS bietet insgesamt 18 verschiedene Typen von Verbindungs-Managern an. Einige davon können direkt über das Kontextmenü der Registerkarte *Verbindungs-Manager* angelegt werden; andere nur über ein spezielles Dialogfeld.

Primäre Verbindungen

Das Kontextmenü der Registerkarte *Verbindungs-Manager* enthält fünf Einträge zur Konfiguration von den Verbindungen, deren Verwendung in einem Paket am wahrscheinlichsten ist. Diese *primären* Verbindungs-Manager und auch ein weiterer im Kontextmenü enthaltener Eintrag, der zur Konfiguration eines Verbindungs-Managers über eine separate Datenquelle dient, werden Ihnen in diesem Abschnitt vorgestellt.

OLE DB-Verbindung

OLE DB ist eine von Microsoft entwickelte Schnittstelle für den Zugriff auf Daten, die in den unterschiedlichsten Formaten und Typen vorliegen. Dies können relationale Datenbanken sein, aber eben auch nicht relationale Datenbanken, etwa Tabellenkalkulationen oder objektorientierte Datenbanken. Es gibt in der

Zwischenzeit viele OLE DB-Datenanbieter für die unterschiedlichsten Datenquellen. Einige davon werden mit SSIS installiert. Dazu gehören die üblichen Schnittstellen für den Zugriff auf relationale Datenbanken wie SQL Server per *Microsoft OLE DB Provider for SQL Server* oder den seit SQL Server 2005 verfügbaren *SQL Server Native Client*, Oracle per *Microsoft OLE DB Provider for Oracle* oder Access per *Microsoft Jet 4.0 OLE DB Provider*. Auch in den OLE DB-Datenanbietern enthalten sind Schnittstellen zu Analysis Services in den verschiedenen Generationen – *Microsoft OLE DB Provider for Analysis Services 10.0* und *Microsoft OLE DB Provider for Analysis Services 9.0* bis hin zu OLAP Services von SQL Server 2000 per *Microsoft OLE DB Provider for OLAP Services 8.0* – und auch zu Data Mining per *Microsoft OLE DB Provider for Data Mining Services*. Neben diesen eher datenbankspezifischen Schnittstellen gibt es ebenso Schnittstellen zu Active Directory per *Microsoft OLE DB Provider for Microsoft Directory Services* oder zur Suchmaschine per *Microsoft OLE DB Provider for Search*. Auch ausgefallene Datenquellen, deren Schnittstelle über den *Microsoft OLE DB Simple Provider* beschrieben wird, sind möglich. Bei den hier aufgeführten OLE DB-Datenanbietern muss es sich noch lange nicht um alle handeln, die Ihnen im SSIS-Designer angeboten werden. Sollten Sie weitere OLE DB-Datenanbieter installiert haben, stehen Ihnen auch diese als Datenanbieter für einen Verbindungs-Manager zur Verfügung.

Die auf einem OLE DB-Datenanbieter basierenden Verbindungs-Manager – die *OLE DB-Verbindungs-Manager* – sind in einem Paket an vielen Stellen einsetzbar – innerhalb der Ablaufsteuerung in den Ablaufsteuerungselementen *Task 'SQL ausführen'* und *Masseneinfügungstask* und im Datenfluss in der Datenflussquelle *OLE DB-Quelle*, im Datenflussziel *OLE DB-Ziel* und in einigen Datenflusstransformationen, unter anderem in *Suche* und *OLE DB-Befehl*. Ein *OLE DB-Verbindungs-Manager* kann auch als Datenziel in der Paketprotokollierung verwendet werden. Dort ist er jedoch auf die Verbindung zu einem SQL Server begrenzt.

Konfiguration

Einen neuen *OLE DB-Verbindungs-Manager* definieren Sie in dem Dialogfeld *OLE DB-Verbindungs-Manager*. Dieses erscheint nach einem Klick auf den Kontextmenübefehl *Neue OLE DB-Verbindung* der Registerkarte *Verbindungs-Manager*. Sofern auf Ihrem Computer bereits OLE DB-Datenverbindungen definiert wurden – sei es in einem anderen SSIS-Projekt oder in einem sonstigen Business Intelligence-Projekt – stehen diese Datenverbindungen bereits im Dialogfeld zur Auswahl bereit.

Abbildung 6.1 zeigt das Dialogfeld, das die beiden OLE DB-Verbindungen »SSIS2008.AdventureWorks2008« und »SSIS2008.ssisWaWi« enthält. Falls eine der im Dialogfeld *OLE DB-Verbindungs-Manager* aufgelisteten Datenverbindungen bereits auf eine Datenquelle verweist, die Sie in Ihrem neuen Verbindungs-Manager ebenfalls ansprechen möchten, können Sie diese mit einem Doppelklick direkt übernehmen. Das Dialogfeld wird geschlossen und die Registerkarte *Verbindungs-Manager* enthält nun den neuen Verbindungs-Manager. Eventuell abweichende Konfigurationen – beispielsweise eine andere Authentifizierungsmethode – können nun nachträglich geändert werden. Diese Änderungen beziehen sich lediglich auf die Verwendung des Verbindungs-Managers im aktuellen Paket und haben keine Auswirkung auf die bereits vorhandene eben zur Auswahl angebotene Verbindungsdefinition. Überhaupt hat der im Paket enthaltene Verbindungs-Manager keinen Effekt auf die in der Auswahl befindlichen Verbindungen. Selbst wenn Sie den Verbindungs-Manager im Paket löschen, bleibt die Definition in der Auswahl enthalten. Diese dort angebotenen Datenverbindungen werden in der Registry hinterlegt und stehen innerhalb von Business Intelligence Development Studio weiterhin zur Verfügung.

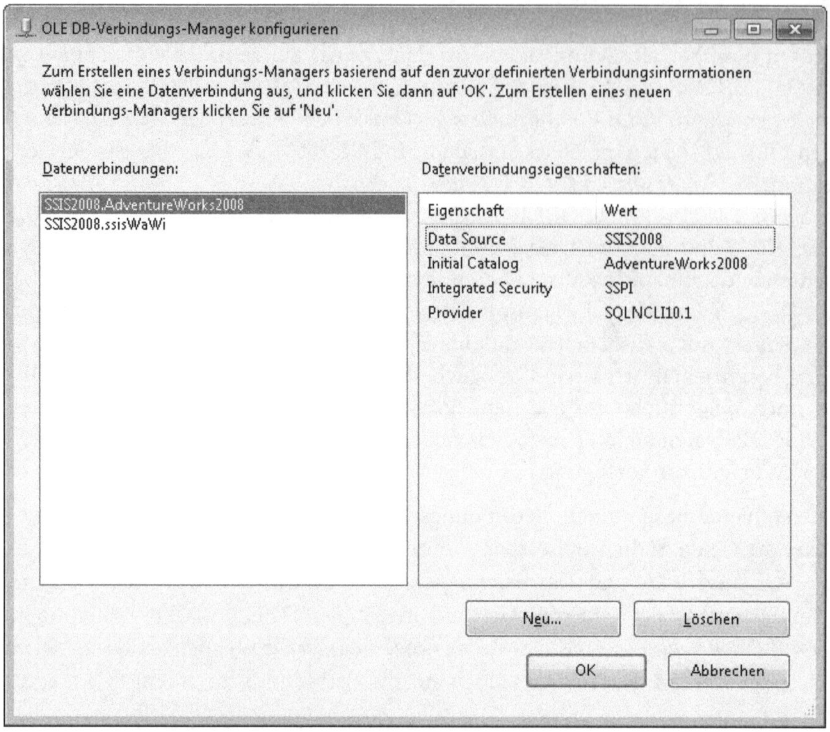

Abbildung 6.1 Auswahl einer bestehenden OLE DB-Verbindung

Änderungen im Verbindungs-Manager erfolgen im Editor *Verbindungs-Manager*, den Sie mit einem Doppelklick auf den Verbindungs-Manager oder über dessen Kontextmenü mit dem Befehl *Bearbeiten* öffnen. Hierbei handelt es sich um den eigentlichen Editor zur Verwaltung eines *OLE DB-Verbindungs-Managers*. Sie erhalten diesen auch, wenn Sie im Dialogfeld *OLE DB-Verbindungs-Manager konfigurieren* keine der angebotenen Verbindungsdefinitionen auswählen, sondern eine neue über die Schaltfläche *Neu* anlegen möchten.

Für eine neue Verbindungsdefinition legen Sie nun zunächst den OLE DB-Datenanbieter über das Listenfeld *Anbieter* fest. Abbildung 6.2 zeigt als Beispiel die Definition eines Verbindungs-Managers zu einer Access 2003-Datenbank über den OLE DB-Datenanbieter *Microsoft Jet 4.0 OLE DB Provider*. Den Pfad- und Dateinamen der Access-Datenbank geben Sie in das Eingabefeld *Name der Datenbankdatei* ein. Sofern Sie keine Zugriffsberechtigungen für die Access-Datenbank definiert haben, können Sie die Konfiguration an dieser Stelle bereits mit einem Klick auf *OK* abschließen.

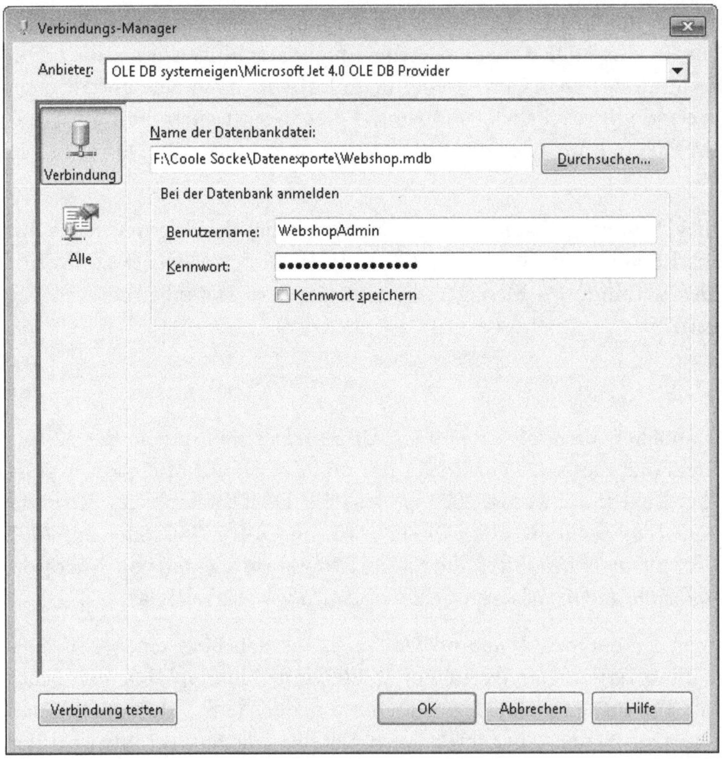

Abbildung 6.2 Der Editor *Verbindungs-Manager*

Sollte die Access-Datenbank jedoch mit entsprechenden Zugriffsberechtigungen versehen sein, müssen Sie die Konfiguration noch erweitern. Access bietet zwei verschiedene Methoden des Zugriffsschutzes: Das Datenbankkennwort und die Arbeitsgruppendatei. Beide werden auf der Seite *Alle* im Editor *Verbindungs-Manager* konfiguriert. Dort stehen die für den gewählten Datenanbieter spezifischen Eigenschaften zur Verfügung – unter anderem auch die Eigenschaft *Jet OLEDB:Database Password*, in der Sie das Datenbankkennwort eintragen. Bei der Verwendung einer Arbeitsgruppendatei geben Sie deren Pfad mitsamt dem Dateinamen in der Eigenschaft *Jet OLEDB:System database* ein. Ergänzend dazu müssen Sie nun noch den Benutzernamen und das Kennwort in die gleichnamigen Felder der Seite *Verbindung* angeben. Die dort verfügbare Eigenschaft *Kennwort speichern* hat wie eingangs beschrieben keine Auswirkungen darauf, ob das Kennwort der Benutzeranmeldung für die Paketausführung gespeichert wird. Diese dient nur dem Zweck, dass Sie bei einer Änderung des Verbindungs-Managers das Kennwort nicht erneut eingeben müssen. Mit diesen Angaben sind nun alle wichtigen Konfigurationen für eine Verbindung zu einer Access-Datenbank angesprochen.

Mit den beiden Eigenschaften *Jet OLEDB:Database Password* und *Jet OLEDB:System database* haben Sie bereits zwei Eigenschaften der Seite *Alle* kennen gelernt. Die Eigenschaften dieser Seite ermöglichen Ihnen eine speziellere Konfiguration des *OLE DB-Verbindungs-Managers*. Die dort angebotenen Eigenschaften sind abhängig vom gewählten Datenanbieter und beinhalten dessen Standardeigenschaften. Von daher sind nicht alle dort aufgeführten Eigenschaften für die Verwendung in einem Verbindungs-Manager unbedingt sinnvoll – so wie die Eigenschaft *Benannter ConnectionString*, in der eine UDL-Datei angegeben werden kann. Eine UDL-Datei – UDL steht für *Universal Data Links* – beinhaltet die Verbindungsdaten zu einer Datenquelle. Die Verwendung von UDL-Dateien ist bei DTS-Paketen eine gängige Praxis zur Gestaltung von flexiblen Datenverbindungen, gerade bei der Installation dieser Pakete auf den Zielsystemen. Theoretisch bietet diese Eigenschaft die Möglichkeit, eine UDL-Datei anzugeben; praktisch hingegen hat die UDL-Datei keinerlei Auswirkungen auf den Verbindungs-Manager – weder beim Entwurf noch bei der Paketausführung. Das Ändern von Eigenschaftswerten vor der Paketausführung – dies betrifft auch die Konfiguration eines Verbindungs-Managers – ist in Paketen nur über die Paketkonfiguration möglich. Diese wird in Kapitel 15 beschrieben.

Wie detailliert Sie Ihren neuen *OLE DB-Verbindungs-Manager* auch konfigurieren, durch einen Klick auf *OK* wird dieser gespeichert und steht anschließend auf der Registerkarte *Verbindungs-Manager* zur Verfügung. Die dabei erstellte Bezeichnung des Verbindungs-Managers besteht aus dem Datenbanknamen. Sie können diese Bezeichnung jederzeit ändern.

Hinweise

Der in diesem Beispiel verwendete Datenanbieter *Microsoft Jet 4.0 OLE DB Provider* steht nur in der 32-Bit-Variante zur Verfügung. Des Weiteren unterstützt dieser Datenanbieter nur den Zugriff auf Microsoft Access-Datenbanken bis zur Version 2003. Für den Zugriff auf Access 2007 ist der OLE DB-Datenanbieter *Microsoft Office 12.0 Access Database Engine OLE DB Provider* notwendig. Dieser wird mit Office 2007 oder mit *2007 Office System Driver Data Connectivity Components* installiert, die Sie im Download Center von Microsoft finden. Dieses ist unter *http://www.microsoft.com/downloads/search.aspx?displaylang=de* erreichbar.

Die seit SQL Server 2008 neu angebotenen Datentypen *Date* und *Datetime2* werden über einen *OLE DB-Verbindungs-Manager* nicht einwandfrei interpretiert. Der Wert einer Spalte vom Datentyp *Date* beinhaltet nach dem Extrahieren der Daten über die Datenflussquelle *OLE DB-Quelle* neben dem Datum auch noch die Uhrzeit mit dem Wert »00:00:00«, wie auch Daten einer Spalte vom Datentyp *Datetime2* nur zwei der sieben möglichen Sekunden-Nachkommastellen beinhaltet.

Die Konfiguration für eine Verbindung zu einer SQL Server-Datenbank über einen *OLE DB-Verbindungs-Manager* oder einen *ADO.NET-Verbindungs-Manager* sind bis auf die Auswahl des Datenanbieters identisch. Im Abschnitt »ADO.NET-Verbindung« wird eine solche Konfiguration beschrieben. Die dort beschriebenen Eigenschaften können Sie von daher ebenso für die Konfiguration einer solchen Datenverbindung über einen *OLE DB-Verbindungs-Manager* verwenden.

Flatfile-Verbindung

Auch in Zeiten von XML ist die Textdatei eine immer noch häufig – wenn nicht gar die am häufigsten – eingesetzte Methode für den Datenaustausch zwischen verschiedenen Systemen. Die Daten werden aus einer Datenquelle in eine Textdatei exportiert und aus dieser wieder in ein Datenziel importiert. Dabei erfolgt das Schreiben wie auch das Lesen der Daten sequenziell.

Die Textdatei speichert die Datensätze in einer flachen Struktur, wobei jeder Datensatz eine Zeile in der Textdatei darstellt. Eine abhängige Hierarchie wie bei XML-Dateien gibt es nicht. Die Spalten der einzelnen Datensätze werden innerhalb dieser Zeile entweder durch ein Trennzeichen – in vielen Fällen ein Komma – oder durch feste Breiten definiert. Wegen ihrer flachen Struktur werden Textdateien auch als *Flatfiles* bezeichnet oder aber auch – mit Bezug auf die häufige Verwendung eines Kommas als Trennzeichen – als *CSV-Dateien* (Comma Separated Values). Flatfiles können im Datenfluss als Datenflussquelle und Datenflussziel verwendet werden.

Im Gegensatz zu anderen Verbindungs-Managern definieren Sie bei einem *Flatfile-Verbindungs-Manager* mehr als nur die Verbindungszeichenfolge. Während Sie beispielsweise bei einem *OLE DB-Verbindungs-Manager* lediglich festlegen, auf welchem Server Sie welche Datenbank mit welcher Anmeldung ansprechen möchten, ist bei der Konfiguration eines *Flatfile-Verbindungs-Managers* nicht nur der Pfad und Dateiname zum Flatfile enthalten, sondern auch die Definition dessen Inhalts. Die Definition, in welcher Form und Struktur die Daten im Flatfile verfügbar sind, ist ein Teil der Beschreibung des *Flatfile-Verbindungs-Managers*. Sie legen hier nicht nur den Weg zum Ziel fest, sondern beschreiben auch gleich das Ziel selbst – oder um es anders auszudrücken: Hier ist der Weg das Ziel.

Konfiguration

Flatfiles werden mit dem *Verbindungs-Manager-Editor für Flatfiles* konfiguriert, den Sie aus dem Kontextmenü der Registerkarte *Verbindungs-Manager* mit dem Befehl *Neue Flatfile-Verbindung* starten. Dieser Editor besteht aus insgesamt vier Seiten. Auf der ersten Seite wird der Speicherort des Flatfiles und auch die Definition des Formats der darin enthaltenen Daten angegeben, während die zweite Seite die Konfiguration der Datenzeilen und die dritte Seite die Konfiguration der Spalten beinhaltet. Eine Vorschau auf die Daten des Flatfiles bietet Ihnen die vierte Seite.

Allen anderen Konfigurationen voran geben Sie dem neuen *Flatfile-Verbindungs-Manager* zunächst im Eingabefeld *Name des Verbindungs-Managers* eine Bezeichnung. Sinn und Zweck dieser Datenverbindung beschreiben Sie im Eingabefeld *Beschreibung*. Das Flatfile selbst wählen Sie entweder über die Schaltfläche *Durchsuchen* aus oder Sie tragen den Pfad- und Dateinamen direkt in das Eingabefeld *Dateiname* ein. Je nachdem, auf welchem System das Flatfile erstellt wurde, können die darin enthaltenen Daten auf einer von Ihrem System abweichenden Ländereinstellung basieren. Dies kann zu falschen Interpretationen der in dem Flatfile enthaltenen Daten führen – beispielsweise bei der Verwendung von Punkt und Komma als Nachkomma- und Tausendertrennzeichen und auch bei den unterschiedlichen Datumsformaten. Mit der Auswahlliste *Gebietsschema* passen Sie den Verbindungs-Manager an die Ländereinstellung an, die bei der Erstellung des Flatfiles verwendet wurde. Eine weitere Einstellung bezüglich des Datenformats erfolgt mit dem Listenfeld *Codepage* sowie der Eigenschaft *Unicode*. Die Daten eines Flatfiles können im ANSI- oder im Unicode-Format gespeichert sein. Sofern es sich um Daten im ANSI-Format handelt, legen Sie den dabei verwendeten Zeichencode über das Listenfeld *Codepage* fest. SSIS bietet Ihnen eine Vielzahl von Codepages an – wie UTF-8 oder IBM EBCDIC. Handelt es sich bei dem Flatfile um eine Datei im Unicode-Format, müssen Sie lediglich die Eigenschaft *Unicode* aktivieren.

Jede Zeile eines Flatfiles enthält exakt einen Datensatz. Die Struktur dieser Datenzeilen legen Sie in der Kategorie *Format* fest. Dies beginnt mit der Definition des Trennzeichens, das zur Trennung der einzelnen Spalten innerhalb der Datenzeile verwendet wird. Im Listenfeld *Format* stehen Ihnen die drei Eigenschaften *Mit Trennzeichen*, *Feste Breite* und *Rechter Flatterrand* zur Auswahl. Sofern die Spalten mit einem Komma oder einem anderen Trennzeichen separiert werden, wählen Sie *Mit Trennzeichen* im Listenfeld *Format*; werden die Spalten jedoch mit einer festen Breite beschrieben, müssen Sie den Eintrag *Feste Breite* wählen. Beide Formatierungen setzen eine gleiche Anzahl von Spalten in jeder Zeile voraus. Beinhalten die Datenzeilen jedoch unterschiedlich viele Spalten, müssen Sie die Eigenschaft *Rechter Flatterrand* wählen. Jede der drei Eigenschaften hat Auswirkungen auf die Konfigurationsmöglichkeiten der Seite *Spalten*. Dort wird die Struktur der Spalten in einer Datenzeile definiert.

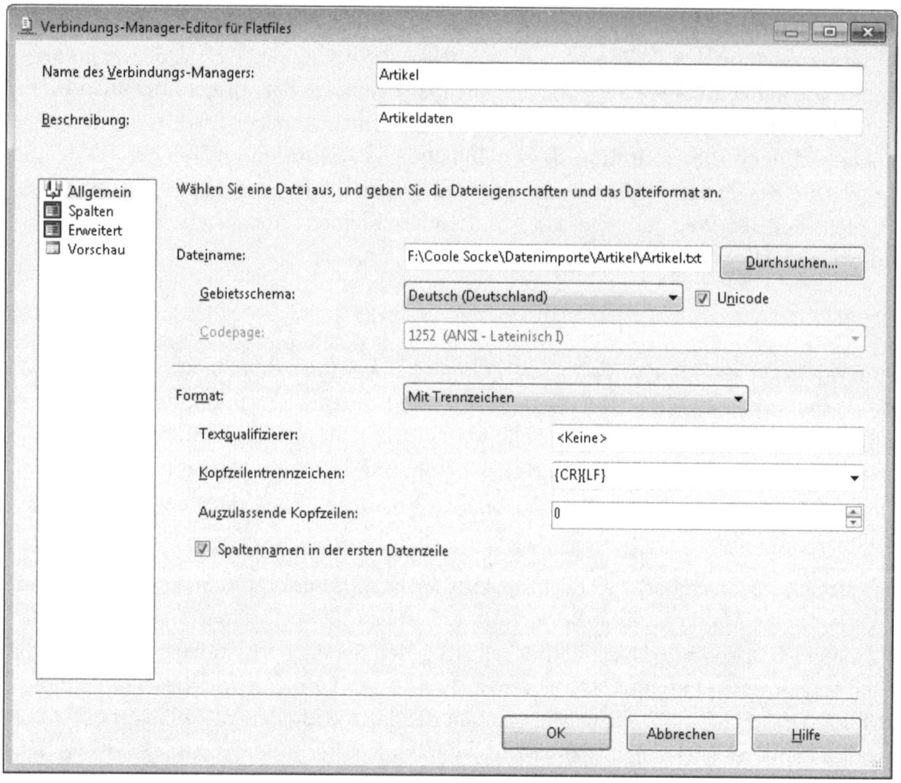

Abbildung 6.3 Der *Verbindungs-Manager-Editor für Flatfiles*

Doch bevor Sie zur Seite *Spalten* wechseln, müssen Sie noch die Konfiguration der Datenzeile abschließen. Hier gilt es als Nächstes, den Textqualifizierer festzulegen. Dies ist jedoch nur bei Flatfiles notwendig, die Trennzeichen zur Kennzeichnung der einzelnen Spalten verwenden. Insofern ist das Eingabefeld *Textqualifizierer* nur aktiviert, wenn im Listenfeld *Format* der Eintrag *Mit Trennzeichen* gewählt wurde. Je nach Definition des Flatfiles können die darin enthaltenen Zeichenfolgen mit einem vorab festgelegten Zeichen – dem Textqualifizierer – gekennzeichnet sein. Dabei handelt es sich in der Regel um ein einfaches oder doppeltes Anführungszeichen. Sofern also in dem Flatfile ein Zeichen zur Kennzeichnung von Zeichenfolgen verwendet wird, muss dieses im Eingabefeld *Textqualifizierer* angegeben werden.

Mit den restlichen drei Eigenschaften der Seite *Allgemein* bestimmen Sie, ob in der Textdatei Kopfzeilen enthalten sind und wie mit ihnen verfahren werden soll. Dies beginnt mit dem Trennzeichen, das die Kopfzeile als solche kennzeichnet. Sie können entweder im Listenfeld *Kopfzeilentrennzeichen* ein entsprechendes Trennzeichen eingeben oder aber eines der dort bereits angebotenen auswählen. Bei einigen Flatfiles ist es mit einer Kopfzeile alleine nicht getan. Gerne werden hier auch Informationen über den Ersteller, den Zeitpunkt und Ähnliches gespeichert. Die eigentlichen Daten beginnen dann nicht in der ersten oder der zweiten Zeile, sondern erst später. Zeilen mit solchen Informationen können beim Zugriff auf die Daten des Flatfiles ausgeschlossen werden. Dazu geben Sie im Listenfeld *Auszulassende Kopfzeilen* die Anzahl der Zeilen an, die diese Informationen enthalten und somit ignoriert werden sollen. Eine etwaige Zeile mit Spaltennamen – dazu gleich mehr – dürfen Sie dabei nicht mitzählen; Sie zählen also nur die reinen zusätzlichen Informationskopfzeilen. Sind beispielsweise in dem Flatfile drei Zeilen mit Informationen enthalten, tragen Sie die Ziffer 3 im Listenfeld ein – unabhängig davon, ob es noch eine zusätzliche Zeile mit Spaltennamen gibt. Ob das Flatfile eine Zeile mit Spaltennamen enthält, legen Sie mit der Eigenschaft *Spaltennamen in der ersten Datenzeile* fest. Eine solche Zeile ist normalerweise die erste in der Datei, es sei denn, es befinden sich oberhalb noch Informationskopfzeilen. Durch Aktivieren dieser Eigenschaft werden die Spalten dieser Zeile als Spaltennamen und nicht als relevante Daten interpretiert. Diese Interpretation wirkt sich auch bereits auf die Seite *Spalten* des Editors aus, denn dort zeigt dann die Kopfzeile der Datenvorschau gegebenenfalls bereits die richtigen Spaltennamen.

Auf der Seite *Spalten* konfigurieren Sie die Struktur der Spalten innerhalb der Datenzeile. Wie bereits erwähnt, sind die hier angebotenen Konfigurationsmöglichkeiten abhängig von der Auswahl des Formats. Beim Format *Mit Trennzeichen* ist die Definition eines Spalten- und eines Zeilentrennzeichens erforderlich. Diese legen Sie in den Listenfeldern *Spaltentrennzeichen* und *Zeilentrennzeichen* fest. Falls die in den Listenfeldern enthaltenen Trennzeichen nicht das in dem Flatfile verwendete Trennzeichen enthalten, können Sie dieses einfach in das jeweilige Listenfeld eingeben.

Die Konfiguration der Spaltenstruktur erfolgt bei den Formaten *Feste Breite* und *Rechter Flatterrand* anhand eines Lineals. Auch die Definition der einzelnen Spalten findet bei beiden Formaten in ähnlicher Weise statt, wobei jedoch die Definition der maximalen Länge der Datenzeile – der Zeilenbreite – eine andere ist. Die Zeilenbreite beim Format *Feste Breite* ist bei jeder Datenzeile gleich. Insofern können Sie diese Breite entweder direkt in das Listenfeld *Zeilenbreite* eingeben oder aber Sie ziehen den roten Spaltenmarkierer – die rote senkrechte Linie, die mit dem Lineal verbunden ist – an das Ende der Datenzeile. Die Definition der einzelnen Spalten erfolgt pro Spalte mit einem eigenen Spaltenmarkierer. Diesen erhalten Sie mit einem Klick an die gewünschte Stelle in der Datenvorschau – in die Daten selbst oder im Lineal ganz unten. Den ersten Spaltenmarkierer setzen Sie an das Ende der ersten Spalte, den zweiten an das Ende der zweiten Spalte und so geht es weiter bis Sie das Ende der vorletzten Spalte erreicht haben. Das Ende der letzten Spalte müssen Sie nicht mit einem eigenen Spaltenmarkierer kennzeichnen, da dies ja bereits mit dem roten Spaltenmarkierer geschehen ist.

HINWEIS Spaltenmarkierer, die Sie nicht mehr benötigen, entfernen Sie mit einem Doppelklick oder durch den Befehl *Löschen* aus dem Kontextmenü des Spaltenmarkierers.

Im Gegensatz zum Format *Feste Breite* beinhaltet das Format *Rechter Flatterrand* nicht in jeder Zeile dieselbe Anzahl an Spalten. Insofern wird die Zeile nicht durch eine angegebene Zeilenbreite definiert, sondern durch ein Zeilentrennzeichen. Dieses Zeichen tragen Sie in das Listenfeld *Zeilentrennzeichen* ein oder wählen eines der dort angebotenen Zeilentrennzeichen aus. Die Definition der einzelnen Spalten erfolgt in ähnlicher Weise wie beim Format *Feste Breite*, das heißt Sie definieren die einzelnen Spalten mit Spaltenmarkierern. Wobei Sie allerdings nur die Spalten definieren, die in allen Datenzeilen enthalten sind. Alle anderen Spalten werden in der letzten Spalte der jeweiligen Datenzeile zusammengefasst. Diese letzte Spalte erhält am Ende keinen Spaltenmarkierer, da das Ende der Datenzeile durch das Zeilentrennzeichen bereits definiert ist. Die Spalten, die nicht in jeder Datenzeile enthalten sind, werden im Verbindungs-Manager nicht definiert. Deren Interpretation erfolgt erst später beim Extrahieren der Daten. Eine Möglichkeit, die Daten der letzten Spalte wieder zu separieren, finden Sie in Kapitel 11 im Abschnitt »Flatfilequelle«.

Nachdem nun die Struktur der Spalten innerhalb der Datenzeile abgeschlossen ist, folgt der nächste Schritt der Konfiguration: die Definition der einzelnen Spalten auf der Seite *Erweitert*. Hier können Sie zu jeder Spalte der Datenzeile neben den bereits angegebenen Definitionen wie Textqualifizierer und Spaltenbreite bzw. Spaltentrennzeichen noch deren Bezeichnung und Datentyp festlegen. Können, das heißt *müssen*

müssen Sie es nicht. Jede Spalte eines Flatfiles wird standardmäßig als Zeichenfolge mit einer Länge von 50 Zeichen definiert, wie in Abbildung 6.4 zu sehen ist. Diese Standarddefinition ist für ein Flatfile, das als Datenflussziel verwendet wird, kein Problem. Die angegebene Länge ist nicht restriktiv, das heißt auch Zeichenfolgen mit mehr als 50 Zeichen werden in das Flatfile geschrieben. Beim Extrahieren der Daten eines Flatfiles über die Datenflussquelle hingegen können Zeichenfolgen mit mehr als 50 Zeichen je nach Konfiguration der Datenflussquelle zu einem Fehler führen oder aber die Zeichenfolge wird nur mit den ersten 50 Zeichen gelesen, das heißt alle weiteren Zeichen werden abgeschnitten. Insofern ist es ratsam, wenigstens die Längen der Zeichenfolgen zu prüfen und gegebenenfalls anzupassen. Sie können aber auch den kompletten Weg gehen und pro Spalte den Datentyp und die hiermit verbundene Länge in den Eigenschaften *DataType* und *OutputColumnWidth* festlegen. Dies erspart Ihnen später im Datenfluss eine explizite Datenkonvertierung.

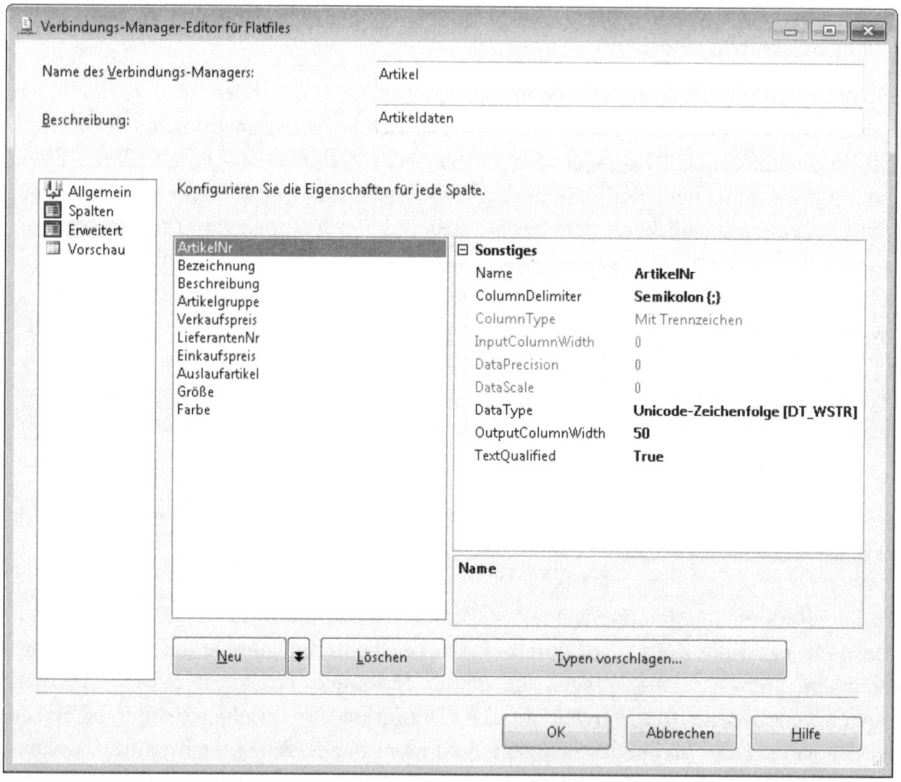

Abbildung 6.4 Die Seite *Erweitert* im *Verbindungs-Manager-Editor für Flatfiles*

Bei der Definition des Datentyps kommt es natürlich darauf an, dass Ihnen die Datentypen der einzelnen Spalten bekannt sind. Falls dies nicht der Fall ist, bietet der *Verbindungs-Manager-Editor für Flatfiles* über die Schaltfläche *Typen vorschlagen* eine Funktion an, mit der Sie die Datentypen der einzelnen Spalten ermitteln lassen können. Nach einem Klick auf die Schaltfläche erscheint das Dialogfeld *Spaltentypen vorschlagen*, über das Sie Art und Umfang dieser Ermittlung beeinflussen können.

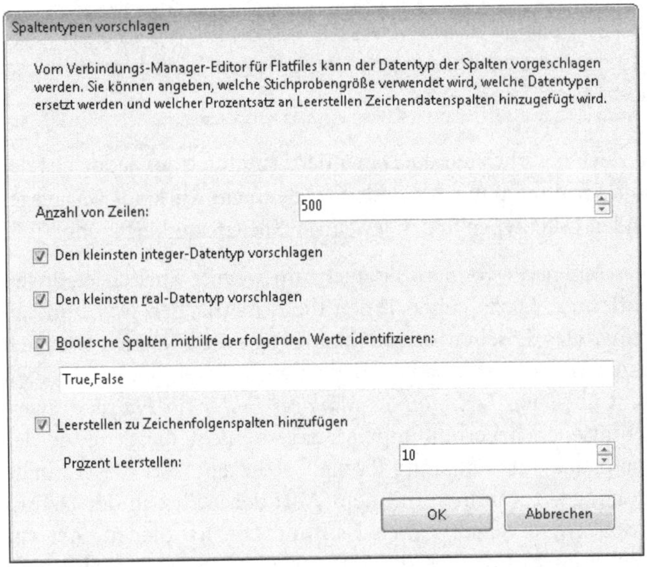

Abbildung 6.5 Die Funktion *Spaltentypen vorschlagen*

Dort definieren Sie als Erstes im Listenfeld *Anzahl von Zeilen*, wie viele Zeilen für die Ermittlung der Datentypen untersucht werden sollen. In den weiteren Eigenschaften legen Sie dann fest, welche Datentypen in welcher Art und Weise zu ermitteln sind.

Die Ermittlung von Spalten mit Ganzzahlen wird mit der Eigenschaft *Den kleinsten integer-Datentyp vorschlagen* aktiviert. Dabei liefert die Ermittlung zu jeder Spalte mit Ganzzahlen den kleinstmöglichen Integerdatentyp, der anhand des größten gefundenen Integerwerts noch zulässig ist. Für Spalten mit Gleitkommazahlen dient die Eigenschaft *Den kleinsten real-Datentyp vorschlagen*, die nach demselben Prinzip funktioniert, aber eben auf Gleitkommatypen angewendet wird.

In der dritten Eigenschaft *Boolesche Spalten mithilfe der folgenden Werte identifizieren* wird die Ermittlung von Spalten mit booleschen Werten definiert. Die Darstellung von booleschen Werten ist nicht einheitlich und kann in unterschiedlichen Schreibweisen – typischerweise »True« und »False« oder »-1« und »0« – dargestellt werden. Im Eingabefeld tragen Sie die Werte ein, die in dem Flatfile zur Darstellung der booleschen Werte verwendet werden. Dabei muss der Wert für *True* an erster Stelle stehen, gefolgt von einem Komma und dem Wert für *False*.

Eine Ermittlung von Spalten mit Zeichenfolgen erfolgt bei der Analyse grundsätzlich. Dabei wird die Länge der längsten Zeichenfolge einer Spalte als Länge für die Spalte übernommen. Diese Länge kann mit einer Reserve erweitert werden, die sich aus der Länge der Zeichenfolge und dem im Listenfeld *Prozent Leerstellen* angegebenen Prozentsatz ergibt. Das automatische Erweitern und Auffüllen muss vorab über die Eigenschaft *Leerstellen zu Zeichenfolgenspalten hinzufügen* aktiviert werden.

In Abbildung 6.5 sehen Sie die Konfiguration einer Spaltenanalyse, in der die Ganzzahlen, Gleitkommazahlen und booleschen Werte in den ersten 500 Zeilen ermittelt werden sollen. Die bei der Analyse ermittelnde Länge für Zeichenfolgenspalten, die sich an der längsten Zeichenfolge der jeweiligen Spalte orientiert, wird um zehn Prozent erhöht.

ACHTUNG Es wird nur die angegebene Anzahl von Zeilen für die Analyse verwendet. Befindet sich jenseits dieser Zeilen beispielsweise ein noch größerer Integerwert, beeinflusst dieser das ermittelte Ergebnis nicht. Vielmehr sorgt dieser Wert beim späteren Extrahieren der Daten aus dieser Spalte für einen Fehler.

Art und Umfang einer solchen Ermittlung wirken sich natürlich auf die Dauer der Ermittlung aus. Jedoch ist der Faktor Zeit an dieser Stelle eher unwichtig, da die Ermittlung nur bei Bedarf nach einem Klick auf *OK* ausgeführt wird. Nach der Analyse stehen die ermittelnden Datentypen in den jeweiligen Spalten zur Verfügung.

Die Spaltendefinition Ihres *Flatfile-Verbindungs-Managers* können Sie auch um weitere Spalten ergänzen bzw. bestehende Spalten aus der Definition entfernen. Dazu stehen Ihnen die Schaltflächen *Neu* und *Löschen* im Fuß der Seite *Erweitert* zur Verfügung. Das Löschen oder Hinzufügen von Spalten wirkt sich natürlich nicht auf den Inhalt eines bereits bestehenden Flatfiles aus. Die dort enthaltenen Spalten bleiben darin logischerweise bestehen bzw. können nicht über den *Verbindungs-Manager-Editor für Flatfiles* erweitert werden. Verändert wird lediglich die Definition des Verbindungs-Managers, nicht die Struktur des Flatfiles. Sofern Sie beispielsweise die letzte Spalte aus der Auflistung löschen, steht der Wert dieser Spalte trotzdem zum Extrahieren der Daten zur Verfügung – zusammen mit dem Wert der letzten in der Definition des Verbindungs-Managers befindlichen Spalte. Die Schaltflächen *Neu* und *Löschen* dienen eher zur Erstellung einer Spaltenstruktur für *Flatfile-Verbindungs-Manager*, die Sie in Datenflusszielen – also zum Schreiben von Daten in das Flatfile – verwenden möchten. Diese werden zwar automatisch anhand der Spalten des Datenflusses angelegt, aber über die beiden Schaltflächen sind Sie in der Lage, die Definition der Spalten manuell zu ändern bzw. zu erweitern. Dabei legen Sie neue Spalten mit der Schaltfläche *Neu* an. Durch die mit dieser Schaltfläche verbundenen Eigenschaften *Spalte hinzufügen*, *Einfügen vor* und *Einfügen nach*, die nach einem Klick auf das doppelte Dreiecksymbol erscheinen, das Sie rechts von der Schaltfläche finden, können Sie die neue Spalte gezielt in der Auflistung platzieren. Bestehende Spalten löschen Sie – wie sollte es auch anders sein – mit der Schaltfläche *Löschen*.

Das Ergebnis Ihrer Konfiguration lässt sich auf der Seite *Vorschau* überprüfen. Dort sehen Sie die ersten 100 Datenzeilen des Flatfiles in einer Vorschau. Falls Sie mit der Darstellung und somit auch mit der Konfiguration zufrieden sind, speichern Sie den *Flatfile-Verbindungs-Manager* mit einem Klick auf *OK*.

Hinweise

Mit dem *Flatfile-Verbindungs-Manager* kann immer nur die Verbindung zu einem Flatfile hergestellt werden. Eine Verbindung zu mehreren Flatfiles mit identischer Struktur ist mit dem Verbindungs-Manager *MULTIFLATFILE* möglich. Mehr dazu erfahren Sie im Abschnitt »MULTIFLATFILE«.

ADO.NET-Verbindung

Verbindungen zu Datenquellen können in SSIS auch über die .NET-Datenanbieter erstellt werden. Die .NET-Datenanbieter *SqlClient Data Provider* und *OracleClient Data Provider* bieten den direkten Zugriff auf SQL Server und Oracle an, während mit dem Datenanbieter *Odbc Data Provider* der Zugriff über ODBC und mittels der *.NET-Anbieter für OleDb* der Zugriff über OLE DB möglich ist. Diese .NET-Datenanbieter sind die Grundlage für den *ADO.NET-Verbindungs-Manager*.

ADO.NET-Verbindungs-Manager können in mehreren Ablaufsteuerungselementen, etwa *Datenprofilerstellungs-Task* und *Task 'SQL ausführen'*, sowie in den Datenflusskomponenten *ADO NET-Quelle* und *ADO NET Destination* verwendet werden.

Konfiguration

Die Konfiguration eines *ADO.NET-Verbindungs-Managers* funktioniert zum großen Teil wie die eines *OLE DB-Verbindungs-Managers*. Auch hier können neue *ADO.NET-Verbindungs-Manager* anhand bereits bestehender ADO.NET-Verbindungen erstellt werden. Von daher erhalten Sie auch bei der Neuanlage eines *ADO.NET-Verbindungs-Managers* – nach einem Klick auf den Kontextmenübefehl *Neue ADO.NET-Verbindung* der Registerkarte *Verbindungs-Manager* – zunächst ein Dialogfeld, in dem bereits bestehende ADO.NET-Verbindungen zur Auswahl aufgelistet sind. Dieses Dialogfeld heißt in diesem Fall *ADO.NET-Verbindungs-Manager konfigurieren* und bietet dieselben Möglichkeiten wie bei der Auswahl einer OLE DB-Verbindung: Im Listenfeld *Datenverbindungen* wählen Sie eine bereits definierte Datenverbindung, wodurch diese in das aktuelle Paket übernommen wird. Auch hier stellt die gewählte Datenverbindung nur die Basis für den Verbindungs-Manager dar, der an die gegebenen Umstände des Pakets angepasst werden kann. Solche Änderungen sind im Editor *Verbindungs-Manager* möglich, den Sie mit einem Doppelklick auf den Verbindungs-Manager starten. Dieser Editor wird auch geöffnet, wenn Sie im Dialogfeld *ADO.NET-Verbindungs-Manager konfigurieren* auf die Schaltfläche *Neu* klicken. Auch der Editor *Verbindungs-Manager* für einen *ADO.NET-Verbindungs-Manager* entspricht weitgehend dem eines *OLE DB-Verbindungs-Managers* – nur mit dem Unterschied, dass das Listenfeld *Anbieter* nun die .NET-Datenanbieter enthält.

Im Folgenden wird die Konfiguration eines *ADO.NET-Verbindungs-Managers* beschrieben, in dem per .NET-Datenanbieter eine Verbindung zu einer SQL Server-Datenbank definiert wird. In Abbildung 6.6 sehen Sie ein Beispiel eines solchen Verbindungs-Managers. Der bereits vorgewählte .NET-Datenanbieter *SqlClient Data Provider* im Listenfeld *Anbieter* kann für diese Konfiguration beibehalten werden. Insofern beginnt die Konfiguration mit der Auswahl des SQL Server im Listenfeld *Servername*. Alternativ zur Auswahl können Sie den Namen des SQL Server auch direkt im Listenfeld eingeben.

In der Kategorie *Beim Server anmelden* legen Sie anschließend fest, welche Authentifizierungsmethode bei der Verbindung verwendet werden soll. Sie haben die Wahl zwischen der Windows-Authentifizierung und einer SQL Server-Authentifizierung. Falls Sie eine SQL Server-Authentifizierung verwenden, tragen Sie den Benutzernamen der SQL Server-Anmeldung und das dazugehörige Kennwort in die Eingabefelder *Benutzername* und *Kennwort* ein. Die Eigenschaft *Kennwort speichern* hat keine Auswirkungen darauf, ob das Kennwort der Benutzeranmeldung bei der Paketausführung verfügbar ist. Diese hat – wie eingangs erwähnt – nur den Zweck, dass Sie bei einer Änderung des Verbindungs-Managers das Kennwort nicht erneut eingeben müssen.

Nachdem die Authentifizierungsmethode festgelegt ist, werden die über die Authentifizierung erreichbaren Datenbanken des gewählten SQL Server im Listenfeld *Wählen Sie einen Datenbanknamen aus, oder geben Sie ihn ein* aufgelistet. Dort wählen Sie nun die Datenbank oder aber geben den Datenbanknamen direkt in das Listenfeld ein. Falls die benötigte Datenbank noch nicht von dem angegebenen SQL Server verwaltet wird, die dafür notwendigen Datenbank- und Transaktionsprotokolldateien aber bereits verfügbar sind, können Sie die Datenbank vorab über die Eigenschaft *Datenbankdatei anhängen* dem SQL Server zuordnen – oder, um es fachlich korrekt auszudrücken: anhängen. Dazu aktivieren Sie diese Eigenschaft und tragen den Speicherort der Datenbankdatei in dem darunter befindlichen Eingabefeld ein oder wählen diesen über die Schaltfläche *Durchsuchen* aus. Jede Datenbank wird in SQL Server unter einem logischen Namen verwaltet. Diesen geben Sie im Eingabefeld *Logischer Name* ein. Bei der ersten Verbindung über diesen Verbindungs-Manager wird die Datenbank dem SQL Server angehängt – vorausgesetzt die im Verbindungs-Manager hinterlegte Anmeldung besitzt die entsprechenden Berechtigungen für einen solch administrativen Vorgang. Mit einem Klick auf *OK* wird der neue Verbindungs-Manager mit einer Bezeichnung bestehend aus dem SQL Server- und Datenbanknamen erstellt.

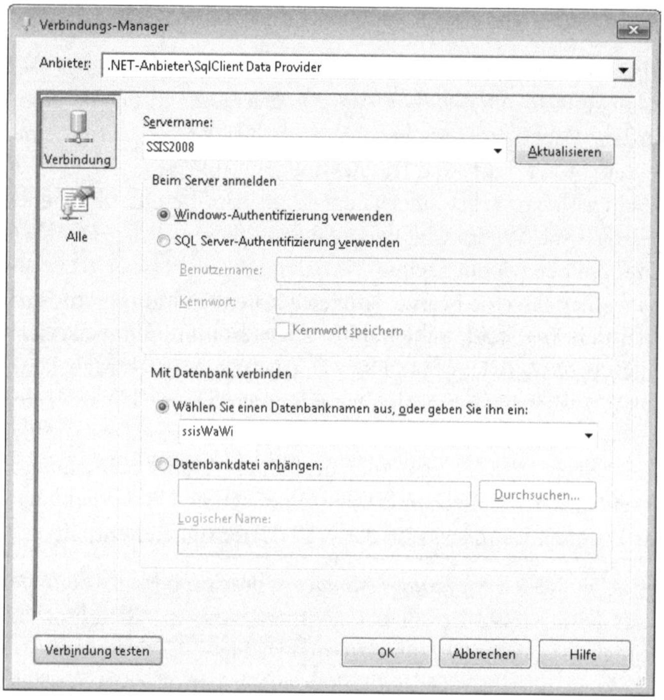

Abbildung 6.6 Ein *ADO.NET-Verbindungs-Manager*

Hinweise

SQL Server 2008 bietet die Datentypen *Date*, *Time*, *Datetime2* und *Datetimeoffset*. Diese Datentypen sind über einen *ADO.NET-Verbindungs-Manager* nur verfügbar, wenn die Eigenschaft *Type System Version* der Seite *Alle* den Eintrag *Latest* enthält. Aber auch mit dieser Konfiguration gestaltet sich die Verwendung dieser neuen Datentypen nicht reibungslos. So enthält eine Spalte mit dem Datentyp *Date* nach dem Extrahieren der Daten über die Datenflussquelle *ADO NET-Quelle* nicht nur wie erwartet das Datum, sondern auch die Uhrzeit »00:00:00«. Die Uhrzeit in dieser Genauigkeit ist auch in Daten von Spalten der Datentypen *Datetime2* und *Datetimeoffset* enthalten. Die dort mögliche Genauigkeit mit bis zu sieben Stellen steht nicht zur Verfügung.

Die Konfiguration eines *ADO.NET-Verbindungs-Managers* für die Verbindung zu einer SQL Server-Datenbank ist bis auf die Auswahl des Datenanbieters identisch mit der Konfiguration eines *OLE DB-Verbindungs-Managers*. Die hier beschriebenen Eigenschaften gelten insofern auch für die Konfiguration eines *OLE DB-Verbindungs-Managers*.

Analysis Services-Verbindung

SSIS bietet verschiedene Ablaufsteuerungselemente und Datenflusskomponenten, mit denen Aufgaben im Bereich Analysis Services und Data Mining realisiert werden können. Konkret handelt es sich dabei um die Ablaufsteuerungselemente *Analysis Services-Task 'DDL ausführen'*, *Analysis Services-Verarbeitungstask* und *Data Mining-Abfragetask* sowie die Datenflussziele *Data Mining-Modelltraining*, *Dimensionsverarbeitung* und *Partitionsverarbeitung* und die Datenflusstransformation *Data Mining-Abfrage*. Die dazu notwendigen Verbindungen werden mit den *Analysis Services-Verbindungs-Managern* erstellt.

Konfiguration

Die Konfiguration eines Analysis Services-Verbindungs-Managers findet im Editor *Analysis Services-Verbindungs-Manager hinzufügen* statt. Über den Kontextmenübefehl *Neue Analysis Services-Verbindung* der Registerkarte *Verbindungs-Manager* starten Sie den Editor, der Ihnen zwei verschiedene Verbindungsmöglichkeiten anbietet: die Verbindung zu einer aktiven Analysis Services-Instanz oder zu einem Analysis Services-Projekt. Während mit der ersten Variante eine Verbindung zu einer Analysis Services-Datenbank hergestellt wird, verweist die zweite Variante auf ein Analysis Services-Projekt, das in derselben Projektmappe wie das aktuelle Paket enthalten ist.

Um einen Verbindungs-Manager zu einem Analysis Services-Projekt zu erstellen, müssen Sie lediglich die zweite Eigenschaft aktivieren und das Projekt im Listenfeld auswählen. Eine solche Konfiguration sehen Sie in Abbildung 6.7. Für die erste Variante hingegen muss die Verbindung zur Analysis Services-Datenbank konfiguriert werden. Dazu klicken Sie auf die Schaltfläche *Bearbeiten*. Sie erhalten auch hier – wie bei der Konfiguration eines *OLE DB-Verbindungs-Managers* – den Editor *Verbindungs-Manager*. Kein Wunder, erfolgt doch die Verbindung zu einer Analysis Services-Datenbank über eine OLE DB-Verbindung. Diese ist auch bereits als Datenanbieter im Listenfeld *Anbieter* ausgewählt und kann nicht geändert werden.

HINWEIS Der *Analysis Services-Verbindungs-Manager* verwendet den OLE DB-Datenanbieter *Microsoft OLE DB for Analysis Services 10.0*, über den eine Verbindung zu Analysis Services von SQL Server 2008 hergestellt wird. Sofern Sie eine Verbindung zu Analysis Services 2005 oder gar zu OLAP-Services von SQL Server 2000 herstellen möchten, müssen Sie anstelle des *Analysis Services-Verbindungs-Managers* den *OLE DB-Verbindungs-Manager* mit dem entsprechenden Datenanbieter verwenden.

An dieser Stelle können Sie nun eine Verbindung zu einer Analysis Services-Instanz konfigurieren oder aber zu einem lokalen Cube. Letzteres ist nichts anderes als eine Datei. Insofern geben Sie den Pfad zu dieser Datei in das Eingabefeld *Speicherort* und den Namen der Datei in das Eingabefeld *Server- oder Dateiname* ein. Sie können dies auch abkürzen, indem Sie den Pfad mitsamt Dateinamen direkt in das Eingabefeld *Server- oder Dateiname* eintragen. Mehr ist für eine solche Verbindung nicht zu konfigurieren. Die Zugriffssicherheit auf einen lokalen Cube wird durch die Berechtigungen des Verzeichnisses geregelt, in dem die Cube-Datei gespeichert ist. Mehr zu lokalen Cubes entnehmen Sie bitte der SQL Server-Online-Dokumentation unter dem Stichwort »Lokale Cubes und Miningmodelle«.

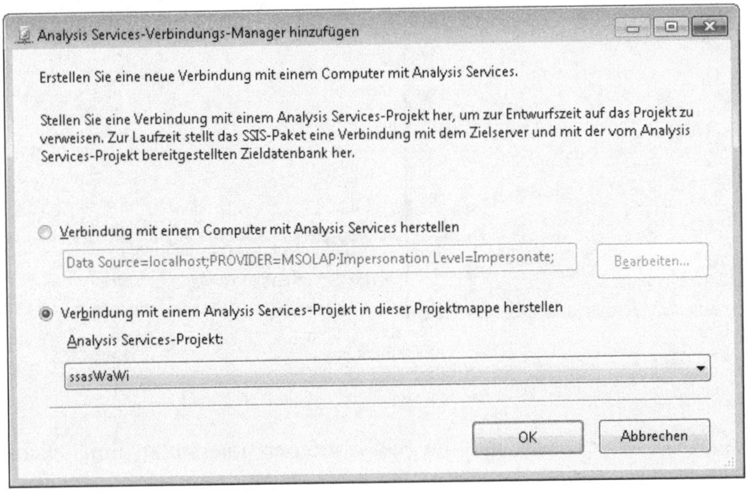

Abbildung 6.7 Das Dialogfeld *Analysis Services-Verbindungs-Manager hinzufügen*

Für eine Verbindung zu einer Analysis Services-Instanz sind zwar auch nicht viele Konfigurationen vorzunehmen, aber ein paar mehr als bei einer Cube-Datei sind es dann doch – wie in Abbildung 6.8 zu sehen ist. Dazu geben Sie zunächst im Eingabefeld *Server- oder Dateiname* den Servernamen der Analysis Services-Instanz ein. Die Authentifizierungsmethode zu der angegebenen Analysis Services-Instanz definieren Sie in der Kategorie *Beim Server anmelden*. Auch hier haben Sie die Wahl zwischen der Windows- und der SQL Server-Authentifizierung. Die Eigenschaft *Speichern des Kennworts zulassen* hat für die Paketausführung ebenso wenig Auswirkung wie die eingangs beschriebene Eigenschaft *Kennwort speichern*. Eine Erklärung der Eigenschaft *Leeres Kennwort* ist an dieser Stelle eigentlich aus zweierlei Sicht unnötig: Zum einen ist es selbsterklärend und zum anderen sollte es aus Gründen des Datenschutzes keine leeren Kennwörter geben. Der letzte Punkt dieser Konfiguration ist die Auswahl der Analysis Services-Datenbank, zu der die Verbindung hergestellt werden soll. Diese wählen Sie im Listenfeld *Ursprünglicher Katalog* aus.

Natürlich bietet Ihnen der Editor auch für diesen Verbindungs-Manager wieder die für den gewählten Datenanbieter speziellen Eigenschaften auf der Seite *Alle* an. Dort können Sie die Konfiguration weiter spezifizieren. Die Konfiguration dieses Verbindungs-Managers beenden und speichern Sie mit einem Klick auf *OK*.

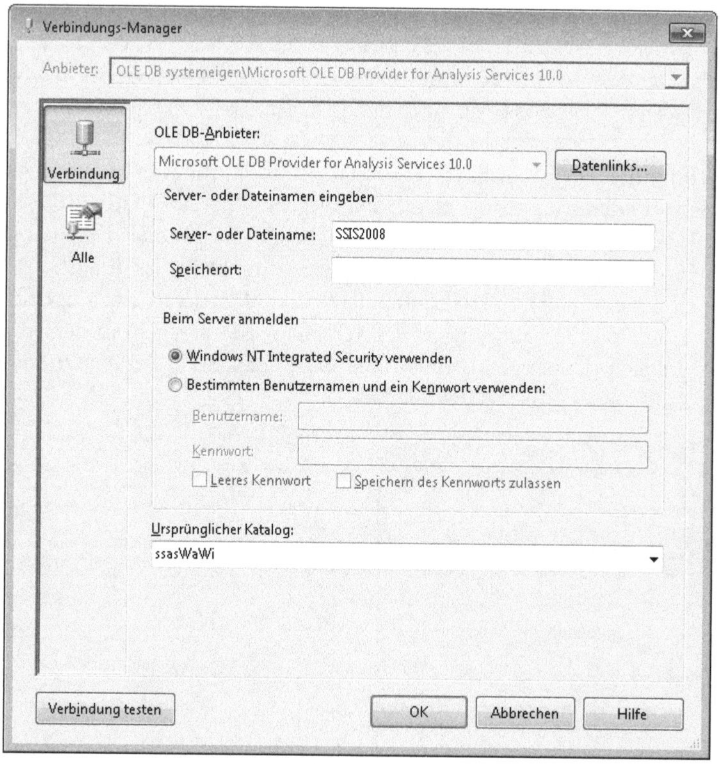

Abbildung 6.8 Die Definition eines Verbindungs-Managers für Analysis Services

Hinweise

Die Verbindung zu einem Analysis Services-Projekt wird nur im SSIS-Designer unterstützt. Eine solche Verbindung ist für den produktiven Einsatz eines Pakets natürlich nicht möglich. Für eine Paketausführung im Debug-Modus muss das im Verbindungs-Manager angegebene Analysis Services-Projekt existieren.

Dateiverbindung

Im Gegensatz zu den bisher beschriebenen Verbindungs-Managern wird mit dem *Dateiverbindungs-Manager* keine Verbindung zu einer Datenquelle mit dem Zweck des Extrahierens oder des Ladens von Daten erstellt. Diese Verbindungs-Manager sind vielmehr Konnektoren, über die mit Dateien und Verzeichnissen gearbeitet werden kann. Es können Verzeichnisse und Dateien erstellt, gelöscht, kopiert, verschoben und umbenannt werden – und auch die Attribute von Dateien lassen sich verwalten.

Dateiverbindungs-Manager werden in den Ablaufsteuerungselementen *Task 'Dateisystem'*, *Task 'Paket ausführen'* und *XML-Task* verwendet. In einigen Ablaufsteuerungselementen ist es möglich, den Eigenschaften Werte über eine Datei zuzuweisen. Bei einigen ist es auch möglich, das Ergebnis in einer Datei zu speichern. Beide Methoden verwenden dazu einen *Dateiverbindungs-Manager*. Ebenso werden *Dateiverbindungs-Manager* in der Paketprotokollierung zum Speichern der Protokolleinträge in Trace-Dateien, Textdateien und XML-Dateien benötigt. Im Datenfluss hingegen sind *Dateiverbindungs-Manager* nicht relevant.

Konfiguration

Zur Konfiguration eines *Dateiverbindungs-Managers* steht der *Dateiverbindungs-Manager-Editor* zur Verfügung. Die Möglichkeiten dieses Editors sind recht übersichtlich und in erster Linie abhängig von der Art der Verwendung des *Dateiverbindungs-Managers*. Die Verwendungsart ist auch die erste Konfiguration, die Sie vornehmen müssen. Diese wählen Sie im Listenfeld *Verwendungstyp*. Es stehen Ihnen die Verwendungstypen *Datei erstellen*, *Vorhandene Datei*, *Ordner erstellen* und *Vorhandener Ordner* zur Verfügung. Je nach gewähltem Verwendungstyp wählen Sie anschließend das Verzeichnis – oder um bei der hier verwendeten Nomenklatur zur bleiben: den Ordner – oder die Datei über die Schaltfläche *Durchsuchen* aus. Alternativ können Sie den Ordner oder die Datei auch direkt mitsamt dem Pfad in das Eingabefeld *Datei* eintragen.

Bei der Paketausführung wird bei den Verwendungstypen *Vorhandene Datei* oder *Vorhandener Ordner* zur angegebenen Datei oder zum angegebenen Ordner eine Verbindung erstellt bzw. bei den Verwendungstypen *Datei erstellen* oder *Ordner erstellen* die angegebene Datei oder der angegebene Ordner angelegt. Abbildung 6.9 zeigt die Konfiguration eines *Dateiverbindungs-Managers*, der eine Verbindung zu der bereits bestehenden Datei *F:\Coole Socke\Datenimporte\Artikel\Artikel.txt* herstellt.

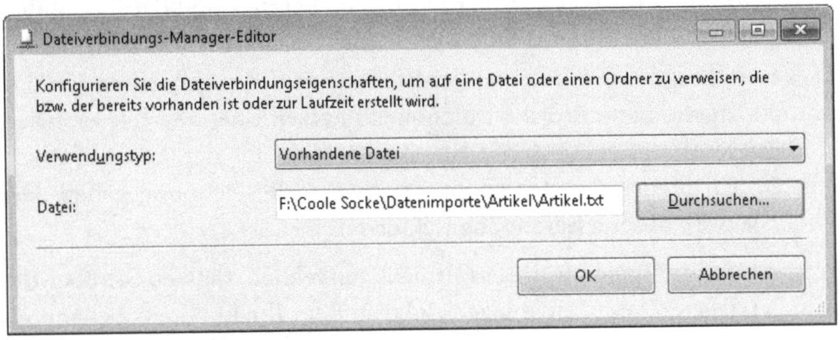

Abbildung 6.9 Der *Dateiverbindungs-Manager-Editor*

Hinweise

Mit dem *Dateiverbindungs-Manager* kann immer nur eine Verbindung zu einer Datei hergestellt werden. Für eine Verbindung zu mehreren Dateien steht der *MULTIFILE-Verbindungs-Manager* zur Verfügung, der in Abschnitt »MULTIFILE« beschrieben wird.

Verbindung aus Datenquelle

Mit dem Eintrag *Neue Verbindung aus Datenquelle* des Kontextmenüs der Registerkarte *Verbindungs-Manager* wird im Grunde genommen keine Verbindung über einen Datenanbieter definiert, sondern vielmehr ein anderes Konzept zur Erstellung von Datenverbindungen verfolgt. Durch die Verwendung einer *Datenquelle* wird die Datenverbindung nicht mehr im Verbindungs-Manager konfiguriert, sondern in einer Datei – der *Datenquelle*. Diese Datei ist zwar Bestandteil eines SSIS-Projekts, sie ist aber nur als Entwicklungsunterstützung zu verstehen. Bei der Paketausführung im produktiven Einsatz spielt sie keine Rolle.

Der Begriff *Datenquelle* ist spätestens bei dieser Art der Verbindungsherstellung überstrapaziert. Um Verwechslungen mit dem Begriff *Datenquelle* im Hinblick auf eine SQL Server-Datenbank oder eine Flatfile zu vermeiden, wird die hier zu verstehende Datenquelle nun nachfolgend *Projekt-Datenquelle* genannt.

Der Vorteil einer Verbindung mittels einer Projekt-Datenquelle liegt in ihrer Wiederverwendbarkeit innerhalb eines Projekts. Sie definieren in der Projekt-Datenquelle die Datenverbindung an einer zentralen Stelle im SSIS-Projekt und können diese in den Verbindungs-Managern aller im Projekt enthaltenen Pakete verwenden. Ändert sich die Konfiguration der Projekt-Datenquelle, verwenden direkt alle Verbindungs-Manager in allen Paketen, die auf diese Projekt-Datenquelle verweisen, die neue Konfiguration. Für die Entwicklung mehrerer Pakete in einem Projekt, welche zum großen Teil dieselben Datenverbindungen verwenden, ist dies eine immense Erleichterung.

Bei der ersten Paketausführung wird die Projekt-Datenquelle nur insofern beachtet, dass die Verbindungs-Manager, die die Projekt-Datenquelle verwenden, die darin enthaltenen Konfigurationen übernehmen und eine Verbindung zum eigentlichen Datenziel herstellen. Wohlgemerkt erstellen die Verbindungs-Manager die Verbindung direkt und nicht über die Projekt-Datenquelle. Der Verbindungs-Manager enthält die Definition der Datenverbindung selbst dann noch, wenn die Projekt-Datenquelle gelöscht wurde.

Konfiguration

Projekt-Datenquellen werden im Projektmappen-Explorer im Knoten *Datenquellen* erstellt und verwaltet. Ein Klick auf den Menübefehl *Neue Datenquelle* im Kontextmenü des Knotens startet den *Datenquellen-Assistenten*. Im ersten Schritt des Assistenten werden Sie in aller Freundlichkeit begrüßt und darüber aufgeklärt, was in den nächsten Schritten so auf Sie zukommt. Der zweite Schritt bietet die Auswahl bereits definierter OLE DB- bzw. ADO.NET-Verbindungen an. Sie können entweder eine der angebotenen Verbindungen wählen und deren Konfiguration für die neue Projekt-Datenquelle nutzen oder aber Sie erstellen mit der Schaltfläche *Neu* eine neue Datenverbindung. Wenn Sie eine Verbindung aus der Auswahl übernehmen, müssen Sie dieser im nächsten Schritt des Assistenten nur noch eine Bezeichnung geben. Die Erstellung einer neuen Projekt-Datenquelle wäre hiermit bereits abgeschlossen.

Können Sie jedoch keine der angebotenen Verbindungen in Ihrem Projekt verwenden, müssen Sie über die Schaltfläche *Neu* eine neue Verbindung erstellen. Diese Neuanlage erfolgt in dem Ihnen bereits bekannten Editor *Verbindungs-Manager*. Hier stehen Ihnen sowohl die OLE DB-Datenanbieter als auch die .NET-Datenanbieter zur Verfügung. Letztere weisen mit den Datenanbietern *Microsoft SQL Server Compact Data Provider* und *Microsoft SQL Server Compact Edition Client Data Provider* sogar zwei weitere Datenanbieter auf, die im *ADO.NET-Verbindungs-Manager* nicht vertreten sind. Nachdem Sie die neue Verbindung im

Editor *Verbindungs-Manager* angelegt und diesen mit *OK* beendet haben, müssen Sie der neuen Projekt-Datenquelle lediglich noch eine Bezeichnung geben und den Assistenten mit einem Klick auf die Schaltfläche *Fertig stellen* abschließen. Die neu erstellte Projekt-Datenquelle ist nun im Knoten *Datenquellen* des Projektmappen-Explorers zu sehen.

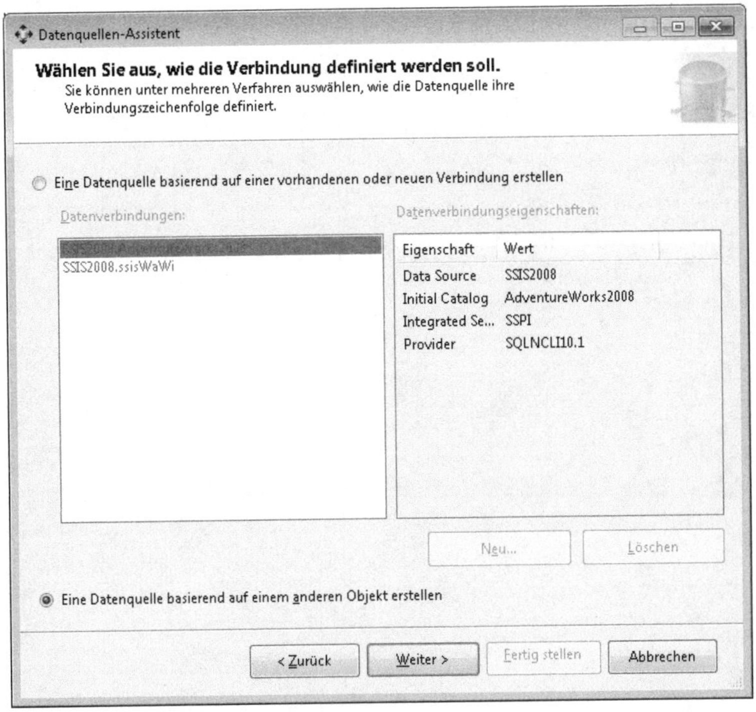

Abbildung 6.10 Der *Datenquellen-Assistent*

Neben den beiden beschriebenen Methoden der Neuanlage einer Projekt-Datenquelle bietet der Assistent noch eine dritte Variante. In Schritt 2 des Assistenten gibt es – wie in Abbildung 6.10 zu sehen – die Eigenschaft *Eine Datenquelle basierend auf einem anderen Objekt erstellen*. Sofern Sie diese Eigenschaft aktivieren und anschließend auf *Weiter* klicken, bietet der Assistent Ihnen einen zusätzlichen Schritt an. Dort können Sie nun mit der neuen Projekt-Datenquelle auf eine bereits im Projekt enthaltene Projekt-Datenquelle verweisen oder aber Sie erstellen eine Projekt-Datenquelle zu einem Analysis Services-Projekt. Wie auch beim *Analysis Services-Verbindungs-Manager* muss dieses Projekt in derselben Projektmappe enthalten sein wie das Projekt, in dem Sie die Projekt-Datenquelle anlegen möchten. Durch einen Klick auf die Schaltfläche *Weiter* ist auch diese Art der Neuanlage schon fast beendet, denn Sie werden im nächsten Schritt nur noch aufgefordert, der neuen Projekt-Datenquelle eine Bezeichnung zu geben und den Assistenten mit der Schaltfläche *Fertig stellen* abzuschließen.

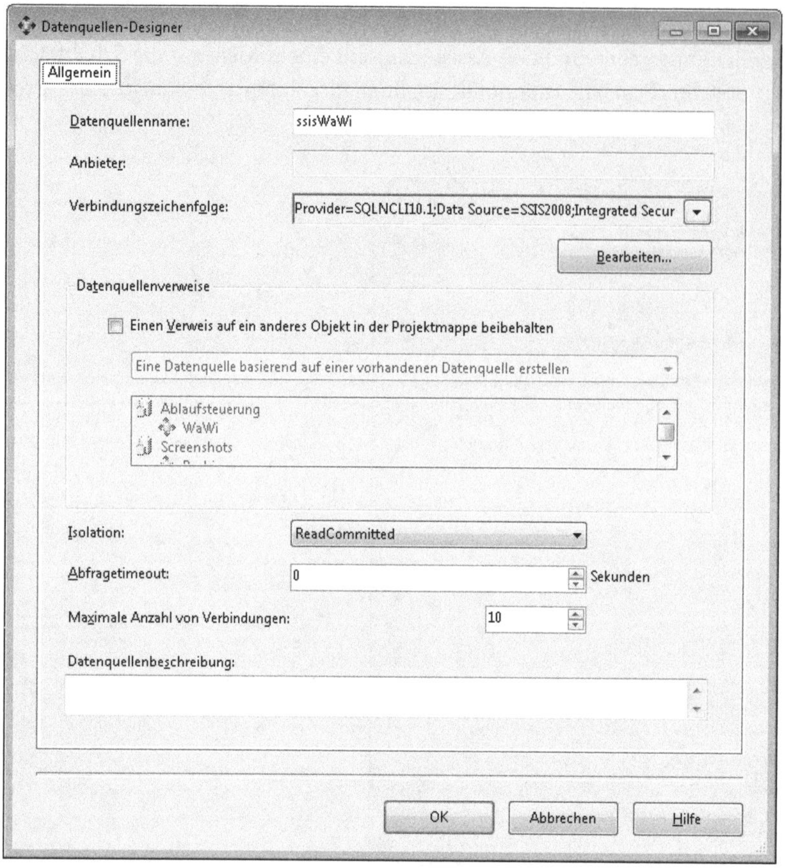

Abbildung 6.11 Der *Datenquellen-Designer*

Auf welche Art auch immer Sie die neue Projekt-Datenquelle angelegt haben, Sie können die Konfiguration nur nachträglich über den *Datenquellen-Designer* spezifizieren. Mit diesem kann die Projekt-Datenquelle auch später jederzeit geändert werden. Sie erhalten den Designer mit einem Doppelklick auf die entsprechende Projekt-Datenquelle. Im Datenquellen-Designer erfolgt die eigentliche Konfiguration der Verbindung zur Datenquelle über die Schaltfläche *Bearbeiten*, die Ihnen auch an dieser Stelle den Editor *Verbindungs-Manager* öffnet. Falls Sie von einer direkten Konfiguration abweichen möchten und anstelle dessen die Konfiguration einer anderen Projekt-Datenquelle oder gar eines Analysis Services-Projekts verwenden wollen, legen Sie diesen Verweis in der Kategorie *Datenquellenverweise* fest. Dazu aktivieren Sie die Eigenschaft *Einen Verweis auf ein anderes Objekt in der Projektmappe beibehalten* und wählen den Verweis in den darunterliegenden Eigenschaften aus. Die restlichen Eigenschaften dieses Editors dienen dem Feintuning der Projekt-Datenquelle. Dazu gehört die Isolationsstufe des Transaktionslevels, die Sie im Listenfeld *Isolation* festlegen. Sie haben an dieser Stelle die Wahl zwischen *ReadCommitted* für den Zugriff auf die aktuellsten Daten und *Snapshot* für den Zugriff auf ein Abbild der Daten. Neben der Isolationsstufe können Sie noch im Listenfeld *Abfragetimeout* festlegen, wie viele Sekunden für den Verbindungsaufbau verwendet werden dürfen, ehe dieser fehlerhaft beendet wird. Standardmäßig gilt auch hier der Eintrag 0 als endlos, das heißt ein nicht stattfindender Verbindungsaufbau wird nicht fehlerhaft beendet. Die Projekt-Datenquelle kann in mehreren Verbindungs-Managern verwendet werden, die wiederum von mehreren

Ablaufsteuerungselementen und Datenflusskomponenten genutzt werden kann. Dabei erstellt jede dieser Komponenten eine eigene Verbindung. Die Anzahl dieser gleichzeitigen Verbindungen können Sie im Listenfeld *Maximale Anzahl von Verbindungen* begrenzen. Abschließend bietet Ihnen der Editor noch im Eingabefeld *Datenquellenbeschreibung* Platz für eine kurze Dokumentation zur Projekt-Datenquelle. Abbildung 6.11 zeigt Ihnen den hier beschriebenen *Datenquellen-Designer*.

Nachdem eine Projekt-Datenquelle nun erstellt und fertig konfiguriert ist, muss diese noch in den jeweiligen Verbindungs-Managern zum Einsatz kommen. Diese Zuordnung erfolgt über den Kontextmenübefehl *Neue Verbindung aus Datenquelle* der Registerkarte *Verbindungs-Manager*. Nach einem Klick auf diesen Kontextmenübefehl erscheint der Editor *Datenquelle auswählen*, in dem die im Projekt enthaltenen Projekt-Datenquellen angeboten werden. Durch Markieren der gewünschten Projekt-Datenquelle und einem anschließenden Klick auf *OK* wird die Projekt-Datenquelle einem neuen Verbindungs-Manager zugeordnet. Dieser steht nun unter der Bezeichnung der Projekt-Datenquelle auf der Registerkarte *Verbindungs-Manager* zur Verfügung. Bei diesem neuen Verbindungs-Manager handelt es sich nur um einen Verweis auf die Projekt-Datenquelle. Insofern erhalten Sie nach einem Klick auf *Bearbeiten* im Kontextmenü des Verbindungs-Managers keinen Editor des Verbindungs-Managers, sondern den Datenquellen-Designer der Projekt-Datenquelle.

Hinweise

Innerhalb einer Projekt-Datenquelle kann direkt zu der dort angegebenen Datenbank eine Verbindung hergestellt werden oder aber auch indirekt über eine Datenquellensicht. Letztere ist eine Sicht auf die Tabellen und Sichten einer Datenbank, die nicht zwingend alle Datenbankobjekte beinhaltet. So kann sie auch nur einen Teilbereich der Datenbank enthalten – zum Beispiel nur die Tabellen und Sichten rund um die Kundendaten. Dabei ist es möglich, die Daten der enthaltenen Datenbankobjekte bereits aufbereitet zur Verfügung zu stellen. Die im Beispiel erwähnten Kundendaten könnten unter anderem um aggregierte Werte wie Umsatzzahlen erweitert werden. Datenquellensichten verwalten Sie im gleichnamigen Ordner innerhalb des Projektmappen-Explorers. Mehr zu Datenquellensichten finden Sie in der SQL Server-Online-Dokumentation unter dem Stichwort »Verwenden von Datenquellensichten in Paketen«.

Sekundäre Verbindungen

Das Kontextmenü der Registerkarte *Verbindungs-Manager* bietet neben den bereits beschriebenen Einträgen noch den Eintrag *Neue Verbindung* an. Über diesen Befehl erhalten Sie das Dialogfeld *SSIS-Verbindungs-Manager hinzufügen*, in dem neben den bereits beschriebenen noch 13 weitere Verbindungs-Manager zur Verfügung stehen. In Abbildung 6.12 sehen Sie das Dialogfeld mitsamt den dort verfügbaren Verbindungs-Managern.

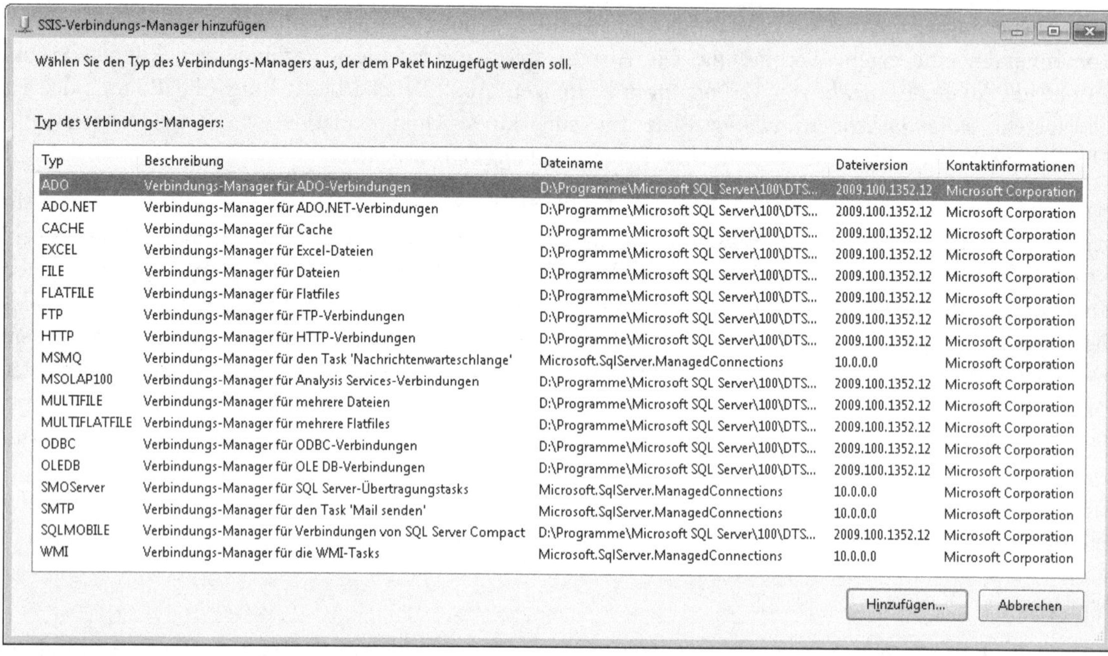

Typ	Beschreibung	Dateiname	Dateiversion	Kontaktinformationen
ADO	Verbindungs-Manager für ADO-Verbindungen	D:\Programme\Microsoft SQL Server\100\DTS...	2009.100.1352.12	Microsoft Corporation
ADO.NET	Verbindungs-Manager für ADO.NET-Verbindungen	D:\Programme\Microsoft SQL Server\100\DTS...	2009.100.1352.12	Microsoft Corporation
CACHE	Verbindungs-Manager für Cache	D:\Programme\Microsoft SQL Server\100\DTS...	2009.100.1352.12	Microsoft Corporation
EXCEL	Verbindungs-Manager für Excel-Dateien	D:\Programme\Microsoft SQL Server\100\DTS...	2009.100.1352.12	Microsoft Corporation
FILE	Verbindungs-Manager für Dateien	D:\Programme\Microsoft SQL Server\100\DTS...	2009.100.1352.12	Microsoft Corporation
FLATFILE	Verbindungs-Manager für Flatfiles	D:\Programme\Microsoft SQL Server\100\DTS...	2009.100.1352.12	Microsoft Corporation
FTP	Verbindungs-Manager für FTP-Verbindungen	D:\Programme\Microsoft SQL Server\100\DTS...	2009.100.1352.12	Microsoft Corporation
HTTP	Verbindungs-Manager für HTTP-Verbindungen	D:\Programme\Microsoft SQL Server\100\DTS...	2009.100.1352.12	Microsoft Corporation
MSMQ	Verbindungs-Manager für den Task 'Nachrichtenwarteschlange'	Microsoft.SqlServer.ManagedConnections	10.0.0.0	Microsoft Corporation
MSOLAP100	Verbindungs-Manager für Analysis Services-Verbindungen	D:\Programme\Microsoft SQL Server\100\DTS...	2009.100.1352.12	Microsoft Corporation
MULTIFILE	Verbindungs-Manager für mehrere Dateien	D:\Programme\Microsoft SQL Server\100\DTS...	2009.100.1352.12	Microsoft Corporation
MULTIFLATFILE	Verbindungs-Manager für mehrere Flatfiles	D:\Programme\Microsoft SQL Server\100\DTS...	2009.100.1352.12	Microsoft Corporation
ODBC	Verbindungs-Manager für ODBC-Verbindungen	D:\Programme\Microsoft SQL Server\100\DTS...	2009.100.1352.12	Microsoft Corporation
OLEDB	Verbindungs-Manager für OLE DB-Verbindungen	D:\Programme\Microsoft SQL Server\100\DTS...	2009.100.1352.12	Microsoft Corporation
SMOServer	Verbindungs-Manager für SQL Server-Übertragungstasks	Microsoft.SqlServer.ManagedConnections	10.0.0.0	Microsoft Corporation
SMTP	Verbindungs-Manager für den Task 'Mail senden'	Microsoft.SqlServer.ManagedConnections	10.0.0.0	Microsoft Corporation
SQLMOBILE	Verbindungs-Manager für Verbindungen von SQL Server Compact	D:\Programme\Microsoft SQL Server\100\DTS...	2009.100.1352.12	Microsoft Corporation
WMI	Verbindungs-Manager für die WMI-Tasks	Microsoft.SqlServer.ManagedConnections	10.0.0.0	Microsoft Corporation

Abbildung 6.12 Die SSIS-Verbindungs-Manager

Jeder dieser 13 weiteren Verbindungs-Manager besitzt einen eigenen Editor, den Sie über einen Doppelklick auf den Verbindungs-Manager oder alternativ durch einen Klick auf die Schaltfläche *Hinzufügen* öffnen. Diese 13 Verbindungs-Manager und die jeweiligen Editoren werden Ihnen nun einzeln vorgestellt.

ADO

Der *ADO-Verbindungs-Manager* erstellt eine Verbindung zu Datenquellen mit den *ActiveX Data Objects* – kurz ADO. Diese doch schon in die Jahre gekommene Schnittstelle ist in erster Linie aus Gründen der Abwärtskompatibilität in SSIS enthalten. Mit dem *ADO-Verbindungs-Manager* soll die Ausführung etwaiger benutzerdefinierter Ablaufsteuerungselemente und Datenflusskomponenten, die Verbindungen per ADO verwenden, gewährleistet werden. Die einzige standardmäßig in SSIS enthaltene Komponente, die einen *ADO-Verbindungs-Manager* verwenden kann, ist das Ablaufsteuerungselement *Task 'SQL ausführen'*.

Konfiguration

Die Verbindung per ADO erfolgt über den Datenanbieter OLE DB. Insofern ist auch die Konfiguration eines *ADO-Verbindungs-Managers* ähnlich der eines *OLE DB-Verbindungs-Managers*. Auch hier erhalten Sie zunächst das Dialogfeld *OLE DB-Verbindungs-Manager konfigurieren*, in dem Sie bereits verfügbare Verbindungen auswählen oder aber über die Schaltfläche *Neu* eine neue anlegen können. Letzteres öffnet den Editor *Verbindungs-Manager*, den Sie bereits aus der Konfiguration der *OLE DB-Verbindungs-Manager* kennen.

Hinweise

Die neuen Datentypen von SQL Server – insbesondere die rund um das Datum – werden nur bedingt bis gar nicht unterstützt.

CACHE

Der *Cacheverbindungs-Manager* wurde mit SSIS 2008 eingeführt und wird in den Datenflusstransformationen *Cachetransformation* und *Suche* verwendet. Letztere ermöglicht eine *Lookup*-Funktionalität, bei der mithilfe von Werten, die in einer oder mehreren Datenflussspalten enthalten sind, Werte in einer Referenzquelle gesucht werden, um diese dem Datenfluss hinzuzufügen oder Werte aus bestehenden Datenflussspalten zu ersetzen. In SSIS 2005 ist es möglich, die Daten einer solchen Referenzquelle für die Ausführung der *Suche*-Komponente in einem Cache zu speichern, um nicht pro Datenzeile des Datenflusses erneut auf die Referenzquelle zugreifen zu müssen. Dies ist auch in SSIS 2008 weiterhin möglich, aber mittels des *Cacheverbindungs-Managers* können die Daten der Referenzquelle nun nicht nur pro *Suche*-Komponente, sondern auch für das gesamte Paket zur Verfügung gestellt werden. Das Speichern der Daten in einen Cache erfolgt dabei mit der neuen Datenflusstransformation *Cachetransformation*. Mehr zur Verwendung des *Cacheverbindungs-Managers* im Zusammenhang mit den Datenflusstransformationen *Suche* und *Cachetransformation* finden Sie in den Kapiteln 12 und 14.

Im Cache werden die Daten der Referenzquelle nicht in den dort verwendeten Datentypen gespeichert, sondern bereits in Gestalt von SSIS-Datentypen. Durch diese vorab stattfindende Konvertierung der Daten in das SSIS-eigene Format wird die Performance solcher Suchaktionen deutlich verbessert. Eine Auflistung der SSIS-Datentypen finden Sie in Kapitel 10.

Für das Füllen und auch das Lesen eines Caches benötigen Sie den *Cacheverbindungs-Manager*. Dort definieren Sie nicht nur die Spalten der zu speichernden Referenzdaten mitsamt den entsprechenden SSIS-Datentypen, sondern auch, ob der Cache im Arbeitsspeicher oder aber in einer speziell dafür erstellten Datei – der Cachedatei – gespeichert wird.

Konfiguration

Die Konfiguration eines *Cacheverbindungs-Managers* erfolgt im *Editor für Cacheverbindungs-Manager*. Dort geben Sie dem neuen Verbindungs-Manager im Eingabefeld *Name des Verbindungs-Managers* zunächst eine Bezeichnung und im Eingabefeld *Beschreibung* eine kurze Darstellung über Art und Inhalt der im Cache gespeicherten Daten.

In der Basiskonfiguration werden die Daten eines Caches im Arbeitsspeicher abgelegt. Sofern Sie anstelle dessen jedoch eine Datei verwenden möchten, müssen Sie die Eigenschaft *Dateicache* aktivieren. Den Speicherort der Cachedatei tragen Sie im Eingabefeld *Dateiname* ein oder legen diesen über die Schaltfläche *Durchsuchen* fest. Wenn Sie eine bereits bestehende Cachedatei auswählen, können Sie die dort enthaltene Definition der Spalten in den neuen *Cacheverbindungs-Manager* übernehmen, indem Sie auf die Schaltfläche *Metadaten aktualisieren* klicken. Handelt es sich dagegen um eine neue Cachedatei, müssen Sie die Spalten der Referenzdaten mitsamt den entsprechenden SSIS-Datentypen zunächst definieren. Eine solche Definition ist bei einem Cache, der die Daten klassisch im Arbeitsspeicher ablegt, immer notwendig.

Die Spaltendefinition selbst findet auf der Registerkarte *Spalten* statt. Diese ähnelt der Definition einer Tabelle: Zu jeder Spalte vergeben Sie eine Bezeichnung und legen deren Datentyp fest, den Sie je nach Datentyp mit Länge, Genauigkeit, Dezimalstellen und Codepage versehen. In welcher Sortierung die Referenzdaten im Cache abgelegt werden, definieren Sie pro Spalte mit dem Listenfeld *Indexposition*. Dabei sollten die Spalten mit den eindeutigsten Werten das oberste Sortierkriterium darstellen und somit die kleinste Indexposition erhalten. Der kleinste Wert, der die erste Spalte für die Suche darstellt, ist der Wert 1. Eine geschickte Vergabe der Indexpositionen wirkt sich positiv auf die Performance der Datenflusstransformation *Suche* aus. Die Indexpositionen haben neben der Reihenfolge noch eine andere, nicht unwesentliche Auswirkung: Nur Spalten mit Indexpositionen können innerhalb der Datenflusstransformation *Suche* als Referenzspalten verwendet werden.

ACHTUNG Bei der Vergabe der Indexpositionen ist unbedingt die spätere Verwendung des Caches zu berücksichtigen. Alle Spalten mit definierten Indexpositionen sind innerhalb der Datenflusstransformation *Suche* als Referenzspalten zu verwenden. Sofern nicht zu allen Referenzspalten entsprechende Datenflussspalten zugeordnet werden können, ist der Cache nicht brauchbar.

In Abbildung 6.13 sehen Sie die Spaltendefinitionen eines Caches. Dort werden die Daten nach der Spalte *ArtikelgruppenId* sortiert, die auch als Referenzspalte in der Datenflusstransformation *Suche* zur Verfügung steht.

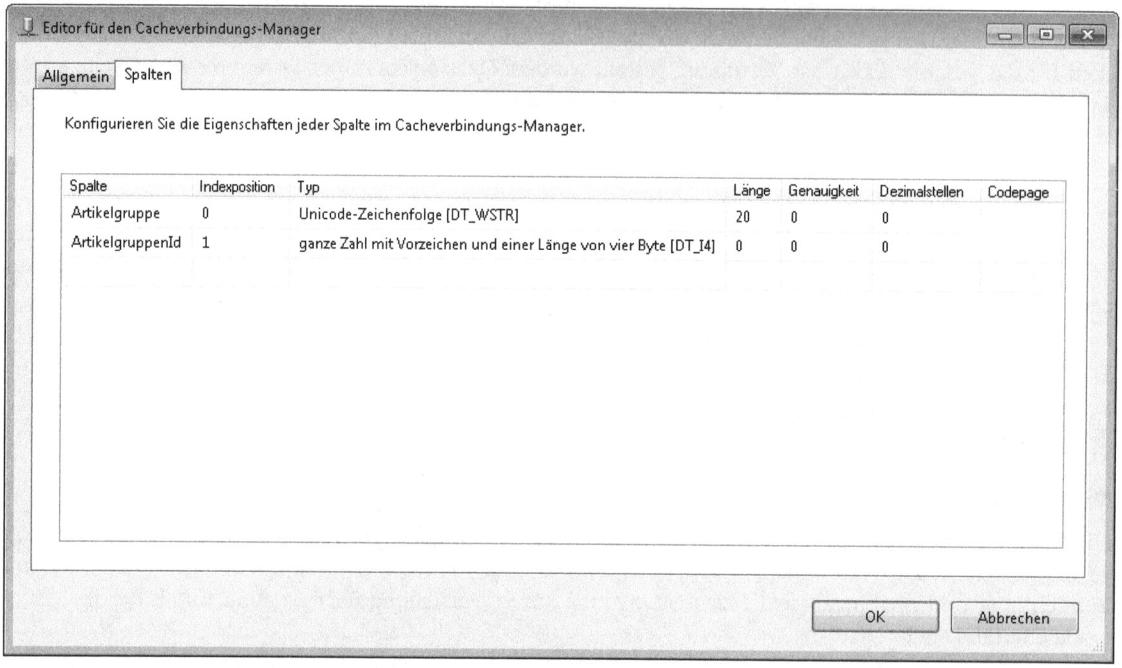

Abbildung 6.13 Die Spaltendefinition eines Caches

Hinweise

In einer Cachedatei werden die Daten der Referenzquelle unverschlüsselt gespeichert. Von daher ist es ratsam, die Cachedatei in Verzeichnissen abzulegen, die nur für Benutzer der entsprechenden Pakete freigegeben sind.

Der Cache unterstützt keine Daten vom Datentyp *DT_TEXT*, *DT_NTEXT* und *DT_IMAGE*.

EXCEL

Um die Einsatzmöglichkeiten des *Excel-Verbindungs-Managers* zu erraten, braucht es nicht viel Phantasie: Es wird eine Verbindung zu einer Excel-Datei hergestellt. Diesen Verbindungs-Manager können Sie im Ablaufsteuerungselement *Task 'SQL ausführen'* verwenden sowie im Datenfluss in der Datenflussquelle *Excel-Quelle* und im Datenflussziel *Excel-Ziel*.

Konfiguration

Der für die Konfiguration bereitgestellte Editor *Excel-Verbindungs-Manager* ist recht überschaubar. Dort legen Sie zunächst im Eingabefeld *Excel-Dateipfad* oder über die Schaltfläche *Durchsuchen* den Pfad und Dateinamen der Excel-Datei fest, zu der die Verbindung hergestellt werden soll. Anschließend wählen Sie im Listenfeld *Excel-Version* die Version, unter der die Excel-Datei erstellt wurde. Sie haben die Auswahl zwischen den Versionen 3.0, 4.0, 5.0, 97-2003 und 2007. Letztere ist nur verfügbar, wenn Sie vorab den *Microsoft.ACE.OLEDB.12.0-Provider* installiert haben, welcher in Office 2007 oder in *2007 Office System Driver Data Connectivity Components* enthalten ist. Zum Schluss definieren Sie mit der Eigenschaft *Erste Zeile enthält Spaltennamen*, ob die erste Zeile des Arbeitsblatts als Spaltennamen verwendet werden soll. Mit einem Klick auf *OK* ist die Konfiguration auch schon beendet.

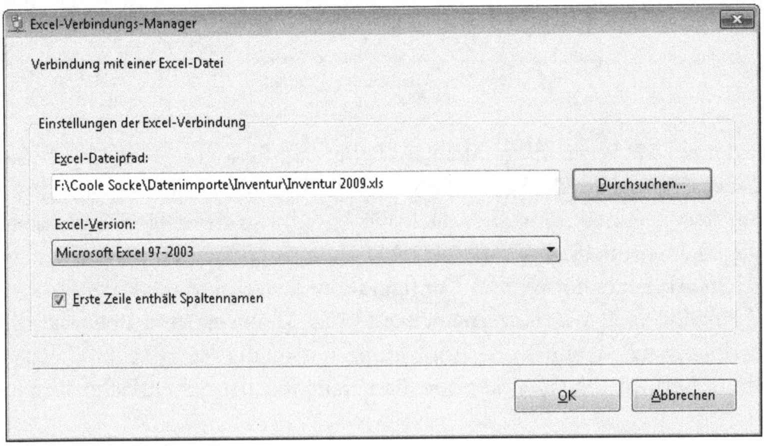

Abbildung 6.14 Der *Excel-Verbindungs-Manager*

Hinweise

Excel-Dateien können per Kennwort vor fremdem Zugriff geschützt werden. Dieser Zugriffsschutz gilt auch für den *Excel-Verbindungs-Manager*, denn dieser kann zu einer kennwortgeschützten Excel-Datei keine Verbindung herstellen.

Eine Verbindung zu einer kennwortgeschützten Excel-Datei ist nur über den *OLE DB-Verbindungs-Manager* möglich. Dazu wählen Sie den Datenanbieter *Microsoft Jet 4.0 OLE DB Provider* und tragen dort die Excel-Datei in das Eingabefeld *Name der Datenbankdatei* ein. Dies ergänzen Sie noch durch den Eintrag »Excel 8.0« in der Eigenschaft *Extended Properties* auf der Seite *Alle*. Abschließend geben Sie das Kennwort in der Eigenschaft *Jet OLEDB:Database Password* ein.

Für die Verbindung zu Excel-Dateien, die mit Excel 2003 oder früheren Versionen erstellt wurden, wird intern der OLE DB-Datenanbieter *Microsoft Jet 4.0 OLE DB Provider* verwendet. Dieser Datenanbieter arbeitet nur im 32-Bit-Modus.

Der *Excel-Verbindungs-Manager* erstellt lediglich eine Verbindung zu einer Excel-Datei. Diese wiederum kann mehrere Arbeitsblätter enthalten, wobei aber nicht jedes dieser Arbeitsblätter die erste Zeile als Spaltenüberschrift verwenden muss. Die Definition der ersten Zeile wird jedoch im *Excel-Verbindungs-Manager* festgelegt. Sofern Sie also mehrere Arbeitsblätter einer Excel-Datei verarbeiten möchten, von denen einige die erste Zeile als Spaltenüberschrift verwenden, andere aber nicht, müssen Sie zwei *Excel-Verbindungs-Manager* definieren: einen mit aktivierter Eigenschaft *Erste Zeile enthält Spaltennamen* für den Zugriff auf Arbeitsblätter mit Spaltenüberschriften und einen ohne aktivierte Eigenschaft.

2007 Office System Driver Data Connectivity Components ist als separater Download verfügbar. Sie finden diesen im Download Center von Microsoft unter *http://www.microsoft.com/downloads/search.aspx?displaylang=de*.

FTP

Mit dem *File Transfer Protokoll* – kurz FTP – steht ein standardisiertes Netzwerkprotokoll zur Dateiübertragung per TCP/IP zur Verfügung. Von daher eignet sich FTP hervorragend, um Dateien zwischen verschiedenen Systemen zu übertragen. So könnte beispielsweise ein Paket per FTP auf einem UNIX-System bereitgestellte Dateien abholen, diese verarbeiten und wiederum per FTP auf einen Webserver laden. SSIS bietet für solche Downloads und Uploads das Ablaufsteuerungselement *FTP-Task*. Dabei werden die Verbindungen zu den jeweiligen Quellen und Zielen – in diesem Fall den FTP-Servern – mit dem *FTP-Verbindungs-Manager* hergestellt.

Konfiguration

Der *FTP-Verbindungs-Manager* wird im *FTP-Verbindungs-Manager-Editor* konfiguriert. Dort tragen Sie zunächst den Servernamen des FTP-Servers, zu dem die Verbindung hergestellt werden soll, in das Eingabefeld *Servername* ein. Alternativ zum Servernamen kann dies auch die IP-Adresse des FTP-Servers sein. Sofern der FTP-Server nicht über den standardmäßigen Port verfügbar ist, müssen Sie den abweichenden Port im Eingabefeld *Serverport* angeben. Als letzte notwendige Konfiguration der Verbindung legen Sie nun noch in der Kategorie *Anmeldeinformationen* den Benutzernamen und das Kennwort fest, über die die Authentifizierung am FTP-Server erfolgen soll. Wenn keine Anmeldung notwendig ist, behalten Sie den Standardeintrag *anonymous* bei. Die bisherigen Eingaben können Sie bereits mit der Schaltfläche *Verbindung testen* prüfen.

In der Kategorie *Optionen* stehen Ihnen noch weitere Konfigurationsmöglichkeiten für den Verbindungsaufbau zur Verfügung – allen voran die bereits bekannte Konfiguration des Timeouts. Diesen definieren Sie im Eingabefeld *Timeout (in Sekunden)*. Wird der hier angegebene Zeitraum bei einem Verbindungsaufbau überschritten, folgt ein Abbruch des Vorgangs.

Mit der Eigenschaft *Passivmodus verwenden* legen Sie fest, ob die FTP-Verbindung im passiven oder im aktiven Modus aufgebaut werden soll. Als Standardkonfiguration wird der aktive Modus verwendet, das heißt der Client öffnet einen Port und teilt diesen mitsamt einer IP-Adresse dem FTP-Server mit. Sofern Sie diese Eigenschaft aktivieren, kommt der passive Modus zur Anwendung und der Client sendet dem FTP-Server lediglich eine Anforderung. Der Server öffnet nun einen Port und übermittelt diesen mitsamt einer IP-Adresse dem Client.

Im Eingabefeld *Wiederholungen* bestimmen Sie, wie oft der misslungene Versuch eines Verbindungsaufbaus wiederholt werden soll, bevor die Versuche letztendlich eingestellt werden. Abschließend definieren Sie noch die Segmentgröße für die Datenübertragung im Feld *Segmentgröße (in KB)*, bevor Sie den *FTP-Verbindungs-Manager* mit einem Klick auf *OK* speichern. Den hier beschriebenen *FTP-Verbindungs-Manager-Editor* sehen Sie in Abbildung 6.15.

Hinweise

Der *FTP-Verbindungs-Manager* unterstützt nur die anonyme Anmeldung oder die Anmeldung per Benutzername und Kennwort, jedoch keine Anmeldung über die Windows-Authentifizierung.

Die Zahl 0 als Timeout-Wert bedeutet, dass der Versuch eines Verbindungsaufbaus nicht abgebrochen wird. Bei einer solchen Konfiguration kann der Verbindungsaufbau nur manuell beendet werden. Ähnliche Auswirkung hat die Zahl 0 in der Eigenschaft *Wiederholungen*. Diese hat ein endloses Wiederholen eines missglückten Verbindungsaufbaus zur Folge.

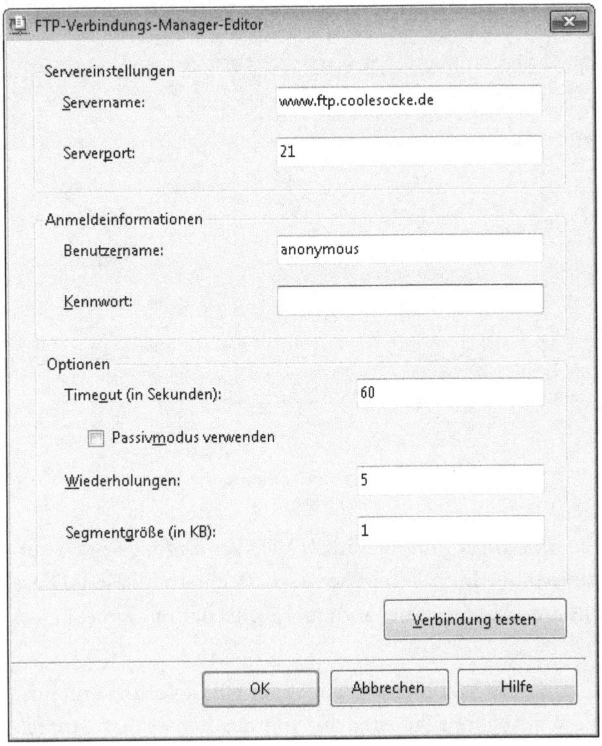

Abbildung 6.15 Der *FTP-Verbindungs-Manager-Editor*

HTTP

SSIS bietet mit dem Ablaufsteuerungselement *Task 'Webdienst'* die Möglichkeit, Methoden und Objekte eines Webdiensts – im Original *Webservice* – in Paketen zu verwenden. Die Verbindung zu einem Webdienst erfolgt über den *HTTP-Verbindungs-Manager*. Das Ablaufsteuerungselement *Task 'Webdienst'* ist in Kapitel 8 beschrieben.

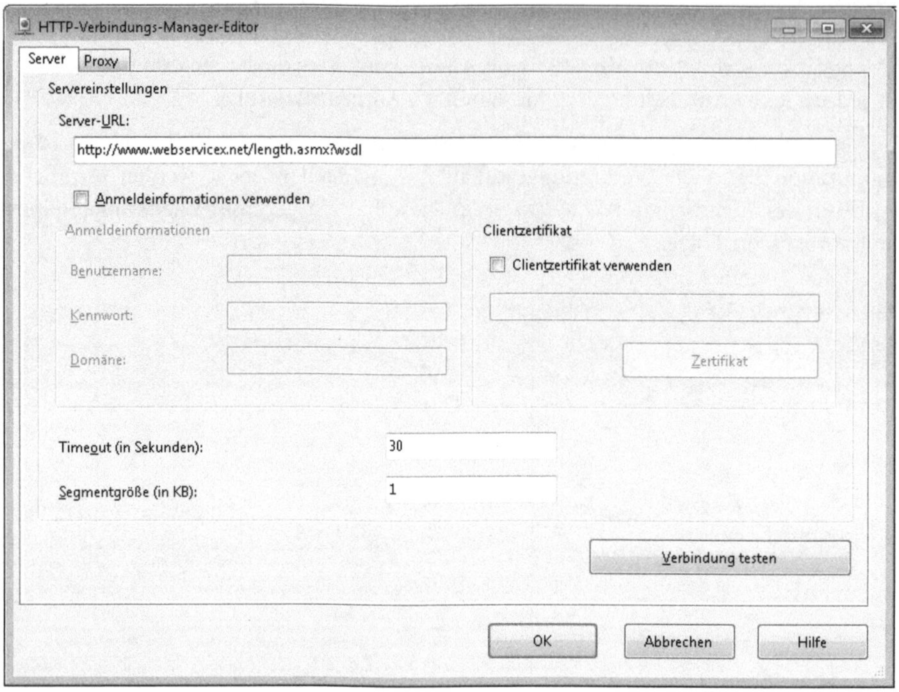

Abbildung 6.16 Der *HTTP-Verbindungs-Manager-Editor*

Konfiguration

Je nach Webdienst ist die Konfiguration des *HTTP-Verbindungs-Managers* im *HTTP-Verbindungs-Manager-Editor* bereits durch die Angabe der URL des Webdienstes im Eingabefeld *Server-URL* abgeschlossen. Diese kann noch durch die beiden aus dem *FTP-Verbindungs-Manager* bekannten Eigenschaften *Timeout (in Sekunden)* und *Segmentgröße (in KB)* spezifiziert werden.

Komplexer wird die Konfiguration, wenn für die Nutzung des Webdienstes eine Anmeldung erforderlich ist bzw. Sie einen Proxyserver verwenden. Die Anmeldung aktivieren Sie zunächst mit der Eigenschaft *Anmeldeinformationen verwenden* und tragen anschließend in die entsprechenden Eingabefelder den Benutzernamen, das Kennwort und die Domäne bzw. den Computernamen ein. Sofern die Authentifizierung über ein Clientzertifikat erfolgt, geben Sie dieses in der Kategorie *Clientzertifikat* an. Dazu aktivieren Sie die Eigenschaft *Clientzertifikat verwenden* und wählen anschließend das *Zertifikat* über die gleichnamige Schaltfläche aus. Eine eventuell notwendige Konfiguration des Zugriffs über einen Proxy-Server findet auf der Registerkarte *Proxy* statt. In Abbildung 6.16 sehen Sie die Konfiguration eines *HTTP-Verbindungs-Managers* zum kostenlosen Webdienst *Length*, welcher Methoden zur Umrechnung von Maßeinheiten anbietet.

Hinweise

Der *HTTP-Verbindungs-Manager* unterstützt wie der *FTP-Verbindungs-Manager* keine Windows-Authentifizierung. Eine Anmeldung ist nur anonym oder über eine Standard-Authentifizierung möglich.

MSMQ

Mit dem Ablaufsteuerungselement *Task 'Nachrichtenwarteschlange'* kann der Inhalt einer Nachrichtenwarteschlange – im Original *Microsoft Message Queuing*; kurz MSMQ – in einem Paket verarbeitet werden. Nachrichtenwarteschlangen werden zur asynchronen Kommunikation zwischen Computern verwendet. In eine Nachrichtenwarteschlange legt ein Sender Nachrichten, die der Empfänger nach und nach abarbeitet. Für den Zugriff auf eine Nachrichtenwarteschlange verwendet das Ablaufsteuerungselement *Task 'Nachrichtenwarteschlange'* den *MSMQ-Verbindungs-Manager*. Mehr zur Verwendung von Nachrichtenwarteschlangen in SSIS lesen Sie in Kapitel 8.

Konfiguration

Ein *MSMQ-Verbindungs-Manager* wird im *MSMQ-Verbindungs-Manager-Editor* konfiguriert. Diese Konfiguration beginnt mit der Vergabe einer Bezeichnung im Eingabefeld *Name* und einer kurzen Dokumentation im Eingabefeld *Beschreibung*. Den Pfad zur eigentlichen Nachrichtenwarteschlange tragen Sie in das Eingabefeld *Pfad* ein. Mittels der Schaltfläche *Testen* können Sie die Verfügbarkeit dieser Nachrichtenwarteschlange prüfen. Mit diesen wenigen Eigenschaften ist die Konfiguration bereits abgeschlossen. In Abbildung 6.17 sehen Sie die Konfiguration eines *MSMQ-Verbindungs-Managers*, der eine Verbindung zur privaten Nachrichtenwarteschlange *Private$\SSIS* herstellt.

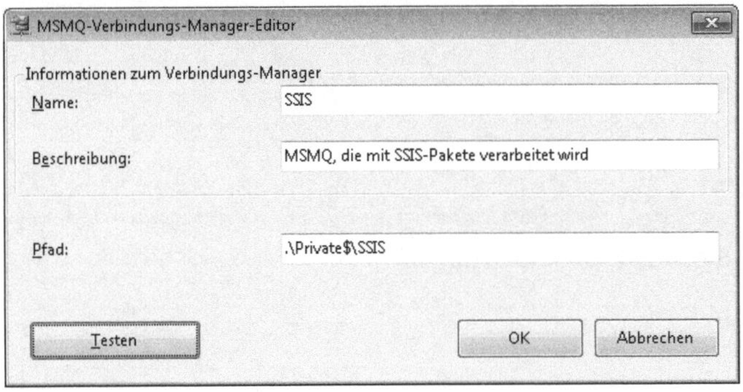
MSMQ-Verbindungs-Manager-Editor
Informationen zum Verbindungs-Manager
Name:
SSIS
Beschreibung:
MSMQ, die mit SSIS-Pakete verarbeitet wird
Pfad:
.\Private$\SSIS
Testen
OK
Abbrechen

Abbildung 6.17 Der *MSMQ-Verbindungs-Manager-Editor*

Hinweise

Nachrichtenwarteschlangen stehen entweder öffentlich oder privat zur Verfügung. Wobei *öffentlich* in diesem Zusammenhang bedeutet, dass die Nachrichtenwarteschlange über Active Directory veröffentlicht wird, während für den Zugriff auf eine private Nachrichtenwarteschlange deren Pfad bekannt sein muss. Mit dem *MSMQ-Verbindungs-Manager* können Sie lokal auf öffentliche und auch auf private Nachrichtenwarteschlangen zugreifen, während der Zugriff auf Nachrichtenwarteschlangen anderer Computer auf öffentliche Nachrichtenwarteschlangen begrenzt ist.

MULTIFILE

Der *MULTIFILE-Verbindungs-Manager* wird auch als *Verbindungs-Manager für mehrere Dateien* bezeichnet, was der eigentlichen Funktion dieses Verbindungs-Managers sehr nahe kommt. Im Grunde genommen verhält sich der *MULTFILE-Verbindungs-Manager* wie der *Dateiverbindungs-Manager*. Auch hier wird keine

Verbindung zu einer Datenquelle erstellt, sondern zu einer Datei oder einem Verzeichnis – nur mit dem Unterschied, dass im Gegensatz zum *Dateiverbindungs-Manager* die Verbindung nicht nur zu einer Datei oder zu einem einzelnen Verzeichnis hergestellt wird, sondern zu einer Gruppe von Dateien oder Verzeichnissen.

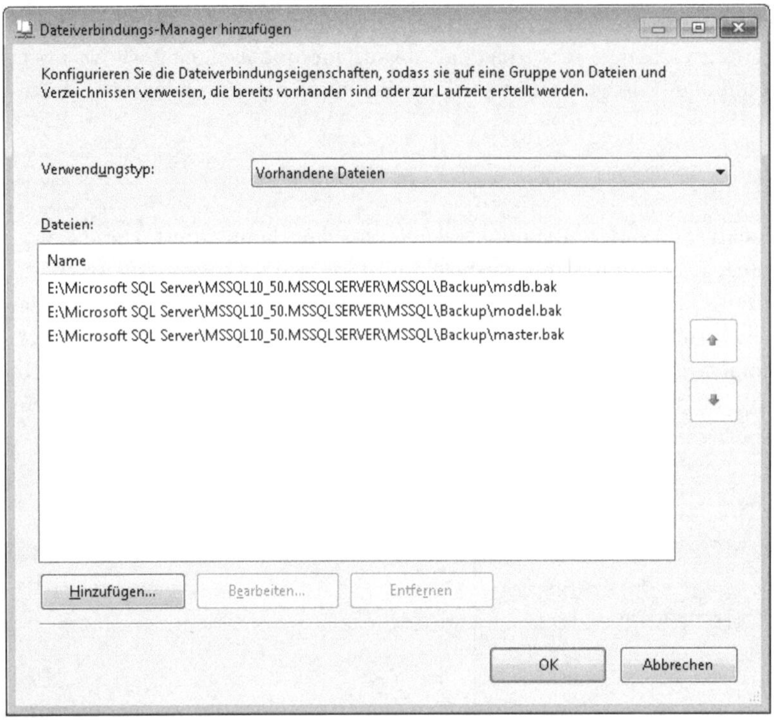

Abbildung 6.18 Der *MULTIFILE-Verbindungs-Manager*

Konfiguration

Sie konfigurieren einen *MULTIFILE-Verbindungs-Manager* im *MULTIFILE-Verbindungs-Manager-Editor*. Dieser beinhaltet die Definition einer Gruppe von Verzeichnissen – hier wieder als Ordner bezeichnet – oder Dateien, zu denen eine Verbindung hergestellt werden soll. Doch vorab muss der *Verwendungstyp* im gleichnamigen Listenfeld definiert werden. Wie beim *Dateiverbindungs-Manager* stehen auch hier die Verwendungstypen *Dateien erstellen*, *Vorhandene Dateien*, *Ordner erstellen* und *Vorhandene Ordner* zur Verfügung. Je nach gewähltem Verwendungstyp wählen Sie nun die Dateien oder Ordner über die Schaltfläche *Hinzufügen* aus und ordnen diese der Gruppe zu. Abbildung 6.18 zeigt die Konfiguration eines *MULTIFILE-Verbindungs-Managers*, in der die Backupdateien der SQL Server-Systemdatenbanken ausgewählt wurden, um diese mit dem Verwendungstyp *Vorhandene Dateien* zu verarbeiten.

Bereits in der Gruppe enthaltene Dateien oder Ordner können Sie über die Schaltfläche *Entfernen* wieder entfernen oder über die Schaltfläche *Bearbeiten* ändern. Mittels der beiden Pfeil-Schaltflächen ist es möglich, die Reihenfolge der Dateien oder Ordner innerhalb der Gruppe – und somit die Zugriffsreihenfolge – festzulegen. Mit einem Klick auf *OK* wird der Verbindungs-Manager gespeichert. Dieser erstellt zur Laufzeit eine Verbindung zu den enthaltenen Dateien oder Ordnern.

Hinweise

Obwohl die Vermutung nahe liegt, dass der *MULTIFILE-Verbindungs-Manager* ebenso wie der *Dateiverbindungs-Manager* im Ablaufsteuerungselement *Task 'Dateisystem'* eingesetzt wird, steht er dort nicht zur Verfügung. Der *MULTIFILE-Verbindungs-Manager* kann nur in Visual Basic- oder Visual C#-Skripts verwendet werden und ist insofern nur indirekt im Ablaufsteuerungselement *Skripttask* sowie in der Datenflusstransformation *Skriptkomponente* verfügbar.

MULTIFLATFILE

Was der *MULTIFILE-Verbindungs-Manager* für den *Dateiverbindungs-Manager* ist, ist der *MULTIFLATFILE-Verbindungs-Manager* für den *Flatfile-Verbindungs-Manager.* Mit dem *MULTIFLATFILE-Verbindungs-Manager* kann nicht nur zu einem Flatfile eine Verbindung hergestellt werden, sondern gleich zu mehreren Flatfiles. Diese müssen dazu jedoch alle dieselbe Struktur und auch dasselbe Format verwenden.

Stellen Sie sich als Beispiel einen Datenimport von Artikelbeständen aus mehreren Lagern vor. Die Artikelbestände werden pro Lager in einem Flatfile geliefert. Nun können Sie diese Flatfiles einzeln nacheinander in einer Schleife verarbeiten oder aber alle zusammen wie ein einziges Flatfile über einen *MULTIFLATFILE-Verbindungs-Manager.* Dazu verwenden Sie im Datenfluss als Datenflussquelle eine *Flatfilequelle,* die über einen *MULTIFLATFILE-Verbindungs-Manager* eine Verbindung zu den Flatfiles der einzelnen Lager herstellt. Die Daten der im *MULTIFLATFILE-Verbindungs-Manager* definierten Flatfiles stehen in der *Flatfilequelle* wie die eines einzigen Flatfiles zur Verfügung.

Konfiguration

Die Auswahl und Konfiguration einer Verbindung zu mehreren Flatfiles erfolgt über den *Verbindungs-Manager-Editor für mehrere Flatfiles.* Dabei entspricht die Konfiguration der des *Flatfile-Verbindungs-Managers.* Nur mit einem, aber durchaus wesentlichen Unterschied: Anstelle eines Flatfiles können Sie über die Schaltfläche *Durchsuchen* gleich mehrere Flatfiles auf einmal auswählen. Diese werden in dem Eingabefeld *Dateinamen* durch ein Verkettungszeichen (|) getrennt. Alternativ ist es auch möglich, die Flatfiles direkt in das Eingabefeld *Dateinamen* einzutragen. Wobei Sie auch hier das Verkettungszeichen als Trennzeichen verwenden müssen.

Das Eingabefeld *Dateinamen* unterstützt zur Angabe der Flatfiles auch Platzhalter. In Abbildung 6.19 sehen Sie den Eintrag »F:\Coole Socke\Datenimporte\Lager*.txt«, durch den eine Verbindung zu allen Dateien mit der Dateierweiterung TXT im Verzeichnis *F:\Coole Socke\Datenimporte\Lager* erstellt wird. Natürlich können Sie die beiden genannten Schreibweisen auch wie folgt kombinieren:

```
F:\Coole Socke\Datenimporte\Lager\*.txt | F:\Coole Socke\Datenimporte\Lager1.csv
```

Die weitere Konfiguration in Bezug auf das Format des Flatfiles und auch die Struktur der Datenzeilen gilt für alle angegebenen Flatfiles. Maßgebend ist dabei das erste verfügbare Flatfile, welches durch die im Eingabefeld *Dateinamen* angegebene Syntax gefunden wird. Sofern also das Eingabefeld *Dateinamen* als Erstes den Speicherort eines Flatfiles enthält, findet die Konfiguration mit diesem angegebenen Flatfile statt. Enthält das Eingabefeld *Dateinamen* an erster Stelle jedoch einen Platzhalter, erfolgt die Konfiguration mit dem ersten Flatfile, das anhand des Platzhalters gefunden wird. Die restliche Konfiguration ist identisch mit der bereits in Abschnitt »Flatfile-Verbindung« beschriebenen. Nachdem die Konfiguration beendet ist, speichern Sie diese mit einem Klick auf *OK.*

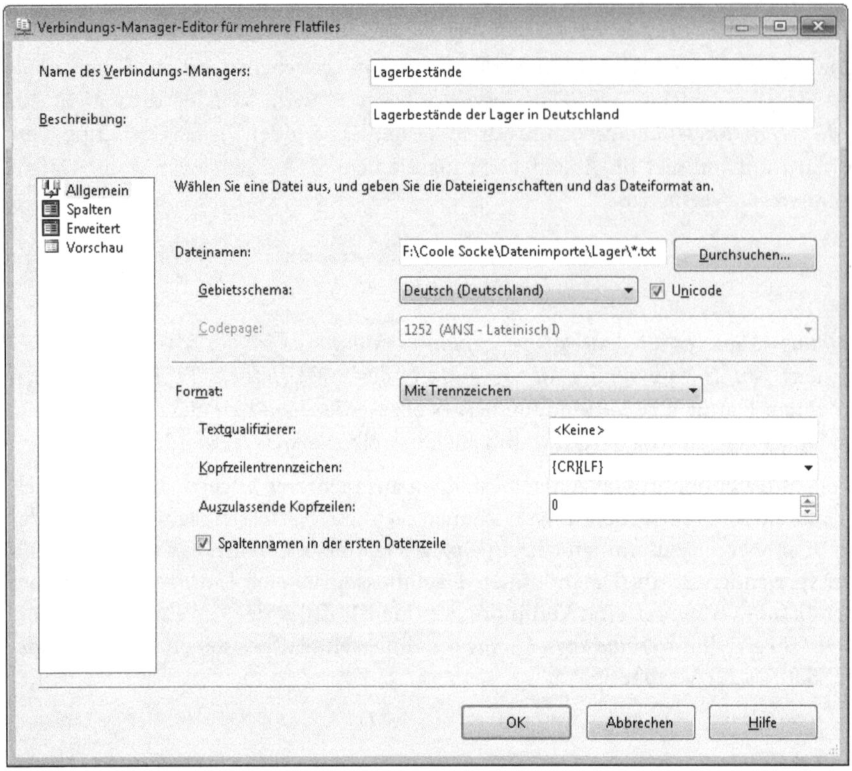

Abbildung 6.19 Der *MULTIFLATFILE-Verbindungs-Manager*

Hinweise

Der *MULTIFLATFILE-Verbindungs-Manager* wird wie eben erwähnt anhand der Konfiguration des ersten gefundenen Flatfiles angelegt. Insofern gibt es keine Prüfung, ob eines der anderen angegebenen Flatfiles von der Konfiguration abweicht. Erst beim Extrahieren der Daten mit der Datenflussquelle *Flatfilequelle* kann es je nach Abweichung zu einem Fehler kommen oder aber die Daten werden falsch oder gar nicht extrahiert. Sie sollten das Format und die Struktur der einzelnen Flatfiles unbedingt vorab prüfen.

Der *MULTIFLATFILE-Verbindungs-Manager* legt wie der *Flatfile-Verbindungs-Manager* standardmäßig die einzelnen Spalten als Zeichenfolgen mit einer Länge von 50 Zeichen an. Sofern die Dateien längere Zeichenfolgen liefern, müssen Sie diese Spalten manuell auf der Seite *Erweitert* anpassen.

ODBC

So alt ODBC auch sein mag, so vielfältig sind die Datenquellen, die mit diesem Datenanbieter angesprochen werden können. Mittels ODBC stehen nicht nur Datenquellen der Windows-Welt zur Verfügung, sondern auch Datenquellen anderer Systeme, wie UNIX, AS/400 und viele weitere. Sofern Sie Datenquellen ansprechen müssen, zu denen weder über OLE DB noch über .NET eine direkte Verbindung möglich ist, werden Sie in vielen Fällen eine Verbindung über ODBC herstellen können. Die Frage ist hier nur noch, ob der dazu notwendige Treiber installiert ist.

Welche Treiber auf Ihrem Computer installiert sind, sehen Sie in der Verwaltung der ODBC-Datenquellen. Diese erfolgt mit dem *ODBC-Datenquellen-Administrator*, der in das Betriebssystem integriert ist und dort in der Systemsteuerung im Ordner *Verwaltung* zur Verfügung steht. Hier können Sie die Datenquellenspezifikationen zu ODBC-Datenquellen erstellen, bearbeiten und löschen. Eine Datenquellenspezifikation kann entweder im Kontext des Systems oder des Benutzers gespeichert werden. Eine dritte Variante – das Speichern als eigenständige Datei – ist zwar ebenso möglich, jedoch kann diese Variante im *ODBC-Verbindungs-Manager* nicht verwendet werden. Vielmehr verwendet der *ODBC-Verbindungs-Manager* die vorhandenen Computer- oder Benutzer-Datenquellenspezifikationen oder aber speichert lediglich die Verbindungszeichenfolge zu einer ODBC-Datenquelle.

Mittels der ODBC-Datenquellen mögen zwar viele verschiedene Datenquellen verfügbar sein, in SSIS jedoch kann der *ODBC-Verbindungs-Manager* nur im Ablaufsteuerungselement *Task 'SQL ausführen'* direkt verwendet werden. Sofern Sie Daten per ODBC extrahieren und im Datenfluss verarbeiten möchten, müssen Sie hierfür einen *ADO.NET-Verbindungs-Manager* mit dem Datenanbieter *Odbc Data Provider* verwenden.

Konfiguration

Die Konfiguration einer ODBC-Verbindung beginnt – wie bei OLE DB- oder ADO.NET-Verbindungen – mit einer Auflistung bereits konfigurierter ODBC-Verbindungen. Das Dialogfeld *ODBC-Verbindungs-Manager konfigurieren* listet Ihnen alle verfügbaren ODBC-Verbindungen auf, die schon in anderen Business Intelligence-Projekten verwendet wurden. Ebenso bietet dieses Dialogfeld auch die Schaltfläche *Neu* an, über die der Ihnen bereits bekannte Editor *Verbindungs-Manager* geöffnet wird.

Der erste Schritt für die Neuanlage eines *ODBC-Verbindungs-Managers* liegt in der Entscheidung, ob eine bereits bestehende Datenquellenspezifikation verwendet werden soll oder ob die Verbindungszeichenfolge zur ODBC-Datenquelle im Verbindungs-Manager selbst gespeichert wird. Sofern Sie eine bestehende Datenquellenspezifikation verwenden möchten, wählen Sie diese im Listenfeld der Eigenschaft *Datenquellennamen des Benutzers oder Systems verwenden*. Möchten Sie allerdings die Verbindungszeichenfolge der ODBC-Verbindung im *ODBC-Verbindungs-Manager* speichern, müssen Sie die Eigenschaft *Verbindungszeichenfolge verwenden* aktivieren und anschließend auf die Schaltfläche *Erstellen* klicken.

Zur Konfiguration der Verbindungszeichenfolge wird der *ODBC-Datenquellen-Administrator* geöffnet. Dort müssen Sie zur Neuanlage der ODBC-Datenquelle den Weg über eine Dateidatenquelle nehmen. Die dabei erstellte Datei können Sie später wieder löschen. Wichtig ist nur die bei der Konfiguration erstellte Verbindungszeichenfolge.

HINWEIS Eine Neuanlage einer ODBC-Datenquelle als Benutzer- oder Systemdatenquelle verlangt einen DSN-Namen. Sobald Sie einen DSN-Namen vergeben, wird dieser auch in der Verbindungszeichenfolge verwendet. Dies hat zur Folge, dass in dem *ODBC-Verbindungs-Manager* letztendlich nicht die Verbindungszeichenfolge gespeichert wird, sondern der Verweis zur Benutzer- oder Systemdatenquelle. Dies ist aber erst ersichtlich, nachdem Sie den *ODBC-Verbindungs-Manager* gespeichert haben und den Editor anschließend erneut öffnen. Anstelle der Verbindungszeichenfolge ist die Eigenschaft *Datenquellennamen des Benutzers oder Systems verwenden* aktiviert und der angegebene DSN-Name im Listenfeld dieser Eigenschaft enthalten.

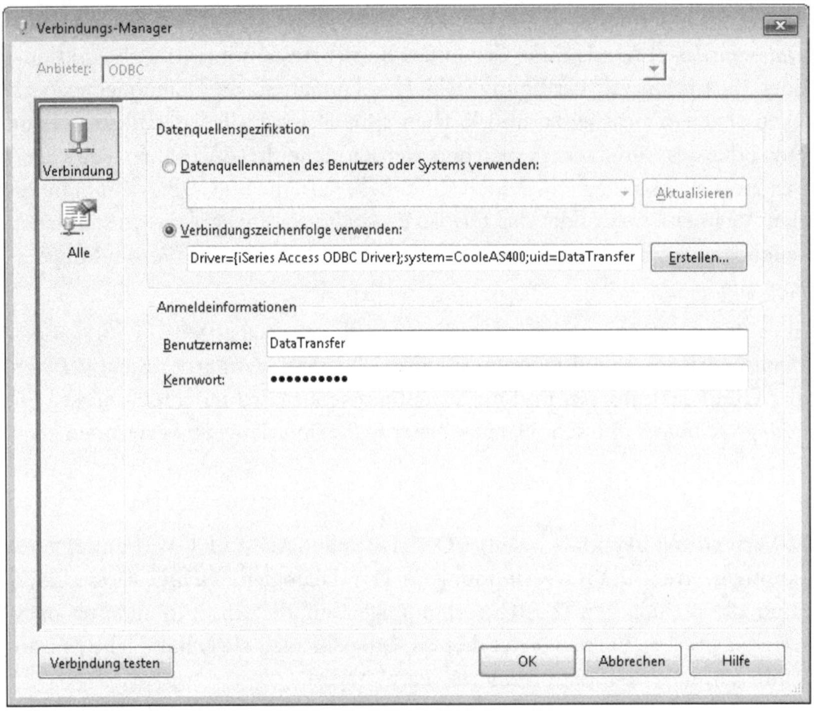

Abbildung 6.20 Der *ODBC-Verbindungs-Manager*

Nachdem Sie eine ODBC-Verbindung über den Weg der Dateidatenquelle angelegt haben, wird die Verbindungszeichenfolge der neuen ODBC-Datenquelle in der Eigenschaft *Verbindungszeichenfolge verwenden* ausgegeben. Die Verbindungszeichenfolge kann über die Schaltfläche *Erstellen* jederzeit wieder geändert werden. In Abbildung 6.20 sehen Sie die Definition einer Verbindungszeichenfolge für die ODBC-Verbindung zu einer AS400. Hier ist auch deutlich zu sehen, dass kein DSN-Name in der Verbindungszeichenfolge enthalten ist.

Sofern für die ausgewählte Datenquellenspezifikation oder die erstellte Verbindungszeichenfolge eine Anmeldung notwendig ist, können Sie diese mit Benutzernamen und Kennwort in den Eingabefeldern der Kategorie *Anmeldeinformation* hinterlegen. Auf der Seite *Alle* stehen Ihnen noch weitere Eigenschaften des gewählten ODBC-Treibers zur Verfügung. Dabei handelt es sich um die Eigenschaften, die Ihnen auch der *ODBC-Datenquellen-Administrator* zum gewählten ODBC-Treiber anbietet. Ob die Konfiguration des *ODBC-Verbindungs-Managers* erfolgreich ist, können Sie mit einem Klick auf die Schaltfläche *Verbindung testen* prüfen. Gespeichert wird der neue *ODBC-Verbindungs-Manager* wie gewohnt mit *OK*.

Hinweise

Die Eigenschaft *Verbindungszeichenfolge verwenden* ist der Eigenschaft *Datenquellennamen des Benutzers oder Systems verwenden* vorzuziehen. Denn die Verbindungszeichenfolge wird im Paket gespeichert und steht dort auch noch dann zur Verfügung, wenn die zugehörige DSN-Datei gelöscht wird. Mit der Eigenschaft *Datenquellennamen des Benutzers oder Systems verwenden* sind Sie dagegen abhängig von den im System- oder Benutzerkontext gespeicherten Datenquellenspezifikationen. Dies ist gerade bei der Installation des SSIS-Projekts auf einem anderen Computer nicht vorteilhaft, da Sie dort erst die entsprechenden ODBC-Verbindungen anlegen müssen.

SSIS erstellt für jeden Datenzugriff über den definierten *ODBC-Verbindungs-Manager* eine eigene Verbindung. Dies führt bei ODBC-Treibern, die keine gleichzeitigen Verbindungen unterstützen, zu Problemen. Um solche Probleme zu vermeiden, aktivieren Sie die Eigenschaft *RetainSameConnection* im *Eigenschaften-*Fenster des *ODBC-Verbindungs-Managers*. Dadurch wird über diesen *ODBC-Verbindungs-Manager* für das gesamte Paket nur eine einzige Verbindung verwendet.

SMOServer

Bisher haben Sie einige Verbindungs-Manager kennen gelernt, mit denen Sie eine Verbindung zu einer SQL Server-Datenbank herstellen können, um dort Daten zu extrahieren oder Daten zu laden. SSIS bietet mit den SQL Server-Übertragungstasks auch die Möglichkeit, mit den Objekten einer SQL Server-Instanz innerhalb der Ablaufsteuerung zu arbeiten. Zu den SQL Server-Übertragungstasks gehören die Ablaufsteuerungselemente *Task 'In 'master' gespeicherte Prozeduren übertragen'*, *Task 'SQL Server-Objekte übertragen'*, *Task 'Fehlermeldungen übertragen'*, *Task 'Aufträge übertragen'*, *Task 'Datenbanken übertragen'* und *Task 'Anmeldungen übertragen'*. Mehr zu diesen Ablaufsteuerungselementen erfahren Sie in Kapitel 8.

Die Verbindung zu den Objekten einer SQL Server-Instanz erfolgt mit *SQL Management Objects* – kurz SMO. Mit SMO können die Objekte einer SQL Server-Instanz aufgelistet werden. Eine Verbindung zu dieser Auflistung erfolgt in SSIS über den *SMOServer-Verbindungs-Manager*.

Für die Konfiguration eines *SMOServer-Verbindungs-Managers* steht der *Editor für den SMO-Verbindungs-Manager* zur Verfügung. Dort wählen Sie lediglich den SQL Server im Listenfeld *Servername* aus und bestimmen anschließend die Authentifizierungsmethode. Dabei haben Sie die Wahl zwischen Windows- und SQL Server-Authentifizierung. Für einen Verbindungstest steht Ihnen auch in diesem Editor die Schaltfläche *Verbindung testen* zur Verfügung.

SMTP

In Kapitel 5 haben Sie bereits das Ablaufsteuerungselement *Task 'Mail senden'* kennen gelernt, mit dem aus einem Paket heraus E-Mails über das *Simple Mail Transfer Protocol* – kurz SMTP – versendet werden. Die dafür notwendige Verbindung wird mit einem *SMTP-Verbindungs-Manager* erstellt.

Konfiguration

Die Konfiguration eines *SMTP-Verbindungs-Managers* findet im *SMTP-Verbindungs-Manager-Editor* statt. Dort geben Sie zunächst dem *SMTP-Verbindungs-Manager* im Eingabefeld *Name* eine Bezeichnung. Eine Beschreibung zur Verwendung dieses Verbindungs-Managers können Sie im Eingabefeld *Beschreibung* hinterlegen.

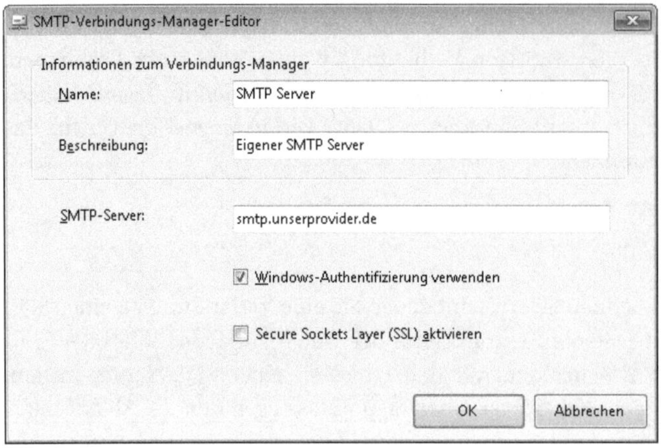

Abbildung 6.21 Der *SMTP-Verbindungs-Manager-Editor*

Die eigentliche Konfiguration des *SMTP-Verbindungs-Managers* beginnt im Eingabefeld *SMTP-Server*. Dort tragen Sie den Namen des SMTP-Servers ein, über den SSIS die E-Mails versenden soll. Mit der Eigenschaft *Windows-Authentifizierung verwenden* legen Sie die Art der Anmeldung am SMTP-Server fest. Sofern Sie die Windows-Authentifizierung nutzen möchten, aktivieren Sie diese Eigenschaft. Bei nicht aktivierter Eigenschaft wird die anonyme Authentifizierung verwendet. Standardmäßig werden die E-Mails unverschlüsselt versendet. Nur durch Einschalten der Eigenschaft *Secure Socket Layer (SSL) aktivieren* wird die E-Mail per SSL verschlüsselt. Den *SMTP-Verbindungs-Manager* speichern Sie mit einem Klick auf *OK*.

Hinweise

Bevor Sie SMTP mit SSIS verwenden können, müssen Sie die Eigenschaft *Datenbank-E-Mail* in der Oberflächenkonfiguration von SQL Server aktivieren. Dazu starten Sie SQL Server Management Studio und verbinden sich mit dem entsprechenden SQL Server. Nach der Verbindungserstellung wählen Sie im Kontextmenü des SQL Server den Eintrag *Facets*. Dort können Sie die Funktionalität der Datenbank-E-Mail in der Eigenschaft *DatabaseMailEnabled* aktivieren.

Falls für die Authentifizierung an Ihrem SMTP-Server eine Standardanmeldung erforderlich ist, können Sie den *SMTP-Verbindungs-Manager* nicht verwenden. Dieser unterstützt nur anonyme und Windows-Authentifizierungen. Dies betrifft zum Teil auch den Einsatz von Microsoft Exchange Server als SMTP-Server. Dieser kann insoweit konfiguriert werden, dass eine anonyme Authentifizierung nicht unterstützt wird. In diesem Fall müssen Sie darauf achten, dass im *SMTP-Verbindungs-Manager* die Windows-Authentifizierung aktiviert ist.

SQLMOBILE

Die kleinste Edition der verfügbaren SQL Server-Editionen ist *SQL Server Compact Edition*. Im Gegensatz zu den anderen SQL Server-Editionen ist Compact Edition kein Windows-Dienst, sondern lediglich eine Datenbankdatei, die mit der jeweiligen Anwendung verwaltet wird, in der sie eingebunden ist. Der Zugriff auf die Daten von SQL Server Compact Edition erfolgt über den *SQLMOBILE-Verbindungs-Manager*. Dieser steht im Ablaufsteuerungselement *Task 'SQL ausführen'* und im Datenflussziel *SQL Server Compact-Ziel* zur Verfügung.

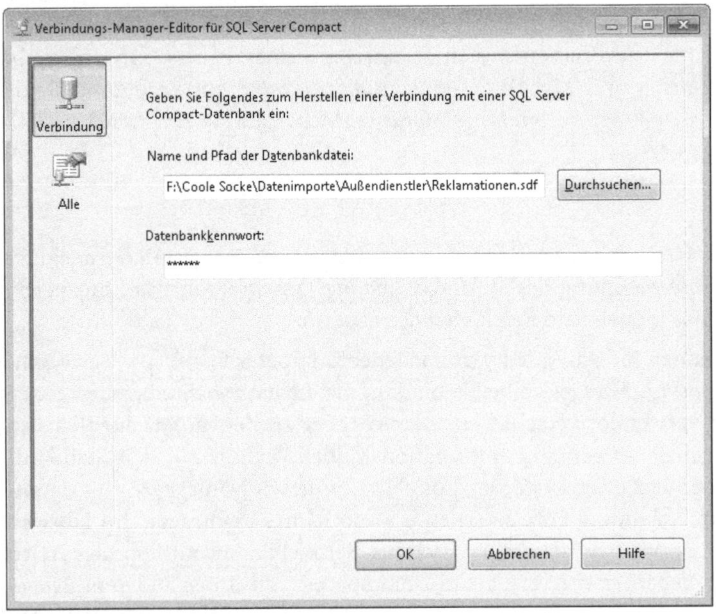

Abbildung 6.22 Der *SQLMOBILE-Verbindungs-Manager*

Konfiguration

Die Konfiguration eines *SQLMOBILE-Verbindungs-Managers* geschieht über den *Verbindungs-Manager-Editor für SQL Server Compact*. Da es sich bei einer SQL Server Compact Edition-Datenbank lediglich um eine Datei handelt, muss für die Konfiguration eines *SQLMOBILE-Verbindungs-Managers* auch nur der Speicherort dieser Datenbankdatei angegeben werden. Hierfür steht das Eingabefeld *Name und Pfad der Datenbankdatei* zur Verfügung. Ergänzt wird die Konfiguration noch durch das Datenbankkennwort, mit dem die Daten vor einem unbefugten Zugriff geschützt werden. Dieses geben Sie im Eingabefeld *Datenbankkennwort* ein. In Abbildung 6.22 sehen Sie einen *SQLMOBILE-Verbindungs-Manager*, mit dem eine Verbindung zur SQL Server Compact-Edition-Datenbank *Reklamationen.sdf* hergestellt wird.

Auch der *Verbindungs-Manager-Editor für SQL Server Compact* bietet auf der Seite *Alle* weitere Konfigurationsmöglichkeiten zur angegebenen Datenbankdatei an. Dort können Sie unter anderem in der Eigenschaft *Mode* definieren, wie die Datenbank geöffnet wird: schreibgeschützt oder nicht schreibgeschützt, exklusiv oder im Shared-Modus. Mit Letzterem ist es mehreren Benutzern möglich, auf die angegebene SQL Server Compact Edition-Datenbank zuzugreifen. Der *SQLMOBILE-Verbindungs-Manager* wird wie gewohnt mit einem Klick auf *OK* gespeichert.

Hinweise

Der *SQLMOBILE-Verbindungs-Manager* steht nur als 32-Bit-Variante zur Verfügung.

WMI

Mit *Windows Management Instrumentation* – kurz WMI – stellt das Betriebssystem eine Schnittstelle zur Verfügung, über die mittels einer standardisierten Abfragesprache Informationen über den Computer und das Betriebssystem ermittelt werden können. Zum Beispiel ist es möglich, mit dieser SQL-ähnlichen Abfragesprache den noch freien Speicherplatz einer Festplatte zu ermitteln. Je nach Datenmenge könnte es durchaus interessant sein zu wissen, ob für einen anstehenden Datentransfer noch genügend Plattenplatz vorhanden ist. Die per WMI ermittelbaren Informationen stehen innerhalb eines Pakets durch die Ablaufsteuerungselemente *Task 'WMI-Datenleser'* und *Task 'WMI-Ereignisüberwachung'* zur Verfügung. Beide verwenden für die Verbindung zu WMI den *WMI-Verbindungs-Manager*. Mehr zum Thema WMI in SSIS lesen Sie in Kapitel 8.

Konfiguration

SSIS stellt für die Konfiguration eines *WMI-Verbindungs-Managers* den *WMI-Verbindungs-Manager-Editor* zur Verfügung, in dem Sie zunächst die Bezeichnung des *WMI-Verbindungs-Managers* in das Eingabefeld *Name* sowie eine kurze Beschreibung in das Eingabefeld *Beschreibung* eintragen.

Mit dem *WMI-Verbindungs-Manager* können Sie auf WMI verschiedener Computer zugreifen. Den Computer, zu dem Sie mit dem *WMI-Verbindungs-Manager* eine Verbindung herstellen möchten, geben Sie in das Eingabefeld *Servername* ein. WMI verwendet verschiedene Namespaces zu den unterschiedlichsten Objekten. Dabei stellt der Namespace *cimv2* – Common Information Model, Version 2 – den Standard-Namespace dar, über den lokale Computer ausgewertet werden können. Um diesen Namespace zu verwenden, müssen Sie im Eingabefeld – wie in Abbildung 6.23 zu sehen – »\root\cimv2« eintragen. Im Übrigen bietet dieser Namespace auch die Informationen für das eben erwähnte Beispiel zur Ermittlung des freien Speicherplatzes einer Festplatte. Weitere neben *cimv2* verfügbare Namespaces sind unter anderem *Microsoft\SqlServer*, der Objekte zu SQL Server beinhaltet, oder *MSAPPS12*, über den die Objekte der installierten Office-Systeme ausgewertet werden können.

Für den Zugriff auf WMI benötigen Sie eine Anmeldung. Diese definieren Sie entweder als Windows-Authentifizierung durch die Eigenschaft *Windows-Authentifizierung verwenden* oder durch die Angabe eines Benutzernamens und Kennworts in den gleichnamigen Eingabefeldern. Die Konfiguration können Sie wie gewohnt mit der Schaltfläche *Testen* prüfen, bevor Sie diese mit einem Klick auf *OK* speichern.

Hinweise

Für eine Verbindung zu Windows Management Instrumentation muss der Windows-Dienst *WMI-Leistungsadapter* gestartet sein. Die Windows-Dienste verwalten Sie im Dialogfeld *Dienste*, das Sie im Ordner *Verwaltung* der Systemsteuerung öffnen können.

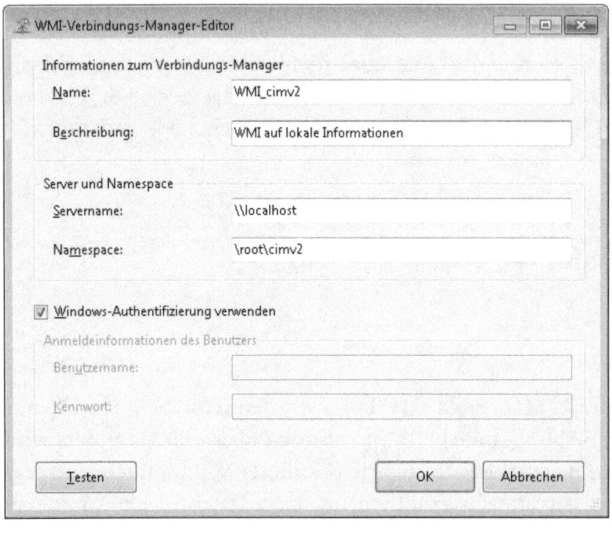

Abbildung 6.23 Der *WMI-Verbindungs-Manager-Editor*

Weitere Verbindungs-Manager

In diesem Kapitel haben Sie nun die Verbindungs-Manager kennen gelernt, die SSIS Ihnen standardmäßig anbietet. Sie können dieses Angebot aber jederzeit erweitern. Einige solcher Verbindungs-Manager haben Sie bereits in Kapitel 3 gesehen. Der *Integration Services-Verbindungsprojekt-Assistent* bietet im ersten Schritt des Assistenten die Verbindungs-Manager DB2, SAP BI, Sybase und Teradata an. Allerdings erhalten Sie bei der Auswahl dieser Verbindungs-Manager eine Fehlermeldung, wenn diese noch nicht auf Ihrem Computer installiert sind.

Diese Verbindungs-Manager oder vielmehr die dazu notwendigen Datenanbieter stehen Ihnen über Drittanbieter zur Verfügung. So bietet *Attunity* Datenanbieter zu Oracle und Teradata an, welche Microsoft als separaten Download bereitstellt. Aber auch Microsoft bietet eigene weitere Datenanbieter per Download an: In Microsoft SQL Server Feature Pack ist der *Microsoft Connector 1.0 für SAP BI* und der *Microsoft OLE DB Provider für DB2* enthalten. Die Datenanbieter von Attunity wie auch Microsoft SQL Server Feature Pack finden Sie über das Download Center von Microsoft.

ACHTUNG Einige der als Download angebotenen Datenanbieter können nur in SSIS der Enterprise Edition von SQL Server verwendet werden.

Sofern Ihnen die vorhandenen oder von Drittanbietern angebotenen Verbindungs-Manager nicht ausreichen, können Sie sich auch eigene Verbindungs-Manager programmieren. Weitere Information zu diesem Thema finden Sie in der SQL Server-Online-Dokumentation unter »Entwickeln eines benutzerdefinierten Verbindungs-Managers«. Nachdem Sie zusätzliche Verbindungs-Manager auf Ihrem Computer installiert haben, stehen diese wie alle anderen im Dialogfeld *SSIS-Verbindungs-Manager hinzufügen* zur Verfügung.

Zusammenfassung

SSIS stellt bereits mit den im Lieferumfang enthaltenen Verbindungs-Managern eine umfangreiche Palette an möglichen Datenverbindungen zur Verfügung. Dieses Angebot können Sie mit Verbindungs-Managern von Microsoft oder Drittherstellern und auch mit eigenen, selbst entwickelten Verbindungs-Managern erweitern.

Teil C

Die Ablaufsteuerung

In diesem Teil:

Kapitel 7

Ablaufsteuerung

In diesem Kapitel:

Die Struktur und Hierarchie eines Pakets respektive der Ablaufsteuerung haben Sie bereits in Kapitel 1 kennen gelernt. Der Fokus dieses Kapitels liegt nicht beim technischen Aspekt einer Ablaufsteuerung, sondern vielmehr auf der Funktionalität und den Eigenschaften, die Ihnen bei der Entwicklung und Konfiguration einer Ablaufsteuerung zur Verfügung stehen.

Der Ablaufsteuerungs-Designer

Die Entwicklung einer Ablaufsteuerung erfolgt innerhalb des SSIS-Designers mit einem weiteren Designer – dem Ablaufsteuerungs-Designer. Dieser befindet sich auf der Registerkarte *Ablaufsteuerung*. Der Ablaufsteuerungs-Designer ist in den SSIS-Designer integriert und somit umrahmt vom *Eigenschaften*-Fenster und dem Projektmappen-Explorer auf der rechten Seite, der Registerkarte *Verbindungs-Manager* im unteren Bereich und der Verwaltungsregisterkarte für die Paketvariablen wie die Toolbox mit den Ablaufsteuerungselementen auf der linken Seite. Mit Ausnahme des Projektmappen-Explorers und der Registerkarte *Verbindungs-Manager* beziehen sich die Inhalte dieser Bereiche nun auf den Ablaufsteuerungs-Designer: Das *Eigenschaften*-Fenster liefert die Eigenschaften zur Ablaufsteuerung oder den darin enthaltenen Ablaufsteuerungselementen und Rangfolgeneinschränkungen; der Variablen-Editor zeigt die Paketvariablen der Ablaufsteuerung bzw. der Ablaufsteuerungselemente und die Toolbox listet die einzelnen Ablaufsteuerungselemente auf.

Insgesamt stehen 29 Ablaufsteuerungselemente zur Verfügung. Dabei bietet jedes Ablaufsteuerungselement einen eigenen Editor – mit Ausnahme des *Sequenzcontainers*, der nur über das *Eigenschaften*-Fenster konfiguriert wird. Alle Editoren haben größtenteils denselben Aufbau und somit einige Gemeinsamkeiten in ihrer Handhabung. Diese Gemeinsamkeiten sind im Abschnitt »Die Ablaufsteuerungselemente« zusammengefasst. Die Beschreibung der speziellen Funktionen der einzelnen Ablaufsteuerungselemente finden Sie im nächsten Kapitel.

Die grundsätzliche Vorgehensweise zur Erstellung einer Ablaufsteuerung wird nun anhand eines Beispielpakets beschrieben. Falls Sie das Beispiel nachvollziehen möchten, legen Sie hierzu zunächst ein neues Paket an. In diesem Paket sind zwei ETL-Prozesse sequenziell auszuführen. ETL-Prozesse werden in SSIS mit dem Ablaufsteuerungselement *Datenflusstask* realisiert. Insofern müssen Sie in der Toolbox den *Datenflusstask* markieren und diesen mit der Maus in den Ablaufsteuerungs-Designer ziehen. Alternativ können Sie den *Datenflusstask* auch per Doppelklick in den Ablaufsteuerungs-Designer aufnehmen. An welcher Stelle ein per Doppelklick gewähltes Ablaufsteuerungselement im Ablaufsteuerungs-Designer platziert wird, ist in den Optionen von Business Intelligence Development Studio konfigurierbar. Mehr zu diesen Konfigurationsmöglichkeiten finden Sie in Kapitel 3.

Den nun im Ablaufsteuerungs-Designer befindlichen *Datenflusstask* sollten Sie direkt umbenennen. Dazu klicken Sie in den markierten *Datenflusstask* und ändern die dort enthaltene Bezeichnung in **Datenfluss 1**. Sie können hierfür auch den Kontextmenübefehl *Umbenennen* des *Datenflusstasks* verwenden. An dieser Stelle würden Sie in der Realität das Ablaufsteuerungselement mit seinem Editor konfigurieren – oder bei diesem Beispiel vielmehr den *Datenflusstask* auf der Registerkarte *Datenfluss*. Da es aber bei diesem Beispiel in erster Linie um die Gestaltung einer Ablaufsteuerung geht, wird die Konfiguration des *Datenflusstasks* an dieser Stelle übersprungen. Um die Anforderung des Beispielpakets zu erfüllen, müssen Sie einen zweiten *Datenflusstask* in den Ablaufsteuerungs-Designer aufnehmen. Wiederholen Sie also die Auswahl des Ablaufsteuerungselements *Datenflusstask* und nennen Sie diesen **Datenfluss 2**. Beide *Datenflusstasks* müssen nun miteinander verbunden werden, um den sequenziellen Ablauf zu erhalten. Dazu markieren Sie zunächst den *Datenflusstask* »Datenfluss 1«. Dieser zeigt nun einen grünen Pfeil an – die Rangfolgeneinschränkung, welche Sie ebenfalls anklicken und anschließend zum *Datenflusstask* »Datenfluss 2« ziehen. Voilà – Sie haben soeben eine Ablaufsteuerung erstellt. Diese beinhaltet zwar nur zwei leere *Datenflusstasks*, ist aber voll funktionsfähig. Mit einem Klick auf die Schaltfläche *Debugging starten* in der Symbolleiste – die mit dem grünen Dreieck – können Sie das Paket starten. Dabei wird der *Datenflusstask* »Datenfluss 1« als Erstes ausgeführt und, da dieser erfolgreich abgeschlossen wurde, anschließend der *Datenflusstask* »Datenfluss 2«.

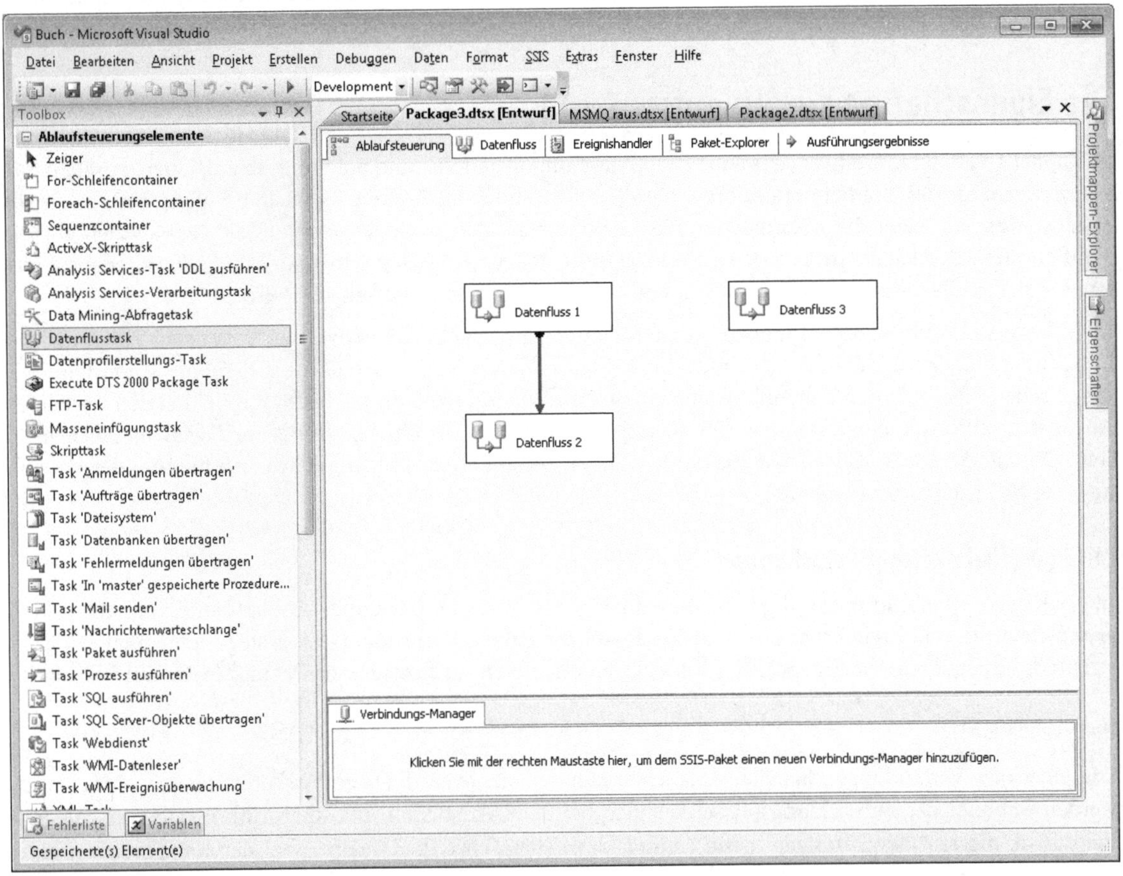

Abbildung 7.1 Mehrere Abläufe in einer Ablaufsteuerung

Mit der Rangfolgeneinschränkung wird nicht nur der sequenzielle Ablauf erzeugt, sondern auch die für einen Ablauf notwendigen Einschränkungen geprüft. Als Standardeinschränkung wird immer der erfolgreiche Abschluss des Ablaufsteuerungselements erwartet, von dem die Rangfolgeneinschränkung ausgeht. Technisch gesehen muss dieses Ablaufsteuerungselement den Status *Erfolg* liefern. Es gibt – wie Sie bereits in den ersten Kapiteln erfahren haben – noch weitere Status sowie die Möglichkeit der Ausdrucksprogrammierung zur Prüfung der Einschränkungen. Eine ausführliche Beschreibung dieser Möglichkeiten folgt im Abschnitt »Die Rangfolgeneinschränkungen«.

Obwohl erst durch die Rangfolgeneinschränkungen eine Ablaufsteuerung einen sequenziellen Ablauf erhält, müssen Sie Ablaufsteuerungselemente nicht zwingend miteinander verbinden. Im Gegenteil: Sie können durchaus mehrere Abläufe in einer Ablaufsteuerung kreieren. Diese werden bei der Paketausführung unabhängig voneinander und je nach Computerkonfiguration parallel ausgeführt. Wenn Sie nun das Beispiel und somit auch die Ablaufsteuerung um einen weiteren *Datenflusstask* namens »Datenfluss 3« erweitern, ohne diesen mit einem der anderen *Datenflusstasks* zu verbinden, wird dieser bei der Paketausführung unabhängig zu den beiden anderen ausgeführt. Die Ausführung des *Datenflusstasks* »Datenfluss 3« startet zeitgleich mit der des *Datenflusstasks* »Datenfluss 1«. Abbildung 7.1 zeigt die erweiterte Ablaufsteuerung. Die parallele Ausführung von Ablaufsteuerungselementen in einer Ablaufsteuerung können Sie mit der Eigenschaft *MaxConcurrentExecutables* begrenzen. Dies ist nur eine von vielen Eigenschaften, mit der die Ablaufsteuerung konfiguriert werden kann.

Die Eigenschaften zur Ablaufsteuerung

In Kapitel 1 haben Sie erfahren, dass das Paket, die Ereignishandler und auch die Ablaufsteuerungselemente auf der Struktur des Containers basieren. Insofern verwenden auch alle die gleichen Eigenschaften – mehr oder weniger. So bietet die Ablaufsteuerung des Pakets zusätzliche Eigenschaften, die sich speziell auf die Konfiguration des Pakets beziehen, während die Ablaufsteuerungselemente spezielle Eigenschaften anbieten, mit denen die jeweilige Aufgabe des Ablaufsteuerungselements konfiguriert wird.

In diesem Abschnitt werden Ihnen die Eigenschaften des Pakets respektive der Ablaufsteuerung, die der Ereignishandler sowie die allgemein gültigen Eigenschaften der Ablaufsteuerungselemente vorgestellt. Die spezifischen Eigenschaften der Ablaufsteuerungselemente lernen Sie im nächsten Kapitel bei den jeweiligen Ablaufsteuerungselementen kennen. Die Konfiguration der Eigenschaften findet im *Eigenschaften*-Fenster statt. Dort sind diese in Kategorien zusammengefasst. Diese Kategorisierung wird auch hier bei der Vorstellung der Eigenschaften verwendet.

Die Eigenschaftskategorie Ausführung

In der Kategorie *Ausführung* konfigurieren Sie die Eigenschaften der Container – Ablaufsteuerung, Ablaufsteuerungselemente und Ereignishandler – in Bezug auf die Paketausführung. Diese Kategorie beinhaltet Eigenschaften, die gerade für die Entwicklung von Paketen und deren Ausführung im Debug-Modus wertvoll sind.

DelayValidation

Die einzelnen Verbindungs-Manager, Ablaufsteuerungselemente und Datenflusskomponenten eines Pakets werden während der Entwicklungsphase wie auch bei der Paketausführung überprüft. Es gibt verschiedene Zeitpunkte dieser Überprüfungen: beim Öffnen des Pakets im SSIS-Designer, bei der Konfiguration eines Ablaufsteuerungselements, vor der Paketausführung im Ereignis *OnPreExecute* und unmittelbar vor der Ausführung des Ablaufsteuerungselements selbst. Mehr zu den einzelnen Ereignissen finden Sie in Kapitel 9.

Diese Prüfungen sind für die Ausführung eines Pakets recht nützlich, weisen Sie doch auf eventuelle Fehler hin, bevor das Paket mit seiner eigentlichen Verarbeitung beginnt. In manchen Fällen aber kann diese Prüfung auch den gewünschten Ablauf eines Pakets verhindern. Stellen Sie sich zum Beispiel eine Ablaufsteuerung vor, die die beiden Ablaufsteuerungselemente *FTP-Task* und *Task 'Dateisystem'* beinhaltet. Mit dem *FTP-Task* wird eine Datei von einem FTP-Server abgeholt, in einem lokalen Verzeichnis gespeichert und anschließend vom *Task 'Dateisystem'* in ein anderes Verzeichnis kopiert. Während der Entwicklung wird Ihnen der *Task 'Dateisystem'* als fehlerhaft angezeigt, da die dort angegebene Datei nicht existiert. Dies ist auch korrekt, denn die Datei ist ja erst während der Paketausführung durch den *FTP-Task* verfügbar. Das Paket selbst aber wird wegen des angegebenen Fehlers erst gar nicht ausgeführt. Dieser Fehler ist das Ergebnis der Prüfung des Pakets vor der Ausführung. Mit der Eigenschaft *DelayValidation* des *Task 'Dateisystem'* kann diese Prüfung verzögert werden. Dazu müssen Sie die Eigenschaft lediglich durch die Auswahl des Werts *True* aktivieren. Als Folge wird der *Task 'Dateisystem'* nicht mehr als fehlerhaft eingestuft und das

Paket wird ausgeführt. Die Überprüfung ist jedoch nur verzögert, das heißt die Prüfung findet nicht beim Start der Paketausführung statt, sondern erst unmittelbar vor der Ausführung des Ablaufsteuerungselements *Task 'Dateisystem'* – und zu diesem Zeitpunkt ist die Datei bereits vorhanden.

Eine solche Verzögerung kann auch für das komplette Paket aktiviert werden. Dazu aktivieren Sie die Eigenschaft *DelayValidation* der Ablaufsteuerung. Nun werden die im Paket enthaltenen Ablaufsteuerungselemente, Datenflusskomponenten und Verbindungs-Manager erst unmittelbar vor ihrer tatsächlichen Verwendung geprüft.

Disable

Einzelne Ablaufsteuerungselemente können mit der Eigenschaft *Disable* deaktiviert werden. Auf diese Weise ist es möglich, gezielt Ablaufsteuerungselemente von der Paketausführung auszuschließen – was gerade bei einer Fehlersuche hilfreich sein kann.

Es ist auch möglich, ein komplettes Paket zu deaktivieren. Warum aber sollte man ein Paket komplett deaktivieren? Auch dafür gibt es einen guten Grund. In SSIS können Sie mit dem Ablaufsteuerungselement *Task 'Paket ausführen'* in einem Paket ein anderes Paket aufrufen. Wenn Sie nur diesen Aufruf testen möchten, das aufgerufene Paket dabei selbst aber nicht ausgeführt werden soll, so aktivieren Sie die Eigenschaft *Disable* des aufgerufenen Pakets. Ein einfaches Deaktivieren des Ablaufsteuerungselements *Task 'Paket ausführen'* reicht in diesem Fall nicht aus, da Sie dabei den Aufruf und somit die Ausführung dieses Ablaufsteuerungselements nicht testen können.

DisableEventHandlers

Mit der Eigenschaft *DisableEventHandlers* können bereits erstellte Ereignishandler vorübergehend deaktiviert werden. Vorübergehend bedeutet in diesem Zusammenhang, dass die in den Ereignishandlern definierten Ablaufsteuerungen mitsamt den Ablaufsteuerungselementen weiterhin bestehen bleiben. Nicht der Ereignishandler an sich wird deaktiviert – im Sinne von gelöscht –, sondern nur dessen Ausführung.

Diese Eigenschaft ist auf die Ablaufsteuerung und die darin enthaltenen Ablaufsteuerungselemente begrenzt. In den Ereignishandlern selbst, die wiederum eigene Ereignishandler besitzen können, steht diese Eigenschaft nicht zur Verfügung. Mehr zu den Ereignishandlern erfahren Sie in Kapitel 9.

FailPackageOnFailure

Eine Paketausführung wird nicht zwingend fehlerhaft beendet, wenn ein Ablaufsteuerungselement nicht erfolgreich ausgeführt wurde. Stellen Sie sich beispielsweise eine Ablaufsteuerung mit zwei Ablaufsteuerungselementen vor. Ablaufsteuerungselement A ist mit Ablaufsteuerungselement B über eine Rangfolgeneinschränkung mit dem Status *Beendigung* verbunden. Bei der Paketausführung produziert A einen Fehler und wird beendet. Dieser Fehler hat keine Auswirkung auf die Paketausführung. Was auch nicht sein darf, denn in der Ablaufsteuerung ist definiert, dass B ausgeführt wird, wenn A beendet wurde – ob nun erfolgreich oder fehlerhaft.

Mit der Eigenschaft *FailPackageOnFailure* können Sie dieses Verhalten ändern. Sofern Sie diese Eigenschaft an Ablaufsteuerungselement A aktivieren, wird das Paket beendet, wenn die Ausführung dieses Ablaufsteuerungselements fehlschlägt. Ablaufsteuerungselement B wird dann logischerweise nicht mehr ausgeführt. Aufgrund ihrer Auswirkung steht diese Eigenschaft nur bei Ablaufsteuerungselementen und in den Ereignishandlern zur Verfügung. Die Eigenschaft *FailPackageOnFailure* ist relevant für die Verwendung von Prüfpunkten. Mehr zum Thema Prüfpunkte erfahren Sie in Kapitel 15.

FailParentOnFailure

Im Grunde genommen hat die Eigenschaft *FailParentOnFailure* dieselbe Auswirkung wie die Eigenschaft *FailPackageOnFailure*, nur dass sie auf einer anderen Ebene des Pakets angesiedelt ist. Nicht das Paket wird fehlerhaft beendet, sondern die nächsthöhere Ebene des Ablaufsteuerungselements oder Ereignishandlers, bei dem die Eigenschaft aktiviert wurde.

Als Beispiel sei eine Ablaufsteuerung mit einem *For-Schleifencontainer* genannt. Der *For-Schleifencontainer* beinhaltet die Ablaufsteuerungselemente A und B, die über eine Rangfolgeneinschränkung mit dem Status *Beendigung* verbunden sind. Insgesamt führt der *For-Schleifencontainer* die beiden Ablaufsteuerungselemente fünf Mal aus. Dem *For-Schleifencontainer* werden durch die Konfiguration seiner Eigenschaft *MaximumErrorCount* maximal zehn Fehler zugestanden. Bei der Paketausführung jedoch wird das Ablaufsteuerungselement A immer fehlerhaft beendet. Trotzdem werden alle fünf Wiederholungen des *For-Schleifencontainers* ausgeführt. Dies ist der Konfiguration der Eigenschaft *MaximumErrorCount* des *For-Schleifencontainers* zu verdanken. Es treten bei dessen Verarbeitung zwar insgesamt fünf Fehler auf, aber durch die Konfiguration sind zehn Fehler erlaubt. In diesem Beispiel mag die Fehlertoleranz für das Ablaufsteuerungselement B zwar in Ordnung sein, für das Ablaufsteuerungselement A jedoch nicht. Ablaufsteuerungselement A stellt in diesem Beispiel einen elementaren Bestandteil in der Verarbeitung dar und muss unbedingt erfolgreich ausgeführt werden. Aus diesem Grund ist das Ablaufsteuerungselement A so zu konfigurieren, dass die Eigenschaft *MaximumErrorCount* des *For-Schleifencontainers* nicht greift. Durch die Aktivierung der Eigenschaft *FailParentOnFailure* des Ablaufsteuerungselements A wird die Verarbeitung des *For-Schleifencontainers* nun bei einem Fehler von Ablaufsteuerungselement A sofort beendet – trotz der definierten Fehlertoleranz von zehn Fehlern.

MaxConcurrentExecutables

Im Beispiel der Abbildung 7.1 haben Sie bereits die Möglichkeit der parallelen Verarbeitung mehrerer Ablaufsteuerungselemente in einer Ablaufsteuerung kennen gelernt. Wie viele Ablaufsteuerungselemente gleichzeitig ausgeführt werden können, ist abhängig von der Anzahl der Prozessoren des Computers. Pro Prozessor können zwei Ablaufsteuerungselemente gleichzeitig verarbeitet werden. Diese Kalkulation stimmt jedoch nur, wenn in der Eigenschaft *MaxConcurrentExecutables* die Standardeinstellung -1 nicht verändert wird. Möchten Sie jedoch die parallele Verarbeitung beeinflussen, müssen Sie in dieser Eigenschaft die maximal erlaubte Anzahl eingeben. Mit dieser Eigenschaft kann die parallele Verarbeitung auch verhindert werden. Dazu geben Sie in der Eigenschaft nicht den vielleicht nahe liegenden Wert 0 ein, sondern den Wert 1. Dadurch werden die einzelnen Ablaufsteuerungselemente nacheinander ausgeführt. Was den Wert dieser Eigenschaft angeht, sind nach oben hin keine Grenzen gesetzt. Sie können dort auch eine Zahl eingeben, die eine technisch mögliche Parallelität übersteigt. In einem solchen Fall ist der angegebene Wert gleichbedeutend mit dem Standardwert -1.

MaximumErrorCount

In dieser Eigenschaft legen Sie die maximale Anzahl von Fehlern fest, die bei der Ausführung einer Ablaufsteuerung, eines Ablaufsteuerungselements oder eines Ereignishandlers auftreten dürfen. Im Abschnitt »FailParentOnFailure« wurde diese Eigenschaft bereits in einem Beispiel beschrieben.

PackagePriorityClass

Die Thread-Prioritätsklasse der Paketausführung im Vergleich zu anderen Prozessen des Computers kann mit der Eigenschaft *PackagePriorityClass* festgelegt werden. Diese Prioritätsklasse lässt sich für jedes Paket speziell konfigurieren. Von der Priorität her gesehen, ergeben die Einträge dieser Eigenschaft folgende Reihenfolge: *Default, AboveNormal, Normal, BelowNormal, Idle* – wobei die Einstellung *Default* die höchste Thread-Priorität und die Einstellung *Idle* die niedrigste darstellt.

Die Eigenschaftskategorie Erzwungener Ausführungswert

Jeder Container liefert nach der Ausführung zwei Informationen: den Status – *Erfolg, Fehler* oder *Beendigung* – und einen Ausführungswert. Der Ausführungswert beinhaltet entweder die Werte -1 und 0, mit denen die erfolgreiche oder fehlerhafte Beendigung des Containers mitgeteilt wird – oder aber bei bestimmten Ablaufsteuerungselementen einen bei der Ausführung ermittelten Wert. So liefert beispielsweise das Ablaufsteuerungselement *Task 'SQL ausführen'* als Ausführungswert die Anzahl der manipulierten Datensätze – sofern mit der darin enthaltenen SQL-Anweisung Daten manipuliert werden. Enthält dieses Ablaufsteuerungselement hingegen eine einfache SELECT-Anweisung, beinhaltet der Ausführungswert lediglich -1 oder 0. Ein weiteres Beispiel ist das Ablaufsteuerungselement *Task 'SQL Server-Objekte übertragen'*. Hier enthält der Ausführungswert die Anzahl der übertragenen Objekte. Der Ausführungswert ist nach der Ausführung des Ablaufsteuerungselements in der Systemvariablen *ExecutionValue* des Ereignishandlers *OnTaskFailed* verfügbar. Alternativ kann der Ausführungswert auch in einer Paketvariablen gespeichert werden, die dazu in der Eigenschaft *ExecValueVariable* angegeben sein muss. Mehr zu dieser Eigenschaft lesen Sie im Abschnitt »Die Eigenschaftskategorie Sonstiges«.

Mit den Eigenschaften der Kategorie *Erzwungener Ausführungswert* lässt sich der ermittelte Ausführungswert eines Containers beeinflussen. Dazu aktivieren Sie diese Möglichkeit zunächst in der Eigenschaft *ForceExecutionValue*, wählen anschließend in der Eigenschaft *ForcedExecutionValueType* den Datentyp des neuen Ausführungswerts aus und geben letztendlich einen fixen Ausführungswert in der Eigenschaft *ForcedExecutionValue* ein. Dieser erzwungene Ausführungswert ändert jedoch nur den Wert der Systemvariablen *ExecutionValue* des Ereignishandlers *OnTaskFailed*. Der Wert der in der Eigenschaft *ExecValueVariable* angegebenen Paketvariablen wird dadurch nicht verändert. Mehr zur Systemvariablen *ExecutionValue* und den Möglichkeiten, die Ihnen der erzwungene Ausführungswert im Ereignishandler *OnTaskFailed* bietet, erfahren Sie in Kapitel 9 im Abschnitt »OnError und OnTaskFailed«.

Die Eigenschaftkategorie Identifikation

Mit den Eigenschaften der Kategorie *Identifikation* wird ein Container identifiziert und beschrieben. Neben den in den nachfolgenden Abschnitten aufgeführten Eigenschaften gibt es in der Ablaufsteuerung des Pakets noch vier spezielle Eigenschaften, welche Informationen über die Erstellung des Pakets beinhalten. Zu diesen Informationen gehört das Benutzerkonto des Benutzers, der das Paket erstellt hat, wie auch der Computername, der dazu verwendet wurde. Diese beiden Informationen sehen Sie in den Eigenschaften *CreatorName* und *CreatorComputerName*. Der Zeitpunkt der Paketerstellung ist in der Eigenschaft *CreationDate* enthalten, während Ihnen die Eigenschaft *PackageType* verrät, mit welchem Designer das Paket erstellt wurde. Die Werte dieser Eigenschaften sind nicht schreibgeschützt und können jederzeit geändert werden. Dies mag bei den Eigenschaften zum Benutzer, Computer und Zeitpunkt noch für einige Zwecke interessant sein, bei der Eigenschaft *PackageType* ist diese Möglichkeit jedoch eher irreführend. Obwohl Sie hier durchaus einen anderen Designer auswählen können, kann das Paket trotzdem nicht mit dem gewählten Designer bearbeitet werden. Eine Änderung dieser Eigenschaft mag zwar möglich sein, sie bietet jedoch keinen effektiven Nutzen.

Name

Eigentlich sagt die Bezeichnung dieser Eigenschaft bereits genug über ihren Inhalt aus – und doch hat diese Eigenschaft unterschiedliche Auswirkungen bei der Ablaufsteuerung, den Ablaufsteuerungselementen und den Ereignishandlern. In der Ablaufsteuerung beinhaltet die Eigenschaft *Name* die Bezeichnung des Pakets. Während eine Änderung des Paketnamens keine Auswirkungen auf den Dateinamen des Pakets hat, erhalten Sie bei der Änderung des Dateinamens im Projektmappen-Explorer eine Meldung mit der Frage, ob auch der Name des Pakets geändert werden soll. Diese beiden Bezeichnungen stehen nicht direkt miteinander in Verbindung und müssen von daher auch nicht unbedingt identisch sein. Auch bei den Ablaufsteuerungselementen enthält die Eigenschaft *Name* eine Bezeichnung – die des jeweiligen Ablaufsteuerungselements. Diese muss jedoch innerhalb eines Pakets eindeutig sein. Scheuen Sie sich nicht, aussagekräftige Bezeichnungen zu vergeben. Dies erhöht die Lesbarkeit der Ablaufsteuerung enorm. Bei den Ereignishandlern ist die Eigenschaft *Name* schreibgeschützt. Die Bezeichnung wird hier automatisch vergeben und kann nicht verändert werden.

Description

Ergänzend zur Eigenschaft *Name* können Sie in der Eigenschaft *Description* eine kurze Beschreibung hinterlegen. Gerade bei Ablaufsteuerungselementen ist eine gute Beschreibung sehr hilfreich, da diese als QuickInfo angezeigt wird, sobald Sie im Ablaufsteuerungs-Designer den Mauszeiger auf einem Ablaufsteuerungselement positionieren.

ID

Jeder Container besitzt eine eindeutige ID. Anhand dieser ID und nicht anhand der in der Eigenschaft *Name* angegebenen Bezeichnung wird der jeweilige Container im Paket identifiziert. Diese IDs sind schreibgeschützt – mit Ausnahme der ID des Pakets. Im Projektmappen-Explorer können Sie ein Paket kopieren. Dabei wird eine exakte Kopie des Pakets erstellt, das heißt die IDs der im Originalpaket verwendeten Container sind identisch mit denen der Kopie. Zum Beispiel ist die ID des Ereignishandlers *OnError* der Ablaufsteuerung im Originalpaket gleich der des Ereignishandlers *OnError* der Ablaufsteuerung der Kopie. Auch die ID des Pakets selbst wird übernommen. Sofern Sie die Kopie erstellt haben, um ausgehend vom Original ein neues gleichwertiges Paket zu erstellen, sollten Sie unbedingt in der Eigenschaft *ID* der Ablaufsteuerung mit dem dort verfügbaren Eintrag <*Neue ID generieren*> eine neue ID erstellen lassen. Die IDs der Ablaufsteuerungselemente und Ereignishandler werden dabei nicht verändert.

Die Eigenschaftskategorie Prüfpunkte

Die Eigenschaften der Kategorie *Prüfpunkte* stehen nur in der Ablaufsteuerung des Pakets zur Verfügung. SSIS bietet die Möglichkeit, Prüfpunkte – im Original *Checkpoints* – für die Paketausführung zu konfigurieren. Mit diesen Prüfpunkten ist es möglich, fehlerhaft beendete Pakete ab dem letzten protokollierten Prüfpunkt erneut zu starten. Mit den Eigenschaften der Kategorie *Prüfpunkte* aktivieren und konfigurieren Sie die Verwendung der Prüfpunkte. Mehr zu diesem Thema finden Sie in Kapitel 15.

Die Eigenschaftskategorie Sicherheit

Die in Verbindungs-Managern angegebenen Kennwörter können verschlüsselt im Paket gespeichert werden. Ob und wie die Kennwörter verschlüsselt werden, legen Sie mit den Eigenschaften der Kategorie *Sicherheit* fest. Mehr dazu erfahren Sie in Kapitel 15.

Die Eigenschaftskategorie Sonstiges

Die Eigenschaften der Container sind zwar bereits gut in Kategorien strukturiert, aber es gibt noch einige Eigenschaften, die sich nicht in diese Struktur einordnen lassen. Diese Eigenschaften sind in der Kategorie *Sonstiges* zusammengefasst, wobei auch hier nicht alle Eigenschaften in allen Containern zur Verfügung stehen.

Configurations

Die Eigenschaft *Configurations* ist nur in der Ablaufsteuerung des Pakets verfügbar. Hierüber können Sie die Paketkonfiguration starten. Die Paketkonfiguration ist in Kapitel 15 beschrieben.

ExecValueVariable

Diese Eigenschaft kennen Sie bereits aus dem Abschnitt »Die Eigenschaftskategorie Erzwungener Ausführungswert«. Hier wählen Sie eine Paketvariable aus, in der der Ausführungswert des Containers gespeichert wird. Dabei muss der Datentyp der Paketvariablen dem Datentyp des Ausführungswerts entsprechen. Diese Paketvariable können Sie unter anderem in einer Rangfolgeneinschränkung verwenden, um dort über einen Ausdruck abhängig von dem Ausführungswert den weiteren Ablauf der Ablaufsteuerung zu beeinflussen.

Expressions

Mit der Eigenschaft *Expressions* sind Sie in der Lage, die Werte der anderen Eigenschaften des Containers dynamisch über Ausdrücke erstellen zu lassen. Die Verwendung von Ausdrücken als dynamische Eigenschaften wurde bereits in Kapitel 5 erläutert.

ForceExecutionResult

Jeder Container liefert nach seiner Ausführung einen der Status *Erfolg*, *Fehler* oder *Beendigung*. Mit der Eigenschaft *ForceExecutionResult* können Sie den Status unabhängig vom tatsächlichen Status selbst bestimmen. Wenn beispielsweise ein Ablaufsteuerungselement immer mit dem Status *Erfolg* beendet werden soll, wählen Sie in der Eigenschaft den Eintrag *Success* aus. Neben diesem Eintrag stehen Ihnen dort noch die Einträge *Failure* für *Fehler* und *Completion* für *Beendigung* sowie *None* als Standardwert für den tatsächlichen Status zur Verfügung.

Diese Eigenschaft ist gerade bei der Paketentwicklung sehr hilfreich. Sie eignet sich unter anderem hervorragend für den Test des Ereignishandlers *OnError*. Dazu müssen Sie lediglich in der Eigenschaft *ForceExecutionResult* des Containers – dessen Ereignishandler Sie testen möchten – den Eintrag *Failure* auswählen. Bei der Paketausführung wird der Container nun immer fehlerhaft beendet, was das Auslösen des Ereignishandlers *OnError* zur Folge hat.

Aber auch für den produktiven Einsatz eines Pakets kann diese Eigenschaft relevant sein. Stellen Sie sich ein Paket vor, mit dem mehrere Textdateien eines Verzeichnisses nacheinander über einen Datenfluss verarbeitet werden. Für die Verarbeitung der Textdateien verwenden Sie einen *Foreach-Schleifencontainer*, der jede einzelne Textdatei an den Datenfluss übergibt. Insgesamt sind fünf Dateien im Verzeichnis, wobei jedoch für dieses Beispiel gesehen, die dritte fehlerhaft ist. Dies bedeutet, dass die dritte Datei die Schleifenverarbeitung fehlerhaft beendet. Es werden also nur die ersten beiden Dateien an den Datenfluss übergeben, die beiden letzten jedoch nicht. Sinnvoller wäre es aber, wenn wenigstens alle korrekten Dateien verarbeitet werden würden. Dazu müssen Sie den *Foreach-Schleifencontainer* so konfigurieren, dass er jede einzelne Verarbeitung erfolgreich beendet – unabhängig davon, ob und wie viele Fehler bei der Verarbeitung auftreten. Dies erreichen Sie, indem Sie den Eintrag *Success* in der Eigenschaft *ForceExecutionResult* des *Foreach-Schleifencontainers* wählen.

LocaleID

In der Eigenschaft *LocaleID* der Ablaufsteuerung legen Sie das Gebietsschema fest, das im Paket verwendet werden soll. Mit dem Gebietsschema bestimmen Sie die länderspezifischen Einstellungen, wie das Datumsformat oder die Verwendung von Punkt und Komma als Dezimal- oder Tausendertrennzeichen. Diese Eigenschaft steht in allen Containern zur Verfügung. Sie können also durchaus im Paket ein anderes Gebietsschema verwenden als in den Ereignishandlern oder in den Ablaufsteuerungselementen.

LoggingMode

Ob ein Container in der Paketprotokollierung berücksichtigt wird, legen Sie in der Eigenschaft *LoggingMode* fest. Die Möglichkeiten und Funktionalitäten der Paketprotokollierung werden in Kapitel 14 behandelt.

SuppressConfigurationWarnings

Paketkonfigurationen sind nicht fix mit dem Paket verbunden, über das sie erstellt wurden. Vielmehr kann eine Paketkonfiguration auch von mehreren Paketen verwendet werden. Dabei ist es durchaus möglich, dass eine Paketkonfiguration auch Eigenschaften von Containern enthält, die nicht in allen Paketen vorhanden sind. In einem solchen Fall erhalten Sie beim Start bzw. Öffnen eines Pakets entsprechende Meldungen. Mittels Aktivierung der Eigenschaft *SuppressConfigurationWarnings* können Sie diese Meldungen vermeiden. In Kapitel 15 erfahren Sie mehr zur Paketkonfiguration.

UpdateObjects

Mit dieser Eigenschaft werden die im Paket verwendeten Ablaufsteuerungselemente, Verbindungs-Manager und Protokollanbieter automatisch mit ihren neuesten Versionen – sofern vorhanden – aktualisiert. Für eine solche Aktualisierung muss die Eigenschaft aktiviert sein. Diese Eigenschaft ist voraussichtlich in der nächsten Version von SSIS nicht mehr enthalten. Insofern sollten Sie diese auch nicht mehr verwenden.

Die Eigenschaftskategorie Transaktionen

In einem Paket können Ablaufsteuerungselemente auch innerhalb einer Transaktion ausgeführt werden. Dies ist gerade bei Datenimporten interessant, die die Daten des Datenziels vorab löschen und anschließend mit neuen Daten füllen. Stellen Sie sich eine Ablaufsteuerung vor, in der mit dem Ablaufsteuerungselement *Task 'SQL ausführen'* die Daten einiger Tabellen einer SQL Server-Datenbank zunächst gelöscht und anschließend mit einem *Datenflusstask* wieder neu gefüllt werden. Dabei soll gewährleistet sein, dass die Tabellen immer Daten enthalten – entweder die aktuellen oder im Falle eines Fehlers im *Datenflusstask* die alten Daten. Um dies sicherzustellen, müssen die beiden Ablaufsteuerungselemente in einer Transaktion laufen. Mit den Eigenschaften dieser Kategorie konfigurieren Sie eine solche Transaktion und auch die dabei verwendete Isolationsstufe. Mehr zur Verwendung von Transaktionen in Paketen erfahren Sie in Kapitel 14.

Die Eigenschaftskategorie Versionen

Eine Versionshistorie des Pakets findet über die Eigenschaften der Kategorie *Versionen* statt. In den Eigenschaften *VersionMajor* und *VersionMinor* können Sie die Versionsnummer des Pakets verwalten. Der Wert der Eigenschaft *VersionBuild* wird zwar bei jeder Paketausführung im Debug-Modus wie auch bei jedem Erstellen des Projekts fortlaufend erhöht, kann aber jederzeit überschrieben werden. Zusätzlich ist es in der Eigenschaft *VersionComments* möglich, einen Kommentar zur aktuellen Versionsnummer zu hinterlegen.

Das Kontextmenü zur Ablaufsteuerung

Neben den Konfigurationsmöglichkeiten der Eigenschaften bietet der Ablaufsteuerungs-Designer auch Funktionen an, mit denen das Paket oder dessen Funktionalität erweitert werden kann. Diese Funktionen sind Inhalt des Menüs *SSIS*, das bereits in Kapitel 2 beschrieben wurde, wie auch des Kontextmenüs des Ablaufsteuerungs-Designers. Die Befehle des Menüs *SSIS* und des Kontextmenüs sind größtenteils identisch – mit Ausnahme der Befehle *Anmerkung hinzufügen* und *Haltepunkte bearbeiten*, welche nur im Kontextmenü enthalten sind.

Mit dem Befehl *Anmerkung hinzufügen* sind Sie in der Lage, die Ablaufsteuerung mit Kommentaren zu ergänzen. Diese können Sie frei im Ablaufsteuerungs-Designer platzieren. Dazu klicken Sie mit der rechten Maustaste an die entsprechende Stelle und wählen aus dem angezeigten Kontextmenü den Befehl *Anmerkung hinzufügen*. Sie erhalten dadurch einen Textrahmen, in den Sie Ihren Kommentar eintragen können. Der Textrahmen selbst besitzt wiederum ein eigenes Kontextmenü, über das Sie die Schriftart festlegen oder aber den Text auch wieder löschen können. Auf diese Art und Weise ist es möglich, das Paket mit Kommentaren, Hinweisen und einer Dokumentation zu erweitern.

Eine der vielen Unterstützungen, die der SSIS-Designer bei der Paketentwicklung anbietet, sind die Haltepunkte – im Original *Breakpoints*. Diese klassische Methode der Entwicklungsunterstützung definieren Sie über den Kontextmenübefehl *Haltepunkte bearbeiten*. Dabei legen Sie in einem Dialogfeld fest, bei welchen Ereignissen die Paketausführung im Debug-Modus unterbrochen werden soll. Die Haltepunkte wie auch andere Möglichkeiten des Debuggens werden in Kapitel 14 beschrieben.

Nicht nur der Ablaufsteuerungs-Designer, sondern auch jedes Ablaufsteuerungselement stellt ein Kontextmenü zur Verfügung. Neben den üblichen Funktionen wie Ausschneiden, Kopieren, Einfügen, Löschen und Umbenennen gibt es auch den Befehl *Eigenschaften*, der Sie direkt zum *Eigenschaften*-Fenster führt, sowie den Befehl *Bearbeiten*, der den entsprechenden Editor des Ablaufsteuerungselements öffnet. Ergänzt werden diese Standardbefehle durch die Befehle *Deaktivieren*, *Task ausführen*, *Automatisch anpassen* und *Haltepunkte bearbeiten*. Mit Letzterem können Sie für ein Ablaufsteuerungselement Haltepunkte definieren.

Der Befehl *Deaktivieren* ist identisch mit der Eigenschaft *Disable*. Beide deaktivieren das entsprechende Ablaufsteuerungselement. Da deaktivierte Ablaufsteuerungselemente bei der Paketausführung nicht ausgeführt werden, ist diese Funktion besonders hilfreich, wenn nur bestimmte Bereiche des Pakets zu testen sind. Alle Ablaufsteuerungselemente, die im Test nicht ausgeführt werden sollen – beispielsweise ein komplexer Datenfluss mit einer langen Laufzeit –, können Sie auf diese Weise deaktivieren. Bei einem deaktivierten Ablaufsteuerungselement steht anstelle des Befehls *Deaktivieren* der Befehl *Aktivieren* im Kontextmenü zur Verfügung, mit dem Sie das Ablaufsteuerungselement wieder freischalten.

Das Gegenstück zur Funktionalität *Disable* stellt der Befehl *Task ausführen* dar. Hiermit wird nur das gewählte Ablaufsteuerungselement ausgeführt. Wenn Sie also – um beim Beispiel zu bleiben – nur den Datenfluss testen möchten, können Sie dies über den Kontextmenübefehl *Task ausführen* des *Datenflusstasks* tun. Eine mühsame Deaktivierung aller anderen Elemente ist mit dieser Möglichkeit hinfällig.

Technisch gesehen eher irrelevant, optisch dafür umso wichtiger ist der Kontextmenübefehl *Automatisch anpassen*. Durch einen Klick auf diesen Befehl wird das Ablaufsteuerungselement auf die darin enthaltene Bezeichnung verbreitet. Übrigens stellt Ihnen das Menü *Format* weitere Funktionen zur Verfügung, mit denen Sie Ablaufsteuerungselemente ausrichten können.

Eine weitere Möglichkeit zur besseren Darstellung der Ablaufsteuerung im Ablaufsteuerungs-Designer ist das Zusammenfassen mehrerer Ablaufsteuerungselemente zu einer Gruppe. Eine solche Gruppe erhalten Sie über das Kontextmenü eines oder mehrerer Ablaufsteuerungselemente. Die Gruppierung von Ablaufsteuerungselementen hat nichts mit dem *Sequenzcontainer* gemein. Während der *Sequenzcontainer* mehrere Ablaufsteuerungselemente zu einer Einheit zusammenfasst und für diese gemeinsame Eigenschaften und Ereignishandler anbietet, ist die Gruppierung eine rein optische Angelegenheit. Es ist möglich, Gruppen über verschiedene Ablaufsteuerungselemente zu erstellen, unabhängig davon, ob diese per Rangfolgeneinschränkungen verbunden sind oder nicht. Die einzelnen Gruppen können auf die Größe eines Ablaufsteuerungselements reduziert werden. Dadurch erhalten Sie eine bessere Übersicht im Ablaufsteuerungs-Designer.

Die Rangfolgeneinschränkungen

Die Rangfolgeneinschränkungen wurden in den vorangegangenen Kapiteln immer wieder mal kurz erwähnt. Nun ist es an der Zeit, sich mit den Rangfolgeneinschränkungen genauer zu beschäftigten. Von daher an erster Stelle nochmals die Definition: Die Rangfolgeneinschränkung verbindet die einzelnen Ablaufsteuerungselemente einer Ablaufsteuerung zu einem sequenziellen Ablauf.

Dazu stellt jedes Ablaufsteuerungselement eine Verbindungslinie in Form eines Pfeils zur Verfügung. Dieser Pfeil kann von einem Ablaufsteuerungselement zu einem anderen gezogen werden. Durch diese Verbindung wird die Reihenfolge der Ausführung – die Rangfolge – festgelegt. Das Ablaufsteuerungselement, von dem der Pfeil ausgeht, wird zuerst ausgeführt und das Ablaufsteuerungselement, zu dem der Pfeil führt, als Nächstes.

Neben dieser Art der Verbindung zweier Ablaufsteuerungselemente mit einer Rangfolgeneinschränkung gibt es noch zwei weitere Varianten. Bei der ersten Variante markieren Sie die zu verbindenden Ablaufsteuerungselemente und wählen anschließend den Kontextmenübefehl *Rangfolgeneinschränkung hinzufügen*. Dadurch werden die beiden Ablaufsteuerungselemente – ausgehend von dem ersten markierten Ablaufsteuerungselement – mit einer Rangfolgeneinschränkung verbunden. Auch die zweite Variante basiert auf dem Kontextmenübefehl *Rangfolgeneinschränkung hinzufügen*. Hierbei müssen Sie jedoch nur ein Ablaufsteuerungselement markieren. Nach einem Klick auf den Kontextmenübefehl erhalten Sie das in Abbildung 7.2 dargestellte Dialogfeld. Dort können Sie den neuen Konnektor erstellen – wobei mit *Konnektor* an dieser Stelle die Rangfolgeneinschränkung gemeint ist. Das Listenfeld *Von* in diesem Dialogfeld enthält bereits das Ablaufsteuerungselement, über das das Dialogfeld gestartet wurde, und im Listenfeld *Zu* stehen alle weiteren Ablaufsteuerungselemente der Ablaufsteuerung zur Auswahl. Nach der Auswahl eines dieser Ablaufsteuerungselemente und dem Bestätigen des Dialogfelds mit *OK* wird dieses geschlossen und die Rangfolgeneinschränkung zwischen den beiden Ablaufsteuerungselementen erstellt.

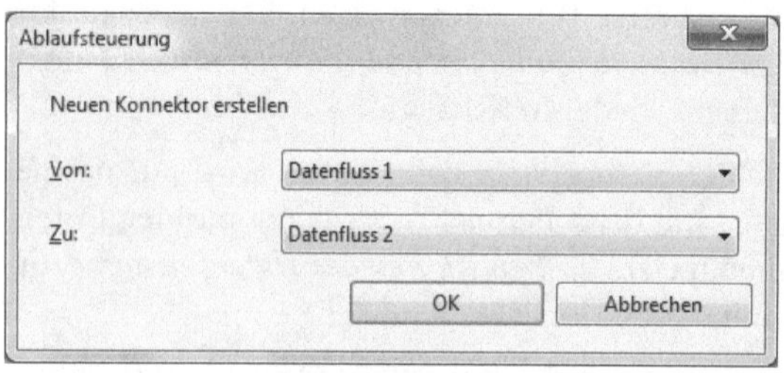

Abbildung 7.2 Das Dialogfeld *Ablaufsteuerung* zur Erstellung einer Rangfolgeneinschränkung

Alle diese Varianten verbinden die Ablaufsteuerungselemente mit einem grünen Pfeil. Die Farbe Grün steht im Allgemeinen für Hoffnung, und da die nun mal bekanntlich zuletzt stirbt, steht diese in SSIS für den Status *Erfolg*. Wie Sie bereits wissen, gibt es neben dem Status *Erfolg* noch die beiden Status *Fehler* und *Beendigung*. Auch diese werden in bestimmten Farben dargestellt. Die Farben und deren Bedeutungen sind in Tabelle 7.1 kurz zusammengefasst.

Farbe	Das folgende Ablaufsteuerungselement wird …
Grün	nur ausgeführt, wenn das Vorangegangene erfolgreich beendet wurde
Rot	nur ausgeführt, wenn das Vorangegangene fehlerhaft beendet wurde
Blau	immer ausgeführt, unabhängig von einer erfolgreichen oder fehlerhaften Ausführung des Vorangegangenen

Tabelle 7.1 Die farbliche Darstellung der Rangfolgeneinschränkung und ihre Bedeutung

Diese Pfeile sorgen also nicht nur für die Rangfolge der Ablaufsteuerungselemente, sondern beinhalten auch eine Einschränkung für die Ausführung des nachfolgenden Ablaufsteuerungselements – von daher auch der Name dieser Pfeile: Rangfolgeneinschränkung.

Den jeweiligen Status einer Rangfolgeneinschränkung legen Sie über deren Kontextmenü fest. Dort stehen Ihnen die Einträge *Erfolg*, *Fehler* und *Beendigung* zur Verfügung, die Sie mit einem Klick auf den jeweiligen Status aktivieren. Je nach gewähltem Status ändert sich direkt die Farbe der Rangfolgeneinschränkung.

Doch der Status ist nicht die einzige Einschränkung, die eine Rangfolgeneinschränkung beinhalten kann. Neben einem Status kann die Ausführung des nächsten Ablaufsteuerungselements auch abhängig von dem Ergebnis eines Ausdrucks oder von einer Kombination des Status mit einem Ausdruck sein. Die Ausdrucksprogrammierung im Zusammenhang mit der Rangfolgeneinschränkung wurde in Kapitel 5 bereits behandelt. Dort wurde folgendes Beispiel verwendet, welches an dieser Stelle nochmals aufgegriffen wird: Ein Data Warehouse wird an den Wochentagen inkrementell gefüllt, während es am Sonntag komplett geleert und wieder neu gefüllt wird. Die Prüfung auf den Sonntag – auf den siebten Tag der Woche – erfolgt anhand eines Ausdrucks in der Rangfolgeneinschränkung.

BEGLEITDATEIEN Sie finden dieses Beispiel im Paket »BSP07_001«.

Die Realisierung dieser Anforderung beginnt mit dem Ablaufsteuerungselement »Importstart protokollieren«, mit dem der Start der Paketausführung in einer Tabelle einer SQL Server-Datenbank gespeichert wird. Von diesem Ablaufsteuerungselement gehen zwei Rangfolgeneinschränkungen aus, die beide in *Datenflusstasks* enden. Der erste *Datenflusstask* namens »Datawarehouse inkrementell füllen« ist für den täglichen, inkrementellen Import zuständig, der zweite mit dem Namen »Datawarehouse komplett neu füllen« für den vollständigen Import sonntags. Die Ausführung der jeweiligen *Datenflusstasks* ist abhängig von den Rangfolgeneinschränkungen. Beide setzen die erfolgreiche Beendigung des Ablaufsteuerungselements »Importstart protokollieren« voraus. Abweichend in den Konfigurationen der beiden Rangfolgeneinschränkungen ist die Prüfung des Wochentags. Der *Datenflusstask* »Datawarehouse komplett neu füllen« wird nur ausgeführt, wenn der aktuelle Tag der siebte Tag der Woche ist, während der *Datenflusstask* »Datawarehouse inkrementell füllen« nur gestartet wird, wenn der aktuelle Tag nicht der siebte Tag der Woche ist. Nachdem der für den aktuellen Tag auszuführende *Datenflusstask* beendet wurde, erfolgt mit dem Ablaufsteuerungselement »Importende protokollieren« erneut eine Protokollierung in der Tabelle der SQL Server-Datenbank. Dieses Mal wird das Ende der Paketausführung gespeichert. Abbildung 7.3 zeigt Ihnen die beschriebene Ablaufsteuerung.

Der Knackpunkt dieser Ablaufsteuerung sind die beiden Rangfolgeneinschränkungen zu den *Datenflusstasks*. Diese müssen entsprechend den Anforderungen konfiguriert werden. Eine solche Konfiguration findet im *Rangfolgeneinschränkungs-Editor* statt. Um nun die Rangfolgeneinschränkung zu konfigurieren, die zum *Datenflusstask* »Datawarehouse komplett neu füllen« führt, klicken Sie mit der rechten Maustaste auf diese Rangfolgeneinschränkung und starten den Rangfolgeneinschränkungs-Editor mit dem Kontextmenübefehl *Bearbeiten*. Als Erstes bestimmen Sie im Rangfolgeneinschränkungs-Editor die Art der Einschränkung. Dazu bietet Ihnen das Listenfeld *Auswertungsvorgang* die in Tabelle 7.2 enthaltenen Einträge an.

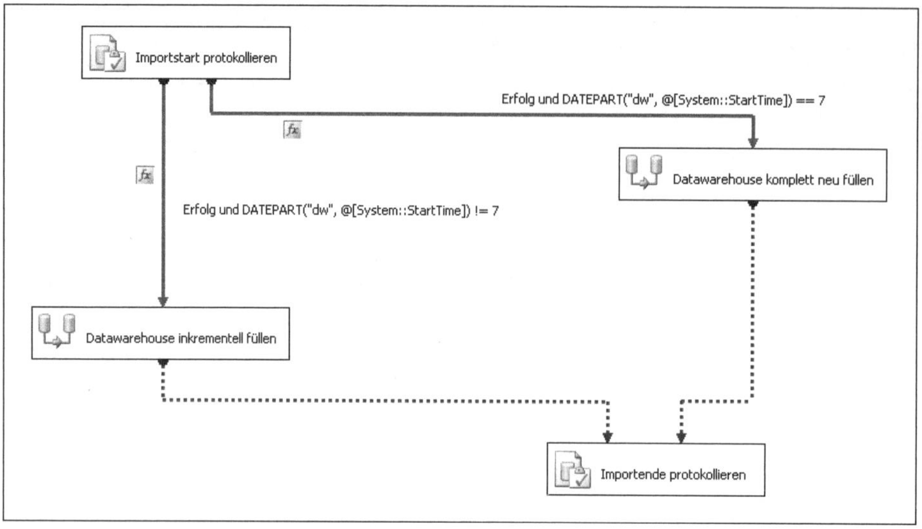

Abbildung 7.3 Rangfolgeneinschränkungen mit Ausdrücken und logischen OR-Operanden

Auswertungsvorgang	Das nachfolgende Ablaufsteuerungselement wird nur ausgeführt, wenn ...
Einschränkung	das Aktuelle mit dem im Listenfeld *Wert* ausgewählten Status beendet wird. Wobei mit *Wert* an dieser Stelle der Status zu verstehen ist. Diese Konfiguration entspricht der Auswahl der Status *Erfolg*, *Fehler* und *Beendigung* aus dem Kontextmenü der Rangfolgeneinschränkung.
Ausdruck	der im Eingabefeld *Ausdruck* definierte Ausdruck den Wert *True* liefert
Ausdruck und Einschränkung	das Aktuelle mit dem im Listenfeld *Wert* ausgewählten Status beendet wird und gleichzeitig der im Eingabefeld *Ausdruck* definierte Ausdruck den Wert *True* liefert
Ausdruck oder Einschränkung	das Aktuelle entweder mit dem im Listenfeld *Wert* ausgewählten Status beendet wird oder der im Eingabefeld *Ausdruck* definierte Ausdruck den Wert *True* liefert

Tabelle 7.2 Die möglichen Auswertungsvorgänge einer Rangfolgeneinschränkung

Der *Datenflusstask* »Datawarehouse komplett neu füllen« soll nur ausgeführt werden, wenn das Ablaufsteuerungselement »Importstart protokollieren« erfolgreich beendet wurde und wenn der Ausdruck den aktuellen Tag als den siebten Tag der Woche ermittelt hat. Dementsprechend wählen Sie im Listenfeld *Auswertungsvorgang* den Eintrag *Ausdruck und Einschränkung*. Als Nächstes folgt die Definition des Ausdrucks. Das Erstellen eines Ausdrucks in einer Rangfolgeneinschränkung ist in Kapitel 5 ausführlich beschrieben. Dies soll daher an dieser Stelle nicht wiederholt werden. Entsprechend tragen Sie zur Prüfung des aktuellen Tags auf den siebten Tag der Woche folgenden Ausdruck in das Eingabefeld *Ausdruck* ein:

```
DATEPART("dw", @[System::StartTime]) == 7
```

Zur Prüfung des Ausdrucks auf korrekte Syntax steht Ihnen die Schaltfläche *Testen* zur Verfügung. Sofern diese Prüfung erfolgreich ist, können Sie die Konfiguration dieser Rangfolgeneinschränkung, welche auch in Abbildung 7.4 zu sehen ist, mit einem Klick auf *OK* speichern.

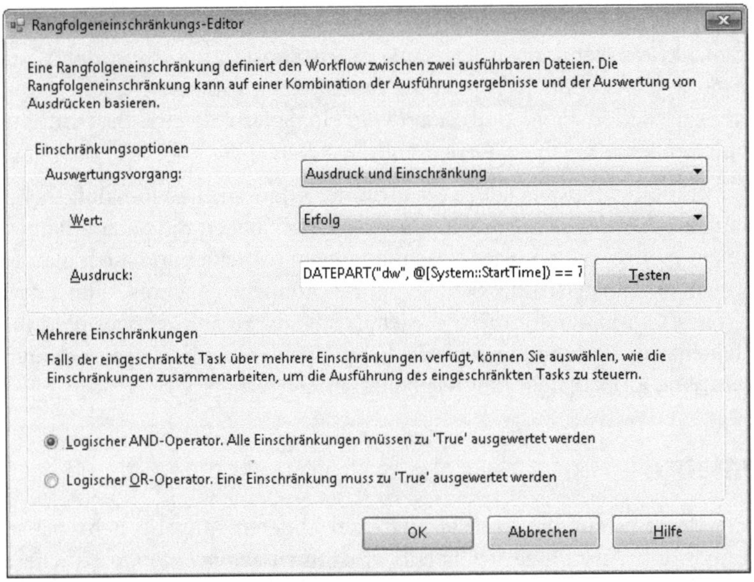

Abbildung 7.4 Der *Rangfolgeneinschränkungs-Editor*

Die Konfiguration der Rangfolgeneinschränkung, die zum *Datenflusstask* »Datawarehouse inkrementell füllen« führt, ist bis auf den Ausdruck identisch. An dieser Stelle muss folgender Ausdruck verwendet werden:

```
DATEPART("dw", @[System::StartTime]) != 7
```

Hiermit ist die Konfiguration der beiden Rangfolgeneinschränkungen, die vom Ablaufsteuerungselement »Importstart protokollieren« ausgehen, beendet. Die Konfiguration der Ablaufsteuerung ist aber noch nicht fertig gestellt, denn von den beiden *Datenflusstasks* gehen ebenfalls Rangfolgeneinschränkungen aus, die beide zum Ablaufsteuerungselement »Importende protokollieren« führen.

Diese beiden Rangfolgeneinschränkungen sollen den Status *Beendigung* verwenden. Von daher ist bei beiden Rangfolgeneinschränkungen der Status *Beendigung* über das Kontextmenü zu wählen. Behalten Sie diese Konfiguration in der Art bei, wird das Ablaufsteuerungselement »Importende protokollieren« nur dann ausgeführt, wenn beide *Datenflusstasks* beendet wurden. Durch die Prüfung auf den aktuellen Wochentag wird aber immer nur einer der beiden ausgeführt. Die Protokollierung am Ende der Paketausführung hingegen soll jedoch immer stattfinden. Derzeit stellen die beiden Rangfolgeneinschränkungen eine logische *Und*-Verknüpfung dar, das heißt die Bedingungen beider Rangfolgeneinschränkungen müssen erfüllt werden, damit das letzte Ablaufsteuerungselement ausgeführt werden kann. Mit der aktuellen Konfiguration wird dies aber nie der Fall sein, weshalb Sie von der logischen *Und*-Verknüpfung zu einer logischen *Oder*-Verknüpfung wechseln müssen. Eine solche legen Sie ebenfalls im Rangfolgeneinschränkungs-Editor fest. Dazu starten Sie diesen über eine der beiden Rangfolgeneinschränkungen und wählen in der Kategorie *Mehrere Einschränkungen* die Eigenschaft *Logischer OR-Operator …* aus. Durch diese Auswahl werden nun alle Rangfolgeneinschränkungen, die zum letzten Ablaufsteuerungselement führen, gepunktet dargestellt.

In Abbildung 7.3 sehen Sie die in den Rangfolgeneinschränkungen definierten Optionen als Beschriftung. Diese Beschriftung ist kein Standard, sondern muss explizit konfiguriert werden. Dazu markieren Sie die jeweilige Rangfolgeneinschränkung und wechseln im *Eigenschaften*-Fenster zur Eigenschaft *ShowAnnotation*. Dort haben Sie die Wahl zwischen der Standardeinstellung – dem Eintrag *AsNeeded* – oder der bereits angesprochenen Ausgabe der definierten Einschränkungen durch die Auswahl des Eintrags *ConstraintOptions*. Alternativ zu diesen beiden Möglichkeiten kann auch der Name durch den Eintrag *ConstraintName* oder die Beschreibung durch den Eintrag *ConstraintDescription* als Beschriftung fungieren. Namen und Beschreibung tragen Sie dazu in die Eigenschaften *Name* und *Description* ein. Sofern Sie eine Beschriftung der Rangfolgeneinschränkung vermeiden möchten, wählen Sie den Eintrag *Never*.

Soweit zur Realisierung des Beispiels. Mit diesem Beispiel haben Sie nicht nur erfahren, dass Rangfolgeneinschränkungen mit verschiedenen Status und Ausdrücken arbeiten können. Hier haben Sie auch erfahren, dass von einem Ablaufsteuerungselement mehrere Rangfolgeneinschränkungen ausgehen und auch mehrere Rangfolgeneinschränkungen zu einem Ablaufsteuerungselement führen können. Letzteres kann dabei mit einer logischen *Und*- oder *Oder*-Verknüpfung konfiguriert werden. Nachdem Sie nun einiges über die Verwendung der Ablaufsteuerungselemente in Verbindung mit den Rangfolgeneinschränkungen erfahren haben, ist es an der Zeit, dass Sie die einzelnen Ablaufsteuerungselemente kennen lernen.

Die Ablaufsteuerungselemente

Obwohl jedes der 29 Ablaufsteuerungselemente für die Realisierung einer anderen Aufgabe steht, haben doch alle eines gemeinsam: den Editor – mit Ausnahme des bereits erwähnten *Sequenzcontainers*. Diese Editoren unterscheiden sich in erster Linie nur durch die enthaltenen Eigenschaften, mit denen die Aufgaben der jeweiligen Ablaufsteuerungselemente konfiguriert werden. Aufbau und Funktionalität der Editoren sind bei fast jedem Ablaufsteuerungselement gleich. Die spezifischen Eigenschaften der einzelnen Ablaufsteuerungselemente werden im nächsten Kapitel ausführlich beschrieben. Inhalt dieses Abschnitts jedoch sind die Gemeinsamkeiten der Editoren.

Da wäre als Erstes das Öffnen der Editoren zu nennen. Diese können Sie entweder mit einem Doppelklick auf das Ablaufsteuerungselement oder mit dem Befehl *Bearbeiten* aus dessen Kontextmenü öffnen. Zu fast jedem Ablaufsteuerungselement kann eine Bezeichnung und eine Beschreibung in den Eingabefeldern *Name* und *Description* erfasst werden. Diese entsprechen den gleichnamigen Eigenschaften des Ablaufsteuerungselements. Bei der Beschreibung sei nochmals darauf hingewiesen, dass diese im Ablaufsteuerungs-Designer als QuickInfo ausgegeben wird, sobald Sie den Mauszeiger auf dem entsprechenden Ablaufsteuerungselement positionieren. Eine weitere Gemeinsamkeit, die sich bei fast jedem Editor wiederfindet, ist die Seite *Ausdrücke*. Hier können Sie die Werte ausgewählter Eigenschaften des Ablaufsteuerungselements durch Ausdrücke erstellen lassen. Sie kennen die Seite *Ausdrücke* und die Funktionalität der dynamischen Eigenschaften bereits aus Kapitel 5.

Die Editoren bieten für die Konfiguration einer Eigenschaft an vielen Stellen die Auswahl einer Quellenangabe. Die Art und Weise dieser Quellenangabe ist in allen Editoren identisch. Leider trifft dies nicht auf die Bezeichnungen der Quellenangabe zu. Diese kann von Editor zu Editor variieren. Die Funktionalität der Quellenangabe wird nun am Beispiel des Ablaufsteuerungselements *Task 'SQL ausführen'* beschrieben, deren dazu notwendigen Eigenschaften in Abbildung 7.5 zu sehen sind. Mittels der Quellenangabe wird in diesem Fall die SQL-Anweisung angegeben, die mit dem Ablaufsteuerungselement ausgeführt werden soll.

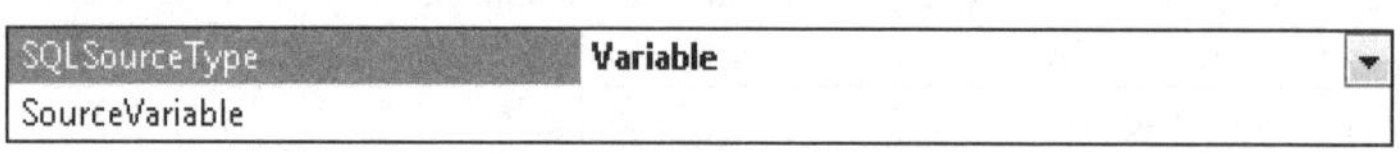

Abbildung 7.5 Die Auswahl einer Quellenangabe

In der Eigenschaft *SQLSourceType* bestimmen Sie zunächst den Typ der Quellenangabe. Sie haben die Wahl zwischen einer direkten Eingabe, einer Auswahl einer Paketvariablen oder der Zuordnung über eine Dateiverbindung. Der eigentliche Wert wird je nach gewähltem Typ in der darunterliegenden Eigenschaft eingetragen oder ausgewählt. Der Name dieser Eigenschaft ist abhängig vom gewählten Quellentyp. Bei einer Direkteingabe heißt diese Eigenschaft *SQLStatement*, bei einer Auswahl über eine Paketvariable *SourceVariable* und bei einer Zuordnung über eine Dateiverbindung *FileConnection*. Wobei dies nur die drei Bezeichnungen dieser Eigenschaft im Ablaufsteuerungselement *Task 'SQL ausführen'* sind. In anderen Ablaufsteuerungselementen werden wieder andere Bezeichnungen verwendet.

Die Eingabe oder Auswahl des Werts in die Eigenschaft ist ebenso abhängig vom gewählten Quellentyp. Beim Quellentyp *Direkteingabe* ist die Eigenschaft ein einfaches Eingabefeld, in das Sie den Wert eingeben – in diesem Beispiel die SQL-Anweisung. Bei einer Paketvariablen als Quellentyp beinhaltet die Eigenschaft ein Listenfeld, in dem Sie die entsprechende Paketvariable auswählen oder dort auch direkt anlegen können. Auch beim Quellentyp *Dateiverbindung* erfolgt die Zuordnung der Datei über ein Listenfeld. Dieses enthält die *Dateiverbindungs-Manager* des Pakets, von denen Sie den *Dateiverbindungs-Manager* wählen, der auf die entsprechende Datei verweist. Im angegebenen Beispiel wäre es möglich, über den Quellentyp *Dateiverbindung* ein SQL-Skript einer Datei mit diesem Ablaufsteuerungselement auszuführen. Dies bietet Ihnen die Möglichkeit, das SQL-Skript auszutauschen, ohne dass Sie das Paket ändern müssen. Sie ändern lediglich den Inhalt der Datei.

Bei der Variablenzuordnung bietet Ihnen der Editor nicht nur die Möglichkeit, eine bestehende Paketvariable auszuwählen, sondern Sie können dort auch über den Eintrag *<Neue Variable>* an Ort und Stelle eine neue Paketvariable anlegen. Diese Möglichkeit ist fast bei jeder Variablenauswahl verfügbar. Sie erhalten nach Auswahl des Eintrags das in Abbildung 7.6 gezeigte Dialogfeld *Variable hinzufügen*. In diesem Dialogfeld legen Sie zunächst im Listenfeld *Container* den Bereich fest, in dem die Paketvariable gültig sein soll. In den meisten Fällen kann der bereits gewählte Bereich beibehalten werden, da dies die nächsthöhere Ebene des Bereichs ist, aus dem Sie das Dialogfeld gestartet haben. Die Bezeichnung der Paketvariablen tragen Sie in das Eingabefeld *Name* ein. Sofern Sie einen Namespace für diese Paketvariable verwenden möchten, können Sie diesen in das Eingabefeld *Namespace* eingeben. Im Listenfeld *Werttyp* definieren Sie den Datentyp der Paketvariablen. Abhängig von dieser Auswahl ist auch die Notwendigkeit eines Initialwerts, den Sie im Eingabefeld *Wert* angeben. Abschließend können Sie mit der Eigenschaft *Schreibgeschützt* noch entscheiden, ob der Wert der Paketvariablen verändert werden darf. Die neue Paketvariable speichern Sie mit einem Klick auf *OK*.

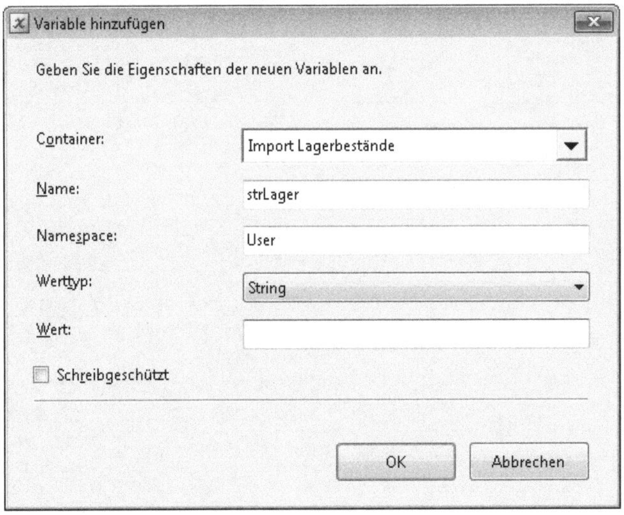

Abbildung 7.6 Das Dialogfeld *Variable hinzufügen*

Neben den Quellenangaben und der Möglichkeit, eine Paketvariable direkt vor Ort anzulegen, bieten einige Editoren noch eine weitere gemeinsame Funktion: die Prüfung der Angaben auf Korrektheit bzw. Vollständigkeit. Sofern eine Konfiguration falsch oder unvollständig ist, werden Sie im unteren Bereich des Editors durch eine entsprechende Meldung darauf hingewiesen. Bietet der Editor eine solche Prüfung und Ausgabe nicht an, erkennen Sie fehlerhafte oder unvollständige Konfigurationen direkt im Ablaufsteuerungs-Designer. Diese werden je nach Schweregrad entweder mit einem Fehler- oder mit einem Warnsymbol gekennzeichnet. In Abbildung 7.7 sehen Sie zwei solch gekennzeichnete Ablaufsteuerungselemente, wobei der *Datenflusstask* das Warnsymbol enthält und der *Task 'SQL ausführen'* das Fehlersymbol. Alle weiteren Funktionen der Editoren mitsamt den Möglichkeiten der jeweiligen Ablaufsteuerungselemente lernen Sie im nächsten Kapitel kennen.

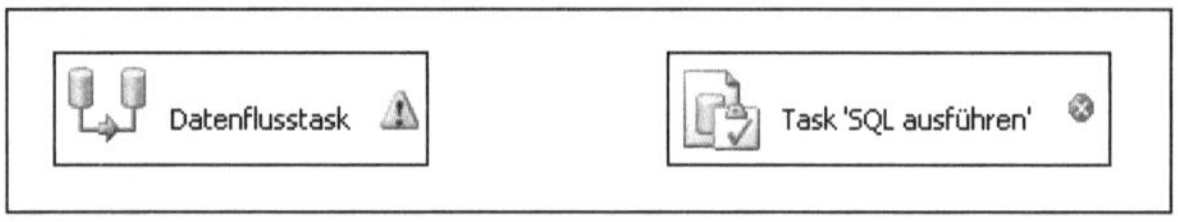

Abbildung 7.7 Warnung und Fehler in Ablaufsteuerungselementen

Zusammenfassung

Eine Ablaufsteuerung erstellen Sie im Ablaufsteuerungs-Designer. Hier nehmen Sie die einzelnen Ablaufsteuerungselemente auf und verbinden diese mit den Rangfolgeneinschränkungen zu einem Ablauf. Zur Konfiguration der Ablaufsteuerungselemente und Rangfolgeneinschränkungen stellt der Ablaufsteuerungs-Designer entsprechende Editoren zur Verfügung. Aber nicht nur die Ablaufsteuerungselemente und Rangfolgeneinschränkungen können im Ablaufsteuerungs-Designer konfiguriert werden, sondern auch die Ablaufsteuerung selbst. Für alle Container – Ablaufsteuerung, Ablaufsteuerungselemente und Ereignishandler – stehen eine Vielzahl von Eigenschaften zur Verfügung. Die Möglichkeiten, die die Konfiguration dieser Eigenschaften bieten, erstrecken sich von einer einfachen Beschreibung des Containers bis hin zu Auswirkungen auf die Paketausführung.

Kapitel 8

Die Ablaufsteuerungselemente

In diesem Kapitel:

In diesem Kapitel (*Fortsetzung*):

In diesem Kapitel lernen Sie die einzelnen Ablaufsteuerungselemente der Ablaufsteuerung kennen. Dabei werden die Einsatzmöglichkeiten und die Konfiguration jedes Ablaufsteuerungselements beschrieben und mit wichtigen Hinweisen ergänzt.

Ein Überblick

Der Ablaufsteuerungs-Designer bietet in seiner Toolbox 29 verschiedene Ablaufsteuerungselemente an. Das bedeutet nun nicht, dass Sie mit den Ablaufsteuerungselementen nur 29 verschiedene Aufgaben realisieren können. Mit manchen Ablaufsteuerungselementen kann mehr als eine Aufgabe bewältigt werden – beispielsweise mit dem *XML-Task*, der sechs verschiedene Aktionen anbietet, oder dem *Task 'Dateisystem'*, mit dem zehn verschiedene Aktionen möglich sind. Die Einsatzmöglichkeiten der angebotenen Ablaufsteuerungselemente sind vielfältig. Von ihren Funktionen her gesehen lassen sie sich wie folgt grob gruppieren.

Allen voran sind die bereits erwähnten Container – *Sequenzcontainer*, *For-Schleifencontainer* und *Foreach-Schleifencontainer* – zu nennen. Mit diesen fassen Sie mehrere Ablaufsteuerungselemente zu einer Einheit zusammen, die sich zudem mit den Schleifencontainern mehrfach ausführen lassen. Dazu kommen die beiden Ablaufsteuerungselemente *Task 'Dateisystem'* und *FTP-Task*, mit denen Dateien und Verzeichnisse verwaltet werden. Letzteres ist auch eines der Ablaufsteuerungselemente, das zur Realisierung seiner Aufgabe das Internet nutzen kann, wie auch die Ablaufsteuerungselemente *Task 'Webdienst'* und *Task 'Mail senden'*. Mit den Ablaufsteuerungselementen *Datenflusstask* und *Masseneinfügungstask* verarbeiten Sie Daten. Auch mit dem *XML-Task* werden Daten verarbeitet, aber auch aufbereitet und ausgewertet. Eine Auswertung von Daten findet ebenso mit dem seit SSIS 2008 verfügbaren *Datenprofilerstellungs-Task* statt.

Die Programmierung innerhalb der Ablaufsteuerung kommt ebenfalls nicht zu kurz. Mit dem Ablaufsteuerungselement *Skripttask* erstellen Sie Skripts in Visual C# 2008 oder Visual Basic 2008, während Sie mit dem Ablaufsteuerungselement *Task 'SQL ausführen'* entsprechend SQL-Anweisungen auf den verschiedensten Datenbanken ausführen. Einige Ablaufsteuerungselemente, etwa *Task 'Nachrichtenwarteschlange'*, *Task 'WMI-Datenleser'* und *Task 'WMI-Ereignisüberwachung'*, bieten Zugriff auf Funktionen des Betriebssystems, während das Ablaufsteuerungselement *Task 'Prozess ausführen'* x-beliebige Programme oder Stapeldateien innerhalb der Ablaufsteuerung ausführen kann. Mit dem Ablaufsteuerungselement *Task 'Paket ausführen'* können Sie innerhalb von Paketen andere Pakete aufrufen, und mit dem Ablaufsteuerungselement *Task 'DTS 2000-Paket ausführen'* ist es sogar möglich, DTS-Pakete in einem SSIS-Paket auszuführen – wie auch die in DTS erstellten ActiveX-Skripts über das Ablaufsteuerungselement *ActiveX-Skripttask* weiterhin in SSIS verwendet werden können. Mit *Analysis Services-Task 'DDL ausführen'*, *Analysis Services-Verarbeitungstask* und *Data Mining-Abfragetask* gibt es drei Ablaufsteuerungselemente, die speziell für die Verarbeitung von Analysis Services-Komponenten ausgelegt sind. Des Weiteren stehen mehrere Ablaufsteuerungselemente zur Verfügung, mit denen verschiedene SQL Server-Objekte zwischen SQL Server-Instanzen übertragen werden können, wie *Task 'Anmeldungen übertragen'*, *Task 'Aufträge übertragen'*, *Task 'Datenbanken übertragen'*, *Task 'Fehlermeldungen übertragen'*, *Task 'In 'master' gespeicherte Prozeduren übertragen'* und *Task 'SQL Server-Objekte übertragen'*. Und last, but not least sind noch die Wartungsplantasks zu nennen, die in der Toolbox sogar in einer eigenen Kategorie zusammengefasst sind.

Diese einzelnen Ablaufsteuerungselemente werden in der Reihenfolge beschrieben, in der sie in der Toolbox der Ablaufsteuerung enthalten sind. Dabei liegt der Fokus bei den spezifischen Funktionen des jeweiligen Ablaufsteuerungselements. Eigenschaften und Funktionen, die in jedem Editor gleich oder ähnlich sind, wurden bereits am Ende des vorherigen Kapitels besprochen.

For-Schleifencontainer

Der Name dieses Ablaufsteuerungselements sagt es bereits: Der *For-Schleifencontainer* ist von seiner Struktur her mehr ein Container denn ein Ablaufsteuerungselement. Nun basiert zwar auch ein Ablaufsteuerungselement auf der Struktur eines Containers, aber mit der Einschränkung, dass dieser nur ein Ablaufsteuerungselement beinhalten kann – Sie erinnern sich bestimmt noch an den *TaskHost*-Container, der in Kapitel 1 beschrieben wurde.

Nicht so der *For-Schleifencontainer*: Dieser kann – wie seine beiden Pendants *Foreach-Schleifencontainer* und *Sequenzcontainer* – mehrere Ablaufsteuerungselemente beinhalten, welche durch Rangfolgeneinschränkungen zu einem Ablauf verbunden sein können – aber nicht müssen. Insofern entsprechen diese drei Container mehr der eigentlichen Definition eines Containers und sind somit auch eher mit einer Ablaufsteuerung vergleichbar. In der Tat stellen diese drei Container eine Ablaufsteuerung innerhalb einer Ablaufsteuerung dar. Dabei können in diesen Containern ohne Begrenzung alle Ablaufsteuerungselemente verwendet werden. Ein *For-Schleifencontainer* kann also durchaus auch einen weiteren *For-Schleifencontainer* beinhalten. Einer komplexen Verschachtelung steht also nichts im Wege.

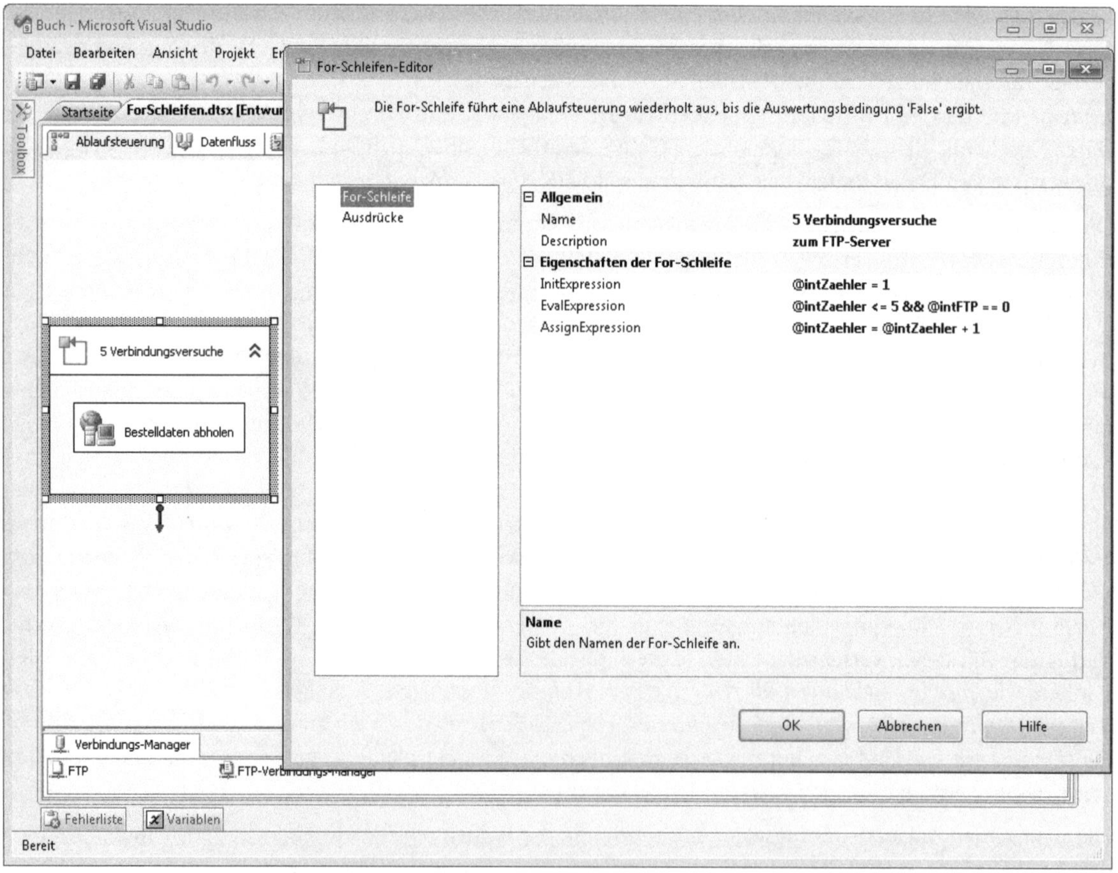

Abbildung 8.1 Ein *For-Schleifencontainer* im Einsatz

Ergänzend zu diesen grundsätzlichen Möglichkeiten bietet der *For-Schleifencontainer* die Funktion, dass die enthaltene Ablaufsteuerung bzw. die enthaltenen Ablaufsteuerungselemente so oft wiederholt werden, bis die im *For-Schleifencontainer* definierte Bedingung erfüllt ist. In Abbildung 8.1 sehen Sie einen *For-Schleifencontainer*, der das Ablaufsteuerungselement *FTP-Task* beinhaltet. In dieser Konstellation wird bis zu fünfmal versucht, eine Verbindung zu einem FTP-Server herzustellen, um dort eine Datei abzuholen. Die Schleifenverarbeitung wird beendet, wenn die Verbindungsherstellung vor dem fünften Versuch gelingt, spätestens aber dann nach dem fünften Versuch.

Konfiguration

Die grundsätzliche Konfiguration des *For-Schleifencontainers* findet zwar in dem dafür verfügbaren *For-Schleifen-Editor* statt, vollständig wird die Konfiguration aber erst durch die Ablaufsteuerung innerhalb des *For-Schleifencontainers*. Dabei ist es für die Konfiguration unbedeutend, ob Sie zuerst die Ablaufsteuerung innerhalb der Schleife oder die Bedingung für die Schleife definieren. Nicht ganz so unbedeutend ist die Paketvariable, die Sie zur Steuerung der Schleife benötigen.

TIPP Achten Sie darauf, dass Sie die zur Steuerung der Schleife benötigte Paketvariable vor dem Öffnen des Editors anlegen, da im Editor selbst keine Möglichkeit mehr dazu besteht.

Die Paketvariable verwenden Sie für die Steuerung der Schleife in derselben Art und Weise, wie Sie dies in anderen Programmiersprachen auch tun würden: Die Paketvariable wird initialisiert; anhand der Paketvariablen wird die Bedingung für eine erneute Schleifenverarbeitung geprüft, und der Wert der Paketvariablen wird bei jeder Schleifenverarbeitung je nach Anforderung erhöht oder verringert. Im Grunde genommen nichts Neues – es sieht nur anders aus. Es ist sogar recht überschaubar, denn die Steuerung der Schleifenverarbeitung findet im *For-Schleifen-Editor* gerade mal in den folgenden drei Eigenschaften statt:

- Die Initialisierung der Paketvariablen erfolgt mit einem Ausdruck in der Eigenschaft *InitExpression*
- Die Prüfung, ob die Schleifenverarbeitung fortgesetzt oder beendet wird, findet in der Eigenschaft *EvalExpression* statt. Nur wenn das Ergebnis dieses Ausdrucks den Wert *True* liefert, wird die Ablaufsteuerung im *For-Schleifencontainer* erneut ausgeführt.
- Die Iteration erfolgt in der Eigenschaft *AssignExpression*. Auch hier wird ein Ausdruck verwendet, durch den der Wert der Paketvariablen erhöht oder verringert wird.

Die Definition des in Abbildung 8.1 dargestellten Beispiels beginnt in der Eigenschaft *InitExpression* mit der Initialisierung der Paketvariablen *@intZaehler* durch den Ausdruck `@intZaehler = 1`. Bei jedem Durchlauf der Schleife wird der Wert der Paketvariablen durch den Ausdruck `@intZaehler = @intZaehler + 1` in der Eigenschaft *AssignExpression* um 1 erhöht. Die Schleifenverarbeitung findet so lange statt, bis die Paketvariable den Wert 5 erreicht hat, da in der Eigenschaft *EvalExpression* die Bedingung `@intZaehler <= 5` definiert ist. Dies ist aber nur ein Teil der Bedingung, denn wenn der FTP-Vorgang erfolgreich war, soll die Schleifenverarbeitung ebenfalls beendet werden. An dieser Stelle kommen nun zwei der in Kapitel 7 beschriebenen Eigenschaften zum Einsatz. Zum einen die Eigenschaft *ForceExecutionResult*, die Sie beim *For-Schleifencontainer* auf den Wert *Success* einstellen müssen. Hierüber wird verhindert, dass der *For-Schleifencontainer* fehlerhaft beendet wird, wenn der *FTP-Task* fehlschlägt. Zum anderen muss der Eigenschaft *ExecValueVariable* des *FTP-Tasks* eine Paketvariable zugeordnet werden. Diese Paketvariable – im Beispiel mit dem Namen *intFTP* – erhält den Ausführungswert 0, wenn der *FTP-Task* nicht erfolgreich ausgeführt wurde. Die Paketvariable *intFTP* muss ebenfalls in der Eigenschaft *EvalExpression* des *For-Schleifencontainers* geprüft werden, denn für eine weitere Schleifenverarbeitung ist nicht nur die Bedingung

`@intZaehler <= 5` zu erfüllen, sondern auch `@intFTP == 0`. Insofern lautet der Ausdruck der Eigenschaft *EvalExpression* im *For-Schleifencontainer* `@intZaehler <= 5 && @intFTP == 0`.

ACHTUNG Die Paketvariablen müssen in den Eigenschaften immer mit einem führenden @-Zeichen angesprochen werden.

Dies ist ein einfaches Beispiel für einen *For-Schleifencontainer*. Natürlich sind auch weitaus komplexere Ausdrücke in den Eigenschaften möglich. Es geht aber auch noch einfacher, denn Sie können auf die Eigenschaften *InitExpression* und *AssignExpression* verzichten. Diese sind im Gegensatz zur Eigenschaft *EvalExpression* optional. Sofern Sie nur die Eigenschaft *EvalExpression* verwenden, erhalten Sie beim Speichern der Konfiguration zwar eine Fehlermeldung, welche Sie aber getrost ignorieren können. Findet in der Eigenschaft *InitExpression* keine Initialisierung einer Paketvariablen statt, wird in der Eigenschaft *EvalExpression* der zur Laufzeit aktuelle Wert der dort angegebenen Paketvariablen verwendet. Im Zweifelsfall ist dieser aktuelle Wert gleich dem Initialwert der Paketvariablen. Genauso wie die Paketvariable außerhalb des *For-Schleifencontainers* initialisiert werden kann, kann Sie auch in der Ablaufsteuerung des *For-Schleifencontainers* iteriert werden. Die Eigenschaft *AssignExpression* wird dadurch überflüssig. Je nach Anforderung ist eine explizite Iteration vielleicht auch gar nicht notwendig – wie das folgende Beispiel zeigt.

Stellen Sie sich einen *For-Schleifencontainer* vor, dessen Ausführung nicht über einen Zähler, sondern zeitlich begrenzt ist. Auf diese Art und Weise können Sie den *For-Schleifencontainer* beispielsweise als Warteschleife verwenden. Dazu benötigen Sie eine Paketvariable vom Datentyp *Datetime*, die Sie mit einem Zeitpunkt in der Zukunft initialisieren. Der Ausdruck `@datStopZeit = DATEADD("Minute", 1, GETDATE())` in der Eigenschaft *InitExpression* initialisiert die Paketvariable mit dem aktuellen Zeitpunkt plus einer Minute. Die Prüfung erfolgt über den Ausdruck `GETDATE() < @datStopZeit` in der Eigenschaft *EvalExpression*. Abbildung 8.2 zeigt die hier beschriebene Konfiguration. Die Ablaufsteuerung dieses *For-Schleifencontainers* bleibt leer, denn seine Aufgabe besteht aus nichts anderem als Warten. Warten, bis eine Minute vergangen ist; eine Minute, in der nichts passiert – und das ist in der IT schon eine ganze Menge.

BEGLEITDATEIEN Die hier beschriebenen Beispiele finden Sie im Beispielpaket »BSP08-001«.

Hinweise

Die Bezeichnungen der im *For-Schleifencontainer* verwendeten Paketvariablen dürfen keine Umlaute und auch kein »ß« enthalten.

Bei der Verwendung von Ausdrücken steht Ihnen der komplette Funktionsumfang der Ausdrucksprogrammierung zur Verfügung, aber leider kein Ausdrucks-Generator. Mehr zu den Ausdrücken lesen Sie in Kapitel 5.

In der Ablaufsteuerung wird der *For-Schleifencontainer* als Container dargestellt. Über die beiden nach oben zeigenden Pfeile können Sie diese Darstellung auf die Größe eines normalen Ablaufsteuerungselements reduzieren. Von der reduzierten Darstellung kann mit einem Klick auf die nun nach unten zeigenden Pfeile wieder zur ursprünglichen Ansicht gewechselt werden.

Der *For-Schleifencontainer* kann auch für Wertzuweisungen von Paketvariablen zweckentfremdet werden. Dazu verwenden Sie die Eigenschaft *InitExpression* als Wertzuweisung und geben in der Eigenschaft *EvalExpression* den Wert *False* ein. Durch diese Konfiguration erhält die Paketvariable bei der Paketausführung den angegebenen Wert und der *For-Schleifencontainer* wird direkt wieder beendet.

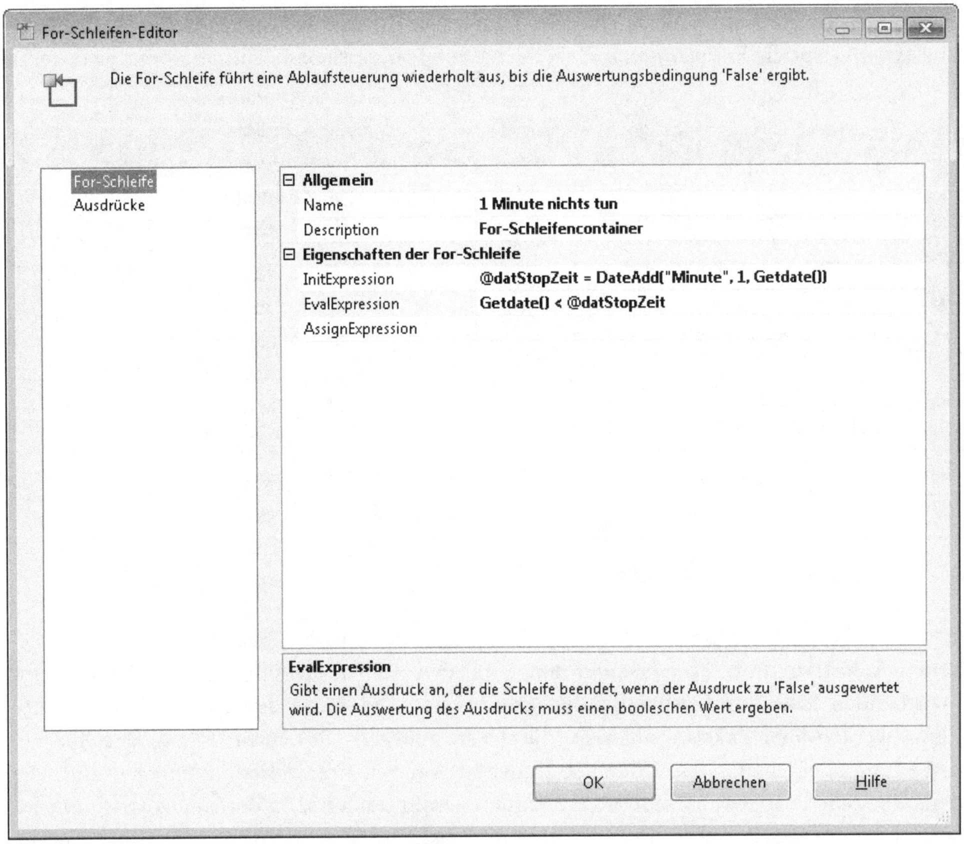

Abbildung 8.2 Der *For-Schleifencontainer* als Warteschleife

Foreach-Schleifencontainer

Der Unterschied zwischen dem *For-Schleifencontainer* und dem *Foreach-Schleifencontainer* liegt allein in der Art der Schleifenverarbeitung. Während der *For-Schleifencontainer* die Schleifenverarbeitung an eine Bedingung knüpft, wiederholt der *Foreach-Schleifencontainer* die Verarbeitung der Schleife anhand einer Liste. Jeder Eintrag einer solchen Liste ist Auslöser für eine weitere Schleifenverarbeitung, in der ebendieser Eintrag verarbeitet wird. Alle anderen Merkmale der beiden Schleifencontainer sind gleich, das heißt auch ein *Foreach-Schleifencontainer* wiederholt in seiner Schleifenverarbeitung eine Ablaufsteuerung bzw. Ablaufsteuerungselemente.

Auf diese Art ist es zum Beispiel möglich, die Dateien eines Verzeichnisses mit dem Ablaufsteuerungselement *Masseneinfügungstask* in eine SQL Server-Datenbank zu schreiben. Dabei liest der *Foreach-Schleifencontainer* die Speicherorte der einzelnen Dateien des angegebenen Verzeichnisses ein und arbeitet diese Liste Datei für Datei ab. Der Speicherort jeder Datei wird dabei an den in der Ablaufsteuerung des *Foreach-Schleifencontainers* enthaltenen *Masseneinfügungstask* übergeben, durch den die Daten der angegebenen Datei in die SQL Server-Datenbank importiert werden. Mit dem Import der Daten der letzten Datei endet die Verarbeitung der Schleife.

Neben der Auflistung der Dateien eines Verzeichnisses bietet der *Foreach-Schleifencontainer* noch sechs weitere Aufzählungstypen – sprich *Enumeratoren.* Tabelle 8.1 zeigt diese sieben Enumeratoren und deren Inhalt.

Enumerator	Inhalt
Foreach-Datei-Enumerator	Aufzählung von Dateien eines Verzeichnisses
Foreach-Element-Enumerator	Aufzählung einer manuell erfassten Liste von Elementen
Foreach-ADO-Enumerator	Aufzählung der Zeilen eines ADO-Recordsets oder ADO.NET-DataSets
Enumerator für Foreach-ADO.NET-Schemarowset	Aufzählung der Objekte von Datenbanken, die per ADO.NET über OLE DB angesprochen werden kann
Foreach-Enumerator für Daten aus Variable	Aufzählung der Zeilen einer Paketvariablen vom Datentyp *Object*
Foreach-NodeList-Enumerator	Aufzählung des Ergebnisses einer XPATH-Abfrage
Foreach-SMO-Enumerator	Aufzählung von Objekten einer SQL Server-Instanz

Tabelle 8.1 Die Enumeratoren des *Foreach-Schleifencontainers*

Die für den *Foreach-Schleifencontainer* spezifischen Eigenschaften konfigurieren Sie im *Foreach-Schleifen-Editor* auf den Seiten *Auflistung* und *Variablenzuordnungen.* Dabei wählen Sie auf der Seite *Auflistung* je nach der zu verarbeitenden Liste den entsprechenden Enumerator. Die Werte der mit dem Enumerator erstellten Aufzählung werden über Paketvariablen an die Ablaufsteuerung des *Foreach-Schleifencontainers* zur weiteren Verarbeitung übergeben. Diese Übergabe findet auf der Seite *Variablenzuordnungen* statt. Der *Foreach-Schleifen-Editor* stellt zu jedem in Tabelle 8.1. enthaltenen Enumerator in der Kategorie *Enumeratorkonfiguration* der Seite *Auflistung* eine eigene Konfigurationsoberfläche zur Verfügung, die nun im Einzelnen erläutert werden.

BEGLEITDATEIEN Die nachfolgend beschriebenen Beispiele finden Sie im Beispielpaket »BSP08-002«.

Foreach-Datei-Enumerator

Wenn Sie auf die Seite *Auflistung* des *Foreach-Schleifen-Editors* wechseln, ist der *Foreach-Datei-Enumerator* bereits ausgewählt und mit ihm auch die entsprechende Konfigurationsoberfläche. Diesen Luxus gibt es erst seit SSIS 2008 R2. In den vorherigen Versionen ist der *Foreach-Datei-Enumerator* zwar auch ausgewählt, nicht aber die zugehörige Konfigurationsoberfläche. Um diese zu erhalten, müssten Sie den Enumerator erneut auswählen.

Die Konfigurationsoberfläche des *Foreach-Datei-Enumerators* besteht in der Auswahl eines Verzeichnisses und der Spezifikation der Dateien, die in die Aufzählung aufgenommen werden sollen. Das Verzeichnis, welches die zu verarbeitenden Dateien beinhaltet, geben Sie im Eingabefeld *Ordner* ein. Alternativ können Sie es auch über die Schaltfläche *Durchsuchen* auswählen.

TIPP Das angegebene Verzeichnis muss nicht zwingend ein lokales Verzeichnis sein. Sie können ebenso ein Verzeichnis im Netzwerk per UNC angeben. Jedoch sollten Sie dabei beachten, dass das Benutzerkonto, mit dem das Paket später ausgeführt wird, die entsprechenden Leserechte an diesem Verzeichnis hat.

Im Eingabefeld *Dateien* bestimmen Sie die Art der Dateien, die in die Aufzählung aufgenommen werden sollen. Mit den üblichen Wildcards ist es möglich, die Dateinamen und Dateierweiterungen einzugrenzen. So liefert der Eintrag »*.txt« alle Textdateien des Verzeichnisses oder der Eintrag »Bestellungen.*« alle Dateien mit der Bezeichnung »Bestellungen« unabhängig von der Dateierweiterung.

ACHTUNG Die Angabe einer Dateierweiterung ist nicht auf die angegebenen Zeichen begrenzt. Vielmehr werden alle Dateien in die Auflistung aufgenommen, deren Dateierweiterung mit den angegebenen Zeichen beginnen. Der Eintrag »*.xls« liefert insofern nicht nur Excel-Dateien bis Version 2003, sondern auch die Excel-Dateien ab Version 2007 mit der Dateierweiterung XLSX.

Zur Verarbeitung der Datei in der Ablaufsteuerung des *Foreach-Schleifencontainers* wird der jeweilige Dateiname der Aufzählung in einer Paketvariablen gespeichert. In der Kategorie *Dateinamen abrufen* definieren Sie, in welchem Umfang der Dateiname in dieser Paketvariablen enthalten sein soll. Tabelle 8.2 listet die verschiedenen Eigenschaften mitsamt den Auswirkungen auf den Inhalt der Paketvariablen auf.

Eigenschaft	Enthält ...	Beispiel für Inhalt der Paketvariable
Vollqualifiziert	Pfad, Dateiname und Dateierweiterung	F:\Coole Socke\Datenimporte\ Artikel_Lager1.txt
Name und Erweiterung	Dateiname und Dateierweiterung	Artikel_Lager1.txt
Nur Name	Dateiname	Artikel_Lager1

Tabelle 8.2 Die Eigenschaften der Kategorie *Dateinamen abrufen*

Abschließend legen Sie noch mit der Eigenschaft *Unterordner durchsuchen* fest, ob die bis dahin definierte Aufzählung nur auf das angegebene Verzeichnis begrenzt ist oder ob auch die Dateien der Unterverzeichnisse in die Aufzählung aufgenommen werden sollen.

In Abbildung 8.3 sehen Sie die Konfiguration eines *Foreach-Datei-Enumerators*, der alle TXT-Flatfiles mit den Artikeldaten der einzelnen Lager der Firma Coole Socke aus dem Verzeichnis *\Datenimporte\Lager* des Beispielsverzeichnisses in die Aufzählung übernimmt. Dabei werden nur die Flatfiles berücksichtigt, deren Dateiname mit »Artikel_Lager« beginnt. Die Unterordner des angegebenen Verzeichnisses sind für die Erstellung der Auflistung nicht relevant. Die auf diese Art in die Aufzählung aufgenommenen Dateinamen werden vollqualifiziert – mit Pfad, Dateinamen und Dateierweiterung – an die Paketvariable übergeben.

Die Paketvariable, die bei jeder Schleifenverarbeitung den ermittelten Dateinamen speichert, definieren Sie auf der Seite *Variablenzuordnungen*. Dort steht Ihnen in der Spalte *Variable* ein Listenfeld zur Verfügung, das alle vorab definierten Paketvariablen enthält. Sollten Sie es versäumt haben, die entsprechende Paketvariable anzulegen, können Sie dies an Ort und Stelle – wie in Kapitel 7 beschrieben – durch den Eintrag *<Neue Variable>* nachholen. Mit der Auswahl der Paketvariablen ist die Konfiguration des *Foreach-Datei-Enumerators* auch bereits abgeschlossen.

Bei der Paketausführung wird nun im angegebenen Verzeichnis der Name der ersten Datei, die der Definition entspricht, ermittelt und in der Paketvariablen gespeichert. Über die Paketvariable steht der vollqualifizierte Dateiname in der Ablaufsteuerung des *Foreach-Schleifencontainers* zur Verfügung. Sei es um die Verbindungszeichenfolge eines *Flatfile-Verbindungs-Managers* über dessen Eigenschaft *Expressions* zu ändern oder aber die Eigenschaften des Ablaufsteuerungselements *Masseneinfügungstask*, um nur zwei von vielen Möglichkeiten zu erwähnen. Was auch der Inhalt der Ablaufsteuerung sein mag, sobald diese abgeschlossen ist, wird sie mit dem nächsten Dateinamen der Aufzählung wiederholt. Diese Wiederholungen werden erst nach der Verarbeitung der letzten in der Aufzählung enthaltenen Datei abgeschlossen.

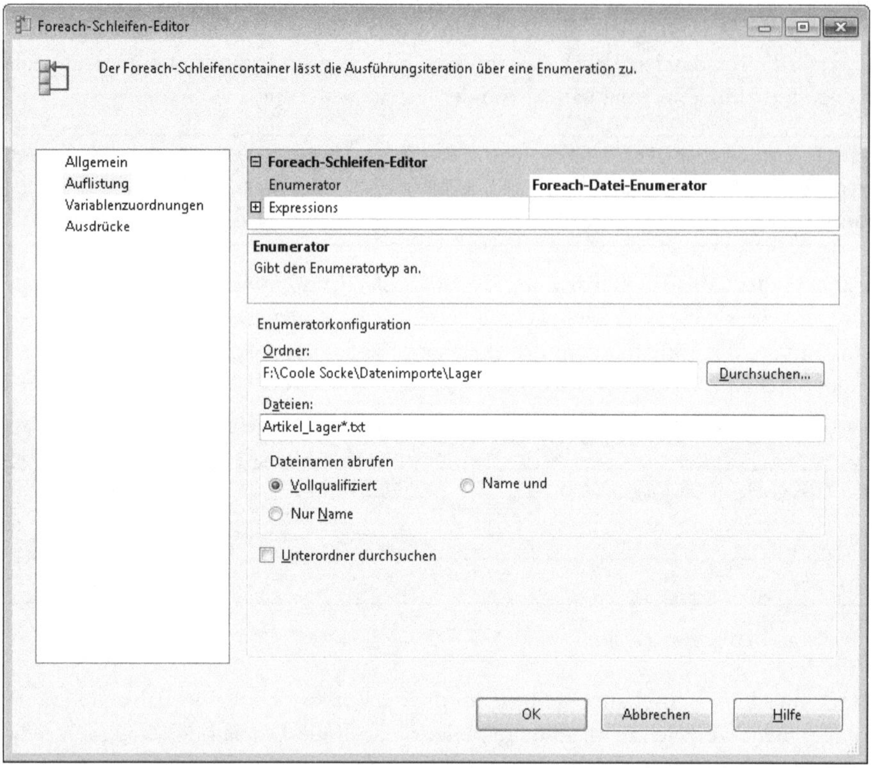

Abbildung 8.3 Die Konfigurationsoberfläche des *Foreach-Datei-Enumerators*

Foreach-Element-Enumerator

Dieser Enumerator ist die Do-it-yourself-Variante der verfügbaren Enumeratoren im *Foreach-Schleifencontainer*. Hier findet die Aufzählung anhand eigens definierter Elemente statt, wobei ein Element eine Zeile der Aufzählung darstellt und aus mehreren Spalten bestehen kann. Nach der Auswahl des Eintrags *Foreach-Element-Enumerator* im Listenfeld *Enumerator* erhalten Sie die zugehörige Konfigurationsoberfläche.

Die Konfiguration beginnt mit der Schaltfläche *Spalten*, über die Sie das Dialogfeld *ForEach-Elementspalten* erhalten. Hier legen Sie nun die einzelnen Spalten über die Schaltfläche *Hinzufügen* an. Dabei werden die Spaltennamen vorgegeben und können nicht verändert werden. Die einzige Konfigurationsmöglichkeit besteht in der Auswahl des Datentyps zu jeder einzelnen Spalte. Eventuell nicht mehr benötigte Spalten löschen Sie mit der Schaltfläche *Entfernen*. Sobald Sie alle Spalten angelegt und deren Datentyp festgelegt haben, beenden Sie das Dialogfeld mit einem Klick auf *OK*.

Zurück in der Enumeratorkonfiguration erfassen Sie nun zu den einzelnen Spalten die jeweiligen Werte. Ohne Spaltennamen kann diese Erfassung bei mehreren Spalten und der Verwendung unterschiedlicher Datentypen schnell zu einem Geduldsspiel werden. Wenigstens bekommen Sie dabei etwas Hilfestellung, da nicht kompatible Eingaben rot dargestellt werden und auch der Datentyp der jeweiligen Spalte unterhalb der Erfassungsgruppe angezeigt wird.

Mit jedem Eintrag erweitert sich die Aufzählung. Dabei ist jede Zeile ein Element der Aufzählung. Sofern Sie ein Element der Aufzählung nicht mehr benötigen, können Sie dieses mit der Schaltfläche *Entfernen* löschen. Auf diese Art erstellen Sie sich nach und nach Ihre eigene Aufzählung. Die Anzahl der Spalten pro Element und auch die Anzahl der Elemente sind abhängig von Ihren Anforderungen.

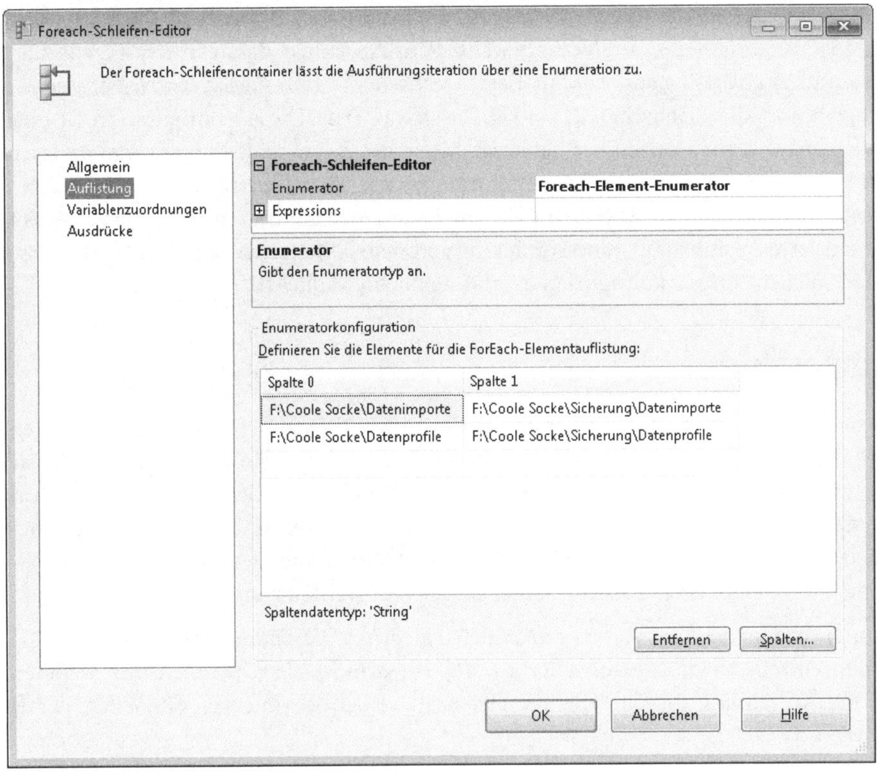

Abbildung 8.4 Die Konfigurationsoberfläche des *Foreach-Element-Enumerators*

Auf der Seite *Variablenzuordnungen* ordnen Sie jede Spalte einer eigenen Paketvariablen zu. In der ersten Zeile der Zuordnungsgruppe wählen Sie die Paketvariable für die erste Spalte des Elements aus, in der zweiten die Paketvariable für die zweite Spalte des Elements usw., bis Sie alle Spalten Paketvariablen zugeordnet haben. Bei der Paketausführung werden pro Element der Aufzählung die Werte der Spalten an die zugeordneten Paketvariablen übergeben, die dann in der Ablaufsteuerung des *Foreach-Schleifencontainers* verarbeitet werden.

Abbildung 8.4 zeigt die Konfiguration eines *Foreach-Element-Enumerators* für ein nicht alltägliches, aber in Ausnahmen doch recht nützliches Beispiel. Sofern Sie über einen kurzen Zeitraum regelmäßig bestimmte Verzeichnisse sichern müssen, aber nicht über eine entsprechende Software verfügen, können Sie dazu auch

SSIS verwenden. Die zu sichernden Verzeichnisse – die Quellverzeichnisse – und die jeweils zugehörigen Zielverzeichnisse geben Sie dabei als Elemente in den *Foreach-Schleifencontainer* ein. Der Vorteil dieser Variante liegt darin, dass sich die Aufzählung recht schnell und einfach um weitere Verzeichnisse erweitern lässt. Bei der Paketausführung wird der Inhalt jedes einzelnen Elements – der Pfad des Quellverzeichnisses und der Pfad des Zielverzeichnisses – in zwei Paketvariablen gespeichert, die Sie auf der Seite *Variablenzuordnungen* angeben. Beide Paketvariablen stehen in der Ablaufsteuerung des *Foreach-Schleifencontainers* zur Verfügung, in der nur das Ablaufsteuerungselement *Task 'Dateisystem'* enthalten ist. In der Konfiguration des *Task 'Dateisystem'* verwenden Sie die erste Paketvariable zur Definition des Quellverzeichnisses, indem Sie diese in der Eigenschaft *SourceVariable* auswählen. Um Paketvariablen in dieser Eigenschaft nutzen zu können, müssen Sie die zugehörige Eigenschaft *IsSourcePathVariable* vorab aktivieren. Zur weiteren Konfiguration des *Task 'Dateisystem'* legen Sie die Aktion *Verzeichnis kopieren* in der Eigenschaft *Operation* fest, aktivieren die Eigenschaft *IsDestinationPathVariable* und wählen im Anschluss daran in der Eigenschaft *DestinationVariable* die zweite Paketvariable aus. Abschließend wechseln Sie zum *Eigenschaften*-Fenster des *Task 'Dateisystem'* und setzen dort die Eigenschaft *DelayValidation* auf *True*. Diese Konfiguration ist notwendig, da der Verzeichnisname erst zur Laufzeit verfügbar ist. Mehr zur Eigenschaft *DelayValidation* lesen Sie in Kapitel 7; eine detaillierte Beschreibung zur Konfiguration des *Task 'Dateisystem'* finden Sie im Abschnitt »Task 'Dateisystem'«. Für dieses Paket müssen Sie nur noch einen Auftrag im SQL Server-Agent definieren, um eine automatisierte Ausführung – und somit eine automatisierte Sicherung der Verzeichnisse – zu erhalten. Wie Sie einen solchen Auftrag konfigurieren, erfahren Sie in Kapitel 16.

Foreach-ADO-Enumerator

ADO steht für *Active Data Objects* und in der Tat können Sie mit dem *Foreach-ADO-Enumerator* Daten eines Objekts verarbeiten. Dabei handelt es sich in diesem Fall um eine Paketvariable vom Datentyp *Object*, die Daten eines ADO-Recordsets oder eines ADO.NET-DataSets beinhaltet. Diese Daten kann die Paketvariable über verschiedene Wege erhalten. Über das Ablaufsteuerungselement *Task 'SQL ausführen'* oder über einen *Datenflusstask*, welcher das Datenflussziel *Recordsetziel* verwendet – um nur zwei von vielen Möglichkeiten zu erwähnen, mit denen Daten in einer Paketvariablen gespeichert werden können.

Die in der Paketvariablen enthaltenen Daten stehen durch den *Foreach-ADO-Enumerator* als Aufzählung zur Verfügung und werden einzeln an die Ablaufsteuerung des *Foreach-Schleifencontainers* zur weiteren Verarbeitung übergeben. Die Aufzählung enthält dabei die Datensätze einer oder mehrerer Tabellen, wobei Letzteres nur mit einem ADO.NET-DataSet möglich ist.

In der Konfigurationsoberfläche des *Foreach-ADO-Enumerators* wählen Sie die entsprechende Paketvariable im Listenfeld *ADO-Objektquellvariable* aus und legen anschließend in der Kategorie *Enumerationsmodus* fest, wie der Enumerator die Daten der Paketvariablen interpretieren soll. Dabei werden mit der Eigenschaft *Zeilen in der ersten Tabelle* nur die Datensätze der ersten Tabelle ausgelesen. Diese Eigenschaft ist die einzige Eigenschaft, die Sie zur Verarbeitung von Paketvariablen verwenden können, die ein ADO-Recordset speichern. In einem ADO-Recordset ist immer nur eine Tabelle enthalten, weshalb die beiden anderen Eigenschaften für diesen Fall nicht anwendbar sind. Natürlich gilt diese Eigenschaft auch für Paketvariablen, welche ein ADO.NET-DataSet speichern. Jedoch werden bei dieser Eigenschaft nur die Datensätze der ersten Tabelle gelesen; die der anderen werden ignoriert.

Für das Einlesen der Datensätze mehrerer Tabellen eines ADO.NET-DataSets steht die Eigenschaft *Zeilen in allen Tabellen (nur ADO.NET-Dataset)* zur Verfügung. Letztendlich haben Sie mit der dritten und letzten Eigenschaft noch die Möglichkeit, die Aufzählung nicht mit den Datensätzen, sondern mit den Tabellen des ADO.NET-DataSets zu füllen. Sie sehen, die Konfiguration dieses Enumerators ist keine Hexerei. Sie müssen nur wissen, in welcher Paketvariablen die Daten gespeichert und in welcher Form diese dort enthalten sind.

Die wirkliche Herausforderung in der Konfiguration dieses Enumerators findet auf der Seite *Variablenzuordnungen* statt. Die Zuordnung der Paketvariablen wie auch deren Datentypen ist abhängig vom gewählten Enumerationsmodus. Nach der Auswahl einer der ersten beiden Eigenschaften ist jede Spalte, die in der Ablaufsteuerung des *Foreach-Schleifencontainers* verarbeitet werden soll, einer Paketvariable zuzuordnen. Wobei die erste Spalte des Datensatzes dem Index 0 entspricht, die zweite dem Index 1 und so weiter bis hin zur letzten Spalte. Nun müssen Sie nicht zwingend alle Spalten des Datensatzes Paketvariablen zuordnen. Sofern Sie beispielsweise nur die erste und die fünfte Spalte eines Datensatzes benötigen, ordnen Sie dem Index 0 – der ersten Spalte – und dem Index 4 – der fünften Spalte – je eine Paketvariable zu. Dabei sollten Sie beachten, dass die Datentypen der Paketvariablen kompatibel zu den Datentypen der jeweiligen Spalten sind. Das hier verwendete Prinzip ist für Sie bestimmt nichts Neues, wird es doch in Visual Basic zum Auslesen eines Recordsets wie auch in .NET zum Auslesen eines DataSets verwendet. Wie bereits erwähnt: Es ist nichts Neues – es sieht nur anders aus.

Knackpunkt dieser Konfiguration ist die Kompatibilität der Datentypen. Dies gilt insbesondere, wenn Sie den Enumerationsmodus *Zeilen in allen Tabellen (nur ADO.NET-Dataset)* verwenden. Die Zuordnung einer Paketvariablen zu einer Indexposition gilt für alle Tabellen eines ADO.NET-DataSets. Dies bedeutet, dass der Datentyp einer Paketvariablen, welcher der Indexposition 0 zugeordnet wird, kompatibel mit dem Datentyp der ersten Spalte aller Tabellen des Datasets sein muss. Verwendet zum Beispiel die erste Spalte der ersten Tabelle den Datentyp *Integer* und Sie ordnen dieser eine Paketvariable vom Datentyp *Int32* zu, die zweite Tabelle aber liefert in der ersten Spalte eine Zeichenfolge, so erhalten Sie bei der Konfiguration keinen Fehler – wohl aber bei der Paketausführung, da eine Zeichenfolge in einer Paketvariablen vom Datentyp *Int32* nun mal nicht gespeichert werden kann. Um solche Fehler zu vermeiden, müssen Sie entweder bei der Erstellung der DataSets dafür Sorge tragen, dass in den jeweiligen Spalten gleiche oder kompatible Datentypen verwendet werden oder aber Sie ordnen den Spalten Paketvariablen mit einem kompatiblen Datentyp zu – am sichersten ist hierfür der Datentyp *Object*. In einem *Skripttask* innerhalb der Schleifenverarbeitung konvertieren Sie dann die Daten in den eigentlichen Datentyp.

Apropos *Object* – der Datentyp *Object* ist der einzige Datentyp, den Sie beim Enumerationsmodus *Alle Tabellen (nur ADO.NET-Dataset)* für die Paketvariablen verwenden können. Die Aufzählung beinhaltet nicht die Datensätze der Tabellen des ADO.NET-DataSets, sondern die Tabellen selbst – und diese können Sie nur in einer Paketvariablen vom Datentyp *Object* speichern.

In Abbildung 8.5 sehen Sie die Konfiguration eines *Foreach-ADO-Enumerators*, der den Inhalt der Paketvariablen *objRecordset* verarbeitet. Dabei handelt es sich um ein ADO-Recordset, das vorab durch das Ablaufsteuerungselement *Task 'SQL ausführen'* erstellt wird. Die Konfiguration dieses Ablaufsteuerungselements finden Sie im Abschnitt »Task 'SQL ausführen'«.

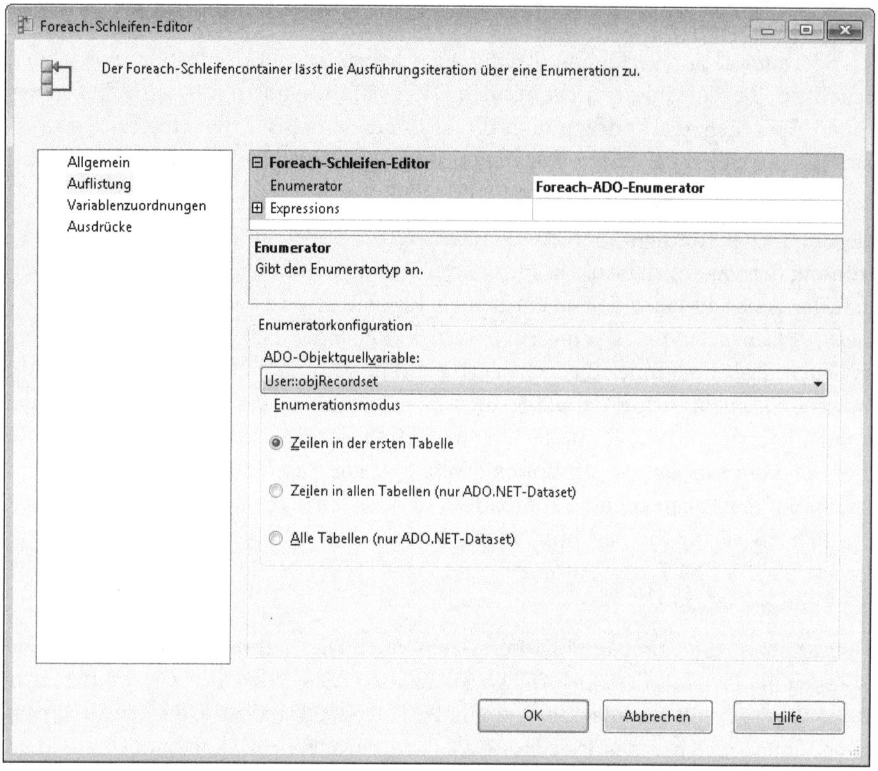

Abbildung 8.5 Die Konfigurationsoberfläche des *Foreach-ADO-Enumerators*

Das ADO-Recordset beinhaltet die Daten aller Spalten der Tabelle *Kontakte* der SQL Server-Datenbank *ssisWaWi*. Für die Verarbeitung in der Schleife hingegen sind nur die Spalten *Id*, *Kontaktart* und *Email* interessant. Insofern werden auch nur diese Spalten auf der Seite *Variablenzuordnungen* den Paketvariablen *intKontaktId*, *strKontaktart* und *strEmail* zugeordnet. An den Bezeichnungen der Paketvariablen sind bereits deren Datentypen zu erkennen. Die entsprechende Zuordnung dieser Paketvariablen zu den Indexpositionen der Spalten sehen Sie in Abbildung 8.6.

Bei der Paketausführung werden nun die Daten der Tabelle *Kontakte* über den *Task 'SQL ausführen'* ermittelt und in der Paketvariablen *objRecordset* gespeichert. Der Inhalt dieser Paketvariable wird im *Foreach-Schleifencontainer* Datensatz für Datensatz verarbeitet. Zu jedem Datensatz werden die Werte der Spalten *Id*, *Kontaktart* und *Email* den definierten Paketvariablen zugeordnet und stehen somit in der Ablaufsteuerung des *Foreach-Schleifencontainers* zur Verfügung. Eine mögliche Verarbeitung der Daten könnte über das Ablaufsteuerungselement *Task 'Mail senden'* erfolgen. Über diese Methode wäre beispielsweise ein Newsletterversand an ausgewählte Kunden realisierbar.

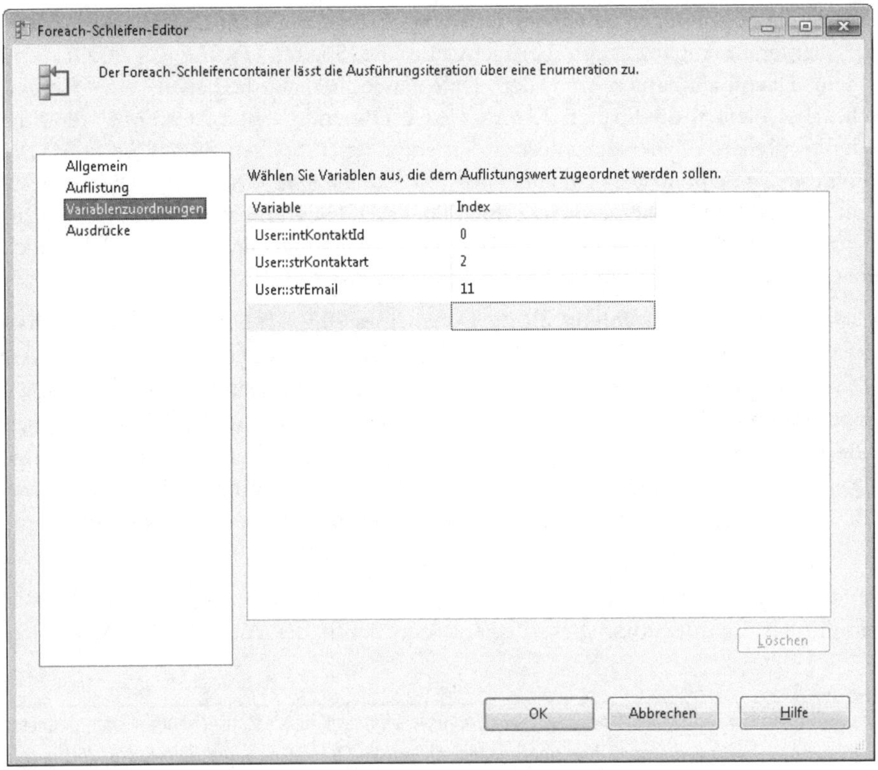

Abbildung 8.6 Die Paketvariablenzuordnung beim *Foreach-ADO-Enumerator*

Enumerator für Foreach-ADO.NET-Schemarowset

Mit den OLE DB-Schemarowsets sind Sie in der Lage, die Metadaten unterschiedlichster Datenbanken zu ermitteln. Wie der Name bereits sagt, wird für diese Ermittlung der Verbindungstyp OLE DB verwendet. Eine Auswertung unterschiedlicher Quellen verlangt eine gewisse Standardisierung. Diese Standardisierung erfolgt über bestimmte Schemata, welche mit den OLE DB-Schemarowsets zur Verfügung gestellt werden. Das Schema *Tabellen* beispielsweise liefert Informationen über die Tabellen, während das Schema *Spalten* Informationen zu den Spalten aller Tabellen beinhaltet. Insgesamt stehen über den *Enumerator für Foreach-ADO.NET-Schemarowset* 36 verschiedene Schemata für eine standardisierte Auswertung der Metadaten zur Verfügung. Jedes Schema liefert die Informationen in einer festen Struktur – als Rowset. Zum Beispiel beinhaltet das Schema *Tabellen* die Spalten *TABLE_CATALOG*, *TABLE_SCHEMA*, *TABLE_NAME* und *TABLE_TYPE*. Eine Aufzählung dieses Schemas bezogen auf eine SQL Server-Instanz enthält somit die Datenbanknamen, die Datenbankschemata, die Tabellennamen und die Information, ob es sich bei der jeweiligen Tabelle um eine System-Tabelle, System-Sicht oder um eine benutzerdefinierte Tabelle oder Sicht handelt. Dabei müssen nicht alle Objekte des gewählten Schemas – in diesem Beispiel alle Sichten oder Tabellen – in die Aufzählung aufgenommen werden. Sie können die Auswertung des Schemas auch nach bestimmten Kriterien filtern, zum Beispiel nur die Tabellen von nur einer Datenbank.

Die hier angebotenen Schemata mitsamt den Spalten stehen über jeden im OLE DB-Verbindungstyp enthaltenen Datenanbieter zur Verfügung. Nun bieten nicht alle OLE DB-Datenquellen den gleichen Aufbau bzw. die gleiche Funktionalität; die Schemata des OLE DB-Schemarowsets hingegen behalten ihre Struktur bei. Dies bedeutet, dass nicht alle angebotenen Schemata auch von allen verfügbaren Datenbanken unterstützt werden. Eine SQL Server-Datenbank kann beispielsweise die Spalten *TABLE_CATALOG* und *TABLE_SCHEMA* mit dem Datenbanknamen und den Datenbankschemata bedienen, eine Access-Datenbank hingegen nicht. Hier bleiben die Spalten *TABLE_CATALOG* und *TABLE_SCHEMA* leer. Eine genauere Beschreibung der verfügbaren Schemata mitsamt den enthaltenen Spalten finden Sie in MSDN unter *http://msdn.microsoft.com/de-de/library/system.data.oledb.oledbschemaguid_fields.aspx*. Die Auswertung einer Datenquelle mit dem OLE DB-Schemarowset erfolgt über ADO.NET. Insofern benötigen Sie zur Verbindungsherstellung zur jeweiligen Datenquelle einen *ADO.NET-Verbindungs-Manager*. Von daher auch der Name des Enumerators: *Enumerator für Foreach-ADO.NET-Schemarowset*.

Mit diesem Enumerator erstellen Sie eine Aufzählung, die die Daten eines OLE DB-Schemarowsets beinhaltet – wie alle Datenbanken einer SQL Server-Instanz, alle Tabellen einer Access-Datenbank oder alle Arbeitsblätter einer Excel-Datei. Die Anwendungsmöglichkeiten dieses Enumerators sind so vielfältig wie die Gründe, die Metadaten einer Datenquelle zu ermitteln. Beispielsweise können Sie eine Excel-Datei dahingehend prüfen, ob diese die für einen Datentransfer notwendigen Arbeitsblätter beinhaltet oder aber Sie führen an mehreren Objekten einer Datenquelle ein und dieselbe Aktion aus – zum Beispiel das Aktualisieren der Statistiken von Tabellen eines Datenbankschemas nach einem umfassenderen Datenimport in eine SQL Server-Datenbank.

Welche Metadaten Sie für Ihre Verarbeitung benötigen, bestimmen Sie durch die Auswahl des Schemas in der Konfigurationsoberfläche des Enumerators. Diese beginnt jedoch mit der Auswahl des *ADO.NET-Verbindungs-Managers*.

ACHTUNG Achten Sie darauf, dass der eingesetzte *ADO.NET-Verbindungs-Manager* den entsprechenden Datenanbieter des Verbindungstyps *.NET-Anbieter für OleDb* verwendet. Nur über diesen stehen die OLE DB-Schemarowsets zur Verfügung. Der vorausgewählte Verbindungstyp *SqlClientData Provider* kann an dieser Stelle nicht verwendet werden.

Anschließend legen Sie im Listenfeld *Schema* das Schema fest, dessen Inhalt Sie in die Aufzählung übernehmen möchten. Um beispielsweise alle Tabellen einer Datenbank zu erhalten, wählen Sie das Schema *Tabellen* aus.

HINWEIS Nicht jedes angebotene Schema im *Enumerator für Foreach-ADO.NET-Schemarowset* wird von jeder OLE DB-Datenquelle unterstützt. Ob dies der Fall ist, erfahren Sie erst bei der Paketausführung durch eine entsprechende Fehlermeldung.

Je nach angesprochener Datenquelle kann das gewählte Schema eine Fülle an Informationen liefern. Diese können Sie für die weitere Verarbeitung filtern. Eine Filtermöglichkeit steht Ihnen im Dialogfeld *Schemaeinschränkungen* zur Verfügung, das Sie mit der Schaltfläche *Einschränkungen festlegen* starten. Die dort angebotenen Filtermöglichkeiten sind abhängig vom gewählten Schema. Möchten Sie beispielsweise zum Schema *Tabellen* nur die Spalten einer bestimmten Tabelle erhalten, so aktivieren Sie die Spalte *TABLE_NAME* und tragen den Namen der Tabelle in das Eingabefeld *Text* ein. Alternativ können Sie auch im Listenfeld *Variable* die entsprechende Paketvariable auswählen, die bei der Paketausführung den Tabellennamen enthält.

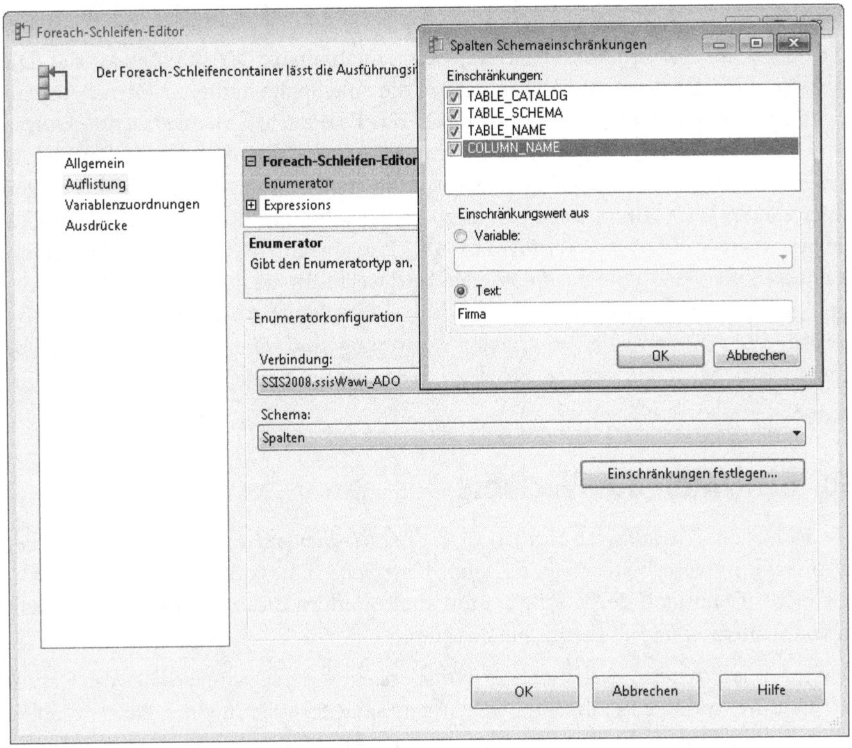

Abbildung 8.7 Die Konfigurationsoberfläche des *Enumerator für Foreach-ADO.NET-Schemarowset*

Die über das OLE DB-Schemarowset ermittelnden Werte müssen nun wieder auf der Seite *Variablenzuordnungen* entsprechenden Paketvariablen zugeordnet werden. Dabei ist es natürlich interessant zu wissen, welche Spalten und vor allem, wie viele das gewählte Schema liefert. Der *Foreach-Schleifen-Editor* bietet Ihnen an dieser Stelle keinerlei Unterstützung oder gar Auswahlmöglichkeiten. Eine kleine Hilfestellung liefert Ihnen das Dialogfeld *Schemaeinschränkungen*. Dort sehen Sie die Spalten, die über das Schema verfügbar sind. So enthält eine Aufzählung zum Schema *Tabellen* die Spalten *TABLE_CATALOG*, *TABLE_SCHEMA*, *TABLE_NAME* und *TABLE_TYPE*. Wobei Sie aber darauf achten müssen, dass Ihnen diese Spalten immer angeboten werden, wenn Sie dieses Schema auswählen – unabhängig von der Datenquelle, deren Metadaten Sie lesen möchten. Dies bedeutet, dass Sie auch bei einer Verbindung zu einer Access-Datenbank oder zu einer Excel-Datei alle vier Spalten erhalten. Jedoch liefern nur die letzten beiden Spalten Werte, da es in Access und Excel keine Kataloge und Datenbankschemata gibt. Für die Variablenzuordnung bedeutet dies wiederum, dass Sie in einem solchen Fall nur die beiden letzten Spalten zuordnen müssen. Sie benötigen insofern nur zwei Paketvariablen, welche den Indexpositionen 2 – für die Spalte *TABLE_NAME* – und 3 für die Spalte *TABLE_TYPE* zugeordnet werden.

Falls Sie den *Enumerator für Foreach-ADO.NET-Schemarowset* unabhängig von der Datenquelle konfigurieren möchten, können Sie natürlich auch alle Spalten entsprechenden Paketvariablen zuordnen. Dabei sollten Sie sicherheitshalber den Datentyp *Object* für die Paketvariablen verwenden. Nur dieser Datentyp kann Werte unabhängig vom tatsächlichen Datentyp aufnehmen sowie auch NULL-Werte verarbeiten. Die Werte dieser Paketvariablen müssen Sie dann in der Ablaufsteuerung des *Foreach-Schleifencontainers* mit dem Ablaufsteuerungselement *Skripttask* in die richtigen Datentypen konvertieren. Dort können Sie auch besser auf etwaige NULL-Werte reagieren.

In Abbildung 8.7 sehen Sie die Konfiguration eines *Enumerator für Foreach-ADO.NET-Schemarowset*, der über einen *ADO.NET-Verbindungs-Manager* die Metadaten der Beispieldatenbank *ssisWaWi* auswertet. Die Auswertung soll eine Aufzählung aller Tabellen und Sichten liefern, die eine Spalte namens »Firma« enthalten. Dazu wählen Sie als Erstes das Schema *Tabellen* aus und starten das Dialogfeld *Schemaeinschränkungen* mit einem Klick auf die Schaltfläche *Einschränkungen festlegen*. Um die Auswertung nur auf die Beispieldatenbank zu begrenzen, aktivieren Sie die Spalte *TABLE_CATALOG* und tragen in das Eingabefeld *Text* den Namen der Datenbank – hier **ssisWaWi** – ein. Diesen Vorgang wiederholen Sie nun für die Spalte *COLUMN_NAME*, nur dass Sie bei dieser Spalte den Wert **Firma** in das Eingabefeld *Text* eintragen. Die Filterdefinition ist hiermit abgeschlossen. Schließen Sie das Dialogfeld und wechseln Sie auf die Seite *Variablenzuordnungen*. Für die weitere Verarbeitung benötigen Sie lediglich den Tabellen- bzw. Sichtnamen inklusive des Datenbankschemas, weshalb auch nur zwei Paketvariablen notwendig sind. Die Paketvariable, welche das jeweilige Datenbankschema speichern soll, ordnen Sie der Indexposition 1 und die Paketvariable für den Namen der Tabelle bzw. der Sicht der Indexposition 2 zu.

Foreach-Enumerator für Daten aus Variable

Der *Foreach-Enumerator für Daten aus Variable* ist ähnlich dem *Foreach-Element-Enumerator*. Auch hier wird eine manuell erstellte Aufzählung verarbeitet. Nur mit dem Unterschied, dass die Daten der Aufzählung bei diesem Enumerator nicht Bestandteil der Konfiguration sind, sondern diese bereits vorher erstellt und in einer Paketvariablen vom Datentyp *Object* gespeichert wurden.

Dies könnte beispielsweise ein im Ablaufsteuerungselement *Skripttask* erstelltes Array sein, welches das Datum jedes einzelnen Tags der nächsten drei Monate beinhaltet. Dieses Array speichern Sie in einer Paketvariablen vom Datentyp *Object*, die Sie mit dem *Foreach-Enumerator für Daten aus Variable* auswerten. Die nun in der erstellten Aufzählung enthaltenen Tage der nächsten drei Monate stehen über die Variablenzuordnung in der Ablaufsteuerung des *Foreach-Schleifencontainers* für eine weitere Verarbeitung zu Verfügung.

Die Konfiguration dieses Enumerators ist recht simpel, besteht sie doch lediglich aus der Auswahl der Paketvariablen, welche die Daten enthält. Die darin verfügbaren Spalten ordnen Sie wie bei den anderen Enumeratoren auf der Seite *Variablenzuordnungen* wieder einzelnen Paketvariablen zu.

Foreach-NodeList-Enumerator

Ein XML-Dokument bietet gegenüber einer einfachen Textdatei den Vorteil, dass die Daten zwar auch in Textform vorliegen, aber in einer hierarchisch strukturierten Form dargestellt werden. Diese hierarchisch strukturierte Form erfolgt in einer Baumstruktur, in der die Daten in einzelnen Elementen enthalten sind. Ein Element kann sowohl nur einen einzelnen Wert beinhalten als auch mehrere wieder in Elementen dargestellte Werte. Die so ineinander verschachtelten Elemente ergeben die Hierarchie, die Baumstruktur des XML-Dokuments, wobei jeder neue Zweig als Knoten – im Original *Node* – bezeichnet wird. Auf diese Weise können komplexe Datenbestände in einem XML-Dokument abgebildet werden – zum Beispiel Bestellungen, bestehend aus Bestellkopf und Bestellpositionen, mitsamt den Kunden- und Artikeldaten. Die in einem XML-Dokument gespeicherten Daten sind über XPath auswertbar. XPath ist eine Abfragesprache, mit der Sie über die Angabe eines Knoten – des Nodes – den Wert eines einzelnen Elements oder aller im Knoten enthaltenen Elemente ermitteln können. Mit einem *Foreach-NodeList-Enumerator* speichern Sie das Ergebnis einer XPath-Abfrage in einer Aufzählung, um die einzelnen Einträge in der Ablaufsteuerung des *Foreach-Schleifencontainers* verarbeiten zu lassen. Dazu konfigurieren Sie in der Konfigurationsoberfläche dieses Enumerators nicht nur den Inhalt der Aufzählung, sondern auch die XPath-Abfrage selbst. Diese Konfiguration wird nun anhand des in Listing 8.1 enthaltenen XML beschrieben.

```
<Lieferanten xmlns:xsi="http://www.w3.org/2001/XMLSchema-instance">
  <Lieferant>
    <Firma>Textilien Schmitthuber GmbH</Firma>
    <Email>info@schmitthuber.de</Email>
  </Lieferant>
  <Lieferant>
    <Firma>Sportwaren Kunze AG</Firma>
    <Email>info@sportwaren-kunze.de</Email>
  </Lieferant>
  <Lieferant>
    <Firma>Karl Meier GmbH</Firma>
    <Email>info@karlmeier.com</Email>
  </Lieferant>
</Lieferanten>
```

Listing 8.1 Lieferantendaten per XML

Die Konfigurationsoberfläche besteht aus zwei Kategorien, von denen Sie in der Kategorie *Dokument* die Quelle des XML-Dokuments festlegen und in der Kategorie *XPath* sowohl die XPath-Abfrage selbst definieren als auch die Interpretation des Ergebnisses. Die Auswahl des XML-Dokuments erfolgt in der für die Editoren der Ablaufsteuerung üblichen Art der Quellenangabe. In den Eigenschaften *DocumentSourceType* und *DocumentSource* haben Sie – wie im Abschnitt »Die Ablaufsteuerungselemente« des vorherigen Kapitels beschrieben – die Wahl zwischen einer Direkteingabe, einer Paketvariablen und der Möglichkeit, die Auswahl über eine Dateiverbindung vorzunehmen. Diese drei Möglichkeiten der Quellenangabe stehen Ihnen auch für die XPath-Abfrage zur Verfügung. Diese definieren Sie in den Eigenschaften *OuterXPathStringSourceType* und *OuterXPathString* der Kategorie *XPath*. Doch vorher müssen Sie noch in der Eigenschaft *EnumerationType* festlegen, in welcher Art das Ergebnis der XPath-Abfrage in die Aufzählung aufgenommen werden soll. Sie haben die Wahl zwischen vier verschiedenen Typen:

- **Navigator** nutzt zur Aufzählung den XPath-Navigator und liefert das Ergebnis als Objekt. Eine Zusammenfassung des XPath-Navigators finden Sie in MSDN unter *http://msdn.microsoft.com/de-de/library/ms172425.aspx.*
- **Node** liefert die ermittelten Knoten der XPath-Abfrage – ebenfalls als Objekt
- **NodeText** gibt die ermittelten Werte der Elemente zurück, die in einem Knoten enthalten sind
- **ElementCollection** liefert die ermittelten Werte der einzelnen Elemente abhängig von der Konfiguration in einer Zeichenfolge oder als Objekt

Die Art der Ausgabe des Ergebnisses der XPath-Abfrage ist bei den ersten drei Enumerationstypen bereits festgelegt. Für den Enumerationstyp *ElementCollection* hingegen gibt es verschiedene Möglichkeiten, für die wiederum weitere Eigenschaften zur Verfügung stehen. In diesen Eigenschaften legen Sie fest, welche Elemente des Ergebnisses in die Aufzählung aufgenommen werden sollen. Diese Auswahl erfolgt wieder über eine XPath-Abfrage und insofern stehen Ihnen auch hier wieder die einzelnen Enumerationstypen zur Verfügung – mit Ausnahme des Typs *ElementCollection*. Den Typ bestimmen Sie in der Eigenschaft *InnerElementType*. Sofern Sie die Ausgabe der Elemente nicht einschränken möchten, tragen Sie in der Eigenschaft *InnerXPathString* lediglich ein Sternchen ein.

Die einzelnen Enumerationstypen und die dabei zu erwartenden Ergebnisse werden nun im Einzelnen anhand des in Listing 8.1 gezeigten XML beschrieben. Die XPath-Abfrage `/Lieferanten/Lieferant` liefert mit dem Enumerationstyp *NodeText* eine Aufzählung von Zeichenfolgen, welche in Listing 8.2 zu sehen ist.

```
Textilien Schmitthuber GmbHinfo@schmitthuber.de
Sportwaren Kunze AGinfo@sportwaren-kunze.de
Karl Meier GmbHinfo@karlmeier.com
```

Listing 8.2 Das Ergebnis der XPath-Abfrage mit dem Enumerationstyp *NodeText*

Eine Zeile innerhalb der Aufzählung besteht in diesem Fall aus einem einzigen Element. Dieses Element beinhaltet lediglich eine Zeichenfolge, in der das Ergebnis exakt so enthalten ist, wie in Listing 8.2 dargestellt, das heißt die Leerstellen zwischen dem Firmennamen und der E-Mail-Adresse fehlen tatsächlich.

Beim Enumerationstyp *ElementCollection* hingegen enthält eine Zeile der Aufzählung mehrere Elemente. Jedes Element aus dem Ergebnis der XPath-Abfrage wird dabei in einem Element der Aufzählung ausgegeben. In Listing 8.3 sehen Sie das Ergebnis derselben XPath-Abfrage. Durch die Definition *NodeText* der Eigenschaft *InnerElementTyp* sowie einem Sternchen in der Eigenschaft *InnerXPathString* werden alle Elemente einzeln als Zeichenfolgen ausgegeben.

```
Textilien Schmitthuber GmbH     info@schmitthuber.de
Sportwaren Kunze AG             info@sportwaren-kunze.de
Karl Meier GmbH                 info@karlmeier.com
```

Listing 8.3 Das Ergebnis der XPath-Abfrage mit dem Enumerationstyp *ElementCollection*

Die in Listing 8.3 gezeigte Ausgabe lässt sich durch eine weitere XPath-Abfrage auf die Ausgabe der E-Mail-Adresse verkürzen. Abbildung 8.8 zeigt die dafür notwendige Konfiguration.

Die beiden anderen Enumerationstypen *Navigator* und *Node* liefern ein Objekt, das Sie in einer Paketvariablen vom Datentyp *Object* speichern und in der Ablaufsteuerung des *Foreach-Schleifencontainers* mit dem Ablaufsteuerungselement *Skripttask* auswerten können – womit auch bereits deren Variablenzuordnung beschrieben wäre. Die Variablenzuordnung beim Enumerationstyp *NodeText* besteht ebenfalls aus einer Paketvariablen, allerdings vom Datentyp *String*. Wie viele Paketvariablen und von welchem Datentyp beim Enumerationstyp *ElementCollection* notwendig sind, kommt zum einen auf das Ergebnis und zum anderen auf den Typ der Eigenschaft *InnerElementType* an. Sofern das Ergebnis mehrere Knoten umfasst, ist eine Paketvariable vom Datentyp *Object* notwendig. Dies gilt auch, wenn die Ausgabe nur einen Knoten beinhaltet und in der Eigenschaft *InnerElementType* der Enumerationstyp *Navigator* oder *Node* festgelegt wurde. Umfasst das Ergebnis nur einen Knoten und in der Eigenschaft *InnerElementType* wurde der Enumerationstyp *NodeText* gewählt, benötigen Sie für jede Spalte, die Sie verarbeiten möchten, eine Paketvariable vom Datentyp *String*. Dabei erfolgt die Indizierung der Spalten wie beim *Foreach-ADO-Enumerator*, das heißt der Index der ersten Spalte ist 0, der Index der zweiten 1 und so weiter. Für die Variablenzuordnung des in Listing 8.3 gezeigten Ergebnisses wären somit zwei Paketvariablen notwendig, um die beiden Elemente in der Ablaufsteuerung des *Foreach-Schleifencontainers* zu verarbeiten. Mit dem *Foreach-NodeList-Enumerator* steht einer der umfangreichsten Enumeratoren im *Foreach-Schleifencontainer* zur Verfügung. Den Umfang bestimmen Sie durch die XPath-Abfrage selbst.

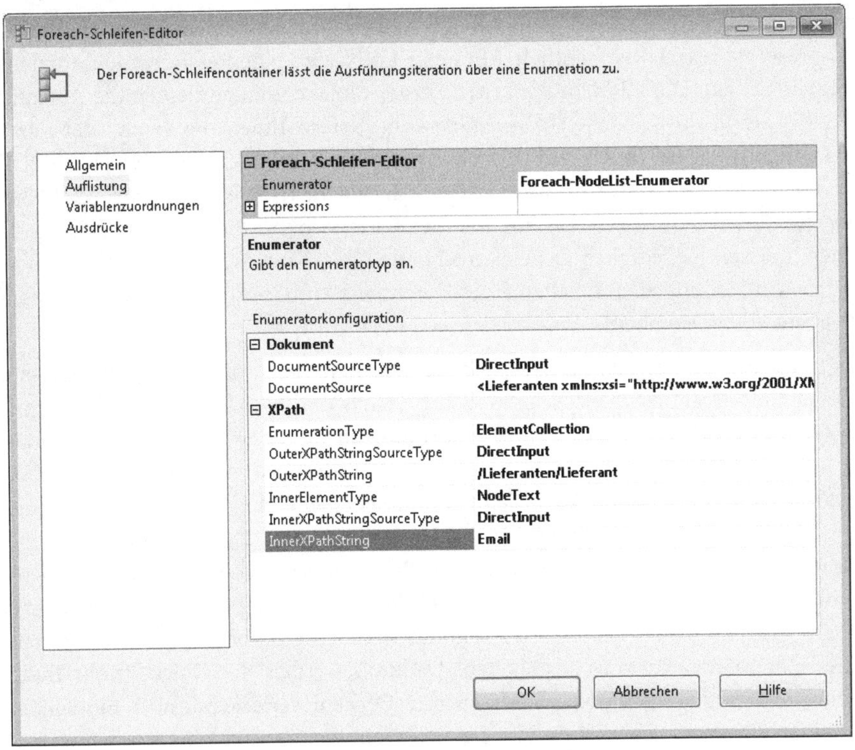

Abbildung 8.8 Die Konfigurationsoberfläche des *Foreach-NodeList-Enumerators*

Foreach-SMO-Enumerator

Bei *SQL Server Management Objects* – kurz SMO – handelt es sich um eine .NET-Bibliothek, die Ihnen Zugriff auf Objekte einer SQL Server-Instanz ermöglicht. Dies können Objekte von SQL Server sein – Anmeldungen, Verbindungsserver und Aufträge vom SQL Server-Agent – wie auch Objekte der dort verfügbaren Datenbanken – die Dateigruppen, Datenbankdateien, Protokolldateien, Benutzer, benutzerdefinierte Funktionen, benutzerdefinierte Datentypen, gespeicherte Prozeduren, Sichten sowie Tabellen mitsamt Spalten, Fremdschlüsseln und Triggern. Allein schon durch diese kurze Aufzählung merken Sie, wie umfangreich SMO ist. Zu umfangreich, um an dieser Stelle detailliert darauf einzugehen. Mehr Informationen zu SMO bietet Ihnen die SQL Server Online-Dokumentation.

Die per SMO verfügbaren Objekte lassen sich mit dem *Foreach-SMO-Enumerator* in einer Aufzählung speichern und diese in der Ablaufsteuerung des *Foreach-Schleifencontainers* verarbeiten. Dabei können diese Aufzählungen entweder die entsprechenden Objekte oder auch nur deren Bezeichnungen enthalten. So sind Aufzählungen möglich, welche beispielsweise alle SQL Server-Aufträge einer SQL Server-Instanz als SMO-Objekte enthalten, oder auch Aufzählungen, die lediglich die Bezeichnungen der SQL Server-Aufträge beinhalten.

Art und Umfang der Aufzählung – ob nur die Bezeichnungen der Objekte oder die Objekte selbst – legen Sie in der Konfigurationsoberfläche dieses Enumerators fest. Vor dieser Definition müssen Sie aber zunächst den *SMO-Verbindungs-Manager* auswählen, über den die Verbindung zur entsprechenden SQL Server-Instanz hergestellt wird.

Der Inhalt der Aufzählung wird dabei im Grunde genommen in einer einzigen Zeichenfolge definiert, welche den *Uniform Resource Name* – kurz URN – enthält. Mit einer URN wird eine Ressource identifiziert – in diesem Fall ein SQL Server-Objekt. Die URN zu dem SQL Server-Objekt, anhand dessen die Aufzählung erstellt werden soll, tragen Sie in das Eingabefeld *Aufzählen* ein. Sofern Ihnen die Syntax der dazu benötigten URN nicht bekannt ist, steht Ihnen zur Erstellung einer solchen das Dialogfeld *SMO-Enumeration auswählen* zur Verfügung. Dieses starten Sie über die Schaltfläche *Durchsuchen*. Dort sehen Sie die verfügbaren Objekte der gewählten SQL Server-Instanz in einer Baumstruktur hierarchisch aufgelistet. Um nun die URN zu erstellen, müssen Sie lediglich das entsprechende Objekt markieren und dessen Enumerationstyp festlegen. Für eine Aufzählung aller Tabellen einer Datenbank zum Beispiel markieren Sie den Knoten *Tabellen* in der entsprechenden Datenbank.

Durch den Enumerationstyp legen Sie die Art und Weise fest, wie das Objekt in der Aufzählung enthalten sein soll. Dazu stehen Ihnen die vier Enumerationstypen *Objekte*, *Namen*, *URNs* und *Speicherorte* zur Verfügung. Mit dem Enumerationstyp *Objekte* werden die über die URN ermittelten SQL Server-Objekte als SMO-Objekte in der Aufzählung gespeichert. Bei der Auswahl dieses Enumerationstyps wird die URN um den Zusatz `SMOEnumType[@Name='Objects']` ergänzt. Für die Variablenzuordnung bedeutet dies, dass Sie hier nur eine Paketvariable vom Datentyp *Object* benötigten. Standardmäßig erfolgt das Einlesen der Objekte in erster Linie nach Aspekten der Geschwindigkeit. Aus diesem Grund werden die Objekte nur mit den notwendigen Eigenschaften instanziiert. Eine vollständige Instanziierung findet erst bei der Verwendung des Objekts statt bzw. falls eine der nicht verfügbaren Eigenschaften des Objekts benötigt wird. Mit Aktivieren der Eigenschaft *Vorauffüllen* können Sie diese Standardeinstellung ausschalten. Dadurch werden die Objekte vollständig instanziiert. Natürlich ist die Verwendung vollständig instanziierter Objekte verlockend, aber Sie sollten bedenken, dass dies zu Lasten der Performance geht. Sofern Sie also nicht zwingend alle Eigenschaften der Objekte benötigen, aktivieren Sie diese Eigenschaft nicht. Inwieweit Sie letztendlich von dieser Eigenschaft profitieren, hängt von den jeweiligen Anforderungen ab. Wenn Sie diese Eigenschaft aktivieren, enthält die URN nicht den Zusatz `SMOEnumType[@Name='Objects']`, sondern `SMOEnumType[@Name='ObjectsPP']`.

Beim Enumerationstyp *Namen* erhalten Sie nicht die Objekte, sondern lediglich deren Bezeichnungen. Die URN erhält bei diesem Enumerationstyp den Zusatz `SMOEnumType[@Name='Names']`. Die in Abbildung 8.9 gezeigte Auswahl erstellt die folgende URN, die eine Aufzählung mit den Bezeichnungen der einzelnen Anmeldungen liefert.

```
SMOEnumObj[@Name='Logins']/SMOEnumType[@Name='Names']
```

Für die Variablenzuordnung ist bei diesem Enumerationstyp eine Paketvariable vom Datentyp *String* erforderlich.

Zur Ermittlung der einzelnen Objekte einer SQL Server-Instanz können Sie neben den SMO-Objekten auch die URN-Objekte verwenden. Diese bieten den direkten Zugriff auf das jeweilige SQL Server-Objekt über dessen URN-Adresse. Dazu steht Ihnen der Enumerationstyp *URNs* zur Verfügung. Bei dieser Auswahl wird die URN um den Eintrag `SMOEnumType[@Name='URNs']` ergänzt, und da Sie Objekte – die URN-Objekte – erhalten, ist in der Variablenzuordnung eine Paketvariable vom Datentyp *Object* notwendig.

Der vierte Enumerationstyp ist nur bei den Objekten *Datendateien* und *Protokolldateien* verfügbar. Dieser liefert die Pfadangaben zu beiden Objekten als Zeichenfolge. Als URN erhalten Sie bei diesem Enumerationstyp den Eintrag `SMOEnumType[@Name='Locations']`. In der Variablenzuordnung benötigen Sie für diese Pfadangaben eine Paketvariable vom Datentyp *String*.

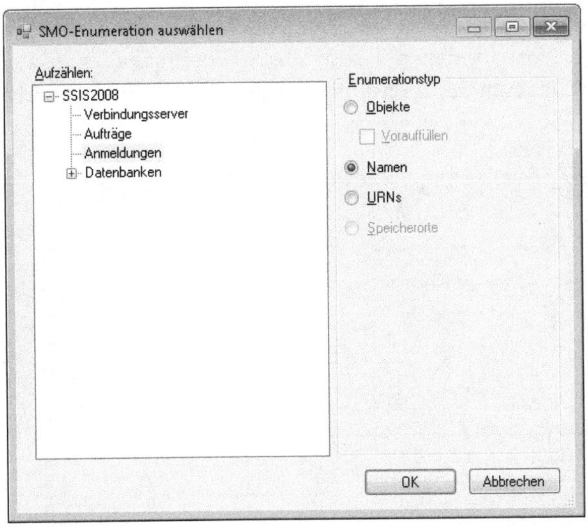

Abbildung 8.9 Die Auswahl einer SMO-Enumeration

Die im Dialogfeld erstellte URN sehen Sie nach einem Klick auf *OK* im Eingabefeld *Aufzählen*. Abschließend müssen Sie noch die Variablenzuordnung definieren. Hier sind – wie bereits beschrieben – je nach gewähltem Enumerationstyp Paketvariablen vom Datentyp *Object* oder *String* zu verwenden. Mit dem *Foreach-SMO-Enumerator* haben Sie nun auch den letzten Enumerator kennen gelernt, den das Ablaufsteuerungselement *Foreach-Schleifencontainer* anbietet.

Sequenzcontainer

Der *Sequenzcontainer* stellt wie die beiden Schleifencontainer *For-Schleifencontainer* und *Foreach-Schleifencontainer* eine Ablaufsteuerung innerhalb einer Ablaufsteuerung dar. Nur mit dem Unterschied, dass der *Sequenzcontainer* keinerlei Schleifenverarbeitung anbietet, sondern die enthaltenen Ablaufsteuerungselemente lediglich ein einziges Mal ausführt. Was die Frage aufkommen lässt, wozu der *Sequenzcontainer* gebraucht wird. Immerhin wäre es doch genauso gut möglich, die im *Sequenzcontainer* enthaltenen Ablaufsteuerungselemente direkt in der Ablaufsteuerung zu platzieren. Trotz dieses Arguments gibt es einen guten Grund für den Einsatz eines *Sequenzcontainers*: Mit einem *Sequenzcontainer* können Sie mehrere Ablaufsteuerungselemente zu einer logischen Einheit zusammenfassen.

Stellen Sie sich ein Paket vor, in dem per FTP eine Zip-Datei von einem FTP-Server abgeholt und diese anschließend in ein Verzeichnis entpackt wird. Von diesem Verzeichnis aus werden die Daten der entpackten Datei mit einem Datenfluss in eine Tabelle geladen, die vorab über eine SQL-Anweisung geleert wurde. Nach dem Datenfluss wird die Datei gelöscht und der Administrator über den Datenimport per E-Mail informiert. Für diese Aufgabe benötigen Sie insgesamt sechs Ablaufsteuerungselemente. Dabei besteht der Vorgang im Grunde genommen aus drei Blöcken: dem Abholen und Entpacken der Datei, dem Datenimport und dem anschließenden Löschen der Datei plus dem E-Mail-Versand zum Abschluss des Pakets.

Mit dem *Sequenzcontainer* können Sie nun diese drei Blöcke in drei logische Einheiten zusammenfassen. Der *Sequenzcontainer* »Daten für Datenimport vorbereiten« beinhaltet das Ablaufsteuerungselement *FTP-Task* zum Empfangen der Dateien sowie das Ablaufsteuerungselement *Task 'Prozess ausführen'* für das Entpacken der Zip-Datei. Der zweite *Sequenzcontainer* namens »Datenimport« ist für den Datenimport zuständig. Dieser enthält den *Task 'SQL ausführen'*, mit dem die Zieltabelle geleert wird, und einen *Da-*

tenflusstask, der die Daten der entpackten Datei in die Zieltabelle lädt. Die Abschlussarbeiten sind im *Sequenzcontainer* »Abschluss des Pakets« enthalten. Dort werden mit dem *Task 'Dateisystem'* die Datei gelöscht und mittels *Task 'Mail senden'* die Informationen an den Administrator gesendet. Abbildung 8.10 zeigt die hier beschriebene Ablaufsteuerung.

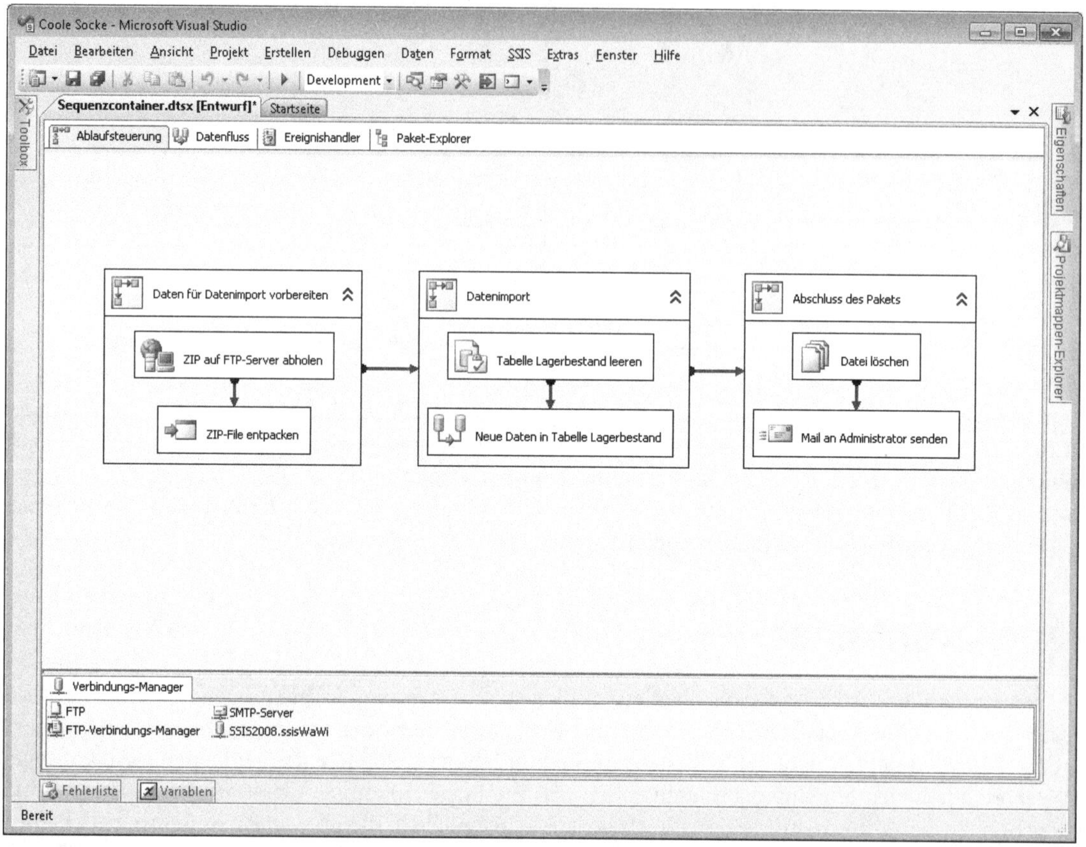

Abbildung 8.10 *Sequenzcontainer* im Einsatz

Diese drei *Sequenzcontainer* werden über entsprechende Rangfolgeneinschränkungen zu einem Ablauf miteinander verbunden. Die Status oder die Ausdrücke dieser Rangfolgeneinschränkungen beziehen sich auf das Ausführungsergebnis des *Sequenzcontainers*. Wird ein Ablaufsteuerungselement des *Sequenzcontainers* fehlerhaft beendet, endet auch der *Sequenzcontainer* mit einem Fehler – sofern Sie dort keine entsprechende Fehlerbehandlung implementiert haben oder durch dessen Eigenschaft *ForceExecutionResult* kein anderes Ergebnis erzwingen.

Die Aufteilung der Ablaufsteuerungselemente in drei separate Einheiten bietet mehrere Vorteile. Einer davon ist zwar eher optischer Natur, aber gerade deswegen nicht zu unterschätzen: Sie können die *Sequenzcontainer* auf die Größe eines Ablaufsteuerungselements reduzieren. Allein diese Möglichkeit lässt so manche Ablaufsteuerung übersichtlicher werden. Eine Ablaufsteuerung mit fünf *Sequenzcontainern* ist nun mal einfacher zu lesen als eine Ablaufsteuerung mit 50 Ablaufsteuerungselementen. Besitzen diese *Sequenzcontainer* darüber hinaus aussagekräftige Bezeichnungen, lässt sich auch ein komplexer Ablauf noch einfach lesen.

Das Zusammenfassen mehrerer Ablaufsteuerungselemente zu logischen Einheiten bietet nicht nur Vorteile in der Darstellung, sondern auch bei der Entwicklung einer Ablaufsteuerung. Ein *Sequenzcontainer* wird wie ein Ablaufsteuerungselement behandelt. Insofern bietet er auch dieselben Kontextmenübefehle. Mit dem Befehl *Deaktivieren* können Sie den *Sequenzcontainer* – und somit die gesamte logische Einheit – deaktivieren. Der *Sequenzcontainer* und die darin enthaltenen Ablaufsteuerungselemente werden dann bei der nächsten Paketausführung ignoriert. Dies ist ein erheblicher Vorteil bei der Entwicklung, wenn es an das Testen des Pakets geht. So kann es beim genannten Beispiel sehr hilfreich sein, wenn Sie die *Sequenzcontainer* »Daten für Datenimport vorbereiten« und »Abschluss des Pakets« deaktivieren, um den Fokus der Entwicklung auf den Datenfluss im *Sequenzcontainer* »Datenimport« zu legen.

Ebenso können Sie auch gezielt genau einen *Sequenzcontainer* testen. Mit dem Kontextmenübefehl *Container ausführen* werden lediglich die im *Sequenzcontainer* enthaltenen Ablaufsteuerungselemente ausgeführt. Auf diese Art ist es möglich, logische Einheiten getrennt von anderen Ablaufsteuerungselementen zu testen. Im genannten Beispiel wäre ein gezielter Test des Datenempfangs per FTP und das Entpacken der Zip-Datei denkbar. Dazu genügt ein Klick auf den Kontextmenübefehl *Container ausführen* des *Sequenzcontainers* »Daten für Datenimport vorbereiten«.

Die *Sequenzcontainer* bieten noch einen weiteren Vorteil bei der Entwicklung. Sie können diese logischen Einheiten kopieren und an anderen Stellen bzw. in anderen Paketen einfügen, um diese dort ebenfalls einzusetzen. Natürlich ist es weitaus sinnvoller, wiederkehrende Aktionen in einem eigenen Paket zu kapseln und dieses über das Ablaufsteuerungselement *Task 'Paket ausführen'* in anderen Paketen einzubinden. Aber Hand aufs Herz; bevor ein solches Paket erstellt wird, wird der *Sequenzcontainer* erst ein paar Mal kopiert.

Neben den Vorteilen bei der Entwicklung oder in der Darstellung bietet ein *Sequenzcontainer* auch Vorteile für die Struktur des Pakets. Jeder *Sequenzcontainer* ist ein vollwertiger Container, das heißt er beinhaltet eine Ablaufsteuerung und auch eigene Ereignishandler und Paketvariablen. Folglich stehen Paketvariablen, die in einem *Sequenzcontainer* verwendet werden, auch nur dort zur Verfügung. In der Ablaufsteuerung, die den *Sequenzcontainer* beinhaltet, können diese Paketvariablen nicht verwendet werden. Mehr zu den Gültigkeitsbereichen einer Paketvariablen lesen Sie in Kapitel 4. Ebenso können Sie für den *Sequenzcontainer* eigene Ereignishandler definieren, welche von den Ereignishandlern des Pakets abweichen. Ereignishandler werden im nächsten Kapitel behandelt.

Zum Abschluss folgt eines der gewichtigsten Argumente für einen *Sequenzcontainer*. Die Eigenschaften eines *Sequenzcontainers* können speziell für diesen konfiguriert werden, das heißt eine solche Konfiguration wirkt sich nur auf die im *Sequenzcontainer* enthaltenen Ablaufsteuerungselemente aus. Im angegebenen Beispiel wird im *Sequenzcontainer* »Datenimport« zunächst der Inhalt der Zieltabelle gelöscht, bevor diese anschließend über einen *Datenflusstask* mit neuen Daten wieder gefüllt wird. Bei dieser Vorgehensweise wäre die Tabelle bei einem Fehler im *Datenflusstask* nach der Ausführung des Pakets leer. Um dies zu vermeiden, kann in den Eigenschaften des *Sequenzcontainers* eine Transaktionsverarbeitung aktiviert werden. Dadurch wird bei einem Fehler im Datenfluss automatisch ein Rollback ausgeführt, der sich auf den *Datenflusstask* und den *Task 'SQL ausführen'* auswirkt. Durch den Rollback ist die Zieltabelle nach der Paketausführung nicht leer, sondern beinhaltet die Daten vor der Paketausführung. Die hier aktivierte Transaktionsverarbeitung gilt nur für die Ablaufsteuerungselemente des *Sequenzcontainers*; alle anderen Ablaufsteuerungselemente des Pakets und auch die Ablaufsteuerung des Pakets selbst, sind nicht involviert. Mehr zur Konfiguration von Transaktionen finden Sie in Kapitel 14.

Konfiguration

Der *Sequenzcontainer* bietet keinen Konfigurationsdialog. Die eigentliche Konfiguration findet hier durch die Erstellung einer Ablaufsteuerung mit Ablaufsteuerungselementen und Rangfolgeneinschränkungen innerhalb des *Sequenzcontainers* statt. Dabei kann der *Sequenzcontainer* auch nur aus einem einzigen Ablaufsteuerungselement bestehen, wie er auch Schleifencontainer oder weitere *Sequenzcontainer* beinhalten kann. Sie haben hier dieselben Möglichkeiten wie in einer Ablaufsteuerung. Dies betrifft auch die Eigenschaften, die Sie im *Eigenschaften*-Fenster konfigurieren können. Mehr über die Eigenschaften der Ablaufsteuerung und deren Ablaufsteuerungselemente haben Sie bereits im vorherigen Kapitel erfahren.

Hinweise

Ein *Sequenzcontainer* bildet immer eine Einheit und wird auch als solche behandelt. Dies bedeutet, dass beim Löschen eines *Sequenzcontainers* auch alle darin enthaltenen Ablaufsteuerungselemente, Paketvariablen und Ereignishandler entfernt werden.

ActiveX-Skripttask

Data Transformation Services – kurz DTS – ist auch in SSIS 2008 noch präsent. Mit dem Ablaufsteuerungselement *ActiveX-Skripttask* können Sie altbewährte ActiveX-Skripts Ihrer DTS-Pakete weiterhin verwenden. Zwar wurde bereits mit SSIS 2005 angekündigt, dass die ActiveX-Skripts in der nächsten Version von SSIS nicht mehr unterstützt werden, aber wie Sie sehen, ist dies nicht der Fall. Nichtsdestotrotz sollte die Verwendung eines ActiveX-Skripts nur eine temporäre Lösung sein und zeitnah durch das Ablaufsteuerungselement *Skripttask* ersetzt werden. Der Austausch des *ActiveX-Skripttask* durch den *Skripttask* bietet nicht nur eine bessere Performance, da diese Skripts vorkompiliert werden, sondern auch die Vorteile einer modernen Entwicklungsumgebung wie IntelliSense, Syntax-Hervorhebung und Debugging. Der *Skripttask* wird später in diesem Kapitel beschrieben.

ActiveX-Skripts sind in DTS die zentrale Komponente, wenn die Anforderungen an das DTS-Paket nicht mit den verfügbaren Komponenten umgesetzt werden können. Dort werden ActiveX-Skripts oft für Aufgaben in DTS verwendet, für die SSIS inzwischen eigene Ablaufsteuerungselemente zur Verfügung stellt. So zum Beispiel die Schleifenverarbeitung: Was in SSIS mit den Ablaufsteuerungselementen *For-Schleifencontainer* und *Foreach-Schleifencontainer* realisiert wird, ist in DTS ein etwas komplizierteres Verfahren, in dem ActiveX-Skripts eine zentrale Rolle spielen. Auch die Handhabung von Dateien muss in DTS über ActiveX-Skripts erfolgen; SSIS stellt hier das Ablaufsteuerungselement *Task 'Dateisystem'* zur Verfügung. Dies sind nur zwei Beispiele von vielen ActiveX-Skripts, die nicht zwingend in ein .NET-Skript konvertiert werden müssen, sondern mit Ablaufsteuerungselementen realisierbar sind.

Das Ablaufsteuerungselement *ActiveX-Skripttask* ist weiterhin als *veraltet* gekennzeichnet und soll in der nächsten Version von SQL Server nicht mehr unterstützt werden. Insofern sollten Sie dieses Ablaufsteuerungselement nur für bestehende ActiveX-Skripts verwenden und Neuentwicklungen von ActiveX-Skripts eher vermeiden.

Konfiguration

Der *Editor für ActiveX-Skripttasks* stellt für die Konfiguration insgesamt drei Seiten zur Verfügung, wovon für die spezifischen Eigenschaften dieses Ablaufsteuerungselements nur die Seite *Skript* relevant ist. Dort legen Sie zunächst im Listenfeld *Language* die Skriptsprache fest, die das Skript verwendet. ActiveX-Skripts können in VBScript und JScript und auch in anderen auf Ihrem Computer installierten Skriptsprachen entwickelt werden.

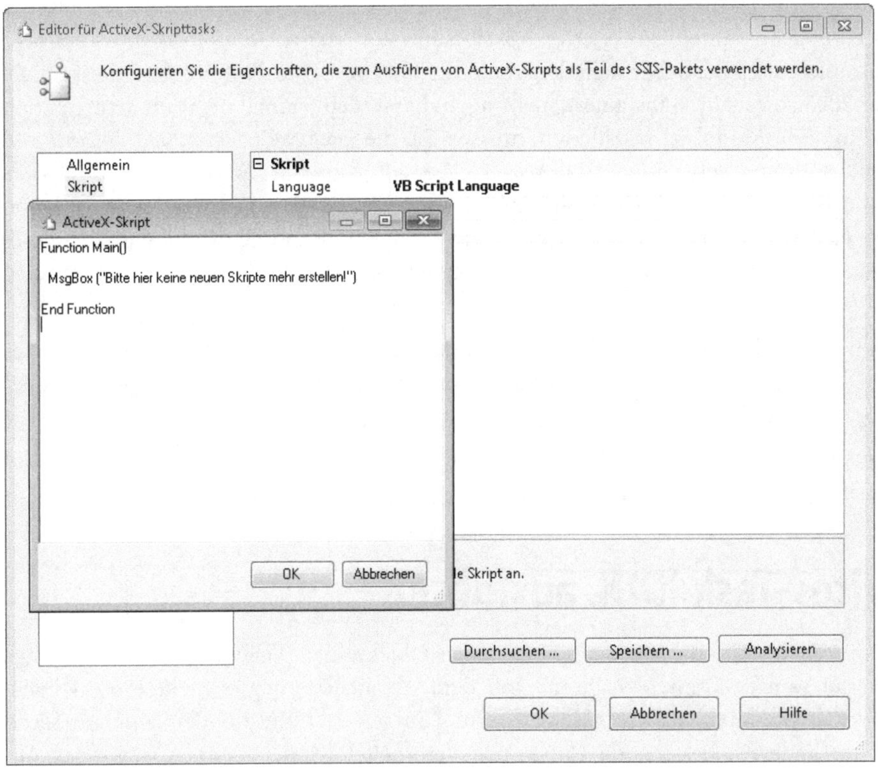

Abbildung 8.11 Der *Editor für ActiveX-Skripttasks*

Das Skript selbst tragen Sie in die Eigenschaft *Script* ein oder vielmehr fügen Sie hier die Kopie des bestehenden Skripts ein, denn grundsätzlich *wollen* Sie ja die Neuentwicklung von ActiveX-Skripts vermeiden. Sofern aber doch die dringende Notwendigkeit besteht, ein neues ActiveX-Skript zu erstellen, sollten Sie hierfür auf einen anderen Editor zurückgreifen und das Ergebnis in diese Eigenschaft kopieren. Denn wie in Abbildung 8.11 zu sehen ist, bietet der *ActiveX-Skripttask* zwar ein Dialogfeld für die Erfassung eines ActiveX-Skripts an, doch handelt es sich hierbei lediglich um ein größeres einfaches Eingabefeld. Es gibt keinerlei Unterstützung für die Erstellung eines Skripts; nicht einmal die bereits in DTS spärliche Entwicklungsunterstützung wird hier angeboten. Alternativ können Sie ActiveX-Skripts über die Schaltfläche *Durchsuchen* aus einer Datei heraus laden. Aber Vorsicht – bereits bestehende Skripts in der Eigenschaft *Script* werden dabei überschrieben. Eine Entwicklungsunterstützung bietet der *Editor für ActiveX-Skripttasks* dann doch noch: Mit der Schaltfläche *Analysieren* können Sie das ActiveX-Skript auf syntaktische Korrektheit prüfen.

Ein ActiveX-Skript kann aus mehreren Funktionen bestehen. Welche dieser Funktionen bei diesem *ActiveX-Skripttask* zur Laufzeit ausgeführt werden soll, bestimmen Sie in der Eigenschaft *EntryMethod*. Auch wenn das ActiveX-Skript nur aus der *Main*-Funktion besteht, muss diese hier durch den Eintrag »Main« angegeben werden. Mit der Angabe des Einstiegspunkts in der Eigenschaft *EntryMethod* ist die Konfiguration des *ActiveX-Skripttask* abgeschlossen.

Hinweise

Für das Entwickeln, Testen und Ausführen eines ActiveX-Skripts mit dem *ActiveX-Skripttask* muss das *DTS 2000 Runtime*-Modul installiert sein. Bei der Installation von SSIS 2008 bzw. SSIS 2008 R2 wird dieses nicht mehr wie bei SQL Server 2005 automatisch installiert, mehr noch: Es ist nicht einmal mehr im Setup enthalten. Um das DTS 2000 Runtime-Modul zu installieren, müssen Sie die Datei *SQLServer2005_BC.msi* von Ihrer Installations-DVD ausführen. Wobei Sie auf die korrekte Version dieser Setup-Datei achten müssen, denn die Datei steht als 64-Bit- und als 32-Bit-Version zur Verfügung. Alternativ können Sie auch *Microsoft SQL Server 2008 Feature Pack* installieren, welches ebenfalls das DTS 2000 Runtime-Modul enthält. Dieses finden Sie im Download Center von Microsoft, welches unter *http://www.microsoft.com/downloads/search.aspx?displaylang=de* erreichbar ist.

Der einfachste Weg, um herauszufinden, ob das DTS 2000 Runtime-Modul bereits installiert ist, führt über den *ActiveX-Skripttask*. Dort klicken Sie auf die Schaltfläche *Analysieren*. Sofern das DTS 2000 Runtime-Modul nicht installiert ist, erhalten Sie eine entsprechende Fehlermeldung.

Nicht alle ActiveX-Skripts funktionieren ohne Weiteres in SSIS. Insbesondere ActiveX-Skripts, die auf das DTS-Objektmodell zugreifen, können nicht ausgeführt werden und verursachen einen Fehler.

Analysis Services-Task 'DDL ausführen'

SSIS bietet insgesamt drei Ablaufsteuerungselemente, mit denen Objekte von Analysis Services verwaltet, verarbeitet und ausgewertet werden können. Während mit dem Ablaufsteuerungselement *Data Mining-Abfragetask* Data Mining-Modelle innerhalb der Ablaufsteuerung ausgewertet und mit dem *Analysis Services-Verarbeitungstask* unter anderem bestehende Cubes neu verarbeitet werden können, steht das Ablaufsteuerungselement *Analysis Services-Task 'DDL ausführen'* für administrative Aufgaben zur Verfügung. Zu den administrativen Aufgaben gehören nicht nur die wiederkehrenden Tätigkeiten, wie das Backup von Analysis Services-Datenbanken oder die Verarbeitung von Cubes, sondern auch das Ändern, Löschen oder Anlegen von Analysis Services-Objekten, etwa Miningmodelle, Cubes, Dimensionen und Partitionen.

Die Ausführung solch administrativer Aufgaben erfolgt per *Data Definition Language* – kurz DDL. Doch die bei Analysis Services verwendeten DDL-Befehle haben mit denen von SQL bei relationalen Datenbanken nichts gemein. Vielmehr werden diese mit der *Analysis Services Scripting Language* – kurz ASSL – geschrieben und per XMLA – *XML für Analysis* – ausgeführt. Und genau das ist auch die Aufgabe des Ablaufsteuerungselements *Analysis Services-Task 'DDL ausführen'*: Es verarbeitet ASSL-Skripts.

Konfiguration

Das ASSL-Skript legen Sie auf der Seite *DDL* des *Editor für den Analysis Services-Task 'DDL ausführen'* fest. Dort wählen Sie zunächst im Listenfeld *Connection* den *Analysis Services-Verbindungs-Manager* aus, der eine Verbindung zur Analysis Services-Instanz herstellt, in der das ASSL-Skript per XMLA ausgeführt werden soll.

Für die Eingabe des ASSL-Skripts stehen Ihnen die bereits drei bekannten Möglichkeiten der Quellenangabe zur Verfügung. Diese definieren Sie in den Eigenschaften *SourceType* und *SourceDirect* bzw. *Source*. Mit dieser Definition ist die Konfiguration des *Analysis Services-Task 'DDL ausführen'* auch schon beendet. Eine Möglichkeit der Syntaxprüfung Ihres ASSL-Skripts bietet der Editor nicht.

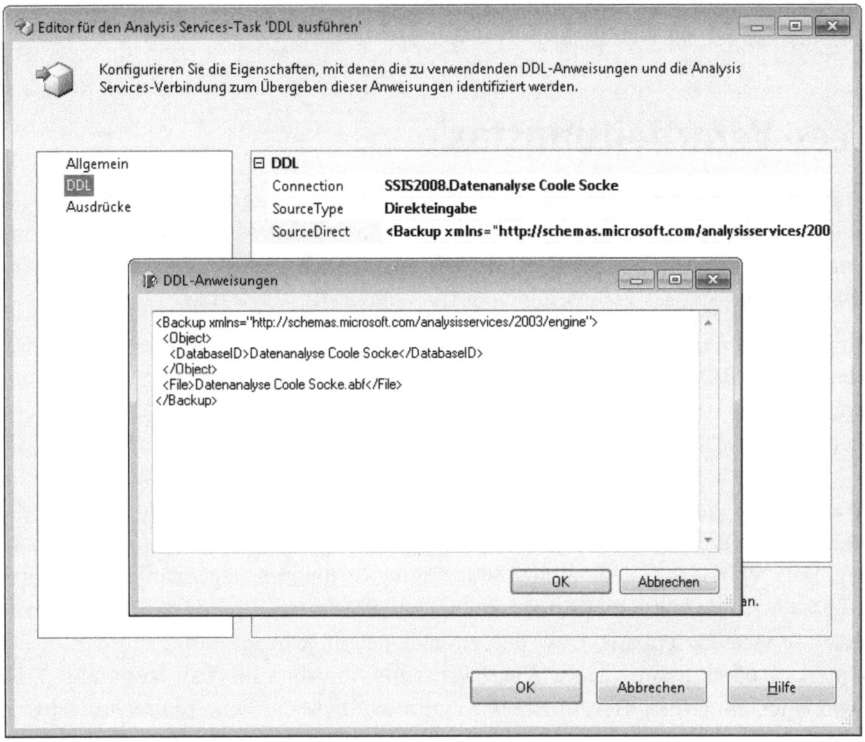

Abbildung 8.12 Der *Editor für den Analysis Services-Task 'DDL ausführen'*

Abbildung 8.12 zeigt ein ASSL-Skript, das ein Backup der Analysis Services-Datenbank *Datenanalyse Coole Socke* erstellt. Die dabei erstellte *ABF*-Datei wird im Standardverzeichnis für Backups der Analysis Services-Datenbanken gespeichert. Sofern Sie dieses Paket als Auftrag im SQL Server-Agent konfigurieren, erfolgt das Backup automatisch in regelmäßigen Abständen.

BEGLEITDATEIEN Das hier beschriebene Beispiel finden Sie im Beispielpaket »BSP08_003«.

Hinweise

Ein ASSL-Skript kann Anmeldeinformationen enthalten. Aus diesem Grund sollte das Paket über die Paketschutzebene gesichert werden. Mehr zu den Paketschutzebenen lesen Sie in Kapitel 15.

SQL Server Management Studio kann Ihnen bei der Erstellung von ASSL-Skripts behilflich sein. So ist es beispielsweise möglich, das ASSL-Skript für eine Backup-Anweisung über das Dialogfeld *Sicherungsdatenbank* zu generieren. Dazu starten Sie das Dialogfeld über den Kontextmenübefehl *Sichern* der Analysis Services-Datenbank und konfigurieren dort das Backup. Doch anstatt das konfigurierte Backup zu starten, wählen Sie über die Schaltfläche *Skript* den Eintrag *Skript für Aktion in Zwischenablage schreiben*. Anschließend brechen Sie die Konfiguration des Backups ab und fügen das kopierte ASSL-Skript im Editor des Ablaufsteuerungselements *Analysis Services-Task 'DDL ausführen'* ein.

Mehr zum Thema *XMLA* finden Sie auf der Website *http://www.xmla.org*.

Analysis Services-Verarbeitungstask

Das zweite Ablaufsteuerungselement in der Reihe *Ablaufsteuerungselemente für Analysis Services* ist der *Analysis Services-Verarbeitungstask*. Im Grunde genommen ist dessen Aufgabe bereits mit dem im vorherigen Abschnitt beschriebenen Ablaufsteuerungselement realisierbar, denn auch dieses Ablaufsteuerungselement erfüllt einen administrativen Zweck: das Verarbeiten von Analysis Services-Objekten.

Was aber genau bedeutet der Begriff *Verarbeiten*? Eine Analysis Services-Datenbank basiert auf den Daten einer relationalen Datenbank. Die Daten einer relationalen Datenbank sind in der Regel nicht fix und ändern sich ständig. Es werden neue Artikel und Kunden angelegt, die Preise bestehender Artikel ändern sich und es kommen laufend neue Bestellungen herein – um nur einige Beispiele zu nennen. Die Analysis Services-Datenbank muss diese neuen Daten erst aufbereiten, sprich: verarbeiten. Und da sich die Daten kontinuierlich ändern, ist eine solche Verarbeitung auch keine einmalige Sache, sondern gehört zum täglichen Geschäft eines Datenbankadministrators. Er muss dafür sorgen, dass die Cubes, Measuregruppen, Partitionen, Dimensionen, Data Mining-Modelle und Data Mining-Strukturen regelmäßig verarbeitet werden. SQL Server Management Studio bietet hierfür das Dialogfeld *Verarbeiten* an, über das der Verarbeitungsprozess einer Analysis Services-Datenbank bzw. der enthaltenen Objekte gestartet wird. Es wird manuell gestartet, wohlgemerkt – nicht automatisiert. Wiederkehrende Aufgaben manuell auszuführen, ist nun aber nicht das, was von einer modernen IT erwartet wird, und so ist eine automatisierte Ausführung des Verarbeitungsprozesses die definitiv bessere Alternative. An dieser Stelle kommt nun das Ablaufsteuerungselement *Analysis Services-Verarbeitungstask* ins Spiel. Mit diesem definieren Sie den Verarbeitungsprozess in einem Paket, welches Sie mit dem SQL Server-Agent automatisch in einem festgelegten Turnus ausführen lassen. Dabei bietet der *Analysis Services-Verarbeitungstask* nicht nur dieselbe Funktionalität der manuellen Verarbeitung, sondern auch dasselbe Dialogfeld. Der Verarbeitungsprozess kann also in altbewährter Art und Weise konfiguriert werden.

Somit sind Sie nicht nur in der Lage, die notwendigen Verarbeitungen einer Analysis Services-Datenbank mit einem Paket zu automatisieren, Sie können diese Verarbeitung auch zeitnah nach der Aktualisierung der Datenbasis durchführen. Stellen Sie sich folgendes Szenario vor: Ein Großhandelsunternehmen erhält die Bestellungen seiner Kunden als XML-Dokumente. Diese werden in regelmäßigen Abständen in das Warenwirtschaftssystem importiert. Natürlich verwendet das Großhandelsunternehmen auch einen Cube in einer Analysis Services-Datenbank, mit dem es die Entwicklung der Bestellungen verfolgt. Um nun zeitnah die aktuellen Bestellungen auswerten zu können, muss der Cube auch zeitnah mit den aktuellen Bestellungen versorgt werden. Diese Aufgabe, wie auch die Verarbeitung der Bestellungen, übernimmt ein Paket. Dieses besteht aus einem *Datenflusstask*, in dem die Daten der XML-Dokumente in das Warenwirtschaftssystem geladen werden, und einem *Analysis Services-Verarbeitungstask*, der nach dem *Datenflusstask* den Cube verarbeitet.

Konfiguration

Das erwähnte Dialogfeld *Verarbeiten* von SQL Server Management Studio ist im Editor des *Analysis Services-Verarbeitungstask* auf der Seite *Verarbeitungseinstellungen* integriert. Dort wählen Sie als Erstes im Listenfeld *Analysis Services-Verbindungs-Manager* den Verbindungs-Manager aus, mit dem die Verbindung zur Analysis Services-Datenbank erstellt wird, deren Objekte verarbeitet werden sollen.

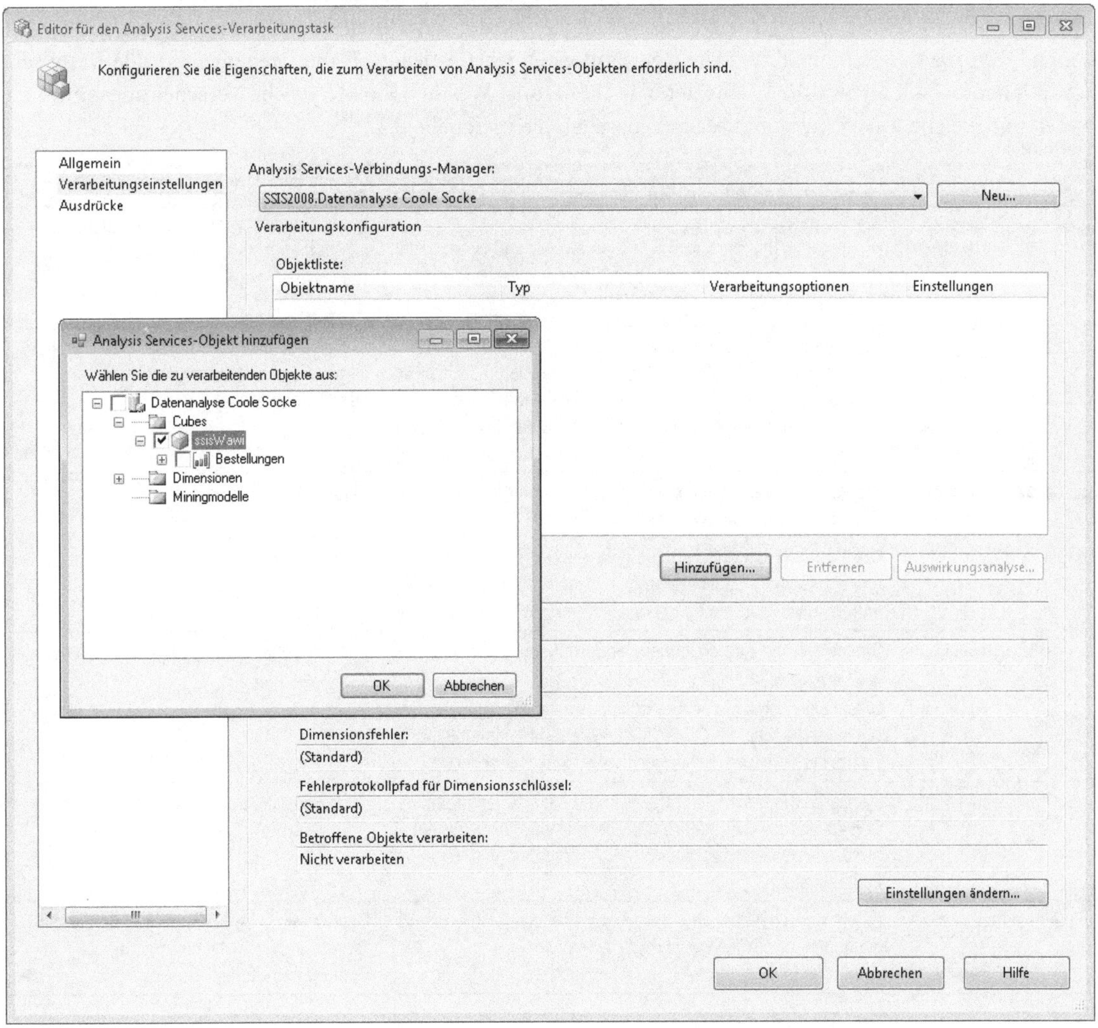

Abbildung 8.13 Der *Editor für den Analysis Services-Verarbeitungstask*

Welche Objekte dies sein sollen, legen Sie in der Kategorie *Verarbeitungskonfiguration* fest. Diese Kategorie bietet Ihnen über die Schaltfläche *Hinzufügen* das Dialogfeld *Analysis Services-Objekt hinzufügen* an, das – wie in Abbildung 8.13 zu sehen ist – die einzelnen Objekte der Analysis Services-Datenbank hierarchisch auflistet. Hier wählen Sie nun das oder auch die zu verarbeitenden Objekte aus und übernehmen die Auswahl mit einem Klick auf *OK* in die Kategorie *Verarbeitungskonfiguration*. Sie haben richtig gelesen: Mit dem *Analysis Services-Verarbeitungstask* können Sie direkt mehrere Analysis Services-Objekte verarbeiten, die zudem nicht einmal voneinander abhängig sein müssen.

Hiermit ist auch gleich ein Knackpunkt der manuellen Verarbeitung angesprochen. Es ist immer wieder ein kleines Abenteuer, welche Auswirkungen das Verarbeiten eines Objekts hat, das auch von anderen Objekten verwendet wird. Dies gilt insbesondere bei *gemeinsamen Dimensionen*. Das Verarbeiten einer solchen Dimension zieht die Verarbeitung aller Cubes nach sich, die auf diese Dimension zurückgreifen. Um die Auswirkungen einer geplanten Verarbeitung per SSIS erkennen zu können, bietet Ihnen der *Editor für den Analysis Services-Verarbeitungstask* in der Kategorie *Verarbeitungskonfiguration* die Schaltfläche *Auswirkungsanalyse*. Das Ergebnis dieser Analyse ist abhängig von der gewählten Verarbeitungsoption, die Sie im Listenfeld *Verarbeitungsoptionen* zu jedem gewählten Objekt festlegen. Dabei stehen nicht alle Verarbeitungsoptionen bei allen gewählten Objekten zur Verfügung. Welche Objekte welche Verarbeitungsoptionen anbieten und welche Auswirkungen diese haben, sehen Sie in Tabelle 8.3.

Verarbeitungsoption	Auswirkung	Anwendbar bei
Standard verarbeiten	Der Status des gewählten Objekts sowie der zugehörigen Objekte wird geprüft und anhand des ermittelnden Status nur die Objekte verarbeitet, die noch nicht oder nur teilweise verarbeitet wurden	Datenbank, Cube, Measuregruppe, Partition, Dimension, Data Mining-Struktur, Data Mining-Modell
Vollständig verarbeiten	Das angegebene Objekt mitsamt allen zugehörigen Objekten wird komplett neu erstellt. Dabei werden die Daten der Objekte gelöscht und anschließend mit neuen Daten gefüllt sowie auch die Aggregationen und Indizes gelöscht und neu erstellt werden.	Datenbank, Cube, Measuregruppe, Partition, Dimension, Data Mining-Struktur, Data Mining-Modell
Inkrementell verarbeiten	Die Partitionen werden mit neuen Faktendaten ergänzt. Mehr dazu im Abschnitt »Inkrementell verarbeiten«.	Measuregruppe, Partition
Update verarbeiten	Die Daten der gewählten Dimension werden erneut eingelesen und die Attribute dabei aktualisiert. Flexible Aggregationen und Indizes in verknüpften Partitionen werden gelöscht.	Dimension
Index verarbeiten	Die Indizes und Aggregationen der Partitionen werden angelegt bzw. neu erstellt. Diese Option kann nur bei bereits verarbeiteten Objekten verwendet werden. Bei Objekten, die noch nicht oder nur teilweise verarbeitet sind, wird die Verarbeitung fehlerhaft beendet.	Cube, Measuregruppe, Partition, Dimension
Daten verarbeiten	Die Daten des gewählten Objekts und dessen zugehörigen Objekte werden gelöscht. Anschließend werden diese erneut mit Daten gefüllt, dabei aber weder Aggregationen noch Indizes erstellt.	Cube, Measuregruppe, Partition, Dimension
Nicht verarbeiten	Daten, Aggregationen und Indizes des gewählten Objekts und der zugehörigen Objekte werden gelöscht.	Datenbank, Cube, Measuregruppe, Partition, Dimension, Data Mining-Struktur, Data Mining-Modell ▶

Verarbeitungsoption	Auswirkung	Anwendbar bei
Struktur verarbeiten	Sofern der Cube nicht verarbeitet ist, werden zunächst alle nicht vollständig verarbeiteten Dimensionen neu verarbeitet und anschließend Cube-Definitionen erstellt. Bei einer Data Mining-Struktur hingegen wird diese mit neuen Daten gefüllt, wobei die Miningmodelle selbst nicht verarbeitet werden.	Cube, Data Mining-Struktur
Klarstruktur verarbeiten	Die Trainingsdaten einer Miningstruktur werden gelöscht	Data Mining-Struktur

Tabelle 8.3 Verarbeitungsoptionen des *Analysis Services-Verarbeitungstasks*

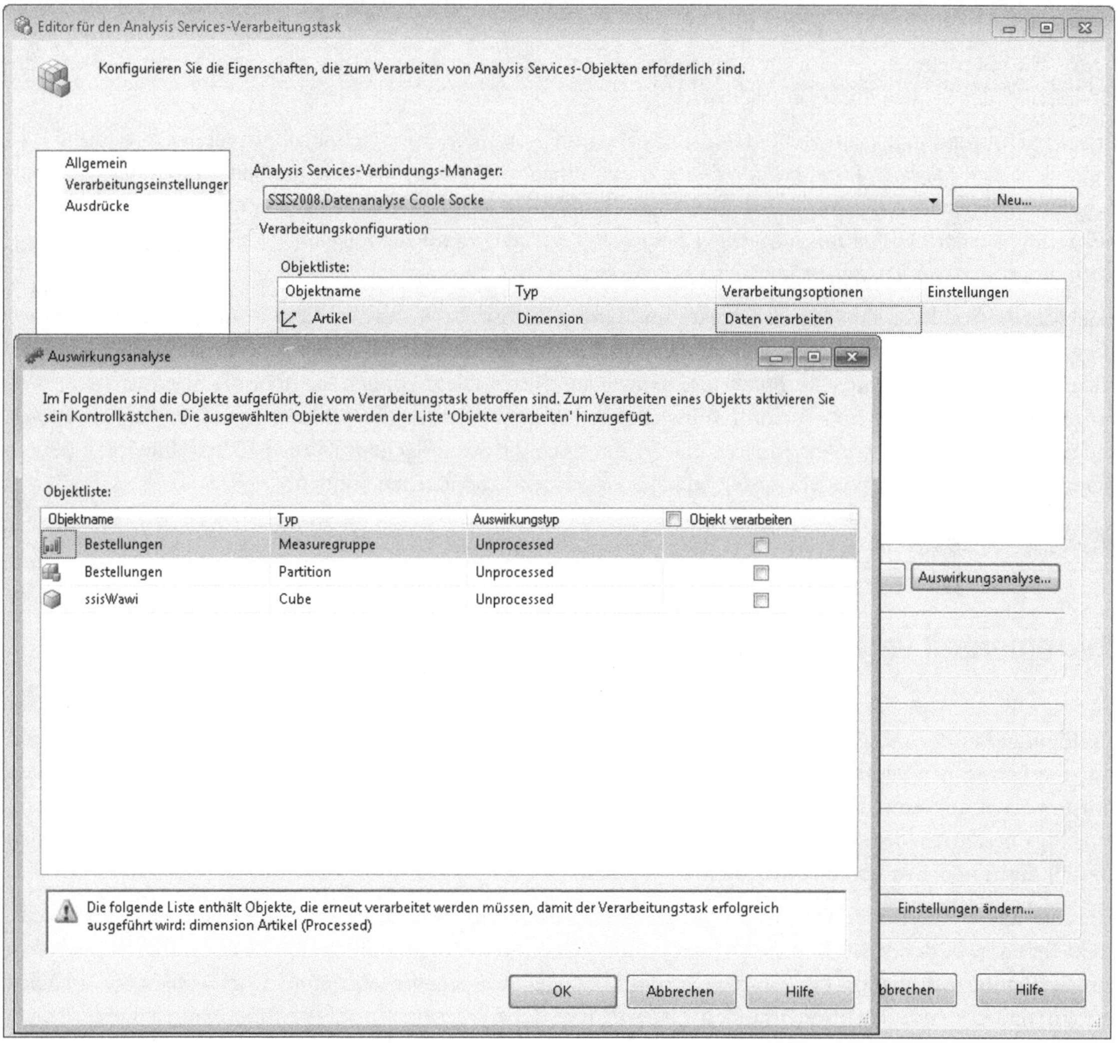

Abbildung 8.14 Die Auswirkungsanalyse

Anhand der Einträge in Tabelle 8.3 ist gut zu erkennen, dass der *Analysis Services-Verarbeitungstask* eine Vielzahl an möglichen Verarbeitungen anbietet. Obwohl Sie jedes Objekt nur einmal in die Kategorie *Verarbeitungskonfiguration* aufnehmen und diesem dort auch nur eine Verarbeitungsmethode zuordnen können, sollten Sie die Auswirkungen der konfigurierten Verarbeitung immer analysieren lassen. Dazu klicken Sie auf die bereits erwähnte Schaltfläche *Auswirkungsanalyse*. Das Ergebnis der Analyse wird im gleichnamigen Dialogfeld angezeigt. Dieses listet alle Objekte auf, welche durch die in der Kategorie *Verarbeitungskonfiguration* befindlichen Objekte ebenfalls verarbeitet werden müssten. Dabei werden Objekte, die durch mehrfache Abhängigkeiten betroffen sind, auch mehrfach in der Auflistung ausgegeben. In Abbildung 8.14 sehen Sie das Ergebnis einer Auswirkungsanalyse für die geplante Verarbeitung der Dimension *Artikel*, bei der nur die Daten verarbeitet werden sollen. Diese Verarbeitung hätte Auswirkungen auf den Cube *Bestellungen* und die darin enthaltene Measuregruppe und Partition. In der Spalte *Objekt verarbeiten* können Sie nun einzelne der aufgelisteten Objekte markieren und diese so in die Kategorie *Verarbeitungskonfiguration* übernehmen. Sofern Sie alle aufgelisteten Objekte übernehmen wollen, reicht ein Klick in die Überschrift der Spalte *Objekt verarbeiten*.

Etwas irreführend in diesem Dialogfeld ist die Warnung im unteren Bereich. Im Beispiel der Abbildung 8.14 steht dort *Die folgende Liste enthält Objekte, die erneut verarbeitet werden müssen, damit der Verarbeitungstask erfolgreich ausgeführt wird: dimension Artikel (Processed)*. Gemeint ist hiermit aber wohl eher *Die oben aufgelisteten Objekte müssen erneut verarbeitet werden, damit die folgenden Verarbeitungstasks erfolgreich ausgeführt werden: dimension Artikel (Processed)*.

Nach der Auswahl der abhängigen Objekte und einem Klick auf *OK* werden diese in die Kategorie *Verarbeitungskonfiguration* aufgenommen. Die für die Verarbeitung der Objekte verwendeten Einstellungen sind in der Kategorie *Zusammenfassung der Batcheinstellungen* aufgelistet. Diese können Sie über die Schaltfläche *Einstellungen ändern* anpassen. Im Abschnitt »Einstellungen ändern« werden die dahinterliegenden Konfigurationsmöglichkeiten beschrieben. Abschließend bleibt nur noch die Schaltfläche *Entfernen* zu erwähnen, mit der Sie bereits gewählte Objekte wieder aus der geplanten Verarbeitung entfernen können.

BEGLEITDATEIEN Das hier beschriebene Beispiel finden Sie im Beispielpaket »BSP08-003«.

Inkrementell verarbeiten

Für die Objekte Measuregruppen und Partitionen steht die Verarbeitungsoption *Inkrementell verarbeiten* zur Verfügung. Bei der inkrementellen Verarbeitung werden die Faktentabellen mit neuen Daten ergänzt und nur die Partitionen verarbeitet, welche auf den entsprechenden Faktentabellen basieren. Die neuen Daten müssen dazu erst einmal in der Datenbasis – der relationalen Datenbank – ermittelt werden. Um beim eingangs beschriebenen Beispiel zu bleiben, könnten Sie mit dieser Verarbeitungsmethode nur die neuen Bestellungen in die Partition aufnehmen.

Die Art und Weise dieser Datenermittlung erfolgt in einer eigenen Konfigurationsoberfläche. Von daher steht Ihnen nach der Auswahl dieser Verarbeitungsoption in der Spalte *Einstellungen* der Link *Konfigurieren* zur Verfügung. Mit diesem Link starten Sie das Dialogfeld *Inkrementelles Update*. Dort wählen Sie zunächst die zu verarbeitende Partition mit den Listenfeldern *Measuregruppe* und *Partition*, wobei diese je nach Einstiegspunkt aktiviert oder deaktiviert sind. Sofern Sie das Dialogfeld über den Objekttyp *Cube* gestartet haben, stehen beide Listenfelder zur Verfügung. Bei einem Start über eine *Measuregruppe* ist nur das Listenfeld *Partition* aktiviert. Es ist auch möglich, das Dialogfeld direkt über eine Partition zu starten. In diesem Fall sind beide Listenfelder deaktiviert.

Für die Ermittlung der neuen Daten können Sie in der Kategorie *Quelle* entweder eine Tabelle oder eine Abfrage verwenden. Beide Möglichkeiten dürfen nur neue Daten liefern – die Daten, die noch nicht in der gewählten Partition verarbeitet wurden. Insofern wählen Sie in der Eigenschaft *Tabelle* nicht die Tabelle *Bestellungen*, sondern eine Tabelle, welche nur die *neuen* Bestellungen enthält. Eine solche Tabelle könnten Sie beispielsweise im Datenfluss des Pakets füllen, mit dem die neuen, per XML übermittelten Bestellungen verarbeitet werden. Dabei haben Sie im Listenfeld *Datenquelle oder* – an dieser Stelle fehlt im Dialogfeld das Wort *Datenquellensicht* – die Wahl, ob Sie auf diese Tabelle direkt oder eben über eine Datenquellensicht zugreifen möchten. Alternativ zu einer solchen Tabelle können Sie die neuen Bestellungen auch über eine Abfrage ermitteln. Dazu aktivieren Sie die Eigenschaft *Abfrage*, wählen im Listenfeld die Datenquelle und geben die SELECT-Anweisung zur Ermittlung der Daten in das Eingabefeld *Text der Abfrage* ein. Dabei müssen Sie sich Ihrer Sache schon recht sicher sein, denn für das Erstellen der Abfrage stehen Ihnen keinerlei Hilfsmittel zur Verfügung. Es erfolgt nicht einmal eine Syntaxprüfung. Mit der Definition der Datenermittlung ist die Konfiguration der Verarbeitungsoption *Inkrementell verarbeiten* auch bereits abgeschlossen. Insofern können Sie diese mit einem Klick auf *OK* beenden.

Einstellungen ändern

Grundsätzlich sind die Standardeinstellungen für die Verarbeitung der gewählten Analysis Service-Objekte ausreichend. Besondere Anforderungen aber erfordern nun mal auch besondere Konfigurationsmöglichkeiten – und diese bietet Ihnen das Dialogfeld *Einstellungen ändern.*

Die Konfiguration der Verarbeitung findet auf der Registerkarte *Verarbeitungsoptionen* statt. Als Erstes können Sie dort die Verarbeitungsreihenfolge der gewählten Objekte festlegen. Sie haben die Wahl zwischen einer sequenziellen und einer parallelen Verarbeitung. Eine parallele Verarbeitung ist natürlich nur sinnvoll, wenn Sie mehrere Objekte ausgewählt haben und diese nicht wegen Abhängigkeiten ohnehin sequenziell verarbeitet werden müssen. Ist eine parallele Verarbeitung möglich, wirkt sich diese positiv auf die Performance aus. Dabei werden logischerweise auch bei einer parallelen Verarbeitung abhängige Objekte zusammen mit dem eigentlichen Objekt in einem Vorgang sequenziell verarbeitet. Eine parallele Verarbeitung aktivieren Sie mit der Eigenschaft *Parallel.* Im zugehörigen Listenfeld *Maximal auszuführende parallele Tasks* können Sie nun noch festlegen, wie viele Objekte parallel verarbeitet werden sollen. Dabei ist es sowohl möglich, die Parallelität durch die Auswahl einer fixen Zahl zu bestimmen als auch mit dem Eintrag *Entscheidung dem Server überlassen* eine variable Parallelität zu wählen.

HINWEIS Die Möglichkeit der parallelen Verarbeitung ist in SSIS von SQL Server Standard Edition nicht enthalten.

Die parallele Verarbeitung der gewählten Objekte erfolgt innerhalb einer Transaktion. Im Fall eines Fehlers bedeutet dies, dass ein Rollback ausgelöst wird und alle Verarbeitungen – auch die bereits erfolgreich abgeschlossenen – wieder in den Ausgangszustand zurückgesetzt werden. Die sequenzielle Verarbeitung – welche Sie über die Eigenschaft *Sequenziell* aktivieren – bietet ebenfalls die Verarbeitung aller gewählten Objekte in einer Transaktion an. Hier ist es durch die sequenzielle Verarbeitung aber auch möglich, jedes Objekt, inklusive dessen abhängigen Objekten, in einer eigenen Transaktion zu verarbeiten. Dadurch wird bei einem Fehler nicht die komplette Verarbeitung in den Anfangszustand zurückgesetzt, sondern lediglich die von dem Objekt, das den Fehler ausgelöst hat. Eine Verarbeitung in einzelnen Transaktionen erreichen Sie durch die Auswahl des Eintrags *Separate Transaktionen* im Listenfeld *Transaktionsmodus.*

HINWEIS Die Verarbeitung als einzelne Transaktionen hat Auswirkungen auf die Performance. Sofern Sie die Verarbeitung in einer einzigen Transaktion durchführen, stehen die Objekte der Analysis Services-Datenbank den Benutzern auch während der Verarbeitung zur Verfügung. Lediglich beim Commit wird es zu einer kurzen Verzögerung kommen. Bei der Verarbeitung mit separaten Transaktionen hingegen sind die einzelnen Objekte inklusive deren abhängigen Objekte während der jeweiligen Verarbeitungszeit nicht verfügbar.

Die nächste Konfigurationsmöglichkeit im Dialogfeld ist die der Rückschreibetabellen. Rückschreibetabellen enthalten Daten, die Benutzer zu Auswertungszwecken zu einer Partition erfassen können. Dabei ändert der Benutzer in seiner Clientanwendung Daten der Partition, um die Auswirkungen dieser Änderungen zu analysieren. Natürlich führt der Benutzer nicht wirklich Änderungen an den Daten der Partition durch, sondern die eingegebenen Daten werden innerhalb der Analysis Services-Datenbank in eigenen Tabellen gespeichert und bei späteren Auswertungen wieder herangezogen. Mehr zum Thema Rückschreibetabellen entnehmen Sie der SQL Server Online-Dokumentation.

Ob und inwieweit die Rückschreibetabellen bei einer Verarbeitung berücksichtigt werden sollen, legen Sie mit dem Listenfeld *Rückschreibetabellenoption* fest. Sie haben die Wahl zwischen *Vorhandene verwenden*, *Erstellen* und *Immer erstellen*, deren Auswirkungen in Tabelle 8.4 aufgelistet sind.

Rückschreibetabellenoption	Auswirkung
Vorhandene verwenden	Bestehende Rückschreibetabellen mitsamt den Daten bleiben erhalten
Erstellen	Neue Rückschreibetabellen werden erstellt. Sofern bereits Rückschreibetabellen existieren, wird die Verarbeitung fehlerhaft beendet.
Immer erstellen	Bestehende Rückschreibetabellen werden gelöscht und wieder neu erstellt. Die Daten gehen dabei verloren.

Tabelle 8.4 Verarbeitungsmodi der Rückschreibetabellen

Die letzte Konfigurationsmöglichkeit dieser Registerkarte ist im Grunde genommen eine Art automatisierte Version der Ausführungsanalyse. Sofern Sie die Eigenschaft *Betroffene Objekte verarbeiten* aktivieren, werden automatisch alle Objekte verarbeitet, die von den für die Verarbeitung ausgewählten Objekten verwendet werden – denken Sie an die *gemeinsamen Dimensionen*. Eine Ausführungsanalyse ist bei dieser Konfiguration hinfällig und steht deswegen auch nicht mehr zur Verfügung. Sie sollten sich jedoch darüber im Klaren sein, welche Objekte von einer solchen automatischen Verarbeitung betroffen sind. Ansonsten ist der Weg über die Ausführungsanalyse die bessere Alternative.

Die Registerkarte *Dimensionsschlüsselfehler* bietet Ihnen mit der Eigenschaft *Benutzerdefinierte Fehlerkonfiguration verwenden* die Möglichkeit, eine speziell für diese Verarbeitung abweichende Konfiguration für die Behandlung fehlerhafter Dimensionsschlüssel zu konfigurieren. Fehlerhafte Dimensionsschlüssel liegen vor, wenn in Faktentabellen Werte von Dimensionen enthalten sind, die in den Dimensionen selbst nicht oder doppelt vorhanden sind.

In der ersten Eigenschaft *Schlüsselfehleraktion* legen Sie fest, wie bei der Verarbeitung auf nicht zulässige Schlüsselwerte reagiert werden soll. Dabei kann der Datensatz entweder ignoriert und somit nicht verarbeitet – die Auswahl *Datensatz verwerfen* – oder aber durch die Auswahl *In unbekanntes Element konvertieren* in den Wert *UnknownMember* konvertiert werden. Mehr zum Thema *UnkownMember* entnehmen Sie bitte der SQL Server Online-Dokumentation.

Ob und inwieweit auf Fehler während der Verarbeitung reagiert werden soll, wird in der Kategorie *Verarbeitungsfehlergrenze* bestimmt. Die optimistische Variante stellt die Eigenschaft *Fehleranzahl ignorieren* dar. Durch diese Auswahl wird jeder Fehler ignoriert, was eine unterbrechungsfreie Verarbeitung zur Folge hat.

Etwas genauer geht es bei der Eigenschaft *Bei Fehler beenden* zu. Dort legen Sie im Eingabefeld *Anzahl von Fehlern* die Fehlertoleranz fest. Erst wenn bei der Verarbeitung mehr Fehler auftreten als in diesem Eingabefeld angegeben sind, wird die im Listenfeld *Aktion bei Fehler* definierte Aktion ausgeführt. In diesem Listenfeld haben Sie die Wahl zwischen dem Abbruch der Verarbeitung oder dem Einstellen der Fehlerprotokollierung. Überschreitet der Verarbeitungsprozess bei konfigurierter Eigenschaft *Protokollierung beenden* die angegebene maximale Fehleranzahl, wird lediglich die Protokollierung der Fehler und nicht die Verarbeitung beendet. Soll jedoch die Verarbeitung abgebrochen werden, müssen Sie im Listenfeld *Aktion bei Fehler* den Eintrag *Verarbeitung beenden* auswählen.

Die nächste Kategorie behandelt spezielle Fehlerereignisse, die alle dieselben drei Eigenschaften zur Fehlerbehandlung anbieten. Diese sind in Tabelle 8.5 zu sehen. Die drei Eigenschaften stehen für die Behandlung folgender Fehler zur Verfügung:

- **Schlüssel nicht gefunden** Die Partition beinhaltet Schlüssel, die in den entsprechenden Dimensionen nicht vorhanden sind.
- **Doppelter Schlüssel** Die Partition beinhaltet Schlüssel, die in den entsprechenden Dimensionen mehrfach vorhanden sind.
- **NULL-Schlüssel in unbekanntes Element konvertiert** Ein Schlüsselwert ist NULL und die Konfiguration des Listenfelds *Schlüsselfehleraktion* weist den Eintrag *In unbekanntes Element konvertieren* auf.
- **NULL-Schlüssel nicht zulässig** Ein Schlüsselwert ist NULL und die Konfiguration des Listenfelds *Schlüsselfehleraktion* weist den Eintrag *Datensatz verwerfen* auf.

Fehlerbehandlung	Auswirkung
Fehler ignorieren	Der Fehler wird ignoriert; die Verarbeitung wird nicht abgebrochen
Melden und Vorgang fortsetzen	Der Fehler wird protokolliert; die Verarbeitung wird nicht abgebrochen
Melden und Vorgang beenden	Der Fehler wird protokolliert; die Verarbeitung wird abgebrochen

Tabelle 8.5 Die drei Eigenschaften der Fehlerbehandlung

Die letzte Eigenschaft dieser Registerkarte bietet Ihnen die Möglichkeit, den Speicherort eines Fehlerprotokolls im *Fehlerprotokollpfad* anzugeben. Die veränderten Einstellungen speichern Sie mit einem Klick auf *OK*. In der Kategorie *Zusammenfassung der Batcheinstellungen* sehen Sie nun die erstellte Konfiguration.

Hinweise

Der Verarbeitungsprozess von Analysis Services-Objekten kann viel Performance kosten. Deshalb sollten Sie dieses Ablaufsteuerungselement wohlüberlegt einsetzen bzw. dessen Ausführungszeiten gut planen.

Mit dem *Analysis Services-Verarbeitungstask* können nur Objekte von Analysis Services verarbeitet werden. Mehrdimensionale Datenbanken der OLAP-Dienste von SQL Server 2000 wie auch die von anderen Systemen werden nicht unterstützt.

Data Mining-Abfragetask

Wurde Ihnen dieses Buch empfohlen? Von einer realen Person oder von einem Onlinehandel? Sofern die Empfehlung nicht von einer realen Person stammt, basierte diese mit einer hohen Wahrscheinlichkeit auf einer Data Mining-Abfrage. Ist es doch inzwischen bei vielen Onlinehändlern üblich, dass Sie – nachdem Sie sich an deren Webshop angemeldet haben – automatisch Empfehlungen erhalten. Diese Empfehlungen werden von Ihren bisherigen Bestellungen oder von Artikeln, die Sie sich angesehen haben, abgeleitet.

Genau dies ist der Kern von Data Mining. Mittels Data Mining werden Daten auf bestimmte Muster, Beziehungen der Daten untereinander und statistische Auffälligkeiten hin untersucht. Diese Untersuchungen basieren auf verschiedenen komplexen wissenschaftlichen Algorithmen. Mit Data Mining können Sie sich also tief in die Bedeutung Ihrer Daten hineinarbeiten und anhand der Ergebnisse neue Erkenntnisse gewinnen. Daher auch der Name *Data Mining* – zu Deutsch *Datenschürfen*. Nur dass Sie hier nicht nach Gold schürfen, sondern nach Informationen – die aber durchaus Gold wert sein können.

Anhand dieser Erkenntnisse lassen sich mit so genannten *Vorhersehe-Abfragen* Prognosen erstellen oder Trends erkennen. Mit diesen Abfragen können Sie unter anderem in Ihrem Kundenstamm potenzielle Kunden für weitere Produkte Ihres Sortiments finden, neue Geschäftsstrategien entwickeln, wie beispielsweise die Einführung einer neuen Produktreihe, oder auch einfach den Umsatz und Absatz Ihrer Produkte prognostizieren. Diese an sich hochwissenschaftliche Thematik wurde von Microsoft derart standardisiert, dass diese nun nicht mehr nur für Statistiker, sondern auch für eine weitaus größere Benutzergruppe zur Verfügung steht. Data Mining ist im Lieferumfang von SQL Server enthalten und eine Komponente von Analysis Services – genauer gesagt: eine Komponente einer Analysis Services-Datenbank. Diese kann mehrere Data Mining-Strukturen enthalten. Eine Data Mining-Struktur wiederum stellt die Daten einer relationalen Datenbank oder eines Cubes zur Verfügung, welche anhand eines oder mehrerer Data Mining-Modelle ausgewertet werden können. Data Mining-Modelle basieren auf einem der verfügbaren Data Mining-Algorithmen – den statistisch-mathematischen Algorithmen, welche zur Untersuchung der Daten verwendet werden. Die Vorhersehe-Abfragen werden mit *DMX* – den *Data Mining Extensions* – erstellt. DMX ist die Abfragesprache für Data Mining und SQL recht ähnlich. Soweit ein kurzer Einblick in die Welt des Data Mining. Weitere Informationen zu diesem Thema finden Sie in der SQL Server Online-Dokumentation oder in der entsprechenden Literatur.

Was hat das Ganze mit SSIS zu tun? Mit dem Ablaufsteuerungselement *Data Mining-Abfragetask* sind Sie in der Lage, Vorhersehe-Abfragen auf Data Mining-Modellen innerhalb einer Ablaufsteuerung auszuführen. Das Ergebnis einer solchen Abfrage kann dabei in einer Paketvariablen und in einer Tabelle einer Datenbank gespeichert werden.

Konfiguration

Für die Konfiguration einer Vorhersehe-Abfrage mit einem *Data Mining-Abfragetask* steht der *Editor für Data Mining-Abfragetasks* zur Verfügung, der aus insgesamt drei Registerkarten besteht. Dort definieren Sie zunächst die Quelle – das auszuwertende Data Mining-Modell –, danach die Vorhersehe-Abfrage und letztendlich die Ausgabe, in der das ermittelte Ergebnis gespeichert werden soll.

Für die Beschreibung dieser Konfiguration wird hier nun folgendes Beispiel verwendet: Anhand des Data Mining-Modells *Prognose* soll eine Vorhersehe-Abfrage erstellt werden, die die Umsätze und Absatzzahlen der nächsten drei Monate prognostiziert. Dieses Data Mining-Modell ist in der Data Mining Struktur *Forecasting* enthalten, welches sich in der Analysis Services-Beispieldatenbank *Datenanalyse Coole Socke* befindet.

BEGLEITDATEIEN Das hier beschriebene Beispiel finden Sie im Beispielpaket »BSP08_003«.

Die Konfiguration der Vorhersehe-Abfrage beginnt auf der ersten Registerkarte mit der Auswahl des *ADO.NET-Verbindungs-Managers*, der die Verbindung zur Analysis Services-Beispieldatenbank *Datenanalyse Coole Socke* herstellt. Diesen wählen Sie im Listenfeld *Verbindung* aus. Durch diese Auswahl stehen im nächsten Listenfeld *Miningstruktur* die Data Mining-Strukturen der Datenbank zur Verfügung – in diesem Fall die Struktur *Forecasting*. Eine Auswahl der Struktur ist jedoch nur notwendig, wenn Sie die DMX-Abfrage direkt eingeben möchten. Sofern Ihnen aber der Abfrage-Generator lieber ist, müssen Sie an dieser Stelle keine Data Mining-Struktur auswählen.

Den Abfrage-Generator starten Sie auf der Registerkarte *Abfrage* über die Schaltfläche *Neue Abfrage erstellen*. Dort wählen Sie zunächst das Data Mining-Modell aus, welches die Informationen für die Vorhersage-Abfrage beinhaltet. Mit einem Klick auf die Schaltfläche *Modell auswählen* wird das Dialogfeld *Miningmodell auswählen* geöffnet, das Ihnen alle in der Analysis Services-Datenbank enthaltenen Data Mining-Strukturen mit deren Data Mining-Modellen in einer Baumstruktur auflistet. Für die zu erstellende Vorhersehe-Abfrage wählen Sie hier das Data Mining-Modell *Prognose*. Dieses basiert auf dem Algorithmus *Microsoft Time Series*.

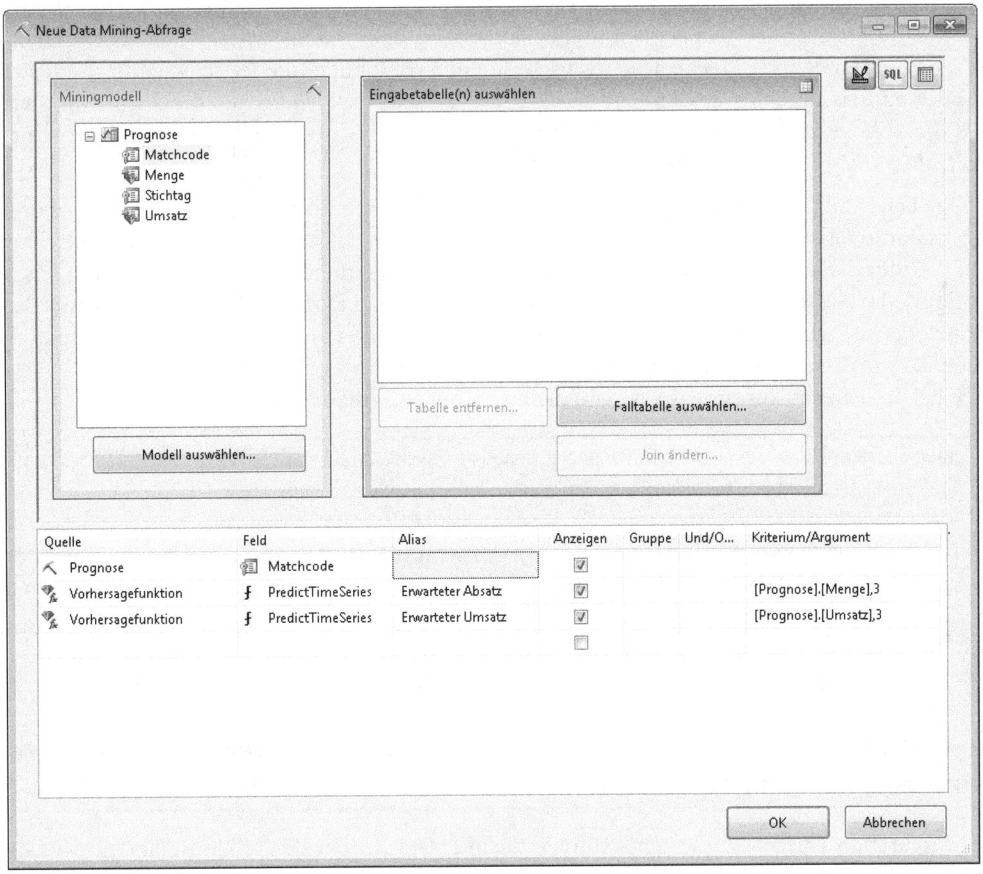

Abbildung 8.15 Der Abfrage-Generator des *Data Mining-Abfragetasks*

Nachdem Sie das Data Mining-Modell gewählt haben, stehen Ihnen dessen Spalten im Fenster *Miningmodell* zur Verfügung. Das Fenster *Eingabetabellen(n) auswählen* ist für diese Art der Vorhersage nicht relevant, jedoch aber der Entwurfsbereich im unteren Teil des Abfrage-Generators. Dort definieren Sie die eigentliche DMX-Abfrage. Dazu wählen Sie zunächst mit einem Doppelklick in dem Fenster *Miningmodell* die Spalte *Matchcode* aus. Die gewählte Spalte wird dadurch in den Entwurfsbereich übernommen. Zu dieser Spalte – die den Artikel-Matchcode beinhaltet – erhalten Sie mit der Vorhersehe-Abfrage die prognostizierten Umsätze und Absatzzahlen – und um genau diese beiden Informationen geht es in den nächsten Schritten.

Als Erstes definieren Sie die Ausgabespalte »Erwarteter Absatz«. Dazu wechseln Sie zur nächsten freien Zeile im Entwurfsmodus und wählen im Listenfeld *Quelle* den Eintrag *Vorhersagefunktion* und anschließend im Listenfeld *Feld* die Funktion *PredictTimeSeries*. Danach markieren Sie die Spalte *Menge* im Fenster *Miningmodell* und ziehen diese mit der Maus in das Eingabefeld *Kriterium/Argument*. Den dadurch erstellten Eintrag in dieser Spalte müssen Sie nun noch um die Anzahl der Monate erweitern, die im Ergebnis der Vorhersehe-Abfrage enthalten sein sollen. Dazu geben Sie lediglich hinter dem bestehenden Eintrag *[Prognose].[Menge]* noch den Wert **,3** ein. Abschließend tragen Sie im Eingabefeld *Alias* für diese neu definierte Ausgabespalte noch die Bezeichnung **Erwarteter Absatz** ein. Nun wiederholen Sie diesen Vorgang mit der Spalte *Umsatz*, wobei Sie hier als Alias den Wert **Erwarteter Umsatz** verwenden. Es ist vollbracht – Sie haben soeben eine Vorhersehe-Abfrage für die Umsätze und Absatzzahlen der nächsten drei Monate erstellt. Abbildung 8.15 zeigt die vollständige Konfiguration dieser Abfrage im Abfrage-Generator.

Der Abfrage-Generator bietet Ihnen rechts oben drei Schaltflächen, über die Sie zwischen der Entwurfsansicht, der DMX-Ansicht und der Datenansicht wechseln können. Besonders die letzte Schaltfläche bietet sich für einen Blick auf das Ergebnis der Abfrage an. Die Abfrage selbst speichern Sie mit einem Klick auf *OK*. Dabei wird die Abfrage in den *Editor für Data Mining-Abfragetasks* übernommen. Sie sehen diese dort im Eingabefeld *Data Mining-Abfrage* der Registerkarte *Abfrage erstellen*.

Die DMX-Abfrage liefert nun die Vorhersage für die nächsten drei Monate. Sofern Sie nicht immer nur drei Monate in die Zukunft schauen möchten, sondern sich vielmehr eine flexiblere Vorhersage wünschen, können Sie den Wert für die auszugebenden Monate auch über einen Parameter spezifizieren. Einen solchen Parameter konfigurieren Sie auf der Registerkarte *Parameterzuordnung*. Dort legen Sie zunächst mit der Schaltfläche *Hinzufügen* einen neuen Parameter an, dem Sie in der Spalte *Parametername* die Bezeichnung **parMonat** geben. Diesen Parameter ordnen Sie anschließend über das Listenfeld *Variablenname* der Paketvariablen zu, die bei der Paketausführung die Anzahl der zu prognostizierenden Monate enthält.

ACHTUNG Achten Sie darauf, dass Sie die für den Parameter benötigte Paketvariable vorab angelegt haben. Der *Editor für Data Mining-Abfragetasks* bietet an dieser Stelle keine Möglichkeit, eine Paketvariable anzulegen.

Als Nächstes müssen Sie zur Registerkarte *Abfrage erstellen* wechseln und dort erneut den Abfrage-Generator starten. In der Spalte *Kriterium/Argument* ersetzen Sie nun die Zahl 3 durch den Parameternamen. Dadurch ergibt sich zum Beispiel für die Ausgabespalte *Erwarteter Umsatz* das folgende Filterkriterium:

```
[Prognose].[Umsatz],@parMonat
```

ACHTUNG Der Parametername muss in der DMX-Abfrage mit einem @-Zeichen beginnen. Auf der Registerkarte *Parameterzuordnung* hingegen darf dieses Zeichen im Parameternamen nicht verwendet werden.

Durch diese Konfiguration ist Ihre Vorhersehe-Abfrage flexibel. Die Anzahl der prognostizierten Monate richtet sich nun nach dem Wert der Paketvariablen, welche zur Parameterübergabe verwendet wird.

All diese Möglichkeiten bei der Abfrageerstellung sind natürlich sinnlos, wenn Sie das Ergebnis nicht innerhalb der Ablaufsteuerung weiterverarbeiten. Wie eingangs erwähnt, können Sie das Ergebnis in einer Paketvariablen bzw. in einer Tabelle einer Datenbank speichern. Auch eine Kombination beider Ausgaben ist möglich.

Die Definition einer Paketvariablen als Speicherort findet auf der Registerkarte *Resultset* statt. Dabei wird zwischen zwei Ergebnistypen unterschieden: der Ausgabe in einer einzelnen Datenzeile oder als Ergebnismenge. Letzteres ist bei dieser Vorhersehe-Abfrage zu erwarten, weshalb das Ergebnis in einer Paketvariablen vom Datentyp *Object* gespeichert werden muss. Zunächst müssen Sie jedoch eine neue Ausgabe definieren, indem Sie auf die Schaltfläche *Hinzufügen* klicken. In der nun verfügbaren Eingabezeile wählen Sie in der Spalte *Variablenname* eine bereits verfügbare Paketvariable vom Datentyp *Object* aus. Auch an dieser Stelle muss diese Paketvariable bereits existieren, da der Editor auch hier keine Möglichkeit bietet, eine entsprechende Paketvariable anzulegen. Die Konfiguration der Ausgabe schließen Sie mit der Auswahl des Ergebnistyps *Vollständiges Resultset* in der Spalte *Ergebnistyp* ab. Die Bezeichnung des Ergebnisses – das in der Spalte *Ergebnisname* eingetragen werden kann – ist bei einer Paketvariablen vom Datentyp *Object* nicht relevant. Mit dieser Definition steht Ihnen das Ergebnis der Data Mining-Abfrage in einer Paketvariablen als Ergebnismenge zur Verfügung.

Ergänzend oder anstelle einer Ausgabe in einer Paketvariablen kann das Ergebnis auch in eine Tabelle geschrieben werden. Diese Ausgabe definieren Sie auf der Registerkarte *Ausgabe*. Dort wählen Sie zunächst den *ADO.NET-Verbindungs-Manager* aus, der zur Datenbank mit der entsprechenden Tabelle verweist. In diesem Beispiel soll die Tabelle in der Beispieldatenbank *ssisWaWi* gespeichert werden. Insofern müssen Sie einen *ADO.NET-Verbindungs-Manager* verwenden, der eine Verbindung zu dieser Datenbank herstellt. Die Tabelle selbst geben Sie im Eingabefeld *Ausgabetabelle* ein. Sofern diese Tabelle nicht existiert, wird sie bei der ersten Ausführung des Ablaufsteuerungselements erstellt. Für dieses Beispiel speichern Sie das Ergebnis in einer Tabelle namens »Prognose«. Mit der Eigenschaft *Ausgabetabelle löschen und erneut erstellen* können Sie das Erstellen der Tabelle bei jeder Ausführung erzwingen. Bestehende Daten werden dabei gelöscht. Möchten Sie die Daten vorheriger Vorhersehe-Abfragen beibehalten, sollten Sie diese Eigenschaft nicht aktivieren. Nur dann wird das neue Ergebnis der Tabelle angefügt.

Mit der Definition der Ausgabe ist die Konfiguration des *Data Mining-Abfragetasks* abgeschlossen. Sie erhalten nun durch dieses Ablaufsteuerungselement die Prognosen für die nächsten Monate, abhängig von der in einer Paketvariablen gespeicherten Anzahl der Monate.

Hinweise

Die Registerkarte *Miningmodell* bietet mit der Schaltfläche *Neu* die Möglichkeit, einen neuen Verbindungs-Manager zur entsprechenden Analysis Services-Datenbank zu erstellen. Dabei gelangen Sie zunächst zu dem Ihnen bereits bekannten Dialogfeld *ADO.NET-Verbindungs-Manager konfigurieren*, in dem Sie bestehende Verbindungen auswählen oder eine neue mit der Schaltfläche *Neu* anlegen können. Letzteres führt Sie zum Dialogfeld *Verbindungs-Manager*, in dem Sie den neuen *ADO.NET-Verbindungs-Manager* erstellen. Doch Vorsicht, denn an dieser Stelle ist im Listenfeld *Anbieter* der falsche Datenanbieter vorausgewählt. Für den Zugriff auf die Data Mining-Struktur benötigen Sie nicht den bereits voreingestellten Datenanbieter *.NET-Anbieter\SqlClient Data Provider*, sondern den Datenanbieter *Microsoft OLE DB Provider for Analysis Services 10.0* der Kategorie *.NET-Anbieter für OleDb*. Mehr zur Erstellung eines *ADO.NET-Verbindungs-Managers* erfahren Sie in Kapitel 6.

Bei all den faszinierenden Möglichkeiten von Data Mining sollte man bedenken, dass solche Auswertungen Fluch und Segen zugleich sein können. Mit den Augen eines Analytikers betrachtet, mag es ein Segen sein; mit den Augen eines Datenschützers wohl eher ein Fluch.

Datenflusstask

Das Ablaufsteuerungselement *Datenflusstask* übernimmt die Aufgabe eines ETL-Prozesses. Ein solcher Prozess kann leicht sehr umfangreich und komplex werden, weshalb für die Erstellung eine eigene Entwicklungsumgebung auf der Registerkarte *Datenfluss* zur Verfügung steht. Mehr dazu und zur Entwicklung eines Datenflusses finden Sie in Teil D »Der Datenfluss«.

Datenprofilerstellungs-Task

Zum tagtäglichen Geschäft eines ETL-Entwicklers gehören Daten: Daten, die aus den unterschiedlichsten Datenquellen kommen; Daten, von denen es keine Beschreibung zu deren Struktur und Inhalt gibt; Daten, zu denen zwar eine Beschreibung existiert, aber keine aktuelle – und Daten, deren Struktur und Inhalt vorbildlich beschrieben und dadurch auch einfach zu verwenden sind. Wenn bei Ihnen der letzte Fall die Regel ist, kann man Ihnen gratulieren. In den meisten Fällen aber ist der ETL-Entwickler erst einmal mit der Analyse und Interpretation der ihm vorliegenden Daten beschäftigt – und dabei ist er meist auf sich allein gestellt.

Seit SSIS 2008 steht für die Analyse von Daten das Ablaufsteuerungselement *Datenprofilerstellungs-Task* zur Verfügung. Dieses bietet insgesamt acht verschiedene Analyseroutinen, welche im *Datenprofilerstellungs-Task* als *Profiltypen* bezeichnet werden. Jeder dieser acht Profiltypen erstellt ein eigenes Profil der vorliegenden Daten. Davon beziehen sich fünf Profiltypen auf die Daten einzelner Spalten, während die restlichen drei mehrere Spalten bzw. deren Beziehungen untereinander analysieren. Tabelle 8.6 listet die acht Profiltypen auf.

Profiltyp	Analyse
Funktionales Abhängigkeitsprofil	Prüft und vergleicht die Werte mehrerer Spalten
Kandidatenschlüsselprofil	Ermittelt unter den angegebenen Spalten die Spalte oder die Spalten, die oder deren Kombination eindeutige Werte enthalten
Profil für NULL-Verhältnis der Spalte	Ermittelt die Anzahl von NULL-Werten einer oder aller Spalten
Spaltenmusterprofil	Erstellt Muster respektive reguläre Ausdrücke zu den Daten einer oder aller Spalten
Spaltenstatistikprofil	Ermittelt den Mindest- und Höchstwert von Datums- und Zahlenwerten sowie die Standardabweichung und den Mittelwert von Zahlenwerten
Verteilungsprofil für Spaltenlänge	Ermittelt die Längen der jeweiligen Werte einer oder aller Spalten
Verteilungsprofil für Spaltenwert	Ermittelt die Anzahl der jeweiligen Werte einer oder aller Spalten
Wertinklusionsprofil	Prüft und vergleicht die Werte mehrerer Spalten zweier Tabellen

Tabelle 8.6 Die acht Profiltypen des *Datenprofilerstellungs-Tasks*

Die erstellten Datenprofile stehen als XML-Dokumente zur Verfügung. Diese XML-Dokumente können Sie entweder in einer Paketvariablen oder in einer Datei speichern. Mit dem Datenprofil in einer Paketvariablen kann die weitere Verarbeitung der Ablaufsteuerung anhand eines Datenprofils gesteuert werden. So ist es zum Beispiel möglich, die Ausführung eines *Datenflusstasks* zu verhindern, wenn die Daten der Datenquelle nicht den Anforderungen entsprechen. Ergänzend zur Verwendung der Datenprofile in der Ablaufsteuerung steht Ihnen mit dem *Datenprofil-Viewer* ein separates Tool zur Verfügung, mit dem Sie erstellte und als Datei gespeicherte Datenprofile einsehen und auch auswerten können. Den Datenprofil-Viewer finden Sie in der SQL Server-Programmgruppe unter dem Namen *Data Profile Viewer*.

BEGLEITDATEIEN Die nachfolgend beschriebenen Beispiele finden Sie im Beispielpaket »BSP08-004«.

Konfiguration

Zur Erstellung von Datenprofilen gibt es zwei Möglichkeiten: eine ausführliche Konfiguration oder das Schnellprofil. Beide stehen im *Editor für Datenprofilerstellungs-Task* zur Verfügung: die ausführliche Konfiguration auf der Seite *Profilanforderungen* und das Schnellprofil in einem eigenen Dialogfeld, das über die Schaltfläche *Schnellprofil* auf der Seite *Allgemein* gestartet wird. Es ist auch möglich, beide Verfahren zu kombinieren, indem Sie sich zunächst mit dem Schnellprofil die Basiskonfiguration der gewählten Profiltypen erstellen lassen und diese anschließend auf der Seite *Profilanforderungen* detaillierter konfigurieren.

Doch bevor Sie die Eigenschaften und Möglichkeiten der einzelnen Profiltypen kennen lernen, folgt zunächst ein Blick auf die weiteren Eigenschaften der Seite *Allgemein*. Dort können Sie einen Timeout-Wert in der Eigenschaft *Timeout* festlegen, sprich die maximale Zeit in Sekunden, die ohne Rückmeldung von der Datenquelle verstreichen darf, bis der Datenzugriff mit einem Fehler beendet wird. Wie in SSIS üblich, bedeutet auch hier die Zahl 0, dass ein solcher Abbruch nicht erfolgen soll.

Ob Sie das erstellte Datenprofil in einer Datei oder einer Paketvariablen speichern möchten, legen Sie in der Kategorie *Ziel* fest. Für die Ausgabe in einer Paketvariablen wählen Sie in der Eigenschaft *DestinationType* den Eintrag *Variable* und anschließend in der Eigenschaft *Destination* die Paketvariable selbst. Da es sich bei dem Ergebnis um ein XML-Dokument handelt, muss die angegebene Paketvariable vom Datentyp *String* sein. Sofern Sie das XML-Dokument in eine Datei schreiben möchten, müssen Sie den Eintrag *FileConnection* in der Eigenschaft *DestinationType* wählen und anschließend einen entsprechenden *Dateiverbindungs-Manager* in der Eigenschaft *Destination*. Eng verbunden mit der Ausgabe in eine Datei ist die Eigenschaft *OverwriteDestination*, mit der Sie steuern, ob eine bereits bestehende Datei mit einer neuen überschrieben werden soll. Sofern Sie diese Eigenschaft nicht aktivieren und die Datei bereits existiert, wird die Verarbeitung des *Datenprofilerstellungs-Tasks* fehlerhaft beendet.

Soweit zur Basiskonfiguration des *Datenprofilerstellungs-Tasks*; nun zu den einzelnen Profiltypen, die Sie mit dem Schnellprofil anlegen lassen können. Diese wählen Sie im Dialogfeld *Schnellprofilformular für eine einzelne Tabelle* aus, das Sie mit der Schaltfläche *Schnellprofil* starten. Um die Daten der Datenquelle analysieren zu können, benötigen Sie als Erstes einen *ADO.NET-Verbindungs-Manager*, der eine Verbindung zu der SQL Server-Datenbank herstellt, in der die zu analysierenden Daten gespeichert sind.

HINWEIS Der *Datenprofilerstellungs-Task* kann nur Datenquellen eines SQL Server ab Version 2000 analysieren. Zur Analyse von Daten anderer Datenquellen oder gar anderer Formate müssen Sie diese Daten zunächst in einer SQL Server-Datenbank zwischenspeichern.

Nachdem Sie den Verbindungs-Manager im Listenfeld *ADO.NET-Verbindung* gewählt haben, legen Sie im Listenfeld *Tabelle oder Sicht* die Tabelle oder Sicht fest, deren Daten analysiert werden sollen. Dabei haben Sie die Wahl zwischen einer Tabelle oder einer Sicht oder aber Sie nehmen durch den Eintrag *<Alle>* alle Tabellen und Sichten in die Analyse auf. Eine Mehrfachauswahl einzelner Tabellen und Sichten wird nicht unterstützt. Die Auswahl der einzelnen Profiltypen für diese Analyse erfolgt in der Kategorie *Berechnen*. Diese bietet Ihnen allerdings nur sieben der acht Profiltypen, da der Profiltyp *Anforderung für Wertinklusionsprofil* im Schnellprofil nicht unterstützt wird. Mit einem Klick auf *OK* wird zu jedem gewählten Profiltyp eine Konfiguration – eine Profilanforderung erstellt. Sofern Sie im Listenfeld *Tabelle oder Sicht* den Eintrag *<Alle>* gewählt haben, wird pro Tabelle und pro Sicht eine Profilanforderung erzeugt. An dieser Stelle können Sie die Konfiguration bereits beenden und den *Datenprofilerstellungs-Task* ausführen. Je nach Konfiguration erhalten Sie dabei eine Paketvariable oder eine Datei mit den erstellten Datenprofilen.

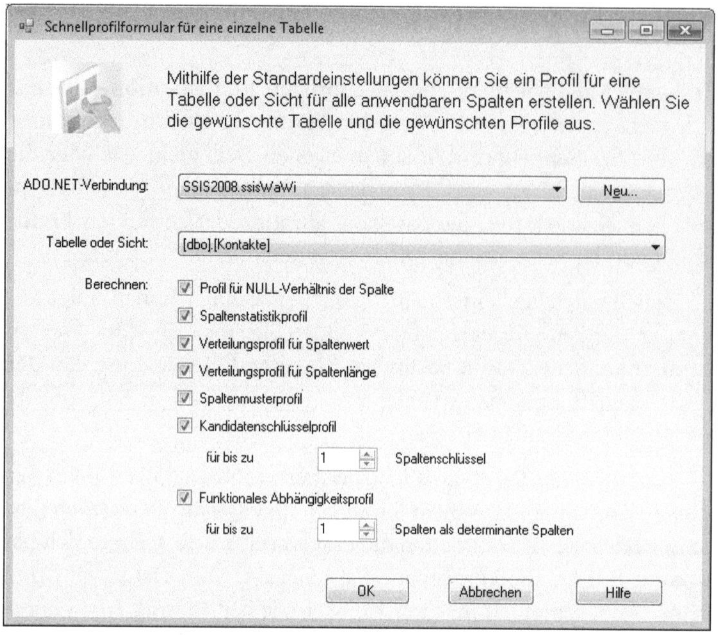

Abbildung 8.16 Das Schnellprofil des *Datenprofilerstellungs-Tasks*

Alternativ können Sie die mit dem Schnellprofil erstellten Profilanforderungen auf der Seite *Profilanforderungen* ändern bzw. erweitern. Diese Seite wird nach dem Schließen des Dialogfelds *Schnellprofilformular für eine einzelne Tabelle* direkt geöffnet. Hier sehen Sie die im Schnellprofil erstellten Profilanforderungen in einer Auflistung, welche mit dem Listenfeld *Sicht* auf einen Profiltyp gefiltert werden kann. Dieser Filter lässt sich mit dem Eintrag *Alle Anforderungen* wieder aufheben.

TIPP Nicht mehr benötigte Profilanforderungen können nur mit `Entf` entfernt werden.

Es ist auch möglich, die Auflistung um weitere Profilanforderungen zu ergänzen. Entweder Sie verwenden dazu wieder das Schnellprofil oder Sie legen die neue Profilanforderung an Ort und Stelle an. Dazu scrollen Sie an das Ende der Liste und wählen im Listenfeld der leeren Zeile einen Profiltyp aus. Die Konfiguration der neuen Profilanforderung erfolgt dann in den Eigenschaften der Kategorie *Anforderungseigenschaften*. Diese Eigenschaften und auch die Funktionalität sowie die zu erwartenden Ergebnisse der einzelnen Profiltypen werden nun nachfolgend im Einzelnen beschrieben.

TIPP Nach der Auswahl eines Profiltyps ist die Kategorie *Anforderungseigenschaften* nicht direkt verfügbar. Um diese zu erhalten, müssen Sie die Zeile des neuen Profiltyps markieren – am besten durch einen Klick in das Ausgabefeld *Anforderungs-Id*.

Anforderung für funktionales Abhängigkeitsprofil

Der Profiltyp *Anforderung für funktionales Abhängigkeitsprofil* erstellt ein Datenprofil, das die Abhängigkeit der Daten einzelner Spalten zueinander zeigt. Dabei werden die Daten einer Spalte eines Datensatzes in Beziehung mit anderen Spalten desselben Datensatzes gesetzt und diese Kombination mit den Daten der anderen Datensätze verglichen. Auf diese Art können Unstimmigkeiten in den Daten bzw. Dateninkonsistenzen erkannt werden. Als Ergebnis erhalten Sie einen Prozentwert, der die funktionale Abhängigkeit der Spalten untereinander darstellt – die so genannte *funktionale Abhängigkeitsstärke* –, und eine detaillierte Auflistung über alle Abhängigkeitsverletzungen.

Mit diesem Profiltyp können Sie beispielsweise die Daten der Spalten *Staat* und *Region* der Tabelle *Kontakte* analysieren. In den Daten sollte eine Region immer nur einem Staat zugeordnet sein. Die Kombination Region zu Staat wird nun mit den Daten der anderen Datensätze verglichen. Sollten die in der Tabelle *Kontakte* möglichen Kombinationen nicht einheitlich sein – sprich eine Region ist mehr als einem Staat zugeordnet –, ist dies ein Indiz auf fehlerhafte Daten. Dieses Beispiel wird für die nun folgende Beschreibung der Konfiguration verwendet.

Die Konfiguration beginnt mit der Auswahl des Profiltyps in der Spalte *Profiltyp* und findet ihre Fortsetzung in der Kategorie *Anforderungseigenschaften*. Dort geben Sie dieser Profilanforderung in der Eigenschaft *RequestID* eine aussagekräftige Bezeichnung. Der Wert dieser Eigenschaft stellt die interne Kennung dieses Profiltyps innerhalb des XML-Dokuments dar, welches bei der Analyse erzeugt wird. Um nun das XML-Dokument im späteren Verlauf der Ablaufsteuerung einfacher auswerten zu können, ist eine eigens vergebene Bezeichnung sinnvoll. Achten Sie aber darauf, dass Sie die Bezeichnung nicht in mehreren Profilanforderungen verwenden, da der *Datenprofilerstellungs-Task* sonst nicht ausgeführt werden kann.

Die erste technisch relevante Konfiguration besteht in der Auswahl des *ADO.NET-Verbindungs-Managers* in der Eigenschaft *ConnectionManager*. Dort wählen Sie den Verbindungs-Manager, der die Verbindung zur Beispieldatenbank *ssisWaWi* herstellt. Im nächsten Schritt legen Sie die Tabelle fest, die mit diesem Profiltyp analysiert werden soll. Dazu wählen Sie in der Eigenschaft *TableOrView* die Tabelle *Kontakte*.

Welche Spalten Sie für die Analyse in Beziehung zueinander setzen möchten, definieren Sie in den Eigenschaften *DeterminantColumns* und *DependentColumn*. Die Zuordnung dieser Spalten geht immer von der *abhängigen* Spalte aus, während die anderen – die *deterministischen* – Spalten zu dem Wert der abhängigen Spalte immer dieselben Werte liefern müssen. Im genannten Beispiel ist die abhängige Spalte die Spalte *Staat* und die deterministische Spalte die Spalte *Region*. Insofern müssen Sie in der Eigenschaft *DependentColumn* die Spalte *Staat* auswählen und in der Eigenschaft *DeterminantColumns* die Spalte *Region*. Anstelle einer Spalte können Sie in der Eigenschaft *DeterminantColumns* mit dem Platzhalter »*« auch alle Spalten der Tabelle als deterministische Spalte auszuwählen. Diese Auswahl bewirkt, dass jede Spalte der Tabelle mit der abhängigen Spalte verglichen wird. Ebenso ist es auch möglich, alle Spalten der Tabelle als abhängige Spalten zu definieren. Dabei werden nun die gewählten deterministischen Spalten mit allen anderen Spalten verglichen. Das Ende der Steigerung ist die Auswahl aller Spalten sowohl als deterministische wie auch als abhängige Spalten. Hier werden die Abhängigkeiten aller Spalten zueinander geprüft. Eine solche Auswertung kann von daher einige Zeit in Anspruch nehmen. Sofern Sie in einer der beiden Eigenschaften alle Spalten gewählt haben, enthält die Eigenschaft *IsWildCard* der jeweiligen Spalte den Wert *True* und die Eigenschaft *ColumnName* ist leer.

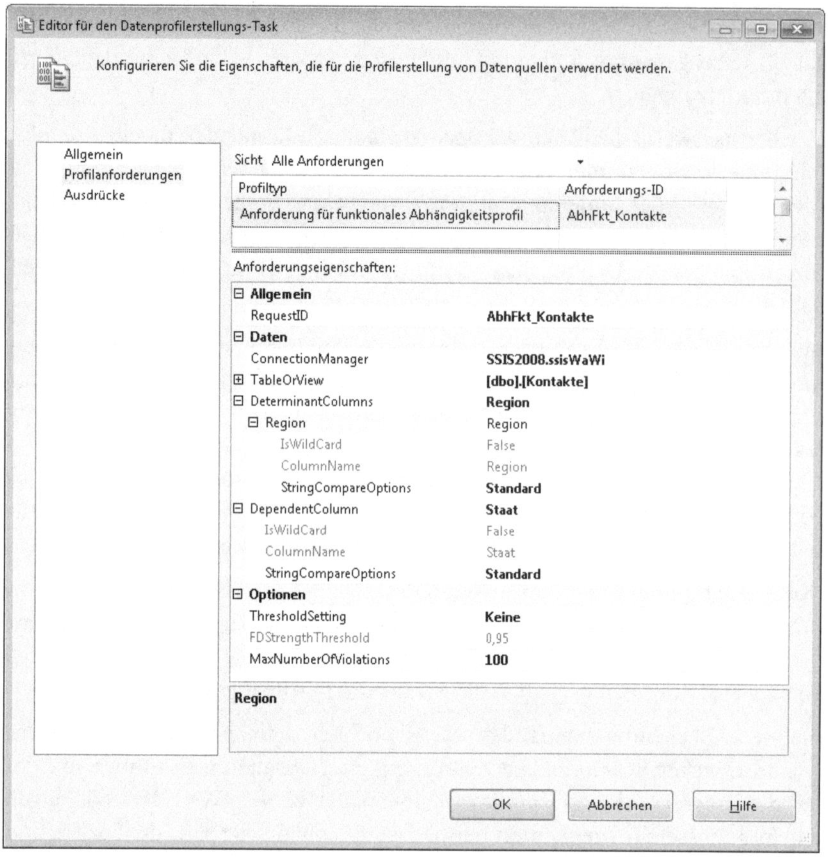

Abbildung 8.17 Die Konfiguration des Profiltyps *Anforderung für funktionales Abhängigkeitsprofil*

HINWEIS Die Auswahl der deterministischen Spalten und auch die der abhängigen Spalten unterstützt zwar zusätzlich zur Auswahl aller Spalten nochmals die gezielte Auswahl einzelner Spalten, jedoch werden diese zusätzlich gewählten Spalten bei der Ausführung ignoriert.

Für den Vergleich werden fast alle Datentypen unterstützt, mit Ausnahme von Gleitkommazahlen und binären Werten. Bei Spalten mit Zeichenfolgen kann in deren Eigenschaft *StringCompareOptions* die Vergleichsoption für einen Zeichenfolgenvergleich angegeben werden – unabhängig davon, ob es sich dabei um eine abhängige oder deterministische Spalte handelt. Tabelle 8.7 zeigt Ihnen die möglichen Vergleichsoptionen und deren Auswirkung.

Vergleichsoption	Auswirkung
Standard	Die Daten werden anhand der vorliegenden Sortierung der Spalten verglichen
BinarySort	Die Daten werden binär verglichen. Diese Art des Zeichenfolgenvergleichs ist die schnellste Variante. Bei der binären Sortierreihenfolge wird sowohl nach Akzent wie auch nach Groß- und Kleinschreibung unterschieden.
DictionarySort	Die Daten werden anhand der Regeln des Wörterbuchs der jeweiligen Sprache oder nach dem dort verwendeten Alphabet verglichen ▶

Vergleichsoption	Auswirkung
DictionarySort – IgnoreCase	Die Daten werden wie im Modus *DictionarySort* verglichen – mit dem Zusatz, dass die Groß- und Kleinschreibung beim Vergleich nicht berücksichtigt wird
DictionarySort – IgnoreNonSpace	Die Daten werden wie im Modus *DictionarySort* verglichen – mit dem Zusatz, dass Zeichen mit Zwischenraum und diakritischen Zeichen, beispielsweise das ° bei å, beim Vergleich nicht berücksichtigt werden
DictionarySort – IgnoreKanaType	Die Daten werden wie im Modus *DictionarySort* verglichen – mit dem Zusatz, dass zwischen den beiden Typen japanischer Kanazeichen (Hiragana und Katakana) nicht unterschieden wird
DictionarySort – IgnoreWidth	Die Daten werden wie im Modus *DictionarySort* verglichen – mit dem Zusatz, dass beim Vergleich nicht zwischen Single-Byte-Character und Double-Byte-Character unterschieden wird

Tabelle 8.7 Die Vergleichsoptionen eines Zeichenfolgenvergleichs

Mit den drei Eigenschaften der Kategorie *Optionen* definieren Sie den Umfang und Inhalt der Ausgabe der Analyse. Dabei wird in der Eigenschaft *ThresholdSetting* angegeben, unter welchen Umständen welche Prüfungsergebnisse in die Ausgabe aufgenommen werden. Es stehen Ihnen die drei Einträge *Keine*, *Genau* und *Angegeben* zur Verfügung.

Der Eintrag *Keine* bezieht sich in diesem Fall auf die Bezeichnung der Eigenschaft. *Threshold* bedeutet im Deutschen *Schwelle* – und *keine Schwelle* bedeutet in diesem Fall, dass es keinen Grund gibt, keine Ausgabe zu erzeugen. Mit den Einträgen *Genau* und *Angegeben* aber ist die Ausgabe abhängig von einer Bedingung. Wobei die Bedingung des Eintrags *Genau* schnell beschrieben ist. Es wird nur dann eine Ausgabe erstellt, wenn die Daten keine Differenzen aufweisen. Wohingegen beim Eintrag *Angegeben* eine Ausgabe nur erfolgt, wenn der ermittelte Prozentwert der funktionalen Abhängigkeitsstärke mindestens dem in der Eigenschaft *FDStrengthThreshold* angegebenen Schwellenwert entspricht. Dabei ist der Schwellenwert in dieser Eigenschaft als Faktor zu verstehen, der mit 100 multipliziert den Prozentwert ergibt. Dies bedeutet, dass Sie den Wert als Dezimalzahl kleiner 1 angeben müssen. Sollte der Wert der funktionalen Abhängigkeitsstärke unterhalb des Schwellenwerts liegen, wird keine Ausgabe erzeugt.

Abschließend sei noch die Eigenschaft *MaxNumberOfViolations* erwähnt, die nur bei den gewählten Einträgen *Angegeben* und *Keine* verfügbar ist. Hier geben Sie die maximale Anzahl von Abweichungen an, die in der Ausgabe protokolliert werden sollen. Eine maximale Fehleranzahl von 10 liefert Ihnen nur zehn Abweichungen – auch wenn weitaus mehr vorliegen.

Nachdem Sie den Umfang der Ausgabe festgelegt haben, ist die Konfiguration des Profiltyps *Anforderung für funktionales Abhängigkeitsprofil* auch schon beendet. Bevor Sie das Paket nun ausführen, um sich das Ergebnis mit dem Datenprofil-Viewer anzuschauen, sollten Sie sich nochmals vergewissern, dass auf der Seite *Allgemein* in den Eigenschaften *DestinationType* und *Destination* die Ausgabe in einer Datei definiert ist. Nach der Paketausführung erhalten Sie eine XML-Datei. Diese finden Sie in dem Verzeichnis, das Sie indirekt über den *Dateiverbindungs-Manager* in der Eigenschaft *Destination* angegeben haben. Diese XML-Datei können Sie nun mit dem Datenprofil-Viewer analysieren.

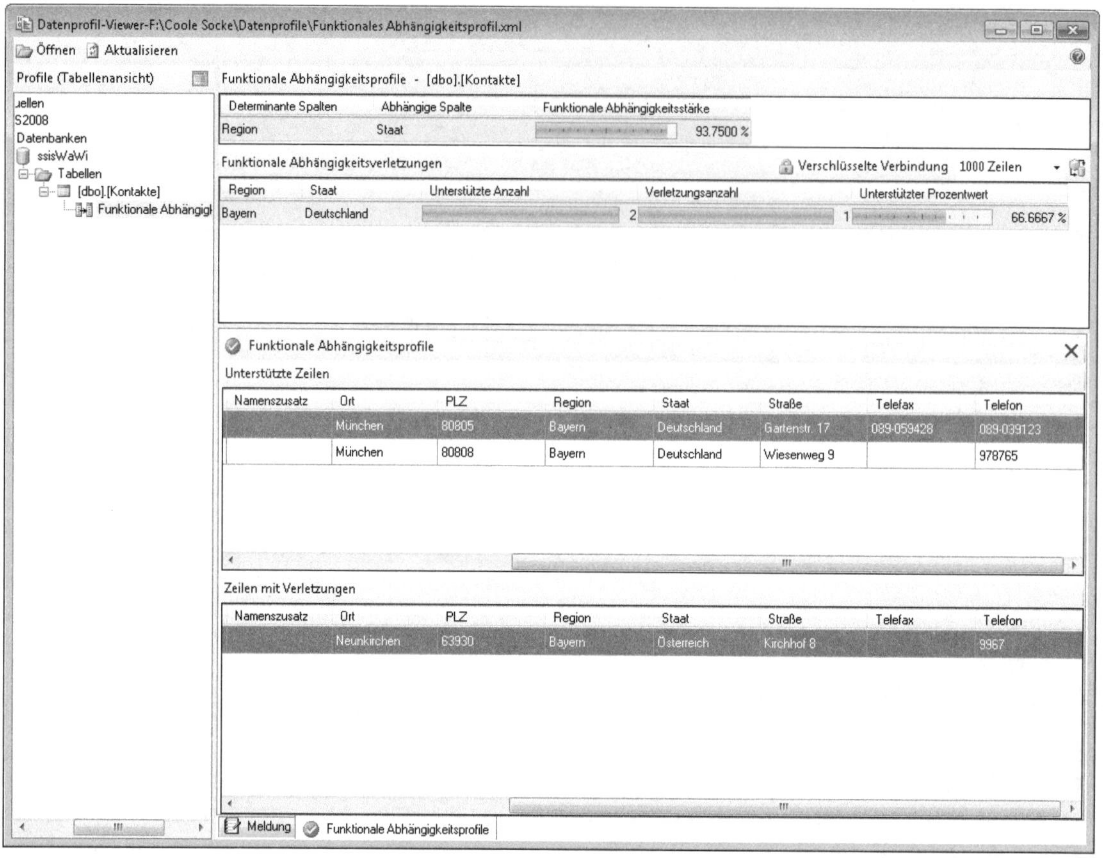

Abbildung 8.18 Der *Datenprofil-Viewer* mit dem Ergebnis der funktionalen Abhängigkeit

Im Datenprofil-Viewer öffnen Sie über den Menübefehl *Öffnen* die erstellte XML-Datei und markieren anschließend in der Baumstruktur auf der linken Seite den Eintrag *Funktionale Abhängigkeitsprofile*. Nur durch diese Markierung wird die Anzeige der rechten Seite aktiviert. Dort sehen Sie in der Kategorie *Funktionale Abhängigkeitsprofile* neben den konfigurierten abhängigen und deterministischen Spalten das Gesamtergebnis der Analyse – den Prozentwert der funktionalen Abhängigkeitsstärke.

Abbildung 8.18 zeigt Ihnen, dass das Ergebnis der Prüfung mit 93,75% abgeschlossen wurde. Das bedeutet, dass die zu vergleichenden Daten zu knapp 94% übereinstimmen. Die rund 6% der Daten, die nicht übereinstimmen, werden durch einen Klick auf die Ergebniszeile in einer zweiten Kategorie – der Kategorie *Funktionale Abhängigkeitsverletzungen* – aufgelistet. Dort wird jeder Datensatz, zu dem es abweichende Kombinationen gibt, in einer Zeile ausgegeben. Dabei sehen Sie in der Spalte *Unterstützte Anzahl* die Anzahl der übereinstimmenden Datensätze und in der Spalte *Verletzungsanzahl* die Anzahl der Datensätze mit den abweichenden Werten. Die letzte Spalte *Unterstützer Prozentwert* zeigt die übereinstimmenden Werte als Prozentwert an. Jede dieser Spalten kann mit einem Klick in die Spaltenüberschrift auf- oder absteigend sortiert werden. Ebenso können Sie zu jeder Abhängigkeitsverletzung mit einem Doppelklick eine weitere Ansicht aktivieren, die Ihnen die übereinstimmenden Datensätze in der Kategorie *Unterstützte Zeilen* und die abweichenden in der Kategorie *Zeilen mit Verletzungen* zeigt. Die Anzeige dieser beiden Kategorien kann für mehrere Abhängigkeitsverletzungen aktiviert werden. Sie erhalten dabei zu jeder gewählten Abhängigkeitsverletzung eine eigene Registerkarte.

Im Beispiel der Abbildung 8.18 gibt es die Region Bayern in Deutschland und in Österreich. Dadurch, dass die Region Bayern zweimal Deutschland und nur einmal Österreich zugeordnet ist, ergibt sich daraus eine Wahrscheinlichkeit von 66,6667%, dass die Zuordnung Bayern zu Deutschland korrekt ist. Insofern wird die Zuordnung Bayern zu Österreich in der Kategorie *Zeilen mit Verletzungen* ausgegeben und die Zuordnung Bayern zu Deutschland in der Kategorie *Unterstützte Zeilen.*

Anforderung für Kandidatenschlüsselprofil

Mit dem Profiltyp *Anforderung für Kandidatenschlüsselprofil* analysieren Sie die Daten einer Datenquelle auf deren Eindeutigkeit und somit auf potenzielle Kandidaten für die Rolle des Primärschlüssels. Wegen der Fokussierung auf die eindeutigen Werte kann dieser Profiltyp auch für die Ermittlung von Dubletten verwendet werden.

Inhalt der Analyse kann nur eine Spalte, aber auch eine Kombination von Spalten sein. Letzteres ist beispielsweise sinnvoll, um die Möglichkeiten eines zusammengesetzten Schlüssels zu erforschen. Eine solche Analyse ist gerade bei Tabellen interessant, in denen der Primärschlüssel automatisch vergeben wird. Eine Kombination von Spalten kann auch alle Spalten beinhalten, wodurch die Werte aller Spalten als einzelner Wert betrachtet und dieser auf dessen Eindeutigkeit untersucht wird. Da dieser Wert im Grunde genommen den kompletten Datensatz darstellt, eignet sich diese Art der Auswahl für die Ermittlung von Dubletten. Eine weitere Möglichkeit der Analyse besteht in der direkten Auswahl aller Spalten. Dabei werden diese dann nicht als Kombination, sondern als einzelne Spalten betrachtet. Hier werden nun die Werte jeder einzelnen Spalte untersucht. Diese Auswahl eignet sich für einen schnellen Überblick, welche Spalten eindeutige Werte beinhalten.

Als Ergebnis erhalten Sie zu jeder gewählten Spalte bzw. Kombination von Spalten einen Prozentwert – die so genannte *Schlüsselstärke.* Diese stellt die Eindeutigkeit der Werte in den gewählten Spalten bzw. der Kombination von Spalten dar. Die jeweiligen Schlüsselstärken werden um eine Auflistung der nicht eindeutigen Werte ergänzt.

Im folgenden Beispiel sollen alle Spalten der Tabelle *Kontakte* aus der Beispieldatenbank analysiert werden. Dazu definieren Sie zunächst wieder einen *Dateiverbindungs-Manager* als Ausgabe auf der Seite *Allgemein.* Anschließend wechseln Sie zur Seite *Profilanforderungen,* in der Sie den Profiltyp *Anforderungen für Kandidatenschlüsselprofil* auswählen. In der Kategorie *Anforderungseigenschaften* geben Sie dieser Analyse in der Eigenschaft *RequestID* eine aussagekräftige Bezeichnung und wählen danach den Verbindungs-Manager zur Beispieldatenbank in der Eigenschaft *ConnectionManager* sowie in der Eigenschaft *TableOrView* die Tabelle *Kontakte.* Die zu analysierenden Spalten legen Sie in der Eigenschaft *KeyColumns* fest. Da alle Spalten der Tabelle *Kontakte* analysiert werden sollen, wählen Sie an dieser Stelle den Eintrag »*«. Nur mit dieser Konfiguration wird jede einzelne Spalte auf eindeutige Werte untersucht.

HINWEIS Spalten mit Gleitkommazahlen oder binären Werten können für die Prüfung nicht verwendet werden.

Der Eintrag *Keine* in der Eigenschaft *ThresholdSetting* steht bei diesem Profiltyp nicht zur Verfügung. Sie können ihn zwar auswählen, aber dennoch kann der *Datenprofilerstellungs-Task* mit dieser Konfiguration nicht ausgeführt werden. Wenn Sie das Ergebnis aller Spalten in der Ausgabe haben möchten, müssen Sie den Eintrag *Angegeben* wählen und in der Eigenschaft *KeyStrengthThreshold* einen minimalen Prozentsatz eingeben. Durch den Eintrag *Genau* erhalten Sie in der Ausgabe nur die Spalten mit eindeutigen Werten.

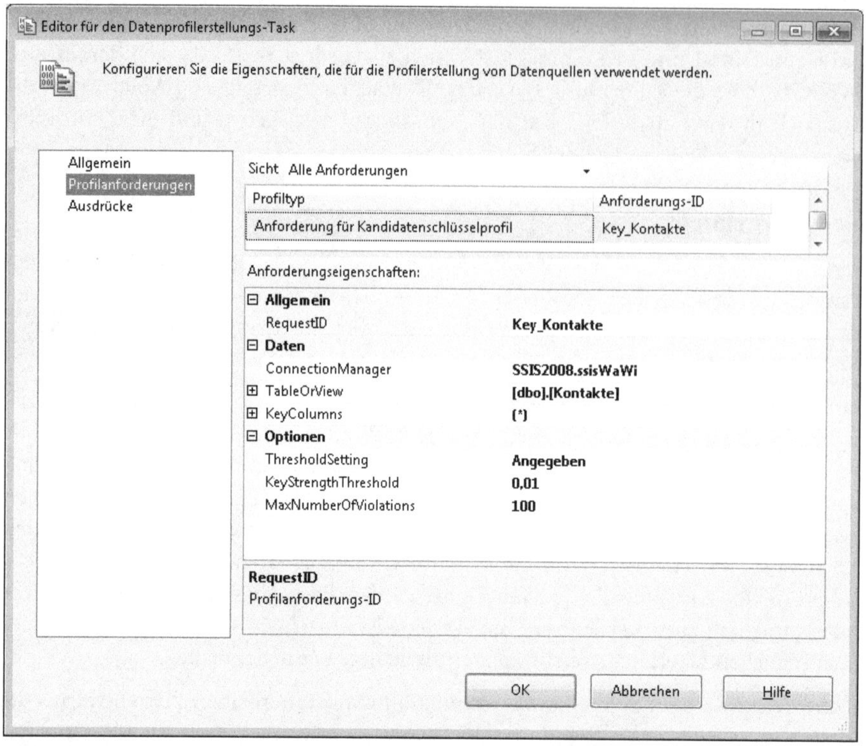

Abbildung 8.19 Die Konfiguration des Profiltyps *Anforderung für Kandidatenschlüsselprofil*

In Abbildung 8.19 sehen Sie die vollständige Konfiguration dieser Profilanforderung. Als Ergebnis erhalten Sie nun pro Spalte der Tabelle *Kontakte* den Prozentwert zur Schlüsselstärke. Beträgt das Ergebnis einer Spalte 100%, sind die Werte dieser Spalte eindeutig.

Das Ergebnis lassen Sie sich wieder mit dem Datenprofil-Viewer anzeigen. Dazu öffnen Sie die neu erstellte XML-Datei des Kandidatenschlüsselprofils. Dort sehen Sie in der Kategorie *Kandidatenschlüsselprofile* alle Spalten mit dem jeweiligen Prozentsatz der Schlüsselstärke. Durch einen Klick in die Spaltenüberschrift der Spalte *Schlüsselstärke* sortieren Sie diese nach den ermittelnden Schlüsselstärken. Die im Beispiel verwendete Tabelle *Kontakte* liefert gleich mehrere Spalten mit einer Schlüsselstärke von 100%. Neben der Spalte *ID*, die einen automatisch vergebenen Wert beinhaltet, werden auch die Spalten *Firma*, *Straße*, *Telefon* und *PLZ* angegeben. Während der Firmenname wie auch die Telefonnummer rein theoretisch betrachtet Kandidaten für Primärschlüssel sein könnten, ist es bei den Werten der Spalte *Straße* und *PLZ* wohl nur eine Frage der Zeit, bis diese durch die Erfassung weiterer Kunden nicht mehr eindeutig sind. Obwohl eine E-Mail-Adresse weltweit eindeutig ist, erreicht die Spalte *Email* nur einen Wert von 93%. Um dieses Ergebnis genauer zu analysieren, klicken Sie auf die Zeile *Email*. In der Kategorie *Schlüsselverletzungen* sehen Sie nun in der Spalte *Anzahl*, dass es zwei Datensätze gibt, in denen die Spalte *Email* keinen Wert enthält. Mit einem Doppelklick auf die dargestellte Zeile werden diese beiden Datensätze in einer neuen Kategorie im unteren Teil des Datenprofil-Viewers aufgelistet. Das hier beschriebene Ergebnis sehen Sie in Abbildung 8.20.

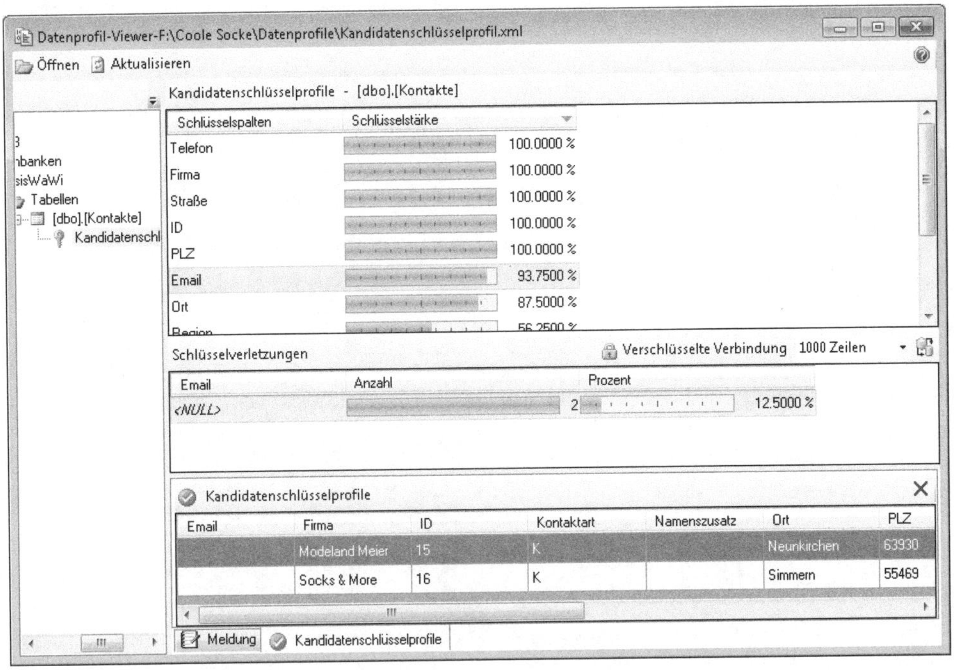

Abbildung 8.20 Der *Datenprofil-Viewer* mit dem Ergebnis des *Kandidatenschlüsselprofils*

Anforderung für Profil für NULL-Verhältnis der Spalte

Das *NULL-Verhältnis* einer Spalte sagt aus, in wie vielen Datensätzen diese Spalte keinen Wert enthält. Mit dem Profiltyp *Anforderung für Profil für NULL-Verhältnis der Spalte* analysieren Sie den Inhalt einzelner Spalten einer Tabelle oder einer Sicht auf nicht vorhandene Werte. Dies ist gerade vor einem Datenimport sehr hilfreich, da so ermittelt werden kann, ob die Datenquelle auch alle zwingend erforderlichen Daten enthält. Aber auch bei bestehenden Tabellen einer Datenquelle kann dieser Profiltyp sinnvoll eingesetzt werden, beispielsweise um nicht verwendete Spalten in Tabellen zu lokalisieren.

Die Konfiguration dieses Profiltyps ist recht überschaubar. Die wenigen Eigenschaften, die hier konfiguriert werden müssen, sind Ihnen bereits aus den anderen beiden Profiltypen bekannt. So geben Sie in der Eigenschaft *RequestID* der Analyse einen eindeutigen Namen an und legen über die Eigenschaften *ConnectionManager* und *TableOrView* die zu analysierende Tabelle fest. Abschließend wählen Sie in der Eigenschaft *Column* entweder eine Spalte oder über den Eintrag »*« alle Spalten der gewählten Tabelle oder Sicht für die Analyse aus. Mehr gibt es bei diesem Profiltyp nicht zu tun. Die Kategorie *Optionen* steht hier nicht zur Verfügung. Sie erhalten bei jeder Durchführung eine komplette Analyse und somit auch ein komplettes Analyse-Ergebnis.

Im Datenprofil-Viewer sehen Sie in der ersten Kategorie pro analysierte Spalte die Anzahl der Datensätze, die keinen Wert in den Spalten enthalten, plus einen Prozentwert, der diese Anzahl im Vergleich zu allen Datensätzen der Tabelle darstellt. Dabei können Sie zu jeder dieser Spalten per Doppelklick eine weitere Auflistung einblenden, die die entsprechenden Datensätze beinhaltet. Abbildung 8.21 zeigt das Ergebnis einer Analyse der Tabelle *Kontakte*. Auch hier ist gut zu sehen, dass bei zwei Kontakten noch keine E-Mail-Adresse hinterlegt wurde. Am auffälligsten aber ist die Spalte *Namenszusatz*, da diese überhaupt keine Werte enthält. Über die Notwendigkeit dieser Spalte könnte also durchaus diskutiert werden.

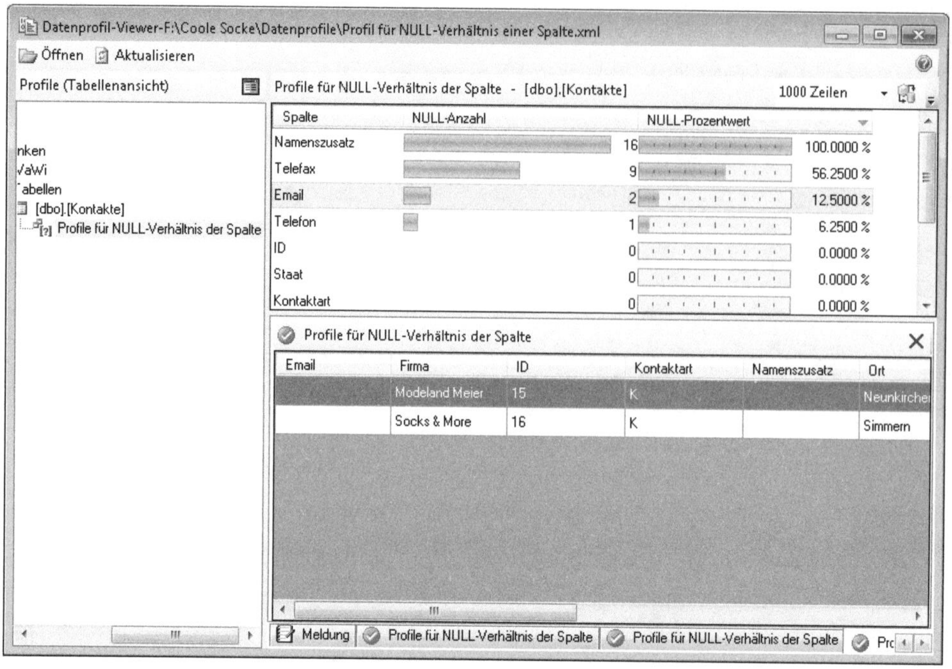

Abbildung 8.21 Der *Datenprofil-Viewer* mit dem Ergebnis der *Profile für NULL-Verhältnis der Spalte*

Anforderung für Spaltenmusterprofil

Der Profiltyp *Anforderung für Spaltenmusterprofil* erstellt zu den Zeichenfolgen einer oder mehrerer Spalten reguläre Ausdrücke. Mit diesen regulären Ausdrücken werden die Inhalte der Spalten mit syntaktischen Regeln beschrieben. Daraus ergeben sich Muster, mit denen die jeweiligen Zeichenfolgen verarbeitet werden können. Auf diese Weise sind Sie in der Lage, die syntaktische Form von Telefonnummern, Postleitzahlen, E-Mail-Adressen oder aber auch von Werten, welche ISO-Normen entsprechen sollen, wie Länderkodierungen und Ähnliches, zu prüfen.

Als Ergebnis dieser Analyse erhalten Sie pro gewählte Spalte neben dem regulären Ausdruck auch einen Prozentwert, der die Verteilung dieses Musters über die Werte aller Datensätze der Spalte darstellt. Dabei ist es je nach Konfiguration auch möglich, dass Sie sich mehr als nur einen regulären Ausdruck pro Spalte erstellen lassen. Auf diese Weise können Sie die Häufigkeit der erstellten Muster prüfen und somit das geeignetste ermitteln. Mit dem Ergebnis sind Sie aber auch in der Lage, die Daten auf reguläre Muster hin zu prüfen. So darf beispielsweise eine Prüfung der Spalte *Matchcode* der Tabelle *Artikel* nur ein einziges reguläres Muster liefern, da der Aufbau dieses Matchcodes immer gleich sein muss.

Die Konfiguration dieses Profiltyps beginnt wie bei den bisher beschriebenen mit der Auswahl eines *Dateiverbindungs-Managers*, gefolgt von der Konfiguration der Eigenschaften *RequestID*, *ConnectionManager*, *TableOrView* und *Column*. Im folgenden Beispiel soll nun die Spalte *Matchcode* der Tabelle *Artikel* geprüft werden. Als Ergebnis wird ein einziger regulärer Ausdruck erwartet, der zu 100% auf alle Datensätze der Tabelle *Artikel* zutrifft. Dazu wählen Sie den entsprechenden Verbindungs-Manager in der Eigenschaft *ConnectionManager* sowie die Tabelle *Artikel* in der Eigenschaft *TableOrView* und die Spalte *Matchcode* in der Eigenschaft *Column*.

ACHTUNG Es können nur Spalten mit den Datentypen *Char*, *Varchar*, *nChar* und *nVarchar* für diesen Profiltyp verwendet werden. Sofern Sie über den Eintrag »*« alle Spalten auswählen, werden Spalten mit anderen Datentypen ignoriert.

Die Kategorie *Optionen* beinhaltet zum einen die Eigenschaften, die den Inhalt und Umfang der Ausgabe bestimmen, und zum anderen Eigenschaften, über die Sie die Mustererstellung und den damit verbundenen Zeichenfolgenvergleich detailliert konfigurieren können. Inhalt und Umfang der Ausgabe werden in den Eigenschaften *MaxNumberOfPatterns* und *PercentageDataCoverageDesired* definiert. Dabei legen Sie in der Eigenschaft *MaxNumberOfPatterns* die maximale Anzahl von Mustern fest, die pro Spalte erstellt werden sollen. Wenn Sie in dieser Eigenschaft die Ausgabe zum Beispiel auf zwei Muster begrenzen, erhalten Sie drei Ergebniszeilen: zwei mit den erstellten Mustern und eine weitere, in der die Zeichenfolgen zusammengefasst sind, die diesen Mustern nicht entsprechen. Die Ausgabe der Muster pro Spalte ist dabei auf 100 Muster begrenzt. Für das aktuelle Beispiel ist die Ausgabe eines einzelnen Musters vollkommen ausreichend. Sollte es innerhalb der Matchcodes Abweichungen geben, würden Sie bei dieser Konfiguration zwei Ergebniszeilen erhalten – eine mit dem korrekten Muster und eine weitere, die die Datensätze enthält, die dem Muster nicht entsprechen. Ergänzend dazu legen Sie in der Eigenschaft *PercentageDataCoverageDesired* fest, in welchem Grad ein erstelltes Muster mehrere Zeichenfolgen abdecken soll. Ein geringer Wert in dieser Eigenschaft erstellt mehrere Muster, die mehr den eigentlichen Zeichenfolgen entsprechen, während ein hoher Wert weniger Muster erstellt, die mehrere Zeichenfolgen abdecken. Bei der Mustererstellung werden die Werte der einzelnen Datensätze einer Spalte miteinander verglichen. Über die Eigenschaft *CaseSensitive* legen Sie fest, ob bei diesem Vergleich die Groß- und Kleinschreibung berücksichtigt werden soll.

Zur Erstellung der Muster respektive der regulären Ausdrücke werden die Zeichenfolgen in einzelne Einheiten – den so genannten Tokens – aufgeteilt. Als Grundlage für diese Aufteilung dienen die in den Eigenschaften *Delimiters* und *Symbols* hinterlegten Zeichen. Dabei sind die in der Eigenschaft *Delimiters* angegebenen Zeichen für die Erkennung einzelner Wörter, Abkürzungen und Zahlen relevant, während die in der Eigenschaft *Symbols* angegebenen Zeichen bei der Aufteilung der Zeichenfolge in Tokens verwendet werden.

HINWEIS Den Inhalt der Eigenschaften *Delimiters* und *Symbols* können Sie mit eigenen Zeichen ergänzen, jedoch ist es nur in der Eigenschaft *Symbols* möglich, bereits eingetragene Zeichen zu entfernen. Des Weiteren darf ein Zeichen nicht in beiden Eigenschaften enthalten sein.

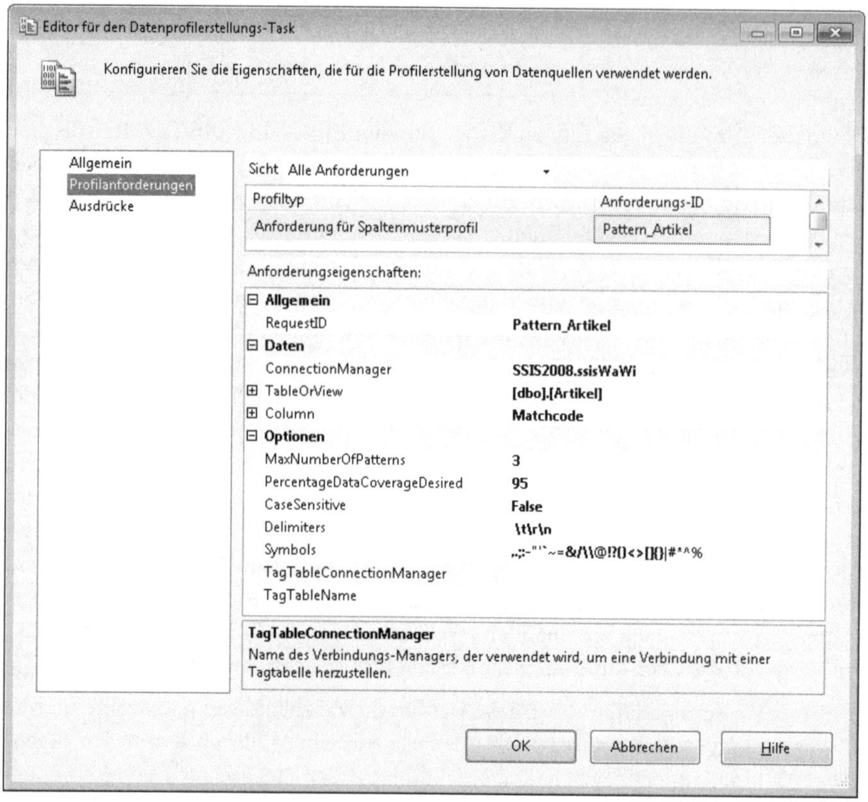

Abbildung 8.22 Die Konfiguration des Profiltyps *Anforderung für Spaltenmusterprofil*

Bei der Paketausführung werden nun die in der Eigenschaft *Delimiters* angegebenen Zeichen durch eine Leerstelle ersetzt, wodurch sich einzelne Wörter, Abkürzungen und Zahlen ergeben. Diese werden unter Berücksichtigung der in der Eigenschaft *Symbols* angegebenen Zeichen in Tokens aufgeteilt. Anhand der Tokens erfolgt nun der Vergleich der Werte der einzelnen Datensätze innerhalb der angegebenen Spalte. Das Ergebnis ist ein Muster zu jeder Zeichenfolge. Es gibt jedoch Zeichenfolgen, die sich unterscheiden, vom Sinn her aber denselben Inhalt haben können. Beispielsweise ist bei einem Straßennamen der Begriff »Platz« und »Str.« zwar unterschiedlich – was auch unterschiedliche Muster liefern würde –, aber der Sinn beider Begriffe ist derselbe: Es handelt sich um einen Straßennamen. Um nun trotz dieser beiden Begriffe ein einheitliches Muster zu erhalten, können Sie diese Begriffe für die Mustererstellung durch einen *Tag* austauschen. Ein *Tag* bedeutet im eigentlichen Sinne Marke oder Etikett, wobei Etikett die Bedeutung eines Tags in diesem Zusammenhang gut umschreibt. Mit einem Tag werden zusätzliche Informationen zu einem Objekt beschrieben. Dies können unter anderem Informationen über den Verwendungszweck oder über die Quelle der Information sein. Zu den bekanntesten Tags zählen derzeit wohl die ID-Tags von Bild- oder Musikdateien. Aber zurück zum Spaltenmusterprofil. Hier werden die Tags als Parameter für einen Austausch von Begriffen verwendet. Ein solcher Austausch erfolgt über eine Tag-Tabelle, die Sie in einer SQL Server-Datenbank anlegen müssen. Diese Tag-Tabelle muss dabei aus zwei Spalten bestehen, welche zwingend die Spaltenbezeichnungen *Tag* und *Term* verwenden müssen. Als mögliche Datentypen dieser beiden Spalten kommen nur die Datentypen *Char*, *nChar*, *nVarchar* oder *Varchar* infrage. In der Spalte *Term* tragen Sie die Begriffe ein, die unter einem einheitlichen Begriff in der Spalte *Tag* zusammengefasst werden. Zum

Beispiel könnte Ihre Tabelle in der Spalte *Term* die Einträge »Allee« und »Weg« beinhalten, denen beide in der Spalte *Tag* der Wert »Straße« zugeordnet ist. Auf diese Weise werden bei der Mustererstellung die Werte »Allee« und »Weg« mit dem Wert »Straße« ersetzt – und Sie erhalten für verschiedene Begriffe, die mehr oder weniger dieselbe Bedeutung haben, gleiche Muster. Die so erstellte und mit Daten gefüllte Tag-Tabelle tragen Sie in der Eigenschaft *TagTableName* ein, nachdem Sie den Weg zu dieser Tabelle in der Eigenschaft *TagTableConnectionManager* über einen *ADO.NET-Verbindungs-Manager* festgelegt haben.

ACHTUNG Eine Tag-Tabelle beeinträchtigt die Performance des *Datenprofilerstellungs-Tasks* immens. Hier gilt die Empfehlung, nicht mehr als 10 Tags oder nicht mehr als 100 Begriffe pro eingetragenen Tag zu verwenden.

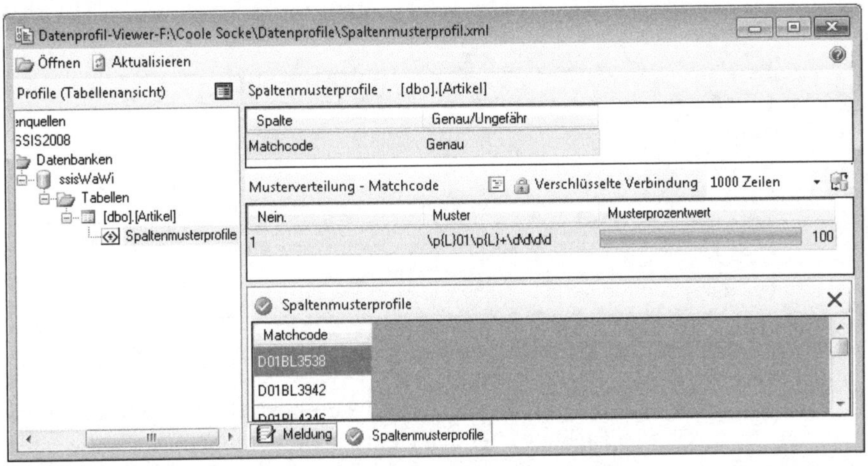

Abbildung 8.23 Der *Datenprofil-Viewer* mit dem Ergebnis eines *Spaltenmusterprofils*

Für dieses Beispiel ist eine Tag-Tabelle nicht notwendig, insofern ist die Konfiguration bereits mit der Definition der Eigenschaft *Symbols* beendet. In Abbildung 8.22 sehen Sie die vollständige Konfiguration. Die Ausgabe dieser Analyse im Datenprofil-Viewer zeigt, dass die Matchcodes der Spalte *Artikel* alle ein und dasselbe Muster verwenden. Das Muster selbst und dessen Verteilung werden nach einem Klick auf die jeweilige Spalte in der Kategorie *Musterverteilung* ausgegeben. Abbildung 8.23 zeigt das Ergebnis im Datenprofil-Viewer.

Anforderung für Spaltenstatistikprofil

Das Spaltenstatistikprofil erstellt Ihnen zu einer oder zu allen Spalten einer Tabelle eine Statistik über die darin enthaltenen Zahlen- und Datumswerte. Als Ergebnis erhalten Sie für Zahlen- und Datumswerte den Mindest- und Höchstwert sowie für Zahlenwerte zusätzlich die Werte der standardmäßigen Abweichung und die Mittelwerte. Auf diese Art können Sie den Inhalt einer Datenquelle schnell auf deren Aktualität prüfen, indem Sie beispielsweise das jüngste Bestelldatum der Datenquelle mit dem ältesten Bestelldatum des Datenziels vergleichen. Sie können diesen Profiltyp auch für die Prüfung der Datenqualität verwenden, um zum Beispiel falsche Datumswerte – etwa ein in der Zukunft liegendes Rechnungsdatum – wie auch falsche Zahlenwerte – zum Beispiel negative Mengen in Bestellpositionen – zu erkennen.

Die Konfiguration dieses Profiltyps beinhaltet lediglich die Ihnen bereits aus den anderen Profiltypen bekannten Eigenschaften: Über die Eigenschaft *RequestID* legen Sie den eindeutigen Namen dieser Analyse fest und über die Eigenschaften *ConnectionManager* und *TableOrView* die Tabelle oder Sicht, deren Spalten ausgewertet werden sollen. Wobei hier wie bei dem Profiltyp *Spaltenmusterprofil* lediglich eine oder alle Spalten in die Auswahl genommen werden können. Eine Mehrfachauswahl von Spalten wird nicht unterstützt.

HINWEIS Bei der Prüfung werden nur Spalten mit Zahlen- und Datumswerten berücksichtigt; Spalten mit Zeichenfolgen und binären Werten werden ignoriert.

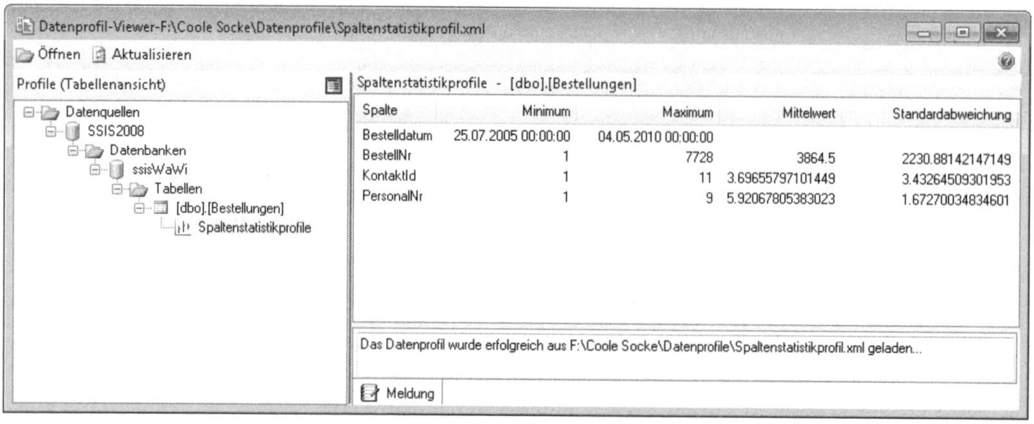

Abbildung 8.24 Der *Datenprofil-Viewer* mit dem Ergebnis eines *Spaltenstatistikprofils*

Mit der Auswahl einer oder aller Spalten ist die Konfiguration auch bereits beendet. Die Ausgabe im Datenprofil-Viewer bietet Ihnen nun pro Spalte eine Aufstellung über den kleinsten und größten Wert sowie einen Mittelwert und eine Standardabweichung. Dabei kann dieses Ergebnis sinnvolle wie auch nicht sinnvolle Aggregationen der Zahlen- und Datumswerte enthalten, wie in Abbildung 8.24 anhand des Mittelwerts und der Standardabweichung der Bestellnummern zu sehen ist.

Anforderung für Verteilungsprofil für Spaltenlänge

Dieser Profiltyp liefert Ihnen eine Übersicht über die tatsächlichen Längen der Zeichenfolgen einer Spalte sowie die Verteilung dieser Länge über alle Datensätze der Spalte. Diese Ergebniswerte bieten gerade bei einem bevorstehenden ETL-Prozess immense Vorteile, da Sie mit diesem Profiltyp zunächst die maximalen Längen der in der Datenquelle enthaltenen Zeichenfolgen ermitteln und mit den Spaltendefinitionen der Tabelle im Datenziel abgleichen können. Sie erfahren also bereits vor dem Datenfluss, ob eventuell Zeichen abgeschnitten werden. Auch die Qualität der Daten können Sie mit diesem Profiltyp prüfen – beispielsweise die minimalen und maximalen Längen vorgegebener Definitionen, wie Postleitzahlen oder Werte aus ISO-Normen, sowie auch die eigener Definitionen. So muss beispielsweise der Matchcode der Spalte *Artikel* in der gleichnamigen Tabelle immer neun Zeichen lang sein. Aber nicht nur ETL-Entwickler, sondern auch Datenbankentwickler profitieren von diesem Profiltyp, können sie doch bereits bestehende Tabellen auf die darin enthaltenen Spaltenlängen hin kontrollieren. Auf diese Art ist es möglich, Spalten, die einmal mit dem Standarddatentyp *nVarchar(50)* angelegt wurden, zu ermitteln und nachträglich auf die tatsächlich benötigte Länge zu korrigieren.

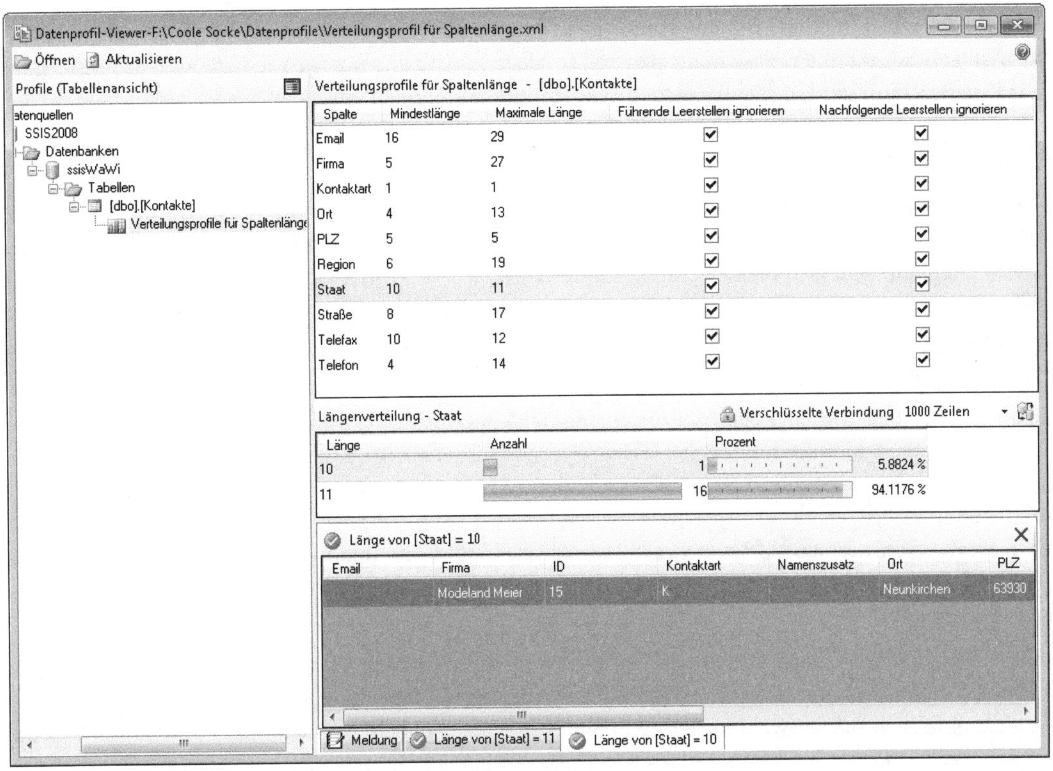

Abbildung 8.25 Der *Datenprofil-Viewer* mit dem Ergebnis eines *Verteilungsprofils für Spaltenlänge*

Die Konfiguration dieses Profiltyps besteht wie bei den vorherigen aus den Eigenschaften *RequestID*, *ConnectionManager*, *TableOrView* und *Column*. Letztere unterstützt bei diesem Profiltyp die Auswahl einer einzelnen oder aller Spalten. Wobei in dieser Prüfung nur Spalten mit Zeichenfolgen berücksichtigt werden; Spalten mit anderen Werten werden ignoriert. Ergänzend zu diesen Eigenschaften gibt es noch zwei weitere relevante Eigenschaften zu beachten. In der Eigenschaft *IgnoreLeadingSpaces* legen Sie fest, ob bei der Ermittlung der Länge führende Leerstellen berücksichtigt werden sollen, während Sie in der Eigenschaft *IgnoreTrailingSpaces* definieren, inwieweit nachfolgende Leerstellen eine Rolle spielen.

Die Anzeige der Ausgabe im Datenprofil-Viewer besteht aus insgesamt drei Kategorien. Die erste Kategorie namens *Verteilungsprofile für Spaltenlänge* beinhaltet zu jeder gewählten Spalte eine eigene Zeile, in der die Mindestlänge und die Maximallänge der Zeichenfolge sowie die Konfiguration der Eigenschaften *IgnoreLeadingSpaces* und *IgnoreTrailingSpaces* enthalten ist. Diese Anzeige können Sie nach einem Klick auf eine dieser Zeilen in der Kategorie *Längenverteilung* genauer analysieren. Hier wird wiederum zu jeder ermittelnden Länge eine eigene Zeile ausgegeben, welche mit der Anzahl und einem Prozentwert versehen ist. Die Anzahl zeigt, wie viele Werte dieser Länge in den Datensätzen der gewählten Spalte vorkommen, und der Prozentwert, wie die Verteilung dieser Länge in den Datensätzen gesamt ist. Die einzelnen Spalten dieser Kategorie sind über einen Klick auf die Spaltenüberschrift aufsteigend wie absteigend sortierbar. Die Datensätze, welche sich hinter den Längenangaben verbergen, können Sie sich durch einen Doppelklick auf die jeweilige Längenangabe in einer weiteren Kategorie ausgeben lassen. Diese Anzeige ist pro Längenangabe möglich, da für jede gewünschte Ausgabe eine eigene Registerkarte geöffnet wird.

In Abbildung 8.25 sehen Sie das Ergebnis eines *Verteilungsprofils für Spaltenlänge* anhand der Tabelle *Kontakte*. Dort ist gut zu erkennen, dass es in der Spalte *Staat* Einträge mit zwei verschiedenen Längen gibt, wovon der Datensatz mit der kürzesten Zeichenfolge im unteren Bereich angezeigt wird.

Anforderung für Verteilungsprofil für Spaltenwert

Ähnlich wie der Profiltyp *Verteilungsprofil für Spaltenlängen* analysiert auch dieser Profiltyp die Anzahl der Vorkommnisse von Werten einer Spalte. Nur mit dem Unterschied, dass hier die Werte nicht nach den Längen der Zeichenfolgen gruppiert werden, sondern die Werte selbst. Dabei werden alle Datentypen berücksichtigt, mit Ausnahme die von Gleitkommazahlen und binären Werten. Als Ergebnis erhalten Sie pro Spalte eine Aufstellung, wie oft welcher Wert in dieser Spalte vorkommt, zuzüglich des obligatorischen Prozentwerts, der die Verteilung dieses Werts im Vergleich mit den anderen Werten der Spalte darstellt.

Dieser Profiltyp eignet sich wieder sehr gut für eine Qualitätskontrolle der vorliegenden Daten. Sofern diese beispielsweise Bestellpositionen beinhalten, lassen sich hiermit schnell die darin enthaltenen Artikelnummern ermitteln und mit denen des Datenziels abgleichen. Auf diese Art entdecken Sie falsche Artikelnummern oder aber auch Artikel, die aus unternehmerischen Gründen nicht mehr bestellt werden dürften. Aber auch für Datenbankentwickler sind die Ergebnisse dieses Profiltyps interessant. Durch die Aufstellung, welche Werte wie oft in welchen Spalten vorkommen, erhalten diese eine gute Basis für weitere Normalisierungen der Datenbank.

Die Konfiguration findet wieder mit den bereits bekannten Eigenschaften – *RequestID*, *ConnectionManager*, *TableOrView* und *ColumnName* statt. Bei diesem Profiltyp können Sie entweder alle Spalten oder nur eine Spalte wählen; eine Mehrfachauswahl einzelner Spalten ist nicht möglich. Neu sind bei diesem Profiltyp die Eigenschaften *ValueDistributionOption* und *FrequentValueThreshold*, mit denen Sie den Umfang der Ausgabe definieren. Dabei legen Sie mit dem Eintrag *AllValues* der Eigenschaft *ValueDistributionOption* fest, dass alle unterschiedlichen Werte in die Ausgabe aufgenommen werden, während durch den Eintrag *FrequentValues* nur diejenigen Werte ausgegeben werden, deren Häufigkeit den in der Eigenschaft *FrequentValueThreshold* angegebenen Prozentsatz übersteigt.

Die Ausgabe im Datenprofil-Viewer liefert Ihnen in der ersten Kategorie namens *Verteilungsprofile für Spaltenwert* eine Übersicht, wie viele unterschiedliche Werte es zu jeder einzelnen Spalte gibt. Dabei wird jede Spalte der Tabelle in einer eigenen Zeile dargestellt. Mit einem Klick auf eine solche Zeile erhalten Sie in der Kategorie *Werteverteilung* eine weitere Übersicht, in der die einzelnen Werte gruppiert ausgegeben werden; ergänzt mit der Anzahl des Vorkommens und dem obligatorischen Prozentwert.

In Abbildung 8.26 sehen Sie die Werteverteilung der Spalte *Größe* in der Tabelle *Artikel*. Insgesamt gibt es nur drei verschiedene Werte in dieser Spalte. Sofern Sie wissen möchten, in welchen Datensätzen einer dieser Werte verwendet wird, öffnen Sie mit einem Doppelklick auf die Zeile mit dem entsprechenden Wert eine weitere Ausgabe im unteren Bereich des Datenprofil-Viewers. Dort sehen Sie nun die Datensätze, die den gewählten Wert in der Spalte *Größe* enthalten.

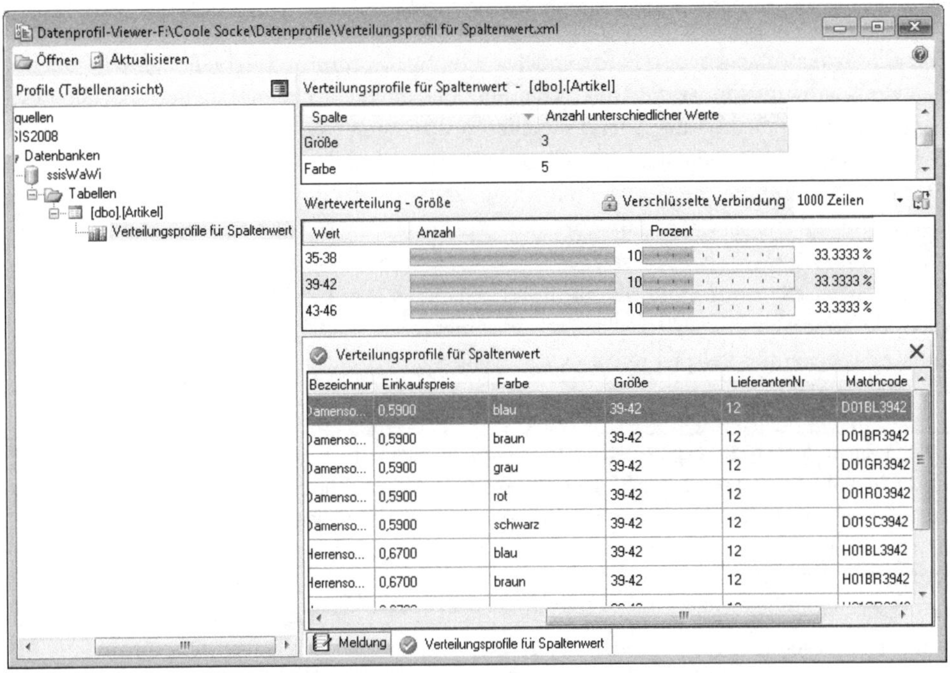

Abbildung 8.26 Der *Datenprofil-Viewer* mit dem Ergebnis eines *Verteilungsprofils für Spaltenwert*

Anforderung für Wertinklusionsprofil

Im Grunde genommen prüft dieser Profiltyp wie der Profiltyp *Anforderung für funktionales Abhängigkeitsprofil* etwaige Abhängigkeiten der Daten untereinander – nur dass Sie hier nicht die Werte von Spalten einer Tabelle in Abhängigkeit setzen, sondern die Werte von Spalten zweier Tabellen. Dieser Profiltyp liefert Ihnen als Ergebnis einen Prozentwert, der die Übereinstimmungen der Werte der gewählten Spalten darstellt – die so genannte *Inklusionsstärke* –, sowie eine detaillierte Auflistung aller Inklusionsverletzungen.

Auf diese Art lassen sich recht schnell inkonsistente Daten ermitteln – beispielsweise Artikel mit angegebenen Farben, die in der entsprechenden Referenztabelle nicht existieren. Gerade nach einem Datenimport kann eine solche Überprüfung nicht schaden. Stellen Sie sich einen *Datenflusstask* vor, bei dem aus Gründen der Performance die Einschränkungen der Tabelle im Datenflussziel deaktiviert sind. Dies hat unter anderem zur Folge, dass die referenzielle Integrität nicht geprüft wird. Diese und andere Prüfungen erfolgen innerhalb des Datenflusses. Zur Sicherheit können Sie nun nach dem *Datenflusstask* noch mittels dem *Datenprofilerstellungs-Task* in Kombination mit diesem Profiltyp die referenzielle Integrität der Zieltabelle prüfen. Nicht nur der SSIS-Entwickler, auch der Datenbankentwickler wird sich über diesen Profiltyp freuen, ist er doch hiermit in der Lage, Beziehungen von Daten zweier Tabellen und somit eventuelle Kandidaten für Fremdschlüsselbeziehungen zu ermitteln.

Dieser Profiltyp ist der Einzige, der nicht im Schnellprofil zur Verfügung steht. Seine Konfiguration ist nur über die Seite *Profilanforderungen* möglich. Dort beginnt die Konfiguration – wie bei den anderen Profiltypen auch – mit den Eigenschaften *RequestID* und *ConnectionManager*. Nachdem Sie eine Bezeichnung vergeben und den Verbindungs-Manager gewählt haben, legen Sie die Tabellen fest, deren Spalten miteinander verglichen werden sollen. Für diese Konfiguration soll nun die Spalte *Farbe* der Tabelle *Artikel* mit der

Spalte *Farbe* der Tabelle *Farben* abgeglichen werden. Als Ergebnis der Analyse wird erwartet, dass alle in der Spalte *Farbe* der Tabelle *Artikel* angegebenen Farben auch in der Spalte *Farbe* der Tabelle *Farben* enthalten sind. Wichtig bei dieser Konfiguration ist die Unterscheidung der übergeordneten Tabelle – der *Superset*-Tabelle – zur untergeordneten Tabelle – der *Subset*-Tabelle, da die Daten der untergeordneten Tabelle mit den Daten der übergeordneten verglichen werden. In diesem Beispiel sind die Daten der Tabelle *Artikel* mit den Daten der Tabelle *Farben* abzugleichen, weshalb die Tabelle *Artikel* die untergeordnete und die Tabelle *Farben* die übergeordnete Tabelle ist. Von daher wählen Sie in der Eigenschaft *SubsetTableOrView* die Tabelle *Artikel* und in der Eigenschaft *SupersetTableOrView* die Tabelle *Farben*. Die zu vergleichenden Spalten legen Sie in der Eigenschaft *InclusionColumns* fest. Diese bietet Ihnen ein Dialogfeld, in dem Sie eine oder mehrere Spalten der untergeordneten Tabelle einer oder mehreren Spalten der übergeordneten Tabelle zuordnen können. Für das genannte Beispiel reicht es aus, wenn Sie bei beiden Tabellen die Spalten mit der Bezeichnung *Farbe* wählen.

ACHTUNG Achten Sie im Dialogfeld der Eigenschaft *InclusionColumns* darauf, dass Sie keine unnötigen Zuordnungen anlegen. Bereits erstellte Zuordnungen können Sie nur entfernen, wenn Sie die Auswahl der Tabellen in den Eigenschaften *SubsetTableOrView* und *SupersetTableOrView* ändern und anschließend die Tabellen und auch die Zuordnungen erneut auswählen.

Zu jeder gewählten Spalte, welche Zeichenfolgen beinhaltet, steht Ihnen die Eigenschaft *StringCompareOptions* zur Verfügung. Hier legen Sie die Optionen zum Zeichenfolgenvergleich fest. Die einzelnen Vergleichsoptionen und deren Auswirkungen sind auf Seite 201 in Tabelle 8.7 beschrieben. Die Verwendung von Spalten mit Gleitkommazahlen und Binärwerten ist bei diesem Profiltyp nicht möglich.

HINWEIS Sie können sowohl in der übergeordneten Tabelle als auch in der untergeordneten Tabelle über den Eintrag »*« alle Spalten auswählen. Dabei werden alle Spalten der untergeordneten Tabelle mit allen Spalten der übergeordneten Tabelle verglichen. Beachten Sie aber, dass ein solch intensiver Vergleich einige Zeit in Anspruch nimmt.

Ähnlich wie bei anderen Profiltypen wird auch hier in der Kategorie *Optionen* der Umfang der XML-Ausgabe definiert. Dabei legen Sie mit den Eigenschaften *InclusionThresholdSetting* und *InclusionStrengthThreshold* fest, welche Prüfungsergebnisse in der Ausgabe erscheinen. Die Konfiguration ist identisch mit der der Eigenschaften *FDStrengthThreshold* und *ThresholdSetting* des Profiltyps *Anforderung für funktionales Abhängigkeitsprofil*, wobei sich der Schwellenwert hier an der ermittelnden Inklusionsstärke orientiert. Ergänzend zu dieser Konfiguration können Sie mit den Eigenschaften *SupersetColumnsKeyThresholdSetting* und *SupersetColumnsKeyThreshold* den Umfang der Ausgabe noch weiter spezifizieren. Hier kommen nun noch die Spaltenwerte selbst zum Tragen. Dabei wird dasselbe Prinzip angewendet wie bei den Eigenschaften *InclusionThresholdSetting* und *InclusionStrengthThreshold*. Das bedeutet, dass der Eintrag *Genau* nur Ergebnisse in die Ausgabe aufnimmt, bei denen die Werte beider Tabellen exakt übereinstimmen, während beim Eintrag *Angegeben* die Ausgabe abhängig von dem in der Eigenschaft *InclusionStrengthThreshold* angegebenen Wert ist. Mit dem Eintrag *Keine* werden alle Ergebnisse in die Ausgabe geschrieben. Abschließend sei noch die Eigenschaft *MaxNumberOfViolations* erwähnt, die sich wie die gleichnamige Eigenschaft im Profiltyp *Anforderung für funktionales Abhängigkeitsprofil* verhält. In Abbildung 8.27 sehen Sie die vollständige Konfiguration für das hier verwendete Beispiel.

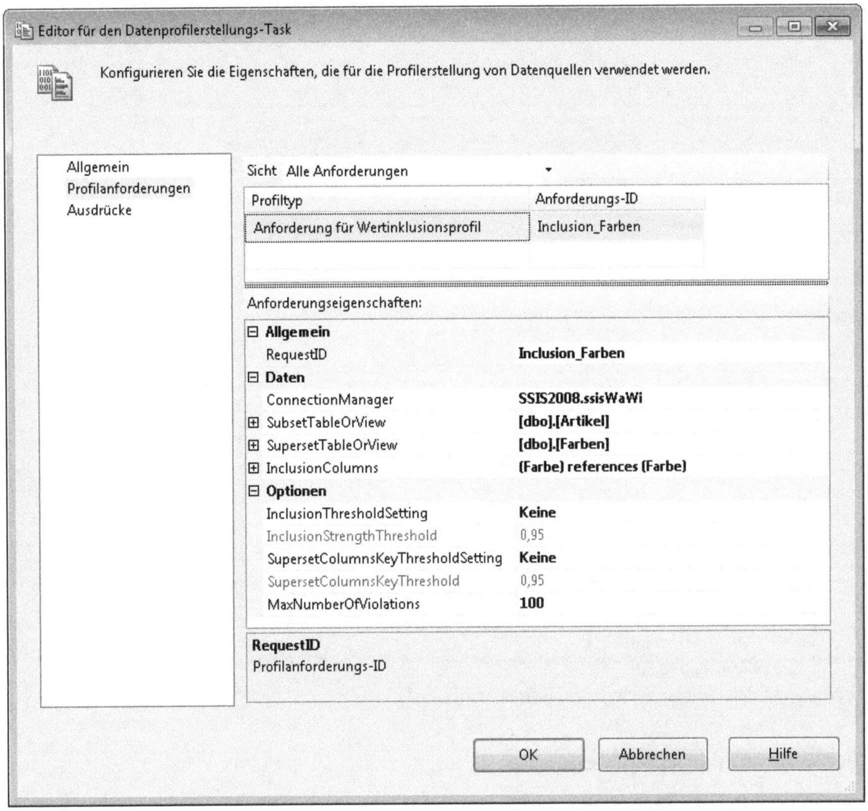

Abbildung 8.27 Die Konfiguration des Profiltyps *Anforderung für Wertinklusionsprofil*

Die Darstellung des erstellten Datenprofils im Datenprofil-Viewer zeigt in der ersten Kategorie die Inklusionsstärke der verglichenen Spalte. Anhand der Inklusionsstärke ist zu erkennen, wie ähnlich sich die Werte der gewählten Spalte der untergeordneten Tabelle im Vergleich zur übergeordneten Tabelle sind. Dabei werden die Spalten der untergeordneten wie auch der übergeordneten Tabellen mit ausgegeben. In Abbildung 8.28 sehen Sie als Ergebnis des Vergleichs der beiden Spalten *Farbe* aus den Tabellen *Artikel* und *Farben* eine Inklusionsstärke von rund 83%. An diesem Wert ist direkt zu erkennen, dass nicht alle in der Tabelle *Artikel* angegebenen Farben auch in der Tabelle *Farben* existieren. Für eine genauere Betrachtung klicken Sie auf die Zeile mit der Inklusionsstärke.

Die Kategorie *Inklusionsverletzungen* zeigt nun die Anzahl der Datensätze und die prozentuale Verteilung in der untergeordneten Tabelle. Je nach konfigurierten Eigenschaften beinhaltet diese Auflistung eine oder mehrere Ergebniszeilen, da die Ausgabe in diesem Bereich abhängig von den Eigenschaften *SupersetColumnsKeyThresholdSetting* und *SupersetColumnsKeyThreshold* ist. Im genannten Beispiel aber ist an dieser Stelle nur eine Zeile zu sehen. Dort ist erkennbar, dass es in der Tabelle *Artikel* insgesamt sechs Datensätze gibt, die in der Spalte *Farbe* einen Wert beinhalten, der in der übergeordneten Tabelle *Farben* nicht existiert. Um welche Datensätze es sich dabei handelt, erfahren Sie nach einem Doppelklick auf die Zeile mit der Anzahl. Wie auch bei den anderen Auswertungen mit dem Datenprofil-Viewer sehen Sie im unteren Bereich die Auflistung der betroffenen Datensätze.

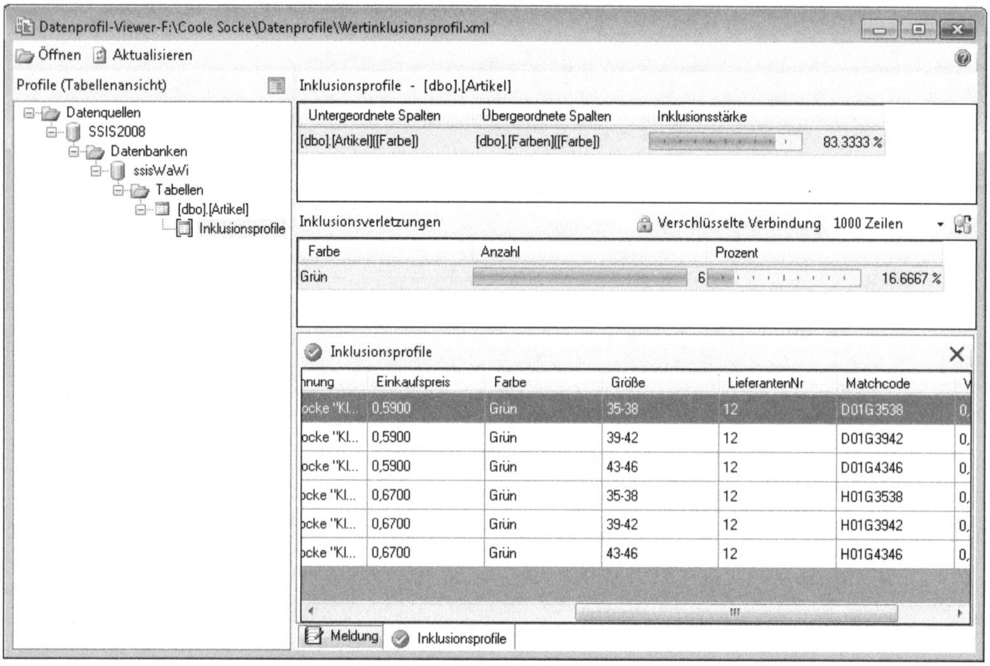

Abbildung 8.28 Der *Datenprofil-Viewer* mit dem Ergebnis eines *Wertinklusionsprofils*

Verwendung des XML-Ergebnisses in der Ablaufsteuerung

Das Ergebnis eines *Datenprofilerstellungs-Tasks* kann nicht nur im Datenprofil-Viewer dargestellt werden, sondern – wie eingangs erwähnt – auch den weiteren Ablauf der Ablaufsteuerung beeinflussen. Dazu müssen Sie das XML-Dokument des erstellten Datenprofils in einer Paketvariablen speichern und in der Ablaufsteuerung auswerten. Der weitere Ablauf der Ablaufsteuerung ist dann abhängig von dem Ergebnis dieser Auswertung.

Für die Auswertung des Ergebnisses ist es wichtig, die Struktur des hier verwendeten XML zu kennen. Dieses besteht aus dem Wurzelelement *DataProfile*, das die drei Elemente *DataSources*, *DataProfileInput* und *DataProfileOutput* enthält. In *DataSources* sind die Verbindungs-Manager und in *DataProfileInput* die Konfiguration der Profilanforderung beschrieben. Das Ergebnis der Analyse ist in *DataProfileOutput* enthalten. Hier sind die einzelnen Datenprofile der in der Konfiguration enthaltenen Profilanforderungen im Element *Profiles* aufgelistet.

Im folgenden Beispiel soll das Ergebnis eines Datenprofils basierend auf einem Wertinklusionsprofil innerhalb der Ablaufsteuerung ausgewertet werden. Dazu nehmen Sie das Beispiel aus dem vorherigen Abschnitt und wählen dort in der Eigenschaft *DestinationType* den Eintrag *Variable* und in der Eigenschaft *Destination* eine Paketvariable vom Datentyp *String*. Doch bevor Sie diese Änderungen vornehmen, sollten Sie den *Datenprofilerstellungs-Task* noch einmal mit der Ausgabe als Datei ausführen. So können Sie sich das XML-Dokument in Internet Explorer in Ruhe anschauen. Abbildung 8.29 zeigt das auf diese Art erstellte XML-Dokument.

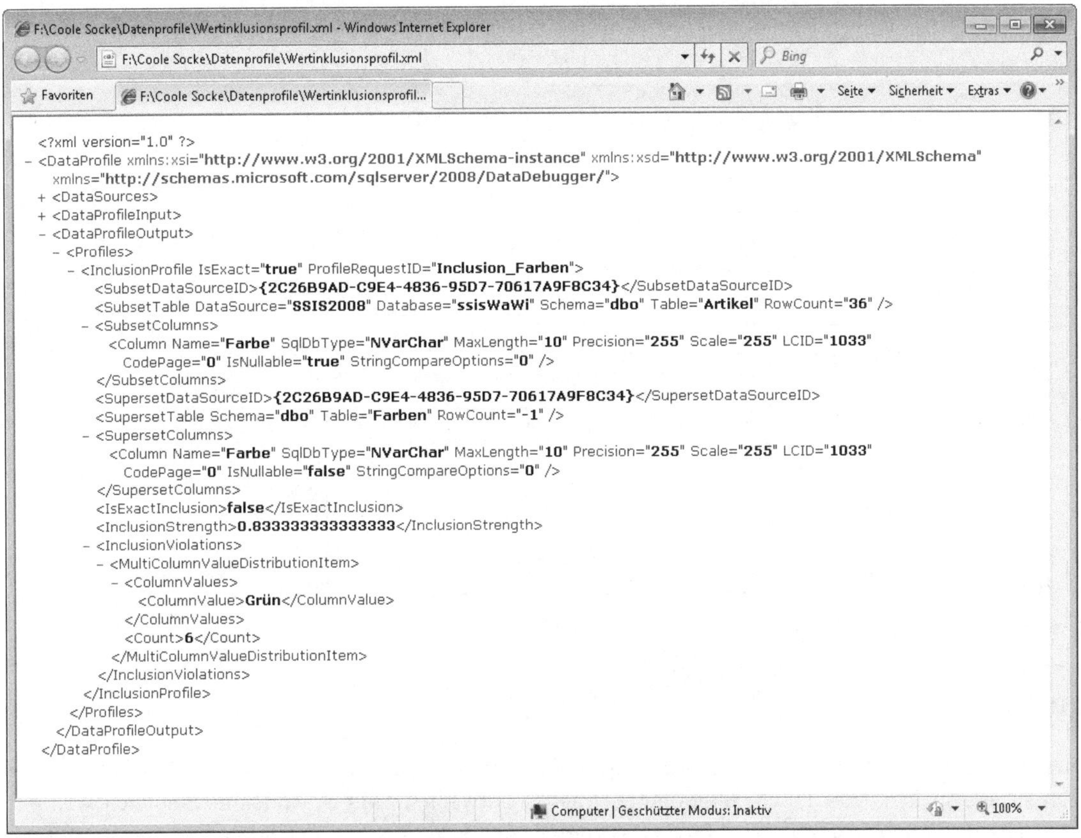


```
<?xml version="1.0" ?>
- <DataProfile xmlns:xsi="http://www.w3.org/2001/XMLSchema-instance" xmlns:xsd="http://www.w3.org/2001/XMLSchema"
    xmlns="http://schemas.microsoft.com/sqlserver/2008/DataDebugger/">
  + <DataSources>
  + <DataProfileInput>
  - <DataProfileOutput>
    - <Profiles>
      - <InclusionProfile IsExact="true" ProfileRequestID="Inclusion_Farben">
          <SubsetDataSourceID>{2C26B9AD-C9E4-4836-95D7-70617A9F8C34}</SubsetDataSourceID>
          <SubsetTable DataSource="SSIS2008" Database="ssisWaWi" Schema="dbo" Table="Artikel" RowCount="36" />
        - <SubsetColumns>
            <Column Name="Farbe" SqlDbType="NVarChar" MaxLength="10" Precision="255" Scale="255" LCID="1033"
              CodePage="0" IsNullable="true" StringCompareOptions="0" />
          </SubsetColumns>
          <SupersetDataSourceID>{2C26B9AD-C9E4-4836-95D7-70617A9F8C34}</SupersetDataSourceID>
          <SupersetTable Schema="dbo" Table="Farben" RowCount="-1" />
        - <SupersetColumns>
            <Column Name="Farbe" SqlDbType="NVarChar" MaxLength="10" Precision="255" Scale="255" LCID="1033"
              CodePage="0" IsNullable="false" StringCompareOptions="0" />
          </SupersetColumns>
          <IsExactInclusion>false</IsExactInclusion>
          <InclusionStrength>0.833333333333333</InclusionStrength>
        - <InclusionViolations>
          - <MultiColumnValueDistributionItem>
            - <ColumnValues>
                <ColumnValue>Grün</ColumnValue>
              </ColumnValues>
              <Count>6</Count>
            </MultiColumnValueDistributionItem>
          </InclusionViolations>
        </InclusionProfile>
      </Profiles>
    </DataProfileOutput>
  </DataProfile>
```

Abbildung 8.29 Das XML-Dokument mit dem Ergebnis des *Datenprofilerstellungs-Tasks*

Das Ergebnis des Wertinklusionsprofils ist im Element *InclusionProfile* beschrieben. Dort ist die Inklusionsstärke im Element *InclusionStrength* zu sehen. Doch an dieser Stelle ist der Inhalt des Elements *IsExactInclusion* weitaus interessanter, enthält es doch die Antwort auf die Frage, ob eine vollständige Übereinstimmung besteht oder nicht. Wie Sie sehen, sind die gesuchten Werte anhand der Bezeichnungen der Elemente schnell zu finden. Dies gilt auch für die anderen Datenprofile, da zum großen Teil für die Elemente dieselben Bezeichnungen wie bei der Konfiguration verwendet werden. Übrigens sehen Sie im Element *ProfileRequestID* auch die eindeutige Bezeichnung, die Sie in der Eigenschaft *RequestID* des Profiltyps angegeben haben.

Dieses XML-Dokument steht nach der Ausführung des *Datenprofilerstellungs-Tasks* in der angegebenen Paketvariablen zur Verfügung. Die Paketvariable müssen Sie nun in der Ablaufsteuerung auswerten. Dazu gibt es verschiedene Möglichkeiten, etwa die Auswertung über den *Foreach-NodeList-Enumerator* im *Foreach-Schleifencontainer* oder innerhalb eines *Datenflusstasks* oder aber mit dem *XML-Task*. In Abbildung 8.30 sehen Sie die Lösung mit einem *XML-Task*. In diesem wird mit der in Listing 8.4 abgebildeten XPath-Abfrage der Wert des Elements *IsExactInclusion* ermittelt und in einer Paketvariablen gespeichert. Die Paketvariable wiederum ist Teil eines Ausdrucks, der in den beiden vom *XML-Task* ausgehenden Rangfolgeneinschränkungen verwendet wird. Je nach Ergebnis des Ausdrucks – *True* oder *False* – wird der *Datenflusstask* A oder B gestartet. Im genannten Beispiel ist dies der *Datenflusstask* B, da das Element *IsExactInclusion* den Wert *False* liefert. Mehr zum *XML-Task* erfahren Sie in Abschnitt »XML-Task«; die Verwendung von Ausdrücken in Rangfolgeneinschränkungen wurde bereits in Kapitel 5 beschrieben.

```
/*[local-name()='DataProfile']/*[local-name()='DataProfileOutput']/*[local-name()='Profiles' and
position()=1]/*[local-name()='InclusionProfile']/*[local-name()='IsExactInclusion']
```

Listing 8.4 Die XPath-Abfrage des *XML-Tasks*

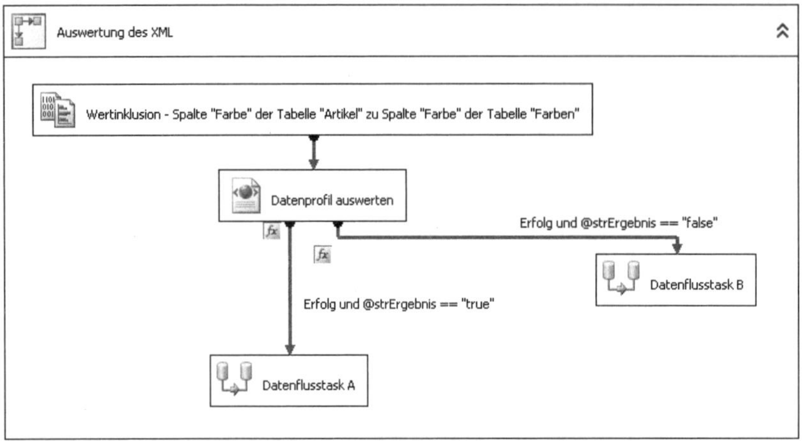

Abbildung 8.30 Die Auswertung eines Datenprofils in der Ablaufsteuerung

Hinweise

Bei den Profiltypen *Anforderung für funktionales Abhängigkeitsprofil* und *Anforderung für Wertinklusion* können Sie alle Spalten einer Tabelle über den Eintrag »*« auswählen. Dies ist jedoch nur möglich, wenn in der Eigenschaft *ThresholdSetting* bzw. *InclusionThresholdSetting* und *SupersetColumnsKeyThresholdSetting* die Einträge *Genau* oder *Abhängig* verwendet werden. Der Typ *Keine* wird in Verbindung mit allen Spalten einer Tabelle nicht unterstützt.

Sofern das Ergebnis vom *Datenprofilerstellungs-Task* in eine Datei geschrieben wird, sollten Sie dabei beachten, dass dort eventuell vertrauliche und sensible Daten im Klartext gespeichert werden. Es empfiehlt sich daher, ein Zielverzeichnis auszuwählen, das mit entsprechenden Zugriffsrechten vor unerlaubtem Zugriff geschützt ist.

Für die Ausgabe in eine Datei kann über die Eigenschaft *Destination* ein *Dateiverbindungs-Manager* angelegt werden. Dieser bietet den Verwendungstyp *Vorhandene Datei* an. Sofern die Datei noch nicht existiert, sollten Sie an dieser Stelle jedoch den Verwendungstyp *Datei erstellen* auswählen.

FTP-Task

Dateien von einem Computer zu einem anderen zu übertragen, ist im Grunde genommen keine große Herausforderung. Schwieriger wird es, wenn die beiden Computer sich nicht im selben Netzwerk oder gar in derselben Systemwelt befinden. Die Übertragung von Dateien zwischen zwei autarken Windows-Netzwerken oder beispielsweise von einer AS/400 zu einem Windows-Computer ist nicht ohne Weiteres möglich. Aber üblich – gerade was die Übertragung von Datendateien angeht. Der Transfer von Daten von einem System zu einem anderen per XML- oder Textdateien ist wohl eher die Regel denn die Ausnahme.

Solche Dateiübertragungen erfolgen in vielen Fällen über IP-Netzwerke anhand des *File Transfer Protocol* – kurz FTP. Die Daten stehen dabei auf einem Computer – dem FTP-Server – zur Verfügung und können von anderen Computern – den Clients – abgeholt werden, wie natürlich auch Clients auf einem FTP-Server Dateien ablegen können.

Beides ist mit dem Ablaufsteuerungselement *FTP-Task* realisierbar. Sie können sowohl Dateien von einem FTP-Server laden und diese innerhalb der Ablaufsteuerung verarbeiten als auch Dateien auf einem FTP-Server ablegen. Im Abschnitt »Sequenzcontainer« wurde bereits ein Beispiel beschrieben, in dem mit einem *FTP-Task* eine Datei von einem FTP-Server abgeholt und der Inhalt der Datei in einem *Datenflusstask* verarbeitet wird. Umgekehrt ist dies natürlich auch möglich: Sie laden in einem *Datenflusstask* Daten in eine XML-Datei und stellen diese mit dem *FTP-Task* auf einem FTP-Server zur Verfügung. Aber es gibt auch jenseits des Datentransfers Möglichkeiten, den *FTP-Task* innerhalb einer Ablaufsteuerung einzusetzen. So wäre es beispielsweise denkbar, dass Sie eine Onlinesicherung realisieren, bei der mehrere Dateien oder Verzeichnisse auf einem FTP-Server gespeichert werden, oder aber Sie aktualisieren die im PDF-Format vorliegenden Produktbeschreibungen auf Ihrem Webserver automatisiert mittels dem *FTP-Task*.

Über den *FTP-Task* stehen Ihnen alle Aktionen zur Verfügung, die Sie für die Übertragung von Dateien oder Verzeichnissen benötigen – dazu gehört auch das Löschen und Anlegen von Dateien bzw. Verzeichnissen. Und dies nicht nur auf einem FTP-Server, denn mit dem *FTP-Task* können Sie auch lokale Dateien und Verzeichnisse löschen sowie lokale Verzeichnisse anlegen. Die Art der Aktionen und deren Umfang ist abhängig von der Konfiguration des *FTP-Tasks* – und dieser bietet gleich mehrere FTP-Aktionen zur Konfiguration an.

Konfiguration

Die Konfiguration des *FTP-Tasks* findet im *Editor für den FTP-Task* statt. Sofern Sie mit dem *FTP-Task* auf einen FTP-Server zugreifen möchten, wählen Sie auf der Seite *Allgemein* den dazu notwendigen *FTP-Verbindungs-Manager* in der Eigenschaft *FtpConnection* aus. Für lokale Aktionen ist dies nicht notwendig.

Mit der nächsten Eigenschaft *StopOnFailure* definieren Sie, ob und mit welchem Status der *FTP-Task* bei einem fehlerhaften FTP-Vorgang beendet wird. Der Standardwert dieser Eigenschaft ist *True*, wodurch der *FTP-Task* mit dem Status *Fehler* abgeschlossen wird, sobald ein FTP-Vorgang fehlschlägt. Sofern Sie den Wert dieser Eigenschaft auf *False* ändern, wird der *FTP-Task* bei einem fehlerhaften FTP-Vorgang nicht wie erwartet mit dem Status *Erfolg*, sondern weiterhin mit dem Status *Fehler* beendet. Dies ist jedoch nicht in der Konfiguration des *FTP-Tasks*, sondern in der Standardkonfiguration des Ablaufsteuerungselements begründet. Im vorherigen Kapitel haben Sie bereits die Eigenschaft *MaximumErrorCount* kennen gelernt, in der Sie festlegen, wie viele Fehler bei der Ausführung eines Ablaufsteuerungselements maximal vorkommen dürfen. Der Standardwert dieser Eigenschaft ist 1, wodurch das Ablaufsteuerungselement – in diesem Fall der *FTP-Task* – beim Auftreten des ersten Fehlers beendet wird. Erhöhen Sie nun den Wert beispielsweise auf 3, wird das Ablaufsteuerungselement *FTP-Task* auch dann mit dem Status *Erfolg* beendet, wenn dieser bis zu zwei Fehler produziert. Ein nachfolgendes Ablaufsteuerungselement, das mit einer Rangfolgeneinschränkung vom Status *Erfolg* verbunden ist, wird auf diese Art ohne Weiteres ausgeführt – sofern die Eigenschaft *StopOnFailure* den Eintrag *False* enthält. Sobald Sie aber in dieser Eigenschaft wieder den Standardeintrag *True* wählen, wird der *FTP-Task* beim Auftreten des ersten Fehlers mit dem Status *Fehler* beendet – unabhängig von der Konfiguration der Eigenschaft *MaximumErrorCount*. Das nachfolgende Ablaufsteuerungselement würde in diesem Beispiel nicht ausgeführt. Mit der Eigenschaft *StopOnFailure* sind Sie also in der Lage, die Eigenschaft *MaximumErrorCount* bei Bedarf zu umgehen, ohne dass Sie diese explizit ändern müssen.

Auf der Seite *Dateiübertragung* legen Sie die Aktion des *FTP-Tasks* fest. Die Eigenschaft *Operation* bietet Ihnen insgesamt acht Aktionen. Dazu gehören neben den Aktionen zum Erstellen und Löschen von Dateien und Verzeichnissen auf einem FTP-Server wie auch im lokalen Netzwerk – mit Ausnahme der Möglichkeit, lokal Dateien zu erstellen – natürlich auch die beiden Aktionen zur Dateiübertragung: *Dateien senden* und *Dateien empfangen*. Alle diese Aktionen werden mit mehr oder weniger denselben Eigenschaften in den Kategorien *Lokale Parameter* und *Remoteparameter* konfiguriert. Dabei bietet die Kategorie *Lokale Parameter* die Eigenschaften, die für die Ausführung der gewählten Aktion auf dem lokalen System erforderlich sind; sprich Eigenschaften für die Definition der für das Senden und Empfangen erforderlichen Verzeichnisse oder Dateien. Die Konfiguration der lokalen Umgebung beginnt mit der Eigenschaft *IsLocalPathVariable*, in der Sie über die Auswahl *True* festlegen, dass die Datei bzw. das Verzeichnis über eine Paketvariable angegeben wird, welche Sie in der Eigenschaft *LocalVariable* auswählen. Sofern Sie die Datei bzw. das Verzeichnis nicht über eine Paketvariable angeben möchten, müssen Sie den Wert der Eigenschaft *IsLocalPathVariable* deaktivieren und in der Eigenschaft *LocalPath* den *Dateiverbindungs-Manager* wählen, über den Sie auf das Verzeichnis oder die Datei zugreifen.

Die Kategorie *Remoteparameter* fasst – wie sollte es anders sein – die Eigenschaften zusammen, die Sie für die Ausführung der gewählten Aktion auf dem FTP-Server benötigen. Im Grunde genommen sind diese Eigenschaften von ihrer Funktion her identisch mit denen der Kategorie *Lokale Parameter*. Auch hier legen Sie in einer Eigenschaft fest, ob das Verzeichnis oder die Datei über eine Paketvariable übergeben wird oder nicht. Wobei diese Eigenschaft hier *IsRemotePathVariable* heißt und je nach Auswahl die Eigenschaft *RemoteVariable* oder *RemotePath* angeboten wird. Falls Sie keine Paketvariable verwenden, geben Sie an dieser Stelle das Verzeichnis oder die Datei nicht über einen *Dateiverbindungs-Manager*, sondern direkt ein. So direkt, dass Ihnen in der Eigenschaft *RemotePath* sogar ein Dialogfeld zur Verfügung steht, in dem Sie in den Verzeichnissen des FTP-Servers navigieren können.

Sofern Sie also die Aktion *Dateien senden* auswählen, definieren Sie in der Kategorie *Lokale Parameter* die Quelle und in der Kategorie *Remoteparameter* das Ziel der Übertragung. Bei gewählter Aktion *Dateien empfangen* hingegen wird die Quelle in der Kategorie *Remoteparameter* und das Ziel in der Kategorie *Lokale Parameter* konfiguriert. Die Kategorie, welche als Ziel fungiert, bietet zusätzlich noch die Eigenschaft *OverwriteFileAtDest* an. Mit dieser Eigenschaft legen Sie fest, ob bestehende Dateien oder Verzeichnisse mit neuen Dateien oder Verzeichnissen überschrieben werden sollen. Sofern diese Eigenschaft den Wert *False* beinhaltet und beispielsweise eine Datei in ein FTP-Verzeichnis übertragen wird, dort aber bereits eine Datei mit demselben Namen existiert, wird der *FTP-Task* fehlerhaft beendet. Um zu erreichen, dass in einem solchen Fall die bereits existierende Datei mit der Datei der FTP-Übertragung überschrieben wird, aktivieren Sie die Eigenschaft *OverwriteFileAtDest*. Da die Kategorie *Lokale Parameter* auch bei der Aktion *Lokales Verzeichnis erstellen* die Definition des Ziels beinhaltet, ist die Eigenschaft *OverwriteFileAtDest* auch bei dieser Aktion verfügbar.

ACHTUNG Bei der Aktion *Remoteverzeichnis erstellen* steht die Eigenschaft *OverwriteFileAtDest* nicht zur Verfügung. Wenn mit dieser Aktion ein Verzeichnis erstellt werden soll, das bereits existiert, wird der *FTP-Task* fehlerhaft beendet.

Nun kennen Sie zwar die einzelnen Eigenschaften der jeweiligen Kategorien und deren Wechselwirkung untereinander, aber es fehlt Ihnen noch die Übersicht, bei welchen Aktionen welche Eigenschaften verfügbar sind. So sind bei den Aktionen *Dateien senden* und *Dateien empfangen* logischerweise beide Kategorien verfügbar, da Sie hier sowohl die lokalen Eigenschaften wie auch die Remote-Eigenschaften konfigurieren müssen. Bei allen Aktionen, die nur lokal durchgeführt werden – *Lokales Verzeichnis löschen*, *Lokales Verzeichnis erstellen* und *Lokale Dateien löschen* – ist nur die Kategorie *Lokale Parameter* zu sehen, während für die Aktionen *Remoteverzeichnis löschen*, *Remoteverzeichnis erstellen* und *Remotedateien löschen*, welche auf dem FTP-Server ausgeführt werden, nur die Kategorie *Remoteparameter* zur Verfügung steht. Abschließend sei noch die Eigenschaft *IsTransferAscii* erwähnt, über die Sie die Art der Datenübertragung festlegen. Diese kann sowohl im ASCII-Format wie auch im binären Format erfolgen. In der Eigenschaft *IsTransferAscii* aktivieren Sie mit dem Eintrag *True* die Übertragung im ASCII-Format.

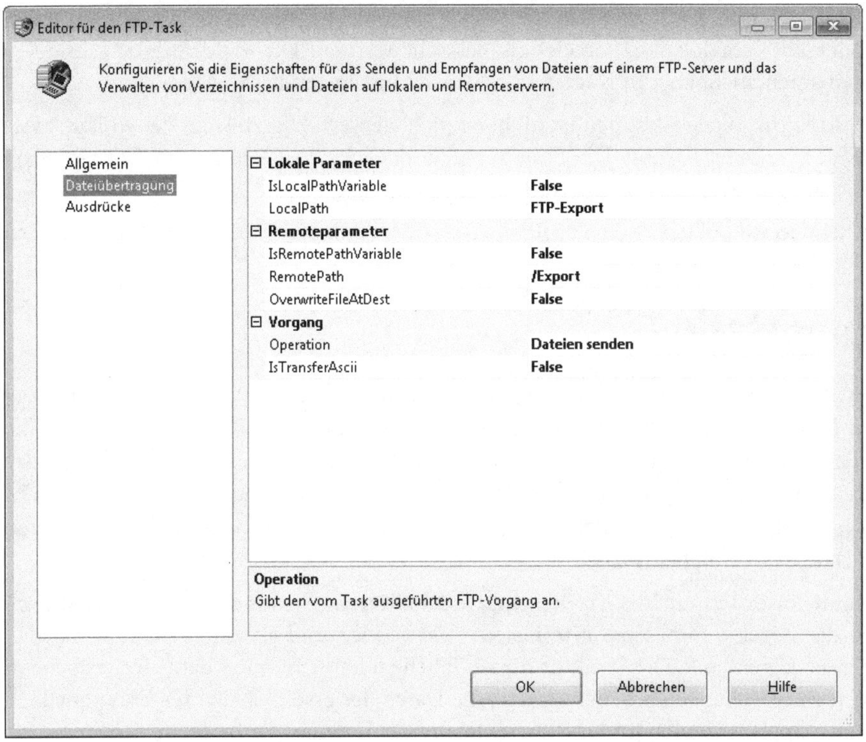

Abbildung 8.31 Der *Editor für den FTP-Task*

In Abbildung 8.31 sehen Sie die Konfiguration der Aktion *Dateien senden*. Der Zugriff auf die Datei, welche auf den FTP-Server übertragen werden soll, erfolgt über den *Dateiverbindungs-Manager* »FTP-Export«, der in der Eigenschaft *LocalPath* angegeben ist. Die Datei wird im Verzeichnis *Export* des FTP-Servers gespeichert. Dieses Verzeichnis wurde in der Eigenschaft *RemotePath* direkt eingetragen. Bei der Übertragung sollen eventuell existierende Dateien überschrieben werden, wie an der Eigenschaft *OverwriteFileAtDest* zu sehen ist.

Hinweise

Der Zugriff auf lokale Dateien oder Verzeichnisse kann über einen *Dateiverbindungs-Manager* erfolgen. Je nach gewählter Aktion sind dabei unterschiedliche Typen des *Dateiverbindungs-Managers* erforderlich. So benötigen die Aktionen *Dateien senden* und *Lokale Dateien löschen* einen *Dateiverbindungs-Manager* vom Typ *Vorhandene Datei*, während bei den Aktionen *Dateien empfangen* und *Lokales Verzeichnis entfernen* ein *Dateiverbindungs-Manager* vom Typ *Vorhandener Ordner* vorliegen muss. Für die Aktion *Lokales Verzeichnis erstellen* ist der Typ *Ordner erstellen* zu verwenden.

Bei den Aktionen *Dateien senden* und *Lokale Dateien löschen* kann immer nur eine Datei versendet bzw. gelöscht werden. Diese Limitation ist nicht im *FTP-Task*, sondern im *Dateiverbindungs-Manager* begründet, da über diesen nur genau eine Datei angesprochen werden kann. Möchten Sie aber mehrere Dateien senden bzw. löschen, müssen Sie anstelle des *Dateiverbindungs-Managers* eine Paketvariable verwenden. Dort stehen Ihnen die Wildcards »*« und »?« zur Verfügung. So kann die Paketvariable beispielsweise den Wert *F:\Coole Socke\Datenexporte*.csv* enthalten, wodurch bei der Paketausführung alle Dateien mit der Dateierweiterung CSV aus dem Verzeichnis *F:\Coole Socke\Datenexporte* je nach gewähltem Vorgang an einen FTP-Server übertragen oder aber im lokalen Verzeichnis gelöscht werden. Die Wildcards »*« und »?« können jedoch nur in Dateinamen, nicht aber in Namen von Verzeichnissen genutzt werden.

Die Verwendung des *FTP-Tasks* für lokale Aktionen ist nicht empfehlenswert. Hierzu steht das Ablaufsteuerungselement *Task 'Dateisystem'* zur Verfügung. Die Funktionalität der lokalen Aktionen im *FTP-Task* soll in einer der nächsten Versionen von SSIS nicht mehr enthalten sein.

Der *FTP-Task* unterstützt kein Secure-FTP.

Masseneinfügungstask

SSIS bietet zwei Ablaufsteuerungselemente, mit denen Sie Daten von einer Datenquelle zu einem Datenziel transferieren können: den *Datenflusstask* und den *Masseneinfügungstask*. Der *Datenflusstask* extrahiert die Daten aus der Datenquelle, transformiert sie syntaktisch wie semantisch und lädt sie letztendlich in das Datenziel. Mit dem *Masseneinfügungstask* hingegen werden die Daten der Datenquelle lediglich in das Datenziel kopiert. Wobei hier die Betonung auf dem Wort *kopiert* liegt, denn die Übertragung der Daten von der Datenquelle zum Datenziel erfolgt eins zu eins.

Eine solch starre Übertragung erfordert auch starre Regeln. Und so können Sie als Datenquellen lediglich textbasierende Daten – in der Regel kommaseparierte Listen – verwenden und als Datenziel nur Tabellen oder Sichten einer SQL Server-Datenbank. Die Struktur dieser Tabelle oder Sicht muss dabei weitestgehend der Struktur der Quelldaten entsprechen. Dies bedeutet, dass die Daten der ersten Spalte der Datenquelle in die erste Spalte des Datenziels kopiert werden und die zweite Spalte der Datenquelle in die zweite Spalte des Datenziels. Diese Zuordnung setzt sich fort bis hin zur letzten Spalte der Datenquelle. Abweichungen dieser starren Zuordnung sind nur über Formatdateien möglich.

Wenn Sie nun bei den beschriebenen Limitationen und auch bei dem Begriff *Formatdateien* an den T-SQL-Befehl `BULK INSERT` denken, liegen Sie gar nicht mal so falsch. Der *Masseneinfügungstask* verwendet genau diesen Befehl – und stellt nebenbei die schnellste Variante dar, Daten aus einer Textdatei in eine SQL Server-Tabelle zu importieren.

Konfiguration

Die Konfiguration im *Masseneinfügungstask-Editor* ist im Grunde genommen nichts anderes als die grafische Darstellung der Parameter des T-SQL-Befehls `BULK INSERT`. Dessen primäre Parameter legen Sie auf der Seite *Verbindung* mit den Eigenschaften der Kategorien *Quellverbindung* und *Zielverbindung* fest. Für die Verbindung zur Datenquelle, welche Sie in der Eigenschaft *Quellverbindung* angeben, können Sie entweder einen *Dateiverbindungs-Manager* oder einen *Flatfile-Verbindungs-Manager* auswählen. Sollte kein entsprechender Verbindungs-Manager vorhanden sein, kann dieser mit dem Eintrag <*Neue Verbindung*> angelegt werden. Allerdings wird auf diesem Weg nur die Neuanlage eines *Dateiverbindungs-Managers* unterstützt. Das Anlegen eines *Flatfile-Verbindungs-Managers* ist an dieser Stelle nicht möglich.

ACHTUNG Sofern Sie als Quellverbindung einen *Flatfile-Verbindungs-Manager* verwenden, werden die dort definierten Konfigurationen des Formats und Inhalts nicht berücksichtigt.

Für die Definition der Zielverbindung stehen Ihnen die Eigenschaften *Connection* und *DestinationTable* zur Verfügung. In der Eigenschaft *Connection* wählen Sie den *OLE DB-Verbindungs-Manager* aus, der die Verbindung zu der SQL Server-Datenbank erstellt, in der sich die Zieltabelle befindet. Auch hier können Sie bei Bedarf einen neuen Verbindungs-Manager über den Eintrag <*Neue Verbindung*> anlegen – und auch hier ist diese Möglichkeit mit Limitationen verbunden. Zwar ist es möglich, eine x-beliebige OLE DB-Verbindung anzulegen und auch auszuwählen, letztendlich aber wird nur eine OLE DB-Verbindung unterstützt, die zu einer SQL Server-Datenbank führt. Der T-SQL-Befehl `BULK INSERT` ist nun mal ein T-SQL-Befehl und solche Befehle können nur von SQL Server ausgeführt werden.

Nachdem Sie in der Eigenschaft *Connection* einen korrekten Verbindungs-Manager gewählt haben, stehen Ihnen in der Eigenschaft *DestinationTable* die über den Verbindungs-Manager verfügbaren Tabellen und Sichten zur Verfügung. Sofern die benötigte Tabelle oder Sicht noch nicht existiert, müssen Sie diese zunächst in SQL Server Management Studio anlegen. Der *Masseneinfügungstask-Editor* unterstützt keine Neuanlage von Tabellen oder Sichten. Nach einer solchen Neuanlage muss das Listenfeld mit der Schaltfläche *Tabellen aktualisieren* auf den neuesten Stand gebracht werden, bevor Sie die neue Tabelle oder Sicht auswählen können.

ACHTUNG Der *Masseneinfügungstask* erstellt lediglich den `BULK INSERT`-Befehl und übergibt diesen zur Ausführung an SQL Server. Dabei spielt die im *OLE DB-Verbindungs-Manager* angegebene Anmeldung keine Rolle. Vielmehr wird der `BULK INSERT`-Befehl mit den Rechten des angemeldeten Benutzers ausgeführt – bei einer automatisierten Ausführung des Pakets über den SQL Server-Agent ist dies das Benutzerkonto des Windows-Dienstes *SQL Server-Agent*. Von daher muss das Benutzerkonto über die notwendigen Rechte zur Ausführung des `BULK INSERT`-Befehls verfügen, das heißt, es muss zumindest Mitglied der SQL Server-Rolle *bulkadmin* sein. Dies bedeutet auch, dass das Benutzerkonto, mit dem SQL Server ausgeführt wird, die notwendigen Rechte an der Quelldatei und auch an der Formatdatei haben muss. Achten Sie also darauf, dass diese beiden Dateien in Verzeichnissen liegen, für das das Benutzerkonto von SQL Server die entsprechenden Rechte besitzt. Die Formatdatei muss sogar lokal auf dem SQL Server gespeichert sein. Den *OLE DB-Verbindungs-Manager* benötigen Sie letztendlich nur bei der Konfiguration zur Auswahl der Zieltabelle. Für die Paketausführung selbst ist er nicht relevant.

Nachdem die Quell- und Zielverbindung definiert ist, legen Sie das Format der Quelldatei in der Kategorie *Format* fest. Dies können Sie entweder über eine Formatdatei oder über die Eigenschaften *RowDelimiter* und *ColumnDelimiter* angeben. Für die Verwendung einer Formatdatei müssen Sie in der Eigenschaft *Format* den Eintrag *Datei verwenden* auswählen. Die Eigenschaften *RowDelimiter* und *ColumnDelimiter* werden dabei durch die Eigenschaft *FormatFile* ersetzt. Dort tragen Sie nun den Pfad und Dateinamen der Formatdatei ein oder aber Sie wählen diese über die Schaltfläche innerhalb der Eigenschaft aus. Der Zugriff auf die Formatdatei erfolgt immer direkt; ein Verbindungs-Manager wird an dieser Stelle nicht verwendet. Mit der Formatdatei – welche entweder im Text- oder XML-Format vorliegen kann – werden die einzelnen Spalten der Datendatei beschrieben und bestimmten Spalten der Zieltabelle zugeordnet. Bei dieser Zuordnung können Spalten der Datendatei wie auch Spalten der Zieltabelle ignoriert werden. Mehr zum Einsatz von Formatdateien entnehmen Sie der SQL Server Online-Dokumentation zum Thema »Formatdateien zum Importieren oder Exportieren von Daten«.

Für die Definition der Zeilen- und Spaltentrennzeichen mit den Eigenschaften *RowDelimiter* und *Column-Delimiter* muss die Eigenschaft *Format* den Wert *Angeben* enthalten. Dabei legen Sie in der Eigenschaft *RowDelimiter* das Zeilentrennzeichen und in der Eigenschaft *ColumnDelimiter* das Spaltentrennzeichen fest. Sollten die verwendeten Trennzeichen nicht in den jeweiligen Listenfeldern dieser Eigenschaften enthalten sein, können Sie das jeweilige Trennzeichen auch direkt eintragen.

Soviel zur Definition der Ziel- und Quellverbindungen wie auch des Formats, in dem die Daten vorliegen. Die Seite *Optionen* bietet Ihnen weitere Parameter des T-SQL-Befehls `BULK INSERT`, welche nachfolgend kurz umrissen werden. Wenn Sie mehr Informationen zu diesen Parametern benötigen, schauen Sie in der SQL Server Online-Dokumentation unter dem Stichwort »Bulk Insert« nach.

In der ersten Eigenschaft der Seite *Optionen* geben Sie die von der Quelldatei verwendete Codepage an. Neben der tatsächlichen Codepage bietet Ihnen das Listenfeld *CodePage* auch die Einträge *RAW*, *ACP* oder *OEM*. Bei der Verwendung des Eintrags *RAW* werden die Daten ohne Konvertierung in die Codepage von SQL Server übernommen. Bei den Einträgen *ACP* und *OEM* jedoch erfolgt bei dem Kopiervorgang eine Konvertierung. Spalten mit den Datentypen *Char*, *Varchar* oder *Text* werden bei der Auswahl des Eintrags *ACP* aus der ANSI/Microsoft Windows-Codepage (ISO 1252) und bei der Auswahl *OEM* aus der Codepage 437 in die Codepage von SQL Server konvertiert.

Die in der Quelldatei verwendete Kodierung geben Sie in der Eigenschaft *DataFileType* an. Diese kann entweder im Format *char* oder *widechar* vorliegen. Die Unterscheidung dieser beiden Formate liegt in der Unicode-Unterstützung des Formats *widechar*. Ergänzend zu diesen Formaten stehen auch die beiden Formate *native* und *widenative* zur Auswahl, die systemeigene Datentypen in einer mittels *BCP* erstellten Datei verwenden. BCP ist ein Befehlszeilenprogramm von SQL Server, das für den Import bzw. Export von Daten mittels Datendateien verwendet wird. Die Daten von SQL Server-Tabellen werden dabei in einem systemeigenen Format in einer Datendatei gespeichert. Mehr zum Thema BCP entnehmen Sie bitte der SQL Server Online-Dokumentation.

In der nächsten Eigenschaft – *BatchSize* – legen Sie die Anzahl der Zeilen fest, die in einem Batch und somit in einer Transaktion verarbeitet werden. Eine BatchSize mit dem Wert 10.000 verarbeitet 10.000 Datenzeilen in einer Transaktion. Sofern die Verarbeitung dieser 10.000 Datenzeilen fehlerfrei verläuft, werden diese in der angegebenen Tabelle gespeichert und die nächsten 10.000 Datenzeilen kopiert. Sollte beim Kopieren der 10.000 Datenzeilen des zweiten Batchs ein Fehler auftreten, erfolgt ein Rollback und somit auch kein Speichern dieser Datenzeilen in der Tabelle. Die mit dem ersten Batch bereits kopierten und gespeicherten 10.000 Datenzeilen bleiben von diesem Fehler unberührt und sind weiterhin in der Tabelle vorhanden. Der Eintrag 0 in dieser Eigenschaft bedeutet *Alles oder nichts*. Hier werden alle Daten der Datendatei in einem Batch und somit in einer Transaktion in die Zieltabelle geschrieben. Erst nach der letzten Datenzeile wird die Verarbeitung abgeschlossen und mit einem Commit der Einfügevorgang in der Zieltabelle bestätigt. Bei einem Fehler während der Verarbeitung erfolgt wiederum ein Rollback, wodurch in diesem Fall keine Datenzeile der Datendatei in der Zieltabelle gespeichert wird.

HINWEIS Die mit der Eigenschaft *BatchSize* definierten Transaktionen sind abhängig von der Definition der Pakettransaktion. Sofern in den Eigenschaften der Ablaufsteuerung bereits die Verwendung von Transaktionen definiert wurde und der *Masseneinfügungstask* Bestandteil dieser Definition ist, wird das Commit bzw. das Rollback über das Paket und nicht über den *Masseneinfügungstask* ausgelöst. Mehr zu den Transaktionen erfahren Sie in Kapitel 14.

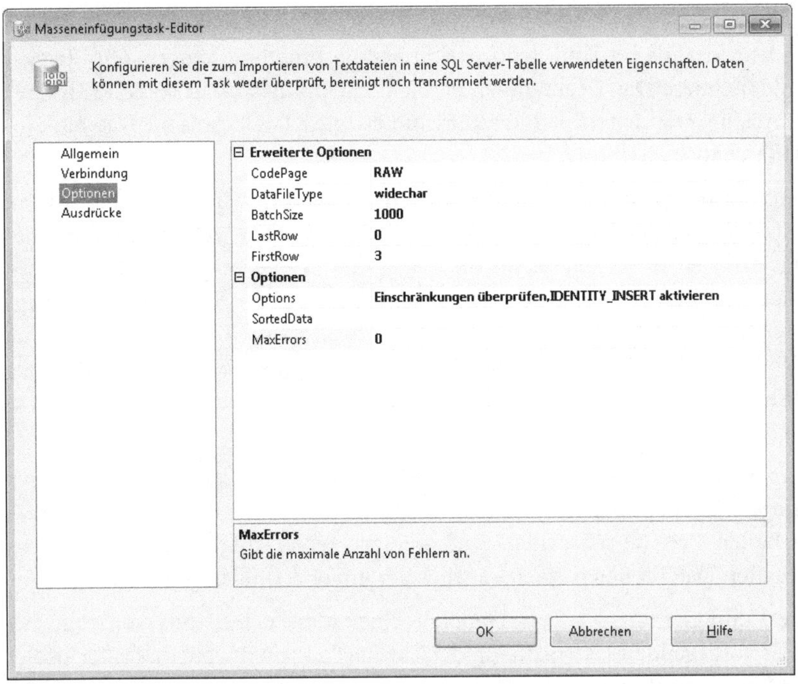

Abbildung 8.32 Die Seite *Optionen* des *Masseneinfügungstask-Editors*

Mit den Eigenschaften *FirstRow* und *LastRow* legen Sie den Umfang der Datenzeilen fest, die aus der Datendatei gelesen und in die Zieltabelle kopiert werden sollen. Die Standardwerte 1 in der Eigenschaft *FirstRow* und 0 in *LastRow* stehen für das Einlesen aller Datenzeilen.

Während es sich bei den Eigenschaften der Kategorie *Erweiterte Optionen* um die Parameter bezüglich der Quelldatei handelt, beinhaltet die Kategorie *Optionen* die Eigenschaften für das Datenziel. Dort können Sie mit den Einstellungen der ersten Eigenschaft *Options* die Tabellenfunktionen auswählen, die beim Schreiben der Daten in die Tabelle berücksichtigt oder auch ignoriert werden sollen. Tabelle 8.8 listet die einzelnen Optionen mit den entsprechenden Auswirkungen auf, sofern diese aktiviert sind.

Optionen	Auswirkung
Einschränkungen überprüfen	Die an den Spalten der Zieltabelle definierten Einschränkungen – die *Check Constraints* – werden beim Import der Daten pro Datenzeile ausgeführt. Das Aktivieren dieser Option wirkt sich negativ auf die Performance des Masseneinfügungsvorgangs aus.
NULL-Werte beibehalten	Leere Spalten werden als NULL-Werte in die Tabelle geschrieben. Für die Spalten definierte Standardwerte werden dabei nicht erzeugt.
IDENTITY_INSERT aktivieren	Die Funktionalität `IDENTITY` zur automatischen Erzeugung einer fortlaufenden Nummer wird deaktiviert. Die Werte der Datendatei werden eins zu eins in die Identity-Spalte übernommen.
Tabellensperre	Die Zieltabelle steht für den Masseneinfügungsvorgang exklusiv zur Verfügung. Alle anderen Anweisungen werden bis zum Abschluss des Masseneinfügungsvorgangs blockiert.
Trigger auslösen	Die an der Zieltabelle definierten Trigger werden beim Import der Daten pro Datenzeile ausgeführt. Das Aktivieren dieser Option verschlechtert die Performance des Masseneinfügungsvorgangs.

Tabelle 8.8 Die Optionen der Zieltabelle

Die in Tabelle 8.8 genannten Optionen *Einschränkungen prüfen* und *Trigger auslösen* wirken sich positiv auf die Performance aus, wenn sie denn deaktiviert sind. Jedoch sind gerade Einschränkungen und Trigger nicht ohne Grund an einer Tabelle definiert. Das Deaktivieren der beiden Optionen umgeht die Prüfungen der Einschränkungen sowie die Ausführung der in den Triggern hinterlegten Logik, was zu Dateninkonsistenzen oder Verletzungen der Geschäftslogik führen kann.

Eine weitere Art der Performanceoptimierung bietet die Eigenschaft *SortedData*. Hier legen Sie fest, in welcher Reihenfolge die Datensätze aus der Quelldatei in die Zieltabelle geschrieben werden. Diese Sortierung bietet Ihnen allerdings nur dann einen Vorteil, wenn die Zieltabelle über einen gruppierten Index verfügt. Nur dann – und auch nur, wenn die hier angegebene Sortierreihenfolge der Sortierung des gruppierten Index entspricht – wirkt sich diese Definition auf die Performance aus. Sofern Sie keine Sortierung angeben, werden die Daten in der Reihenfolge importiert, in der sie in der Datendatei vorliegen. Geben Sie jedoch eine Sortierung an, müssen die in dieser Eigenschaft angegebenen Spaltennamen den Spaltenbezeichnungen der Zieltabelle entsprechen.

Der Kopiervorgang bricht beim ersten auftretenden Fehler ab, sofern Sie nicht in der Eigenschaft *MaxErrors* eine maximale Fehleranzahl angegeben haben. Bei einer Eingabe von beispielsweise 100 wird der Kopiervorgang erst bei der 100. fehlerhaften Zeile abgebrochen. Sind weniger Fehler aufgetreten, gilt dies als erfolgreicher Vorgang. Die fehlerhaften Datenzeilen werden dabei weder importiert noch protokolliert.

In Abbildung 8.32 sehen Sie die Konfiguration der Seite *Optionen* eines Masseneinfügungsvorgangs, bei dem die Daten eins zu eins aus der vorliegenden Datendatei in die Zieltabelle kopiert werden. Dabei erfolgt keine Konvertierung von Zeichenfolgen aus der im Unicode-Format vorliegenden Datei, wie an den Eigenschaften *CodePage* und *DataFileType* zu erkennen ist. In den Eigenschaften *BatchSize*, *LastRow* und *FirstRow* ist zu sehen, dass die Datensätze in Blöcken von jeweils 1.000 Datenzeilen eingelesen werden, wobei der Import jedoch erst mit der dritten Zeile beginnt. An der Zieltabelle wurden über die Optionen der Eigenschaft *Options* die Überprüfung der Einschränkungen nicht deaktiviert, wohl aber die `IDENTITY_INSERT`-Funktion aktiviert. Die Einschränkungen der Zieltabelle werden demzufolge pro Datenzeile geprüft, der Wert der Identity-Spalte hingegen eins zu eins aus der Datendatei in die Zieltabelle übernommen. Durch die Definition der Eigenschaft *MaxErrors* wird der Masseneinfügungsvorgang beim ersten auftretenden Fehler beendet.

Hinweise

Mit dem *Masseneinfügungstask* können lediglich Daten aus einer Textdatei in eine SQL Server-Tabelle importiert werden. Dabei werden die Daten der Textdatei an bereits vorhandene Daten der SQL Server-Tabelle angefügt.

Die Codepage *65001 (UTF-8)*, die Sie in der Eigenschaft *CodePage* auswählen können, wird von SQL Server nicht unterstützt.

Beim Kopiervorgang werden alle Daten der Datendatei in die angegebene Zieltabelle kopiert. Dies betrifft auch vorhandene Textqualifizierer in der Datendatei. Diese werden nicht als solche erkannt und somit mitsamt dem eigentlichen Text in die SQL Server-Tabelle geschrieben.

Skripttask

Zur Realisierung von Ablaufsteuerungen stehen Ihnen mit den 29 Ablaufsteuerungselementen plus den 11 Wartungsplantasks insgesamt 40 Ablaufsteuerungselemente zur Verfügung – und doch werden Sie ab und zu mit Anforderungen konfrontiert werden, für die diese 40 Ablaufsteuerungselemente nicht ausreichen. Natürlich sind solche Anforderungen kein Grund, SSIS nicht für deren Realisierung einzusetzen, denn SSIS bietet mit einem der 29 Ablaufsteuerungselemente einen Generalisten für solche Anforderungen: das Ablaufsteuerungselement *Skripttask*. Mit diesem erweitern Sie Ihre Pakete um eigene Skripts, in denen Sie nahezu alle denkbaren Anforderungen realisieren können.

Für die Entwicklung eines Skripts stehen Ihnen nicht nur .NET Framework und die Entwicklungssprachen Visual Basic 2008 und Visual C# 2008 zur Verfügung, sondern auch eine eigene Entwicklungsumgebung – *Visual Studio Tools für Anwendungen*; kurz VSTA. Bei VSTA handelt es sich um eine .NET-Entwicklungsumgebung, die speziell für die Integration in Anwendungen konzipiert wurde und dabei die Standardfunktionalität von Visual Studio bietet – wie IntelliSense, Inlineparameter, Syntaxprüfung in Echtzeit, Syntax-Hervorhebung, aber auch das Einbinden von Assemblys oder Webdiensten sowie komfortables Debuggen mit Haltepunkten und entsprechenden Ausgabefenstern. Durch .NET Framework sind den Möglichkeiten innerhalb des *Skripttasks* eigentlich keine Grenzen gesetzt. Für den ein oder anderen mag zwar die Programmierung mit .NET Framework selbst noch eine Grenze darstellen, doch auch diese Grenze wird früher oder später Geschichte sein. Der *Skripttask* kommt Ihnen bei der Entwicklung des Skriptcodes dankenswerterweise einen Schritt entgegen, da bereits alle Rahmenbedingungen eines Skripts durch die Konfiguration des *Skripttasks* automatisch erzeugt werden. Sie können sich bei der Programmierung also voll und ganz auf die eigentliche Anforderung konzentrieren.

Konfiguration

Die Konfiguration des *Skripttasks* findet primär auf der Seite *Skript* des *Skripttask-Editors* statt. Dort wählen Sie zunächst in der Eigenschaft *ScriptLanguage* die Skriptsprache, in der Sie das Skript entwickeln möchten. Sie haben die Wahl zwischen *Microsoft Visual Basic 2008* und *Microsoft Visual C# 2008*.

ACHTUNG Eine gewählte Skriptsprache können Sie nach einem Klick auf die Schaltfläche *Skript bearbeiten* nicht mehr ändern. Sofern Ihnen diese Skriptsprache nicht zusagt, müssen Sie den *Skripttask* löschen und mit einem neuen *Skripttask* wieder von vorne beginnen. Standardmäßig ist als Skriptsprache Visual C# 2008 definiert. In den Optionen von Business Intelligence Development Studio können Sie als Standard auch die Skriptsprache Visual Basic 2008 festlegen. Sie finden diese Option unter *Extras/Optionen/Business Intelligence-Designer/Integration Services-Designer/Allgemein.*

Durch einen Klick auf die Schaltfläche *Skript bearbeiten* erhalten Sie eine Klasse namens *ScriptMain*, welche die Methode *Main* enthält. Diese Methode ist in der Eigenschaft *EntryPoint* als Einstiegspunkt angegeben, das heißt bei der Ausführung des Skripts wird mit dieser Methode begonnen. Nun ist es im Skript natürlich möglich, weitere Methoden zu entwickeln, und es ist ebenso möglich, eine dieser Methoden als Einstiegspunkt zu verwenden. Dazu müssen Sie lediglich den Namen der Methode in die Eigenschaft *EntryPoint* eingeben. Gerade in Kombination mit einem Ausdruck ist diese Eigenschaft sehr interessant, da Sie hier den Einstiegspunkt in das Skript flexibel halten können. So wäre es zum Beispiel möglich, dass nach einem FTP-Transfer je nach Anzahl der empfangenen Dateien unterschiedliche Methoden im *Skripttask* ausgeführt werden.

Sofern Sie im Skript Werte von Paketvariablen verarbeiten möchten, müssen Sie die Paketvariablen in eine der beiden Eigenschaften *ReadOnlyVariables* und *ReadWriteVariables* eintragen. Die beiden Eigenschaften *ReadOnlyVariables* und *ReadWriteVariables* fungieren als Parameterübergabe, über die die Paketvariablen an das Skript übergeben und dort verwendet werden können. Dabei lässt sich der Wert der in der Eigenschaft *ReadWriteVariables* enthaltenen Paketvariablen im Skript verändern, während die in der Eigenschaft *ReadOnlyVariables* angegebenen Paketvariablen schreibgeschützt sind. In beiden Eigenschaften können Sie mehrere Paketvariablen getrennt durch ein Komma eingeben oder aber Sie übernehmen die benötigten Paketvariablen über das Dialogfeld *Variablen auswählen*, das Sie über die Schaltfläche in der jeweiligen Eigenschaft öffnen können.

ACHTUNG Die Paketvariablen, die Sie in den Eigenschaften *ReadOnlyVariables* und *ReadWriteVariables* auswählen möchten, müssen bereits existieren. Der *Skripttask-Editor* bietet Ihnen keine Möglichkeit, Paketvariablen anzulegen.

In Abbildung 8.33 sehen Sie die Konfiguration eines *Skripttasks*, dessen Skriptcode in Visual Basic 2008 geschrieben und dessen Methode *Main* bei der Paketausführung aufgerufen wird. Über die Eigenschaft *ReadOnlyVariables* steht im Skript die Paketvariable *intAnzahlMonate* schreibgeschützt zur Verfügung, während der Wert der Paketvariablen *objTage* durch den Eintrag in der Eigenschaft *ReadWriteVariables* im Skript verändert werden darf. Mit diesen beiden Paketvariablen soll nun im Skript das im Abschnitt »Foreach-Enumerator für Daten aus Variable« beschriebene Beispiel realisiert werden. Dabei enthält die Paketvariable *objTage* nach der Ausführung des *Skripttasks* das Datum zu jedem einzelnen Tag, dessen Zeitraum in Monaten über die Paketvariable *intAnzahlMonate* angegeben wird. Dazu benötigen Sie zwei Paketvariablen: die Paketvariable *intAnzahlMonate* vom Datentyp *Int32* und dem Initialwert 1 für den Zeitraum von einem Monat sowie die Paketvariable *objTage* vom Datentyp *Object*.

BEGLEITDATEIEN Das hier beschriebene Beispiel finden Sie im Beispielpaket »BSP08_005«.

Nachdem die Basiskonfiguration abgeschlossen ist, öffnen Sie mit einem Klick auf die Schaltfläche *Skript bearbeiten* VSTA und schreiben dort den Skriptcode in der gewählten Skriptsprache. Nun mag VSTA zwar ein Bestandteil von SSIS sein, mit dem ein Skript geschrieben und auch ausgeführt wird, ein Bestandteil des Buchs jedoch kann es wegen der Fülle der Möglichkeiten dieser Entwicklungsumgebung nicht sein. Mehr Informationen zu VSTA und der Entwicklung von .NET-Code mit Visual C# 2008 oder Visual Basic 2008 entnehmen Sie der entsprechenden Literatur.

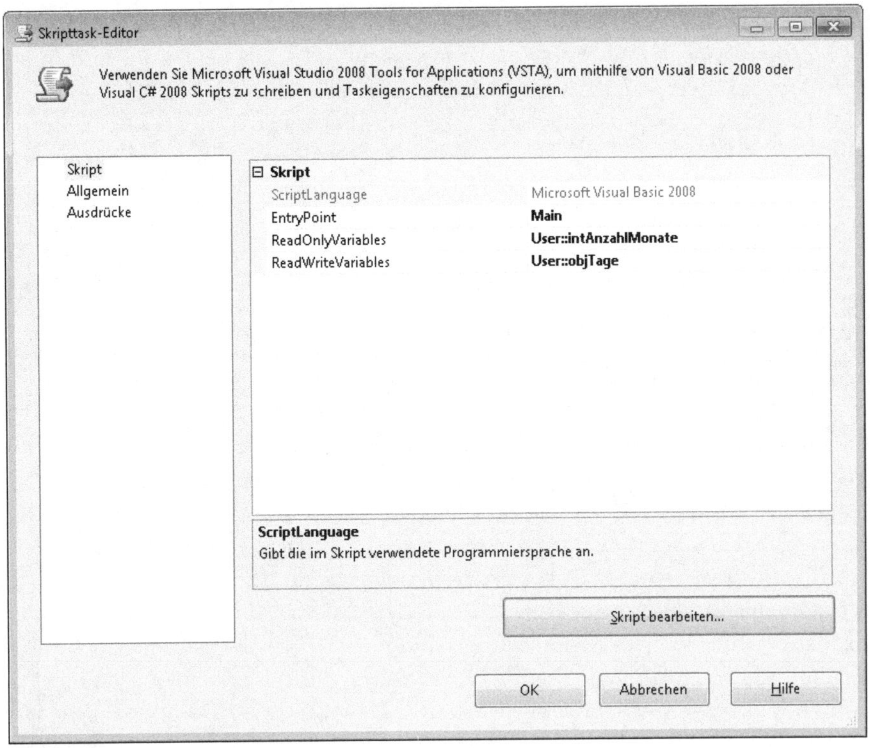

Abbildung 8.33 Der *Skripttask-Editor*

Scripting

Nach einem Klick auf die Schaltfläche *Skript bearbeiten* im *Skripttask-Editor* wird VSTA als eigenständige Anwendung gestartet. Diese beinhaltet ein automatisch erzeugtes, temporäres Projekt, das während der Skriptentwicklung im Verzeichnis des angemeldeten Benutzers gespeichert wird. In diesem Projekt ist die Klasse *ScriptMain* enthalten, welche bereits in VSTA auf einer eigenen Registerkarte geöffnet ist. Diese Klasse enthält einen Basiscode, der zwar schon lauffähig ist, aber sinnigerweise noch mit Ihrem Skriptcode erweitert werden sollte. Der erstellte Basiscode, den Sie in Abbildung 8.34 sehen, zeigt Ihnen in den Kommentaren bereits einige der Möglichkeiten, wie Sie im Skriptcode die Objekte des Pakets verwenden können. Dort sehen Sie Beispiele für den Zugriff auf eine Paketvariable, wie Sie Informationen während der Ausführung des *Skripttasks* in die Paketprotokollierung schreiben, Ereignisse auslösen und einen Verbindungs-Manager ansprechen.

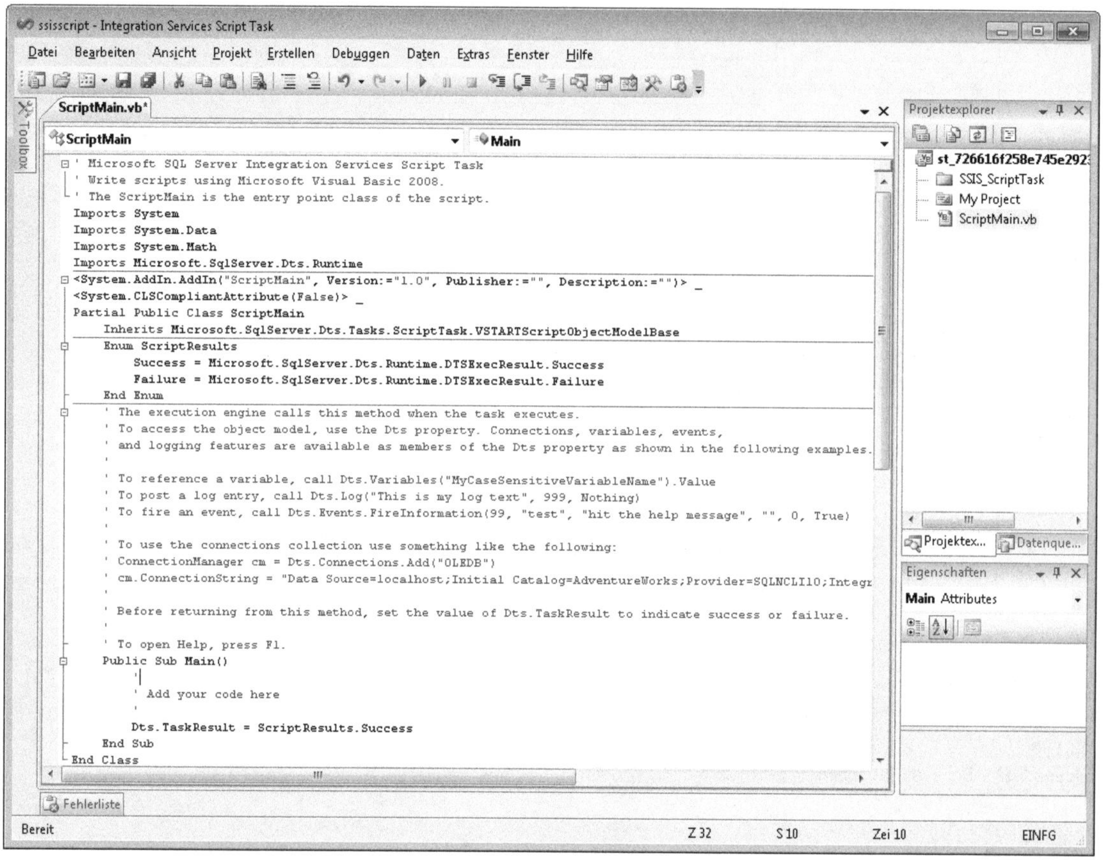

Abbildung 8.34 Der Basiscode in VSTA

Mit dem Basiscode wurde auch die bereits bei der Eigenschaft *EntryPoint* erwähnte Methode *Main* erstellt. Diese beinhaltet neben dem Hinweis, dass Sie hier Ihren Skriptcode eingeben können, auch folgende Anweisung, mit der dem *Skripttask* der Status *Erfolg* zugewiesen wird.

```
Dts.TaskResult = ScriptResults.Success
```

Falls der *Skripttask* jedoch mit dem Status *Fehler* beendet werden soll, verwenden Sie die nachstehende Anweisung.

```
Dts.TaskResult = ScriptResults.Failure
```

Den Status *Beendigung* gibt es an dieser Stelle als solchen nicht, da er hier gleichbedeutend mit dem Status *Erfolg* und somit der ersten genannten Anweisung ist. Die Zuweisung des Status ist nur eine der vielen möglichen Anweisungen, mit denen Sie auf das Objekt des *Skripttasks* zugreifen können. Aber nicht nur die Eigenschaften des *Skripttasks* stehen Ihnen im Skriptcode zur Verfügung, sondern auch die im Paket definierten Verbindungs-Manager und Paketvariablen. Diese werden über das *globale DTS-Objekt* bereitgestellt, welches eine Instanz des *ScriptObjectModel* ist. Das *ScriptObjectModel* bietet die in Tabelle 8.9 aufgelisteten Elemente. Lassen Sie sich an dieser Stelle nicht von dem Kürzel *Dts* verwirren. SSIS hat seinen Namen erst recht spät erhalten und dies war, so wie es aussieht, wohl erst nach der Definition des Objektmodells.

Element	Inhalt
Connections	Beinhaltet die im Paket definierten Verbindungs-Manager
Events	Beinhaltet Methoden für das Auslösen von insgesamt sieben Ereignissen
ExecutionValue	Bietet die Möglichkeit, den im Skript ermittelten Wert über die Eigenschaft *ExecValueVariable* des *Skripttasks* bereitzustellen
Log	Protokolliert Informationen zur Ausführung des Skripts mittels der Paketprotokollierung
TaskResult	Beinhaltet den Ausführungsstatus – Erfolg oder Fehler – des Skripts
Transaction	Stellt die im *Skripttask* oder der darüberliegenden Ebene definierte Transaktion bereit
Variables	Beinhaltet die Paketvariablen, welche über die Eigenschaften *ReadOnlyVariables* und *ReadWriteVariables* des *Skripttasks* zur Verfügung gestellt werden
VariableDispenser	Beinhaltet wie das Element *Variables* die Paketvariablen, nur mit dem Unterschied, dass hier auch Paketvariablen verfügbar sind, welche nicht über die Eigenschaften *ReadOnlyVariables* und *ReadWriteVariables* definiert wurden. Die Eigenschaft *VariableDispenser* eignet sich insbesondere für die Verarbeitung von Paketvariablen, die erst während der Paketausführung erzeugt werden und im Entwurfsmodus noch nicht zur Verfügung stehen.

Tabelle 8.9 Die Elemente des *ScriptObjectModel*

Zur Realisierung des genannten Beispiels muss nun in der Methode *Main* ein Array definiert werden, das mit dem Datum jedes einzelnen Tags der nächsten Monate gefüllt wird. Der eigentliche Zeitraum definiert sich durch den Wert der Paketvariablen *intAnzahlMonate*.

```
Public Sub Main()

    Try
        'Ausgangsdatum mit aktuellem Datum
        Dim datStart As Date = Today

        'Endedatum mit dem Datum in x Monaten
        'Die Anzahl der Monate erfolgt durch die Paketvariablen "intAnzahlMonate"; Initialwert ist "1"
        Dim datEnde As Date = DateAdd(DateInterval.Month, Dts.Variables("intAnzahlMonate").Value, datStart)

        'Berechnung der Anzahl Tage
        Dim intDiff As Integer = DateDiff(DateInterval.Day, datStart, datEnde)

        'Array mit der oben ermittelten Anzahl Tage
        Dim arrZeitraum(intDiff) As Date

        'Zähler, der in der Schleife als Index verwendet wird
        Dim intZaehler As Integer = 0

        'Schleifenverarbeitung - solange Ausgangsdatum kleiner gleich dem Enddatum ist
        Do While datStart <= datEnde

            'Aktueller Wert der Variable "datStart" wird ins Array geschrieben
            'Aktueller Wert der Variable "intZaehler" wird als Indexposition verwendet
            arrZeitraum(intZaehler) = datStart

            'Das in der Variable "datStart" gespeicherte Datum wird um einen Tag erhöht
            datStart = DateAdd(DateInterval.Day, 1, datStart)
```

```
        'Der in der Variable "intZaehler" gespeicherte Wert wird um die Zahl 1 erhöht
        intZaehler = intZaehler + 1

      Loop

      'Beispiel für die Verwendung des Elements "VariableDispenser"
      '--------------------------------------------------------------------
      Dim vars As Variables = Nothing
      'Ermitteln der Systemvariablen "InteractiveMode"
      Dts.VariableDispenser.LockOneForRead("System::InteractiveMode", vars)
      'Auswerten des Werts und Ausgabe der Meldung
      If vars("System::InteractiveMode").Value = True Then MsgBox((intDiff + 1).ToString)
      'Systemvariable "InteractiveMode" wieder freigeben
      vars.Unlock()
      '--------------------------------------------------------------------

     'Zuweisen des Arrays zur Paketvariablen "objTage"
     Dts.Variables("objTage").Value = arrZeitraum

     'Alternativ - Verwenden des Arrays als Ausführungswert
     '----------------------------------------------------
     'Dts.ExecutionValue = arrZeitraum
     '----------------------------------------------------

     'Skripttask mit Status "Erfolg" beenden
      Dts.TaskResult = ScriptResults.Success

   Catch
    'Skripttask mit Status "Fehler" beenden
     Dts.TaskResult = ScriptResults.Failure
   End Try
End Sub
```

Listing 8.5 Die Ermittlung der Datumswerte eines angegebenen Zeitraums

Der Skriptcode selbst ist recht einfach und überschaubar, wie in Listing 8.5 zu sehen ist. Zunächst wird eine Variable namens *datStart* vom Typ *Date* deklariert und mit dem aktuellen Datum über *Today* initialisiert. Diese Variable beinhaltet das erste Datum, das in das Array geschrieben wird. Das letzte Datum wird mit der Variablen *datEnde* zur Verfügung gestellt, die ebenfalls den Typ *Date* verwendet. Die Initialisierung dieser Variablen erfolgt mit der Funktion *DateAdd*, die das Ergebnis der Berechnung des Enddatums beinhaltet. Zur Berechnung wird die Paketvariable *intAnzahlMonate* verwendet. Dabei erfolgt der Zugriff auf den Wert der Paketvariablen über folgende Syntax:

```
Dts.Variables("intAnzahlMonate").Value
```

ACHTUNG Die Verwendung von Paketvariablen erfolgt im Skriptcode case-sensitive. Achten Sie also auf die Groß- und Kleinschreibung der Paketvariablen.

Der Initialwert der Paketvariablen *intAnzahlMonate* ist 1. Insofern liegt das Enddatum bei diesem Beispiel exakt einen Monat in der Zukunft. Die einzelnen Tage dieses Zeitraums werden in ein Array geschrieben, für dessen Definition die Anzahl der Einträge erforderlich ist – was hier wiederum der Anzahl der Tage entspricht. Ergo muss auch die Anzahl der Tage ermittelt werden. Dies erfolgt über die Funktion *DateDiff*. Das Ergebnis wird dabei in der Variablen *intDiff* gespeichert. Diese Variable ist nun Bestandteil der darauffolgenden Definition des Arrays vom Typ *Date*. Nun fehlt nur noch die Variable *intZaehler*, die innerhalb der Schleife als Indexwert des Arrays verwendet wird. Diese ist vom Typ *Integer* und erhält den Initialwert 0.

Die Schleifenverarbeitung erfolgt über den Vergleich der beiden Variablen *datStart* und *datEnde*. Solange der Wert der Variablen *datStart* nicht größer als der Wert der Variablen *datEnde* ist, wird in der Schleife zunächst der Wert der Variablen *datStart* in das Array geschrieben und anschließend dieser mit der Funktion *DateAdd* um einen Tag erhöht. Ebenso wird der Wert der Variablen *intZaehler* erhöht – und zwar um den Wert 1. Nachdem die Schleifenverarbeitung beendet ist, folgt die Zuweisung des Arrays zur Paketvariablen *objTage* mit folgender Anweisung:

```
Dts.Variables("objTage").Value = arrZeitraum
```

Alternativ zur Rückgabe des Werts über die Paketvariable *objTage* wäre es auch möglich, den Wert als Ausführungswert des *Skripttasks* zu speichern. Dazu müssen Sie lediglich die Paketvariable *objTage* in der Eigenschaft *ExecValueVariable* des *Skripttasks* auswählen und im Skriptcode mit der folgenden Anweisung den Wert als Ausführungswert übergeben.

```
Dts.ExecutionValue = arrZeitraum
```

ACHTUNG Die in der Eigenschaft *ExecValueVariable* des *Skripttasks* angegebene Paketvariable speichert nur dann den Ausführungswert des *Skripttasks*, wenn der Wert im Skriptcode dem Element *ExecutionValue* zugewiesen wird. Ohne diese Zuweisung enthält die angegebene Paketvariable keinen oder den vor der Ausführung des *Skripttasks* enthaltenen Wert. Dies ist auch dann der Fall, wenn im Skriptcode der in der Eigenschaft *ExecValueVariable* angegebenen Paketvariablen explizit ein Wert zugewiesen wird.

Der im Beispiel gezeigte Skriptcode wird mit der bereits im Basiscode enthaltenen Zuweisung des Status *Erfolg* zum *Skripttask* beendet. Dieser Status – und somit auch die Zuweisung – sollte aber abhängig davon sein, ob die Verarbeitung des Skriptcodes erfolgreich war oder ob diese mit einem Fehler beendet wurde. Aus diesem Grund enthält der Skriptcode einen *Try*-Block, der die Zuweisung des Status *Erfolg* enthält, sowie einen *Catch*-Block für den Fehlerfall, in dem der Status *Fehler* zugewiesen wird.

Mit der Zuweisung des Status ist der Skriptcode komplett. Das Skript speichern Sie nun mit einem Klick auf die Schaltfläche *Speichern* in der Menüleiste. Ob Ihr Skript syntaktisch korrekt ist, können Sie mit dem Menübefehl *Erstellen* prüfen lassen. Eventuelle Fehler werden dabei in das Ausgabefenster *Fehlerliste* geschrieben. Mit einem Doppelklick auf den jeweiligen Fehler gelangen Sie automatisch zur entsprechenden fehlerhaften Codezeile.

Eine Besonderheit des in Listing 8.5 dargestellten Skriptcodes wurde bis jetzt noch nicht beschrieben. Dort wird über das Element *VariableDispenser* die Systemvariable *InteractiveMode* zur Ausgabe einer Meldung verwendet. Diese Anweisungen sind für die eigentliche Umsetzung des Beispiels nicht relevant, zeigen aber die Verwendung des Elements *VariableDispenser* und der Systemvariablen *InteractiveMode*.

Die Systemvariable *InteractiveMode* enthält – wie bereits in Kapitel 4 beschrieben – im Debug-Modus den Wert *True* und im Echtbetrieb den Wert *False*. Insofern ist es möglich, Anweisungen eines Skriptcodes abhängig von dieser Systemvariablen nur im Debug-Modus ausführen zu lassen – wie die im Beispiel verwendete Ausgabe einer Meldung per *MsgBox*. Wird das Paket im Debug-Modus gestartet, erhalten Sie die Meldung; starten Sie hingegen das Paket per `Strg`+`F5` und somit nicht im Debug-Modus, wird die Meldung nicht ausgegeben. Auch wenn es sich in diesem Beispiel lediglich um die Ausgabe einer Meldung handelt, zeigt es doch den effektiven Nutzen der Systemvariablen *InteractiveMode* für die Paketentwicklung.

Das Element *VariableDispenser* ermöglicht es, wie bereits erwähnt wurde, Paketvariablen im Skript zu verwenden, die nicht über die Eigenschaften *ReadOnlyVariables* oder *ReadWriteVariables* definiert wurden. Dazu müssen die Paketvariablen jedoch erst über eine Variable im Skriptcode zur Verfügung gestellt werden. Insofern benötigen Sie zunächst eine Variable vom Typ *Variables* – wie hier im Beispiel die Variable *vars*. Dieser Variablen weisen Sie mit der Methode *LockOneForRead* die Systemvariable *InteractiveMode* zu. Nun können Sie auf die Systemvariable in ähnlicher Weise zugreifen wie über das Element *Variables* – nur dass Sie sich hierbei auf die erstellte Variable *vars* beziehen. Listing 8.6 enthält die notwendigen Anweisungen zur Auswertung der Systemvariablen *InteractiveMode* über das Element *VariableDispenser*.

```
Dim vars As Variables = Nothing
Dts.VariableDispenser.LockOneForRead("System::InteractiveMode", vars)
If vars("System::InteractiveMode").Value = True Then MsgBox((intDiff + 1).ToString)
```

Listing 8.6 Die Verwendung des Elements *VariableDispenser*

Nachdem Sie eine Paketvariable über das Element *VariableDispenser* verwendet haben, müssen Sie diese Verwendung wieder aufheben. Dies erfolgt mit der nachstehenden Anweisung.

```
vars.Unlock()
```

An dieser Stelle ist die Verwendung des Elements *VariableDispenser* rein exemplarisch, da die Systemvariable *InteractiveMode* natürlich auch mit der Eigenschaft *ReadOnlyVariables* im Skript bereitgestellt werden könnte.

Hiermit ist nun die Beschreibung des Skriptcodes beendet. Aber nicht ohne noch zu erwähnen, dass es natürlich immer mehrere Möglichkeiten gibt, eine Anforderung zu realisieren – und so werden Sie bestimmt auch für diese Anforderung einen kürzeren und eleganteren Weg finden. Nachdem Sie das Skript gespeichert haben, schließen Sie VSTA über den Menüeintrag *Datei/Beenden*. Dabei wird das erstellte Skript im Paket gespeichert; das temporäre Projekt im Verzeichnis des angemeldeten Benutzers hingegen gelöscht. Sofern Sie dieses Paket nun ausführen, füllt Ihnen der Skripttask die Paketvariable *objTage* mit den Datumswerten der Tage, die in dem über die Paketvariable *intAnzahlMonate* definierten Zeitraum enthalten sind.

Ergänzend sei noch erwähnt, dass Sie mit VSTA auch in der Lage sind, Webdienste und Assemblys zu verwenden. Diese binden Sie in Ihr Skript ein, indem Sie in VSTA innerhalb des Projekt-Explorers aus dem Kontextmenü des Projektnamens den Befehl *Verweis hinzufügen* oder *Webverweis hinzufügen* wählen. Die Vorgehensweise des Einbindens wie auch die Verwendung der dadurch verfügbaren Methoden einer Assembly oder eines Webdienstes sind dieselben wie innerhalb eines eigenständigen .NET-Projekts in Visual Studio. Gerade die Verwendung von Assemblys kann immense Vorteile bringen, wenn Sie in Ihren Skripts immer wiederkehrende Funktionalitäten benötigen. Diese Funktionalitäten fassen Sie als Klassen und Methoden in einer Assembly zusammen, wodurch Sie diese in den verschiedensten Skripts in unterschiedlichen Paketen einbinden und verwenden können. Neben den Assemblys und Webverweisen ist es natürlich auch möglich, die Klasse *ScriptMain* um mehrere Methoden zu erweitern, so wie auch das Projekt selbst mehrere Klassen oder andere Elemente beinhalten kann. Es stehen Ihnen hier grundsätzlich alle Möglichkeiten zur Verfügung, die Sie aus der .NET-Entwicklung kennen. Wobei hierbei alle Elemente, die Sie hinzufügen, im Paket gespeichert werden.

Hinweise

VSTA wird nicht nur zur Entwicklung der Skripts, sondern auch für deren Ausführung verwendet. Achten Sie also darauf, dass VSTA auf den Computern installiert ist, die Pakete mit *Skripttasks* ausführen sollen.

Seit SSIS 2008 werden im Gegensatz zu SSIS 2005 die Skripts immer vorkompiliert. Diese binären Objekte beanspruchen zwar mehr Speicherplatz, bringen dafür aber einen signifikanten Performancegewinn bei der Ausführung.

Das Skript wird während der Entwicklung temporär in einem Verzeichnis gespeichert. Alle im Skript gespeicherten Informationen sind dort ohne Weiteres lesbar – auch die im Skript verwendeten vertraulichen Informationen. Aus diesem Grund sollten Sie die Projektdateien über eine entsprechende Rechtevergabe vor unbefugtem Zugriff schützen.

Task 'Anmeldungen übertragen'

Der Leistungsumfang von SQL Server beinhaltet mit dem Transaktionsprotokollversand und der Datenbankspiegelung zwei einfache, aber effektive Möglichkeiten der Ausfallsicherheit. Beide Methoden übertragen Datenbanken vom Produktivserver zu einem Standby-Server; beide Methoden haben aber auch den Nachteil, dass die Anmeldungen dabei nicht transferiert werden. Weder die Anmeldungen der SQL Server- noch die der Windows-Authentifizierung des Produktivservers existieren nach dem Transaktionsprotokollversand oder der Datenbankspiegelung auf dem Standby-Server. Ergo müssen Änderungen in den Anmeldungen des Produktivservers manuell auf dem Standby-Server nachgezogen werden. Mit dem Ablaufsteuerungselement *Task 'Anmeldungen übertragen'* sind Sie in der Lage, diese manuellen Änderungen zu automatisieren. Der *Task 'Anmeldungen übertragen'* übermittelt sowohl Anmeldungen mit SQL Server-Authentifizierung als auch solche mit Windows-Authentifizierung. Letztere natürlich nur, wenn beide SQL Server in ein und derselben Domäne aktiv sind.

Mit dem *Task 'Anmeldungen übertragen'* kann noch ein weiteres Manko bei der Übertragung von Datenbanken behoben werden. Sie kennen sicherlich das leidige Thema: Sie haben zwar eine SQL Server-Datenbank auf einem anderen SQL Server erfolgreich wiederhergestellt, die Anmeldungen der Benutzer an dieser Datenbank schlagen jedoch fehl. Obwohl die entsprechenden Anmeldungen auf dem SQL Server existieren und sogar mit den Namen der Datenbankbenutzer übereinstimmen, ist eine Anmeldung der Benutzer an der Datenbank nicht möglich. Dies liegt an dem Security-Identifier (SID), welcher für jede Anmeldung in SQL Server vergeben wird. Die Anmeldungen in SQL Server mögen zwar mit denselben Anmeldenamen angelegt worden sein, intern wurden dabei aber neue – und somit auch andere – SIDs vergeben. Bei einem Anmeldeversuch an der Datenbank erfolgt die Prüfung der Anmeldung des entsprechenden Datenbankbenutzers jedoch nicht über dessen Anmeldenamen, sondern über die interne SID. So kann es beispielsweise sein, dass die neu erstellte Anmeldung »Müller« als SID 1 verwendet, in der Datenbank aber der Anmeldename »Müller« über dessen Original-SID 2 zugeordnet ist. Das SID-Problem lässt sich mit dem *Task 'Anmeldungen übertragen'* lösen, da die SID bei der Übertragung mit übergeben werden kann. Dies bedeutet, dass nach der Ausführung dieses Ablaufsteuerungselements die Anmeldung »Müller« mit dem SID 1 vorhanden und somit die Zuordnung zur Datenbank korrekt ist. Wobei es sich bei dem SID natürlich nicht um eine Zahl handelt, sondern um einen binären Wert. Die Zahl wurde hier nur zur besseren Verständlichkeit verwendet.

Konfiguration

Der *Editor für den Task 'Anmeldungen übertragen'* bietet auf der Seite *Anmeldungen* die Eigenschaften, die für die Ausführung dieses Ablaufsteuerungselements ausschlaggebend sind. Dort wählen Sie in der Eigenschaft *SourceConnection* den *SMO-Verbindungs-Manager* aus, der bei der Paketausführung die Verbindung mit dem SQL Server erstellt, von dem die Anmeldungen übertragen werden sollen – oder um es kurz zu sagen: Sie definieren die Verbindung zur Quellinstanz. Erst nachdem diese Verbindung festgelegt ist, sind die beiden Eigenschaften *LoginsList* und *DatabasesList* der ersten Kategorie des Editors verfügbar. Doch bevor Sie mit der Konfiguration dieser Kategorie beginnen, sollten Sie noch in der Eigenschaft *DestinationConnection* den *SMO-Verbindungs-Manager* für die Zielinstanz auswählen; sprich für den SQL Server, auf den die Anmeldungen übertragen werden sollen.

In der Kategorie *Anmeldungen* definieren Sie den Umfang der Übertragung. Die Eigenschaft *LoginsToTransfer* stellt Ihnen dazu insgesamt drei Möglichkeiten zur Verfügung. Dabei werden mit dem Eintrag *AllLogins* alle Anmeldungen in die Übertragung aufgenommen, während Sie mit dem Eintrag *SelectedLogins* nur ausgewählte Anmeldungen und mit dem Eintrag *AllLoginsFromSelectedDatabase* nur die Anmeldungen zur Zielinstanz übertragen, die mit einer oder mehreren gewählten Datenbanken verbunden sind. Die Auswahl einzelner Anmeldungen erfolgt über die Eigenschaft *LoginsList* und die Auswahl der Datenbanken mit der Eigenschaft *DatabasesList*. Beide Eigenschaften bieten Ihnen über die darin enthaltene Schaltfläche ein Dialogfeld, in dem Sie die Anmeldungen bzw. die Datenbanken auswählen können. Leider ist bei beiden Eigenschaften nach der Auswahl nicht erkennbar, ob und welche Anmeldungen bzw. Datenbanken ausgewählt wurden.

HINWEIS Die Auswahl der Anmeldungen enthält neben den Windows-Anmeldungen auch alle SQL Server-Anmeldungen – mit Ausnahme der Anmeldung *sa*. Diese kann nicht übertragen werden.

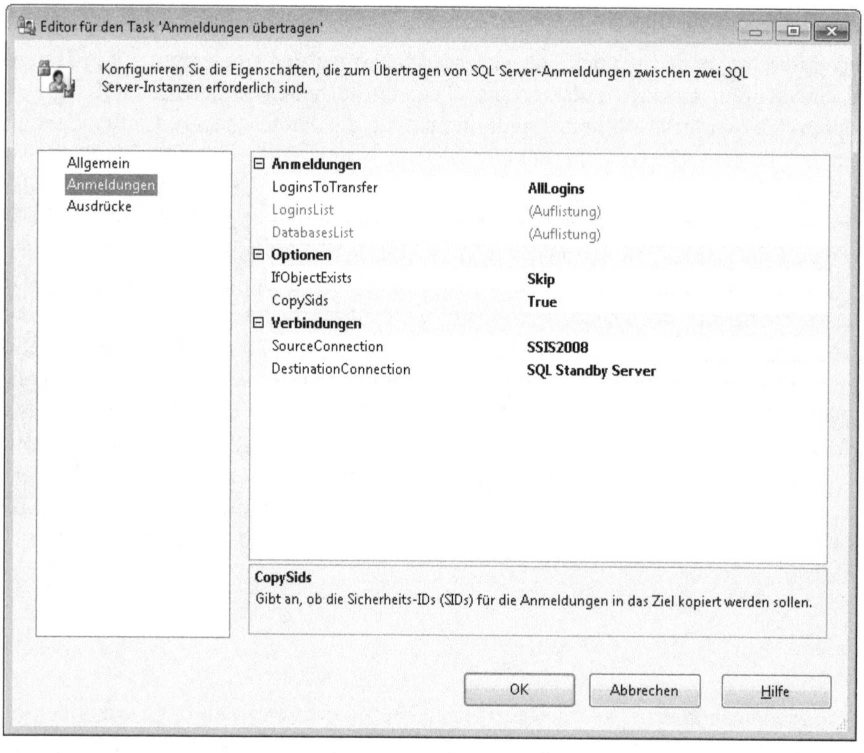

Abbildung 8.35 Der *Editor für den Task 'Anmeldungen übertragen'*

Bei der Übertragung der Anmeldungen werden Sie unweigerlich auf das Problem stoßen, dass auf der Zielinstanz bereits Anmeldungen existieren, welche in der Übertragung enthalten sind. Mit der Eigenschaft *IfObjectExists* definieren Sie, wie der *Task 'Anmeldungen übertragen'* in einem solchen Fall reagieren soll. In Tabelle 8.10 sehen Sie die Einträge dieser Eigenschaft mitsamt den entsprechenden Auswirkungen.

Eintrag	Auswirkung
FailTask	Das Ablaufsteuerungselement wird fehlerhaft beendet
Overwrite	Die bestehende Anmeldung der Zielinstanz wird mit der Anmeldung der Quellinstanz überschrieben
Skip	Die Anmeldung der Quellinstanz wird nicht übertragen

Tabelle 8.10 Die Einträge der Eigenschaft *IfObjectExists*

Die eingangs beschriebene Möglichkeit, die SIDs der jeweiligen Anmeldungen mit zu übertragen, ist kein Standard bei der Übertragung der Anmeldungen. Sie müssen diese Funktionalität in der Eigenschaft *CopySids* aktiveren. Mit dieser Eigenschaft ist die Konfiguration des *Task 'Anmeldungen übertragen'* auch bereits abgeschlossen.

In Abbildung 8.35 sehen Sie die Konfiguration der Übertragung aller Anmeldungen des SQL Server »SSIS2008« zum SQL Server »SQL Standby Server«. Bestehende Anmeldungen auf der Zielinstanz werden dabei nicht überschrieben; für neue Anmeldungen werden die SIDs der Quellinstanz übernommen.

BEGLEITDATEIEN Das hier beschriebene Beispiel finden Sie im Beispielpaket »BSP08_008«.

Hinweise

Die übertragenen Anmeldungen sind auf der Zielinstanz zunächst deaktiviert. Die Aktivierung muss manuell oder per Skript von einem Benutzer ausgeführt werden, der in der Zielinstanz der SQL Server-Rolle *sysadmin* zugeordnet ist.

Kennwörter von SQL Server-Anmeldungen müssen nach der Übertragung und Aktivierung auf der Zielinstanz neu vergeben werden. Die Kennwörter der Quellinstanz werden nicht mit übertragen, sondern auf der Zielinstanz mit zufälligen Werten belegt.

Die Anzahl der übertragenen Anmeldungen können in der Eigenschaft *ExecValueVariable* in einer Paketvariablen zur weiteren Verwendung in der Ablaufsteuerung gespeichert werden.

Zur Konfiguration wie auch zur Ausführung des *Task 'Anmeldungen übertragen'* muss der ausführende Benutzer sowohl bei der Quell- wie auch bei der Zielinstanz der SQL Server-Rolle *sysadmin* zugeordnet sein.

Die Übertragung der Anmeldungen kann zwischen verschiedenen SQL Server-Versionen ab Version 2000 erfolgen. Dabei spielt es keine Rolle, welche Version als Quelle und welche als Ziel fungiert.

Bei einer Übertragung von Windows-Anmeldungen zu einem SQL Server einer anderen Domäne wird die Verarbeitung fehlerhaft beendet.

Task 'Aufträge übertragen'

Ähnlich den Anmeldungen verhält es sich mit den Aufträgen vom SQL Server-Agent. Die Übertragung der Aufträge vom Produktivserver auf den Standby-Server ist Sache des Administrators – oder aber des Ablaufsteuerungselements *Task 'Aufträge übertragen'*. Natürlich gibt es noch andere Gründe, Aufträge von einem SQL Server zu einem anderen bzw. zwischen zwei SQL Server-Instanzen zu übertragen und sei es nur, um Entwicklungs-, Test- und Produktivumgebungen auf dem gleichen Stand zu halten.

Konfiguration

Die Konfiguration dieses Ablaufsteuerungselements ist im Großen und Ganzen identisch mit dem des Ablaufsteuerungselements *Task 'Anmeldungen übertragen'*. Auch hier beginnt die Konfiguration mit der Auswahl eines *SMO-Verbindungs-Managers* für die Quellinstanz. Diesen wählen Sie im *Editor für den Task 'Aufträge übertragen'* ebenfalls in einer Eigenschaft namens *SourceConnection* aus, welche auf der Seite *Aufträge* enthalten ist. Auch die Auswahl der Zielinstanz ist nichts Neues für Sie; diese findet in der Eigenschaft *DestinationConnection* statt.

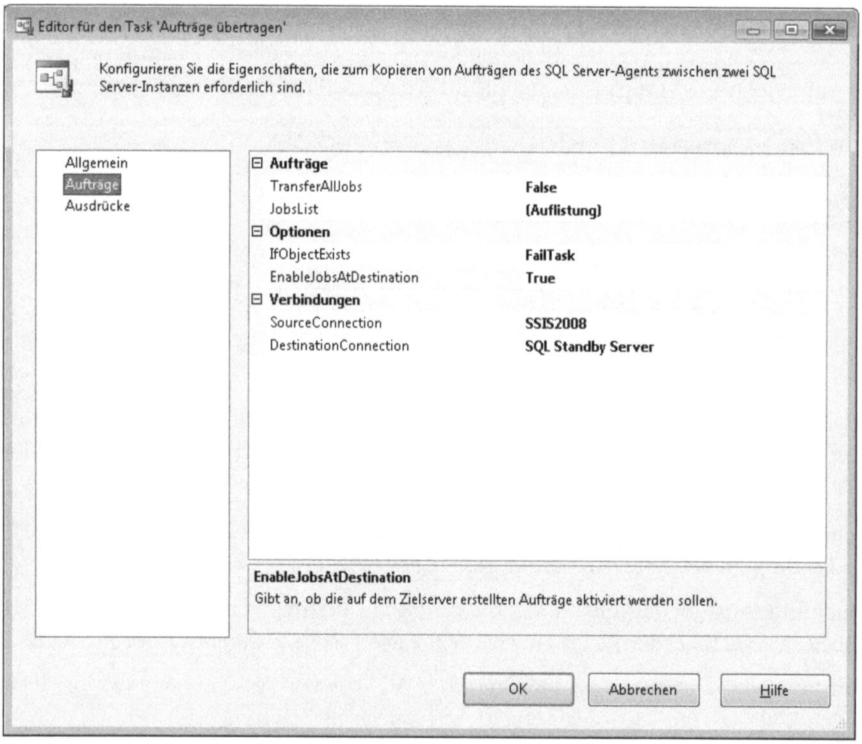

Abbildung 8.36 Der *Editor für den Task 'Aufträge übertragen'*

Den Umfang der Übertragung legen Sie in der Kategorie *Aufträge* fest. In der Eigenschaft *TransferAllJobs* wählen Sie, ob Sie alle Aufträge – mit der Auswahl des Eintrags *True* – übertragen möchten oder ob die Übertragung nur bestimmte Aufträge enthalten soll. Für Letzteres deaktivieren Sie die Eigenschaft *TransferAllJobs* mit dem Eintrag *False* und entscheiden Sie sich anschließend über das in der Eigenschaft *JobsList* verfügbare Auswahldialogfeld für die entsprechenden Aufträge. Die Art und Weise der Auswahl ist identisch mit der beim *Task 'Anmeldungen übertragen'*. Ebenfalls gleich verhält sich die Funktion der Eigenschaft *IfObjectExists*. Auch diese Eigenschaft bieten Ihnen die in Tabelle 8.10 beschriebenen drei Einträge.

Die Aufträge vom SQL Server-Agent können die unterschiedlichsten Aufgaben beinhalten. Dabei sind diese oft eng mit dem jeweiligen SQL Server verbunden. Als Beispiel sei ein Auftrag zur Ausführung eines Wartungsplans genannt. Dort wird ein Paket ausgeführt, das auf verschiedene Datenbanken und Verzeichnisse zugreift und auch T-SQL-Befehle sowie Betriebssystemaktionen ausführt. Dieser Auftrag funktioniert nur, wenn die darin angesprochenen Datenbanken und Verzeichnisse existieren und das Benutzerkonto vom SQL Server-Agent mit den entsprechenden Berechtigungen ausgestattet ist. Die für die Übertragung gewählten Aufträge werden unabhängig von solchen Voraussetzungen auf die Zielinstanz übertragen, das heißt es findet keine Prüfung statt, ob der Auftrag dort auch fehlerfrei ausgeführt werden kann. Deshalb ist es notwendig, dass die Aufträge nach der Übertragung von einem Benutzer manuell geprüft werden. Um ein automatisches Ausführen der Aufträge vor dieser manuellen Prüfung zu vermeiden, werden die Aufträge nach der Übertragung standardmäßig deaktiviert. Sofern es sich bei der Übertragung jedoch um eine Wiederholung handelt und die übertragenen Aufträge bereits geprüft und aktiviert wurden, ist eine erneute Prüfung nach jeder Übertragung natürlich nicht notwendig. Für diesen Fall setzen Sie die Eigenschaft *EnableJobsAtDestination* auf *True*. Dadurch werden die Aufträge nach der Übertragung automatisch aktiviert. In Abbildung 8.36 sehen Sie eine solche Konfiguration, bei der nur ausgewählte Aufträge zur Zielinstanz übertragen und dort direkt aktiviert werden.

BEGLEITDATEIEN Das hier beschriebene Beispiel finden Sie im Beispielpaket »BSP08_008«.

Hinweise

Die Aufträge können zwischen den verschiedenen SQL Server-Versionen ab Version 2000 übertragen werden.

Das Benutzerkonto, das für die Paketausführung zur Übertragung der Aufträge verwendet wird, muss auf beiden SQL Servern bzw. Instanzen der SQL Server-Rolle *sysadmin* zugeordnet sein. Sofern die Übertragung keinen SQL Server 2000 beinhaltet, können die Berechtigungen auch mit den in SQL Server 2005 eingeführten Datenbankrollen *SQLAgentUserRole*, *SQLAgentReaderRole* und *SQLAgentOperatorRole* der Systemdatenbank *msdb* vergeben werden.

Der *Task 'Aufträge übertragen'* liefert nach der Ausführung die Anzahl der übertragenen Aufträge als Ausführungswert. In der Eigenschaft *ExecValueVariable* können Sie eine Paketvariable angeben, die diesen Wert für den weiteren Verlauf der Ablaufsteuerung speichert.

Es werden nur Aufträge übertragen. Operatoren, Warnungen und Proxys sind in der Übertragung nicht enthalten. Der Dienst vom SQL Server-Agent muss dabei nicht gestartet sein.

Task 'Dateisystem'

Zu den alltäglichen Aufgaben in der IT gehört das Arbeiten mit Dateien und Verzeichnissen. Diese werden kopiert, verschoben, gelöscht, umbenannt oder deren Attribute verändert. Solche Datei- und Verzeichnisoperationen sind auch in vielen Paketen notwendig und von daher steht Ihnen das Ablaufsteuerungselement *Task 'Dateisystem'* zur Verfügung, mit dem Dateien und Verzeichnisse kopiert, gelöscht und verschoben werden können. Ferner ist auch das Umbenennen von Dateien, das Löschen von Verzeichnisinhalten und das Festlegen von Dateiattributen möglich.

Es gibt viele verschiedene Gründe für die Verwendung des *Task 'Dateisystem'* in einem Paket. So können Sie beispielsweise Dateien, deren Inhalt in einem *Datenflusstask* verarbeitet werden, nach dem Datenfluss löschen oder aber zur Archivierung in ein Verzeichnis verschieben und mit einem Schreibschutz versehen. Auch wäre es möglich, komplette Verzeichnisse zur Sicherung auf einen externen Datenträger zu kopieren oder den Inhalt eines Verzeichnisses in einem bestimmten Turnus zu löschen. Dabei steht Ihnen der *Task 'Dateisystem'* immer nur für genau eine Operation zur Verfügung. Dies bedeutet, wenn Sie beispielsweise eine Datei verschieben und anschließend mit dem Attribut *ReadOnly* versehen möchten, benötigen Sie den *Task 'Dateisystem'* zweimal in der Ablaufsteuerung: einmal für das Verschieben der Datei und ein weiteres Mal zur Konfiguration des Attributs.

Konfiguration

Die Konfiguration findet im *Editor für den Task 'Dateisystem'* statt. Dabei sind die auf der Seite *Allgemein* verfügbaren Eigenschaften abhängig von der jeweils gewählten Operation. Die *Operation* selbst wählen Sie in der gleichnamigen Eigenschaft. Insgesamt stehen Ihnen zehn verschiedene Operationen zur Verfügung.

Alle zehn Operationen haben eines gemeinsam: Um eine Datei oder ein Verzeichnis mit dem *Task 'Dateisystem'* verarbeiten zu können, benötigen Sie eine Verbindung zu der Datei oder dem Verzeichnis. Diese Verbindung legen Sie in der Kategorie *Quellverbindung* entweder über einen *Dateiverbindungs-Manager* oder über eine Paketvariable fest. Sofern Sie die Eigenschaft *IsSourcePathVariable* mit *True* kennzeichnen, können Sie die Paketvariable in der Eigenschaft *SourceVariable* auswählen, während Ihnen durch den Eintrag *False* die Auswahl des entsprechenden *Dateiverbindungs-Managers* in der Eigenschaft *SourceConnection* ermöglicht wird.

Operationen, mit denen Dateien oder Verzeichnisse kopiert oder verschoben sowie Dateien umbenannt werden, benötigen neben der Quellverbindung auch eine *Zielverbindung*. Diese wird in den Eigenschaften der gleichnamigen Kategorie konfiguriert. Die Konfiguration ist der der Quellverbindung ähnlich. Auch hier wählen Sie die Zielverbindung entweder über eine Paketvariable oder über einen *Dateiverbindungs-Manager* aus, wobei in dieser Kategorie die Bezeichnungen der entsprechenden Eigenschaften *IsDestinationPathVariable*, *DestinationVariable* und *DestinationConnection* lauten.

ACHTUNG Bei der Auswahl wie auch bei der Neuanlage des *Dateiverbindungs-Managers* muss dessen Typ – *Datei erstellen*, *Vorhandene Datei*, *Ordner erstellen* und *Vorhandener Order* – der jeweiligen Dateioperation entsprechen. Sofern Sie einen *Dateiverbindungs-Manager* mit einem falschen Typ verwenden, erhalten Sie entweder eine Fehlermeldung oder aber die Operation wird falsch ausgeführt. So liefert Ihnen die Kombination des Typs *Datei erstellen* mit der Operation *Verzeichnis löschen* nur die irreführende Fehlermeldung »Der Verbindungstyp ist keine Datei.«. Bei der Verwendung des Typs *Verzeichnis erstellen* im Zusammenhang mit der Operation *Datei erstellen* hingegen erhalten Sie anstelle einer Datei ein Verzeichnis mit dem im *Dateiverbindungs-Manager* angegebenen Dateinamen.

Neben der Zielverbindung haben die genannten Operationen auch die Eigenschaft *OverwriteDestination* gemeinsam. Mit dieser steuern Sie, ob bestehende Dateien oder Verzeichnisse durch die gewählte Operation überschrieben werden sollen. Diese Eigenschaft wie auch die Konfiguration einer Zielverbindung ist bei den Operationen *Datei löschen*, *Verzeichnis löschen* und *Verzeichnisinhalt löschen* nicht notwendig. Bei diesen Operationen ist lediglich die Quellverbindung erforderlich, weshalb auch keine weiteren Eigenschaften zur Verfügung stehen.

Anders verhält es sich bei der Operation *Verzeichnis erstellen*. Diese bietet neben der Kategorie *Quellverbindung* noch die Eigenschaft *UseDirectoryIfExists*. In dieser legen Sie fest, wie das Ablaufsteuerungselement reagieren soll, wenn das in der Quellverbindung angegebene Verzeichnis bereits existiert. Durch Aktivierung dieser Eigenschaft mit dem Eintrag *True* wird das bereits bestehende Verzeichnis verwendet, während der Eintrag *False* in einem solchen Fall zu einem Fehler führt.

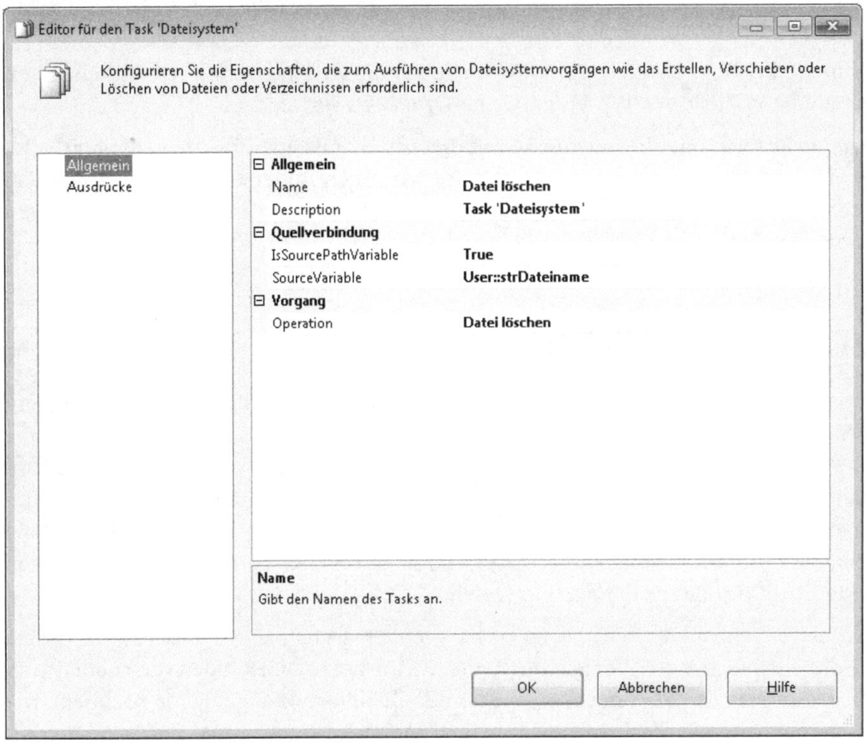

Abbildung 8.37 Der *Editor für den Task 'Dateisystem'*

Die Operation *Attribute festlegen* erweitert den Editor um die Gruppe *Attribute*, über die Sie die Dateiattribute *Versteckt*, *Schreibgeschützt*, *Archiv* und *System* aktivieren bzw. deaktivieren können. Diese Eigenschaften entsprechen den Parametern *h* für *Hidden*, *r* für *ReadOnly*, *a* für *Archive* und *s* für *System* des DOS-Befehls ATTRIB.

In Abbildung 8.37 sehen Sie die Konfiguration des im Abschnitt »Sequenzcontainer« beschriebenen *Task 'Dateisystem'*. In dem dort genannten Beispiel wird eine Zip-Datei per *FTP-Task* empfangen, mittels *Task 'Prozess ausführen'* entpackt und die darin enthaltenen Daten mit einem *Datenflusstask* in ein Datenziel geladen. Nach der erfolgreichen Ausführung des *Datenflusstasks* wird die extrahierte Datei mit einem *Task 'Dateisystem'* gelöscht. Der Zugriff auf diese Datei erfolgt über die in der Eigenschaft *SourceVariable* angegebene Paketvariable, welche den Pfad und Dateinamen der Datei beinhaltet. Der Löschvorgang selbst wird durch die Auswahl der Operation *Datei löschen* in der Eigenschaft *Operation* bestimmt.

Hinweise

Mit der Operation *Verzeichnis verschieben* wird nicht das angegebene Verzeichnis als Ganzes in ein anderes Verzeichnis verschoben, sondern lediglich der Inhalt dieses Verzeichnisses.

Bei der Operation *Datei umbenennen* ist ein *Dateiverbindungs-Manager* vom Typ *Datei erstellen* erforderlich. Hierbei wird nicht einfach der Name der Datei verändert, sondern vielmehr eine neue Datei mit neuem Namen erstellt und die Datei mit dem alten Namen gelöscht.

Die Operation *Datei verschieben* benötigt als Zielverbindung lediglich das Zielverzeichnis. Deshalb ist beim *Dateiverbindungs-Manager* an dieser Stelle der Typ *Vorhandener Ordner* zu verwenden.

Es können immer nur einzelne Dateien oder Verzeichnisse mit diesem Ablaufsteuerungselement verarbeitet werden. Die Verwendung von Platzhalterzeichen wie »*« und »?« wird nicht unterstützt. Falls Sie mehrere Dateien oder Verzeichnisse verarbeiten möchten, müssen Sie den *Task 'Dateisystem'* in Verbindung mit dem *Foreach-Schleifencontainer* verwenden.

Task 'Datenbanken übertragen'

Neben der Übertragung von Anmeldungen und Aufträgen stellt SSIS ein weiteres Ablaufsteuerungselement zur Verfügung, mit dem Sie Objekte von einer SQL Server-Instanz zu einer anderen SQL Server-Instanz transferieren können: das Ablaufsteuerungselement *Task 'Datenbanken übertragen'*. Wie der Name schon sagt, sind Sie hiermit in der Lage, komplette Datenbanken zwischen SQL Server-Instanzen zu übertragen – wobei Sie hier die Wahl haben, ob der Übertragungsvorgang eine Kopie der Datenbank auf der Zielinstanz erstellt oder ob die Datenbank von der Quellinstanz zur Zielinstanz verschoben werden soll. Dazu stehen Ihnen zwei verschiedene Modi zur Verfügung: *Offline* und *Online*.

Im Offline-Modus werden die Datenbankdateien der zu übertragenden Datenbank von der Quellinstanz getrennt, anschließend in die entsprechenden Verzeichnisse der Zielinstanz kopiert oder verschoben und letztendlich dieser Zielinstanz und je nach Vorgang auch wieder der Quellinstanz angefügt. Je nachdem, wie lange Sie bereits mit SQL Server arbeiten, sind Ihnen die beiden Vorgänge *trennen* und *anfügen* auch als *abhängen* und *anhängen* bzw. `DETACH` und `ATTACH` bekannt. Das Trennen der Datenbank von der Quellinstanz ist im Online-Modus nicht notwendig. Die Übertragung der Datenbank erfolgt hier als SMO-Object mittels SQL Server Management Objects. Der Vorteil dieser Variante besteht darin, dass die Datenbank auch während der Übertragung verfügbar ist; der Nachteil ist eine schlechtere Performance.

Konfiguration

Die Konfiguration dieses Ablaufsteuerungselements findet im *Editor für den Task 'Datenbanken übertragen'* auf der Seite *Datenbanken* statt. Diese beginnt mit der Auswahl der *SMO-Verbindungs-Manager* zur Quellinstanz in der Eigenschaft *SourceConnection* und zur Zielinstanz in der Eigenschaft *DestinationConnection*.

Nachdem Sie die Verbindungen ausgewählt haben, definieren Sie in der Kategorie *Quelldatenbank*, wie die Datenbank der Quellinstanz – nachfolgend Quelldatenbank genannt – zur Zielinstanz übertragen werden soll. Dazu legen Sie in der Eigenschaft *Action* mit den Einträgen *Move* oder *Copy* fest, ob die Datenbank verschoben oder kopiert werden soll. Beides kann entweder im Online- oder Offline-Modus geschehen. Den Modus selbst bestimmen Sie in der Eigenschaft *Method* anhand der Einträge *DatabaseOnline* oder *DatabaseOffline*.

HINWEIS Das Verschieben einer Datenbank im Online-Modus wird auch dann fehlerhaft beendet, wenn diese erfolgreich zur Zielinstanz übertragen wurde. Die Ursache für den Fehler liegt in einer noch bestehenden Verbindung zur Quelldatenbank, durch die diese nicht gelöscht werden kann – und diese Verbindung wird vom *Task 'Datenbanken übertragen'* selbst verwendet.

Die Quelldatenbank selbst wählen Sie in der Eigenschaft *SourceDatabaseName*. Sofern die Datenbank im Online-Modus übertragen wird, ist die Konfiguration in dieser Kategorie bereits beendet und Sie können mit den Eigenschaften der Kategorie *Zieldatenbank* fortfahren.

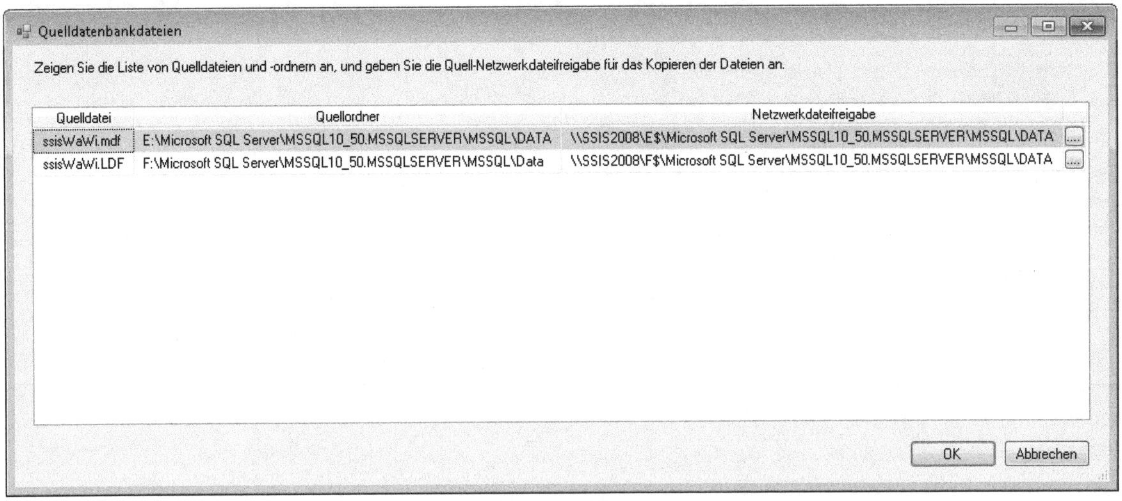

Abbildung 8.38 Die Verzeichnisse und Netzwerkpfade der Datenbankdateien

Für den Offline-Modus hingegen gibt es noch zwei weitere Eigenschaften zu konfigurieren. In diesem Modus werden die Datenbankdateien von der Quellinstanz getrennt, zur Zielinstanz übertragen und anschließend je nach Aktion an der Zielinstanz oder an beiden Instanzen wieder angefügt. Um die Datenbankdateien kopieren oder auch verschieben zu können, müssen die Netzwerkpfade – die UNC-Pfade – zu deren lokalen Speicherorten angegeben werden. Dazu steht Ihnen über die Schaltfläche in der Eigenschaft *SourceDatabaseFiles* das in Abbildung 8.38 dargestellte Dialogfeld *Quelldatenbankdateien* zur Verfügung. Dort sind die Datenbankdateien mitsamt den lokalen Verzeichnissen einzeln aufgelistet. Sie müssen nun zu jedem Verzeichnis den passenden UNC-Pfad eintragen. Dabei können Sie diesen komplett oder über einen Freigabenamen angeben. Alternativ ist eine Auswahl des Verzeichnisses in einem weiteren Dialogfeld möglich, welches Sie über die Schaltfläche am Ende jeder Zeile starten können. Dort müssen Sie beachten, dass Sie in der Umgebung der Quellinstanz navigieren. Das dort angezeigte Laufwerk »C:« ist das Laufwerk »C:« des Computers, den Sie über den in der Eigenschaft *SourceConnection* angegebenen *SMO-Verbindungs-Manager* ansprechen –, und dies muss nicht zwingend der Computer sein, an dem Sie gerade arbeiten. Unabhängig davon, wie Sie die Netzwerkpfade angeben, sollten Sie sicherstellen, dass der ausführende Benutzer die entsprechenden Zugriffsrechte an den Verzeichnissen bzw. an den angegebenen Freigaben hat.

TIPP Falls Sie die Datenbank lediglich lokal in ein anderes Verzeichnis kopieren oder verschieben möchten, können Sie das Verzeichnis auch direkt angeben. Der UNC-Pfad ist in diesem Fall nicht notwendig.

Die Bezeichnung der nächsten Eigenschaft lässt zwar vermuten, dass hierüber das Anfügen der Datenbank grundsätzlich gesteuert werden kann, aber dem ist leider nicht so. Vielmehr wird in der Eigenschaft *ReattachSourceDatabase* definiert, ob die Quelldatenbank nach einer fehlerhaften Übertragung wieder mit der Quellinstanz verbunden werden soll. Dies ist nicht selbstverständlich, denn es kann durchaus sinnvoll sein, dass bei einem Übertragungsfehler der Urzustand nicht wiederhergestellt wird.

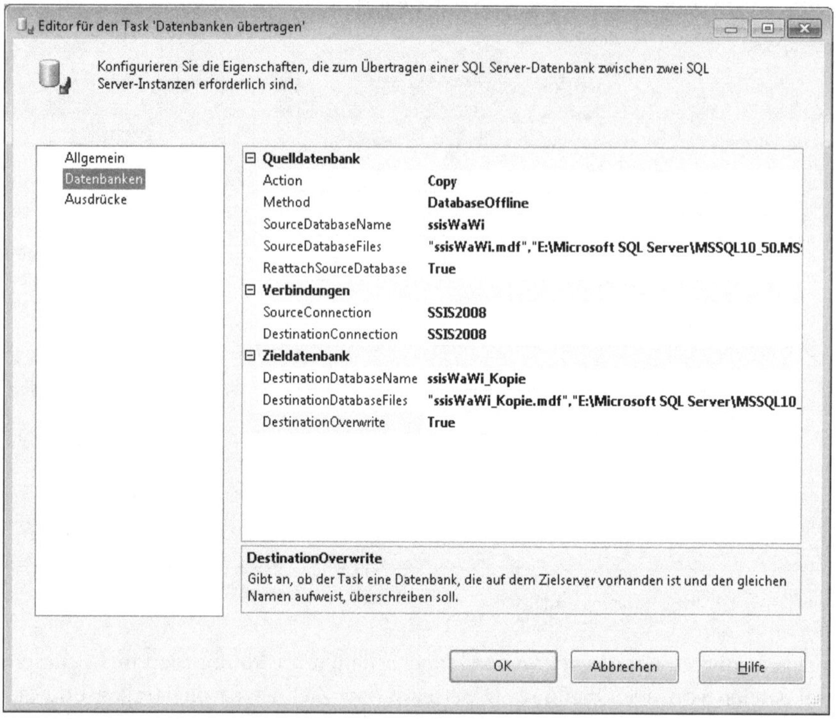

Abbildung 8.39 Der *Editor für den Task 'Datenbanken übertragen'*

Soweit zu den besonderen Eigenschaften des Offline-Modus. Ob nun Offline- oder Online-Modus, die Eigenschaften der Kategorie *Zieldatenbank* müssen Sie in jedem Fall konfigurieren. Dort geben Sie in der Eigenschaft *DestinationDatabaseName* den Namen der Zieldatenbank ein, unter dem sie in der Zielinstanz verfügbar sein soll. Je nach Art der Übertragung muss es sich dabei nicht zwingend um die Originalbezeichnung der Quelldatenbank handeln. Sofern Sie die Datenbank innerhalb ein und derselben SQL Server-Instanz kopieren, ist es sogar unumgänglich, dass sich der Name der Zieldatenbank vom Namen der Quelldatenbank unterscheidet.

Die Verzeichnisse der Zielinstanz, in welche die Datenbankdateien verschoben oder kopiert werden sollen, legen Sie in der Eigenschaft *DestinationDatabaseFiles* fest. Auch hier steht Ihnen über die Schaltfläche in der Eigenschaft ein Dialogfeld zur Verfügung, das dem in Abbildung 8.38 dargestellten Dialogfeld gleicht. In diesem Dialogfeld – das an dieser Stelle *Zieldatenbankdateien* heißt – geben Sie zu jeder Datenbankdatei das lokale Verzeichnis der Zielinstanz ein. Der Netzwerkpfad zu den lokalen Verzeichnissen muss an dieser Stelle nur im Offline-Modus angegeben werden, im Online-Modus ist die Angabe der Netzwerkpfade nicht erforderlich. Die Auswahl des Verzeichnisses wird Ihnen auch in diesem Dialogfeld mit einem weiteren Dialogfeld erleichtert, das Sie mit der Schaltfläche am Ende der jeweiligen Zeile öffnen können. Dabei sollten Sie beachten, dass Sie dort in der Verzeichnisstruktur der Zielinstanz navigieren.

TIPP Sie können die Datenbankdateien auch unter einem anderen Namen speichern. Dazu müssen Sie lediglich die Namen der Datenbankdateien in der Spalte *Zieldatei* des Dialogfelds *Zieldatenbankdateien* ändern. Vorher aber sollten Sie prüfen, ob die angegebenen Dateinamen nicht bereits im Zielverzeichnis existieren.

Nachdem Sie das Dialogfeld mit *OK* geschlossen haben, sehen Sie die Dateinamen und die Verzeichnisse mitsamt den Netzwerkpfaden in der Eigenschaft *DestinationDatabaseFiles.*

In der letzten Eigenschaft des Editors bestimmen Sie, wie der *Task 'Datenbanken übertragen'* reagieren soll, wenn eine zu übertragende Datenbank bereits in der Zielinstanz existiert. Mit der Auswahl *False* der Eigenschaft *DestinationOverwrite* wird die Übertragung fehlerhaft beendet, wohingegen bei der Auswahl *True* die bestehende Zieldatenbank mit der Quelldatenbank überschrieben wird. Obwohl es eigentlich logisch ist, sei hier explizit darauf hingewiesen, dass die in der bestehenden Zieldatenbank enthaltenen Daten beim Überschreiben verloren gehen.

Der *Task 'Datenbanken übertragen'* kann nicht nur verwendet werden, um Datenbanken von einer zu einer anderen SQL Server-Instanz zu kopieren oder zu verschieben. Mit diesem Ablaufsteuerungselement lässt sich auch schnell eine Kopie einer Datenbank erstellen, ohne die Datenbanksicherungsmechanismen verwenden zu müssen. In Abbildung 8.39 sehen Sie eine solche Konfiguration. Dort wird von der Beispieldatenbank *ssisWaWi* eine Kopie erstellt, welche nach der Ausführung des *Task 'Datenbanken übertragen'* unter der Bezeichnung »ssisWaWi_Kopie« in derselben SQL Server-Instanz zur Verfügung steht. Dazu müssen Sie lediglich in den beiden Eigenschaften *SourceConnection* und *DestinationConnection* denselben *SMO-Verbindungs-Manager* verwenden. Wie in der Eigenschaft *Method* zu sehen ist, wird der Kopiervorgang offline durchgeführt. Insofern werden die Datenbankdateien der Beispieldatenbank zunächst von der Quellinstanz getrennt und eine Kopie mit den in der Eigenschaft *DestinationDatabaseFiles* angegebenen Speicherorten und Dateinamen erstellt. Sollte die Zieldatenbank bereits existieren, wird diese überschrieben – wie in der Eigenschaft *DestinationOverwrite* zu sehen ist. Nach dem Kopiervorgang wird das Original und auch die Kopie wieder mit der Quellinstanz verbunden. Dies gilt nur, wenn bei der Ausführung dieses Ablaufsteuerungselements kein Fehler aufgetreten ist. Ansonsten wird laut der Konfiguration der Eigenschaft *ReattachSourceDatabase* nur die Quelldatenbank wieder mit der Quellinstanz verbunden.

BEGLEITDATEIEN Das hier beschriebene Beispiel finden Sie im Beispielpaket »BSP08_008«.

Hinweise

Mit dem *Task 'Datenbanken übertragen'* können SQL Server 2000-Datenbanken zu SQL Server-Instanzen ab Version 2000 übertragen werden. Eine Übertragung einer Datenbank ab Version SQL Server 2005 zu einer SQL Server 2000-Instanz hingegen ist nicht möglich, da dies schon an den unterschiedlichen Dateiformaten scheitert. Die Übertragung von Datenbanken zwischen den SQL Server-Versionen 2005, 2008 und 2008 R2 ist durchführbar, wobei nach einer Übertragung einer neueren Datenbankversion zu einer älteren SQL Server-Instanz spezielle Funktionen der neueren Version natürlich nicht mehr zur Verfügung stehen.

Mit SQL Server 2008 wurden die neuen Funktionen *Change Data Capture*, *Change Tracking* und *Filestream* eingeführt. Die Übertragung von Datenbanken mit aktiviertem *Change Data Capture* und *Change Tracking* funktioniert reibungslos. Die Konfigurationen werden dabei ohne Probleme übernommen. Dies ist bei Datenbanken mit der Funktion *Filestream* leider nicht der Fall. Übertragungen von Datenbanken mit aktiviertem Filestream werden fehlerhaft beendet.

Zum Kopieren oder Verschieben einer Datenbank im Offline-Modus muss das zur Paketausführung verwendete Benutzerkonto bei beiden SQL Server-Instanzen der SQL Server-Rolle *sysadmin* zugeordnet sein. Im Online-Modus ist es ausreichend, wenn der Benutzer der Datenbankbesitzer der Quelldatenbank ist.

Die in der Eigenschaft *SourceDatabaseFiles* angegebenen Netzwerkpfade gehen verloren, wenn Sie vom Offline-Modus zum Online-Modus wechseln.

Task 'DTS 2000-Paket ausführen'

SSIS bietet Ihnen neben dem Ablaufsteuerungselement *ActiveX-Skripttask* noch eine weitere Möglichkeit der Abwärtskompatibilität zu Data Transformation Services. Mit dem Ablaufsteuerungselement *Task 'DTS 2000-Paket ausführen'* können Sie Ihre noch bestehenden DTS 2000-Pakete in SSIS-Pakete integrieren und ausführen.

Auch wenn dieses Ablaufsteuerungselement eine sehr einfache und somit auch verführerische Methode zur Weiterverwendung bestehender DTS 2000-Pakete darstellt, sollten Sie sich bei der Verwendung darüber im Klaren sein, dass die DTS-Unterstützung bereits mit SQL Server 2005 für die nächste Version abgekündigt war. Obwohl die DTS-Unterstützung in SQL Server 2008 und auch in SQL Server 2008 R2 noch enthalten ist, besteht die Abkündigung für die folgende Version weiterhin. Langfristig werden Sie daher um eine Migration bzw. eine Neuentwicklung Ihrer DTS 2000-Pakete nicht herumkommen. Aus diesem Grund sollte dieses Ablaufsteuerungselement nur zur Ausführung noch nicht migrierter DTS 2000-Pakete verwendet werden und auch nur dann, wenn es unbedingt notwendig ist.

Um DTS 2000-Pakete in SSIS ausführen zu können, ist die Installation der *DTS 2000 Runtime Engine* erforderlich. Diese ist kein Bestandteil der SQL Server-Installation und muss mit dem MSI-Paket *SQLServer2005_BC.msi* separat installiert werden. Sie finden dieses MSI-Paket auf der Installations-DVD von SQL Server oder auch in *Microsoft SQL Server 2008 Feature Pack*. Bei der Installation müssen Sie beachten, dass Sie das korrekte MSI-Paket verwenden, welches zu Ihrem Betriebssystem passt. Die Datei steht sowohl als 32- wie auch als 64-Bit-Version zur Verfügung. DTS 2000-Pakete können in einer SQL Server 2000-Instanz gespeichert sein oder als strukturierte Speicherdatei im Dateisystem vorliegen. Mit dem *Task 'DTS 2000-Paket ausführen'* sind Sie in der Lage, DTS 2000-Pakete von beiden Speicherorten in ein SSIS-Paket zu laden und auszuführen. Alternativ ist es auch möglich, ein DTS 2000-Paket in das Ablaufsteuerungselement zu integrieren und somit im SSIS-Paket zu speichern.

Konfiguration

Für die Konfiguration steht der *Editor für den Task 'DTS 2000-Paket ausführen'* zur Verfügung, wobei die Zuordnung des DTS 2000-Pakets auf der Seite *Allgemein* stattfindet. Die relevanteste Eigenschaft dieses Editors ist die Eigenschaft *StorageLocation*, in der Sie festlegen, von welchem Speicherort das DTS-Paket ausgeführt bzw. übernommen werden soll. Es stehen Ihnen drei Speicherorte zur Wahl: *SQL Server*, *Strukturierte Speicherdatei* und *Eingebettet in Task*. Erst nachdem Sie sich für einen dieser Einträge entschieden haben, können Sie das DTS 2000-Paket in der Kategorie *Paket* auswählen, wobei die dafür angebotenen Eigenschaften je nach gewähltem Speicherort variieren.

So erhalten Sie nach der Auswahl *SQL Server* eine weitere Kategorie namens *Verbindung*, in der Sie den entsprechenden SQL Server inklusive der notwendigen Anmeldedaten angeben. Diese Verbindungskonfiguration erfolgt an dieser Stelle direkt und nicht über einen Verbindungs-Manager. Von daher wählen Sie den SQL Server 2000 in der Eigenschaft *SQLServer* aus und legen anschließend in der Eigenschaft *AuthenticationMode* fest, ob die Anmeldung über eine Windows-Authentifizierung oder über eine SQL Server-Authentifizierung erfolgen soll. Sofern Sie eine SQL Server-Authentifizierung verwenden, tragen Sie den Benutzernamen und das Kennwort in die Eigenschaften *UserName* und *Password* ein. Haben Sie jedoch in der Eigenschaft *StorageLocation* anstelle *SQL Server* den Eintrag *Strukturierte Speicherdatei* gewählt, wird das DTS 2000-Paket aus dem Dateisystem geladen. Dementsprechend steht Ihnen anstelle der Kategorie *Verbindungen* nun die Eigenschaft *File* zu Verfügung. Diese Eigenschaft bietet Ihnen eine Schaltfläche, über die Sie das DTS 2000-Paket im Dateisystem auswählen können. Auch hier erfolgt die Zuordnung der Datei direkt und nicht über einen *Dateiverbindungs-Manager*. Die dritte Variante der Eigenschaft *StorageLocation* – der Eintrag *Eingebettet in Task* – bietet keine weiteren Eigenschaften, sondern lediglich die Auswahl eines DTS 2000-Pakets oder vielmehr einer Version eines DTS 2000-Pakets, welches bereits in diesem Ablaufsteuerungselement gespeichert wurde.

Bei allen drei Varianten erfolgt die Auswahl des DTS 2000-Pakets in der Kategorie *Paket*. Dort öffnen Sie mit der Schaltfläche in der Eigenschaft *PackageName* das Auswahldialogfeld *Paket auswählen*, das Ihnen alle Pakete des definierten Speicherorts auflistet. Ein DTS 2000-Paket beinhaltet alle bisherigen Versionen dieses Pakets. Von daher wählen Sie im Auswahldialogfeld *Paket auswählen* nicht das Paket, sondern vielmehr eine dieser Versionen. Nach der Auswahl einer solchen Paketversion wird die Bezeichnung des Pakets in der Eigenschaft *PackageName* und die interne Paket-ID in der Eigenschaft *PackageId* ausgegeben. Sofern das DTS 2000-Paket mit einem Kennwort geschützt ist, müssen Sie das Kennwort in der Eigenschaft *PackagePassword* angeben. Dazu klicken Sie auf die Schaltfläche der Eigenschaft und geben in dem darauffolgenden Dialogfeld das Besitzerkennwort des DTS-Pakets zweimal ein. Mit der Auswahl eines DTS 2000-Pakets respektive einer Version ist die Basiskonfiguration des *Task 'DTS 2000-Paket ausführen'* beendet. Bei dieser Konfiguration wird während der Paketausführung das DTS 2000-Paket aus dem angegebenen Speicherort geladen und die darin enthaltene Logik verarbeitet.

Alternativ zu dieser externen Ausführung können Sie die gewählte Version des DTS 2000-Pakets auch über die Schaltfläche *DTS 2000-Paket intern laden* als Kopie im *Task 'DTS 2000-Paket ausführen'* speichern. Jegliche Bindung zum ursprünglichen Speicherort geht dabei verloren, wie auch Änderungen am Originalpaket keine Auswirkungen mehr an dem geladenen Paket haben. Sofern das DTS 2000-Paket in das Ablaufsteuerungselement integriert wird, steht die Schaltfläche danach nicht mehr zur Verfügung und die Eigenschaft *StorageLocation* enthält den Eintrag *Eingebettet in Task*. Bei dieser Variante wird für die Ausführung des DTS 2000-Pakets keine Verbindung mehr zum gewählten Speicherort benötigt. Wenn Sie also Ihren SQL Server 2000 nur noch wegen der DTS-Pakete im Einsatz haben, wäre die über diesen Weg mögliche Aufnahme der dort gespeicherten DTS 2000-Pakete in SSIS-Pakete eine Alternative, über die es sich nachzudenken lohnt.

Das über die Eigenschaft *PackageName* gewählte DTS 2000-Paket verwendet noch die Datenverbindungen der ursprünglichen Umgebung. Diese müssen jedoch in den meisten Fällen an die neue Umgebung angepasst werden, das heißt Sie müssen das DTS 2000-Paket öffnen und bearbeiten. Dazu starten Sie mit der Schaltfläche *Paket bearbeiten* den DTS 2000-Designer. Diesen Designer kennen Sie eventuell schon aus Ihren DTS-Zeiten.

ACHTUNG Der DTS 2000-Designer wird nicht mit der *DTS 2000 Runtime Engine* installiert. Um mit dem DTS 2000-Designer arbeiten zu können, müssen Sie diesen im Download Center von Microsoft separat laden und installieren. Dieser ist in den *Microsoft SQL Server 2000 DTS Designer Components* enthalten, die unter dem Stichwort *Feature Pack for Microsoft SQL Server 2005* im Microsoft Download Center zu finden sind – wohlgemerkt SQL Server 2005, nicht SQL Server 2008. Mit dem Download und einer Installation dieser Komponenten ist es leider nicht getan. Sie müssen noch einige Dateien manuell kopieren, um den DTS 2000-Designer nutzen zu können. Mehr zu dieser manuellen Installation entnehmen Sie der SQL Server Online-Dokumentation unter dem Stichwort »Installieren der Unterstützung für Data Transformation Services-Pakete«.

Das Anpassen der Datenverbindungen im DTS 2000-Paket an die neue Umgebung wie auch jede andere Änderung ist natürlich nur sinnvoll, wenn das DTS 2000-Paket entweder im *Task 'DTS 2000-Paket ausführen'* gespeichert oder das Originalpaket nicht mehr in der Originalumgebung ausgeführt wird. Sofern Sie das gewählte DTS 2000-Paket weiterhin in der Originalumgebung einsetzen, müssen Sie beachten, dass jede Änderung, die Sie an dieser Stelle vornehmen, im Originalpaket nicht enthalten ist. Sofern es sich also bei den Änderungen um Modifikationen der Logik handelt, muss auch das Originalpaket entsprechend überarbeitet werden.

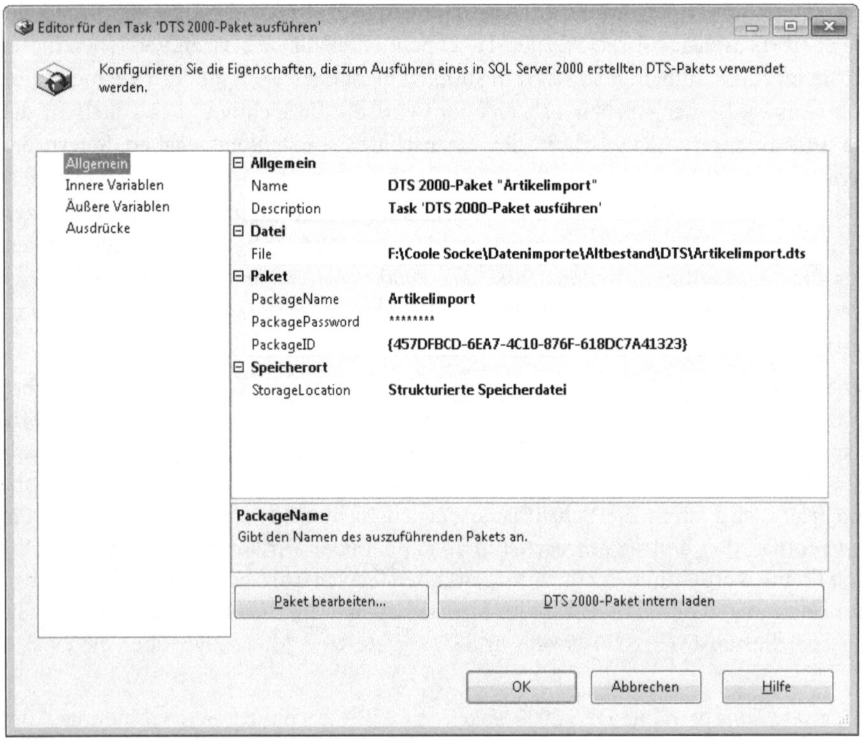

Abbildung 8.40 Der *Editor für den Task 'DTS 2000-Paket ausführen'*

Das Ausführen des gewählten DTS 2000-Pakets entspricht dem DTS 2000-Task *Paket ausführen*. Das dort verwendete Prinzip der *inneren* und *äußeren Variablen* wird auch im *Task 'DTS 2000-Paket ausführen'* angewendet. Sofern Sie also mit den *inneren* und *äußeren Variablen* in DTS vertraut sind, sind auch die beiden Seiten *innere Variablen* und *äußere Variablen* nichts Neues für Sie.

Die *inneren Variablen* sind als globale Variablen des aufgerufenen DTS 2000-Paketes zu verstehen. Diese stehen nur im DTS 2000-Paket zur Verfügung und sind im aufrufenden Paket – in diesem Fall dem SSIS-Paket – nicht bekannt. Für die Ausführung des DTS 2000-Pakets können diesen globalen Variablen statische Werte übergeben werden. Die Übergabe dieser Werte erfolgt auf der Seite *Innere Variablen*. Dort legen Sie zunächst für jede globale Variable über die Schaltfläche *Neu* eine neue Zeile an, in der Sie dann über die Eigenschaft *Name* eine der globalen Variablen des DTS 2000-Pakets auswählen. Anschließend legen Sie in der Eigenschaft *Typ* noch den Datentyp dieser Variablen fest und tragen den Initialwert in die Eigenschaft *Wert* ein. Dieser Wert ist immer statisch, das heißt der hier angegebene Wert wird bei jeder Paketausführung verwendet. Für die Initialisierung der inneren Variablen können nur Konstanten und keine SSIS-Paketvariablen verwendet werden.

Äußere Variablen sind Variablen, die im aufrufenden Paket – also im SSIS-Paket – bekannt sind. Alle auf der Seite *Äußere Variablen* gewählten Paketvariablen stehen im DTS 2000-Paket zur Verfügung und können dort als globale Variablen verwendet werden, ohne dass diese dort deklariert sein müssen. Dabei erfolgt die Verwendung der Paketvariablen im DTS 2000-Paket ohne den jeweiligen Namespace. So wird beispielsweise die Variable `@[Benutzer]::strDateiname` im DTS 2000-Paket mit der Syntax `DTSGlobalVariables ("strDateiname")` angesprochen. Der Wert der übergebenen Paketvariablen kann im DTS 2000-Paket jedoch nur verwendet, nicht aber verändert werden.

Der Unterschied zwischen den inneren und äußeren Variablen liegt in der Flexibilität. Die Werte der inneren Variablen sind statisch, das heißt diese werden bei der Entwicklung angegeben und somit bei jeder Paketausführung verwendet, während die Werte der äußeren Variablen flexibel sind, da diese auf Werte von Paketvariablen referenzieren. Mehr zum Thema »Innere und äußere Variablen« entnehmen Sie bitte der SQL Server Online-Dokumentation.

Abbildung 8.40 zeigt die Konfiguration eines *Task 'DTS 2000-Paket ausführen'*, mit dem das DTS 2000-Paket »Artikelimport« ausgeführt wird, das als strukturierte Speicherdatei im Dateisystem vorliegt.

Hinweise

DTS 2000-Pakete können innerhalb SQL Server 2000-Installationen in den *Meta Data Services* gespeichert werden. Dieser Speicherort wird im *Task 'DTS 2000-Paket ausführen'* nicht unterstützt. Aber es gibt eine Möglichkeit, solche DTS 2000-Pakete dennoch in einem SSIS-Paket auszuführen. Dazu erstellen Sie ein neues DTS 2000-Paket, welches das in den Meta Data Services gespeicherte Paket aufruft. Dieses neue DTS 2000-Paket speichern Sie nun entweder als strukturierte Speicherdatei oder in der entsprechenden SQL Server 2000-Instanz, um es von dort letztendlich im *Task 'DTS 2000-Paket ausführen'* einzubinden oder auszuführen.

Obwohl Sie bei der Installation des MSI-Pakets *SQLServer2005_BC.msi* darauf achten müssen, dass Sie die korrekte Version für Ihr Betriebssystem – 32 Bit oder 64 Bit – verwenden, steht der *Task 'DTS 2000-Paket ausführen'* letztendlich nicht in einer 64-Bit-Version zur Verfügung. Es gibt keine 64-Bit-Unterstützung für DTS. Insofern müssen Sie also für die Ausführung von SSIS-Paketen, welche den *Task 'DTS 2000-Paket ausführen'* beinhalten, immer den 32-Bit-Modus verwenden.

Wie an der Bezeichnung dieses Ablaufsteuerungselements unschwer zu erkennen ist, können mit dem *Task 'DTS 2000-Paket ausführen'* nur DTS 2000-Pakete ausgeführt werden. DTS-Pakete, die mit SQL Server 7.0 erstellt wurden, werden nicht unterstützt.

Task 'Fehlermeldungen übertragen'

Gute aussagekräftige Meldungen sind ein Zeichen für eine qualitativ gute Software. Ob nun Fehlermeldungen, Warnungen oder nur reine Informationen – je aussagekräftiger diese Meldungen sind, umso einfacher und klarer ist die Bedienung der Software. Nun sind solche Meldungen auch Daten – Daten, die in einer Datenbank gespeichert werden sollten. Diese können Sie in eigenen Tabellen in jeder Ihrer Datenbanken speichern oder aber Sie verwenden die Möglichkeit von SQL Server, benutzerdefinierte Meldungen mittels der Systemprozedur `sp_addmessage` in der *master*-Datenbank zu speichern. Dadurch stehen die benutzerdefinierten Meldungen an einer zentralen Stelle und somit in allen Datenbanken der SQL Server-Instanz zur Verfügung.

Soweit ist dies eine komfortable Sache, wenn auch mit einem kleinen Mangel. Denn wie bei den Anmeldungen und Aufträgen werden auch die benutzerdefinierten Meldungen beim Transaktionsprotokollversand oder bei der Datenbankspiegelung nicht vom Produktiv-Server auf den Standby-Server übertragen. Sollten Sie gezwungen sein, auf den Standby-Server umzuschalten, erhalten Sie zwar weiterhin Meldungen, aber nicht Ihre, sondern Fehlermeldungen, die Sie darauf hinweisen, dass Ihre Meldungen nicht gefunden wurden. Insofern sind Sie in der Pflicht, für die Übertragung Ihrer Meldungen selbst zu sorgen. SSIS bietet hierfür das Ablaufsteuerungselement *Task 'Fehlermeldungen übertragen'*. Die Funktionsweise wie auch die Konfiguration dieses Ablaufsteuerungselements ähnelt der des Ablaufsteuerungselements *Task 'Anmeldungen übertragen'*.

Konfiguration

Konfiguriert wird dieses Ablaufsteuerungselement im *Editor für den Task 'Fehlermeldungen übertragen'*, der zur Konfiguration dieser Übertragung die Seite *Meldungen* anbietet. Dort wählen Sie als Erstes die beiden *SMO-Verbindungs-Manager* zur Quell- und zur Zielinstanz in den Eigenschaften *SourceConnection* und *DestinationConnection* aus. Anschließend legen Sie in der Eigenschaft *IfObjectExists* fest, wie bei der Übertragung mit benutzerdefinierten Meldungen verfahren werden soll, die bereits auf der Zielinstanz existieren. Die drei Möglichkeiten wurden bereits in Tabelle 8.10 beschrieben und haben an dieser Stelle dieselben Auswirkungen.

Mit der Auswahl des Eintrags *True* in der Eigenschaft *TransferAllErrorMessages* werden alle benutzerdefinierten Meldungen in allen Sprachen von der Quellinstanz zur Zielinstanz übertragen. Falls Sie nicht alle, sondern nur eine Auswahl benutzerdefinierter Meldungen zur Zielinstanz übertragen möchten, wählen Sie in dieser Eigenschaft den Eintrag *False*. Dadurch werden die beiden Eigenschaften *ErrorMessagesList* und *ErrorMessageLanguagesList* aktiviert. Mit der Schaltfläche in der Eigenschaft *ErrorMessagesList* erhalten Sie ein Dialogfeld, das Ihnen alle benutzerdefinierten Meldungen in allen Sprachen mitsamt den jeweiligen Sprachcodes zur Auswahl auflistet. Hier können Sie nun einzelne benutzerdefinierte Meldungen selektieren.

Diese Auswahl steht Ihnen auch über die Eigenschaft *ErrorMessageLanguagesList* zur Verfügung – und dabei handelt es sich wirklich um exakt dieselbe Auswahl im selben Dialogfeld, sind dort doch auch alle benutzerdefinierten Meldungen in allen Sprachen mitsamt den jeweiligen Sprachcodes enthalten. Sogar die bereits ausgewählten benutzerdefinierten Meldungen sind hier selektiert. Diese Liste können Sie nun mit den jeweiligen Übersetzungen der bereits selektierten benutzerdefinierten Meldungen erweitern. Der Sinn und Zweck dieses Dialogfelds ist schleierhaft, denn schließlich könnten Sie die benutzerdefinierten Meldungen in allen Sprachen auch direkt im Auswahldialogfeld der Eigenschaft *ErrorMessagesList* auswählen. Das hätte denselben Zweck und auch dasselbe Ergebnis. So aber bietet Ihnen die Eigenschaft *ErrorMessageLanguagesList* ein eigenes Auswahldialogfeld – auch wenn es im Grunde genommen keinen zusätzlichen Nutzen bringt. Abbildung 8.41 zeigt Ihnen das Auswahldialogfeld, das über beide Eigenschaften zur Auswahl der benutzerdefinierten Meldungen wie auch zur Auswahl der Sprachcodes geöffnet wird.

BEGLEITDATEIEN Das hier beschriebene Beispiel finden Sie im Beispielpaket »BSP08_008«.

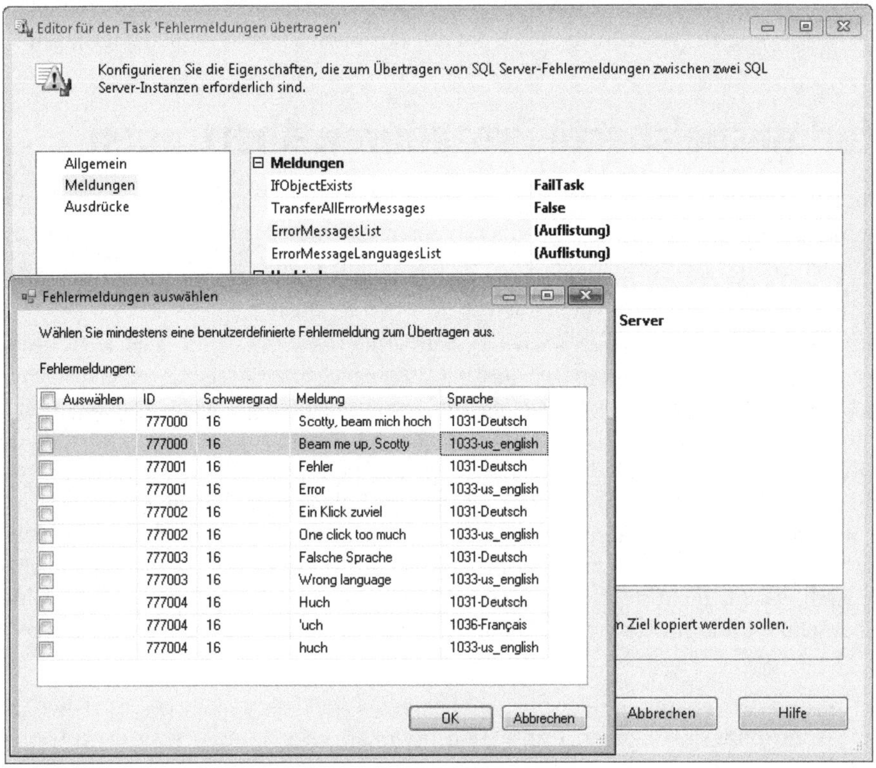

Abbildung 8.41 Die Auswahl benutzerdefinierter Meldungen

Hinweise

Eine benutzerdefinierte Meldung muss in der *master*-Datenbank zuerst in der Sprache *us_english* angelegt werden, bevor das Anlegen der Meldung in anderen Sprachen möglich ist. Die Übertragung der benutzerdefinierten Meldungen erfolgt jedoch nicht nach Sprachen geordnet, sondern in einer willkürlichen Reihenfolge. Deshalb kann es durchaus vorkommen, dass eine Meldung angelegt werden soll, zu der das Pendant in der Sprache *us_english* noch nicht existiert. In einem solchen Fall wird der *Task 'Fehlermeldungen übertragen'* fehlerhaft beendet. Um dies zu vermeiden, sollten Sie benutzerdefinierte Meldungen immer mit zwei getrennten Ablaufsteuerungselementen übertragen. Das erste überträgt nur benutzerdefinierte Meldungen der Sprache *us_english* und das zweite im Anschluss daran die Meldungen in allen anderen Sprachen. Auf diese Weise stellen Sie sicher, dass zu jeder benutzerdefinierten Meldung in jeder Sprache die notwendige Version in der Sprache *us_english* bereits vorhanden ist.

Zur Übertragung muss das Benutzerkonto, mit dem das Paket ausgeführt wird, in der Zielinstanz einer der SQL Server-Rollen *sysadmin* oder *serveradmin* zugeordnet sein.

Nach der Ausführung des *Task 'Fehlermeldungen übertragen'* steht die Anzahl der übertragenen benutzerdefinierten Meldungen in der Eigenschaft *ExecutionValue* zur Verfügung und kann dort zur weiteren Verwendung in der Ablaufsteuerung in einer Paketvariablen gespeichert werden.

Sie können benutzerdefinierte Meldungen zwischen allen SQL Server-Versionen ab Version 2000 übertragen.

Task 'In 'master' gespeicherte Prozeduren übertragen'

In 'master' gespeicherte Prozeduren übertragen? Wozu sollte es notwendig sein, die gespeicherten Prozeduren der *master*-Datenbank von einer SQL Server-Instanz zu einer anderen zu übertragen? Diese gespeicherten Prozeduren sind doch in jeder *master*-Datenbank jeder SQL Server-Instanz enthalten; ist diese Datenbank doch *die* Datenbank von SQL Server, ohne die SQL Server nicht funktionsfähig wäre.

Nun geht bei dem Ablaufsteuerungselement *Task 'In 'master' gespeicherte Prozeduren übertragen'* auch nicht darum, die systemeigenen gespeicherten Prozeduren der *master*-Datenbank zu übertragen, sondern eigene, selbst entwickelte gespeicherte Prozeduren, welche in der *master*-Datenbank untergebracht sind. Natürlich ist es Ansichtssache, ob man eigene gespeicherte Prozeduren in der *master*-Datenbank ablegt oder diese Datenbank lieber unberührt lässt. Aber verlockend ist es allemal. Zum einen, weil es nun mal funktioniert, und zum anderen, weil diese gespeicherten Prozeduren dadurch sehr einfach in allen Datenbanken verwendet werden können. Ein weiterer Aspekt ist, dass in der *master*-Datenbank die Informationen gespeichert sind, welche die SQL Server-Instanz betreffen, zum Beispiel die Anmeldungen. Wenn dort also solche Informationen enthalten sind, warum nicht auch eigene gespeicherte Prozeduren dort ablegen, die SQL Server-weite Aufgaben übernehmen und nicht von ihrer Funktionalität her auf eine einzelne Datenbanken begrenzt sind?

Apropos Anmeldungen – die in der *master*-Datenbank enthaltenen eigens entwickelten gespeicherten Prozeduren werden wie die Anmeldungen bei einem Transaktionsprotokollversand und bei der Datenbankspiegelung nicht vom Produktiv-Server auf den Standby-Server übertragen. Auch bei diesen Objekten müssen Sie selbst dafür sorgen, dass diese auf dem Standby-Server vorhanden sind. Mit dem Ablaufsteuerungselement *Task 'In 'master' gespeicherte Prozeduren übertragen'* können Sie diese Aufgabe automatisieren.

Konfiguration

Der *Editor für den Task 'In 'master' gespeicherte Prozeduren übertragen'* ist der Konfiguration des Ablaufsteuerungselements *Task 'Anmeldungen übertragen'* sehr ähnlich. Auch hier beginnt die Konfiguration mit der Auswahl der *SMO-Verbindungs-Manager* für die Quell- und Zielinstanz in den Eigenschaften *SourceConnection* und *DestinationConnection*, nur mit dem kleinen Unterschied, dass sich diese Eigenschaften hier auf der Seite *Gespeicherte Prozeduren* befinden. Ebenfalls ein alter Bekannter ist die Eigenschaft *IfObjectExists*. Die verfügbaren Einträge und deren Auswirkungen für den Fall, dass eine zu übertragende gespeicherte Prozedur bereits auf der Zielinstanz existiert, wurden bereits in Tabelle 8.10 beschrieben.

Doch nun zu den neuen Eigenschaften – obwohl Ihnen deren Funktionsweise auch bereits bekannt ist. In der Eigenschaft *TransferAllStoredProcedures* legen Sie fest, welche Ihrer in der *master*-Datenbank gespeicherten Prozeduren übertragen werden sollen. Durch einen Klick auf die Schaltfläche in der Eigenschaft *StoredProcedureList* erhalten Sie ein Auswahldialogfeld, in dem Sie die einzelnen gespeicherten Prozeduren auswählen können. Abbildung 8.42 zeigt dieses Auswahldialogfeld. Sofern Sie alle Ihre gespeicherten Prozeduren übertragen möchten, können Sie diese zwar auch alle im Auswahldialogfeld selektieren; Sie können aber auch die kurze Variante nutzen und die Eigenschaft *TransferAllStoredProcedures* mit dem Eintrag *True* aktivieren. Mit der Auswahl der gespeicherten Prozeduren ist die Konfiguration dieses Ablaufsteuerungselements auch schon beendet.

BEGLEITDATEIEN Das hier beschriebene Beispiel finden Sie im Beispielpaket »BSP08_008«.

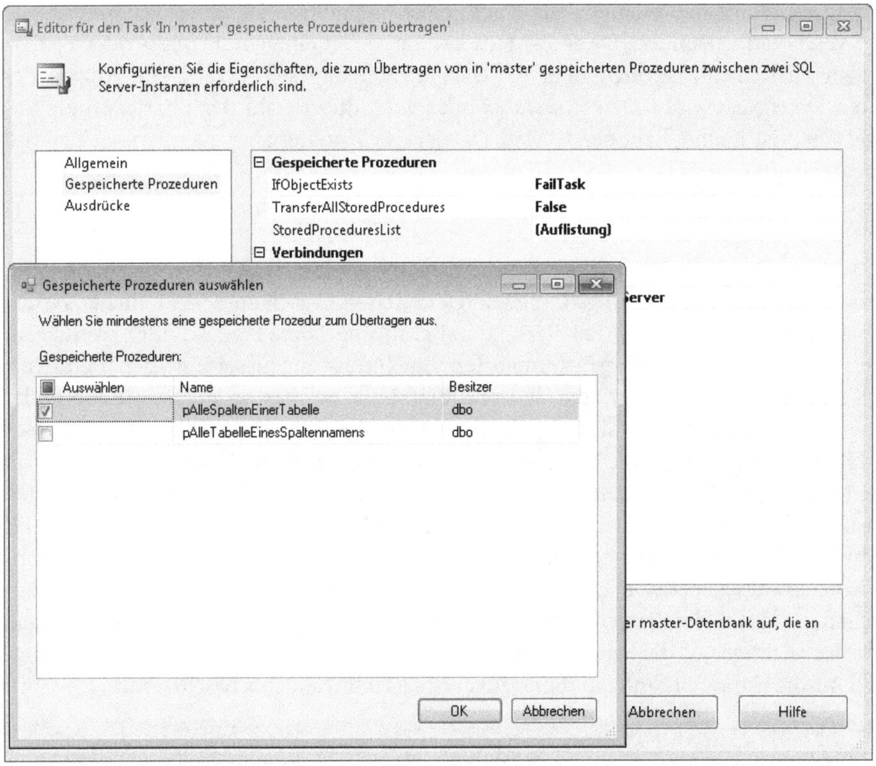

Abbildung 8.42 Die Auswahl eigener gespeicherter Prozeduren in der *master*-Datenbank

Hinweise

Die Anzahl der übertragenen gespeicherten Prozeduren ist nach der Übertragung in der Eigenschaft *ExecutionValue* verfügbar und kann dort in einer Paketvariablen gespeichert werden.

Zur Übertragung der gespeicherten Prozeduren muss das bei der Paketausführung verwendete Benutzerkonto der Datenbankrolle *db_owner* in den *master*-Datenbanken der Quell-und Zielinstanz oder aber der SQL Server-Rolle *sysadmin* auf beiden Instanzen zugeordnet sein.

Die Übertragung kann zwischen allen SQL Server-Versionen ab Version 2000 durchgeführt werden.

Task 'Mail senden'

Die Ausführung eines Pakets erfolgt in der Regel still und leise im Hintergrund zu fest definierten Zeitpunkten. Still und leise bedeutet aber auch, dass ein Paket keine Erfolgs- oder Fehlermeldungen auf dem direkten Weg liefert, es sei denn, Sie verwenden für die Übermittlung solcher Informationen das Ablaufsteuerungselement *Task 'Mail senden'*.

Mit diesem Ablaufsteuerungselement ist es möglich, aus einem Paket heraus E-Mails über das *Simple Mail Transfer Protocol* – kurz SMTP – zu versenden. Diese E-Mails können dabei einfache Erfolgs- oder Fehlermeldungen beinhalten, aber auch Informationen über die Paketausführung selbst, etwa die Anzahl der korrekten und fehlerhaften Datensätze eines *Datenflusstasks* oder auch die Anzahl der übertragenen Anmeldungen und Aufträge. Auch ist es möglich, per E-Mail Dateien im Anhang zu versenden, welche mit dem Paket erstellt oder bearbeitet wurden.

Konfiguration

Die für die Konfiguration dieses Ablaufsteuerungselements relevanten Eigenschaften sind nichts Neues, kommt man mit ihnen doch beim tagtäglichen E-Mail-Versand in Berührung. Diese Eigenschaften werden auf der Seite *E-Mail* des *Editors für den Task 'Mail senden'* konfiguriert. Eine Auflistung dieser Eigenschaften sehen Sie in Tabelle 8.11. Dabei handelt es sich zum großen Teil um reine Eingabefelder, in denen die Werte der Eigenschaften fix eingetragen werden. Lediglich die Angabe des E-Mail-Texts erlaubt mit der Auswahl einer Paketvariablen eine flexible Angabe. Aber gerade bei einem automatischen E-Mail-Versand sind die darin enthaltenen Informationen und Eigenschaften nicht immer dieselben, sondern vielmehr abhängig von Werten der Paketausführung. So könnte beispielsweise der Betreff die Anzahl der Datensätze enthalten, welche mit einem *Datenflusstask* verarbeitet wurden. Oder aber die Priorität der E-Mail ist abhängig von dem Ausführungsergebnis eines Ablaufsteuerungselements. Die Verwendung flexibler Werte im *Task 'Mail senden'* ist nur mit dynamischen Eigenschaften – durch die Verwendung von Ausdrücken – realisierbar. Insofern ist in diesem Editor die Seite *Ausdrücke* fast wichtiger als die Seite *E-Mail*. In Kapitel 5 wurde die Verwendung von dynamischen Eigenschaften durch Ausdrücke bereits anhand dieses Ablaufsteuerungselements beschrieben.

Eigenschaft	Inhalt
SmtpConnection	Auswahl des *SMTP-Verbindungs-Managers*, über den die Verbindung zu einem SMTP-Server zum Versenden der E-Mail hergestellt wird
From	Absender-E-Mail-Adresse
To	E-Mail-Adresse des oder der Empfänger
Cc	E-Mail-Adresse des oder der Empfänger, die eine Kopie dieser E-Mail erhalten
BCc	E-Mail-Adresse des oder der Empfänger, die eine so genannte Blindkopie dieser E-Mail erhalten. Im Unterschied zu *To* und *Cc* sind die E-Mail-Adressen von Empfängern, die eine Blindkopie erhalten, nicht in der E-Mail sichtbar.
Subject	Betreff der E-Mail
MessageSourceType	Die Auswahl der Art der Quellenangabe
MessageSource	Die Auswahl der Quellenangabe
Priority	Die Priorität der E-Mail mit den Auswahlmöglichkeiten *High*, *Low* und *Normal*
Attachments	Eine oder mehrere Dateien, die mit der E-Mail versendet werden. Mehrere Anhänge sind mit einem senkrechten Strich (|) als Verkettungszeichen zu trennen.

Tabelle 8.11 Die Eigenschaften des *Task 'Mail senden'*

Ergänzend zur Tabelle 8.11 ist noch zu erwähnen, dass in den Eigenschaften *To*, *Cc*, und *BCc* mehrere E-Mail-Empfänger angegeben werden können. Deren E-Mail-Adressen sind dabei mit einem Semikolon zu trennen. Mit den Eigenschaften *MessageSourceType* und *MessageSource* steht Ihnen dieselbe Art der Quellenangabe zur Verfügung, die bereits im vorherigen Kapitel im Abschnitt »Die Ablaufsteuerungselemente« beschrieben wurde. Der Quellentyp *Direkteingabe* bietet Ihnen zur Eingabe des E-Mail-Texts ein kleines Dialogfeld namens *Nachrichtenquelle*. Für einen Zeilenumbruch innerhalb des Texts müssen Sie hier die Tastenkombination [Strg]+[↵] verwenden. Die Taste [↵] ist für die Bestätigung des Dialogfelds reserviert. Des Weiteren steht Ihnen für die Auswahl der Anhänge in der Eigenschaft *Attachments* ein Auswahldialogfeld zur Verfügung, das Sie über die Schaltfläche in der Eigenschaft öffnen.

In Abbildung 8.43 sehen Sie eine Konfiguration des *Task 'Mail senden'*, über den eine E-Mail an den Vertrieb der Firma Coole Socke und auch per Kopie an weitere Empfänger versendet wird. Der Betreff ist das Ergebnis eines Ausdrucks, welcher das aktuelle Datum in den Betreff aufnimmt. Neben dem Betreff ist auch die Konfiguration des E-Mail-Texts flexibel, da dieser über die Zuordnung einer Paketvariablen erfolgt. Die E-Mail erhält eine Excel-Datei als Anhang, die während der Paketausführung der E-Mail beigefügt wird.

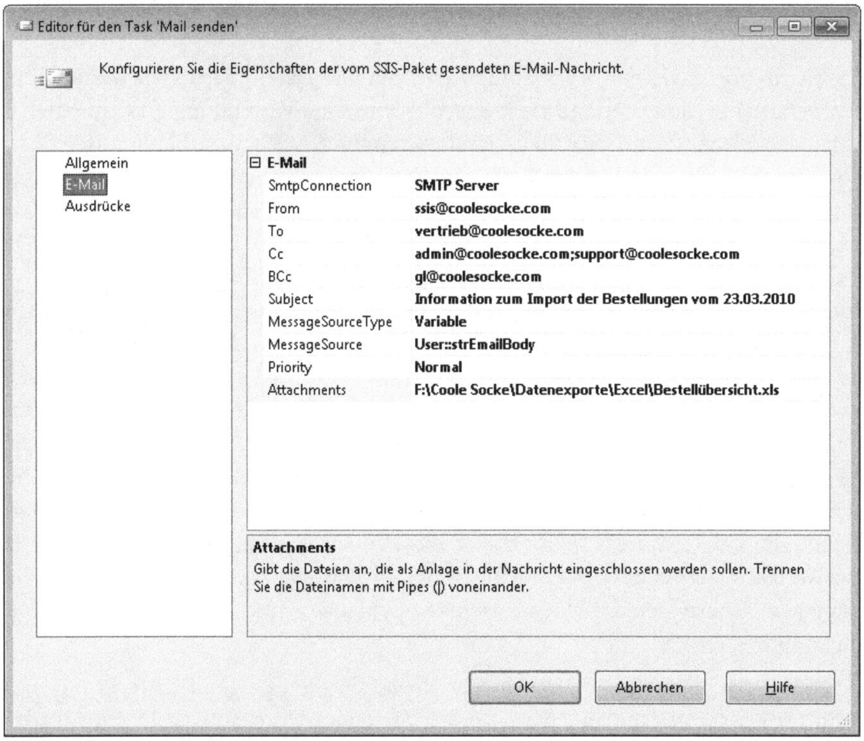

Abbildung 8.43 Der *Editor für den Task 'Mail senden'*

Hinweise

Die Eingabe in den Eigenschaften *To*, *Cc*, und *BCc* sind auf je 256 Zeichen begrenzt. Wenn Sie die Werte dieser Eigenschaften mit einem Ausdruck erstellen, müssen Sie darauf achten, dass diese maximalen Längen nicht überschritten werden. Ebenso ist auch die maximale Länge eines Ausdrucks von 4.000 Zeichen zu berücksichtigen. Diese kann gerade beim Betreff oder beim E-Mail-Text schnell erreicht sein. Sollte die maximale Länge der Eigenschaften *To*, *Cc* und *BCc* oder die eines Ausdrucks überschritten werden, wird das Ablaufsteuerungselement mit einem Fehler beendet.

Ebenfalls fehlerhaft beendet wird das Ablaufsteuerungselement, wenn die in der Eigenschaft *Attachments* zugeordneten Anhänge bei der Paketausführung nicht existieren.

Der *SMTP-Verbindungs-Manager* unterstützt keine Standardauthentifizierung. Es sind nur die anonyme und die Windows-Authentifizierung möglich. Des Weiteren muss das SQL Server-Feature *Datenbankmail* für den Versand von E-Mails aktiviert sein. Mehr zum *SMTP-Verbindungs-Manager* finden Sie im entsprechenden Abschnitt in Kapitel 6.

Task 'Nachrichtenwarteschlange'

Das Prinzip der Nachrichtenwarteschlangen – im Original *Message Queues*, kurz MSMQ – ist seit Windows 2000 Bestandteil der Windows-Betriebssysteme. Mit Nachrichtenwarteschlangen können Sie eine asynchrone Kommunikation zwischen Computern realisieren.

Stellen Sie sich folgendes Szenario vor: Zwischen zwei Computern soll eine Datei übertragen werden. Ein Programm auf Computer A verarbeitet die Datei und stellt anschließend eine Verbindung zu Computer B her, um die Datei dorthin zu verschieben. An dieser Stelle ist für Computer A die Verarbeitung der Datei beendet und das Programm wird fortgesetzt. Computer B lädt die Datei und verarbeitet diese – unabhängig von Computer A. Dieses Szenario funktioniert nur, solange Computer B erreichbar ist. Ist dies nicht der Fall, kann die Datei nicht übertragen werden und das Programm auf Computer A wird fehlerhaft beendet. Da diese Übertragung nun aber nicht relevant für die weitere Verarbeitung des Programms auf Computer A ist, wäre es doch durchaus sinnvoller, dass dieses unabhängig vom Erfolg der Übertragung ausgeführt werden kann. Natürlich dürfen dabei die zu übertragenden Dateien nicht verloren gehen. Diese müssten also in irgendeiner Art und Weise zwischengespeichert werden. Sobald Computer B wieder verfügbar ist, werden die Dateien aus diesem Zwischenspeicher gelesen und nach und nach verarbeitet. Die Nachrichtenwarteschlange kann als ein solcher Zwischenspeicher verwendet werden. Im Beispiel sendet Computer A die Datei als Nachricht an eine Nachrichtenwarteschlange. Computer B empfängt jede einzelne Nachricht – und somit die Datei – aus dieser Nachrichtenwarteschlange und verarbeitet diese. Ist Computer B nicht verfügbar, so hat dies keine Auswirkung auf Computer A, da dieser die Dateien ja nicht an den Computer B, sondern an die Nachrichtenwarteschlange sendet. Nachdem Computer B wieder verfügbar ist, verarbeitet dieser die bis dahin aufgelaufenen Nachrichten der Nachrichtenwarteschlange – und zwar in der Reihenfolge, in der sie dort eingegangen sind.

Das Prinzip einer Nachrichtenwarteschlange ist an sich nichts Neues, da Sie es eigentlich tagein, tagaus verwenden. Jedes Mal, wenn Sie etwas drucken möchten, senden Sie einen Druckauftrag in eine Warteschlange – die Druckerwarteschlange. Der Drucker nimmt jeden einzelnen Druckauftrag in der Reihenfolge aus der Warteschlange, in der diese dort eingetragen wurden und verarbeitet diesen – sprich: er druckt. Im Gegensatz zum Drucker kann eine Nachrichtenwarteschlange jedoch unterschiedliche Objekte aufnehmen. Dies können einfache Nachrichten in Textform oder Dateien sein. Soweit eine kurze Beschreibung des Prinzips der Nachrichtenwarteschlangen. Das Thema Message Queues ist jedoch weitaus umfassender; zu umfassend, um es hier ausführlich zu erläutern. Sie finden mehr zu diesem Thema in der Hilfe Ihres Betriebssystems.

Mit dem Ablaufsteuerungselement *Task 'Nachrichtenwarteschlange'* steht die Verarbeitung von Nachrichten einer Nachrichtenwarteschlange auch in SSIS zur Verfügung. Das eben genannte Beispiel von Computer A und Computer B könnte somit auch mit Paketen realisiert werden. Paket A auf Computer A verarbeitet in einem *Datenflusstask* Daten und sendet das Ergebnis als Nachricht an eine Nachrichtenwarteschlange. Auf Computer B läuft das Paket B, welches Nachrichten aus dieser Nachrichtenwarteschlange empfängt und verarbeitet. Auf diese Art können Sie beispielsweise einzelne Lager mit den neuesten Daten anstehender Wareneingänge versorgen, ohne dass die entsprechenden Computer in den Lagern erreichbar sein müssen. Sie stellen die Daten als Nachricht in einer Nachrichtenwarteschlange zur Verfügung und diese werden, sobald die Computer in den Lagern wieder erreichbar sind, in die dort vorhandene Datenbank importiert.

Nachrichten in einer Nachrichtenwarteschlange können von x-beliebigen Anwendungen verarbeitet werden. Von daher ist es auch möglich, aus einem Paket indirekt Nachrichten für Anwendungen bereitzustellen. Solche Nachrichten können einfache Informationen über die Paketausführung oder aber auch Dateien beinhalten, die in den Anwendungen verwendet werden. Auch die Übermittlung von Dateien zwischen unterschiedlichen Systemen ist über Nachrichtenwarteschlangen realisierbar. Insofern stellen diese eine interessante Alternative zur Dateiübertragung per FTP dar, denn im Gegensatz zur Dateiübertragung per FTP müssen bei den Nachrichtewarteschlangen nicht beide Computer verfügbar sein.

Mit dem Ablaufsteuerungselement *Task 'Nachrichtenwarteschlange'* werden beide Richtungen einer Nachrichtenwarteschlange unterstützt. Es können Nachrichten gesendet und empfangen werden. Dabei kann es sich bei der Nachricht um einen einfachen Text, eine Datei oder den Wert einer Paketvariablen handeln.

Konfiguration

Die Konfiguration dieses Ablaufsteuerungselements findet im *Editor für den Task 'Nachrichtenwarteschlange'* statt. Diese beginnt auf der Seite *Allgemein* in der Eigenschaft *MSMQConnection*. Dort wählen Sie den *MSMQ-Verbindungs-Manager*, mit dem eine Verbindung zur entsprechenden Nachrichtenwarteschlange hergestellt wird. Als Nächstes legen Sie in der Eigenschaft *Message* fest, ob Sie mit diesem Ablaufsteuerungselement eine Nachricht senden oder empfangen möchten. Mit dem Eintrag *Nachricht senden* speichert der *Task 'Nachrichtenwarteschlange'* eine neue Nachricht in der im *MSMQ-Verbindungs-Manager* angegebenen Nachrichtenwarteschlange, während mit dem Eintrag *Nachricht empfangen* die nächste verfügbare Nachricht dieser Nachrichtenwarteschlange gelesen wird. Die Konfiguration der jeweiligen Verarbeitungsmethode findet auf der zweiten Seite des Editors statt. Die Bezeichnung dieser Seite sowie die dort verfügbaren Eigenschaften sind abhängig von der gewählten Verarbeitungsmethode *Nachricht senden* oder *Nachricht empfangen*. Diese Eigenschaften werden in den folgenden Abschnitten beschrieben. Doch bevor Sie zu der zweiten Seite wechseln, legen Sie in der Eigenschaft *Use2000Format* noch fest, ob die Nachrichten im DTS 2000-Format oder im SSIS-Format gesendet bzw. empfangen werden sollen. Mit aktivierter Eigenschaft können Sie mit diesem Ablaufsteuerungselement Nachrichten an ein DTS 2000-Paket senden bzw. Nachrichten von einem solchen empfangen.

Empfangen

Das Empfangen einer Nachricht ist gleichbedeutend mit dem Zugriff auf die Nachrichtenwarteschlange. Dort wird die erste Nachricht gelesen, im *Task 'Nachrichtenwarteschlange'* ausgewertet und gegebenenfalls gespeichert. Nachdem eine Nachricht empfangen wurde, kann diese aus der Nachrichtenwarteschlange gelöscht werden. Dazu müssen Sie lediglich die Eigenschaft *RemoveFromMessageQueue* aktivieren.

Der Zugriff auf die Nachrichtenwarteschlange ist standardmäßig zeitlich nicht begrenzt. Der *Task 'Nachrichtenwarteschlange'* bleibt so lange aktiv, bis eine entsprechende Nachricht in der Nachrichtenwarteschlange vorliegt. Erst nachdem eine Nachricht verarbeitet wurde, wird mit dem nächsten Ablaufsteuerungselement der Ablauflaufsteuerung fortgefahren. Dieser zeitlich unbegrenzte Zugriff kann mit den Eigenschaften *ErrorIfMessageTimeout* und *TimeoutAfter* begrenzt werden. Durch Aktivierung der Eigenschaft *ErrorIfMessageTimeout* können Sie in der Eigenschaft *TimeoutAfter* den Zeitraum in Sekunden angeben, der maximal für den Zugriff auf die Nachrichtenwarteschlange verwendet werden soll. Sobald dieser Zeitraum überschritten ist, wird das Ablaufsteuerungselement fehlerhaft beendet.

Den Nachrichtentyp, der mit diesem Ablaufsteuerungselement empfangen werden soll, legen Sie in der Eigenschaft *MessageType* fest. Insgesamt stehen drei Nachrichtentypen zur Verfügung, welche in Tabelle 8.12 aufgelistet sind.

Nachrichtentyp	Auswirkung
Datendateinachricht	Die Nachricht wird als Datei übermittelt und im Dateisystem gespeichert
Variablennachricht	Die Nachricht wird in einer Variablen übermittelt und in einer Paketvariablen gespeichert
Zeichenfolgennachricht	Die Nachricht wird als Zeichenfolge übermittelt und nicht gespeichert, sondern zur Steuerung des Status *Erfolg* oder *Fehler* des Ablaufsteuerungselements verwendet

Tabelle 8.12 Die Nachrichtentypen des *Task 'Nachrichtenwarteschlange'*

Jeder dieser Nachrichtentypen erfordert eine gesonderte Konfiguration und von daher werden Ihnen unterschiedliche Eigenschaften angeboten. Den Nachrichtentyp *Datendateinachricht* konfigurieren Sie mit den Eigenschaften *SaveFileAs* und *Overwrite*, wobei Sie in der Eigenschaft *SaveFileAs* den Speicherort und den Dateinamen angeben, unter dem die empfangene Datei gespeichert wird. Diese Angabe erfolgt an dieser Stelle direkt und nicht über einen *Dateiverbindungs-Manager*. Mittels der Eigenschaft *Overwrite* steuern Sie, ob eine bereits bestehende Datei dabei überschrieben werden kann oder ob dies einen Fehler auslösen soll. Der Nachrichtentyp *Variablennachricht* hingegen zeigt lediglich die Eigenschaft *Variable*. Dort wählen Sie die Paketvariable, in der die empfangene Nachricht gespeichert wird.

Beide Nachrichtentypen bieten die Eigenschaft *Filter* an. Mit diesem Filter können Sie die zu empfangenden Nachrichten auf die Nachrichten eines bestimmten Pakets eingrenzen. Dazu müssen Sie den Filter mit dem Eintrag *Vom Paket* zunächst aktivieren und anschließend das Paket, dessen Nachrichten angenommen werden sollen, in der Eigenschaft *Identifier* auswählen. Dort steht Ihnen über die in der Eigenschaft enthaltene Schaltfläche ein Dialogfeld zur Verfügung, in dem Sie das Paket von einer SQL Server-Instanz oder aus dem Dateisystem wählen können. Nach der Auswahl wird die Paket-ID des gewählten Pakets in der Eigenschaft *Identifier* ausgegeben. Durch diese Konfiguration werden nur Variablen bzw. Dateien empfangen, welche über das im Filter angegebene Paket an die Nachrichtenwarteschlange gesendet wurden.

Der Nachrichtentyp *Zeichenfolgennachricht* stellt Ihnen zum Filtern der Nachrichten die Eigenschaften *Compare* und *CompareString* zur Verfügung. Dabei geben Sie in der Eigenschaft *CompareString* eine Zeichenfolge an, die mit der Zeichenfolge der Nachricht verglichen wird. Wie dieser Zeichenfolgenvergleich vonstatten geht, legen Sie wiederum in der Eigenschaft *Compare* fest. Dort stehen Ihnen neben dem Standardeintrag *Keine* noch die Einträge *Genaue Übereinstimmung*, *Groß-/Kleinschreibung ignorieren* und *Inhalt* zur Verfügung. Mit dem Standardeintrag *Keine* findet keine Filterung statt und es werden alle Nachrichten empfangen. Sofern Sie aber den Eintrag *Genaue Übereinstimmung* wählen, werden nur Nachrichten empfangen, die exakt der Zeichenfolge entsprechen, die in der Eigenschaft *CompareString* angegeben ist. Ein solcher Vergleich wird auch beim Eintrag *Groß-/Kleinschreibung ignorieren* durchgeführt, jedoch mit dem Unterschied, dass hier die Groß- und Kleinschreibung der beiden Zeichenfolgen keine Rolle spielt. Mit dem Eintrag *Inhalt* werden nur Nachrichten empfangen, die den in der Eigenschaft *CompareString* angegebenen Begriff beinhalten, wobei hier wieder die Groß- und Kleinschreibung beim Vergleich eine Rolle spielt. So wird beispielsweise bei dem Begriff Antwort die Nachricht »Die Antwort ist 42.« genauso empfangen wie die Nachricht »Es liegt noch keine Antwort vor.«. Eine mögliche Konfiguration für dieses Beispiel sehen Sie in Abbildung 8.44.

Eine mit dem Nachrichtentyp *Zeichenfolgennachricht* empfangene Nachricht wird nicht gespeichert, sondern lediglich ausgewertet. Das Empfangen einer Nachricht bzw. das Ergebnis des Zeichenfolgenvergleichs ist relevant für die erfolgreiche oder fehlerhafte Ausführung des *Task 'Nachrichtenwarteschlange'* und somit auch für den weiteren Ablauf in der Ablaufsteuerung. Sofern Sie also die Nachricht mit einer in der Eigenschaft *CompareString* angegebenen Zeichenfolge vergleichen und die beiden Zeichenfolgen nicht identisch sind, wird der *Task 'Nachrichtenwarteschlange'* fehlerhaft beendet. Ein positives Ergebnis dieses Zeichenfolgenvergleichs hingegen wird als Erfolg gewertet. Findet kein Zeichenfolgenvergleich statt, sorgt schon allein das Empfangen einer Nachricht für den Status *Erfolg*.

Dieselbe Prüfung bietet auch der Nachrichtentyp *Zeichenfolgennachricht an Variable*. Jedoch können Sie hier zusätzlich zu dem Zeichenfolgenvergleich noch eine Paketvariable angeben, in der die Zeichenfolge der Nachricht gespeichert wird. So auch in der Beispielkonfiguration der Abbildung 8.44, in der zum Speichern der Zeichenfolge die Paketvariable *strMsmqVariable* definiert ist.

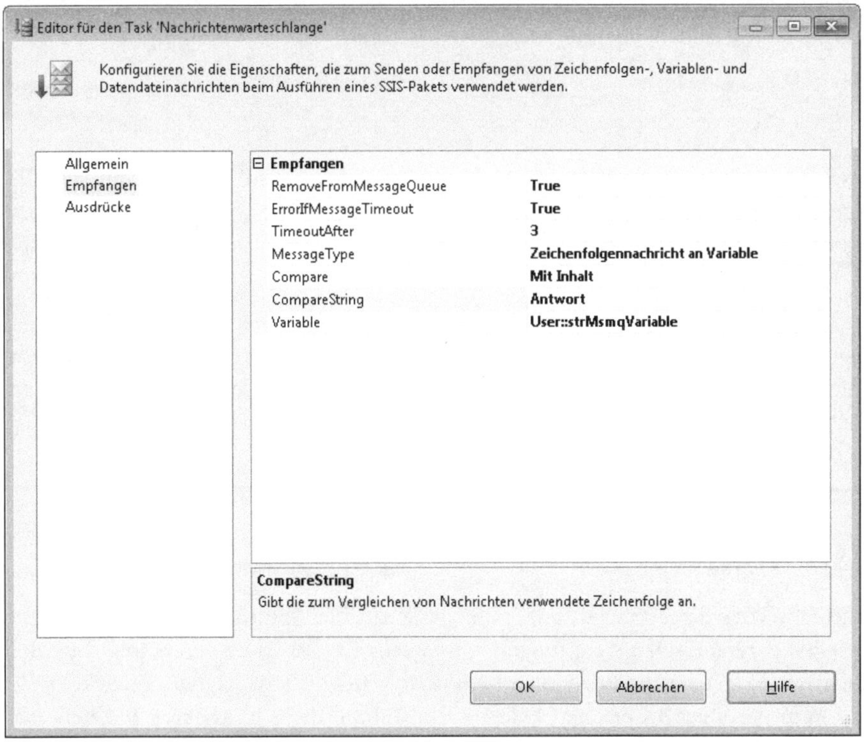

Abbildung 8.44 Die Seite *Empfangen* im *Editor für den Task 'Nachrichtenwarteschlange'*

Senden

Beim Senden einer Nachricht wird im Grunde genommen eine Nachricht in der angegebenen Nachrichtenwarteschlange gespeichert. Dabei können die Nachrichtentypen *Zeichenfolgennachricht*, *Variablennachricht* und *Datendateinachricht* verwendet werden. Welchen Nachrichtentyp Sie mit dem *Task 'Nachrichtenwarteschlange'* in der im *MSMQ-Verbindungs-Manager* hinterlegten Nachrichtenwarteschlange speichern möchten, definieren Sie über die Eigenschaft *MessageType* auf der Seite *Senden*. Diese bietet Ihnen je nach gewähltem Nachrichtentyp die Eigenschaft *StringMessage*, *VariableMessage* oder *DataFileMessage*.

Beim Nachrichtentyp *Zeichenfolgennachricht* geben Sie die Zeichenfolge der Nachricht in die Eigenschaft *StringMessage* ein. Für ausführlichere Nachrichten steht Ihnen dazu ein Dialogfeld zur Verfügung, das über die Schaltfläche in der Eigenschaft geöffnet wird. Die Eigenschaft *VariableMessage* für den Nachrichtentyp *Variablennachricht* ist ebenfalls ein Eingabefeld, in das Sie die Paketvariable eintragen, welche die zu sendende Nachricht beinhaltet. Hierbei ist es auch möglich, mehrere Paketvariablen getrennt durch ein Komma anzugeben. Alternativ steht Ihnen über die Schaltfläche in der Eigenschaft ein Dialogfeld zur Verfügung, das Ihnen die Paketvariablen zur Auswahl auflistet. Eine ähnliche Funktionalität bietet Ihnen auch die Eigenschaft *DataFileMessage* für das Versenden einer Nachricht vom Typ *Datendateinachricht*. Auch hier steht ein Dialogfeld zur Verfügung, über das Sie an dieser Stelle die zu sendende Datei auswählen. Dabei kann immer nur eine Datei gewählt und versendet werden.

Unabhängig vom gewählten Nachrichtentyp ist es möglich, die Nachrichten für die Übertragung zu verschlüsseln. Diese Verschlüsselung aktivieren Sie durch die Auswahl des Eintrags *True* in der Eigenschaft *UseEncryption*. Welches Verschlüsselungsverfahren verwendet werden soll, legen Sie in der Eigenschaft *EncryptionAlgorithm* fest. Sie haben die Wahl zwischen den beiden Verschlüsselungsverfahren *RC2* und *RC4*. Mehr zu diesen beiden Verfahren finden Sie unter *http://www.rsa.com/glossary/default.asp?id=1043*.

Hinweise

Um das Ablaufsteuerungselement *Task 'Nachrichtenwarteschlange'* verwenden zu können, müssen die Message Queue-Dienste auf den ausführenden Computern installiert sein. Diese installieren Sie über *Start/Systemsteuerung/Programme/Windows-Funktionen aktivieren oder deaktivieren/Microsoft-Message Queue-Server*.

Sofern Sie die lokale Gruppenrichtlinie *Systemkryptografie: FIPS-konformen Algorithmus für Verschlüsselung, Hashing und Signatur verwenden* aktiviert haben, können Sie die Verschlüsselung der Eigenschaft *UseEncryption* bzw. *EncryptionAlgorithm* nicht verwenden. Unter FIPS – dem *Federal Information Processing Standard* – kann das Ablaufsteuerungselement nur ohne Verschlüsselung ausgeführt werden. Mehr zum Thema FIPS lesen Sie unter *http://de.wikipedia.org/wiki/Federal_Information_Processing_Standard*.

Task 'Paket ausführen'

Nach einigen erstellten Paketen werden Sie feststellen, dass sich so manche der Anforderungen wiederholen. Bevor Sie nun anfangen, wiederkehrende Ablaufsteuerungen von Paket zu Paket zu kopieren, folgt hier der wichtige Hinweis, dass auch mit SSIS eine *modulare Programmierung* möglich ist. Dabei entwickeln Sie bestimmte wiederkehrende Anforderungen in eigenen Paketen und führen diese in anderen Paketen aus. Für eine solche Ausführung eines Pakets in einem Paket steht das Ablaufsteuerungselement *Task 'Paket ausführen'* zur Verfügung. Mit diesem Ablaufsteuerungselement wird das darin aufgerufene Paket vollständig in das aufrufende Paket integriert. Um nun keine unnötigen Verwirrungen zu provozieren, wird das aufrufende Paket nachfolgend *Master-Paket* und das aufgerufene *Sub-Paket* genannt.

Wie Sie bereits in Kapitel 1 erfahren haben, basiert ein Paket ebenso auf der Struktur des Containers wie ein Ablaufsteuerungselement. Insofern stehen die Eigenschaften und Paketvariablen des Master-Pakets im Sub-Paket ebenso zur Verfügung, wie auch die Ereignisse vom Sub-Paket an das Master-Paket weitergegeben werden. Dies bedeutet, dass alle Paketvariablen des Master-Pakets im Sub-Paket verwendet und auch deren Werte dort geändert werden können, wie auch diese geänderten Werte nach der Ausführung des Sub-Pakets im Master-Paket verfügbar sind. Ebenso ist das Sub-Paket automatisch Bestandteil der Transaktionskonfiguration des Master-Pakets. Diese erfolgt in den Eigenschaften des Master-Pakets und da die Eigenschaften eines Containers an die darin enthaltenen Container vererbt werden, ist das Sub-Paket automatisch in der Transaktionskonfiguration enthalten. Die Ereignishandler werden von der untersten Ebene über die nächsthöhere bis zur höchsten Ebene des Pakets ausgeführt. Schlägt also in dem Sub-Paket ein Ablaufsteuerungselement fehl, wird somit auch der *Task 'Paket ausführen'* und je nach Konfiguration auch das Master-Paket selbst fehlerhaft beendet.

Es gibt viele Gründe für die Ausführung eines Pakets in einem Paket. Allen voran sind natürlich die üblichen Gründe für eine modulare Entwicklung zu nennen. Die in einem Paket abgebildete Logik lässt sich in mehreren Paketen wiederverwenden und besteht einmal die Notwendigkeit, diese Logik zu ändern, muss dies nur an einer Stelle erfolgen. So können Sie beispielsweise eine einheitliche Fehlerbehandlung in einem Paket entwickeln, welche das Fehlschlagen von Ablaufsteuerungselementen in einer einfachen Textdatei protokolliert und diese per E-Mail versendet. Dieses Paket verwenden Sie in den Ereignishandlern *OnTaskFailed* anderer Pakete oder deren Ablaufsteuerungselementen. Ändert sich nun die grundsätzliche Fehlerbehandlung, müssen Sie lediglich das Paket zur Fehlerbehandlung modifizieren. Nach diesen Änderungen steht bei allen Paketen, die dieses Paket verwenden, automatisch die neue Fehlerbehandlung zur Verfügung.

Das Ausführen von Paketen in Paketen ermöglicht auch eine bessere Strukturierung von SSIS-Lösungen. Stellen Sie sich ein Paket vor, mit dem Daten aus unterschiedlichen Datenquellen in Tabellen mehrerer Zieldatenbanken geladen werden. Zu jeder dieser Tabellen stehen die Daten nicht nur in verschiedenen Quellen, sondern auch in unterschiedlichen Formaten zur Verfügung – was eine eigene Verarbeitung jeder Datenquelle innerhalb der Ablaufsteuerung wie auch des jeweiligen Datenflusses zur Folge hat. Nun können Sie die komplette Anforderung durchaus in einem einzigen Paket realisieren. Es ist aber auch denkbar, für jede dieser unterschiedlichen Verarbeitungen ein eigenes Paket zu erstellen. Diese einzelnen Pakete werden letztendlich in einem Master-Paket zusammengefasst, koordiniert und ausgeführt. Dadurch ergibt sich nicht nur eine einheitliche Ereignisbehandlung und Protokollierung, sondern Sie sind auch jederzeit in der Lage, die Ausführung von nur einem dieser Pakete zu wiederholen.

Mit dem Ablaufsteuerungselement *Task 'Paket ausführen'* können Sie auch bestehende Wartungspläne einer SQL Server-Instanz ausführen. Die Wartungspläne einer SQL Server-Datenbank sind Pakete, welche in der jeweiligen SQL Server-Instanz gespeichert sind. Auf diese Art ist es möglich, im Anschluss an einen größeren Datentransfer zu einer SQL Server-Datenbank den zugehörigen Wartungsplan zu starten.

Konfiguration

Die Konfiguration des *Task 'Paket ausführen'* beginnt im *Editor für den Task 'Paket ausführen'* mit der Entscheidung, von welchem Speicherort das Sub-Paket ausgeführt werden soll. Diese Entscheidung treffen Sie in der Eigenschaft *Location* der Seite *Paket*. Sie haben die Wahl zwischen dem Speicherort *SQL Server* und *Dateisystem*.

Bei der Auswahl des Speicherorts *SQL Server* bietet Ihnen die Eigenschaft *Connection* die im Paket verfügbaren *OLE DB-Verbindungs-Manager* zur Auswahl an. Dabei ist es nicht relevant, auf welche Datenbank einer SQL Server-Instanz der gewählte *OLE DB-Verbindungs-Manager* verweist, da für die Auswahl des Pakets immer nur die in der SQL Server-Instanz gespeicherten Pakete angeboten werden. Sofern Sie speziell für diese Verbindung einen neuen *OLE DB-Verbindungs-Manager* anlegen, muss dieser lediglich den SQL Server-Namen und die entsprechende Anmeldung beinhalten. Die Angabe einer Datenbank ist für die hier benötigte Verbindung nicht notwendig. Nach der Auswahl des *OLE DB-Verbindungs-Managers* folgt die Auswahl des Pakets in der Eigenschaft *PackageName*. Dort steht Ihnen über die darin enthaltene Schaltfläche ein Dialogfeld zur Verfügung, in dem Sie das Paket auswählen können. Nach der Auswahl des Pakets wird dessen Paketname in der Eigenschaft *PackageName* ausgegeben. Etwas anders verhält sich die Auswahl eines Pakets bei dem Speicherort *Dateisystem*. Hier wählen Sie das Paket bereits mit dem entsprechenden *Dateiverbindungs-Manager* aus. Dieser verweist auf die DTSX-Datei des Pakets, weshalb eine gesonderte Auswahl des Pakets an dieser Stelle nicht notwendig ist.

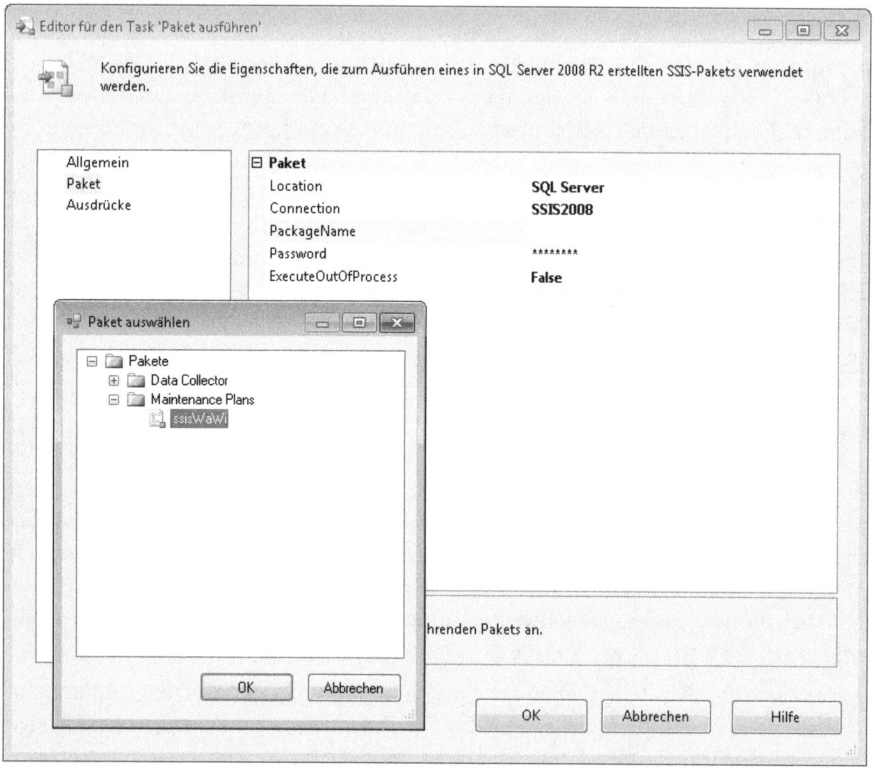

Abbildung 8.45 Die Auswahl eines Pakets für den *Task 'Paket ausführen'*

In Kapitel 15 erfahren Sie, wie Sie mittels der Paketsicherheit Pakete vor unbefugtem Zugriff mit einem Kennwort schützen. Ein solcher Zugriffsschutz gilt natürlich auch für die Ausführung eines geschützten Pakets innerhalb eines anderen Pakets. Das zugehörige Kennwort geben Sie dabei über die Eigenschaft *Password* an. Dazu öffnen Sie mit einem Klick auf die Schaltfläche in dieser Eigenschaft das Dialogfeld *Eigenschaften-Editor* und geben dort das Kennwort des aufzurufenden Pakets zweimal ein.

Ob das gewählte Paket während der Paketausführung im Prozess des Master-Pakets oder aber in einem eigenen Prozess ausgeführt wird, legen Sie in der Eigenschaft *ExecuteOutOfProcess* fest. Das Aktivieren dieser Eigenschaft bewirkt, dass das gewählte Paket einen eigenen Prozess erhält und somit für dessen Ausführung auch ein eigener Bereich im Arbeitsspeicher reserviert wird, das heißt dem Master-Paket und dem Sub-Paket stehen bei einem 32-Bit-System jeweils bis zu 2 GB Arbeitsspeicher zur Verfügung. Sofern im Sub-Paket speicherintensive Aufgaben erledigt werden – beispielsweise ein *Datenflusstask*, in dem viele Daten aggregiert und sortiert werden –, kann die Ausführung in einem separaten Prozess von Vorteil sein. Aktivieren Sie diese Eigenschaft nicht, wird das gewählte Paket im Prozess des Master-Pakets ausgeführt. Dabei reserviert sich nur dieser eine Prozess entsprechend Arbeitsspeicher für die Ausführung – also maximal 2 GB. Dies spricht eigentlich für das Aktivieren dieser Eigenschaft, aber der Aufwand für die Ausführung des Sub-Pakets in einem eigenen Prozess darf dabei nicht unterschätzt werden. Ob Sie nun wirklich einen Performancevorteil durch diese Konfiguration haben, sollten Sie vorab unbedingt testen. Die Entscheidung für oder gegen eine Ausführung in einem eigenen Prozess kommt zum einen darauf an, welchen konzeptionellen Zweck Sie mit dem *Task 'Paket ausführen'* erfüllen möchten und zum anderen, ob die eventuell bessere Performance auch tatsächlich erzielt wird. Mit dieser Entscheidung ist auch die Konfiguration des *Task 'Paket ausführen'* abgeschlossen.

Das in Abbildung 8.45 dargestellte Beispiel zeigt die Auswahl des Wartungsplantasks zur Beispieldatenbank *ssisWaWi*. Bei der Paketausführung wird dieser Wartungsplan aus dem Paket heraus ausgeführt – und zwar in ein und demselben Prozess, wie in der Eigenschaft *ExecuteOutOfProcess* erkennbar ist.

Übergabe von Paketvariablen

Eine explizite Übergabe der Paketvariablen vom Master-Paket zum Sub-Paket ist wegen der Architektur der Container nicht notwendig. Ein Container vererbt alle Eigenschaften und Paketvariablen an die darin enthaltenen Container, das heißt alle Paketvariablen des Master-Pakets stehen automatisch im Sub-Paket zur Verfügung. Sie müssen also eigentlich nichts tun, um die Paketvariablen des Master-Pakets im Sub-Paket verwenden zu können. Eigentlich – denn diese sind dort nur bei der Paketausführung bekannt, nicht aber im Entwurfsmodus.

Um diese Problematik zu verdeutlichen, stellen Sie sich folgendes Szenario vor: Mit einem Master-Paket wird über den *Task 'Paket ausführen'* ein Sub-Paket ausgeführt. Im Sub-Paket erhält die Paketvariable *intAnzahl* den Ausführungswert des Ablaufsteuerungselements *Task 'SQL ausführen'*, welche über diesen Weg im Master-Paket nach der Ausführung des Sub-Pakets zur Verfügung stehen soll. Um dies zu erreichen, müssen Sie die Paketvariable *intAnzahl* im Master-Paket anlegen und deren Wert im Sub-Paket ändern.

Als Erstes konfigurieren Sie im Master-Paket den *Task 'Paket ausführen'*, über den das Sub-Paket aufgerufen wird, und legen anschließend die Paketvariable *intAnzahl* an. Im Anschluss daran öffnen Sie das Sub-Paket im Entwurfsmodus und nehmen dort das Ablaufsteuerungselement *Task 'SQL ausführen'* in die Ablaufsteuerung auf. Nach der Konfiguration des *Task 'SQL ausführen'* wechseln Sie zu dessen *Eigenschaften*-Fenster, um in der Eigenschaft *ExecValueVariable* die Paketvariable *intAnzahl* auszuwählen. Diese sollte dort bereits zur Verfügung stehen, da das Sub-Paket durch die Containerstruktur die Paketvariablen des Master-Pakets erbt. Doch weit gefehlt, denn die Paketvariable *intAnzahl* ist im Listenfeld der Eigenschaft *ExecValueVariable* nicht enthalten. Verständlicherweise, denn im Entwurfsmodus gibt es keinerlei Beziehung zwischen dem Master-Paket und dem Sub-Paket. Sie entwickeln das Sub-Paket genauso als eigenständiges Paket, wie Sie es auch beim Master-Paket handhaben. Insofern *kann* die Paketvariable *intAnzahl* des Master-Pakets nicht im Sub-Paket vorhanden sein.

Nun ist der beschriebene Weg über die Paketvariable *intAnzahl* aber die einzige Möglichkeit, den Ausführungswert des *Task 'SQL ausführen'* an das Master-Paket zurück zu übergeben. Während der Paketausführung ist dies auch kein Problem, da hier die Abhängigkeit zwischen den Paketen besteht und die Paketvariable *intAnzahl* des Master-Pakets im Sub-Paket bekannt ist. Im Entwurfsmodus aber müssen Sie auf irgendeine Art im Sub-Paket die Paketvariable *intAnzahl* verwenden können.

Es gibt zwei nahe liegende Ansätze, diese Problematik in den Griff zu bekommen. Beide dieser Ansätze führen aber nicht zum Erfolg. Der erste Ansatz besteht darin, in dem Sub-Paket ebenfalls eine Paketvariable *intAnzahl* anzulegen, in der Hoffnung, dass darüber der Wert der Paketvariablen des Master-Pakets verändert wird. Doch auf diese Weise wird der Wert der Paketvariablen des Master-Pakets nicht verändert, sondern lediglich der Wert der Paketvariablen des Sub-Pakets. Dieses Verhalten wurde bereits im Beispiel des Kapitels 4 zum Thema »Gültigkeitsbereich von Variablen« beschrieben. Der zweite Ansatz ist der Weg über die Paketkonfiguration, welche mit dem Konfigurationstyp *Variable für das übergeordnete Paket* eine Möglichkeit anbietet, eine Paketvariable im Sub-Paket mit dem Wert einer Paketvariablen des Master-Pakets zu initialisieren. Tatsächlich kann eine im Sub-Paket angelegte Paketvariable über diesen Weg den Wert der Paketvariablen *intAnzahl* aus dem Master-Paket erhalten. Aber das ist nicht das Problem, denn vielmehr soll der im Sub-Paket geänderte Wert nach der Ausführung im Master-Paket zur Verfügung stehen. Von daher wird eher eine umgekehrte Zuweisung benötigt, das heißt der Wert der Paketvariablen des Sub-Pakets muss der Paketvariablen des Master-Pakets zugewiesen werden. Eine solche Zuweisung ist mit einer Paketkonfiguration aber nicht möglich, da hierüber nur die Werte von Paketvariablen des Master-Pakets an Paketvariablen des Sub-Pakets übertragen werden können.

Doch nun genug der Irrwege, hier kommt die Lösung: Um den Wert der Paketvariablen aus dem Master-Paket im Sub-Paket zu ändern, legen Sie zunächst im Sub-Paket eine Paketvariable gleichen Datentyps, aber mit einer anderen Bezeichnung an – beispielsweise *intAnzahl_SUB*. Als Nächstes nehmen Sie einen *Skripttask* in die Ablaufsteuerung auf. In der Eigenschaft *ReadWriteVariables* des *Skripttasks* tragen Sie die Paketvariable des Sub-Pakets und in der Eigenschaft *ReadOnlyVariables* die Paketvariable des Master-Pakets ein. Letztere steht natürlich nicht in dem entsprechenden Dialogfeld zur Auswahl, weshalb Sie die Paketvariable manuell in die Eigenschaft eingeben müssen. Im Skriptcode weisen Sie den Wert der Paketvariablen des Master-Pakets der Paketvariablen des Sub-Pakets zu. In Listing 8.7 sehen Sie das dazu verwendete Skript.

```
Public Sub Main()
  Dts.Variables("intAnzahl_SUB").Value = Dts.Variables("intAnzahl").Value
  Dts.TaskResult = ScriptResults.Success
End Sub
```

Listing 8.7 Die Zuordnung der Paketvariablen vom Master-Paket zum Sub-Paket

Im genannten Beispiel soll der Ausführungswert des *Task 'SQL ausführen'* in der Paketvariablen des Master-Pakets gespeichert werden. Dazu ordnen Sie nun die Paketvariable des Sub-Pakets der Eigenschaft *ExecValueVariable* des *Task 'SQL ausführen'* zu. Danach ergänzen Sie die Ablaufsteuerung mit einem weiteren *Skripttask*, bei dem Sie die Paketvariable des Sub-Pakets in der Eigenschaft *ReadOnlyVariables* und die Paketvariable des Master-Pakets in die Eigenschaft *ReadWriteVariables* eintragen. Im Skriptcode dieses *Skripttasks* erfolgt nun die Zuordnung des Werts der Paketvariablen aus dem Sub-Paket zur Paketvariablen des Master-Pakets. Listing 8.8 zeigt die dazu notwendigen Anweisungen.

```
Public Sub Main()
  Dts.Variables("intAnzahl").Value = Dts.Variables("intAnzahl_SUB").Value
  Dts.TaskResult = ScriptResults.Success
End Sub
```

Listing 8.8 Die Zuordnung der Paketvariablen vom Sub-Paket zum Master-Paket

Abschließend verbinden Sie noch den ersten *Skripttask* mit dem *Task 'SQL ausführen'* und diesen mit dem zweiten *Skripttask* über die jeweiligen Rangfolgeneinschränkungen. Über diesen Weg steht nun der Ausführungswert des *Task 'SQL ausführen'* nach der Ausführung des Sub-Pakets im Master-Paket in der Paketvariablen *intAnzahl* zur Verfügung.

BEGLEITDATEIEN Eine Realisierung des hier beschriebenen Szenarios finden Sie in den Beispielpaketen »BSP08_006_Master« und »BSP08_006_Sub«.

Hinweise

Das Sub-Paket erbt die Eigenschaften des Master-Pakets. Dies gilt auch für die Konfiguration der Transaktionen. Das Sub-Paket nimmt automatisch an der Transaktionskonfiguration des Master-Pakets teil. Wie bei anderen Ablaufsteuerungselementen kann auch für den *Task 'Paket ausführen'* eine abweichende Konfiguration bezüglich der Transaktionen definiert werden. Mehr zu Transaktionen finden Sie in Kapitel 14.

Auch in einem Sub-Paket kann das Ablaufsteuerungselement *Task 'Paket ausführen'* verwendet werden. Dabei ist es auch möglich, im Sub-Paket das Master-Paket erneut aufzurufen. Solche Rekursionen werden nicht verhindert.

Obwohl es von der Struktur der Container her gesehen eigentlich klar ist, sei hier nochmals erwähnt, dass die Paketvariablen des Sub-Pakets im Master-Paket nicht zur Verfügung stehen.

Task 'Prozess ausführen'

Bei der Übertragung von Dateien über eine Nachrichtenwarteschlange oder von einem FTP-Server erhalten Sie diese in der Regel als Zip-Datei. Insofern ist das Entpacken von Zip-Dateien eine weitere Anforderung an die Ablaufsteuerung eines Pakets. Nun stellt SSIS kein eigenes Ablaufsteuerungselement für diese Aufgabe zur Verfügung, wohl aber eines, mit dem diese Anforderung realisiert werden kann. Die Rede ist vom Ablaufsteuerungselement *Task 'Prozess ausführen'*. Mit diesem können Sie beliebige externe Programme in einem Paket ausführen. Dabei kann es sich neben Tools zum Entpacken von Zip-Dateien auch um selbst erstellte Stapeldateien und PowerShell-Skripts sowie um einfachere kleine Anwendungen bis hin zu komplexen Standardanwendungen handeln. So wäre es beispielsweise möglich, verschlüsselte Dateien vor der Verarbeitung in einem *Datenflusstask* mit dem *Task 'Prozess ausführen'* zu entschlüsseln oder aber empfangene Dateien mittels eines Virenscanners vor der eigentlichen Verarbeitung zu prüfen. Auch eher exotische Anforderungen sind mit dem *Task 'Prozess ausführen'* denkbar, etwa das Öffnen einer Excel-Datei, die ihre Daten vorab über einen *Datenflusstask* erhalten hat. Welche Anwendungen Sie mit diesem Ablaufsteuerungselement starten, bleibt Ihnen überlassen. Um es ganz drastisch auszudrücken: Sie können auch MP3-Dateien abspielen, wenn Ihnen danach ist.

Konfiguration

Im *Editor für den Task 'Prozess ausführen'* legen Sie nicht nur das auszuführende Programm mit den entsprechenden Argumenten fest, sondern auch, wie der *Task 'Prozess ausführen'* mit der Ausführung und den Ergebnissen des Programms verfahren soll. Dazu stehen Ihnen auf der Seite *Verarbeiten* bis zu zwölf Eigenschaften zur Verfügung. Die Konfiguration dieses Ablaufsteuerungselements wird an einem Beispiel beschrieben, bei dem eine Zip-Datei in ein angegebenes Verzeichnis entpackt wird. Dabei wird das Freewaretool *7zip* verwendet. Das Ergebnis dieser Konfiguration sehen Sie in Abbildung 8.46.

Bevor Sie das auszuführende Programm in die Eigenschaft *Executable* eintragen, legen Sie in der Eigenschaft *RequiredFullFileName* fest, in welchem Umfang das Programm dort angegeben wird. Sie können dies entweder nur mit dem Dateinamen des Programms oder aber auch komplett mitsamt dem Pfad angeben. Letzteres ist nicht notwendig, wenn der Pfad zum Programm bereits über die Umgebungsvariable *Path* bekannt ist. Sofern Sie also nur den Dateinamen des Programms benötigen, wählen Sie in der Eigenschaft *RequiredFullFileName* den Wert *False*. Die Standardeinstellung dieser Eigenschaft erwartet den vollständigen Pfad des Programms. Das im Beispiel verwendete Programm 7zip ist nicht über die Umgebungsvariable *Path* bekannt. Insofern tragen Sie den Pfad und den Dateinamen des Programms 7zip in die Eigenschaft *Executable* ein. Sie können das Programm auch über ein Dialogfeld auswählen, das Sie über die Schaltfläche in der Eigenschaft starten.

Mittels der Argumente geben Sie bei 7zip an, welche Zip-Datei in welches Verzeichnis entpackt werden soll. Um die im Beispiel verwendete Zip-Datei zu extrahieren, tragen Sie folgende Argumente in die Eigenschaft *Arguments* ein:

```
e Bestellungen.zip -o"F:\Coole Socke\Datenimporte\Bestellungen" -y
```

Mit diesen Argumenten wird mittels `e` die Datei *Bestellungen.zip* entpackt und in dem per Argument `-o` angegebenen Verzeichnis *F:\Coole Socke\Datenimporte\Bestellungen* gespeichert. Bereits in diesem Verzeichnis bestehende Dateien werden mit neueren Versionen der in der Zip-Datei enthaltenen Dateien durch das Argument `-y` überschrieben.

HINWEIS Mehrere Argumente müssen in der Eigenschaft *Arguments* mit einer Leerstelle getrennt werden. Ein Argument selbst darf dabei keine Leerstelle enthalten. Sofern sich die Verwendung von Leerstellen bei Argumenten nicht vermeiden lässt, beispielsweise bei Bezeichnungen von Verzeichnissen, müssen diese mit doppelten Anführungszeichen umschlossen werden.

Die Zip-Datei befindet sich in dem Verzeichnis *F:\Coole Socke\Datenimporte\Archiv*. Dort soll das Programm auch ausgeführt werden. Insofern tragen Sie diesen Pfad in die Eigenschaft *WorkingDirectory* ein. Alternativ können Sie diesen auch über die Schaltfläche der Eigenschaft in einem Dialogfeld auswählen.

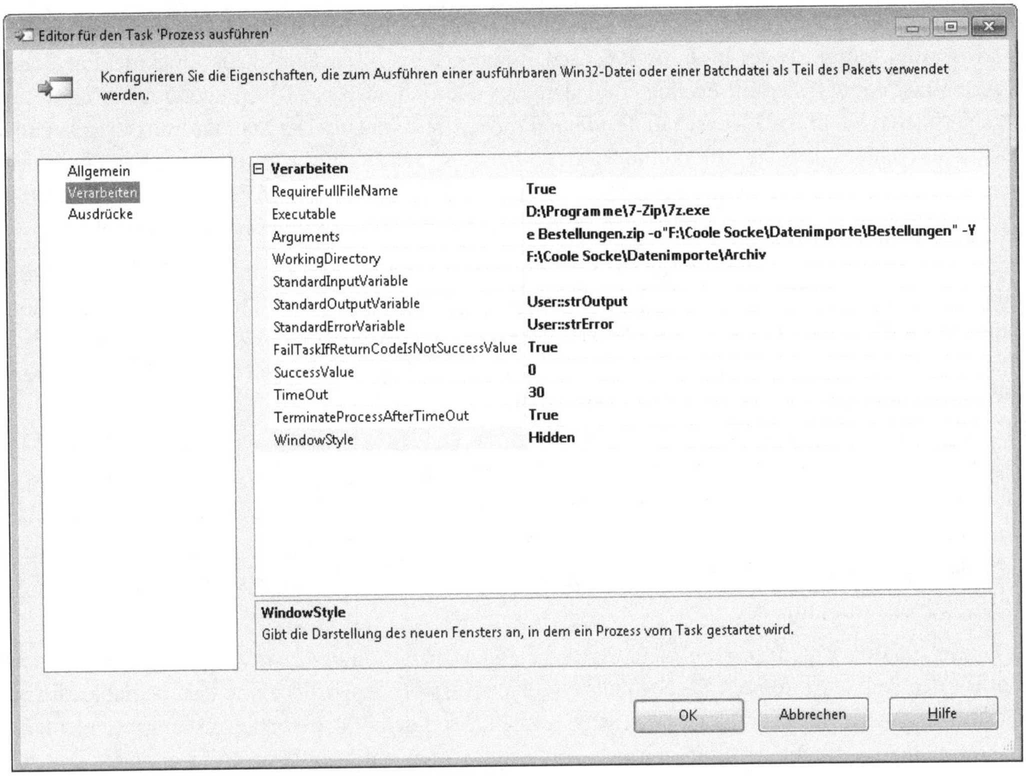

Abbildung 8.46 Der *Editor für den Task 'Prozess ausführen'*

Der weitere Ablauf der Ablaufsteuerung ist nicht zwingend abhängig von dem Ausführungsergebnis des ausgeführten Programms, sondern von der Konfiguration der Eigenschaften *FailTaskIfReturnCodeIsNotSuccessValue* und *SuccessValue*. Ein Programm liefert nach der Ausführung einen Return-Code, der über Erfolg oder Misserfolg der Ausführung informiert – in diesem Fall gibt das Programm 7zip bei einer erfolgreichen Ausführung den Return-Code 0 zurück. Diesen Return-Code müssen Sie in der Eigenschaft *SuccessValue* eintragen. Nach der Ausführung des Programms wird geprüft, ob der dort eingetragene Wert dem Return-Code des Programms entspricht. Ist das Ergebnis identisch, wird die Ausführung als erfolgreich bewertet.

HINWEIS Der Wert der Eigenschaft *SuccessValue* ist reine Interpretationssache, da das von Ihnen erwartete Ergebnis nicht zwingend der Erfolgsmeldung des Programms entsprechen muss. Soll beispielsweise die weitere Ablaufsteuerung nur ausgeführt werden, wenn das Programm fehlerhaft beendet wird, müssen Sie den vom Programm gelieferten Fehlercode in der Eigenschaft *SuccessValue* verwenden.

Stimmt der Return-Code nicht mit dem in der Eigenschaft *SuccessValue* angegebenen Wert überein, wird dies als Fehler gewertet. Dies führt aber nicht automatisch zu einem Fehler des *Task 'Prozess ausführen'*. Nur wenn die Eigenschaft *FailTaskIfReturnCodeIsNotSuccessValue* aktiviert ist, wird dieser auch fehlerhaft beendet. Für das aktuelle Beispiel soll der *Task 'Prozess ausführen'* mit einem Fehler beendet werden, wenn das Entpacken der Zip-Datei fehlschlägt. Insofern aktivieren Sie die Eigenschaft *FailTaskIfReturnCodeIsNotSuccessValue* durch die Auswahl des Eintrags *True*.

Für die Ausführung eines Programms kann ein Timeout-Wert in der Eigenschaft *TimeOut* definiert werden. Liefert das Programm innerhalb des in dieser Eigenschaft angegebenen Zeitraums keine Rückmeldung, wird der *Task 'Prozess ausführen'* fehlerhaft beendet. Ob allerdings dadurch auch eine Beendigung des Programms selbst erfolgt, definieren Sie in der Eigenschaft *TerminateProcessAfterTimeOut*. Der Standardwert *True* beendet bei einem Timeout-Fehler auch das Programm, während bei *False* zwar das Ablaufsteuerungselement fehlerhaft beendet wird, nicht aber das Programm selbst. Für das Beispiel geben Sie einen Timeout-Wert von 30 Sekunden ein; den Standardwert der Eigenschaft *TerminateProcessAfterTimeOut* aber behalten Sie bei.

Mit der letzten Eigenschaft in diesem Editor wird der Ausführungsmodus bestimmt. Das Programm kann als Dialogfeld, minimiert, als Vollbild, in der Taskleiste oder auch versteckt ausgeführt werden. Diese Modi erreichen Sie durch die jeweiligen Einträge *Normal*, *Minimized*, *Maximized* und *Hidden* der Eigenschaft *WindowsStyle*. Im Beispiel soll das Entpacken der angegebenen Zip-Datei im Hintergrund laufen, insofern ist der Eintrag *Hidden* zu wählen.

Standardmeldungen wie auch die Fehlerausgaben des Programms können zur weiteren Verwendung in der Ablaufsteuerung in Paketvariablen gespeichert werden. Die Paketvariable für Standardmeldungen wählen Sie in der Eigenschaft *StandardOutputVariable* und eine weitere für die Fehlerausgaben in der Eigenschaft *StandardErrorVariable*. Die Konfiguration für das in Abbildung 8.46 dargestellte Beispiel wäre hiermit abgeschlossen. Während der Paketausführung wird die in der Zip-Datei *Bestellungen.zip* enthaltene Datei in das angegebene Verzeichnis entpackt.

Der *Editor für den Task 'Prozess ausführen'* bietet noch die Eigenschaft *StandardInputVariable*, die Ihnen nicht vorenthalten werden soll. Dort können Sie ebenfalls eine Paketvariable auswählen; eine Paketvariable, die bei der Paketausführung den Wert der Standardeingabe enthält. Wohlgemerkt der Standardeingabe, nicht die Werte der einzelnen Argumente. Mit den angegebenen Argumenten wird ein Programm gestartet, mit der Standardeingabe ein Wert für eine noch notwendige Eingabe übergeben. Dies lässt sich gut am SQL Server-Befehlszeilentool SQLCMD erläutern. Mit diesem Programm können Sie sich über die Befehlszeile an einem SQL Server anmelden und eine Abfrage ausführen. Dabei geben Sie mit den Argumenten `-S` den SQL Server und mit `-U` den Benutzernamen der SQL Server-Anmeldung für die SQL Server-Authentifizierung an, während die eigentliche Abfrage mit dem Argument `-q` übergeben und das Ergebnis dieser Abfrage durch das Argument `-o` in eine Textdatei ausgegeben wird. Folgender Befehl in der Befehlszeile liefert Ihnen alle Einträge der Tabelle *Kontakte* der Beispieldatenbank *ssisWaWi* in der Textdatei *F:\ Kontakte.txt*:

```
sqlcmd -S SSIS2008 -U EinSqlServerLogin -q "SELECT * FROM ssisWaWi.dbo.Kontakte" -o "F:\Kontakte.txt"
```

Für die Ausführung dieser Abfrage bzw. für die Anmeldung am SQL Server fehlt noch ein entscheidendes Merkmal: das Kennwort. Sofern Sie diesen Befehl in der Befehlszeile ausführen, erhalten Sie auch direkt eine Aufforderung zur Kennworteingabe. Die hier geforderte Eingabe entspricht der Standardeingabe. Im *Task 'Prozess ausführen'* würden Sie den Befehl SQLCMD in der Eigenschaft *Executable* angeben und in der Eigenschaft *Arguments* die folgenden Argumente eintragen:

```
-S SSIS2008 -U EinSqlServerLogin -q "SELECT * FROM ssisWaWi.dbo.Kontakte" -o "F:\Kontakte.txt"
```

Das Kennwort für diesen Befehl geben Sie als Initialwert einer Paketvariablen an und wählen diese in der Eigenschaft *StandardInputVariable* aus.

BEGLEITDATEIEN Das hier beschriebene Beispiel finden Sie im Beispielpaket »BSP08_007«.

Hinweise

Die Eigenschaften *StandardOutputVariable* und *StandardErrorVariable* können nicht verwendet werden, wenn die Eigenschaft *TerminateProcessAfterTimeOut* mit dem Wert *False* konfiguriert ist und die Eigenschaft *TimeOut* einen Wert größer 0 enthält. Da der *Task 'Prozess ausführen'* bei dieser Konfiguration nicht mehr auf die Rückmeldungen des Programms wartet, ist die Verwendung der Paketvariablen für die Standardausgaben des Programms auch nicht sinnvoll.

Task 'SQL ausführen'

Wenn es um das Aufbereiten oder Verarbeiten von Daten geht, geht es in der Regel auch um SQL. Diese schon 35 Jahre alte *Structured Query Language* wird bei relationalen Datenbanken angewendet – wenn auch hier und da mit unterschiedlicher Syntax. Das Ablaufsteuerungselement *Task 'SQL ausführen'* bietet Ihnen genau diese Möglichkeit: das Ausführen von SQL-Anweisungen an unterschiedlichen Datenquellen.

Jedoch ist beim *Task 'SQL ausführen'* der Zugriff auf diese Datenquellen durch die Schnittstellen *OLE DB*, *ADO.NET*, *ADO*, *Excel*, *SQLMOBILE* und *ODBC* begrenzt. Wobei das Wort *begrenzt* im Zusammenhang mit *OLE DB*, *ADO.NET*, *ADO* und *ODBC* eher deplatziert ist, können doch über diese Schnittstellen immens viele Datenbanken angesprochen werden. Jede der angesprochenen Datenquellen bietet einen mehr oder weniger umfangreichen SQL-Befehlsschatz. Dieser kann im *Task 'SQL ausführen'* verwendet werden – angefangen von dem einfachen `SELECT`-Befehl über DML-Befehle wie `INSERT`, `UPDATE` und `DELETE` bis hin zu den DDL-Befehlen wie `CREATE TABLE` und `DROP TABLE` oder auch spezifische SQL-Befehle der Datenquelle, beispielsweise die `DBCC`-Befehle von SQL Server.

Der *Task 'SQL ausführen'* wird unter anderem verwendet für vorbereitende Aufgaben eines ETL-Prozesses, wie das Löschen der Daten in einer Zieltabelle per `DELETE` oder `TRUNCATE TABLE`, bevor diese durch einen *Datenflusstask* mit neuen Daten wieder gefüllt wird. Es ist mit diesem Ablaufsteuerungselement aber auch möglich, Daten aus Datenquellen in der Ablaufsteuerung zur Verfügung zu stellen. So können Sie zum Beispiel mit dem *Task 'SQL ausführen'* eine Liste von E-Mail-Adressen in einer Datenbank ermitteln und das Ergebnis in einer Paketvariablen speichern, um diese in einem *Foreach-Schleifencontainer* einzeln zum Versenden von E-Mails per *Task 'Mail senden'* zu verwenden.

Der *Task 'SQL ausführen'* kann nicht nur einzelne SQL-Anweisungen ausführen, sondern durchaus auch komplexe SQL-Skripts. Dabei stehen Ihnen alle Möglichkeiten der SQL-Programmierung der angesprochenen Datenquelle zur Verfügung. Apropos SQL-Programmierung, auch gespeicherte Prozeduren sind als SQL-Anweisungen möglich – sofern die angesprochene Datenquelle solche unterstützt. Dies können eigene gespeicherte Prozeduren einer bestimmten Datenbank oder auch Systemprozeduren, wie `sp_help` oder `sp_who` sein, deren Ergebnisse wiederum in der Ablaufsteuerung verfügbar sind.

Konfiguration

Der *Editor für den Task 'SQL ausführen'* bietet insgesamt vier Seiten zur Konfiguration einer SQL-Anweisung und ihrer Ausführung. Auf der Seite *Allgemein* definieren Sie die eigentliche SQL-Anweisung und in welcher Form das Ergebnis zu erwarten ist. Dabei wird das Ergebnis in einer oder mehreren Paketvariablen gespeichert, welche Sie auf der Seite *Resultset* festlegen. Die SQL-Anweisung selbst kann Parameter enthalten, deren Werte über Paketvariablen zugeordnet werden. Diese Zuordnung ist Inhalt der Seite

Parameterzuordnung. Die vierte Seite bietet wieder die Möglichkeit, die Eigenschaften dieses Ablaufsteuerungselements mittels Ausdrücken zu steuern.

Die Konfiguration beginnt auf der Seite *Allgemein* mit der Definition der Datenverbindung – und wo es eine Datenverbindung gibt, ist die Angabe eines Timeout-Werts nicht weit. Diesen tragen Sie in der Eigenschaft *TimeOut* ein, wobei auch hier der Wert 0 wieder für das Deaktivieren des Timeouts steht. Neben dem Timeout kann eine abweichende Codepage angegeben werden. Standardmäßig wird für die Übersetzung von Unicode-Werten in Paketvariablen die Codepage des Computers verwendet. Sollte diese Codepage für die Übersetzung der Werte nicht ausreichen, müssen Sie die dafür benötigte Codepage in der Eigenschaft *CodePage* eintragen.

In der Eigenschaft *ResultSet* definieren Sie, ob und in welcher Form die SQL-Anweisung Daten liefert. Die hier getroffene Auswahl hat Auswirkungen auf die Konfiguration der Seite *Resultset*. Tabelle 8.13 zeigt Ihnen die einzelnen Einträge dieser Eigenschaft mit den darauf folgenden notwendigen Konfigurationen.

Eigenschaft *ResultSet*	Konfiguration auf der Seite *Resultset*
Keine	Die SQL-Anweisung liefert keine Daten. Es ist keine weitere Konfiguration auf der Seite *Resultset* notwendig.
Einzelne Zeile	Die SQL-Anweisung liefert exakt einen Datensatz. Jede Spalte dieses Datensatzes kann einer Paketvariablen zugeordnet werden. Alternativ ist es auch möglich, den kompletten Datensatz in einer Paketvariablen vom Datentyp *Object* zu speichern.
Vollständiges Resultset	Die SQL-Anweisung liefert eine Ergebnismenge. Diese muss in einer Paketvariablen vom Datentyp *Object* gespeichert werden.
XML	Die SQL-Anweisung liefert das Ergebnis als XML-Dokument. Dieses muss in einer Paketvariablen vom Datentyp *Object* gespeichert werden.

Tabelle 8.13 Die Konfiguration des zu erwartenden Ergebnisses einer SQL-Anweisung

Die eigentliche SQL-Anweisung wird in der letzten Kategorie der Seite *Allgemein* definiert. Basis für eine SQL-Anweisung ist eine Verbindung zu einer Datenquelle, welche Sie in den Eigenschaften *ConnectionType* und *Connection* definieren. Dabei legen Sie in der Eigenschaft *ConnectionType* zunächst den Datenanbieter – den Verbindungstyp – fest, welcher für die Datenverbindung verwendet werden soll. Sie haben die Wahl zwischen *EXCEL*, *OLE DB*, *ODBC*, *ADO*, *ADO.NET* und *SQLMOBILE*. Die eigentliche Verbindung zum gewählten Verbindungstyp erfolgt über den entsprechenden Verbindungs-Manager, den Sie in der Eigenschaft *Connection* auswählen. Die Auswahl des Verbindungstyps ist nicht nur ausschlaggebend für die Auswahl des Verbindungs-Managers, sondern auch für die Syntax der SQL-Anweisung und auch für die Handhabung der Parameter und Ergebniswerte. Diese unterscheiden sich je nach verwendetem Verbindungstyp. Um nun die Beschreibung des Editors nicht mit allen möglichen Varianten der Syntax und auch der Handhabung von Parametern und Ergebniswerten unnötig zu verkomplizieren, wird die Konfiguration anhand des Verbindungstyps *OLE DB* beschrieben. Mehr zu den Unterschieden der Konfiguration je nach gewähltem Verbindungstyp lesen Sie im Abschnitt »Unterschiede«.

Für die SQL-Anweisung selbst stehen Ihnen wieder die drei bekannten Möglichkeiten der Quellenangabe zur Verfügung, die im vorherigen Kapitel – am Beispiel dieses Ablaufsteuerungselements – beschrieben wurden. Dabei ist für die Direkteingabe der SQL-Anweisung ein Dialogfeld vorhanden, das Sie über die Schaltfläche in der Eigenschaft *SQLStatement* öffnen können. Von diesem Dialogfeld sollten Sie jedoch nicht allzu viel erwarten, denn es handelt sich auch hier nur um eine einfache Textbox. Eine Unterstützung für die Eingabe einer SQL-Anweisung im Sinne von Syntax-Hervorhebung oder einer Syntaxprüfung gibt es hier nicht. Dafür existiert aber ein Abfrage-Generator, den Sie mit der Schaltfläche *Abfrage erstellen* starten. Dort können Sie die SQL-Anweisung über die gewohnte grafische Oberfläche zusammenstellen und auch das Ergebnis testen. Dieser Abfrage-Generator steht allerdings nicht bei allen angesprochenen Datenquellen zur Verfügung.

Mit der Schaltfläche *Durchsuchen* sind Sie in der Lage, die SQL-Anweisung aus einer externen Datei in die Eigenschaft *SQLStatement* zu übernehmen. Dabei sollte diese Möglichkeit nicht mit dem Quellentyp *Dateiverbindung* verwechselt werden. Die SQL-Anweisung der gewählten Datei wird in diesem Fall nur während der Entwurfsphase in die Eigenschaft übernommen. Danach besteht keinerlei Verbindung mehr zwischen der in der Eigenschaft enthaltenen SQL-Anweisung und derjenigen in der Datei. Änderungen an der SQL-Anweisung in der Datei wirken sich nicht auf die in die Eigenschaft übernommene SQL-Anweisung aus.

Zur definierten SQL-Anweisung steht je nach gewähltem Verbindungstyp noch eine weitere Eigenschaft zur Verfügung: Bei den Verbindungstypen *ADO* und *ADO.NET* kann mit der Eigenschaft *IsQueryStoredProcedure* der Datenquelle mitgeteilt werden, ob es sich bei der angegebenen SQL-Anweisung um eine gespeicherte Prozedur handelt. Die Eigenschaft *BypassPrepare* ist nur beim Verbindungstyp *OLE DB* verfügbar. Mit dieser legen Sie fest, ob ein Ausführungsplan für die SQL-Anweisung erstellt werden soll. Die Erstellung des Ausführungsplans ist standardmäßig aktiviert, kann aber mit der Auswahl des Eintrags *True* umgangen werden – oder um die Nomenklatur der Eigenschaft zu verwenden: Es wird der Bypass aktiviert. Da nicht jede über *OLE DB* ansprechbare Datenquelle Ausführungspläne unterstützt, ist diese Eigenschaft auch nicht bei jedem gewählten *OLE DB-Verbindungs-Manager* vorhanden.

Abschließend kann die erfasste SQL-Anweisung mittels der Schaltfläche *Abfrage analysieren* syntaktisch geprüft werden. Ein Klick auf diese Schaltfläche liefert Ihnen aber zunächst nur den Hinweis, dass keine Prüfung erfolgt, »da die BypassPrepare-Eigenschaft nicht auf TRUE festgelegt wurde.« Kurioserweise erhalten Sie diesen Hinweis nur, wenn die Eigenschaft *BypassPrepare* den Wert *True* enthält. Eine Syntaxprüfung ist aber nur möglich, wenn Sie diese Eigenschaft deaktivieren, indem Sie den Wert *False* wählen. Sofern Sie in der SQL-Anweisung Parameter verwenden, müssen Sie zunächst diese in der Seite *Parameterzuordnung* konfiguriert haben, bevor eine Syntaxprüfung erfolgreich ausgeführt werden kann. Ein positives Ergebnis der Prüfung sollten Sie trotzdem mit Vorsicht genießen, da nicht bei jedem Verbindungstyp die in der SQL-Anweisung verwendeten Objekte überprüft werden.

Es wurde bereits erwähnt, dass in der SQL-Anweisung Parameter verwendet werden können. Jeder dieser Parameter wird dabei innerhalb der SQL-Anweisung mit einem Platzhalter gekennzeichnet. Nun ist dieser Platzhalter leider nicht eindeutig, sondern kann je nach Verbindungstyp variieren. So erwartet der in diesem Beispiel verwendete Verbindungstyp *OLE DB* als Platzhalter ein Fragezeichen.

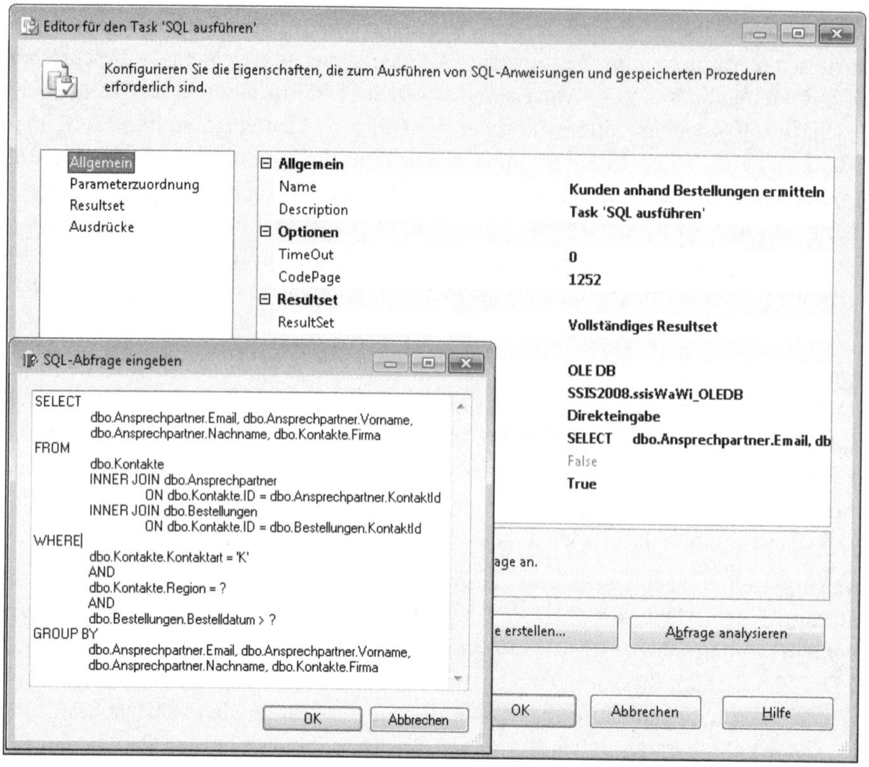

Abbildung 8.47 Eine SQL-Anweisung mit Parametern über eine OLE DB-Verbindung

Für das aktuelle Beispiel sollen die Ansprechpartner mitsamt dem jeweiligen Firmennamen der Kunden ermittelt werden, welche in einer angegebenen Region ansässig sind und von denen Bestellungen seit einem bestimmten Zeitpunkt vorliegen. Dabei ist die Region wie auch der Zeitpunkt nicht fix, sondern vielmehr variabel. Ergo muss die `WHERE`-Bedingung der verwendeten `SELECT`-Anweisung Parameter verwenden. In Abbildung 8.47 sehen Sie die SQL-Anweisung mitsamt den jeweiligen Platzhaltern für die Parameter, welche über einen *OLE DB-Verbindungs-Manager* an der Beispieldatenbank *ssisWaWi* ausgeführt wird.

Die in der SQL-Anweisung verwendeten Platzhalter werden bei der Paketausführung mit Werten aus Paketvariablen ersetzt. Welche Paketvariablen dabei die Werte für welche Platzhalter speichern, legen Sie auf der Seite *Parameterzuordnung* fest. Hier kommt es beim Verbindungstyp *OLE DB* darauf an, dass zu jedem in der SQL-Anweisung angegebenen Fragezeichen eine entsprechende Paketvariable zugeordnet wird. Sie müssen insofern sowohl eine Parameterzuordnung für den Platzhalter definieren, über den in der SQL-Anweisung die Spalte *Region* gefiltert wird, als auch für den Platzhalter der Spalte *Bestelldatum*. Um nun diese Zuordnung für den Platzhalter der Spalte *Region* vorzunehmen, klicken Sie auf der Seite *Parameterzuordnung* zunächst auf die Schaltfläche *Hinzufügen*. Dadurch erhalten Sie für die Zuordnung des Parameters zu einer Paketvariablen eine neue Zeile. In dieser Zeile wählen Sie in der Spalte *Variablenname* die Paketvariable aus, welche bei der Paketausführung den Wert für die Spalte *Region* enthält. Natürlich muss dabei der Datentyp der Paketvariablen dem des Parameters und somit letztendlich dem der Spalte der über die SQL-Anweisung angesprochenen Tabelle entsprechen – wobei es gerade bei Datumswerten Ausnahmen gibt, wie Sie in Tabelle 8.15 sehen können.

In der Spalte *Richtung* legen Sie den Parametertyp fest. Es wird zwischen den drei üblichen Parametertypen – dem Eingabe- und Ausgabeparameter sowie dem Rückgabewert – unterschieden. Bei der hier verwendeten einfachen SELECT-Anweisung kann nur ein Eingabeparameter verwendet werden. Wählen Sie also in dieser Spalte den Eintrag *Input*. Die beiden anderen Parametertypen sind bei der Verwendung von gespeicherten Prozeduren interessant. Den Datentyp des Parameters bestimmen Sie in der nächsten Spalte. Diese Spalte enthält ein Listenfeld, das nur die Datentypen des gewählten Verbindungstyps anbietet. Da die Spalte *Region* in der Tabelle *Kontakte* vom Datentyp *nVarchar* ist, wählen Sie für den Parameter den Eintrag *NVARCHAR*.

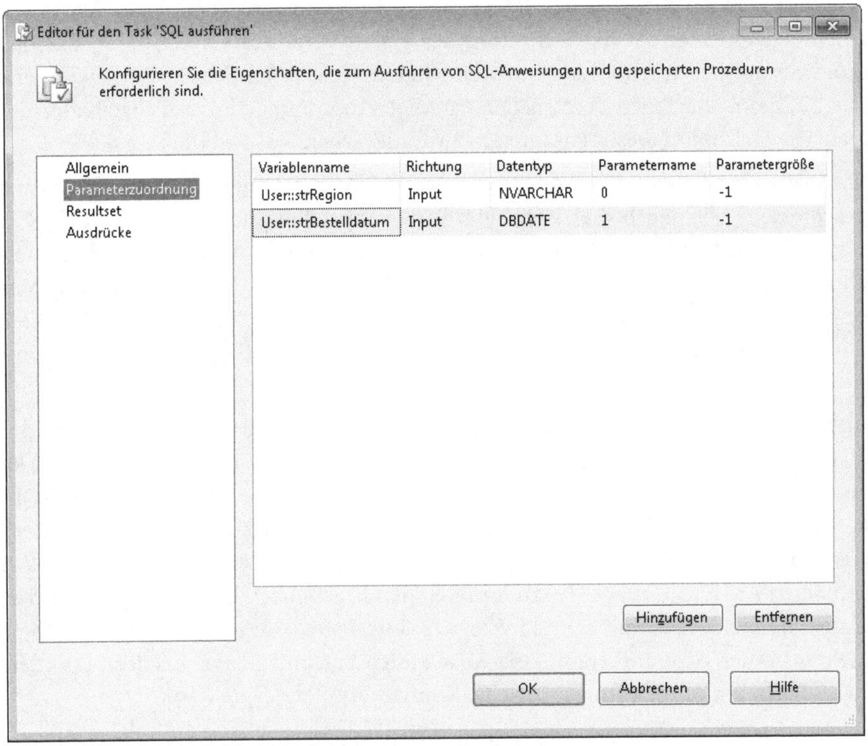

Abbildung 8.48 Die Parameterzuordnung im *Editor für den Task 'SQL ausführen'*

Die Spalte *Parametername* bietet Ihnen ein Eingabefeld, in das Sie die Bezeichnung des Parameters eintragen. Wobei die Bedeutung einer solchen Bezeichnung wiederum abhängig von dem gewählten Verbindungstyp ist. Für den im Beispiel verwendeten Verbindungstyp *OLE DB* ist eine aussagekräftige Bezeichnung nicht relevant, wohl aber der Inhalt dieses Eingabefelds. Denn anstelle einer Bezeichnung tragen Sie hier die Reihenfolgenposition des Parameters ein. Diese ist an dieser Stelle nullbasierend, das heißt das erste Fragezeichen in der SQL-Anweisung hat die Reihenfolgenposition 0. Insofern ist beim Parameter, dessen Wert das erste Fragezeichen ersetzen soll, der Wert 0 in der Eigenschaft *Parametername* einzutragen. Stimmt die Reihenfolgenposition des Parameters nicht mit dem Auftreten des Platzhalters in der SQL-Anweisung überein, wird der Wert der angegebenen Paketvariable an der falschen Stelle eingefügt. Im besten Fall erhalten Sie dann wegen nicht kompatibler Datentypen einen Fehler, im schlechteren Fall ein nicht korrektes Ergebnis.

Für dieses Beispiel nicht relevant ist die letzte Spalte – die Spalte *Parametergröße*. Diese dient der besseren Handhabung von Ausgabeparametern mit variablen Längen. In den meisten Fällen wird der Standardwert –1 vollkommen ausreichen, da durch diesen die Länge über den Verbindungstyp ermittelt bzw. ein verhältnismäßiger Wert verwendet wird. Sollte dieser verhältnismäßige Wert nicht ausreichen, können Sie die tatsächliche maximale Größe in dieser Spalte eingeben. Auch ist es möglich, mit dieser Spalte den Wert des Ausgabeparameters auf eine bestimmte Anzahl Stellen zu begrenzen. Doch Vorsicht – das Abschneiden des Werts wird nicht von allen Verbindungstypen unterstützt, was in solchen Fällen zu einem fehlerhaften Beenden des Ablaufsteuerungselements führt.

Mit der Eingabe der Reihenfolgenposition ist die Definition des ersten Parameters vollständig. Für den zweiten Parameter müssen Sie zunächst durch einen erneuten Klick auf die Schaltfläche *Hinzufügen* eine neue Zeile anlegen, in der Sie dann die Eigenschaften der Parameterzuordnung für den Platzhalter der Spalte *Bestelldatum* angeben. Die Definition dieser Parameterzuordnung sehen Sie in Abbildung 8.48.

Mit dem Parameter für die Spalte *Bestelldatum* sind alle notwendigen Konfigurationen für eine Ausführung der SQL-Anweisung abgeschlossen. Mit den bisher vorgenommenen Einstellungen würde der *Task 'SQL ausführen'* auch problemlos ausgeführt – für das Beispiel jedoch wäre eine solche Ausführung nicht ausreichend. Schließlich enthält die SQL-Anweisung ein `SELECT` und dies bedeutet nun mal, dass ein Ergebnis erwartet wird. In welcher Art ein Ergebnis gespeichert werden soll, definieren Sie auf der Seite *Resultset*. Doch vorher müssen Sie in der Eigenschaft *ResultSet* der Seite *Allgemein* noch festlegen, in welchem Umfang das Ergebnis übermittelt wird.

Die Standardeinstellung der Eigenschaft *ResultSet* ist *Keine* – und dies bedeutet, dass kein Ergebnis erwartet wird. Dieser Eintrag ist korrekt, sofern die angegebene SQL-Anweisung DML-Operationen wie `INSERT`, `UPDATE`, `DELETE` oder DDL-Operationen wie `CREATE TABLE`, `DROP VIEW` und anderes enthält. Solche SQL-Anweisungen liefern kein Ergebnis, von daher ist nicht nur die Auswahl des Eintrags *Keine* korrekt, sondern auch, dass die Seite *Resultset* in diesem Fall nicht aktiv ist. Die anderen Einträge der Eigenschaft *ResultSet* auf der Seite *Allgemein* definieren Art und Umfang des zu ermittelnden Ergebnisses. Die Einträge mit deren jeweiligen Möglichkeiten sind bereits weiter vorne in Tabelle 8.13 aufgelistet. Die im Beispiel verwendete SQL-Anweisung liefert mehrere Datensätze und somit eine vollständige Ergebnismenge. Insofern erfordert dies die Auswahl des Eintrags *Vollständiges Resultset* sowie eine Konfiguration der Seite *Resultset*.

Diese Konfiguration besteht in der Zuordnung einer einzelnen Paketvariable vom Datentyp *Object*, in der die Ergebnismenge gespeichert wird. Dazu klicken Sie zunächst auf die Schaltfläche *Hinzufügen*, um eine neue Zeile für die Zuordnung der Paketvariablen zu erhalten. Diese Zeile besteht aus den beiden Spalten *Ergebnisname* und *Variablenname*. In der ersten Spalte geben Sie der Ergebnismenge eine Bezeichnung und in der zweiten wählen Sie die Paketvariable aus, in der die Ergebnismenge gespeichert werden soll. Für das Beispiel bedeutet dies, dass Sie in der zweiten Spalte eine Paketvariable vom Datentyp *Object* auswählen und in der ersten Spalte den Wert 0 eingeben. Wie eben bei den Parametern ist auch in diesem Fall die Bezeichnung an sich nicht relevant, wohl aber der hier einzugebende Wert. Eine Ergebnismenge wird nur dann in einer Paketvariablen vom Datentyp *Object* erfolgreich gespeichert, wenn zu der Paketvariablen die Bezeichnung 0 angegeben wurde. In Abbildung 8.49 sehen Sie die hier beschriebene Zuordnung der Ergebnismenge zur Paketvariablen *objKunden*.

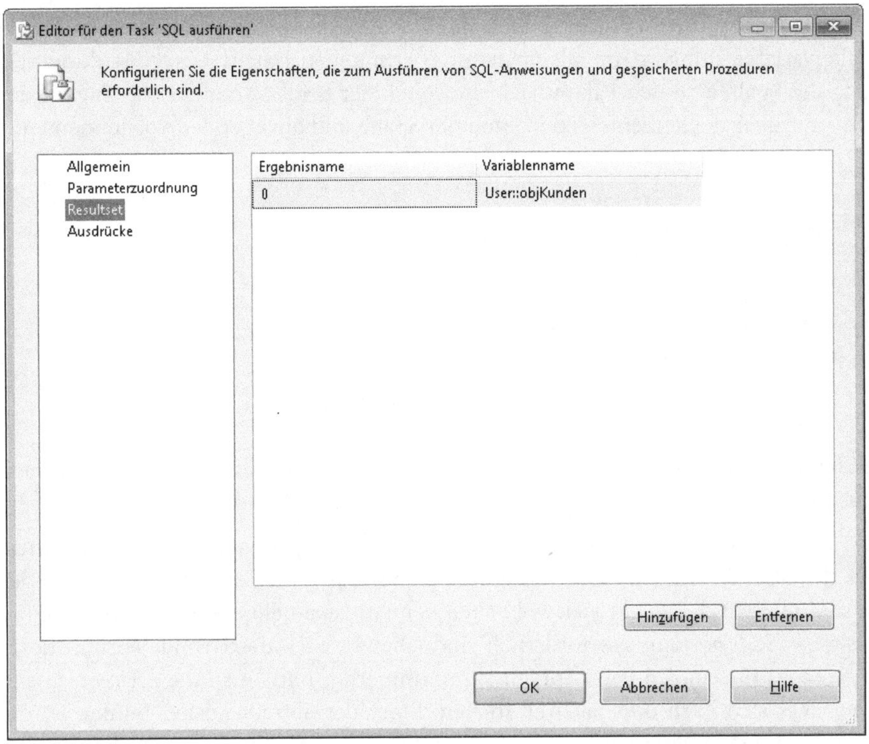

Abbildung 8.49 Die Zuordnung der Ergebnismenge beim ResultSet *Vollständiges Resultset*

Nachdem nun auch das Ergebnis definiert ist, ist die Konfiguration für das Beispiel abgeschlossen. Bei der Paketausführung werden in der Beispieldatenbank *ssisWaWi* die Kunden mitsamt den Ansprechpartnern ermittelt, die aus einer bestimmten Region stammen und seit einem angegebenen Zeitraum Ware bestellt haben. Die Region und der Zeitraum werden dabei durch die Paketvariablen *strRegion* und *strBestelldatum* an die SQL-Anweisung übergeben. Das Ergebnis steht nach der Ausführung in der Paketvariablen *objKunden* zur Verfügung, die beispielsweise mit dem *Foreach-ADO-Enumerator* im *Foreach-Schleifencontainer* verarbeitet werden kann.

Vielleicht mag Ihnen an dieser Stelle die Bedeutung der Spalte *Ergebnisname* auf der Seite *Resultset* noch etwas suspekt vorkommen, wenn dort doch lediglich die Ziffer 0 eingetragen werden soll. Natürlich ist der Wert 0 nicht der einzige Wert von Bedeutung in dieser Spalte. Die Spalte *Ergebnisname* bietet ihren tatsächlichen Nutzen bei einem Ergebnis, das aus einem einzigen Datensatz besteht. Sofern Sie in der Eigenschaft *ResultSet* der Seite *Allgemein* den Eintrag *Einzelne Zeile* auswählen, können Sie auf der Seite *Resultset* die Spalten des Datensatzes einzelnen Paketvariablen zuordnen. Diese Zuordnung erfolgt dabei über die Spaltennamen, die Sie in der Spalte *Ergebnisname* eingeben. Für den Fall, dass Ihnen die Spaltennamen nicht bekannt sind, können Sie anstelle dessen auch deren Reihenfolgenposition im Datensatz angeben. Auch diese Aufzählung ist nullbasierend, das heißt die erste Spalte entspricht der Ziffer 0. Jeder Spalte ordnen Sie eine entsprechende Paketvariable mit einem dem Ergebnis entsprechenden Datentyp zu. Dabei müssen Sie nicht zwingend allen Spalten des ermittelten Datensatzes Paketvariablen zuweisen. Natürlich ist es auch möglich, nur bestimmte Spalten in Paketvariablen zu speichern. Jedoch muss dann die Frage erlaubt sein, warum Spalten, die nicht im Ergebnis verwendet werden, überhaupt ermittelt wurden. Abschließend sei noch erwähnt, dass Sie als Alternative dieses Ergebnis auch in einer Paketvariablen vom Datentyp *Object* speichern können. Die Paketvariable enthält dann alle Spalten des ermittelten Datensatzes. Abbildung 8.50 zeigt Ihnen die Zuordnung der Spalten zu den Paketvariablen, wobei hier beide Varianten zur Angabe der Spalten verwendet werden – die über die Reihenfolgenposition der Spalte und die über den Spaltennamen.

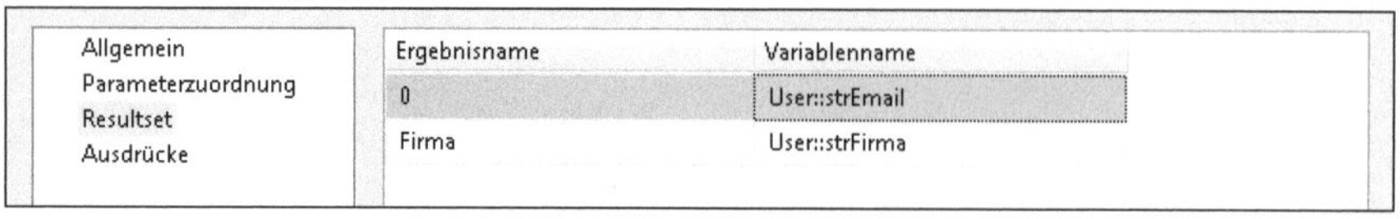

Abbildung 8.50 Die Zuordnung einzelner Spalten beim ResultSet *Einzelne Zeile*

Unterschiede

Die in diesem Beispiel beschriebenen Eigenschaften sind bei allen möglichen Verbindungstypen gleich. Je nach Verbindungstyp gibt es jedoch Unterschiede, die sich auf die Verwendung dieser Eigenschaften auswirken.

Eigentlich gibt es nur drei Punkte, in denen sich die einzelnen Verbindungstypen voneinander unterscheiden: Syntax und Umfang der SQL-Anweisung, die Konfiguration der Parameter und das Speichern des Ergebnisses. Drei Punkte sind nun wirklich nicht viel, wohl aber wenn es genau die drei Punkte betrifft, die für die Konfiguration des *Task 'SQL ausführen'* erforderlich sind. Dies ist auch der Grund, warum dieses Ablaufsteuerungselement anfangs für einigen Frust sorgen kann. Immerhin muss man diese Unterschiede erst einmal kennen – oder aber sich nach und nach erarbeiten. Einer der aufreibendsten Punkte ist die unterschiedliche Konfiguration der Parameter, weshalb dieser Punkt nun auch als Erstes beschrieben wird.

Konfiguration der Parameter

Eine Art der Parameterübergabe haben Sie bereits kennen gelernt. Beim Verbindungstyp *OLE DB* wird innerhalb der SQL-Anweisung pro Parameter ein Fragezeichen als Platzhalter gesetzt. Diese werden über ihre Reihenfolgenposition auf der Seite *Parameterzuordnung* den Paketvariablen zugeordnet, die während der Paketausführung die dafür vorgesehenen Werte beinhalten. Soweit zur kurzen Wiederholung der Verwendung von Parametern bei dem Verbindungstyp *OLE DB*.

Bei den Verbindungstypen *ADO.NET*, *SQLMOBILE* und *EXCEL* hingegen wird in der SQL-Anweisung kein einheitlicher Platzhalter verwendet, sondern vielmehr eindeutige Parameternamen. Diese Parameternamen vergeben Sie zu jedem einzelnen Parameter in der Spalte *Parametername* der Seite *Parameterzuordnung*. Doch natürlich gibt es auch hierfür noch eine Bedingung: Der Parametername muss zwingend mit einem @-Zeichen beginnen. Bei dem eben verwendeten Beispiel könnten die beiden Parameter die Bezeichnungen »@parRegion« und »@parBestelldatum« erhalten, wodurch sie in der SQL-Anweisung wie in Listing 8.9 dargestellt verwendet werden würden.

```
SELECT    dbo.Ansprechpartner.Email, dbo.Ansprechpartner.Vorname,
          dbo.Ansprechpartner.Nachname, dbo.Kontakte.Firma
FROM      dbo.Kontakte INNER JOIN dbo.Ansprechpartner
              ON dbo.Kontakte.ID = dbo.Ansprechpartner.KontaktId
          INNER JOIN dbo.Bestellungen
              ON dbo.Kontakte.ID = dbo.Bestellungen.KontaktId
```

```
WHERE      dbo.Kontakte.Kontaktart = 'K'
           AND
           dbo.Kontakte.Region = @parRegion
           AND
           dbo.Bestelldatum > @parBestelldatum
GROUP BY   dbo.Ansprechpartner.Email, dbo.Ansprechpartner.Vorname,
           dbo.Ansprechpartner.Nachname, dbo.Kontakte.Firma
```

Listing 8.9 Die Verwendung von Parametern über den Parameternamen

Die Verbindungstypen *SQLMOBILE* und *EXCEL* sind, was die Syntax angeht, etwas toleranter, können doch hier beide Varianten verwendet werden: Parameternamen mit dem führenden @-Zeichen oder Fragezeichen als Platzhalter mit der Reihenfolgenposition als Parameternamen. Letztere Variante wird auch bei dem Verbindungstyp *ODBC* verwendet – mit einer kleinen Ausnahme und einer nicht zu unterschätzenden Auswirkung: Die Reihenfolge der Positionen ist nicht wie beim Verbindungstyp *OLE DB* nullbasierend, sondern diese beginnt hier mit der Zahl 1. Der erste verwendete Parameter muss insofern nicht den Parameternamen 0, sondern 1 erhalten. Auch der Verbindungstyp *ADO* verwendet in der SQL-Anweisung ein Fragezeichen als Platzhalter. Für den Parameternamen aber darf hier nicht die Reihenfolgenposition angegeben werden, sondern ein Parametername – dieses Mal ohne führendes @-Zeichen. Trotzdem ist auch hier die Reihenfolge der Platzhalter in der SQL-Anweisung entscheidend für die Parameterzuordnung. Die korrekte Zuordnung ist nur gewährleistet, wenn die Reihenfolge der angegebenen Parameter auf der Seite *Parameterzuordnung* exakt der Reihenfolge der Platzhalter in der SQL-Anweisung entspricht. Nur dann können die Werte der Parameter in der SQL-Anweisung korrekt aufgelöst werden. Sie sehen, es dreht sich eigentlich nur um Fragezeichen, @-Zeichen, Parameternamen und Reihenfolgen. Verwirrt? Dann hilft Ihnen hoffentlich die Übersicht in Tabelle 8.14 weiter.

Verbindungstyp	Platzhalter	Parametername	Verwendung
OLE DB	?	**0**, 1, 2	SELECT * FROM dbo.Kunden WHERE Ort = ? AND Land = ?
ADO.NET	@parametername	@parametername	SELECT * FROM dbo.Kunden WHERE Ort = @Ort AND Land = @Land
ADO	?	@parametername	SELECT * FROM dbo.Kunden WHERE Ort = ? AND Land = ?
ODBC	?	**1**, 2, 3	SELECT * FROM dbo.Kunden WHERE Ort = ? AND Land = ?
EXCEL und SQLMOBILE	? *oder* @parametername	**0**, 1, 2 *oder* @parametername	SELECT * FROM dbo.Kunden WHERE Ort = ? AND Land = ? *oder* SELECT * FROM dbo.Kunden WHERE Ort = @Ort AND Land = @Land

Tabelle 8.14 Die unterschiedliche Parametersyntax je nach Verbindungstyp

Ein weiterer Unterschied betrifft die Datentypen der Parameter. Die Spalte *Datentyp* der Seite *Parameterzuordnung* enthält immer nur die Datentypen, die der jeweilige Verbindungstyp anbietet. Dies bedeutet, dass Sie, nachdem Sie in einer bestehenden Konfiguration den Verbindungstyp geändert haben, auch die Datentypen der einzelnen Parameter anpassen müssen.

Apropos Datentyp – das allseits beliebte Thema »Ein Datum und eine Datenbank« hat auch in diesem Fall eine Sonderstellung. Tabelle 8.15 listet die Besonderheiten der unterschiedlichen Datumsdatentypen von SQL Server in ihrer Verwendung als Eingabe- oder Ausgabeparameter auf. Dabei werden nur die beiden Verbindungstypen *OLE DB* und *ADO.NET* betrachtet, da die Verwendung der Verbindungstypen *ADO* und *ODBC* in Zusammenhang mit SQL Server in SSIS wohl eher die Ausnahme sein wird.

Verbindungstyp	Datentyp	Eingabeparameter	Ausgabeparameter	Datentyp Variable
ADO.NET	Date	Date	Date	Datetime
	Datetime, Datetime2	Datetime, Datetime2	Datetime, Datetime2	Datetime
	Datetimeoffset	Datetimeoffset	Datetimeoffset	String
	Time	String	String	String
OLE DB	Date	dbDate	dbDate	String
	Datetime, Datetime2	nVarchar	dbTimestamp	String
	Datetimeoffset	dbTimeoffset	dbTimeoffset	String
	Time	dbTime2	Time2	String

Tabelle 8.15 Die Verwendung der Datentypen bei Datumswerten

Alternativ zu den jeweiligen Datentypen der Ein- und Ausgabeparameter können die Datumswerte bei beiden Verbindungstypen auch als Zeichenfolgen übergeben und auch empfangen werden. Dies wäre bei *ADO.NET* der Datentyp *String* und bei *OLE DB* der Datentyp *nVarchar*.

Syntax und Umfang der SQL-Anweisung

Im Gegensatz zur Definition der Parameter spielt der Verbindungstyp bei der Syntax der SQL-Anweisung keine Rolle. Diese ist vielmehr abhängig von der über den Verbindungs-Manager angesprochenen Datenquelle. So verwenden Sie bei einer Verbindung zu SQL Server T-SQL, bei einer Verbindung zu einer Access-Datenbank Access-SQL, bei einer Verbindung zu Oracle PL/SQL und so weiter. Allerdings ist der Verbindungstyp durchaus relevant, was den Umfang der SQL-Anweisung angeht. Diese darf bei einer Verbindung zu einem Excel-Arbeitsblatt nur eine einzige SQL-Anweisung beinhalten und das auch nur in einer einzigen Zeile. Eine SQL-Anweisung, die in mehreren Zeilen – sprich mit Zeilenumbrüchen – übergeben wird, kann dort nicht verarbeitet werden. Andere Datenquellen, etwa SQL Server, haben mit mehrzeiligen SQL-Anweisungen ebenso wenig ein Problem wie mit SQL-Anweisungen, die aus mehreren SQL-Befehlen bestehen. Eine SQL-Anweisung im *Task 'SQL ausführen'* kann durchaus auch ein SQL-Skript sein. Sofern Sie beispielsweise den Inhalt mehrerer Tabellen löschen möchten, wäre dies über das mit dem in Listing 8.10 dargestellten SQL-Skript möglich.

```
DELETE FROM dbo.Kontakte
DELETE FROM dbo.Farben
```

Listing 8.10 Ein SQL-Skript mit zwei Anweisungen als SQL-Anweisung

SQL-Skripts können nicht nur zur Datenmanipulation verwendet werden, sondern auch zur Datenermittlung. Listing 8.11 enthält die Syntax für die Ausführung von zwei `SELECT`-Anweisungen in einem SQL-Skript. Das Ergebnis enthält in diesem Fall zwei Ergebnismengen.

```
SELECT ArtikelNr, Matchcode, Bezeichnung FROM dbo.Artikel
SELECT Firma, Email FROM dbo.Kontakte WHERE Kontaktart = 'K'
```

Listing 8.11 Ein SQL-Skript mit zwei SELECT-Anweisungen als SQL-Anweisung

Für die in Listing 8.11 dargestellte SQL-Anweisung benötigen Sie die Konfiguration *Vollständiges Resultset* in der Eigenschaft *ResultSet* und auch eine Paketvariable vom Datentyp *Object*, in der das Ergebnis gespeichert wird; wohlgemerkt in einer Paketvariablen und nicht in zwei Paketvariablen. Das Speichern des Ergebnisses in mehr als einer Paketvariablen wird bei der Konfiguration *Vollständiges Resultset* nicht unterstützt. Allerdings kann diese Paketvariable nur mit beiden Ergebnismengen gefüllt werden, wenn der Verbindungstyp *ADO.NET* verwendet wird. Der Verbindungstyp *OLE DB* führt diese SQL-Anweisung zwar auch fehlerfrei aus, aber das Ergebnis besteht nur aus der Ergebnismenge der ersten SELECT-Anweisung. Die zweite Ergebnismenge wird in diesem Fall ignoriert.

Die SQL-Skripts aus Listing 8.10 und Listing 8.11 sind noch recht überschaubar und einfach zu handhaben. Sie können aber auch durchaus komplexere SQL-Skripts verwenden, steht Ihnen doch hierfür der volle Sprachumfang der angesprochenen Datenquelle zur Verfügung. Doch die Verwendung des vollen Sprachumfangs ist nicht bei jedem Verbindungstyp gleich. Wie Sie im vorherigen Abschnitt gelesen haben, ist der Erfolg einer SQL-Anweisung abhängig von der Konfiguration der Eigenschaft *ResultSet*. Dies gilt auch dann, wenn Sie nicht nur eine einfache SQL-Anweisung verwenden, sondern ein SQL-Skript. Für das in Listing 8.12 angegebene SQL-Skript muss die Eigenschaft *ResultSet* den Eintrag *Einzelne Zeile* enthalten, da hier am Ende des SQL-Skripts ein Wert über eine SELECT-Anweisung ausgegeben wird.

```
INSERT INTO dbo.Artikelgruppen (ArtikelgruppenBezeichnung)
     VALUES ('Neue Artikelgruppe')
SELECT SCOPE_IDENTITY() As NeueNummer
```

Listing 8.12 Ein SQL-Skript als SQL-Anweisung

Das in Listing 8.12 enthaltene SQL-Skript funktioniert sowohl über *ADO.NET* wie auch über *OLE DB*. Natürlich können in einem solchem SQL-Skript auch Parameter verwendet werden. In Listing 8.13 sehen Sie ein SQL-Skript mit der Verwendung von Parametern über den Verbindungstyp *ADO.NET*.

```
DECLARE @intAnzahl int

UPDATE dbo.Artikel
SET    Verkaufspreis = Verkaufspreis * @dblAufschlagNeuerPreis
WHERE  Artikelgruppe = @intArtikelgruppe

SET @intAnzahl = @@RowCount
SELECT @intAnzahl As Anzahl
```

Listing 8.13 Ein SQL-Skript mit Parametern und dem Verbindungstyp *ADO.NET*

Mit dem Verbindungstyp *ADO.NET* wird das in Listing 8.13 verwendete SQL-Skript funktionieren, mit dem Verbindungstyp *OLE DB* hingegen nicht – auch wenn Sie die Parameternamen mit Fragezeichen ersetzen und diese auf der Seite *Parameterzuordnung* entsprechend konfigurieren. Bei der Verwendung des Verbindungstyps *OLE DB* muss der erste Befehl eines SQL-Skripts immer ein standardisierter SQL-Befehl sein. Die Anweisung DECLARE ist jedoch kein standardisierter SQL-Befehl, sondern ein T-SQL-Befehl. Um dieses Skript mit dem Verbindungstyp *OLE DB* ausführen zu können, müssen Sie dieses in der Art anpassen, wie es in Listing 8.14 zu sehen ist.

```
UPDATE dbo.Artikel
SET    Verkaufspreis = Verkaufspreis * ?
WHERE  Artikelgruppe = ?

DECLARE @intAnzahl int
SET @intAnzahl = @@RowCount
SELECT @intAnzahl As Anzahl
```

Listing 8.14 Ein SQL-Skript mit Parametern und dem Verbindungstyp *OLE DB*

Weitaus besser als die Verwendung von SQL-Skripts ist die Ausführung einer gespeicherten Prozedur – natürlich nur, wenn diese von der angesprochenen Datenquelle unterstützt wird. Die Beispieldatenbank *ssisWaWi* enthält die gespeicherte Prozedur *pInsertArtikelgruppe*, mit der eine neue Artikelgruppe in der Tabelle *Artikelgruppen* angelegt wird. Diese gespeicherte Prozedur verwendet drei Parameter, die auf der Seite *Parameterzuordnung* definiert werden müssen. Dabei handelt es sich um den Eingabeparameter für die Bezeichnung der neuen Artikelgruppe, einen Ausgabeparameter mit der neuen Artikelgruppen-ID und den Rückgabewert der gespeicherten Prozedur. In Abbildung 8.51 sehen Sie zum einen die SQL-Anweisung für den Aufruf der gespeicherten Prozedur und zum anderen die Konfiguration der Parameter. Als Ergebnis der gespeicherten Prozedur wird die neue Artikelgruppen-ID über den Ausgabeparameter zurückgegeben, der der Paketvariablen *intArtikelgruppeID* zugeordnet ist. Durch den Ausgabeparameter ist eine Konfiguration auf der Seite *Resultset* in diesem Beispiel nicht mehr notwendig, weshalb auch in der Eigenschaft *ResultSet* der Seite *Allgemein* der Eintrag *Keine* gewählt ist.

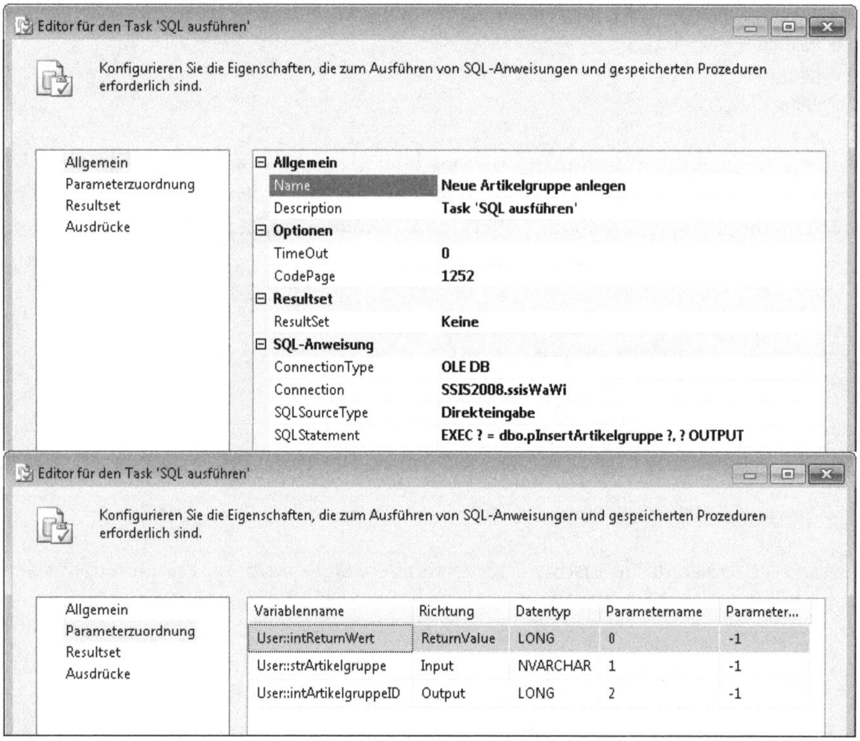

Abbildung 8.51 Eine gespeicherte Prozedur über eine OLE DB-Verbindung

Natürlich kann eine gespeicherte Prozedur auch Ergebnismengen liefern. Hier würde die Konfiguration wie bei einer einfachen SELECT-Anweisung erfolgen. Je nach zu erwartendem Umfang wäre in der Eigenschaft *ResultSet* der entsprechende Eintrag zu wählen und auf der Seite *Resultset* das Ergebnis entweder einzelnen Paketvariablen oder einer Paketvariablen vom Datentyp *Object* zuzuordnen.

Neben den einzelnen SQL-Anweisungen, den SQL-Skripts und der Verwendung von gespeicherten Prozeduren gibt es noch eine weitere Art zur Ausführung von SQL-Befehlen: die Verwendung von Batches. Ein Batch kann eine oder mehrere SQL-Anweisungen enthalten und die SQL-Anweisung des *Task 'SQL ausführen'* wiederum mehrere Batches. Auf diese Art können Sie mehrere Verarbeitungsschritte, für die Sie sonst mehrmals den *Task 'SQL ausführen'* verwenden müssten, in einem einzigen ausführen. Der Vorteil besteht hierbei darin, dass nur eine einzige Verbindung zur entsprechenden Datenquelle erstellt wird. Abbildung 8.52 zeigt Ihnen die Ausführung eines Batchs, mit dem die beiden Sichten *vKunden* und *vLieferanten* neu angelegt werden.

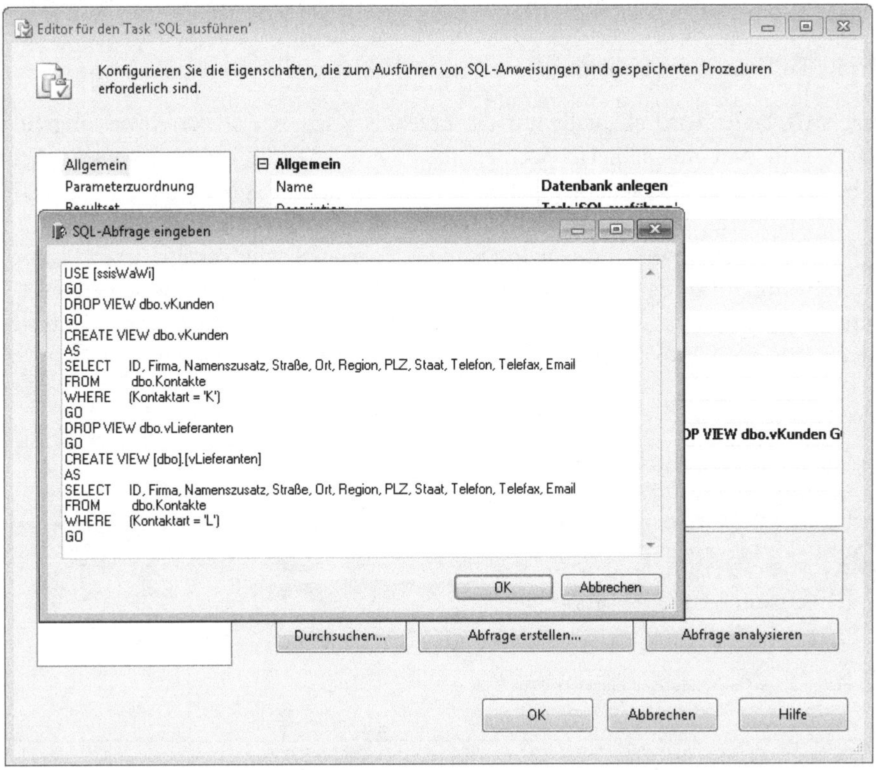

Abbildung 8.52 Eine Batchverarbeitung als SQL-Anweisung

Eine Batchverarbeitung kann natürlich auch Ergebnismengen liefern. Jedoch spielt hierbei der Verbindungstyp wieder eine Rolle. Mit dem Verbindungstyp *OLE DB* ist eine Batchverarbeitung im Zusammenhang mit einer Ergebnismenge nur möglich, wenn die erste Anweisung jedes Batchs eine SELECT-Anweisung ist. Zurückgegeben wird aber nur die Ergebnismenge der ersten Anweisung des letzten Batchs. Dabei werden eventuell nachstehende DML-Anweisungen trotz der Ausgabe noch ausgeführt. Das in Listing 8.15 enthaltene Skript liefert als Ergebnismenge zwei Datensätze, von denen der erste den Wert »Erster Wert« und der zweite den Wert »Zweiter Wert« beinhaltet; die Tabelle *BatchTest* ist nach der Ausführung nicht mehr vorhanden, da sie nach der Ausgabe des Ergebnisses per `DROP TABLE` gelöscht wird. Die beiden ersten `SELECT`-Anweisungen sind in beiden Batches notwendig, da ohne diese die Ausführung fehlerhaft beendet würde.

```
SELECT 'Start'
CREATE TABLE dbo.BatchTest (EineSpalte varchar(15))
GO

SELECT 'Insert'
INSERT INTO dbo.BatchTest VALUES ('Erster Wert')
INSERT INTO dbo.BatchTest VALUES ('Zweiter Wert')
GO

SELECT EineSpalte FROM dbo.BatchTest
DROP TABLE dbo.BatchTest
GO
```

Listing 8.15 Eine Batchverarbeitung mit einer Ergebnismenge per OLE DB

Beim Verbindungs-Manager *ADO.NET* wird ebenfalls nur die Ergebnismenge der `SELECT`-Anweisung aus dem letzten Batch zurückgegeben. Nur mit dem Unterschied, dass Sie hierbei die Ergebnismengen aller `SELECT`-Anweisungen des letzten Batches erhalten. Beinhaltet der letzte Batch beispielsweise zwei `SELECT`-Anweisungen, werden die Ergebnismengen beider zurückgeliefert. Außerdem muss die erste Anweisung in einem Batch nicht zwingend eine `SELECT`-Anweisung sein. In Listing 8.16 sehen Sie die Version der in Listing 8.15 dargestellten Batchverarbeitung für den Verbindungstyp *ADO.NET* – plus eine weitere `SELECT`-Anweisung, welche das aktuelle Datum liefert. Als Ergebnis erhalten Sie nun drei Datensätze, wobei der erste den Wert »Erster Wert«, der zweite den Wert »Zweiter Wert« und der dritte das aktuelle Datum liefert.

```
CREATE TABLE dbo.BatchTest (EineSpalte varchar(15))
GO
INSERT INTO dbo.BatchTest VALUES ('Erster Wert')
INSERT INTO dbo.BatchTest VALUES ('Zweiter Wert')
GO
SELECT EineSpalte FROM dbo.BatchTest
DROP TABLE dbo.BatchTest
SELECT Convert(nvarchar(10), GetDate(), 112) As Datum
GO
```

Listing 8.16 Eine Batchverarbeitung mit einer Ergebnismenge per ADO.NET

BEGLEITDATEIEN Die hier beschriebenen Beispiele finden Sie im Beispielpaket »BSP08_009«.

Speichern des Ergebnisses

Ob Sie nun in der Eigenschaft *ResultSet* den Eintrag *Vollständiges Resultset*, *XML* oder *Einzelne Zeile* auswählen, bei allen drei Typen können Sie das Ergebnis in einer Paketvariablen vom Datentyp *Object* speichern. Lediglich der Eintrag *Einzelne Zeile* ermöglicht Ihnen, die Spalten der Ergebniszeile einzelnen Paketvariablen zuzuordnen. Dabei kommt es auf die korrekte Verwendung der Spalte *Ergebnisname* auf der

Seite *Resultset* an. Wie Sie bereits aus den vorherigen Beispielen wissen, kann beim Verbindungstyp *OLE DB* die Zuordnung einer Spalte zu einer Paketvariablen entweder über den Spaltennamen oder über die Position der Spalte innerhalb der Ergebniszeile erfolgen. Dies gilt auch für die Verbindungstypen *ADO* und *EXCEL*. Sofern Sie die Reihenfolgenposition anstelle des Spaltennamens verwenden möchten, müssen Sie dabei beachten, dass die Reihenfolge nullbasierend ist. Dies bedeutet, dass die erste Spalte der Ergebniszeile dem Wert 0 entspricht. Diese Variante ist die einzige, die die Verbindungstypen *ADO.NET*, *SQLMOBILE* und *ODBC* unterstützen. Die Spaltennamen können hier nicht verwendet werden. Dabei ist die Aufzählung bei den Verbindungstypen *ADO.NET* und *SQLMOBILE* ebenfalls nullbasierend und beginnt mit dem Wert 0, während beim Verbindungstyp *ODBC* diese mit dem Wert 1 startet.

Hinweise

Die Eigenschaft *Codepage* steht bei den Verbindungstypen *ADO* und *ODBC* nicht zur Verfügung. Sofern Sie die Ländereinstellungen über die Codepage benötigen, müssen Sie die Verbindungstypen *OLE DB* oder *ADO.NET* verwenden.

Der Abfrage-Generator funktioniert nur mit dem Verbindungstyp *OLE DB*. Allerdings auch dort nicht bei allen Datenquellen bzw. bei allen Objekten einer Datenquelle – so werden zum Beispiel keine gespeicherten Prozeduren unterstützt.

Enthält das Ergebnis einer einzelnen Zeile eine Spalte mit einem binären Wert, ist für diese Spalte eine Paketvariable vom Datentyp *Object* zu verwenden.

Sofern Sie Daten eines SQL Server mit diesem Ablaufsteuerungselement verarbeiten, empfiehlt sich die Verwendung von gespeicherten Prozeduren. Diese bieten durch die Kapselung der darin enthaltenen Logik nicht nur eine wiederverwendbare Funktionalität und bessere Wartung, sondern auch eine bessere Performance.

Task 'SQL Server-Objekte übertragen'

Mit dem Ablaufsteuerungselement *Task 'Datenbanken übertragen'* haben Sie bereits ein Ablaufsteuerungselement kennen gelernt, mit dem Sie Datenbanken von einer SQL Server-Instanz zu einer anderen übertragen können. Die Übertragung erfolgt hierbei nach dem Motto »Alles oder nichts«. Detaillierter geht es bei dem Ablaufsteuerungselement *Task 'SQL Server-Objekte übertragen'* zu. Hier übertragen Sie nicht eine komplette Datenbank, sondern einzelne Objekte einer Datenbank – und diese können Sie sehr detailliert auswählen.

Auf diese Art und Weise wäre es unter anderem möglich, aus einer Datenbank einzelne in sich geschlossene Bereiche in eine andere Datenbank zu transferieren – zum Beispiel die Auftragsverwaltung eines Warenwirtschaftssystems. Um dies zu erreichen, übertragen Sie die entsprechenden Tabellen mitsamt allen technisch und fachlich notwendigen Objekten – wie die gespeicherten Prozeduren, Sichten oder eventuell sogar den Berechtigungen – in eine andere Datenbank. Diese transferierten Objekte können dann zum Beispiel dem Fachpersonal zu Testzwecken zur Verfügung gestellt werden oder einem speziellen Entwicklerteam, das die Funktionalität rund um die Auftragsverwaltung ergänzt, oder aber auch einem Performanceteam, das diesen Bereich besonderen Lasttests unterzieht. Es ist auch möglich, nur die Datenbankstruktur ohne Daten in eine Datenbank zu übertragen, um auf diese Weise eine Initialversion der Datenbank parat zu haben.

Ebenso wäre es denkbar, mit diesem Ablaufsteuerungselement eine neue, aufgeräumte Version einer Datenbank zu erstellen, indem Sie alle Objekte, die Sie als veraltet oder überflüssig gekennzeichnet haben, bei der Übertragung ausschließen. Eine so bereinigte Version der Datenbank kann dann auf Herz und Nieren geprüft werden und vielleicht stellen Sie dabei fest, dass das ein oder andere Objekt doch nicht so überflüssig ist. An diesen Beispielen sehen Sie bereits, wie detailliert eine Übertragung von SQL Server-Objekten konfiguriert werden kann. Dabei haben Sie umfangreiche Konfigurationsmöglichkeiten, in denen Sie verschiedene Objekttypen für die Übertragung auswählen können – bis hin zum einzelnen Objekt selbst.

Konfiguration

Für die Konfiguration steht Ihnen die Seite *Objekte* im *Editor für den Task 'SQL Server-Objekte übertragen'* zur Verfügung. Wie bei den anderen Ablaufsteuerungselementen, mit denen Sie Objekte von einer SQL Server-Instanz zu einer anderen übertragen, muss auch hier als Erstes die SQL Server-Instanz mit der Datenbank, deren Objekte übertragen werden sollen – die Quelle – bestimmt werden. Bevor Sie also mit der detaillierten Konfiguration für die Übertragung beginnen können, wählen Sie in der Eigenschaft *SourceConnection* den entsprechenden *SMO-Verbindungs-Manager* zur Quellinstanz aus und anschließend die Quelldatenbank in der Eigenschaft *SourceDatabase*. Das Ziel – die SQL Server-Instanz mit der Datenbank, in die die Objekte übertragen werden – legen Sie in ähnlicher Weise fest, indem Sie den *SMO-Verbindungs-Manager* zur Zielinstanz in der Eigenschaft *DestinationConnection* und die Zieldatenbank in der Eigenschaft *DestinationDatabase* wählen.

HINWEIS Die Zieldatenbank muss für die Definition des Ziels bereits bestehen. Der Editor bietet keine Möglichkeit, eine Datenbank in der Zielinstanz anzulegen.

Nachdem Quelle und Ziel bestimmt sind, wählen Sie in der Kategorie *Kopieroptionen für das Ziel* die Objekte aus, die Sie übertragen möchten. Dies geht schnell und allumfassend durch die Auswahl des Eintrags *True* in der Eigenschaft *CopyAllObjects* oder detaillierter in der noch versteckten Aufstellung der Eigenschaft *ObjectsToCopy*, die mit einem Klick auf das Pluszeichen dieser Eigenschaft sichtbar wird. Diese Aufstellung enthält eine detaillierte Auswahlmöglichkeit zu den einzelnen Objekttypen der Quelldatenbank. Dabei können Sie pro Objekttyp festlegen, ob alle Objekte eines Typs oder nur einzelne zur Zieldatenbank transferiert werden sollen. Insgesamt bietet Ihnen diese Eigenschaft 13 Objekttypen an. Dabei können die Objekttypen *Tabellen*, *Sichten*, *gespeicherte Prozeduren*, *benutzerdefinierte Funktionen*, *benutzerdefinierte Datentypen* und *Standardwerte* zwischen allen SQL Server-Versionen ab Version 2000 übertragen werden, wohingegen die Übertragung der Objekttypen *Partitionsfunktionen*, *Partitionsschemata*, *Schemata*, *Assemblys*, *benutzerdefinierte Aggregate*, *XML-Schemaauflistung* und *benutzerdefinierte Typen* nur zwischen SQL Servern ab Version 2005 möglich ist.

Zu jedem dieser Objekttypen stehen zwei Eigenschaften zur Verfügung, die nun exemplarisch am Objekttyp *Tabelle* beschrieben werden. Die Übertragung aller Tabellen erfolgt durch die Auswahl *True* in der Eigenschaft *CopyAllTables*. Für die Einzelauswahl bestimmter Tabellen müssen Sie diesen Eintrag auf *False* ändern und in der Eigenschaft *TablesList* die dort enthaltene Schaltfläche anklicken. Sie erhalten dadurch ein Dialogfeld, das Ihnen alle Tabellen zur Auswahl auflistet. Nach einer Auswahl sind die gewählten Tabellen leider nicht im Editor zu sehen. Die Eigenschaft *TablesList* sieht nach der getroffenen Auswahl genauso aus wie vor der Auswahl.

HINWEIS Es ist im Editor nicht zu erkennen, in welchen der 13 Objekttypen eine Auswahl getroffen wurde. Wenn Sie also wissen möchten, welche Objekte in der Übertragung enthalten sind, müssen Sie wohl oder übel bei jedem Objekttyp das Dialogfeld öffnen.

Den Umfang der zu übertragenden Objekte bestimmen Sie nicht nur durch deren Auswahl, sondern auch mit den Eigenschaften der Kategorien *Sicherheit* und *Tabellenoptionen*. Dabei legen Sie in der Kategorie *Sicherheit* fest, inwieweit das Berechtigungskonzept der gewählten Objekte ebenfalls mit übertragen werden soll. Sie können die für die Datenbank notwendigen Anmeldungen des SQL Server, die Datenbankbenutzer, die Datenbankrollen und die Berechtigungen auf Objektebene durch Aktivieren der Eigenschaften *CopySqlServerLogins*, *CopyDatabaseUsers*, *CopyDatabaseRoles* und *CopyObjectLevelPermissions* in die Übertragung aufnehmen.

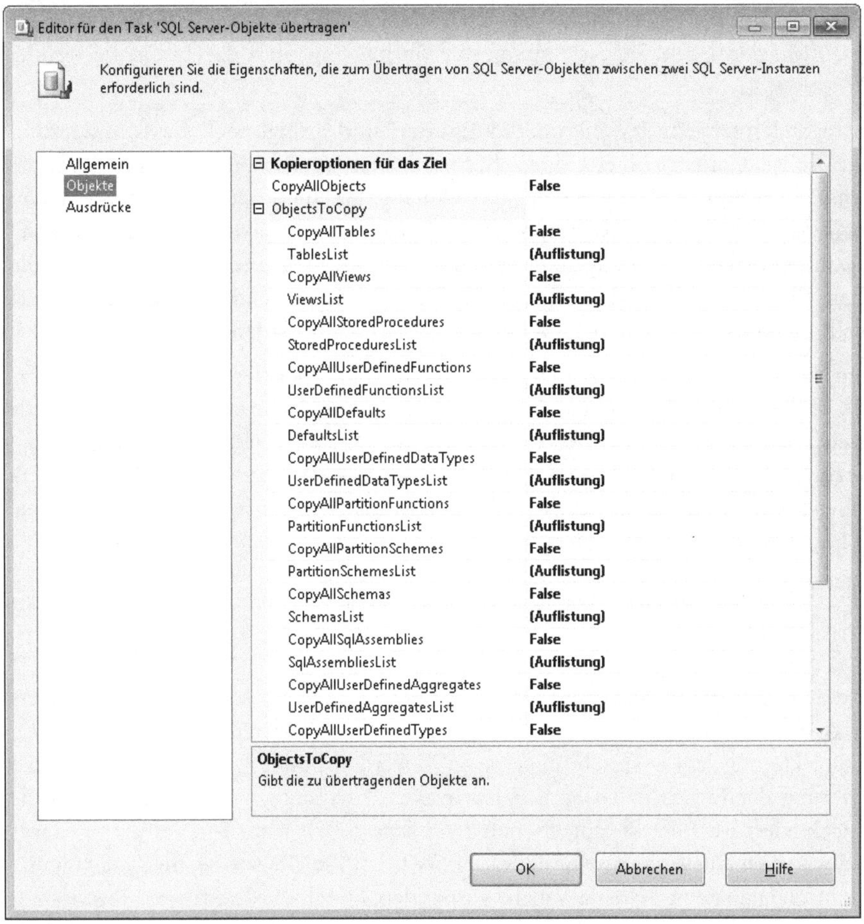

Abbildung 8.53 Der *Editor für den Task 'SQL Server-Objekte übertragen'*

Sofern Sie für die Übertragung Tabellen ausgewählt haben, werden diese ohne jegliche Tabellenerweiterungen in die Zieldatenbank übertragen. Sie erhalten also Tabellen, die lediglich Spalten enthalten, aber keine Definitionen wie die des Primärschlüssels oder die der Einschränkungen. Erst wenn Sie in der Kategorie *Tabellenoptionen* die jeweiligen Eigenschaften aktivieren, werden die Tabellen mitsamt den gewählten Erweiterungen – Primärschlüssel, Fremdschlüssel, Indizes, Trigger und Volltextindizes – erstellt. Ergänzend dazu können Sie mit der Eigenschaft *CopyAllDRIObjects* definieren, ob die DRI-Objekte einer Tabelle ebenfalls übertragen werden sollen. Auf diese Weise sind alle Tabellenerweiterungen in der Übertragung enthalten, die zur Einhaltung der referenziellen Integrität erforderlich sind. Dazu gehören die Standardwerte und Einschränkungen, aber auch der Primärschlüssel und die Fremdschlüssel, weshalb nach der Aktivierung dieser Eigenschaft die beiden Eigenschaften *CopyPrimaryKeys* und *CopyForeignKeys* auch deaktiviert sind.

HINWEIS Die mit den Eigenschaften der Kategorie *Tabellenoptionen* erstellte Konfiguration gilt für alle gewählten Tabellen. Abweichungen zwischen einzelnen Tabellen können nicht konfiguriert werden.

Die letzte Eigenschaft für die Konfiguration der zu übertragenden Objekte hat nichts mit den gewählten Objekten direkt zu tun, dafür aber mit der Übertragung selbst. Für diese werden Skripts erstellt und über die Eigenschaft *GenerateScriptsInUnicode* legen Sie fest, ob hierfür Skripts im Unicode-Format verwendet werden sollen.

Nachdem nun die zu übertragenden Objekte gewählt und konfiguriert sind, erfolgt noch die Konfiguration des Ziels der Übertragung. Die Kategorie *Ziel* bietet Ihnen hierfür sieben Eigenschaften. Als Erstes sei die letzte Eigenschaft der Kategorie erwähnt, da diese ebenfalls den Umfang der Übertragung beeinflusst. Wenn Sie die Eigenschaft *IncludeDependentObjects* aktivieren, nehmen Sie auch die Objekte in die Übertragung mit auf, von denen die gewählten Objekte abhängig sind. Dies bedeutet, dass bei einer gewählten Sicht alle darin verwendeten Tabellen ebenfalls in der Übertragung enthalten sind, während bei einer gewählten Tabelle nicht automatisch alle Sichten, die diese Tabelle verwenden, übertragen werden.

Bei jedem Objekttyp haben Sie die Wahl zwischen einer gezielten Auswahl oder der kompletten Übertragung aller Objekte. Letztere ist die einzige Möglichkeit, mit der automatisch auch die neuen Objekte bzw. die Änderungen an den bestehenden Objekten von der Quelldatenbank an die Zieldatenbank übertragen werden können. Voraussetzung für eine solche Übertragung ist allerdings, dass die in der Zieldatenbank bestehenden Objekte vorab gelöscht werden. Dazu müssen Sie die Eigenschaft *DropObjectsFirst* aktivieren. Doch Vorsicht, denn diese Eigenschaft bezieht sich nicht nur auf die getroffene Auswahl der Objekte.

ACHTUNG Die Eigenschaft *DropObjectsFirst* löscht alle Objekte in der Zieldatenbank – unabhängig davon, welche Objekte Sie für die Übertragung ausgewählt haben.

Seit SQL Server 2005 sind die Objekte einer Datenbank nicht mehr einem Benutzer, sondern einem Schema zugeordnet. Dies bedeutet, dass die jeweiligen Schemata der Objekte in der Zieldatenbank existieren müssen, da dort sonst keine Objekte angelegt – sprich: übertragen – werden können. Ergo müssen Sie die Schemata durch die Aktivierung der Eigenschaft *CopySchema* in die Übertragung aufnehmen. Sofern die Eigenschaft *CopySchema* deaktiviert ist, steht die Eigenschaft *DropObjectsFirst* nicht zur Verfügung – was auch korrekt ist, ergäbe es doch sonst eine sinnlose Konfiguration. Würden alle Objekte bei der Übertragung als Erstes gelöscht, wären danach auch keine Schemata mehr vorhanden. Durch die deaktivierte Eigenschaft *CopySchema* würden keine neuen Schemata angelegt und ohne Schema kann kein Objekt erstellt werden. Ergo hätten Sie als Ergebnis eine leere Datenbank.

Apropos leere Datenbank – bei der Übertragung von Tabellen geht es in der Regel nicht nur um die Tabelle als Objekt, sondern auch um die darin enthaltenen Daten. Diese können ebenfalls in die Übertragung aufgenommen werden. Dazu müssen Sie lediglich die Eigenschaft *CopyData* aktivieren. Sofern bereits Daten in der Zieldatenbank enthalten sind, werden diese durch den Eintrag *Replace* der Eigenschaft *ExistingData* überschrieben oder aber durch den Eintrag *Append* mit den Daten der Quelldatenbank ergänzt. Die Möglichkeiten der Eigenschaft *ExistingData* stehen nicht zur Verfügung, wenn die Eigenschaft *DropObjectsFirst* aktiviert ist. Auch diese Abhängigkeit ist sinnvoll, da nach dem Löschen aller Objekte nun mal keine Daten mehr existieren, die ersetzt oder ergänzt werden könnten.

Beim Anlegen der Tabellen in der Zieldatenbank wird die Standardsortierung der Zieldatenbank verwendet. Sofern die Sortierung der Quelldatenbank auch in der Zieldatenbank gelten soll, müssen Sie die Eigenschaft *UseCollation* aktivieren. Beim Erstellen der Tabellen in der Zieldatenbank wird dann die Sortierung der jeweiligen Spalten aus der Quelldatenbank übernommen.

Abschließend können Sie durch Aktivieren der Eigenschaft *IncludeExtendedProperties* auch die erweiterten Eigenschaften der gewählten Objekte in die Übertragung aufnehmen. Auf diese Weise stehen die Beschreibungen, Eingabemasken, Formatierungsregeln und weitere Eigenschaften auch in der Zieldatenbank zur Verfügung.

TIPP Durch die vielfältigen Kombinationsmöglichkeiten der Eigenschaften kann die Konfiguration dieses Ablaufsteuerungselements schnell zu einer frustrierenden Angelegenheit werden, da erst die Ausführung des Pakets zeigt, ob etwas und wenn, was übertragen wird. Grundsätzlich gelten für die Übertragung dieselben Regeln, die beim Anlegen oder Ändern von SQL Server-Objekten per T-SQL auch Bestand haben. So können Sie zum Beispiel gespeicherte Prozeduren anlegen, ohne dass die notwendigen Tabellen vorhanden sind, während bei Sichten die Tabellen wiederum existieren müssen. Wenn Sie diese Regeln auch bei der Konfiguration dieses Ablaufsteuerungselements beachten, bleiben Ihnen einige erfolglose Paketausführungen erspart.

BEGLEITDATEIEN Ein Beispiel zu diesen vielfältigen Konfigurationsmöglichkeiten finden Sie im Beispielpaket »BSP08_008«.

Hinweise

Der *Task 'SQL Server-Objekte übertragen'* unterstützt nur Zieldatenbanken mit dem Kompatibilitätsgrad 100 und höher.

Das bei der Paketausführung verwendete Benutzerkonto muss in der Quellinstanz über die entsprechenden Leserechte verfügen. In der Zielinstanz sind die Rechte erforderlich, mit denen Anmeldungen angelegt und auch innerhalb der Zieldatenbank die SQL Server-Objekte gelöscht bzw. erstellt werden können.

Natürlich ist es mit diesem Ablaufsteuerungselement auch möglich, die SQL Server-Objekte in eine Datenbank innerhalb ein und derselben SQL Server-Instanz zu übertragen. Dazu müssen Sie lediglich bei der Quell- und Zielverbindung denselben *SMO-Verbindungs-Manager* auswählen.

Die Anzahl der übertragenen SQL Server-Objekte steht nach der Ausführung dieses Ablaufsteuerungselements als Ausführungswert zur Verfügung und kann in der Eigenschaft *ExecValueVariable* zur weiteren Verwendung in einer Paketvariablen gespeichert werden.

Sofern Sie benutzerdefinierte Typen übertragen möchten, müssen Sie auch die zugehörigen Assemblys in die Übertragung aufnehmen. Sie finden die benutzerdefinierten Typen in der Eigenschaft *CopyAllUserDefinedTypes* und die Assemblys in *CopyAllSqlAssemblies*. Alternativ können Sie auch die Eigenschaft *IncludeDependentObjects* aktivieren, wodurch bei gewählten benutzerdefinierten Typen die Assemblys automatisch in die Übertragung aufgenommen werden.

Task 'Webdienst'

Das Umrechnen von Währungskursen wie US-Dollar in Euro oder von Maßeinheiten wie Meilen in Kilometer, das Validieren von E-Mail-Adressen, aber auch die Bereitstellung von Informationen wie aktuelle Börsenkurse oder Wettervorhersagen sind nur einige wenige Beispiele möglicher Funktionalitäten, die per Webdiensten bereitgestellt werden. Ein Webdienst ist über einen Weblink verfügbar, mit dem Sie aus Anwendungen heraus auf dessen Funktionen bzw. Methoden zugreifen können. Eine dieser Anwendungen kann SSIS sein, denn für den Zugriff auf die Methoden eines Webdienstes steht das Ablaufsteuerungselement *Task 'Webdienst'* zur Verfügung. Die einzige Voraussetzung für die Verwendung eines Webdienstes in SSIS besteht darin, dass die dazu notwendige WSDL-Datei lokal auf dem ausführenden Computer vorhanden ist. Eine WSDL-Datei beinhaltet die Beschreibung der einzelnen Methoden mit ihren Eingabeparametern wie auch die zu erwartenden Antworten und die Kommunikationsmethode mit dem Webdienst. Diese Beschreibung dient der Verwendung der jeweiligen Methoden in eigenen Anwendungen.

Das Ergebnis eines Webdienstes wird nicht als einzelner Wert oder als Objekt, sondern immer als XML geliefert. Diese Informationen können somit im Datenfluss über die Datenflussquelle *XML-Quelle* und in der Ablaufsteuerung über das Ablaufsteuerungselement *XML-Task* wie auch im *Foreach-NodeList-Enumerator* des *Foreach-Schleifencontainers* verarbeitet werden. Auf diese Weise ist es beispielsweise möglich, mit einem Webdienst die aktuellen Währungskurse zu ermitteln und mit diesen im Datenfluss die Umsatzzahlen in eine einheitliche Währung umzurechnen. Oder aber Sie validieren die E-Mail-Adressen Ihrer Kontakte, bevor Sie diese im *Task 'Mail senden'* verwenden.

Konfiguration

Der Zugriff auf die Methoden eines Webdienstes findet im *Editor für den Task 'Webdienst'* statt. Dieser bietet für die spezifischen Eigenschaften dieses Ablaufsteuerungselements die drei Seiten *Allgemein*, *Eingabe* und *Ausgabe* an. Die Verbindung zum Webdienst selbst wird auf der Seite *Allgemein* konfiguriert, während auf der Seite *Eingabe* die Methode des Webdienstes gewählt und dieser eventuell Eingabeparameter zugeordnet werden. Auf der Seite *Ausgabe* konfigurieren Sie letztendlich, in welcher Art das Ergebnis gespeichert wird.

Für die Verbindung zu einem Webdienst benötigen Sie zunächst einen *HTTP-Verbindungs-Manager*, den Sie in der Eigenschaft *HttpConnection* auswählen. Wie Sie einen *HTTP-Verbindungs-Manager* anlegen und welche Punkte Sie dabei beachten müssen, erfahren Sie in Kapitel 6. Nachdem diese Verbindung konfiguriert ist, geben Sie die WSDL-Datei in der Eigenschaft *WSDLFile* ein. Sollte Ihnen die WSDL-Datei des Webdienstes noch nicht vorliegen, müssen Sie diese manuell von der entsprechenden Website laden und lokal speichern. Diesen lokalen Pfad geben Sie anschließend in die Eigenschaft *WSDLFile* ein. Alternativ dazu ist es auch möglich, eine leere Datei mit der Dateierweiterung WSDL anzulegen und diese in der Eigenschaft *WSDLFile* einzutragen. Anschließend aktivieren Sie die Eigenschaft *OverwriteWSDLFile* mit dem Eintrag *True* und klicken auf die Schaltfläche *WSDL herunterladen*. Die WSDL-Datei wird nun von der im Verbindungs-Manager angegebenen Website geladen und in der leeren Datei gespeichert. Dieses *automatische* Laden der WSDL-Datei funktioniert nur, wenn der im Verbindungs-Manager angegebene Weblink direkt zu einem Webdienst verweist. Liegt Ihnen lediglich der Weblink zur Website des Anbieters vor, kommen Sie an einem manuellen Download der Datei nicht vorbei.

Im Beispiel wird ein Webdienst der Website *http://www.webservicex.net* verwendet. Enthält der Verbindungs-Manager lediglich diesen Weblink, müssen Sie die WSDL-Datei manuell von der Website laden. Sofern aber im *HTTP-Verbindungs-Manager* auf den Webdienst direkt verwiesen wird – wie es im Beispiel mit *http://www.webservicex.net/ValidateEmail.asmx?WSDL* der Fall ist – können Sie die Variante über die Schaltfläche *WSDL herunterladen* verwenden. Dabei müssen Sie beachten, dass die Eigenschaft *OverwriteWSDLFile* aktiviert ist, da ohne diese Aktivierung die bestehende WSDL-Datei nicht überschrieben werden kann. Die Eigenschaft *OverWriteWSDLFile* können Sie natürlich auch verwenden, um eine bereits gespeicherte WSDL-Datei vor einem versehentlichen Überschreiben zu schützen. Dazu deaktivieren Sie diese Eigenschaft durch die Auswahl des Eintrags *False*.

Nachdem die WSDL-Datei lokal vorliegt, stehen die darin beschriebenen Dienste auf der Seite *Eingabe* zur Auswahl bereit. Der eben angegebene Weblink liefert lediglich den Dienst *ValidateEmail*, über den Sie eine E-Mail-Adresse auf ihre Gültigkeit hin prüfen können. Diesen Dienst wählen Sie in der Eigenschaft *Service*, wodurch nun dessen Methoden in der Eigenschaft *Method* zur Auswahl stehen. Dies ist im vorliegenden Fall die Methode *IsValidEmail*, welche Sie ebenfalls auswählen. Die Eigenschaft *WebMethodDocumentation* beinhaltet zur gewählten Methode eine Beschreibung, die je nach Dokumentationswillen des Webdienstentwicklers den Inhalt und die Verwendung der Methode erläutert.

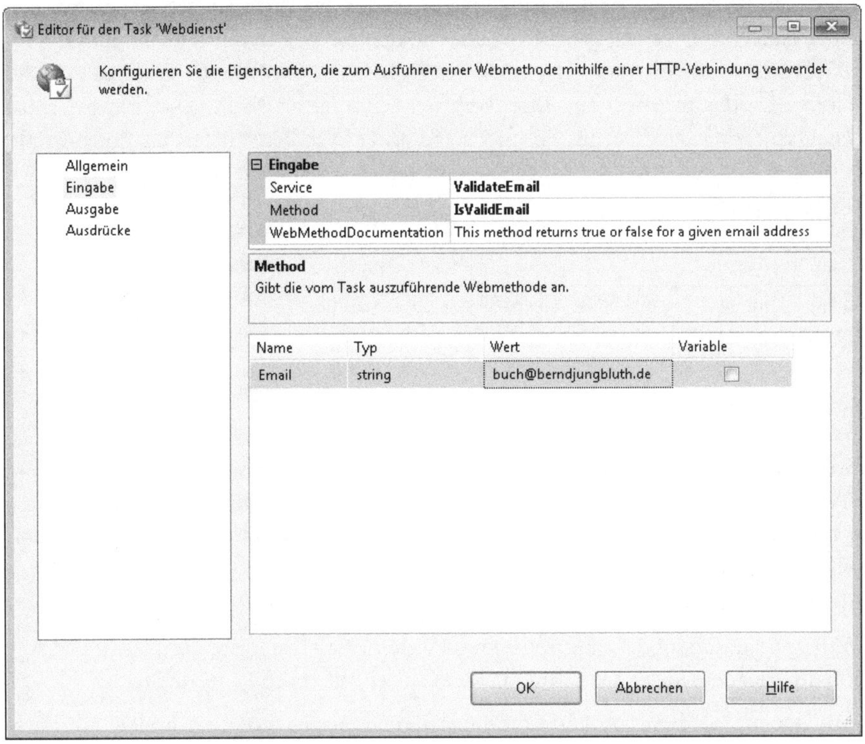

Abbildung 8.54 Die Seite *Eingabe* des *Editor für den Task 'Webdienst'*

Nach der Auswahl der Methode werden im unteren Teil des Editors die Eingabeparameter aufgelistet, denen an dieser Stelle nun die entsprechenden Werte zugewiesen werden müssen. Dabei wird jeder Eingabeparameter in einer eigenen Zeile mit vier Spalten ausgegeben. Die ersten beiden Spalten sind schreibgeschützt und zeigen die Bezeichnung und den Datentyp des Eingabeparameters. In der dritten Spalte geben Sie nun den Wert zu diesem Eingabeparameter an – in diesem Fall eine E-Mail-Adresse. Den Wert können Sie entweder manuell eintragen oder aber über eine Paketvariable zuordnen. Für Letzteres müssen Sie zunächst die Eigenschaft der vierten Spalte aktivieren, wodurch aus dem Eingabefeld der dritten Spalte ein Listenfeld wird, in dem Sie die entsprechende Paketvariable wählen können. Allerdings muss die Paketvariable dazu bereits existieren.

Der Editor bietet an dieser Stelle keine Möglichkeit, eine neue Paketvariable anzulegen. Sollte die Paketvariable nicht vorhanden sein, müssen Sie jedoch nicht zwingend den Editor verlassen. In einem solchen Fall wechseln Sie kurz zur Seite *Ausgabe* und legen die Paketvariable dort über die Eigenschaft *Variable* an. Anschließend wechseln Sie wieder zur Seite *Eingabe* und wählen die neu erstellte Paketvariable aus.

ACHTUNG Beachten Sie bei der Auswahl der Paketvariablen, dass der Datentyp der Paketvariablen mit dem in der Spalte *Typ* angegeben Datentyp des Parameters kompatibel ist.

Bei der Paketausführung wird der Webdienst mit den angegebenen Werten ausgeführt und das Ergebnis an den *Task 'Webdienst'* zurückgegeben. Dieses Ergebnis kann in einer Datei oder in einer Paketvariablen zur weiteren Verwendung in der Ablaufsteuerung gespeichert werden. Welche der beiden Varianten Sie verwenden möchten, legen Sie auf der Seite *Ausgabe* fest. Falls Sie das Ergebnis in einer Datei speichern wollen, wählen Sie in der Eigenschaft *OutputType* den Eintrag *Dateiverbindung* und anschließend in der Eigenschaft *File* den *Dateiverbindungs-Manager*, der die Verbindung zu der Datei erstellt, in der das Ergebnis gespeichert werden soll. Für die Verwendung einer Paketvariablen als Speicherort entscheiden Sie sich in der Eigenschaft *OutputType* für den Eintrag *Variable*. Durch diese Auswahl steht Ihnen die Eigenschaft *Variable* zur Verfügung, in der Sie die Paketvariable auswählen. Da das Ergebnis des *Task 'Webdienst'* immer als XML geliefert wird, muss diese Paketvariable vom Datentyp *String* sein. Der im Beispiel verwendete Webdienst liefert als Ergebnis mit der in Abbildung 8.54 dargestellten Konfiguration der Eingabeparameter den folgenden Wert:

```
<?xml version="1.0" encoding="utf-16"?><boolean>true</boolean>
```

BEGLEITDATEIEN Das hier beschriebene Beispiel finden Sie im Beispielpaket »BSP08_010«.

Hinweise

Die Parameter eines Webdienstes können einfache Zahlen und Zeichenfolgen, aber auch Aufzählungen und Arrays sein. Jeder dieser Typen wird über die Eigenschaft *Wert* definiert. Bei Aufzählungen enthält diese Eigenschaft ein Listenfeld mit der entsprechenden Aufzählung, während bei einem Array die Eigenschaft lediglich drei Punkte aufweist. Durch einen Klick auf diese Punkte wird das Dialogfeld *Werte für Array eingeben* geöffnet. Dort ordnen Sie dem Array die einzelnen Werte zu.

Der *HTTP-Verbindungs-Manager* unterstützt keine Windows-Authentifizierung, sondern lediglich die anonyme und Standardauthentifizierung. Mehr dazu finden Sie im Abschnitt »HTTP« in Kapitel 6.

Kostenfreie Webdienste, mit denen Sie dieses Ablaufsteuerungselement testen können, finden Sie unter *http://www.webservicex.net* und *http://www.xmethods.com.*

Task 'WMI-Datenleser'

Bei *Windows Management Instrumentation* – kurz WMI – handelt es sich um eine Schnittstelle, über die Sie lesend und schreibend auf nahezu alle Informationen eines Computers – ob lokal oder im Netzwerk – zugreifen können. Der Zugriff auf diese Informationen erfolgt über die *WMI Query Language*. Diese als *WQL* abgekürzte Abfragesprache ist ein SQL-Dialekt und verwendet von daher eine SQL-ähnliche Syntax zum Abfragen der Informationen. So ermitteln Sie in WQL die Informationen eines bestimmten Objekts wie in SQL mit einer SELECT-Anweisung – beispielsweise liefert Ihnen die folgende WQL-Abfrage Informationen über die installierte Software eines Computers.

```
SELECT * FROM Win32_Product
```

Die SELECT-Anweisung erfolgt dabei auf dem Objekt *Win32_Product*, welches Sie wie eine Tabelle in SQL auswerten können. Nur liegen die Informationen hier nicht in Tabellen und Spalten vor, sondern in Objekten und deren Attributen.

WMI bietet verschiedene Objekte, über die Sie Informationen zur Hardware und Software eines Computers erhalten können. So beinhaltet zum Beispiel das Objekt *Win32_Services* Informationen über den Status der einzelnen Dienste oder das Objekt *Win32_LogicalDisk* Daten zu den installierten Festplatten. Diese beiden Objekte sind nur zwei von vielen innerhalb des Namespace *cimv2*. Neben diesem stehen noch weitere Namespaces mit weiteren Objekten zur Verfügung, wie beispielsweise der Namespace *Microsoft\SqlServer*, welcher Objekte zu SQL Server-Instanzen anbietet, oder der Namespace *MSAPPS12*, über den Informationen zu den installierten Office-Produkten verfügbar sind. Alle diese Informationen können Sie per WQL mit der Ihnen bekannten SQL-Syntax abfragen. Es ist also möglich, die WQL-Abfrage mit WHERE-Bedingungen zu erweitern, das Ergebnis zu gruppieren, zu sortieren und vieles mehr. WMI und WQL sind ein eigenes und auch umfassendes Thema – zu umfassend für dieses Buch. Wenn Sie mehr zu WMI und WQL erfahren möchten, schauen Sie bitte in der entsprechenden Literatur nach.

Diese kurze Einführung in WMI an dieser Stelle hat natürlich seinen guten Grund, denn mit dem Ablaufsteuerungselement *Task 'WMI-Datenleser'* bietet Ihnen SSIS die Möglichkeit, WQL-Abfragen innerhalb einer Ablaufsteuerung auszuführen und die dabei erzielten Ergebnisse zu speichern. Auf diese Weise ist es beispielsweise möglich, einen *Datenflusstask* abhängig vom Ergebnis einer WQL-Abfrage auszuführen, indem Sie vorab per WQL prüfen, ob der Dienst des im *Datenflusstask* angesprochenen SQL Server aktiv ist. Oder aber Sie ermitteln vor einem Kopiervorgang die Größe der zu kopierenden Dateien und den freien Speicherplatz der Zielpartition und starten abhängig vom Ergebnis entweder den Kopiervorgang oder senden eine E-Mail an den Administrator. Neben der Prüfung von Windows-Diensten oder freiem Speicherplatz bietet Ihnen WQL in einem Paket noch viele weitere Möglichkeiten. So können Sie unter anderem in der Ablaufsteuerung das Windows-Ereignisprotokoll nach Einträgen zu bestimmten Anwendungen durchsuchen, die installierten Softwarepakete inklusive der aktuellen Versionsstände ermitteln, die installierten Hotfixes des Betriebssystems prüfen und vieles mehr. Welche Informationen Sie auch per WQL ermitteln, über das Ablaufsteuerungselement *Task 'WMI-Datenleser'* stehen Ihnen diese Daten in der Ablaufsteuerung zur Verfügung.

Konfiguration

Das Ablaufsteuerungselement *Task 'WMI-Datenleser'* wird auf der Seite *WMI-Optionen* des *Editor für den Task 'WMI-Datenleser'* konfiguriert. Dort wählen Sie zunächst den entsprechenden *WMI-Verbindungs-Manager* in der Eigenschaft *WmiConnection* aus, bevor Sie die WQL-Abfrage über die Ihnen bereits drei bekannten Möglichkeiten der Quellenangabe mittels der Eigenschaften *WqlQuerySourceType* und *WqlQuerySource* angeben. Auch bei diesem Editor steht Ihnen für die Direkteingabe ein Dialogfeld zur Verfügung. Leider handelt es sich auch hier um eine reine Textbox, die keinerlei Unterstützung zur Entwicklung einer WQL-Abfrage bietet.

Das Ergebnis der WQL-Abfrage wird entweder als Ergebnismenge in Form einer Datentabelle oder als Zeichenfolge geliefert. Für diese beiden Varianten stellt Ihnen die Eigenschaft *OutputType* insgesamt drei Ausgabetypen zur Verfügung. Die erste Möglichkeit – der Eintrag *Datentabelle* – liefert das Ergebnis in Form einer Tabelle, die beiden anderen als Zeichenfolge. Dabei beinhaltet die Zeichenfolge bei der Auswahl des Eintrags *Eigenschaftswert* lediglich den Ergebniswert, während die Zeichenfolge bei dem Ausgabetyp *Eigenschaftsname und -wert* um den Eigenschaftsnamen erweitert wird. Insofern liefert die in Abbildung 8.55 verwendete WQL-Abfrage bei dem Ausgabetyp *Eigenschaftswert* beispielsweise das Ergebnis »1.645.121.536« und bei dem Ausgabetyp *Eigenschaftsname und -wert* das Ergebnis »Freespace, 1.645.121.536«. Wie gesagt, beide geben eine Zeichenfolge zurück. Dies gilt auch für das Ergebnis des Ausgabetyps *Eigenschaftswert*. Wenn Sie das Ergebnis in der Ablaufsteuerung als Zahl verwenden möchten, müssen Sie es vorab in einem *Skripttask* oder mit entsprechenden Ausdrücken konvertieren.

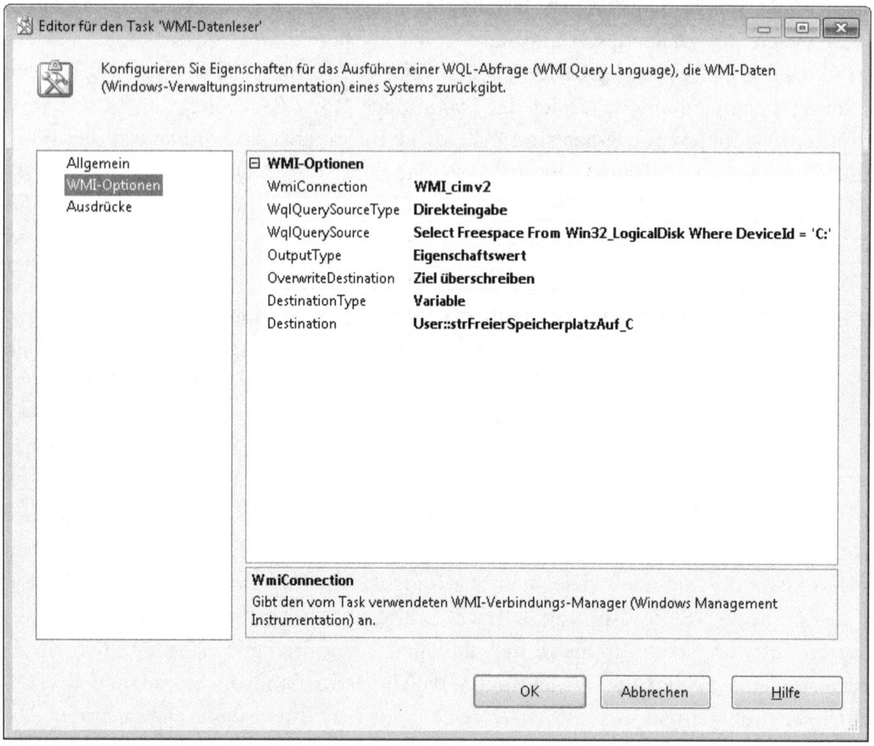

Abbildung 8.55 Der *Editor für den Task 'WMI-Datenleser'*

Bevor Sie das Ergebnis jedoch in der Ablaufsteuerung verwenden können, müssen Sie es zunächst in einer Paketvariablen oder in einer Datei speichern. Diese Entscheidung treffen Sie in der Eigenschaft *DestinationType*. Je nach Auswahl – *Dateiverbindung* oder *Variable* – wählen Sie in der Eigenschaft *Destination* entweder den *Dateiverbindungs-Manager* zur Datei oder eine Paketvariable. Der Datentyp der Paketvariablen ist abhängig von dem gewählten Ausgabetyp – eine Ausgabe als *Datentabelle* erfordert eine Paketvariable vom Datentyp *Object*, eine Ausgabe als Zeichenfolge eine Paketvariable vom Datentyp *String*. Ob bereits gespeicherte Daten in der Datei oder Paketvariablen mit neuen Werten überschrieben oder ergänzt werden sollen, legen Sie in der Eigenschaft *OverwriteDestination* fest. Alternativ zu diesen beiden Modi können Sie auch die bestehenden Daten vor einem Überschreiben schützen, indem Sie den Eintrag *Original beibehalten* wählen. Sofern bei der Ausführung des *Task 'WMI-Datenleser'* die angegebene Datei oder Paketvariable leer ist, wird diese mit den ermittelten Daten gefüllt; ist diese jedoch nicht leer, wird das Ablaufsteuerungselement fehlerhaft beendet.

In Abbildung 8.55 sehen Sie die Konfiguration eines *Task 'WMI-Datenleser'*, der den freien Speicherplatz der Partition »C:« ermittelt. Das Ergebnis wird ohne Eigenschaftsnamen in eine Paketvariable geschrieben.

BEGLEITDATEIEN Das hier beschriebene Beispiel finden Sie im Beispielpaket »BSP08_011«.

Hinweise

Nicht alle Windows-Betriebssysteme bieten dieselben WMI-Namespaces und die darin enthaltenen Objekte an. Falls Sie mit dem *Task 'WMI-Datenleser'* mehrere Computer mit unterschiedlichen Betriebssystemen abfragen möchten, muss die Syntax der WQL-Abfragen vorab geprüft und gegebenenfalls an die jeweiligen Betriebssysteme angepasst werden.

Der Eintrag *An Ziel anfügen* der Eigenschaft *OverwriteDestination* steht nicht zur Verfügung, wenn das Ergebnis als Datentabelle in einer Paketvariablen vom Datentyp *Object* gespeichert werden soll. In diesem Fall enthält die Paketvariable nach der Ausführung des *Task 'WMI-Datenleser'* immer die neuesten Ergebnisse.

Task 'WMI-Ereignisüberwachung'

Mit Windows Management Instrumentation können nicht nur Informationen zur Hardware und Software eines Computers ermittelt, sondern auch dessen Ereignisse überwacht werden. Diese Ereignisüberwachung erfolgt ebenfalls mittels der WMI Query Language – kurz: WQL.

Wie bereits im vorherigen Abschnitt beschrieben, stehen in WMI die Informationen über die Hardware und Software eines Computers als WMI-Objekte zur Verfügung. Bei einem WMI-Objekt handelt es sich um nichts anderes als eine Instanz einer WMI-Klasse, welche erstellt, verändert und gelöscht wird. Und mit diesen drei Ereignissen – Erstellen, Ändern und Löschen – überwachen Sie die Ereignisse eines Computers. So wird das Ereignis *__InstanceCreationEvent* ausgelöst, wenn ein neues WMI-Objekt erstellt wird. Über dieses Ereignis können Sie beispielsweise prüfen, ob eine Anwendung gestartet wurde. Die WQL-Abfrage in Listing 8.17 prüft, ob Internet Explorer in den letzten 10 Sekunden gestartet wurde.

```
SELECT * FROM __InstanceCreationEvent WITHIN 10
WHERE TargetInstance ISA "Win32_process" AND TargetInstance.Name = "iexplore.exe"
```

Listing 8.17 Ereignisüberwachung des Starts von *Internet Explorer*

Auf Änderungen an WMI-Objekten reagiert das Ereignis *__InstanceModificationEvent*. Mit der in Listing 8.18 dargestellten WQL-Abfrage wird überprüft, ob in der letzten Minute eine CD in das CD-Laufwerk eingelegt wurde:

```
SELECT * FROM __InstanceModificationEvent WITHIN 60
WHERE TargetInstance ISA "Win32_CDROMDrive" AND TargetInstance.MediaLoaded = TRUE AND
PreviousInstance.MediaLoaded = FALSE
```

Listing 8.18 Ereignisüberwachung des CD-ROM-Laufwerks

Was erstellt und verändert werden kann, kann in der Regel auch gelöscht werden. Das Löschen eines WMI-Objekts ist das dritte Ereignis und lautet *__InstanceDeletionEvent*. Die WQL-Abfrage in Listing 8.19 prüft, ob Internet Explorer in den letzten 20 Sekunden beendet wurde:

```
SELECT * FROM __InstanceDeletionEvent WITHIN 20
WHERE TargetInstance ISA "Win32_process" AND TargetInstance.Name = "iexplore.exe"
```

Listing 8.19 Ereignisüberwachung des Beendens von *Internet Explorer*

Die in den Beispielen spezifizierten Zeiteinheiten werden durch den Parameter `WITHIN` übergeben. Nicht nur an diesem Parameter, auch an den `WHERE`-Bedingungen sehen Sie, dass die WQL-Abfragen zur Ereignisüberwachung um einiges komplexer sind als die zur Ermittlung von einfachen Informationen. Insofern sei auch hier nochmals auf den weiterführenden Nutzen entsprechender WMI-Lektüre hingewiesen.

Mittels dieser drei Ereignisse können Sie also mit WQL-Abfragen die verschiedensten Ereignisse eines Computers überwachen. Übrigens auch innerhalb eines Pakets, denn für eine solche Überwachung steht das Ablaufsteuerungselement *Task 'WMI-Ereignisüberwachung'* zur Verfügung. Dessen Aufgabe besteht eigentlich nur darin, auf das Eintreten eines bestimmten Ereignisses zu warten. Dies bedeutet, dass das Ablaufsteuerungselement so lange ausgeführt wird, bis das darin abgefragte WMI-Ereignis eingetreten ist. Erst dann geht es in der Ablaufsteuerung mit dem nächsten Ablaufsteuerungselement weiter oder aber auf das Ereignis wird mittels der eigenen Ereignishandler reagiert.

Auf diese Weise lassen sich Anforderungen realisieren, etwa in der Form »Das folgende Ablaufsteuerungselement soll gestartet werden, wenn die Prozessorauslastung des Computers unter 40% liegt« oder »Der Datenflusstask soll ausgeführt werden, wenn im Verzeichnis *F:\Coole Socke\Datenimporte\Archiv* die Datei *Bestellungen.zip* gespeichert wurde«. Für diese beiden Anforderungen respektive Ereignisüberwachungen – und natürlich noch für weitaus mehr – gibt es entsprechende WQL-Abfragen, die fortlaufend das Eintreten des dort beschriebenen Ereignisses prüfen. Die Überprüfung, ob die Prozessorauslastung einen bestimmten Wert unterschreitet, wäre mit der WQL-Abfrage aus Listing 8.20 realisierbar:

```
SELECT * FROM __InstanceModificationEvent WITHIN 2
WHERE TargetInstance ISA 'Win32_Processor' AND TargetInstance.LoadPercentage < 40
```

Listing 8.20 Überwachung der Prozessorauslastung auf < 40%

Hier wird alle 2 Sekunden geprüft, ob die Prozessorauslastung unter 40% liegt. Sobald dies der Fall ist, wird die Ausführung des *Task 'WMI-Ereignisüberwachung'* beendet und das nachfolgende Ablaufsteuerungselement ausgeführt – zum Beispiel ein *Datenflusstask*, dessen Aufgabe zwar nicht zeitkritisch ist, aber dafür umso mehr Performance beansprucht. Durch die hier verwendete WQL-Abfrage wird der *Datenflusstask* nur dann ausgeführt, wenn die Prozessorauslastung weniger als 40% beträgt. Die zweite eben beschriebene Anforderung lässt sich mit der WQL-Abfrage aus Listing 8.21 realisieren:

```
SELECT * FROM __InstanceCreationEvent WITHIN 60
WHERE TargetInstance ISA 'CIM_DataFile' AND TargetInstance.Name =
'F:\\Coole Socke\\Datenimporte\\Archiv\\Bestellungen.zip'
```

Listing 8.21 Überwachung einer Datei

Diese WQL-Abfrage prüft alle 60 Sekunden, ob im angegebenen Verzeichnis eine Datei namens »Bestellungen.zip« angelegt wurde. Sobald dies der Fall ist, wird der *Task 'WMI-Ereignisüberwachung'* beendet und das nachfolgende Ablaufsteuerungselement ausgeführt. Dies könnte in diesem Fall ein *Task 'Prozess ausführen'* sein, der die Zip-Datei in ein Verzeichnis entpackt, gefolgt von einem *Datenflusstask*, in dem die Daten der Datei verarbeitet werden. Die hier beschriebene Prüfung lässt sich auch auf das komplette Verzeichnis ausweiten, wie in Listing 8.22 zu sehen ist:

```
SELECT * FROM __InstanceCreationEvent WITHIN 60
WHERE TargetInstance ISA 'Cim_DirectoryContainsFile'
AND TargetInstance.GroupComponent = 'Win32_Directory.Name="F:\\Coole Socke\\Datenimporte\\Archiv"'
```

Listing 8.22 Überwachung eines Verzeichnisses

Mit dem *Task 'WMI-Ereignisüberwachung'* ist es auch möglich, ein Paket für eine Systemüberwachung einzusetzen – zum Beispiel zur Überwachung der Prozessorauslastung. Dazu müssen Sie die WQL-Abfrage zur Überprüfung der Prozessorauslastung eigentlich nur umdrehen. Listing 8.23 zeigt eine Ereignisüberwachung, die eine Prozessorauslastung von mehr als 75% meldet. Mit der weiteren Ablaufsteuerung kann dieses Ereignis zum Beispiel per *Task 'SQL ausführen'* in eine Tabelle protokolliert werden oder aber Sie lassen sich per *Task 'Mail senden'* über das Ereignis informieren.

```
SELECT * FROM __InstanceModificationEvent WITHIN 2
WHERE TargetInstance ISA 'Win32_Processor' AND TargetInstance.LoadPercentage > 75
```

Listing 8.23 Überwachung der Prozessorauslastung auf > 75%

Konfiguration

Die Konfiguration einer WMI-Ereignisüberwachung findet im *Editor für den Task 'WMI-Ereignisüberwachung'* statt und ähnelt in den ersten Schritten der des *Task 'WMI-Datenleser'*. Auch hier wählen Sie in der Eigenschaft *WmiConnection* den *WMI-Verbindungs-Manager* und anschließend die WQL-Abfrage über die Eigenschaften *WqlQuerySourceType* und *WqlQuerySource.*

Nachdem die Verbindung und die WQL-Abfrage definiert sind, folgt die eigentliche Konfiguration der Ereignisüberwachung, das heißt wie der *Task 'WMI-Ereignisüberwachung'* reagieren soll, wenn das Ereignis eintritt. Diese Konfiguration erfolgt mit der Eigenschaft *ActionAtEvent*, die Ihnen zwei Möglichkeiten bietet, wobei beide das Eintreten des Ereignisses protokollieren. Diese Protokollierung findet über die Paketprotokollierung statt, in der Sie auch Umfang und Ziel konfigurieren können. Mehr zur Paketprotokollierung erfahren Sie in Kapitel 14.

Neben der Protokollierung wird durch die Auswahl des Eintrags *Das Ereignis wird protokolliert, und das SSIS-Ereignis wird ausgelöst.* das Ereignis *WMIEventWatcherEventOccured* ausgelöst. Hierbei handelt es sich um ein Ereignis des *Task 'WMI-Ereignisüberwachung'*, zu dem auch ein entsprechender Ereignishandler zur Verfügung steht. Die Ereignishandler sind Inhalt des nächsten Kapitels.

Die Auswahl in der Eigenschaft *ActionAtEvent* hat noch keine Auswirkung darauf, wie das Ablaufsteuerungselement selbst auf das Eintreten des Ereignisses reagiert. Ob dieses mit dem Status *Erfolg* oder *Fehler* beendet wird, legen Sie mit den beiden Einträgen *Wird mit Erfolg zurückgegeben.* und *Wird mit Fehler zurückgegeben.* der Eigenschaft *AfterEvent* fest. Diese Eigenschaft bietet Ihnen mit dem Eintrag *Das Ergebnis wird erneut überwacht.* noch eine dritte Variante, durch die der *Task 'WMI-Ereignisüberwachung'* nicht abgeschlossen, sondern die Ereignisüberwachung fortgesetzt wird. Die Auswahl des jeweiligen Eintrags ist abhängig vom Sinn und Zweck der Ereignisüberwachung. So wäre der letzte Eintrag unter anderem für eine permanente Protokollierung von bestimmten Ereignissen interessant, beispielsweise die eingangs erwähnte Ereignisüberwachung von Prozessorauslastungen jenseits der 75%-Marke.

Im Grunde genommen ist auch die WQL-Abfrage eine Abfrage auf einer Datenverbindung – und wie Sie bereits wissen, ist bei einer Datenverbindung die Konfiguration eines Timeout-Werts in der Regel nicht weit. So gibt es auch bei diesem Ablaufsteuerungselement eine Eigenschaft namens *Timeout*, in der Sie den Timeout-Wert eingeben können. Jedoch hat diese Eingabe oder vielmehr das Überschreiten des dort angegebenen Werts nicht einfach einen Abbruch des Ablaufsteuerungselements zur Folge, sondern vielmehr werden die in den Eigenschaften *ActionAtTimeout* und *AfterTimeout* gewählten Aktionen ausgeführt. Die in der Eigenschaft *ActionAtTimeout* verfügbaren Aktionen haben Ähnlichkeiten mit denen der Eigenschaft *ActionAtEvent*, denn auch hier kann der Timeout entweder nur protokolliert oder zusätzlich zur Protokollierung noch ein Ereignis ausgelöst werden. Dieses Ereignis ist in diesem Fall das Ereignis *WMIEventWatcherEventTimedOut*, zu dem ebenfalls ein Ereignishandler zur Verfügung steht. Die möglichen Aktionen der Eigenschaft *AfterTimeout* sind Ihnen bereits aus der Eigenschaft *AfterEvent* bekannt.

Mit der letzten verbleibenden Eigenschaft *NumberOfEvents* legen Sie fest, wie oft das Ereignis eintreten muss, bis die in der Eigenschaft *AfterEvent* definierte Aktion ausgeführt wird. Dabei entspricht der Wert 0 an dieser Stelle dem Eintrag 1. Sofern Sie hier beispielsweise den Wert 2 angeben, erfolgt die Protokollierung bzw. das Auslösen des SSIS-Ereignisses *WMIEventWatcherEventOccured* erst, nachdem das Ereignis zum zweiten Mal eingetreten ist.

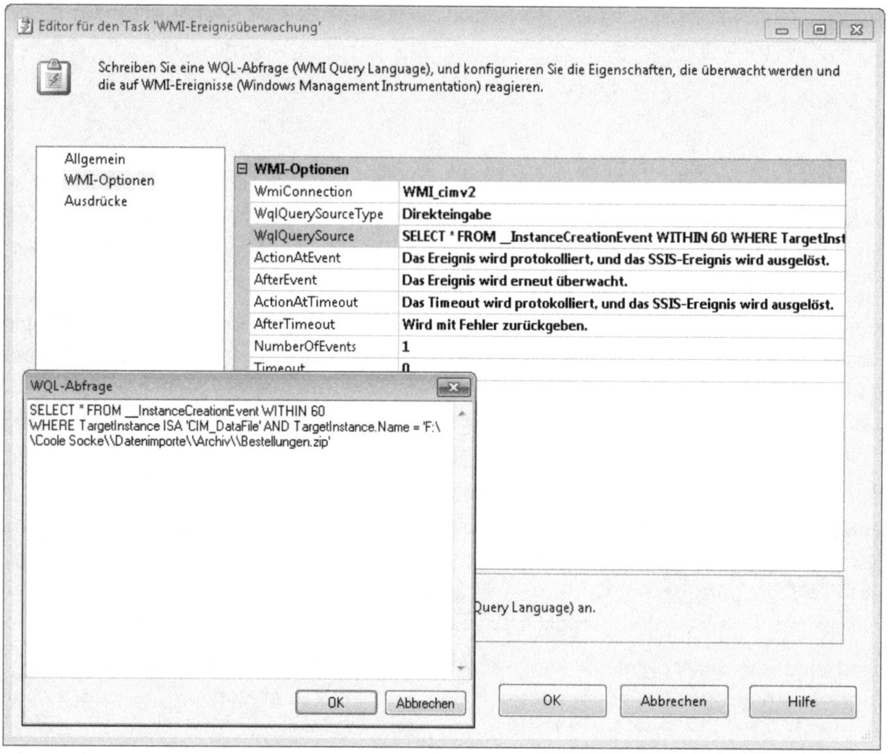

Abbildung 8.56 Eine WQL-Abfrage zur Ereignisüberwachung

In Abbildung 8.56 sehen Sie die Konfiguration einer Ereignisüberwachung, die die WQL-Abfrage aus Listing 8.21 beinhaltet. Sobald eine Datei namens »Bestellungen.zip« in das angegebene Verzeichnis gespeichert wird, erfolgt eine Protokollierung dieses Ereignisses und das Ereignis *WMIEventWatcherEventOccured* wird ausgelöst. Der für dieses Ereignis definierte Ereignishandler, den Sie in Abbildung 8.57 sehen, entpackt die Zip-Datei zunächst mit dem Ablaufsteuerungselement *Task 'Prozess ausführen'* in ein Verzeichnis, verarbeitet anschließend die darin enthaltene Datei mit einem *Datenflusstask* und löscht diese im Anschluss an den Datenfluss mit dem *Task 'Dateisystem'*. Wie an der Eigenschaft *AfterEvent* zu erkennen ist, bleibt der Task *'WMI-Ereignisüberwachung'* und somit die Überwachung selbst auch nach der Ausführung des Ereignishandlers weiterhin aktiv. Sobald eine weitere Datei namens »Bestellungen.zip« in das Verzeichnis gelegt wird, erfolgt eine erneute Verarbeitung des Ereignishandlers.

BEGLEITDATEIEN Das hier beschriebene Beispiel finden Sie im Beispielpaket »BSP08_011«.

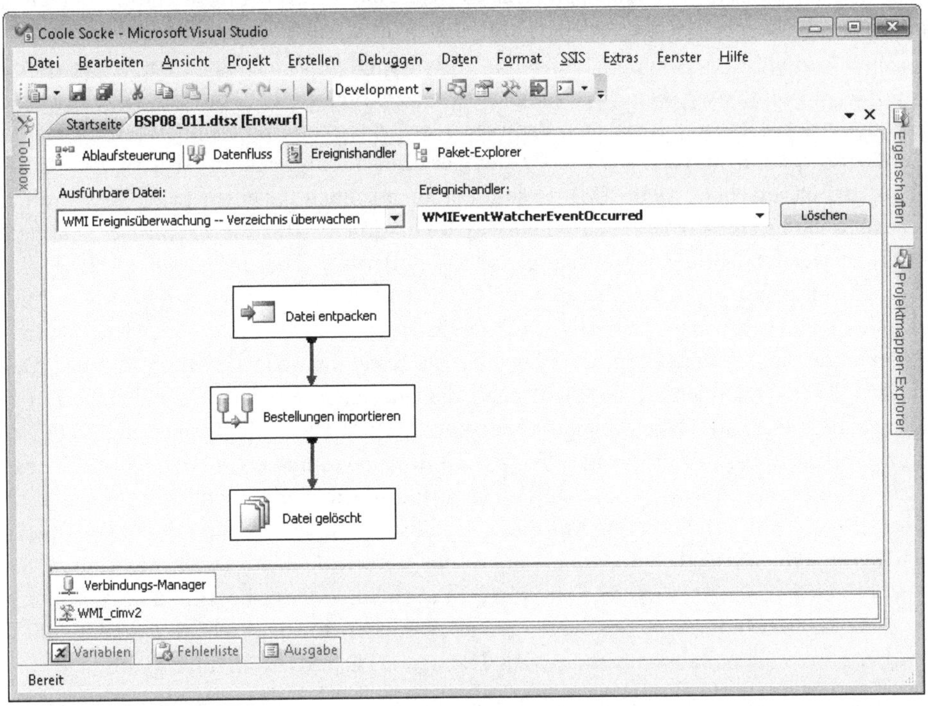

Abbildung 8.57 Die Ablaufsteuerung des Ereignishandlers *WMIEventWatcherEventOccured*

Hinweise

Wie beim *Task 'WMI-Datenleser'* müssen Sie die verwendeten WQL-Abfragen genau testen, wenn Sie mehrere Computer mit unterschiedlichen Betriebssystemen überwachen möchten.

Der Zeitraum der Ereignisüberwachung, der über den Parameter `WITHIN` angegeben wird, sollte vorsichtig gewählt werden. Ein kurzer Zeitraum bedeutet zwar eine häufigere Überprüfung, aber auch mehrere Ausführungen der Abfrage und somit eine schlechtere Systemperformance.

XML-Task

XML ist eine vom W3C erstellte Spezifikation einer *erweiterbaren Auszeichnungssprache*. Mit dieser Auszeichnungssprache können Daten in einer hierarchisch strukturierten Form als Text gespeichert werden. Durch diese Möglichkeit, Daten mitsamt ihrer Beschreibung in einer einfachen und lesbaren Form zu speichern, wird XML oft und gerne für den Datentransfer zwischen den unterschiedlichsten Anwendungen und Systemen genutzt.

Eine hierarchisch strukturierte Form erfordert Regeln, mit denen diese geprüft und eingehalten werden können. So auch bei einem XML-Dokument, denn dieses ist nur gültig, wenn es den Regeln der Spezifikation entspricht – wenn es *wohlgeformt* ist. Neben diesen standardisierten Regeln kann ein XML-Dokument auch spezielle Regeln beinhalten. Diese werden von den Erstellern der XML-Dokumente erzeugt und beinhalten Regeln zur Darstellung der Daten fachlicher wie auch struktureller Natur. Diese Regeln werden in *Document Type Definition* – kurz DTD – und *XML Schema Definition* – XSD – beschrieben. Über diese Definitionen kann ein XML-Dokument fachlich wie strukturell geprüft werden. Dazu gehören unter anderem Prüfungen der Daten hinsichtlich der zu verwendenden Datentypen oder der Beziehungen der Daten untereinander. Eine solche Prüfung wird als *Schemavalidierung* bezeichnet. Lesbar sind XML-Dokumente nicht nur maschinell, sondern mit jedem x-beliebigen Browser oder Texteditor. Immerhin stehen die Daten zum einen als Text und zum anderen in einer mehr oder weniger einfach dargestellten Struktur zur Verfügung. Mit einem guten Layout versehen ist ein XML-Dokument auch schnell für einen Laien verständlich dargestellt. Für die Beschreibung eines Layouts zu einem XML-Dokument wird die *Extensible Stylesheet Language* – kurz XSL – verwendet. Mit der Erweiterung von XSL – der *XSL Transformation*; kurz XSLT – kann das XML-Dokument nicht nur optisch aufbereitet oder neu strukturiert, sondern gar in andere Ausgabeformate umgewandelt werden. So lassen sich mit XSLT die Daten eines XML-Dokuments derart aufbereiten, dass diese unter anderem als Webseiten, als PDF oder in Excel verwendet werden können. Der strukturelle Aufbau eines XML-Dokuments ermöglicht auch das Abfragen der darin enthaltenen Daten mittels einer Abfragesprache – der *XML Path Language* oder kurz: XPath. Diese Möglichkeit der Datenermittlung wird auch im *Foreach-NodeList-Enumerator* des *Foreach-Schleifencontainers* verwendet und wurde dort bereits beschrieben. Nicht nur Abfragen sind durch die strukturierte Form möglich, sondern auch komplette Vergleiche mehrerer XML-Dokumente. Auf diese Art lassen sich schnell die Inhalte von XML-Dokumenten je nach Betrachtungsweise auf doppelte Daten oder unterschiedliche Daten hin prüfen. Sie sehen, XML bietet nicht nur eine Menge Möglichkeiten, sondern auch eine Menge Begriffe und Abkürzungen. Wenn Sie mehr zu XML erfahren möchten, schauen Sie doch einfach auf der Website des W3C unter *http://www.w3.org* vorbei. Dort finden Sie auch mehr zu den Themen DTD, XSD, XSLT und XPath.

Alle hier aufgeführten Anforderungen an ein XML-Dokument, etwa Schemavalidierung, Aufbereitung der Daten, Vergleich mehrerer XML-Dokumente oder Abfrage der Daten mittels XPath, sind Inhalt des Ablaufsteuerungselements *XML-Task*. Mit diesem können Sie beispielsweise XML-Dokumente einer Schemavalidierung unterziehen und nur bei einer erfolgreichen Validierung das XML-Dokument für einen *Datenflusstask* freigeben. Bei einer solchen Schemavalidierung werden die Daten des XML-Dokuments hinsichtlich der Datentypen und der Vollständigkeit geprüft, die für das Datenziel erforderlich sind. Ebenso ist es möglich, ein XML-Dokument per XSLT derart aufzubereiten, dass Sie das Ergebnis als HTML-Datei speichern und diese über den *FTP-Task* auf einem entsprechenden Webserver veröffentlichen. Die Aufbereitung eines XML-Dokuments per XSLT kann unter Umständen sogar für die Verarbeitung des XML-Dokuments in einem Datenfluss notwendig sein. XML-Dokumente, welche mehrere Namespaces beinhalten, können mit der Datenflussquelle *XML-Quelle* des *Datenflusstasks* nicht verarbeitet werden. Um diese

Daten dennoch in einem *Datenflusstask* extrahieren zu können, muss das XML-Dokument vorab per XSLT in eine andere Form transformiert werden. Auch ist es möglich, bestehende XML-Dokumente mit weiteren Informationen zu ergänzen, beispielsweise mit Informationen über die Paketausführung, mit der das XML-Dokument verarbeitet wurde. Auf diese Art lässt sich bereits anhand des XML-Dokuments selbst nachvollziehen, wann und mit welchem Paket diese Verarbeitung stattgefunden hat. Oder aber Sie verwenden den *XML-Task* für einen maschinellen Abgleich zweier XML-Dokumente. Dabei lassen Sie sich die Differenzen in einem Diffgram speichern, welches Sie nach der Klärung der Unterschiede dazu verwenden können, diese im relevanten XML-Dokument nachzuziehen. Last, but not least können Sie mit dem *XML-Task* auch per XPath Daten im XML-Dokument ermitteln und diese in der Ablaufsteuerung oder in einem Datenfluss weiterverarbeiten. Dabei kann es sich bei dem Ergebnis um Knoten, Elemente wie auch um einzelne Werte handeln. Der *XML-Task* bietet Ihnen für die Realisierung solcher Aufgaben – und noch für viele weitere – die sechs Aktionen *Validate*, *XSLT*, *XPATH*, *Merge*, *Diff* und *Patch* an.

Konfiguration

Für die Konfiguration dieser sechs Aktionen stellt Ihnen der *Editor für den XML-Task* lediglich die Seite *Allgemein* zur Verfügung. Diese beinhaltet alle für dieses Ablaufsteuerungselement spezifischen Eigenschaften – und auch eine kleine Ausnahme. Denn während Sie bei fast jedem anderen Ablaufsteuerungselement auf der Seite *Allgemein* die Bezeichnung und Beschreibung für den Einsatz des Ablaufsteuerungselements angeben können, fehlen diese beiden Eigenschaften hier. Diese können Sie bei diesem Ablaufsteuerungselement nur über das *Eigenschaften*-Fenster vergeben.

Die eigentliche Konfiguration des *XML-Tasks* beginnt in der Kategorie *Eingabe*. Dort wählen Sie in der Eigenschaft *OperationType* eine der sechs Aktionen aus und legen anschließend die Quelle des XML-Dokuments fest, das mit dem *XML-Task* verarbeitet werden soll. Dazu stehen Ihnen wieder die im vorherigen Kapitel beschriebenen drei Möglichkeiten der Quellenangabe zur Verfügung. Den Typ der Quelle wählen Sie dabei in der Eigenschaft *SourceType* aus und geben anschließend in der Eigenschaft *Source* die Quelle des XML-Dokuments an.

Das Ergebnis des *XML-Tasks* kann für eine weitere Verwendung in der Ablaufsteuerung gespeichert werden. Dies müssen Sie jedoch in der Kategorie *Ausgabe* mit der Eigenschaft *SaveOperationResult* erst einmal grundsätzlich festlegen. Nur wenn diese Eigenschaft durch den Eintrag *True* aktiviert ist, werden die Eigenschaften der Untergruppe *OperationResult* auch verwendet. In dieser Untergruppe bestimmen Sie den Speichertyp und Speicherort der Ausgabe. Dabei wählen Sie in der Eigenschaft *DestinationType*, ob das Ergebnis in einer Paketvariablen oder in einer Datei gespeichert werden soll und anschließend die jeweilige Paketvariable oder Dateiverbindung in der Eigenschaft *Destination*.

HINWEIS Die in der Kategorie *Ausgabe* definierte Ergebnisausgabe erfolgt immer als Zeichenfolge. Sofern als Speicherort für das Ergebnis eine Paketvariable verwendet werden soll, muss diese vom Datentyp *String* sein.

Ob bereits frühere Ergebnisse mit den neuen Ergebnissen überschrieben werden sollen, ist mit der Eigenschaft *OverwriteDestination* konfigurierbar. Wenn Sie diese Eigenschaft nicht aktivieren, wird der *XML-Task* fehlerhaft beendet, falls das angegebene Ziel bereits besteht.

Die Kategorie *Zweiter Operand* ist abhängig von der Auswahl der Aktion in der Eigenschaft *OperationType*. Der Inhalt der dort angegebenen Eigenschaften ist je nach gewählter Aktion von unterschiedlicher Bedeutung. Dort kann ein zweites XML-Dokument, eine XPath-Abfrage oder ein Verweis auf ein XSD oder XSLT angegeben werden. Die Konfiguration der Eigenschaften dieser Kategorie aber ist immer dieselbe – unabhängig vom Inhalt. Auch hier stehen Ihnen für die Übergabe des jeweiligen Inhalts wieder die in Kapitel 7 beschriebenen drei Möglichkeiten der Quellenangabe zur Verfügung, die Sie an dieser Stelle mit den Eigenschaften *SecondOperandType* und *SecondOperand* in der bereits beschriebenen Art und Weise konfigurieren. Abhängig von der Auswahl der Aktion ist auch die vierte Kategorie. Diese bietet spezielle Eigenschaften zur Konfiguration der in der Eigenschaft *OperationType* gewählten Aktion. Die einzelnen Aktionen mitsamt den Eigenschaften werden nun in den folgenden Abschnitten beschrieben.

BEGLEITDATEIEN Die nachfolgenden Beispiele finden Sie im Beispielpaket »BSP08_012«.

Validate

Die Aktion *Validate* ermöglicht eine Schemavalidierung des angegebenen XML-Dokuments, wobei sowohl eine Validierung nach DTD als auch nach XSD erfolgen kann. Die für diese Aktion benötigten Eigenschaften erhalten Sie nach der Auswahl der Aktion *Validate* in der Eigenschaft *OperationType*. Der Editor bietet Ihnen nun neben den bereits beschriebenen Kategorien *Ausgabe*, *Eingabe* und *Zweiter Operand* noch die Kategorie *Überprüfungsoptionen*, in denen Sie die Art der Schemavalidierung angeben. Doch bevor Sie die Art der Schemavalidierung in der Eigenschaft *ValidationType* auswählen, müssen Sie in den Eigenschaften *SourceType* und *Source* der Kategorie *Eingabe* das XML-Dokument bestimmen, das Sie dieser Schemavalidierung unterziehen wollen. Diese Reihenfolge ist nicht unerheblich, da der Inhalt des XML-Dokuments eine entscheidende Rolle für die Auswahl der Art der Schemavalidierung spielt.

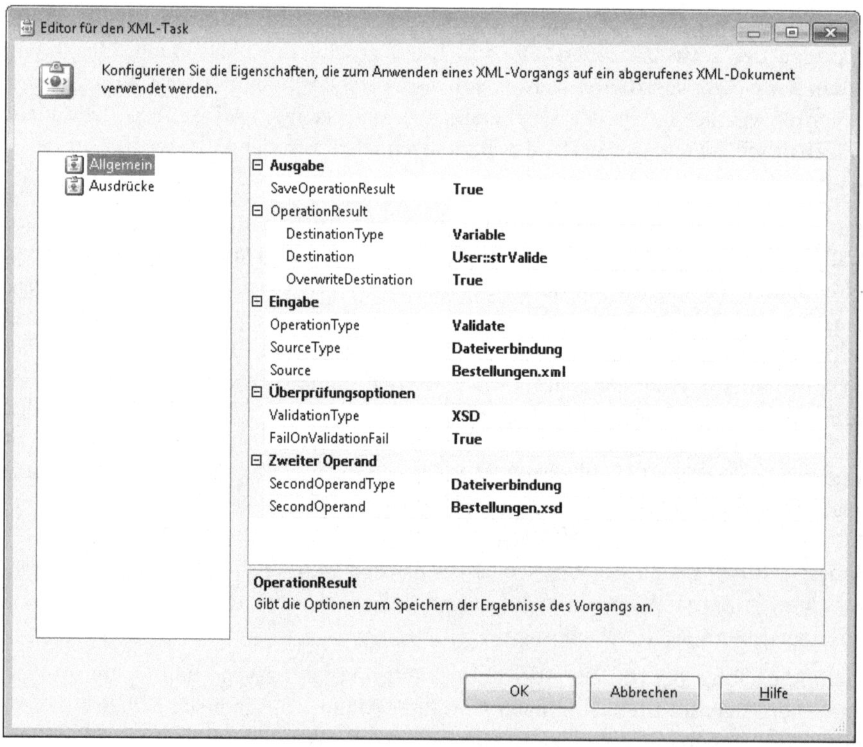

Abbildung 8.58 Der *Editor für den XML-Task* mit der Aktion *Validate*

Eine Schemavalidierung nach DTD geht immer vom XML-Dokument selbst aus. Die so genannte Dokumenttypdeklaration wird im XML-Dokument als Erstes noch vor dem Wurzelelement angegeben. Diese kann entweder die Deklaration selbst oder aber lediglich einen Verweis auf eine externe Quelle beinhalten – eine Datei im Dateisystem oder ein Weblink zu öffentlichen standardisierten DTDs. Sofern also zur Schemavalidierung in der Eigenschaft *ValidationType* der Eintrag *DTD* gewählt wird, sind die Eigenschaften der Kategorie *ZweiterOperand* nicht notwendig und auch nicht mehr verfügbar. Nicht so bei einer Schemavalidierung nach XSD. Zu ihr muss kein Verweis im XML-Dokument angegeben sein, was eine Konfiguration zur Quelle des XSD erforderlich macht. Die dazu notwendigen Eigenschaften stehen in der Kategorie *Zweiter Operand* in der im vorherigen Abschnitt beschriebenen Art zur Verfügung.

Die Schemavalidierung des gewählten XML-Dokuments mit der angegebenen Schemadefinition kann erfolgreich verlaufen, sie kann aber auch fehlschlagen. Grundsätzlich hat dieses Ergebnis keine Auswirkungen auf den *XML-Task*, es sei denn, Sie aktivieren die Eigenschaft *FailOnValidationFail*. Nur bei dieser Konfiguration wird bei einer nicht erfolgreichen Schemavalidierung der *XML-Task* fehlerhaft beendet. Ansonsten erhält dieser immer den Status *Erfolg*.

Das Ergebnis der Schemavalidierung kann in einer Paketvariablen oder in einer Datei gespeichert werden. Dazu müssen Sie lediglich die Eigenschaft *SaveOperationResult* aktivieren und in den Eigenschaften *DestinationType* und *Destination* eine Paketvariable oder eine Dateiverbindung als Speicherziel angeben.

In Abbildung 8.58 sehen Sie die Konfiguration einer Schemavalidierung, bei der das XML-Dokument *Bestellungen.xml* anhand des XSD-Dokuments *Bestellungen.xsd* geprüft wird. Bei einer fehlerhaften Schemavalidierung wird der *XML-Task* fehlerhaft beendet, wie an der Konfiguration der Eigenschaft *FailOnValidationFail* zu erkennen ist. Unabhängig vom Ergebnis wird dieses in der Paketvariablen *strValide* gespeichert.

XSLT

Mit der Aktion *XSLT* wird ein angegebenes XML-Dokument in ein anderes Format transformiert. Dies kann eine Aufbereitung der im XML-Dokument enthaltenen Daten in eine lesbarere Darstellung sein, aber auch eine Umstrukturierung der Daten innerhalb des XML-Dokuments selbst. Letzteres ist gerade bei XML-Dokumenten mit mehreren Namespaces notwendig, um dieses mit dem Datenflussziel *XML-Quelle* in einem *Datenflusstask* verwenden zu können.

Die Konfiguration für eine Transformation per XSLT ist recht überschaubar. In der Kategorie *Eingabe* spezifizieren Sie das XML-Dokument, welches Sie per XSLT transformieren möchten, in den Eigenschaften *SourceType* und *Source*. Das XSLT selbst ist Inhalt der Kategorie *Zweiter Operand*. Hier haben Sie wie auch bei der Angabe des XML-Dokuments wieder die drei Möglichkeiten der Quellenangabe. Abschließend aktivieren Sie die Ausgabe in der Eigenschaft *SaveOperationResult* und legen Speichertyp und Speicherort des transformierten XML-Dokuments über die Eigenschaften *DestinationType* und *Destination* fest. Dies kann ein neues XML-Dokument sein, aber auch das bereits in der Kategorie *Eingabe* gewählte. Ob und inwieweit Sie ein neues XML-Dokument durch diese Transformation erstellen lassen, hängt mit der Art der Transformation zusammen. Sofern Sie das XML-Dokument in ein anderes Format – beispielsweise HTML – transformieren, ist eine Ausgabe in einer neuen Datei durchaus sinnvoll. In Abbildung 8.59 sehen Sie die Ausgabe einer HTML-Datei, welche die Daten des XML-Dokuments *Bestellungen.xml* in einer – zwar spartanischen, aber immerhin – aufbereiteten Form enthält. Das dazu notwendige XSLT finden Sie in Listing 8.24.

```
<?xml version="1.0"?>
<xsl:stylesheet xmlns:xsl="http://www.w3.org/1999/XSL/Transform" version="1.0">
 <xsl:template match="/Bestellungen/Bestellung">
  <HTML>
   <HEAD><TITLE>Bestellungen</TITLE></HEAD>
   <BODY>
    <H2>
     <DIV>
      Bestellung von Kunde
      <xsl:value-of select="KundenNr"/>
      am
      <xsl:value-of select='substring(Bestelldatum,1,10)'/>
     </DIV >
    </H2>
    <HR></HR>
    <DIV>
      Kunden-BestellNr: <xsl:value-of select="BestellNr"/><br></br>
      Ansprechpartner: <xsl:value-of select="Ansprechpartner"/><br></br>
      Telefon: <xsl:value-of select="Telefon"/><br></br>
    </DIV>
    <HR></HR>
    <xsl:for-each select="Bestelldetails/Position">
      <DIV>
        ArtikelNr: <b><xsl:value-of select="ArtikelNr"/></b> - Menge:
          <b><xsl:value-of select="Anzahl"/></b>
      </DIV>
    </xsl:for-each>
    <HR></HR>
   </BODY>
  </HTML>
 </xsl:template>
</xsl:stylesheet>
```

Listing 8.24 XSLT zur Ausgabe eines XML-Dokuments als HTML

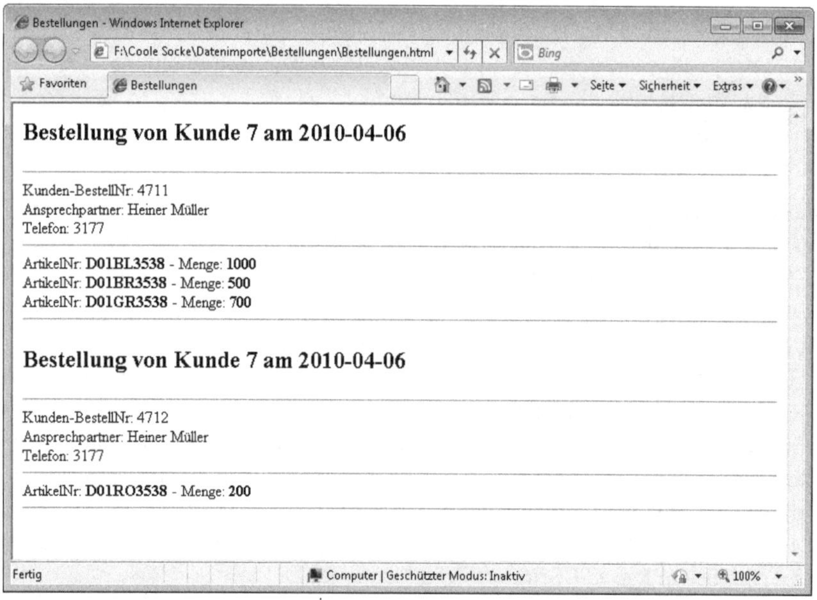

Abbildung 8.59 Die Ausgabe einer per XSLT erstellten HTML-Datei

An dieser Stelle folgt noch ein weiteres Beispiel, das Ihnen zeigt, wie Sie ein XML mit mehreren Namespaces in ein XML mit nur einem Namespace transformieren. Eine solche Transformation ist notwendig, wenn Sie die Daten eines XML mit mehreren Namespaces in einem *Datenflusstask* mittels der Datenflussquelle *XML-Quelle* extrahieren möchten. Mehr zur Datenflussquelle *XML-Quelle* lesen Sie in Kapitel 11. Listing 8.25 zeigt Ihnen das XML-Dokument mit mehreren Namespaces, das Sie in der Kategorie *Eingabe* definieren. Das für die Transformation notwendige XSLT, das Sie in Listing 8.26 sehen, geben Sie in der Kategorie *Zweiter Operand* an. Als Ergebnis dieser Transformation erhalten Sie ein XML mit nur einem Namespace, wie in Listing 8.27 zu sehen ist.

```
<?xml version="1.0" encoding="iso-8859-1"?>
<Bestellungen xmlns:xsi="http://www.w3.org/2001/XMLSchema-instance"
              xmlns:cust="http://www.coolesocke.com/customer">
<Bestellung>
    <cust:BestellNr>4713</cust:BestellNr>
    <cust:KundenNr>7</cust:KundenNr>
    <cust:Bestelldatum>2010-04-06</cust:Bestelldatum>
    <cust:Ansprechpartner>Heiner Müller</cust:Ansprechpartner>
    <cust:Telefon>3177</cust:Telefon>
    <Bestelldetails>
      <Position>
        <ArtikelNr>D01BL3538</ArtikelNr>
        <Einzelpreis>0.90</Einzelpreis>
        <Anzahl>1000</Anzahl>
        <Farbe>blau</Farbe>
      </Position>
    </Bestelldetails>
  </Bestellung>
</Bestellungen>
```

Listing 8.25 Eine XML-Datei mit mehreren Namespaces

```
<?xml version="1.0" encoding="utf-8" ?>
<xsl:stylesheet version="1.0" xmlns:xsl="http://www.w3.org/1999/XSL/Transform">
  <xsl:output method="xml" indent="no" />
  <xsl:template match="/|comment()|processing-instruction()">
    <xsl:copy>
      <xsl:apply-templates />
    </xsl:copy>
  </xsl:template>
  <xsl:template match="*">
    <xsl:element name="{local-name()}">
      <xsl:apply-templates select="@*|node()" />
    </xsl:element>
  </xsl:template>
  <xsl:template match="@*">
    <xsl:attribute name="{local-name()}">
      <xsl:value-of select="." />
    </xsl:attribute>
  </xsl:template>
</xsl:stylesheet>
```

Listing 8.26 Das XSLT zum Aufbereiten der XML-Datei

```
<?xml version="1.0" encoding="utf-8"?>
<Bestellungen>
  <Bestellung>
    <BestellNr>4713</BestellNr>
    <KundenNr>7</KundenNr>
    <Bestelldatum>2010-04-06</Bestelldatum>
    <Ansprechpartner>Heiner Müller</Ansprechpartner>
    <Telefon>3177</Telefon>
    <Bestelldetails>
      <Position>
        <ArtikelNr>D01BL3538</ArtikelNr>
        <Einzelpreis>0.90</Einzelpreis>
        <Anzahl>1000</Anzahl>
        <Farbe>blau</Farbe>
      </Position>
    </Bestelldetails>
  </Bestellung>
</Bestellungen>
```

Listing 8.27 Das Ergebnis der XSLT-Operation

XPATH

Der Kern der Aktion *XPath* ist natürlich eine XPath-Abfrage. Diese bietet durch ihren Sprachumfang eine Vielzahl von Möglichkeiten, mit denen die Daten eines XML-Dokuments ausgewertet werden können. Die Konfiguration erfolgt nach dem bereits bekannten Schema. Das XML-Dokument, welches Sie mit einer XPath-Abfrage auswerten möchten, konfigurieren Sie in der Kategorie *Eingabe*, die XPath-Abfrage selbst in der Kategorie *Zweiter Operand* und die Ausgabe in der Kategorie *Ausgabe*. Mit der Auswahl der Aktion *XPATH* in der Eigenschaft *OperationType* wird der Editor um die Kategorie *XPath-Optionen* erweitert, über die Sie den Umfang der Ausgabe festlegen können. Die Kategorie *XPath-Optionen* bietet Ihnen die Eigenschaften *PutResultInOneNode* und *XPathOperation*. Mit der Eigenschaft *PutResultInOneNode* legen Sie fest, ob das Ergebnis der XPath-Abfrage als Knoten bzw. Element oder aber als einfacher Wert ausgegeben werden soll. Bei aktivierter Eigenschaft *PutResultInOneNode* erhalten Sie das Ergebnis immer als Knoten bzw. Element namens »ResultRootNode«.

In der Eigenschaft *XPathOperation* definieren Sie die Art der XPath-Abfrage. Sie haben die Wahl zwischen den Abfragetypen *Auswertung*, *Knotenliste* und *Werte*. Mit diesen Einträgen bestimmen Sie, in welcher Art die XPath-Abfrage vom *XML-Task* interpretiert werden soll. Anhand des Eintrags *Auswertung* erwartet der *XML-Task* in der XPath-Abfrage eine XPath-Funktion. Nur mit diesem Eintrag werden XPath-Funktionen als solche erkannt. Folgende XPath-Abfrage liefert die Anzahl der im XML-Dokument enthaltenen Bestellungen:

```
count(/Bestellungen/Bestellung)
```

Als Ergebnis erhalten Sie bei aktivierter Eigenschaft *PutResultInOneNode* das Element `<ResultRootNode> 2</ResultRootNode>`, während Sie bei nicht aktivierter Eigenschaft lediglich das Ergebnis selbst bekommen – im genannten Beispiel wäre dies die Zeichenfolge 2.

Die restlichen Einträge *Knotenliste* und *Werte* liefern im Grunde genommen beide dasselbe Ergebnis. Jedoch erfolgt die Ausgabe bei dem Eintrag *Knotenliste* immer als Knoten mitsamt den Elementen, während bei dem Eintrag *Werte* nur die jeweils ermittelten Werte ausgegeben werden. Folgende XPath-Abfrage liefert je nach gewähltem Operationstyp unterschiedliche Ergebnisse:

```
/Bestellungen/Bestellung/BestellNr
```

Listing 8.28 zeigt das Ergebnis dieser XPath-Abfrage bei dem gewählten Operationstyp *Knotenliste*, während Sie in Listing 8.29 dasselbe Ergebnis beim Operationstyp *Werte* sehen.

```
<BestellNr>4711</BestellNr>
<BestellNr>4712</BestellNr>
```

Listing 8.28 Ergebnis einer XPath-Abfrage mit dem Operationstyp *Knotenliste*

```
4711
4712
```

Listing 8.29 Ergebnis einer XPath-Abfrage mit dem Operationstyp *Werte*

Ein *XML-Task* mit einer XPath-Abfrage kann die Basis für einen weiteren *XML-Task* mit der Aktion *Merge* liefern. Dabei ermittelt der erste *XML-Task* die Daten per XPath, welche in dem zweiten *XML-Task* über die Aktion *Merge* einem anderen XML-Dokument hinzugefügt werden.

Merge

Bei der Aktion *Merge* handelt es sich nicht um das Zusammenführen zweier XML-Dokumente, bei dem sich die Daten der jeweiligen Knoten und Elemente miteinander ergänzen. Es geht hierbei vielmehr um das Einfügen weiterer Elemente bzw. Knoten an einer bestimmten Position in einem XML-Dokument. Die Position wird dabei per XPath ermittelt, während das dort einzufügende XML als solches bereits vorliegen muss.

Die Aktion *Merge* stellt Ihnen nach der Auswahl in der Eigenschaft *OperationType* die Kategorie *Mergeoptionen* zur Verfügung. Hier geben Sie die XPath-Abfrage ein, mit der die Position für das einzufügende XML ermittelt wird. In der Kategorie *Eingabe* legen Sie das XML-Dokument fest, das mit dieser Aktion um neue Knoten bzw. Elemente erweitert werden soll. Diese Knoten bzw. Elemente geben Sie in der Kategorie *Zweiter Operand* an. Soweit die Kurzdarstellung dieser Konfiguration, welche nun etwas ausführlicher anhand eines Beispiels beschrieben wird.

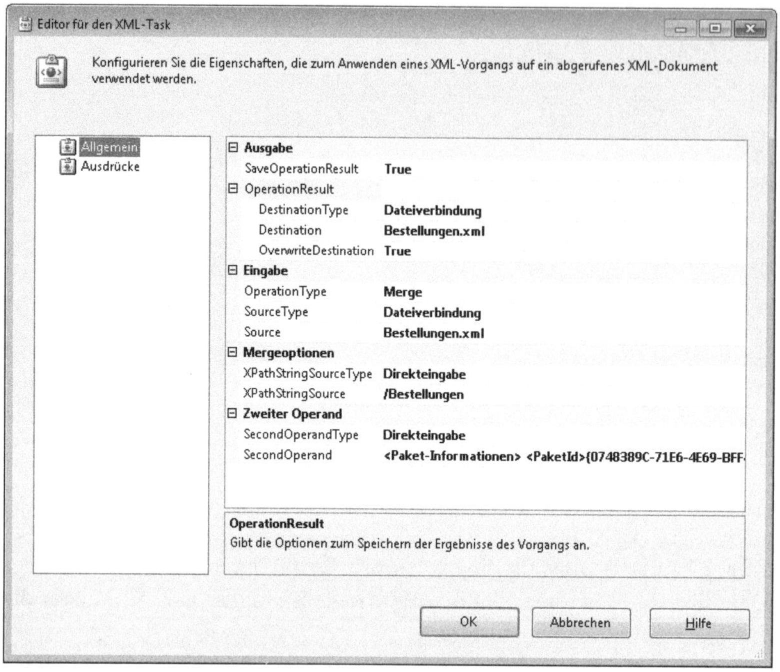

Abbildung 8.60 Der *Editor für den XML-Task* mit der Aktion *Merge*

Das XML-Dokument *Bestellungen.xml* soll nach der Schemavalidierung um den Knoten *Paket-Informationen* erweitert werden. Dieser Knoten beinhaltet neben dem Ergebnis der Schemavalidierung auch die Paket-ID und den Startzeitpunkt der Paketausführung. Diese Daten werden an das Ende des XML-Dokuments angefügt. Insofern wird durch den Merge-Vorgang kein neues XML-Dokument erstellt, sondern ein bestehendes verändert.

Als Erstes müssen Sie das XML-Dokument in der Kategorie *Eingabe* festlegen. Dazu wählen Sie in der Eigenschaft *SourceType* den Eintrag *Dateiverbindung* und in der Eigenschaft *Source* den entsprechenden *Dateiverbindungs-Manager* zur Datei *Bestellungen.xml.* Da dieses XML-Dokument mit dem neuen Eintrag erweitert und somit verändert werden soll, muss es auch in der Kategorie *Ausgabe* gewählt werden. Wählen Sie also in der Eigenschaft *DestinationType* den Eintrag *Dateiverbindung* und in der Eigenschaft *Destination* wieder den *Dateiverbindungs-Manager* zur Datei *Bestellungen.xml.* Wichtig an dieser Stelle ist, dass Sie die Eigenschaft *OverwriteDestination* aktivieren, da sonst das gewählte XML-Dokument nicht überschrieben werden kann.

Die Daten zu den Elementen des neuen Knotens erhalten Sie erst bei der Paketausführung. Insofern bieten sich zur Realisierung dieser Anforderung die Ausdrücke an. Wählen Sie also in der Eigenschaft *SecondOperandType* dazu den Eintrag *Direkteingabe* und wechseln Sie anschließend zur Seite *Ausdrücke.* Dort legen Sie über den Eigenschaftsausdrucks-Editor für die Eigenschaft *SecondOperand* den in Listing 8.30 abgebildeten Ausdruck fest. Die Definition eines Ausdrucks über den Eigenschaftsausdrucks-Editor ist in Kapitel 5 beschrieben.

```
"<Paket-Informationen>
 <PaketId>" + @[System::PackageID] + "</PaketId>
 <Validiert>" + (DT_WSTR, 29)@[System::StartTime] + "</Validiert>
 <Valide>" + @[User::strValide] + "</Valide>
 </Paket-Informationen>"
```

Listing 8.30 Der Ausdruck für einen *Merge*-Vorgang

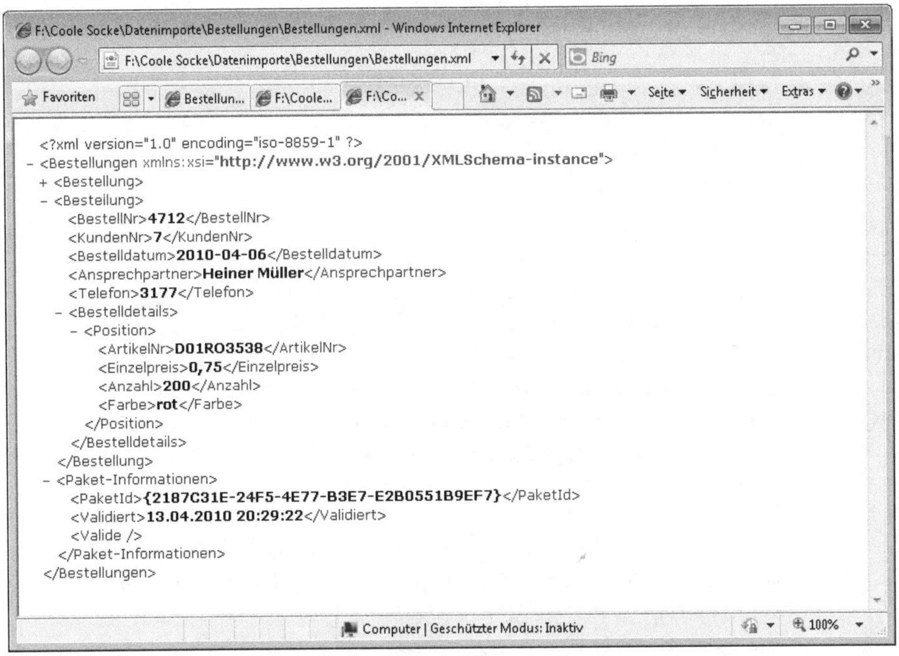

Abbildung 8.61 Ein per *Merge* erweitertes XML-Dokument

Abschließend müssen Sie nur noch in der Kategorie *Mergeoptionen* die Position für den neuen Knoten bestimmen. Dies erfolgt per Direkteingabe einer XPath-Abfrage. Insofern wählen Sie dort in der Eigenschaft *XPathStringSourceType* den Eintrag *Direkteingabe* und geben anschließend die folgende XPath-Abfrage in die Eigenschaft *XPathStringSource* ein:

```
/Bestellungen
```

Durch diese Konfiguration wird nun bei der Paketausführung das XML-Dokument *Bestellungen.xml* um den Knoten *Paket-Informationen* erweitert. Die vollständige Konfiguration sehen Sie in Abbildung 8.60; Abbildung 8.61 zeigt das auf diese Art erweiterte XML-Dokument.

HINWEIS Sofern das Ergebnis der XPath-Abfrage mehrere Positionen in dem gewählten XML-Dokument adressieren kann, wird nur die erste Position verwendet. Alle anderen werden ignoriert.

Diff

Mit der Aktion *Diff* vergleichen Sie Struktur und Daten eines XML-Dokuments mit der Struktur und den Daten eines anderen XML-Dokuments. Bei dem Vergleich werden nicht beide XML-Dokumente miteinander verglichen, sondern der Vergleich findet immer nur in eine Richtung statt. Dies bedeutet, dass ausgehend von einem XML-Dokument dessen Struktur und Daten mit denen eines anderen verglichen wird. Als Ergebnis erhalten Sie zum einen den Hinweis, ob es Unterschiede zwischen den beiden XML-Dokumenten gibt und zum anderen optional dazu eine Datei, die die ermittelten Unterschiede als Diffgram speichert.

Diffgram ist ein XML-Format, welches die ermittelten Struktur- und Datenunterschiede beschreibt. Die Einträge in einem Diffgram sind mit den notwendigen Anweisungen – ADD, REMOVE und CHANGE – ergänzt, um zu einem späteren Zeitpunkt die ermittelten Unterschiede in dem XML-Dokument einarbeiten zu können, das beim Vergleich die Ausgangsbasis war. Für diesen Vorgang steht die Aktion *Patch* zur Verfügung, die im nächsten Abschnitt beschrieben wird. Mehr zu Diffgram finden Sie in MSDN unter *http://msdn.microsoft.com/de-de/library/ms172088(VS.80).aspx.*

Das in der Kategorie *Eingabe* definierte XML-Dokument stellt die Ausgangsbasis für den Vergleich dar. Der Inhalt dieses XML-Dokuments wird mit dem Inhalt des in der Kategorie *Zweiter Operand* angegebenen XML-Dokuments verglichen. Struktur und Daten des in der Kategorie *Zweiter Operand* angegebenen XML-Dokuments, welche nicht im XML-Dokument der Kategorie *Eingabe* enthalten sind, werden in einem Diffgram gespeichert. Für die zu vergleichenden XML-Dokumente stehen wieder die drei Möglichkeiten der Quellenangabe zur Verfügung; das Diffgram hingegen kann in einer Paketvariablen oder in einer Datei gespeichert werden. Auch wenn es nahe liegend ist, die Ausgabe des Diffgrams in der Kategorie *Ausgabe* zu definieren, so ist es doch die falsche Stelle. Die Ausgabe liefert bei dieser Aktion lediglich das Ergebnis des Vergleichs. Dieses Ergebnis beinhaltet den Wert *True*, wenn die beiden XML-Dokumente übereinstimmen, oder den Wert *False*, wenn sie sich unterscheiden. Die Ausgabe des Diffgrams hingegen definieren Sie in der Kategorie *Vergleichsoptionen*. Hier müssen Sie die Erstellung eines Diffgrams zunächst über die Eigenschaft *SaveDiffGram* aktivieren, um den Speichertyp und Speicherort des Diffgrams in der Untergruppe *DiffGramSave* mit den Eigenschaften *DiffGramDestinationType* und *DiffGramDestination* angeben zu können.

TIPP Die Kategorie *Vergleichsoptionen* bieten keine Eigenschaft, mit der das Überschreiben einer bereits bestehenden Diffgram-Datei aktiviert werden könnte. Sofern bereits eine erstelle Diffgram-Datei desselben Namens existiert, wird die Ausführung des *XML-Tasks* fehlerhaft beendet. Um diesen Fehler zu vermeiden, müssen Sie die Diffgram-Datei vorab mit dem Ablaufsteuerungselement *Task 'Dateisystem'* löschen.

Die Ausgabe des Diffgrams mag optional sein, das Ergebnis des Vergleichs aber wird immer geliefert. Das kann gleichzeitig auch den Status des *XML-Tasks* beeinflussen. Bei aktivierter Eigenschaft *FailOnDifference* wird das Ergebnis *True* als erfolgreiche Ausführung und das Ergebnis *False* als fehlerhafte Ausführung bewertet. Wenn Sie den Standardwert *False* dieser Eigenschaft beibehalten, hat das Ergebnis keine Auswirkung auf den Status des *XML-Tasks* und steht Ihnen nur über die Definition der Kategorie *Ausgabe* zur Verfügung.

Der Vergleich selbst kann mit drei verschiedenen Algorithmen durchgeführt werden. Sie haben in der Eigenschaft *DiffAlgorithm* die Wahl zwischen einer genauen, einer schnellen und einer automatischen Prüfung. In Tabelle 8.16 sind die einzelnen Prüfungen und deren Auswirkungen aufgelistet.

Algorithmus	Auswirkung
Genau	Ein gründlicher, aber eher langsamer Vergleich. Gerade bei größeren XML-Dokumenten ist mit einer schlechten Performance zu rechnen.
Schnell	Ein oberflächlicher, aber schneller Vergleich. Dieser ist für die Erstellung eines Diffgrams nicht zu empfehlen, da nicht zwingend alle Unterschiede protokolliert werden.
Automatisch	Der Mittelweg beider Möglichkeiten. Anhand der Größe des XML-Dokuments und der Anzahl der bereits gefundenen Unterschiede wird der Vergleich im Modus *Genau* oder *Schnell* ausgeführt.

Tabelle 8.16 Die Algorithmen des *Diff*-Vorgangs

Für den Vergleich selbst können wiederum Regeln definiert werden. Die Untergruppe *DiffOptions* bietet insgesamt acht Vergleichsoptionen. Diese Vergleichsoptionen und deren Auswirkungen, wenn sie aktiviert sind, sehen Sie in Tabelle 8.17.

Vergleichsoption	Auswirkung
IgnoreComments	Kommentarknoten werden nicht verglichen

IgnoreNamespaces	Namespaces bei Elementen und dessen Attributnamen werden nicht verglichen.
	Bei den Elementen
	`<a:table xmlns:a="http://schemas.beispiel.de/ssisapfel">`
	`<a:tr>`
	`<a:td>Äpfel</a:td>`
	`<a:td>Birnen</a:td>`
	`<a:tr>`
	`<a:table>`
	und
	`<b:table xmlns:b="http://schemas.beispiel.de/ssisbirne">`
	`<b:tr>`
	`<b:td>Äpfel</b:td>`
	`<b:td>Birnen</b:td>`
	`<b:tr>`
	`<b:table>`
	wird trotz der unterschiedlichen Namespaces kein Unterschied ermittelt.

IngorePrefixes	Präfixe bei Elementen und dessen Attributnamen werden nicht verglichen.
	Bei den Elementen
	`<a:tr>`
	`<a:td>Äpfel</a:td>`
	`<a:td>Birnen</a:td>`
	`<a:tr>`
	`<a:table>`
	und
	`<b:tr>`
	`<b:td>Äpfel</b:td>`
	`<b:td>Birnen</b:td>`
	`<b:tr>`
	`<b:table>`
	wird trotz der unterschiedlichen Präfixe kein Unterschied ermittelt.

IgnoreXMLDeclaration	XML-Deklarationen werden nicht verglichen.
	Zwischen
	`<?xml version="1.0" encoding="utf-8"?>`
	und
	`<?xml version="1.0" encoding="utf-16"?>`
	wird keine Unterscheidung festgestellt.

IgnoreOrderOfChildElements	Die Reihenfolge untergeordneter Elemente wird nicht verglichen.
	Zwischen
	`<Obst>`
	`  <Sorte1>Äpfel</Sorte1>`
	`  <Sorte2>Birnen</Sorte2>`
	`</Obst>`
	und
	`<Obst>`
	`  <Sorte2>Birnen</Sorte2>`
	`  <Sorte1>Äpfel</Sorte1>`
	`</Obst>`
	wird keine Unterscheidung festgestellt. ▶

Vergleichsoption	Auswirkung

IgnoreWhiteSpaces	Leerstellen werden nicht berücksichtigt.
	Zwischen
	`<Name>Äpfel</Name>`
	und
	`<Name> Äpfel </Name>`
	wird keine Unterscheidung festgestellt.

IgnoreProcessingInstructions	Verarbeitungsanweisungen werden nicht berücksichtigt
IgnoreDTD	Dokumenttypdefinitionen – DTD – werden nicht berücksichtigt

Tabelle 8.17 Die Vergleichsoptionen der *Diff*-Aktion

Der in Abbildung 8.62 konfigurierte Vergleich der in Listing 8.31 und Listing 8.32 dargestellten XML-Dokumente ergibt das in Listing 8.33 gezeigte Diffgram. Dieses enthält die Bestellposition des Artikels »D01SC3538«, welcher zwar im zweiten XML-Dokument, nicht aber im ersten enthalten ist. Um diese Bestellposition in das als Ausgangsbasis verwendete XML-Dokument einzubringen, müsste das erste XML-Dokument mit dieser Bestellposition ergänzt werden, weshalb im Diffgram auch die Aktion `ADD` angegeben ist.

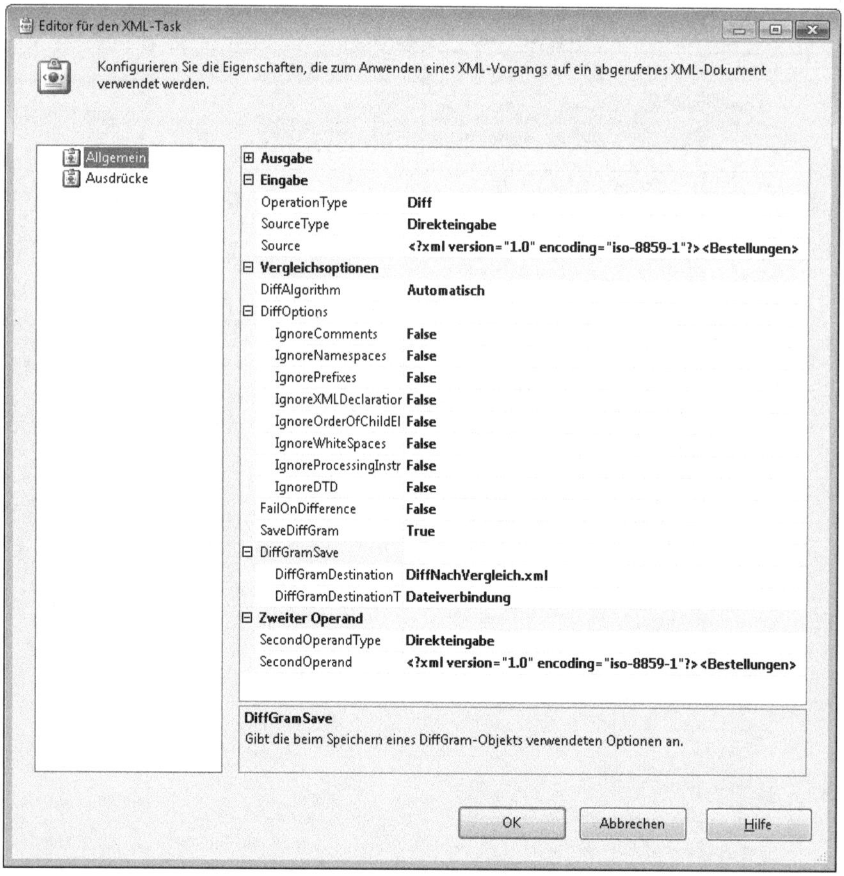

Abbildung 8.62 Der *Editor für den XML-Task* mit der Aktion *Diff*

```
<?xml version="1.0" encoding="iso-8859-1"?>
<Bestellungen>
  <Bestellung>
    <BestellNr>4712</BestellNr>
    <KundenNr>7</KundenNr>
    <Bestelldatum>2010-04-06</Bestelldatum>
    <Ansprechpartner>Heiner Müller</Ansprechpartner>
    <Telefon>3177</Telefon>
    <Bestelldetails>
    <Position>
      <ArtikelNr>D01SC4346</ArtikelNr>
      <Einzelpreis>0.55</Einzelpreis>
      <Anzahl>700</Anzahl>
      <Farbe>schwarz</Farbe>
    </Position>
    </Bestelldetails>
  </Bestellung>
</Bestellungen>
```

Listing 8.31 Das XML-Dokument der Kategorie *Eingabe*

```
<?xml version="1.0" encoding="iso-8859-1"?>
<Bestellungen>
  <Bestellung>
    <BestellNr>4712</BestellNr>
    <KundenNr>7</KundenNr>
    <Bestelldatum>2010-04-06</Bestelldatum>
    <Ansprechpartner>Heiner Müller</Ansprechpartner>
    <Telefon>3177</Telefon>
    <Bestelldetails>
    <Position>
      <ArtikelNr>D01SC4346</ArtikelNr>
      <Einzelpreis>0.55</Einzelpreis>
      <Anzahl>700</Anzahl>
      <Farbe>schwarz</Farbe>
    </Position>
    <Position>
      <ArtikelNr>D01SC3538</ArtikelNr>
      <Einzelpreis>0.55</Einzelpreis>
      <Anzahl>2000</Anzahl>
      <Farbe>schwarz</Farbe>
    </Position>
    </Bestelldetails>
  </Bestellung>
</Bestellungen>
```

Listing 8.32 Das XML-Dokument der Kategorie *ZweiterOperand*

```
<?xml version="1.0" encoding="utf-16" ?>
<xd:xmldiff version="1.0" srcDocHash="12606942774237543742" options="None" fragments="no"
 xmlns:xd="http://schemas.microsoft.com/xmltools/2002/xmldiff">
 <xd:node match="2">
 <xd:node match="1">
 <xd:node match="6">
 <xd:node match="1" />
 <xd:add>
 <Position>
  <ArtikelNr>D01SC3538</ArtikelNr>
  <Einzelpreis>0.55</Einzelpreis>
  <Anzahl>2000</Anzahl>
```

```
  <Farbe>schwarz</Farbe>
 </Position>
 </xd:add>
 </xd:node>
 </xd:node>
 </xd:node>
</xd:xmldiff>
```

Listing 8.33 Das *Diffgram* einer *Diff*-Aktion

Patch

Das im vorherigen Abschnitt mit der Aktion *Diff* erstellte Diffgram beinhaltet alle notwendigen Aktionen, um die Unterschiede beider XML-Dokumente in dem XML-Dokument auszugleichen, welches die Ausgangsbasis des Vergleichs darstellte. Im verwendeten Beispiel ist dies lediglich die Ergänzung mit der Bestellposition des Artikels »D01SC3538«. Hierfür stellt der *XML-Task* die Aktion *Patch* zur Verfügung. Über diese wenden Sie das Diffgram an dem als Ausgangsbasis verwendeten XML-Dokument an, das heißt die dort enthaltenen Anweisungen werden ausgeführt. Das Ergebnis dieser Aktion ergibt ein neues bzw. geändertes XML-Dokument.

Die Konfiguration für diese Aktion ist recht einfach. Das XML-Dokument, auf welches das Diffgram angewendet werden soll, definieren Sie in der Kategorie *Eingabe* und die Quelle des Diffgrams in der Kategorie *Zweiter Operand*. Das Ergebnis dieser Aktion legen Sie an dieser Stelle wieder in der Kategorie *Ausgabe* fest.

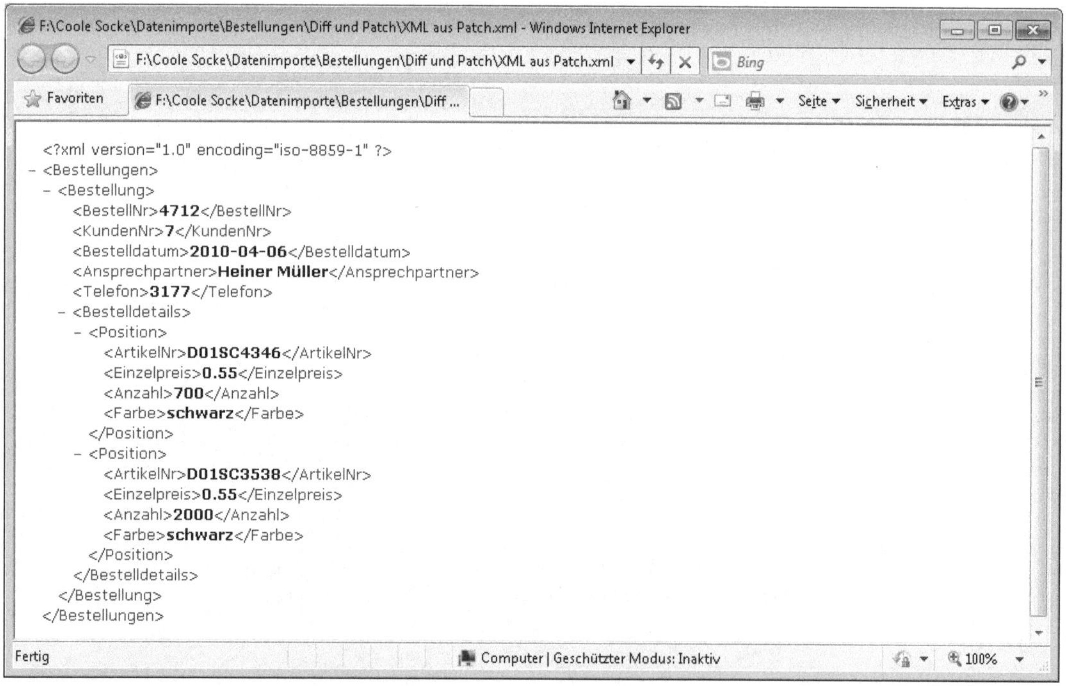

Abbildung 8.63 Ein anhand eines Diffgrams und der Aktion *Patch* erstelltes XML-Dokument

Wenn Sie das in Listing 8.33 dargestellte Diffgram auf das in Listing 8.31 abgebildete XML-Dokument anwenden, erhalten Sie als Ergebnis ein neues XML-Dokument, das Sie in Abbildung 8.63 sehen.

Wartungsplantasks

Die Toolbox bietet Ihnen mit der Kategorie *Wartungsplantasks* elf weitere Ablaufsteuerungselemente, die Sie in der Ablaufsteuerung eines Paketes verwenden können. Diese elf Wartungsplantasks kennen Sie eventuell bereits aus den Wartungsplänen von SQL Server Management Studio.

Es gibt zwei gute Gründe, warum die Wartungsplantasks auch innerhalb eines Pakets angeboten werden. Zum einen handelt es sich bei den Wartungsplänen von SQL Server ab Version 2005 um Pakete und zum anderen kann der Einsatz von Wartungsplantasks auch jenseits eines Wartungsplans äußerst sinnvoll sein. So kann es beispielsweise nicht schaden, wenn Sie vor einem größeren Datenimport von der Zieldatenbank eine Sicherung mit dem Wartungsplantask *Task 'Datenbank sichern'* erstellen oder aber nach einem solchen Datenimport mit dem *Task 'Datenbankintegrität überprüfen'* die Integrität der Zieldatenbank prüfen. Den Datenimport oder vielmehr das Laden der Daten in die Zieltabellen können Sie beschleunigen, indem Sie die Indizes der Zieltabellen deaktivieren und nach dem Datenfluss diese mit dem *Task 'Index neu erstellen'* wieder aktivieren. Falls Sie die Indizes vor einem solchen Ladevorgang nicht deaktivieren, kann ein nachträgliches Neuorganisieren der betroffenen Indizes ebenso vorteilhaft für die Performance der Zieldatenbank sein wie das Aktualisieren der Statistiken der betroffenen Tabellen bzw. Indizes. Hierfür stehen Ihnen die Wartungsplantasks *Task 'Index neu organisieren'* und *Task 'Statistiken aktualisieren'* zur Verfügung. Diese und andere Anforderungen an ein Paket können mit den Wartungsplantasks realisiert werden, welche in Tabelle 8.18 aufgelistet sind.

Wartungsplantask	Funktion
Task 'Auftrag des SQL Server-Agents ausführen'	Einzelne oder mehrere Aufträge einer SQL Server-Instanz werden ausgeführt
Task 'Datenbank sichern'	Vollsicherungen, differenzielle Sicherungen oder Transaktionsprotokollsicherungen einer oder mehrerer Datenbanken einer SQL Server-Instanz werden erstellt
Task 'Datenbank verkleinern'	Einzelne oder mehrere Datenbanken einer SQL Server-Instanz werden verkleinert; optional inklusive Verkleinerung der Datenbankdateien
Task 'Datenbankintegrität überprüfen'	Einzelne oder mehrere Datenbanken einer SQL Server-Instanz werden auf ihre Integrität geprüft
Task 'Index neu erstellen'	Indizes einer oder mehrerer Datenbanken einer SQL Server-Instanz oder aber die Indizes einer oder mehrerer Tabellen bzw. Sichten einer Datenbank werden neu erstellt
Task 'Index neu organisieren'	Indizes einer oder mehrerer Datenbanken einer SQL Server-Instanz oder aber die Indizes einer oder mehrerer Tabellen bzw. Sichten einer Datenbank werden neu organisiert
Task 'Operator benachrichtigen'	Nachrichten werden an einen oder mehrere Operatoren einer SQL Server-Instanz versendet
Task 'Statistiken aktualisieren'	Statistiken einer oder mehrerer Datenbanken einer SQL Server-Instanz oder aber die Statistiken einer oder mehrerer Tabellen bzw. Sichten einer Datenbank werden aktualisiert; optional auf Spalten oder Indizes begrenzt
Task 'T-SQL-Anweisung ausführen'	T-SQL-Anweisungen werden an einer SQL Server-Instanz ausgeführt
Task 'Verlaufscleanup'	Backuphistorie, Auftragsverlauf und Wartungsplanverlauf einer SQL Server-Instanz werden anhand einer definierten Altersgrenze gelöscht
Task 'Wartungscleanup'	Einzelne oder mehrere im Dateisystem gespeicherte Sicherungsdateien oder Wartungsplan-Protokolldateien werden anhand einer definierten Altersgrenze gelöscht

Tabelle 8.18 Die Wartungsplantasks

Jeder dieser Wartungsplantasks benötigt einen Verbindungs-Manager zur entsprechenden SQL Server-Instanz. Dies gilt auch für den *Task 'Wartungscleanup'*, obwohl hier keine Aktionen in der SQL Server-Instanz, sondern im Dateisystem ausgeführt werden. Im Umkehrschluss bedeutet dies aber auch, dass der Zugriff auf die Dateien in den angegebenen Verzeichnissen über das Benutzerkonto des SQL Server-Diensts erfolgt. Ergo muss dieses Benutzerkonto die entsprechenden Berechtigungen an diesen Verzeichnissen besitzen.

Zusammenfassung

Nun haben Sie insgesamt 29 Ablaufsteuerungselemente und 11 Wartungsplantasks kennen gelernt und dabei sicherlich auch die Möglichkeiten erkannt, die Ihnen SSIS alleine schon mit der Ablaufsteuerung anbietet. SSIS wird gerne als reine Entwicklungsumgebung von ETL-Prozessen verstanden. Dies ist auch korrekt und die in der Ablaufsteuerung verfügbaren Ablaufsteuerungselemente sind auch in erster Linie als unterstützende Aufgaben rund um den ETL-Prozess zu verstehen. Ein ETL-Prozess besteht in der Regel nicht nur aus dem Vorgang *Extrahieren*, *Transformieren* und *Laden* von Daten. Vielmehr sind in vielen Fällen auch noch mehrere einzelne Schritte vor und nach dem ETL-Prozess notwendig – zum Beispiel das Empfangen von Daten per FTP, das Entpacken von Zip-Dateien oder das Kopieren, Verschieben und Löschen von Dateien.

Trotzdem kann die Ablaufsteuerung durchaus auch ohne einen ETL-Prozess bestehen. Nimmt man das Ablaufsteuerungselement *Datenflusstask*, das für die Realisierung eines ETL-Prozesses vorgesehen ist, aus der Auflistung heraus, so bleiben weitere 28 Ablaufsteuerungselemente und 11 Wartungsplantasks. 28 Ablaufsteuerungselemente und 11 Wartungsplantasks, mit denen Sie reine Workflow-Lösungen erstellen können. Die Möglichkeiten, die diese Ablaufsteuerungselemente bieten, haben Sie in diesem Kapitel kennen gelernt; die Möglichkeiten, welche diese Ablaufsteuerungselemente in Kombination zu- und miteinander bieten, sind alleine Ihrer Kreativität oder den Ihnen gestellten Anforderungen überlassen. Gerade im Bereich der Administration – unabhängig davon, ob Datenbank oder Netzwerk – ergeben sich hiermit neue Möglichkeiten. Viele in der Administration verwendete Stapeldateien und Skripts können durch Pakete abgelöst werden, da deren Aufgaben ebenso gut mit einem Paket realisierbar sind – und dies ohne eine einzige Zeile Code. Ganz genau genommen darf bei dem letzten Argument »ohne eine einzige Zeile Code« der *Skripttask* nicht mitgezählt werden, wird hier doch wieder im klassischen Sinne programmiert. Aber auch ohne diesen bleiben Ihnen immer noch 27 Ablaufsteuerungselemente und 11 Wartungsplantasks zur Realisierung von Workflow-Lösungen.

Kapitel 9

Ereignishandler

In diesem Kapitel:

Neben dem Paket respektive dessen Ablaufsteuerung und den Ablaufsteuerungselementen haben Sie bereits zwei der drei Komponenten kennen gelernt, die auf der Struktur eines Containers basieren. In diesem Kapitel lernen Sie nun die dritte Komponente kennen: die Ereignishandler.

Ereignisse und Ereignishandler

In den vorherigen Kapiteln haben Sie einiges über die Verwaltung von Containern in Form eines Pakets, seiner Ablaufsteuerung und der Ablaufsteuerungselemente erfahren. Jeder dieser Container stellt die Basis für die Ausführung einer ausführbaren Datei dar. Erinnern Sie sich noch an den Begriff *ausführbare Dateien* aus Kapitel 1? Ausführbare Dateien – im Original *Runtime Executables* – werden bei der Paketausführung von der *Integration Services Runtime Engine* übernommen.

Eine ausführbare Datei besteht aus einem oder mehreren Ablaufsteuerungselementen, kann eigene Paketvariablen und Eigenschaftsdefinitionen enthalten – und löst während der Paketausführung Ereignisse aus. Zu zwölf dieser Ereignisse können Sie Ereignishandler aktivieren, deren Verwaltung ebenfalls in der Struktur eines Containers erfolgt. Insofern ist auch der Ereignishandler selbst wieder eine ausführbare Datei. Diese wird jedoch bei der Paketausführung nur ausgeführt, wenn das entsprechende Ereignis ausgelöst wurde.

Warum an dieser Stelle der Exkurs zum Thema ausführbare Dateien und Container? Bei der Entwicklung der Ereignishandler sind beide Begriffe relevant. Zur Definition eines Ereignishandlers wählen Sie an einer ausführbaren Datei das entsprechende Ereignis aus und definieren anschließend den Ereignishandler in einem Container. Doch bevor Sie die Art und Weise der Definition eines Ereignishandlers kennen lernen, folgt zunächst eine Vorstellung der einzelnen Ereignisse.

Die Ereignisse

Das Prinzip der Ereignisse und Ereignishandler ist keine SSIS-typische Eigenheit, wird es doch in vielen Programmiersprachen verwendet: Bei der Ausführung eines Programms treten Ereignisse ein, auf die mit entsprechenden Ereignishandlern reagiert werden kann. Für die Definition eines Ereignisses sei an dieser Stelle Buck Woody zitiert: »Wenn etwas passiert, ist das ein Ereignis.«[1] Kürzer und prägnanter kann man es nicht sagen.

Was aber kann bei der Ausführung einer ausführbaren Datei in SSIS passieren? Einiges, denn es gibt neben den regelmäßig eintretenden Ereignissen – die Ereignisse vor und nach der Validierung und Ausführung – auch Ausnahmen, etwa das Eintreten eines Fehlers und das fehlerhafte Beenden der Ausführung. Mit den letzten beiden wurde auch das wohl bekannteste Ereignis genannt: das Eintreten eines Fehlers. Gerade für dieses Ereignis wird in der Regel eine Ereignisbehandlung erstellt, in der der Fehler protokolliert oder aber auch behoben wird, um einen fehlerhaften Abbruch der Ausführung zu vermeiden. Die Logik einer solchen Fehlerbehandlung legen Sie im Ereignishandler *OnError* fest. Ob Sie nun nur den Fehler protokollieren oder aber den Fehler bereinigen möchten – die Entwicklung dieser Ereignisbehandlung erfolgt über eine Ablaufsteuerung. Dabei stehen Ihnen auch an dieser Stelle alle Ablaufsteuerungselemente zur Verfügung sowie eigene Paketvariablen und Eigenschaftsdefinitionen.

---

[1] Buck Woody – SQL Server 2005: Das Handbuch für Administratoren

Apropos Paketvariablen – die für die Ereignisbehandlung notwendigen Informationen erhalten Sie über die Systemvariablen. Einige dieser Systemvariablen stehen in allen Ereignishandlern zur Verfügung. Dabei beinhalten die Systemvariablen *SourceID*, *SourceName*, *SourceDescription* und *SourceParentGUID* Informationen über die ausführbare Datei, deren Ereignishandler aktuell ausgeführt wird. So enthält die Systemvariable *SourceID* in einem Ereignishandler eines Ablaufsteuerungselements die ID, die in der Eigenschaft *ID* des Ablaufsteuerungselements gespeichert ist. Ebenso verhält es sich mit den Systemvariablen *SourceName* und *SourceDescription*, die die Werte der Eigenschaften *Name* und *Description* des Ablaufsteuerungselements enthalten. Die Systemvariable *SourceParentGUID* hingegen weist die ID der Eigenschaft *ID* des nächsthöheren Elements auf – beispielsweise die der Ablaufsteuerung des Pakets. Ergänzt werden diese Systemvariablen mit der Systemvariable *LocaleID*, die das im Ereignishandler gültige Gebietsschema enthält, und der Systemvariable *EventHandlerStartTime*, in der der Zeitpunkt gespeichert wird, an dem der Ereignishandler gestartet wurde. Auch die Systemvariable *Propagate* steht in allen Ereignishandlern zur Verfügung. Sie hat Auswirkungen auf das Auslösen von Ereignissen innerhalb der Pakethierarchie. Was Sie mit dieser Systemvariablen bewirken können, erfahren Sie im Abschnitt »Reihenfolge der Ereignisse«. Neben diesen allgemein gültigen Systemvariablen stehen in einigen Ereignishandlern ergänzend noch spezielle Systemvariablen zur Verfügung. So sind zum Beispiel im Ereignishandler *OnError* über die Systemvariablen *ErrorCode* und *ErrorDescription* die Informationen über die aufgetretenen Fehler verfügbar. In den nächsten Abschnitten lernen Sie nun die jeweiligen Ereignisse und Ereignishandler mitsamt den dort verfügbaren Systemvariablen kennen.

OnError und OnTaskFailed

Das Ereignis *OnError* wird immer ausgelöst, wenn bei der Ausführung ein Fehler auftritt. Nun bedeutet ein Fehler zwar, dass bei der Ausführung etwas nicht so gelaufen ist wie erwartet, aber dies bedeutet nicht zwangsläufig, dass die Ausführung auch fehlerhaft beendet wird. In vielen Fällen folgen auf den ersten auftretenden Fehler noch weitere Folgefehler. Zu jedem dieser Fehler wird das Ereignis *OnError* ausgelöst. Der Abbruch der Ausführung ist eine Folge dieser Fehler, aber dieser Abbruch ist wiederum ein eigenes Ereignis – das Ereignis *OnTaskFailed*.

Die auftretenden Fehler müssen nicht zwingend zu einem Abbruch der Ausführung führen. Eventuell haben Sie für die Ausführung des Ablaufsteuerungselements über die Eigenschaft *ForceExecutionResult* den Status *Success* definiert. In diesem Fall wird die Ausführung bei eintretenden Fehlern zwar ebenfalls abgebrochen, aber mit dem Status *Erfolg*. Das Ereignis *OnTaskFailed* wird bei dieser Konfiguration nicht ausgelöst, wohl aber das Ereignis *OnError*. Ähnlich verhält es sich mit der Eigenschaft *MaximumErrorCount*. Sofern Sie hier mehr als einen Fehler zulassen, wird das Ereignis *OnError* pro auftretendem Fehler ausgelöst, dass Ereignis *OnTaskFailed* jedoch nur, wenn die dort angegebene maximale Fehleranzahl erreicht ist. Auf diese Weise können Sie die auftretenden Fehler protokollieren, obwohl das Ablaufsteuerungselement nicht fehlerhaft beendet wird. Die Beschreibungen zu diesen Eigenschaften finden Sie in Kapitel 7.

Sie merken, der Unterschied zwischen den Ereignissen *OnError* und *OnTaskFailed* ist nicht trivial. An dieser Stelle sei auf einen beliebten konzeptionellen Fehler hingewiesen. Stellen Sie sich eine Ablaufsteuerung vor, in der mit einem *Datenflusstask* die Daten einer XML-Datei in eine SQL Server-Datenbank geladen werden sollen. Im Anschluss an den *Datenflusstask* ist die XML-Datei bei einer erfolgreichen Verarbeitung in das Verzeichnis *Importierte Bestellungen* zu verschieben, im Fehlerfall jedoch in das Verzeichnis *Fehlerhafte Importdateien*. Da das Verschieben der fehlerhaften XML-Datei abhängig von einem auftretenden Fehler ist, wird diese Aktion gerne mit dem Ereignishandler *OnError* realisiert. So weit, so schlecht. Die Ausführung des Ereignishandlers *OnError* erfolgt beim ersten Fehler, der bei der Paketausführung auftritt – wodurch die fehlerhafte XML-Datei in das Verzeichnis *Fehlerhafte Importdateien* verschoben wird. Beim Eintreten eines zweiten Fehlers – in der Regel ein Folgefehler – wird das Ereignis *OnError* erneut ausgelöst und somit dessen Ereignishandler nochmals ausgeführt. Die fehlerhafte XML-Datei ist jedoch nicht mehr vorhanden, wurde sie doch bereits bei der ersten Ausführung des Ereignishandlers *OnError* verschoben. Die Folge ist eine fehlerhafte Ausführung des Ereignishandlers *OnError.* Solche Aufräumarbeiten, wie das Verschieben der fehlerhaften Datei, sind im Ereignishandler *OnError* deplatziert und gehören in den Ereignishandler *OnTaskFailed.* Dieses Ereignis wird nur einmal ausgelöst und zwar bei der fehlerhaften Beendigung der Ausführung.

Die eben beschriebene Ablaufsteuerung könnten Sie auch ohne den Ereignishandler *OnTaskFailed* realisieren, indem Sie vom *Datenflusstask* ausgehend zwei Ablaufsteuerungselemente ansprechen. Bei beiden handelt es sich um den *Task 'Dateisystem'*, wobei einer die importierte XML-Datei ins Verzeichnis *Importierte Bestellungen* und der andere die fehlerhafte in das Verzeichnis *Fehlerhafte Importdateien* verschiebt. Die Rangfolgeneinschränkung zum ersten genannten *Task 'Dateisystem'* besitzt den Status *Erfolg* und die Rangfolgeneinschränkung zum *Task 'Dateisystem'*, mit dem die fehlerhafte XML-Datei verschoben werden soll, den Status *Fehler.* Obwohl beim Status *Fehler* wieder der Begriff *Fehler* verwendet wird, hat dieser nichts mit dem Ereignis *OnError* zu tun. Dieser Status ist vielmehr gleichbedeutend mit dem Ereignis *OnTaskFailed.*

Im Ereignishandler *OnTaskFailed* steht Ihnen zusätzlich zu den allgemein gültigen Systemvariablen der Ereignishandler die Systemvariable *ExecutionValue* zur Verfügung. Diese enthält den Ausführungswert der ausführbaren Datei. Wie in Kapitel 7 beschrieben, kann der Ausführungswert entweder die Werte 0 und –1 für eine fehlerhafte oder erfolgreiche Ausführung beinhalten oder aber bei manchen Ablaufsteuerungselementen das Ergebnis der Ausführung selbst. So enthält der Ausführungswert von einem *Task 'Dateisystem'*, mit dem die Dateien eines Verzeichnisses gelöscht werden, die Anzahl der gelöschten Dateien. Wurden zum Beispiel mit dem *Task 'Dateisystem'* vier Dateien in einem Verzeichnis gelöscht, ist der Ausführungswert gleich 4. Ist jedoch die letzte der vier Dateien dieses Verzeichnisses schreibgeschützt, werden nur die ersten drei Dateien gelöscht. Beim Versuch, die vierte Datei zu löschen, wird der *Task 'Dateisystem'* fehlerhaft beendet. Der Ausführungswert enthält nun die Anzahl der Dateien, die bis zum Eintreten des Fehlers gelöscht wurden – in diesem Fall den Wert 3. Dieser Wert steht Ihnen zur Ereignisbehandlung des Ereignisses *OnTaskFailed* in der Systemvariablen *ExecutionValue* zur Verfügung. Bei der Ereignisbehandlung ist es durchaus möglich, den Wert der Systemvariablen *ExecutionValue* zu ändern. Der tatsächliche Ausführungswert wird jedoch davon nicht beeinflusst. Sofern also der eben im Beispiel verwendete *Task 'Dateisystem'* in der Eigenschaft *ExecValueVariable* eine Paketvariable enthält, wird dort der tatsächliche Ausführungswert gespeichert – im Beispiel der Wert 3. Dies ist auch dann der Fall, wenn der Wert der Systemvariable *ExecutionValue* im Ereignishandler *OnTaskFailed* verändert wird. Die Eigenschaft *ExecValueVariable* ist in Kapitel 7 beschrieben.

Sie können sich jedoch nicht darauf verlassen, dass die Systemvariable *ExecutionValue* Ihnen immer den Ausführungswert liefert. So enthält zum Beispiel die Systemvariable *ExecutionValue* beim Fehlschlagen des Ablaufsteuerungselements *Task 'SQL ausführen'* keinen Wert. Sie müssen also den Inhalt der Systemvariablen zunächst prüfen, bevor Sie ihn in der Ereignisbehandlung verwenden. Anstelle des tatsächlichen Ausführungswerts kann die Systemvariable *ExecutionValue* aber auch einen *erzwungenen* Ausführungswert enthalten. Mit den Eigenschaften der Kategorie *Erzwungener Ausführungswert* erzwingen Sie – wie ebenfalls in Kapitel 7 beschrieben – die Ausgabe eines bestimmten Werts in der Systemvariable *ExecutionValue.* Geben Sie beispielsweise dem Ablaufsteuerungselement *Task 'SQL ausführen'* den erzwungenen Ausführungswert 0, ist in dessen Ereignishandler *OnTaskFailed* die Systemvariable *ExecutionValue* nicht mehr leer. Vielmehr enthält sie den Wert 0. Auf diese Weise muss nicht mehr geprüft werden, ob die Systemvariable *ExecutionValue* einen Wert enthält.

Handelt es sich bei dem Ereignis *OnTaskFailed* um ein Ereignis, das einen Abschluss darstellt, so geht es beim Ereignis *OnError* primär um die Ausgabe von Meldungen – den Fehlermeldungen. Diese Fehlermeldungen sehen Sie während der Paketausführung im Debug-Modus auf der Registerkarte *Status* bzw. danach auf der Registerkarte *Ausführungsergebnisse* wie auch bei einer Paketausführung mit dem Paketausführungsprogramm im Dialogfeld *Status der Paketausführung*. Die Ausgabe dieser Fehlermeldungen erfolgt anhand der Werte der bereits erwähnten Systemvariablen *ErrorCode* und *ErrorDescription*. Diese Werte können Sie auch für eine Ereignisbehandlung im Ereignishandler *OnError* verwenden – beispielsweise für eine Protokollierung der Fehlermeldungen in einer SQL Server-Tabelle. Dazu könnten Sie natürlich auch die in SSIS verfügbare Paketprotokollierung nutzen, welche in Kapitel 14 beschrieben wird. Immerhin verwendet auch diese das Ereignis *OnError* wie auch die beiden Systemvariablen *ErrorCode* und *ErrorDescription*. Aber eventuell reicht Ihnen diese Standardprotokollierung nicht aus. Vielleicht möchten Sie ja nicht alle auftretenden Fehler protokollieren, sondern nur die für Sie relevanten. Eine Filterung bestimmter Fehlermeldungen ist mit der Paketprotokollierung nicht möglich. Im Ereignishandler *OnError* lässt sich das Speichern von nur bestimmten Fehlermeldungen in vielfältiger Weise realisieren – beispielsweise mit einem *Task 'SQL ausführen'*. Diesem übergeben Sie die Werte der Systemvariablen *ErrorCode* und *ErrorDescription* als Parameter und legen mit einer entsprechenden `INSERT`-Anweisung einen neuen Datensatz in der für die Protokollierung vorgesehenen SQL Server-Tabelle an. Vorausgesetzt, die übergebene Fehlernummer ist in einer Referenztabelle enthalten, welche die relevanten Fehlernummern beinhaltet. Ist dies nicht der Fall, erfolgt auch kein `INSERT`.

Neben einer eigenen Protokollierung können Sie die Fehlermeldungen natürlich auch anderweitig verarbeiten. Beispielsweise wäre es möglich, die Fehlernummer des eingetretenen Fehlers in einer eigenen Paketvariablen zu speichern und diese für den weiteren Verlauf der Ablaufsteuerung des Pakets zu verwenden. Oder aber Sie sammeln die Fehlermeldungen der eingetretenen Fehler in einer Paketvariablen und versenden diese per E-Mail kurz vor Abschluss der Paketausführung über einen *Task 'Mail senden'*. Diese Möglichkeit ist Inhalt des Beispiels im Abschnitt »Sammeln von Fehlermeldungen«. Natürlich ist es auch möglich, mit dem Ereignishandler *OnError* den Fehler zu bereinigen und somit eine fehlerhafte Beendigung der Ausführung zu verhindern. Kern einer solchen Fehlerbereinigung ist hier die Systemvariable *Propagate*. Ein Beispiel einer Fehlerbereinigung finden Sie im Abschnitt »Bereinigen von Fehlern«.

Zusätzlich zu den beiden Systemvariablen *ErrorCode* und *ErrorDescription* steht Ihnen im Ereignishandler *OnError* noch die Systemvariable *Cancel* zur Verfügung. Diese beinhaltet den Status, ob die Ausführung des Ereignishandlers beendet wird, wenn dabei eine Warnung oder ein Fehler auftritt. Der Standardwert dieser Systemvariablen ist *False*, wodurch bei einem Fehler oder einer Warnung kein Abbruch der Ausführung erfolgt. Sie können den Wert dieser Systemvariablen im Variablen-Editor zwar im Listenfeld *Wert* auf *True* ändern, jedoch hat die Änderung keinerlei Auswirkung auf die Ausführung des Ereignishandlers. Die Systemvariable *Cancel* wird im Ereignishandler *OnError* zwar angeboten, aber nicht unterstützt.

OnInformation und OnWarning

Neben Fehlermeldungen erhalten Sie während der Paketausführung noch andere Meldungen, die Sie im SSIS-Designer auf der Registerkarte *Status* bzw. *Ausführungsergebnisse* oder beim Paketausführungsprogramm im Dialogfeld *Status der Paketausführung* sehen. Diese Meldungen werden während der Validierung und der Ausführung der ausführbaren Datei ausgegeben. Dabei handelt es sich sowohl um reine Informationsmeldungen als auch um Warnmeldungen. Sie erkennen diese an dem jeweiligen Präfix *Informationen* oder *Warnung*, wobei Letztere noch ergänzend zum Präfix das Ihnen bereits bekannte Warnsymbol enthält.

Die Ausgabe der Informationsmeldungen erfolgt über das Ereignis *OnInformation* und die der Warnmeldungen über das Ereignis *OnWarning*. Zu beiden kann ein entsprechender Ereignishandler aktiviert werden. Dort stehen Ihnen die Informationen oder Warnungen über die Systemvariablen *ErrorCode* und *ErrorDescription* zur Verfügung. Obwohl diese beiden Systemvariablen von ihrer Bezeichnung her auf Fehlermeldungen schließen lassen, enthalten Sie doch auch die Informations- oder Warnmeldungen.

Da es sich auch bei diesen Ereignissen primär um die Ausgabe von Meldungen dreht, können Sie diese auch zur Realisierung einer eigenen Protokollierung verwenden. Es wäre beispielsweise möglich, die zu protokollierenden Meldungen vorab über die Systemvariable *ErrorCode* zu filtern. Natürlich ist die Protokollierung nur eine Variante, die Sie mit der Ablaufsteuerung dieser Ereignishandler realisieren können, aber sie ist auch die wahrscheinlichste. Die Ausgabe der Informationen bzw. der Warnung erfolgt nach Abschluss des jeweiligen Ereignishandlers. Bevor Sie nun mit dem Gedanken spielen, dass Sie den Inhalt der Meldung ändern können, sollten Sie sich mit diesem erst gar nicht anfreunden. Das Ändern der Meldung ist ebenso wenig möglich wie das Verhindern der Ausgabe.

Die Warnmeldung kann bei einigen Ablaufsteuerungselementen der einzige Hinweis für den Grund einer fehlerhaften Beendigung sein. Dazu gehört unter anderem das Ablaufsteuerungselement *XML-Task*. Sofern Sie mit dem *XML-Task* eine Schemavalidierung durchführen, erhalten Sie bei einer nicht erfolgreichen Schemavalidierung lediglich eine Warnmeldung. Dies liegt an der Standardeinstellung des *XML-Tasks*, bei dem eine misslungene Schemavalidierung grundsätzlich erst mal keinen Fehler darstellt. Erst wenn Sie die Eigenschaft *FailOnValidationFail* des *XML-Tasks* aktivieren, wird eine nicht erfolgreiche Schemavalidierung als Fehler gewertet und der *XML-Task* mit dem Status *Fehler* beendet. Eine Fehlermeldung erhalten Sie aber auch in diesem Fall nicht. Falls aber Ihre Protokollierung den Grund für das fehlerhafte Beenden des *XML-Tasks* enthalten soll, müssen Sie den Ereignishandler *OnWarning* aktivieren und in dessen Ablaufsteuerung die entsprechende Logik zu Ihrer Protokollierung erstellen.

OnPreExecute und OnPostExecute

Das Ereignis *OnPreExecute* wird vor und das Ereignis *OnPostExecute* nach der Ausführung der ausführbaren Datei ausgelöst. Dabei ist es für das Auslösen von *OnPostExecute* unerheblich, ob die Ausführung erfolgreich war oder fehlerhaft beendet wurde. Zu beiden Ereignissen stehen wieder entsprechende Ereignishandler zur Verfügung. Während Sie im Ereignishandler *OnPreExecute* alle notwendigen Voraussetzungen für die Ausführung schaffen können, stellt der Ereignishandler *OnPostExecute* die Möglichkeit dar, nach der Ausführung entsprechende Aufräumarbeiten durchzuführen. Dazu folgendes Beispiel: Die Daten einer XML-Datei werden mittels eines *Datenflusstasks* in eine SQL Server-Datenbank geladen. Die XML-Datei selbst steht als Zip-Datei zur Verfügung und muss vor dem Datenfluss zunächst entpackt werden. Nach dem Datenfluss wird diese Datei in das Verzeichnis *Korrekte Importdateien* verschoben. Die Anforderung lässt sich mit einer Ablaufsteuerung bestehend aus drei Ablaufsteuerungselementen – wie Abbildung 9.1 dargestellt – realisieren.

Alternativ kann die Ablaufsteuerung für diesen Datentransfer auch nur aus dem *Datenflusstask* bestehen. Das Entpacken der Zip-Datei erfolgt weiterhin mit dem *Task 'Prozess ausführen'*, jedoch nicht in der Ablaufsteuerung, sondern im Ereignishandler *OnPreExecute* des *Datenflusstasks*. Auch das Verschieben der Datei nach dem *Datenflusstask* mit dem *Task 'Dateisystem'* bleibt bei dieser Variante bestehen; sie findet aber im Ereignishandler *OnPostExecute* des *Datenflusstasks* statt. Auf diese Weise sind die Vor- und Nacharbeiten des Datenflusses, der hier den Kern der Anforderung darstellt, Bestandteile des *Datenflusstasks*. Bei der Paketausführung wird hier nur der *Datenflusstask* ausgeführt, der in seinem Ereignis *OnPreExecute* die XML-Datei aus der Zip-Datei entpackt und im Ereignis *OnPostExecute* die XML-Datei in das Verzeichnis *Korrekte Importdateien* verschiebt. In Abbildung 9.2 sehen Sie diese Variante in der Ansicht der Registerkarte *Paket-Explorer*.

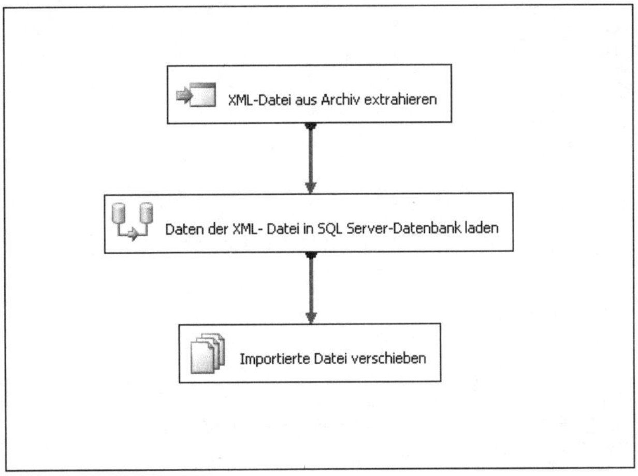

Abbildung 9.1 Die Realisierung eines Datenimports ohne Ereignishandler

Die Ablaufsteuerung enthält bei dieser Variante nur den *Datenflusstask*. Dies mag auf den ersten Blick zwar übersichtlicher sein, aber auf den zweiten nicht unbedingt verständlicher. Es ist nicht zu erkennen, dass mit diesem Paket neben dem *Datenflusstask* noch weitere Aktionen ausgeführt werden. Diese sehen Sie nur, wenn Sie sich auf der Registerkarte *Paket-Explorer* durch die Pakethierarchie klicken. Insofern sollten Sie bei dieser Variante die Ablaufsteuerung unbedingt mit Anmerkungen ergänzen, um auch zu einem späteren Zeitpunkt noch die komplette Funktionalität des Pakets erkennen zu können.

Eine weitere Möglichkeit für den Einsatz dieser Ereignishandler wäre zum Beispiel das Speichern der Werte von Paketvariablen im Ereignishandler *OnPreExecute*, um nach einer eventuell fehlerhaften Ausführung der ausführbaren Datei im Ereignishandler *OnPostExecute* wieder auf die Originalwerte der Paketvariablen zurückgreifen zu können. Natürlich ist es auch bei diesen beiden Ereignishandlern wieder möglich, diese für eine eigene Protokollierung zu verwenden. Zum Beispiel, um die Anzahl der Datensätze der im *Datenflusstask* verwendeten Zieltabelle und die Anzahl der dort in die Zieltabelle geladenen Datensätze zu protokollieren. Dazu ermitteln Sie im Ereignis *OnPreExecute* des *Datenflusstasks* mit einem *Task 'SQL ausführen'* die Anzahl der Datensätze der Zieltabelle und protokollieren diese in Ihrer Protokolltabelle. Im *Datenflusstask* selbst speichern Sie die Anzahl der in die Zieltabelle geladenen Datensätze mit der Datenflusstransformation *Zeilenanzahl* in einer Paketvariablen. Den Wert dieser Paketvariablen protokollieren Sie dann im Ereignishandler *OnPostExecute* des *Datenflusstasks* über einen *Task 'SQL ausführen'* ebenfalls in Ihrer Protokolltabelle. Mehr zur Datenflusstransformation *Zeilenanzahl* lesen Sie in Kapitel 12.

Innerhalb der beiden Ereignishandler *OnPreExecute* und *OnPostExecute* sind Sie auf die Systemvariablen angewiesen, die in allen Ereignishandlern verfügbar sind. Eigene, spezielle Systemvariablen gibt für diese beiden Ereignishandler nicht.

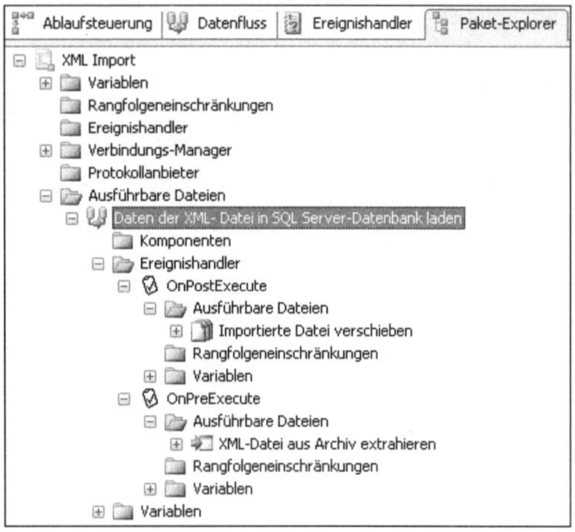

Abbildung 9.2 Die Realisierung eines Datenimports mit Ereignishandlern

OnPreValidate und OnPostValidate

Eine ausführbare Datei wird vor ihrer tatsächlichen Ausführung zunächst geprüft. Eine solche Prüfung bzw. Validierung findet zwischen den Ereignissen *OnPreValidate* und *OnPostValidate* statt. Diese beiden Ereignisse werden nach dem Ereignis *OnPreExecute* und vor dem Ereignis *OnPostExecute* ausgelöst. Das Prinzip der zugehörigen Ereignishandler dieser beiden Ereignisse ist ähnlich dem der Ereignishandler des vorherigen Abschnitts. Im Ereignishandler *OnPreValidate* können Sie eigene Validierungen noch vor der tatsächlichen Validierung der ausführbaren Datei vornehmen und im Ereignishandler *OnPostValidate* Aktionen, die nach einer solchen Validierung, aber noch vor der tatsächlichen Ausführung, erfolgen müssen.

Die Möglichkeiten dieser beiden Ereignishandler lassen sich am besten anhand eines Beispiels beschreiben. Dazu wird das in Abbildung 9.2 dargestellte Beispiel verwendet und um zwei weitere Aktionen erweitert. Zum einen ist die aus der Zip-Datei entpackte XML-Datei vor dem Datenfluss noch einer Schemavalidierung zu unterziehen und zum anderen wird die Zip-Datei vor der Ausführung gelöscht. Die Schemavalidierung findet im Ereignis *OnPreValidate* und das Löschen der Zip-Datei im Ereignis *OnPostValidate* statt. Bei der Paketausführung wird nun wieder nur der *Datenflusstask* ausgeführt. Dieser startet jedoch vorab im Ereignis *OnPreExecute* den *Task 'Prozess ausführen'*, mit dem die XML-Datei aus der Zip-Datei entpackt wird. Anschließend wird das Ereignis *OnPreValidate* ausgelöst, in dessen Ereignishandler die Schemavalidierung stattfindet. Sofern diese erfolgreich ist, erfolgt als Nächstes die Validierung des *Datenflusstasks*. Nach der Validierung wird nun das Ereignis *OnPostValidate* ausgelöst und mit dessen Ereignishandler das Archiv gelöscht. Erst jetzt findet die eigentliche Ausführung des *Datenflusstasks* statt. Nach dessen Beendigung wird das Ereignis *OnPostExecute* ausgelöst und in dessen Ereignishandler die XML-Datei in das angegebene Verzeichnis verschoben. In Abbildung 9.3 sehen Sie die Umsetzung dieser ereignisgesteuerten Paketausführung in der Darstellung der Registerkarte *Paket-Explorer*.

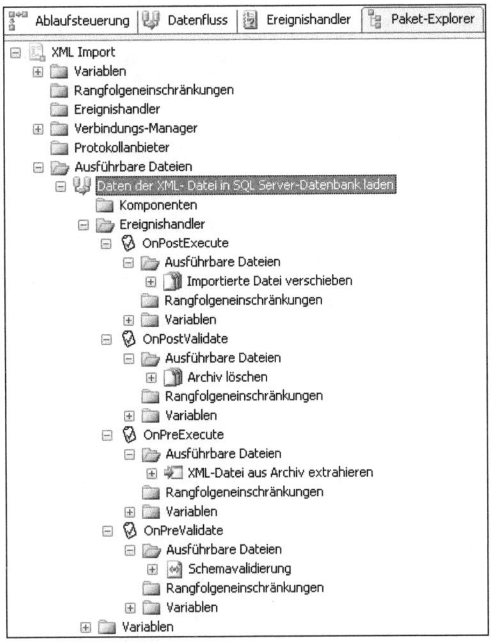

Abbildung 9.3 Ein ereignisgesteuertes Paket

Ob und inwieweit Sie eine solche Anforderung über die Ereignisse oder doch lieber in der Ablaufsteuerung realisieren, ist Ihnen überlassen. Natürlich ist es auch möglich, die Aktionen der Ereignisse *OnPreValidate* und *OnPostValidate* im Ereignis *OnPreExecute* zu platzieren. Sofern aber die Entscheidung für eine ereignisgesteuerte Paketentwicklung getroffen wird, sollten aus konzeptionellen Gründen vorbereitende Aktionen für die Validierung auch im Ereignishandler *OnPreValidate* stattfinden. Etwas anders verhält es sich mit dem Ereignis *OnPostValidate*. Die hier enthaltenen Aktionen können nicht ohne Weiteres in das Ereignis *OnPostExecute* verlagert werden, wird das Ereignis *OnPostValidate* doch vor der eigentlichen Ausführung und das Ereignis *OnPostExecute* nach der Ausführung der ausführbaren Datei ausgelöst. Das Ereignis *OnPostValidate* bietet insofern nicht nur die Möglichkeit, nach der Validierung aufzuräumen, sondern es ist auch die letzte Möglichkeit, vor der tatsächlichen Ausführung nochmals vorbereitende Aktionen starten zu können.

Wie bei allen Ereignishandlern bieten sich auch die beiden Ereignisse *OnPreValidate* und *OnPostValidate* für die Umsetzung einer eigenen Protokollierung an. Allerdings stehen Ihnen hier wie bei den Ereignishandlern des vorherigen Abschnitts keine speziellen Systemvariablen zur Verfügung.

OnProgress und OnQueryCancel

Nachdem die Validierung der ausführbaren Datei abgeschlossen ist, erfolgt die tatsächliche Ausführung. Während dieser Ausführung wird mehrmals das Ereignis *OnProgress* ausgelöst. Die Häufigkeit dieses Ereignisses wie auch die zeitlichen Abstände zwischen dem einzelnen Auslösen ist nicht festgelegt. Vielmehr wird dieses Ereignis immer dann ausgelöst, wenn es bei der Ausführung einen messbaren Fortschritt zu vermelden gibt. Dies erfolgt in Form von Statusmeldungen, die Sie wieder auf der Registerkarte *Status* bzw. *Ausführungsergebnisse* des SSIS-Designers wie auch beim Paketausführungsprogramm im Dialogfeld *Status der Paketausführung* sehen können. Sie erkennen diese Statusmeldungen am Präfix *Status*. Dazu gehören unter anderem Meldungen, die den aktuellen Stand der Ausführung in Prozent angeben.

Im Ereignishandler *OnProgress* haben Sie wieder die Möglichkeit, anhand der dort verfügbaren Systemvariablen die jeweiligen Statusmeldungen in einer eigenen Protokollierung zu speichern. Dabei stehen Ihnen die Systemvariablen *PercentComplete, ProgressCountHigh, ProgressCountLow* und *ProgressDescription* zur Verfügung. Den Text der Ausgabe oder vielmehr die eigentliche Nachricht dieses Ereignisses enthält die Systemvariable *ProgressDescription.* Die Systemvariable *PercentComplete* liefert den aktuellen Stand der Verarbeitung in Prozent, während die beiden Systemvariablen *ProgressCountLow* und *ProgressCountHigh* die bisherige Anzahl des Ereignisses *OnProgress* beinhalten. Wobei die Systemvariable *ProgressCountLow* den unteren Bereich und die Systemvariable *ProgressCountHigh* den oberen Bereich eines 64-Bit-Werts darstellt.

Auch in diesem Ereignishandler stehen Ihnen wieder alle Ablaufsteuerungselemente zur Verfügung, mit denen Sie natürlich neben einer eigenen Protokollierung auch andere Anforderungen realisieren können. Zum Beispiel könnten Sie dafür sorgen, dass die Ausführung beim nächsten günstigen Zeitpunkt abgebrochen wird. Ein solcher Abbruch erfolgt über das Ereignis *OnQueryCancel.*

Das Ereignis *OnQueryCancel* wird während der Ausführung ebenfalls mehrmals und in unregelmäßigen Abständen ausgelöst – und zwar immer dann, wenn ein sauberes Beenden der Ausführung möglich wäre. Ob die Ausführung vorzeitig beendet werden soll, ist abhängig von dem Wert der Systemvariablen *Cancel.* Diese wird bei jedem Auslösen des Ereignisses erneut geprüft. Beinhaltet die Systemvariable *Cancel* den Standardwert *False*, wird die Ausführung fortgesetzt; enthält sie jedoch den Wert *True*, wird die Ausführung sofort beendet. Den Wert dieser Systemvariablen können Sie im Ereignishandler *OnQueryCancel* mit einem *Skripttask* verändern. Zwar ist dies auch im Variablen-Editor möglich, jedoch hat diese Änderung keine Auswirkung auf die Ausführung. In einem *Skripttask* hingegen können Sie der Systemvariablen *Cancel* abhängig von der bisherigen Ausführung einen neuen Wert zuweisen. Dies kann durch eine weitere Paketvariable erfolgen, die ihren Wert in einem anderen Ereignishandler erhält – zum Beispiel wie oben erwähnt im Ereignishandler *OnProgress*.

Die Verwendung des Ereignisses *OnQueryCancel* wird nun anhand eines Beispiels beschrieben: Stellen Sie sich eine Ablaufsteuerung vor, in der mit einem *Task 'Dateisystem'* eine Datei kopiert wird. Falls dieser Kopiervorgang länger als ein vorab definierter Zeitraum benötigt, soll dieser beendet werden. Dazu wird vor der Ausführung des *Task 'Dateisystem'* in einem *Skripttask* der Wert der Systemvariablen *StartTime* in einer Paketvariablen gespeichert. Im Ereignishandler *OnQueryCancel* findet – ebenfalls in einem *Skripttask* – der Vergleich dieser Paketvariablen mit dem aktuellen Zeitpunkt statt. Dauert die Ausführung bereits länger als der im *Skripttask* angegebene Zeitraum, erhält die Systemvariable *Cancel* den booleschen Wert *True* – was zur Folge hat, dass die Ausführung an einem sauberen Punkt beendet wird. Voraussetzung für eine solche Beendigung ist die Aktivierung des Ereignishandlers *OnQueryCancel* in der richtigen Ebene. Dieser muss nicht an der ausführbaren Datei aktiviert werden, die eventuell vorzeitig beendet werden soll, sondern an der ausführbaren Datei der nächsthöheren Ebene. Nur von dort ist es möglich, eine aktive Ausführung vorzeitig zu beenden. Im aktuellen Beispiel muss deshalb nicht der Ereignishandler *OnQueryCancel* des *Task 'Dateisystem'*, sondern der Ereignishandler *OnQueryCancel* der Ablaufsteuerung des Pakets aktiviert werden. Mit dieser Vorgehensweise ist es auch möglich, die Ausführung in den Ereignishandlern *OnError*, *OnInformation* und *OnWarning* zu beenden – zum Beispiel, wenn die Systemvariable *ErrorCode* einen Wert enthält, der für die Ausführung Ihrer Meinung nach relevant genug ist, um diese zu beenden.

OnExecStatusChanged und OnVariableValueChanged

Das Ereignis *OnExecStatusChanged* wird ausgelöst, sobald sich der Status einer ausführbaren Datei ändert. Dieser Status steht in der Systemvariablen *ExecutionStatus* zur Verfügung und zeigt mit seinen beiden möglichen Werten lediglich, ob die ausführbare Datei gerade ausgeführt wird oder nicht. Auf diese Weise könnten Sie ermitteln, wann die Ausführung beginnt und wann sie endet. Aber nur *könnten*, da dieses Ereignis und der dazugehörige Ereignishandler nicht ausgelöst wird. Auch nach mehreren Tests in unterschiedlichen Konstellationen konnte das Auslösen dieses Ereignisses nicht produziert werden. Noch mysteriöser wird dieser Ereignishandler dadurch, dass der Wert der Systemvariablen *ExecutionStatus* im Variablen-Editor geändert werden kann.

Etwas klarer ist das Ereignis *OnVariableValueChanged*. Dieses Ereignis wird ausgelöst, wenn sich der Wert einer Paketvariablen ändert. Vorausgesetzt, Sie haben die Paketvariable entsprechend konfiguriert. Diese Konfiguration findet durch die Aktivierung der Eigenschaft *Raise Change Event* in der erweiterten Ansicht des Variablen-Editors statt. Sie können diese Funktion sowohl bei Ihren eigens erstellten Paketvariablen wie auch bei den Systemvariablen aktivieren. Mehr zu dieser Aktivierung erfahren Sie in Kapitel 4.

Sofern sich der Wert einer solch konfigurierten Paketvariablen während der Ausführung ändert, wird das Ereignis *OnVariableValueChanged* ausgelöst. Ändern sich während der Ausführung die Werte mehrerer solch konfigurierter Paketvariablen, erfolgt das Auslösen des Ereignisses pro Paketvariable. Im dazugehörigen Ereignishandler müssen Sie selbst prüfen, ob es sich bei der dort aktuellen Paketvariablen um die für Sie relevante handelt. Dazu stehen Ihnen die Systemvariablen *VariableID*, *VariableName* und *VariableDescription* sowie *VariableValue* zur Verfügung. Diese Systemvariablen beinhalten die Werte der Eigenschaften *ID*, *Name* und *Description* der jeweiligen Paketvariablen sowie den aktuellen, bereits geänderten Wert.

Dieser Ereignishandler darf nicht an der ausführbaren Datei aktiviert werden, die den Wert der Paketvariablen verändert. Vielmehr muss die Aktivierung an der ausführbaren Datei erfolgen, in der die Paketvariable definiert wurde. Wenn Sie also eine Paketvariable in der Ablaufsteuerung des Pakets definiert haben, um diese im gesamten Paket zu verwenden, müssen Sie den Ereignishandler *OnVariableValueChanged* auch dort aktivieren. Haben Sie jedoch eine Paketvariable in einem *Sequenzcontainer* definiert, ist der Ereignishandler *OnVariableValueChanged* des *Sequenzcontainers* zu aktivieren. An dieser Stelle greift die Pakethierarchie nicht. Dies bedeutet, dass das Ereignis *OnVariableValueChanged* auf der obersten Ebene des Pakets nicht ausgelöst wird, wenn sich der Wert der im *Sequenzcontainer* definierten Paketvariable ändert. In diesem Fall wird das Ereignis nur im *Sequenzcontainer* ausgelöst, da hier die Paketvariable definiert wurde. Mehr zur Pakethierarchie im Zusammenhang mit den Ereignissen folgt im nächsten Abschnitt.

Der Wert einer Paketvariablen kann unter anderem mit einem Ausdruck verändert werden. Dabei handelt es sich aber eher um die Initialisierung bzw. Neuinitialisierung der Paketvariablen und nicht um ein einfaches Verändern des Werts. Insofern wird beim Ändern des Werts über einen Ausdruck das Ereignis *OnVariableValueChange*d nicht ausgelöst. Es sei denn, im Ausdruck der Paketvariablen wird eine weitere Paketvariable verwendet, deren Eigenschaft *Raise Change Event* aktiviert ist. Folgendes Beispiel soll dieses Verhalten verdeutlichen: Paketvariable A und Paketvariable B sind beide auf oberster Ebene in der Ablaufsteuerung des Pakets definiert. Bei beiden ist die Eigenschaft *Raise Change Event* aktiviert. Der Initialwert von B wird durch einen Ausdruck erstellt, der eine Konstante und den Wert von A verwendet. Bei der Paketausführung wird der Wert von A durch einen *Task 'SQL ausführen'* verändert. Durch diese Änderung wird das Ereignis *OnVariableValueChanged* auf Paketebene zweimal ausgelöst. Einmal für die Veränderung des Werts von A und ein zweites Mal für die Veränderung des Werts von B. Deaktivieren Sie jedoch die Eigenschaft *Raise Change Event* von A, wird das Ereignis nicht ausgelöst, weder für Paketvariable A noch für Paketvariable B.

Reihenfolge der Ereignisse

Einen Teil der Reihenfolge, in der die Ereignisse bei der Ausführung einer ausführbaren Datei ausgelöst werden, haben Sie bereits bei der Beschreibung der einzelnen Ereignisse kennen gelernt. Das erste Ereignis ist *OnPreExecute* gefolgt von dem Ereignis *OnPostExecute*. Diese beiden Ereignisse werden immer ausgelöst. Ergänzt werden diese bei manchen ausführbaren Dateien durch die beiden Ereignisse *OnPreValidate* und *OnPostValidate*. Dies ergibt folgende Reihenfolge:

```
OnPreExecute → OnPreValidate → OnPostValidate → OnPostExecute
```

Während der Validierung und der Ausführung der ausführbaren Datei werden je nach deren Umfang und Dauer die drei Ereignisse *OnInformation*, *OnProgress* und *OnQueryCancel* ausgelöst. Bei den Ereignissen *OnWarning*, *OnError* und *OnTaskFailed* wie auch beim Ereignis *OnVariableValueChanged* handelt es sich nicht um regelmäßige Ereignisse, sondern um Ereignisse, die nur in Ausnahmefällen eintreten. Bei dem Ereignis *OnExecStatusChanged* ist, wie eben schon erwähnt, nicht klar, ob und wann es ausgelöst wird.

Die hier beschriebene Reihenfolge trifft aber nicht auf alle ausführbaren Dateien zu. So werden die Ereignisse *OnProgress* und *OnInformation* beim *Skripttask* nicht ausgelöst. Auch das Paket selbst respektive dessen Ablaufsteuerung löst nicht alle Ereignisse aus, sondern lediglich die beiden Ereignisse *OnPreExecute* und *OnPostExecute*. Dies ist auch sinnvoll, denn eine Ablaufsteuerung alleine führt noch keine Aktionen aus, welche vorab validiert oder über deren Ausführung Informationen, Warnungen oder Statusmeldungen ausgegeben werden müssten. Zwar können an der Ablaufsteuerung die Ereignishandler zu allen Ereignissen aktiviert werden, die Ereignisse selbst werden aber nur ausgelöst, wenn in der Ablaufsteuerung die Ausführung weiterer Ablaufsteuerungselemente – weiterer ausführbarer Dateien – stattfindet. Dies bedeutet, dass die Ereignisse *OnPreValidate, OnPostValidate* sowie *OnProgress*, *OnInformation* und *OnQueryCancel* der Ablaufsteuerung nur ausgelöst werden, wenn die Ablaufsteuerung Ablaufsteuerungselemente enthält.

Warum aber können Ereignishandler in der Ablaufsteuerung aktiviert werden, wenn die entsprechenden Ereignisse von der Ablaufsteuerung selbst nicht ausgelöst werden? Die Antwort liegt in der Hierarchie des Pakets. Wie Sie in Kapitel 1 erfahren haben, kann jeder Container weitere Container beinhalten. Die Ablaufsteuerung des Pakets ist der erste Container und stellt somit die oberste Ebene dar. Jedes Ablaufsteuerungselement in der Ablaufsteuerung ist ein eigener weiterer Container innerhalb des Containers der Ablaufsteuerung. Insofern stellen die Ablaufsteuerungselemente die zweite Ebene der Pakethierarchie dar. Die Ereignishandler der einzelnen Ablaufsteuerungselemente sind wiederum Container und somit die dritte Ebene in der Pakethierarchie. Jeder Container vererbt seine Eigenschaftswerte und Paketvariablen an seine Container. Eine Paketvariable, welche in der Ablaufsteuerung – auf der obersten Ebene – definiert wurde, steht somit in allen Ablaufsteuerungselementen – den folgenden Ebenen – zur Verfügung. So wie die Eigenschaftswerte und Paketvariablen von oben nach unten vererbt werden, werden die Ereignisse von unten nach oben ausgelöst. Dies bedeutet, dass ein in einem Ablaufsteuerungselement ausgelöstes Ereignis auch in der Ablaufsteuerung des Pakets ausgelöst wird. Durch diese Reihenfolge sind Sie in der Lage, in dem Ereignishandler des Ablaufsteuerungselements eine spezielle Ereignisbehandlung und im Ereignishandler der Ablaufsteuerung des Pakets eine globale Ereignisbehandlung zu implementieren. So wäre es im bisher verwendeten Beispiel möglich, dass im Ereignishandler *OnTaskFailed* der Ablaufsteuerung des Pakets die bei der Paketausführung eingetretenen Fehlermeldungen an den Administrator per E-Mail versendet werden, während im Ereignishandler *OnTaskFailed* des *Datenflusstasks* weiterhin die XML-Datei in das Verzeichnis *Fehlerhafte Importdateien* verschoben wird. Während das Verschieben der XML-Datei eine spezielle Ereignisbehandlung darstellt, handelt es sich bei dem Versenden der E-Mail um eine globale Ereignisbehandlung.

Die Systemvariable Propagate

So praktikabel die durch die Pakethierarchie gegebene Ereignisreihenfolge auch sein mag, es kann durchaus Situationen geben, bei denen das Ereignis einer ausführbaren Datei nicht auch das Ereignis der nächsthöheren Ebene auslösen soll. Sofern beispielsweise bei der Ausführung einer ausführbaren Datei ein Fehler auftritt, wird dort das Ereignis *OnError* ausgelöst und durch die Pakethierarchie ebenso dasselbe Ereignis auf der nächsthöheren Ebene. Ist aber die Ereignisbehandlung im Ereignishandler *OnError* der ausführbaren Datei ausreichend und eine Benachrichtigung der nächsthöheren Ebene somit nicht erforderlich, muss diese Benachrichtigung unterbunden werden.

An dieser Stelle kommt nun die bereits erwähnte Systemvariable *Propagate* ins Spiel. Mit dieser können Sie die Meldung des Ereignisses an die nächsthöhere Ebene deaktivieren. Dazu müssen Sie lediglich den Wert dieser Systemvariablen von *True* auf *False* ändern. Diese Änderung können Sie direkt im Variablen-Editor in der Eigenschaft *Wert* vornehmen. Durch den Wert *False* wird das Ereignis nicht bekanntgegeben, sprich: nicht propagiert. Es ist wie im richtigen Leben: Was nicht nach oben propagiert wird, eskaliert auch nicht.

Auf diese Weise ist es zum Beispiel möglich, auftretende Fehler bei der Ausführung einer ausführbaren Datei zu dulden. Dazu ändern Sie im Ereignishandler *OnError* der ausführbaren Datei lediglich im Variablen-Editor den Wert der Systemvariablen *Propagate* auf *False*. Mehr ist an dieser Stelle nicht notwendig. Die Ablaufsteuerung des Ereignishandlers bleibt in diesem Fall leer. Nun werden die Fehler zwar nicht gemeldet, aber sie sind trotzdem bereits eingetreten – und dies alleine kann schon für die fehlerhafte Beendigung der ausführbaren Datei ausreichen. Um eine solche Beendigung zu vermeiden, muss die Eigenschaft *MaximumErrorCount* des entsprechenden Ablaufsteuerungselements den Wert 0 enthalten. Welche und wie viele Fehler nun auch immer bei der Ausführung auftreten, sie haben keine Auswirkung auf die Paketausführung. Weitere Beispiele zur Verwendung der Systemvariablen *Propagate* finden Sie in den Abschnitten »Sammeln von Fehlermeldungen« und »Bereinigen von Fehlern«.

HINWEIS Auch an dieser Stelle gilt wieder: »keine Regel ohne Ausnahme«. Das Deaktivieren der Eigenschaft *Propagate* hat keine Auswirkungen bei der Ausführung eines Pakets in einem Paket. Die Ereignisse des aufgerufenen Pakets werden immer an das aufrufende Paket weitergegeben – auch wenn die Systemvariable *Propagate* dies eigentlich unterbinden soll.

Asynchron oder synchron

Zum Thema Reihenfolge bleibt abschließend noch die Frage zu klären, ob die Ereignishandler synchron oder asynchron ausgeführt werden. Die Antwort lautet: synchron. Dies bedeutet, dass die Ablaufsteuerung bei der Ausführung eines Ereignishandlers so lange pausiert, bis der Ereignishandler beendet ist. Im Umkehrschluss heißt dies aber auch, dass Sie die Ereignisbehandlungen so kurz wie möglich gestalten sollten.

Das Pausieren der Ablaufsteuerung betrifft nur den Zweig der Ablaufsteuerung, in dem zu einer ausführbaren Datei ein Ereignishandler ausgelöst wird. In Abbildung 9.4 sehen Sie eine Ablaufsteuerung, in der von einem *Task 'SQL ausführen'* zwei Rangfolgeneinschränkungen ausgehen. Eine verzweigt zu einem *Skripttask*, während die andere zu einem *Datenflusstask* führt, dem ein *Task 'Dateisystem'* folgt. Für den *Datenflusstask* ist der Ereignishandler *OnPostExecute* aktiviert. Bei der Paketausführung werden nach Beenden des *Task 'SQL ausführen'* gleichzeitig der *Skripttask* und der *Datenflusstask* gestartet. Im *Datenflusstask* wird nach dessen Ausführung noch die Ereignisbehandlung im Ereignis *OnPostExecute* ausgeführt. An dieser Stelle pausiert die Ablaufsteuerung, bis die Ereignisbehandlung des Ereignisses *OnPostExecute* beendet ist. Erst dann wird der *Task 'Dateisystem'* ausgeführt. Auf den *Skripttask* hingegen hat diese Ereignisbehandlung keine Auswirkung. Dieser wird direkt im Anschluss des *Task 'SQL ausführen'* gestartet.

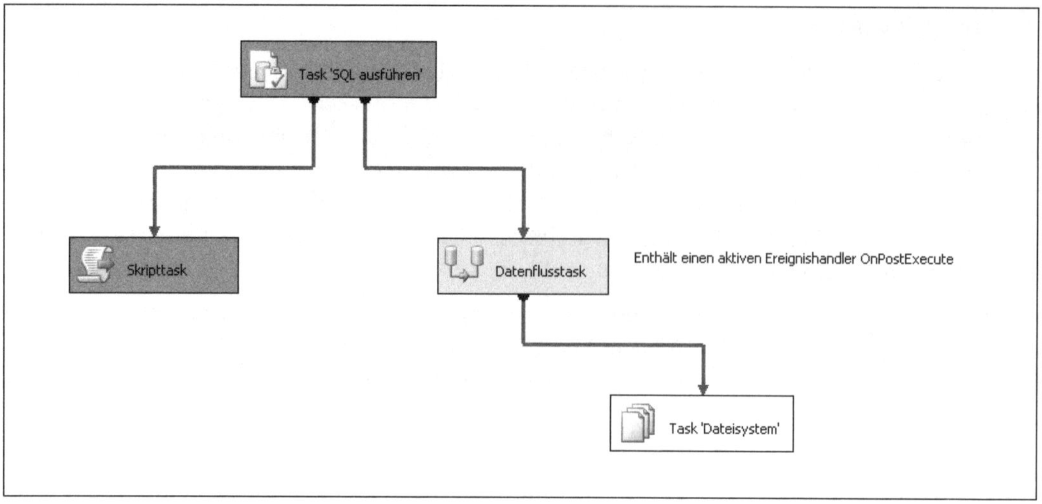

Abbildung 9.4 Die synchrone Ausführung einer Ablaufsteuerung

Ereignishandler im Einsatz

Nachdem Sie nun Einiges über die Ereignisse und die zugehörigen Ereignishandler erfahren haben, ist es an der Zeit, dass Sie auch die Konfiguration und Entwicklung der Ereignishandler kennen lernen. Dieser Abschnitt enthält drei Beispiele, in denen die Ereignisse *OnError* und *OnTaskFailed* wie auch *OnPreExecute* und *OnPostExecute* verwendet werden.

Sammeln von Fehlermeldungen

Folgendes Szenario soll mit diesem Beispiel realisiert werden: Die Firma Coole Socke erhält von einigen ihrer Kunden die Bestellungen als komprimierte XML-Datei. Dabei enthält diese XML-Datei eine oder mehrere Bestellungen. Um zu vermeiden, dass Bestellungen doppelt importiert werden, erfolgt vor dem eigentlichen Import der Bestellung eine Protokollierung des Bestelleingangs. Dazu werden zu jeder Bestellung die Kundennummer, die Kundenbestellnummer und das Bestelldatum in der XML-Datei ermittelt und in der Tabelle *imp.Bestellungen* der Beispieldatenbank *ssisWawi* gespeichert. Diese Anforderung wird mit der in Abbildung 9.5 dargestellten Ablaufsteuerung realisiert.

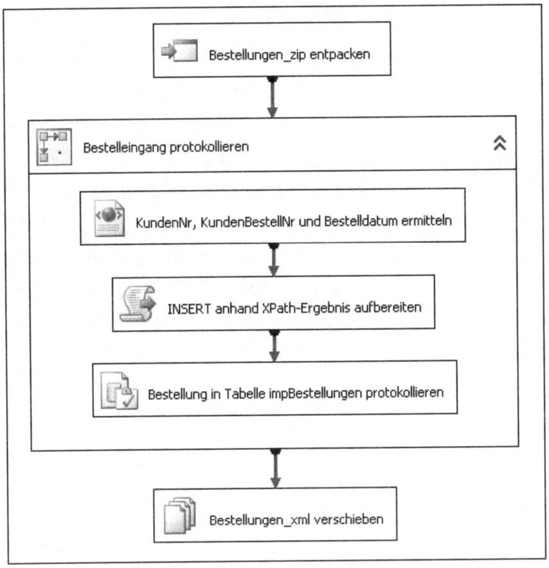

Abbildung 9.5 Die Ablaufsteuerung zur Protokollierung eingehender Bestellungen

Als Erstes wird die komprimierte XML-Datei mit dem *Task 'Prozess ausführen'* »Bestellungen_zip entpacken« in das Unterverzeichnis *\Datenimporte\Kontrolle* des Beispielverzeichnisses entpackt und anschließend im *Sequenzcontainer* »Bestelleingang protokollieren« verarbeitet. Diese Verarbeitung beinhaltet den *XML-Task* »KundenNr, KundenBestellNr und Bestelldatum ermitteln«, in dem mit der Aktion *XPath* die Kundennummer, die Kundenbestellnummer und das Bestelldatum zu jeder Bestellung in der XML-Datei ermittelt werden. Das Ergebnis der XPath-Abfrage wird anschließend im *Skripttask* »INSERT anhand XPath-Ergebnis aufbereiten« zu einer `INSERT`-Anweisung aufbereitet. Diese verwendet die seit SQL Server 2008 verfügbare Syntax des *Table Row Constructors*, mit der mehrere Datensätze mit einer einzigen `INSERT`-Anweisung angelegt werden können. Die im *Skripttask* aufbereitete `INSERT`-Anweisung wird anschließend vom *Task 'SQL ausführen'* »Bestellung in Tabelle impBestellungen protokollieren« ausgeführt. Bei einer erfolgreichen Protokollierung des Bestelleingangs wird die XML-Datei mittels des *Task 'Dateisystem'* »Bestellungen_xml verschieben« in das Verzeichnis *\Datenimporte\Kontrolle\Korrekte Importdateien* verschoben und umbenannt. Der Dateiname der XML-Datei erhält dabei das Datum und die Uhrzeit der Paketausführung.

Der Primärschlüssel der Tabelle *imp.Bestellungen* besteht aus den beiden Spalten *KontaktID* und *KundenBestellNr*, wobei die Spalte *KontaktID* die Kundennummer enthält und die Spalte *KundenBestellNr* die Bestellnummer, die der Kunde in seinem Warenwirtschaftssystem verwendet. Jede bereits importierte Bestellung eines Kunden ist durch diesen Primärschlüssel nur einmal in der Tabelle enthalten. Sofern nun mit dem Paket eine XML-Datei verarbeitet wird, welche eine bereits importierte Bestellung enthält, wird diese Verarbeitung mit dem Hinweis auf einen doppelten Primärschlüssel fehlerhaft beendet. Ein solcher Fehler ist nicht unwahrscheinlich, denn es kann durchaus vorkommen, dass eine Bestellung mehrmals in unterschiedlichen XML-Dateien geliefert wird. So ist es möglich, dass die aktuell zu verarbeitende XML-Datei neben neuen Bestellungen auch Bestellungen enthalten kann, die bereits importiert wurden. Dies wird bei der Aufbereitung der `INSERT`-Anweisung nicht geprüft, da der gesamte Inhalt der XML-Datei verarbeitet werden soll. Von daher ist beim ersten auftretenden Fehler die Verarbeitung der XML-Datei abzubrechen, um den Sachverhalt klären zu können. Die fehlerhafte XML-Datei wird hierfür in das Verzeichnis *\Datenimporte\Kontrolle\Fehlerhafte Importdateien* verschoben, wobei auch hier der Dateiname um das Datum und die Uhrzeit der Paketausführung erweitert wird. Der Administrator erhält eine E-Mail, welche alle bei der Paketausführung aufgetretenen Fehlermeldungen beinhaltet.

Das Sammeln der Fehlermeldungen mitsamt dem anschließenden Versand per E-Mail wie auch das Verschieben der fehlerhaften Datei soll über Ereignishandler realisiert werden. Dazu sind zunächst die Ereignishandler *OnError* und *OnTaskFailed* des *Sequenzcontainers* zu aktivieren. Im Ereignishandler *OnError* werden die Fehlermeldungen in der Paketvariablen *strFehlermeldungen* gesammelt und im Ereignishandler *OnTaskFailed* der Inhalt dieser Paketvariablen für die Ausgabe in der E-Mail aufbereitet und für den E-Mail-Versand der Paketvariablen *strEmail* zugewiesen. Ebenfalls im Ereignishandler *OnTaskFailed* erfolgt das Verschieben der XML-Datei in das Verzeichnis *\Datenimporte\Kontrolle\Fehlerhafte Importdateien.* Falls bereits vor oder nach der Ausführung des *Sequenzcontainers* ein Fehler auftritt, wird ebenfalls eine E-Mail an den Administrator versendet. Dabei wird als Text der Initialwert der Paketvariablen *strEmail* verwendet. Das Versenden der E-Mail findet im Ereignishandler *OnTaskFailed* auf oberster Ebene statt – in der Ablaufsteuerung des Pakets.

Bei diesem Beispiel wird bewusst auf den Einsatz eines *Datenflusstasks* verzichtet. Der Fokus in diesem Beispiel liegt auf der Verwendung der Ablaufsteuerungselemente – und wie Sie sehen, ist auch nur mit Ablaufsteuerungselementen ein Datentransfer möglich.

BEGLEITDATEIEN Sie finden dieses Beispiel im Paket »Bestelleingang«.

Um dieses Beispiel nachvollziehen zu können, müssen Sie die in Abbildung 9.5 dargestellte Ablaufsteuerung erstellen. Dazu legen Sie in Business Intelligence Development Studio zunächst ein neues SSIS-Projekt an und geben dem dabei automatisch erstellten Paket die Bezeichnung **Bestelleingang.dtsx**. Als Basiskomponenten benötigen Sie drei Verbindungs-Manager:

- Einen *OLE DB-Verbindungs-Manager*, der eine Verbindung zur Beispieldatenbank *ssisWawi* herstellt
- Einen *SMTP-Verbindungs-Manager* zu dem SMTP-Server, über den die E-Mail an den Administrator versendet wird
- Einen *Dateiverbindungs-Manager*, der zur entpackten XML-Datei verweist.

  Da die XML-Datei erst bei der Paketausführung zur Verfügung steht, können Sie im *Dateiverbindungs-Manager* den Verwendungstyp *Vorhandene Datei* nicht verwenden. In diesem Fall wählen Sie als Verwendungstyp *Datei erstellen* und geben in der Eigenschaft *Datei* den Dateinamen *Bestellungen.xml* mitsamt dem Pfad zum Unterverzeichnis *\Datenimporte\Kontrolle* des Beispielverzeichnisses ein.

  Bei der Paketausführung wird die XML-Datei durch den *Task 'Prozess ausführen'* in das im *Dateiverbindungs-Manager* angegebene Verzeichnis entpackt. Dabei erfolgt die Ausführung des *Task 'Prozess ausführen'* noch vor der ersten Verwendung des *Dateiverbindungs-Managers*, weshalb dieser die bereits vorhandene Datei verwendet und keine neue mehr erstellt.

Weitere Informationen zum Anlegen von Verbindungs-Managern finden Sie in Kapitel 6. Nachdem Sie die drei Verbindungs-Manager angelegt haben, benötigen Sie noch die in Abbildung 9.6 dargestellten Paketvariablen.

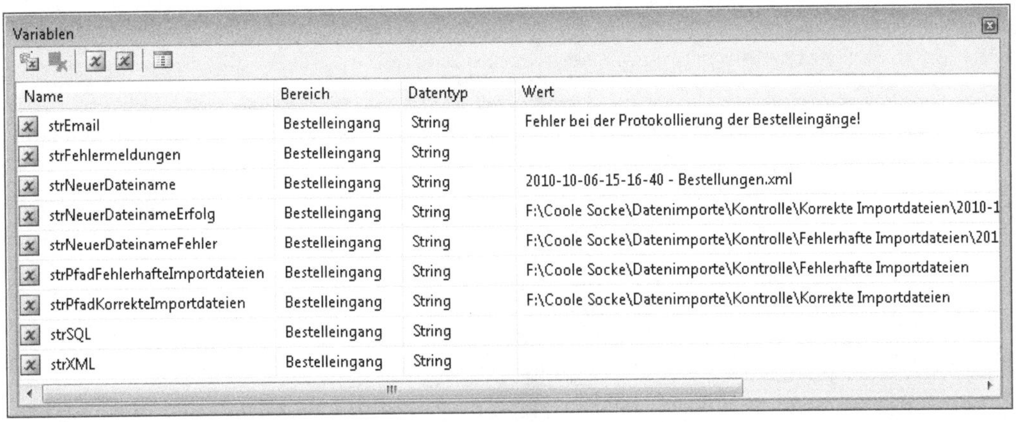

Abbildung 9.6 Die Paketvariablen zur Protokollierung des Bestelleingangs

Die Paketvariablen definieren Sie im Variablen-Editor, der als Registerkarte hinter der Toolbox platziert ist. Sofern der Variablen-Editor nicht aktiv ist, können Sie dies über den Menübefehl *SSIS\Variablen* nachholen. Wie Sie Paketvariablen anlegen, erfahren Sie in Kapitel 4. Achten Sie bei der Anlage der Paketvariablen *strEmail*, *strPfadKorrekteImportdateien* und *strPfadFehlerhafteImportdateien* auf deren Initialwerte. Die Initialwerte der Paketvariablen *strNeuerDateiname*, *strNeuerDateinameErfolg* und *strNeuerDateinameFehler* werden über Ausdrücke erzeugt. Dabei ist der Wert der Paketvariablen *strNeuerDateiname* abhängig von dem Ausdruck, den Sie in Listing 9.1 sehen. Die Verwendung von Ausdrücken bei Paketvariablen ist in Kapitel 5 beschrieben.

```
(DT_WSTR, 19) (DT_DBDATE)@[System::StartTime] + "-" +
REPLACE((DT_WSTR, 8)(DT_DBTIME) @[System::StartTime], ":", "-") + " - Bestellungen.xml"
```

Listing 9.1 Der Ausdruck der Paketvariablen *strNeuerDateiname*

Der Ausdruck zur Erstellung des Werts der Paketvariablen *strNeuerDateinameFehler* erfolgt anhand der Paketvariablen *strPfadFehlerhafteImportdateien* und *strNeuerDateiname*. Auf ähnliche Weise funktioniert auch der Ausdruck für den Wert der Paketvariablen *strNeuerDateinameErfolg*, wobei hier jedoch die Paketvariable *strPfadKorrekteImportdateien* im Ausdruck verwendet wird. Die beiden Ausdrücke sehen Sie in Listing 9.2 und Listing 9.3.

```
@[User::strPfadKorrekteImportdateien] + "\\" + @[User::strNeuerDateiname]
```

Listing 9.2 Der Ausdruck der Paketvariablen *strNeuerDateinameErfolg*

```
@[User::strPfadFehlerhafteImportdateien] + "\\" + @[User::strNeuerDateiname]
```

Listing 9.3 Der Ausdruck der Paketvariablen *strNeuerDateinameFehler*

Das erste Ablaufsteuerungselement für diese Ablaufsteuerung ist der *Task 'Prozess ausführen'*, welchen Sie per Doppelklick auf den entsprechenden Eintrag in der Toolbox in die Ablaufsteuerung aufnehmen. Danach geben Sie dem *Task 'Prozess ausführen'* die Bezeichnung **Bestellungen_zip entpacken**. Die für dieses Beispiel notwendige Konfiguration sehen Sie in Abbildung 9.7. Mehr zur Konfiguration dieses und auch der nun folgenden Ablaufsteuerungselemente lesen Sie in Kapitel 8.

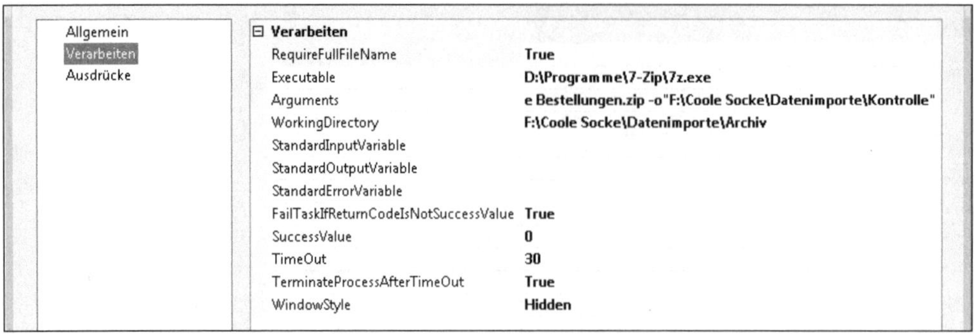

Abbildung 9.7 Die Konfiguration des *Task 'Prozess ausführen'* »Bestellungen_zip entpacken«

Nachdem Sie den *Task 'Prozess ausführen'* konfiguriert haben, ziehen Sie mit der Maus einen *Sequenzcontainer* in die Ablaufsteuerung und nennen diesen **Bestelleingang protokollieren**. Anschließend verbinden Sie diese beiden Ablaufsteuerungselemente mit einer Rangfolgeneinschränkung ausgehend vom *Task 'Prozess ausführen'*. Den dabei verwendeten Status *Erfolg* können Sie beibehalten, da nur nach einer erfolgreichen Ausführung des *Task 'Prozess ausführen'* – nach dem erfolgreichen Entpacken der XML-Datei aus der Zip-Datei *Bestellungen.zip* – der *Sequenzcontainer* ausgeführt werden soll.

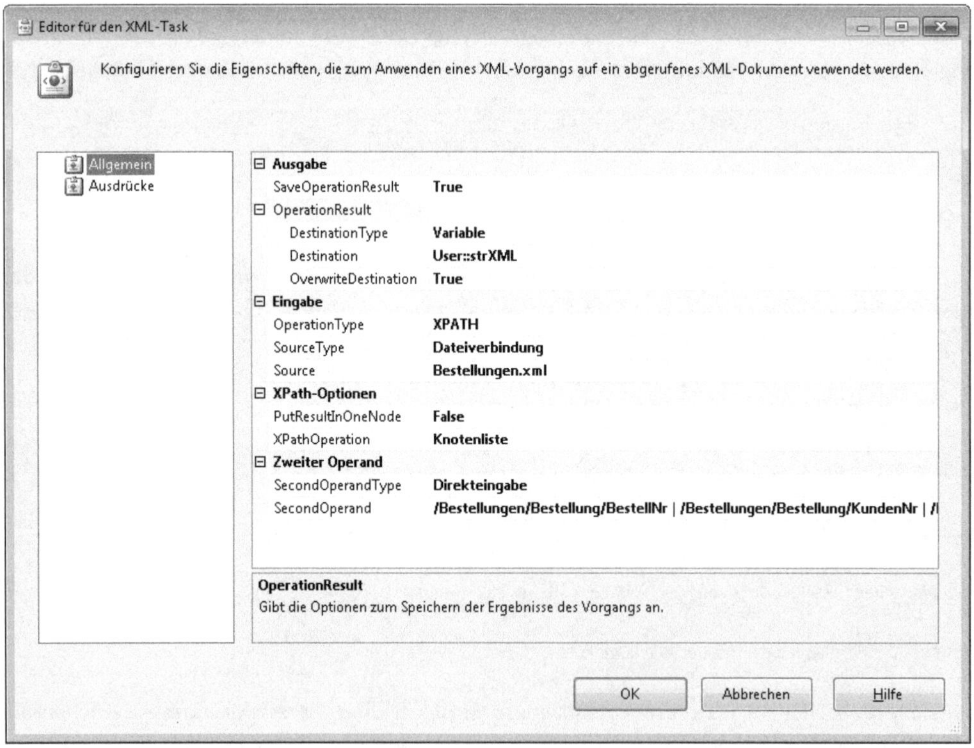

Abbildung 9.8 Die Konfiguration des *XML-Tasks* »KundenNr, KundenBestellNr und Bestelldatum ermitteln«

Das erste Ablaufsteuerungselement des *Sequenzcontainers* ist ein *XML-Task*. Deshalb ziehen Sie einen solchen aus der Toolbox in den *Sequenzcontainer*. Im Anschluss daran geben Sie dem *XML-Task* die Bezeichnung **KundenNr, KundenBestellNr und Bestelldatum ermitteln**. Der *XML-Task* verwendet die Aktion *XPath* und ermittelt mit folgender XPath-Anweisung die Kundennummer, die Kundenbestellnummer und das Bestelldatum der in der XML-Datei enthaltenen Bestellungen.

```
/Bestellungen/Bestellung/KundenNr | /Bestellungen/Bestellung/BestellNr |
/Bestellungen/Bestellung/Bestelldatum
```

Das Ergebnis dieser XPath-Abfrage wird in der Paketvariablen *strXML* gespeichert. Die dazu notwendige Konfiguration des *XML-Tasks* sehen Sie in Abbildung 9.8.

Die auf diese Art ermittelten Werte sind nun mit einem *Skripttask* zu einer `INSERT`-Anweisung aufzubereiten. Dazu nehmen Sie einen *Skripttask* in den *Sequenzcontainer* auf. Den *Skripttask* nennen Sie **INSERT anhand XPath-Ergebnis aufbereiten**. Bevor Sie den Editor des *Skripttasks* öffnen, verbinden Sie noch die Rangfolgeneinschränkung des *XML-Tasks* mit dem *Skripttask*. Im *Skripttask* selbst wird aus dem in der Paketvariablen *strXML* gespeicherten Ergebnis des *XML-Tasks* eine `INSERT`-Anweisung erstellt und in der Paketvariablen *strSQL* gespeichert. Von daher müssen Sie im *Skripttask-Editor* die Paketvariable *strXML* über die Eigenschaft *ReadOnlyVariables* und die Paketvariable *strSQL* über die Eigenschaft *ReadWriteVariables* an VSTA übergeben. Dieses starten Sie mit einem Klick auf die Schaltfläche *Skript bearbeiten* und geben dort den Skriptcode aus Listing 9.4. ein.

```
Public Sub Main()

    Try
        'Variablendeklaration
        Dim strXml As String = Trim(Dts.Variables("strXML").Value.ToString)
        Dim strSql As String = "SET DATEFORMAT ymd; " & vbCrLf & _
                    "INSERT INTO imp.Bestellungen (KundenBestellNr, KontaktId, Bestelldatum) VALUES "

        'Erstes Zeichen kann Sonderzeichen aus XML-Task beinhalten
        If Left(strXml, 1) <> "<" Then strXml = Mid(strXml, 2, Len(strXml))

        'Unnötige Zeilenumbrüche entfernen
        strXml = Replace(strXml, vbCrLf, "")
        strXml = Replace(strXml, vbCr, "")
        strXml = Replace(strXml, vbLf, "")

        'Values-List aufbauen
        strXml = Replace(Trim(strXml), "<BestellNr>", "('")
        strXml = Replace(Trim(strXml), "</BestellNr>", "'")
        strXml = Replace(Trim(strXml), "<KundenNr>", ",")
        strXml = Replace(Trim(strXml), "</KundenNr>", ",")
        strXml = Replace(Trim(strXml), "<Bestelldatum>", "'")
        strXml = Replace(Trim(strXml), "</Bestelldatum>", "'),")

        'Letztes Komma wieder entfernen
        strXml = Mid(strXml, 1, Len(strXml) - 1)
        Dts.Variables("strSQL").Value = strSql & Trim(strXml)

        'Status Erfolg
        Dts.TaskResult = ScriptResults.Success
    Catch ex As Exception
        'Status Fehler
        Dts.TaskResult = ScriptResults.Failure
```

```
    End Try
End Sub
```

Listing 9.4 Die Aufbereitung der INSERT-Anweisung im *Skripttask*

Natürlich wäre es auch möglich, im *Skripttask* direkt die XML-Datei auszuwerten, die INSERT-Anweisung zu erstellen und auszuführen. Es gibt zur Realisierung von Anforderungen immer mehrere Wege. Dieser hier zeigt Ihnen jedoch zum einen die Verwendung eines *XML-Tasks* und zum anderen sehen Sie, dass in SSIS auch mit wenigen .NET-Kenntnissen viel erreicht werden kann.

Den erfassten Skriptcode können Sie über den Menübefehl *Erstellen* von VSTA prüfen lassen und sofern diese Prüfung erfolgreich war, speichern und beenden. Die in der Paketvariablen *strSQL* gespeicherte INSERT-Anweisung muss nun nur noch an den *Task 'SQL ausführen'* übergeben werden. Dazu markieren Sie in der Toolbox einen *Task 'SQL ausführen'*, ziehen diesen in den *Sequenzcontainer* und geben diesem die Bezeichnung **Bestellung in Tabelle impBestellungen protokollieren**. Anschließend verbinden Sie den *Skripttask* mittels dessen Rangfolgeneinschränkung mit dem *Task 'SQL ausführen'*. Die Konfiguration des *Task 'SQL ausführen'* ist recht simpel, besteht Sie doch lediglich aus der Auswahl des *OLE DB-Verbindungs-Managers* und der Paketvariablen *strSQL*. Sie sehen diese Konfiguration in Abbildung 9.9.

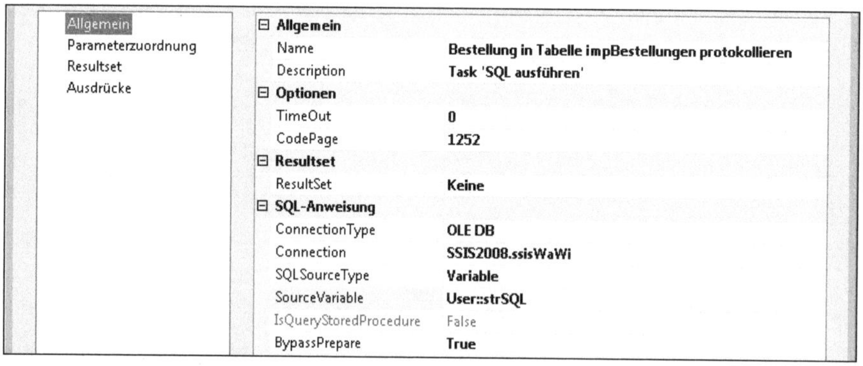

Abbildung 9.9 Die Konfiguration des *Task 'SQL ausführen'*

Der *Task 'SQL ausführen'* ist auch bereits das letzte Ablaufsteuerungselement des *Sequenzcontainers* und somit auch das letzte zur Protokollierung der Bestelleingänge. Abschließend ist nur noch die XML-Datei selbst mit einem *Task 'Dateisystem'* in das Verzeichnis *\Datenimporte\Kontrolle\Korrekte Importdateien* zu verschieben und umzubenennen. Dazu nehmen Sie einen *Task 'Dateisystem'* in die Ablaufsteuerung auf, nennen diesen **Bestellungen_xml verschieben** und verbinden ihn mit der Rangfolgeneinschränkung des *Sequenzcontainers*. Der neue Dateiname wie auch der neue Speicherort der XML-Datei wird über die Paketvariable *strNeuerDateinameErfolg* angegeben. Die Konfiguration des *Task 'Dateisystem'* sehen Sie in Abbildung 9.10.

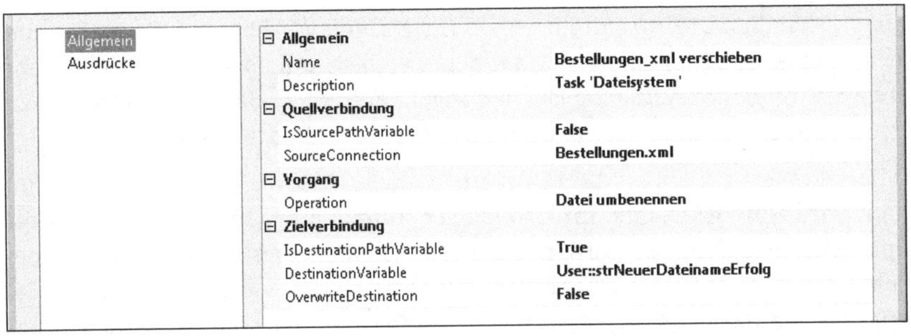

Abbildung 9.10 Die Konfiguration des *Task 'Dateisystem'* »Bestellungen_xml verschieben«

Soweit zur Erstellung der Ablaufsteuerung. Durch einen Klick auf die Debug-Schaltfläche in der Menüleiste – die grüne *Play*-Taste – wird nun die Datei *Bestellungen.xml* aus der Zip-Datei *Bestellungen.zip* entpackt und anschließend in dieser XML-Datei mit der XPath-Abfrage des *XML-Tasks* die Kundennummer, die Kundenbestellnummer und das Bestelldatum der einzelnen Bestellungen ermittelt. Die so ermittelten Bestelldaten werden im *Skripttask* zu einer `INSERT`-Anweisung aufbereitet, welche letztendlich mit dem *Task 'SQL ausführen'* an der Tabelle *imp.Bestellungen* ausgeführt wird. Nachdem auf diese Weise alle Bestelleingänge protokolliert sind, wird die erfolgreich verarbeitete XML-Datei mit dem *Task 'Dateisystem'* in das Verzeichnis *\Datenimporte\Kontrolle\Korrekte Importdateien* verschoben und umbenannt.

Diese Verarbeitung funktioniert jedoch nur dann reibungslos, wenn keine der in der XML-Datei enthaltenen Bestellnummern des jeweiligen Kunden bereits in der Tabelle *imp.Bestellungen* enthalten sind. Sofern Sie also nun die Ausführung des Pakets wiederholen, wird dies wegen doppelter Primärschlüssel fehlerhaft beendet. Dieser und auch andere Fehler sollen mit den Ereignishandlern protokolliert und an den Administrator gemailt werden. Dabei ist die fehlerhafte XML-Datei in das Verzeichnis *\Datenimporte\Kontrolle\Fehlerhafte Importdateien* zu verschieben.

Es sollen nur die Fehlermeldungen gesammelt werden, die bei der Verarbeitung der Protokollierung des Bestelleingangs auftreten. Insofern muss diese Sammlung im Ereignis *OnError* der ausführbaren Datei »Bestelleingang protokollieren« – also am *Sequenzcontainer* – erfolgen. Eine Aktivierung auf Paketebene würde alle möglichen Fehler sammeln, auch die des *Task 'Prozess ausführen'* »Bestellungen_zip entpacken« und die des *Task 'Dateisystem'* »Bestellungen_xml verschieben«.

Um den Ereignishandler *OnError* des *Sequenzcontainers* zu aktivieren, wechseln Sie zur Registerkarte *Ereignishandler*. Dort öffnen Sie zunächst die Auswahl der ausführbaren Dateien durch einen Klick auf das Listenfeld *Ausführbare Datei*.

HINWEIS Obwohl die Auswahl der ausführbaren Datei wie ein Listenfeld aussieht, handelt es sich hierbei doch um ein Dialogfeld – und zwar um ein modales. Dies bedeutet, dass das Dialogfeld geschlossen werden muss, bevor die Konfiguration an einer anderen Stelle im Paket fortgeführt werden kann.

Im Listenfeld *Ausführbare Datei* können Sie in der Pakethierarchie navigieren und die entsprechende ausführbare Datei auswählen. Für das aktuelle Beispiel markieren Sie den *Sequenzcontainer* »Bestelleingang protokollieren«, wie in Abbildung 9.11 dargestellt, und bestätigen die Auswahl mit einem Klick auf *OK*.

ACHTUNG Das Listenfeld *Ausführbare Datei* enthält nicht immer alle ausführbare Dateien eines Pakets. Hier hilft nur, das Paket einmal zu schließen und wieder zu öffnen. Nach diesem kurzen Neustart sind dann alle ausführbaren Dateien im Listenfeld verfügbar.

Als Nächstes wählen Sie den Ereignishandler *OnError* im Listenfeld *Ereignishandler*. Diesen müssen Sie nun noch aktivieren, indem Sie auf den Link in der Ablaufsteuerung des Ereignishandlers klicken. Nicht mehr benötigte Ereignishandler können Sie mit der Schaltfläche *Löschen* wieder entfernen. Beachten Sie aber, dass dabei alle enthaltenen Ablaufsteuerungselemente des Ereignishandlers ebenfalls entfernt werden.

Nachdem Sie den Ereignishandler aktiviert haben, ist die *Designeroberfläche 'Ereignishandler'* – wie sie im Text des Designers selbst genannt wird – freigeschaltet. Im Grunde genommen arbeiten Sie an dieser Stelle jedoch mit dem Ablaufsteuerungs-Designer, denn Sie entwerfen hier ja nichts anderes als eine Ablaufsteuerung. Von daher stehen Ihnen alle bekannten Ablaufsteuerungselemente in der Toolbox zur Verfügung, wie Sie auch im Variablen-Editor eigene Paketvariablen für diesen Ereignishandler anlegen können. Lediglich das *Eigenschaften*-Fenster unterscheidet sich etwas zu dem der Ablaufsteuerung, da hier nicht alle Eigenschaften verfügbar sind. Obwohl es sich bei den fehlenden Eigenschaften mehr um diejenigen handelt, mit denen das Paket beschrieben wird. Alle anderen, wie die Eigenschaften der Kategorie *Erzwungener Ausführungswert* und die der Kategorie *Transaktionen* sowie die Eigenschaften *DelayValidation*, *Disable*, *FailPackageOnFailure*, *FailParentOnFailure*, *MaximumErrorCount* der Kategorie *Ausführung*, sind auch hier verfügbar. Natürlich gibt es auch im Ereignishandler die Eigenschaft *Expressions* für die Konfiguration dynamischer Eigenschaften und auch die Möglichkeit, den Ausführungsstatus per *ForceExecutionResult* festzulegen. Des Weiteren stehen die Eigenschaften *LoggingMode*, *LocaleID*, *Description* und *Name* zur Verfügung. Mehr zu den Bedeutungen dieser Eigenschaften lesen Sie in Kapitel 7.

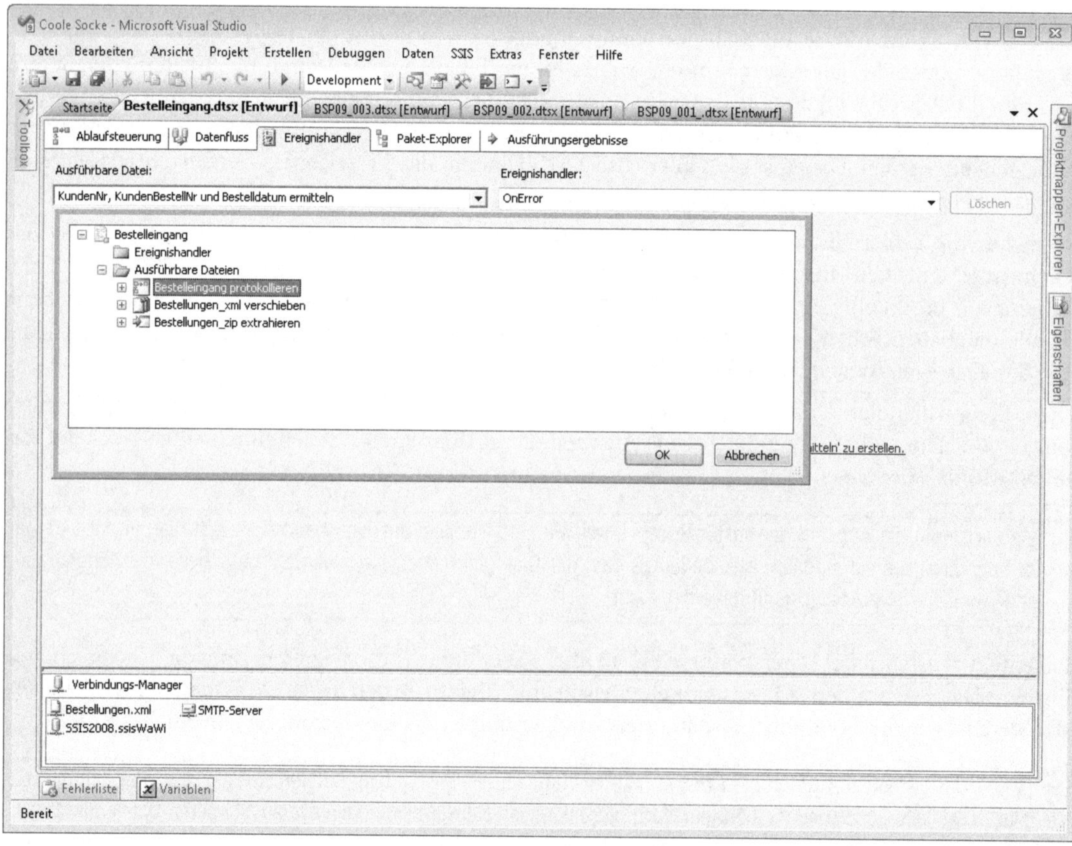

Abbildung 9.11 Die Auswahl der *ausführbaren Datei* auf der Registerkarte *Ereignishandler*

Der Ereignishandler *OnError* wird bei jedem eintretenden Fehler des *Sequenzcontainers* ausgelöst. Dazu gehören auch die Fehler der im *Sequenzcontainer* enthaltenen Ablaufsteuerungselemente – in diesem Fall die Fehler des *XML-Tasks*, des *Skripttasks* und des *Task 'SQL ausführen'*. Im Ereignishandler *OnError* sollen die eingetretenen Fehler nun in der Paketvariablen *strFehlermeldungen* gesammelt werden. Für diese Sammlung benötigen Sie wieder einen *Skripttask*. Diesen markieren Sie in der Toolbox und nehmen ihn mit einem Doppelklick in die Ablaufsteuerung des Ereignishandlers *OnError* auf. Zur Konfiguration des *Skripttasks* öffnen Sie dessen Editor und tragen dort in der Eigenschaft *Name* der Seite *Allgemein* die Bezeichnung **Fehlermeldungen sammeln** ein. Die Paketvariablen, die im Skriptcode verarbeitet werden sollen, definieren Sie auf der Seite *Skript*. Die Fehlermeldung und auch die Fehlernummer der einzelnen Fehler stehen im Ereignis *OnError* in den Systemvariablen *ErrorCode* und *ErrorDescription* zur Verfügung. Mit diesen beiden Informationen soll nun im Skriptcode der Wert der Paketvariablen *strFehlermeldungen* ergänzt werden. Insofern müssen Sie die beiden Systemvariablen *ErrorCode* und *ErrorDescription* in der Eigenschaft *ReadOnlyVariables* und die Paketvariable *strFehlermeldungen* in der Eigenschaft *ReadWriteVariables* eintragen bzw. mit der Schaltfläche in der jeweiligen Eigenschaft auswählen. Mit einem Klick auf die Schaltfläche *Skript bearbeiten* öffnen Sie VSTA, in dem Sie den in Listing 9.5 abgebildeten Skriptcode eingeben.

```
Public Sub Main()
    'Bereits gesammelte Fehlermeldungen in Variable speichern
    Dim strMessage As String = Dts.Variables("strFehlermeldungen").Value.ToString

    'Variable mit neuen aktuellen Fehlern ergänzen
    strMessage = strMessage & vbCrLf & vbCrLf & _
    " Fehler: " & Dts.Variables("ErrorCode").Value.ToString & vbCrLf & _
    Dts.Variables("ErrorDescription").Value.ToString

    'Aktuell gesammelte Fehlermeldungen wieder in Paketvariable speichern
    Dts.Variables("strFehlermeldungen").Value = strMessage

    Dts.TaskResult = ScriptResults.Success
End Sub
```

Listing 9.5 Der Skriptcode zum Sammeln der Fehler

Auch diesen erfassten Skriptcode können Sie über den Menübefehl *Erstellen* vorab prüfen lassen, bevor Sie speichern und VSTA beenden. Soweit zur Konfiguration des Ereignishandlers *OnError*. Als Nächstes ist die Ablaufsteuerung des Ereignisses *OnTaskFailed* an der Reihe. Dazu müssen Sie den Ereignishandler *OnTaskFailed* jedoch erst im Listenfeld *Ereignishandler* auswählen und ihn durch einen Klick in die Ablaufsteuerung des Ereignishandlers aktivieren.

Das Ereignis *OnTaskFailed* tritt ein, wenn die maximale erlaubte Fehleranzahl bei der Ausführung eines Ablaufsteuerungselements erreicht ist. Die Eigenschaft *MaximumErrorCount* des *Sequenzcontainers* und auch die der dort enthaltenen Ablaufsteuerungselemente enthält den Wert 1. Insofern wird die Verarbeitung beim ersten auftretenden Fehler beendet und das Ereignis *OnTaskFailed* ausgelöst. Wie Sie im Abschnitt »Reihenfolge der Ereignisse« erfahren haben, erfolgt das Auslösen der Ereignisse innerhalb der Pakethierarchie immer von unten nach oben. Da in diesem Fall bei den einzelnen Ablaufsteuerungselementen im *Sequenzcontainer* der Ereignishandler *OnTaskFailed* nicht aktiviert ist, wird nur der Ereignishandler *OnTaskFailed* des *Sequenzcontainers* ausgeführt – und genau diese Ereignisbehandlung gilt es jetzt zu entwickeln. Die Anforderung an diese Ereignisbehandlung ist zum einen die Aufbereitung der gesammelten Fehlermeldungen und zum anderen das Verschieben der umbenannten XML-Datei in das Verzeichnis *\Datenimporte\Kontrolle\Fehlerhafte Importdateien*.

Für das Verschieben der Datei benötigen Sie erneut einen *Task 'Dateisystem'*, den Sie mit der Maus von der Toolbox in die Ablaufsteuerung des Ereignishandlers *OnTaskFailed* ziehen. Mit dem Verschieben der Datei alleine ist es nicht getan, denn der Dateiname soll dabei noch mit Datum und Uhrzeit der Paketausführung erweitert werden. Der neue Dateiname und der Speicherort werden dabei über die Paketvariable *strNeuerDateinameFehler* zur Verfügung gestellt. Die Konfiguration des *Task 'Dateisystem'* sehen Sie in Abbildung 9.12.

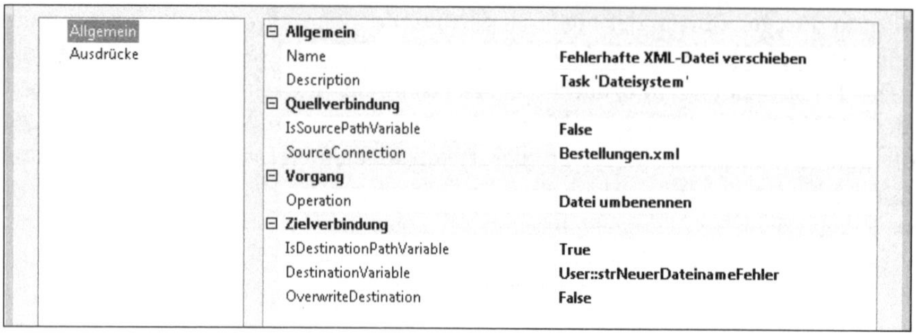

Abbildung 9.12 Der *Task 'Dateisystem'* im Ereignishandler *OnTaskFailed* des *Sequenzcontainers*

Anschließend folgt die Aufbereitung der gesammelten Fehlermeldungen. Dazu benötigen Sie einen *Skripttask*, den Sie mit einem Doppelklick aus der Toolbox in die Ablaufsteuerung des Ereignishandlers aufnehmen. Die Platzierung des *Skripttasks* ist an dieser Stelle nicht relevant, da dieser nicht mit dem *Task 'Dateisystem'* »Fehlerhafte XML-Datei verschieben« per Rangfolgeneinschränkung verbunden wird. Dies ist an dieser Stelle nicht notwendig, da die beiden Aufgaben nicht voneinander abhängig sind.

Die gesammelten Fehlermeldungen werden mit der Startzeit der Paketausführung und dem neuen Speicherort der XML-Datei ergänzt und anschließend in der Paketvariablen *strEmail* gespeichert. Dazu übergeben Sie die Systemvariable *StartTime* zusammen mit den Paketvariablen *strFehlermeldungen* und *strNeuerDateinameFehler* über die Eigenschaft *ReadOnlyVariables* an das Skript. Da die Paketvariable *strEmail* im Skriptcode verändert wird, muss sie in die Eigenschaft *ReadWriteVariables* eingetragen werden. In VSTA selbst erfolgt die Aufbereitung der Meldung mit dem in Listing 9.6 abgebildeten Skriptcode.

```
Public Sub Main()

    'Text für Email-Body aufbereiten
    Dim strEmailBody As String = _
        "Die Protokollierung des Bestelleingangs am " & _
        Dts.Variables("StartTime").Value.ToString & " ist fehlgeschlagen." & _
        vbCrLf & vbCrLf & _
        "Die fehlerhafte XML-Datei wurde umbenannt und verschoben." & vbCrLf & _
        "Der neue Dateiname mitsamt Speicherort lautet: " & vbCrLf & _
        Dts.Variables("strNeuerDateinameFehler").Value.ToString & _
        vbCrLf & vbCrLf & _
        "Die dabei aufgetretenen Fehler: " & Dts.Variables("strFehlermeldungen").Value

    'Aufbereiteten Text der Paketvariablen zuweisen
    Dts.Variables("strEmail").Value = strEmailBody
    Dts.TaskResult = ScriptResults.Success

End Sub
```

Listing 9.6 Die Aufbereitung der Fehlermeldungen für den E-Mail-Versand

Nachdem Sie auch diesen Skriptcode nach der Eingabe mit dem Menübefehl *Erstellen* geprüft und anschließend gespeichert haben, können Sie VSTA beenden. Abschließend geben Sie dem *Skripttask* noch in der Eigenschaft *Name* der Seite *Allgemein* die Bezeichnung **Variable für Mail aufbereiten**. Mit der Namensvergabe wäre auch die letzte Einstellung des Ereignishandlers *OnTaskFailed* vollbracht. Die Ereignishandler des *Sequenzcontainers* sind nun fertig definiert; es fehlt lediglich noch das Versenden der E-Mail mit den gesammelten Fehlermeldungen bzw. der Standardfehlermeldung der Paketvariablen *strEmail*. Dazu öffnen Sie über das Listenfeld *Ausführbare Datei* erneut das Dialogfeld, in dem die Pakethierarchie abgebildet wird. Dort markieren Sie den ersten Eintrag – die oberste Ebene und somit das Paket selbst – und übernehmen diese Auswahl mit einem Klick auf *OK*. Als Nächstes wechseln Sie zum Listenfeld *Ereignishandler* und wählen dort den Eintrag *OnTaskFailed*. Diese Auswahl schließen Sie mit der Aktivierung des Ereignishandlers durch einen Klick in dessen Ablaufsteuerung ab.

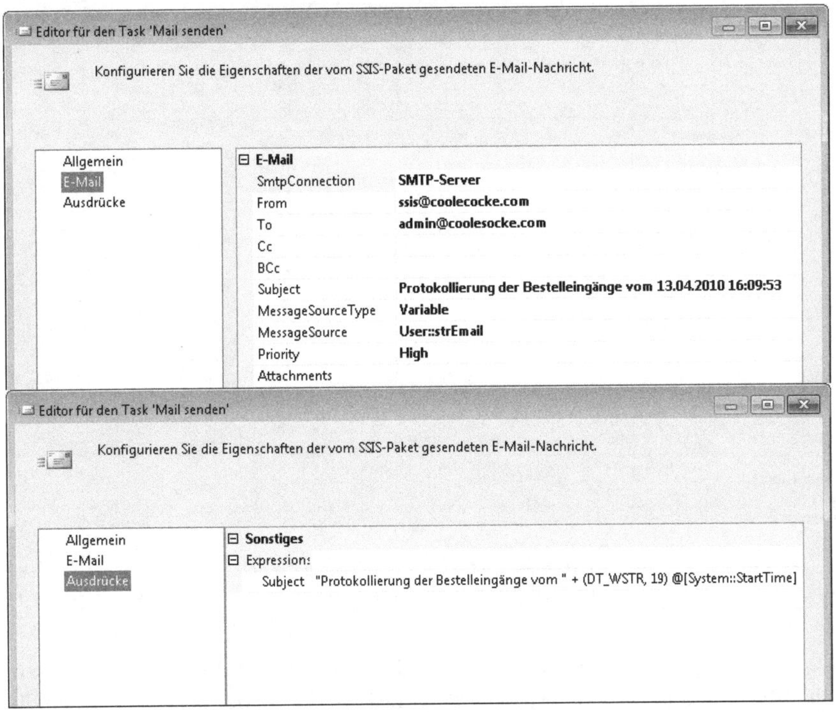

Abbildung 9.13 Die Konfiguration des *Task 'Mail senden'* im Ereignishandler *OnTaskFailed* des Pakets

Für das Versenden der E-Mail verwenden Sie das Ablaufsteuerungselement *Task 'Mail senden'*, welches Sie mit einem Doppelklick auf den entsprechenden Eintrag in der Toolbox in die Ablaufsteuerung aufnehmen. Nennen Sie dieses Ablaufsteuerungselement **Mail an Admin senden**. Im *Editor für den Task 'Mail senden'* wählen Sie als Erstes den bereits angelegten *SMTP-Verbindungs-Manager* aus. Anschließend geben Sie die E-Mail-Adresse des Absenders in der Eigenschaft *From* und die des Empfängers in der Eigenschaft *To* ein. An dieser Stelle verwenden Sie bitte eigene E-Mail-Adressen, um das Versenden wie auch das Empfangen der E-Mail testen zu können. Als Nächstes steht die Konfiguration der Quellenangabe an. Der Text der E-Mail wird über die Paketvariable *strEmail* übergeben. Dazu legen Sie zunächst in der Eigenschaft *MessageSourceType* den Eintrag *Variable* fest und wählen anschließend in der Eigenschaft *MessageSource* die Paketvariable *strEmail* aus. Diese Paketvariable enthält entweder den Standardfehlertext, mit dem die

Paketvariable initialisiert wird, oder aber den im Ereignishandler *OnTaskFailed* des *Sequenzcontainers* aufbereiteten Wert der gesammelten Fehlermeldungen. Nachdem Sie die Paketvariable zugeordnet haben, bestimmen Sie mit der Auswahl *High* in der Eigenschaft *Priority* noch die Dringlichkeit dieser E-Mail. Nun fehlt nur noch der Betreff. Dieser wird jedoch nicht direkt angegeben, sondern über einen Ausdruck. Dazu geben Sie im Eigenschaftsausdrucks-Editor zur Eigenschaft *Subject* folgenden Ausdruck ein:

```
"Protokollierung der Bestelleingänge vom " + (DT_WSTR, 19) @[System::StartTime]
```

Mehr zum Eigenschaftsausdrucks-Editor finden Sie im Abschnitt »Ausdrücke und dynamische Eigenschaften« des Kapitels 5. Die Konfiguration des *Task 'Mail senden'* sehen Sie in Abbildung 9.13.

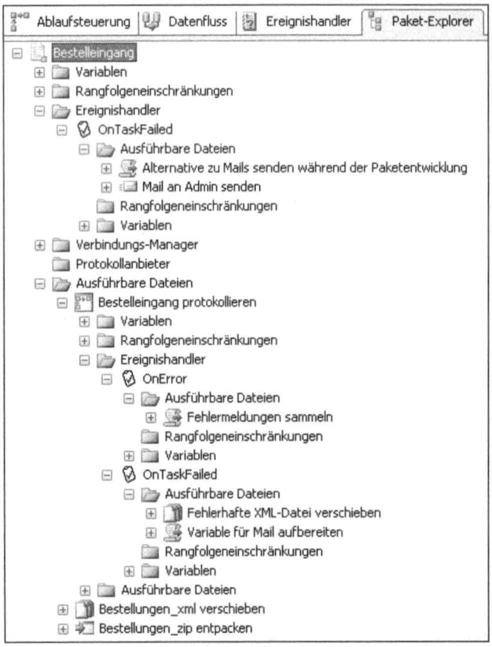

Abbildung 9.14 Der Paket-Explorer mit der Übersicht der Ereignishandler

Mit der Konfiguration des *Task 'Mail senden'* ist die Realisierung dieses kleinen Projekts abgeschlossen. Durch einen Klick auf die Schaltfläche *Debugging starten* – die *Play*-Taste in der Symbolleiste – können Sie das Paket nun erneut testen. Sie werden feststellen, dass der *Sequenzcontainer* fehlerhaft beendet wird und Sie eine E-Mail mit den Fehlermeldungen dieser Paketausführung erhalten. Die XML-Datei ist nach diesem Vorgang im Verzeichnis *\Datenimporte\Kontrolle\Fehlerhafte Importdateien* mit dem durch den Ausdruck der Paketvariablen *strNeuerDateinameFehler* erstellten Dateinamen zu finden.

In der Ablaufsteuerung des Pakets selbst sehen Sie keinerlei Hinweise auf die Verwendung von Ereignishandlern. Sie sollten von daher eine Anmerkung in der Ablaufsteuerung eintragen, die auf die hier definierten Ereignishandler hinweist. Eine Übersicht der Ereignishandler der jeweiligen Ebenen erhalten Sie mit dem Paket-Explorer. Abbildung 9.14 zeigt den Paket-Explorer mit den Ereignishandlern dieses Beispiels.

Im Paket-Explorer sehen Sie im Ereignishandler *OnTaskFailed* des Pakets auch ein Ablaufsteuerungselement namens »Alternative zu Mails senden während der Paketentwicklung«. Dieses Ablaufsteuerungselement wurde in der Beschreibung des Beispiels nicht vergessen, vielmehr handelt es sich hierbei um eine Alternative zum *Task 'Mail senden'*. Mit einem *Skripttask* wird der Wert der Paketvariablen *strEmail* als Meldung ausgegeben. Um während der Paketentwicklung nicht unnötig E-Mails an den Administrator oder andere Personen zu versenden, können Sie den *Task 'Mail senden'* deaktivieren und anstelle dessen den *Skripttask* verwenden. Dabei ist die Ausgabe der Meldung durch den *Skripttask* abhängig von der Systemvariablen *InteractiveMode*. Diese enthält nur im Debug-Modus den Wert *True*, weshalb die Meldung auch nur im Debug-Modus ausgegeben wird. Mehr zur Systemvariablen *InteractiveMode* erfahren Sie in Kapitel 4. Bevor Sie den in Listing 9.7 aufgeführten Skriptcode in VSTA eingeben, müssen Sie in der Eigenschaft *ReadOnlyVariables* die Paketvariablen *strEmail*, *StartTime* und *InteractiveMode* eintragen. Diese Paketvariablen werden im Skriptcode verwendet.

```
Public Sub Main()

Dim strBetreff As String = "Der Betreff: "
Dim strMail As String = "Der Text: "

'Aufbereitung des Betreffs der Email
strBetreff = strBetreff & vbCrLf & _
            "Protokollierung der Bestelleingänge vom " & Dts.Variables("StartTime").Value.ToString

'Aufbereitung des Bodys der Email
strMail = strMail & vbCrLf & Dts.Variables("strEmail").Value

'Ausgabe der Email als Meldung
If Dts.Variables("InteractiveMode").Value Then
    MsgBox(strBetreff & vbCrLf & vbCrLf & vbCrLf & vbCrLf & strMail, , "Email-Ersatz")
End If

Dts.TaskResult = ScriptResults.Success

End Sub
```

Listing 9.7 Die Ausgabe des E-Mail-Inhalts als Meldung

Mithilfe dieses *Skripttasks* erhalten Sie nun bei der Paketausführung die in Abbildung 9.15 dargestellte Meldung. Diese Variante können Sie auch verwenden, wenn Sie als Entwickler den *Task 'Mail senden'* nicht nutzen können, da Ihnen kein SMTP-Server zur Verfügung steht.

In diesem kleinen Projekt sehen Sie, wie effektiv die Verwendung von Ereignishandlern sein kann, obwohl Sie nur zwei von zwölf Ereignishandlern verwendet haben. Diese zwei Ereignishandler sind aber wohl die, die Sie in Ihren Paketen am häufigsten einsetzen werden.

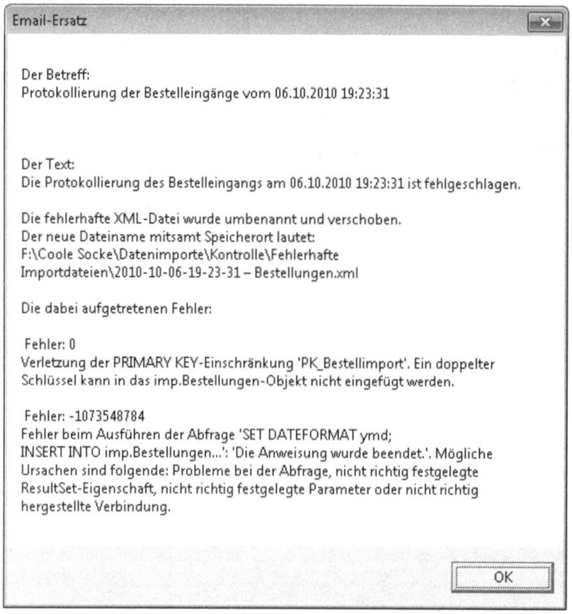

Abbildung 9.15 Die Ausgabe des E-Mail-Inhalts als Meldung

Sammeln von Fehlermeldungen – Eine Alternative

Die Kernaufgabe des im vorherigen Abschnitt erstellten Pakets liegt in der Protokollierung der Bestelleingänge. Das Entpacken der Zip-Datei *Bestellungen.zip* ist zwar notwendig, aber keine wirkliche Grundanforderung an die Protokollierung selbst. Ähnlich ist es mit dem Verschieben der erfolgreich verarbeiteten XML-Datei. Trotzdem sind beide Schritte unerlässlich, da beide fest mit der Verarbeitung der im *Sequenzcontainer* enthaltenen Aufgaben verbunden sind. Ohne das Entpacken der XML-Datei aus der Zip-Datei kann diese nicht verarbeitet werden und ohne Verschieben der XML-Datei ist es nicht möglich, eine neue Zip-Datei zu entpacken. Diese Abhängigkeiten können, wie im vorherigen Abschnitt beschrieben, über Rangfolgeneinschränkungen realisiert werden – oder aber mit Ereignishandlern.

Da das Entpacken der XML-Datei aus der Zip-Datei eine notwendige Aktion vor der Ausführung des *Sequenzcontainers* ist, kann diese Aktion genauso gut auch im Ereignishandler *OnPreExecute* des *Sequenzcontainers* erfolgen. Und da die XML-Datei immer im Anschluss an den *Sequenzcontainer* verschoben werden muss, kann der dazu verwendete *Task 'Dateisystem'* ebenso gut im Ereignishandler *OnPostExecute* des *Sequenzcontainers* ausgeführt werden. Durch die Ausführungsreihenfolge der Ereignishandler wird gewährleistet, dass die XML-Datei vor der eigentlichen Verarbeitung im *Sequenzcontainer* bereits aus der Zip-Datei entpackt ist und dass nach der Ausführung des *Sequenzcontainers* diese in das Verzeichnis *\Datenimporte\Kontrolle\Korrekte Importdateien* verschoben wird. Sollten bei diesen Aktionen Fehler auftreten, werden diese über die Ereignishandler weiterhin behandelt.

Um diese Alternative nachvollziehen zu können, erstellen Sie am besten eine Kopie vom Paket des ersten Beispiels. Dazu markieren Sie im Projektmappen-Explorer das Paket »Bestelleingang« und wählen aus dessen Kontextmenü den Befehl *Kopieren*. Anschließend klicken Sie den Ordner *SSIS-Pakete* an und wählen dort den Befehl *Einfügen*. Das neue Paket ist nun mit der Bezeichnung »Bestelleingang 1« im Projektmappen-Explorer enthalten. Beim Umbenennen des Pakets erhalten Sie eine Meldung mit der Frage, ob das Paketobjekt ebenfalls umbenannt werden soll. Diese Meldung bestätigen Sie mit der Schaltfläche *Ja*. Auf diese Weise wird auch der Name des Pakets in dessen Eigenschaft *Name* geändert. Wie bereits in Kapitel 7 beschrieben, sollten Sie einem kopierten Paket über den Eintrag *<Neue ID generieren>* der Eigenschaft *ID* eine neue GUID geben, um so das kopierte Paket als ein neues, eigenständiges Paket zu kennzeichnen.

Nachdem Sie aus der Kopie ein eigenständiges neues Paket erstellt haben, wechseln Sie zur Registerkarte *Ereignishandler*. Dort wählen Sie im Dialogfeld des Listenfeldes *Ausführbare Datei* den Eintrag des *Sequenzcontainers* »Bestelleingang protokollieren«. Anschließend öffnen Sie das Listenfeld *Ereignishandler*, um den Ereignishandler *OnPreExecute* auszuwählen. Nach der Auswahl aktivieren Sie diesen mit einem Klick in die Ablaufsteuerung des Ereignishandlers. An dieser Stelle soll nun das Entpacken der Zip-Datei erfolgen. Dazu müssen Sie keinen neuen *Task 'Prozess ausführen'* konfigurieren, sondern Sie übernehmen den bereits konfigurierten *Task 'Prozess ausführen'* »Bestellungen_zip entpacken« aus der Ablaufsteuerung des Pakets. Wechseln Sie also zur Registerkarte *Ablaufsteuerung*, markieren Sie dort den *Task 'Prozess ausführen'* »Bestellungen_zip entpacken« mit der rechten Maustaste und wählen Sie den Kontextmenübefehl *Ausschneiden*. Anschließend aktivieren Sie wieder die Registerkarte *Ereignishandler* und fügen den ausgeschnittenen *Task 'Prozess ausführen'* über den Kontextmenübefehl *Einfügen* in die Ablaufsteuerung des Ereignishandlers *OnPreExecute* ein. Mehr ist an dieser Stelle nicht zu tun.

Anschließend aktivieren Sie den Ereignishandler *OnPostExecute* des *Sequenzcontainers*. Da Sie sich noch in den Ereignishandlern des *Sequenzcontainers* befinden, müssen Sie hier lediglich den Eintrag *OnPostExecute* im Listenfeld *Ereignishandler* wählen und diesen mit einem Klick in die Ablaufsteuerung des Ereignishandlers aktivieren. Im Ereignis *OnPostExecute* soll die XML-Datei verschoben werden. Hierzu wechseln Sie wieder zur Ablaufsteuerung des Pakets und schneiden dort den *Task 'Dateisystem'* »Bestellungen_xml verschieben« aus, den Sie dann im Ereignishandler *OnPostExecute* einfügen.

Der Ereignishandler *OnPostExecute* wird auch dann ausgeführt, wenn der *Sequenzcontainer* fehlerhaft beendet wurde. Der *Task 'Dateisystem'* im Ereignishandler *OnPostExecute* aber darf in einem solchen Fall nicht mehr ausgeführt werden. Schließlich wurde die XML-Datei bereits vom Ereignishandler *OnTaskFailed* verschoben. Insofern ist die Ausführung des *Task 'Dateisystem'* im Ereignishandler *OnPostExecute* abhängig davon, ob der Ereignishandler *OnTaskFailed* bereits ausgeführt wurde. Diese Abhängigkeit wird über eine weitere Paketvariable realisiert, die mindestens im *Sequenzcontainer* verfügbar sein muss. Von daher achten Sie darauf, dass Sie den *Sequenzcontainer* in der Ablaufsteuerung aktiviert haben, bevor Sie die Paketvariable anlegen. Wechseln Sie also zur Registerkarte *Ablaufsteuerung*, markieren Sie den *Sequenzcontainer* und öffnen Sie den Variablen-Editor. Hier legen nun Sie eine Paketvariable mit der Bezeichnung **boOnTaskFailed** vom Datentyp *Boolean* mit dem Initialwert *False* an. Den Standardwert dieser Paketvariablen ändern Sie im Ereignishandler *OnTaskFailed* des *Sequenzcontainers* mit dem dort vorhandenen *Skripttask* »Variable für Mail aufbereiten«. Dazu übergeben Sie die Paketvariable *boOnTaskFailed* über die Eigenschaft *ReadWriteVariables* an das Skript. Den Skriptcode ergänzen Sie mit der folgenden Anweisung.

```
Dts.Variables("boOnTaskFailed").Value = True
```

Nach dieser Ergänzung wechseln Sie wieder zum Ereignishandler *OnPostExecute*. Dort markieren Sie den *Task 'Dateisystem'* »Bestellungen_xml verschieben« und navigieren im *Eigenschaften*-Fenster zu dessen Eigenschaft *Expressions*. Mit der Schaltfläche dieser Eigenschaft starten Sie den Eigenschaftsausdrucks-Editor und wählen dort den Eintrag *Disable* im Listenfeld *Eigenschaft*. In dem Eingabefeld *Ausdruck* tragen Sie den folgenden Ausdruck ein und beenden anschließend den Eigenschaftsausdrucks-Editor mit der Schaltfläche *OK*. Mehr zur Verwendung des Eigenschaftsausdrucks-Editors lesen Sie in Kapitel 5.

```
@[User::boOnTaskFailed]
```

Auf diese Weise wird der *Task 'Dateisystem'* »Bestellungen_xml verschieben« im Ereignishandler *OnPostExecute* abhängig von dem Wert der Paketvariablen *boOnTaskFailed* aktiviert oder deaktiviert. Konkret bedeutet dies, dass bei einer Ausführung des Ereignisses *OnTaskFailed* die Paketvariable den Wert *True* erhält und dadurch der *Task 'Dateisystem'* »Bestellungen_xml verschieben« im Ereignishandler *OnPostExecute* deaktiviert und nicht ausgeführt wird. Mit dieser kleinen Erweiterung ist nun die Implementierung der Ereignishandler *OnPreExecute* und *OnPostExecute* abgeschlossen.

Durch die Ausführungsreihenfolge innerhalb der Pakethierarchie wird bei der Paketausführung zunächst der *Task 'Prozess ausführen'* »Bestellungen_zip entpacken« im Ereignishandler *OnPreExecute* ausgeführt, gefolgt von der Verarbeitung des *Sequenzcontainers* »Bestelleingang protokollieren«, worauf abschließend der *Task 'Dateisystem'* »Bestellungen_xml verschieben« des Ereignishandlers *OnPostExecute* folgt. Allerdings findet die Ausführung der beiden Ereignishandler *OnPreExecute* und *OnPostExecute* insgesamt viermal statt. Auch dies ist in der Pakethierarchie begründet. Die beiden Ereignisse *OnPreExecute* und *OnPostExecute* werden für jedes Ablaufsteuerungselement im Paket ausgeführt. Wie Sie bereits im Abschnitt »Reihenfolge der Ereignisse« erfahren haben, erfolgt das Auslösen der Ereignisse von unten nach oben – in diesem Fall also von dem *XML-Task*, dem *Skripttask* und dem *Task 'SQL ausführen'* zum *Sequenzcontainer*. Da der *Sequenzcontainer* das erste Ablaufsteuerungselement in dieser Hierarchie ist, bei dem die Ereignishandler der Ereignisse *OnPreExecute* und *OnPostExecute* aktiviert sind, werden diese auch bei jedem Auslösen dieser Ereignisse ausgeführt. Dies bedeutet, dass das Ereignis *OnPreExecute* des *Task 'SQL ausführen'* ausgelöst und an die nächsthöhere Ebene – den *Sequenzcontainer* – weitergeleitet wird. Ebenso erfolgt auch die Weiterleitung der Ereignisse *OnPreExecute* vom *Skripttask* und vom *XML-Task* an die nächsthöhere Ebene – ebenfalls an den *Sequenzcontainer*. Dies sind also bereits drei Ereignisse im *Sequenzcontainer*, zu dem noch das Ereignis des *Sequenzcontainers* selbst hinzukommt. Ergo wird insgesamt viermal der Ereignishandler *OnPreExecute* des *Sequenzcontainers* ausgeführt – in diesem Fall das Entpacken der Zip-Datei. Dasselbe ereignet sich mit dem Ereignis *OnPostExecute*.

Um nun diese mehrfache Ausführung der Ereignishandler zu vermeiden, müssen Sie das Melden des Ereignisses an die nächsthöhere Ebene verhindern. Das erreichen Sie, indem Sie in den Ereignishandlern *OnPreExecute* und *OnPostExecute* der Ablaufsteuerungselemente des *Sequenzcontainers* den Wert der Systemvariablen *Propagate* auf *False* setzen. Dazu wählen Sie als Erstes im Dialogfeld des Listenfelds *Ausführbare Datei* den Eintrag des *XML-Tasks* »KundenNr, KundenBestellNr und Bestelldatum ermitteln« und anschließend den Ereignishandler *OnPreExecute* im Listenfeld *Ereignishandler*. Diesen aktivieren Sie durch einen Klick in die Ablaufsteuerung und öffnen den Variablen-Editor. Dort erweitern Sie mit einem Klick auf die Schaltfläche *Systemvariablen anzeigen* die Ansicht um die Systemvariablen und ändern den Wert der Systemvariable *Propagate* von *True* auf *False* – wie in Abbildung 9.16 dargestellt. Wiederholen Sie diesen Vorgang nun auch für den Ereignishandler *OnPostExecute* des *XML-Tasks*. Anschließend müssen Sie den Wert der Systemvariablen *Propagate* auch bei den Ereignishandlern *OnPreExecute* und *OnPostExecute* des *Skripttasks* »INSERT anhand XPath-Ergebnis aufbereiten« und des *Task 'SQL ausführen'* »Bestellung in Tabelle impBestellungen protokollieren« von *True* auf *False* ändern. Durch diese Konfiguration wird das Auslösen der Ereignisse *OnPreExecute* und *OnPostExecute* des *XML-Tasks*, des *Skripttasks* und des *Task 'SQL ausführen'* nicht an den *Sequenzcontainer* gemeldet, wodurch dessen Ereignishandler *OnPreExecute* und *OnPostExecute* nur noch einmal ausgeführt werden.

Diese Variante der Lösung funktioniert nun ebenso wie die im vorherigen Abschnitt beschriebene. Um das Paket testen zu können, müssen Sie dieses jedoch zunächst noch als das Startpaket kennzeichnen. Dies ist notwendig, da Ihr SSIS-Projekt inzwischen zwei Pakete enthält. Wechseln Sie also zum Projektmappen-Explorer und wählen dort aus dem Kontextmenü des aktuellen Pakets den Eintrag *Als Startobjekt festlegen*. Nun können Sie das Paket über die Schaltfläche *Debugging starten* testen.

BEGLEITDATEIEN Sie finden dieses Beispiel im Paket »BSP09_001«.

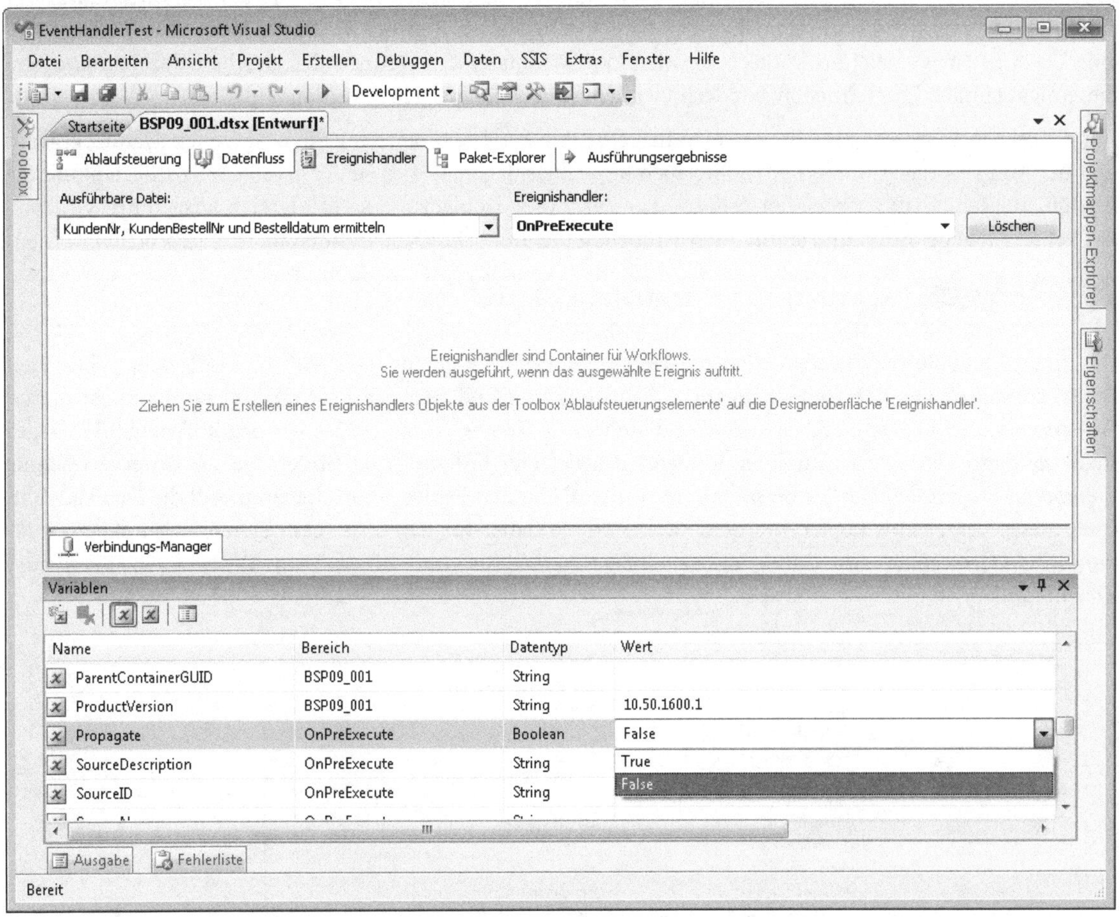

Abbildung 9.16 Die Systemvariable *Propagate* des Ereignishandlers *OnPreExecute*

Der Vorteil der hier vorgestellten Variante liegt darin, dass die zur Ausführung eines Ablaufsteuerungselements notwendigen Ablaufsteuerungselemente fest mit diesem verbunden sind. Kopieren Sie zum Beispiel den *Sequenzcontainer* in ein anderes Paket, kopieren Sie auch dessen Ereignishandler mit – in diesem Fall also auch den *Task 'Prozess ausführen'* und den *Task 'Dateisystem'*. Der Nachteil dieser Variante liegt in der Unübersichtlichkeit. Sie sehen auf den ersten Blick nur den *Sequenzcontainer* in der Ablaufsteuerung. Die weiteren in den Ereignishandlern versteckten Ablaufsteuerungselemente sind erst zu erkennen, wenn Sie sich das Paket auf der Registerkarte *Paket-Explorer* anzeigen lassen. Aus diesem Grund sollten Sie bei dieser Art der Paketentwicklung in der Ablaufsteuerung mit entsprechenden Anmerkungen auf die Verwendung der Ereignishandler hinweisen.

Bereinigen von Fehlern

Ein weiteres Beispiel zeigt Ihnen nun die Verwendung der Systemvariable *Propagate* in Verbindung mit einer Fehlerbereinigung im Ereignishandler *OnError*. In diesem Beispiel wird mit einem *Task 'Dateisystem'* eine Datei in ein Verzeichnis kopiert. Existiert dort bereits eine Datei mit der gleichen Bezeichnung, soll diese nicht einfach überschrieben, sondern vielmehr ein Fehler ausgelöst werden.

Zur Fehlerbehebung wird im Ereignishandler *OnError* der Dateiname mit dem aktuellen Datum ergänzt und der Kopiervorgang wiederholt. Sollte auch dies fehlschlagen, ist der Fehler als solcher zu werten und die Ausführung fehlerhaft zu beenden. Sofern aber der zweite Kopiervorgang erfolgreich ausgeführt wird, soll der Fehler nicht gemeldet und somit die Ausführung des *Task 'Dateisystem'* auch nicht abgebrochen werden.

BEGLEITDATEIEN Sie finden dieses Beispiel im Paket »BSP09_002«.

Um auch dieses Beispiel nachvollziehen zu können, legen Sie ein neues Paket an. Dort ziehen Sie einen *Sequenzcontainer* aus der Toolbox in die Ablaufsteuerung und nennen diesen **Datei kopieren**. In diesen *Sequenzcontainer* platzieren Sie anschließend einen *Task 'Dateisystem'*, den Sie wie in Abbildung 9.17 dargestellt konfigurieren. Die zu kopierende Datei *Beispiel Ereignishandler.txt* finden Sie im Unterverzeichnis *\Temporär\Ereignishandler* des Beispielverzeichnisses. Um den Fehler zu produzieren, soll die Datei auch in eben dieses Verzeichnis kopiert werden. Sie benötigen daher für den *Task 'Dateisystem'* zwei *Dateiverbindungs-Manager*: einen zur Datei *Beispiel Ereignishandler.txt* und einen zum Verzeichnis *\Temporär\Ereignishandler*.

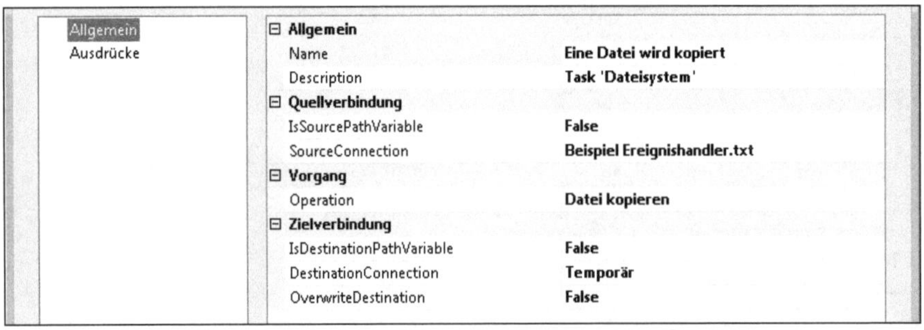

Abbildung 9.17 Die Konfiguration des *Task 'Dateisystem'* in der Ablaufsteuerung des Pakets

Anschließend wechseln Sie zur Registerkarte *Ereignishandler* und wählen dort im Dialogfeld des Listenfelds *Ausführbare Datei* den *Task 'Dateisystem'* »Eine Datei wird kopiert«. Nach dieser Auswahl legen Sie im Listenfeld *Ereignishandler* noch das Ereignis *OnError* fest, welches Sie mit einem Klick in die Ablaufsteuerung des Ereignishandlers aktivieren.

Der alternative Kopiervorgang erfolgt ebenfalls mit einem *Task 'Dateisystem'*. Von daher nehmen Sie einen solchen in die Ablaufsteuerung des Ereignishandlers auf. Jedoch wird die Datei an dieser Stelle nicht nur einfach kopiert, sondern auch umbenannt. Da hierfür der neue Dateiname mit dem aktuellen Datum ergänzt werden soll, muss das Ziel über eine Paketvariable angegeben werden. Wechseln Sie also zum Variablen-Editor und legen Sie dort eine Paketvariable namens **strNeuerDateiname** vom Datentyp *String* an. Dabei wird die Paketvariable in der Ebene des Ereignishandlers angelegt und ist somit auch nur im Ereignishandler gültig – was an dieser Stelle auch vollkommen ausreichend ist. Der Wert dieser Paketvariablen wird durch den Ausdruck aus Listing 9.8 erzeugt. Mehr zur Verwendung von Ausdrücken in Paketvariablen erfahren Sie in Kapitel 5. Die neu erstellte Paketvariable verwenden Sie nun im *Task 'Dateisystem'* als Angabe des Ziels, wie in Abbildung 9.18 zu sehen ist.

```
"F:\\Coole Socke\\Temporär\\Ereignishandler\\" +
(DT_WSTR, 10) (YEAR(Getdate()) * 10000 + MONTH(Getdate()) * 100 + DAY(Getdate())) +
" - Beispiel Ereignishandler.txt"
```

Listing 9.8 Der Ausdruck zur Erstellung des neuen Dateinamens

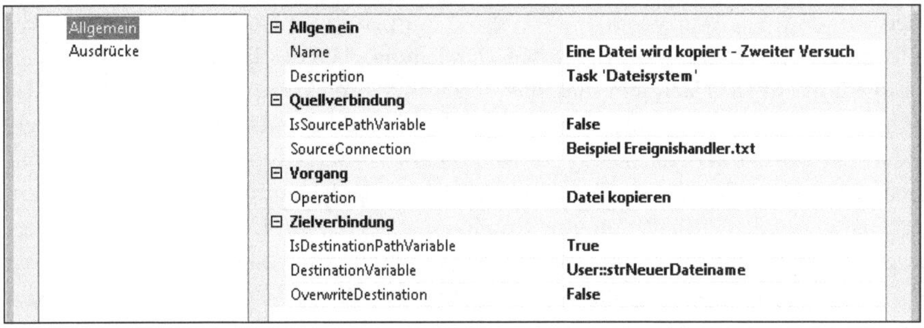

Abbildung 9.18 Die Konfiguration vom *Task 'Dateisystem'* im Ereignishandler *OnError*

Nur wenn der alternative Kopiervorgang erfolgreich war, soll der aufgetretene Fehler nicht weitergemeldet werden. Insofern ist der Wert der Systemvariablen *Propagate* abhängig vom Erfolg des *Task 'Dateisystem'* zu ändern. Dazu wählen Sie in der Toolbox einen *Skripttask* und nehmen diesen in die Ablaufsteuerung des Ereignishandlers auf. Anschließend ziehen Sie ausgehend vom *Task 'Dateisystem'* dessen Rangfolgeneinschränkung zum *Skripttask*. Im *Skripttask-Editor* geben Sie dem *Skripttask* in der Eigenschaft *Name* der Seite *Allgemein* die Bezeichnung **Fehler nicht melden** und wählen danach auf der Seite *Skript* die Systemvariable *Propagate* in der Eigenschaft *ReadWriteVariables* aus. Im Anschluss daran starten Sie VSTA und geben dort den in Listing 9.9 gezeigten Skriptcode ein.

```
Public Sub Main()

'Aktuellen Fehler nicht melden
Dts.Variables("Propagate").Value = False

Dts.TaskResult = ScriptResults.Success
End Sub
```

Listing 9.9 Das Verändern der Systemvariable *Propagate*

Durch den Status *Erfolg* der Rangfolgeneinschränkung ändert der *Skripttask* den Wert der Systemvariablen *Propagate* nur, wenn der alternative Kopiervorgang des *Task 'Dateisystem'* erfolgreich war. Mit dem neuen Wert der Systemvariable *Propagate* wird der Fehler nicht gemeldet und somit die Ausführung der Ablaufsteuerung fortgesetzt. Ist der alternative Kopiervorgang jedoch nicht erfolgreich, findet auch keine Änderung des Werts der Systemvariablen *Propagate* statt und der Fehler führt zu einem Abbruch der Ausführung.

Dies ist auch der Grund, warum an dieser Stelle der *Sequenzcontainer* und nicht die Eigenschaft *MaximumErrorCount* verwendet wird. Das Ändern der Eigenschaft *MaximumErrorCount* des *Task 'Dateisystem'* in der Ablaufsteuerung des Pakets auf den Wert 2 würde nicht nur den Fehler des ersten, sondern auch des zweiten Kopiervorgangs tolerieren. Ein Fehlschlagen des zweiten Kopiervorgangs aber soll sich auf die Ausführung des ersten *Task 'Dateisystem'* – den der Ablaufsteuerung – auswirken und auch diesen fehlschlagen lassen. Insofern darf der Wert der Eigenschaft *MaximumErrorCount* nicht verändert werden. Der *Sequenzcontainer* dient an dieser Stelle als Puffer. Der *Task 'Dateisystem'* der Ablaufsteuerung wird auch dann fehlschlagen, wenn der alternative Kopiervorgang erfolgreich war. Jedoch wird dabei der Fehler nicht nach *oben* propagiert. *Oben* ist in diesem Fall der *Sequenzcontainer*, der auf diese Art von dem ursprünglichen Fehler nichts mitbekommt und somit erfolgreich beendet wird.

Um dieses Verhalten testen zu können, ergänzen Sie die Ablaufsteuerung noch mit einem weiteren *Sequenzcontainer* namens »Weitere Verarbeitungen«, den Sie mit der Rangfolgeneinschränkung des *Sequenzcontainers* »Datei kopieren« verbinden. In den *Sequenzcontainer* »Weitere Verarbeitungen« müssen Sie keine Ablaufsteuerungselemente aufnehmen. Er dient nur zur optischen Darstellung, dass das Paket trotz eines eingetretenen Fehlers weiter ausgeführt wird. Nachdem Sie das Paket im Projektmappen-Explorer als das Startobjekt gekennzeichnet haben, klicken Sie für einen Test des Pakets auf die Schaltfläche *Debugging starten*. Bei der Paketausführung wird der *Task 'Dateisystem'* im *Sequenzcontainer* »Datei kopieren« zwar fehlerhaft beendet, durch den Ereignishandler *OnError* jedoch die Ausführung der Ablaufsteuerung nicht abgebrochen. Das Verzeichnis *\Temporär\Ereignishandler* enthält nun eine Kopie der angegebenen Datei mit dem erweiterten Dateinamen. Abbildung 9.19 zeigt Ihnen die hier beschriebene Paketausführung. Bei einer erneuten Paketausführung existiert die Datei mit dem erweiterten Dateinamen bereits im Verzeichnis, weshalb der zweite Kopiervorgang ebenfalls fehlerhaft beendet wird – und mit ihm auch die Paketausführung.

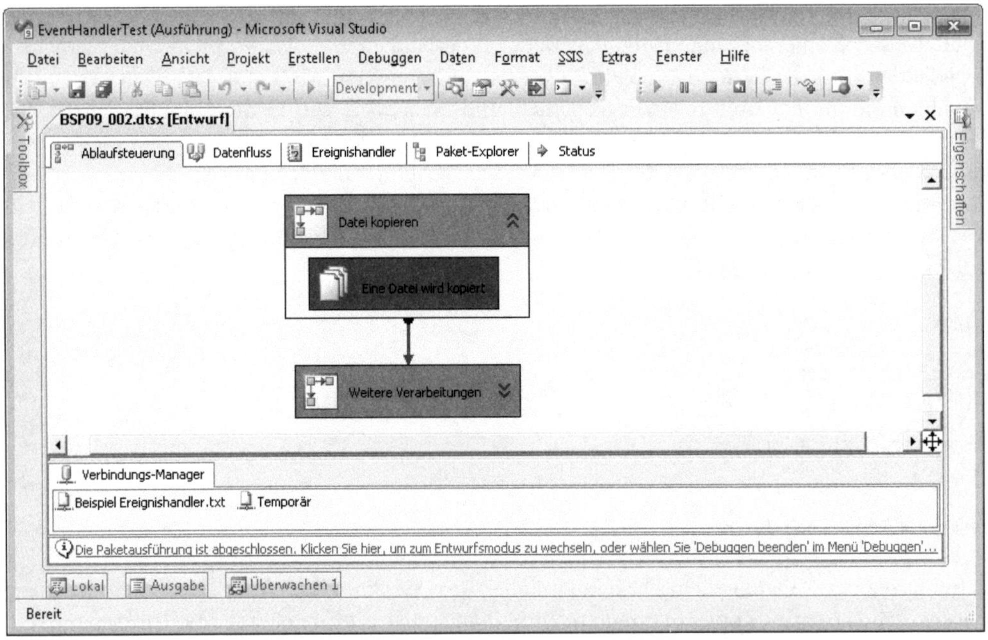

Abbildung 9.19 Ein im Ereignishandler *OnError* bereinigter Fehler

ACHTUNG Die hier dargestellte Fehlerbehebung mittels der Systemvariablen *Propagate* – oder auch über die Eigenschaft *MaximumErrorCount* – funktioniert nur, wenn der eingetretene Fehler nicht durch eine fehlerhafte Konfiguration des Ablaufsteuerungselements begründet ist. Falls beispielsweise in einem *Task 'Dateisystem'* die Quelle oder das Ziel über eine Paketvariable angegeben wird und diese bei der Paketausführung einen ungültigen Wert enthält, handelt es sich um einen syntaktischen Fehler. Syntaktische Fehler können nicht bereinigt werden, sondern führen immer zu einem fehlerhaften Abbruch der Ausführung.

Zusammenfassung

Auch in SSIS steht das Konzept der Ereignisse und Ereignishandler zur Verfügung. Dabei werden die Ereignisse von den ausführbaren Dateien ausgelöst – vom Paket respektive dessen Ablaufsteuerung, von den Ablaufsteuerungselementen und sogar von den Ereignishandlern selbst. Für zwölf dieser Ereignisse können Ereignishandler aktiviert werden. Zur Realisierung einer Ereignisbehandlung steht in den jeweiligen Ereignishandlern eine eigene Ablaufsteuerung zur Verfügung. Mithilfe dieser Ereignishandler sind Sie unter anderem in der Lage, ein Paket nicht nur über die Ablaufsteuerung, sondern auch über die Ereignisse zu steuern. Ob und inwieweit die Logik eines Pakets in der Ablaufsteuerung oder mit den Ereignishandlern realisiert wird, ist letztendlich Geschmackssache.

Teil D

Der Datenfluss

In diesem Teil:

Kapitel 10

Datenfluss

In diesem Kapitel:

Im Datenfluss werden die Daten einer oder mehrerer Datenquellen extrahiert, in verschiedenster Art und Weise transformiert und in ein oder mehrere Datenziele geladen. Kurz gesagt: Der Datenfluss stellt den ETL-Prozess in SSIS dar. Inhalt dieses Kapitels ist die Architektur, der damit verbundene Entwicklungsansatz und auch der Datenfluss-Designer.

Der Datenfluss

In SSIS ist ein Datenfluss zunächst nur ein weiteres Ablaufsteuerungselement – der *Datenflusstask*. Diesem steht nicht nur ein eigener Designer in einer eigenen Registerkarte zur Verfügung, sondern die Ausführung des *Datenflusstasks* erfolgt auch in einem eigenen Prozess – der *Integration Services Dataflow Engine*. In diesem Prozess werden die Daten mit den Datenflussquellen aus den Datenquellen extrahiert, mittels den Datenflusstransformationen syntaktisch wie semantisch transformiert und letztendlich über die Datenflussziele in die jeweiligen Datenziele geladen. Mit diesen drei Schritten sind auch bereits die drei wesentlichen Komponenten eines Datenflusses genannt: Datenflussquellen, Datenflusstransformationen und Datenflussziele. Diese werden Ihnen in den nächsten Kapiteln einzeln vorgestellt.

Die Datenflussquellen, Datenflusstransformationen und Datenflussziele sind mit Datenflusspfaden zu einem Datenfluss verbunden. Erst diese Verbindung sorgt dafür, dass die Daten von der Quelle über die Transformationen ins Ziel *fließen*. Technisch gesehen erfolgt dieser Datenfluss kontrolliert durch eine *Pipeline*. Der Begriff *Pipeline* wird in SSIS verwendet, wenn es um die Architektur der *Integration Services Dataflow Engine* geht.

Die Architektur

Die Daten einer Datenquelle werden nicht alle auf einmal extrahiert und in den Datenfluss – in die Pipeline – geleitet, sondern vielmehr in mehreren kleinen Einheiten. Eine solche Einheit besteht standardmäßig aus ungefähr 10.000 Datenzeilen. Während eine Einheit durch den Datenfluss fließt, wird bereits die nächste extrahiert. Um dieses Verfahren zu verdeutlichen, stellen Sie sich einen Datenfluss vor, mit dem insgesamt 30.000 Datenzeilen aus einer Datenquelle extrahiert, in einer Datenflusstransformation transformiert und anschließend in ein Datenziel geladen werden.

Der Datenfluss beginnt mit dem Extrahieren der ersten 10.000 Datenzeilen über die Datenflussquelle. Dabei werden die Daten in eigene Datentypen konvertiert und anschließend in den Datenfluss zur Datenflusstransformation geleitet. Während diese die ersten 10.000 Datenzeilen aufnimmt und transformiert, extrahiert die Datenflussquelle bereits die nächsten 10.000 Datenzeilen. Die Datenflusstransformation leitet die ersten 10.000 Datenzeilen nach der Transformation in den Datenfluss und nimmt direkt die zweite Einheit mit den nächsten 10.000 Datenzeilen in Empfang. Die Datenflussquelle extrahiert währenddessen bereits die letzten 10.000 Datenzeilen. Zur gleichen Zeit empfängt das Datenflussziel die ersten 10.000 Datenzeilen, konvertiert diese in die Datentypen des Datenziels und lädt die Daten. Mittlerweile verlässt die zweite Einheit der 10.000 Datenzeilen die Datenflusstransformation und leitet diese an das Datenflussziel weiter. Anschließend übernimmt die Datenflusstransformation die letzten 10.000 Datenzeilen, während das Datenflussziel die zweite Einheit der 10.000 Datenzeilen in das Datenziel lädt. Letztendlich werden die letzten 10.000 Datenzeilen von der Datenflusstransformation an das Datenflussziel übergeben und ebenfalls in das Datenziel geladen. Mit dem Laden der letzten 10.000 Datenzeilen ist der Datenfluss beendet.

Der hier beschriebene Weg der einzelnen Einheiten wird als *Pfad* bezeichnet. Ein *Pfad* beinhaltet die Metadaten einer Datenzeile und somit die Beschreibung der Struktur einer solchen Einheit. Beim Extrahieren der Daten werden diese anhand der Metadaten des Pfads in die entsprechenden Datentypen konvertiert und in einen Puffer geschrieben. Dieser Puffer fließt nun über den Pfad aus der Datenflussquelle über die jeweiligen Datenflusstransformationen zum Datenflussziel. Sofern bei den Transformationen nur synchrone Datenflusstransformationen verwendet werden, fließt der Puffer über exakt einen Pfad zum Datenflussziel. Synchrone Datenflusstransformationen transformieren zwar die im Puffer enthaltenen Daten, aber deren Struktur wird dabei nicht verändert. Asynchrone Datenflusstransformationen hingegen verändern die Daten des Puffers derart, dass diese nach der Transformation eine neue Struktur erfordern. Insofern werden bei asynchronen Datenflusstransformationen die transformierten Daten in einen neuen Puffer geschrieben. Dieser Puffer entspricht der neuen Struktur der Daten, welche mit einem neuen Pfad beschrieben werden. Von daher kann ein Datenfluss durchaus mehrere Pfade beinhalten. Diese sind jedoch nicht gleichbedeutend mit den einzelnen Datenflusspfaden.

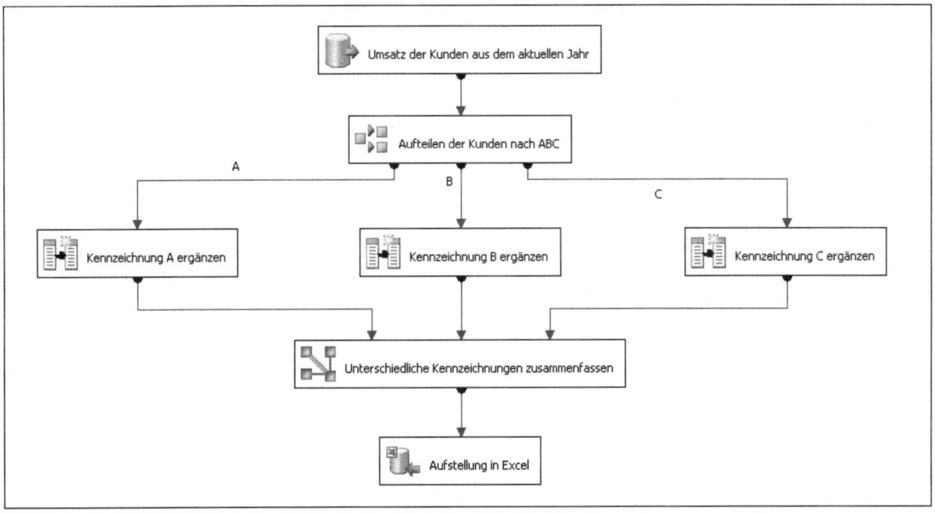

Abbildung 10.1 Ein Datenfluss mit mehreren Datenflusspfaden

Der Datenfluss aus Abbildung 10.1 besteht aus insgesamt zwei Pfaden. Der erste Pfad beginnt mit dem Extrahieren der Daten. Dies erfolgt mit der Datenflussquelle *OLE DB-Ziel* namens »Umsatz der Kunden aus dem aktuellen Jahr«. Hier werden die Daten in kleinen Einheiten extrahiert, in die Struktur des Pfads konvertiert und in den Puffer geschrieben. Dieser Puffer wird an die Datenflusstransformation *Bedingtes Teilen* mit der Bezeichnung »Aufteilen der Kunden nach ABC« weitergeleitet. In dieser Datenflusstransformation erfolgt eine Prüfung jeder einzelnen Datenzeile anhand einer Bedingung. Abhängig vom Ergebnis dieser Prüfung wird die Datenzeile in einen der drei Datenflusspfade A, B oder C geleitet. Die Datenflusstransformation *Bedingtes Teilen* ist eine synchrone Datenflusskomponente und obwohl hier die Datenzeilen des Puffers in drei verschiedene Datenflusspfade aufgeteilt werden, handelt es sich immer noch um ein und denselben Pfad. Wie bereits erwähnt, hat der Pfad mit dem Datenflusspfad nichts gemein. Jeder dieser drei Datenflusspfade enthält eine Datenflusstransformation *Abgeleitete Spalte* namens »Kennzeichnung … ergänzen«. Dort werden die Daten in ihrer Struktur nicht verändert, sondern lediglich der Datenfluss um eine Spalte erweitert. Diese Erweiterung erfolgt im gleichen Puffer. Insofern handelt es sich auch hier um eine synchrone Datenflusskomponente. Anschließend werden die Datenzeilen der drei Datenflusspfade A, B und C in der Datenflusstransformation *UNION ALL* zusammengefasst und in einem einzigen Datenflusspfad ausgegeben. Die Datenflusskomponente *UNION ALL* ist eine asynchrone Komponente. Das Zusammenfassen der Daten erfordert einen neuen Puffer, welcher über einen neuen Pfad weitergeleitet wird. Dieser Pfad führt den Puffer zum Datenflussziel *Excel-Ziel* namens »Aufstellung in Excel«, über das die Daten in das Datenziel geladen werden.

Wie viele Pfade in einem Datenfluss verwendet werden, können Sie sich über die Paketprotokollierung und die Ausgabe *Protokollereignisse* anschauen. Die dazu notwendige Konfiguration ist in Kapitel 14 beschrieben. Abbildung 10.2 zeigt die Ausgabe einer solchen Analyse zum Datenfluss des verwendeten Beispiels. Dort ist erkennbar, dass für dessen Ausführung zwei Pfade verwendet werden. Der erste Pfad führt die Daten von der Datenflussquelle bis hin zur Datenflusstransformation *UNION ALL* und der zweite Pfad von der Datenflusstransformation *UNION ALL* zum Datenflussziel. Dabei wird der erste Pfad in Unterpfade aufgeteilt, wobei jeder Unterpfad eine der drei Ausgaben der Datenflusskomponente *Bedingtes Teilen* übernimmt.

Jeder Pfad und auch jeder Unterpfad kann je nach Computerausstattung einem eigenen Thread zugeordnet werden. In diesem Fall bedeutet dies, dass die Verarbeitung der Unterpfade 0, 1 und 2 – die hier den Datenflusspfaden A, B und C entsprechen – parallel erfolgen kann. Die Aufteilung eines Pfads in Unterpfade macht sich gerade bei Mehrprozessorsystemen bemerkbar, da diese durch die mögliche parallele Verarbeitung effizienter genutzt werden. Die Architektur der Unterpfade ist neu in SSIS 2008 und auch der Grund für die noch bessere Performance der *Integration Services Dataflow Engine*.

In SSIS 2005 hingegen kann ein Pfad immer nur von einem Thread übernommen werden. Eine Aufteilung eines Pfads in Unterpfade steht hier nicht zur Verfügung. In Abbildung 10.3 sehen Sie das Ergebnis der gleichen Analyse unter SSIS 2005. Mit kleinen Tricks kann auch in SSIS 2005 der erste Pfad in mehrere Pfade aufgeteilt werden. Sofern Sie in den drei Datenflusspfaden A, B und C jeweils eine Datenflusstransformation *UNION ALL* vor der Datenflusstransformation *Abgeleitete Spalte* einfügen, erhalten Sie für die Verarbeitung dieser drei Datenflusspfade jeweils einen neuen Pfad. Fachlich gesehen ist die Datenflusstransformation *UNION ALL* an dieser Stelle nicht notwendig, aber von Seiten der Performance her sehr vorteilhaft. In SSIS 2008 sind solche Performancetricks nicht mehr notwendig.

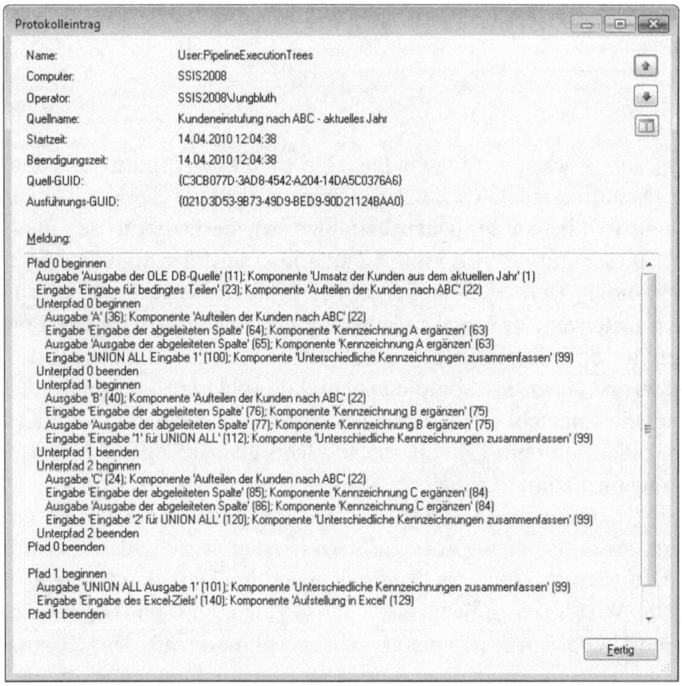
Protokolleintrag
Name: User:PipelineExecutionTrees
Computer: SSIS2008
Operator: SSIS2008\Jungbluth
Quellname: Kundeneinstufung nach ABC - aktuelles Jahr
Startzeit: 14.04.2010 12:04:38
Beendigungszeit: 14.04.2010 12:04:38
Quell-GUID: {C3CB077D-3AD8-4542-A204-14DA5C0376A6}
Ausführungs-GUID: {021D3D53-9B73-49D9-BED9-90D21124BAA0}
Meldung:
Pfad 0 beginnen
Ausgabe 'Ausgabe der OLE DB-Quelle' (11); Komponente 'Umsatz der Kunden aus dem aktuellen Jahr' (1)
Eingabe 'Eingabe für bedingtes Teilen' (23); Komponente 'Aufteilen der Kunden nach ABC' (22)
Unterpfad 0 beginnen
Ausgabe 'A' (36); Komponente 'Aufteilen der Kunden nach ABC' (22)
Eingabe 'Eingabe der abgeleiteten Spalte' (64); Komponente 'Kennzeichnung A ergänzen' (63)
Ausgabe 'Ausgabe der abgeleiteten Spalte' (65); Komponente 'Kennzeichnung A ergänzen' (63)
Eingabe 'UNION ALL Eingabe 1' (100); Komponente 'Unterschiedliche Kennzeichnungen zusammenfassen' (99)
Unterpfad 0 beenden
Unterpfad 1 beginnen
Ausgabe 'B' (40); Komponente 'Aufteilen der Kunden nach ABC' (22)
Eingabe 'Eingabe der abgeleiteten Spalte' (76); Komponente 'Kennzeichnung B ergänzen' (75)
Ausgabe 'Ausgabe der abgeleiteten Spalte' (77); Komponente 'Kennzeichnung B ergänzen' (75)
Eingabe 'Eingabe "1" für UNION ALL' (112); Komponente 'Unterschiedliche Kennzeichnungen zusammenfassen' (99)
Unterpfad 1 beenden
Unterpfad 2 beginnen
Ausgabe 'C' (24); Komponente 'Aufteilen der Kunden nach ABC' (22)
Eingabe 'Eingabe der abgeleiteten Spalte' (85); Komponente 'Kennzeichnung C ergänzen' (84)
Ausgabe 'Ausgabe der abgeleiteten Spalte' (86); Komponente 'Kennzeichnung C ergänzen' (84)
Eingabe 'Eingabe "2" für UNION ALL' (120); Komponente 'Unterschiedliche Kennzeichnungen zusammenfassen' (99)
Unterpfad 2 beenden
Pfad 0 beenden
Pfad 1 beginnen
Ausgabe 'UNION ALL Ausgabe 1' (101); Komponente 'Unterschiedliche Kennzeichnungen zusammenfassen' (99)
Eingabe 'Eingabe des Excel-Ziels' (140); Komponente 'Aufstellung in Excel' (129)
Pfad 1 beenden
Fertig

Abbildung 10.2 Der Execution Tree in SSIS 2008

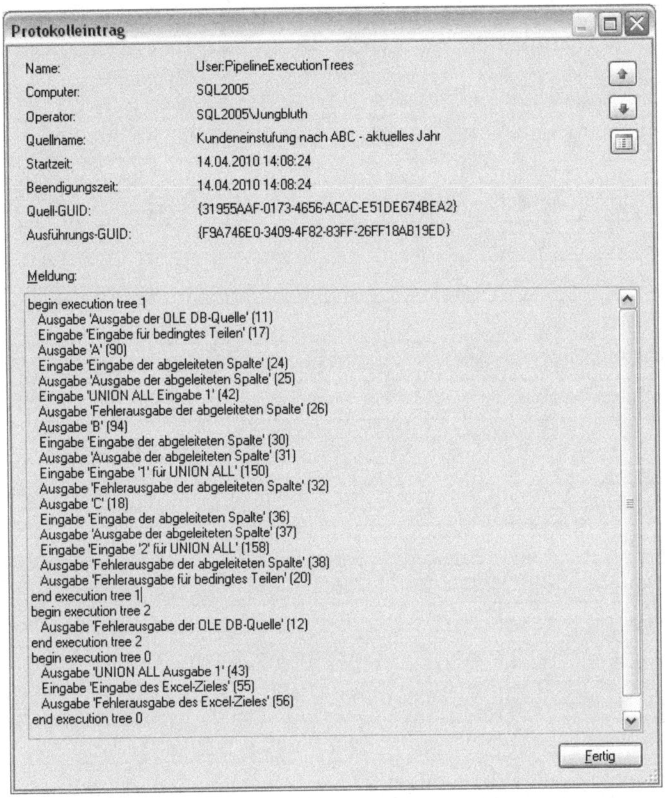

Abbildung 10.3 Der Execution Tree in SSIS 2005

Mit einem Datenfluss können Daten aus den unterschiedlichsten Datenquellen extrahiert und in die unterschiedlichsten Datenziele geladen werden. Dabei muss weder die Quelle noch das Ziel ein SQL Server sein. Um den vielfältigen Datentypen dieser Quellen bzw. Ziele gerecht zu werden, erfolgt beim Extrahieren der Daten gleichzeitig auch deren Konvertierung in die SSIS-eigenen Datentypen. Tabelle 10.1 beinhaltet eine Aufstellung dieser Datentypen und deren Beschreibung.

Datentyp	Inhalt
DT_BOOL	Boolean-Wert
DT_BYTES	Bytedatenstrom mit einer Länge von maximal 8.000 Byte
DT_CY	Währungswert mit Vorzeichen und einer Länge von 8 Byte, einer Skala von 4 und einer maximalen Genauigkeit von 19 Stellen
DT_DATE	Datumswert mit Jahr, Monat, Tag, Stunde, Minute, Sekunde sowie Sekundenbruchteilen mit bis zu 7 Dezimalstellen zur Darstellung kleinerer Datumsbereiche
DT_DBDATE	Datumswert mit Jahr, Monat und Tag
DT_DBTIME	Zeitwert mit Stunde, Minute und Sekunde
DT_DBTIME2	Zeitwert mit Stunde, Minute, Sekunde sowie Sekundenbruchteile mit bis zu 7 Dezimalstellen
DT_DBTIMESTAMP	Datumswert mit Jahr, Monat, Tag, Stunde, Minute, Sekunde sowie Sekundenbruchteile mit bis zu 3 Dezimalstellen
DT_DBTIMESTAMP2	Datumswert mit Jahr, Monat, Tag, Stunde, Minute, Sekunde sowie Sekundenbruchteile mit bis zu 7 Dezimalstellen ▶

Datentyp	Inhalt
DT_DBTIMESTAMPOFFSET	Datumswert mit Jahr, Monat, Tag, Stunde, Minute, Sekunde sowie Sekundenbruchteile mit bis zu 7 Dezimalstellen inklusive Darstellung der Abweichung der Stunden und Minuten zur UTC-Zeit
DT_DECIMAL	Festkommazahl mit einer Länge von 12 Byte, einer Skala von 0-28 und einer maximalen Genauigkeit von 29 Stellen
DT_FILETIME	64-Bit-Wert zur Darstellung der Anzahl von 100-Nanosekunden-Intervallen seit dem 01.01.1601
DT_GUID	Eindeutiger Bezeichner mit weltweit eindeutigem Wert
DT_I1	Ganze Zahl mit Vorzeichen und einer Länge von 1 Byte
DT_I2	Ganze Zahl mit Vorzeichen und einer Länge von 2 Byte
DT_I4	Ganze Zahl mit Vorzeichen und einer Länge von 4 Byte
DT_I8	Ganze Zahl mit Vorzeichen und einer Länge von 8 Byte
DT_NUMERIC	Festkommazahl mit einer Länge von 16 Byte, einer Skala von 0-38 und einer maximalen Genauigkeit von 38 Stellen
DT_R4	Gleitkommazahl mit einfacher Genauigkeit
DT_R8	Gleitkommazahl mit doppelter Genauigkeit
DT_STR	ANSI/MBCS-Zeichenfolge mit einer maximalen Länge von 8.000 Zeichen
DT_UI1	Ganze Zahl ohne Vorzeichen und einer Länge von 1 Byte
DT_UI2	Ganze Zahl ohne Vorzeichen und einer Länge von 2 Byte
DT_UI4	Ganze Zahl ohne Vorzeichen und einer Länge von 4 Byte
DT_UI8	Ganze Zahl ohne Vorzeichen und einer Länge von 8 Byte
DT_WSTR	Unicode-Zeichenfolge mit einer maximalen Länge von 4.000 Zeichen
DT_IMAGE	Binärer Wert mit einer maximalen Größe von 2.147.483.647 Byte (2 GB)
DT_NTEXT	Unicode-Zeichenfolge mit einer maximalen Länge von 1.073.741.823 Bytes (1 GB)
DT_TEXT	ANSI/MBCS-Zeichenfolge mit einer maximalen Länge von 2.147.483.647 Byte (2 GB)

Tabelle 10.1 Die Datentypen in SSIS

Ergänzend zur Tabelle 10.1 ist noch zu erwähnen, dass die Datentypen *DT_STR* und *DT_WSTR* beide NULL-terminiert ist, das heißt die Zeichenfolge gilt mit dem ersten NULL-Zeichen als beendet.

Die Datentypen der Spalten einer Datenzeile sind ausschlaggebend für die Anzahl der Datenzeilen im Puffer und somit letztendlich auch für dessen Größe. Standardmäßig enthält ein Puffer ca. 10.000 Datenzeilen. Diesen Standardwert wie auch die Größe des Puffers selbst können Sie in den Eigenschaften *DefaultBufferMaxRows* und *DefaultBufferSize* ändern. Sie finden diese beiden Eigenschaften in der Kategorie *Sonstiges* im *Eigenschaften*-Fenster des *Datenflusstasks*. Dort stehen Ihnen neben diesen beiden – und den üblichen Eigenschaften eines Ablaufsteuerungselements – noch weitere Eigenschaften zur Verfügung, mit denen Sie die Ausführung des *Datenflusstasks* beeinflussen können.

- **DefaultBufferMaxRows und DefaultBufferSize** Mit diesen beiden Eigenschaften wird zum einen die Anzahl der Datenzeilen im Puffer und zum anderen die Größe des Puffers in MB angegeben. Dabei handelt es sich bei den hier angegebenen Werten nicht um fixe Werte, sondern vielmehr um Richtwerte, anhand derer SSIS die tatsächliche Ausgangsgröße eines Puffers kalkuliert. Diese Kalkulation beginnt mit der Ermittlung der ungefähren Größe einer Datenzeile, welche sich aus der Summe der maximalen Längen der in der Datenzeile verwendeten Datentypen ergibt. Diese ungefähre Größe der zu erwartenden Datenzeile wird nun mit der in der Eigenschaft *DefaultBufferMaxRows* festgelegten Anzahl der Datenzeilen multipliziert. Anschließend erfolgt der Vergleich des Ergebnisses der Multiplikation mit dem Wert der Eigenschaft *DefaultBufferSize* und einer intern berechneten minimalen Puffergröße. Liegt das Ergebnis über dem in der Eigenschaft *DefaultBufferSize* angegebenen Wert, wird die Anzahl der Datenzeilen pro Puffer verringert. Wohingegen die Anzahl der Datenzeilen pro Puffer erhöht wird, wenn der Wert unter der intern berechneten minimalen Puffergröße liegt. Sofern das Ergebnis zwischen der intern berechneten minimalen Puffergröße und dem Wert der Eigenschaft *DefaultBufferSize* liegt, wird die Puffergröße an das Ergebnis so gut es geht angepasst.

Die Größe des Puffers in MB geben Sie in der Eigenschaft *DefaultBufferSize* in Byte an. Der Standardwert liegt bei 10 MB, die maximal mögliche Größe bei 100 MB. Der Standardwert der Eigenschaft *DefaultBufferMaxRows* beträgt 10.000 Datenzeilen. Eine maximale Begrenzung gibt es hierfür nicht. Je nach verfügbarem Arbeitsspeicher und der zu erwartenden Größe einer Datenzeile können Sie nun diese beiden Eigenschaften für eine optimale Ausführung konfigurieren.

- **BLOBTempStoragePath und BufferTempStoragePath** Die Verarbeitung der Puffer findet im Arbeitsspeicher statt. Sofern mehr Arbeitsspeicher benötigt wird, als zum Zeitpunkt der Ausführung bereitgestellt werden kann, werden die Daten in die Auslagerungsdatei umgeleitet. Diese befindet sich in der Regel auf dem Laufwerk »C:«. Nun gibt es durchaus Laufwerke in einem Computer, die weniger frequentiert sind und in der Regel auch mehr freien Speicherplatz bieten. Wenn die Ausführung eines Datenflusses vorzeitig mit der Fehlermeldung »Es steht nicht genug Speicherplatz auf dem Datenträger zur Verfügung« endet, muss es sich hierbei also nicht unbedingt um den Speicherplatz des Datenträgers handeln, der das Datenziel speichert. An dieser Stelle kann auch der Speicherplatz des Datenträgers gemeint sein, auf dem sich die Auslagerungsdatei befindet. Um einen solchen eher müßigen Fehler zu vermeiden und natürlich auch um eine bessere Performance zu erhalten, können Sie für die Auslagerung der Daten eigene Verzeichnisse angeben. SSIS bietet hierfür die beiden Eigenschaften *BLOBTempStoragePath* und *BufferTempStoragePath.*

  In die Eigenschaft *BLOBTempStoragePath* tragen Sie das oder die Verzeichnisse ein, in denen die *Binary Large Objects* – die BLOBs – temporär gespeichert werden sollen. Dies betrifft die Datenflussspalten mit den Datentypen *DT_TEXT, DT_NTEXT* und *DT_IMAGE.* Alle anderen Pufferdaten werden in den Verzeichnissen der Eigenschaft *BufferTempStoragePath* ausgelagert.

  In beide Eigenschaften können Sie ein oder mehrere Verzeichnisse eintragen; mehrere Verzeichnisse müssen Sie dabei mit einem Semikolon trennen. Dabei sollten Sie Verzeichnisse wählen, die auf schnellen Laufwerken mit ausreichend freiem Speicherplatz liegen. Falls es Ihnen möglich ist, verteilen Sie die in den beiden Eigenschaften angegebenen Verzeichnisse auf mehrere Laufwerke. Je mehr Sie auf physikalisch getrennte Laufwerke verteilen können, umso besser die Performance. Achten Sie bei der Angabe der Verzeichnisse unbedingt darauf, dass das Benutzerkonto, mit dem das Paket ausgeführt wird, über die notwendigen Lese- und Schreibrechte an den angegebenen Verzeichnissen verfügt.

- **EngineThreads** Die Eigenschaft *EngineThreads* beinhaltet die Anzahl der Threads, die die *Integration Services Dataflow Engine* für die Ausführung des *Datenflusstasks* veranschlagt. Der dort eingegebene Wert ist mehr ein Richtwert, denn eine Grenze. Grundsätzlich verwendet die *Integration Services Dataflow Engine* nur so viele Threads, wie tatsächlich auch benötigt werden. Haben Sie beispielsweise durch den Eintrag 7 in der Eigenschaft bis zu sieben Threads veranschlagt, zur Ausführung sind aber nur vier nötig, so werden auch nur vier Threads erstellt. In Ausnahmefällen werden auch mehr Threads erzeugt, als in der Eigenschaft angegeben ist; dies aber nur, um Parallelitätsprobleme zu vermeiden.

Die hier angegebene Threadanzahl bezieht sich auf die parallele Ausführung der so genannten *Source Threads* und *Worker Threads* innerhalb eines *Datenflusstasks*. Der *Source Thread* übernimmt das Extrahieren der Daten aus einer Datenquelle und der *Worker Thread* einen Pfad bzw. die darin enthaltenen Unterpfade. Beinhaltet ein Datenfluss zum Beispiel zwei Datenflussquellen, so sind dies bereits zwei Threads, die als *Source Threads* verwendet werden. Jeder Pfad bzw. Unterpfad dieses Datenflusses wird von einem weiteren Thread – einem *Worker Thread* – übernommen. Eine Threadanzahl von vier bedeutet, dass die *Integration Services Dataflow Engine* bis zu vier *Source Threads* und bis zu vier *Worker Threads* erstellt.

Die Eigenschaft weist den Standardwert 10 auf. Diesen können Sie nach oben oder unten anpassen, wobei der Minimalwert 2 und der Maximalwert 1000 beträgt. Der angegebene Wert ist abhängig von der Anzahl der Prozessoren des ausführenden Computers. Sie sollten nie mehr eingeben, als Prozessoren vorhanden sind, da dies zu häufigen Kontextwechseln zwischen den Threads führen kann, was die Performance wiederum verschlechtert.

- **RunInOptimizedMode** Die Eigenschaft *RunInOptimizedMode* entfernt vor der Ausführung des *Datenflusstasks* unnötigen Ballast des Datenflusses. Dazu gehören unter anderem nicht verwendete Spalten und Ausgaben.

Die hier aufgelisteten Eigenschaften wirken sich primär auf die Performance der Ausführung des Datenflusses aus. Neben der Architektur und diesen Eigenschaften gibt es noch einen weiteren Punkt, der für die schnelle Ausführung eines Datenflusses beachtet werden soll: das Design Ihrer ETL-Lösung.

Der Entwicklungsansatz

Eine Zugfahrt von Frankfurt nach Hamburg dauert normalerweise ca. 8-9 Stunden. Sie können diese Fahrt auch in 4–5 Stunden schaffen – wenn Sie einen Schnellzug nehmen, der nur an den wichtigsten Bahnhöfen dieser Strecke hält. Ähnlich verhält es sich mit dem Datenfluss. Die Daten werden aus der Datenquelle extrahiert, im Arbeitsspeicher transformiert und in das Datenziel geladen. Verglichen mit der Zugfahrt ist die Datenquelle Frankfurt, das Datenflussziel Hamburg und der Schnellzug ist die Datenflusstransformation im Arbeitsspeicher. Wie beim Schnellzug wirkt sich auch beim Datenfluss jeder Zwischenstopp negativ auf die Geschwindigkeit aus. Analog zu den Haltestellen bei der Zugfahrt sind dies beim Datenfluss weitere Datenzugriffe – und genau diese gilt es bis auf die Wichtigsten zu reduzieren.

In DTS war bzw. ist eine solche Anforderung nicht so einfach umzusetzen. Der eigentliche Datenfluss – dort als Datenpump bezeichnet – kopiert in erster Linie die Daten von A nach B. Datentransformationen finden hier entweder in der SQL-Anweisung bei der Ermittlung der Daten für den Datenpump oder aber im Datenpump selbst mit ActiveX-Skripts statt. Durch diese doch starke Einschränkung ist man bei DTS oft gezwungen, die zu transformierenden Daten zunächst in einer Tabelle zwischenzuspeichern. Die Transformation der Daten erfolgt dann in dieser Tabelle mit den DML-Befehlen `UPDATE`, `INSERT` und `DELETE`. Anschließend werden die so transformierten Daten aus dieser Tabelle in das eigentliche Datenziel kopiert. Dieses Verfahren wird als *Staging* bezeichnet und entspricht nicht wirklich dem Prinzip von ETL. Immerhin werden die Daten hier nicht extrahiert, transformiert und geladen, sondern vielmehr extrahiert, geladen, transformiert und wieder geladen. Die Staging-Variante ist insofern mehr ein ELTL als ein ETL.

Nun können Sie natürlich auch in SSIS anstelle von ETL gerne eine ELTL-Lösung erstellen. Bei einigen wenigen Ausnahmen mag dies auch die bessere Variante sein, in den meisten Fällen jedoch ist sie kontraproduktiv. SSIS entfaltet seine Performancemöglichkeiten am besten, wenn die Verarbeitung des Datenflusses – die Datentransformation – im Arbeitsspeicher stattfindet. Mit SSIS ist dies auch kein Problem, denn es stehen Ihnen im Datenfluss insgesamt 47 Datenflusskomponenten zur Verfügung, mit denen Sie Ihre ETL-Lösung realisieren können.

Insofern lautet die Vorgabe für jede Ihrer ETL-Lösungen: Datenzugriffe und die hiermit verbundenen Festplattenzugriffe sind auf das mögliche Minimum zu reduzieren. Diese Vorgabe bezieht sich nicht nur auf die eigentliche Transformation der Daten, sondern beginnt beim Extrahieren der Daten und endet mit dem Laden der Daten.

Obwohl es logisch ist, muss es doch immer wieder erwähnt werden: Für jegliche Datenverarbeitung – auch jenseits eines Datenflusses – sollten nur die Daten verwendet werden, die auch tatsächlich benötigt werden. Für einen Datenfluss in SSIS bedeutet dies, dass Sie die Daten für Ihren Datenfluss so gut es geht bereits bei der Ermittlung der Daten filtern. Sofern Sie die Daten der Datenquelle als aggregierte Werte benötigen, sollten die entsprechenden Aggregationen nicht ohne Weiteres bei der Datenermittlung erfolgen. Hier kommt es vielmehr auf die Frequentierung der Datenbank zum Zeitpunkt der Ausführung des Datenflusses an. Wird der Datenfluss zu einem Zeitpunkt ausgeführt, an dem wenige oder keine weiteren Aktivitäten an der Datenbank stattfinden, kann die Datenermittlung auch bereits entsprechende Aggregationen enthalten. Ist der Traffic an der Datenbank jedoch hoch, sollten die Daten so schnell – und somit so flach – wie möglich extrahiert und ermittelt werden. Eventuelle Aggregationen finden dann im Datenfluss selbst statt. Diese Vorgehensweise verschlechtert zwar wiederum die Performance des Datenflusses, dafür aber wird die Performance der Datenbank nicht unnötig gebremst. Eine pauschale Empfehlung, welcher Weg der bessere ist – die Aggregation im Datenfluss oder bei der Ermittlung der Daten –, kann an dieser Stelle nicht gegeben werden. Wie heißt es im Englischen so schön: *It depends.*

Auch das Laden der Daten in das Datenziel sollte so schnell wie möglich erfolgen. Etwaige hiermit verbundene Datenbankaktivitäten sind dabei ebenfalls auf das Notwendigste zu reduzieren. Denken Sie nur an die Einschränkungen – die Check Constraints – oder die Trigger einer SQL Server-Tabelle. Die hier hinterlegte Geschäftslogik wird pro Datensatz, der in die Zieltabelle geladen wird, geprüft bzw. ausgeführt. Die Prüfung der Einschränkungen wie auch das Auslösen der Trigger kann für den Ladevorgang deaktiviert werden. Immerhin lässt sich eine Prüfung der Einschränkungen auch in einem Datenfluss realisieren. Dies beschleunigt nicht nur den Ladevorgang immens, sondern bietet auch die Möglichkeit, Datenzeilen, die den Prüfungen nicht standhalten können, über eine Fehlerausgabe in ein anderes Datenziel für eine spätere Analyse umzuleiten. Nicht nur die Prüfung der Einschränkungen sollte im Datenfluss stattfinden, sondern soweit möglich auch die in Triggern hinterlegte Logik. Trigger werden gerne für Prüfungen eingesetzt, die mit den einfachen Einschränkungen nicht zur realisieren sind. Auch das Ändern, Löschen oder Hinzufügen von Daten in anderen Tabellen abhängig von den Daten der aktuellen Datenmanipulation wird gerne mit Triggern realisiert. Die in Triggern verwendete Logik zur Prüfung der Daten lässt sich natürlich wie die Prüfung der Einschränkungen ebenfalls im Datenfluss umsetzen. Bei den Datenmanipulationen an anderen Tabellen wird es allerdings etwas schwieriger, kommt es doch auf die Art der Datenmanipulation an. Eine Analyse, ob die Logik des Triggers auch im Datenfluss realisiert werden kann, lohnt sich allemal. Gerade `INSERT`-Trigger, durch die in anderen Tabellen ebenfalls Datensätze angefügt werden, sind prädestiniert für die Ablösung durch entsprechende Datenflusskomponenten. Immerhin ist es mit einem Datenfluss möglich, die dort transformierten Daten in mehr als ein Datenflussziel zu laden.

So wie es möglich ist, die Daten eines Datenflusses in mehrere Datenflussziele zu laden, ist es auch möglich, Daten aus mehreren Datenquellen für einen Datenfluss zu extrahieren. Mit der Datenflusskomponente *Zusammenführungsverknüpfung* – in SQL Server 2008 R2 nun *Zusammenführungsjoin* genannt – sind Sie in der Lage, die Daten aus unterschiedlichen Datenquellen miteinander zu verknüpfen. So können Sie zum Beispiel die extrahierten Datenzeilen einer SQL Server-Tabelle mit den Daten der extrahierten Datenzeilen einer Excel-Datei ergänzen. Dabei ist sowohl eine Verknüpfung über einen `INNER JOIN` wie auch über einen `LEFT JOIN` möglich. Mehr zur Datenflusstransformation *Zusammenführungsjoin* finden Sie in Kapitel 12.

Natürlich kann dies auch alles kombiniert werden. In einem Datenfluss können aus mehreren Datenquellen Daten extrahiert, auf verschiedene Art und Weise transformiert und in mehrere Datenziele geladen werden. Dabei müssen diese nicht einmal zwingend miteinander in Berührung kommen. Ein Datenfluss kann durchaus mehrere Datenflüsse parallel enthalten. In einem solchen Fall übernimmt die *Integration Services Dataflow Engine* die Reihenfolge der Ausführung. Wenn Sie jedoch abhängig von einem Datenfluss einen weiteren ausführen möchten, müssen Sie in der Ablaufsteuerung des Pakets zwei *Datenflusstasks* aufnehmen, welche Sie mit einer entsprechenden Rangfolgeneinschränkung miteinander verbinden.

Sie merken, nicht nur die 47 Datenflusskomponenten bieten Ihnen einiges an Flexibilität, sondern auch die Art und Weise, wie Sie diese verwenden können. Und dabei waren die angebotenen Datenflusstransformationen bis jetzt noch kein Thema. Mit diesen können Sie die Daten im Datenfluss ändern, ergänzen, aggregieren, mit Referenzdaten ersetzen oder ergänzen und vieles mehr.

Eine solche Flexibilität lässt einen Datenfluss sehr schnell sehr umfangreich und komplex werden. Trotzdem ist auch ein komplexer Datenfluss einfach zu lesen, muss man doch lediglich den jeweiligen Datenflusspfaden folgen. Dabei kommt es natürlich auf die Bezeichnungen der Datenflusskomponenten an. Hier sollten Sie sich selbst einen Gefallen tun und aussagekräftige Bezeichnungen verwenden. Denken Sie dabei auch an die Eigenschaft *Description* einer Datenflusskomponente. Die dort erfasste Beschreibung wird Ihnen im Datenfluss-Designer als QuickInfo zu einer Datenflusskomponente angezeigt, wenn Sie den Mauszeiger darauf positionieren.

Ein elementarer Bestandteil jeder Entwicklung ist eine Fehlerbehandlung – und so kann auch ein Datenfluss auf Fehler reagieren. Zu fast jeder Datenflusskomponente lässt sich eine Fehlerausgabe konfigurieren, die den Fehler entweder ignoriert oder – wie eben bereits kurz erwähnt – in einen alternativen Datenfluss umleitet. Mehr dazu folgt im Abschnitt »Die Fehlerausgabe«. Doch vorab lernen Sie die Entwicklungsumgebung kennen, in der Sie einen Datenfluss erstellen können – den Datenfluss-Designer.

Der Datenfluss-Designer

Die Entwicklung eines Datenflusses findet im SSIS-Designer von Business Intelligence Development Studio auf der Registerkarte *Datenfluss* statt. Inhalt dieser Registerkarte ist der *Datenfluss-Designer*. Hier entwickeln Sie den Datenfluss eines *Datenflusstasks*. Solange Ihr Paket noch keinen *Datenflusstask* enthält, ist der Datenfluss-Designer deaktiviert. Diesen aktivieren Sie durch einen Klick auf den Link *Diesem Paket wurden keine Datenflusstasks hinzugefügt. Klicken Sie hier, um einen neuen Datenflusstask hinzuzufügen*. Wie Sie der Beschreibung des Links entnehmen können, aktivieren Sie nicht nur den Datenfluss-Designer, sondern ergänzen auch die Ablaufsteuerung mit dem entsprechenden *Datenflusstask*. Diese Möglichkeit steht Ihnen nach der Aufnahme des ersten *Datenflusstasks* in die Ablaufsteuerung nicht mehr zur Verfügung. Weitere *Datenflusstasks* müssen Sie nun – wie andere Ablaufsteuerungselemente – aus der Toolbox in die Ablaufsteuerung aufnehmen. Mit einem Doppelklick auf den jeweiligen *Datenflusstask* wechseln Sie zu dessen Datenfluss-Designer auf der Registerkarte *Datenfluss*. Alternativ können Sie den *Datenflusstask* auch markieren und anschließend die Registerkarte *Datenfluss* anklicken. Auch der Datenfluss-Designer selbst bietet eine Möglichkeit, zwischen den Datenflüssen der einzelnen *Datenflusstasks* zu wechseln: Im Listenfeld *Datenflusstask* können Sie einen der im Paket verfügbaren Datenflüsse auswählen.

Der Datenfluss-Designer ist wie der Ablaufsteuerungs-Designer in den SSIS-Designer integriert. Und so ist auch der Datenfluss-Designer umrahmt von dem Projektmappen-Explorer und dem *Eigenschaften*-Fenster auf der rechten Seite, von der Toolbox und dem Variablen-Editor auf der linken Seite und der Registerkarte der Verbindungs-Manager im unteren Bereich. Diese Anordnung bezieht sich auch bei dieser Beschreibung auf die Standardeinstellung des SSIS-Designers. Diese Fenster bieten im Grunde genommen dieselben

Möglichkeiten wie im Ablaufsteuerungs-Designer. Lediglich die Toolbox und das *Eigenschaften*-Fenster haben hier einen anderen Inhalt.

Die verfügbaren Datenflusskomponenten werden in der Toolbox in drei Kategorien unterteilt. Die Kategorie *Datenflussquellen* beinhaltet sechs Datenflussquellen, mit denen Sie Daten aus unterschiedlichen Datenquellen extrahieren können. Diese Datenflusskomponenten werden ausführlich im nächsten Kapitel beschrieben. Zur semantischen wie syntaktischen Transformation der Daten stehen Ihnen in der Kategorie *Datenflusstransformationen* 29 Datenflusskomponenten zur Verfügung. Die Beschreibungen hierzu finden Sie in Kapitel 12. Insgesamt zwölf Datenflussziele zum Laden der transformierten Daten in die Datenziele finden Sie in der letzten Kategorie. Diese werden in Kapitel 13 behandelt.

Das *Eigenschaften*-Fenster des Datenfluss-Designers beinhaltet dieselben Eigenschaften wie das des entsprechenden *Datenflusstasks* in der Ablaufsteuerung. Hier sehen Sie neben den bereits beschriebenen Eigenschaften auch Eigenschaften zu den Datenflusskomponenten, welche im Datenfluss verwendet werden. Selbstverständlich sind diese Eigenschaften nicht zu deren Konfiguration gedacht. Dazu stehen Ihnen spezielle Editoren wie auch der Standardeditor *Erweiterter Editor* zur Verfügung. Die Editoren der Komponenten lernen Sie in den nächsten Kapiteln kennen; eine Beschreibung des Erweiterten Editors folgt im Abschnitt »Der Erweiterte Editor«.

Der Datenfluss-Designer bietet Ihnen auch ein Kontextmenü, wenn auch ein recht überschaubares. Zwei der Einträge – *Task ausführen* und *Haltepunkte bearbeiten* – wirken sich nicht auf den Datenfluss-Designer, sondern vielmehr auf den *Datenflusstask* selbst aus. Sie kennen die Auswirkung dieser beiden Einträge bereits aus Kapitel 7. Dort ist auch die Vorgehensweise und Funktionalität des Eintrags *Anmerkung hinzufügen* beschrieben, mit dem Sie den Datenfluss mit Anmerkungen versehen können. Der Eintrag *Variablen* führt Sie zum Variablen-Editor. Hier verwalten Sie die Paketvariablen des Datenflusses und somit die des *Datenflusstasks.*

Die Einträge des Kontextmenüs einer Datenflusskomponente bieten neben den üblichen Einträgen, etwa *Ausschneiden, Kopieren* und *Einfügen*, auch den Eintrag *Pfad hinzufügen*. Mit diesem starten Sie das Dialogfeld *Datenfluss*, in dem Sie einen neuen Datenflusspfad anlegen können. Dabei wählen Sie die Datenflusskomponente, von der der Datenflusspfad ausgeht, im Listenfeld *Von* und die Datenflusskomponente, zu der der Datenflusspfad führt, im Listenfeld *Zu*. Mehr zu den Datenflusspfaden und auch zu anderen Möglichkeiten, diese anzulegen, lesen Sie im Abschnitt »Der Datenflusspfad«.

Das Erstellen eines Datenflusses

Ein Datenfluss beginnt mit einer Datenflussquelle und endet mit einem Datenflussziel. Wobei es auch einige Datenflusstransformationen gibt, die als Ziel verwendet werden können; aber dazu später mehr. Erst wenn der Datenfluss eine Quelle und auch ein Ziel beinhaltet, kann dieser ausgeführt bzw. getestet werden. Um einen Datenfluss zu erstellen, nehmen Sie aus der Toolbox die dazu benötigten Datenflusskomponenten in den Datenfluss-Designer auf. Ausgehend von der Datenflussquelle verbinden Sie die einzelnen Datenflusskomponenten mit dem Datenflusspfad nach und nach zu einem Datenfluss. Dabei konfigurieren Sie jede Datenflusskomponente in der Reihenfolge, in der Sie diese in den Datenfluss integrieren.

Zu jeder Datenflusskomponente steht Ihnen ein eigener Editor zur Verfügung. Diesen starten Sie entweder mit einem Doppelklick auf die Datenflusskomponente oder aber durch deren Kontextmenübefehl *Bearbeiten*. Hierfür sollte die jeweilige Datenflusskomponente – sofern es sich um eine Datenflusstransformation oder ein Datenflussziel handelt – bereits mit einem Datenflusspfad verbunden sein. Ohne eine solche Verbindung gibt es in der Datenflusskomponente keine Eingabe, das heißt die Datenflussspalten stehen in der Datenflusskomponente nicht zur Verfügung. Aber genau die Datenflussspalten sind es, die in einer

Datenflusskomponente konfiguriert werden. Auf diesen Missstand weist Sie auch die in Abbildung 10.4 dargestellte Meldung hin. Diese erhalten Sie bei einem Start des Editors einer Datenflusskomponente, der noch nicht mit einem Datenflusspfad verbunden ist. Zwar haben Sie durch Bestätigen der Meldung mittels der Schaltfläche *Ja* die Möglichkeit den Editor trotzdem zu öffnen, aber eine tatsächliche Konfiguration der Datenflusskomponente ist ohne Eingabe – ohne Datenflussspalten – nicht möglich. Sofern die Datenflusskomponente bereits mit dem Datenflusspfad verbunden ist, stehen die Datenflussspalten als Eingabe in dem jeweiligen Editor zur Verfügung. Die Möglichkeiten der Konfiguration sind abhängig von der jeweiligen Datenflusskomponente. Diese werden in den nachfolgenden Kapiteln ausführlich beschrieben.

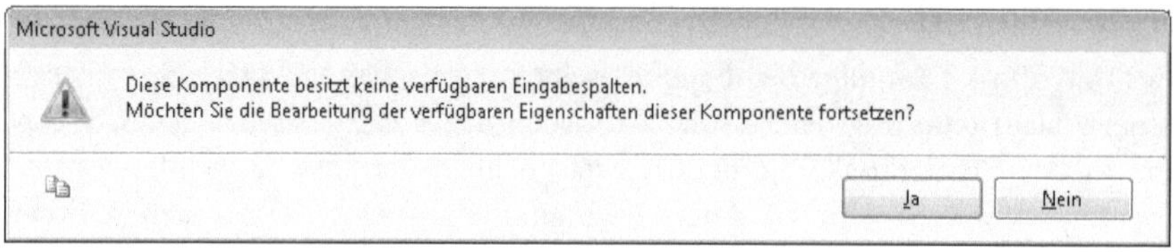

Abbildung 10.4 Keine Eingabespalten ohne Datenflusspfad

Einige der speziellen Editoren unterstützen Sie bei der Konfiguration der Datenflusskomponente durch die Ausgabe von Warnungen und Fehler. In einem gelben Kasten im Fuß des Editors werden Sie auf nicht kompatible wie auch auf noch nicht vollständige Einstellungen hingewiesen. Leider werden nicht alle Einstellungen direkt geprüft, und so werden diese Warn- und Fehlermeldungen nicht immer ausgegeben, wenn es eigentlich nötig wäre. Eine fehlerhafte Konfiguration bleibt Ihnen trotzdem nicht verborgen, denn fehlerhafte Datenflusskomponenten werden im Datenfluss-Designer genauso gekennzeichnet wie fehlerhafte Ablaufsteuerungselemente im Ablaufsteuerungs-Designer. Was im Übrigen auch für die Kennzeichnung von Warnungen gilt.

Zusätzlich zu den speziellen Editoren steht Ihnen zu fast jeder Komponente noch der *Erweiterte Editor* zur Verfügung. Dieser bietet Ihnen im Grunde genommen die Eigenschaften und Konfigurationsmöglichkeiten der speziellen Editoren an – und in fast allen Fällen auch noch einige mehr.

Der Erweiterte Editor

Der Erweiterte Editor ist der Standardeditor für alle Datenflusskomponenten. Durch seine Universalität ist er in seiner Bedienung etwas komplizierter als die speziellen Editoren. Im Grunde genommen verwalten Sie jedoch auch hier lediglich die Eingaben und Ausgaben einer Datenflusskomponente.

HINWEIS Die Eingabe einer Datenflusskomponente ist gleichbedeutend mit dem Datenflusspfad, der zur Datenflusskomponente führt, wohingegen der Datenflusspfad, der von der Datenflusskomponente ausgeht, der Ausgabe entspricht.

Die Konfiguration ist je nach Datenflusskomponente in drei bis vier Registerkarten unterteilt. Die Registerkarten *Komponenteneigenschaften* sowie *Eingabe- und Ausgabeeigenschaften* stehen bei allen Datenflusskomponenten zur Verfügung, ebenso wie eine Registerkarte zur Konfiguration der Datenflussspalten. Diese lautet bei den Datenflussquellen und Datenflusszielen *Spaltenzuordnungen* und bei den Datenflusstransformationen *Eingabespalten*. Diese drei Registerkarten werden bei Datenflusskomponenten, über die ein Datenzugriff erfolgt, noch um die Registerkarte *Verbindungs-Manager* ergänzt. Zur Konfiguration einer Datenflusskomponente mit dem Erweiterten Editor starten Sie diesen über den Kontextmenübefehl *Erweiterten Editor anzeigen* der jeweiligen Datenflusskomponente.

Registerkarte Verbindungs-Manager

Die Möglichkeiten auf dieser Registerkarte sind recht überschaubar, wie in Abbildung 10.5 zu sehen ist. Die Konfiguration besteht lediglich in der Auswahl des benötigten Verbindungs-Managers im Listenfeld *Verbindungs-Manager*. Änderungen am gewählten Verbindungs-Manager sind an dieser Stelle nicht möglich. Auch eine Neuanlage eines Verbindungs-Managers innerhalb des Erweiterten Editors wird nicht unterstützt.

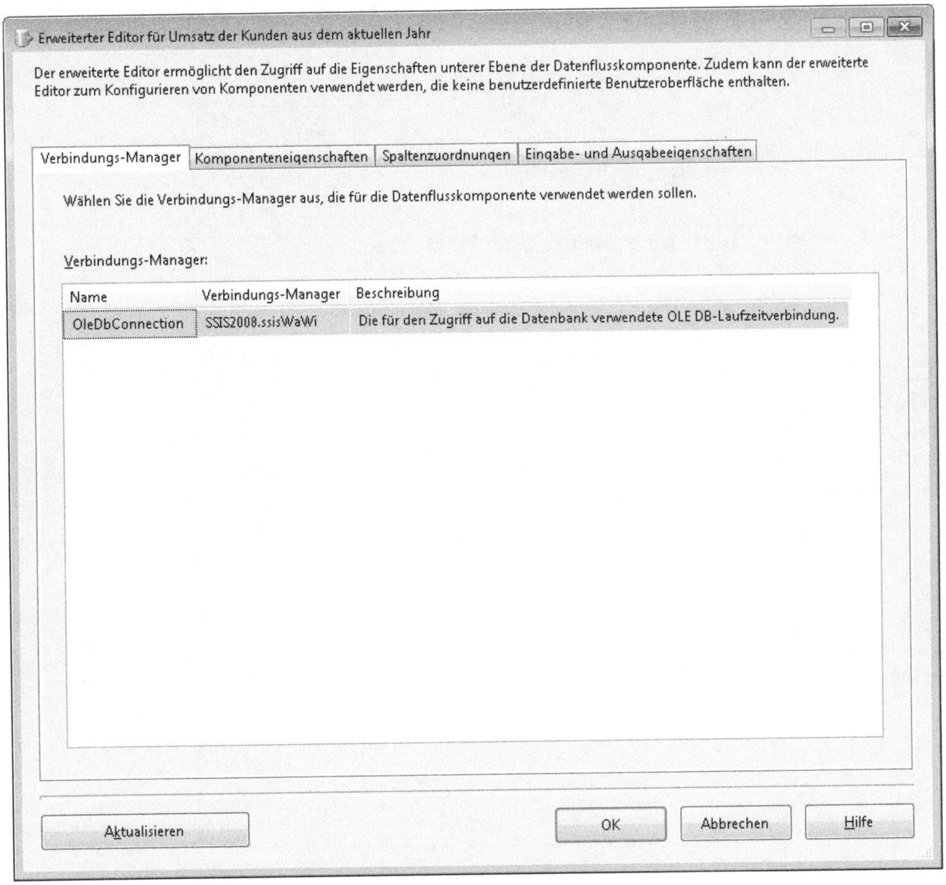

Abbildung 10.5 Die Auswahl eines Verbindungs-Managers im Erweiterten Editor

Registerkarte Komponenteneigenschaften

Die Eigenschaften der jeweiligen Datenflusskomponente konfigurieren Sie auf der Registerkarte *Komponenteneigenschaften*. Diese ist aufgeteilt in die Kategorien *Allgemeine Eigenschaften* und *Benutzerdefinierte Eigenschaften*. Dabei werden allgemein gültige Eigenschaften, welche jede Datenflusskomponente betreffen, in der ersten Kategorie konfiguriert. Die Konfiguration der spezifischen Eigenschaften einer Datenflusskomponente findet in der Kategorie *Benutzerdefinierte Eigenschaften* statt. Diese beinhaltet dieselben Eigenschaften wie der spezielle Editor der Datenflusskomponente. Trotzdem lohnt sich ein Blick auf diese Registerkarte, da diese bei einigen Datenflusskomponenten noch zusätzliche Eigenschaften anbietet. In den Beschreibungen der einzelnen Datenflusskomponenten werden Sie auf die jeweils zusätzlich verfügbaren Eigenschaften des Erweiterten Editors hingewiesen.

Die Kategorie *Allgemeine Eigenschaften* bietet Ihnen lediglich vier Eigenschaften zur Konfiguration an. Allen voran die Eigenschaften *Name* und *Description*, in denen Sie zur Datenflusskomponente eine Bezeichnung und eine kurze Beschreibung über ihren Verwendungszweck angeben können. Auch an dieser Stelle nochmals der Hinweis, dass der Text der Eigenschaft *Description* als QuickInfo angezeigt wird, wenn Sie im Datenfluss-Designer den Mauszeiger auf einer Datenflusskomponenten positionieren. In der Eigenschaft *LocaleID* legen Sie das Gebietsschema fest. Anhand dieser Konfiguration werden die Ländereinstellungen definiert, die von der Datenflusskomponente zur Interpretation von Datumsformaten, Dezimaltrennzeichen usw. verwendet wird.

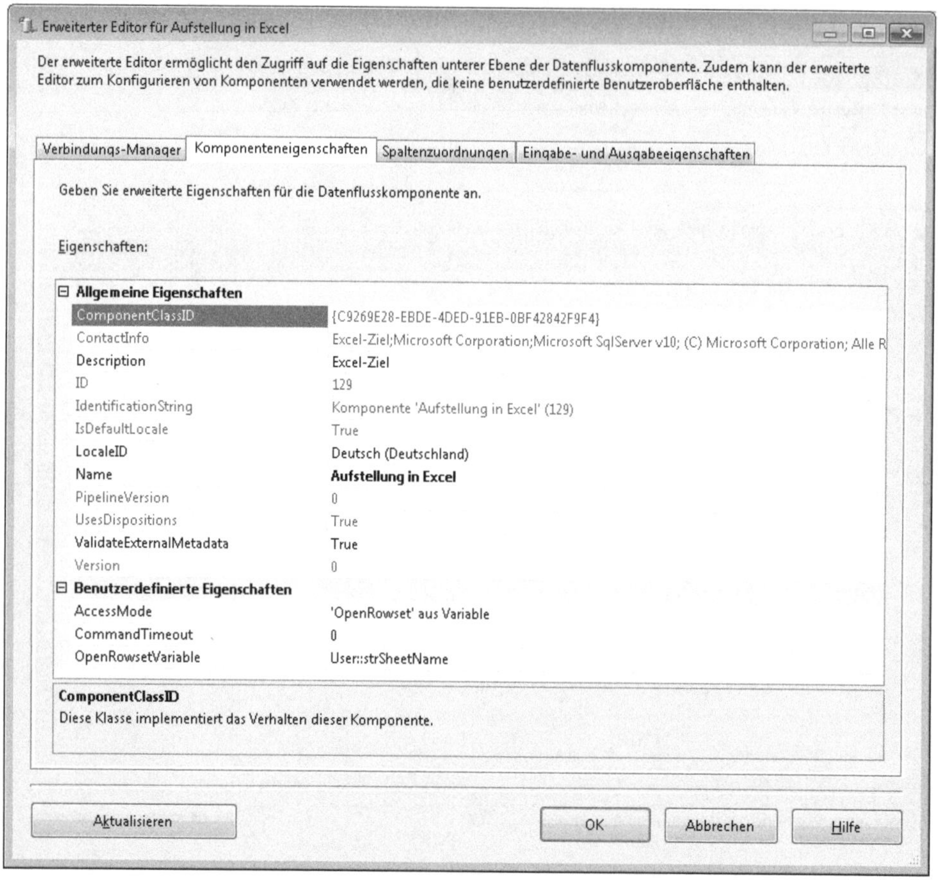

Abbildung 10.6 Die Konfiguration der Komponenteneigenschaften im Erweiterten Editor

Wie Sie bereits in Kapitel 7 erfahren haben, werden alle Komponenten eines Pakets beim Öffnen im SSIS-Designer wie auch bei der Paketausführung zunächst überprüft. Dies gilt auch für den *Datenflusstask* und die darin enthaltenen Datenflusskomponenten. Nun kann es durchaus vorkommen, dass Sie in einer Datenflusskomponente auf eine Datenquelle zugreifen, die erst während der Paketausführung erstellt wird. Sofern Sie die Prüfung nicht deaktivieren, würde in einem solchen Fall die Paketausführung bereits bei der Prüfung fehlerhaft beendet. Eine Deaktivierung dieser Prüfung für eine Datenflusskomponente ist jedoch ebenso wenig möglich wie für ein Ablaufsteuerungselement. Dort kann die Prüfung nur bis kurz vor dessen Ausführung verschoben werden. Eine solche Verzögerung der Prüfung aktivieren Sie bei einem Ablaufsteuerungselement mit der Eigenschaft *DelayValidation*. Analog zu dieser Aktivierung stellt auch der Erweiterte Editor eine ähnliche Verzögerung für die Prüfung der Datenflusskomponente zur Verfügung. Durch die Auswahl des Eintrags *False* in der Eigenschaft *ValidateExternalMetadata* wird die Datenflusskomponente nicht bereits beim Start oder Öffnen des Pakets, sondern erst kurz vor ihrer tatsächlichen Verwendung geprüft.

Registerkarte Eingabespalten/Spaltenzuordnungen

Die Möglichkeiten der Konfiguration – wie auch die Bezeichnung – der nächsten Registerkarte sind abhängig von der gewählten Datenflusskomponente. Während Sie bei einer Datenflusstransformation hier die Spalten des Datenflusses – die Eingabespalten – verwalten, legen Sie in den Datenflussquellen und Datenflusszielen die Spaltenzuordnung zwischen Datenfluss und Quelle bzw. Ziel fest.

Bei einer Datenflussquelle bietet die hier als *Spaltenzuordnungen* betitelte Registerkarte im oberen Bereich die beiden Auswahlkategorien *Verfügbare externe Spalten* und *Verfügbare Ausgabespalten*. Während die erste Auswahlkategorie die Spalten der Datenquelle beinhaltet, zeigt die zweite die zugehörigen Spalten im Datenfluss. Durch die als Linien dargestellte Verbindung der jeweiligen Spalten erkennen Sie, welche Spalte aus der Datenquelle welcher Spalte im Datenfluss zugeordnet ist. Diese Auswahl können Sie im unteren Bereich der Registerkarte verändern. Die einzelnen Spalten der Datenquelle und des Datenflusses werden hier als Zeilen dargestellt. Zu jeder Zeile stehen die Spalten der Datenquelle im Listenfeld *Externe Spalte* und die des Datenflusses in der Spalte *Ausgabespalte* zur Auswahl. Durch die Auswahl der jeweiligen Spalten in diesen beiden Listenfeldern legen Sie die Zuordnung zwischen den Spalten der Datenquelle und des Datenflusses fest. Sofern eine Spalte der Datenquelle nicht im Datenfluss enthalten sein soll, wählen Sie den Eintrag *<ignorieren>* im Listenfeld *Ausgabespalte*. Alternativ zu dieser Vorgehensweise können Sie eine Verbindung zweier Spalten auch entfernen, indem Sie die Verbindungslinie der beiden Spalten löschen. Dazu markieren Sie die entsprechende Verbindungslinie mit der Maus und wählen aus deren Kontextmenü den Eintrag *Ausgewählte Zuordnungen löschen*. Neben diesem Eintrag bietet das Kontextmenü des oberen Bereichs noch zwei weitere Einträge. Mit dem Eintrag *Elemente nach übereinstimmenden Namen zuordnen* erfolgt eine automatische Zuordnung der Spalten beider Auswahlkategorien nach deren Bezeichnungen. Durch die Auswahl des Eintrags *Alle Zuordnungen auswählen* werden alle bestehenden Zuordnungen markiert, um diese zum Beispiel anschließend mit der Eingabetaste `Entf` zu löschen.

Die Funktionalität dieser Registerkarte ist bei einem Datenflussziel ähnlich. Der einzige Unterschied besteht in der Zuordnung der Spalten. Hier wählen Sie die Datenflussspalten in der Auswahlkategorie *Verfügbare Eingabespalten* und ordnen diese den Spalten des Datenflussziels in der Kategorie *Verfügbare Zielspalten* zu. In Abbildung 10.7 sehen Sie die Zuordnung der Spalten des Datenflusses zu den Spalten des Datenflussziels *Excel-Ziel* aus dem eingangs verwendeten Beispiel.

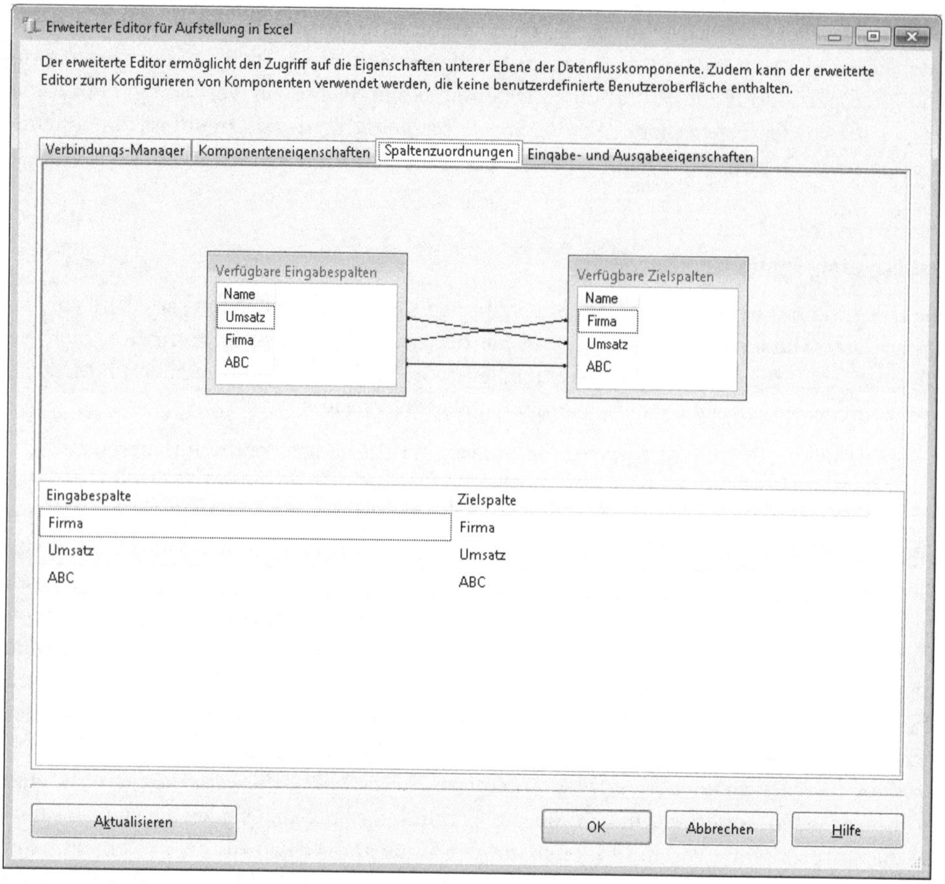

Abbildung 10.7 Die Spaltenzuordnung im Erweiterten Editor am Beispiel eines Datenflussziels

Bei den Datenflusstransformationen hingegen bietet die nun als *Eingabespalten* betitelte Registerkarte nur eine Auswahlkategorie – die der Eingabespalten. In dieser Kategorie wählen Sie die einzelnen Spalten, die mit der Datenflusstransformation verarbeitet werden sollen. Alternativ können Sie diese Spalten auch im unteren Bereich mit dem Listenfeld *Eingabespalte* auswählen. Die gewählten Eingabespalten werden in der Datenflusstransformation verarbeitet und in die jeweiligen Ausgabespalten geleitet. Die Bezeichnung einer Ausgabespalte ist dieselbe wie die der Eingabespalte, sofern Sie dieser nicht explizit im Eingabefeld *Ausgabealias* eine neue Bezeichnung geben. Abschließend lässt sich im Listenfeld *Verwendungstyp* noch festlegen, ob die Werte der jeweiligen Spalte mit der Datenflusstransformation verändert werden dürfen oder ob diese schreibgeschützt sind. Abbildung 10.8 zeigt die Registerkarte *Eingabespalten* mit der Auswahl der Datenflussspalte *Umsatz* für die Verarbeitung in der Datenflusskomponente *Bedingtes Teilen*, welche mit der Bezeichnung »Aufteilen der Kunden nach ABC« im aktuellen Beispiel verwendet wird.

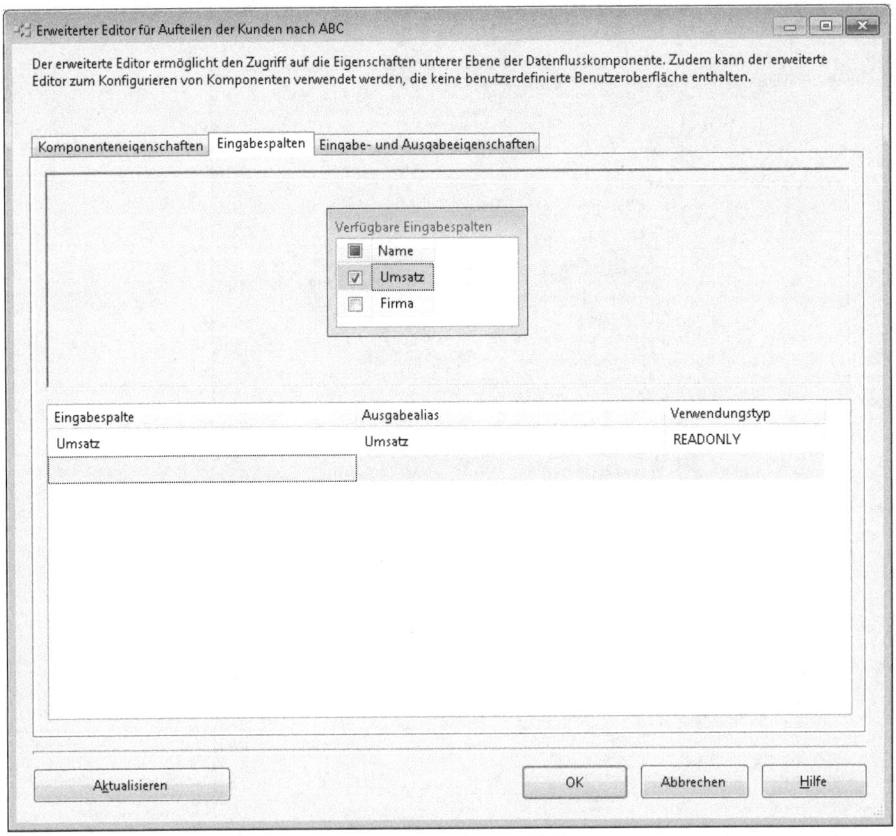

Abbildung 10.8 Die Konfiguration der Eingabespalten einer Datenflusstransformation im Erweiterten Editor

Registerkarte Eingabe- und Ausgabeeigenschaften

Die letzte Registerkarte des Erweiterten Editors bietet Ihnen die Möglichkeit, die Eingaben und Ausgaben einer Datenflusskomponente zu konfigurieren. Die Eingaben und Ausgaben werden hier als Kategorien in einer Baumstruktur aufgelistet. Umfang und Inhalt dieser Baumstruktur sind abhängig von der gewählten Datenflusskomponente.

Eine Datenflussquelle ist die erste Datenflusskomponente im Datenfluss. Sie besitzt keine Eingabespalten, da sie die Daten aus der Datenquelle extrahiert und in den Datenfluss leitet. Insofern besteht die auf dieser Registerkarte dargestellte Baumstruktur lediglich aus einer oder mehreren Ausgaben – wie in Abbildung 10.9 an der im Beispiel verwendeten Datenflussquelle *OLE DB-Quelle* zu sehen ist.

Die Ausgabe bzw. die Ausgaben werden in einzelnen Kategorien aufgelistet. Jede dieser *Ausgabe*-Kategorien ist in zwei Unterkategorien aufgeteilt. Dabei beinhaltet die Unterkategorie *Externe Spalten* die Spaltendefinitionen der Datenquelle, während die Unterkategorie *Ausgabepalten* die Spaltendefinitionen des Datenflusses enthält. Über die Kategorie *Externe Spalten* werden die Daten extrahiert und mit den Spalten der Kategorie *Ausgabespalten* in den Datenfluss geleitet. Diese Zuordnung ist in Abbildung 10.9 gut an den beiden Eigenschaften *ExternalMetadataColumnID* und *ID* der Ausgabespalte *Firma* zu erkennen. Der Wert der Eigenschaft *ID* enthält die ID der Spalte *Firma* im Datenfluss, während die Eigenschaft *ExternalMetadataColumnID* die ID der Spalte *Firma* aus der Kategorie *Externe Spalten* aufweist.

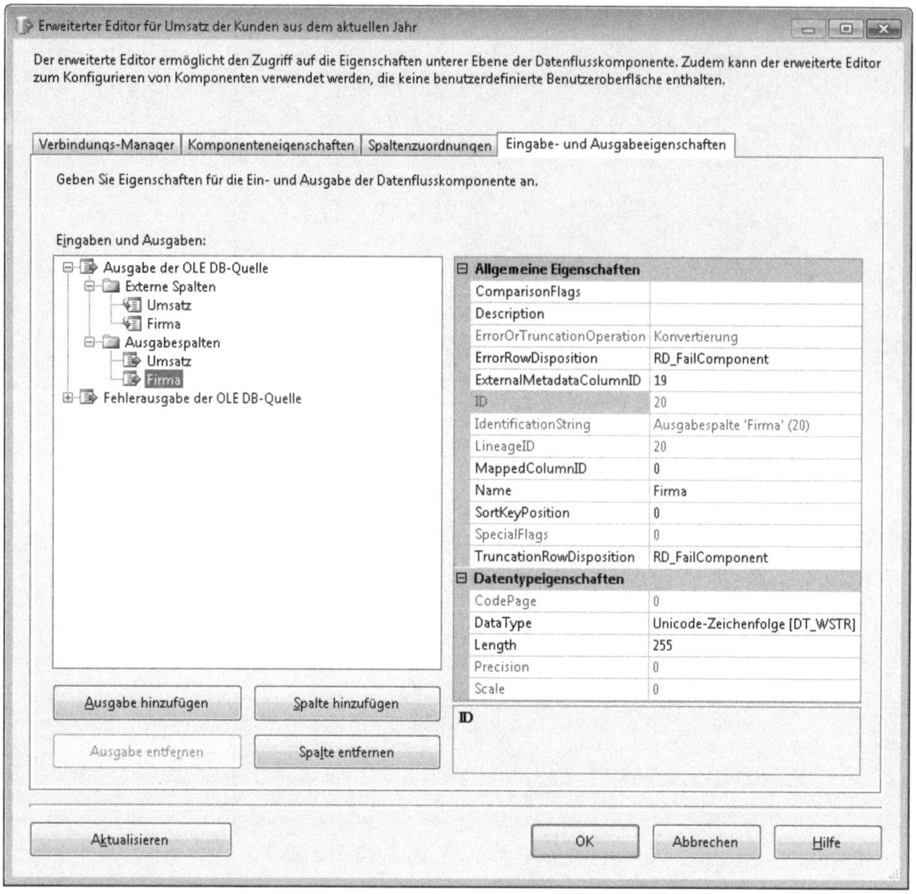

Abbildung 10.9 Die Konfiguration der Eingabe- und Ausgabeeigenschaften einer Datenflussquelle

Eine Datenflusstransformation besitzt in der Regel eine Eingabe und eine Ausgabe. Die Spalten der Eingabe wie auch der Ausgabe werden auf der Registerkarte in entsprechenden *Eingabe*-Kategorien und *Ausgabe*-Kategorien aufgelistet. Es gibt aber einige Datenflusstransformationen, die mehr als eine Ausgabe anbieten. So können zum Beispiel die Datenflusstransformationen *Aggregat*, *Bedingtes Teilen*, *Suche* und *Zeilenstichprobe* die Daten nach der Transformation in mehrere Datenflusspfade leiten. Diese Ausgaben werden auf der Registerkarte in jeweils eigenen *Ausgabe*-Kategorien aufgelistet. Die Datenflusstransformationen *UNION ALL*, *Zusammenführen* und *Zusammenführungsjoin* hingegen nehmen mehrere Datenflusspfade an und geben die darin enthaltenen Datenflussspalten in einem einzigen Datenflusspfad wieder aus. Diese Datenflusstransformationen enthalten also mehrere Eingaben und nur eine Ausgabe. Jedoch steht für diese Datenflusstransformationen der Erweiterte Editor nicht zur Verfügung. Die Konfiguration erfolgt hier ausschließlich über den jeweiligen speziellen Editor. Mehr zu diesen Datenflusstransformationen finden Sie in Kapitel 12.

Der Inhalt der Registerkarte ist also abhängig von der jeweiligen Datenflusstransformation. Dabei ist die darin verwendete Baumstruktur bis auf wenige Ausnahmen identisch. Die Spalten der Eingabe finden Sie innerhalb der *Eingabe*-Kategorien in einer weiteren Kategorie namens *Eingabespalten*. Auch die Spalten der Ausgabe werden innerhalb der *Ausgabe*-Kategorien nochmals in einer eigenen Kategorie zusammengefasst – in der Kategorie *Ausgabespalten*.

In Abbildung 10.10 sehen Sie auf der Registerkarte *Eingabe- und Ausgabeeigenschaften* die Baumstruktur der Datenflusskomponente *Abgeleitete Spalte* aus dem aktuellen Beispiel. Diese Datenflusstransformation erweitert den Datenfluss um eine neue Spalte. Dabei wird der Wert der neuen Spalte nicht aus einer Spalte vom Datenfluss abgeleitet, sondern durch eine Konstante angegeben. Da für diese Transformation keine Spalten aus dem Datenfluss verwendet werden, gibt es hier auch keine Eingabespalten. Folglich ist die Kategorie *Eingabespalten* bei dieser Datenflusstransformation leer. Die neu erstellte Spalte ist in der Kategorie *Ausgabespalten* unter der Bezeichnung »ABC« zu sehen.

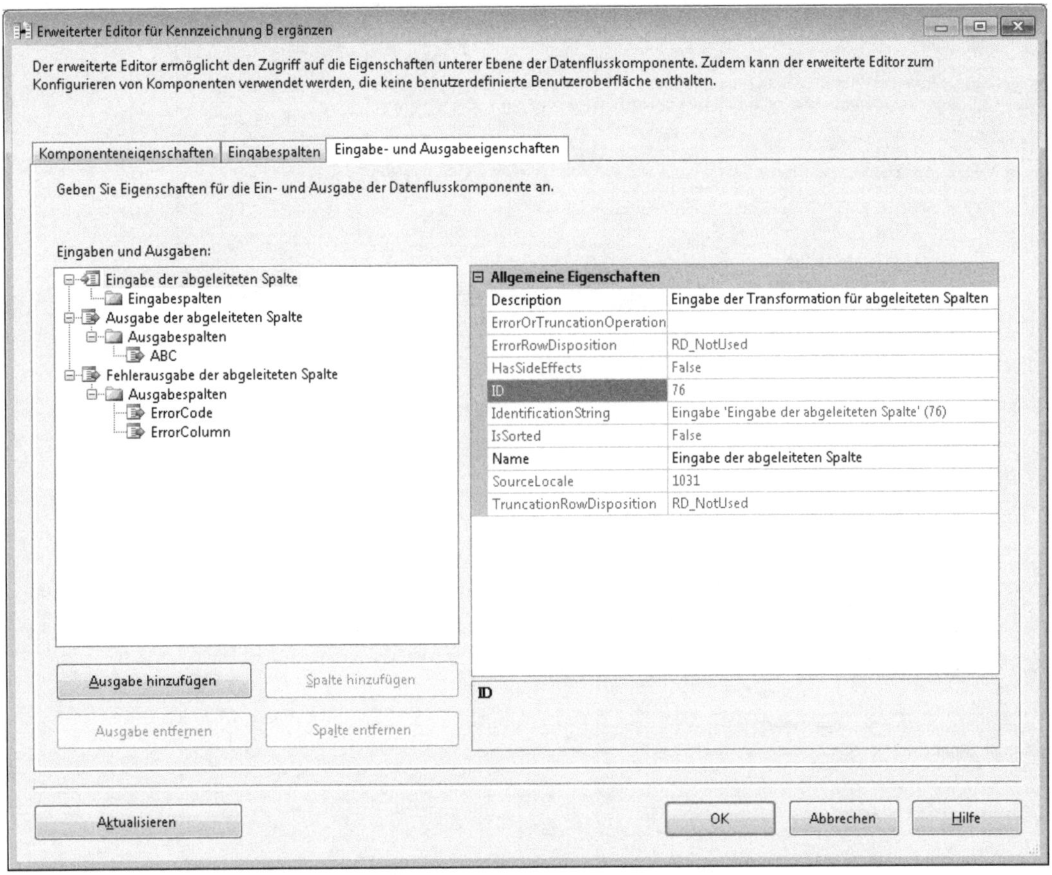

Abbildung 10.10 Die Konfiguration der Eingabe- und Ausgabeeigenschaften einer Datenflusstransformation

Das Datenflussziel nimmt die Daten des Datenflusses auf und lädt diese in die dafür vorgesehene Struktur. Die Verarbeitung der Daten endet hier. Insofern gibt es bei einem Datenflussziel keine Ausgabe, sondern lediglich eine Eingabe. Diese *Eingabe*-Kategorie besteht aus den zwei Unterkategorien *Externe Spalten* und *Eingabespalten*. Die Definitionen der Datenflussspalten sind in der Unterkategorie *Eingabespalten* enthalten, während die Unterkategorie *Externe Spalten* die Spaltendefinitionen des Datenziels beinhaltet. Diese Zuordnung sehen Sie in Abbildung 10.11 anhand des im Beispiel verwendeten Datenflussziels *Excel-Ziel*. Hier ist die Zuordnung der Datenflussspalte zur Spalte des Datenziels anhand der Eigenschaften *ID* und *ExternalMetadataColumnID* zu erkennen.

Auch hier gibt es Ausnahmen und so bieten die Datenflussziele *Dimensionsverarbeitung*, *DataReader-Ziel* und *Partitionsverarbeitung* lediglich die Kategorie *Eingabespalten* an. Diese Ausnahme ist durch die besondere Funktion dieser Datenflussziele bedingt. Mehr dazu erfahren Sie in Kapitel 13.

Neben all diesen *Eingabe-* und *Ausgabe*-Kategorien, die abhängig von der jeweiligen Datenflusskomponente sind, gibt es noch eine weitere *Ausgabe*-Kategorie: die der Fehlerausgabe. Diese steht nur bei den Datenflusskomponenten zur Verfügung, die eine Fehlerausgabe unterstützen. Mehr zu dieser Ausgabekategorie erfahren Sie im Abschnitt »Die Fehlerausgabe«.

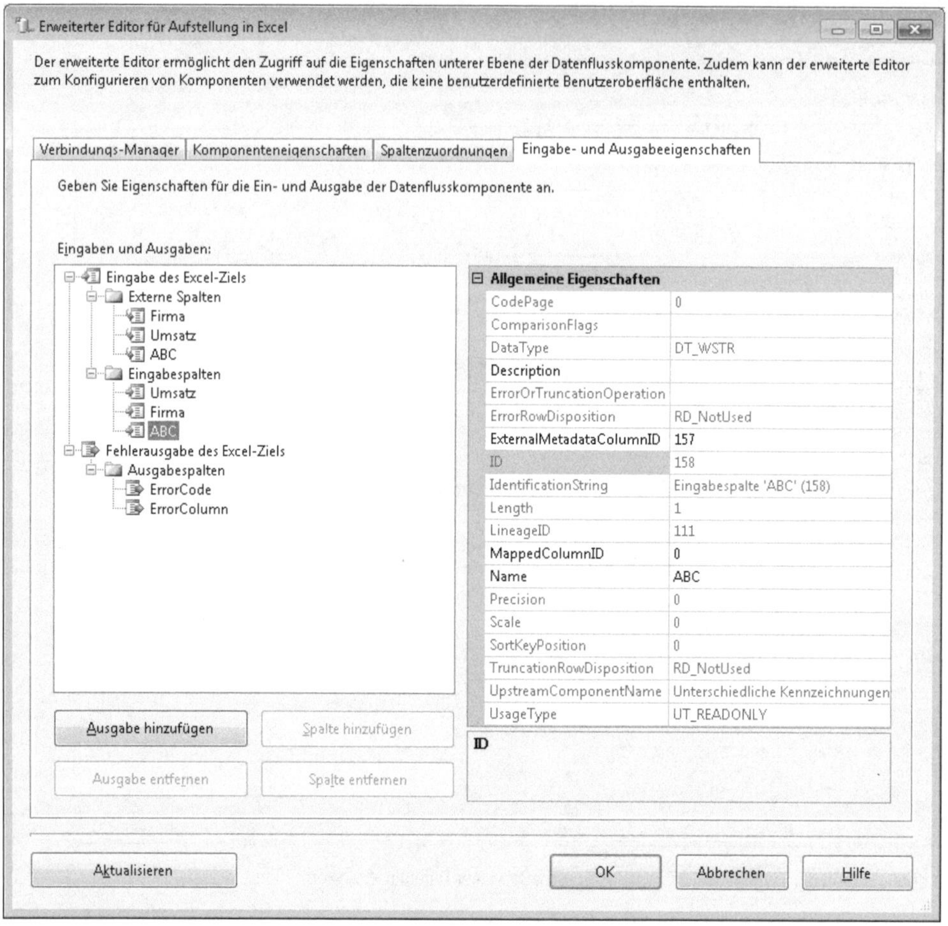

Abbildung 10.11 Die Konfiguration der Eingabe- und Ausgabeeigenschaften eines Datenflussziels

Zu jeder Kategorie und den darin enthaltenen Spalten stehen auf der rechten Seite des Erweiterten Editors die Eigenschaften zur Verfügung. Diese sind bei allen Datenflusskomponenten weitestgehend gleich, unterscheiden sich jedoch in ihrer Verfügbarkeit. Diese ist wiederum abhängig von der jeweiligen Datenflusskomponente.

Die Eigenschaften einer *Eingabe-* oder *Ausgabe*-Kategorie beinhalten neben den Eigenschaften *Name* und *Description*, die zur Erfassung einer Bezeichnung und Beschreibung dienen, noch die beiden Eigenschaften *ErrorRowDisposition* und *IsSorted*. Dabei ermöglicht die Eigenschaft *ErrorRowDisposition* die Konfiguration einer Fehlerausgabe. Mehr dazu folgt im Abschnitt »Die Fehlerausgabe«. Die Eigenschaft *IsSorted* kennzeichnet lediglich, ob die Daten dieser Eingabe oder Ausgabe bereits sortiert vorliegen. Das Thema der Sortierung wird im Abschnitt »Die Eigenschaften IsSorted und SortKeyPosition« behandelt. In Tabelle 10.2 sehen Sie die Eigenschaften der Spalten einer Eingabe oder Ausgabe und deren Bedeutung

Eigenschaft	Kategorie	Bedeutung
ComparisonFlags	Ausgabe Fehlerausgabe	Ermöglicht die Konfiguration der Vergleichsoptionen, die zum Vergleich von Zeichenfolgen verwendet werden. In Tabelle 10.3 sind die einzelnen Vergleichsoptionen mitsamt ihren Auswirkungen aufgelistet.
DataType (CodePage, Length, Precision, Scale)	Ausgabe Fehlerausgabe	Beinhaltet die Definition des Datentyps der Spalte. Abhängig vom Datentyp stehen die weiteren Eigenschaften *CodePage*, *Length*, *Precision* bzw. *Scale* zur Verfügung.
Description	Eingabe Ausgabe Fehlerausgabe	Ermöglicht eine Kurzbeschreibung der Spalte oder Kategorie
ErrorRowDisposition	Ausgabe	Ermöglicht die Konfiguration einer Fehlerausgabe für allgemeine Fehler auf Spaltenebene. Mehr dazu finden Sie im Abschnitt »Die Fehlerausgabe«.
ExternalMetadataColumnID	Ausgabe	Beinhaltet die eindeutige Kennzeichnung einer externen Spalte von einer Datenflussquelle oder einem Datenflussziel
IsSorted	Ausgabe Fehlerausgabe	Beinhaltet die Kennzeichnung, ob die Daten der Ausgabe sortiert vorliegen. Mehr dazu finden Sie im Abschnitt »Die Eigenschaften IsSorted und SortKeyPosition«.
MappedColumnID	Eingabe Ausgabe Fehlerausgabe	Beinhaltet je nach Datenflusskomponente einen Verweis zu einer Eingabe- oder Ausgabespalte. Der Wert dieser Eigenschaft kann zwar verändert werden, aber diese Änderung hat keine Auswirkung auf den Datenfluss. Die Eigenschaft ist nur für die Entwicklung eigener Datenflusskomponenten relevant.
Name	Eingabe Ausgabe Fehlerausgabe	Beinhaltet die Bezeichnung der Spalte oder der Kategorie
SortKeyPosition	Ausgabe Fehlerausgabe	Beinhaltet die Sortierreihenfolge der Spalte. Mehr dazu finden Sie im Abschnitt »Die Eigenschaften IsSorted und SortKeyPosition«.
TruncationRowDisposition	Ausgabe	Ermöglicht die Konfiguration einer Fehlerausgabe für den Fall, dass der Wert einer Spalte die maximale mögliche Länge der Spalte überschreitet. Mehr dazu finden Sie im Abschnitt »Die Fehlerausgabe«.

Tabelle 10.2 Die Eigenschaften der Eingabe- und Ausgabe-Spalten

Die verschiedenen Vergleichsoptionen für den Vergleich von Zeichenfolgen, die in der Eigenschaft *ComparisonFlags* zur Auswahl stehen, werden auch in den Editoren einiger Datenflusskomponenten verwendet. Tabelle 10.3 zeigt die verschiedenen Vergleichsoptionen und deren Auswirkung bei einer Aktivierung.

Vergleichsoption	Eigenschaft
Groß-/Kleinschreibung ignorieren	Groß- und Kleinschreibungen werden beim Vergleich nicht berücksichtigt. »SSIS« und »ssis« wird nicht unterschieden.
Kanatyp ignorieren	Kanatypen japanischer Zeichen werden beim Vergleich nicht berücksichtigt. Hiragana und Katakana wird nicht unterschieden. ▶

Vergleichsoption	Eigenschaft
Zeichen ohne Zwischenraum ignorieren	Zeichenkodierungen als Single-Byte-Character oder Double-Byte-Character werden beim Vergleich von gleichen Zeichen nicht berücksichtigt.
Zeichenbreite ignorieren	Zeichen mit Zwischenraum und diakritischen Zeichen werden beim Vergleich nicht berücksichtigt. »å« und »A« wird nicht unterschieden.
Symbole ignorieren	Symbole in Zeichenfolgen wie Leerstelle, Währungssymbole und mathematische Symbole werden beim Vergleich nicht berücksichtigt. » SSIS« – also mit führenden Leerstellen – und »SSIS« oder auch »A*« und »A« werden nicht unterschieden.
Interpunktion als Symbole sortieren	Satzzeichen in Zeichenfolgen – mit Ausnahme von Bindestrichen und Apostrophen – werden nicht berücksichtigt. »SSIS,« und »SSIS« wird nicht unterschieden.

Tabelle 10.3 Die Vergleichsoptionen für den Vergleich von Zeichenfolgen

Mit der Schaltfläche *Ausgabe hinzufügen* sind Sie in der Lage, die Datenflusskomponente mit einer *Ausgabe*-Kategorie zu erweitern. Ebenso können Sie auch durch die Schaltfläche *Spalte hinzufügen* in den jeweiligen Unterkategorien *Eingabespalten* und *Ausgabespalten* neue Spalten hinzufügen. Diese neuen Kategorien oder Spalten konfigurieren Sie mit den in der Tabelle 10.2 aufgeführten Eigenschaften. Um eine neue Spalte an das Ende der jeweiligen Kategorie anzufügen, müssen Sie die Kategorie markieren und auf die Schaltfläche *Spalte hinzufügen* klicken. Falls jedoch eine Spalte markiert ist, wird die neue Spalte vor der markierten Spalte angelegt. Ein nachträgliches Verschieben neu angelegter Spalten ist nicht möglich. Bestehende Ausgabekategorien bzw. Spalten können Sie mit den Schaltflächen *Ausgabe entfernen* und *Spalte entfernen* löschen.

Das Hinzufügen und auch das Löschen von Ausgaben bzw. Spalten ist abhängig von der jeweiligen Datenflusskomponente. Nicht alle Datenflusskomponenten unterstützen diese Funktionalität. Dies ist grundsätzlich auch nachvollziehbar, ist eine solche Änderung doch abhängig von der Aufgabe der jeweiligen Datenflusskomponente. Leider ist im Erweiterten Editor nicht immer erkennbar, ob das Löschen oder Hinzufügen von Spalten unterstützt wird. Im besten Falle sind die jeweiligen Schaltflächen inaktiv oder aber Sie erhalten nach einem Klick auf die Schaltfläche eine entsprechende Fehlermeldung. Aber auch das ist nicht immer der Fall. So können Sie in einigen Fällen zwar eine neue Spalte anlegen, zu dieser aber keinen Datentyp zuordnen. Ohne den Datentyp jedoch lässt sich die neue Spalte nicht speichern. Es kann auch vorkommen, dass Änderungen akzeptiert werden, obwohl diese keinen Sinn ergeben. Dazu kommt, dass der Erweiterte Editor sich ohne Widerspruch schließen lässt. Einige Datenflusskomponenten quittieren eine inakzeptable Änderung an den Kategorien bzw. Spalten mit einem Fehlersymbol, andere jedoch weisen Sie erst bei der Paketausführung darauf hin. Um sicherzustellen, dass Ihre Änderungen angenommen wurden, sollten Sie den Erweiterten Editor direkt nach dem Speichern Ihrer Änderungen erneut öffnen. Inakzeptable Änderungen gehen beim erneuten Öffnen des Erweiterten Editors verloren.

Grundsätzlich sollten Sie sich gut überlegen, ob Sie die Eingaben und Ausgaben einer Datenflusskomponente über den Erweiterten Editor verändern möchten. Zweckmäßiger ist hierfür der jeweilige Editor der Datenflusskomponente. Sofern aber eine dringende Notwendigkeit besteht, Änderungen an Eingaben und Ausgaben über den Erweiterten Editor vorzunehmen, gilt hier der alte Leitspruch »Probieren geht über Studieren«.

Die Eigenschaften IsSorted und SortKeyPosition

Obwohl es durch die Bezeichnung eigentlich zu erkennen ist, gibt es immer wieder Missverständnisse bezüglich der Auswirkung der Eigenschaft *IsSorted*. »Is Sorted« steht für »Ist Sortiert«. Diese Eigenschaft sortiert nicht die Daten einer Ausgabe, sondern sie liefert lediglich die Information, ob die Daten der Ausgabe sortiert sind.

Die Daten einer Datenquelle können entweder bereits sortiert vorliegen oder aber das Sortieren der Daten erfolgt bei der Datenermittlung durch die Datenflussquelle. In beiden Fällen werden die Daten sortiert extrahiert und in den Datenfluss geleitet. Mit der Eigenschaft *IsSorted* an der Ausgabe der Datenflussquelle kennzeichnen Sie die Daten des Datenflusses für die weitere Verarbeitung als sortiert. Diese Kennzeichnung ist für einige Datenflusstransformationen notwendig, da diese die Daten nur sortiert entgegen nehmen. Sofern die Daten sortiert extrahiert werden, aber die Eigenschaft *IsSorted* nicht den Wert *True* enthält, ist bei solchen Datenflusstransformationen eine vorherige explizite Sortierung der Daten mit der Datenflusstransformation *Sortieren* notwendig. Deshalb sollten Sie bereits sortiert extrahierte Daten mittels der Eigenschaft *IsSorted* auch als solche kennzeichnen.

Die mit der Sortierung verbundene Sortierreihenfolge der einzelnen Spalten legen Sie in der Eigenschaft *SortKeyPosition* an den jeweiligen Spalten fest. Dabei wird die erste in der Sortierung verwendete Spalte mit der Zahl 1 gekennzeichnet, die zweite mit der Zahl 2 und so weiter. Wobei positive Zahlen hier für eine aufsteigende Sortierung und negative für eine absteigende Sortierung stehen.

Die Eigenschaften ID und LineageID

Eine Datenflusspalte besitzt die Eigenschaften *ID* und *LineageID*. Beide Eigenschaften beinhalten eine Zahl zur Identifizierung der Datenflusspalte – und doch sind beide in der Regel unterschiedlich. Die in der Eigenschaft *ID* enthaltene Zahl kennzeichnet die Datenflussspalte innerhalb einer Datenflusskomponente. Diese Zahl ist in der Datenflusskomponente und auch im gesamten Paket eindeutig. Ergänzt wird die Eigenschaft *ID* durch die Eigenschaft *IdentificationString*. Diese beinhaltet die Bezeichnung der Spalte in der Form »Ausgabespalte 'Firma' (20)«. Dabei ist die Zahl 20 der Verweis zur Eigenschaft *ID*.

Die Eigenschaft *LineageID* enthält die Herkunfts-ID der Datenflussspalte. Beim Extrahieren der Daten mit einer Datenflussquelle werden die einzelnen Spalten in einen Puffer geschrieben. Dabei erhält jede Spalte eine ID zur Kennzeichnung der Spalte in der Datenflussquelle und zusätzlich eine LineageID, welche die Spalte innerhalb des Puffers kennzeichnet. In der nächsten Datenflusskomponente bekommt dieselbe Spalte eine neue ID, behält aber die LineageID bei. Auf diese Art kann anhand einer LineageID der Ursprung einer Datenflussspalte nachvollzogen werden. Ähnlich wie bei der Eigenschaft *IdentificationString* gibt es zur Eigenschaft *LineageID* die Eigenschaft *UpstreamComponentName*. Sie weist die Bezeichnung der Datenflusskomponente auf, in der die Datenflussspalte ihre LineageID erhalten hat. Dies muss nicht zwangsläufig die Bezeichnung einer Datenflussquelle sein, denn wie Sie bereits erfahren haben, werden bei asynchronen Datenflusstransformationen – zum Beispiel bei der Datenflusstransformation *Sortieren* – die Daten des eingehenden Puffers für die Ausgabe in einen neuen Puffer geschrieben. Dabei erhalten die darin enthaltenen Spalten eine neue LineageID. Tabelle 10.4 zeigt den Verlauf der IDs und LineageIDs einer Datenflussspalte.

Datenflusskomponente	ID	LineageID
Datenflussquelle – Flatfile	131	131
Datenflusstransformation – Abgeleitete Spalte	296	131
Datenflusstransformation – Bedingtes Teilen	418	131 ▶

Datenflusskomponente	ID	LineageID
Datenflusstransformation – Sortieren – Eingangsspalte	448	131
Datenflusstransformation – Sortieren – Ausgangsspalte	451	451
Datenflusstransformation – Abgeleitete Spalte	479	451
Datenflussziel – Recordsetziel	502	451

Tabelle 10.4 Die IDs und LineageIDs einer Spalte im Datenfluss

Mit diesen Eigenschaften sind nun im Grunde genommen alle Möglichkeiten des Erweiterten Editors beschrieben. Diese Eigenschaften alleine machen jedoch noch keinen Datenfluss. Dieser wird erst durch die Verbindung der einzelnen Datenflusskomponenten mit dem Datenflusspfad erzeugt.

Der Datenflusspfad

Der Datenflusspfad verbindet die einzelnen Datenflusskomponenten zu einem Datenfluss. Durch diesen gelangen die in einer Datenflussquelle extrahierten Daten über die Datenflusstransformationen zum Datenflussziel. Im Datenfluss-Designer wird der Datenflusspfad als grüner Pfeil dargestellt. Bei den Datenflusszielen steht Ihnen der grüne Pfeil logischerweise nicht zur Verfügung, da ein Datenfluss mit einem Datenflussziel beendet wird.

Um nun eine Verbindung zwischen zwei Datenflusskomponenten zu erstellen, markieren Sie die Datenflusskomponente, deren Datenflusspfad Sie mit einer anderen Datenflusskomponente verbinden möchten. Durch die Markierung wird der grüne Pfeil der Datenflusskomponente sichtbar. Diesen klicken Sie an und ziehen ihn mit gedrückter Maustaste zu der Datenflusskomponente, die die nächste Verarbeitung im Datenfluss darstellt. Das war es auch schon – zwischen den beiden Datenflusskomponenten existiert nun ein Datenflusspfad.

Neben dem grünen Pfeil bieten Ihnen einige der Datenflussquellen und Datenflusstransformationen, wie auch einige Datenflussziele einen roten Pfeil an. Dieser stellt den Datenfluss für die fehlerhaften Datenzeilen dar. Wie bereits erwähnt, können fehlerhafte Datenzeilen im Datenfluss umgeleitet werden. Mehr dazu finden Sie im Abschnitt »Die Fehlerausgabe«. Sie sehen, die Gestaltung eines Datenflusses ist ähnlich der einer Ablaufsteuerung. Die Farbe Grün steht auch hier für Erfolg und die Farbe Rot für Fehler.

Der Datenflusspfad-Editor

Zu jedem Datenflusspfad steht der *Datenflusspfad-Editor* zur Verfügung. Diesen starten Sie entweder mit einem Doppelklick auf den Datenflusspfad oder über dessen Kontextmenübefehl *Bearbeiten*. Die Konfigurationsmöglichkeiten in diesem Editor begrenzen sich auf dokumentarische Zwecke. So können Sie in der Eigenschaft *Name* dem Datenflusspfad eine Bezeichnung geben und in der Eigenschaft *Description* eine Kurzbeschreibung hinterlegen.

Ähnlich wie bei der Rangfolgeneinschränkung in der Ablaufsteuerung ist es auch beim Datenflusspfad möglich, diesen mit einer Beschriftung zu erweitern. Die jeweilige Ausgabe legen Sie in der Eigenschaft *PathAnnotation* fest. Neben dem Standardwert *AsNeeded* stehen Ihnen hier die Einträge *Never*, *SourceName* und *PathName* zur Verfügung. Beim Standardwert *AsNeeded* erfolgt die Ausgabe einer Beschriftung nur, wenn diese auch tatsächlich erforderlich ist. Dies ist im aktuell verwendeten Beispiel bei der Datenflusskomponente *Bedingtes Teilen* der Fall. Dort wird jede Datenzeile auf eine Bedingung hin geprüft und je nach Ergebnis in einen der Datenflusspfade A, B oder C geleitet. Die Bezeichnungen A, B und C werden dabei in der Konfiguration der Datenflusskomponente *Bedingtes Teilen* vergeben. Bei der Verbindung eines dieser Datenflusspfade erkennen Sie diesen anhand der Bezeichnung und können ihn von daher entsprechend auswählen. Nach der Auswahl wird die Bezeichnung sowohl als Beschriftung des Datenflusspfads ausgegeben wie auch als Bezeichnung in dessen Eigenschaft *Name* übernommen. Zwar ist es möglich, die Bezeichnung in der Eigenschaft *Name* zu ändern, jedoch hat diese Änderung keine Auswirkung auf die Beschriftung. Die neue Bezeichnung wird erst dann als Beschriftung ausgegeben, wenn Sie in der Eigenschaft *PathAnnotation* den Eintrag *PathName* wählen. Sie sollten sich aber darüber im Klaren sein, dass die Originalbeschriftung dabei verloren geht. Auch bei einer nachträglichen Änderung der Eigenschaft *PathAnnotation* zum Wert *AsNeeded* wird die Originalbeschriftung nicht mehr ausgegeben. In diesem Fall hat die Beschriftung der vorherigen Einstellung weiter Bestand. Dies gilt auch, wenn Sie vorher den Eintrag *Never* gewählt hatten. Hier bleibt es auch bei der anschließenden Auswahl des Eintrags *AsNeeded* dabei, dass keine Beschriftung ausgegeben wird. Womit auch gleich zwei der weiteren verfügbaren Möglichkeiten einer Beschriftung angesprochen wären. Mit der Auswahl des Eintrags *Never* erfolgt keine Ausgabe einer Beschriftung, während durch die Auswahl des Eintrags *PathName* die in der Eigenschaft *Name* angegebene Bezeichnung als Beschriftung ausgegeben wird. Zu Guter Letzt gibt es noch den Eintrag *SourceName*. Wie der Name schon sagt, handelt es sich hierbei um die Bezeichnung der Quelle des Datenflusspfads. Jeder Datenflusspfad entspricht einer Ausgabekategorie der Datenflusskomponente, von der der Datenflusspfad ausgeht. Die in der Eigenschaft *Name* angegebene Bezeichnung dieser Ausgabekategorie stellt dabei die Bezeichnung der Quelle dar und kann als Beschriftung des Datenflusspfads herangezogen werden. Den Standardwert einer solchen Ausgabekategorie können Sie über den Erweiterten Editor der entsprechenden Datenflusskomponente ändern. Dazu markieren Sie auf der Registerkarte *Eingabe- und Ausgabeeigenschaften* die *Ausgabe*-Kategorie und ändern in der Eigenschaft *Name* die dort enthaltene Bezeichnung.

Die Möglichkeiten zur Konfiguration des Datenflusspfads sind an dieser Stelle bereits ausgeschöpft. Die restlichen Eigenschaften bieten Informationen über die Herkunft des Datenflusspfads und welche Datenflusskomponenten mit diesem verbunden sind. Auch sehen Sie hier die interne ID, mit der der Datenflusspfad im Paket eindeutig gekennzeichnet wird. Abbildung 10.12 zeigt den *Datenflusspfad-Editor* zum Datenflusspfad A, welcher im angegebenen Beispiel von der Datenflusstransformation *Bedingtes Teilen* ausgeht.

Die Seite *Metadaten* des *Datenflusspfad-Editors* enthält Informationen zu den einzelnen Spalten, die mit diesem Datenflusspfad durch den Datenfluss geleitet werden. Dort sehen Sie eine detaillierte Aufstellung aller Spalten mitsamt deren Datentypen – aufgeteilt in Genauigkeit, Dezimalstellen, Länge und der verwendeten Codepage. Ob und inwieweit die Daten im Datenfluss sortiert sind, erkennen Sie an der Spalte *Sortierschlüsselposition*. Die hier angegebenen Werte entsprechen den Werten der bereits beschriebenen Eigenschaft *SortKeyPosition*. Direkt neben dieser Sortierreihenfolge werden Ihnen die Vergleichsoptionen angezeigt, welche bei dem für die Sortierung notwendigen Vergleich der Daten verwendet wurden. Diese Spalte enthält jedoch nur dann einen Wert, wenn die Sortierung über die Datenflusstransformation *Sortieren* erfolgt ist. Den Ursprung der jeweiligen Datenflusspalte sehen Sie in der Spalte *Quellkomponente*. Diese entspricht der ebenfalls bereits beschriebenen Eigenschaft *UpstreamComponentName*, welche die Bezeichnung der Datenflusskomponente enthält, durch die der Puffer erstellt wurde, der durch diesen Datenflusspfad geleitet wird.

Die dritte Seite des *Datenflusspfad-Editors* bietet die Konfiguration des *Daten-Viewers*. Dabei handelt es sich um eine Debug-Möglichkeit, die Ihnen während der Paketausführung im Debug-Modus die Daten des Datenflusspfads anzeigen kann. Mehr dazu finden Sie in Kapitel 14.

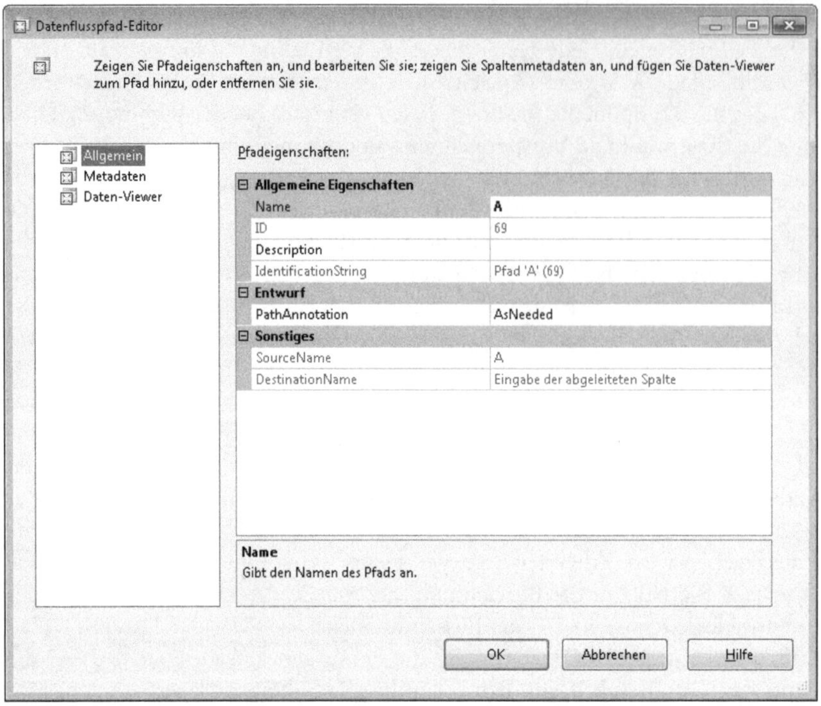

Abbildung 10.12 Der Datenflusspfad-Editor

Das Dialogfeld Eingabe-/Ausgabe-Auswahl

Jede Datenflussquelle und Datenflusstransformation bietet den grünen Pfeil für die Erstellung eines Datenflusspfads an. Einige davon nur einen, andere mehrere. Die Anzahl der grünen Pfeile ist abhängig von der Anzahl der Ausgaben der jeweiligen Datenflusskomponente. Im Abschnitt »Registerkarte Eingabe- und Ausgabeeigenschaften« haben Sie bereits erfahren, dass die Ausgabe gleichbedeutend mit dem Datenflusspfad ist, der von der Datenflusskomponente ausgeht, während die Eingabe dem Datenflusspfad entspricht, der zur Datenflusskomponente führt. Ein paar der Datenflusskomponenten, die mehr als eine Ausgabe anbieten, wurden ebenfalls bereits erwähnt – beispielsweise die Datenflusstransformation *Bedingtes Teilen*. Neben diesen stehen mit den Datenflusstransformationen *UNION ALL*, *Zusammenführen* und *Zusammenführungsjoin* auch welche zur Verfügung, die mehr als einen Datenflusspfad annehmen können – und somit mehrere Eingaben enthalten. Bei der Erstellung eines Datenflusspfads im Zusammenhang mit den hier erwähnten Datenflusskomponenten stellt sich also unweigerlich die Frage »Welchen Datenfluss hätten Sie denn gern?«.

Die Antwort auf diese Frage fällt zum Glück leicht. Wenn die Ausgabe oder Eingabe bei der Verbindung zweier Datenflusskomponenten explizit gewählt werden muss, wird automatisch das in Abbildung 10.13 dargestellte Dialogfeld *Eingabe-/Ausgabe-Auswahl* geöffnet. Dort stehen Ihnen für die Auswahl der Eingabe oder Ausgabe zwei Listenfelder zur Verfügung. Welches Listenfeld nun verwendet wird, ist wieder von der Datenflusskomponente abhängig, deren grünen Pfeil Sie gerade mit einer anderen verbinden wollen. Bietet diese Datenflusskomponente mehrere Ausgaben an, wählen Sie die entsprechende Ausgabe im Listenfeld *Ausgabe*. Sollte aber die Datenflusskomponente, zu der der grüne Pfeil gezogen wurde, mehrere Eingaben annehmen, wählen Sie die entsprechende Eingabe im Listenfeld *Eingabe*. Die so getroffene Auswahl bestätigen Sie mit einem Klick auf *OK*.

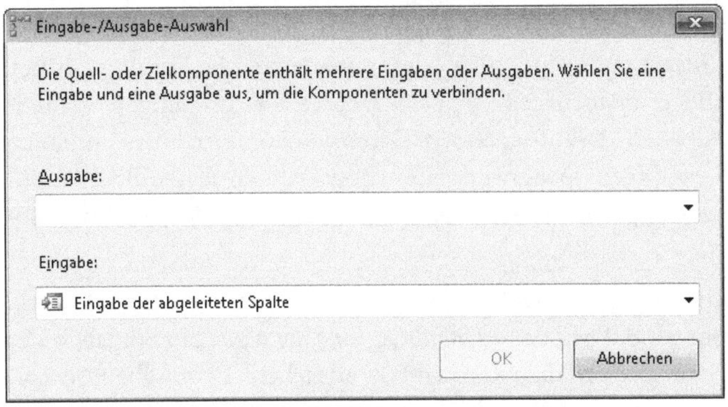

Abbildung 10.13 Das Dialogfeld *Eingabe-/Ausgabe-Auswahl*

Der Editor zum Wiederherstellen ungültiger Spaltenverweise

Ein ungültiger Spaltenverweis liegt vor, wenn eine Datenflusskomponente eine LineageID verwendet, die im Datenfluss nicht mehr existiert. Die LineageID kennzeichnet – wie Sie bereits in Abschnitt »Die Eigenschaften ID und LineageID« gelesen haben – eine Spalte innerhalb eines Puffers. Aber nicht nur im Puffer ist die LineageID relevant, sondern auch in der Zuordnung der Datenflussspalten von Datenflusskomponente zu Datenflusskomponente. So enthalten die Ausgabespalten *Umsatz* und *Firma* der Datenflussquelle des aktuellen Beispiels die LineageIDs 17 und 20. Diese LineageIDs kennzeichnen diese beiden Spalten von der Datenflussquelle bis zur Datenflusstransformation *UNION ALL*. Bei dieser handelt es sich um eine asynchrone Datenflusstransformation, welche für die Ausgabe einen neuen Puffer – und somit für die Spalten neue LineageIDs – erstellt. Wenn Sie also an einem bestehenden Datenfluss Datenflusskomponenten derart verändern, dass dadurch neue LineageIDs erzeugt werden, erhalten Sie in den nachfolgenden Datenflusskomponenten ungültige Spaltenverweise.

Angenommen, im aktuellen Beispiel wird die *OLE DB-Quelle* durch eine *ADO NET-Quelle* ausgetauscht. Die *ADO NET-Quelle* verwendet dabei dieselbe SQL-Anweisung und liefert das Ergebnis mit denselben Spaltennamen wie vorher die *OLE DB-Quelle*. Nach dem Löschen der *OLE DB-Quelle* werden die Datenflusstransformationen *Bedingtes Teilen* und *UNION ALL* als fehlerhaft gekennzeichnet. Dies war zu erwarten, verwenden doch beide Datenflusstransformationen die Spalten *Umsatz* und *Firma*, die durch die fehlende Datenflussquelle nicht mehr verfügbar sind. Nun aber werden diese Spalten über die *ADO NET-Quelle* extrahiert und sind somit wieder im Datenfluss enthalten. Jedoch bleiben die beiden Datenflusstransformationen auch nach dem Verbinden des Datenflusspfads der *ADO NET-Quelle* mit der Datenflusstransformation *Bedingtes Teilen* weiterhin fehlerhaft. Der Grund sind die ungültigen Spaltenverweise zwischen den Datenflusskomponenten. Diese finden nicht anhand des Spaltennamens, sondern wie beschrieben über die LineageID statt. Durch die *ADO NET-Quelle* wurde für die Spalte *Umsatz* nun die LineageID 394 vergeben, während die Spalte *Firma* die LineageID 397 erhalten hat. Die Datenflusstransformationen *Bedingtes Teilen* und *UNION ALL* erwarten jedoch immer noch die LineageIDs 17 und 20. Diese sind aber nun mal nicht mehr im Datenfluss enthalten, und so werden diese beiden Datenflusskomponenten weiterhin als fehlerhaft gekennzeichnet.

Um nun diese ungültigen Spaltenverweise schnell und einfach korrigieren zu können, wird bei einem Doppelklick auf die erste fehlerhafte Datenflusskomponente nicht der entsprechende Editor geöffnet, sondern der *Editor zum Wiederherstellen ungültiger Spaltenverweise*. Dort werden alle ungültigen Spaltenverweise aufgelistet, die in der gewählten und allen darauffolgenden Datenflusskomponenten enthalten sind. Möchten Sie mit diesem Editor nur die ungültigen Spaltenverweise der gewählten Datenflusskomponente korrigieren, müssen Sie die Eigenschaft *Ungültige Downstream-Spaltenverweise einschließen* deaktivieren.

In Abbildung 10.14 sehen Sie, dass in der Spalte *Ungültige Spaltenverweise* die Spalten *Umsatz* und *Firma* mit ihren alten LineageIDs 17 und 20 angegeben sind. Die Spalte *Ungültige Eingabe* listet die Eingaben der Datenflusstransformationen auf, welche noch von diesen alten LineageIDs ausgehen. Dort sehen Sie zunächst durch den Eintrag »Aufteilen der Kunden nach ABC.Eingabe für bedingtes Teilen«, dass die Datenflusstransformation *Bedingtes Teilen* die Spalte *Umsatz* mit der LineageID 17 erwartet. Die Datenflusstransformation *UNION ALL* verlangt beide Spalten für jede ihrer drei Eingaben – ebenfalls mit den alten LineageIDs. Jeder dieser ungültigen Spaltenverweise kann nun mit der Auswahl einer gültigen Spalte im Listenfeld *Verfügbare Spalten* korrigiert werden. Dort finden Sie die beiden Spalten *Umsatz* und *Firma* mit ihren neuen LineageIDs 394 und 397.

Das Listenfeld *Verfügbare Spalten* bietet Ihnen neben der Auswahl von Spalten auch die Auswahl von zwei Aktionen. Mit dem Eintrag *<Ungültigen Spaltenverweis löschen>* wird die Definition der Eingabespalte in der jeweiligen Eingabe gelöscht. So klar die Beschreibung des zweiten Eintrags *<Als ungültigen Spaltenverweis beibehalten>* auch sein mag, so wirft sie doch die Frage auf, was nach der Auswahl dieses Eintrags denn eigentlich passiert. Die Antwort ist simpel: nichts. Beim nächsten Versuch, den Editor der Datenflusskomponente zu öffnen, erhalten Sie erneut den *Editor zum Wiederherstellen ungültiger Spaltenverweise* mit genau den Spalten, denen Sie im vorherigen Schritt den Eintrag *<Als ungültigen Spaltenverweis beibehalten>* zugeordnet haben. Diese Auswahl dient lediglich dazu, eine nicht geklärte Spalte zu *parken*, um im Datenfluss nach der Ursache dieser Meldung zu forschen.

Nun können Sie zu jedem einzelnen hier aufgeführten ungültigen Spaltenverweis eine der verfügbaren Eingabespalten oder eine der beiden genannten Aktionen auswählen. Bei manchen Änderungen werden Sie dankbar für diese Flexibilität sein, bei manchen aber werden Sie sich auch über das Listenfeld *Spaltenzuordnungsoption für ausgewählte Zeilen* im unteren Bereich des Editors freuen. Über dieses ist es möglich, eine Auswahl für mehrere Eingabespalten zu treffen. Dazu markieren Sie die Zeilen der jeweiligen Eingabespalten, wählen im Listenfeld *Spaltenzuordnungsoption für ausgewählte Zeilen* den entsprechenden Eintrag und klicken anschließend auf die Schaltfläche *Anwenden*. Für eine Zuordnung anhand des Spaltennamens wäre dies zum Beispiel der Eintrag *<Anhand des Spaltennamens zuordnen>*.

Nachdem Sie alle ungültigen Spaltenverweise korrigiert haben, schließen Sie den Editor mit einem Klick auf *OK*. Der ursprünglich gewünschte Editor der Datenflusskomponente wird nach diesem Klick jedoch nicht geöffnet. Diesen müssen Sie erneut mit einem Doppelklick starten.

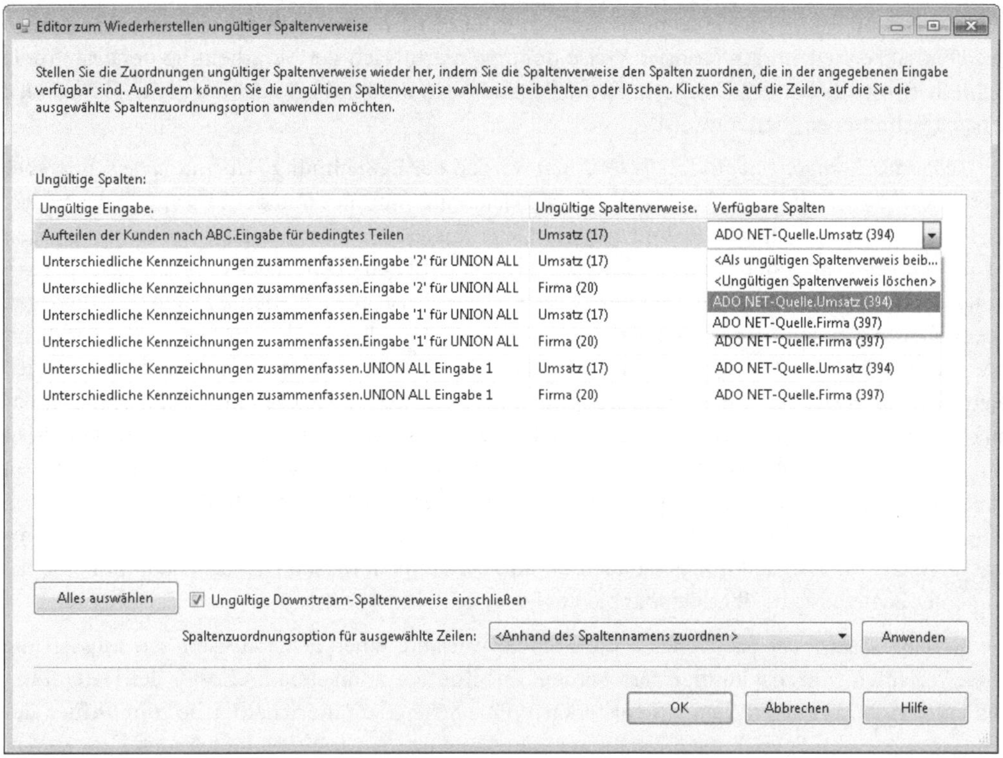

Abbildung 10.14 Der Editor zum Wiederherstellen ungültiger Spaltenverweise

Die Fehlerausgabe

In einem Datenfluss werden die Daten aus den verschiedensten Datenquellen verarbeitet. Ausschlaggebend für den Erfolg eines Datenflusses ist dabei die Datenqualität. Immerhin sorgen fehlerhafte Daten zu Fehlern bei der Ausführung eines Datenflusses und diese führen unweigerlich zu einem Abbruch der Ausführung. Dies mag in einigen Fällen auch durchaus sinnvoll sein, in manchen Fällen aber wäre die Fortsetzung des Datenflusses trotz eines Fehlers vielleicht zweckmäßiger. Um im Fall eines Fehlers entscheiden zu können, ob die Verarbeitung abgebrochen oder fortgesetzt werden soll, stehen Ihnen im Datenfluss die folgenden drei Aktionen zur Verfügung:

- **Fehler bei Komponente** Der Fehler wird als solcher gewertet und der Datenfluss fehlerhaft beendet
- **Fehler ignorieren** Der Fehler wird ignoriert und die Verarbeitung des Datenflusses fortgesetzt
- **Zeile umleiten** Die fehlerhafte Datenzeile wird in einen anderen Datenflusspfad umgeleitet und der Datenfluss mit der nächsten Datenzeile fortgesetzt

Diese drei Aktionen können Sie bei fast jeder Datenflusskomponente zur Konfiguration einer Fehlerausgabe verwenden. Dort steht Ihnen die Kategorie *Fehler* zur Verfügung, in der die Fehlerausgabe für alle möglichen auftretenden Fehler konfiguriert wird. Besondere Umstände verlangen besondere Maßnahmen und so steht für den Fall, dass der Wert einer Spalte die maximale mögliche Länge der Spalte überschreitet, eine eigene Kategorie zur Verfügung. Diese nennt sich *Abschneiden* und kann abweichend zu allen anderen möglichen Fehlern konfiguriert werden.

Nun entspricht die Aktion *Fehler ignorieren* nicht wirklich einer Fehler*ausgabe*. Die Fehler werden in diesem Fall stillschweigend akzeptiert und in keinster Weise dokumentiert. Nach der Verarbeitung der Datenzeile enthält die fehlerhafte Spalte bei der Kategorie *Fehler* keinen Wert, während bei der Kategorie *Abschneiden* die Spalte den abgeschnittenen Wert aufweist.

Die Varianten *Fehler bei Komponente* und *Zeile umleiten* werden der Bezeichnung *Fehlerausgabe* schon eher gerecht. Die erste Variante ist die Ausgabe des Fehlers mit der Fehlernummer und der LineageID der fehlerhaften Spalte – inklusive Abbruch der Ausführung des Datenflusses. Die Variante *Zeile umleiten* hingegen liefert zwar auch die Fehlernummer und die LineageID der fehlerhaften Spalte, aber es folgt kein Abbruch der Ausführung, sondern eine Fortsetzung mit der nächsten Datenzeile. Die fehlerhafte Datenzeile hingegen geht nicht verloren, sondern wird in einen eigenen Datenflusspfad geleitet. In diesem Datenflusspfad kann entweder eine Bereinigung des Fehlers erfolgen oder aber die fehlerhafte Datenzeile wird in ein speziell dafür angelegtes Datenziel geladen. Eine Bereinigung einer fehlerhaften Datenzeile könnte zum Beispiel das Ersetzen einer leeren Spalte mit einem Wert aus einer Referenztabelle sein. Sofern dort ein Wert gefunden wird, ersetzt dieser die leere Spalte und die so bereinigte Datenzeile kann mit der Datenflusstransformation *UNION ALL* wieder in den Datenfluss aufgenommen werden. Wie bereits im Abschnitt »Der Datenflusspfad« erwähnt, wird der Datenflusspfad für die fehlerhaften Zeilen als roter Pfeil an einer Datenflusskomponente dargestellt. Über diesen roten Pfeil ist auch direkt zu erkennen, welche Datenflusskomponente die Konfiguration einer Fehlerausgabe überhaupt anbietet.

Während die Variante *Fehler bei Komponente* die Standardvariante einer Fehlerausgabe ist, müssen die beiden anderen Varianten zunächst konfiguriert werden. Zur Konfiguration steht im Editor der Datenflusskomponenten entweder eine entsprechende Registerkarte, eine Seite oder eine Schaltfläche zum Öffnen des Dialogfelds *Fehlerausgabe konfigurieren* zur Verfügung. Die Variante *Zeile umleiten* bietet noch eine weitere Möglichkeit der Konfiguration. Sofern Sie die fehlerhaften Datenzeilen einer Datenflusskomponente umleiten möchten, markieren Sie diese Datenflusskomponente und ziehen Sie den dadurch sichtbaren roten Pfeil zu der Datenflusskomponente, die die fehlerhaften Datenzeilen aufnehmen soll. Durch diese Verbindung wird automatisch das Dialogfeld *Fehlerausgabe konfigurieren* geöffnet. Unabhängig davon, welchen Weg Sie nehmen, die Darstellung der Konfiguration ist dabei immer ein und dieselbe. Abbildung 10.15 zeigt Ihnen das Dialogfeld *Fehlerausgabe konfigurieren*. Dort legen Sie pro Spalte der Datenzeile die Fehlerausgabe für die beiden Kategorien *Fehler* und *Abschneiden* fest. Wie eingangs erwähnt, definieren Sie die Fehlerausgabe für alle möglichen Fehler in der Kategorie *Fehler* und in der Kategorie *Abschneiden* den Sonderfall, dass eine Datenflussspalte den Wert nicht aufnehmen kann, da dieser die maximale Länge der Spalte überschreitet.

Zu jeder Fehlerkategorie stehen nun die beiden Aktionen *Fehler ignorieren* und *Zeile umleiten* sowie der Standardwert *Fehler bei Komponente* zur Verfügung. Diese Aktionen können Sie pro Datenflussspalte und pro Kategorie auswählen. Alternativ ist es auch möglich, eine Aktion für mehrere Spalten und Kategorien gleichzeitig zu vergeben. Dazu markieren Sie die entsprechenden Spalten und Kategorien, wählen im Listenfeld *Diesen Wert für ausgewählte Zellen festlegen* eine der drei Aktionen und übernehmen diese mit der Schaltfläche *Anwenden*.

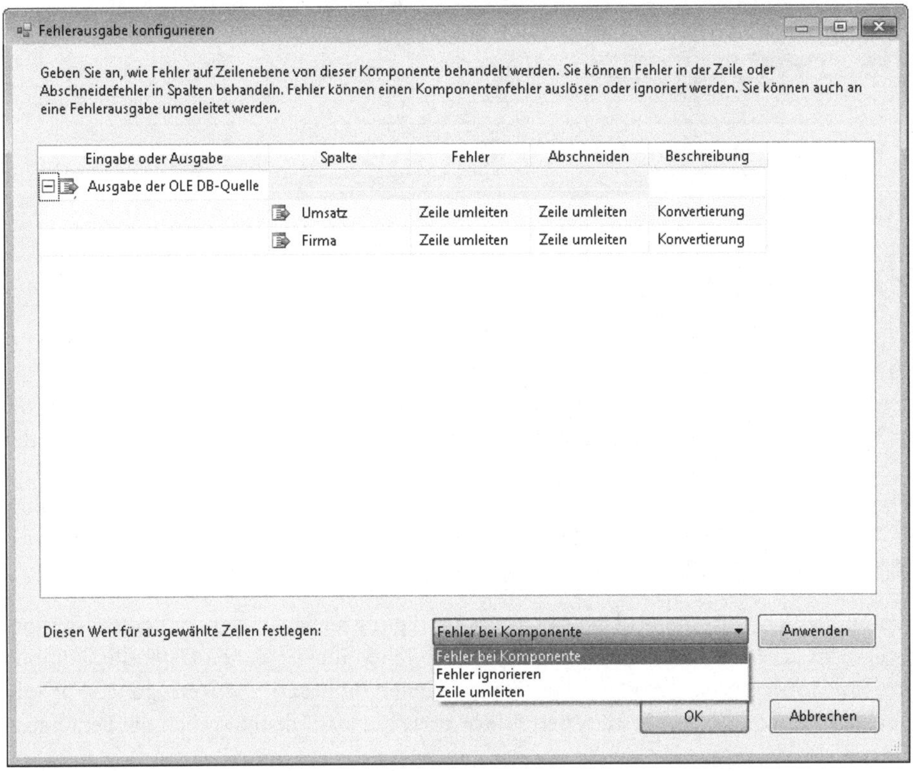

Abbildung 10.15 Die Konfiguration der Fehlerausgabe

Wenn Sie die Aktionen *Fehler bei Komponente* bzw. *Fehler ignorieren* verwenden, ist die Konfiguration der Fehlerausgabe mit der Zuordnung dieser Aktionen zu den Spalten vollständig. Die Auswahl der Aktion *Zeile umleiten* hingegen benötigt im Datenfluss noch ein Ziel dieser Fehlerausgabe. Bei diesem Ziel kann es sich um ein Datenflussziel oder aber um eine Datenflusstransformation handeln. Letztere ist dann wahrscheinlich, wenn Sie die fehlerhafte Datenzeile bereinigen möchten oder aber mit der Datenflusstransformation *UNION ALL* die Fehlerausgabe mehrerer Datenflusskomponenten sammeln wollen. Für den Datenfluss der fehlerhaften Datenzeile verwenden Sie den roten Pfeil – und diesen nur von der Datenflusskomponente, in der die Datenzeile den Fehler verursacht hat, bis hin zur nächsten Datenflusskomponente. Sollte von hier aus ein weiterer Datenfluss stattfinden, in dem die fehlerhafte Datenzeile verarbeitet wird, erfolgt dieser Datenfluss nun wieder über den regulären, den grünen Datenflusspfad.

In Abbildung 10.16 sehen Sie die Erweiterung des Datenflusses des aktuellen Beispiels um eine Fehlerausgabe. Fehlerhafte Datenzeilen der beiden Datenflusskomponenten »Umsatz der Kunden aus dem aktuellen Jahr« und »Aufteilen der Kunden nach ABC« werden zur Datenflusstransformation *UNION ALL* mit der Bezeichnung »Fehler zusammenfassen« umgeleitet. Dabei wird jede fehlerhafte Datenzeile mit der Fehlernummer und der LineageID der fehlerhaften Spalte ergänzt. Von dort erfolgt die Weiterleitung der fehlerhaften Datenzeilen über den regulären Datenflusspfad zu einem Datenflussziel – in diesem Fall eine *Flatfilequelle* namens »Fehlerausgabe«.

Leider steht an dieser Stelle nur die Fehlernummer und nicht die Fehlerbeschreibung zur Verfügung. Diese muss mittels einer *Skriptkomponente* zusätzlich ermittelt werden. Mehr dazu finden Sie im Beispiel des Kapitels 14.

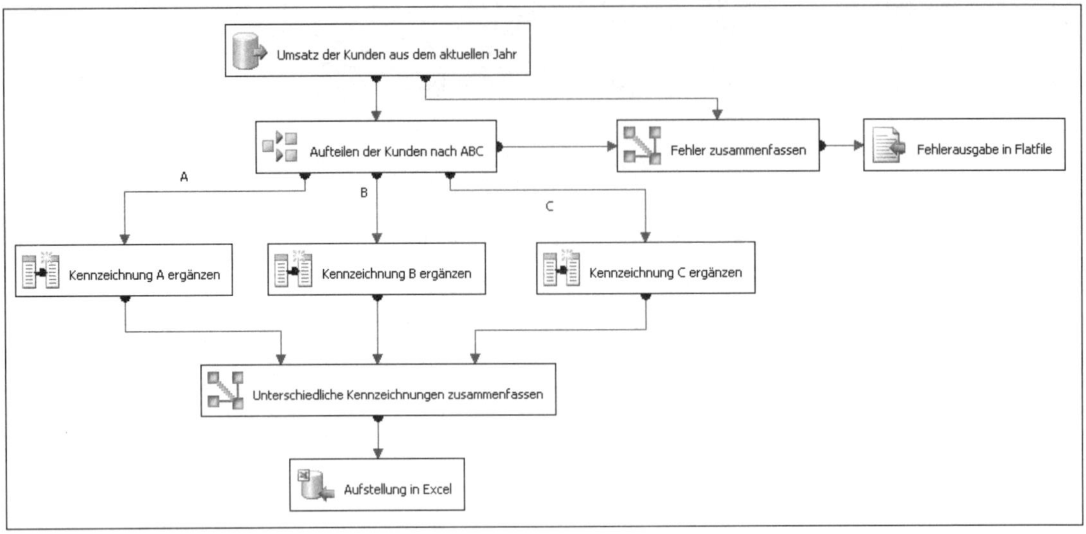

Abbildung 10.16 Die Umleitung fehlerhafter Datenzeilen

Nicht alle Datenflusskomponenten, die eine Fehlerausgabe zur Verfügung stellen, bieten zu deren Konfiguration auch eine Registerkarte, eine Seite oder ein Dialogfeld an. So stehen für die beiden Datenflusskomponenten *OLE DB-Befehl* und *SQL Server Compact-Ziel* keine eigenen Editoren zur Verfügung. Für die Konfiguration dieser beiden müssen Sie den Erweiterten Editor verwenden, in dem Sie auch die Fehlerausgabe konfigurieren.

Diese Konfiguration findet auf der Registerkarte *Eingabe- und Ausgabeeigenschaften* statt. Dort sehen Sie die Ausgabekategorie *Fehlerausgabe*, welche alle Datenflussspalten enthält, die in der Datenflusskomponente verarbeitet werden. Ebenfalls in dieser Kategorie enthalten sind die beiden Spalten *ErrorCode* und *ErrorColumn*, die die Fehlernummer und die LineageID der fehlerhaften Spalte speichern. Die Ausgabekategorie *Fehlerausgabe* definiert den Datenfluss für das Umleiten der fehlerhaften Datenzeile. Nun muss das Umleiten wie auch das Ignorieren fehlerhafter Datenzeilen im Erweiterten Editor erst einmal aktiviert werden. Diese Aktivierung erfolgt je nach Datenflusskomponente entweder in den Eigenschaften der *Eingabe-* oder *Ausgabe-*Kategorien oder an den jeweiligen Spalten selbst. Diese bieten Ihnen die Eigenschaften *ErrorRowDisposition* und *TruncationRowDisposition*. Dabei entspricht die Eigenschaft *ErrorRowDisposition* der Kategorie *Fehler* und die Eigenschaft *TruncationRowDisposition* der Kategorie *Abschneiden*. Beide Eigenschaften bieten die drei möglichen Aktionen an. Wobei hier der Eintrag *RD_IgnoreFailure* für das Ignorieren des Fehlers steht, während mittels *RD_RedirectRow* die fehlerhafte Zeile umgeleitet wird. Mit dem Eintrag *RD_FailComponent* darf der Fehler noch ein Fehler sein und für den Abbruch des Datenflusses sorgen.

Der Erweiterte Editor würde seinem Namen nicht gerecht werden, hätte er nicht noch eine weitere Eigenschaft für die Fehlerausgabe auf Lager. In der schreibgeschützten Eigenschaft *ErrorOrTruncationOperation* wird die Aktion angegeben, die bei der jeweiligen Spalte für einen Fehler verantwortlich sein kann. So enthält diese Eigenschaft bei der Datenflusskomponente *Abgeleitete Spalte* den Eintrag *Berechnung*, wie im Beispiel der Abbildung 10.17 dargestellt ist. Dort sehen Sie die Eigenschaft *ErrorOrTruncationOperation* direkt oberhalb der markierten Eigenschaft.

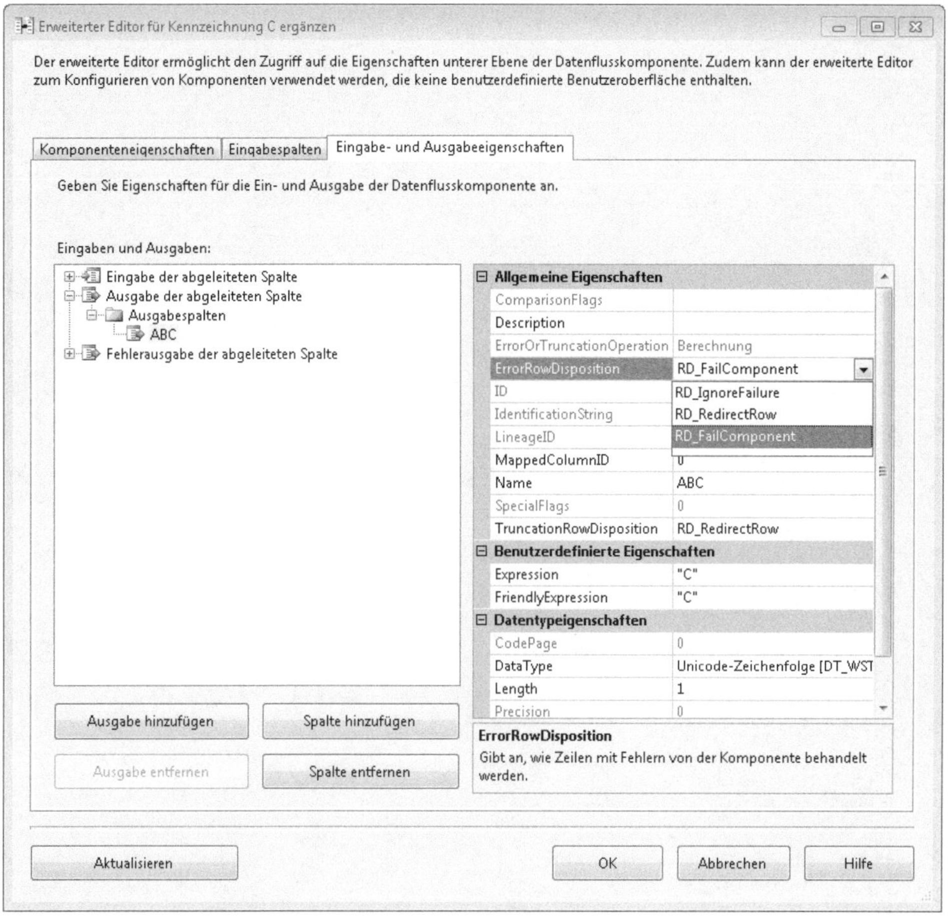

Abbildung 10.17 Die Konfiguration einer Fehlerausgabe im Erweiterten Editor

Zusammenfassung

ETL steht für Extrahieren, Transformieren und Laden. Im Gegensatz zu DTS kann diese Reihenfolge mit dem Datenfluss von SSIS auch eingehalten werden. In DTS ist bzw. war es meist notwendig, die Daten zunächst in einer Staging-Area zwischenzuspeichern, dort zu transformieren und letztendlich in das Datenziel zu kopieren. Mit einem Datenfluss in SSIS hingegen werden die Daten aus der Datenquelle extrahiert, in semantischer wie syntaktischer Weise transformiert und in das Datenziel geladen. Der Einsatz von Staging-Areas ist nicht mehr notwendig. Dabei werden die Daten im Datenfluss nicht alle auf einmal aus der Datenquelle extrahiert, sondern in mehreren kleineren Einheiten. Jede dieser Einheiten wird nach und nach in den Datenfluss geleitet, dort transformiert und letztendlich in das Datenziel geladen. Dieser Vorgang findet im Arbeitsspeicher statt. Die Verarbeitung im Arbeitsspeicher ist einer der Kernpunkte, die es bei der Entwicklung von Datenflüssen zu beachten gilt. Datenzugriffe und die hiermit verbundenen Zugriffe auf die Festplatte sollten auf das Notwendigste reduziert werden. Jeder unnötige Zugriff auf die Festplatte wirkt sich negativ auf die Performance des Datenflusses aus. SSIS bietet Ihnen zur Gestaltung eines Datenflusses insgesamt 47 verschiedene Datenflusskomponenten, die Ihnen in den folgenden Kapiteln einzeln vorgestellt werden.

Kapitel 11

Datenflussquellen

In diesem Kapitel:

SSIS stellt Ihnen für das Extrahieren der Daten aus den verschiedensten Datenquellen die Datenflussquellen zur Verfügung. Dieses Kapitel beschreibt die einzelnen Datenflussquellen mitsamt deren Konfiguration.

Definition und Konfiguration

Die Datenflussquellen sind das »E« von ETL. Mit den Datenflussquellen werden die Daten aus der jeweiligen Datenquelle extrahiert. Hier findet der eigentliche Datenzugriff auf die Datenquelle statt.

Für die Konfiguration dieses Datenzugriffs steht Ihnen zu jeder Datenflussquelle ein eigener Editor zur Verfügung. In diesen Editoren erfolgt die Konfiguration im Großen und Ganzen immer nach dem gleichen Schema: Als Erstes legen Sie die Datenquelle fest, dann den Datenzugriff und zum Schluss wählen Sie die Spalten aus, deren Daten aus der Datenquelle extrahiert werden sollen.

Mit Ausnahme der beiden Datenflussquellen *XML-Quelle* und *Rohdatendatei-Quelle* findet die Definition der Datenquelle anhand eines Verbindungs-Managers statt. Über diesen wird die Verbindung zur jeweiligen Datenquelle hergestellt. Sollte der entsprechende Verbindungs-Manager nicht existieren, kann er im jeweiligen Editor der Datenflussquelle mit der dort verfügbaren Schaltfläche *Neu* direkt angelegt werden. Mehr zur Neuanlage eines Verbindungs-Managers lesen Sie in Kapitel 6. Die Definition des Datenzugriffs ist abhängig von der angesprochenen Datenquelle. So kann bei einem Flatfile nur auf die darin enthaltenen Zeilen zugegriffen werden, während bei einer SQL Server-Datenbank der Zugriff auf die Daten über eine Tabelle, eine Sicht oder über eine SQL-Anweisung möglich ist. Sofern Sie für den Datenzugriff eine SQL-Anweisung verwenden, können Sie mit dieser auch bereits die zu extrahierenden Spalten angeben. Bei einer SQL-Anweisung sollten Sie zudem die im Abschnitt »Der Entwicklungsansatz« des vorherigen Kapitels beschriebenen Punkte bezüglich möglicher Aggregationen berücksichtigen. Mit dem Datenzugriff wird neben der Art und Weise der Datenermittlung auch die Spaltendefinition der ermittelten Datenzeilen definiert. Aus dieser Spaltendefinition wählen Sie abschließend die Spalten aus, deren Daten in den Datenfluss geleitet werden sollen. Durch diese Auswahl ist es unter anderem möglich, in einem Flatfile nur die Daten bestimmter Spalten zu extrahieren.

TIPP Um die Verarbeitung der extrahierten Daten im Datenfluss so schlank wie möglich zu halten, sollten Sie in der Datenflussquelle nur die Spalten auswählen, welche auch tatsächlich transformiert bzw. in ein Datenziel geladen werden.

Einige der Datenflussquellen bieten den Datenzugriff über eine Paketvariable an. Diese Paketvariable enthält bei der Paketausführung den Namen der Tabelle oder Sicht, aus der die Daten extrahiert werden. Dabei ist jedoch darauf zu achten, dass die dort angegebene Tabelle oder Sicht auch die Spalten anbietet, die in der Konfiguration der Datenflussquelle bereits als Spalten für den Datenfluss gewählt wurden.

Insgesamt stehen Ihnen sechs Datenflussquellen zur Verfügung. Mit diesen können Sie bereits aus einer Vielzahl von Datenquellen Daten extrahieren. Dazu kommt noch die Datenflusstransformation *Skriptkomponente*, die als Datenflussquelle, Datenflusstransformation und Datenflussziel fungieren kann. Sofern Sie also unter den sechs Datenflussquellen einen Datenzugriff vermissen, können Sie diesen über die *Skriptkomponente* realisieren. Mehr zur *Skriptkomponente* lesen Sie im nächsten Kapitel.

Bis auf die Datenflussquelle *Rohdatendatei-Quelle* bieten alle Datenflussquellen in ihren Editoren die Konfiguration einer Fehlerausgabe an. Die hierbei erforderliche Konfiguration wurde bereits im vorherigen Kapitel beschrieben. Ergänzend zum Editor steht bei allen Datenflussquellen der Erweiterte Editor zur Verfügung. Dieser enthält für einige Datenflussquellen zusätzliche Eigenschaften, welche in den jeweiligen Abschnitten beschrieben werden. Diese Eigenschaften befinden sich in der Regel in der Registerkarte *Komponenteneigenschaften*. Mehr zum Erweiterten Editor finden Sie ebenfalls im vorherigen Kapitel.

ADO NET-Quelle

Der Datenzugriff mit einer *ADO NET-Quelle* erfolgt über einen *ADO.NET-Verbindungs-Manager*. Mit diesem kann nicht nur eine Verbindung zu SQL Server oder zu Oracle hergestellt werden, sondern mittels OBDC und den 23 Datenanbietern der *.NET-Anbieter für OLE DB* zu einer Vielzahl unterschiedlicher Datenquellen. Über jede dieser Verbindungen sind Sie mit der *ADO NET-Quelle* in der Lage, die dort gespeicherten Daten für die Verarbeitung im Datenfluss zu extrahieren. Obwohl sich die Datenverbindungen in Ihrer Konfiguration unterscheiden, ist der Unterschied beim Datenzugriff nur marginal.

Konfiguration

Die Vorgehensweise der Konfiguration ist trotz der Vielzahl der möglichen Datenquellen immer ein und dieselbe. Auf der ersten Seite wählen Sie zunächst den entsprechenden Verbindungs-Manager im Listenfeld *ADO.NET-Verbindungs-Manager*. Anschließend legen Sie die Art des Datenzugriffs fest. Sie haben im Listenfeld *Datenzugriffsmodus* die Wahl zwischen *Tabelle oder Sicht* und *SQL-Befehl*. Nach Auswahl des Eintrags *Tabelle oder Sicht* enthält das Listenfeld *Name der Tabelle oder Sicht* alle Tabellen und Sichten der Datenquelle. Wählen Sie jedoch den Datenzugriffsmodus *SQL-Befehl*, stehen Ihnen für die Eingabe der SQL-Anweisung drei Möglichkeiten zur Verfügung. Die erste Möglichkeit ist die manuelle Eingabe der SQL-Anweisung im Eingabefeld *SQL-Befehlstext*. Hier müssen Sie sich Ihrer Sache sehr sicher sein, denn dieses Eingabefeld bietet Ihnen keinerlei Unterstützung wie Syntax-Hervorhebung oder ähnliches. Auch eine Möglichkeit, die Syntax des eingegebenen SQL zu prüfen, fehlt an dieser Stelle.

ACHTUNG Die SQL-Anweisung muss immer in der SQL-Syntax der Datenquelle geschrieben werden. Sofern Sie beispielsweise auf eine SQL Server-Datenbank zugreifen, schreiben Sie die SQL-Anweisung in T-SQL; greifen Sie jedoch auf eine Oracle-Datenbank zu, müssen Sie PL/SQL verwenden.

Als zweite Möglichkeit zur Erfassung der SQL-Anweisung bietet sich der Abfrage-Generator an. Diesen starten Sie mit der Schaltfläche *Abfrage erstellen*. Dort können Sie die Abfrage mit dem Designer in der gewohnten Art und Weise gestalten. Jedoch steht der Abfrage-Generator nicht bei allen Datenquellen zur Verfügung. Die dritte und letzte Möglichkeit besteht in der Übernahme der SQL-Anweisung aus einer externen Datei. Diese Datei wählen Sie über die Schaltfläche *Durchsuchen*. Nach der Auswahl wird der Inhalt der Datei in das Eingabefeld *SQL-Befehlstext* übernommen. Diese Möglichkeit ist lediglich eine Unterstützung für die Konfiguration. Eine Verbindung zur Datei besteht nach der Übernahme des Dateiinhalts nicht mehr. Insofern wirken sich Änderungen in der Datei nicht auf die SQL-Anweisung in der Datenflussquelle aus. Auch hier müssen Sie beachten, dass die in der Datei gespeicherte SQL-Anweisung in der SQL-Syntax der Datenquelle geschrieben ist.

TIPP Für den Datenzugriff ist eine SQL-Anweisung in der Form von `SELECT * FROM` eher kontraproduktiv, da hierbei in der Regel mehr Daten ermittelt werden als benötigt. Vielmehr sind in der `SELECT`-Anweisung nur die Spalten aufzuführen, die auch tatsächlich extrahiert werden.

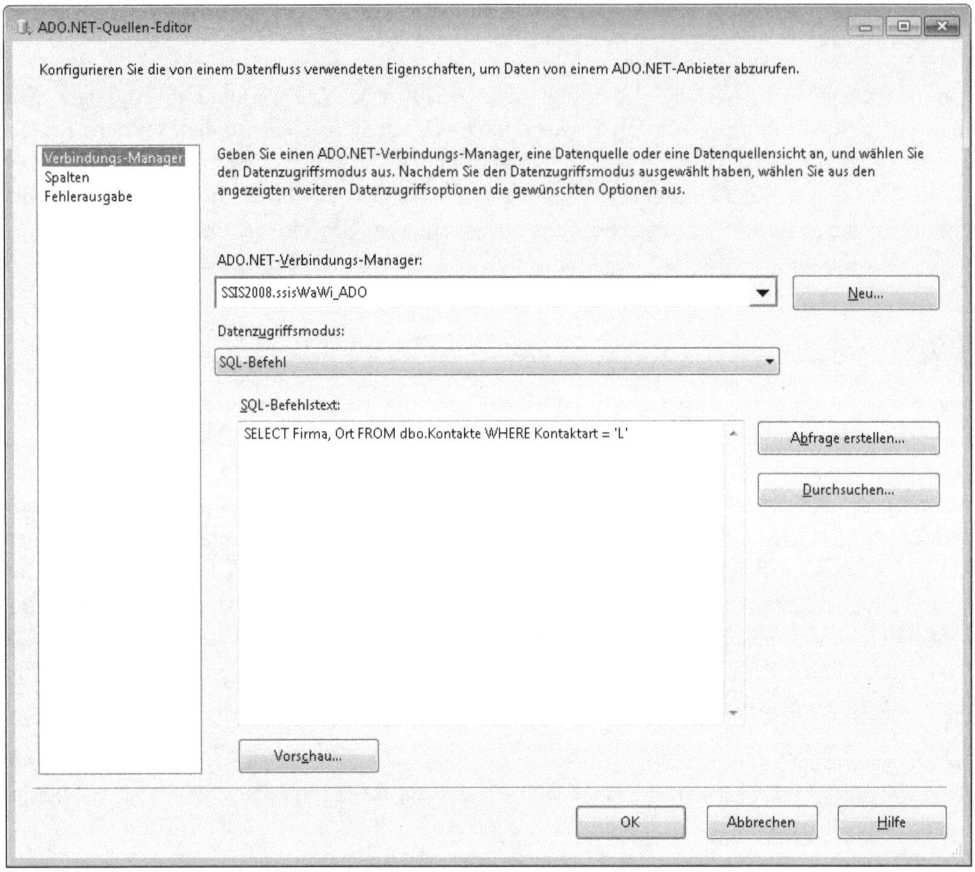

Abbildung 11.1 Eine *ADO NET-Quelle* mit dem Datenzugriffsmodus *SQL-Befehl*

TIPP Sofern die Datenquelle gespeicherte Prozeduren anbietet, sollten diese aus Gründen der Performance anstelle einfacher SELECT-Anweisungen genutzt werden.

Inwieweit die Daten Ihren Erwartungen entsprechen, können Sie über die Schaltfläche *Vorschau* prüfen. In einem kleinen Dialogfeld sehen Sie die ersten 200 Datensätze über den konfigurierten Datenzugriff. Mit dieser Prüfung ist die Definition des Datenzugriffs soweit beendet. Abbildung 11.1 zeigt Ihnen den Datenzugriff auf eine SQL Server-Datenbank mittels einer SQL-Anweisung. Dabei wurde die hier verwendete Zugriffsart nicht ohne Grund als Beispiel gewählt. Der Datenzugriff über eine SQL-Anweisung stellt bei der *ADO NET-Quelle* die einzige Möglichkeit dar, das Extrahieren der Daten auf bestimmte Spalten zu begrenzen. Mit der Zugriffsart *Tabelle oder Sicht* werden alle Spalten der gewählten Tabelle oder Sicht extrahiert. Zwar sind diese Spalten auch bei der *ADO NET-Quelle* auf der Seite *Spalten* aufgelistet, aber im Gegensatz zu den anderen Datenflussquellen können Sie hier keine Spalten für die Verwendung im Datenfluss selektieren.

Die Seite *Spalten* bietet Ihnen lediglich die Möglichkeit, den einzelnen Spalten für die weitere Verwendung im Datenfluss neue Bezeichnungen zu vergeben. Diese können Sie zu jeder Spalte der Datenquelle im Eingabefeld *Ausgabespalte* eingeben. Je nach der Qualität der Originalspaltennamen kann die Vergabe einer abweichenden Bezeichnung zu diesen Spalten recht angenehm sein. Zum Beispiel lassen sich hierdurch lästige Sonderzeichen eliminieren oder Abkürzungen durch aussagekräftige Bezeichnungen ersetzen. Mit der Seite *Spalten* sind auch bereits alle Möglichkeiten des Editors zur Konfiguration einer *ADO NET-Quelle* beschrieben. Weitere Konfigurationsmöglichkeiten bietet Ihnen der Erweiterte Editor.

Erweiterter Editor

Natürlich ist bei einem Datenzugriff die Möglichkeit der Konfiguration eines Timeouts nicht weit. Diesen können Sie für die *ADO NET-Quelle* im Erweiterten Editor in der Eigenschaft *CommandTimeout* festlegen. Der hier angegebene Wert steht für die maximale Zeit in Sekunden, die bei einem Datenzugriff ohne Rückmeldung verstreichen darf, bevor die *ADO NET-Quelle* fehlerhaft beendet wird. Auch hier ist der Wert 0 gleichbedeutend mit der Deaktivierung des Timeouts.

Neben der Konfiguration des Timeouts bietet der Erweiterte Editor noch die Eigenschaft *AllowImplicitStringConversion* an. Sofern die Daten einer Spalte, die in eine Ausgabespalte vom Datentyp *DT_WSTR* oder *DT_NTEXT* geleitet werden, keine Zeichenfolgen enthalten, werden diese beim Extrahieren in eine Zeichenfolge konvertiert. Eine solche implizierte Typkonvertierung findet insbesondere bei Spalten statt, die einen Datentyp verwenden, zu dem es keinen adäquaten SSIS-Datentyp gibt. Für diese Spalten erzeugt die *ADO NET-Quelle* Ausgabespalten vom Datentyp *DT_NTEXT*. Eine nachträgliche Änderung des Spaltentyps ist mit dem Erweiterten Editor möglich, allerdings nur in den Datentyp *DT_WSTR*. Die impliziten Typkonvertierungen können Sie mit der Auswahl des Eintrags *False* in der Eigenschaft *AllowImplicitStringConversion* deaktivieren.

Hinweise

Die für die Datenermittlung verwendete SQL-Anweisung kann mehr als eine einfache SELECT-Anweisung beinhalten. Grundsätzlich steht Ihnen hier der gesamte SQL-Sprachumfang der Datenquelle zur Verfügung. Es ist durchaus möglich, zunächst einige SQL-Anweisungen zur Datenmanipulation auszuführen, bevor abschließend mit einer SELECT-Anweisung die Daten ermittelt werden. Jedoch ist dabei zu beachten, dass die Datenermittlung mit der ersten SELECT-Anweisung abgeschlossen ist. Die Verwendung von mehreren SELECT-Anweisungen innerhalb einer SQL-Anweisung ist deshalb nicht sinnvoll.

Eine Zeichenfolge wird immer als Unicode-Wert extrahiert. Insofern stehen Zeichenfolgen nur in den Datentypen *DT_WSTR* und *DT_NTEXT* zur Verfügung. Die neuen Datentypen von SQL Server 2008 *Date*, *Time*, *Datetime2* und *Datetimeoffset* werden nur dann als SSIS-Datentypen *DT_DBDATE*, *DT_DBTIME*, *DT_DBTIMESTAMP2* und *DT_DBTIMESTAMPOFFSET* interpretiert, wenn im verwendeten *ADO.NET-Verbindungs-Manager* die Eigenschaft *Type System Version* den Eintrag *Latest* enthält. Sofern im Verbindungs-Manager der Datenanbieter *.NET-Anbieter\SqlClient Data Provider* verwendet wird, erfolgt die Konvertierung von benutzerdefinierte Datentypen – User Defined Datatypes; kurz UDT – einer SQL Server-Tabelle je nach Spezifikation in die SSIS-Datentypen *DT_BYTES* oder *DT_IMAGE*. Wobei UDTs mit der Definition »-1« als Länge oder mit mehr als 8.000 Byte in den Datentyp *DT_IMAGE* und alles andere in *DT_BYTES* umgewandelt wird. Der Vollständigkeit halber sei auch an dieser Stelle nochmal erwähnt, dass eine Spalte der Datenquelle, deren Datentyp keinem SSIS-Datentyp zugeordnet werden kann, in den Datentyp *DT_NTEXT* konvertiert wird. Dies betrifft insbesondere den Datentyp *System.Object*.

Die durch die *ADO NET-Quelle* automatisch erzeugten Datentypen können nicht geändert werden. Lediglich bei Spalten vom Datentyp *DT_NTEXT* und *DT_WSTR* ist im Erweiterten Editor eine Änderung von *DT_NTEXT* nach *DT_WSTR* und umgekehrt möglich. Natürlich kann jede extrahierte Spalte im weiteren Verlauf des Datenflusses mit der Datenflusstransformation *Datenkonvertierung* in einen anderen Datentyp umgewandelt werden.

Die *ADO NET-Quelle* ersetzt seit SSIS 2008 die *DataReader-Quelle* aus SSIS 2005.

ADO NET-Quelle und SQL-Anweisung mit Parametern

Die *ADO NET-Quelle* bietet leider keine direkte Möglichkeit, Parameter bei der SQL-Anweisung zu verwenden. Aber über Umwege ist auch das möglich. Ein Parameter in einer SQL-Anweisung verfolgt im Grunde genommen nur den Zweck, bei der Paketausführung einen bestimmten Wert in die Zeichenfolge der SQL-Anweisung einzubringen. Es gilt also, die tatsächliche SQL-Anweisung erst während der Paketausführung erstellen zu lassen. Einen solchen dynamischen Wert erhalten Sie mit den Ausdrücken.

Sie werden sich bestimmt an die dynamischen Eigenschaften aus Kapitel 5 erinnern. Dort wurde beschrieben, wie Sie mit der Eigenschaft *Expressions* die Werte bestimmter Eigenschaften bei der Paketausführung durch einen Ausdruck ändern können. Die Eigenschaft *Expressions* steht jedoch nicht für die Datenflusskomponenten zur Verfügung, wohl aber für den *Datenflusstask* an sich. Genau dieser enthält auch eine Eigenschaft namens *[ADO NET-Quelle].[SqlCommand]*. Diese Eigenschaft speichert die SQL-Anweisung, die in der *ADO NET-Quelle* für den Datenzugriff verwendet wird. Um nun eine variable SQL-Anweisung verwenden zu können, muss genau diese Eigenschaft ihren Wert über einen Ausdruck erhalten. Dabei wird der Wert, der als Parameterwert fungieren soll, mit einer Paketvariablen übergeben.

Angenommen, Sie möchten die in Abbildung 11.1 dargestellte SQL-Anweisung derart flexibel gestalten, dass abhängig von dem Wert der Paketvariablen entweder die Kunden oder die Lieferanten in der Tabelle *Kontakte* der Beispieldatenbank *ssisWaWi* ermittelt werden. Dazu benötigen Sie zunächst eine Paketvariable vom Datentyp *String*, die bei der Paketausführung entweder den Wert K oder L enthält. Diese Paketvariable verwenden Sie in einem Ausdruck, dessen Ergebniswert der Eigenschaft *[ADO NET-Quelle].[SqlCommand]* des *Datenflusstasks* zugeordnet wird. Den Ausdruck erstellen Sie im Eigenschaftsausdrucks-Editor, den Sie im *Eigenschaften*-Fenster des *Datenflusstasks* mit der in der Eigenschaft *Expressions* enthaltenen Schaltfläche starten. Dort wählen Sie im Listenfeld *Eigenschaft* die Eigenschaft *[ADO NET-Quelle].[SqlCommand]* und geben den Ausdruck in dem Eingabefeld *Ausdruck* wie in Abbildung 11.2 dargestellt ein. Anschließend beenden Sie den Eigenschaftsausdrucks-Editor mit einem Klick auf *OK*.

Durch diesen Ausdruck wird nun bei der Paketausführung die in der *ADO NET-Quelle* definierte SQL-Anweisung mit dem Ergebnis des Ausdrucks überschrieben – und somit abhängig von dem Wert der Paketvariablen *strKontaktart* entweder die Lieferanten oder die Kunden in der Tabelle *Kontakte* ermittelt.

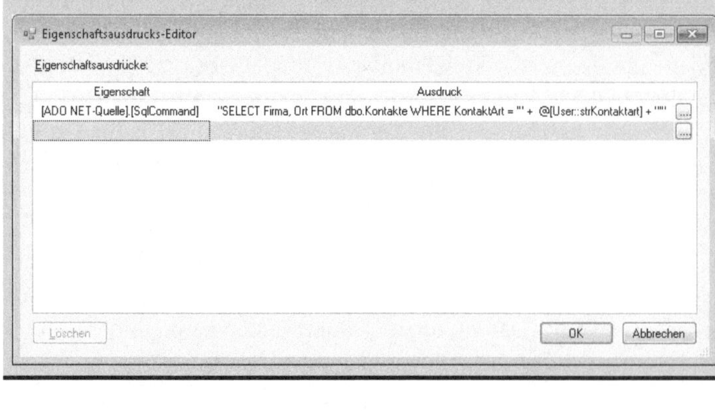

Abbildung 11.2 Die SQL-Anweisung einer *ADO NET-Quelle* als dynamische Eigenschaft

OLE DB-Quelle

Was der *ADO NET-Quelle* ihr *ADO.NET-Verbindungs-Manager*, ist der *OLE DB-Quelle* ihr *OLE DB-Verbindungs-Manager*. Ob nun SQL Server, Analysis Services, Data Mining, Access und viele andere – für alle möglichen Datenquellen, zu denen mit einem *OLE DB-Verbindungs-Manager* eine Verbindung hergestellt werden kann, ist es möglich, mit der *OLE DB-Quelle* auf die darin enthaltenen Daten zuzugreifen.

Konfiguration

Die Konfiguration einer *OLE DB-Quelle* ähnelt der einer *ADO NET-Quelle*. Auch hier beginnt diese mit der Auswahl eines Verbindungs-Managers – eines *OLE DB-Verbindungs-Managers*. Abhängig vom gewählten *OLE DB-Verbindungs-Manager* stehen im Editor unterschiedliche Eigenschaften zur Verfügung. Im Kern sind diese Eigenschaften jedoch gleich, geht es doch um die Art und Weise, wie die Daten aus der Datenquelle extrahiert werden.

Nach der Auswahl des Verbindungs-Managers folgt die Wahl des Datenzugriffsmodus. Neben den bereits aus der *ADO NET-Quelle* bekannten Datenzugriffsmodi *Tabelle oder Sicht* und *SQL-Befehl* bietet die *OLE DB-Quelle* zusätzlich noch die Datenzugriffsmodi *Variable für Tabellenname oder Sichtname* und *SQL-Befehl aus Variable* an. Diese entsprechen im Grunde genommen den beiden erstgenannten, jedoch wird hier der Datenzugriff über eine Paketvariable und nicht direkt angegeben.

Je nach gewähltem Datenzugriffsmodus werden im Editor weitere Eigenschaften aktiviert. So erhalten Sie nach der Auswahl des Datenzugriffsmodus *Tabelle oder Sicht* das Listenfeld *Name der Tabelle oder Sicht*. In diesem können Sie die jeweilige Tabelle oder Sicht der Datenquelle auswählen. Die Bezeichnung dieses Listenfelds kann zwar je nach gewähltem Verbindungs-Manager differieren, aber der Inhalt ist an dieser Stelle immer derselbe – die über den Verbindungs-Manager verfügbaren Tabellen und Sichten.

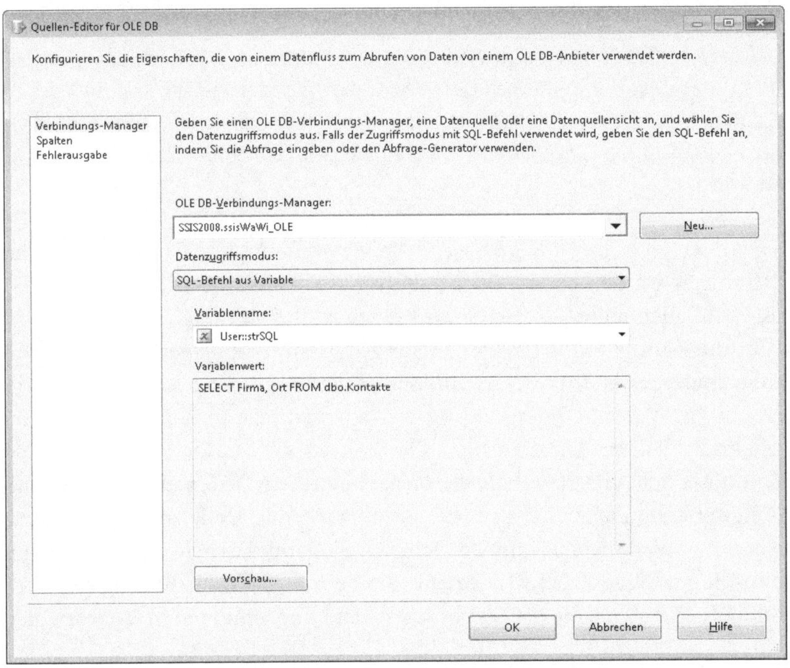

Abbildung 11.3 Eine *OLE DB-Quelle* mit Datenzugriff über eine Paketvariable

Sofern Sie den Datenzugriffsmodus *SQL-Befehl aus Variable* oder *Variable für Tabellenname oder Sichtname* gewählt haben, erhalten Sie ein Listenfeld namens *Variablenname*. In diesem wählen Sie die Paketvariable aus, die bei der Paketausführung die SQL-Anweisung oder aber den Namen der Tabelle oder Sicht enthält. Dazu müssen die Paketvariablen, welche Sie an dieser Stelle verwenden möchten, bereits existieren. Der Editor bietet Ihnen keine Möglichkeit, eine neue Paketvariable anzulegen. Im Unterschied zum Datenzugriffsmodus *Variable für Tabellenname oder Sichtname* sehen Sie beim Datenzugriffsmodus *SQL-Befehl aus Variable* den aktuellen Wert der gewählten Paketvariablen im Ausgabefeld *Variablenwert* – wie in Abbildung 11.3 dargestellt. Eine solche Ausgabe gibt es für den Datenzugriffsmodus *Variable für Tabellenname oder Sichtname* nicht. Grundsätzlich ist dies auch nicht notwendig, da Sie den Inhalt der Paketvariablen spätestens beim Wechsel zur Seite *Spalten* sehen. Dort werden die Spalten der Tabelle oder Sicht aufgelistet, deren Name in der gewählten Paketvariable enthalten ist.

ACHTUNG Die Paketvariable, die bei dem Datenzugriffmodus *SQL-Befehl aus Variable* oder *Variable für Tabellenname oder Sichtname* verwendet wird, muss schon bei der Auswahl gültige Werte enthalten. Die darin gespeicherte SQL-Anweisung oder der Tabellen- oder Sichtname wird bereits bei der Konfiguration der *OLE DB-Quelle* geprüft und liefert die einzelnen Spalten des Datenzugriffs für die Auswahl auf der Seite *Spalten*.

Mit dem Datenzugriffsmodus *SQL-Befehl* können Sie die SQL-Anweisung wie bei der *ADO NET-Quelle* entweder manuell in das Eingabefeld *SQL-Befehlstext* eingeben, mit dem Abfrage-Generator erstellen oder aber aus einer externen Datei in den Editor übernehmen. Auch bei der *OLE DB-Quelle* steht der Abfrage-Generator nicht bei allen Datenverbindungen zur Verfügung. Bei der manuellen Eingabe oder dem Übernehmen der SQL-Anweisung aus einer Datei müssen Sie darauf achten, dass die SQL-Anweisung der SQL-Syntax der Datenquelle entspricht. Die SQL-Syntax können Sie mit der Schaltfläche *Abfrage analysieren* prüfen lassen.

TIPP Falls Sie mit der *OLE DB-Quelle* auf die Daten einer SQL Server-Datenbank zugreifen, sollten Sie den Datenzugriff mittels einer SQL-Anweisung dem direkten Zugriff auf eine Tabelle oder Sicht vorziehen – ob nun direkt oder über eine Paketvariable. Der Grund liegt wie so oft in der Performance. Ein direkter Zugriff auf eine Tabelle oder Sicht entspricht einer SQL-Anweisung der Form `SELECT * FROM`, die mittels `EXECUTE` ausgeführt wird. Die Ausführung einer SQL-Anweisung hingegen erfolgt immer über die Systemprozedur `sp_executesql`. Nun erstellen zwar beide einen Ausführungsplan, jedoch ist dessen Wiederverwendung bei der Systemprozedur `sp_executesql` wahrscheinlicher. Noch wahrscheinlicher ist die Wiederverwendung des Ausführungsplans einer gespeicherten Prozedur. Von daher sollten Sie, soweit möglich, für den Datenzugriff in der SQL-Anweisung gespeicherte Prozeduren verwenden.

Im Gegensatz zur *ADO NET-Quelle* unterstützt die *OLE DB-Quelle* die Verwendung von Parametern in der SQL-Anweisung. Die Werte der Parameter werden hierbei über Paketvariablen bereitgestellt. Auf diese Art können Sie einer `SELECT`-Anweisung und auch einer gespeicherten Prozedur die relevanten Werte während der Paketausführung übergeben. Für die Konfiguration der Parameter gelten im Grunde genommen dieselben Regeln wie bei dem Ablaufsteuerungselement *Task 'SQL ausführen'*, das in Kapitel 8 beschrieben wurde. Auch hier werden die Parameter innerhalb der SQL-Anweisung mit einem Fragezeichen als Platzhalter markiert. Die Zuweisung der Paketvariablen zu den einzelnen Platzhaltern erfolgt über das Dialogfeld *Abfrageparameter festlegen*, das Sie mit der Schaltfläche *Parameter* öffnen. Dort wird jeder einzelne Platzhalter in einer eigenen Zeile aufgelistet; der erste Platzhalter der SQL-Anweisung mit der Bezeichnung »Parameter0«, der zweite mit der Bezeichnung »Parameter1« und so weiter. Zu jedem Platzhalter wählen Sie im Listenfeld der Spalte *Variablen* nun die jeweilige Paketvariable aus, die bei der Paketausführung den entsprechenden Wert enthält. In Abbildung 11.4 sehen Sie die hier beschriebene Zuordnung der Paketvariablen zu den Parametern.

Parameter können nur beim Datenzugriffsmodus *SQL-Befehl* verwendet werden. Beim Datenzugriffsmodus *SQL-Befehl aus Variable* ist dies nicht möglich – zumindest nicht direkt. Die SQL-Anweisung wird bei diesem Datenzugriffsmodus über eine Paketvariable übergeben. Nun kann eine Paketvariable ihren Wert durchaus auch über einen Ausdruck erhalten. Insofern ist es möglich, den Wert der Paketvariablen mit einem Ausdruck derart aufzubereiten, dass diese die relevanten Werte für die Datenermittlung bereits enthält.

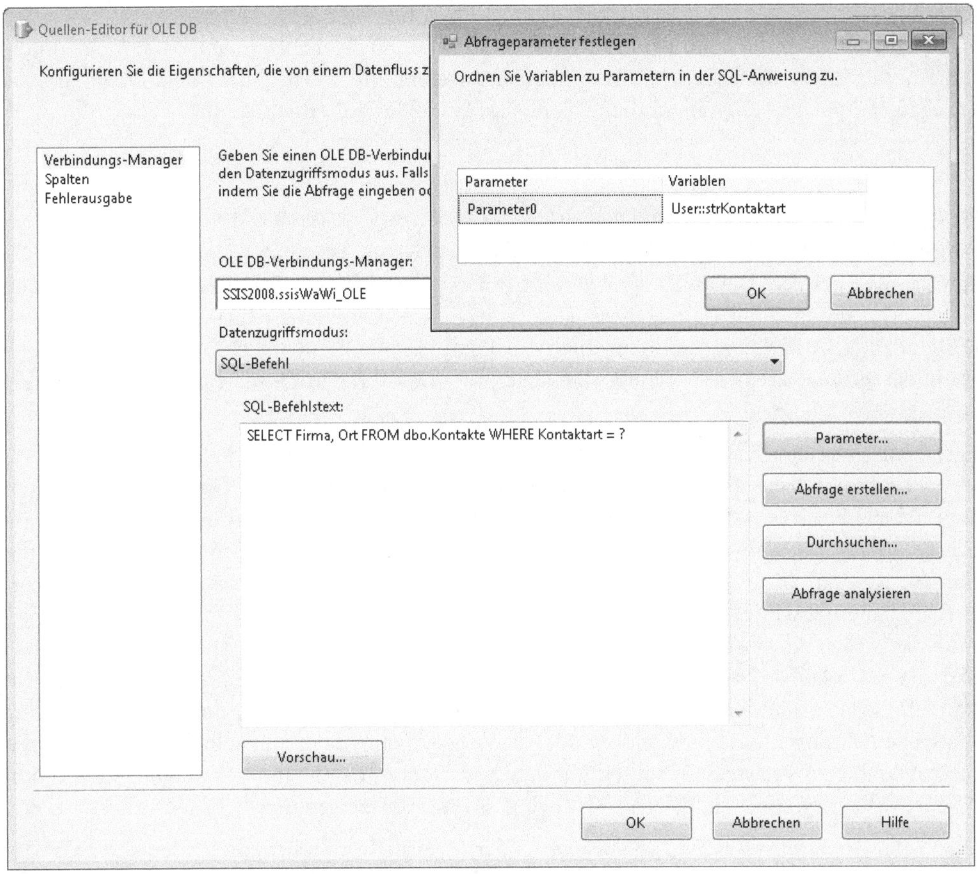

Abbildung 11.4 Parameterzuordnung bei einer *OLE DB-Quelle* mit SQL-Befehl

Soweit zu den in der *OLE DB-Quelle* angebotenen Datenzugriffsmodi. Unabhängig davon, welchen Datenzugriffmodus Sie definiert haben, können Sie diesen mit der Schaltfläche *Vorschau* testen. Dort sehen in einem kleinen Dialogfeld die ersten 200 Datensätze, die mit dem definierten Datenzugriffsmodus ermittelt wurden.

Die Seite *Spalten* beinhaltet die Auflistung der ermittelten Spalten. Hier können Sie einzelne Spalten für den Datenfluss auswählen und diesen im Eingabefeld *Ausgabespalte* eine neue Bezeichnung für die weitere Verwendung im Datenfluss geben. An dieser Stelle ist die Konfiguration einer *OLE DB-Quelle* mit dem Editor bereits beendet.

Erweiterter Editor

Im Erweiterten Editor stehen Ihnen drei weitere Eigenschaften zur Verfügung. Zum einen gibt es auch hier wieder die Eigenschaft *CommandTimeout*, in der Sie den Timeout für den Datenzugriff festlegen können – und zum anderen die Eigenschaften *DefaultCodePage* und *AlwaysUseDefaultCodePage*. In der Eigenschaft *DefaultCodePage* geben Sie eine Standardcodepage an. Diese wird als Codepage in der *OLE DB-Quelle* verwendet, sofern über die Datenquelle keine Informationen über die jeweilige Codepage ermittelt werden kann. Die Ermittlung der Codepage kann pro Spalte erfolgen. Diese Einzelermittlungen können Sie unterbinden, indem Sie in der Eigenschaft *AlwaysUseDefaultCodePage* den Wert *True* auswählen. Dadurch wird die in der Eigenschaft *DefaultCodePage* angegebene Codepage bei allen Spalten verwendet.

Hinweise

Die für den Datenzugriffsmodus *SQL-Befehl* verwendete SQL-Anweisung ist nicht auf eine einzelne `SELECT`-Anweisung begrenzt. Wie bei der *ADO NET-Quelle* steht Ihnen auch hier der gesamte SQL-Sprachumfang der Datenquelle zur Verfügung. Sofern die Datenquelle mehrere Anweisungen zur Datenermittlung unterstützt, können Sie als SQL-Anweisung durchaus auch ein komplexes SQL-Skript übergeben. Wobei auch hier das Ergebnis der ersten `SELECT`-Anweisung die Daten an die *OLE DB-Quelle* liefert. Nachfolgende `SELECT`-Anweisungen werden ignoriert.

Beim Datenzugriff auf eine SQL Server-Datenbank kann in einer SQL-Anweisung auch eine gespeicherte Prozedur verwendet werden. Falls die mit der gespeicherten Prozedur ermittelten Daten auf den Daten einer temporären Tabelle basieren, ist die Konfiguration der *OLE DB-Quelle* nicht ohne Weiteres möglich. Da die temporäre Tabelle nur während der Ausführung der gespeicherten Prozedur existiert, kann die Spaltendefinition zur Konfiguration der *OLE DB-Quelle* nicht ermittelt werden. Um trotzdem die Konfiguration mitsamt den Spalten abschließen zu können, muss die SQL-Anweisung vor dem Aufruf der gespeicherten Prozedur die beiden Anweisungen `SET FMTONLY OFF` und `SET NOCOUNT ON` enthalten. Durch die erste Anweisung wird die SQL-Anweisung tatsächlich ausgeführt, wodurch dann die temporäre Tabelle und somit die Spaltendefinition vorhanden ist. Mit der zweiten Anweisung werden die mit der ersten Anweisung verbundenen Ausgabemeldungen verhindert. Falls Sie die Möglichkeit haben, anstelle einer temporären Tabelle eine Table-Variable zu verwenden, sollten Sie dies tun. Dadurch steht Ihnen die Spaltendefinition nicht nur direkt zur Verfügung, sondern Sie erhalten auch eine bessere Performance.

Mit dem Datenanbieter *Microsoft OLE DB Provider for Oracle* ist es nicht möglich, die Daten einer Oracle-Tabelle zu extrahieren, die die Datentypen *BLOB*, *CLOB*, *NCLOB*, *BFILE* oder *UROWID* beinhaltet.

OLE DB-Quelle und Access-Parameterabfragen

Mit der *OLE DB-Quelle* sind Sie unter anderem auch in der Lage, Daten aus Access-Datenbanken zu extrahieren. Die Tabellen einer Access-Datenbank stehen Ihnen im Listenfeld *Name der Tabelle oder Sicht* zur Verfügung. Die Access-Abfragen hingegen können nur in einer SQL-Anweisung verwendet werden.

Eine Besonderheit stellen dabei die Parameterabfragen von Access dar. Hier müssen die Parameter bei der Ausführung über den jeweiligen Parameternamen angesprochen werden. Die Übergabe der Werte an die Parameter findet auch an dieser Stelle wieder über Paketvariablen statt. Deshalb erfolgt auch die Zuordnung der Parameter zu den Paketvariablen im Dialogfeld *Abfrageparameter festlegen*. Dort wird Ihnen pro Parameter der Parameterabfrage eine Zeile angeboten, in der Sie zu jedem dieser Parameter eine Paketvariable zuordnen können. So weit, so gut, aber eine Parameterabfrage in Access erwartet nun mal den dort definierten Parameternamen. Dieser muss nun im Dialogfeld pro Parameter angeben werden. Dazu überschreiben Sie den Standardwert jedes einzelnen Parameters. Wenn also eine Parameterabfrage beispielsweise einen Parameter namens »parKontaktart« erwartet, ersetzen Sie den Wert »Parameter0« mit dem Namen des Parameters – mit »parKontaktart«. Nachdem Sie die Parameternamen entsprechend angepasst haben, können Sie das Dialogfeld wieder schließen und die Parameterabfrage in der *OLE DB-Quelle* nutzen.

Excel-Quelle

Der Name dieser Datenflussquelle lässt keine Fragen offen. Mit der *Excel-Quelle* extrahieren Sie die Daten einer Excel-Datei. Dies können die Daten eines Arbeitsblatts oder eines benannten Bereichs sein oder auch das Ergebnis einer SQL-Anweisung, die die Daten anhand angegebener Zell-Koordinaten ermittelt.

Konfiguration

Der Zugriff auf eine Excel-Datei erfolgt über den *Excel-Verbindungs-Manager*, der – wie Sie bereits in Kapitel 6 erfahren haben – je nach Excel-Version den Datenanbieter *Microsoft Jet 4.0 OLE DB Provider* oder *Microsoft Office 12.0 Access Database Engine OLE DB Provider* verwendet. Bei beiden handelt es sich um OLE DB-Datenanbieter und folglich ist die *Excel-Quelle* im Grunde genommen nichts anderes als eine *OLE DB-Quelle*. So sind auch die Konfigurationsmöglichkeiten im Editor der *Excel-Quelle* gleich denen der *OLE DB-Quelle*.

Nachdem Sie also den *Excel-Verbindungs-Manager* im Listenfeld *OLE DB-Verbindungs-Manager* gewählt haben, legen Sie im Listenfeld *Datenzugriffsmodus* den Datenzugriff fest. Beim Datenzugriffsmodus *Tabelle oder Sicht* stehen Ihnen im Listenfeld *Name der Excel-Tabelle* die Arbeitsblätter und die benannten Bereiche zur Auswahl. Dabei erkennen Sie die Arbeitsblätter durch das angehängte Dollarzeichen.

Mit dem Datenzugriffsmodus *SQL-Befehl* ist es möglich, die Daten der Arbeitsblätter und den benannten Bereichen per SQL zu ermitteln. Bedingt durch das in den Bezeichnungen der Arbeitsblätter verwendete Dollarzeichen muss dabei der Tabellenname in der SQL-Anweisung immer in eckigen Klammern angegeben werden. Folgende SQL-Anweisung liefert zum Beispiel die Spalten *Firma* und *ABC* aus dem Arbeitsblatt *2010_Kundeneinstufung_nach_ABC*.

```
SELECT Firma, ABC FROM [2010_Kundeneinstufung_nach_ABC$]
```

Mit einer SQL-Anweisung können Sie auch Daten aus bestimmten Bereichen per Zellkoordinaten ermitteln. Dazu müssen Sie den Tabellennamen der SQL-Anweisung lediglich mit den Zellkoordinaten erweitern. Für die Koordinaten verwenden Sie die in Excel gültige Syntax. Mit dem folgenden Befehl werden nur die ersten fünf Zeilen der ersten drei Spalten aus dem Arbeitsblatt *2010_Kundeneinstufung_nach_ABC* ermittelt.

```
SELECT Firma, ABC FROM [2010_Kundeneinstufung_nach_ABC$A1:C5]
```

Auch die Verwendung von Parametern ist in Verbindung mit der Datenermittlung in einem Arbeitsblatt oder einem benannten Bereich möglich. Die Funktionalität ist hierbei dieselbe wie bei der *OLE DB-Quelle*: Pro Parameter verwenden Sie in der SQL-Anweisung das Fragezeichen als Platzhalter, dem Sie im Dialogfeld *Abfrageparameter festlegen* die entsprechenden Paketvariablen zuordnen. In Abbildung 11.5 sehen Sie eine SQL-Anweisung, welche abhängig vom Parameterwert aus dem Bereich A1 – C5 entweder nur A-Kunden, nur B-Kunden oder nur C-Kunden liefert.

Für die Erstellung der SQL-Anweisung stehen Ihnen auch bei der *Excel-Quelle* die bereits bekannten Möglichkeiten über den Abfrage-Generator oder über eine externe Datei zur Verfügung. Ebenso können Sie die Syntax der SQL-Anweisung mittels der Schaltfläche *Abfrage analysieren* überprüfen und über die Schaltfläche *Vorschau* einen Blick auf die ersten 200 Zeilen werfen.

HINWEIS Falls Sie für den Datenzugriff Parameter in der SQL-Anweisung verwenden, erhalten Sie anstelle einer Vorschau eine Fehlermeldung. Diese können Sie getrost ignorieren, da bei der Paketausführung der Datenzugriff ohne Weiteres funktioniert.

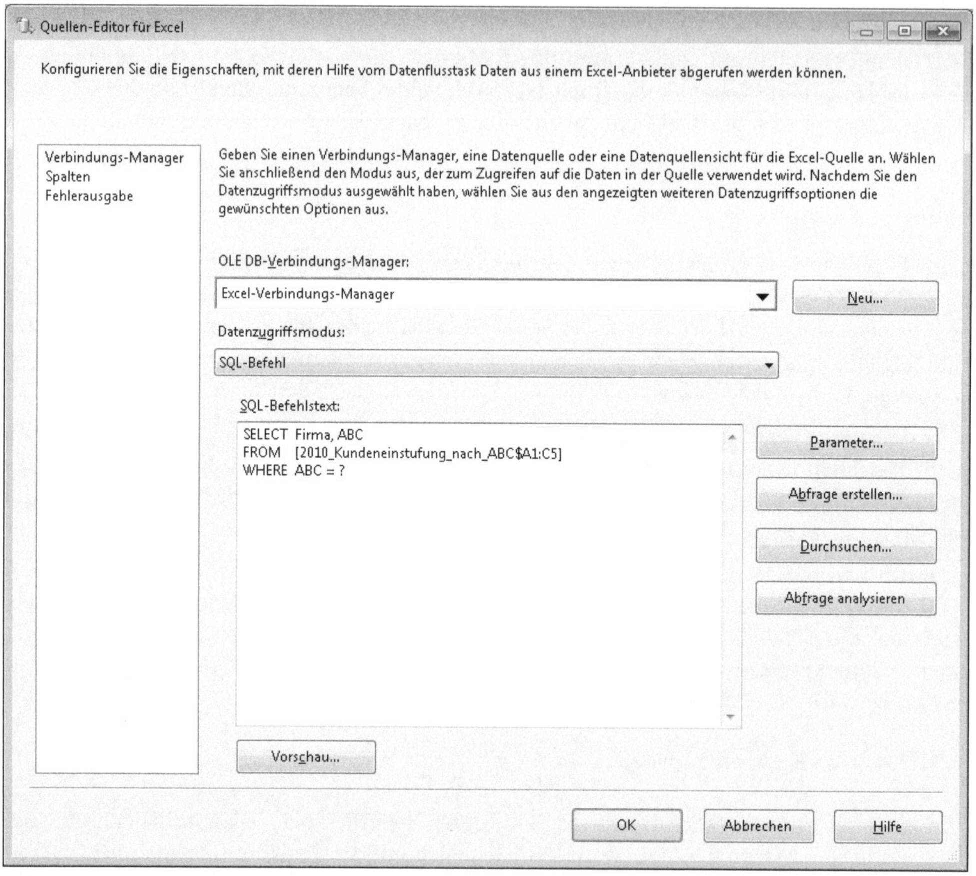

Abbildung 11.5 Eine *Excel-Quelle* mit Datenzugriff über eine SQL-Anweisung

Die mit dem Datenzugriffsmodus ermittelten Spalten können Sie auf der Seite *Spalten* für den Datenfluss selektieren. Dort ist es auch wieder möglich, den einzelnen Spalten neue Bezeichnungen zu geben, welche anstelle der originalen Spaltennamen im Datenfluss verwendet werden. Die Konfiguration der *Excel-Quelle* ist mit der Auswahl der Spalten beendet.

Erweiterter Editor

Der erweiterte Editor bietet für die *Excel-Quelle* lediglich die Eigenschaft *CommandTimeout*, die Sie bereits aus den Datenflussquellen *ADO NET-Quelle* und *OLE DB-Quelle* kennen.

Hinweise

Bei der Konfiguration der *Excel-Quelle* kommt es in erster Linie auf die Wahl des korrekten Verbindungs-Managers an. Der *Excel-Verbindungs-Manager* bezieht sich immer auf eine bestimmte Excel-Version. Bei der Auswahl des Verbindungs-Managers in der *Excel-Quelle* müssen Sie darauf achten, dass er auch zur Version der Excel-Datei passt, deren Daten extrahiert werden sollen. Mehr zur Konfiguration des *Excel-Verbindungs-Managers* lesen Sie in Kapitel 6.

Die Spaltendefinitionen der zu extrahierenden Daten werden automatisch ermittelt und bestimmt. Die *Excel-Quelle* arbeitet an dieser Stelle mit der Excel-Datei wie mit einer Datenbank. Jedoch gibt es in Excel keine Datentypen, sondern lediglich Formatierungen von Spalten. Von daher werden beim Extrahieren der Daten numerische Werte als *DT_R8*, Währungswerte als *DT_CY*, Zeichenfolgen mit einer Länge bis zu 255 Zeichen zu *DT_WSTR*, Zeichenfolgen mit mehr als 255 Zeichen zu *DT_NTEXT*, boolesche Werte zu *DT_BOOL* und Datumswerte in *DT_DATE* konvertiert. Diese Datentypen müssen Sie gegebenenfalls im Datenfluss mit der Datenflusstransformation *Datenkonvertierung* vor dem Laden der Daten in das Datenziel in die dort benötigten Datentypen konvertieren.

Für die Ermittlung der jeweiligen Datentypen werden nur die Werte der ersten acht Zeilen des Arbeitsblatts oder des benannten Bereichs verwendet. Sofern eine Spalte bis zur achten Zeile beispielsweise nur Zahlen enthält, wird diese in einer Spalte vom Datentyp *DT_R8* in den Datenfluss aufgenommen. Birgt der neunte Wert dieser Spalte nun eine Zeichenfolge, erhalten Sie beim Extrahieren der Daten weder eine Fehlermeldung noch einen Wert. Die neunte Zeile dieser Spalte ist in diesem Fall leer. Um diese doch recht gut versteckte Fehlerquelle zu vermeiden, müssen Sie mehr als acht Zeilen für die Definition der Spaltentypen verwenden und dafür sorgen, dass Spalten mit solch gemischten Werten in erster Linie in eine Zeichenfolge konvertiert werden. Die Konvertierung in eine Zeichenfolge erreichen Sie, indem Sie den Wert der Eigenschaft *ConnectionString* des *Excel-Verbindungs-Managers* mit dem Eintrag »IMEX=1« erweitern. Konkret bedeutet dies, dass Sie anstelle der Sequenz »Extended Properties=Excel 8.0; HDR=YES« die Sequenz »Extended Properties=Excel 8.0; HDR=YES; IMEX=1« verwenden. Um die Anzahl der Zeilen zu erhöhen, anhand derer der Datentyp ermittelt wird, müssen Sie in die Tiefen der Registry eintauchen. Hier navigieren Sie zum Schlüssel *HKEY_LOCAL_MACHINE\SOFTWARE\Microsoft\Jet\4.0\Engines\Excel* und passen den Wert des Eintrags *TypeGuessRows* entsprechend an. Das hier beschriebene Verfahren ist im Knowledge Base-Artikel 194124 ausführlich beschrieben. Sie finden diesen Artikel unter *http://support.microsoft.com/default.aspx?scid=kb;EN-US;194124.*

Die Ermittlung des Datentyps anhand der Stichprobe einer Spalte kann auch bei Zeichenfolgen zu falschen Datentypen führen. Wenn beispielsweise die Stichprobe nur Zeichenfolgen bis zu 255 Zeichen enthält, wird zu dieser eine Ausgabespalte mit dem Datentyp *DT_WSTR* mit einer Länge von 255 Zeichen angelegt. Enthält die Spalte jedoch außerhalb der Stichprobe noch weitere Zeichenfolgen mit mehr als 255 Zeichen, werden bei diesen Zeichenfolgen nur die ersten 255 Zeichen extrahiert. Auch in diesem Fall müssen Sie die Anzahl der Zeilen für die Stichprobe erhöhen.

Alternativ zu den hier beschriebenen Möglichkeiten, bei der automatischen Ermittlung der Datentypen einigermaßen korrekte Angaben zu erhalten, können Sie die ermittelten Datentypen auch mit dem Erweiterten Editor nachträglich korrigieren. Dazu ändern Sie in der Kategorie *Ausgabespalten* die Datentypen der jeweiligen Spalten in die Datentypen, welche Sie im Datenfluss verwenden möchten. Durch die Änderung erhalten Sie eventuell eine Warnung, dass die Daten möglicherweise abgeschnitten werden. Sie können diese Warnung ignorieren, sofern die geänderten Datentypen korrekt sind.

Eine weitere Alternative zur automatischen Ermittlung der Datentypen ist der Verzicht auf die *Excel-Quelle*. Anstelle dessen ist es auch möglich, die *Skriptkomponente* als Datenflussquelle zu verwenden und über Visual Basic 2008 oder Visual C# 2008 auf die Daten der Excel-Datei zuzugreifen. Dort legen Sie beim Extrahieren der Daten die Datentypen selbst fest.

Flatfilequelle

»Der Weg ist das Ziel.« Dieses Zitat wird in Kapitel 6 in der Beschreibung des *Flatfile-Verbindungs-Managers* verwendet. Nicht ohne Grund, denn während Sie mit anderen Verbindungs-Managern lediglich den Weg zur Datenquelle beschreiben, enthält ein *Flatfile-Verbindungs-Manager* auch bereits einige Informationen zum eigentlichen Ziel. Bei diesen Informationen handelt es sich um nichts Geringeres als um die Spaltendefinition der Datenquelle. Insofern begrenzt sich die Konfiguration der *Flatfilequelle* auf die Selektion der Spalten, deren Daten extrahiert werden sollen.

Konfiguration

Die Konfiguration einer *Flatfilequelle* ist schnell beschrieben. Im Listenfeld *Verbindungs-Manager für Flatfiles* legen Sie zunächst den *Flatfile-Verbindungs-Manager* fest. Anschließend wählen Sie auf der Seite *Spalten* die Spalten aus, welche aus dem Flatfile in den Datenfluss geleitet werden sollen.

Soweit also für Sie nichts Neues. Lediglich die Eigenschaft *NULL-Werte aus der Quelle als NULL-Werte im Datenfluss beibehalten* bedarf noch einer Erklärung: Falls in einer Spalte einer Datenzeile des Flatfiles kein Wert angegeben ist, kann diese Information entweder als Leerstelle oder aber als NULL-Wert in den Datenfluss geleitet werden. Möchten Sie den nicht existenten Wert als NULL-Wert im Datenfluss behandeln, müssen Sie diese Eigenschaft aktivieren.

HINWEIS Die Eigenschaft *NULL-Werte aus der Quelle als NULL-Werte im Datenfluss beibehalten* liefert die NULL-Werte nur bei Flatfiles, die mit Trennzeichen definiert sind. Flatfiles mit rechtem Flatterrand oder festen Breiten unterstützen die Ausgabe von NULL-Werten nicht.

Erweiterter Editor

Im Erweiterten Editor stehen Ihnen noch drei weitere Eigenschaften zu Verfügung. Allen voran die Eigenschaft *FileNameColumnName*, mit der Sie den Datenfluss um eine Spalte erweitern können. Wenn Sie hier einen Spaltennamen eingeben, steht unter diesem der Dateiname des Flatfiles inklusive Pfad im Datenfluss zur Verfügung. Auf diese Weise ist es zum Beispiel möglich, den Dateinamen des Flatfiles in eine Fehlerausgabe aufzunehmen. Dies ist besonders dann hilfreich, wenn Sie mit einem *Datenflusstask* mehrere Flatfiles in einem *ForEach-Schleifencontainer* verarbeiten.

Die nächsten beiden Eigenschaften stehen nicht auf der Registerkarte *Komponenteneigenschaften* zur Verfügung, sondern auf der Registerkarte *Eingabe- und Ausgabeeigenschaften*. Dort können Sie in der Kategorie *Ausgabespalten* zu jeder Spalte die Eigenschaften *FastParse* und *UseBinaryFormat* konfigurieren.

Beim Extrahieren der Daten werden numerische Werte und Datumswerte anhand des Gebietsschemas auf gültige Werte geprüft. Schlägt die Prüfung fehl, wird die Ausführung der *Flatfilequelle* mit einem Fehler abgebrochen. So sinnvoll eine solche Prüfung auch sein mag, sie kostet Zeit. Mit der Auswahl des Eintrags *True* der Eigenschaft *FastParse* können Sie die Prüfung anhand des Gebietsschemas ausschalten. Stattdessen werden weniger und auch einfachere Prüfungen verwendet. So erfolgt die Prüfung von Datumswerten nur nach den gebräuchlichsten Datumsformaten – beispielsweise nach den Formaten »yyyymmdd« und »yyyy-mm-dd«. Uhrzeiten werden unter anderem nicht als solche erkannt, wenn sie im Format »a.m.« und »p.m.« angegeben sind. Eine Prüfung auf numerische Werte findet nur bei Ganzzahlen statt; Gleitkommazahlen, Währungsbeträge mit Währungssymbol oder andere Formate werden nicht als numerische Werte behandelt. Dies sind nur einige von vielen Limitationen. Mehr dazu finden Sie in der SQL Server Online-Dokumentation unter dem Stichwort »Schnelle Analyse«. Mittels der Eigenschaft *FastParse* sind Sie zwar in der Lage, pro Spalte von der gründlichen Standardanalyse zu einer schnellen Analyse zu wechseln, jedoch sollten Sie diese Möglichkeit vorab gründlich prüfen.

Die Eigenschaft *UseBinaryFormat* steht ebenfalls pro Spalte zur Verfügung. Hiermit legen Sie fest, ob die Daten der Spalte im binären Format in den Datenfluss aufgenommen werden sollen. Falls Sie diese Eigenschaft aktivieren, müssen Sie auch den Datentyp der Spalte in *DT_BYTE* ändern. Durch diese Konfiguration werden die Daten dieser Spalte ohne Konvertierung in den Datenfluss geleitet. Im Datenfluss können Sie diese Daten mittels der Datenflusstransformation *Datenkonvertierung* nachträglich in die gewünschten Datentypen konvertieren. Allerdings kann die Eigenschaft *UseBinaryFormat* nur in Verbindung mit ANSI-kodierten Textdateien verwendet werden.

Hinweise

Mit der *Flatfilequelle* können keine Daten in den Datentyp *DT_IMAGE* extrahiert werden. In einem solchen Fall müssen Sie im *Flatfile-Verbindungs-Manager* die entsprechende Spalte je nach Kodierung des Flatfiles auf *DT_TEXT* oder *DT_NTEXT* festlegen. Im Datenfluss selbst konvertieren Sie diese Spalte mit der Datenflusstransformation *Datenkonvertierung* dann in den Datentyp *DT_IMAGE*.

Flatfilequelle und rechter Flatterrand

Ein Flatfile kann in drei verschiedenen Formaten vorliegen. Während die Daten aus Flatfiles mit den Formaten *Mit Trennzeichen* und *Feste Breite* über die *Flatfilequelle* extrahiert werden können, bedarf es beim Format *Rechter Flatterrand* etwas mehr als nur einer *Flatfilequelle*. Das Format *Rechter Flatterand* wird bei Flatfiles angewendet, in denen die einzelnen Spalten zwar mit festen Breiten angegeben sind, aber die Datenzeilen unterschiedlich viele Spalten enthalten können. Für das Extrahieren der Daten eines solchen Flatfiles ist die Konfiguration des *Flatfile-Verbindungs-Managers* ausschlaggebend. Dort konfigurieren Sie ein Flatfile mit rechtem Flatterrand genauso wie ein Flatfile des Formats *Feste Breite*. Dabei ist die letzte Spalte, welche in allen Datenzeilen des Flatfiles vorkommt, auch die letzte Spalte, die Sie im Verbindungs-Manager definieren. Die Daten aller weiteren Spalten, die nicht in allen Datenzeilen vorkommen, sind ebenfalls in der letzten Spalte enthalten. Mehr zur Konfiguration eines *Flatfile-Verbindungs-Managers* lesen Sie in Kapitel 6.

▶

Die Konfiguration der *Flatfilequelle* erfolgt in der beschriebenen Art und Weise. Dass die letzte Spalte im Grunde genommen die Daten von mehreren Spalten beinhaltet, muss Sie dabei nicht weiter stören. Das Separieren der Daten aus der letzten Spalte findet nicht in der *Flatfilequelle*, sondern mit der Datenflusstransformation *Abgeleitete Spalte* statt. In Abbildung 11.6 sehen Sie die dazu notwendigen Schritte, welche nun anhand eines Beispiels beschrieben werden.

Name der abgeleiteten Spalte	Abgeleitete Spalte	Ausdruck	Datentyp
strZahl	<Als neue Spalte hinzufügen>	SUBSTRING(ZahlDatum,1,4)	Unicode-Zeic
strDatum	<Als neue Spalte hinzufügen>	LEN(ZahlDatum) > 5 ? SUBSTRING(ZahlDatum,5,8) : NULL(DT_WSTR,8)	Unicode-Zeic

Abbildung 11.6 Das Separieren von Spalten aus einem Flatfile mit Flatterrand

In diesem Beispiel wird ein Flatfile verwendet, das die Daten der Spalten *Testwert*, *Zahl* und *Datum* enthält. Während die ersten beiden Spalten in jeder Datenzeile vorkommen, ist die Spalte *Datum* nur in einigen Datenzeilen enthalten. Mit der *Flatfilequelle* werden die Daten der Spalte *Testwert* in die Datenflussspalte *Testwert* und die Daten der Spalten *Zahl* und *Datum* als Zeichenfolge in die Datenflussspalte *ZahlDatum* extrahiert. Nun gilt es, die Werte der Datenflussspalte *ZahlDatum* wieder zu trennen und in eigene, neue Datenflussspalten zu schreiben. Anhand der vorliegenden Schnittstellenbeschreibung ist ersichtlich, dass der Wert der ursprünglichen Spalte *Zahl* maximal 4 Stellen enthalten kann. Diese vier Stellen werden mit der Funktion `SUBSTRING` im ersten Ausdruck aus dem Wert der Datenflussspalte ausgeschnitten und in einer neuen Datenflussspalte namens »strZahl« gespeichert. Auf dieselbe Weise wird auch der Wert der ursprünglichen Spalte *Datum* im Wert der Datenflussspalte ermittelt und in die neue Datenflussspalte *strDatum* geschrieben. Da die ursprüngliche Spalte jedoch nicht in jeder Datenzeile enthalten ist, darf die Funktion `SUBSTRING` in diesem Ausdruck nur verwendet werden, wenn der Wert der Datenflussspalte auch ein Datum enthält. Diese Prüfung erfolgt anhand der Länge des Werts. Ist diese größer als fünf, enthält der Wert neben der vierstelligen Zahl wohl auch das Datum. Dieses kann nun über die Funktion `SUBSTRING` ausgeschnitten werden. Sofern die Länge jedoch nicht größer fünf ist, weist der Wert kein Datum auf. In diesem Fall wird der entsprechende NULL-Wert in der Spalte *strDatum* gespeichert.

Auf diese Art können die einzelnen Werte der Spalten eines rechten Flatterrands in eigene Datenflussspalten vom Datentyp *DT_WSTR* geschrieben werden. Die Datentypen der neuen Spalten lassen sich anschließend mit der Datenflusstransformation *Datenkonvertierung* in die jeweils korrekten Datentypen konvertieren. Sofern Sie fit in Visual Basic 2008 oder Visual C# 2008 sind, können Sie natürlich auch die *Skriptkomponente* für das Extrahieren von Daten eines Flatfiles mit rechtem Flatterrand verwenden.

Rohdatendatei-Quelle

Eine Rohdatendatei speichert die Daten eines Datenflusses – und zwar in dem Format, in dem die Daten im Datenfluss verarbeitet werden. Mit dem Datenflussziel *Rohdatendatei-Ziel* laden Sie die Daten in die Rohdatendatei und mit der *Rohdatendatei-Quelle* extrahieren Sie diese wieder. Da die Daten bereits im Format des Datenflusses vorliegen, müssen diese beim Extrahieren nicht mehr interpretiert, konvertiert und auch kaum analysiert werden. Dieser geringe Aufwand ist der Grund, warum die *Rohdatendatei-Quelle* die schnellste Möglichkeit darstellt, mit der Daten aus einer Datenquelle extrahiert werden können.

Soweit ist dies alles schön und gut. Aber warum sollten die Daten eines Datenflusses in eine Rohdatendatei geladen werden? Unter anderem aus Gründen der Performance und der Skalierung. Eine Rohdatendatei lagert im Grunde genommen nur ein Zwischenergebnis eines Datenflusses aus. Dadurch sind Sie zum Beispiel in der Lage, große Datenflüsse mit intensiven Datentransformationen in mehrere kleinere Datenflüsse aufzuteilen. Gerade bei Systemen mit wenig Arbeitsspeicher ist es durch eine solche Aufteilung möglich, die Verarbeitung des Pakets zu beschleunigen. Die Aufteilung eines Datenflusses kann nicht nur innerhalb eines Pakets erfolgen, sondern auch über mehrere Pakete hinweg. So ist es möglich, dass ein Paket die Daten aus den Datenquellen extrahiert und direkt in eine Rohdatendatei lädt. Die Daten dieser Rohdatendatei werden von einem zweiten Paket extrahiert, dort transformiert und in die entsprechenden Datenziele geladen. Beide Pakete können nicht nur zu unterschiedlichen Zeiten ausgeführt werden, sie können sich auch auf unterschiedlichen Computern befinden. Auf diese Art wäre es zum Beispiel möglich, Daten einer stark frequentierten Datenbank schnell und einfach zu extrahieren und direkt in eine Rohdatendatei zu laden. Um die optimale Performance zu erhalten, wird dieses Paket auf demselben Computer ausgeführt, auf dem sich auch die Datenbank befindet. Anschließend wird die so erstellte Rohdatendatei auf einen anderen Computer verschoben. Dort erfolgt mit einem zweiten Paket die tatsächliche Datentransformation anhand der in der Rohdatendatei befindlichen Daten.

Neben den Aspekten der Performance und Skalierung gibt es noch eine weitere interessante Verwendung für Rohdatendateien. SSIS bietet mit den Prüfpunkten – im Original *Checkpoints* – die Möglichkeit eines Wiederanlaufs abgebrochener Paketausführungen an. Die Funktionalität der Prüfpunkte steht jedoch nur in der Ablaufsteuerung und nicht im Datenfluss zur Verfügung. Bricht nun die Verarbeitung eines *Datenflusstasks* ab, kann die Paketausführung bei einem Wiederanlauf nur vor dem *Datenflusstask* beginnen. Dies ist besonders dann ärgerlich, wenn gerade der Datenfluss die zentrale und zeitintensivste Aufgabe des Pakets ist. Durch die Rohdatendateien sind Sie in der Lage, den Datenfluss in mehrere *Datenflusstasks* und somit in mehrere Ablaufsteuerungselemente zu splitten. Einem Wiederanlauf zwischen den *Datenflusstasks* steht dann nichts mehr im Wege. Mehr zum Thema *Prüfpunkte* lesen Sie in Kapitel 15.

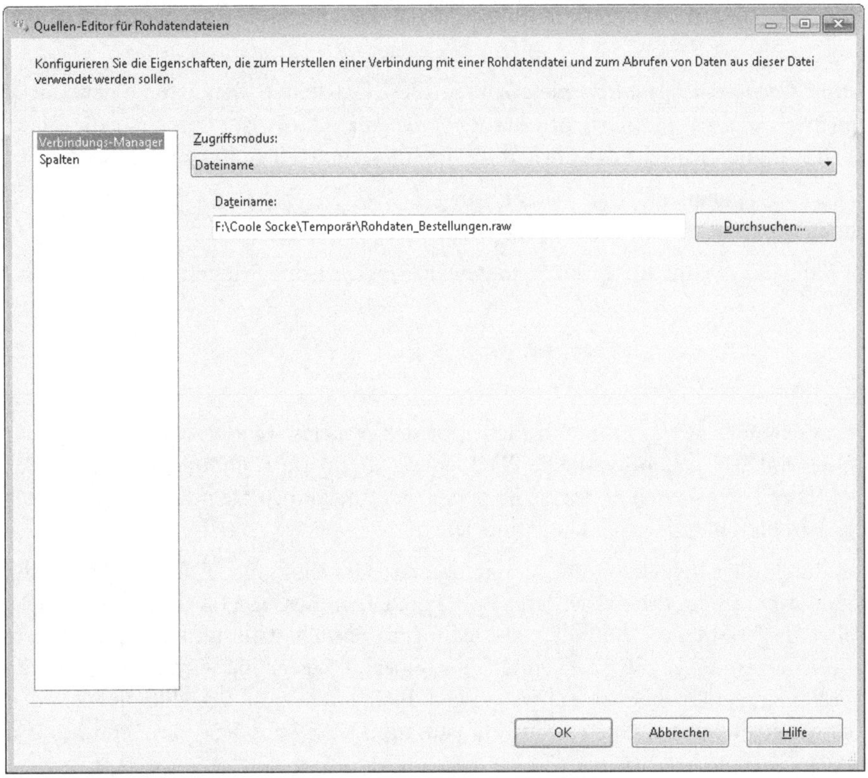

Abbildung 11.7
Die Konfiguration der *Rohdatendatei-Quelle*

Konfiguration

Die Konfiguration der *Rohdatendatei-Quelle* besteht lediglich aus der Auswahl der Rohdatendatei und der Selektion der Spalten. Dabei erfolgt die Verbindung zur Rohdatendatei nicht über einen Verbindungs-Manager. Vielmehr wird der Pfad und Dateiname der Rohdatendatei entweder direkt in der *Rohdatendatei-Quelle* gespeichert oder aber über eine Paketvariable zugeordnet. Diese Entscheidung treffen Sie im Listenfeld *Zugriffsmodus.*

Durch die Auswahl des Eintrags *Dateiname aus Variable* erhalten Sie das Listenfeld *Variablenname.* Dort bestimmen Sie die Paketvariable, die bei der Paketausführung den Dateinamen beinhaltet. Wenn Sie aber im Listenfeld *Zugriffsmodus* den Eintrag *Dateiname* wählen, können Sie den Pfad und Dateinamen der Rohdatendatei in das Eingabefeld *Dateiname* eingeben. Alternativ ist es auch möglich, die Rohdatendatei über die Schaltfläche *Durchsuchen* auszuwählen. In Abbildung 11.7 sehen Sie eine Konfiguration mittels des Zugriffsmodus *Dateiname.*

Nachdem die Rohdatendatei angegeben ist, legen Sie auf der Seite *Spalten* noch die Spalten fest, deren Daten im Datenfluss verarbeitet werden sollen. Hiermit ist die Konfiguration der *Rohdatendatei-Quelle* bereits abgeschlossen. Auch der Erweiterte Editor bietet keine weiteren Eigenschaften.

Hinweise

In einer bestehenden Rohdatendatei können keine Spalten oder Zeilen entfernt werden. Sofern Sie nicht alle Spalten der Rohdatendatei im Datenfluss benötigen, selektieren Sie nur die notwendigen auf der Seite *Spalten.* Nicht notwendige Zeilen filtern Sie im Datenfluss mit der Datenflusstransformation *Bedingtes Teilen.*

Die Datenflusstransformation *Cachetransformation* bietet Ihnen die Möglichkeit, Daten für einen Cache aufzubereiten und diese in einer Datei zu speichern. Mit der *Rohdatendatei-Quelle* ist es möglich, die Daten einer solchen Cache-Datei zu extrahieren. Mehr zur *Cachetransformation* finden Sie im nächsten Kapitel.

Eine Rohdatendatei enthält keine Spalten mit den Datentypen *DT_IMAGE, DT_TEXT* und *DT_NTEXT.* Diese können in einer Rohdatendatei nicht gespeichert werden.

Wie bereits am Anfang des Kapitels erwähnt, bietet die *Rohdatendatei-Quelle* keine Fehlerausgabe an.

XML-Quelle

Neben dem Ablaufsteuerungselement *XML-Task* und dem *Foreach-NodeList-Enumerator* im *ForEach-Schleifencontainer* steht Ihnen mit der Datenflussquelle *XML-Quelle* die dritte Komponente in SSIS zur Verfügung, mit der Sie XML-Daten verarbeiten können. Um genau zu sein, können Sie mit der *XML-Quelle* die Daten einer XML-Datei extrahieren und in den Datenfluss leiten.

Nun kann eine XML-Datei durch die Möglichkeit der hierarchischen Darstellung der Daten nicht nur die Daten einer Entität speichern, sondern die Daten mehrerer Entitäten. Die in Listing 11.1 dargestellte XML-Datei *Bestellungen* beinhaltet insgesamt drei Entitäten: Bestellungen, Bestelldetails und Positionen. Die Hierarchie der einzelnen Entitäten ist dabei gut zu erkennen. Jede einzelne Bestellung wird in dem Knoten *Bestellung* beschrieben. Dieser Knoten beinhaltet neben einigen Elementen zum Bestellkopf auch den Knoten *Bestelldetails.* Dieser listet die einzelnen Bestellpositionen auf. Dabei wird jede Bestellposition in einem weiteren Knoten namens *Position* beschrieben.

```
<?xml version="1.0" encoding="iso-8859-1"?>
<Bestellungen>
 <Bestellung>
    <BestellNr>4712</BestellNr>
    <KundenNr>7</KundenNr>
    <Bestelldatum>2010-04-06</Bestelldatum>
    <Ansprechpartner>Heiner Müller</Ansprechpartner>
    <Telefon>3177</Telefon>
    <Bestelldetails>
      <Position>
        <ArtikelNr>D01SC4346</ArtikelNr>
        <Einzelpreis>0.55</Einzelpreis>
        <Anzahl>700</Anzahl>
        <Farbe>schwarz</Farbe>
      </Position>
    </Bestelldetails>
  </Bestellung>
</Bestellungen>
```

Listing 11.1 Die XML-Datei *Bestellungen*

Für jeden dieser Knoten stellt die *XML-Quelle* eine eigene Ausgabe – einen eigenen Datenflusspfad – zur Verfügung. Die Bezeichnungen der Ausgaben entsprechen dabei den Bezeichnungen der jeweiligen Knoten. So erhalten Sie für die XML-Datei *Bestellungen* insgesamt drei Ausgaben mit den Bezeichnungen *Bestellung*, *Bestelldetails* und *Position*. Die Ausgabe *Bestellung* beinhaltet die Werte der Knoten *BestellNr*, *KundenNr*, *Bestelldatum*, *Ansprechpartner* und *Telefon* aller in der XML-Datei gespeicherten Bestellungen. In der Ausgabe *Position* sind alle Positionen aller Bestellungen der XML-Datei enthalten. Um im Datenfluss die Positionen den jeweiligen Bestellungen wieder zuordnen zu können, werden die jeweiligen Ausgaben mit einer weiteren Spalte ergänzt. Diese enthält einen automatisch generierten Schlüssel. So beinhaltet die Ausgabe *Bestellung* die Spalte *Bestellung_Id* und die Ausgabe *Position* die Spalte *Bestelldetails_Id*. Die Ausgabe *Bestelldetails* besteht nur aus den beiden Spalten *Bestellung_Id* und *Bestelldetails_Id*. Anhand dieser Spalten können die einzelnen Positionen den Bestelldetails einer Bestellung zugeordnet werden. Ein Beispiel hierzu finden Sie in Kapitel 14.

Konfiguration

Zur Konfiguration einer *XML-Quelle* wird neben den XML-Daten auch deren Schemabeschreibung benötigt. Ohne diese ist die Konfiguration der *XML-Quelle* nicht möglich, da die Ausgaben mitsamt den darin enthaltenen Spalten anhand der Schemabeschreibung erstellt werden. Die Quelle der Schemabeschreibung legen Sie wie die Quelle der XML-Daten auf der Seite *Verbindungs-Manager* des Editors fest.

Obwohl die Seite *Verbindungs-Manager* heißt, wird für die Quellenangabe der XML-Datei kein Verbindungs-Manager verwendet. Vielmehr legen Sie hier über den Datenzugriffsmodus auch direkt die Quelle der XML-Daten fest. Dabei können die XML-Daten entweder aus einer Paketvariablen oder aus einer Datei extrahiert werden. Bei den XML-Daten in einer Paketvariablen kann es sich um das Ergebnis eines *XML-Tasks* oder eines *Foreach-NodeList-Enumerators* des *ForEach-Schleifencontainers* handeln. Um die Daten aus einer Paketvariablen zu extrahieren, wählen Sie im Listenfeld *Dateizugriffsmodus* den Eintrag *XML-Daten aus Variable*. Dadurch erhalten Sie das Listenfeld *Variablenname*, in dem Sie die Paketvariable mit den XML-Daten auswählen können.

Falls Sie jedoch die Daten einer XML-Datei extrahieren möchten, haben Sie im Listenfeld *Datenzugriffsmodus* die Wahl zwischen den Einträgen *XML-Datei aus Variable* und *XML-Dateispeicherort*. Nach der Auswahl des Eintrags *XML-Datei aus Variable* steht Ihnen wieder das Listenfeld *Variablenname* zur Verfügung. Hier wählen Sie nun die Paketvariable, die bei der Paketausführung den Speicherort und Dateinamen der XML-Datei enthält. Die Auswahl des Eintrags *XML-Dateispeicherort* bietet Ihnen das Eingabefeld *XML-Speicherort*. Dort können Sie den Pfad und Dateinamen der XML-Datei eingeben. Alternativ ist es auch möglich, die XML-Datei über die Schaltfläche *Durchsuchen* auszuwählen.

HINWEIS Bei der als Paketvariable oder direkt angegebenen XML-Datei kann es sich sowohl um eine lokale Datei als auch um eine Datei im Netzwerk oder im Internet handeln. Sie können die Datei per UNC oder HTTP ansprechen.

Unabhängig vom gewählten Datenzugriffsmodus folgt nun die Quellenangabe der Schemabeschreibung. Anhand dieser erstellt die *XML-Quelle* die Ausgaben und legt die Datentypen der darin enthaltenen Spalten fest. Sind in der Schemabeschreibung zu den *String*-Typdefinitionen keine maximalen Längen angegeben, werden die entsprechenden Elemente in den Ausgaben als Spalten mit dem Datentyp *DT_WSTR* in einer Länge von 255 Zeichen angelegt.

HINWEIS Die angegebene Schemabeschreibung wird nur für die Definition der Ausgaben und den darin enthaltenen Spalten verwendet. Eine Schemavalidierung der XML-Datei findet nicht statt.

Falls die Schemabeschreibung in der XML-Datei enthalten ist, aktivieren Sie die Eigenschaft *Inlineschema verwenden*. Die Eigenschaften der XSD-Datei werden dabei deaktiviert. Steht die Schemabeschreibung jedoch in einer XSD-Datei zur Verfügung, geben Sie diese im Eingabefeld *XSD-Speicherort* an oder aber wählen Sie diese über die zugehörige Schaltfläche *Durchsuchen* aus. In Abbildung 11.8 sehen Sie die Konfiguration der XML-Datei *Bestellungen.xml* und der zugehörigen XSD-Datei *Bestellungen.xsd*.

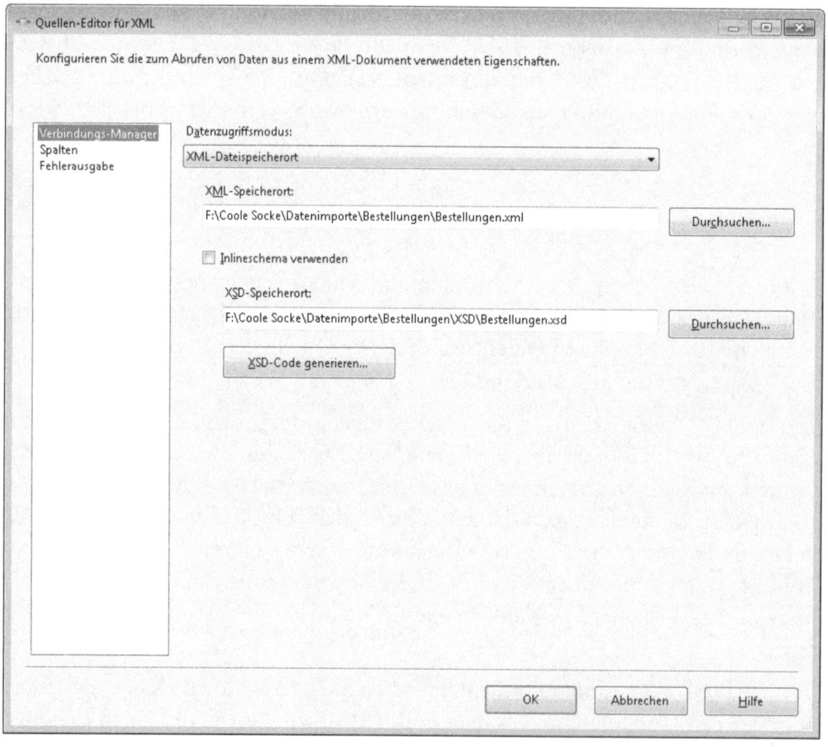

Abbildung 11.8 Die Konfiguration einer *XML-Quelle*

Für den Fall, dass die Schemabeschreibung weder in der XML-Datei noch in einer separaten XSD-Datei vorliegt, können Sie mit der Schaltfläche *XSD-Code generieren* eine Schemabeschreibung erstellen lassen. Dabei wird die Hierarchie der XML-Datei analysiert, wie auch die Datentypen der Elemente bestimmt. Allerdings ohne entsprechende Längenangaben bei Zeichenfolgen, wodurch diese wiederum in der *XML-Quelle* als Spalten mit dem Datentyp *DT_WSTR* in einer Länge von 255 Zeichen angelegt werden. Die neue Schemabeschreibung speichern Sie als XSD-Datei. Nach dem Speichern wird diese direkt in das Eingabefeld *XSD-Speicherort* übernommen.

ACHTUNG Eine Spaltendefinition vom Typ *DT_WSTR* mit einer Länge von 255 Zeichen wird auch dann verwendet, wenn der eigentliche Wert mehr als 255 Zeichen beinhaltet. Je nach Konfiguration der Fehlerausgabe wird bei einem längeren Wert die *XML-Quelle* fehlerhaft beendet oder aber der Wert abgeschnitten.

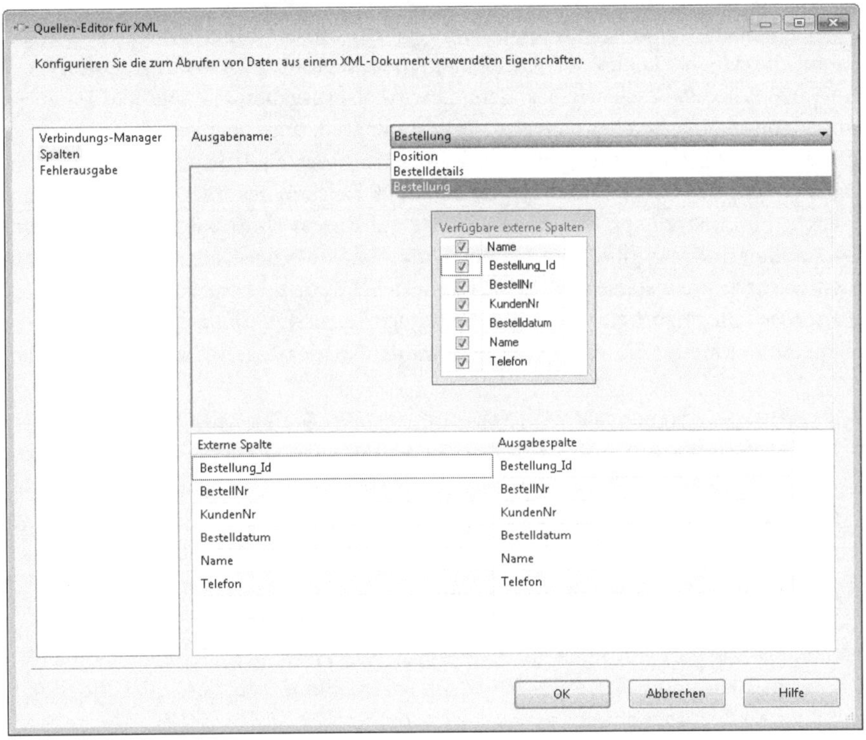

Abbildung 11.9 Die Auswahl der Spalten einer *XML-Quelle*

Nach der Auswahl einer Schemabeschreibung sind die dadurch erstellten Ausgaben mitsamt den darin enthaltenen Spalten auf der Seite *Spalten* verfügbar. Sofern die Schemabeschreibung die Datentypen nicht ausreichend beschreibt, erhalten Sie beim Wechsel zur Seite *Spalten* eine ausführliche Meldung, welche Spalten wegen einer fehlenden Längenangabe nun als *DT_WSTR* mit einer Länge von 255 Zeichen definiert werden.

Auf der Seite *Spalten* stehen die durch die Schemabeschreibung erstellten Ausgaben im Listenfeld *Ausgabename* zur Verfügung. Nach der Auswahl einer Ausgabe werden die darin enthaltenen Spalten in der Kategorie *Verfügbare externe Spalten* aufgelistet. Hier können Sie nun die Spalten selektieren, deren Daten im Datenfluss verarbeitet werden sollen. Neben den mit der Schemabeschreibung ermittelten Spalten beinhaltet diese Kategorie auch die eingangs erwähnte Spalte mit dem automatisch generierten Schlüssel. Falls Sie im Datenfluss die Daten der Ausgaben verknüpfen möchten, sollten Sie diese Spalte in den jeweiligen Ausgaben unbedingt auswählen.

In Abbildung 11.9 sehen Sie die Auswahl der Spalten der Ausgabe *Bestellung* sowie auch die Spalte *Bestellung_Id*, welche den automatisch generierten Schlüssel enthält. Die Konfiguration der XML-Quelle ist mit der Auswahl der Spalten bzw. der Konfiguration einer Fehlerausgabe beendet. Der Erweiterte Editor bietet keine weiteren Eigenschaften an.

Hinweise

Die Ausgaben und deren Spalten werden anhand der angegebenen Schemabeschreibung erstellt – unabhängig von der gewählten XML-Datei. Weist die XML-Datei keine entsprechenden Daten zur Schemabeschreibung auf, enthalten die Spalten der jeweiligen Ausgaben NULL-Werte. Sollte aber die XML-Datei über Daten verfügen, die nicht in der Schemabeschreibung definiert sind, werden diese ignoriert und stehen in keiner Ausgabe zur Verfügung.

Ebenfalls abhängig von der Schemabeschreibung sind die Datentypen der Spalten innerhalb einer Ausgabe. Jedoch ist diese Definition auf die Möglichkeiten der SSIS-Datentypen begrenzt. Ein als Zeichenfolge mit einer maximalen Länge von 5.000 Zeichen beschriebenes Element wird als Ausgabespalte mit dem Datentyp *DT_WSTR* mit einer Länge von 4.000 Zeichen angelegt. Diese Begrenzung liegt in dem Datentyp *DT_WSTR* begründet. Mit der *XML-Quelle* werden die Zeichenfolgen immer als Unicode extrahiert. Der entsprechende Unicode-Datentyp ist *DT_WSTR* und dieser ist auf 4.000 Zeichen begrenzt. Sie werden beim Wechsel zur Seite *Spalten* auch mit einer entsprechenden Meldung auf diesen Umstand hingewiesen. Um nun die vollständigen 5.000 Zeichen im Datenfluss verarbeiten zu können, muss der Datentyp der Spalte im Erweiterten Editor angepasst werden. Dazu starten Sie den Erweiterten Editor und wechseln zur Registerkarte *Eingabe- und Ausgabeeigenschaften*. Dort erweitern Sie die Kategorie *Externe Spalten* der Ausgabe, die die Spalte enthält. Anschließend markieren Sie die Spalte und wählen in der Eigenschaft *DataType* den Datentyp *DT_NTEXT* aus.

Die neuen Datentypen von SQL Server 2008 *Time*, *Datetime2* und *Datetimeoffset* werden von der *XML-Quelle* nicht unterstützt. Falls Sie Daten dieser Typen benötigen, definieren Sie diese in der Schemabeschreibung als Zeichenfolgen. Im Datenfluss können Sie die Werte dieser Spalten mit der Datenflusstransformation *Datenkonvertierung* in die korrekten Datentypen konvertieren. Alternativ ist es auch möglich, die *Skriptkomponente* als Datenflussquelle zu verwenden und mit dieser die Daten der XML-Datei einzulesen.

Die *XML-Quelle* unterstützt keine XML-Dateien, die mehr als einen Namespace verwenden. Sofern Sie mit solchen XML-Dateien arbeiten, müssen Sie diese vorab mit dem Ablaufsteuerungselement *XML-Task* und dessen Aktion *XSLT* derart aufbereiten, dass nur noch ein Namespace verwendet wird. Kapitel 8 enthält im Abschnitt »XML-Task« ein Beispiel zu dieser Vorgehensweise. Alternativ können Sie auch hier die *Skriptkomponente* zum Extrahieren der XML-Daten einsetzen.

Zusammenfassung

In diesem Kapitel haben Sie die sechs Datenflussquellen des Datenflusses kennen gelernt. Mit diesen werden die Daten in der Datenquelle ermittelt, extrahiert und anschließend in den Datenfluss geleitet. Dabei erfolgt der Zugriff auf die Datenquelle über einen entsprechenden Verbindungs-Manager – mit Ausnahme der Datenflussquellen *Rohdatendatei-Quelle* und *XML-Quelle*. Diese greifen direkt auf die Daten zu.

Im Datenfluss können die extrahierten Daten nun in ein Datenflussziel geladen oder mit den 29 verfügbaren Datenflusstransformationen transformiert werden. Diese 29 Datenflusstransformationen lernen Sie im nächsten Kapitel kennen.

Kapitel 12

Datenflusstransformationen

In diesem Kapitel:

In diesem Kapitel (*Fortsetzung*):

Mit den Datenflusstransformationen findet im Datenfluss die Transformation der extrahierten Daten statt. In diesem Kapitel erfahren Sie die Konfigurationsmöglichkeiten der einzelnen Datenflusstransformationen und was Sie dabei beachten müssen.

Definition und Konfiguration

So wie die Datenflussquellen das »E« von ETL darstellen, sind die Datenflusstransformationen das »T« von ETL: Datenflusstransformationen transformieren die Daten eines Datenflusses in semantischer und syntaktischer Form. Dabei werden die Daten für das Datenziel bereinigt, veredelt und aufbereitet. SSIS stellt insgesamt 29 verschiedene Datenflusstransformationen zur Verfügung, welche sich von ihren Aufgaben her grob in sechs Kategorien einteilen lassen:

- **Zur Datenaufbereitung** *Abgeleitete Spalte, Aggregat, Datenkonvertierung, Pivot, Spalte exportieren, Spalte importieren, Spalte kopieren, Sortieren, Überwachung, UNPIVOT* und *Zeichenzuordnung.*
- **Zur Datenbereinigung** *Ausdrucksextrahierung, Ausdruckssuche, Bedingtes Teilen, Fuzzygruppierung, Fuzzysuche, Suche, UNION ALL, Zusammenführen* und *Zusammenführungsverknüpfung* – wobei Letztere seit SQL Server 2008 R2 die Bezeichnung *Zusammenführungsjoin* trägt.
- **Zur Implementierung der Logik bzw. des Verlaufs des Datenflusses** *Cachetransformation, Bedingtes Teilen, Multicast, UNION ALL, Zusammenführen* und *Zusammenführungsjoin*
- **Zur Ermittlung oder Verarbeitung von Daten aus mehrdimensionalen Datenbanken** *Data Mining-Abfrage* und *Langsam veränderliche Dimension*
- **Zur Stichproben-Entnahme und Mengenermittlung** *Prozentwert-Stichprobe, Zeilenstichprobe* und *Zeilenanzahl*
- **Zur Programmierung** *OLE DB-Befehl* und *Skriptkomponente*

All diese Datenflusstransformationen finden Sie in der Toolbox. Dort sind diese alphabetisch aufgelistet und in ebendieser Reihenfolge werden sie auch in diesem Kapitel beschrieben.

Fast jede Datenflusstransformation bietet einen eigenen Editor, in dem neben der jeweiligen Transformationsaufgabe auch eine Fehlerausgabe konfiguriert werden kann – sofern die jeweilige Datenflusstransformation eine Fehlerausgabe unterstützt. Leider ist dies nicht bei jeder Datenflusstransformation der Fall. Auch der Erweiterte Editor steht nicht bei allen Datenflusstransformationen zur Verfügung. Wenn er jedoch verfügbar ist, bietet er in der Regel noch einige Eigenschaften an, die im Editor der Datenflusstransformation nicht enthalten sind. Diese zusätzlichen Eigenschaften des Erweiterten Editors werden in den jeweiligen Abschnitten beschrieben. Mehr zu den allgemeinen Eigenschaften des Erweiterten Editors wie auch zur Konfiguration der Fehlerausgabe lesen Sie in Kapitel 10.

Abgeleitete Spalte

Die Datenflusstransformation *Abgeleitete Spalte* kennen Sie bereits aus Kapitel 5. Dort haben Sie einiges über die Ausdrucksprogrammierung erfahren und wie Ausdrücke in einem Paket eingesetzt werden können – unter anderem in der Komponente *Abgeleitete Spalte* zur Erzeugung neuer Werte. Werte, die den Datenfluss mit neuen Datenflussspalten erweitern oder aber die Werte bestehender Datenflussspalten ersetzen. Zur Erzeugung dieser Werte steht Ihnen in der Komponente *Abgeleitete Spalte* die komplette Funktionalität der Ausdrucksprogrammierung zur Verfügung.

Gründe, neue Werte in einem Datenfluss zu erstellen, gibt es viele. So können Sie zum Beispiel mit den Datumsfunktionen `YEAR`, `MONTH` und `DAY` sowie `DATEPART` – in Verbindung mit dem Parameter `q` – ein Datum in die Bestandteile Jahr, Monat, Tag und Quartal aufteilen und in neuen Datenflussspalten speichern. Diese Informationen rund um das Datum sind für viele Umsatzauswertungen – insbesondere in Pivot-Tabellen – eine wichtige Grundlage. Nicht nur das Aufteilen eines Werts in mehrere Werte, sondern auch das Erstellen eines Werts anhand von Konstanten, Benutzer- und Systemvariablen oder auch von Werten anderer Datenflussspalten ist eine immer wiederkehrende Anforderung. Ein Beispiel dazu kennen Sie bereits aus Kapitel 5. Dort werden mittels der Komponente *Abgeleitete Spalte* die Werte der Datenflussspalten *Nachname* und *Vorname* zusammengefasst und in einer neuen Spalte namens »Ansprechpartner« gespeichert. Dies sind nur zwei von vielen möglichen Anforderungen, die Sie mit der Komponente *Abgeleitete Spalte* realisieren können. Ebenso ist es möglich, numerische Werte zu runden oder neu zu berechnen, Daten in andere Datentypen zu konvertieren, Spalten mit den entsprechenden NULL-Werten zu belegen, Teile von Zeichenfolgen zu extrahieren, Systeminformationen zu ermitteln, anhängende Leerstellen in Zeichenfolgen zu entfernen, NULL-Werte mit Standardwerten zu ersetzen und vieles mehr. Die so erstellten Werte können nicht nur in neuen Datenflussspalten gespeichert werden, sondern auch Werte in bereits bestehenden Datenflussspalten überschreiben.

Die Komponente *Abgeleitete Spalte* ist nicht auf die Transformation einer einzelnen Datenflussspalte begrenzt. Vielmehr ist es mit dieser Komponente auch möglich, mehrere Datenflussspalten dem Datenfluss hinzufügen und auch gleichzeitig die Werte mehrerer Datenflussspalten zu ändern.

Konfiguration

Der Editor der Komponente *Abgeleitete Spalte* verwendet nicht nur den Ausdrucks-Generator, vielmehr besteht er aus dem Ausdrucks-Generator. Insofern ist der Inhalt des *Transformations-Editor für abgeleitete Spalte* im Grunde genommen nichts Neues für Sie. Links stehen die Paketvariablen und die Spalten des Datenflusses zur Auswahl und rechts sind die Funktionen und Operatoren der Ausdrucksprogrammierung aufgelistet. Unterhalb dieser Auflistung erhalten Sie zu jeder Funktion und zu jedem Operator, den Sie mit der Maus markieren, eine kurze Beschreibung. Leider beinhaltet diese Beschreibung keine Syntaxbeispiele und auch keinen Verweis zur SQL Server Online-Dokumentation.

Der untere Bereich des Editors enthält eine tabellarische Darstellung mit einer leeren Zeile. In dieser Zeile programmieren Sie den Ausdruck und konfigurieren dessen Verwendung. Hier legen Sie fest, ob der Wert des Ausdrucks in einer neuen oder in einer bereits bestehenden Datenflussspalte gespeichert wird. Nachdem Sie in dieser Zeile die Konfiguration eines Ausdrucks und somit die einer Datenflussspalte abgeschlossen haben, steht Ihnen automatisch eine weitere leere Zeile zur Verfügung. In dieser kann nun ein weiterer Ausdruck mitsamt seiner Verwendung konfiguriert werden. Auf diese Art können Sie mit der Komponente *Abgeleitete Spalte* mehrere Aktionen in einem Vorgang erledigen.

Die Ausdrucksprogrammierung selbst findet im Eingabefeld *Ausdruck* statt. Hierbei verwenden Sie dieselbe Vorgehensweise und Syntax, die bereits in Kapitel 5 beschrieben wurde. Durch den Ausdruck wird nicht nur der Wert, sondern auch dessen Datentyp festgelegt. Die Definition dieses Datentyps sehen Sie in den Spalten *Datentyp, Länge, Genauigkeit, Skala* und *Codepage*. Die Werte dieser Spalten sind durch den Ausdruck fest vorgegeben und können nicht verändert werden. Sofern Sie jedoch dem Wert des Ausdrucks einen anderen Datentyp geben möchten, müssen Sie im Ausdruck die entsprechenden Typumwandlungen verwenden. Ob der neue Wert in einer neuen oder einer bestehenden Datenflussspalte gespeichert wird, ist abhängig von dem Listenfeld *Abgeleitete Spalte*. Enthält dieses den Standardeintrag *<Als neue Spalte hinzufügen>*, wird der Wert des Ausdrucks in einer neuen Datenflussspalte gespeichert. Um den Wert jedoch in einer bestehenden Datenflussspalte zu speichern, müssen Sie die entsprechende Datenflussspalte im Listenfeld *Abgeleitete*

Spalte auswählen. Unabhängig davon, ob nun neue oder bestehende Datenflussspalte, im Eingabefeld *Name der abgeleiteten Spalte* können Sie dieser eine Bezeichnung geben. Unter dieser Bezeichnung ist die Datenflussspalte nach der Ausführung der Komponente *Abgeleitete Spalte* im Datenfluss enthalten.

Eine Syntaxprüfung des Ausdrucks erfolgt unmittelbar beim Verlassen des Eingabefelds *Ausdruck*. Dabei wird der Ausdruck bei einer nicht korrekten Syntax in roter Schrift dargestellt. Eine ausführliche Fehlerbeschreibung zum vorliegenden Fehler erhalten Sie lediglich über eine QuickInfo. Diese wird jedoch nur angezeigt, wenn Sie den Mauszeiger auf dem fehlerhaften Ausdruck positionieren. Für diese Art der Fehleranalyse brauchen Sie ein wenig Fingerspitzengefühl und etwas Geduld. Neben syntaktischen Fehlern können bei der Ausdrucksprogrammierung natürlich auch logische Fehler auftreten. Diese erkennen Sie aber in der Regel nur durch einen Blick auf das zu erwartende Ergebnis. Da nun aber die Daten im Datenfluss erst bei der Paketausführung zur Verfügung stehen, bietet der *Transformations-Editor für abgeleitete Spalte* keine Möglichkeit einer Vorschau. Insofern können Sie die Ergebnisse der Ausdrücke nur prüfen, indem Sie den Datenfluss ausführen. Um dabei einen Einblick in die Daten zu erhalten, steht Ihnen der *Daten-Viewer* zur Verfügung. Mehr zum Daten-Viewer lesen Sie in Kapitel 14. Ein logischer Fehler kann nicht nur einen falschen Wert liefern, sondern auch einen Fehler bei der Paketausführung auslösen. Inwieweit während der Paketausführung auf einen solchen Fehler reagiert werden soll, legen Sie in der Fehlerausgabe dieser Komponente fest. Diese wird in einem eigenen Dialogfeld konfiguriert, welches Sie über die Schaltfläche *Fehlerausgabe konfigurieren* öffnen. Mehr zur Konfiguration der Fehlerausgabe lesen Sie in Kapitel 10.

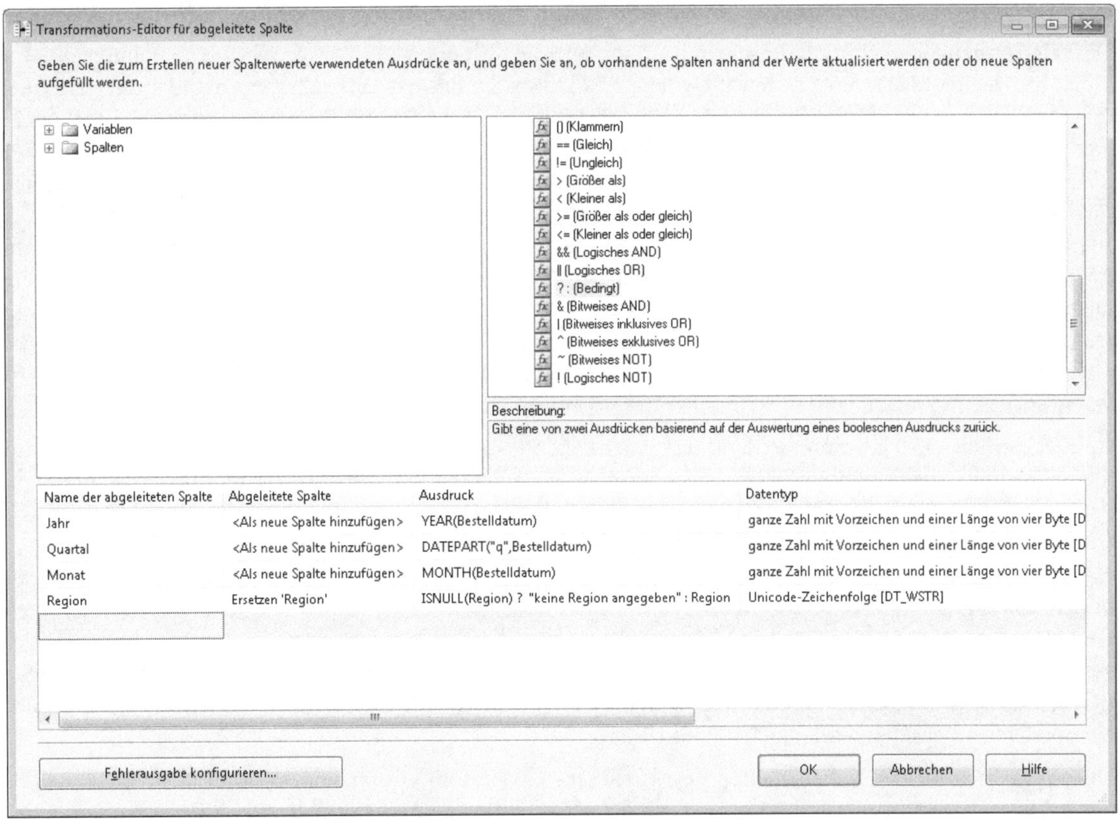

Abbildung 12.1 Die Konfiguration der Datenflusstransformation *Abgeleitete Spalte*

Sofern Sie mehrere Datenflussspalten mit ähnlichen oder gar den gleichen Ausdrücken anlegen oder überschreiben möchten, müssen Sie die dazu notwendigen Konfigurationen nicht jedes Mal neu eingeben. Einfacher und schneller ist es, die jeweilige Konfiguration über die Kontextmenübefehle der entsprechenden Zeile zu kopieren. Dort stehen Ihnen die Standardbefehle *Ausschneiden*, *Kopieren* und *Einfügen* zur Verfügung. Jedoch kann es manchmal ein Geduldsspiel sein, bis die richtige Stelle gefunden wurde, bei der nach einem Klick mit der rechten Maustaste das Kontextmenü erscheint. Am besten markieren Sie zuerst die Zeile einer anderen Konfiguration und klicken dann direkt mit der rechten Maustaste die Zeile der Konfiguration an, die Sie kopieren möchten. Dies kann die Auswahl erheblich verkürzen.

Abbildung 12.1 zeigt Ihnen ein Beispiel zur Konfiguration der Komponente *Abgeleitete Spalte*. Hier werden aus dem Bestelldatum mit den Funktionen `YEAR`, `DATEPART` und `MONTH` die drei neuen Datenflussspalten *Jahr*, *Quartal* und *Monat* erstellt. Des Weiteren wird der Inhalt der Datenflussspalte *Region* geprüft und dabei eventuelle NULL-Werte mit der Konstante »keine Region angegeben« ersetzt. Die hierbei verwendeten Funktionen `YEAR`, `DATEPART` und `MONTH` sowie auch `ISNULL` und `? (Bedingt)` kennen Sie bereits aus Kapitel 5.

Hinweise

Der Erweiterte Editor steht bei dieser Komponente zwar zur Verfügung, aber er bietet keine zusätzlichen Eigenschaften an.

Die in der Komponente *Abgeleitete Spalte* angegebenen Ausdrücke erzeugen die Werte zur gleichen Zeit. Deshalb können Sie in ein und derselben Komponente die dort erstellten Werte nicht zur Erstellung anderer Werte verwenden. Nehmen Sie den klassischen Fall, dass Sie das aktuelle Jahr und das Vorjahr ermitteln möchten. Für das aktuelle Jahr verwenden Sie den Ausdruck `YEAR(GETDATE())` und speichern das Ergebnis in einer neuen Datenflussspalte namens »Aktuelles Jahr«. Nun könnte man durchaus auf die Idee kommen, für die Ermittlung des Vorjahrs den Wert anhand der neuen Datenflussspalte *Aktuelles Jahr* mit dem Ausdruck `[Aktuelles Jahr] - 1` zu ermitteln. Dies ist syntaktisch aber nicht korrekt, da die neue Datenflussspalte *Aktuelles Jahr* erst bei der Ausführung der Komponente *Abgeleitete Spalte* erstellt wird und von daher im Entwurfsmodus nicht verwendet werden kann. Die Lösung dieses Problems wäre entweder eine weitere Datenflussspalte mit dem Ausdruck `YEAR(GETDATE())-1` oder aber Sie fügen nach dieser Komponente im Datenfluss eine weitere *Abgeleitete Spalte*-Komponente ein. In der nachfolgenden Komponente wäre die Datenflussspalte *Aktuelles Jahr* mit dem in der vorherigen Komponente erzeugten Wert enthalten, wodurch der Ausdruck `[Aktuelles Jahr] - 1` ein korrektes Ergebnis liefern würde.

Ähnlich verhält es sich, wenn Sie den Wert einer Datenflussspalte verändern und anschließend erneut auf diese Datenflussspalte referenzieren. Angenommen, Sie möchten den Wert der Datenflussspalte *Preis* mit dem Ausdruck `ROUND(Preis, 2)` runden. Der neue Wert überschreibt dabei den Originalwert der Datenflussspalte *Preis*. In einer neuen Datenflussspalte soll nun anhand des gerundeten Preises mit dem Ausdruck `Preis * 1.25` ein neuer Preis berechnet werden. Sofern dieser Ausdruck in derselben Komponente erfolgt, basiert das Ergebnis auf dem Originalwert der Datenflussspalte *Preis* und nicht auf dem gerundeten Wert. Der gerundete Wert wird zur selben Zeit erstellt wie die Berechnung des neuen Preises. Insofern steht der gerundete Wert für die Berechnung des neuen Preises noch gar nicht zur Verfügung. Auch hier müssen Sie die Berechnung des neuen Preises in eine weitere *Abgeleitete Spalte*-Komponente verlagern, die nach der Komponente aufgerufen wird, die den Preis rundet.

Durch die Vielzahl der Möglichkeiten des Ausdrucks-Generators gibt es bei der Komponente *Abgeleitete Spalte* Überschneidungen mit der Funktionalität anderer Datenflusstransformationen. Eine Datenkonvertierung kann sowohl mit der Datenflusstransformation *Datenkonvertierung* wie auch in der Komponente *Abgeleitete Spalte* mit den Typumwandlungsfunktionen des Ausdrucks-Generators vollzogen werden.

Ebenso können Sie mit der Komponente *Abgeleitete Spalte* mittels der Systemvariablen den Datenfluss mit Informationen über die Paketausführung erweitern und auch Spalten des Datenflusses kopieren. Für diese Aufgaben stellt die Toolbox Ihnen die Datenflusstransformationen *Überwachung* und *Spalte kopieren* zur Verfügung. Ob und inwieweit Sie nun die jeweiligen Anforderungen mit den entsprechenden Datenflusstransformationen oder gebündelt in der Datenflusstransformation *Abgeleitete Spalte* realisieren, bleibt Ihnen überlassen. Technisch betrachtet gibt es dabei keine Nachteile. Optisch hingegen mag Ihr Datenfluss durch das Bündeln mehrerer Aufgaben in einer Datenflusstransformation zwar aus weniger Komponenten bestehen, er ist aber auch schwerer lesbar.

Aggregat

So nützlich ein Stromaggregat auch sein kann, es verbraucht eine Menge Ressourcen. Ähnlich ist es bei der Datenflusstransformation: *Aggregat* – nützlich, aber ressourcenintensiv. Was sich beim Stromaggregat auf die Tankrechnungen auswirkt, merken Sie bei der *Aggregat*-Komponente an der schlechten Performance der Paketausführung. Der Grund für die schlechte Performance liegt in der Funktion dieser Datenflusstransformation. Mit der Komponente *Aggregat* sind Sie in der Lage, die Daten des Datenflusses zu verdichten. Dabei ist es möglich, die Daten zu gruppieren, zu summieren, zu zählen sowie die minimalen und maximalen Werte zu ermitteln und Durchschnittswerte zu berechnen. Nun lässt sich beispielsweise der minimalste Wert nur ermitteln, wenn auch alle Daten miteinander verglichen werden können. Insofern sind für die hier aufgeführten Aggregationen alle Datenzeilen des Datenflusses notwendig. Bevor also eine Aggregation stattfinden kann, müssen alle Daten über die Datenflussquelle extrahiert und in der Komponente *Aggregat* angekommen sein. Ein großer Vorteil des Datenflusses besteht aber gerade darin, dass nicht alle Daten auf einen Schlag aus der Datenquelle extrahiert werden, sondern in kleinen Einheiten, die nacheinander in Puffern durch den Datenfluss fließen. Dieser Datenfluss wird durch die *Aggregat*-Komponente unterbrochen, da in ihr zunächst die Daten der einzelnen Puffer gesammelt werden. Erst wenn alle Daten vollständig angekommen sind, wird die Aggregation durchgeführt. Nach der Aggregation werden die so neu ermittelten Werte in einen neuen Puffer geschrieben und der Datenfluss wird fortgesetzt. Diese notwendige Unterbrechung des Datenflusses wirkt sich negativ auf die Performance des gesamten Datenflusses aus.

Der Datenfluss beinhaltet nach der Aggregation nur noch die verdichteten Werte. Insofern gibt es – je nach Aggregation – weniger Zeilen im Datenfluss und auch weniger Spalten. Jede Datenflussspalte, die nicht aggregiert wird, ist anschließend auch nicht im Datenfluss enthalten. Das sollte aber keine allzu große Überraschung für Sie sein, kennen Sie dies doch aus der `GROUP BY`-Klausel von SQL.

Apropos SQL. Natürlich müssen Sie die Daten nicht zwangsläufig im Datenfluss verdichten. Sie können die Daten auch bereits bei der Datenermittlung in der jeweiligen Datenflussquelle aggregieren. Wobei hier die im Abschnitt »Der Entwicklungsansatz« des Kapitels 10 beschriebenen Vor- und Nachteile zu beachten sind. Unstrittig ist der Einsatz dieser Komponente, wenn die Daten der Datenquelle nicht beim Extrahieren aggregiert werden können, da die angesprochene Datenquelle eine solche Funktionalität nicht unterstützt. Sofern Sie zum Beispiel die Daten eines Flatfiles oder einer XML-Datei aggregieren möchten, bleibt Ihnen hierfür nur die Komponente *Aggregat*.

Mit dieser ist es auch möglich, die Daten des Datenflusses gleich nach mehreren Aspekten zu aggregieren. Denn in einer einzelnen *Aggregat*-Komponente können Sie mehrere verschiedene Aggregationen ausführen lassen. Jede dieser Aggregationen leitet die Ergebnisse in einen eigenen Datenflusspfad. So wäre es zum Beispiel möglich, in einer *Aggregat*-Komponente die Umsätze nach Kunden und die Umsätze nach Jahren zu aggregieren. Wobei hiermit auch zwei der möglichen Anforderungen genannt wären, welche Sie mit der Komponente *Aggregat* realisieren können.

Konfiguration

Für die Konfiguration der Komponente *Aggregat* steht der *Transformations-Editor für Aggregieren* mit den beiden Registerkarten *Aggregationen* und *Erweitert* zur Verfügung. Die Konfiguration der einzelnen Aggregationen inklusive der darin enthaltenen Datenflussspalten und Aggregationsfunktionen findet auf der Registerkarte *Aggregationen* statt. Die Registerkarte *Erweitert* hingegen bietet insgesamt fünf Eigenschaften zur Konfiguration der Ausführungsparameter. Diese Eigenschaften wirken sich in erster Linie auf die Performance der *Aggregat*-Komponente aus.

Mit den Eigenschaften *Schlüsselskala* und *Anzahl von Schlüsseln* der Seite *Erweitert* legen Sie die ungefähre Cachegröße für die Aggregation fest. Vor der Ausführung der *Aggregat*-Komponente reserviert SSIS für die Aggregation einen Bereich im Arbeitsspeicher. Die Größe dieses Caches ist abhängig von der Anzahl der Gruppen, die durch eine Gruppierung erwartet werden. Diese Anzahl der Gruppen wird hier als *Schlüssel* bezeichnet. Mit dem Listenfeld *Schlüsselskala* können Sie den Cache auf ein niedriges, mittleres oder hohes Ergebnis einstellen. Dabei wird der Cache bei der Auswahl des Eintrags *Niedrig* für bis zu 500.000 Schlüssel, mit dem Eintrag *Mittel* für bis zu 5.000.000 Schlüssel und mit dem Eintrag *Hoch* für bis zu 25.000.000 Schlüssel vorbereitet. Eine detailliertere Angabe können Sie in das Eingabefeld *Anzahl von Schlüsseln* eingeben. Sofern Sie beide Eigenschaften verwenden, wird die Eigenschaft *Anzahl von Schlüsseln* vorrangig behandelt.

Ähnlich ist es mit den beiden Eigenschaften *COUNT DISTINCT-Skala* und *COUNT DISTINCT-Schlüssel.* Auch anhand der Werte dieser beiden Eigenschaften wird Platz im Arbeitsspeicher reserviert. In diesem Fall jedoch nicht für die Anzahl der zu erwartenden Gruppen, sondern für die Anzahl der zu erwartenden unterschiedlichen Werte. Die Funktionsweise und Auswirkungen der beiden Eigenschaften sind gleich wie bei den beiden erstgenannten. Während Sie im Listenfeld *COUNT DISTINCT-Skala* einen ungefähren Bereich festlegen, können Sie im Eingabefeld *COUNT DISTINCT-Schlüssel* einen genaueren Wert angeben. Auch hier überwiegt die Angabe des genaueren Werts.

Sofern die hier angegebenen Größen des Caches für den Aggregationsvorgang nicht ausreichen, wird dieser automatisch erweitert. Um wie viel der Cache erweitert wird, legen Sie im Eingabefeld *Faktor für automatische Erweiterung* fest. Standardmäßig handelt es sich um 25% der aktuellen Größe des Caches. Sofern Sie die Ausgangsgröße nicht über die Eigenschaften *Schlüsselskala* und *Anzahl von Schlüsseln* oder *COUNT DISTINCT-Skala* und *COUNT DISTINCT-Schlüssel* beeinflussen, wird für die Aggregation kein Platz vorab im Arbeitsspeicher reserviert. Dieser wird erst bei Bedarf erstellt und wächst nach und nach um den in der Eigenschaft *Faktor für automatische Erweiterung* hinterlegten Faktor. Soweit zu den möglichen Konfigurationen der Ausführungsparameter, anhand deren der Cache für die Aggregationen erstellt wird. Abbildung 12.2 zeigt Ihnen die Registerkarte *Erweitert* mit den Standardeinstellungen.

Eine Aggregation definieren Sie auf der Seite *Aggregationen*. Dort wählen Sie in der Kategorie *Verfügbare Eingabespalten* zunächst die Datenflussspalten aus, die aggregiert werden sollen. Durch diese Auswahl erhalten Sie zu jeder gewählten Datenflussspalte im unteren Bereich eine Zeile, in der Sie nun die jeweilige Aggregation konfigurieren. Alternativ zur Auswahl der Datenflussspalten in der Kategorie *Verfügbare Eingabespalten* kann auch jede Datenflussspalte einzeln über das Listenfeld *Eingabespalte* in der tabellarischen Ansicht im unteren Bereich des Editors gewählt werden.

Die Konfiguration jeder einzelnen Datenflussspalte beginnt in der Spalte *Ausgabealias*. Das Ergebnis der Aggregation einer Datenflussspalte wird in einer neuen Datenflussspalte gespeichert – und dieser neuen Datenflussspalte geben Sie im Eingabefeld der Spalte *Ausgabealias* eine Bezeichnung. Anschließend legen Sie im Listenfeld *Vorgang* den eigentlichen Aggregationsvorgang fest. Das Angebot dieses Listenfelds ist abhängig von dem jeweiligen Datentyp der Datenflussspalte. Für Datenflussspalten mit Zeichenfolgen stehen nur die Aggregationen *GROUP BY*, *COUNT* und *COUNT DISTINCT* zur Verfügung. Dieses Angebot wird bei Spalten mit Datumswerten noch durch *MIN* und *MAX* ergänzt. Spalten mit Zahlen hingegen bieten das volle Programm: *COUNT*, *COUNT DISTINCT*, *GROUP BY*, *MIN*, *MAX*, *AVG* und *SUM*. Für Datenflussspalten mit binären Werten, zum Beispiel *DT_TEXT* und *DT_NTEXT*, wird lediglich der Aggregationsvorgang *COUNT* angeboten. Ebenfalls nur einen Aggregationsvorgang erhalten Sie, wenn Sie in der Kategorie *Verfügbare Eingabespalten* den Eintrag *(*)* gewählt haben. In diesem Fall steht Ihnen nur der Aggregationsvorgang *COUNT ALL* zur Verfügung.

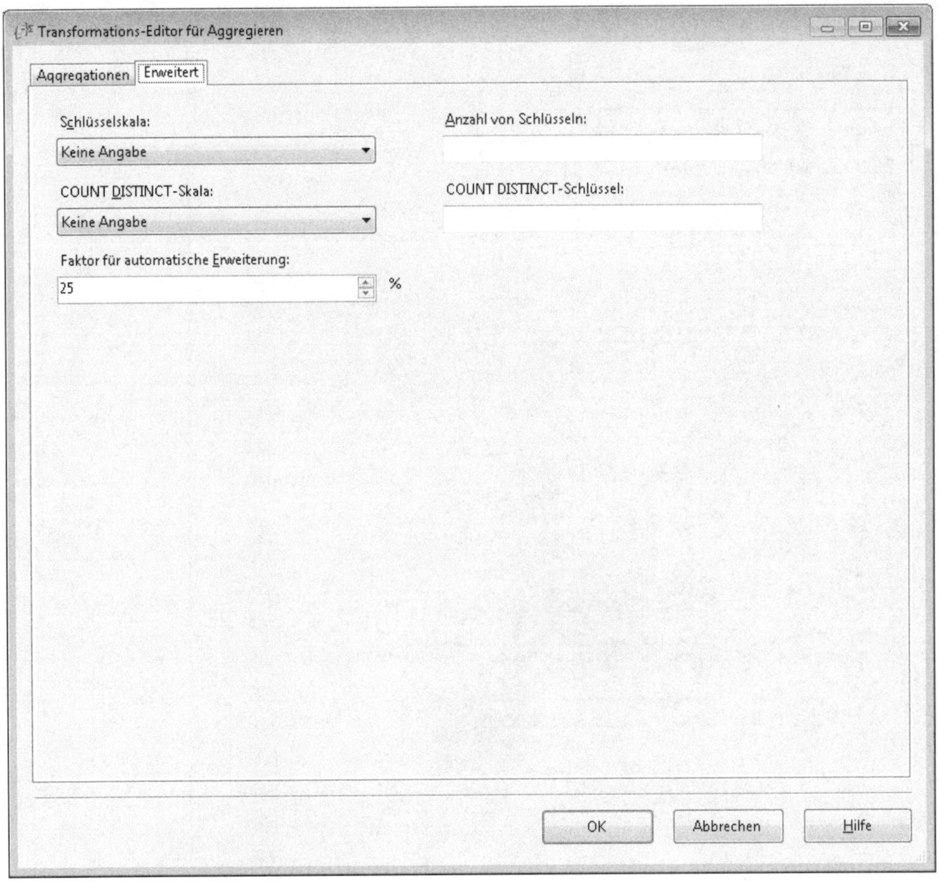

Abbildung 12.2 Die Seite *Erweitert* im *Transformations-Editor für Aggregieren*

Die Eigenschaft *Vergleichsflags* ist nur für Datenflussspalten mit Zeichenfolgen relevant. Zwar können Sie zu jeder Datenflussspalte unabhängig von deren Datentyp Vergleichsflags auswählen, jedoch erhalten Sie beim Schließen des Editors den Hinweis, dass dies letztendlich doch nur bei Datenflussspalten mit den Datentypen *DT_WSTR* und *DT_STR* möglich ist. Bei der Aggregation von Zeichenfolgen werden diese miteinander verglichen. Dieser Vergleich kann durch das Listenfeld *Vergleichsflags* konkretisiert werden. Die Bedeutung der verschiedenen Vergleichsflags wurde bereits in Kapitel 10 in Tabelle 10.3 aufgelistet.

Speziell für den Aggregationsvorgang *COUNT DISTINCT* stehen die Ihnen bereits bekannten Eigenschaften *COUNT DISTINCT-Skala* und *COUNT DISTINCT-Schlüssel* zur Verfügung. Mit diesen beiden Eigenschaften können Sie auch hier die Ausgangsgröße des Caches konfigurieren. Dabei haben die beiden Eigenschaften dieselben Auswirkungen wie die gleichnamigen Eigenschaften der Registerkarte *Erweitert*. Jedoch sind die hier angegebenen Werte ausschlaggebend für den Aggregationsvorgang an der jeweiligen Datenflussspalte. Die Konfiguration der Eigenschaften *COUNT DISTINCT-Skala* und *COUNT DISTINCT-Schlüssel* der Registerkarte *Erweitert* ist nur relevant, wenn Sie in den gleichnamigen Eigenschaften der Datenflussspalte keine Einstellungen vornehmen.

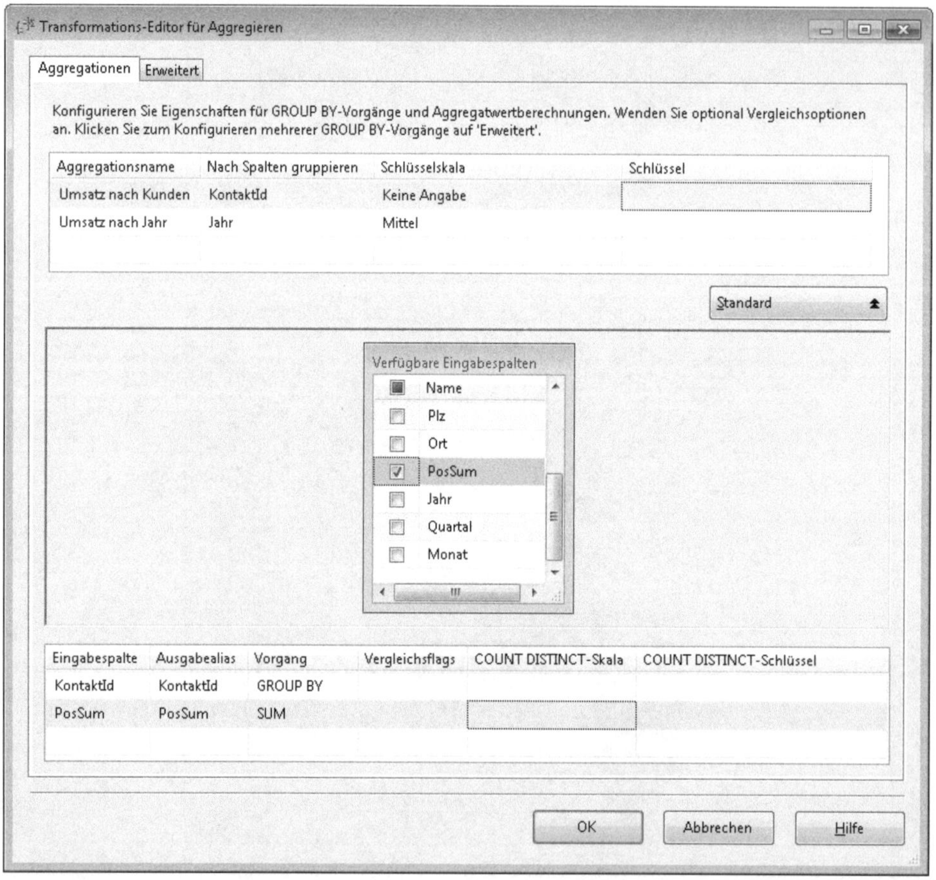

Abbildung 12.3 Mehrere Aggregationen in einer Datenflusstransformation *Aggregat*

Sofern Sie mit der *Aggregat*-Komponente nur genau eine Aggregation ausführen möchten, ist die Konfiguration an dieser Stelle bereits beendet. Möchten Sie aber mit der *Aggregat*-Komponente mehrere Aggregationen ausführen, klicken Sie auf die Schaltfläche *Erweitert*. Dadurch wird im oberen Bereich des Editors eine zweite tabellarische Ansicht sichtbar, in der Sie eine weitere Aggregation anlegen können. Dort sehen Sie bereits den Eintrag *Ausgabe des Aggregats 1*. Dies ist die Standardbezeichnung für jede neue Aggregation. Natürlich können Sie diese überschreiben – und das sollten Sie auch tun, denn diese Bezeichnung ist später an dem Datenflusspfad zu sehen, der die Daten dieser Aggregation enthält. Die zweite Spalte zeigt eine Auflistung der in dieser Aggregation befindlichen Datenflussspalten. Dabei handelt es sich um die im unteren Bereich des Editors gewählten und konfigurierten Datenflussspalten. Mit den nächsten beiden Spalten *Schlüsselskala* und *Schlüssel* sind Sie in der Lage, pro Aggregation die Ausgangsgröße des Caches festzulegen. Die Auswirkungen dieser beiden Eigenschaften sind dieselben wie die der Eigenschaften auf der Seite *Erweitert*. Sofern Sie in diesen beiden Eigenschaften keine Werte angeben, werden für die Erstellung des Caches die auf der Seite *Erweitert* konfigurierten Einstellungen verwendet.

Um nun eine weitere Aggregation anzulegen, müssen Sie lediglich in die leere Zeile unterhalb der letzten definierten Aggregation klicken. Dort geben Sie der neuen Aggregation eine Bezeichnung, definieren die Rahmenbedingungen für die Ausgangsgröße des Caches in den beiden Eigenschaften *Schlüsselskala* und *Schlüssel* und legen im unteren Bereich die einzelnen Datenflussspalten mitsamt den jeweiligen Aggregationsvorgängen fest. Dabei stehen Ihnen alle Datenflussspalten und Aggregationsvorgänge zur Verfügung – unabhängig davon, ob diese bereits in einer anderen Aggregation verwendet wurden.

Nicht mehr benötigte Aggregationen entfernen Sie mit dem Kontextmenübefehl *Löschen*. Über das Kontextmenü ist es auch möglich, eine bestehende Aggregation zu kopieren und als neue Aggregation einzufügen. Auf diese Art können Sie eine bereits bestehende Aggregation als Ausgangsbasis zur Konfiguration für eine weitere verwenden.

In Abbildung 12.3 sehen Sie die Konfiguration einer *Aggregat*-Komponente, die zwei Aggregationen enthält. Die Aggregation »Umsatz nach Kunden« gruppiert die Daten nach der Spalte *KontaktId* und summiert dabei die Werte der Spalte *PosSum*. Für die Berechnung der Ausgangsgröße des Caches werden hier die Einstellungen der Seite *Erweitert* verwendet. Die zweite Aggregation namens »Umsatz nach Jahr« ist ähnlich der ersten, nur dass hier die Daten nicht anhand der Spalte *KontaktId*, sondern anhand der Spalte *Jahr* gruppiert werden. Hier wird für die Erstellung des Caches eine abweichende Konfiguration verwendet, wie an der Auswahl des Eintrags *Mittel* in der Eigenschaft *Schlüsselskala* zu sehen ist.

Erweiterter Editor

Der Erweiterte Editor bietet Ihnen zusätzlich die Eigenschaft *IsBig* an. Mit dieser Eigenschaft können Sie den Datentyp der Ausgabespalten – den Datenflussspalten mit den aggregierten Werten – beeinflussen. Der Standardwert dieser Eigenschaft ist 1 und dieser steht für Gleitkommawerte mit einer hohen Genauigkeit bzw. für große Zahlenwerte. Insofern werden Gleitkommazahlen im Datentyp *DT_R8* und ganze Zahlen im Datentyp *DT_I8* ausgegeben sowie Ergebnisse des Aggregationsvorgangs *COUNT* im Datentyp *DT_UI8* und für *COUNT DISTINCT* im Datentyp *DT_UI4*. Sofern durch die Aggregation keine großen Zahlen bzw. Gleitkommawerte mit hohen Genauigkeiten zu erwarten sind, ist auch die Verwendung kleinerer Datentypen möglich. Dazu müssen Sie lediglich den Wert 0 in der Eigenschaft *IsBig* eingeben. Durch diese Änderung wird nun für Gleitkommazahlen der Datentyp *DT_R4*, für ganze Zahlen *DT_I4* und für das Ergebnis des Aggregationsvorgangs *COUNT* der Datentyp *DT_UI4* verwendet. Auf die Datentypen von Datenflussspalten mit den Ergebnissen der Aggregationsvorgänge *COUNT DISTINCT* sowie *MIN*, *MAX* und *GROUP BY* hat die Änderung keine Auswirkung. Sie finden die Eigenschaft *IsBig* in den Eigenschaften jeder Ausgabespalte. Die Ausgabespalten der Komponente sind auf der Registerkarte *Eingabe- und Ausgabeeigenschaften* aufgelistet.

Hinweise

Der Aggregationsvorgang *COUNT DISTINCT* ermittelt nicht einfach die Anzahl der Werte, sondern vielmehr die Anzahl der eindeutigen Werte der angegebenen Datenflussspalte. Diese Methode eignet sich besonders zur Ermittlung von doppelten Datenzeilen im Datenfluss.

Die Aggregationsvorgänge verhalten sich wie ihre gleichnamigen Pendants in T-SQL. Dies betrifft insbesondere die Handhabung von NULL-Werten im Zusammenhang mit der jeweiligen Aggregationsmethode. So werden NULL-Werte beim Aggregationsvorgang *GROUP BY* in einer Gruppe zusammengefasst, beim Aggregationsvorgang *COUNT ALL* – in T-SQL `COUNT (*)` – mitgezählt und bei den Aggregationsvorgängen *COUNT* und *COUNT DISTINCT* nicht berücksichtigt.

Zu guter Letzt gilt es noch anzumerken, dass die Datenflusstransformation *Aggregat* keine Unterstützung zur Fehlerausgabe anbietet.

Ausdrucksextrahierung

Texte – Es gibt kaum eine einfachere und verständlichere Art zur Übermittlung von Informationen. Schließlich enthalten Texte Informationen in einer natürlichen Sprache. Hätten Sie dieses Buch gekauft, wenn es nur Daten – also Stichwörter – anstelle eines Texts beinhalten würde? In einem Text lässt sich eine Information umschreiben und darstellen. Mit einem Text können Zusammenhänge erläutert werden, die mit einfachen Stichworten nicht darstellbar sind. In manchen Texten gibt es sogar Informationen zwischen den Zeilen – aber das ist ein anderes Thema.

Nun haben Texte den großen Vorteil, dass sich Informationen in keiner anderen Form leichter übermitteln lassen. Nicht nur in der altbewährten Methode eines handschriftlichen Zettels oder Briefs, sondern auch in digitaler Form sind Texte allgegenwärtig. Ob E-Mails, Webseiten, Forenbeiträge, RSS-Feeds, Twitter, SMS, Webdienste, Dokumente oder einfach auch Bemerkungsfelder in Anwendungen; es gibt vielfältige Quellen, die Texte zur Verfügung stellen und in denen wichtige Informationen enthalten sind. Als Beispiele seien hier Produktbewertungen im Internet, E-Mails von Kunden und Bemerkungsfelder in Ticket- bzw. Hotlinesystemen genannt. Die Inhalte solcher Quellen können wertvolle Grundlagen für Trendanalysen oder Geschäftsentscheidungen sein.

Für den Menschen mag ein Text mitunter die beste Art sein, Informationen aufzunehmen und auch auszuwerten. Der Informationsgehalt ergibt sich aus den Zusammenhängen im Text. Maschinell ist eine solche Interpretation bzw. Auswertung jedoch immer noch eine Herausforderung. Da die Texte aus maschineller Sicht in einer unstrukturierten Form vorliegen, sind sie nicht einfach auszuwerten. So kann ein Text, in dem das Wort »Fehler« auftaucht, nicht einfach als Text mit einer Fehlermeldung interpretiert werden. Schließlich könnte der Text auch die Information »Es sind keine Fehler aufgetreten.« enthalten. Texte müssen also in ihrer Gesamtheit interpretiert werden, um entsprechende Zusammenhänge entdecken und aufzeigen zu können. Eine solche Interpretation lässt sich zwar automatisieren, muss aber – ähnlich dem Data Mining – zunächst anhand von Daten trainiert werden. So wie Data Mining Zusammenhänge innerhalb der Daten hervorbringt, werden Zusammenhänge in Texten durch *Text Mining* an die Oberfläche gebracht.

Text Mining ist »der nicht triviale Prozess der Wissensentdeckung in textuellen Daten bzw. eine zielorientierte Form der Textanalyse, die eine effektive und effiziente Nutzung verfügbarer Textarchive ermöglicht«.[1] Es handelt sich dabei um ein Verfahren, mit dem automatisiert relevante Informationen in natürlichsprachlichen Texten gefunden und in einer strukturellen Form dargestellt werden.

SSIS bietet mit der Datenflusstransformation *Ausdrucksextrahierung* eine Basis für eine solch strukturierte Darstellung von Informationen aus Texten. Dabei extrahieren Sie mit der Komponente *Ausdrucksextrahie-*

[1] Zitat: *http://wissensexploration.de/textmining-definition.php* // Spiliopoulou und Winkler, 2002, S. 117

rung aus repräsentativen Texten einzelne Wörter, zusammenhängende Begriffe oder auch komplette Phrasen, die für die Suche nach Informationen relevant sind. In der Ausdrucksextrahierung werden diese Wörter, Begriffe oder Phrasen als *Ausdrücke* bezeichnet – wobei die Ausdrücke in diesem Zusammenhang nichts mit den Ausdrücken der Ausdrucksprogrammierung gemein haben. Die Komponente *Ausdrucksextrahierung* liefert Ihnen die extrahierten Ausdrücke inklusive einer Kennzahl über die Häufigkeit und Relevanz der Ausdrücke im Text. Anhand dieser Kennzahl ist es möglich, eine Art Stichwortverzeichnis aufzubauen. Mittels dieser Stichworte können Texte effizienter nach Informationen durchsucht werden. Eine solche Suche findet mit der Datenflusstransformation *Ausdruckssuche* statt. Auch hier erhalten Sie nicht nur die gefundenen Ausdrücke, sondern ebenso Kennzahlen über die Häufigkeit dieser Ausdrücke im Text.

Wie aber funktioniert das Extrahieren von Ausdrücken eines Texts? Zu Erinnerung: Ein Ausdruck kann ein einzelnes Wort, ein zusammenhängender Begriff oder ein Phrase sein. Ein einzelnes Wort wird als *Nomen* bezeichnet. Ein zusammenhängender Begriff wie auch eine Phrase besteht aus mindestens zwei Wörtern und wird *nominaler Ausdruck* genannt. Das Erkennen von Nomen und nominalen Ausdrücken in Texten erfolgt mit der so genannten *Tokenisierung* in vier Schritten. Der erste Schritt analysiert die einzelnen Wörter des Texts. Dabei werden die Wörter von Leerstellen, Zeilenumbrüchen, Sonderzeichen und Satzzeichen – wie Punkte, Komma oder Fragezeichen – getrennt. Nun ist ein Punkt nicht zwingend ein Satzzeichen, sondern kann genauso gut ein Bestandteil einer Abkürzung sein. In einer Abkürzung werden die Punkte zwar auch entfernt, die einzelnen Buchstaben aber nicht als eigenständige Wörter interpretiert, sondern zu einem Wort zusammengefasst. Die genauen Definitionen der Satz- und Wortgrenzen entnehmen Sie der SQL Server Online-Dokumentation. Sonderzeichen wie Schrägstriche, Klammern, Bindestriche oder Apostrophen werden von den Wörtern getrennt und ignoriert. Sofern jedoch ein Bindestrich oder Apostroph ein Bestandteil des Worts ist, wird dieses mitsamt dem Bindestrich oder dem Apostroph auch weiterhin als Wort behandelt. Die Analyse erkennt, wann ein Bindestrich bzw. Apostroph zum Wort gehört und wann er zum Satzbau dient. So wird zum Beispiel aus dem Ausdruck *(socks)* ein *sock*, aus *red/white* werden *red* und *white*, während es bei *red-white* bei *red-white* bleibt.

Im zweiten Schritt werden die Wörter nach Wortarten kategorisiert. Es erfolgt eine Unterscheidung in Zahlen, in Substantive und Eigennamen, jeweils im Singular und Plural, sowie in Adjektive, Komparativadjektive und Superlativadjektive. Kennen Sie noch diese Steigerung? Da in den Medien heutzutage fast nur noch Superlativadjektive verwendet werden, hier eine kleine Auffrischung zur Bedeutung dieser Begriffe: Adjektiv = *groß*; Komparativadjektiv = *größer*; Superlativadjektiv = *am größten*. Alle weiteren Wörter, die nicht in die hier genannten Kategorien passen – wie Artikel, Verben und Pronomen – werden nicht weiter berücksichtigt.

Nach der Kategorisierung der Wörter folgt der dritte Schritt: die Wortstammerkennung. Dabei werden die Wörter anhand des internen Wörterbuchs in die Normalform gebracht, zum Beispiel Wörter aus dem Plural in den Singular übersetzt. Um beim eben genannten Beispiel zu bleiben: Aus *socks* wird *sock*. Abschließend werden die Wörter im letzten Schritt normalisiert, das heißt, dass abhängig vom Satzbau großgeschriebene Wörter in Kleinbuchstaben umgewandelt werden.

Der Prozess der Tokenisierung kann nicht beeinflusst werden. Die Ermittlung der Nomen und nominalen Ausdrücke basiert auf internen Algorithmen und statischen Modellen, die mit einem eigenen englischen linguistischen Wörterbuch arbeiten. Einem *englischen* Wörterbuch wohlgemerkt – und das ist auch der Grund, warum hier von *socks* und nicht von *Socken* die Rede ist. Die *Ausdrucksextrahierung* liefert nur bei englischen Texten brauchbare Ergebnisse; bei Texten in anderen Sprachen hingegen nicht. Auch für eine Analyse englischer Texte müssen Sie sich auf die internen Algorithmen und die statischen Modelle verlassen. Die hierbei verwendeten Ausdrücke zur Erkennung von Nomen und nominalen Ausdrücken können nicht mit eigenen Ausdrücken erweitert werden.

Die einzige Möglichkeit, das Ergebnis der Komponente *Ausdrucksextrahierung* zur beeinflussen, ist die Aktivierung einer Ausschlussliste. Diese beinhaltet Begriffe, die die Ausgabe von bestimmten und für die Auswertung unwichtigen Ausdrücken verhindert. Je nach Konfiguration der Komponente kann eine solche Filterung bereits erfolgen, wenn nur ein Wort des ermittelten Ausdrucks in der Ausschlussliste enthalten ist. Die Begriffe der Ausschlussliste sollten also sorgfältig gewählt sein und weder einzelne noch eher allgemein gültige Wörter enthalten.

Das Ergebnis der Komponente *Ausdrucksextrahierung* beinhaltet nicht nur die extrahierten Ausdrücke, sondern auch eine Kennzahl. Diese enthält entweder die Häufigkeit des Ausdrucks im Text oder den TFIDF-Wert. TFIDF steht für *Term Frequency and Inverse Document Frequency* und ist ein berechneter Wert, der die Relevanz eines Ausdrucks im untersuchten Text darstellt. Dieser ergibt sich aus der Häufigkeit eines Ausdrucks in Bezug auf die Gesamtanzahl der Zeilen des Texts und der Anzahl der Zeilen des Texts, die den Ausdruck enthalten. Die konkrete Formel lautet:

```
(Häufigkeit eines Ausdrucks) * log((Gesamtanzahl der Zeilen des Texts) / (Anzahl der Zeilen des Texts
mit dem Ausdruck))
```

Je höher der TFIDF-Wert eines Ausdrucks, desto höher die Relevanz des Ausdrucks innerhalb des Texts.

Die Komponente *Ausdrucksextrahierung* macht ihrem Namen alle Ehre, denn sie extrahiert tatsächlich die Daten aus einem Text – einem Text einer Datenflussspalte. Nach der Ausführung der Komponente sind im Datenfluss nur noch die extrahierten Ausdrücke mit der Kennzahl enthalten. Der ursprüngliche Text wie auch etwaige andere Datenflussspalten stehen nicht mehr zur Verfügung. Im weiteren Datenfluss können Sie die Ausdrücke nun anhand der Kennzahl filtern und in eine Referenztabelle schreiben, die Sie bei der Datenflusstransformation *Ausdruckssuche* verwenden. Auch wäre es denkbar, anhand der Kennzahl über die weitere Verwendung des ursprünglichen Texts im Datenfluss zu entscheiden. Dies sind nur zwei von vielen Möglichkeiten, die Ihnen die Komponente *Ausdrucksextrahierung* bietet.

Konfiguration

Die Konfiguration der Komponente *Ausdrucksextrahierung* beginnt mit der Auswahl der Datenflussspalte, deren Inhalt analysiert, interpretiert und aus der letztendlich Ausdrücke extrahiert werden sollen. Diese Datenflussspalte wählen Sie im *Transformations-Editor für Ausdrucksextrahierung* im Listenfeld *Verfügbare Eingabespalten*.

HINWEIS Mit der Komponente *Ausdrucksextrahierung* kann immer nur eine Datenflussspalte analysiert und ausgewertet werden. Sofern Sie in mehreren Datenflussspalten Ausdrücke extrahieren möchten, müssen Sie pro Datenflussspalte eine eigene Komponente *Ausdrucksextrahierung* in den Datenfluss aufnehmen.

Die extrahierten Ausdrücke und auch die dazugehörige Kennzahl – die Häufigkeit oder der TFIDF-Wert – sind nach der Ausführung der Komponente im Datenfluss in eigenen Datenflussspalten enthalten. Der Datenflussspalte mit dem Ausdruck geben Sie im Eingabefeld *Ausdruck* eine Bezeichnung, während Sie die Bezeichnung für die Datenflussspalte mit der Kennzahl im Eingabefeld *Ergebnis* festlegen.

In Abbildung 12.4 sehen Sie die Konfiguration einer Ausdrucksextrahierung, bei der die Datenflussspalte *Reklamationsbeschreibung* analysiert wird. Als Ergebnis werden die extrahierten Ausdrücke in die Datenflussspalte *Begriff* und die zugehörigen Kennzahlen in die Datenflussspalte *Kennzahl* geleitet.

Die eingangs erwähnte Ausschlussliste wird auf der Registerkarte *Ausschluss* konfiguriert. Die Verwendung einer Ausschlussliste ist optional und muss von daher zunächst über die Eigenschaft *Ausschlussausdrücke verwenden* aktiviert werden. Bei einer Ausschlussliste handelt es sich um eine Referenzquelle, welche über eine OLE DB-Verbindung zur Verfügung steht. Insofern müssen Sie für die Auswahl dieser Referenzquelle zunächst einen entsprechenden *OLE DB-Verbindungs-Manager* im gleichnamigen Listenfeld wählen. Durch diese Auswahl können Sie anschließend im Listenfeld *Tabelle oder Sicht* die Tabelle oder die Sicht wählen, die die Spalte mit den Ausschlussbegriffen enthält. Die entsprechende Spalte legen Sie im Listenfeld *Spalte* fest. Zwar können Sie an dieser Stelle alle möglichen Spalten wählen, jedoch werden nur Spalten vom Datentyp *DT_STR* und *DT_WSTR* akzeptiert.

Mit den ersten beiden Registerkarten haben Sie die Rahmenbedingung dieser Komponente festgelegt. Art und Umfang der Ausdrucksextrahierung bestimmen Sie auf der Registerkarte *Erweitert*. Dort legen Sie als Erstes fest, wie bei der Ausdrucksextrahierung ein Ausdruck als solcher erkannt werden soll. Sie haben die Wahl zwischen den Eigenschaften *Nomen*, *Nominaler Ausdruck* sowie *Nomen und nominaler Ausdruck*. Mit dem Ausdruckstyp *Nomen* werden Ausdrücke extrahiert, die als Substantive oder Eigennamen im Singular oder Plural kategorisiert wurden. Die Auswahl *Nominaler Ausdruck* begrenzt die Ermittlung nicht auf einzelne Begriffe, sondern kann Kombinationen aus Substantiven, Eigennamen, Adjektiven und Zahlen als nominalen Ausdruck liefern. Die Ermittlung solch nominaler Ausdrücke ist jedoch wieder von Regeln abhängig. So muss beispielsweise ein Satz mindestens ein Substantiv oder einen Eigennamen enthalten, welches bzw. welcher im Singular oder Plural vorliegt. Die letzte Eigenschaft *Nomen und nominaler Ausdruck* fasst die Ermittlungsgrundsätze der ersten beiden zusammen und liefert somit das umfangreichste Ergebnis.

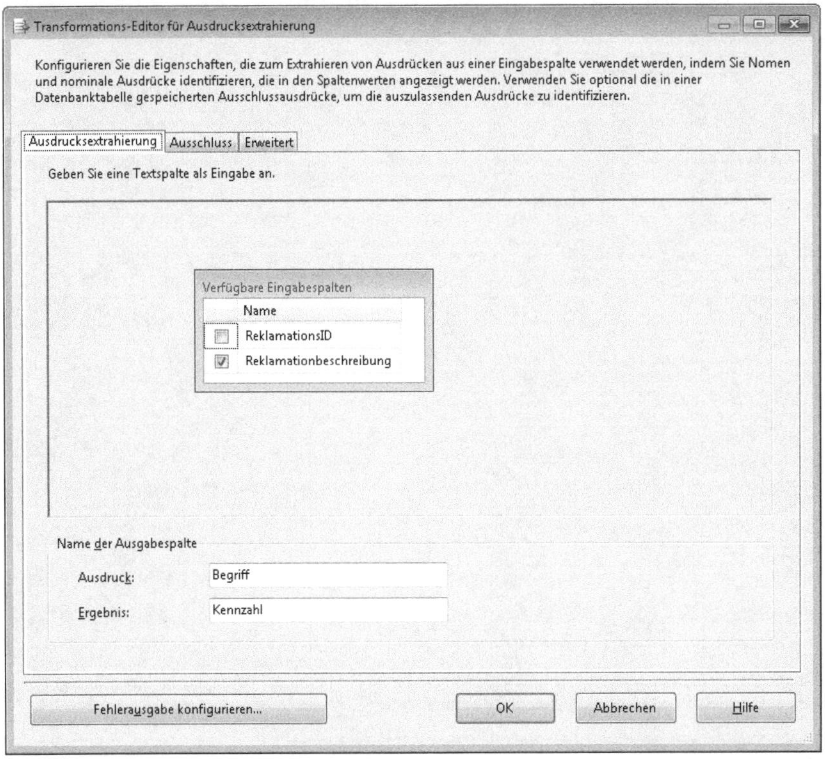

Abbildung 12.4 Die Konfiguration der Datenflusstransformation *Ausdrucksextrahierung*

Wie Sie bereits wissen, wird mit dem Ausdruck auch eine Kennzahl zu diesem Ausdruck ausgegeben. Sie haben in der Kategorie *Ergebnistyp* die Wahl, ob diese Kennzahl den TFIDF-Wert oder die Häufigkeit des Ausdrucks innerhalb des Texts enthalten soll.

Mit den beiden Eigenschaften der Kategorie *Parameter* konfigurieren Sie den Umfang der Ausgabe. Dabei legen Sie mit dem Eingabefeld *Schwellenwert für Häufigkeit* fest, wie oft ein Ausdruck im Text enthalten sein muss, um als Ergebnis gewertet zu werden. Der Standardwert dieser Eigenschaft ist 2. Insofern muss mit dieser Einstellung jeder Ausdruck mindestens zweimal im Text vorkommen, damit er nach der Ausführung der Komponente im Datenfluss enthalten ist. Auch bei der nächsten Eigenschaft namens *Maximale Ausdruckslänge* handelt es sich um einen Schwellenwert. Dieser bezieht sich jedoch nur auf die Ausdruckstypen *Nominaler Ausdruck* sowie *Nomen und nominaler Ausdruck*. Hier legen Sie fest, wie viele Wörter der extrahierte Ausdruck maximal enthalten kann. Der Standardwert liegt bei 12. Insofern können Ausdrücke mit bis zu zwölf Wörtern extrahiert werden. Verkleinern Sie nun diesen Wert auf beispielsweise 3, erhalten Sie nur Ausdrücke, welche aus maximal drei Wörtern bestehen. Eine höhere Zahl ermöglicht auch Ausdrücke mit mehreren Wörtern bis hin zu Phrasen, sofern diese als Phrase – als »well-known Phrase« – von den internen Algorithmen und statischen Modellen erkannt werden.

Abschließend können Sie mit der Eigenschaft *Ausdrucksextrahierung mit Unterscheidung nach Groß-/Kleinschreibung verwenden* noch bestimmen, ob gleiche Begriffe mit unterschiedlicher Groß-/Kleinschreibung als ein Ausdruck oder als zwei Ausdrücke erkannt werden. Diese Eigenschaft hat keine Auswirkung auf die Normalisierung der Wörter – insbesondere nicht auf die Wörter, die am Anfang eines Satzes stehen.

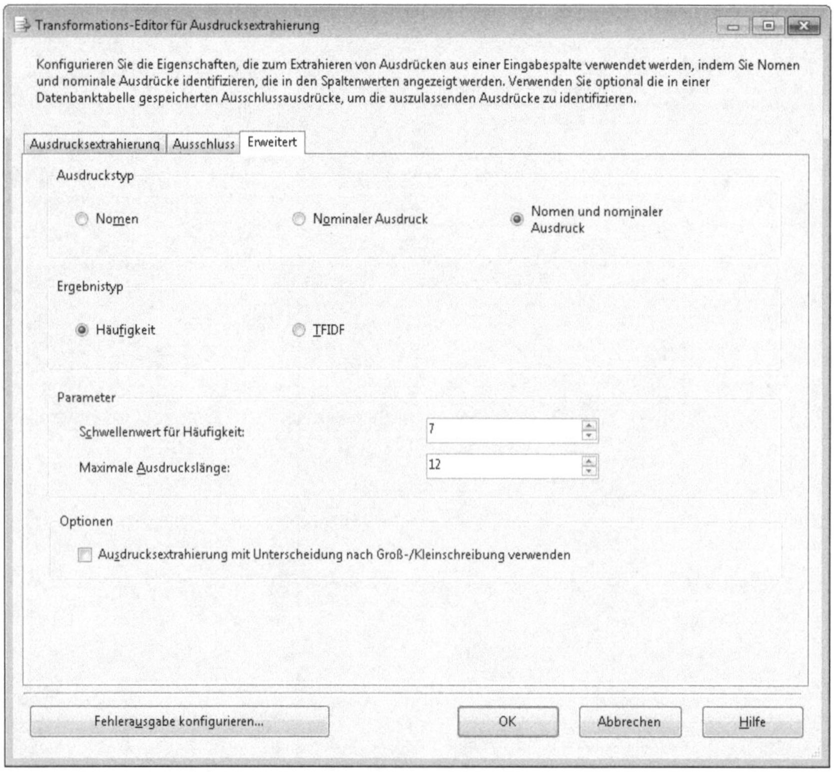

Abbildung 12.5 Die Ausführungsparameter der Datenflusstransformation *Ausdrucksextrahierung*

Mit den Eigenschaften der Registerkarte *Erweitert* wäre die Konfiguration der *Ausdrucksextrahierung* beendet. Der Erweiterte Editor bietet keine weiteren Konfigurationsmöglichkeiten. Dafür aber steht Ihnen die Fehlerausgabe zur Verfügung, deren Editor Sie über die Schaltfläche *Fehlerausgabe konfigurieren* öffnen können. Mehr dazu finden Sie in Kapitel 10.

Abbildung 12.5 zeigt die Konfiguration auf der Registerkarte *Erweitert*. Als Ausdruckstyp ist mit der Eigenschaft *Nomen und nominaler Ausdruck* die Eigenschaft gewählt, die das umfangreichste Ergebnis liefert. Durch die Auswahl der Eigenschaft *Häufigkeit* enthält die Kennzahl zu jedem Ausdruck die Häufigkeit des Ausdrucks im Text. Diese Kennzahl steht nach der Ausführung der Komponente in einer Datenflussspalte namens *Kennzahl* zur Verfügung. Die Bezeichnung zu dieser Datenflussspalte ist im Eingabefeld *Ergebnis* der ersten Registerkarte angegeben. Durch die Konfiguration der Eigenschaft *Schwellenwert für Häufigkeit* sind in der Datenflussspalte *Begriff* nur Ausdrücke enthalten, die mindestens sieben Mal im Text vorkommen. Auch die Bezeichnung der Datenflussspalte *Begriff* ist in einem Eingabefeld der ersten Registerkarte angegeben – dem Eingabefeld *Ausdruck*. Der ermittelte Ausdruck selbst kann maximal aus zwölf Wörtern bestehen. Dieser Schwellenwert ist in der Eigenschaft *Maximale Ausdruckslänge* zu sehen. Eine Unterscheidung zwischen Groß- und Kleinschreibung findet bei der Ermittlung der Ausdrücke nicht statt.

Hinweise

Die Komponente *Ausdrucksextrahierung* funktioniert nur mit Datenflussspalten vom Datentyp *DT_WSTR* und *DT_NTEXT*. Spalten mit anderen Datentypen – wie *DT_STR* und *DT_TEXT* – müssen gegebenenfalls vorab mit der Datenflusstransformation *Datenkonvertierung* in die Datentypen *DT_WSTR* oder *DT_NTEXT* konvertiert werden.

Sofern eine Ausschlussliste verwendet wird, werden die Ausdrücke anhand der Ausschlussbegriffe gefiltert. Bei einer Ausdrucksextrahierung mit dem Ausdruckstyp *Nomen* ist dies optimal. Hier findet ein direkter Vergleich des Ausdrucks gegen die Ausschlussbegriffe statt. Dabei werden Ausdrücke, zu denen es übereinstimmende Ausschlussbegriffe gibt, nicht in das Ergebnis aufgenommen. Bei den Ausdruckstypen *Nominaler Ausdruck* sowie *Nomen und nominaler Ausdruck* hingegen können die Ausschlussbegriffe das Ergebnis verfälschen. Hier werden auch die Ausdrücke gefiltert, von denen nur ein Wort in der Ausschlussliste enthalten ist. So wären – um beim Beispiel der Einleitung zu bleiben – bei dem Ausschlussbegriff *socks* alle Ausdrücke mit diesem Begriff nicht im Ergebnis enthalten. Dies würde auch den Ausdruck *black socks* betreffen, da dieser den Ausschlussbegriff *socks* enthält.

Als Ausschlussliste kann nur eine Tabelle oder Sicht einer SQL Server-Datenbank ab Version 2000 oder eine Tabelle einer Access-Datenbank verwendet werden. Andere Datenquellen werden offiziell nicht unterstützt. Inoffiziell können Sie jedoch auch Excel und Flatfiles als Datenquelle verwenden, sofern diese über den OLE DB-Datenanbieter *Microsoft Jet 4.0 OLE DB Provider* angesprochen werden. Unabhängig von der Quelle wird die Ausschlussliste bei der Paketausführung komplett in den Arbeitsspeicher geladen, um mehrfache Datenzugriffe zu vermeiden.

Die Ergebnisse der Ausdrucksextrahierung basieren auf internen Algorithmen und statischen Modellen. Inwieweit diese Algorithmen und Modelle Ihren Anforderungen entsprechen, können Sie nur durch mehrere Tests herausfinden.

Ausdruckssuche

Die zweite Datenflusskomponente, die SSIS im Zusammenhang mit Text-Mining anbietet, ist die Datenflusstransformation *Ausdruckssuche*. Mit dieser sind Sie in der Lage, Ausdrücke einer Referenztabelle in den Texten von Datenflussspalten zu suchen. Eine solche Referenztabelle kann manuell erfasste Ausdrücke beinhalten und auch Ausdrücke, die vorab über die Komponente *Ausdrucksextrahierung* anhand repräsentativer Texte ermittelt wurden. Auf diese Weise ist es möglich, die Texte von Datenflussspalten auf bestimmte Ausdrücke hin zu untersuchen und je nach dem Ergebnis im Datenfluss darauf zu reagieren.

Bei der Ausdrucksuche handelt es sich jedoch nicht um eine einfache Suche der Ausdrücke im Text der Datenflussspalten. Vielmehr wird hier die Technik der Ausdrucksextrahierung verwendet. Dabei werden die im Text der Datenflussspalte enthaltenen Nomen und nominalen Ausdrücke ermittelt, extrahiert und in einer internen Spalte gespeichert. Die hier zum Einsatz kommende Tokenisierung verwendet dabei dieselben Algorithmen und statischen Modelle wie bei der Komponente *Ausdrucksextrahierung*. Die eigentliche Ausdruckssuche findet anschließend durch den Abgleich der Ausdrücke der Referenztabelle mit den Ausdrücken der internen Spalte statt. Für den Erfolg eines solchen Abgleichs sind natürlich die in der Referenztabelle enthaltenen Ausdrücke ausschlaggebend. Bei den dort angegebenen Ausdrücken gilt es ein paar Punkte zu beachten.

Sofern die Referenztabelle Ausdrücke in Pluralform enthält, werden diese auch nur als solche in der internen Spalte gefunden. Die Singularform des Ausdrucks wird bei der Suche nicht berücksichtigt. Ist der Ausdruck jedoch in der Singularform in der Referenztabelle enthalten, erfolgt die Suche in der internen Spalte nach der Singular- und der Pluralform. Sonderzeichen werden – im Gegensatz zur Komponente *Ausdrucksextrahierung* – bei der Tokenisierung nicht gelöscht. Insofern sind Ausdrücke mit Sonderzeichen auch als solche in der internen Spalte enthalten. Im Umkehrschluss bedeutet dies, dass die Ausdrücke der Referenztabelle ebenfalls Sonderzeichen enthalten können oder je nach Anforderung an die Suche sogar müssen. Ein weiterer Punkt der Suche betrifft Ausdrücke, die aus mehr als einem Wort bestehen. Jedes der im Ausdruck enthaltenen Wörter kann wiederum in Kombination mit anderen Wörtern in weiteren Ausdrücken vorkommen. Insofern ist es durchaus möglich, dass zu einem Ausdruck der internen Spalte mehrere Ausdrücke in der Referenztabelle enthalten sind. In einem solchen Fall werden aber nicht alle gefundenen Ausdrücke der Referenztabelle berücksichtigt, sondern lediglich nur einer der gefundenen Ausdrücke. Abschließend noch ein Wort zur Groß-/Kleinschreibung. Beim Vergleich der Ausdrücke der internen Spalte mit denen der Referenztabelle wird die Groß-/Kleinschreibung standardmäßig nicht berücksichtigt. Um Ausdrücke mit unterschiedlicher Groß-/Kleinschreibung als zwei verschiedene Ausdrücke zu bewerten, müssen Sie die Unterscheidung in den Eigenschaften der Komponente *Ausdruckssuche* aktivieren. Diese Unterscheidung betrifft keine Wörter, die ihre Großschreibung nur dem Umstand verdanken, dass sie am Anfang eines Satzes stehen.

Sie sehen, der Inhalt der Referenztabelle ist ausschlaggebend für das Ergebnis der Ausdruckssuche. Insofern sollten Sie Ausdrücke nur wohlüberlegt in die Referenztabelle aufnehmen. Die Ausdrücke der Referenztabelle sind aber nicht nur maßgebend für das Ergebnis, sie sind auch Teil des Ergebnisses. Die Komponente *Ausdruckssuche* erweitert den Datenfluss um zwei weitere Datenflussspalten – *Term* und *Frequency*. Die Datenflussspalte *Term* beinhaltet die Ausdrücke der Referenztabelle, welche in dem zu analysierenden Text bzw. in der internen Spalte gefunden wurden. Wohlgemerkt die Ausdrücke der Referenztabelle und nicht die im Text ermittelten Ausdrücke. Die Datenflussspalte *Frequency* ergänzt den Ausdruck der Referenztabelle um die Anzahl, wie oft dieser Ausdruck in der internen Spalte gefunden wurde.

Nicht nur die Spalten des Datenflusses werden ergänzt, sondern auch die Datenzeilen. Pro Datenzeile erhalten Sie zu jedem gefundenen Ausdruck eine weitere Datenzeile, die den Ausdruck und dessen Häufigkeit enthält. So kann zum Beispiel ein Datenfluss bestehend aus fünf Datenzeilen, zu denen pro Datenzeile zehn Ausdrücke ermittelt wurden, nach der Ausdruckssuche 50 Datenzeilen aufweisen. Wenn Sie das Ergebnis nicht so umfangreich benötigen, können Sie es nach der Ausführung der Komponente *Ausdruckssuche* mit der Datenflusstransformation *Aggregat* entsprechend gruppieren und summieren.

Mit dem Ergebnis der Komponente *Ausdruckssuche* sind Sie in der Lage, Texte unterschiedlicher Quellen wie E-Mails, Websites, Memofelder usw. anhand vorgegebener Ausdrücke zu analysieren und entsprechend zu verarbeiten. So wäre es beispielsweise möglich, die Inhalte von E-Mails zu prüfen und diese nur dann weiterzuverarbeiten, wenn diese bestimmte Ausdrücke mindestens x-mal enthalten. Ebenso könnten Sie Memofelder von Hotline- oder Ticketsystemen auf diese Weise auswerten und verarbeiten. Leider auch hier mit dem Manko, dass die Komponente *Ausdruckssuche* wie die Komponente *Ausdrucksextrahierung* ein eigenes linguistisches Wörterbuch verwendet, das nur mit der englischen Sprache funktioniert. Mit Texten anderer Sprachen liefert die Komponente *Ausdruckssuche* kein verwertbares Ergebnis.

Konfiguration

Die Konfiguration der Komponente *Ausdruckssuche* ist im *Transformations-Editor für Ausdruckssuche* recht großzügig auf drei Registerkarten verteilt. In der ersten Registerkarte legen Sie die Referenztabelle fest. Dazu wählen Sie zunächst den Verbindungs-Manager aus, über den eine Verbindung zu der Datenquelle hergestellt wird, die die Referenztabelle beinhaltet. Die Möglichkeiten der Datenquellen sind ebenso wie bei der Ausschlussliste der Komponente *Ausdrucksextrahierung* auf OLE DB-Verbindungen zu SQL Server-Datenbanken ab der Version 2000 und Access-Datenbanken begrenzt. Nach der Auswahl des entsprechenden Verbindungs-Managers im Listenfeld *OLE DB-Verbindungs-Manager* folgt die Auswahl der Referenztabelle. Diese wählen Sie im Listenfeld *Name der Verweistabelle*. Anschließend wechseln Sie zur Registerkarte *Ausdruckssuche*. Hier legen Sie fest, welche Datenflussspalte mit der Komponente *Ausdruckssuche* analysiert werden soll. Dazu markieren Sie mit der Maus die entsprechende Datenflussspalte in der Kategorie *Verfügbare Eingabespalten* und ziehen diese zur Spalte mit den Referenzausdrücken der Kategorie *Verfügbare Verweisspalten*. Der Abgleich der Ausdrücke erfolgt nun zwischen diesen beiden Spalten – und zwar *nur* zwischen diesen beiden Spalten. Weitere Zuordnungen werden nicht unterstützt. Weder können Sie einer Datenflussspalte mehrere Spalten der Referenztabelle zuordnen noch eine oder mehrere Spalten der Referenztabelle mehreren Datenflussspalten. Die Zuordnung ist nur zwischen einer Datenflussspalte und einer Spalte der Referenztabelle möglich, das heißt mit der Komponente *Ausdruckssuche* kann immer nur eine Datenflussspalte analysiert werden. Falls Sie mehrere Datenflussspalten analysieren möchten, müssen Sie zu jeder dieser Datenflussspalten eine eigene Komponente *Ausdruckssuche* konfigurieren.

Wie bereits erwähnt, stehen nach der Ausführung der Komponente *Ausdruckssuche* die Datenflussspalten weiterhin zur Verfügung – sofern Sie diese dafür auswählen. Diese Auswahl treffen Sie ebenfalls in der Kategorie *Verfügbare Eingabespalten*. Alternativ können Sie die Datenflussspalten auch im unteren Teil des Editors im Listenfeld *Pass-Through-Spalte* wählen. Hier ist es auch möglich, zu jeder gewählten Datenflussspalte eine abweichende Bezeichnung im Eingabefeld *Alias der Ausgabespalte* einzutragen. Die hier vergebenen Bezeichnungen werden nach der Ausführung der Komponente im Datenfluss anstelle der Originalspaltenbezeichnungen verwendet.

Die dritte Registerkarte bietet Ihnen lediglich die Eigenschaft *Ausdruckssuche mit Unterscheidung nach Groß-/Kleinschreibung*. Hier legen Sie fest, inwieweit für die Ausdruckssuche die Groß-/Kleinschreibung der einzelnen Ausdrücke berücksichtigt werden soll. Ist diese Eigenschaft aktiviert, werden gleiche Begriffe, die sowohl groß- wie auch kleingeschrieben sind, als verschiedene Begriffe betrachtet. Wie schon bei der Komponente *Ausdrucksextrahierung* hat diese Eigenschaft keine Auswirkung auf Begriffe, die am Anfang eines Satzes stehen.

In Abbildung 12.6 sehen Sie die Zuordnung der Datenflussspalte *Ticket* zur Spalte *Begriff* der Referenztabelle. Dadurch werden die in der Spalte *Begriff* enthaltenen Ausdrücke mit den extrahierten Ausdrücken der Spalte *Ticket* verglichen. Die bei diesem Vergleich gefundenen Ausdrücke der Referenztabelle sind nach der Ausführung in der Datenflussspalte *Term* und deren Anzahl in der Datenflussspalte *Frequency* enthalten. Ebenfalls im Datenfluss enthalten sind die beiden Datenflussspalten *Ticket* und *Ticket-ID* – mit den Originaldaten.

Der *Transformations-Editor für Ausdruckssuche* wie auch der Erweiterte Editor stellen zur Konfiguration der Komponente *Ausdruckssuche* keine weiteren Eigenschaften zur Verfügung. Eine Konfiguration der Fehlerausgabe ist über die Schaltfläche *Fehlerausgabe konfigurieren* möglich.

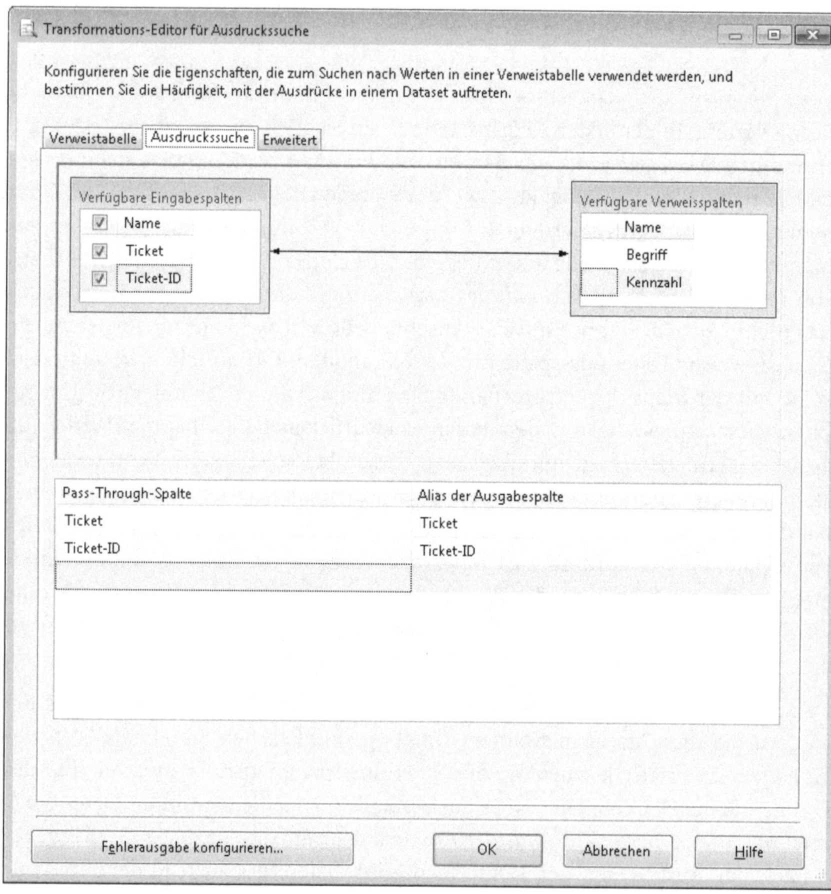

Abbildung 12.6 Die Datenflusstransformation *Ausdruckssuche*

Hinweise

Für die Ausdruckssuche sind die Datentypen der Datenflussspalten wie auch die der Referenztabelle reglementiert. Die Datenflussspalten dürfen nur vom Datentyp *DT_WSTR* und *DT_NTEXT* und die Spalten der Referenztabelle vom Datentyp *DT_STR* und *DT_WSTR* sein.

Die Referenztabelle der Komponente *Ausdrucksuche* wird zur Laufzeit vollständig in den Arbeitsspeicher geladen. Es gibt keine Möglichkeit, diesen Cache zu beeinflussen.

Bedingtes Teilen

Mit der Datenflusstransformation *Bedingtes Teilen* werden die Datenzeilen eines Datenflusses auf verschiedene Datenflusspfade verteilt. Die Verteilung erfolgt anhand von Bedingungen. Dabei steht jede Bedingung für einen Datenflusspfad. Die Prüfung einer Bedingung findet mit einem Ausdruck statt. Dieser muss als Ergebnis entweder den Wert *True* oder den Wert *False* liefern. Gibt der Ausdruck als Ergebnis den Wert *True* zurück, wird die aktuelle Datenzeile in den Datenflusspfad der Bedingung geleitet. Ist das Ergebnis des Ausdrucks jedoch *False*, folgt die Prüfung der zweiten Bedingung. Sofern hier nun das Ergebnis gleich *True* ist, wird die Datenzeile in den Datenflusspfad der zweiten Bedingung geleitet, während beim Ergebnis gleich *False* die Prüfung der Datenzeile mit der nächsten Bedingung folgt. Dieser Ablauf erfolgt so lange, bis die Datenzeile einer Bedingung entspricht oder aber es keine Bedingungen mehr gibt. Bei Letzterem landet die Datenzeile in der Standardausgabe der Komponente *Bedingtes Teilen* und wird über den zugehörigen Datenflusspfad in den Datenfluss geleitet. Die hier beschriebene Vorgehensweise ist Ihnen sicher bekannt, kommt sie doch in fast jeder Programmiersprache vor – in T-SQL ist es der `CASE`-Befehl. Wie beim `CASE`-Befehl in T-SQL muss auch die Komponente *Bedingtes Teilen* aus mindestens einer Bedingung bestehen.

Die Datenflusspfade der Komponente *Bedingtes Teilen* müssen nicht alle mit nachfolgenden Datenflusskomponenten verbunden werden. Dadurch sind Sie mit dieser Komponente auch in der Lage, die Daten des Datenflusses zu filtern. Angenommen, Sie möchten in einem Datenfluss die Daten eines Flatfiles verarbeiten. Inhalt dieser Flatfile sind Artikeldaten. Von diesen Artikeldaten benötigen Sie jedoch nur Artikel einer bestimmten Artikelgruppe. Nun können Sie beim Extrahieren der Daten aus einem Flatfile keine Daten filtern. Insofern müssen Sie zunächst alle Daten extrahieren. Das Filtern der Daten auf die bestimmte Artikelgruppe übernimmt in diesem Fall die Komponente *Bedingtes Teilen*. Diese enthält eine Prüfung auf die Datenflussspalte mit der Artikelgruppe. Entspricht nun der Wert dieser Spalte der von Ihnen angegebenen Artikelgruppe, wird die Datenzeile in den Datenflusspfad der Bedingung geleitet. Über diesen erfolgt nun die weitere Transformation der Datenzeile. Datenzeilen, die der Bedingung nicht entsprechen, werden in die Standardausgabe geleitet. Die Standardausgabe ist in diesem Fall jedoch mit keiner weiteren Datenflusskomponente verbunden – und von daher gibt es auch keine weitere Verarbeitung dieser Datenzeilen. Auf diese Art und Weise sind nach der Ausführung der Komponente *Bedingtes Teilen* nur noch die benötigten Artikeldaten im Datenfluss.

Das Filtern von Datensätzen ist nicht die einzige Anforderung, die Sie mit der Komponente *Bedingtes Teilen* realisieren können. Möglich wäre es auch, die einzelnen Datenzeilen logisch voneinander zu trennen und in separaten Datenflusspfaden in unterschiedlicher Art und Weise zu verarbeiten. Dadurch könnten die Daten zum Beispiel in verschiedene Datenziele geladen oder nach unterschiedlichen Transformationen wieder in einem Datenflusspfad zusammengefasst werden. So wäre es beispielsweise denkbar, in einem Datenfluss die Kunden anhand ihres Umsatzes in verschiedene Datenflusspfade zu leiten – wie Sie es bereits im Beispiel des Kapitels 10 gesehen haben.

Konfiguration

Der *Transformations-Editor für bedingtes Teilen* enthält – wie die Komponente *Abgeleitete Spalte* – den Ausdrucks-Generator. Überhaupt ähnelt die Funktionalität dieses Editors dem *Transformations-Editor für abgeleitete Spalte*. Auch hier befindet sich der Ausdrucks-Generator im oberen Teil des Editors. Dort haben Sie im linken Bereich Zugriff auf die System- und Benutzervariablen sowie auf die einzelnen Datenflussspalten. Im rechten Bereich sind die Funktionen und Operatoren der Ausdrucksprogrammierung enthalten. Natürlich fehlt auch in diesem Editor nicht das Ausgabefeld *Beschreibung*, in dem eine kurze Dokumentation zu einer markierten Funktion oder einem Operator ausgegeben wird.

Im unteren Teil des Editors findet die Ausdrucksprogrammierung der jeweiligen Bedingungen statt. Dazu tragen Sie im Eingabefeld *Bedingung* einen Ausdruck ein, der als Ergebnis entweder den Wert *True* oder *False* liefert. Sie sollten bei diesen Ausdrücken unbedingt darauf achten, dass diese nur Komponenten verwenden, die keine NULL-Werte enthalten können. Sobald eine der verwendeten Komponenten – Paketvariablen bzw. Datenflussspalten – bei der Paketausführung keinen Wert aufweist, liefert der Ausdruck als Ergebnis den Wert NULL – und eine Fehlermeldung. Um solche Fehler zu vermeiden, sollten Sie die im Ausdruck verwendeten Paketvariablen bzw. Datenflussspalten um die `ISNULL`-Funktion und den Operator `? (Bedingt)` erweitern. So liefert der folgende Ausdruck im Falle eines NULL-Werts in der Spalte *Bestelldatum* den Wert *False*, ansonsten das Ergebnis der Prüfung `Bestelldatum > GETDATE()`.

```
ISNULL(Bestelldatum) ? False : Bestelldatum > GETDATE()
```

Sofern ein Ausdruck syntaktisch nicht korrekt ist, wird dieser beim Verlassen des Eingabefelds *Bedingung* rot dargestellt. Die Beschreibung zu einem Syntaxfehler sehen Sie nur in der QuickInfo des Eingabefelds, wenn Sie den Mauszeiger auf dem Ausdruck positionieren. Mehr zur Ausdrucksprogrammierung und der damit verbundenen Syntax erfahren Sie in Kapitel 5.

Zu jeder Bedingung erhalten Sie im Eingabefeld *Ausgabename* die Standardbezeichnung *Fall n*. Diese Bezeichnung wird im Datenfluss-Designer am Datenflusspfad der Bedingung angezeigt. Es ist also durchaus sinnvoll, diese mit einer aussagekräftigen Bezeichnung zu überschreiben. Die Bezeichnung für den Datenflusspfad der Standardausgabe legen Sie im Eingabefeld *Standardausgabename* fest.

Wie eingangs beschrieben, kann die Komponente *Bedingtes Teilen* mehrere Bedingungen enthalten. Jede Bedingung wird in einer eigenen Zeile definiert. Dabei legen Sie pro Zeile den Ausdruck zur Prüfung der Bedingung im Eingabefeld *Bedingung* fest und die Bezeichnung des zugehörigen Datenflusspfads im Eingabefeld *Ausgabename*. Durch die Reihenfolge der Eingabe ergibt sich auch die Reihenfolge der Ausführung. Diese sehen Sie im Ausgabefeld *Reihenfolge*. Eine Datenzeile wird nun in exakt dieser Reihenfolge geprüft, bis eine der Bedingungen erfüllt ist oder aber die Standardausgabe verwendet wird. Falls Sie die Reihenfolge der angegebenen Bedingungen ändern möchten, müssen Sie dazu die entsprechende Bedingung markieren und diese mit den Schaltflächen am rechten Rand in der Reihenfolge nach oben oder nach unten verschieben.

Nicht mehr benötigte Bedingungen lassen sich mit dem Kontextmenübefehl *Löschen* der jeweiligen Zeile wieder entfernen. Neben diesem Befehl bietet das Kontextmenü auch die weiteren üblichen Befehle *Ausschneiden*, *Kopieren* und *Einfügen*. Gerade die letzten beiden sind wertvoll, wenn Sie mehrere Bedingungen verwenden, deren Ausdrücke sich nicht wesentlich unterscheiden. Sie können so eine Bedingung kopieren, diese als neue einfügen und dort den Ausdruck und den Ausgabenamen entsprechend anpassen. Hiermit sind auch bereits alle Konfigurationsmöglichkeiten beschrieben. Auch der Erweiterte Editor bietet keine weiteren Eigenschaften an. Ergänzend können Sie noch eine Fehlerausgabe konfigurieren. Dazu steht Ihnen hier wieder über die Schaltfläche *Fehlerausgabe konfigurieren* das entsprechende Dialogfeld zur Verfügung.

In Abbildung 12.7 sehen Sie die Konfiguration der Komponente *Bedingtes Teilen* aus dem Beispiel des Kapitels 10. Hier werden die Datenzeilen je nach dem Wert der Datenflussspalte *Umsatz* in drei verschiedene Datenflusspfade geleitet. Bei der Ausführung dieser Komponente wird jede Datenzeile zunächst mit der ersten Bedingung geprüft. Ist der Wert der Datenflussspalte *Umsatz* der ersten Datenzeile größer gleich 50.000, leitet die Komponente *Bedingtes Teilen* die Datenzeile in den zugehörigen Datenflusspfad – in diesem Fall in die Ausgabe A. Anschließend wird die Verarbeitung mit der nächsten Datenzeile fortgesetzt. Sofern der Wert der Datenflussspalte *Umsatz* der ersten Datenzeile jedoch nicht der Bedingung entspricht, folgt die Prüfung dieser Datenzeile mit der zweiten Bedingung. Liefert diese Prüfung den Wert *True*, wird die Datenzeile in den Datenflusspfad der zweiten Bedingung – die Ausgabe B – geleitet, ansonsten in die Standardausgabe – hier mit der Bezeichnung C.

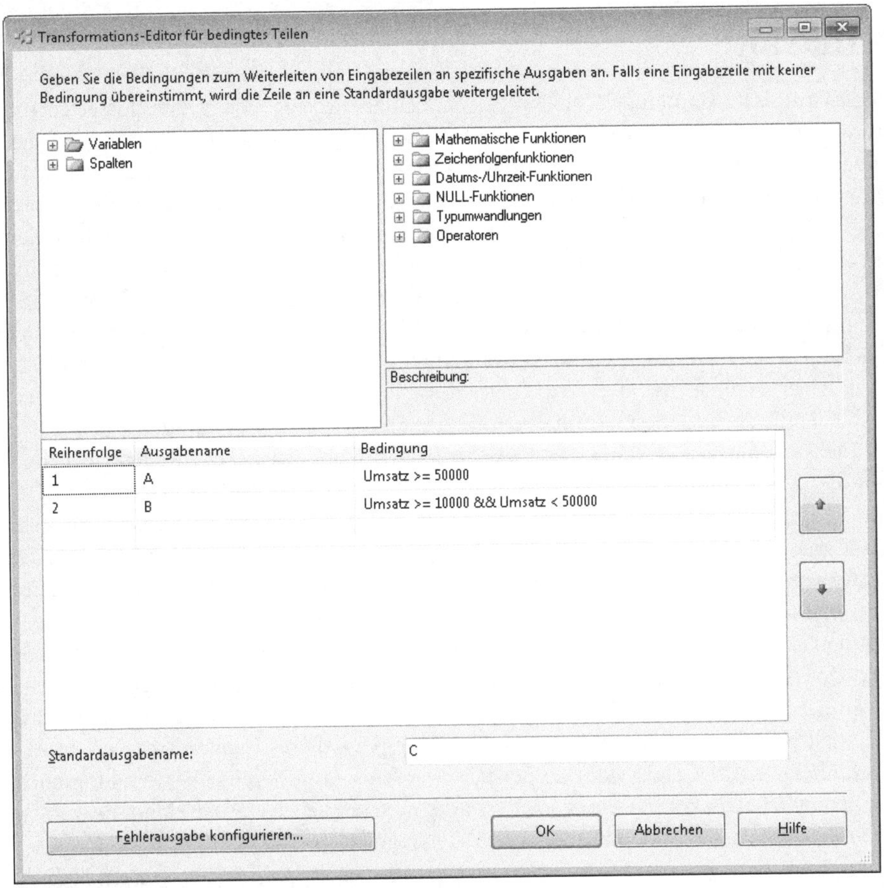

Abbildung 12.7 Der *Transformations-Editor für bedingtes Teilen*

Hinweise

Bei der Verwendung von mehreren Bedingungen sollten die Bedingungen, die voraussichtlich von den meisten Datenzeilen erfüllt werden, am Anfang der Reihenfolge stehen. Dadurch wird die Anzahl der Prüfungen verkürzt, was die Performance der Verarbeitung erhöht.

Die Prüfung einer aktuellen Datenzeile durch mehrere nacheinander folgende Bedingungen wird nicht unterstützt. In einem solchen Fall müssen Sie für die nachfolgenden Bedingungen eine weitere Komponente *Bedingtes Teilen* in den Datenfluss aufnehmen. Je nach Anforderung lässt sich dies eventuell auch durch die Verwendung der Operatoren `&& (Logisches AND)` und/oder `|| (Logisches OR)` im Ausdruck einer Bedingung realisieren.

Die Datenflusspfade der jeweiligen Bedingungen liefern Ihnen bei der Verbindung mit einer anderen Datenflusskomponente das Dialogfeld *Eingabe-/Ausgabe-Auswahl.* In diesem Dialogfeld wählen Sie den Datenflusspfad der Bedingung aus, den Sie mit der nächsten Datenflusskomponente verbinden möchten. Gerade hier sind aussagekräftige Bezeichnungen, die im Eingabefeld *Ausgabename* angegeben wurden, sehr hilfreich. Mehr zu diesem Dialogfeld lesen Sie in Kapitel 10.

Cachetransformation

In Kapitel 10 haben Sie den Grundsatz kennen gelernt, den es bei der Entwicklung eines Datenflusses einzuhalten gilt: die Reduzierung von Datenzugriffen und den hiermit verbundenen Festplattenzugriffen auf das mögliche Minimum. Dieser Grundsatz ist bei der Datenflusstransformation *Suche* – die später in einem eigenen Abschnitt beschrieben wird – nicht so einfach umzusetzen. Bei der *Suche*-Komponente wird pro Datenzeile des Datenflusses auf eine Referenztabelle zugegriffen. Nun können Sie diese Referenztabelle in der *Suche*-Komponente derart konfigurieren, dass die dort enthaltenen Daten entweder komplett oder teilweise im Arbeitsspeicher – in einem Cache – abgelegt werden. Durch diese Konfiguration erreichen Sie bereits eine Reduzierung der Datenzugriffe. In vielen Fällen ist das jedoch noch nicht ausreichend. Schließlich wird bei dieser Variante der Cache bei jeder Ausführung der *Suche*-Komponente aufs Neue gefüllt. Bei einer Ausführung eines Datenflusses in einer Schleife hat dies zur Folge, dass die Daten für den Cache der *Suche*-Komponente bei jedem Schleifendurchlauf erneut ermittelt und in den Cache geschrieben werden – obwohl, je nach Anforderung, ein einmaliges Füllen des Caches vor der Schleife ausreichen würde. Ein weiterer Nachteil ist die direkte Verbindung des Caches mit der *Suche*-Komponente. Der Cache ist auf die jeweilige *Suche*-Komponente begrenzt und kann nicht auch in anderen *Suche*-Komponenten verwendet werden. Dies ist insbesondere dann ärgerlich, wenn ein Datenfluss mehrere Suchvorgänge auf dieselben Referenzdaten enthält. Auch hier wird für jeden Suchvorgang der Cache wieder aufs Neue gefüllt. Alles in allem gilt es die Anzahl der Caches – und das hiermit verbundene Füllen dieser – auf das Notwendigste zu reduzieren. Für diese Anforderung wurde mit SSIS 2008 der *Cacheverbindungs-Manager* eingeführt. Dieser Verbindungs-Manager bietet den Zugriff auf einen vorab mit Daten gefüllten, autarken Cache. Mehr zum *Cacheverbindungs-Manager* finden Sie in Kapitel 6. Dieser autarke Cache wird bei der Paketausführung ein einziges Mal gefüllt und steht währenddessen für die im Paket enthaltenen *Suche*-Komponenten zur Verfügung. Da dieser Cache nicht nur im Arbeitsspeicher, sondern auch als Datei im Dateisystem gespeichert werden kann, ist seine Verwendung auch über mehrere Pakete hinweg möglich. Die Vorteile eines solch autarken Caches liegen auf der Hand: Es werden unnötige Ladevorgänge von Referenzdaten – und dadurch auch Datenzugriffe – vermieden.

So weit, so gut, aber wie kommen die Daten in den Cache? Sie ahnen die Antwort bestimmt schon: mit der Datenflusstransformation *Cachetransformation*. Diese lädt die Daten eines Datenflusses über einen *Cacheverbindungs-Manager* in einen vorab definierten Cache. Was sich als ein weiterer, nicht unwesentlicher Vorteil gegenüber des Caches der *Suche*-Komponente herausstellt. Denn dort sind nur Referenzquellen möglich, die über eine OLE DB-Verbindung angesprochen werden können. Die Komponente *Cachetransformation* hingegen kann alle möglichen Daten in den Cache schreiben. Dabei können Sie die Daten aus x-beliebigen Datenquellen extrahieren und gegebenenfalls auch transformieren, bevor Sie diese in den Cache laden. Der Cache ist nun also nicht mehr nur ein Abbild einer Referenztabelle, er kann vielmehr auch das Ergebnis eines komplexen Datenflusses sein.

Bleibt noch die Frage offen, an welcher Stelle die *Cachetransformation* im Datenfluss platziert werden muss. Dies kommt natürlich auf die Anforderung an den Datenfluss selbst an. Wenn Sie den Cache füllen, um diesen in mehreren Datenflüssen einzusetzen, platzieren Sie die *Cachetransformation* in einem eigenen Datenfluss. Dieser muss im Paket vor den Datenflüssen ausgeführt werden, die den Cache verwenden. In solchen Fällen nutzen Sie die *Cachetransformation* nicht als Datenflusstransformation, sondern als Datenflussziel. Dies bedeutet, dass der Datenfluss mit der *Cachetransformation* endet. Ist der Cache jedoch nur für einen Datenfluss relevant, kann die *Cachetransformation* auch in diesem Datenfluss enthalten sein – natürlich vor der ersten *Suche*-Komponente, die den Cache nutzt. In diesem Fall fungiert die *Cachetransformation* als Datenflusstransformation. Sie sehen, die Entscheidung an welcher Stelle Sie die *Cachetransformation* einsetzen, ist abhängig von den Anforderungen, die Sie in einem Paket umsetzen wollen.

Konfiguration

Die Konfiguration der *Cachetransformation* ist recht überschaubar, besteht sie doch lediglich aus der Auswahl des *Cacheverbindungs-Managers* und der Zuordnung der Datenflussspalten zu den Spalten des Caches. Die Auswahl des *Cacheverbindungs-Managers* findet auf der Seite *Verbindungs-Manager* des *Cachetransformations-Editors* statt. Hier wählen Sie den entsprechenden *Cacheverbindungs-Manager* in dem gleichnamigen Listenfeld. An dieser Stelle können Sie auch mit der Schaltfläche *Neu* einen neuen *Cacheverbindungs-Manager* anlegen oder den gewählten mittels der Schaltfläche *Bearbeiten* ändern.

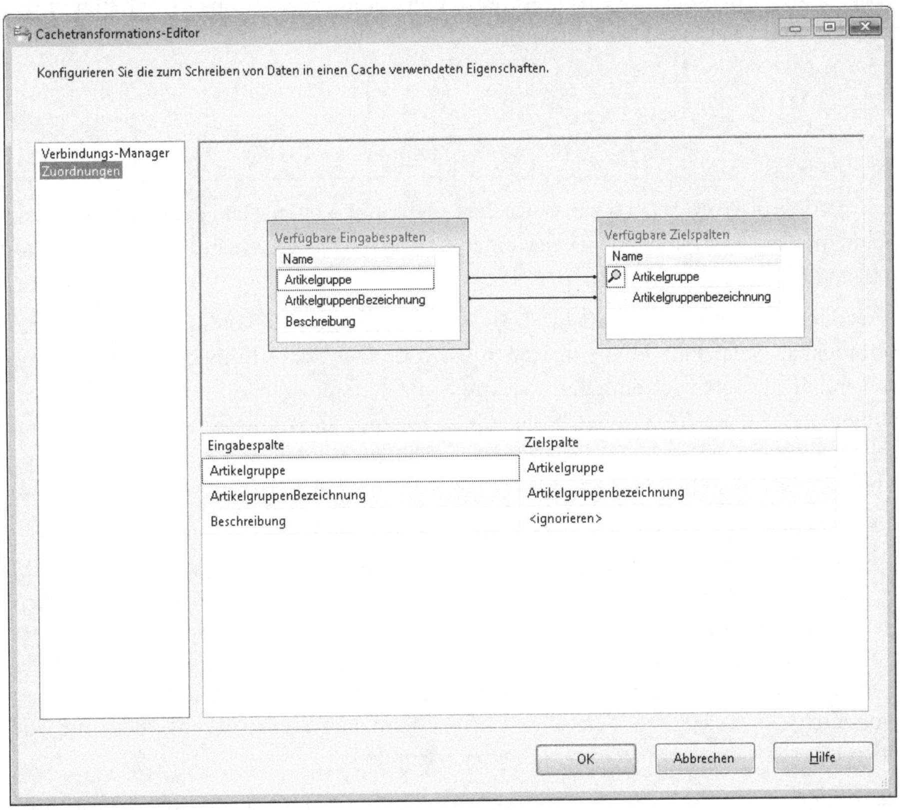

Abbildung 12.8 Die Zuordnung der Datenflussspalten zu den Spalten eines Caches

Mit der Auswahl des *Cacheverbindungs-Managers* sind die Metadaten des Caches – die Spalten und deren Datentypen – im Editor verfügbar. Diese sehen Sie auf der Seite *Zuordnungen* in der Kategorie *Verfügbare Zielspalten*. Die Indexspalten des Caches sind dabei mit einer Lupe gekennzeichnet. Mehr zu den Indexspalten eines Caches finden Sie in der Beschreibung zum *Cacheverbindungs-Manager* in Kapitel 6.

Auf der Seite *Zuordnungen* ordnen Sie nun den Spalten des Caches die jeweiligen Datenflussspalten zu. Zur Zuordnung ziehen Sie die Datenflussspalten aus der Kategorie *Verfügbare Eingabespalten* mit der Maus zu den entsprechenden Spalten des Caches in der Kategorie *Verfügbare Zielspalten*. Alternativ können Sie diese Zuordnung auch über die Listenfelder *Eingabespalte* und *Zielspalte* einzeln konfigurieren. Bei der Zuordnung der Spalten müssen Sie beachten, dass die Datentypen und Längen der Spalten kompatibel sind. Spalten mit den Datentypen *DT_TEXT*, *DT_NTEXT* und *DT_IMAGE* können in einem Cache nicht gespeichert werden.

ACHTUNG Mit der *Cachetransformation* müssen alle Spalten eines Caches gefüllt werden. Dies bedeutet, dass allen Spalten des Caches entsprechende Datenflussspalten zuzuordnen sind. Sollten Sie einigen Spalten des Caches keine Datenflussspalten zuordnen können, müssen Sie diese Spalten aus dem *Cacheverbindungs-Manager* entfernen.

Eine mögliche Zuordnung von Datenflussspalten zu den Spalten des Caches sehen Sie in Abbildung 12.8. Dort werden die Daten der Datenflussspalten *Artikelgruppe* und *Artikelgruppenbezeichnung* in die gleichnamigen Spalten des Caches geschrieben. Mit der Zuordnung der Spalten ist die Konfiguration der *Cachetransformation* bereits vollständig. Auch der Erweiterte Editor bietet keine weiteren Eigenschaften. Ob der Cache nun im Arbeitsspeicher oder in einer Datei gespeichert wird, definieren Sie im verwendeten *Cacheverbindungs-Manager*.

Hinweise

Mit der *Cachetransformation* können die Daten eines Caches nicht mit neuen Daten ergänzt oder gar aktualisiert werden. Vielmehr werden bestehende Daten eines Caches durch die Ausführung der *Cachetransformation* mit den neuen Daten überschrieben.

Ein mit der *Cachetransformation* gefüllter Cache ist in *Suche*-Komponenten, die einen aktuellen Datenbestand benötigen, nicht brauchbar. Sofern Sie in einem Datenfluss mit einer *Suche*-Komponente prüfen, ob die aktuelle Datenzeile bereits im Datenziel enthalten ist, muss die Referenzquelle immer die aktuellen Daten des Datenziels anbieten. Auf diese Art sind auch diejenigen Daten in der *Suche*-Komponente verfügbar, die mit dem aktuellen Datenfluss bereits in das Datenziel geladen wurden. Ein Cache würde diese aktuellen Daten nicht beinhalten, was entweder doppelte Datensätze im Datenziel oder ein fehlerhaftes Beenden des Ladens wegen eines doppelten Primärschlüssels zur Folge haben könnte.

In einem Datenfluss kann ein *Cacheverbindungs-Manager* immer nur von einer *Cachetransformation* verwendet werden. Ein Zugriff einer weiteren *Cachetransformation* über denselben *Cacheverbindungs-Manager* wird zum Glück bereits vor der Paketausführung mit einem Fehler beendet. Wäre dies nicht der Fall, würden die Daten des Caches, welche mit der ersten *Cachetransformation* geschrieben wurden, mit der zweiten *Cachetransformation* überschrieben. Sofern Sie also mehrere *Cachetransformationen* in einem Datenfluss verwenden möchten – und sei es, um denselben Cache nochmals zu füllen –, müssen Sie für jede *Cachetransformation* einen eigenen *Cacheverbindungs-Manager* verwenden.

Beim Füllen des Caches werden doppelte Datenzeilen ignoriert, das heißt nur eine dieser Datenzeilen wird in den Cache aufgenommen. Dies erfolgt still und heimlich, denn Sie erhalten hierzu keinerlei Hinweise.

Die Daten einer Cache-Datei können Sie über die Datenflussquelle *Rohdatendatei-Quelle* extrahieren und in einem Datenfluss verarbeiten. Mit dieser *Rohdatendatei-Quelle* steht Ihnen somit eine Möglichkeit zur Verfügung, mit der Sie sich die Daten einer bestehenden Cache-Datei anschauen können.

Bei der Verwendung einer Cache-Datei sollten Sie bedenken, dass die darin gespeicherten Daten nicht mehr durch das Paket geschützt sind. Die Cache-Datei kann jeder Benutzer lesen, der die notwendigen Rechte dazu hat. Seien Sie also vorsichtig, wenn Sie sensible Daten in einer Cache-Datei zwischenspeichern. In einem solchen Fall sollte die Cache-Datei in einem separaten, mit eingeschränkten Zugriffsrechten versehenen Verzeichnis abgelegt werden. Im Umkehrschluss bedeutet dies aber auch, dass für eine automatische Ausführung per SQL Server-Agent dessen Benutzerkonto ebenfalls über die entsprechenden Lese- und Schreibrechte des Verzeichnisses verfügen muss.

Die Cache-Datei an sich bleibt nach der Paketausführung bestehen. Sie wird nicht automatisch gelöscht. Falls Sie die Cache-Datei nicht für weitere Datenflüsse verwenden möchten, müssen Sie diese manuell löschen. Dazu können Sie im Paket nach dem Datenfluss das Ablaufsteuerungselement *Task 'Dateisystem'* verwenden. Mehr zum *Task 'Dateisystem'* finden Sie in Kapitel 8.

Abschließend sei noch erwähnt, dass die Komponente *Cachetransformation* keine Fehlerausgabe zur Verfügung stellt.

Data Mining-Abfrage

Die Möglichkeit, Data Mining-Abfragen in einem Paket auszuführen, kennen Sie bereits aus der Beschreibung des Ablaufsteuerungselements *Data Mining-Abfragetask* in Kapitel 8. Mit diesem Ablaufsteuerungselement können Sie Vorhersehe-Abfragen auf Data Mining-Modellen ausführen und das Ergebnis in Paketvariablen oder Tabellen speichern. Ähnlich verhält es sich mit der Datenflusstransformation *Data Mining-Abfrage*. Auch mit ihr wird eine Vorhersehe-Abfrage auf einem Data Mining-Modell ausgeführt – jedoch als Datenflusstransformation innerhalb eines Datenflusses. Dabei spielen die Daten des Datenflusses für die Vorhersehe-Abfrage eine zentrale Rolle. Diese werden als Falltabelle innerhalb der Vorhersehe-Abfrage verwendet. Von daher sind mit der Komponente *Data Mining-Abfrage* auch nur Vorhersehe-Abfragen möglich, die Falltabellen verwenden – wie bei den Data Mining-Techniken *Microsoft Decision Trees* und *Microsoft Naive Bayes*.

Das Ergebnis der Vorhersehe-Abfrage ist nach der Ausführung der Komponente – wie sollte es auch anders sein – in eigenen Datenflussspalten im Datenfluss enthalten. Alles andere ist wieder weitestgehend gleich dem Ablaufsteuerungselement *Data Mining-Abfragetask*: Die Vorhersehe-Abfrage wird per DMX ausgeführt und für den Entwurf dieser DMX-Abfrage steht Ihnen der Abfrage-Generator zur Verfügung. Sogar der Editor dieser Datenflusstransformation ist dem des Ablaufsteuerungselements sehr ähnlich. Mehr Informationen zu Data Mining-Abfragen entnehmen Sie bitte dem Abschnitt »Data Mining-Abfragetask« des Kapitels 8 oder der SQL Server Online-Dokumentation.

Konfiguration

Für die Konfiguration einer Vorhersehe-Abfrage stehen Ihnen im Editor zwei Registerkarten zur Verfügung. Auf der ersten Registerkarte definieren Sie den Zugriff auf das Data Mining-Modell, während die zweite Registerkarte zum Entwickeln der eigentlichen Vorhersehe-Abfrage dient.

Die Definition des Zugriffs auf das Data Mining-Modell beginnt mit der Auswahl eines *Analysis Services-Verbindungs-Managers*. Dazu wählen Sie im Listenfeld *Verbindungs-Manager* den entsprechenden Verbindungs-Manager zu der Analysis Services-Datenbank, die das Data Mining-Modell beinhaltet. Nach dieser Auswahl stehen Ihnen im Listenfeld *Miningstruktur* alle verfügbaren Miningstrukturen der Analysis Services-Datenbank zur Verfügung. Durch die Auswahl einer dieser Miningstrukturen bietet Ihnen das Listenfeld *Miningmodelle* die zugehörigen Miningmodelle an. Dort können Sie nun letztendlich das Miningmodell auswählen, an dem Sie eine Data Mining-Abfrage ausführen wollen. Im Grunde genommen müssen Sie aber weder die Miningstruktur noch das Miningmodell an dieser Stelle auswählen. Beide können Sie auch beim Entwurf der Vorhersehe-Abfrage festlegen. Lediglich die Auswahl des Verbindungs-Managers ist zwingend, da ohne diesen eine Erstellung der Vorhersehe-Abfrage nicht möglich ist.

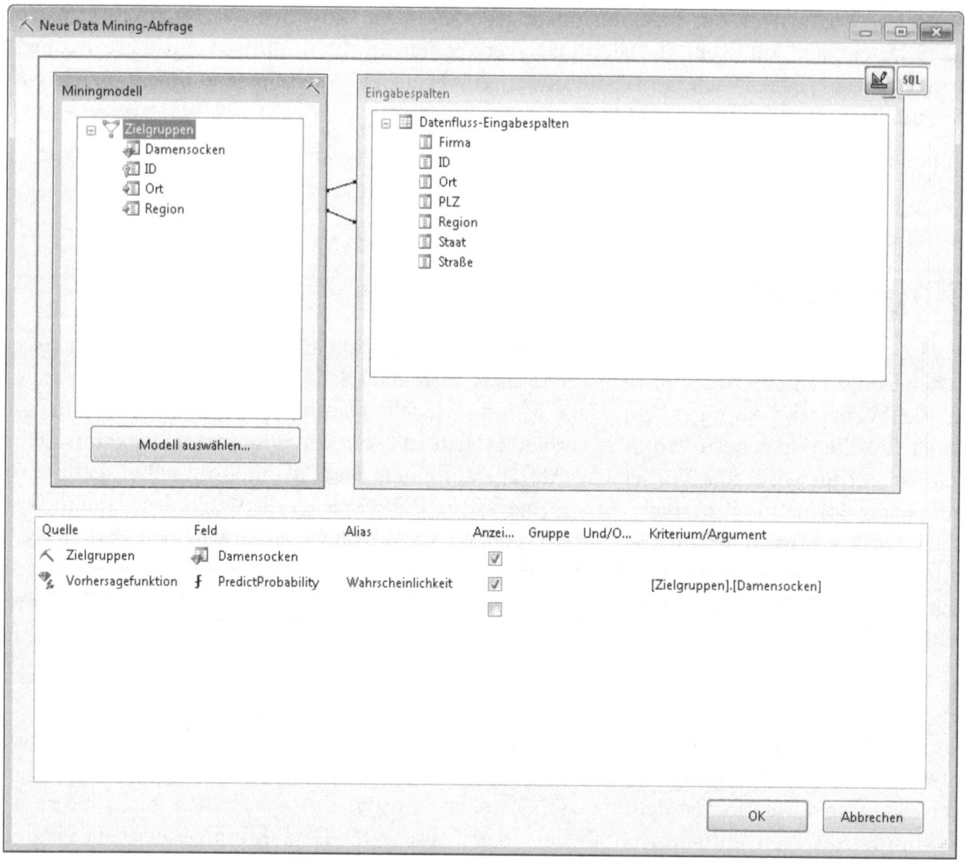

Abbildung 12.9 Eine *Data Mining-Abfrage* im Datenfluss

Die Vorhersehe-Abfrage entwerfen Sie auf der Registerkarte *Abfrage*. Dazu tragen Sie die entsprechende DMX-Abfrage entweder direkt in das Eingabefeld *Data Mining-Abfrage* ein oder aber Sie starten den Abfrage-Generator über die Schaltfläche *Neue Abfrage erstellen*. Hierbei handelt es sich um denselben Abfrage-Generator, den Sie bereits vom Ablaufsteuerungselement *Data Mining-Abfragetask* kennen: In der Kategorie *Miningmodell* wählen Sie zunächst das Miningmodell, das Sie abfragen möchten, und anschließend definieren Sie die Vorhersehe-Abfrage im unteren Bereich des Abfrage-Generators. Lediglich eine Falltabelle können Sie für diese Vorhersehe-Abfrage nicht auswählen. Diese ist hier fest vorgegeben und beinhaltet die Daten des Datenflusses.

In Abbildung 12.9 sehen Sie den Entwurf einer Vorhersehe-Abfrage im Abfrage-Generator. Für diese Abfrage werden Daten von potenziellen Kunden extrahiert und an die Datenflusstransformation *Data Mining-Abfrage* übergeben. Dort wird mit diesen Daten das Data Mining-Modell *Zielgruppen* abgefragt. Dieses Modell wurde vorab mit Daten von Kunden trainiert, die Artikel der Artikelgruppe »Damensocken« gekauft haben. Als Ergebnis liefert die Vorhersehe-Abfrage nun die potenziellen Kunden, die wahrscheinlich ebenfalls Damensocken kaufen werden. Wie hoch diese Wahrscheinlichkeit ist, sehen Sie nach der Ausführung dieser Komponente zu jedem potenziellen Kunden in der Datenflussspalte *Wahrscheinlichkeit*.

Mit dem Erstellen der DMX-Abfrage ist die Konfiguration der *Data Mining-Abfrage* abgeschlossen. Sie müssen lediglich den Abfrage-Generator wie auch den Editor schließen. Es steht zwar ein Erweiterter Editor zur Verfügung, dieser bietet aber keine weiteren Eigenschaften.

Hinweise

Die Datenflusstransformation *Data Mining-Abfrage* ist nur in SSIS von SQL Server Enterprise Edition enthalten. Eine Fehlerausgabe wird bei der Datenflusstransformation *Data Mining-Abfrage* nicht unterstützt.

Datenkonvertierung

Die Datenflussquelle *Flatfilequelle* extrahiert die Daten als Unicode-Zeichenfolge mit einer Länge von 50 Zeichen, das Datenflussziel *SQL Server-Ziel* verarbeitet nur Datentypen, die kompatibel mit den Datentypen der Zieltabelle sind und die Datenflusstransformation *Ausdrucksextrahierung* funktioniert nur mit Datenflussspalten vom Datentyp *DT_WSTR* und *DT_NTEXT*. Dies sind bereits drei von vielen Gründen, die Datenflusstransformation *Datenkonvertierung* in den Datenfluss aufzunehmen.

Mit der Komponente *Datenkonvertierung* konvertieren Sie jedoch nicht nur einfach Datenflussspalten in neue Datentypen. Vielmehr werden die Werte der Datenflussspalten konvertiert und in neuen Datenflussspalten dem Datenfluss hinzugefügt. Die Originalspalten bleiben dabei im Datenfluss erhalten.

Konfiguration

Welche Werte von welchen Datenflussspalten in welche Datentypen konvertiert werden sollen, legen Sie im *Transformations-Editor für Datenkonvertierung* fest. Dort wählen Sie zunächst die zu konvertierenden Datenflussspalten in der Kategorie *Verfügbare Eingabespalten*. Dadurch wird jede gewählte Datenflussspalte im unteren Bereich des Editors in einer eigenen Zeile dargestellt. Alternativ können Sie auch in diesen Zeilen die jeweiligen Datenflussspalten direkt im Listenfeld *Eingabespalte* wählen. Als Nächstes geben Sie der neuen Datenflussspalte, in der der konvertierte Wert gespeichert wird, im Eingabefeld *Ausgabealias* eine Bezeichnung. Sie können die Bezeichnung der Originalspalte auch für die neue Datenflussspalte verwenden. In diesem Fall wird die neue Datenflussspalte im Datenfluss durch ein Präfix ergänzt. Dieses Präfix entspricht dabei der Bezeichnung, die Sie der Komponente *Datenkonvertierung* im Datenfluss gegeben haben. Die eigentliche Konvertierung legen Sie durch die Auswahl eines Datentyps im Listenfeld *Datentyp* fest. Dieses bietet Ihnen dazu alle verfügbaren SSIS-Datentypen an. Eine Aufstellung der SSIS-Datentypen finden Sie in Kapitel 10 in der Tabelle 10.1. Je nach gewähltem Datentyp kann dieser noch in den Eingabefeldern *Länge*, *Genauigkeit*, *Skala* und *Codepage* weiter spezifiziert werden.

Durch die in Abbildung 12.10 dargestellte Konfiguration werden die Daten einer Datenzeile in neue Datentypen konvertiert. Die Datenzeilen stammen in diesem Beispiel aus einem Flatfile. Aus diesem Grund sind die Daten alle in Datenflussspalten vom Datentyp *DT_WSTR* mit einer Länge von 50 Zeichen im Datenfluss enthalten. Um diese Daten mit den korrekten Datentypen im weiteren Datenfluss zu verwenden, wird mit der Komponente *Datenflusstransformation* der Wert jeder einzelnen Datenflussspalte in den korrekten Datentyp konvertiert: Die Werte der beiden Datenflussspalten *LetzterZugang* und *LetzterAbgang* in den Datentyp *DT_DBTIMESTAMP* und die der Datenflussspalten *LagerNr*, *ArtikelNr*, *Bestand* und *GebuchtVon* in den Datentyp *DT_I4*. Auch die einzige Datenflussspalte mit Zeichenfolgen – die Datenflussspalte *LagerPlatz* – ist in der Datenkonvertierung enthalten. Dabei wird der Wert eigentlich nicht konvertiert, sondern lediglich in einer neuen Datenflussspalte mit der korrekten Länge von 5 Zeichen gespeichert. Die Bezeichnungen für die durch die Konvertierung neu erstellten Datenflussspalten sehen Sie in der Spalte *Ausgabealias*.

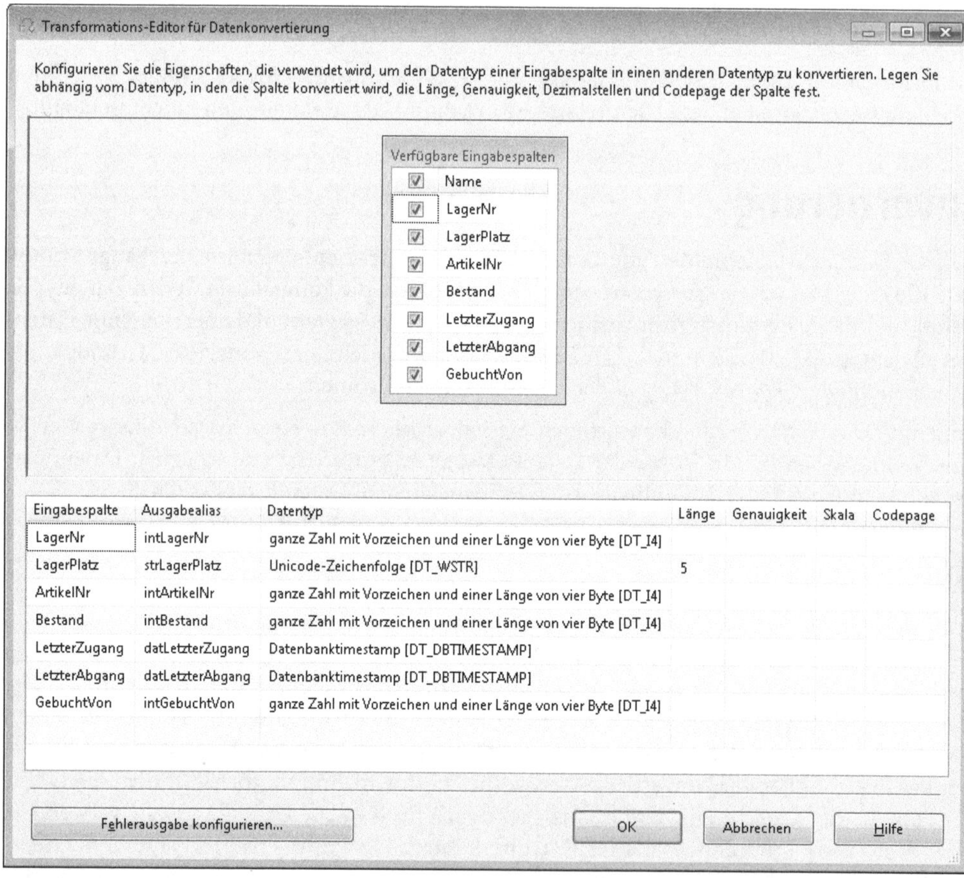

Abbildung 12.10 Die Datenflusstransformation *Datenkonvertierung*

Nach Bestätigen des Editors mit *OK* stehen Ihnen im Datenfluss sowohl die Datenflussspalten mit den Originalwerten als auch die mit den konvertierten Werten zur Verfügung. Ergänzend zu dieser Konfiguration können Sie auch eine Fehlerausgabe konfigurieren. Über die Schaltfläche *Fehlerausgabe konfigurieren* öffnen Sie das entsprechende Dialogfeld.

Erweiterter Editor

Bei der Paketausführung werden die Daten der einzelnen Datenflussspalten auf ihre Kompatibilität mit den gewählten Datentypen geprüft. Diese Prüfungen erfolgen bei einigen Datentypen anhand des Gebietsschemas. Eine solche Prüfung ist zwar sehr gründlich und sicher, aber auch langsam. Mit der Eigenschaft *FastParse* deaktivieren Sie diese Prüfung, wodurch nun weniger und auch einfachere Prüfungen verwendet werden. Welche Prüfungen dies beinhaltet, entnehmen Sie der Beschreibung der Eigenschaft *FastParse* im Abschnitt »Flatfilequelle« des vorherigen Kapitels. Sie finden die Eigenschaft *FastParse* bei jeder Ausgabespalte auf der Registerkarte *Eingabe- und Ausgabeeigenschaften* des Erweiterten Editors.

Hinweise

Mit der Komponente *Datenkonvertierung* ist es nicht möglich, eine Zeichenfolge in eine andere Codepage zu konvertieren. Für diesen Fall müssen Sie die Komponente *Abgeleitete Spalte* verwenden. Hier ist mit den entsprechenden Typumwandlungsfunktionen des Ausdrucks-Generators eine Umwandlung in eine andere Codepage möglich.

Die Komponente *Datenkonvertierung* reagiert empfindlich auf NULL-Werte. Lediglich bei Konvertierungen in Zeichenfolgen stellen NULL-Werte kein Problem dar. Bei allen anderen Konvertierungen jedoch sollten Sie vor der Ausführung dieser Komponente dafür Sorge tragen, dass die entsprechenden Datenflussspalten Werte enthalten. Alternativ können Sie hierfür auch anstelle der Komponente *Datenkonvertierung* wieder die Komponente *Abgeleitete Spalte* verwenden. Mit dem folgenden Ausdruck wird der Wert der Datenflussspalte *Bestand* auch dann in den Datentyp *DT_I4* konvertiert, wenn diese keinen Wert enthält:

```
ISNULL(Bestand) ? NULL(DT_I4) : (DT_I4)Bestand
```

Sofern Sie Daten aus einem Flatfile extrahieren, muss eine leere Spalte nicht zwingend einen NULL-Wert enthalten. Ist die Eigenschaft *NULL-Werte aus der Quelle als NULL-Werte im Datenfluss beibehalten* in der Datenflussquelle *Flatfilequelle* nicht aktiviert, enthält eine leere Spalte anstelle eines NULL-Werts eine leere Zeichenfolge. In diesem Fall hilft Ihnen die `ISNULL`-Funktion im Ausdruck nicht weiter. Hier prüfen Sie anstelle dessen die Länge des Werts.

```
LEN(Bestand) == 0 ? NULL(DT_I4) : (DT_I4)Bestand
```

Die Konvertierung in die Datentypen *DT_DBTIMESTAMP* und *DT_DBTIMESTAMPOFFSET* ist nicht möglich. Obwohl der Editor diese Datentypen im Listenfeld *Datentyp* anbietet, wird bei der Paketausführung eine Konvertierung in diese Datentypen fehlerhaft beendet. Falls Sie Daten in diese Datentypen konvertieren möchten, müssen Sie auch hierzu wieder die Komponente *Abgeleitete Spalte* verwenden.

Dies ist jedoch nicht die einzige Herausforderung, die die Konvertierung eines Datums mit sich bringt. Dafür gibt es einfach zu viele Datumsformate. Eine erfolgreiche Konvertierung aber ist abhängig von dem in der Datenquelle verwendeten Format. Da die Daten erst bei der Paketausführung verfügbar sind, kann auch erst dann geprüft werden, ob das in der Datenquelle verwendete Format als ein gültiges Datumsformat erkannt wird. Falls dies nicht der Fall ist, wird die Komponente *Datenkonvertierung* fehlerhaft beendet. Dies ist allerdings die günstigste Variante. Immerhin gibt es auch Formate, die zwar unterstützt, aber unterschiedlich interpretiert werden. So handelt es sich bei dem Datum »06/07/2010« im Deutschen um den 6. Juli und im Englischen um den 7. Juni. Beide verwenden ein Datumsformat, das von der Komponente *Datenkonvertierung* erkannt wird. Diese wiederum verwendet bei der Konvertierung das aktuelle Gebietsschema – wodurch bei einer Konvertierung mit der Ländereinstellung *Deutsch* aus einem 7. Juni in der englischen Schreibweise still und heimlich der 6. Juli wird. Das Gebietsschema können Sie allerdings bei der Konvertierung weder im Editor noch im Erweiterten Editor anpassen. An dieser Stelle bleibt Ihnen nichts anderes übrig, als das Datum in der Komponente *Abgeleitete Spalte* in seine Bestandteile zu zerlegen und wieder zusammenzusetzen. Folgender Ausdruck konvertiert das Datum im Format »06/07/2010« in eine Spalte vom Datentyp *DT_DBTIMESTAMP*:

```
(DT_DBTIMESTAMP)(SUBSTRING([Datum],7,4) + "-" + SUBSTRING([Datum],4,2) + "-" + SUBSTRING([Datum],1,2))
```

Eine weitere Alternative, Datumswerte mit den unterschiedlichsten Formaten zu konvertieren, ist die Datenflusstransformation *Skriptkomponente*. Ein Beispiel dazu sehen Sie im Abschnitt »Skriptkomponente als Transformation«.

Fuzzysuche

Nein, Sie haben nichts überblättert. Eigentlich wäre nun die Datenflusstransformation *Fuzzygruppierung* an der Reihe. Aber da diese intern die Funktionalität der Datenflusstransformation *Fuzzysuche* verwendet, ist es sinnvoller, sich zunächst die Komponente *Fuzzysuche* anzuschauen.

Die Aufgabenstellung der Komponente *Fuzzysuche* gleicht der der Komponente *Suche*: Zu den Werten einer oder mehrerer Datenflussspalten werden Werte in einer Referenztabelle gesucht. Allerdings gibt es beim Suchvorgang dieser beiden Komponenten einen gewaltigen Unterschied: Bei der *Suche*-Komponente ist ein Suchvorgang dann erfolgreich, wenn ein Wert der Referenztabelle exakt mit dem Wert der Datenflussspalte übereinstimmt; bei der Komponente *Fuzzysuche* hingegen reicht es, wenn sich die Werte ähneln.

Durch diese Ähnlichkeitssuche eignet sich die Komponente *Fuzzysuche* insbesondere zur Datenbereinigung. Die Ähnlichkeitssuche kann dabei als fehlertolerante Suche fungieren. So ist es beispielsweise möglich, mittels der Komponente *Fuzzysuche* die Bezeichnungen von Artikeln einer externen Datenquelle mit den Bezeichnungen der Artikel der Zieltabelle abzugleichen. Auf diese Art können Sie Artikel mit fehlerhaften Bezeichnungen filtern und im nachfolgenden Datenfluss korrigieren. Für die Ähnlichkeitssuche verwendet die Komponente *Fuzzysuche* die in SSIS integrierte Fuzzylogik.

Die Fuzzylogik

Die Fuzzylogik ist in SSIS in den Datenflusstransformationen *Fuzzysuche* und *Fuzzygruppierung* enthalten. Während die Komponente *Fuzzygruppierung* die Daten des Datenflusses nach ähnlichen Werten gruppiert, wird über die Komponente *Fuzzysuche* in einer Referenztabelle nach ähnlichen Werten gesucht. Dabei findet bei der Suche wie auch bei der Gruppierung ein Vergleich von Werten statt: Die Suche vergleicht die Werte der Datenflussspalten mit den Werten einer Referenztabelle und die Gruppierung zwecks Gruppenbildung die einzelnen Werte der Datenflussspalten miteinander. Da ein Ähnlichkeitsvergleich nur bei Zeichenfolgen sinnvoll ist, lässt sich die Fuzzylogik auch nur bei Spalten mit Zeichenfolgen einsetzen. Dies gilt jedoch nur für Spalten mit den Datentypen *DT_STR* und *DT_WSTR*; Spalten mit den Datentypen *DT_TEXT* und *DT_NTEXT* werden nicht unterstützt.

Beim Vergleich der Werte setzt die Fuzzylogik weder eine Volltextsuche noch SQL-Funktionen wie `LIKE` oder `SOUNDEX` ein. Vielmehr besteht der Vergleich über die Fuzzylogik aus einem weitaus komplexeren Algorithmus. Hierbei werden nicht einfach die Werte miteinander verglichen, sondern einzelne Fragmente dieser Werte. Zur Erstellung dieser Fragmente findet zunächst, ähnlich der Komponente *Ausdruckssuche*, eine Worterkennung – eine Tokenisierung – statt. Anschließend werden die so ermittelten, einzelnen Wörter – die Tokens – in weitere Fragmente – die so genannten Subtokens – aufgeteilt. Auf diese Weise entstehen zum Beispiel aus dem Wert »grüne Socken« die Tokens *grune* und *Socken* sowie die Subtokens *Sock*, *cken*, *grun* und *rune*.

Bei der Fuzzysuche werden die Tokens und Subtokens als Erstes zu den Werten der Suchspalten erstellt – von den zur Fuzzysuche verwendeten Spalten der Referenztabelle – und anschließend im so genannten ETI – dem *Error Tolerant Index* – gespeichert. Wobei die Bezeichnung *Index* an dieser Stelle irreführend ist, handelt es sich doch bei dem ETI eigentlich um zwei SQL Server-Tabellen. Die erste Tabelle ist eine Kopie der Referenztabelle – erweitert mit einer Schlüsselspalte. Die zweite Tabelle beinhaltet die erstellten Tokens und Subtokens sowie die Verweise auf die Schlüsselspalte der ersten Tabelle.

Der ETI ist der Kern der Fuzzylogik. Erst nachdem der ETI erstellt ist, beginnt der eigentliche Vergleichsvorgang. Dazu werden zunächst die Tokens und Subtokens zu den Werten der Datenflussspalte – der Eingabespalte – erzeugt. Anschließend findet der Vergleich zwischen den Tokens und Subtokens der Eingabespalte und den im ETI gespeicherten Tokens und Subtokens statt. Dabei erfolgt eine Auswertung aller gefundenen Übereinstimmungen. Zu den besten Übereinstimmungen dieser Auswertung wird über die Schlüsselspalten der beiden Tabellen des ETI der jeweilige tatsächliche Wert der Suchspalte ermittelt. Anhand der in der Suchspalte ermittelten Werte erfolgt ein erneuter, ausführlicherer Vergleich mit dem Wert der Eingabespalte. Die besten Übereinstimmungen dieses Vergleichs werden als Ergebnisse der Fuzzysuche ausgegeben. Anschließend wird die Suche mit der nächsten Datenzeile fortgesetzt.

Alles in allem ist die Vorgehensweise der Fuzzylogik recht geschickt, hat aber auch Nachteile. Die Fuzzylogik erstellt pro Token nicht alle möglichen Subtokens, sondern nur eine Teilmenge dessen. Dies geschieht aus Gründen der Effizienz und der Performance. Je mehr Werte die Suchspalte enthält, umso mehr Tokens werden erzeugt. Mit der Anzahl der Tokens steigt auch die mögliche Anzahl der Subtokens. Um einen unnötig großen – und somit auch langsamen – ETI zu vermeiden, werden die Subtokens nicht für alle möglichen Variationen erstellt. Durch diese Begrenzung ist es aber auch möglich, dass die Fuzzylogik hier und da scheitert. So könnte es zum Beispiel vorkommen, dass für den Begriff »rote« in der Referenztabelle nur das Token *rote*, aber kein Subtoken erstellt wird. Beinhaltet nun die Datenflussspalte den Wert »rot«, gibt es zu diesem Wert keine Übereinstimmung im ETI und somit auch keine Ausgabe eines ähnlichen Werts. Obwohl die Begriffe »rote« und »rot« sich doch recht ähnlich sind.

Mit jedem Suchergebnis stehen zwei Kennzahlen zur Verfügung, anhand deren das Suchergebnis bewertet wird: die Kennzahlen der Ähnlichkeit und des Vertrauens. Die Fuzzysuche bewertet jeden Vergleich zwischen den Werten einer Eingabespalte und den Werten einer Suchspalte mit der *Kennzahl der Ähnlichkeit*. Nun kann eine Fuzzysuche aus mehreren Suchbeziehungen zwischen Eingabespalten und Suchspalten bestehen. Von daher steht neben den Kennzahlen der Ähnlichkeit zu jeder Suchbeziehung noch eine weitere Kennzahl der Ähnlichkeit zur Verfügung. Diese beinhaltet die Gesamtbewertung der Vergleiche aller bei der Fuzzysuche verwendeten Suchbeziehungen.

Zur Bewertung der Ähnlichkeit werden die Vergleichswerte analysiert. Für diese Analyse sind die Anzahl der Zeichen eines Werts und deren Reihenfolge relevant wie auch die Anzahl der Zeichen, anhand der sich die zu vergleichenden Werte unterscheiden. So liegt der Unterschied zwischen den Begriffen »Socke« und »Socken« lediglich in dem Zeichen *n*. Dies ergibt einen hohen Wert der Ähnlichkeit. Ebenso wichtig bei dieser Analyse ist die Anzahl der Vorgänge, die für den Vergleich notwendig waren. Eine weitere Basis für die Bewertung liefert der ETI. Dort ist zu jedem Token der Schlüsselwert zum zugehörigen Datensatz der kopierten Referenztabelle gespeichert. Über diesen Verweis steht die Anzahl der Referenzdatensätze zur Verfügung, anhand deren Werte das Token erstellt wurde. Die Anzahl dieser Verweise spielt bei der Bewertung eine nicht unwichtige Rolle. Je höher die Anzahl der Verweise, desto geringer ist die Wertigkeit des Tokens. Mehr Verweise bedeuten gleichzeitig mehr potenzielle Suchergebnisse, was das Ergebnis nicht vereinfacht. Weniger Verweise hingegen entsprechen weniger potenziellen Suchergebnissen und verleihen somit dem Token eine höhere Wertigkeit. Die Kennzahlen der Ähnlichkeit sind maßgebend, ob der über die Tokens ermittelte Datensatz der Referenztabelle in das Ergebnis aufgenommen wird. Dies ist abhängig vom *Schwellenwert der Ähnlichkeit*, den Sie bei der Konfiguration angeben. Sofern eine Kennzahl der Ähnlichkeit unter dem definierten Schwellenwert liegt, ist der Referenzdatensatz nicht im Ergebnis enthalten. Dabei werden für diesen Vergleich alle Kennzahlen der Ähnlichkeit – die pro Suchbeziehung und die über alle Suchbeziehungen – mit dem Schwellenwert verglichen.

Die zweite Kennzahl – die *Kennzahl des Vertrauens* – beinhaltet einen Richtwert, der die Qualität des Ergebnisses darstellt. Dieser Richtwert ergibt sich aus der Anzahl der Suchergebnisse. Je mehr ähnliche Werte zu einem Wert des Datenflusses gefunden wurden, desto geringer ist die Qualität des Suchergebnisses; je eindeutiger aber das Ergebnis ist, desto höher die Qualität. Dieses Verhältnis spiegelt die Kennzahl für Vertrauen wider. Je höher der Wert, desto eindeutiger das Suchergebnis.

Die Kennzahlen der Ähnlichkeit und des Vertrauens werden als Dezimalwerte ausgegeben. Die maximale Kennzahl der Ähnlichkeit ist 1 und bedeutet eine exakte Übereinstimmung. Die Kennzahl 0 hingegen steht für keine Übereinstimmung und besagt somit, dass kein Wert gefunden wurde. Ebenso ist es bei der Kennzahl des Vertrauens: Je höher der Wert, umso mehr kann dem Ergebnis vertraut werden. Sofern beide Kennzahlen den Wert 0 beinhalten, bedeutet dies, dass es bei der Fuzzysuche keine Übereinstimmung gab und anstelle eines gefundenen Werts ein NULL-Wert ausgegeben wird.

Die Komponenten *Fuzzysuche* und *Fuzzygruppierung* liefern Ihnen nicht nur einfach einen gefundenen oder gruppierten Wert. Vielmehr erhalten Sie pro Datenzeile des Datenflusses weitere Datenzeilen mit den gefundenen ähnlichen Werten. Ergänzt werden diese durch die Kennzahlen der Ähnlichkeit und des Vertrauens. Diese sind dabei in eigenen Datenflussspalten enthalten – die Kennzahl des Vertrauens in der Datenflussspalte *_Confidence* und die Kennzahl der Ähnlichkeit, welche die Gesamtbewertung über alle in der Fuzzysuche verwendeten Suchbeziehungen beinhaltet, in der Datenflussspalte *_Similarity*. Ebenfalls in eigenen Datenflussspalten sind die Kennzahlen der Ähnlichkeit zu jeder einzelnen in der Fuzzysuche verwendeten Suchbeziehung verfügbar. Als Bezeichnung wird bei diesen Datenflussspalten ebenfalls der Begriff *_Similarity* verwendet – ergänzt um den Spaltennamen. Anhand all dieser Datenflussspalten können Sie im Datenfluss die ermittelten Werte auswerten und entsprechend darauf reagieren.

Apropos Fuzzygruppierung. Wie eingangs erwähnt, verwendet diese nicht nur die Fuzzylogik, sondern gleich die gesamte Fuzzysuche. Auch hier werden von den Werten einer Referenztabelle und denen des Datenflusses Tokens und Subtokens erstellt. Wobei an dieser Stelle die Referenztabelle vor der eigentlichen Gruppierung erst angelegt und mit den Werten des Datenflusses gefüllt wird. Bei der Gruppierung selbst werden nun die Tokens und Subtokens des Datenflusses mit denen der Referenztabelle verglichen und ähnliche Werte zu Gruppen zusammengefasst. Der Vergleich erfolgt also auch hier über die erstellten Tokens und Subtokens der Eingabespalten und Suchspalten, wie auch für dessen Bewertung der Schwellenwert für die Ähnlichkeit herangezogen wird.

Bis hierhin hört sich das alles spannend und faszinierend an. In der Praxis aber ist es nicht so einfach, die richtige Balance zwischen dem Schwellenwert der Ähnlichkeit und der tatsächlichen Trefferquote zu finden. Folgendes Beispiel soll das Problem verdeutlichen: Für den Begriff »Socken« aus der Referenztabelle wurden das Token *Socken* und die Subtokens *Sock*, *ocken* und *cken* erstellt. Bei einem Vergleich des Werts »Soken« wird dieser ebenfalls fragmentiert, was in diesem Beispiel das Token *Soken* und die Subtoken *Soke* und *oken* liefert. Zu diesen Tokens und Subtokens kann im ETI kein entsprechendes Token bzw. Subtoken ermittelt werden, da keiner der erstellten Tokens und Subtokens aus den Werten der Referenztabelle mit den erstellten Tokens und Subtokens der Datenflussspalte übereinstimmt. Insofern wird der entsprechende Datensatz nicht gefunden, obwohl eine Ähnlichkeit gegeben ist. Dies ist zwar eine stark vereinfachte Darstellung eines doch komplexeren Sachverhalts, aber es beschreibt das Dilemma recht gut. Es gibt keine Richtlinien, wie der Schwellenwert der Ähnlichkeit optimal konfiguriert werden kann. Hier gilt vielmehr die alte Weisheit »Probieren geht über Studieren« – und das mit vielen Daten.

Konfiguration

Die Konfiguration der Komponente *Fuzzysuche* erfolgt in drei Schritten. Zuerst definieren Sie den ETI, dann ordnen Sie die Eingabespalten den Suchspalten zu und abschließend legen Sie die Parameter für die Fuzzylogik fest. Zu jedem dieser Schritte bietet der *Transformations-Editor für Fuzzysuche* eine eigene Registerkarte.

Die Definition des ETI findet auf der Registerkarte *Verweistabelle* statt. Dieser wird, wie Sie eben erfahren haben, anhand einer Referenztabelle erstellt. Bei dieser Referenztabelle handelt es sich um eine Tabelle einer SQL Server-Datenbank. Der Zugriff auf diese Datenbank erfolgt über einen *OLE DB-Verbindungs-Manager*, den Sie im gleichnamigen Listenfeld auswählen.

HINWEIS Die Datenbank mit der Referenztabelle muss eine SQL Server-Datenbank ab Version 2000 sein. Zwar können Sie auf dieser Registerkarte auch andere Datenquellen über den *OLE DB-Verbindungs-Manager* auswählen, jedoch erhalten Sie spätestens bei der Zuordnung der Spalten eine Fehlermeldung.

Mit der Auswahl des Verbindungs-Managers legen Sie nicht nur den Zugriff auf die Referenztabelle fest, sondern auch den Speicherort des ETI. Der ETI wird immer in der Datenbank erstellt, die auch die Referenztabelle enthält. Ein abweichender Speicherort ist nicht möglich.

Nachdem Sie die Verbindung zur Datenbank hergestellt haben, definieren Sie die Art und Weise, wie Sie mit dem ETI – hier schlicht als *Index* bezeichnet – arbeiten möchten. Sie können bei jeder Ausführung der Komponente einen neuen Index generieren lassen oder aber Sie greifen dabei auf einen bereits bestehenden Index zurück.

Um für die *Fuzzysuche*-Komponente einen neuen Index zu verwenden, müssen Sie die Eigenschaft *Neuen Index speichern* aktivieren. Anschließend wählen Sie im Listenfeld *Name der Verweistabelle* die Referenztabelle. Durch diese Kombination wird aus der Referenztabelle der neue Index generiert. Dieser kann zur späteren Wiederverwendung gespeichert werden. Dazu müssen Sie lediglich die Eigenschaft *Neuen Index speichern* aktivieren und für den Index eine Bezeichnung im Eingabefeld *Name des neuen Indexes* eintragen. Im Grunde genommen geben Sie hier nicht einem Index, sondern zwei Tabellen eine Bezeichnung. Dabei erhält die Tabelle, welche die erstellten Tokens und Subtokens speichert, die hier angegebene Bezeichnung und die zweite Tabelle – die Kopie der Referenztabelle – einen von dieser Bezeichnung abgeleiteten Namen. Bei der ersten Ausführung dieser Komponente werden die Tabellen in der Datenbank angelegt. Diese bleiben auch nach der Ausführung in der Datenbank bestehen. Erst bei einer erneuten Ausführung der Komponente werden diese Tabellen – der ETI – gelöscht und anschließend wieder neu erstellt. Die Neuerstellung des ETI bei jeder Ausführung kann ein aufwändiges Prozedere sein, welches viel Zeit und Arbeitsspeicher in Anspruch nimmt. Mit der Eigenschaft *Gespeicherten Index beibehalten* können Sie diesen Aufwand vermeiden. Durch Aktivierung dieser Eigenschaft werden Datenänderungen in der Referenztabelle automatisch auch im ETI nachgezogen. Für diese automatische Aktualisierung des ETI wird die Referenztabelle um einen entsprechenden Trigger erweitert.

ACHTUNG Die Erweiterung der Referenztabelle um den Trigger mag für die Ausführung der Komponente *Fuzzysuche* vorteilhaft sein. Jedoch handelt es sich hierbei um eine Schemaänderung der Datenbank. Sie sollten diesen Schritt vorab sorgfältig prüfen, denn das Anlegen von Triggern kann ungewollte Ereignisse nach sich ziehen. Trigger haben nicht nur Auswirkungen auf das Datenbankdesign, sondern auch auf Clientanwendungen und auf SQL Server-Funktionen, beispielsweise auf die Replikation.

Nun mag es zwar nahe liegend sein, dass bei der Aktivierung der Eigenschaft *Gespeicherten Index beibehalten* dieser bei der nächsten Ausführung der Komponente *Fuzzysuche* auch verwendet wird. Das ist aber nicht der Fall. Vielmehr wird der ETI wie auch der Trigger immer wieder aufs Neue angelegt. Ein bestehender ETI wird nur dann wiederverwendet, wenn die Eigenschaft *Vorhandenen Index verwenden* aktiviert und der ETI im Listenfeld *Namen des vorhandenen Indexes* gewählt ist. Ein automatisches Umschalten der Konfiguration *Neuen Index generieren* zu *Vorhandenen Index verwenden* nach der ersten Ausführung der *Fuzzysuche*-Komponente wird nicht unterstützt.

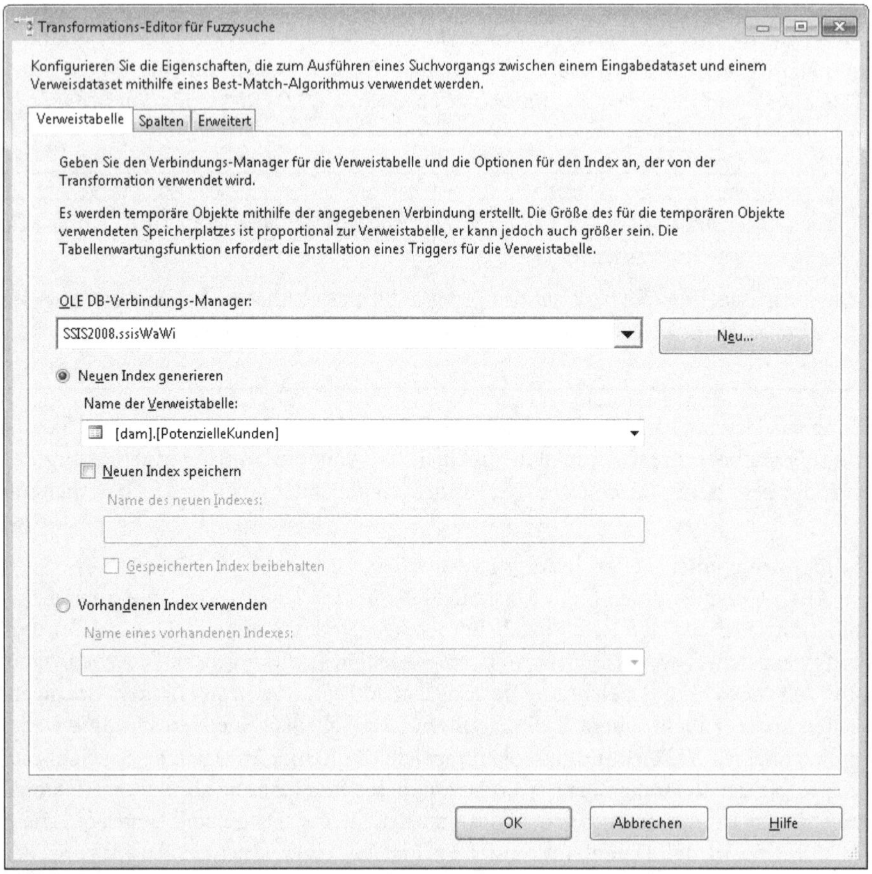

Abbildung 12.11 Die Konfiguration der Datenflusstransformation *Fuzzysuche*

Insofern ist die Aktivierung der Eigenschaft *Gespeicherten Index beibehalten* nur sinnvoll, wenn Sie den ETI durch einen separaten Lauf der *Fuzzysuche*-Komponente einmalig erstellen lassen. Den so erzeugten ETI verwenden Sie dann in den nachfolgenden Einsätzen der *Fuzzysuche*-Komponente über die Eigenschaft *Vorhandenen Index verwenden*. Die einmalige Erstellung eines ETI kann auch ohne die Eigenschaft *Gespei-*

cherten Index beibehalten und somit auch ohne Trigger von Vorteil sein. Sofern für die Suche statische Daten verwendet werden, reicht es auch hierfür vollkommen aus, den ETI mit einer separaten Ausführung erstellen zu lassen. Diesen statischen ETI verwenden Sie dann ebenfalls über die Eigenschaft *Vorhandenen Index verwenden*. In beiden Fällen sind die Tabellen des ETI fester Bestandteil der Datenbank.

Das Beispiel der Abbildung 12.11 zeigt die Konfiguration eines ETI. Dieser wird anhand der Daten der Tabelle *dam.PotenzielleKunden* erstellt – und zwar jedes Mal, wenn die Komponente *Fuzzysuche* ausgeführt wird. In diesem Beispiel werden neu eingekaufte Adressen potenzieller Kunden mit den bereits existierenden Adressen verglichen. Über die Komponente *Fuzzysuche* sollen nun Firmenbezeichnungen und Orte mit ähnlicher Schreibweise ermittelt werden. Da sich der Inhalt der Tabelle *dam.PotenzielleKunden* fortlaufend ändert, bietet sich ein Speichern des ETI an dieser Stelle nicht an.

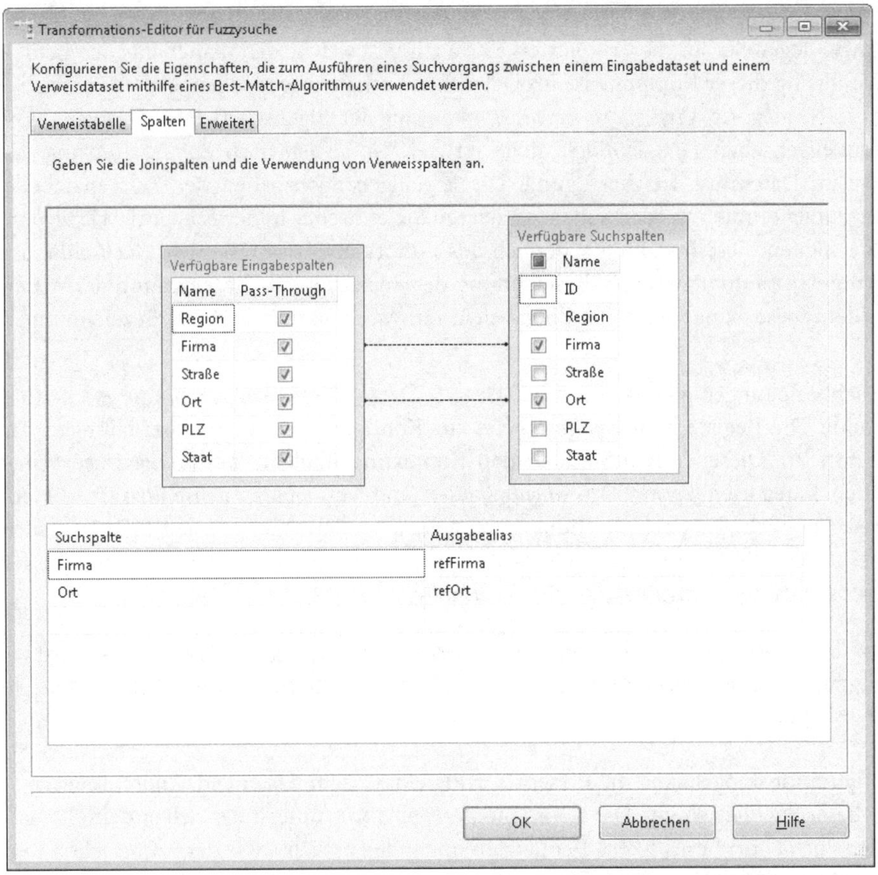

Abbildung 12.12 Die Konfiguration der Suchbeziehung zur Datenflusstransformation *Fuzzysuche*

Nachdem die Verwendung des Index definiert ist, folgt der zweite Schritt – die Zuordnung der Eingabespalten zu den Suchspalten. Dazu wechseln Sie zur Registerkarte *Spalten*. Diese enthält möglicherweise bereits bestehende Zuordnungen, welche anhand der Datentypen und Spaltenbezeichnungen automatisch erzeugt wurden. Bereits vorhandene Zuordnungen, die Sie nicht benötigen, löschen Sie über den Kontextmenübefehl *Ausgewählte Zuordnungen löschen*. Dazu müssen Sie vorab die entsprechenden Verbindungslinien der Zuordnungen mit gedrückter [Strg]-Taste anklicken.

Die Zuordnung zwischen der oder den Eingabespalten zu den Suchspalten erfolgt mit den Spalten der beiden Kategorien *Verfügbare Eingabespalten* und *Verfügbare Suchspalten.* Wobei die Kategorie *Verfügbare Eingabespalten* die Datenflussspalten – die Eingabespalten – und die Kategorie *Verfügbare Suchspalten* die Spalten der Referenztabelle – die Suchspalten – enthält. Um eine Suchbeziehung zu erstellen, markieren Sie die Eingabespalte in der Kategorie *Verfügbare Eingabespalten* mit der Maus und ziehen diese auf die Suchspalte in der Kategorie *Verfügbare Suchspalten.* Die so erstellte Suchbeziehung wird durch eine Linie zwischen den beiden Spalten dargestellt.

TIPP Drag & Drop ist an dieser Stelle etwas umständlich. Achten Sie darauf, dass Sie den Spaltennamen anklicken, um die Spalte zur anderen Kategorie zu ziehen. Ein Klick in eine der Auswahlspalten deaktiviert lediglich die Auswahlspalte – was wiederum Drag & Drop verhindert.

Neben den Suchbeziehungen legen Sie auf dieser Registerkarte auch fest, welche der Spalten aus den beiden Kategorien nach der Ausführung dieser Komponente im Datenfluss enthalten sein sollen. Dabei wählen Sie die Datenflussspalten in der Kategorie *Verfügbare Eingabespalten* mit der Eigenschaft *Pass-Through.* Dort aufgelistete Spalten, deren Eigenschaft *Pass-Through* nicht aktiviert ist, stehen nach der Ausführung der Komponente nicht mehr im Datenfluss zur Verfügung. Die jeweiligen Suchspalten der Referenztabelle, welche in den Datenfluss aufgenommen werden sollen, aktivieren Sie entweder in der Kategorie *Verfügbare Suchspalten* oder aber Sie wählen diese im unteren Bereich des Editors über das Listenfeld *Suchspalte.* Zu jeder gewählten Suchspalte wird automatisch die Bezeichnung der Suchspalte als Bezeichnung der neuen Datenflussspalte verwendet. Diese können Sie im Eingabefeld *Ausgabealias* mit eigenen Bezeichnungen überschreiben.

Für die Erstellung der Suchbeziehungen gibt es neben der Drag & Drop-Möglichkeit noch eine zweite und weitaus effektivere Methode. Die Registerkarte *Spalten* bietet zur Konfiguration der Suchbeziehungen das Dialogfeld *Beziehungen erstellen.* Dieses öffnen Sie über den Kontextmenübefehl *Zuordnungen bearbeiten* des Bereichs zwischen den Kategorien *Verfügbare Eingabespalten* und *Verfügbare Suchspalten.* In diesem Dialogfeld ist es nicht nur möglich, die Suchbeziehung zu erstellen, sondern hier können Sie diese auch noch spezifizieren. Dabei erfolgt die Zuordnung der Eingabespalte zur Suchspalte durch die Auswahl der jeweiligen Spalten in den Listenfeldern *Eingabespalte* und *Suchspalte.*

HINWEIS Sollte nach der Auswahl einer Eingabespalte das Listenfeld *Suchspalte* leer sein, so gibt es in der Referenztabelle keine Spalte mit dem Datentyp der gewählten Eingabespalte. Eine Suchbeziehung kann nur zwischen Spalten mit den Datentypen *DT_STR* und *DT_WSTR* erstellt werden.

Mit der nächsten Konfigurationsmöglichkeit in diesem Dialogfeld – dem Listenfeld *Zuordnungstyp* – beginnt das Feintuning dieser Suchbeziehung. Die Komponente *Fuzzysuche* unterstützt neben dem Suchalgorithmus *Fuzzy* auch den Suchalgorithmus *Exact.* Bei Letzterem handelt es sich – wie der Name schon sagt – nicht um eine Suche nach ähnlichen Werten, sondern um eine Suche nach exakt dem Wert der Eingabespalte. Ein exakter Vergleich kann mit allen Datentypen durchgeführt werden, mit Ausnahme der Datentypen *DT_IMAGE, DT_TEXT* und *DT_NTEXT.* Eine exakte Suche wird vor einer Suche mit der Fuzzylogik ausgeführt. Dies bedeutet, dass die Fuzzylogik nur auf die Datenzeilen angewendet wird, für die bereits eine exakte Übereinstimmung gefunden wurde. Insofern fungiert die exakte Suche als eine Art Filter. Im Beispiel der Abbildung 12.13 werden zunächst über eine exakte Suche die Regionen der potenziellen Kunden ermittelt. Innerhalb dieses Suchergebnisses erfolgt dann der Vergleich der Firmennamen und Orte nach ähnlichen Werten mittels der Fuzzylogik.

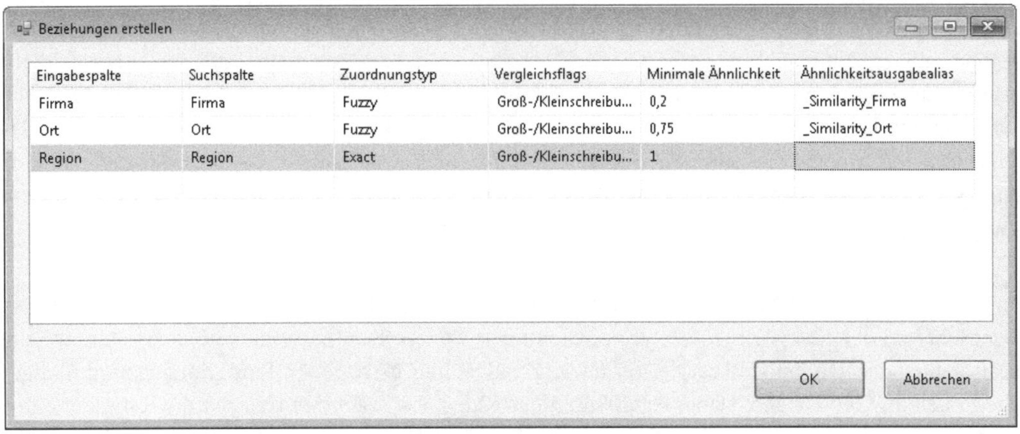

Abbildung 12.13 Die Konfiguration einer *Fuzzysuche* und einer exakten Suche

TIPP Mit einer exakten Suche innerhalb der *Fuzzysuche*-Komponente können Sie die Performance des Suchvorgangs verbessern. Wenn es möglich ist, zusätzlich eine exakte Suche einzubinden, sollten Sie dies tun.

Ob nun der Suchalgorithmus *Exact* oder *Fuzzy* verwendet wird, in beiden Fällen werden Zeichenfolgen miteinander verglichen. Und wie es in SSIS bei einem Zeichenfolgenvergleich üblich ist, stehen auch hier die verschiedenen *Vergleichsflags* im gleichnamigen Listenfeld zur Auswahl. Die dort enthaltenen Auswahlmöglichkeiten mitsamt ihren Auswirkungen sind in Tabelle 10.3 des Kapitels 10 beschrieben.

Im Eingabefeld *Minimale Ähnlichkeit* legen Sie den Schwellenwert der Ähnlichkeit fest, der für den Vergleich genau dieser einen Suchbeziehung verwendet wird. Wie eingangs beschrieben, erfolgt anhand des Schwellenwerts der Ähnlichkeit die Entscheidung, ob ein über die Tokens ermittelter Datensatz der Referenztabelle in das Ergebnis der Fuzzysuche aufgenommen wird. Dabei können Sie einen Schwellenwert zwischen 0 und 1 festlegen, wobei der Wert 1 identisch mit der Auswahl des Zuordnungstyps *Exact* ist. Je mehr sich der Wert von 1 in Richtung 0 verändert, umso toleranter werden die Ergebnisse des Vergleichs behandelt. Insofern liefert Ihnen ein Schwellenwert von »0,10« mehr Ergebnisse als ein Schwellenwert von »0,90«. Die bei der Fuzzysuche ermittelte Kennzahl der Ähnlichkeit dieser Suchbeziehung wird in einer eigenen Datenflussspalte ausgegeben. Eine Bezeichnung zu dieser Datenflussspalte tragen Sie in das Eingabefeld *Ähnlichkeitsausgabealias* ein.

Zusätzlich zu den Schwellenwerten der einzelnen Suchbeziehungen können Sie auf der Registerkarte *Erweitert* noch einen weiteren Schwellenwert für Ähnlichkeit festlegen – den für den Vergleich mit der Kennzahl der Ähnlichkeit, die die Gesamtbewertung aller bei der Fuzzysuche verwendeten Suchbeziehungen beinhaltet. Doch vorher müssen Sie das Dialogfeld *Beziehungen erstellen* mit einem Klick auf *OK* schließen und zur Registerkarte *Erweitert* wechseln. Dort steht Ihnen der Schieberegler *Schwellenwert für Ähnlichkeit* zur Verfügung, mit dem Sie den Schwellenwert für den Vergleich mit der Kennzahl der Ähnlichkeit zur Gesamtbewertung angeben. Bezüglich der Festlegung dieses Schwellenwerts gelten dieselben Regeln wie bei der Definition der minimalen Ähnlichkeit an einer Suchbeziehung. Dies bedeutet, dass Sie auch hier den Schwellenwert mit einem Wert zwischen 0 und 1 angeben. Ein Referenzdatensatz wird nur dann in das Ergebnis aufgenommen, wenn alle Kennzahlen der Ähnlichkeiten über den angegebenen Schwellenwerten liegen. Dies bedeutet, dass bei einer Angabe eines Schwellenwerts von 0,5 bei der Gesamtbewertung plus der Definition einer minimalen Ähnlichkeit von 0,75 bei der Spalte *Ort* und einer minimalen Ähnlichkeit von 0,2 der Spalte *Firma* die Kennzahlen aller drei Vergleichsvorgänge mindestens den angegebenen Schwellenwerten entsprechen müssen. Liegt auch nur eine Kennzahl darunter, wird der ermittelte Referenzdatensatz nicht in das Ergebnis aufgenommen. Wie bereits erwähnt, besteht die Kunst darin, die beste Einstellung zu finden. Und das funktioniert leider nur mit vielen Testversuchen, denn eine Vorschau auf die Auswirkung des Schiebereglers bzw. der Angabe der minimalen Ähnlichkeit pro Suchbeziehung bietet der Editor nicht an. Es bleibt Ihnen also nur die Möglichkeit, den Datenfluss testweise auszuführen und sich das Ergebnis mit dem Daten-Viewer anzeigen zu lassen. Der Daten-Viewer und dessen Möglichkeiten werden in Kapitel 14 vorgestellt.

Neben dem Schwellenwert für Ähnlichkeit bietet die in Abbildung 12.14 dargestellte Registerkarte *Erweitert* mit den Eigenschaften der Kategorie *Tokentrennzeichen* noch weitere Konfigurationsmöglichkeiten, welche sich auf das Ergebnis des Ähnlichkeitsvergleichs auswirken. Die hier getroffenen Einstellungen sind maßgebend für die Erstellung der Tokens. Dabei legen Sie in der Kategorie *Tokentrennzeichen* die Rahmenbedingungen für die Tokenisierung fest. Zur Erinnerung: Bei der Tokenisierung handelt es sich um die Worterkennung, das heißt die Ermittlung der einzelnen Wörter eines Textes. Hier geht es also nur um die Erstellung der Tokens. Die Erzeugung der Subtokens können mit diesen Eigenschaften nicht beeinflusst werden. Die Worterkennung erfolgt anhand der im Text enthaltenen Trennzeichen. Welche Trennzeichen hierbei berücksichtigt werden sollen, legen Sie in der Kategorie *Tokentrennzeichen* fest. Dabei stehen Ihnen bereits Standardtrennzeichen mit den vier Eigenschaften *Leerzeichen*, *Tabstopp*, *Wagenrücklauf* und *Zeilenvorschub* zur Verfügung. Das Eingabefeld *Weitere Trennzeichen* enthält noch zusätzliche Trennzeichen, die Sie natürlich bei Bedarf auch entfernen oder mit eigenen Einträgen ergänzen können. Anhand der in dieser Kategorie angegebenen Trennzeichen werden nun die einzelnen Wörter erkannt. Sofern Sie zum Beispiel die Eigenschaft *Leerzeichen* deaktivieren, wird anstelle des Originalwerts »Meier GmbH« der Wert *MeierGmbH* für die Tokenisierung verwendet. Als Ergebnis liefert der Originalwert »Meier GmbH« keine zwei, sondern nur ein Token.

Soweit zu den Eigenschaften, mit denen Sie die Komponente *Fuzzysuche* im Hinblick auf das Ergebnis des Ähnlichkeitsvergleichs konfigurieren können. Mit der letzten noch offenen Eigenschaft *Maximale Anzahl von Übereinstimmungen, die pro Suche ausgegeben werden* legen Sie den Umfang des Ergebnisses fest. Standardmäßig liefert die Komponente *Fuzzysuche* pro Suchbegriff nur eine Ergebniszeile – die mit den besten Kennzahlen. Sofern Sie für die Analyse des Ergebnisses nicht nur eine, sondern mehrere Ergebniszeilen benötigen, können Sie über das Eingabefeld *Maximale Anzahl von Übereinstimmungen, die pro Suche ausgegeben werden* die Anzahl der Ergebniszeilen erhöhen. Dabei ist die maximale Anzahl auf 100 Ergebniszeilen begrenzt. Dies sollte aber auch ausreichend sein. Immerhin erhalten Sie, sofern Sie hier den Wert 100 eingeben und das Ergebnis eines Vergleichs mehr als 100 Ergebnisse liefert, 100 Ergebniszeilen – pro Datenzeile des Datenflusses wohlgemerkt. Eine solche Ausgabe benötigt nicht nur mehr Speicherplatz, sondern auch mehr Zeit bei der Ausführung der *Fuzzysuche*-Komponente. Von der Zeit, ein solches Ergebnis auszuwerten, ganz zu schweigen. Insofern sollten Sie die Anzahl der Ergebniszeilen vorsichtig anwenden. Mit dieser Eigenschaft sind alle Konfigurationsmöglichkeiten des *Transformations-Editor für Fuzzysuche* beschrieben. Aber bei Weitem noch nicht alle der Komponente *Fuzzysuche*. Der Erweiterte Editor bietet noch einige weitere Eigenschaften an.

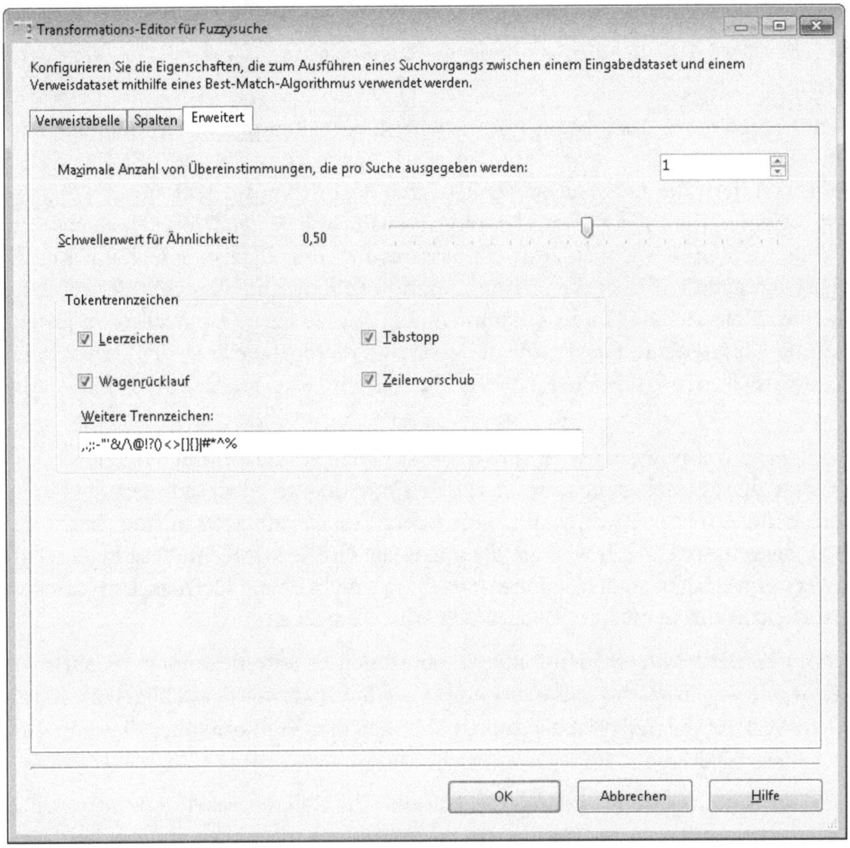

Abbildung 12.14 Die Ausführungsparameter der Datenflusstransformation *Fuzzysuche*

Erweiterter Editor

Insgesamt fünf zusätzliche Eigenschaften sind über den Erweiterten Editor konfigurierbar, angefangen mit der Eigenschaft *CopyReferenceTable*. Zur Erstellung des ETI wird die angegebene Referenztabelle zunächst kopiert und anhand dieser Kopie der ETI erzeugt. Durch den Eintrag 0 in der Eigenschaft *CopyReferenceTable* wird der ETI nicht anhand einer Kopie, sondern anhand der originalen Referenztabelle erstellt. Dies funktioniert jedoch nur, wenn die Referenztabelle einen gruppierten Index auf einer ganzzahligen Identitätsspalte besitzt. Das Unterbinden des Kopiervorgangs ist nur ratsam, wenn sich die Daten der Referenztabelle während der Erstellung des ETI nicht verändern. Andernfalls kann diese Konfiguration unvorhersehbare Ergebnisse zur Folge haben.

Je nach Konfiguration der Eigenschaften auf der Registerkarte *Verweistabelle* des Editors kann der ETI bei jeder Ausführung der Komponente *Fuzzysuche* neu erstellt werden. Dieser wird jedoch nicht nach der Ausführung gelöscht, sondern erst bei einer erneuten Ausführung der Komponente. Diesen Löschvorgang können Sie mit Eintrag 0 in der Eigenschaft *DropExistingMatchIndex* verhindern. Dadurch wird der ETI bei der nächsten Ausführung nicht automatisch gelöscht – und die Ausführung der *Fuzzysuche*-Komponente fehlerhaft beendet. Diese Eigenschaft ist dann sinnvoll, wenn Sie lediglich einen ETI erzeugen wollen. Den so erstellten ETI verwenden Sie dann bei anderen Einsätzen der Komponente *Fuzzysuche* über die Eigenschaft *Vorhandenen Index verwenden*. Durch das Deaktivieren des Löschvorgangs verhindern Sie, dass der bereits erstellte ETI überschrieben wird, falls Sie die Komponente *Fuzzysuche*, mit der der ETI erstellt wird, versehentlich erneut ausführen.

Mit der Eigenschaft *Exhaustive* können Sie das eingangs beschriebene Verhalten des ETI vermeiden, dass nicht zu allen Tokens alle möglichen Subtokens erstellt werden. Nach Aktivierung dieser Eigenschaft wird nicht mehr der ETI verwendet, sondern die Fuzzysuche wendet ihren Algorithmus direkt auf den Spalten der Referenztabelle an. Dies bedeutet, dass *jeder* Wert der Eingabespalte mit *jedem* Wert der Suchspalte verglichen wird – und das Zeile für Zeile. Dies mag zwar ein besseres Ergebnis liefern, jedoch auf Kosten der Performance. Der Vergleichsvorgang wird bei dieser Konfiguration so langsam, dass eine Verwendung dieser Eigenschaft nur bei kleinen Referenztabellen in Zusammenhang mit wenigen Datenzeilen im Datenfluss sinnvoll ist. Zudem lädt die Komponente *Fuzzysuche* die gesamte Referenztabelle in den Arbeitsspeicher. Steht hierzu nicht genug freier Arbeitsspeicher zur Verfügung, wird die *Fuzzysuche*-Komponente fehlerhaft beendet.

Für die Ausführung der *Fuzzysuche*-Komponente wird im Arbeitsspeicher ein bestimmter Bereich reserviert. Grundsätzlich ist die Größe dieses Caches nicht limitiert. Die Komponente selbst definiert die Größe und kann diese auch entsprechend erweitern. Mittels der Eigenschaft *MaxMemoryUsage* sind Sie in der Lage, die Größe des Caches zu begrenzen. Dazu tragen Sie die maximale Größe in MB in diese Eigenschaft ein. Sobald Sie hier einen Wert eingetragen haben, können Sie diesen nicht mehr löschen. Um zu einer dynamischen Reservierung zurückzukehren, müssen Sie dazu den Wert 0 eingeben.

Die Eigenschaft *MaxOutputMatchesPerInput* ist identisch mit der Ihnen bereits bekannten Eigenschaft *Maximale Anzahl von Übereinstimmungen, die pro Suche ausgegeben werden*. Nur mit dem Unterschied, dass hier die Eingabe nicht auf den Wert 100 begrenzt ist. Sie sollten aber bei aller Euphorie über diese Freiheit bedenken, dass Sie mit einer höheren Zahl die Performance verschlechtern.

Vor der Ausführung der *Fuzzysuche*-Komponente werden der ETI und die Referenztabelle soweit möglich in den Arbeitsspeicher geladen. Grundsätzlich ist dies bei einem Datenfluss mit vielen Datenzeilen auch sinnvoll und führt zu einer besseren Performance. Sofern aber nur wenige Datenzeilen des Datenflusses zu verarbeiten sind, ist dies nicht unbedingt erforderlich. Hier kann die Performance verbessert werden, wenn der ETI und die Referenztabelle nicht vorab in den Arbeitsspeicher geladen werden. Mit dem Eintrag 0 in der Eigenschaft *WarmCaches* können Sie dies verhindern.

Hinweise

Der wichtigste Punkt zuerst: Die Komponente *Fuzzysuche* steht nur in SSIS von SQL Server Enterprise Edition zur Verfügung. Pakete, in denen diese Komponente verwendet wird, können mit SSIS anderer Editionen nicht ausgeführt werden.

Die Komponente *Fuzzysuche* erstellt den ETI immer in der SQL Server-Datenbank, in der sich die Referenztabelle befindet. Dabei kann der ETI proportional zur Anzahl der Zeilen der Referenztabelle anwachsen. Nicht nur, dass der ETI dabei einen großen Teil des Speicherplatzes belegen wird, das Abfragen des ETI kostet Performance. Performance, die den eigentlichen Datenbankaktivitäten nicht zur Verfügung steht. Dazu kommt noch, dass die Referenztabelle bei der Erstellung der Tokens und Subtokens exklusiv verwendet wird und somit für andere Zugriffe nicht verfügbar ist. Insofern sollten Sie, wenn möglich, für die Fuzzysuche eine Kopie der Referenztabelle in einer separaten Datenbank speichern. Dadurch wird auch der ETI in dieser Datenbank erstellt und die Last von der eigentlichen Datenbank genommen. Des Weiteren entstehen auch keine exklusiven Sperren auf der originalen Referenztabelle während der Erstellung des ETI.

Durch die Komponente *Fuzzysuche* werden für den ETI Tabellen in der Datenbank erstellt und je nach Konfiguration bestehende Tabellen mit Triggern erweitert. Diese Aktionen erfordern entsprechende Rechte. So muss das Benutzerkonto, das im Verbindungs-Manager hinterlegt ist bzw. mit dem das Paket ausgeführt wird, in der Datenbank auch die notwendigen Rechte besitzen.

Die durch die Eigenschaft *Gespeicherten Index beibehalten* automatisch angelegten Trigger verwenden gespeicherte Prozeduren mit .NET-Assemblys. Von daher muss die *Common Language Runtime* – kurz CLR – von SQL Server aktiviert sein.

Bei aktivierter Eigenschaft *Gespeicherten Index beibehalten* sollten Sie beachten, dass die SQL-Anweisung `TRUNCATE TABLE` den Inhalt einer Tabelle löscht – ohne einen eventuellen Trigger auszulösen. Von daher ist in einem solchen Fall nicht die SQL-Anweisung `TRUNCATE TABLE`, sondern vielmehr die SQL-Anweisung `DELETE` zu verwenden. Nur so werden beim Löschen der Daten der Referenztabelle auch die Daten im ETI gelöscht.

Für den Fall, dass Sie die Tabellen des ETI löschen müssen, sollten Sie zunächst die Trigger der Referenztabellen entfernen. Hierfür steht eine eigene Systemprozedur zur Verfügung – die gespeicherte Prozedur `sp_FuzzyLookupTableMaintenanceUnInstall`.

Zum Abschluss noch der Hinweis, dass die Komponente *Fuzzysuche* keine Unterstützung für eine Fehlerausgabe bietet.

Fuzzygruppierung

Die Datenflusstransformation *Fuzzygruppierung* ist die zweite Komponente in SSIS, die die Fuzzylogik verwendet. Während bei der Komponente *Fuzzysuche* zu Werten des Datenflusses ähnliche Werte in einer Referenztabelle gesucht werden, gruppieren Sie mit der Komponente *Fuzzygruppierung* die Daten des Datenflusses nach ähnlichen Werten. Dabei verwendet die Komponente *Fuzzygruppierung* die Funktionalität, die Sie bereits im Abschnitt »Die Fuzzylogik« kennen gelernt haben. Dort haben Sie auch erfahren, dass die Komponente *Fuzzygruppierung* die Fuzzylogik nicht direkt, sondern vielmehr über die Fuzzysuche verwendet. Von daher ist die Funktionsweise wie auch die Konfiguration der Komponente *Fuzzygruppierung* weitestgehend identisch mit der Komponente *Fuzzysuche*.

Und so wird auch bei der Komponente *Fuzzygruppierung* anhand einer Referenztabelle ein ETI erstellt, der für den Ähnlichkeitsvergleich verwendet wird. Wobei die Referenztabelle an dieser Stelle nicht bereits vorhanden ist, sondern erst bei der Ausführung der Komponente *Fuzzygruppierung* erzeugt wird. Diese enthält die zu gruppierenden Daten des Datenflusses plus eine Schlüsselspalte namens *_key_in*, die die jeweilige Datenzeile mit einer eindeutigen Zahl kennzeichnet. Die für den ETI notwendige zweite Tabelle wird ebenfalls bei der Ausführung der Komponente erstellt. Diese enthält die Tokens und Subtokens der erzeugten Referenztabelle mitsamt den Verweisen auf die jeweiligen Schlüsselwerte der Referenztabelle. Zusätzlich zu diesen beiden Tabellen werden noch weitere für den Gruppierungsvorgang notwendige, temporäre Objekte in der Datenbank *tempdb* erstellt.

Der Vergleich der Werte des Datenflusses mit denen der Referenztabelle erfolgt in der Ihnen bereits bekannten Art und Weise der Fuzzysuche. Es werden Tokens und Subtokens zu den Werten der Datenflussspalten erstellt, diese mit den Tokens und Subtokens des ETI verglichen und zu den besten Übereinstimmungen die jeweiligen Datensätze der Referenztabelle eingelesen. Darauf folgt ein erneuter ausführlicherer Vergleich der Datenzeile mit den ermittelten Datensätzen der Referenztabelle – dieses Mal unter Berücksichtigung des Schwellenwerts der Ähnlichkeit. Zur Erinnerung: Anhand des Schwellenwerts der Ähnlichkeit wird entschieden, ob ein über die Tokens und Subtokens ermittelter Datensatz der Referenztabelle in das Ergebnis aufgenommen wird. Mit diesem Vergleich findet auch die Gruppenbildung zu einer Datenzeile des Datenflusses statt. Aus den im Ergebnis zu einer Datenzeile enthaltenen Referenzdatensätzen wird ein repräsentativer Datensatz ausgewählt und dessen Wert der Spalte *_key_in* bei allen im Ergebnis enthaltenen Referenzdatensätzen in der Spalte *_key_out* eingetragen. Diese sind nun über den Wert der Spalte *_key_out* als Gruppe identifizierbar. Diese Gruppe ist nach der Ausführung der Komponente *Fuzzygruppierung* vollständig im Datenfluss enthalten. Dies bedeutet, dass Sie zu jeder Datenzeile des Datenflusses die vollständige Ausgabe der ermittelten Gruppe erhalten. Dabei werden die Datenzeilen dieser Gruppe mit den beiden Spalten *_key_in* und *_key_out* sowie der Spalte *_score* erweitert. Letztere enthält die Kennzahl der Ähnlichkeit – die Ihnen ebenfalls aus der Fuzzysuche bekannt ist.

Dieses Ergebnis kann im Datenfluss in verschiedenster Art und Weise weiterverarbeitet werden. So ist es zum Beispiel möglich, mit der Komponente *Bedingtes Teilen* nur die repräsentativen Datensätze aus dem Datenfluss zu filtern. Dazu müssen Sie lediglich in einem Ausdruck prüfen, ob die Werte der beiden Spalten *_key_in* und *_key_out* identisch sind. Alternativ dazu können Sie die Datensätze auch über die Spalte *_score* filtern und nur diejenigen Datensätze in den Datenfluss leiten, deren Ähnlichkeit einen bestimmten Wert übersteigt. Oder aber Sie verdichten das Ergebnis der Komponente *Fuzzygruppierung* mittels der Komponente *Aggregat*, bevor Sie es im Datenfluss weiterverwenden. Die Komponente *Fuzzygruppierung* eignet sich wie die Komponente *Fuzzysuche* sehr gut für die Datenbereinigung. Dabei beweist die Komponente *Fuzzygruppierung* gerade beim Filtern von Duplikaten ihre Stärke. Immerhin liefert sie nicht nur die eindeutig doppelten Datenzeilen, sondern auch Datenzeilen, deren Werte ähnlich sind. Dies ist insbesondere bei Begriffen sehr hilfreich, die einer hohen Fehlerquote ausgesetzt sind – zum Beispiel Namen von Kunden oder Artikelbezeichnungen.

Konfiguration

Im Vergleich zur Komponente *Fuzzysuche* haben Sie bei der Komponente *Fuzzygruppierung* noch weniger Möglichkeiten, die Ausführung der Fuzzylogik zu beeinflussen. Wenn man es genau nimmt, konfigurieren Sie im *Transformations-Editor für Fuzzygruppierung* mehr die Eigenschaften einer Fuzzysuche als die einer Fuzzygruppierung. Insofern sind Ihnen fast alle Eigenschaften dieses Editors bereits aus dem Editor der Komponente *Fuzzysuche* bekannt. Dies beginnt mit der Auswahl eines *OLE DB-Verbindungs-Managers* auf der ersten Registerkarte. Mit diesem *OLE DB-Verbindungs-Manager* wird die Verbindung zu der SQL Server-Datenbank hergestellt, in der die Tabellen des ETI angelegt werden. Wie bei der Komponente *Fuzzysuche* sind auch hierfür nur SQL Server-Datenbanken ab SQL Server 2000 möglich. Mit der Auswahl des *OLE DB-Verbindungs-Managers* ist bei der Komponente *Fuzzygruppierung* auch bereits alles zum ETI konfiguriert. Sie können den ETI weder speichern noch bestehende ETIs verwenden. Es wäre auch unsinnig, denn der ETI enthält die Daten des Datenflusses. Deshalb muss dieser bei jeder Ausführung dieser Komponente auch erneut erstellt werden. Mehr als die Auswahl des *OLE DB-Verbindungs-Managers* hat diese Registerkarte nicht zu bieten. Sie können direkt zur zweiten Registerkarte wechseln.

Auf der Registerkarte *Spalten* legen Sie die Gruppierungsvorgänge der einzelnen Datenflussspalten fest. Dazu gehört auch die Auswahl der Datenflussspalten, die ohne Gruppierung nach der Ausführung der Komponente weiterhin im Datenfluss enthalten sein sollen. Diese bestimmen Sie durch die Aktivierung der Eigenschaft *Pass-Through* in der Kategorie *Verfügbare Eingabespalten*. Dort können Sie durch die Auswahlmöglichkeit vor dem Spaltennamen auch die zu gruppierenden Datenflussspalten auswählen. Alle in der Kategorie *Verfügbare Eingabespalten* enthaltenen Datenflussspalten, die weder zur Gruppierung gewählt, noch als Pass-Through-Spalte gekennzeichnet sind, stehen nach der Ausführung der Komponente nicht mehr im Datenfluss zur Verfügung. Die für die Gruppierung gewählten Datenflussspalten werden im unteren Teil des Editors in der tabellarischen Ansicht aufgelistet. Dort erfolgt nun die gezielte Konfiguration zu jeder einzelnen gewählten Datenflussspalte. Alternativ können Sie die einzelnen Datenflussspalten auch direkt im unteren Teil über das Listenfeld *Eingabespalte* wählen.

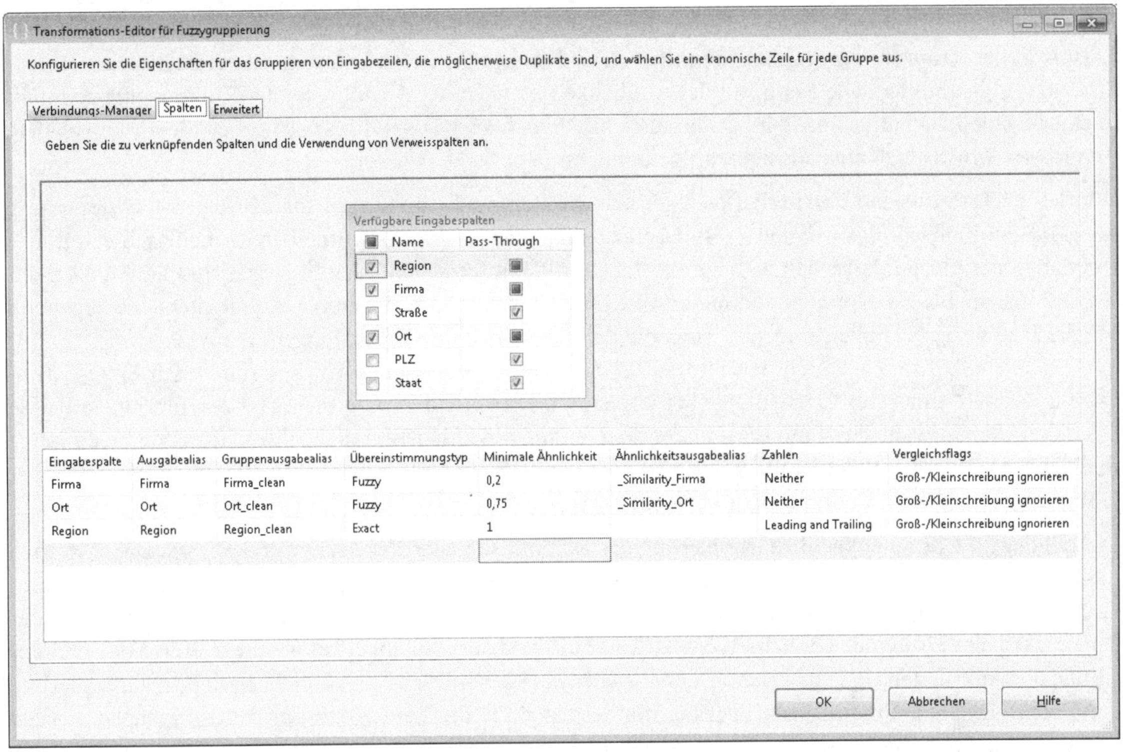

Abbildung 12.15 Die Konfiguration der Datenflusstransformation *Fuzzygruppierung*

Die erste Konfigurationsmöglichkeit einer zu gruppierenden Datenflussspalte besteht in der Vergabe einer neuen Bezeichnung im Eingabefeld *Ausgabealias*. Unter der dort angegebenen Bezeichnung ist die Datenflussspalte nach der Ausführung der Komponente im Datenfluss enthalten. Auch der beim Vergleich ermittelte repräsentative Wert steht nach der Ausführung in einer eigenen Datenflussspalte zur Verfügung. Im Eingabefeld *Gruppenausgabealias* können Sie zu dieser Datenflussspalte eine Bezeichnung festlegen.

Den eigentlichen Gruppierungsvorgang legen Sie im Listenfeld *Übereinstimmungstyp* fest. Dabei ist es möglich, die Datenflussspalte entweder nach exakt übereinstimmenden Werten gruppieren zu lassen – was einer normalen Gruppierung entspricht – oder über die Fuzzylogik.

TIPP Eine Gruppierung nach exakt übereinstimmenden Werten ist immer schneller als eine Gruppierung mit der Fuzzylogik. Falls Sie mehrere Datenflussspalten gruppieren und sich bei einer Datenflussspalte sicher sind, dass diese fehlerfreie Daten beinhaltet, sollten Sie diese mit dem Übereinstimmungstyp *Exact* gruppieren lassen. Dabei werden zunächst die Datenflussspalten nach der exakten Übereinstimmung gruppiert und die Fuzzygruppierung anschließend innerhalb der erstellten Gruppen ausgeführt. Die Folge ist eine bessere Performance.

Die bei der Gruppenbildung für den Vergleich der Zeichenfolgen verwendete Fuzzysuche arbeitet auch hier mit zwei Schwellenwerten der Ähnlichkeit. Einen für den Vergleich mit der Kennzahl der Ähnlichkeit des Gruppierungsvorgangs einer Datenflussspalte und einen für den Vergleich mit der Kennzahl der Ähnlichkeit über die Gruppierungsvorgänge aller Datenflussspalten. Den Schwellenwert der Ähnlichkeit zu den einzelnen Datenflussspalten geben Sie zu jeder Datenflussspalte im Eingabefeld *Minimale Ähnlichkeit* an. Der hier definierte Schwellenwert wird bei der Ausführung mit der Kennzahl der Ähnlichkeit verglichen. Entspricht die Kennzahl der Ähnlichkeit mindestens dem Schwellenwert, wird der Referenzdatensatz in das Ergebnis aufgenommen. Die Kennzahl der Ähnlichkeit ist nach der Ausführung der Komponente ebenfalls in einer eigenen Datenflussspalte im Datenfluss enthalten. Dieser Datenflussspalte geben Sie im Eingabefeld *Ähnlichkeitsausgabealias* eine aussagekräftige Bezeichnung.

Mit den nächsten beiden Eigenschaften legen Sie die Rahmenbedingungen für den bei der Gruppierung notwendigen Zeichenfolgenvergleich fest. Das Listenfeld *Vergleichsflags* wurde bereits mehrfach erwähnt – von daher hier nur der kurze Hinweis auf die Tabelle 10.3 in Kapitel 10. Neu hingegen sind die Möglichkeiten des Listenfelds *Zahlen*. Hier definieren Sie, inwieweit in den Zeichenfolgen enthaltene Zahlen beim Vergleich zu berücksichtigen sind. Sie haben die Wahl zwischen den Einstellungen *Neither*, *Leading*, *Trailing* und *Leading and Trailing*. Durch den Eintrag *Leading* werden nur Zahlen vor und durch den Eintrag *Trailing* nur Zahlen hinter der Zeichenfolge berücksichtigt. Eine Kombination dieser beiden Einträge erhalten Sie durch die Auswahl des Eintrags *Leading and Trailing*, wohingegen die Zahlen beim Vergleich keine Berücksichtigung durch den Eintrag *Neither* erhalten. Mit dieser Eigenschaft ist die Konfiguration der Gruppierung zu jeder Datenflussspalte abgeschlossen.

In Abbildung 12.15 sehen Sie die Gruppierung der Datenflussspalten *Firma*, *Ort* und *Region*. Dabei werden die Datenzeilen zunächst exakt nach den Werten der Datenflussspalte *Region* gruppiert. Innerhalb dieser Gruppe erfolgt dann die Fuzzygruppierung bei den Spalten *Firma* und *Ort*. Wobei bei der Gruppierung der Datenflussspalte *Firma* nur ähnliche Werte zu einer Gruppe zusammengefasst werden, deren Kennzahl der Ähnlichkeit mindestens 0,2 entspricht. Der Schwellenwert der minimalen Ähnlichkeit bei der Gruppierung der Datenflussspalte *Ort* hingegen liegt bei mindestens 0,75. Bei beiden Gruppierungsvorgängen werden Zahlen in den Werten ebenso wenig berücksichtigt wie eine unterschiedliche Groß- und Kleinschreibung.

Die letzte Registerkarte dieses Editors enthält den Ihnen bereits von der Komponente *Fuzzysuche* bekannten Schieberegler *Schwellenwert für Ähnlichkeit*. Mit diesem legen Sie den Schwellenwert der Ähnlichkeit fest, der für den Vergleich mit der Kennzahl für Ähnlichkeit der Gruppierungsvorgänge aller Datenflussspalten relevant ist. Neben dieser Eigenschaft kennen Sie auch die Eigenschaften der Kategorie *Tokentrennzeichen*. In dieser spezifizieren Sie die Rahmenbedingungen der Tokenisierung. Die hier erwähnten Eigenschaften betreffen den von der Komponente *Fuzzygruppierung* verwendeten Part der Fuzzysuche. Insofern haben diese Eigenschaften auch dieselben Auswirkungen wie bei der Komponente *Fuzzysuche*. Mehr dazu lesen Sie im Abschnitt »Fuzzysuche«.

Zusätzlich zu den bereits bekannten Eigenschaften bietet der Editor noch drei weitere Eigenschaften an. Mit diesen können Sie den bei der Gruppierung verwendeten Spalten *_key_in*, *_key_out* und *_score* aussagekräftige Bezeichnungen geben. Dazu steht für *_key_in* das Eingabefeld *Name der Eingabeschlüsselspalte* zur Verfügung, für *_key_out* das Eingabefeld *Name der Ausgabeschlüsselspalte* und für *_score* das Eingabefeld *Name der Ähnlichkeitsergebnisspalte*. Unter den hier vergebenen Bezeichnungen sind diese Spalten nach der Ausführung der Komponente im Datenfluss enthalten.

Die Konfiguration der Komponente *Fuzzygruppierung* ist mit diesen Eigenschaften beendet. Der Erweiterte Editor bietet zwar noch weitere Eigenschaften an, diese gleichen jedoch denen der Komponente *Fuzzysuche*. Sie sehen, bis auf wenige Ausnahmen sind die Konfigurationsmöglichkeiten der beiden Komponenten gleich. Hier wie dort gibt es keine Richtlinien zur optimalen Konfiguration der Schwellenwerte der Ähnlichkeit. Von daher gilt auch bei der Komponente *Fuzzygruppierung* die Weisheit »Probieren geht über Studieren«.

Hinweise

Für die Komponente *Fuzzygruppierung* gelten dieselben Hinweise wie für die *Fuzzysuche*-Komponente. Dennoch sei an dieser Stelle nochmals darauf hingewiesen, dass diese Komponente viel Speicherplatz und Performance in Anspruch nimmt. Eine Verbindung zu einer produktiven Datenbank sollte von daher vermieden werden.

Die Komponente *Fuzzygruppierung* ist nur in SSIS von SQL Server Enterprise Edition verfügbar. Andere Editionen von SQL Server können Pakete mit dieser Komponente nicht ausführen.

Wie die Komponente *Fuzzysuche* bietet auch die Komponente *Fuzzygruppierung* keine Unterstützung für eine Fehlerausgabe an.

Langsam veränderliche Dimension

Langsam veränderliche Dimension – diese Datenflusstransformation klingt nach einem Phänomen, das bestimmt jede bisher dagewesene Star Trek-Crew gerne mal untersuchen würde. Aber ganz so futuristisch ist diese Komponente nicht, kann sie doch für eine tagtägliche Anforderung eingesetzt werden. Kurz und knapp gesagt, geht es bei der Komponente *Langsam veränderliche Dimension* um die Aktualisierung von Dimensionstabellen eines Data Warehouse mit den aktuellen Daten einer transaktionalen Datenbank.

Dimensionstabellen sind die Basis für Dimensionen einer mehrdimensionalen Datenbank – einer Analysis Services-Datenbank. Nun ist eine solche Dimensionstabelle in einem Data Warehouse im Grunde genommen nichts anderes als eine Tabelle in einer Datenbank. Diese Tabelle speichert die Daten einer Dimension – zum Beispiel die Artikeldaten. Im Gegensatz zu transaktionalen Datenbanken, die primär den aktuellen Stand der Daten anbieten, speichern die Dimensionstabellen eines Data Warehouse die Daten langfristig und historisch. So enthält die Tabelle *Artikel* der Beispieldatenbank *ssisWaWi* zu jedem Artikel nur den aktuellen Verkaufspreis, während in der Dimensionstabelle *dim.Artikel* auch die in der Vergangenheit gültigen Preise mitsamt ihren Gültigkeitsbereichen gespeichert sind. Um solche historische Daten speichern zu können, beinhalten die Dimensionstabellen folgende zusätzliche Spalten:

- **Künstlicher Primärschlüssel – *Surrogate Key* oder *Warehouse Key*** Der Primärschlüssel der Dimensionstabelle. Er schlüsselt die Dimension unter Berücksichtigung des jeweiligen Zeitraums, in dem sie gültig ist. In der Regel ist der künstliche Primärschlüssel ein rein technischer Primärschlüssel, der automatisch durch eine fortlaufende Zahl über die `IDENTITY`-Funktion der Tabelle vergeben wird.
- **Natürlicher Primärschlüssel – *Natural Key*** Der Primärschlüssel, mit dem die Dimension in der Originaltabelle eindeutig gekennzeichnet wird. Der natürliche Primärschlüssel alleine ist für die historischen Daten nicht mehr ausreichend, da dieser Schlüssel pro gespeichertem Zeitraum vorhanden und somit nicht eindeutig ist.

- **Gültig-von-Datum – *Effective Date*** Der Zeitpunkt, ab dem die Dimension gültig ist. Eine Dimension, die nur ein Gültig-von-Datum, aber kein Gültig-bis-Datum enthält, ist die Dimension mit den aktuellen Werten.
- **Gültig-bis-Datum – *Expiration Date*** Der Zeitpunkt, ab dem eine Dimension nicht mehr gültig ist. Zeiträume, in denen Dimensionen gültig waren, werden anhand der Spalten mit den Gültig-von- und Gültig-bis-Daten ermittelt.
- **Aktuell – *Current Member*** Eine Kennzeichnung des Datensatzes mit den aktuellen Werten. Sie dient zur schnelleren Lokalisierung des aktuell gültigen Datensatzes.

Die Daten einer Dimensionstabelle beinhalten Kopien von den Daten einer Originaltabelle. Im genannten Beispiel sind in der Dimensionstabelle *dim.Artikel* die Daten der Tabelle *Artikel* enthalten. Bei der Aktualisierung der Daten in der Originaltabelle stellt sich die Frage, wie mit den Daten der Dimensionstabelle verfahren werden soll. Es ist in einer transaktionalen Datenbank nun mal keine Ausnahme, sondern wohl eher die Regel, dass sich die Daten mit der Zeit verändern. So ist es nicht unüblich, wenn sich von Zeit zu Zeit die Verkaufspreise der Artikel erhöhen – um beim Beispiel der Tabelle *Artikel* zu bleiben. Diese Änderungen müssen in den Daten der Dimensionstabellen nachgezogen werden – ohne dabei aber die Daten der Dimensionstabellen einfach zu überschreiben. Vielmehr müssen die historischen Daten der Dimensionstabellen unverändert bleiben, da sonst zeitliche Zusammenhänge nicht mehr nachvollzogen werden können. Konkret bedeutet dies im Beispiel der Artikeldaten, dass durch die Angabe von neuen Verkaufspreisen die bereits bestehenden Daten mit den alten Preisen nicht verloren gehen dürfen. Würden die Verkaufspreise in der Dimensionstabelle einfach mit neuen Werten überschrieben, wären auf die Vergangenheit bezogene Auswertungen schlicht und ergreifend falsch. Bei der Aktualisierung der Daten einer Dimensionstabelle muss insofern zunächst geprüft werden, welche Daten geändert und welche historisiert werden müssen. Abhängig von dieser Prüfung werden die entsprechenden Datenmanipulationen durchgeführt. Bei diesem Vorgang spricht man von *langsam veränderlichen Dimensionen*.

Bei der Änderung der Daten wird zwischen zwei Typen unterschieden: Daten, die historisch gesehen relevant sind, und Daten, die keine Auswirkungen auf historische Zusammenhänge haben. Letztere sind eher statischer Natur und werden als erweiternde Informationen in der Dimensionstabelle gespeichert. Dies ist im Beispiel der Tabelle *dim.Artikel* die Spalte *Bezeichnung*. Der Wert dieser Spalte ändert sich in der Regel nie und wenn, dann hat diese Änderung keine Auswirkungen auf historische Zusammenhänge.

Doch welche Änderungen in welchen Spalten wirken sich auf historische Zusammenhänge aus? Wie soll beispielsweise die Information gespeichert werden, dass der Verkaufspreis eines Artikel ab dem 2. Mai 2010 nicht mehr 0,75 €, sondern 0,90 € beträgt? In der transaktionalen Datenbank wird der alte Verkaufspreis einfach mit dem neuen Verkaufspreis überschrieben. Dies ist auch notwendig, denn die Ermittlung des Verkaufspreises zu einem Artikel muss schnell erfolgen. Zusätzliche historische Daten würden diese Ermittlung nur verlangsamen. Wie aber ist mit dieser neuen Information in der Dimensionstabelle zu verfahren? Soll der alte Verkaufspreis einfach mit dem neuen Verkaufspreis überschrieben werden oder ist es wichtig zu wissen, von wann bis wann der Verkaufspreis 0,75 € für den Artikel gültig war und seit wann der Verkaufspreis 0,90 € gilt? Die Antwort auf diese Frage lässt sich mit einer weiteren Frage eruieren: Ist die Änderung dieser Information relevant für historische Zusammenhänge? Je nach Relevanz der Information kann diese überschrieben oder muss diese historisiert werden. Mit diesen beiden Möglichkeiten wären auch schon zwei der drei von Ralph Kimball[2] definierten Typen genannt, die zur Speicherung solcher *langsam veränderlichen Dimensionen* führen. Die Auswirkungen der einzelnen Typen sind folgende:

---

[2] Ralph Kimball & Margy Ross: The Data Warehouse Toolkit. The Complete Guide to Dimensional Modeling

- **Typ 1** Es werden keine historischen Informationen gespeichert. Für das genannte Beispiel bedeutet dies, dass der alte Verkaufspreis eines Artikels mit dem neuen überschrieben wird. Danach ist nicht mehr nachzuvollziehen, welcher Verkaufspreis für den Artikel vor dieser Änderung gültig war.
- **Typ 2** Es werden historische Informationen gespeichert. Dabei wird der von der Änderung betroffene Datensatz der Dimensionstabelle als *abgelaufen* gekennzeichnet und die neue Information in einem neuen Datensatz gespeichert. Im aktuellen Beispiel findet diese Kennzeichnung des betroffenen Artikeldatensatzes durch das Speichern des aktuellen Datums in der Spalte mit dem Gültig-bis-Datum statt. Auf diese Weise bleibt der vorherige Verkaufspreis weiterhin in der Dimensionstabelle enthalten – erweitert mit dem Zeitraum, in dem dieser gültig war. Der neue Verkaufspreis wird mit den aktuellen Artikeldaten als neuer Datensatz in der Dimensionstabelle angelegt. Hierbei erhält nun die Spalte mit dem Gültig-von-Datum das aktuelle Datum.
- **Typ 3** Historische Informationen werden zwar gespeichert, aber nicht historisiert. Eine Historisierung im Sinne von mehreren Datensätzen, welche über ein Gültig-von- und Gültig-bis-Datum gekennzeichnet sind, gibt es bei diesem Typ nicht. Hier wird vielmehr der aktuelle Wert als historische Information in einer eigenen Spalte gespeichert, bevor dieser in der Originalspalte mit dem neuen Wert überschrieben wird. Auf diese Art sind beide Informationen – der Wert vor der Änderung und der neue Wert – in einem Datensatz enthalten. Alle anderen historischen Informationen zu diesem Wert gehen verloren. Nun ist dieser Typ nicht bei allen historischen Daten sinnvoll. Im genannten Beispiel mit dem Verkaufspreis wären so nur die letzten beiden Verkaufspreise verfügbar, was für die eine oder andere Auswertung jedoch nicht genügend ist. Die Verwendung dieses Typs bei der Änderung von Verkaufspreisen ist somit nicht unbedingt sinnvoll. Aber vielleicht zur Änderung von Informationen zum Lieferanten eines Artikels. Hier kann es durchaus ausreichend sein, nur den aktuellen und den vorherigen Lieferanten zu speichern. Bei Typ 3 wird die Dimensionstabelle um die jeweiligen Spalten für die historischen Informationen erweitert. Allerdings nicht durch die Komponente *Langsam veränderliche Dimension*. Diese unterstützt den Typ 3 nicht, weswegen dieser hier auch nicht weiter behandelt wird.

Die Umsetzung der Typen 1 und 2 ist abhängig von der Konfiguration der Komponente *Langsam veränderliche Dimension*. SSIS stellt Ihnen hierzu einen Assistenten zur Verfügung. Mit diesem legen Sie fest, welche Daten des Datenflusses welche Spalten einer Dimensionstabelle überschreiben oder historisieren sollen. Dabei fungiert die Komponente *Langsam veränderliche Dimension* als Prüfung und Verteilung der Daten. Sie vergleicht die Datenzeilen des Datenflusses anhand eines definierten Geschäftsschlüssels mit denen der gewählten Dimensionstabelle. Dieser Vergleich kann drei verschiedene Szenarien zur Folge haben.

- Zum Schlüsselwert der Datenzeile wurde kein entsprechender Datensatz in der Dimensionstabelle gefunden. Infolgedessen wird die Datenzeile des Datenflusses als neuer Datensatz in der Dimensionstabelle angelegt.
- Es wurde zwar ein entsprechender Datensatz in der Dimensionstabelle gefunden, aber keine Unterschiede zu den Daten der Datenzeile festgestellt. Von daher wird der Datensatz nicht verändert und die Verarbeitung mit der nächsten Datenzeile fortgesetzt.
- In der Dimensionstabelle wurde zum Schlüsselwert der Datenzeile ein entsprechender Datensatz gefunden, dessen Daten sich von denen der Datenzeile unterscheiden. In diesem Fall wird die Dimensionstabelle mit den Werten der Datenzeile aktualisiert. Inwieweit dabei die Daten des entsprechenden Datensatzes überschrieben oder historisiert werden, ist abhängig von der Konfiguration der Komponente *Langsam veränderliche Dimension*. Von dieser ist auch abhängig, ob sich die Werte einer Spalte von Datenzeile zu Datensatz überhaupt unterscheiden dürfen. Wenn das nicht der Fall sein darf und die Werte sich dennoch unterscheiden, wird je nach Konfiguration die Verarbeitung der Komponente fehlerhaft beendet oder die Datenzeile in einen eigenen Datenflusspfad geleitet. Ist eine Änderung des

Werts in der Spalte jedoch erlaubt, folgt diese entweder in Form einer Historisierung oder der bestehende Wert des Datensatzes wird mit dem Wert der Datenzeile überschrieben. Die Historisierung des Datensatzes verläuft wie bei Typ 2 beschrieben: Mit dem Eintrag des aktuellen Datums in der Spalte des Gültig-bis-Datums wird der bestehende Datensatz als abgelaufen gekennzeichnet, während die aktuellen Werte der Datenzeile plus dem aktuellen Datum in der Spalte des Gültig-von-Datums als neuer Datensatz in der Dimensionstabelle angelegt wird. Das Überschreiben eines Werts ist nicht so aufwändig, wird hier doch der bestehende Wert einfach mit dem neuen Wert überschrieben.

Im Grunde genommen gibt es neben diesen drei Szenarien noch ein viertes Szenario: Die Dimensionstabelle beinhaltet Datensätze mit Schlüsselwerten, zu denen es im Datenfluss keine Datenzeilen gibt. Dieser Fall tritt ein, wenn in der Originaltabelle der entsprechende Datensatz gelöscht wurde. Die konsequente Folge wäre nun, dass entweder der Datensatz in der Dimensionstabelle ebenfalls gelöscht oder aber wenigstens mit dem aktuellen Datum als abgelaufen gekennzeichnet wird. Jedoch ist beides nicht der Fall, da die Komponente *Langsam veränderliche Dimension* einen solchen Vergleich nicht unterstützt. Diese prüft lediglich, ob es sich bei der aktuellen Datenzeile um einen neuen oder um einen bereits bestehenden Datensatz in der Dimensionstabelle handelt.

Je nach Ergebnis dieser Prüfung leitet die Komponente die aktuelle Datenzeile an den Datenflusspfad weiter, der die notwendigen Datenflusstransformationen für die weitere Verarbeitung beinhaltet. Dabei stellt die Komponente *Langsam veränderliche Dimension* insgesamt sechs verschiedene Datenflusspfade zur Verfügung. Vier davon werden automatisch vom Assistenten der Komponente mitsamt den entsprechenden Datenflusstransformationen angelegt.

- **Ausgabe: Updates von veränderlichen Attributen** Dieser Datenflusspfad verarbeitet die Aktualisierung der Spalten von bestehenden Datensätzen, deren Inhalt historisch nicht relevant ist. Die Daten werden an die Datenflusstransformation *OLE DB-Befehl* geleitet, über die ein entsprechender UPDATE-Befehl zur Änderung des Datensatzes ausgelöst wird. Dieser Datenflusspfad entspricht der Umsetzung des Typs 1 und wird mitsamt den Komponenten vom Assistenten automatisch erzeugt.
- **Ausgabe der Einfügevorgänge im Verlaufsattribut** Mit diesem Datenflusspfad erfolgt der erste Teil der Historisierung eines Datensatzes – die Kennzeichnung des aktuellen Datensatzes als abgelaufen. Dazu wird zunächst mit der Komponente *Abgeleitete Spalte* das aktuelle Datum ermittelt. Anschließend wird dieses Datum in der Komponente *OLE DB-Befehl* in einem entsprechenden UPDATE-Befehl zur Aktualisierung der Spalte mit dem Gültig-bis-Datum verwendet. Dieser Datenflusspfad entspricht somit der Umsetzung des ersten Teils des Typs 2. Die Komponenten wie auch der Datenflusspfad selbst werden vom Assistenten automatisch erzeugt.
- **Neue Ausgabe** Der Name dieses Datenflusspfads sagt es schon: Hier werden neue Datensätze in die Dimensionstabelle geladen. Dies betrifft zum einen die Datenzeilen, zu denen noch keine Einträge in der Dimensionstabelle existieren, und zum anderen den Part der Historisierung, durch den die neuen und aktuellen Werte der Datenzeilen in der Dimensionstabelle angelegt werden. Letzteres entspricht dem zweiten Teil der Umsetzung von Typ 2. Dazu wird auch in diesem Datenflusspfad zunächst über die Komponente *Abgeleitete Spalte* das aktuelle Datum ermittelt. Anschließend werden die Datenzeilen über das Datenflussziel *OLE DB-Ziel* in die Dimensionstabelle geladen, wobei das aktuelle Datum in der Spalte des Gültig-von-Datums verwendet wird. Dieser Datenflusspfad und die darin enthaltenen Komponenten werden vom Assistenten automatisch erzeugt.
- **Ausgabe der Updates abgeleiteter Elemente** Abgeleitete Elemente sind Dimensionseinträge mit dem Charakter eines Platzhalters. Diese Einträge entstehen unter anderem durch das Laden von Faktendaten, zu denen keine entsprechenden Dimensionen verfügbar waren. Mit diesem Datenflusspfad werden solch vorab angelegte Einträge nachträglich mit den tatsächlichen Werten aktualisiert. Diese Aktualisie-

rung erfolgt mit einem entsprechenden UPDATE-Befehl über die Komponente *OLE DB-Befehl*. Dieser Datenflusspfad wie auch die Komponente *OLE DB-Befehl* werden nur bei entsprechender Konfiguration automatisch erzeugt.

- **Ausgabe des festen Attributs** In diesem Datenflusspfad sind die Datenzeilen enthalten, deren Werte sich zwar von denen der Dimensionstabelle unterscheiden, aber laut Konfiguration nicht verändert werden dürfen. Dieser Datenflusspfad steht nur manuell zur Verfügung und wird nicht automatisch erzeugt.
- **Nicht geänderte Ausgabe** Inhalt dieses Datenflusspfads sind die Datenzeilen, deren Werte identisch mit denen der Dimensionstabelle sind. Dieser Datenflusspfad wird vom Assistenten nicht automatisch erzeugt.

Abbildung 12.16 zeigt alle möglichen Datenflusspfade der Komponente *Langsam veränderliche Dimension*. In diesem Beispiel werden die Daten der Dimensionstabelle *dim.Artikel* mit den Daten des Datenflusses aktualisiert.

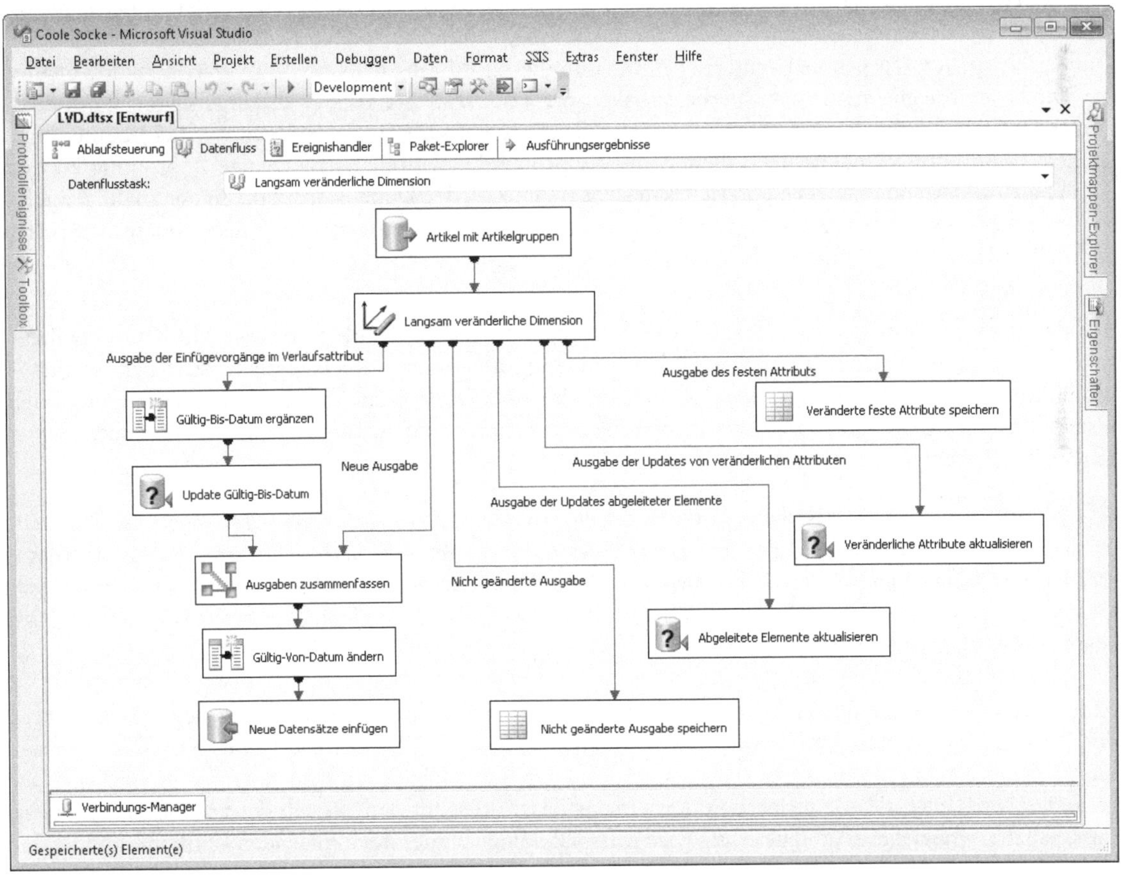

Abbildung 12.16 Die Datenflusspfade der Komponente *Langsam veränderliche Dimension*

Konfiguration

Die Komponente *Langsam veränderliche Dimension* bietet Ihnen zur Konfiguration keinen Editor, sondern einen Assistenten an. Dieser führt Sie schrittweise durch die Konfiguration und erstellt zum Abschluss bis zu vier verschiedene Datenflusspfade mit den jeweiligen Komponenten. Diesen Assistenten starten Sie mit einem Doppelklick auf die Komponente *Langsam veränderliche Dimension*, nachdem Sie diese in den Datenfluss aufgenommen und mit einem Datenflusspfad verbunden haben. Mit dem ersten Schritt des Assistenten erhalten Sie eine nette Begrüßung und eine Erklärung, warum der Assistent gestartet wurde. Mit einem Klick auf die Schaltfläche *Weiter* gelangen Sie zum ersten relevanten Schritt des Assistenten. Dort legen Sie die Zuordnung der Datenflussspalten zu den Spalten der Dimensionstabelle fest. Diese beginnt wie bei vielen anderen Komponenten mit der Auswahl eines Verbindungs-Managers. Im Listenfeld *Verbindungs-Manager* wählen Sie den *OLE DB-Verbindungs-Manager* aus, über den eine Verbindung zu der Datenbank mit der Dimensionstabelle hergestellt wird. Die Dimensionstabelle selbst ist nach dieser Auswahl im Listenfeld *Tabelle oder Sicht* enthalten.

Nachdem Sie die Dimensionstabelle im Listenfeld *Tabelle oder Sicht* gewählt haben, werden in der tabellarischen Ansicht die Eingabespalten – die Datenflussspalten – und die Spalten der Dimensionstabelle – die Dimensionsspalten – gegenüberstellt. Hier findet nun die Zuordnung der Datenflussspalten zu den Spalten der Dimensionstabelle statt. Auch hierbei erhalten Sie Unterstützung vom Assistenten. Dieser hat bereits einige der Spalten anhand des Spaltennamens und des Datentyps für Sie zugeordnet. Wie bei jeder automatischen Zuordnung sollten Sie auch diese sorgfältig prüfen. Die automatisch erzeugte Zuordnung können Sie manuell ändern oder auch erweitern. Dazu steht Ihnen zu jeder Dimensionsspalte in der Spalte *Eingabespalten* ein Listenfeld zur Verfügung, über das Sie die einzelnen Datenflussspalten den Dimensionsspalten zuordnen können. Dabei müssen die Datentypen der Datenflussspalten kompatibel zu den Datentypen der Dimensionsspalten sein.

Mit der Spalte *Schlüsseltyp* legen Sie den Geschäftsschlüssel dieser Verarbeitung fest. Mit dem Geschäftsschlüssel wird eine Datenzeile des Datenflusses eindeutig identifiziert. Ebenso identifiziert der Geschäftsschlüssel auf der Seite der Dimensionstabelle exakt eine Dimension – unabhängig davon, wie viele historische Einträge es bereits zu dieser Dimension gibt. Der Geschäftsschlüssel kann aus einer oder mehreren Spalten bestehen.

ACHTUNG Bei dem Geschäftsschlüssel handelt es sich um den natürlichen Primärschlüssel – den *Natural Key* – und nicht um den künstlichen Primärschlüssel – den *Surrogate Key* oder *Warehouse Key* – der Dimensionstabelle. Der Wert des künstlichen Primärschlüssels ist im Datenfluss nicht enthalten. Ein Vergleich des Primärschlüssels der Originaltabelle mit dem künstlichen Primärschlüssel der Dimensionstabelle ist auch nicht sinnvoll. Ein solcher Vergleich würde im besten Fall keine Ergebnisse oder aber – im schlechtesten Fall – falsche Ergebnisse liefern.

Anhand des Geschäftsschlüssels wird zu jeder Datenzeile des Datenflusses der entsprechende Datensatz in der Dimensionstabelle gesucht. Existiert in der Dimensionstabelle kein entsprechender Datensatz, werden die Werte der Datenzeile als neuer Datensatz in der Dimensionstabelle angelegt. Sofern aber ein Datensatz gefunden wird, folgt die Aktualisierung der Dimensionsspalten mit den Werten der zugeordneten Datenflussspalten – wobei diese Aktualisierung wiederum abhängig von der noch folgenden Konfiguration ist.

Den Geschäftsschlüssel dieser Zuordnung legen Sie durch die Auswahl des Eintrags *Geschäftsschlüssel* bei einer oder mehreren Spaltenzuordnungen fest. Die Werte dieser Spalten fungieren somit als Schlüsselspalten und sind infolgedessen schreibgeschützt. Alle anderen Zuordnungen der Eingabespalten zu den Dimensionsspalten erhalten den Schlüsseltyp *Keine Schlüsselspalte*. Die Werte dieser Spalten können abhängig von der weiteren Konfiguration aktualisiert werden.

Für das aktuelle Beispiel der Dimensionstabelle *dim.Artikel* wird die Spalte *ArtikelNr* als Schlüsselspalte verwendet. Alle anderen Zuordnungen der Datenflussspalten zu den Dimensionsspalten erhalten den Schlüsseltyp *Keine Schlüsselspalte*. Sie sehen diese Konfiguration in Abbildung 12.17. Bei den Dimensionsspalten *dimAktuell*, *dimGültigBis* und *dimGültigVon* handelt es sich um die Spalten mit dem *Current Member*, dem *Effective Date* und dem *Expiration Date*. Mit diesen Spalten wird die Historisierung des jeweiligen Datensatzes gekennzeichnet. Dementsprechend werden diesen Dimensionsspalten an dieser Stelle keine Datenflussspalten zugeordnet.

TIPP Bei der Definition der Dimensionstabelle sollten Sie den Spalten für das *Current Member*, das *Effective Date* und das *Expiration Date* Bezeichnungen geben, die diese als solche klar kennzeichnen. Je unverkennbarer diese Bezeichnungen sind, umso unwahrscheinlicher ist eine automatische Zuordnung von Datenflussspalten zu diesen Dimensionsspalten durch den Assistenten.

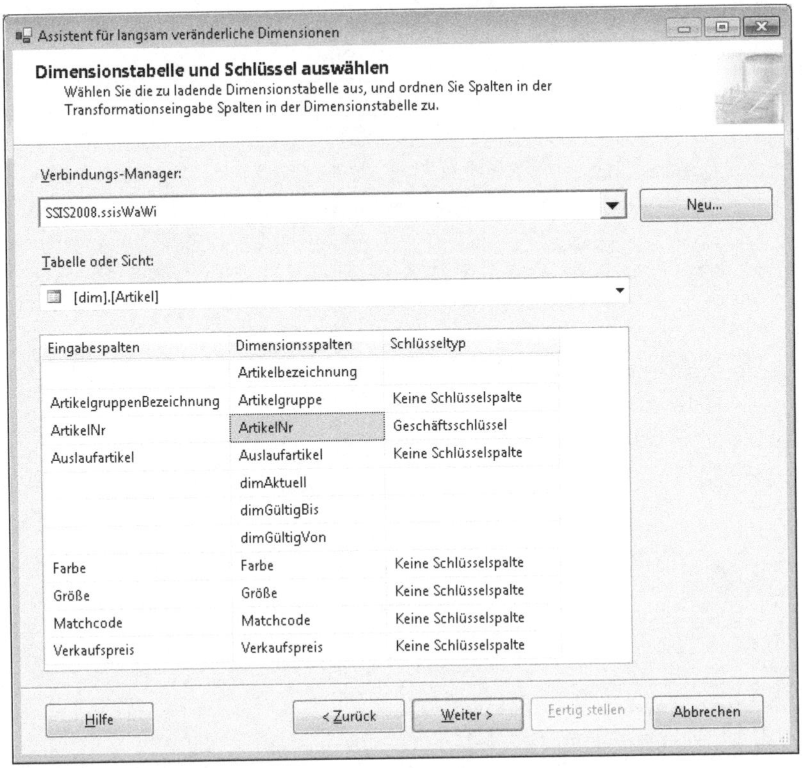

Abbildung 12.17 Schritt 1 des Assistenten zur Datenflusstransformation *Langsam veränderliche Dimension*

Nach der Definition der Schlüsseltypen legen Sie im nächsten Schritt des Assistenten fest, ob und wie Dimensionsspalten mit dem Schlüsseltyp *Keine Schlüsselspalte* aktualisiert werden sollen. Dazu wählen Sie zunächst die jeweilige Dimensionsspalte im Listenfeld *Dimensionsspalten* und bestimmen danach mit dem Listenfeld *Änderungstyp*, inwieweit diese Spalte aktualisiert wird. Das Listenfeld *Änderungstyp* stellt Ihnen hierzu die drei Änderungstypen *Verlaufsattribut*, *Veränderliches Attribut* und *Festes Attribut* zur Verfügung. Wobei es sich bei dem letztgenannten nicht wirklich um einen Änderungstyp handelt, sondern vielmehr um einen Vergleich des Werts der Dimensionsspalte mit dem Wert der zugeordneten Datenflussspalte. Dieser

Wert muss bei diesem Änderungstyp in beiden Spalten identisch sein. Sofern sich die Werte jedoch unterscheiden, wird die Verarbeitung der Komponente abgebrochen oder aber die Datenzeile in den Datenflusspfad *Ausgabe des festen Attributs* geleitet. Welche dieser beiden Varianten eintritt, definieren Sie im nächsten Schritt des Assistenten. Mit dem Eintrag *Veränderliches Attribut* legen Sie fest, dass der Wert der Dimensionsspalte mit dem Wert der Datenflussspalte überschrieben wird. Dieser Eintrag entspricht dem eingangs beschriebenen Typ 1. Die so gekennzeichneten Dimensionsspalten werden im Datenflusspfad *Ausgabe: Updates von veränderlichen Attributen* verarbeitet. Typ 2 wird über den Eintrag *Verlaufsattribut* umgesetzt. Die Werte der Dimensionsspalten mit diesem Änderungstyp werden historisiert – sprich: der aktuelle Wert wird als abgelaufen gekennzeichnet und der neue Wert als neuer Datensatz in der Dimensionstabelle angelegt. Die Verarbeitung dieser Daten findet im Datenflusspfad *Ausgabe der Einfügevorgänge im Verlaufsattribut* statt. Es mag logisch sein, aber es sei trotzdem erwähnt: Wenn Sie die Werte einer Dimensionsspalte nicht aktualisieren möchten, wählen Sie diese hier einfach nicht aus.

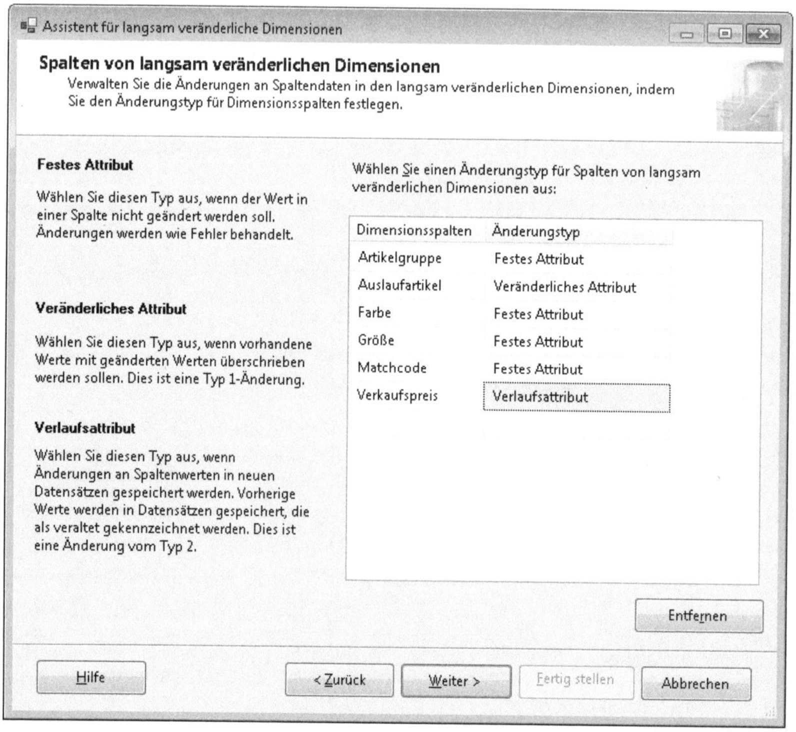

Abbildung 12.18 Schritt 2 des Assistenten zur Datenflusstransformation *Langsam veränderliche Dimension*

In Abbildung 12.18 sehen Sie die Konfiguration der Änderungstypen für das Beispiel der Dimensionstabelle *dim.Artikel*. Anhand dieser Konfiguration werden die Werte der Dimensionsspalte *Auslaufartikel* überschrieben und die Werte der Dimensionsspalte *Verkaufspreis* historisiert. Bei allen weiteren Dimensionsspalten dürfen sich die Werte nicht von denen der Datenflussspalten unterscheiden.

Im nächsten Schritt des Assistenten spezifizieren Sie die Änderungstypen *Festes Attribut* und *Veränderliches Attribut*. Sie sehen diesen Schritt nur, wenn Sie mindestens einen der beiden Änderungstypen zu einer Dimensionsspalte gewählt haben. Hier stehen Ihnen lediglich zwei Eigenschaften zur Verfügung. Die erste Eigenschaft bezieht sich auf die Spalten mit dem Änderungstyp *Festes Attribut*. Wie eben bereits erwähnt, dürfen sich bei diesem Änderungstyp die Werte der Dimensionsspalten nicht von den Werten der Datenflussspalten unterscheiden. Mit der Eigenschaft *Transformationen fehlschlagen lassen, wenn Änderungen an einem festen Attribut erkannt werden* legen Sie fest, wie die Komponente reagieren soll, wenn sich die Werte trotzdem unterscheiden. Aktivieren Sie diese Eigenschaft, wird die Komponente fehlerhaft beendet. Wenn Sie jedoch die Eigenschaft nicht aktivieren, werden die betroffenen Datenzeilen in den Datenflusspfad *Ausgabe des festen Attributs* geleitet. Dort können Sie mit entsprechenden Datenflusskomponenten eine weitere Verarbeitung dieser Datenzeilen realisieren. Die zweite Eigenschaft mit der doch recht ausführlichen Bezeichnung *Alle übereinstimmenden Datensätze ändern, einschließlich veralteter Datensätze, wenn Änderungen an einem veränderlichen Attribut erkannt werden* bezieht sich auf den Änderungstyp *Veränderliches Attribut*. Durch diesen Änderungstyp wird der Wert einer Dimensionsspalte mit dem Wert der Datenflussspalte überschrieben. Sofern die Dimensionstabelle historische Daten speichert, gibt es zu einem Datensatz mehrere Versionen. Von daher stellt sich die Frage, ob eine Spalte mit dem Änderungstyp *Veränderliches Attribut* nur beim aktuellen Datensatz mit dem neuen Wert überschrieben werden soll oder auch bei den historisierten Datensätzen. Grundsätzlich wird immer nur der Wert des aktuellen Datensatzes überschrieben und die historisierten Datensätze bleiben unberührt. Falls Sie aber die zweite Eigenschaft aktivieren, werden auch die Werte in den historisierten Datensätzen mit dem neuen Wert überschrieben.

Mit dem nächsten Schritt des Assistenten konfigurieren Sie den Änderungstyp *Verlaufsattribut*. Mit diesem werden die Daten der Dimensionstabelle nach dem eingangs beschriebenen Typ 2 aktualisiert. Dabei wird im aktuellen Datensatz der Wert der Dimensionsspalte nicht einfach mit dem Wert der Datenflussspalte überschrieben, sondern vielmehr der komplette Datensatz als veraltet gekennzeichnet. Diese Kennzeichnung erfolgt entweder über eine einzelne Spalte oder über ein Start- und Enddatum.

Für die erste Variante aktiveren Sie die Eigenschaft *Einzelne Spalte zum Anzeigen der aktuellen und abgelaufenen Datensätze verwenden*. Hiermit ist die ebenfalls eingangs beschriebene Spalte des *Current Member* gemeint, welche Sie im Listenfeld *Spalte mit Indikator für aktuellen Datensatz* wählen. Der Wert dieser Spalte kennzeichnet lediglich den Datensatz als abgelaufen oder als aktuell. Welcher Wert dabei welche Kennzeichnung übernimmt, bestimmen Sie in den Listenfeldern *Wert, wenn aktuell* und *Wert, wenn abgelaufen*. Diese Listenfelder bieten Ihnen die Einträge *True* und *False* sowie *Current* und *Expired*. Die mögliche Auswahl dieser Einträge ist abhängig vom Datentyp der Dimensionsspalte des *Current Member*. Sofern diese Dimensionsspalte den Datentyp *Bit* für boolesche Werte verwendet, können Sie nur die Einträge *True* und *False* auswählen. Verwenden Sie jedoch Datentypen, in denen Zeichenfolgen gespeichert werden, haben Sie die Wahl zwischen *True* und *False* sowie *Current* und *Expired*. Dabei sind Sie nicht an die hier vorgegebenen Werte gebunden. Unter Berücksichtigung des jeweiligen Datentyps können Sie auch eigene Werte in das Listenfeld eintragen.

Bei der zweiten Variante werden die Datensätze über ein Start- und Enddatum gekennzeichnet. Hierbei handelt es sich nun um die Spalten mit dem *Effective Date* und dem *Expiration Date* – dem Gültig-von- und dem Gültig-bis-Datum. Aktuelle Datensätze beinhalten lediglich ein *Effective Date*, während abgelaufene zusätzlich noch das *Expiration Date* speichern. Um diese Variante zu verwenden, aktivieren Sie die Eigenschaft *Start- und Enddatum zum Identifizieren aktueller und abgelaufener Datensätze verwenden*. Anschließend legen Sie mit den Listenfeldern *Spalte mit Startdatum* und *Spalte mit Enddatum* fest, welche Spalten der Dimensionstabelle das *Effective Date* und welche das *Expiration Date* speichern. Beide Spalten erhalten ihren Wert von einer Systemvariablen. Diese wählen Sie im Listenfeld *Variable zum Festlegen von Datumswerten*. Dort können Sie zwischen den Systemvariablen *StartTime*, *ContainerStartTime* und *CreationDate* wählen. Mehr zu Systemvariablen lesen Sie in Kapitel 4.

HINWEIS Den Dimensionsspalten des *Current Member* wie auch denen des *Effective Date* und des *Expiration Date* dürfen keine Datenflussspalten zugeordnet sein – weder als Geschäftsschlüssel noch als Verlaufsattribut oder veränderliches Attribut.

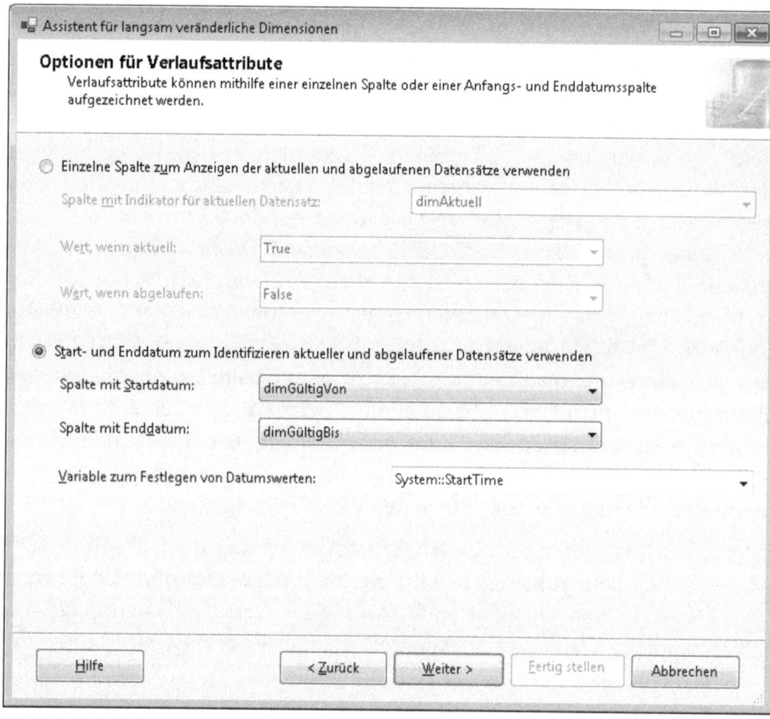

Abbildung 12.19 Die Konfiguration der Verlaufsattribute

Für die Kennzeichnung abgelaufener Datensätze im Beispiel der Dimensionstabelle *dim.Artikel* werden die beiden Spalten *dimGültigVon* und *dimGültigBis* verwendet. Diese erhalten bei der Ausführung den Wert der Systemvariable *StartTime*. Abbildung 12.19 zeigt die hierzu erforderliche Konfiguration.

Der letzte Schritt des Assistenten beinhaltet die Konfiguration zur Aktualisierung von abgeleiteten Elementen. Zur Erinnerung: Bei den abgeleiteten Elementen handelt es sich um Dimensionseinträge mit dem Charakter eines Platzhalters. Diese sind zwar in der Dimensionstabelle bereits enthalten, speichern aber außer dem natürlichen Primärschlüssel – dem *Natural Key* – keine weiteren Daten. Mit der Komponente *Langsam veränderliche Dimension* sind Sie in der Lage, diese fehlenden Daten zu ergänzen. So wird aus dem abgeleiteten Element eine vollwertige Dimension. Die Krux dieser Aktualisierung ist die Identifizierung eines Datensatzes als abgeleitetes Element. Sofern dieser nicht als abgeleitetes Element identifiziert wird, greift die Konfiguration der Änderungstypen pro Dimensionsspalte – und dies kann durchaus auch eine Historisierung des abgeleiteten Elements zur Folge haben. Die Komponente *Langsam veränderliche Dimension* bietet Ihnen zwei Varianten der Identifizierung an. Die erste Variante erfolgt über die Dimensionsspalten, zu denen Änderungstypen definiert sind. Wenn diese Spalten des gefundenen Datensatzes NULL-Werte enthalten, wird dieser Datensatz als abgeleitetes Element erkannt. Für eine Identifizierung dieser Art muss die Eigenschaft *Alle Spalten mit einem Änderungstyp weisen den Wert NULL auf* aktiviert sein. Das abgeleitete Element kann auch über eine eigens dafür vorgesehene Spalte der Dimensionstabelle identifiziert werden. Diese Art der Identifizierung aktivieren Sie mit der Eigenschaft *Mithilfe einer booleschen Spalte anzeigen, ob der aktuelle Datensatz ein abgeleitetes Element ist.* Die entsprechende Dimensionsspalte wählen Sie dabei im Listenfeld *Indikator für abgeleitetes Element.* Sofern Sie jedoch mit der Komponente *Langsam veränderliche Dimension* keine abgeleiteten Elemente aktualisieren möchten, können Sie diese Funktion auch deaktivieren. Dazu entfernen Sie das Häkchen in der Eigenschaft *Unterstützung für abgeleitete Elemente aktivieren.*

Mit diesem Schritt ist die Konfiguration durch den Assistenten beendet. Nach einem Klick auf die Schaltfläche *Weiter* bietet Ihnen der Assistent noch eine Übersicht der von Ihnen konfigurierten Parameter. Diese bestätigen Sie mit einem Klick auf die Schaltfläche *Fertig stellen*. Dadurch wird der Assistent beendet und die entsprechenden Datenflusspfade mitsamt den Komponenten erstellt. In Abbildung 12.16 sehen Sie das Ergebnis der hier beschriebenen Aktualisierung der Dimensionstabelle *dim.Artikel*. Wobei die dort abgebildeten Datenflusspfade *Ausgabe des festen Attributs* und *Nicht geänderte Ausgabe* manuell ergänzt wurden.

BEGLEITDATEIEN Sie finden dieses Beispiel im Paket »BSP12_001«.

Falls Sie nachträglich die Konfiguration der Komponente *Langsam veränderliche Dimension* ändern möchten, starten Sie den Assistenten erneut. Jedoch sollten Sie wissen, dass durch die Neukonfiguration mit dem Assistenten die bereits bestehenden Datenflusspfade wie auch die darin enthaltenen Komponenten neu erstellt werden. Haben Sie die Datenflusspfade mit weiteren Komponenten oder Konfigurationen erweitert, gehen diese bei einer Neuausführung des Assistenten verloren. Eine weitere Möglichkeit, die Konfiguration dieser Komponente zu ändern, besteht mit dem Erweiterten Editor.

Erweiterter Editor

Der Erweiterte Editor beinhaltet sämtliche Konfigurationsmöglichkeiten des Assistenten, angefangen mit dem Verbindungs-Manager, den Sie auf der Registerkarte *Verbindungs-Manager* auswählen. In der Eigenschaft *SqlCommand* der Registerkarte *Komponenteneigenschaften* legen Sie durch den Eintrag einer entsprechenden `SELECT`-Anweisung den Zugriff auf die Dimensionstabelle fest. Hierüber wird zu jeder Datenzeile des Datenflusses der entsprechende Datensatz der Dimensionstabelle mit den aktuellen Werten ermittelt. Die dabei verwendete `WHERE`-Bedingung ist in der Eigenschaft *CurrentRowWhere* anzugeben. Die Definition der Schlüsselspalte wie auch die Konfiguration der Änderungstypen findet pro Datenflussspalte – pro Eingabespalte – auf der Registerkarte *Eingabe- und Ausgabeeigenschaften* statt. Diese Eingabespalten sind in der Unterkategorie *Eingabespalten* der Kategorie *Eingabe für Langsam veränderliche Dimension* enthalten. Zu jeder dieser Eingabespalten legen Sie in der Eigenschaft *ColumnType* fest, ob es sich um die Schlüsselspalte handelt oder welcher Änderungstyp verwendet wird. Die zusätzlichen Konfigurationen zu den festen und veränderlichen Attributen erfolgen mit den Eigenschaften *FailOnFixedAttributeChanged* und *UpdateChangingAttributeHistory* auf der Registerkarte *Komponenteneigenschaften*. Hier ist auch die Aktualisierung der abgeleiteten Elemente konfigurierbar. Durch Aktivieren der Eigenschaft *EnableInferredMember* wird diese Aktualisierung grundsätzlich aktiviert und verwendet dabei das Standardverfahren für die Identifizierung. Wenn Sie jedoch in der Eigenschaft *InferredMemberIndicator* eine Spalte angeben, wird diese zur Identifizierung verwendet.

Zusätzlich zu diesen bereits bekannten Eigenschaften bietet der Erweiterte Editor noch drei weitere Eigenschaften an. Neben der bereits mehrfach erwähnten Eigenschaft *DefaultCodePage* sind dies die Eigenschaften *FailOnLookupFailure* und *IncomingRowChangeType*. Grundsätzlich wird die Komponente *Langsam veränderliche Dimension* auch dann ohne Fehler beendet, wenn zu den Datenzeilen des Datenflusses keine Datensätze in der Dimensionstabelle gefunden wurden. Möchten Sie aber, dass in einem solchen Fall die Komponente fehlerhaft beendet wird, müssen Sie lediglich die Eigenschaft *FailOnLookupFailure* aktivieren. Falls Sie im Datenfluss nur Datenzeilen verarbeiten, die noch nicht in der Dimensionstabelle enthalten sind, ist die Deaktivierung der Prüfung auf vorhandene Datensätze sinnvoll. Durch den Eintrag *Alle neu* in der Eigenschaft *IncomingRowChangeType* werden die Datenzeilen des Datenflusses direkt in den Datenflusspfad *Neue Ausgabe* geleitet. Die Prüfung auf vorhandene Datensätze in der Dimensionstabelle wird bei dieser Konfiguration nicht durchgeführt.

Hinweise

Der Erweiterte Editor bietet mit seinen Eigenschaften zwar die Möglichkeit, bereits bestehende Konfigurationen der Komponente *Langsam veränderlichen Dimension* nachträglich zu ändern, aber diese Art der Konfiguration ist nicht gerade übersichtlich und somit recht fehleranfällig. Auch die Änderung der Konfiguration über den Assistenten ist nicht zufrieden stellend, da hier die Datenflusspfade mitsamt den darin enthaltenen Komponenten neu erstellt werden. Eigene Änderungen an diesen Komponenten gehen dabei verloren. Insofern sind beide Änderungsmöglichkeiten nicht wirklich empfehlenswert. Die einzig brauchbare Methode besteht in der Neuanlage der Komponente *Langsam veränderliche Dimension*. Ersparen Sie sich die Mühe und den Ärger einer Änderung über den Erweiterten Editor oder den Assistenten. Am besten löschen Sie die bestehende Komponente und legen diese erneut an. Eigene Anpassungen in den Komponenten der jeweiligen Datenflusspfade können Sie nach der Erstellung der neuen Datenflusspfade in die dort neu erstellten Komponenten übernehmen. Sofern es die Änderungen zulassen, ist es auch möglich, die neu erstellten Komponenten mit den vorherigen, von Ihnen modifizierten auszutauschen. Vergessen Sie bei einer solchen Neuerstellung nicht die beiden Eigenschaften *FailOnLookupFailure* und *IncomingRowChangeType* des Erweiterten Editors. Die dort vorgenommenen Einstellungen gehen bei der Neuerstellung logischerweise verloren und müssen nochmal konfiguriert werden.

Doppelte Datenzeilen im Datenfluss sollten Sie unbedingt vermeiden, da die Komponente *Langsam veränderliche Dimension* keine doppelten Datenzeilen erkennt. Zu jeder Datenzeile des Datenflusses prüft die Komponente anhand des Geschäftsschlüssels, ob bereits ein entsprechender Datensatz in der Dimensionstabelle existiert. Ist dies nicht der Fall, wird die Datenzeile als neuer Datensatz in der Dimensionstabelle angelegt. Existieren im Datenfluss nun weitere Datenzeilen mit dem gleichen Geschäftsschlüssel, werden auch diese als neue Datensätze in der Dimensionstabelle gespeichert. Die Folge sind mehrfach gleichberechtigte Einträge in der Dimensionstabelle oder ein fehlerhafter Abbruch des Ladevorgangs wegen Schlüsselverletzungen. Letzteres erhalten Sie jedoch nur, wenn Sie an der Dimensionstabelle entsprechende, eindeutige Schlüssel definiert haben. Die im Beispiel verwendete Dimensionstabelle *dim.Artikel* enthält einen eindeutigen Schlüssel auf den Spalten *ArtikelNr* und *dimGültigBis*, wodurch keine doppelten Datensätze angelegt werden können. Nicht nur bei neuen Datensätzen sorgen doppelte Datenzeilen für Ärger, sondern auch wenn zum Geschäftsschlüssel der Datenzeile bereits ein Datensatz in der Dimensionstabelle existiert. In diesem Fall wird der Datensatz mit den Werten der Datenzeile aktualisiert – und zwar mit jeder Datenzeile, die den gleichen Geschäftsschlüssel enthält. Dies ist bei einer Aktualisierung mit dem Änderungstyp *Veränderliches Attribut* nicht weiter problematisch – höchstens zeitraubend. Bei dem Änderungstyp *Verlaufsattribut* hingegen wird die erste Datenzeile als aktueller Datensatz eingetragen und durch die zweite direkt als abgelaufen gekennzeichnet. Wobei die zweite nun den aktuellen Datensatz darstellt. Bei mehreren Datenzeilen mit dem gleichen Geschäftsschlüssel wird die letzte im Datenfluss enthaltene Datenzeile als der aktuelle Datensatz gespeichert. Ob dabei nun die korrekte Datenzeile als der aktuelle Datensatz oder als abgelaufen in der Dimensionstabelle steht, ist reine Glückssache.

Die Komponente *Langsam veränderliche Dimension* macht ihrem Namen alle Ehre. Die Verarbeitung der veränderlichen Dimensionen ist tatsächlich langsam. Dies liegt zum einen an der Prüfung, ob zu einer Datenzeile ein entsprechender Datensatz in der Dimensionstabelle vorhanden ist, und zum anderen an dem mehrfachen Einsatz der Komponente *OLE DB-Befehl*. Die schlechte Performance bei der Prüfung ist bedingt durch die Anzahl der SQL-Abfragen. Zu jeder Datenzeile des Datenflusses wird eine separate SQL-Anweisung an der Dimensionstabelle ausgeführt, über die eventuell vorhandene Datensätze ermittelt werden. Die einzige Chance, die Performance der Prüfung zu verbessern, liegt in der Definition entsprechender Indexe an der Dimensionstabelle – zum Beispiel auf den Spalten, welche als Geschäftsschlüssel verwendet werden. Ebenso pro Datenzeile wird die Komponente *OLE DB-Befehl* ausgeführt. Als mögliche Alternative kann auf die Verwendung dieser Komponente verzichtet werden. Anstelle dessen laden Sie die Daten des jeweiligen Datenflusspfads in eine entsprechende Staging-Tabelle. Nach dem Datenfluss aktualisieren Sie die Daten der Dimensionstabelle anhand der in der Staging-Tabelle gespeicherten Daten. Diese Aktualisierung führen Sie mit dem Ablaufsteuerungselement *Task 'SQL ausführen'* aus. Trotz der Verwendung einer Staging-Tabelle kann diese Variante schneller sein, da Sie nun nicht pro Datenzeile des Datenflusses eine UPDATE-Anweisung ausführen, sondern lediglich eine einzige UPDATE-Anweisung anhand der Daten der Staging-Tabelle. Mehr zu dieser Vorgehensweise lesen Sie in den Hinweisen des Abschnitts »OLE DB-Befehl«. Eine weitere Performanceverbesserung kann durch den Einsatz der Komponente *Suche* erzielt werden. Mit dieser ermitteln Sie die Datenzeilen des Datenflusses, zu denen es keine entsprechenden Datensätze in der Dimensionstabelle gibt. Die so herausgefilterten Datenzeilen leiten Sie direkt zum Datenflussziel, während alle anderen Datenzeilen mit der Komponente *Langsam veränderliche Dimension* verarbeitet werden. Dadurch minimieren Sie nicht nur die Anzahl der zu verarbeitenden Datenzeilen, sondern nutzen auch die bessere Performance der Komponente *Suche*.

Vielleicht haben Sie beim Lesen dieses Abschnitts schon darüber nachgedacht, ob der Einsatz dieser Komponente nicht auch für andere Szenarien – jenseits von Dimensionstabellen – möglich wäre. Natürlich ist diese Komponente nicht auf die Aktualisierung von Dimensionstabellen begrenzt. Sie können diese zum Aktualisieren jeglicher Tabellen mit historischen Daten verwenden. Die einzige Voraussetzung hierfür besteht darin, dass diese Tabellen die eingangs beschriebenen Spalten enthalten – obwohl diese zur Speicherung historischer Daten ohnehin nicht vermeidbar sind. Im Grunde genommen könnte die Komponente auch dazu eingesetzt werden, die Daten einer x-beliebigen Tabelle mit den Datenzeilen eines Datenflusses zu aktualisieren. Datenzeilen, die nicht in der Tabelle enthalten sind, werden dabei angelegt und bestehende Datensätze mit den Daten der Datenzeilen aktualisiert. In diesem Fall müssten Sie alle Spalten mit dem Änderungstyp *Veränderliches Attribut* versehen. Bei aller Begeisterung sollten Sie jedoch die schlechte Performance dieser Komponente bedenken und für die Aktualisierung bestehender Daten einen anderen Weg wählen.

Ergänzend ist noch zu erwähnen, dass die Komponente *Langsam veränderliche Dimension* keine Unterstützung für eine Fehlerausgabe anbietet.

Multicast

Als einfach und nützlich erweist sich die Datenflusstransformation *Multicast*. Die Aufgabe dieser Komponente besteht darin, aus einem Datenflusspfad mehrere Datenflusspfade zu erstellen. Dabei werden die Datenzeilen des Datenflusspfads nicht wie bei der Komponente *Bedingtes Teilen* aufgeteilt, sondern vielmehr von der Komponente *Multicast* in mehrere Datenflusspfade kopiert. So enthält jeder von der Komponente *Multicast* ausgehende Datenflusspfad die gleichen Datenzeilen.

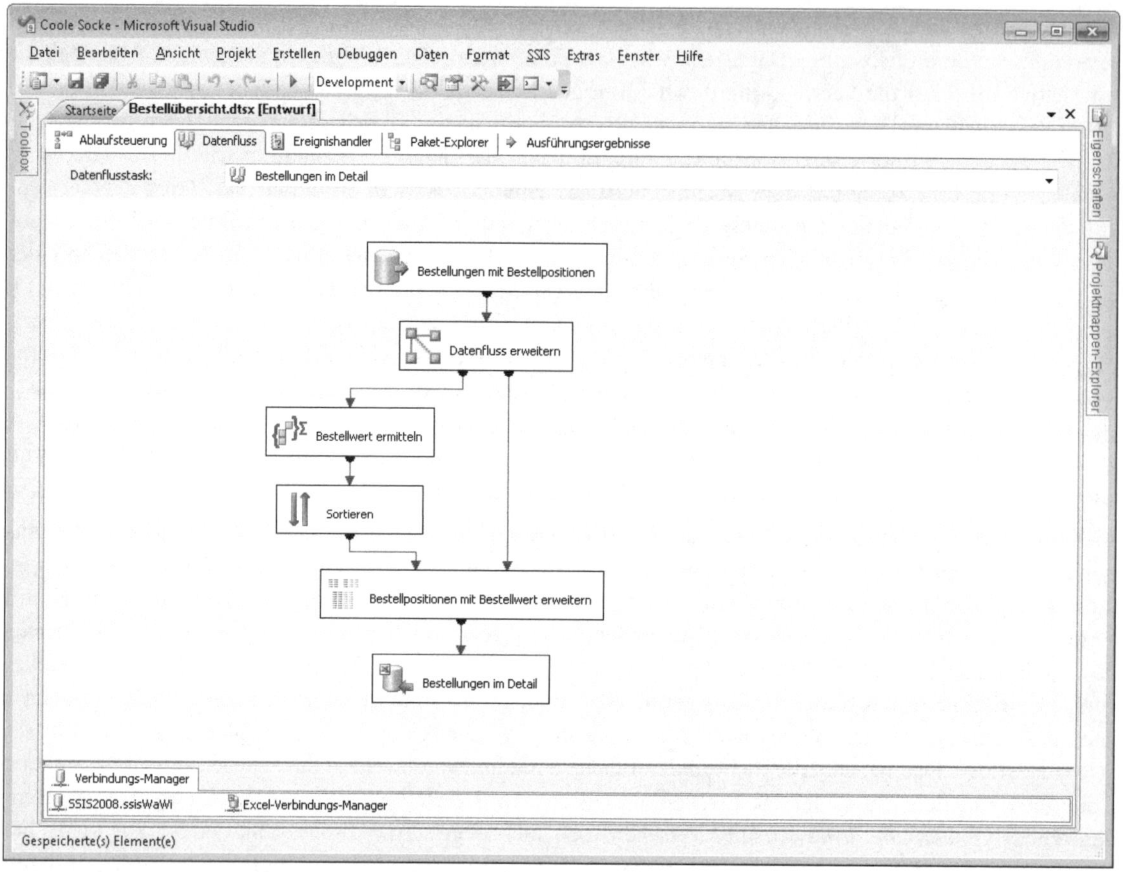

Abbildung 12.20 Die Datenflusstransformation *Multicast*

Auf diese Weise ist es zum Beispiel möglich, die Daten eines Datenflusses in mehrere Datenflussziele gleichzeitig zu laden. Dazu werden nach Abschluss aller notwendigen Transformationen die Daten des Datenflusspfads mit der Komponente *Multicast* in mehrere Datenflusspfade kopiert, welche zu den jeweiligen Datenflusszielen führen. Ein weiteres Beispiel sehen Sie in Abbildung 12.20. Dort wird die Komponente *Multicast* eingesetzt, um die Daten in einem Datenfluss aggregieren zu können, ohne dabei die Originalwerte zu verlieren. In diesem Beispiel werden die Bestellpositionen der einzelnen Bestellungen um den jeweiligen Gesamtwert der Bestellung ergänzt. Der Gesamtwert jeder Bestellung wird dabei in der Komponente *Aggregat* ermittelt. Nun enthält der Datenflusspfad nach der Komponente *Aggregat* nur die darin aggregierten Datenflussspalten – in diesem Fall nur die Bestellnummer und den ermittelten Gesamtwert der Bestellung. Um die Informationen der ursprünglich extrahierten Bestellpositionen nicht zu verlieren, wird vor der *Aggregat*-Komponente »Bestellwert ermitteln« der Datenflusspfad mittels der *Multicast*-Komponente »Datenfluss erweitern« kopiert. Auf diese Weise bleiben die extrahierten Daten in einem Datenflusspfad erhalten und können in einem zweiten mittels der Komponente *Aggregat* entsprechend aggregiert werden. Nach der Aggregation müssen die Datenzeilen zunächst sortiert werden, um sie dann in der *Zusammenführungsjoin*-Komponente »Bestellpositionen mit Bestellwert erweitern« mit den Datenzeilen des anderen Datenflusspfads zu verknüpfen. Hierbei werden die ermittelten Bestellwerte anhand der Bestellnummer den einzelnen Bestellpositionen zugeordnet. Abschließend folgt das Laden der Datenzeilen in eine Excel-Datei.

Konfiguration

Sofern bei dieser Komponente denn von einer Konfiguration die Rede sein kann, so besteht diese darin, die von der Komponente ausgehenden Datenflusspfade mit anderen Datenflusskomponenten zu verbinden. Im Editor dieser Komponente können Sie jedem dieser Datenflusspfade in den Eigenschaften *Name* und *Description* eine Bezeichnung und eine Beschreibung geben. Diese beiden Eigenschaften sind identisch mit denen des Datenflusspfads und somit auch über dessen *Eigenschaften*-Fenster konfigurierbar.

Hinweise

Nicht nur im tagtäglichen Einsatz ist die Komponente *Multicast* sehr nützlich, sondern auch während der Paketentwicklung. Wie Sie bereits erfahren haben, kann ein Datenfluss nur dann ausgeführt werden, wenn dieser einen Abschluss – in der Regel ein Datenflussziel – enthält. Die Komponente *Multicast* ist zwar kein Datenflussziel, kann aber trotzdem als Abschluss des Datenflusses eingesetzt werden. Gerade in der Entwicklungsphase ist diese Komponente sehr wertvoll, müssen doch dadurch nicht bei jedem Testlauf des Datenflusses die Daten in ein Datenziel geladen und anschließend dort wieder gelöscht werden.

Abschließend gilt es noch anzumerken, dass die Komponente *Multicast* weder einen Erweiterten Editor noch eine Fehlerausgabe anbietet.

OLE DB-Befehl

Die Datenflusstransformation *OLE DB-Befehl* kennen Sie bereits von der Komponente *Langsam veränderliche Dimension*. Dort wird die Komponente *OLE DB-Befehl* verwendet, um die Daten einer Dimensionstabelle zu aktualisieren. Womit auch die Kernaufgabe dieser Komponente bereits genannt wäre: Die Komponente *OLE DB-Befehl* ändert Daten in einem Datenziel.

Wenn man es genau nimmt, handelt es sich bei dieser Komponente nicht um eine Datenflusstransformation. Immerhin werden hier nicht die Daten des Datenflusses transformiert, sondern vielmehr Daten in einem Datenziel geändert. Eine solche Datenmanipulation kann mit den entsprechenden SQL-Befehlen `INSERT`, `UPDATE` und `DELETE` erfolgen. Aber auch spezielle, in dem Datenziel verfügbare SQL-Befehle können verwendet werden – zum Beispiel der in SQL Server enthaltene `MERGE`-Befehl. `MERGE` ist ein mit SQL Server 2008 neu eingeführter T-SQL-Befehl, der die Befehle `INSERT`, `UPDATE` und `DELETE` vereint. Aber nicht nur einfache SQL-Anweisungen, sondern auch gespeicherte Prozeduren sind möglich – sofern diese vom Datenziel unterstützt werden.

Als mögliche Datenziele kommen alle Datenziele in Frage, zu denen mit einem *OLE DB-Verbindungs-Manager* eine Verbindung hergestellt werden kann. Von daher auch der Name dieser Komponente: *OLE DB-Befehl*. Der Befehl ist in diesem Fall die SQL-Anweisung, die die Daten des Datenziels mit den Daten des Datenflusses ändert. Dabei werden bei jeder Datenzeile des Datenflusses die Werte dieser Datenzeile als Parameter an die SQL-Anweisung übergeben und diese im Datenziel ausgeführt. Sie haben richtig gelesen. Zu jeder Datenzeile wird eine SQL-Anweisung ausgeführt. Das hört sich nicht nur nach einer langsamen Verarbeitung an, je nach Anzahl der zu verarbeitenden Datenzeilen ist es das auch. Bei einer überschaubaren Anzahl von Datenzeilen mag die Verwendung dieser Komponente noch annehmbar sein, aber mit zunehmender Anzahl wird die Performance immer schlechter. Ab wann genau die Performance nicht mehr akzeptabel ist, hängt von der Computerausstattung ab. Zum einen von der des Computers, der das Paket ausführt, und zum anderen von dem Computer, auf dem sich das Datenziel befindet. Sie sollten bei Ihren Überlegungen, diese Komponente einzusetzen, auch an die Benutzer denken, die mit den Tabellen des Datenziels arbeiten. Ein Datenfluss mit einer `UPDATE`-Anweisung in einer *OLE DB-Befehl*-Komponente löst bei 50.000 Datenzeilen 50.000 `UPDATE`-Anweisungen an der angegebenen Tabelle aus. Sollten Sie das Paket auch noch zu einer Zeit ausführen, zu der mit dem Datenziel aktiv gearbeitet wird, werden Sie sich keine Freunde machen.

Grundsätzlich betrachtet ist die Verwendung dieser Komponente aber recht verführerisch, bietet sie sich doch für die Aktualisierung bestehender Datenbestände geradezu an. Stellen Sie sich zum Beispiel die Aktualisierung der Daten eines Webshops vor. Aus einem Warenwirtschaftssystem werden Artikeldaten exportiert, mit denen der Artikelstamm des Webshops aktualisiert wird. In diesen Daten sind sowohl neue Artikel wie auch Änderungen an bestehenden Artikeln enthalten. Der Datenfluss für diese Aktualisierung beinhaltet zunächst eine Datenflussquelle, mit der die Artikeldaten extrahiert werden. Als Nächstes wird mit einer *Suche*-Komponente geprüft, ob die in den Datenzeilen enthaltenen Artikel bereits im Artikelstamm des Webshops existieren. Dabei teilt die Komponente *Suche* den Datenfluss in zwei Datenflusspfade. Ein Datenflusspfad beinhaltet die Artikel, zu denen es keine übereinstimmenden Datensätze im Webshop gibt, und leitet diese direkt zum Datenflussziel. Über dieses Datenflussziel werden die neuen Artikel in den Artikelstamm des Webshops geladen. Der andere Datenflusspfad enthält die Artikel, zu denen bereits Datensätze im Webshop existieren. Diese werden zu einer *OLE DB-Befehl*-Komponente geleitet, die mit einem entsprechenden `UPDATE`-Befehl die Daten des vorhandenen Artikeldatensatzes mit den Daten der Datenzeile aktualisiert. Auf diese Weise können Sie den Artikelstamm des Webshops recht einfach auf den aktuellen Stand bringen. Sofern das Datenziel eine SQL Server-Datenbank ist, kann diese Anforderung auch mit einem Datenfluss umgesetzt werden, der nur aus der Datenflussquelle und einer *OLE DB-Befehl*-Komponente besteht. Dabei werden die Daten über die Datenflussquelle extrahiert und direkt zur Komponente *OLE DB-Befehl* geleitet. Diese verarbeitet nun alle Datenzeilen – die mit den neuen und den geänderten Daten – in einer SQL-Anweisung über den `MERGE`-Befehl. Mit diesem werden sowohl neue Datensätze dem Artikelstamm des Webshops hinzugefügt wie auch bestehende mit den Daten des Datenflusses aktualisiert. Mehr zum T-SQL-Befehl `MERGE` entnehmen Sie der SQL Server Online-Dokumentation.

Konfiguration

Zur Konfiguration der Komponente *OLE DB-Befehl* steht nur der Erweiterte Editor zur Verfügung. Die Verwendung des Erweiterten Editors wurde bereits in Kapitel 10 ausführlich dargestellt. Die nun folgende Beschreibung bezieht sich deshalb nur auf die spezifischen Eigenheiten der *OLE DB-Befehl*-Komponente.

Auf der Registerkarte *Verbindungs-Manager* legen Sie die OLE DB-Verbindung zu dem Datenziel fest, auf dem der OLE DB-Befehl – die SQL-Anweisung – ausgeführt werden soll. Der Verbindungs-Manager muss für diese Auswahl bereits bestehen. Der Erweiterte Editor bietet keine Möglichkeit, nachträglich einen Verbindungs-Manager anzulegen.

Die eigentliche SQL-Anweisung wird auf der Registerkarte *Komponenteneigenschaften* definiert. Dort erwartet Sie jedoch keine Entwicklungsumgebung, sondern lediglich die Eigenschaft *SqlCommand*. In dieser geben Sie die SQL-Anweisung ein – und zwar in der SQL-Syntax, die in der über den Verbindungs-Manager angesprochenen Datenbank verwendet wird. Für die Erfassung der SQL-Anweisung gelten dieselben Bedingungen wie bei der in Kapitel 11 beschriebenen Datenflussquelle *OLE DB-Quelle*. Mit dem Unterschied, dass Sie hier keinerlei Unterstützung für die Entwicklung der SQL-Anweisung zu erwarten haben. Zwar steht Ihnen über die Schaltfläche in der Eigenschaft ein Dialogfeld zur Verfügung, aber dabei handelt es sich nur um eine einfache Textbox. Eine Unterstützung wie Syntax-Hervorhebung, IntelliSense oder gar einen Abfrage-Generator werden Sie an dieser Stelle vergeblich suchen. Sie müssen die SQL-Anweisung entweder syntaktisch korrekt eingeben oder aber Sie erstellen diese mit einem anderen Editor und kopieren das Ergebnis in die Eigenschaft *SqlCommand*.

Die Daten der jeweiligen Datenzeile werden über Parameter an die SQL-Anweisung übergeben. Dabei ist die Art und Weise, wie Sie die Parameter in der SQL-Anweisung angeben, abhängig von dem angesprochenen Datenziel. So müssen Sie bei einem SQL Server als Datenziel das Fragezeichen als Platzhalter verwenden, welches intern mit den Parameterbezeichnungen »Param_0«, »Param_1«, usw. umgesetzt wird. Sie kennen diese Art der Parameterangabe bereits vom Ablaufsteuerungselement *Task 'SQL ausführen'* und von der Datenflussquelle *OLE DB-Quelle*. Fungiert jedoch zum Beispiel eine Access-Datenbank als Datenziel, müssen Sie in der SQL-Anweisung für die jeweiligen Parameter eindeutige Parameterbezeichnungen verwenden. Bei einer Access-Datenbank als Datenziel wird das Fragezeichen nicht unterstützt. Ob Sie die korrekte Parameterangabe für das angegebene Datenziel verwendet haben, sehen Sie spätestens beim Wechsel zur Registerkarte *Spaltenzuordnungen*. Bei einer falschen Parameterangabe ist die Konfiguration der Spaltenzuordnung nicht möglich, da die dazu notwendigen Informationen nicht ermittelt werden können. Denn nur mit einer korrekten Parameterangabe stehen die Informationen zu den Eigenschaften der Spalten in der Zieltabelle zur Verfügung, die über die angegebenen Parameter angesprochen werden. Dazu gehören unter anderem der Datentyp der Spalte und ob NULL-Werte in dieser Spalte erlaubt sind. Sofern Sie eine gespeicherte Prozedur als SQL-Anweisung verwenden, bezieht sich diese Prüfung auf die Parameterdefinition der gespeicherten Prozedur. Auch hier werden Datentyp und die Möglichkeit von NULL-Werten ermittelt sowie die Parameterbezeichnung und ob es sich um Eingabe- oder Ausgabeparameter handelt. Nur bei einer erfolgreichen Prüfung stehen die Parameter in der Kategorie *Verfügbare Zielspalten* zur Verfügung. Die Datenflussspalten sind in der Kategorie *Verfügbare Eingabespalten* enthalten. Per Drag & Drop ordnen Sie nun die Datenflussspalten den entsprechenden Parametern zu. In Abbildung 12.21 sehen Sie die SQL-Anweisung und die zugehörige Parameterzuordnung der Komponente *OLE DB-Befehl*, die im Beispiel des Abschnitts »Langsam veränderliche Dimension« zur Aktualisierung des Gültig-bis-Datums verwendet wird.

Die Ermittlung der Parametereigenschaften wird leider nicht bei allen Datenzielen unterstützt, die Sie über einen *OLE DB-Verbindungs-Manager* ansprechen können. In einem solchen Fall ist die Kategorie *Verfügbare Zielspalten* leer. Ohne die Zuordnung der Datenflussspalten zu den Parametern aber kann die Konfiguration nicht abgeschlossen und somit die Komponente nicht verwendet werden. Dies ist aber kein wirklicher Hinderungsgrund, denn in diesem Fall müssen Sie die Parameter eben selbst anlegen. Dazu wechseln Sie zur Registerkarte *Eingabe- und Ausgabeeigenschaften* und navigieren dort zur Unterkategorie *Externe Spalten* der Kategorie *Eingabe des OLE DB-Befehls*. Nachdem Sie diese Kategorie markiert haben, legen Sie mit einem Klick auf die Schaltfläche *Spalte hinzufügen* pro Parameter eine neue Eingabespalte an. Jede dieser neuen Eingabespalten konfigurieren Sie nun in ihren Eigenschaften. Diese sehen Sie im rechten Bereich des Erweiterten Editors, nachdem Sie die jeweilige Eingabespalte mit der Maus markiert haben. Allen voran geben Sie der Eingabespalte in der Eigenschaft *Name* eine Bezeichnung. Dabei müssen Sie wieder die Konventionen des angesprochenen Datenziels beachten. Sofern Sie in der SQL-Anweisung als Platzhalter das Fragezeichen verwenden, ist der Parameter in der Konvention »Param_0«, »Param_1« usw. zu benennen. Dies gilt jedoch nicht, wenn Sie eine gespeicherte Prozedur in der SQL-Anweisung nutzen. Hierbei müssen Sie anstelle der Konvention »Param_0« den in der gespeicherten Prozedur verwendeten Parameternamen als Bezeichnung der Eingabespalte angeben – mitsamt dem vorangestellten @-Zeichen. Falls aber in der SQL-Anweisung die Angabe der Parameter über eindeutige Bezeichnungen erfolgt, müssen Sie die dort angegebenen Bezeichnungen auch als Bezeichnungen der Eingabespalten verwenden.

HINWEIS Es ist nicht einfach, bei all den OLE DB-Verbindungen die korrekte Schreibweise der Bezeichnungen mit der korrekten Syntax zu vereinen. Hinzu kommt, dass der Erweiterte Editor dies wohl auch recht verwirrend findet und je nach Konstellation resigniert jegliche Eingabe akzeptiert. Grundsätzlich wäre dagegen nichts einzuwenden, würde die Komponente nicht danach einen Fehler anzeigen. In solchen Fällen hilft meist nur Löschen und Neuanlegen der Komponente.

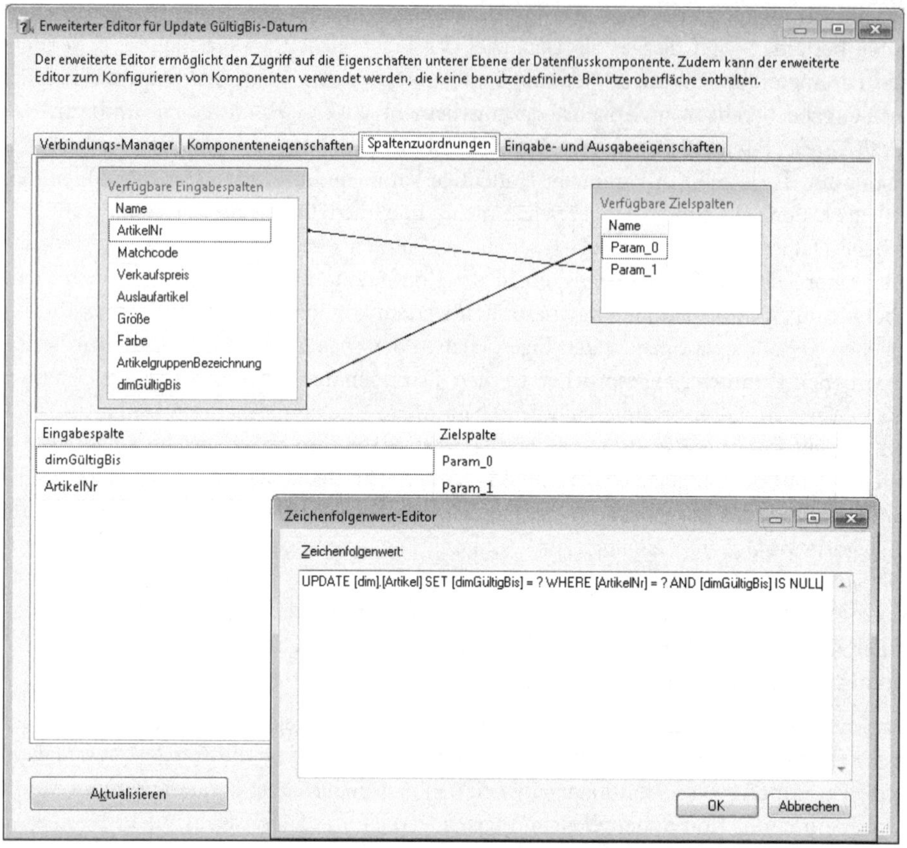

Abbildung 12.21 Die SQL-Anweisung inklusive der Parameterzuordnung der Komponente *OLE DB-Befehl*

Neben der korrekten Vergabe der Parameterbezeichnungen ist die Angabe des Parametertyps unabdingbar. Diesen legen Sie in der Eigenschaft *DBParamInfoFlags* fest. Dabei verwenden Sie zur Kennzeichnung des Parametertyps die OLE DB-Enumeration. So stehen zum Beispiel die Werte 1 für einen Eingabeparameter, 65 für einen Eingabeparameter mit möglichen NULL-Werten und 67 für einen Ausgabeparameter. Mehr zum Thema OLE DB-Enumeration finden Sie in der OLE DB-Referenzdokumentation. Als Nächstes müssen Sie den Datentyp der Eingabespalte in der Eigenschaft *DataType* angeben. Je nach gewähltem Datentyp spezifizieren Sie diesen mit den Eigenschaften *CodePage*, *Length*, *Precision* und *Scale*. Wenn Sie möchten, können Sie zu jeder Eingabespalte in der Eigenschaft *Description* noch eine kurze Beschreibung zu der jeweiligen Verwendung hinterlegen. Die Eigenschaft *MappedColumnID* ist an dieser Stelle nicht relevant. Nachdem Sie die einzelnen Parameter auf diese Weise als Eingabespalten angelegt haben, stehen Ihnen diese auf der Registerkarte *Spaltenzuordnungen* in der Kategorie *Verfügbare Zielspalten* zur Verfügung. Einer Zuordnung der Datenflussspalten zu den Parametern steht nun nichts mehr im Wege.

Neben den hier beschriebenen Eigenschaften und Möglichkeiten gibt es noch die beiden Eigenschaften *DefaultCodePage* und *CommandTimeout* auf der Registerkarte *Komponenteneigenschaften*. In der Eigenschaft *DefaultCodePage* geben Sie eine Codepage an, welche in den Spalten der Komponente verwendet wird, sofern über die angegebene OLE DB-Verbindung keine entsprechende Codepage ermittelt werden kann. Die Möglichkeit der Konfiguration eines Timeouts darf natürlich auch bei dieser Art des Datenzugriffs nicht fehlen. Hierfür steht die Eigenschaft *CommandTimeout* zur Verfügung. Des Weiteren bietet die Komponente *OLE DB-Befehl* auch die Konfiguration einer Fehlerausgabe an. Diese erfolgt über die Eigenschaften des Erweiterten Editors. Mehr dazu lesen Sie im Abschnitt »Die Fehlerausgabe« des Kapitels 10.

Hinweise

Falls das Ziel dieser Komponente eine SQL Server-Datenbank ist, empfiehlt es sich, anstelle einer einfachen SQL-Anweisung eine gespeicherte Prozedur zu verwenden. Die Wiederverwendung des Ausführungsplans einer gespeicherten Prozedur ist wahrscheinlicher, wodurch zumindest bei der Datenmanipulation in der Zieldatenbank eine bessere Performance erzielt wird.

Wo ein `UPDATE`, `DELETE` und `INSERT` möglich ist, funktioniert in der Regel auch ein `SELECT`. Der Forscher unter den Entwicklern will da natürlich wissen, ob in der Komponente *OLE DB-Befehl* auch eine `SELECT`-Anweisung verwendet werden kann. Es könnte ja möglich sein, auf diese Art den Datenfluss mit dem Ergebnis einer `SELECT`-Anweisung zu erweitern. Aber genau daran scheitert diese Idee. Zwar können Sie eine `SELECT`-Anweisung ohne Weiteres angeben – und die Komponente sogar speichern –, aber es ist nicht möglich, die *OLE DB-Befehl*-Komponente um eine Ausgabespalte zu erweitern. Rein theoretisch wäre dies auf der Registerkarte *Eingabe- und Ausgabeeigenschaften* über die Schaltfläche *Spalte hinzufügen* denkbar, praktisch aber erhalten Sie nach einem Klick auf diese Schaltfläche eine Fehlermeldung.

Mit der Komponente *OLE DB-Befehl* kann der Datenfluss zwar nicht mit neuen Datenflussspalten erweitert werden, aber es ist durchaus möglich, die Werte bestehender Datenflussspalten mit dieser Komponente zu überschreiben – wenn auch nur mit einer gespeicherten Prozedur als SQL-Anweisung. Sofern diese einen Ausgabeparameter enthält, steht dieser auf der Registerkarte *Spaltenzuordnungen* ebenfalls als Parameter zur Verfügung. Durch die Zuordnung dieses Parameters zu einer Datenflussspalte wird bei der Ausführung der Komponente der Wert des Ausgabeparameters in der Datenflussspalte gespeichert. Dies mag zwar eine interessante Möglichkeit sein, Daten in den Datenfluss aufzunehmen, diese sollte aber nicht zur reinen Datenermittlung verwendet werden. Hierzu steht Ihnen mit der Komponente *Suche* eine weitaus bessere und schnellere Lösung zur Verfügung. Interessant ist diese Möglichkeit jedoch im Zusammenhang mit einer Datenmanipulation innerhalb der gespeicherten Prozedur. Sofern dort Werte erzeugt oder ermittelt werden, die Sie anschließend im Datenfluss benötigen, ist die Ausgabe solcher Werte über Ausgabeparameter eine feine Sache.

Die in der Komponente *OLE DB-Befehl* verwendete SQL-Anweisung sollte immer Parameter enthalten. Eine SQL-Anweisung ohne Parameter – und somit auch ohne Bezug zur aktuellen Datenzeile – ist hier falsch platziert. Solche SQL-Anweisungen müssen nicht pro Datenzeile ausgeführt werden. Insofern gehören diese nicht in den Datenfluss, sondern in die Ablaufsteuerung des Pakets – genauer gesagt in das Ablaufsteuerungselement *Task 'SQL ausführen'*.

Ein Datenfluss kann mit der Ausführung einer *OLE DB-Befehl*-Komponente auch bereits beendet sein. Zwar bietet die Komponente einen Datenflusspfad an, dieser muss aber nicht zwingend verwendet werden. Im Datenfluss der Abbildung 12.16 aus dem Beispiel des Abschnitts »Langsam veränderliche Dimension« sehen Sie zwei Datenflusspfade, die mit *OLE DB-Befehl*-Komponenten enden.

Das größte Manko dieser Komponente ist und bleibt die eingangs beschriebene schlechte Performance. Eine Alternative zum Einsatz der Komponente *OLE DB-Befehl* ist der Einsatz von Staging-Tabellen. Zwar sollte in SSIS das Zwischenspeichern von Daten – das so genannte Staging – so gut es geht vermieden werden, in diesem Fall aber kann es eine Performanceverbesserung bedeuten. Anstelle der Verarbeitung der einzelnen Datensätze mit einer *OLE DB-Befehl*-Komponente laden Sie die Datensätze des entsprechenden Datenflusspfads über ein Datenflussziel in eine Staging-Tabelle. Nach dem Datenfluss ändern Sie mit dem Ablaufsteuerungselement *Task 'SQL ausführen'* die Datensätze der eigentlichen Zieltabelle anhand der Daten der Staging-Tabelle. Der dafür notwendige UPDATE-Befehl enthält folgende Syntax:

```
UPDATE Zieltabelle
SET    Zieltabelle.Spalte1 = Stagingtabelle.Spalte1,
       Zieltabelle.Spalte2 = Stagingtabelle.Spalte2
FROM   Zieltabelle INNER JOIN Stagingtabelle
       ON Zieltabelle.Primärschlüssel = Stagingtabelle.Primärschlüssel
```

Dies ergibt im Gegensatz zur *OLE DB-Befehl*-Komponente nur einen UPDATE-Befehl pro Staging-Tabelle und nicht einen UPDATE-Befehl pro Datenzeile. Dieses Szenario wurde bereits bei der Komponente *Langsam veränderliche Dimension* erwähnt.

Pivot

Mit der Datenflusstransformation *Pivot* sind Sie in der Lage, die Daten eines Datenflusses in eine Pivot-Tabelle zu transformieren. Dabei geht es in der Regel darum, die Daten mehrerer Datenzeilen verdichtet in wenigen Zeilen und Spalten darzustellen. In Abbildung 12.22 sehen Sie ein klassisches Beispiel für die Aufbereitung von Daten zu einer Pivot-Tabelle. Die links dargestellte Auflistung enthält die Bestellwerte des aktuellen Jahres pro Quartal zu jeder Region. Pro Region und Quartal ist in dieser Auflistung eine Datenzeile enthalten. Bei insgesamt sieben Regionen und den Bestellwerten der ersten beiden Quartale ergibt dies bereits 14 Datenzeilen in der Auflistung. Rechts neben dieser Auflistung sind dieselben Daten in einer Pivot-Tabelle dargestellt. Hier werden die einzelnen Quartale als Spalten ausgegeben, wodurch nur noch eine Zeile pro Region benötigt wird. Von daher stehen dieselben Informationen in nur sieben Zeilen zur Verfügung. Es werden auch nicht mehr Zeilen, wenn die Bestellwerte der Quartale 3 und 4 vorliegen. Die Anzahl der Zeilen in der Auflistung hingegen wird sich mit diesen Werten nochmals verdoppeln.

Durch die Verdichtung der Daten in der Pivot-Tabelle lässt sich die Frage, welche Region in welchem Quartal welchen Bestellwert erzielt hat, weitaus schneller beantworten. Während Sie in der Auflistung zunächst die Werte der Quartale zu jeder Region suchen müssen, reicht in der Pivot-Tabelle ein Blick in die entsprechende Zelle. Und das ist der entscheidende Vorteil einer Pivot-Tabelle: Mit ihr lassen sich die dort abgebildeten Informationen leichter erfassen und interpretieren. Durch diese Übersichtlichkeit sind Pivot-Tabellen bei Benutzern sehr beliebt. Entsprechend häufig tauchen Pivot-Tabellen in den Anforderungen an ein SSIS-Projekt auf. Doch was ist zu tun, um die Daten des Datenflusses in einer Pivot-Tabelle aufzubereiten?

Zunächst muss definiert werden, welche Spalten der Auflistung in der Pivot-Tabelle als Zeilen und welche als Spalten verwendet werden. In diesem Beispiel beinhalten die Zeilen der Pivot-Tabelle die Regionen – in der Nomenklatur einer Pivot-Tabelle wird hier von den *Zeilenfeldern* gesprochen. Die Informationen der Spalte *Quartal* aus der Auflistung werden zu einzelnen Spalten in der Pivot-Tabelle. Dabei ergibt sich die Anzahl der Spalten einer Pivot-Tabelle aus ihrer Definition. In diesem Beispiel sind dies vier Spalten – für jedes Quartal eine. Diese Spalten werden im Zusammenhang mit einer Pivot-Tabelle als *Spaltenfelder* bezeichnet. Zu jeder Region gibt es in jedem Quartal den kumulierten Bestellwert. Dieser wird in der jeweiligen Zelle ausgegeben, die den Schnittpunkt der Zeilenwerte und der Spaltenwerte darstellt. Im abgebildeten Beispiel sehen Sie den Bestellwert der ersten Datenzeile der Auflistung in der Zelle der Pivot-Tabelle, die den Schnittpunkt der Zeile zur Region Baden-Württemberg und der Spalte zum ersten Quartal des aktuellen Jahres darstellt. Diese Zellen werden als *Datenfelder* bezeichnet. Die in der Auflistung enthaltene Spalte *Jahr* hat keine Auswirkungen auf die Struktur und die kumulierten Werte der Pivot-Tabelle, sondern ist lediglich eine zusätzliche Information – ein *Informationsfeld*.

Region	Jahr	Quartal	Bestellwert
Baden-Württemberg	2010	1	1009,01
Baden-Württemberg	2010	2	445,93
Bayern	2010	1	416,02
Bayern	2010	2	291,68
Berlin	2010	1	4919,71
Berlin	2010	2	2413,51
Cunewald	2010	1	512,92
Cunewald	2010	2	141,05
Hessen	2010	1	886,8
Hessen	2010	2	426,13
Nordrhein-Westfalen	2010	1	1361,58
Nordrhein-Westfalen	2010	2	669,6
Sachsen	2010	1	456,71
Sachsen	2010	2	268,21

	A	B	C	D	E	F
1	**Region**	**Jahr**	**Q1**	**Q2**	**Q3**	**Q4**
2	Baden-Württemberg	2010	1.009,01 €	445,93 €		
3	Bayern	2010	416,02 €	291,68 €		
4	Berlin	2010	4.919,71 €	2.413,51 €		
5	Cunewald	2010	512,92 €	141,05 €		
6	Hessen	2010	886,80 €	426,13 €		
7	Nordrhein-Westfalen	2010	1.361,58 €	669,60 €		
8	Sachsen	2010	456,71 €	268,21 €		

Abbildung 12.22 Die Daten einer Auflistung in einer Pivot-Ansicht

Die in Abbildung 12.22 enthaltene Pivot-Tabelle lässt sich mit einem Datenfluss erstellen. Dabei werden die Daten der im Beispiel der Abbildung enthaltenen Auflistung mit einer *OLE DB-Quelle* extrahiert und an eine *Pivot*-Komponente geleitet. Diese verdichtet die Daten der Auflistung zu einer Pivot-Tabelle. Die so erstellte Pivot-Tabelle wird abschließend in eine Excel-Datei geladen. Anhand dieses Beispiels wird nun die Konfiguration der *Pivot*-Komponente beschrieben.

Konfiguration

Die im Beispiel beschriebene Pivot-Tabelle ist recht einfach und überschaubar. Je nach Umfang der Daten und der gewünschten Darstellung können Pivot-Tabellen aber recht schnell komplex werden – was die Definition der Datenflussspalten als Zeilenfelder, Spaltenfelder oder Datenfelder nicht gerade erleichtert. Falls Sie nun bei der Konfiguration der *Pivot*-Komponente Unterstützung durch einen entsprechenden Editor erwarten, werden Sie nach einem Doppelklick auf die Komponente enttäuscht. Sie erhalten lediglich den Erweiterten Editor. Mit diesem müssen Sie nun die Datenflussspalten zu den Zeilenfeldern, Spaltenfeldern und Datenfeldern der Pivot-Tabelle konfigurieren. Die nachfolgende Beschreibung der Konfiguration berücksichtigt nur die speziellen Eigenschaften der *Pivot*-Komponente. Mehr zur Standardfunktionalität des Erweiterten Editors finden Sie in Kapitel 10.

Die Konfiguration beginnt auf der Registerkarte *Eingabespalten*. Dort wählen Sie die Datenflussspalten aus, die in der Pivot-Tabelle enthalten sein sollen. Diese Auswahl kann entweder in der Kategorie *Verfügbare Eingabespalten* erfolgen oder einzeln im unteren Bereich der Registerkarte durch das Listenfeld *Eingabespalte*. Das Eingabefeld *Ausgabealias* und das Listenfeld *Verwendungstyp* sind für die Konfiguration der *Pivot*-Komponente nicht relevant. Beim genannten Beispiel sollen alle Datenflussspalten in der Pivot-Tabelle dargestellt werden, weshalb Sie auch alle Eingabespalten auswählen müssen.

Das war der einfache und übersichtliche Part der Konfiguration. Die Definition, welche der gewählten Eingabespalten als Zeilenfelder, welche als Spaltenfelder und welche als Datenfelder verwendet werden, ist etwas kniffliger. Sie erfolgt auf der Registerkarte *Eingabe- und Ausgabeeigenschaften* durch die Zuordnung der Eingabespalten zu den Ausgabespalten der Komponente. Dazu wechseln Sie zunächst zur Unterkategorie *Eingabespalten* der Kategorie *Standardeingabe für Pivot*. Dort legen Sie bei jeder Eingabespalte in der Eigenschaft *PivotUsage* mit einer Kennzahl fest, ob es sich bei dieser um ein Zeilenfeld, ein Spaltenfeld, ein Datenfeld oder lediglich um eine statische Information handelt. Tabelle 12.1 listet die möglichen Kennzahlen und deren Bedeutung auf.

PivotUsage	Auswirkung
0	Diese Eingabespalte wird als Informationsfeld in der Pivot-Tabelle ausgegeben
1	Diese Eingabespalte wird als Zeilenfeld verwendet. Die Daten dieser Eingabespalte werden zu Zeilen zusammengefasst.
2	Diese Eingabespalte wird als Spaltenfeld verwendet. Die Daten dieser Eingabespalte werden zu Spalten zusammengefasst.
3	Diese Eingabespalte wird als Datenfeld verwendet. Die Daten werden in den Zellen der Pivot-Tabelle ausgegeben.

Tabelle 12.1 Die Werte der Eigenschaft *PivotUsage*

Der Standardwert dieser Eigenschaft ist der Wert 0, wodurch die Eingabespalte als ein Informationsfeld gekennzeichnet wird. Insofern kann im aktuellen Beispiel der Standardwert der Eingabespalte *Jahr* beibehalten werden. Die Eingabespalte *Region* hingegen wird zu einem Zeilenfeld. Deshalb geben Sie bei dieser Eingabespalte die Zahl **1** in der Eigenschaft *PivotUsage* ein. Anschließend muss die Eingabespalte *Quartal* mit der Zahl **2** als Spaltenfeld und die Eingabespalte *Bestellwert* mit der Zahl **3** als Datenfeld gekennzeichnet werden. Mit diesen Kennzahlen ist die Verwendung der einzelnen Eingabespalten definiert. Die Ausgabespalten müssen Sie manuell anlegen. Hier ist zu beachten, dass zu jeder Eingabespalte auch eine Ausgabespalte existieren muss. Die Definition der Ausgabespalten findet in der Unterkategorie *Ausgabespalten* der Kategorie *Standardausgabe für Pivot* statt. Um eine Ausgabespalte anzulegen, markieren Sie die Kategorie *Ausgabespalten* und klicken auf die Schaltfläche *Spalte hinzufügen*.

ACHTUNG Achten Sie bei der Anlage der Ausgabespalten auf die Reihenfolge. Diese wird eins zu eins zur Ausgabe der Pivot-Tabelle verwendet. Ein späteres Verschieben der Ausgabespalten ist nicht mehr möglich.

Nachdem Sie auf die Schaltfläche *Spalte hinzufügen* geklickt haben, geben Sie der neuen Ausgabespalte zunächst in der Eigenschaft *Name* eine aussagekräftige Bezeichnung. Anschließend folgt die wichtigste Konfiguration dieser Komponente: Jede Ausgabespalte muss mit einer Eingabespalte verbunden werden. Diese Verbindung wird über die Eigenschaft *LineageID* der Eingabespalte und der Eigenschaft *SourceColumn* der Ausgabespalte erstellt. Wie Sie bereits aus Kapitel 10 wissen, wird mit einer LineageID eine Datenflussspalte innerhalb eines Puffers eindeutig gekennzeichnet. Um nun eine Eingabespalte einer Ausgabespalte zuzuordnen, müssen Sie die LineageID der Eingabespalte in die Eigenschaft *SourceColumn* der Ausgabespalte eintragen. Durch diesen Eintrag wird auch die Definition des Datentyps von der Eingabespalte zur Ausgabespalte übernommen. Für das aktuelle Beispiel bedeutet dies, dass Sie der ersten Ausgabespalte zunächst die Bezeichnung **Region** geben und anschließend in deren Eigenschaft *SourceColumn* die LineageID der Eingabespalte *Region* eintragen. Als Nächstes legen Sie die Ausgabespalte **Jahr** an und tragen dort in der Eigenschaft *SourceColumn* die LineageID der Eingabespalte *Jahr* ein. Mit diesen beiden Ausgabespalten sind die Informationsfelder wie auch die Zeilenfelder der Pivot-Tabelle bereits konfiguriert.

Danach folgt die Konfiguration der Spaltenfelder – der Ausgabespalten der einzelnen Quartale. Dazu legen Sie insgesamt vier Ausgabespalten mit den Bezeichnungen **Q1**, **Q2**, **Q3** und **Q4** an. Auch hier tragen Sie bei jeder Ausgabespalte in der Eigenschaft *SourceColumn* die LineageID der Eingabespalte ein. In diesem Fall aber nicht die der Eingabespalte *Quartal*, sondern die der Eingabespalte *Bestellwert*. Immerhin wollen Sie ja in diesen Ausgabespalten nicht die Werte der Quartale – 1, 2, 3 und 4 – sondern vielmehr die Bestellwerte dieser Quartale ausgeben. Die Zuordnung der Bestellwerte zu den jeweiligen Quartalen und somit zu den jeweiligen Ausgabespalten erfolgt anhand der Eigenschaft *PivotKeyValue*. In der Ausgabespalte *Q1* tragen Sie hier den Wert **1** ein. Der Wert 1 steht in den extrahierten Daten für das erste Quartal. So werden durch diese Zuordnung die Bestellwerte des ersten Quartals in dieser Ausgabespalte ausgegeben. Für die anderen Ausgabespalten verfahren Sie in ähnlicher Weise, wobei Sie in der Ausgabespalte *Q2* den Wert **2**, in der Ausgabespalte *Q3* den Wert **3** und in der Ausgabespalte *Q4* den Wert **4** eingeben. Abbildung 12.23 zeigt die Konfiguration der Ausgabespalte *Q1*.

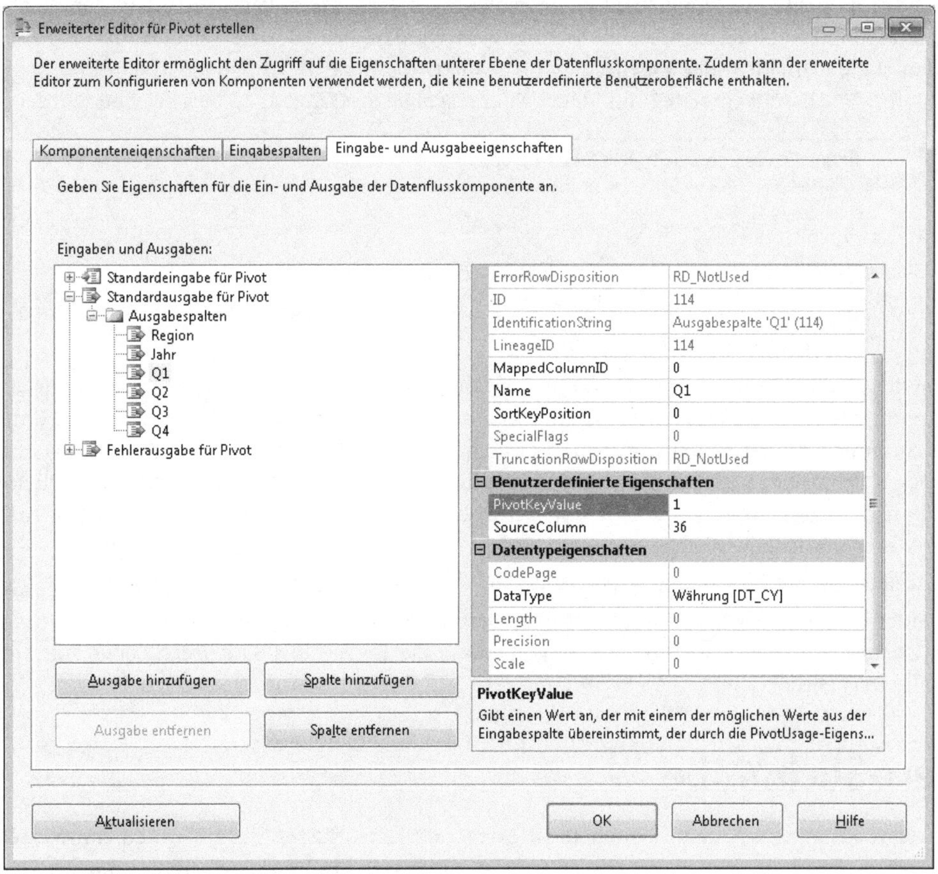

Abbildung 12.23 Die Eigenschaften *PivotKeyValue* und *SourceColumn*

ACHTUNG Die Konfiguration der Spaltenfelder der *Pivot*-Komponente ist immer statisch. In diesem Beispiel stellt dies kein Problem dar, handelt es sich doch bei den Spaltenfeldern um die Quartale eines Jahres – also vier statische Werte. Was aber, wenn die als Spaltenfelder verwendeten Eingabespalten nicht statisch sind? Sofern Sie im genannten Beispiel die Zeilenwerte mit den Spaltenwerten tauschen würden, wären die Quartale die Zeilen und die Regionen die Spalten. Dazu müssten Sie pro Region eine Ausgabespalte anlegen und die jeweilige Region in deren Eigenschaft *PivotKeyValue* eintragen. Bis hierhin nicht weiter tragisch. Problematisch wird es jedoch, wenn in den Datenbeständen eine Region dazukommt. Da zu der neuen Region in der *Pivot*-Komponente keine Ausgabespalte definiert ist, wird die nächste Ausführung der *Pivot*-Komponente fehlerhaft beendet. In der *Pivot*-Komponente müssen zu allen möglichen Werten der Spaltenfelder entsprechende Ausgabespalten definiert sein. Um einen solchen Fehler zu vermeiden, sollten Sie die Datenzeilen des Datenflusses vor der *Pivot*-Komponente auf die in den Spaltenfeldern verwendeten Werte filtern. Im genannten Beispiel darf der Datenfluss nur die Regionen beinhalten, zu denen in der *Pivot*-Komponente entsprechende Ausgabespalten definiert sind.

Die Konfiguration der *Pivot*-Komponente ist mit der Definition aller Ausgabespalten abgeschlossen. Zusätzlich bietet die *Pivot*-Komponente die Möglichkeit einer Fehlerausgabe an. Diese kann für die in der Pivot-Tabelle als Spaltenfelder verwendete Eingabespalte konfiguriert werden – im Beispiel ist dies die Eingabespalte *Quartal*. Dazu stehen Ihnen in der Eigenschaft *ErrorRowDisposition* dieser Eingabespalte die Möglichkeiten zur Verfügung, die bereits im Abschnitt »Die Fehlerausgabe« des Kapitels 10 beschrieben wurden.

BEGLEITDATEIEN Sie finden dieses Beispiel im Paket »BSP12_002«.

Hinweise

Nach der Ausführung der *Pivot*-Komponente enthält der Datenfluss nur die darin definierten Ausgabespalten. Alle anderen Datenflussspalten sind nicht mehr verfügbar.

Für die Darstellung der Daten in einer Pivot-Tabelle müssen die Daten bereits in aggregierter Form vorliegen. Die *Pivot*-Komponente stellt die Werte der Datenflussspalten lediglich in einer anderen Form dar. Eine Gruppierung oder Summierung der Daten findet hierbei nicht statt. Aus diesem Grund dürfen im Datenfluss auch keine doppelten Datensätze enthalten sein. Doppelte Werte in Datenflussspalten, die als Zeilenfelder oder Spaltenfelder fungieren, können nicht verarbeitet werden. Die Ausführung der *Pivot*-Komponente wird in einem solchen Fall abgebrochen.

Die Daten des Datenflusses müssen nach der Datenflussspalte sortiert sein, die in der *Pivot*-Komponente als Zeilenspalte verwendet wird. Der Pivot-Vorgang wird bei jedem neuen Zeilenwert ausgeführt. Von daher ist es bei einem nicht sortierten Datenfluss durchaus möglich, dass die Pivot-Tabelle mehrere Zeilen mit ein und demselben Zeilenwert enthält.

Prozentwert-Stichprobe

Zur Entwicklung eines Datenflusses gehört auch das Testen des Datenflusses. So ein Test beantwortet manch dringliche Frage: Wird der Datenfluss überhaupt von Anfang bis Ende ausgeführt? Liefert der Datenfluss korrekte Ergebnisse? Ist die Performance der Ausführung akzeptabel? Dies sind nicht gerade unwichtige Fragen. Das A und O solcher Tests stellen die dabei verwendeten Daten dar. Je repräsentativer diese Daten sind, desto realistischer ist das Testergebnis. Nun sind Tests mit repräsentativen Daten in der Regel ein zweischneidiges Schwert: Je ausführlicher der Test verlaufen soll, umso mehr Daten benötigen Sie; je mehr Daten Sie aber verwenden, umso länger dauert ein Test. Weitaus effektiver wäre es, Tests mit einer kleineren Datenmenge durchzuführen, die einen repräsentativen Querschnitt der Daten enthält.

Mit der Datenflusstransformation *Prozentwert-Stichprobe* ist genau dies möglich: Sie erzeugen aus den extrahierten Daten einer Datenquelle Stichproben, die inhaltlich einen Querschnitt dieser Daten beinhalten. Diese Stichproben werden nach dem Zufallsauswahlverfahren erstellt. Dabei wird ein interner Algorithmus verwendet, der abhängig vom angegebenen Prozentsatz die Datenzeilen in Verbindung mit einer Zufallszahl auswählt. Als Ergebnis dieser Komponente erhalten Sie zwei Datenflusspfade. Der eine enthält die durch die Stichprobe separierten Datenzeilen und der andere die Datenzeilen, die nicht in der Stichprobe enthalten sind.

Mit diesen separierten Daten können Sie nun Ihre Tests durchführen und dabei nach und nach die Datenmenge durch immer höhere Prozentsätze erweitern. Dadurch sind Sie in der Lage, mit einer kleinen Datenmenge zu starten und dabei die Ausführung wie auch das Ergebnis zu testen – und mit einer langsam steigenden Datenmenge nach und nach auch die Performance. Natürlich eignen sich diese Stichproben nicht nur für Tests von Paketen, sondern auch für Tests von Client- und Webanwendungen, für Tests von Berichten der Reporting Services, Performancetests von Datenbanken und viele weitere. Sie können die Stichproben für alle möglichen Daten verarbeitenden Anwendungen verwenden. Dazu gehört insbesondere auch das Trainieren und Testen von Data Mining-Modellen. Hierbei lässt sich einer der beiden Datenflusspfade zum Trainieren und der andere zum Testen des Data Mining-Modells verwenden. Mit dem Prozentsatz kann das Verhältnis von Trainings- und Testdaten jederzeit verändert werden.

Aber nicht nur zur Erzeugung von repräsentativen Testdaten, sondern auch für jedwede Stichprobe, die Sie aus einer Datenmenge ziehen wollen, bietet sich diese Komponente an. So können Sie beispielsweise aus dem Kundenstamm zufällig Kunden auswählen lassen, die für eine Werbeaktion angeschrieben werden sollen oder aber Sie ermitteln auf diese Art und Weise Artikel aus dem Artikelstamm, um deren Warenbestände zu kontrollieren.

Konfiguration

Zur Konfiguration dieser Komponente werden lediglich vier Eigenschaften benötigt. Diese stehen Ihnen im *Transformations-Editor für Prozentwertstichprobe* zur Verfügung, den Sie in Abbildung 12.24 sehen. In der ersten Eigenschaft – dem Eingabefeld *Prozentsatz der Zeilen* – legen Sie fest, wie viel Prozent der Datenzeilen des Datenflusses als Stichprobe separiert werden sollen. Die auf diese Art separierten Datenzeilen werden in einen Datenflusspfad weitergeleitet, dem Sie im Eingabefeld *Ausgabename für Stichprobendaten* eine aussagekräftige Bezeichnung geben. Die Bezeichnung für den Datenflusspfad, welcher alle nicht für die Stichprobe ausgewählten Datenzeilen beinhaltet, tragen Sie in das Eingabefeld *Ausgabename für nicht ausgewählte Daten* ein. Diese beiden Bezeichnungen werden nicht nur im Datenfluss-Designer an den entsprechenden Datenflusspfaden angezeigt, sie sind auch sehr hilfreich beim Verbinden der Datenflusspfade mit nachfolgenden Datenflusskomponenten. Sobald Sie den ersten der beiden Datenflusspfade mit einer Datenflusskomponente verbinden, erhalten Sie das Dialogfeld *Eingabe-/Ausgabe-Auswahl.* Dort bestimmen Sie den entsprechenden Datenflusspfad anhand seiner Bezeichnung. Mehr zu diesem Dialogfeld lesen Sie in Kapitel 10.

Mit der vierten und letzten Eigenschaft des Editors können Sie das Auswahlverfahren der Datenzeilen beeinflussen. Dazu müssen Sie lediglich die Eigenschaft *Folgenden zufälligen Ausgangswert verwenden* aktivieren und einen Ausgangswert in dem darunterliegenden Eingabefeld eintragen. Standardmäßig basiert der Ausgangswert auf den Zeiteinheiten des Betriebssystems. Dies ergibt bei jeder Ausführung der Komponente einen anderen Ausgangswert und von daher auch eine andere Auswahl der Datenzeilen. Durch die Verwendung eines eigenen und somit fixen Ausgangswerts jedoch enthält die Stichprobe bei jeder Paketausführung immer dieselben Datenzeilen. Dies kann gerade bei Tests von Datenflüssen sehr hilfreich sein, lässt sich doch ein erkannter Fehler anhand derselben Datenzeilen schneller beheben. Im tatsächlichen Betrieb – beispielsweise zum Trainieren von Data Mining-Modellen oder bei der zufälligen Auswahl von Artikeln für deren Bestandsprüfung – ist diese Konfiguration eher kontraproduktiv. Hierzu sollte diese Eigenschaft nicht aktiviert sein. Mit diesen vier Eigenschaften ist die Konfiguration der Komponente *Prozentwert-Stichprobe* auch bereits beendet. Der Erweiterte Editor bietet keine zusätzlichen Eigenschaften.

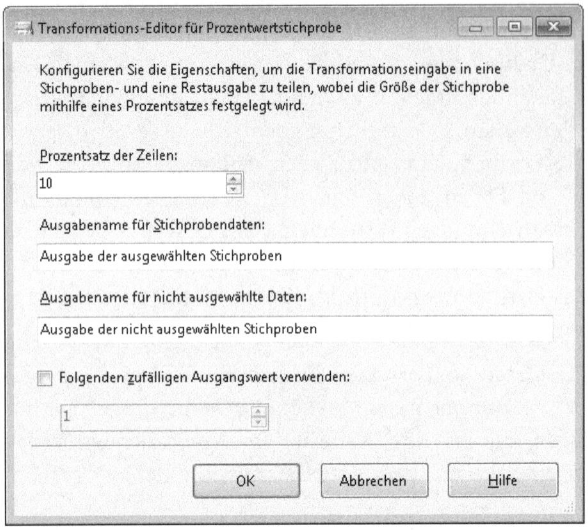

Abbildung 12.24 Der *Transformations-Editor für Prozentwertstichprobe*

Hinweise

Der für die Ermittlung der Stichproben verwendete Algorithmus beeinflusst nicht nur die Qualität der Auswahl, sondern auch die Quantität. Es kann durchaus vorkommen, dass die Anzahl der separierten Datenzeilen nicht exakt dem angegebenen Prozentsatz entspricht.

Zu guter Letzt sei noch erwähnt, dass die Komponente *Prozentwert-Stichprobe* keine Unterstützung zur Fehlerausgabe anbietet.

Skriptkomponente

Die Datenflusstransformation *Skriptkomponente* ist der *Skripttask* des Datenflusses. Wie beim Ablaufsteuerungselement *Skripttask* steht Ihnen auch in der *Skriptkomponente* .NET Framework zur Verfügung, mit dem Sie eigenen Skriptcode in Visual Basic 2008 und Visual C# 2008 entwickeln können. Natürlich findet die Entwicklung eines Skriptcodes auch bei der *Skriptkomponente* in VSTA – *Visual Studio Tools für Anwendungen* – statt. Zur Erinnerung: VSTA ist eine speziell für die Integration in Anwendungen konzipierte .NET-Entwicklungsumgebung, welche die Standardfunktionalität von Visual Studio bietet. Von daher stehen Ihnen für die Entwicklung Ihrer Skriptcodes bekannte Features wie IntelliSense, Syntaxprüfung in Echtzeit, Inlineparameter und Syntax-Hervorhebung zur Verfügung – und natürlich auch ein komfortables Debuggen mit entsprechenden Ausgabefenstern. Ergänzt wird diese Funktionalität durch die Möglichkeit, Assemblys und Webdienste einzubinden, wodurch Sie deren Methoden und Eigenschaften für die Entwicklung Ihrer Skriptcodes nutzen können.

Alles in allem sind Ihnen somit auch im Datenfluss eigentlich keine Grenzen gesetzt. Jegliche Anforderung, die Sie mit den vorhandenen Datenflusskomponenten nicht umsetzen können, ist theoretisch mit der *Skriptkomponente* realisierbar. Es muss lediglich ein entsprechendes Skript programmiert werden. Bei dieser Programmierung kommt Ihnen die *Skriptkomponente* bereits ein Stück entgegen, da sie – ähnlich dem *Skripttask* – die Rahmenbedingungen für das Skript bereits anhand der Konfiguration erstellt. So können Sie sich hier voll und ganz auf die Programmierung der eigentlichen Anforderung konzentrieren. Dabei sollten Sie jedoch beachten, dass das Skript in Verbindung mit jeder Datenzeile des Datenflusses ausgeführt wird, das heißt je aufwändiger Ihre Programmierung, desto langsamer der Datenfluss.

Die Konfiguration der *Skriptkomponente* besteht wie die des *Skripttask* aus zwei Schritten: Im ersten Schritt – dem Metadatenentwurfsmodus – legen Sie die Rahmenbedingungen rund um den Skriptcode fest. Hier wählen Sie die Skriptsprache und auch die im Skriptcode benötigten Verbindungs-Manager und Paketvariablen. Ebenso zu den Rahmenbedingungen gehört die Auswahl der in der *Skriptkomponente* zu verarbeitenden Datenflussspalten – den Eingabespalten – sowie die Definition der von der *Skriptkomponente* ausgehenden Datenflusspfade – den Ausgaben mitsamt den Ausgabespalten. Anhand dieser Metadaten wird ein Basiscode für die *Skriptkomponente* erzeugt. In diesem Basiscode programmieren Sie im zweiten Schritt – dem Codeentwurfsmodus – Ihren Skriptcode in VSTA. Die Beschreibung dieser beiden Schritte folgt nun in den Abschnitten »Konfiguration« und »Scripting«.

Konfiguration

Bei der *Skriptkomponente* startet die Konfiguration nicht mit dem Editor, sondern mit dem in Abbildung 12.25 gezeigten Dialogfeld *Skriptkomponententyp auswählen*. Sobald Sie die *Skriptkomponente* aus der Toolbox in den Datenfluss ziehen, müssen Sie sich in diesem Dialogfeld entscheiden, ob Sie die *Skriptkomponente* als Datenflussquelle, als Datenflusstransformation oder als Datenflussziel verwenden möchten. Erst nach dieser Auswahl und der Bestätigung des Dialogfelds mit einem Klick auf *OK* wird die *Skriptkomponente* in den Datenfluss aufgenommen. Dort starten Sie nun mit einem Doppelklick auf die *Skriptkomponente* den *Transformations-Editor für Skripterstellung*. Dabei handelt es sich im Grunde genommen um einen etwas aufgepeppten Erweiterten Editor. Von daher kennen Sie bereits viele der hier angebotenen Eigenschaften und Funktionen aus Kapitel 10.

HINWEIS Obwohl die *Skriptkomponente* in der Kategorie der Datenflusstransformationen enthalten ist, kann Sie zudem auch als Datenflussquelle und Datenflussziel eingesetzt werden. Von daher ist sie die wohl vielseitigste Komponente, die der Datenfluss zu bieten hat.

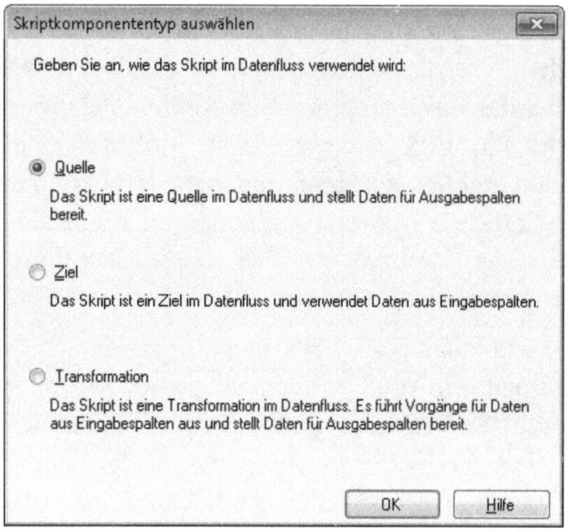

Abbildung 12.25 Die Auswahl des Skriptkomponententyps

Der Editor bietet zur Konfiguration die Seiten *Skript*, *Eingabespalten*, *Eingaben und Ausgaben* und *Verbindungs-Manager* an. Die auf diesen Seiten angebotenen Eigenschaften sind bei allen drei Verwendungstypen gleich – mit Ausnahme des Verwendungstyps *Quelle*. Dieser enthält zwar auch alle Eigenschaften, jedoch nicht die Seite *Eingabespalten*. Eine *Skriptkomponente* vom Verwendungstyp *Quelle* steht am Anfang eines Datenflusses. Sie erhält in diesem Fall keine Daten von einer anderen Komponente, sondern extrahiert Daten aus einer Datenquelle und leitet diese in den Datenfluss. Insofern ist eine Auswahl von Eingabespalten bei diesem Verwendungstyp überflüssig – und somit auch die Seite *Eingabespalten*.

Die Seite *Skript* des Editors beinhaltet sowohl allgemeine wie auch drei spezielle Eigenschaften. Die allgemeinen Eigenschaften – *Name*, *Description*, *LocaleID* und *ValidateExternalMetadata* – kennen Sie bereits vom Erweiterten Editor – mehr dazu lesen Sie in Kapitel 10. Mit den speziellen Eigenschaften legen Sie zum einen die Paketvariablen fest, die im Skript verfügbar sein sollen, und zum anderen die Skriptsprache. In der Eigenschaft *ScriptLanguage* haben Sie die Wahl zwischen *Visual Basic 2008* und *Visual C# 2008*.

ACHTUNG Die Skriptsprache ist mit dem erstellten Skript fest verbunden. Durch einen Klick auf die Schaltfläche *Skript bearbeiten* wird der Basiscode in der gewählten Skriptsprache erstellt. Eine nachträgliche Änderung der Skriptsprache ist nicht möglich. Hier bleibt Ihnen nur die Möglichkeit, die *Skriptkomponente* zu löschen und neu anzulegen. Jedoch sollten Sie sich dies je nach Entwicklungsstand gut überlegen, denn Ihr bis dahin erstelltes Skript wird dabei logischerweise ebenfalls gelöscht. Falls Sie mit der vorausgewählten Skriptsprache nicht einverstanden sind, können Sie diese Standardeinstellung in den Optionen von Business Intelligence Development Studio ändern. Sie finden die entsprechende Option unter *Extras/Optionen/Business Intelligence-Designer/Integration Services-Designer* in der Kategorie *Skript*.

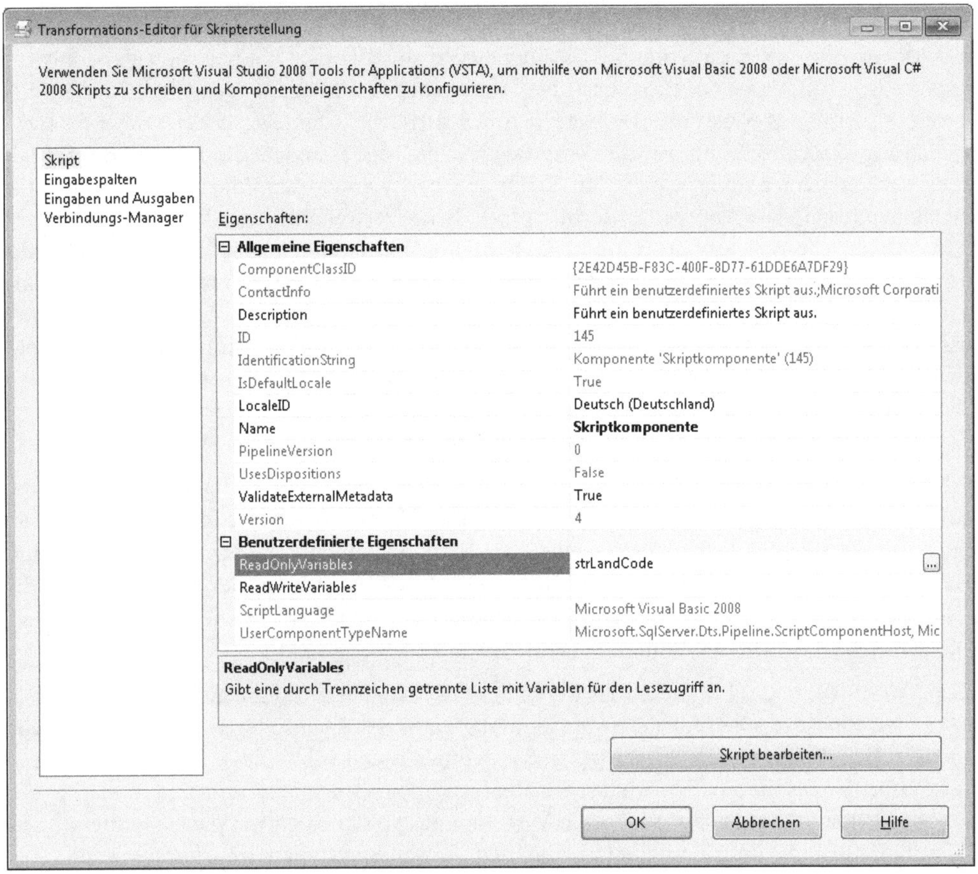

Abbildung 12.26 Die Seite *Skript* im *Transformations-Editor für Skripterstellung*

Paketvariablen stehen nur dann im Skript zur Verfügung, wenn Sie diese in den Eigenschaften *ReadOnlyVariables* und *ReadWriteVariables* angeben. Dabei tragen Sie die Paketvariablen, deren Wert im Skript verändert werden soll, in der Eigenschaft *ReadWriteVariables* ein. Werte von Paketvariablen, die mit der Eigenschaft *ReadOnlyVariables* übergeben werden, sind im Skript nur schreibgeschützt verfügbar. In beiden Eigenschaften steht Ihnen über die darin enthaltene Schaltfläche ein Dialogfeld zur Verfügung, über das Sie die im Datenfluss verfügbaren Paketvariablen auswählen können. Abbildung 12.26 zeigt Ihnen die Seite *Skript* des Editors, in der die Paketvariable *strLandCode* als schreibgeschützte Paketvariable an das Skript übergeben wird.

Neben diesen Eigenschaften beinhaltet diese Seite mit der Schaltfläche *Skript bearbeiten* auch den Wechsel vom Metadatenentwurfsmodus zum Codeentwurfsmodus. Durch einen Klick auf diese Schaltfläche wird der Basiscode des Skripts erstellt und VSTA gestartet. Allerdings ist die Erstellung des Basiscodes an dieser Stelle noch zu früh, denn es gibt noch einige Konfigurationen, die für den Basiscode relevant sind.

Sofern Sie die *Skriptkomponente* als Datenflusstransformation oder Datenflussziel verwenden, müssen Sie diese mit einem Datenflusspfad verbinden. Dabei stellen die Spalten dieses Datenflusspfads die Eingabespalten der *Skriptkomponente* dar. Welche dieser Eingabespalten im Skript verarbeitet werden sollen, legen Sie auf der Seite *Eingabespalten* fest. Die Auswahl erfolgt nach dem bereits bekannten Muster: Entweder wählen Sie die Eingabespalten in der Kategorie *Verfügbare Eingabespalten* oder aber einzeln im unteren Bereich des

Editors mit dem Listenfeld *Eingabespalte.* Dort stehen Ihnen auch die bereits bekannten Eigenschaften *Ausgabealias* und *Verwendungstyp* zur Verfügung. Im Eingabefeld *Ausgabealias* können Sie jeder Eingabespalte eine Bezeichnung geben, unter der diese nach der Ausführung der *Skriptkomponente* im Datenfluss enthalten ist. Soweit ist dies nichts Neues für Sie. Zwar ist Ihnen auch das Listenfeld *Verwendungstyp* bereits bekannt, bisher aber war es nicht relevant. Bei der *Skriptkomponente* ist dies anders. Hier definieren Sie mit dem Listenfeld, ob der Wert einer Eingabespalte im Skript geändert werden darf. Warum aber sollte eine solche Änderung sinnvoll sein? Die Antwort ist recht einfach. Beim Verwendungstyp *Transformation* werden die Werte einer Datenzeile verändert. Wird diese Datenzeile von der *Skriptkomponente* über eine synchrone Ausgabe in den Datenfluss geleitet, handelt es sich hierbei immer noch um ein und dieselbe Datenzeile. Der Wert der Eingabespalte ist also gleich dem Wert der Ausgabespalte. Von daher ist bei einer synchronen Ausgabe die Konfiguration der Eigenschaft *Verwendungstyp* durchaus sinnvoll, denn nur mit dem Eintrag *ReadWrite* kann der Wert einer Spalte geändert werden. Bei einer asynchronen Ausgabe hingegen ist diese Eigenschaft nicht relevant. Hier wird die Datenzeile in eine andere, eigens dafür definierte Ausgabe geleitet. Doch dazu später mehr.

Das ebenfalls auf dieser Seite verfügbare Listenfeld *Eingabename* bietet Ihnen alle verfügbaren Eingaben an. Nun kann die *Skriptkomponente* per Definition nur einen Datenflusspfad einer anderen Komponente aufnehmen. Von daher enthält das Listenfeld *Eingabename* auch nur einen Eintrag. Welchen Sinn und Zweck dieses Listenfeld hat, bleibt vorerst wohl ein Geheimnis. Eine Auswirkung des Listenfelds auf die Konfiguration der *Skriptkomponente* konnte bis zur Drucklegung dieses Buchs nicht nachgewiesen werden. Insofern können Sie dieses Listenfeld ignorieren.

Die Seite *Eingaben und Ausgaben* des Editors ist das Kernstück des Metadatenentwurfsmodus. Hier konfigurieren Sie die gewählten Eingabespalten für deren Verwendung im Skript. Ebenso legen Sie auf dieser Seite die Ausgaben mitsamt den Ausgabespalten fest, sprich: Sie definieren den Inhalt des oder der Datenflusspfade, welche die *Skriptkomponente* für den weiteren Datenfluss anbietet. Umfang und Funktionalität der Konfigurationsmöglichkeiten dieser Seite sind je nach Verwendungstyp der *Skriptkomponente* unterschiedlich. So ist die Konfiguration von Eingabespalten nur bei den Verwendungstypen *Transformation* und *Ziel* möglich. Ausgaben hingegen können bei allen drei Verwendungstypen definiert werden.

Bei den hier aufgelisteten Eingabespalten handelt es sich um die Spalten, die Sie auf der Seite *Eingabespalten* gewählt haben. Sofern Sie den Inhalt dieser Auflistung ändern möchten, müssen Sie dies auf der Seite *Eingabespalten* tun. Nur dort können Sie weitere Eingabespalten auswählen oder bereits gewählte wieder aus der Auflistung nehmen. Zwar stehen auf der Seite *Eingaben und Ausgaben* die Schaltflächen *Spalte hinzufügen* und *Spalte entfernen* zur Verfügung, Auswirkungen haben diese Schaltflächen jedoch nur bei den Ausgabespalten. Auf dieser Seite können Sie bei der Eingabe und den zugehörigen Eingabespalten lediglich die Eigenschaften konfigurieren. Die Möglichkeiten dieser Konfiguration sind zwar auf die Eigenschaften *Name* und *Description* begrenzt, aber gerade die Bezeichnung der Eingabe sollten Sie unbedingt ändern. Anhand dieser Bezeichnung werden im Basiscode Methoden erzeugt. Für eine Methode ist die automatisch vergebene Bezeichnung *Eingabe '0'* zwar kein Problem, für die Skriptentwicklung aber ist sie nicht gerade hilfreich. Tun Sie sich an dieser Stelle also selbst etwas Gutes und geben Sie der Eingabe eine aussagekräftige Bezeichnung. Dazu markieren Sie die Eingabe in der Auflistung und tragen die neue Bezeichnung in der Eigenschaft *Name* ein.

Neben der Eingabe konfigurieren Sie auf dieser Seite auch die Ausgabe der *Skriptkomponente.* Nun kann eine *Skriptkomponente* eine oder mehrere Ausgaben enthalten. Eine Ausgabe namens *Ausgabe '0'* ist bereits standardmäßig vorhanden – zumindest bei den Verwendungstypen *Quelle* und *Transformation.* Neben dieser Ausgabe können Sie mit der Schaltfläche *Ausgabe hinzufügen* noch weitere Ausgaben in die *Skriptkomponente* aufnehmen. Dies gilt im Übrigen auch für den Verwendungstyp *Ziel*, denn auch bei diesem sind

Ausgaben möglich. Anhand der Bezeichnungen der Ausgaben werden ebenfalls Methoden im Basiscode des Skripts erzeugt. Insofern ist es auch hier sinnvoll, die Bezeichnung der Standardausgabe *Ausgabe '0'* durch eine aussagekräftige Bezeichnung zu ersetzen. Diese ändern Sie ebenfalls in der Eigenschaft *Name*. Neben den Eigenschaften *Name* und *Description* bietet die Ausgabe noch die Eigenschaften *IsSorted*, *ExclusionGroup* und *SynchronousInputID* an. Von diesen dreien kennen Sie die Eigenschaft IsSorted bereits aus dem Abschnitt »Die Eigenschaften IsSorted und SortKeyPosition« von Kapitel 10. Zur Erinnerung: Hierbei handelt es sich lediglich um eine Kennzeichnung, ob die Daten sortiert oder unsortiert in der Ausgabe enthalten sind.

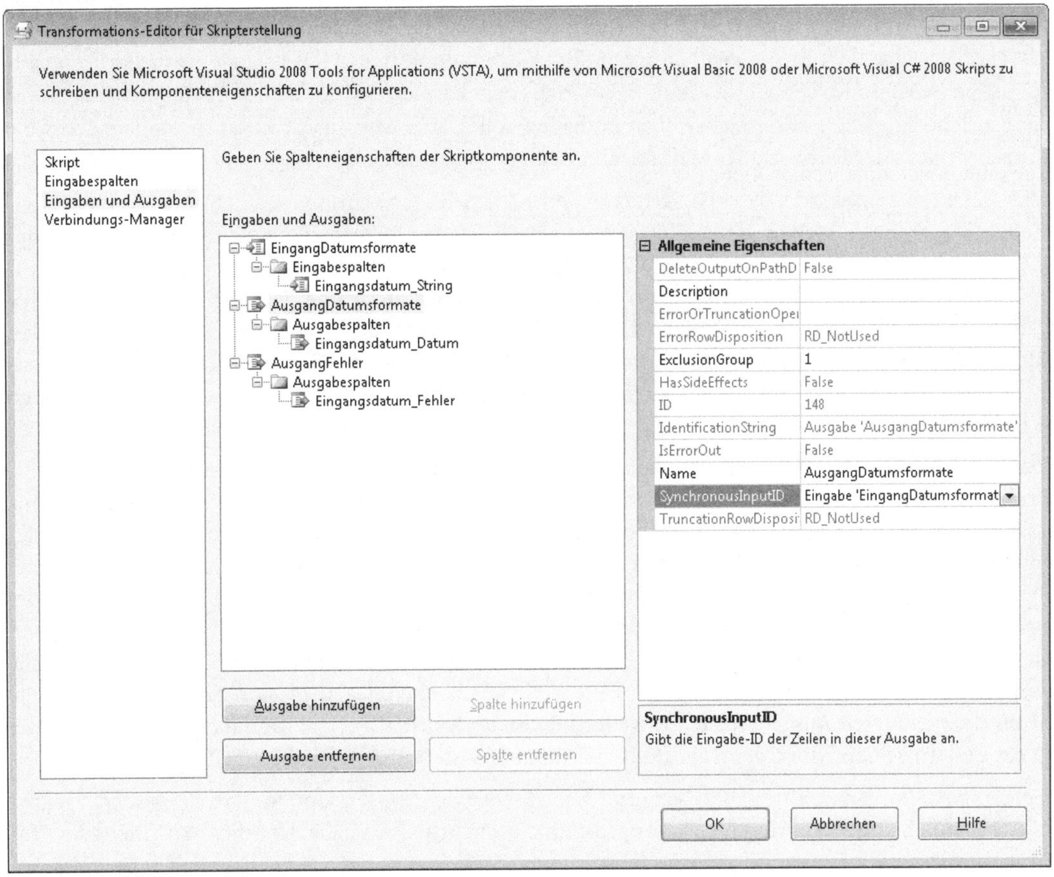

Abbildung 12.27 Die Seite *Eingaben und Ausgaben* im *Transformations-Editor für Skripterstellung*

Sofern eine *Skriptkomponente* mehrere synchrone Ausgaben enthält, wird jede im Skript verarbeitete Datenzeile zu jeder dieser synchronen Ausgaben geleitet. Weist eine *Skriptkomponente* zum Beispiel drei synchrone Ausgaben auf, steht eine Datenzeile nach der Verarbeitung im Skript insgesamt dreimal im Datenfluss zur Verfügung. Um die Ausgabe einer Datenzeile manuell steuern zu können, bietet Ihnen die *Skriptkomponente* die Eigenschaft *ExclusionGroup* an. Hiermit legen Sie pro Ausgabe fest, ob diese die Datenzeile immer oder nur bei Bedarf erhalten soll – wobei Sie den Bedarf in Ihrem Skriptcode selbst definieren. Der Standardwert dieser Eigenschaft ist 0 und bedeutet, dass die Ausgabe grundsätzlich alle Datenzeilen erhält. Ändern Sie bei einer Ausgabe den Wert dieser Eigenschaft auf eine Zahl größer 0, wird die Datenzeile nicht mehr in diese Ausgabe geleitet. Dafür aber erhalten Sie durch die Änderung der Eigenschaft im Basiscode die Methode *DirectRowTo<Name_der_Ausgabe>*. Mit dieser Methode können Sie nun selbst bestimmen, ob die Ausgabe die Datenzeile erhalten soll. Als Beispiel zu dieser Eigenschaft stellen Sie sich eine *Skriptkomponente* mit den drei Ausgaben *AlleDaten*, *NeueDaten* und *AlteDaten* vor. Die Ausgabe *AlleDaten* enthält in ihrer Eigenschaft *ExclusionGroup* den Standardwert 0, während bei den beiden anderen Ausgaben dort eine x-beliebige Zahl steht. Durch diese Konfiguration stehen die beiden Methoden *DirectRowToAlteDaten* und *DirectRowToNeueDaten* im Skript zur Verfügung. Zu jeder Datenzeile prüfen Sie nun im Skriptcode die Aktualität der Daten. Handelt es sich um eine neue Information, leiten Sie diese mit der Methode *DirectRowToNeueDaten* in die Ausgabe *NeueDaten*, während die anderen Datenzeilen mittels der Methode *DirectRowToAlteDaten* in die Ausgabe *AlteDaten* geleitet werden. Die Ausgabe *AlleDaten* wird im Skriptcode zwar nicht explizit behandelt, aber sie enthält wegen ihrer Konfiguration der Eigenschaft *ExclusionGroup* alle Datenzeilen. Sie sehen, mit der Eigenschaft *ExclusionGroup* können Sie in der *Skriptkomponente* selbst bestimmen, welche Ausgabe welche Datenzeilen enthalten soll. Dabei ist es natürlich auch möglich, dass Sie eine Datenzeile mittels der *DirectRowTo*-Methoden in mehrere Ausgaben leiten.

Bereits mehrfach erwähnt wurde, dass die *Skriptkomponente* sowohl synchrone wie auch asynchrone Ausgaben anbietet. Synchrone Ausgaben verwenden vor und nach der *Skriptkomponente* dieselbe Struktur in der Datenzeile. Dies bedeutet, dass durch die Verarbeitung der *Skriptkomponente* der Puffer in seiner Struktur nicht verändert wird. Lediglich eine Erweiterung des Puffers mit neuen Spalten ist möglich. Eine asynchrone Ausgabe hingegen hat eine andere Struktur als die Eingabe, wodurch ein neuer Puffer erstellt werden muss. Kurz gesagt, können Sie eine *Skriptkomponente* sowohl als synchrone wie auch als asynchrone Datenflusstransformation verwenden. Mehr zu synchronen wie auch asynchronen Datenflusstransformationen lesen Sie in Kapitel 10.

Die von der *Skriptkomponente* automatisch erzeugten Ausgaben sind immer synchrone Ausgaben. Da hier die Grundstruktur der Ausgabe identisch mit der der Eingabe ist, zeigt der Editor zu dieser Ausgabe auch keine Ausgabespalten an. Wie Sie eben erfahren haben, handelt es sich bei einer synchronen Ausgabe nach der Verarbeitung im Skript immer noch um dieselbe Datenzeile, die über die Eingabe an das Skript übergeben wurde. Wobei die Werte einer Datenzeile im Skript nur bei den Spalten verändert werden können, die auf der Seite *Eingabespalten* mit dem Verwendungstyp *ReadWrite* konfiguriert wurden. Natürlich ist es nicht zwingend erforderlich, dass Sie die Werte der Datenzeile ändern. Es ist ebenso möglich, anhand der Werte der Datenzeile Werte zu generieren und in neuen Spalten der Datenzeile auszugeben. Dazu müssen Sie jedoch vorab die Ausgabe um die benötigten Ausgabespalten erweitern. Bei einer solchen Erweiterung handelt es sich immer noch um ein und denselben Puffer, denn der Puffer wird nur erweitert und so gesehen nicht verändert.

Die *Skriptkomponente* kann mittels der Schaltfläche *Ausgabe hinzufügen* um weitere Ausgaben ergänzt werden. Jede manuell angelegte Ausgabe ist zunächst eine asynchrone Ausgabe. Um diese zu einer synchronen Ausgabe umzufunktionieren, müssen Sie in der Eigenschaft *SynchronousInputID* lediglich den Verweis zur Eingabe der *Skriptkomponente* wählen. Diese Wahl fällt nicht schwer, bietet die *Skriptkomponente* doch nur eine Eingabe an. Eine asynchrone Ausgabe enthält in der Eigenschaft *SynchronousInputID* keinen Verweis zur Eingabe der *Skriptkomponente*, sondern lediglich den Eintrag *Keine*. Da die asynchrone Ausgabe eine andere Struktur als die Eingabe verwendet, muss diese Struktur zunächst definiert werden. Diese Definition erfolgt durch die Ausgabespalten, welche Sie mit der Schaltfläche *Spalte hinzufügen* anlegen. Die Zuweisung der modifizierten Werte einer Datenzeile zu den Ausgabespalten der asynchronen Ausgabe legen Sie im Skript selbst fest – mit Ihrem Skriptcode.

Ob Sie nun eine neue asynchrone oder eine neue synchrone Ausgabe anlegen, die Vorgehensweise ist immer dieselbe. Mit einem Klick auf die Schaltfläche *Ausgabe hinzufügen* erhalten Sie eine neue Ausgabekategorie. Dieser geben Sie als Erstes eine aussagekräftige Bezeichnung, denn auch hierzu werden im Basiscode entsprechende Methoden angelegt. Die neu erstellte Ausgabekategorie zeigt Ihnen zwei Unterkategorien. Die Kategorie

Externe Spalten können Sie dabei ignorieren. Diese ist nicht relevant und verschwindet von selbst, sobald Sie den Editor schließen und wieder öffnen. Sofern es sich bei der neuen Ausgabe um eine synchrone Ausgabe handeln soll, müssen Sie in der Eigenschaft *SynchronousInputID* den Verweis zur Eingabe auswählen. Diese Ausgabe können Sie nun mit weiteren Ausgabespalten ergänzen. Bei einer asynchronen Ausgabe ist eine Änderung der Eigenschaft *SynchronousInputID* nicht erforderlich, wohl aber das Anlegen von Ausgabespalten.

Um eine neue Ausgabespalte anzulegen, markieren Sie zunächst die Unterkategorie *Ausgabespalten* und klicken anschließend auf die Schaltfläche *Spalte hinzufügen*. Die so neu erstellte Ausgabespalte konfigurieren Sie nun mit den bekannten Eigenschaften des Erweiterten Editors: In der Eigenschaft *Name* geben Sie der Ausgabespalte eine Bezeichnung und wählen anschließend in der Eigenschaft *DataType* den Datentyp. Diesen spezifizieren Sie je nach Datentyp mit den Eigenschaften *CodePage*, *Length*, *Precision* und *Scale*. Mehr zu diesen und den weiteren Eigenschaften einer Ausgabespalte lesen Sie im Abschnitt »Der Erweiterte Editor« in Kapitel 10. Nicht mehr benötigte Ausgabespalten löschen Sie mit der Schaltfläche *Spalte entfernen* sowie komplette Ausgabekategorien mit der Schaltfläche *Ausgabe entfernen*.

ACHTUNG Der automatisch erstellte Basiscode des Skripts verwendet die hier konfigurierten Eingaben und Ausgaben mitsamt den zugehörigen Spalten. Nachträgliche Änderungen an den Eingaben bzw. Ausgaben und den dazugehörigen Spalten werden im Skript nicht automatisch nachgezogen, sondern sorgen eher dafür, dass das Skript nicht mehr lauffähig ist.

Falls Sie im Skript einen oder gar mehrere Verbindungs-Manager benötigen, legen Sie diese auf der Seite *Verbindungs-Manager* fest. Dazu klicken Sie auf die Schaltfläche *Hinzufügen*, wodurch eine neue leere Zeile auf der Seite angelegt wird. In dieser wählen Sie nun im Listenfeld *Verbindungs-Manager* den benötigten Verbindungs-Manager aus. Durch diese Zuordnung kann der Verbindungs-Manager im Skript verwendet werden. Dabei wird die Bezeichnung verwendet, die Sie im Eingabefeld *Name* angeben. Dementsprechend sollten Sie hier eine aussagekräftige Bezeichnung vergeben. Nicht mehr im Skript benötigte Verbindungs-Manager löschen Sie aus dieser Zuordnung mit der Schaltfläche *Entfernen*. Mit der Auswahl der Verbindungs-Manager sind nun alle Möglichkeiten der Konfiguration im Metadatenentwurfsmodus beschrieben. Es war nun oft die Rede vom Basiscode, der beim Start von VSTA automatisch erstellt wird. Im folgenden Abschnitt wird Ihnen dieser Basiscode wie auch der zweite Teil der Konfiguration – der Codeentwurfsmodus – vorgestellt.

Scripting

Hinter dem Begriff Codeentwurfsmodus verbirgt sich nichts anderes als die Entwicklung des Skriptcodes. Diese Programmierung findet in VSTA statt, das Sie über die Schaltfläche *Skript bearbeiten* auf der Seite *Skript* des Editors starten. Wie auch beim Ablaufsteuerungselement *Skripttask* wird VSTA als eigenständige Anwendung gestartet und enthält ein automatisch erzeugtes, temporäres Projekt. Solange Sie VSTA geöffnet haben, ist dieses Projekt in Ihrem Benutzerverzeichnis gespeichert.

Das temporäre Projekt beinhaltet die drei Elemente *main*, *ComponentWrapper* und *BufferWrapper*. Diese drei Elemente enthalten die Klassen, deren abgeleitete Objekte zur Verarbeitung der Datenzeilen verwendet werden. Dabei stellt das Element *ComponentWrapper* den Kern dieses Projekts dar. Neben der Klasse *UserComponent* weist dieses Element auch die Auflistungen der Variablen und die der Connections auf. Bei diesen Auflistungen handelt es sich um die im Metadatenentwurfsmodus angegebenen Paketvariablen und Verbindungs-Manager. Die Klasse *UserComponent* erbt ihre Methoden und Eigenschaften von der Klasse *ScriptComponent*. Mit dem aus dieser Klasse instanziierten Objekt erfolgt die Verarbeitung der Datenzeilen. Dazu werden die aus den Klassen des Elements *BufferWrapper* erzeugten Objekte verwendet. Das Element

BufferWrapper enthält die Klasse des Eingabepuffers und die der Ausgabepuffer für die asynchronen Ausgaben. In der Klasse des Eingabepuffers ist der Puffer beschrieben, mit dem die Datenzeilen an das Skript übergeben werden. Ein Objekt dieser Klasse beinhaltet somit die Datenzeilen eines einzelnen Puffers. Die Klassen der Ausgabepuffer für asynchrone Ausgaben beschreiben den Puffer der jeweiligen asynchronen Ausgabe. Über die aus diesen Klassen erstellten Objekte werden die Datenzeilen des aktuellen Puffers in die zugehörige Ausgabe geleitet.

Kurz gesagt, erfolgt die Verarbeitung der Datenzeilen im Skript mit den aus den Klassen der beiden Elemente *BufferWrapper* und *ComponentWrapper* instanziierten Objekten. Dabei werden die in einem Puffer enthaltenen Datenzeilen durch das Objekt des Eingabepuffers an das Objekt *UserComponent* übergeben, dort zeilenweise verarbeitet und in den Datenfluss geleitet. Handelt es sich um eine asynchrone Ausgabe, wird für die Ausgabe nicht das Objekt des Eingabepuffers, sondern das entsprechende Objekt des Ausgabepuffers verwendet.

Das Element *main* enthält die Klasse *ScriptMain*, welche wiederum ihre Methoden und Eigenschaften von der Klasse *UserComponent* erbt. Der Sinn und Zweck dieser Klasse ist die Implementierung Ihres Skriptcodes in den dafür vorgesehenen Stubs. Diese Stubs stellen hierbei Ihren Einstiegspunkt in die Methoden der Klasse *UserComponent* dar.

ACHTUNG Welche Logik Sie auch für die Verarbeitung der Datenzeilen einbinden möchten, Sie sollten dies nur in der Klasse *ScriptMain* tun. Nehmen Sie keine Veränderungen in den anderen Klassen des Skripts vor.

Die Klasse *ScriptMain* bietet Ihnen standardmäßig die Stubs für die Methoden *PreExecute* und *PostExecute* sowie – je nach Konfiguration der *Skriptkomponente* – die Stubs für die Methoden *Eingabe0_ProcessInputRow* und *CreateNewOutputRows* an. Ergänzend dazu können Sie auch auf die Methoden *AcquireConnections*, *Eingabe0_ProcessInput*, *FinishOutputs*, *PrimeOutput*, *ProcessInput* und *ReleaseConnections* zugreifen. Sofern Sie in diesen Methoden Erweiterungen vornehmen möchten, überschreiben Sie diese in der Klasse *ScriptMain* mit der folgenden Anweisung.

```
Public Overrides Sub <Methode>
```

Beachten Sie aber, dass beim Überschreiben einer Methode diese nicht erweitert, sondern ersetzt wird. Möchten Sie in Ihrer Version einer Methode die ursprüngliche Logik der Methode beibehalten, müssen Sie in Ihrer Version die ursprüngliche Methode ausführen. Folgende Anweisung zeigt, wie in der überschriebenen Methode *PreExecute* der Klasse *ScriptMain* die ursprüngliche Methode *PreExecute* der Klasse *ScriptComponent* ausgeführt wird.

```
MyBase.PreExecute
```

Bevor Sie nun in den Stubs der Klasse *ScriptMain* eigenen Skriptcode einbinden, sollten Sie sich zunächst mit der Art und Weise auseinandersetzen, in der die *Skriptkomponente* die Datenzeilen verarbeitet. Wie die anderen Datenflusskomponenten nimmt auch die *Skriptkomponente* die Datenzeilen in einzelnen Puffern entgegen. Von daher wird die *Skriptkomponente* oder vielmehr das Objekt *ScriptComponent* pro Puffer ausgeführt. Bei der ersten Ausführung des Objekts *ScriptComponent* – und somit mit den Datenzeilen des ersten Puffers – erfolgt der einmalige Aufruf der Methode *PreExecute*. Bei den nachfolgenden Puffern wird diese Methode nicht mehr verwendet. Insofern können Sie in der Methode *PreExecute* Skriptcode einbinden, der vor der eigentlichen Verarbeitung der ersten Datenzeilen stattfinden soll. Dazu gehört zum Beispiel das Initialisieren von globalen Variablen, das Erstellen und Füllen eines DataReader und vieles mehr. Nach der Methode *PreExecute* wird die Methode *ProcessInput* ausgeführt – diese nun wiederum bei jedem weiteren eingehenden Puffer. In dieser Methode werden die Datenzeilen des jeweiligen Puffers über den Eingabepuffer an die Methode *Eingabe0_ProcessInput* übergeben. Dort wird der Eingabepuffer verarbeitet und die so modifizierten Datenzeilen in die Ausgabepuffer geleitet. Anschließend folgt in der Methode *ProcessInput* die Prüfung, ob es sich bei dem aktuellen Puffer um den letzten Puffer des Datenflusses handelt. Ist dies der Fall, wird die Ausgabe geschlossen. Eigene Aktionen, die die Ausgabe des letzten Puffers betreffen, können Sie in der Methode *FinishOutputs* implementieren. Diese Methode wird noch vor dem Schließen der Ausgabe aufgerufen. Nachdem der letzte Puffer verarbeitet wurde, folgt die Ausführung der Methode *PostExecute*. Diese stellt das Pendant zur Methode *PreExecute* dar und wird ebenfalls nur einmal ausgeführt. Hier können Sie Abschlussarbeiten einbinden – zum Beispiel einen verwendeten DataReader schließen oder nicht schreibgeschützten Paketvariablen Werte zuweisen, um diese im Paket weiterzuverwenden.

In der Methode *Eingabe0_ProcessInput* erfolgt die Verarbeitung der einzelnen Datenzeilen eines Puffers. Dabei wird jede Datenzeile an die Methode *Eingabe0_ProcessInputRow* übergeben. Diese Methode enthält den von Ihnen erstellten Skriptcode, anhand dessen die Datenzeile modifiziert und anschließend in die entsprechenden Ausgaben geleitet wird. Der Name dieser beiden Methoden ist abhängig von der Bezeichnung der Eingabe. Hierbei handelt es sich um die Bezeichnung, die Sie der Eingabe im Metadatenentwurfsmodus gegeben haben. Dabei wird der Präfix *Eingabe0* mit der von Ihnen gewählten Bezeichnung ersetzt, wobei Sonderzeichen – und sei es nur ein Unterstrich – entfernt werden. Haben Sie der Eingabe im Metadatenentwurfsmodus keine eigene Bezeichnung gegeben, müssen Sie mit den Standardbezeichnungen *Eingabe0_ProcessInput* und *Eingabe0_ProcessInputRow* leben.

Sofern die *Skriptkomponente* asynchrone Ausgaben besitzt, wird noch vor der Methode *ProcessInput* die Methode *PrimeOutput* ausgeführt. In dieser Methode erhalten die Ausgabespalten der asynchronen Ausgaben ihre Daten. Dabei handelt es sich nicht um Daten des Datenflusses, da diese erst zu einem späteren Zeitpunkt zur Verfügung stehen. Im Grunde genommen betrifft die Methode *PrimeOutput* nur *Skriptkomponenten* mit dem Verwendungstyp *Quelle*. Bei diesem Verwendungstyp verarbeitet die *Skriptkomponente* keine eingehenden Datenzeilen. Vielmehr extrahiert sie Datenzeilen aus einer Datenquelle und leitet diese über asynchrone Ausgaben in den Datenfluss. Da das Extrahieren der Daten für den Datenfluss eine einmalige Angelegenheit ist, wird die Methode *PrimeOutput* auch nur einmal ausgeführt. Dabei gibt diese Methode die Verarbeitung an die Methode *CreateNewOutputRows* weiter, führt anschließend die Methode *FinishOutputs* aus und schließt die Ausgabe. Die tatsächliche Ausgabe der Daten in den Datenfluss erfolgt insofern nicht in der Methode *PrimeOutput*, sondern in der Methode *CreateNewOutputRows*. Dort legen Sie mit Ihrem Skriptcode fest, welche der extrahierten Datenzeilen in welche asynchrone Ausgabe geleitet werden.

Nun können auch *Skriptkomponenten* mit den Verwendungstypen *Transformation* oder *Ziel* asynchrone Ausgaben verwenden. Bei diesen Verwendungstypen erhalten die Ausgaben ihre Daten jedoch in der Regel aus den Datenzeilen des Datenflusses. Insofern ist die Zuweisung der Daten zu solchen asynchronen Ausgaben nicht in der Methode *CreateNewOutputRows*, sondern in den Methoden *Eingabe0_ProcessInput* und/oder *Eingabe0_ProcessInputRow* zu realisieren. Nur in diesen Methoden stehen die Datenzeilen des jeweiligen Puffers zur Verfügung und nur von diesen Datenzeilen können Daten für die asynchronen Ausgaben abgeleitet werden. Falls Sie jedoch bei diesen Verwendungstypen Daten in asynchrone Ausgaben leiten möchten, die unabhängig von den Daten der Datenzeilen sind, sollten Sie hierfür die Methode *CreateNewOutputRows* verwenden. Diese wird nur einmal und nicht pro Puffer ausgeführt. Da Sie aber über eine solche Art der Ausgabe neue Daten in den Datenfluss leiten, ist diese Ausgabe mit der einer *Skriptkomponente* vom Verwendungstyp *Quelle* vergleichbar. Es wäre daher sinnvoller, solche Ausgaben in einer eigenen *Skriptkomponente* mit dem Verwendungstyp *Quelle* zu realisieren.

Soweit zum Ablauf der Verarbeitung von Datenzeilen mit einer *Skriptkomponente* und den dabei verwendeten Objekten und Methoden. Die dazu notwendigen Klassen werden automatisch erzeugt, wenn zu einer *Skriptkomponente* VSTA zum ersten Mal gestartet wird. VSTA selbst zeigt nach dem Start das Element *main* mit der darin enthaltenen Klasse *ScriptMain*. In Abbildung 12.28 sehen Sie den automatisch generierten Code der Klasse *ScriptMain* zu einer *Skriptkomponente*, die den Verwendungstyp *Transformation* und dabei nur synchrone Ausgaben verwendet.

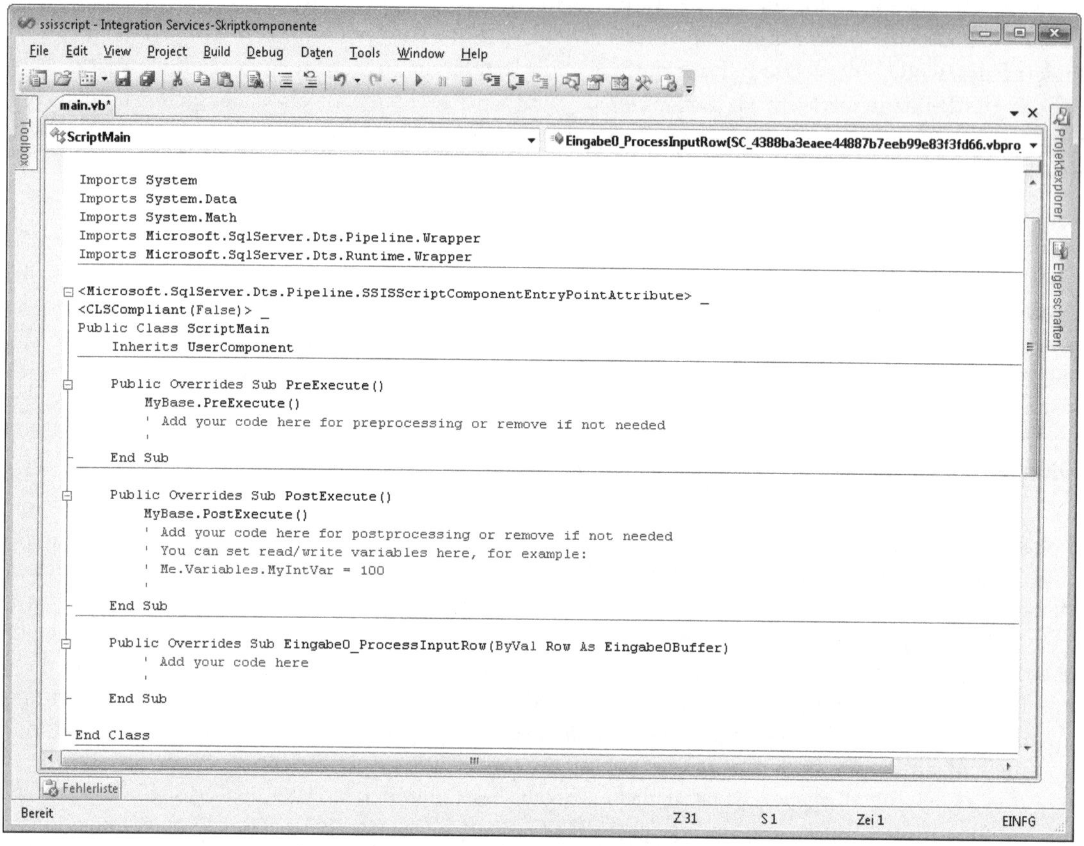

Abbildung 12.28 Der Basiscode einer *Skriptkomponente* vom Verwendungstyp *Transformation*

Der Code enthält die Stubs zu den Methoden *PreExecute*, *PostExecute* und *Eingabe0_ProcessInputRow*. Sofern die *Skriptkomponente* zusätzlich asynchrone Ausgaben aufweist, wird auch der Stub zur Methode *CreateNewOutputRows* automatisch erzeugt. Wohingegen eine *Skriptkomponente*, welche nur asynchrone Ausgaben verwendet, anstelle des Stubs zur Methode *Eingabe0_ProcessInputRow* den Stub zur Methode *CreateNewOutputRows* enthält.

In dieser Klasse implementieren Sie nun Ihren eigenen Skriptcode. Dabei wird der Fokus auf der Methode *Eingabe0_ProcessInputRow* liegen. Hier sind Sie in der Lage, die Werte der Spalten einer Datenzeile – die Werte der Eingabespalten – zu verändern bzw. aus diesen Werten neue Werte zu generieren und entsprechenden Ausgabespalten zuzuweisen. Die Eingabespalten sprechen Sie dabei mit folgender Syntax an:

```
Row.<Name der Datenflussspalte>
```

Den Wert einer Eingabespalte können Sie nur ändern, wenn die *Skriptkomponente* eine synchrone Ausgabe verwendet und die Eingabespalte im Metadatenentwurfsmodus als *ReadWrite* konfiguriert wurde. Mit der folgenden Anweisung wird der Wert der Eingabespalte *Verkaufspreis* um 20 Prozent erhöht.

```
Row.Verkaufspreis = Row.Verkaufspreis * 1.2
```

Da es sich bei der Eingabespalte *Verkaufspreis* um die gleichnamige Spalte der aktuellen Datenzeile handelt, wurde mit dieser Anweisung der Wert dieser Spalte direkt in der Datenzeile geändert. Anders verhält es sich bei asynchronen Ausgaben. Hier erfolgt die Änderung nicht in der Spalte der Datenzeile, da die asynchrone Ausgabe einen eigenen Puffer und nicht den der Datenzeile verwendet. Die Werte der aktuellen Datenzeile bzw. die neu generierten Werte müssen deshalb explizit den jeweiligen Ausgabespalten der asynchronen Ausgabe zugewiesen werden. Hierzu verwenden Sie die in Listing 12.1 dargestellte Syntax.

```
AsynchronerAusgabeBuffer.AddRow()
AsynchronerAusgabeBuffer.VerkaufspreisAlt = Row.Verkaufspreis
AsynchronerAusgabeBuffer.VerkaufspreisNeu = Row.Verkaufspreis * 1.2
```

Listing 12.1 Die Verarbeitung einer asynchronen Ausgabe in einem Skript

Im Beispiel des Listing 12.1 enthält die asynchrone Ausgabe der *Skriptkomponente* die beiden Spalten *VerkaufspreisAlt* und *VerkaufspreisNeu*. Der in der Methode verwendete Name der Ausgabe – hier *AsynchronerAusgabeBuffer* – ist wiederum abhängig von der Bezeichnung, die Sie der Ausgabe im Metadatenentwurfsmodus gegeben haben.

HINWEIS Auf die Spalten einer Ausgabe kann nur schreibend zugegriffen werden; Lesezugriffe werden fehlerhaft beendet.

Im Skript benötigte Verbindungen zu Datenquellen und Datenzielen sollten Sie immer mit entsprechenden Verbindungs-Managern herstellen. Zwar ist es auch möglich, solche Verbindungen mit eigenem Skriptcode selbst zu definieren, dazu müssten Sie jedoch die notwendigen Verbindungszeichenfolgen im Skript speichern. Genau dies aber sollten Sie tunlichst vermeiden, da Sie sonst bei jeder Änderung der Datenquelle oder des Datenziels das Skript anpassen müssen. Nutzen Sie jedoch Verbindungs-Manager, müssen Sie in einem solchen Fall lediglich die Konfiguration des Verbindungs-Managers ändern. Die im Metadatenentwurfsmodus zugeordneten Verbindungs-Manager stehen Ihnen im Skript in der *Connections*-Auflistung zur Verfügung. Ebenso bietet Ihnen die Klasse *ScriptMain* einen Stub zur Methode *AcquireConnections* an. Von dieser erstellen Sie eine eigene, überschriebene Version und programmieren dort die Verbindung zur benötigten Datenquelle oder dem Datenziel. Ähnlich verfahren Sie mit dem Beenden der Verbindung. Hierzu verwenden Sie eine eigene, überschriebene Version der Methode *ReleaseConnections*. Ein Beispiel zur Verwendung eines Verbindungs-Managers im Skript sehen Sie im Abschnitt »Skriptkomponente als Ziel«.

Neben der *Connections*-Auflistung steht Ihnen im Skript auch die Auflistung der Paketvariablen zur Verfügung. Diese enthält die Paketvariablen, welche im Metadatenentwurfsmodus in den Eigenschaften *ReadWriteVariables* und *ReadOnlyVariables* angegeben wurden. Im Skriptcode sprechen Sie die Paketvariablen wie folgt an:

```
Me.Variables.<Variablenname>
```

Obwohl die Auflistung alle Paketvariablen anbietet, können nicht alle Paketvariablen in allen Methoden verwendet werden. Der Einsatz der Paketvariablen, die über die Eigenschaft *ReadWriteVariables* an das Skript übergeben wurden, ist nur in der Methode *PostExecute* möglich. In allen anderen Methoden führt die Verwendung dieser Paketvariablen zu einem fehlerhaften Abbruch der *Skriptkomponente*. Die Paketvariablen der Auflistung *ReadOnlyVariables* hingegen sind in allen Methoden der Klasse *ScriptMain* einsetzbar.

HINWEIS Werte von Paketvariablen können nur in der Methode *PostExecute* geändert werden.

Wenn hier schon die Rede von Paketvariablen im Skript ist, so sei auch an dieser Stelle nochmals auf die Systemvariable *InteractiveMode* hingewiesen. Diese enthält nur im Debug-Modus den Wert *True*. Von daher lässt sich in Abhängigkeit dieser Systemvariablen Skriptcode implementieren, der nur im Debug-Modus ausgeführt wird. Im Beispiel des Ablaufsteuerungselements *Skripttask* wurde die Systemvariable *InteractiveMode* bereits verwendet. Sie finden dieses Beispiel im Abschnitt »Skripttask« des Kapitels 8.

ACHTUNG Achten Sie im Skript bei der Verwendung von Paketvariablen auf die Groß-/Kleinschreibung der Variablennamen.

Natürlich ist auch die Verwendung von eigenen Variablen im Skript möglich. Dabei deklarieren Sie globale Variablen in der Klasse und lokale Variablen in den jeweiligen Methoden. Auch hier gelten die bekannten Regeln: Lokale Variablen sind nur in den Methoden verfügbar, in denen sie deklariert wurden, während globale Variablen in allen Methoden der Klasse verwendet werden können. Globale Variablen behalten ihren Wert über die gesamte Verarbeitung aller Puffer. Sie können entweder bei der Deklaration initialisiert werden oder aber auch in der Methode *PreExecute*. Lokale wie auch globale Variablen sind selbstverständlich nur in der Klasse *ScriptMain* enthalten und stehen weder im Datenfluss noch im Paket zur Verfügung.

Zur Protokollierung einzelner Verarbeitungsschritte Ihres Skriptcodes können Sie mit der Methode *Log* die Paketprotokollierung verwenden. Diese muss jedoch vorab für die *Skriptkomponente* aktiviert werden. Mehr dazu erfahren Sie in Kapitel 14. Ebenso ist es möglich, über die Methoden der Eigenschaft *ComponentMetaData* die Ereignisse *OnInformation*, *OnProgress*, *OnWarning* und *OnError* auszulösen. Diese Ereignisse entsprechen den in Kapitel 9 beschriebenen Ereignissen. Neben diesen Methoden bietet Ihnen die Eigenschaft *ComponentMetaData* noch weitere Eigenschaften und Methoden, zum Beispiel die Methode *GetErrorDescription* zur Ermittlung der Fehlerbeschreibung zu einer Fehlernummer.

Natürlich stehen Ihnen neben den Methoden der Klasse *ScriptMain* auch alle Möglichkeiten von .NET Framework zur Verfügung. Dabei können Sie die Klasse *ScriptMain* ebenso mit eigenen Funktionen erweitern wie auch das Projekt mit weiteren Elementen. Bei all diesen Möglichkeiten müssen Sie das Rad aber nicht immer neu erfinden. Immerhin ist es möglich, Assemblys in das Projekt einzubinden und die darin enthaltenen Klassen, Methoden und Eigenschaften in der Klasse *ScriptMain* zu verwenden. Mit Assemblys können Sie nicht nur immer wiederkehrende Funktionen kapseln, sondern dort auch allgemein gültige Geschäftsregeln hinterlegen, wie die Prüfung, ob gewährte Rabatte noch im angegebenen Limit sind, oder auch profane Dinge, etwa eine einheitliche Formatierung von Telefonnummern. Neben Assemblys ist auch das Einbinden von Webdiensten möglich, wodurch deren Methoden und Eigenschaften ebenfalls in der Klasse *ScriptMain* zur Verfügung stehen. So wäre es denkbar, in einer *Skriptkomponente* mittels eines Webdienstes die Gültigkeit von Bankleitzahlen zu prüfen, Beträge anhand aktueller Währungskurse umzurechnen und vieles mehr.

Beim Verlassen von VSTA wird das Skript vorkompiliert und als binäres Objekt im Paket gespeichert. Im Gegensatz zu SSIS 2005 werden Skripts seit SSIS 2008 immer vorkompiliert. Zwar beansprucht ein vorkompiliertes Skript mehr Speicherplatz, dafür aber bringt es im Gegenzug eine bessere Performance.

Skriptkomponente als Quelle

Als Datenflussquelle extrahiert die *Skriptkomponente* Daten aus einer Datenquelle und leitet diese in den Datenfluss. Von daher gibt es bei einer *Skriptkomponente* vom Verwendungstyp *Quelle* keine Eingaben und somit im Editor der *Skriptkomponente* auch keine Seite *Eingabespalten*. Weitaus wichtiger bei diesem Verwendungstyp ist die Konfiguration der Ausgaben. Auf der Seite *Eingaben und Ausgaben* des Editors legen Sie nicht nur die Ausgabe selbst, sondern auch die zugehörigen Ausgabespalten an. Nur den hier definierten Ausgaben können Sie im Skript die extrahierten Daten zuweisen. In den meisten Fällen werden Sie zum Extrahieren der Daten eine Verbindung zu der entsprechenden Datenquelle benötigen. Diese Verbindung sollte nicht im Skript, sondern über einen Verbindungs-Manager definiert werden. Den oder die benötigten Verbindungs-Manager ordnen Sie dabei auf der Seite *Verbindungs-Manager* des Editors zu. Es gibt aber auch durchaus Fälle, in denen Sie keinen Verbindungs-Manager benötigen, um Daten aus einer Datenquelle zu extrahieren. Immerhin stellt SSIS mehrere Möglichkeiten zur Verfügung, mit denen Daten in einer Paketvariablen gespeichert werden können. Sofern Sie die Daten einer solchen Paketvariablen im Datenfluss verarbeiten möchten, müssen Sie hierfür eine *Skriptkomponente* verwenden. In einem solchen Fall geben Sie logischerweise keinen Verbindungs-Manager, sondern vielmehr die Paketvariable an. Wo Sie diese angeben und wie Sie die Daten der Paketvariablen extrahieren, wird im folgenden Beispiel beschrieben.

In diesem Beispiel werden in einem *Datenflusstask* die Kunden mitsamt den Ansprechpartnern aus der Beispieldatenbank *ssisWaWi* ermittelt und über das Datenflussziel *Recordsetziel* in einer Paketvariablen vom Datentyp *Object* gespeichert. Diese Paketvariable wird anschließend in einem zweiten *Datenflusstask* mittels einer *Skriptkomponente* ausgelesen, wobei die Daten der Kunden und die der Ansprechpartner über jeweils eigene Datenflusspfade in Flatfiles geladen werden.

Um dieses Beispiel nachvollziehen zu können, legen Sie zunächst ein neues SSIS-Projekt an und geben dem dabei automatisch erstellten Paket eine aussagekräftige Bezeichnung – zum Beispiel »Skriptkomponente als Quelle«. Die zentrale Komponente in diesem Paket ist die Paketvariable, welche die Daten der Kunden und Ansprechpartner speichert. Insofern erstellen Sie eine Paketvariable vom Datentyp *Object* mit der Bezeichnung **objRstKunden**. Als Nächstes benötigen Sie einen *OLE DB-Verbindungs-Manager* zur Beispieldatenbank *ssisWaWi*. Dazu wählen Sie im Kontextmenü der Registerkarte *Verbindungs-Manager* den Eintrag *Neue OLE DB-Verbindung*. Sollte im folgenden Dialogfeld bereits eine entsprechende Verbindung existieren, können Sie diese übernehmen oder mittels der Schaltfläche *Neu* eine neue anlegen. Mehr zur Konfiguration eines *OLE DB-Verbindungs-Managers* entnehmen Sie dem Abschnitt »OLE DB-Verbindung« in Kapitel 6. Anschließend markieren Sie in der Toolbox einen *Datenflusstask* und ziehen diesen in die Ablaufsteuerung. Diesen *Datenflusstask* nennen Sie **Daten in Recordsetziel schreiben**. Nun wechseln Sie zur Registerkarte *Datenfluss*, um dort die Daten der Kunden und Ansprechpartner aus der Datenquelle zu extrahieren. Dazu nehmen Sie eine Datenflussquelle *OLE DB-Quelle* in den Datenfluss auf und konfigurieren diese mit dem eben angelegten *OLE DB-Verbindungs-Manager* und der SQL-Anweisung aus Listing 12.2. Mehr zur Konfiguration einer *OLE DB-Quelle* lesen Sie in Kapitel 11.

```
SELECT Firma, Region, PLZ, Ort, K.Email As KundeEmail, Nachname, Vorname, Position,
       AP.Email As ApEmail
FROM   dbo.Kontakte K INNER JOIN dbo.Ansprechpartner AP ON K.ID = AP.KontaktId
WHERE  Kontaktart = 'K'
```

Listing 12.2 Die SQL-Anweisung zur Ermittlung der Kunden und Ansprechpartner

Die so extrahierten Daten werden direkt mit dem Datenflussziel *Recordsetziel* in die Paketvariable *objRstKunden* geschrieben. Ziehen Sie also aus der Toolbox ein *Recordsetziel* in den Datenfluss und verbinden Sie dieses mit dem Datenflusspfad der *OLE DB-Quelle*. Anschließend geben Sie dem *Recordsetziel* die Bezeichnung **Recordsetziel objRstKunden**. Die weitere Konfiguration dieses Datenflussziels entnehmen Sie dem Abschnitt »Recordsetziel« von Kapitel 13. Mit dieser Konfiguration ist der erste Teil des Beispiels auch bereits geschafft.Für den zweiten Teil wechseln Sie wieder zur Registerkarte *Ablaufsteuerung*. Dort ziehen Sie nun einen weiteren *Datenflusstask* in die Ablaufsteuerung und verbinden diesen mit der Rangfolgeneinschränkung des ersten *Datenflusstasks* – den mit der Bezeichnung »Daten in Recordsetziel schreiben«. Den neuen, zweiten *Datenflusstask* nennen Sie **Daten aus Variable extrahieren** und wechseln anschließend in dessen Datenfluss-Designer. Hier ziehen Sie nun aus der Toolbox eine *Skriptkomponente* in den Datenfluss-Designer, wodurch das Dialogfeld *Skriptkomponententyp auswählen* angezeigt wird. Durch die Auswahl der Eigenschaft *Quelle* wird die *Skriptkomponente* als Datenflussquelle in den Datenfluss aufgenommen.

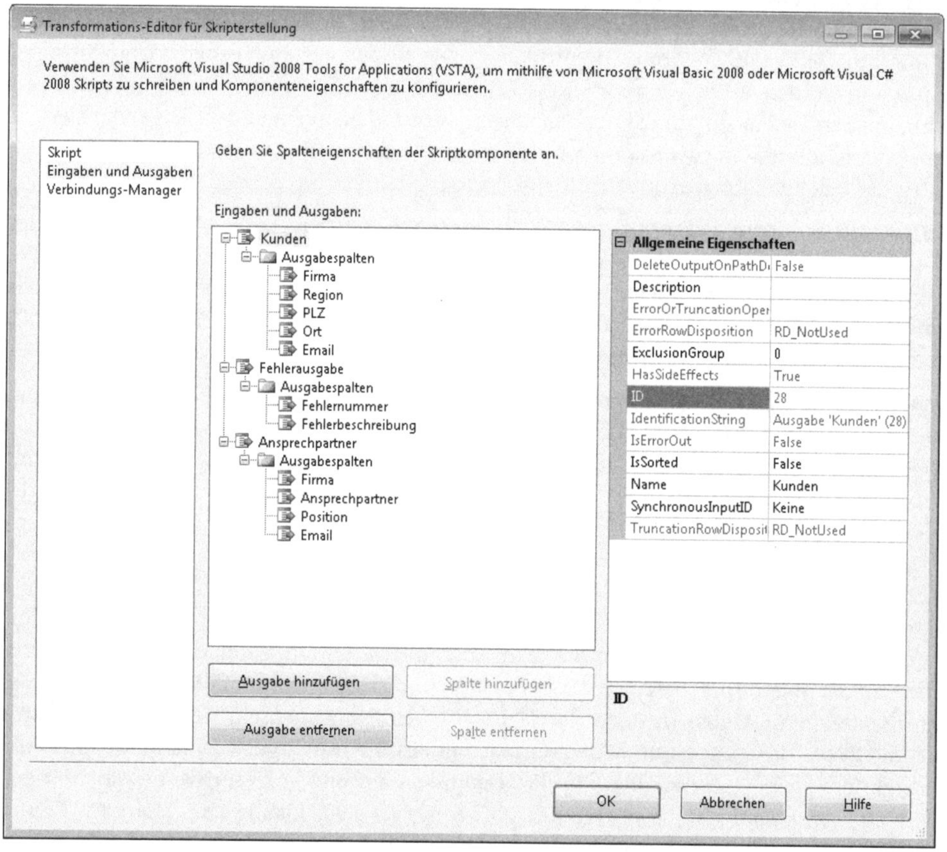

Abbildung 12.29 Die Ausgaben der *Skriptkomponente* vom Verwendungstyp *Quelle*

Nun gilt es, die *Skriptkomponente* zu konfigurieren. Dazu öffnen Sie den Editor mit einem Doppelklick auf die *Skriptkomponente* und wählen dort als Erstes die Paketvariable *objRstKunden* in der Eigenschaft *ReadOnlyVariables* aus. Anschließend wechseln Sie zur Seite *Eingaben und Ausgaben*. Dort sehen Sie die automatisch angelegte Ausgabe mit der Bezeichnung *Ausgabe '0'*. Dieser geben Sie in der Eigenschaft *Name* die doch aussagekräftigere Bezeichnung **Kunden**. Die *Skriptkomponente* muss für dieses Beispiel neben dieser Ausgabe noch zwei weitere Ausgaben enthalten. Insofern erstellen Sie die beiden Ausgaben **Ansprechpartner** und **Fehlerausgabe** über die Schaltfläche *Ausgabe hinzufügen*. Zu jeder dieser Ausgabekategorien müssen Sie nun die jeweiligen Ausgabespalten anlegen. Abbildung 12.29 zeigt Ihnen, welche Ausgabespalten in welcher Ausgabe enthalten sind. Um eine neue Ausgabespalte anzulegen, markieren Sie den Eintrag *Ausgabespalten* der jeweiligen Ausgabe und klicken auf die Schaltfläche *Spalte hinzufügen*. Der so neu erstellten Ausgabespalte geben Sie in der Eigenschaft *Name* die entsprechende Bezeichnung und in der Eigenschaft *DataType* den jeweiligen Datentyp. Die Datentypen der einzelnen Ausgabespalten sind in Tabelle 12.2 aufgelistet.

Ausgabespalte	Datentyp
Ansprechpartner	*DT_WSTR* mit einer Länge von 120
Email	*DT_WSTR* mit einer Länge von 255
Fehlernummer	*DT_I4*
Fehlerbeschreibung	*DT_WSTR* mit einer Länge von 4000
Firma	*DT_WSTR* mit einer Länge von 255
PLZ	*DT_WSTR* mit einer Länge von 10
Position	*DT_WSTR* mit einer Länge von 100
Ort	*DT_WSTR* mit einer Länge von 100
Region	*DT_WSTR* mit einer Länge von 50

Tabelle 12.2 Die Datentypen der Ausgabespalten zum Beispiel der *Skriptkomponente* als Quelle

Nachdem Sie die Ausgabespalten angelegt haben, wechseln Sie zurück zur Seite *Skript* und starten dort VSTA über die Schaltfläche *Skript bearbeiten*. VSTA wird mit der Klasse *ScriptMain* geöffnet. Diese enthält die Methoden *PreExecute*, *PostExecute* und – es handelt sich um eine *Skriptkomponente* vom Verwendungstyp *Quelle* – die Methode *CreateNewOutputRows*. Um die Daten der Paketvariablen *objRstKunden* in die jeweiligen Ausgaben zu leiten, muss nur die Methode *CreateNewOutputRows* erweitert werden. In Listing 12.3 sehen Sie den dafür notwendigen Skriptcode.

```
Public Overrides Sub CreateNewOutputRows()

'Variablen zum Auslesen der Recordsetziel-Variable
Dim datAdapter As New Data.OleDb.OleDbDataAdapter
Dim datTable As New Data.DataTable
Dim datrow As System.Data.DataRow

'Inhalt der Recordsetziel-Variable in DataTable schreiben
datAdapter.Fill(datTable, Me.Variables.objRstKunden)

Try
    'Jede Zeile der DataTable
     For Each datrow In datTable.Rows
         'Spalten mit Informationen zum Kunden in Ausgabe Kunden
         With KundenBuffer
           .AddRow()
           .Firma = datrow("Firma")
           .Region = datrow("Region")
           .PLZ = datrow("PLZ")
           .Ort = datrow("Ort")
           .Email = datrow("KundeEmail")
           'Ein Testfehler zum Aktivieren
           'Err.Raise(1)
         End With
         'Spalten mit Informationen zum Ansprechpartner in Ausgabe Ansprechpartner
         With AnsprechpartnerBuffer
```

```
            .AddRow()
            .Firma = datrow("Firma")
            .Ansprechpartner = datrow("Nachname") & _
                               IIf(datrow("Vorname") Is DBNull.Value, "", ", " & _
                               datrow("Vorname"))
            .Position = datrow("Position")
            'Spalte Email darf NULL sein
            If datrow("ApEmail") Is DBNull.Value Then
                .Email_IsNull = True
            Else
                .Email = datrow("ApEmail")
            End If
        End With
    Next
Catch ex As Exception
    'Im Falle eines Fehlers der Fehler in Ausgabe Fehlerausgabe
    With FehlerausgabeBuffer
        .AddRow()
        .Fehlernummer = Err.Number
        .Fehlerbeschreibung = Err.Description
    End With
    'Ereignis OnError auslösen
    Me.ComponentMetaData.FireError(-1, "Fehler bei Scriptkomponente", Err.Description, "", 0, True)
    'Weitere Fehlermeldungen ausgeben
    While Not ex.InnerException Is Nothing
        ex = ex.InnerException
        Me.ComponentMetaData.FireError(-1, "Fehler bei Scriptkomponente: ", ex.Message, "", 0, True)
    End While
End Try
End Sub
```

Listing 12.3 Die *Skriptkomponente* als Datenflussquelle

Der erste Schritt in der Methode *CreateNewOutputRows* ist das Auslesen der Paketvariable *objRstKunden*. Dazu wird ein *DataAdapter* verwendet, über den die Daten der Paketvariablen in eine *DataTable* geschrieben werden. Dies erfolgt mit der nachstehenden Anweisung:

```
datAdapter.Fill(datTable, Me.Variables.objRstKunden)
```

Die einzelnen Datenzeilen der *DataTable* werden anschließend in einer *For Each*-Schleife verarbeitet. In dieser *For Each*-Schleife wird nun jede Datenzeile an die Ausgaben *Kunden* und *Ansprechpartner* geleitet. Als Erstes ist die Ausgabe *Kunden* an der Reihe, welche im Skriptcode als *KundenBuffer* zur Verfügung steht. Zu dieser Ausgabe wird zunächst mit *AddRow* eine neue Zeile angelegt. Diese enthält die auf der Seite *Eingaben und Ausgaben* des Editors angegebenen Ausgabespalten der Ausgabe *Kunden*. Mit den nächsten Anweisungen erfolgt die Zuweisung der Werte aus den Spalten der aktuellen Datenzeile – den Eingabespalten – zu den jeweiligen Ausgabespalten. Direkt im Anschluss wird in derselben Art und Weise die Ausgabe *Ansprechpartner* – hier als *AnsprechpartnerBuffer* verfügbar – mit den Daten der Datenzeile gefüllt. Bei dieser Ausgabe gibt es jedoch zwei besondere Fälle. Der erste Fall betrifft die Ausgabespalte *Ansprechpartner*. Diese erhält entweder den Wert der Eingabespalte *Nachname* oder aber die Werte der beiden Eingabespalten *Nachname* und *Vorname*. Dies ist abhängig davon, ob die Eingabespalte *Vorname* einen Wert enthält. Mit der folgenden Anweisung erfolgt die Zuweisung des Werts zur Ausgabespalte *Ansprechpartner*.

```
.Ansprechpartner = datrow("Nachname") & IIf(datrow("Vorname") Is DBNull.Value, "", ", " & _
datrow("Vorname"))
```

Der zweite Fall weicht von einer in diesem Beispiel geltenden Regel ab. Diese Regel besagt, dass die Ausgabespalten zwingend Werte enthalten müssen. Von daher werden die jeweiligen Werte der Eingabespalten auch ohne besondere Prüfung den Ausgabespalten zugeordnet. Falls eine Eingabespalte keinen Wert enthalten sollte, würde bei dieser Zuordnung die Ausführung der *Skriptkomponente* fehlerhaft beendet. Die einzige Ausnahme stellt hier die Ausgabespalte *Email* der Ausgabe *Ansprechpartner* dar. Hier wird vor der Zuweisung zunächst geprüft, ob die Eingabespalte einen Wert enthält. Ist dies der Fall, erfolgt die Zuweisung des Werts; andernfalls wird die Ausgabespalte explizit als NULL gekennzeichnet. Hierzu verwenden Sie die folgende Anweisung.

```
<Name der Ausgabespalte>_IsNull = True
```

Die hier beschriebene Zuweisung der Werte aus den Eingabespalten zu den Ausgabespalten der beiden Ausgaben findet nun mit jeder Datenzeile der *DataTable* statt. Dabei erfolgt die gesamte Verarbeitung der *For Each*-Schleife im *Try*-Block eines *Try … Catch*. Falls ein Fehler auftritt, wird die Verarbeitung der Schleife beendet und die Anweisungen des *Catch*-Blocks ausgeführt. Dort wird zunächst die dritte Ausgabe der *Skriptkomponente* – die Ausgabe *Fehlerausgabe* – nach dem bereits bekannten Muster mit Daten gefüllt: Mittels *AddRow* erhält die Ausgabe eine neue Zeile, wobei den Ausgabespalten *Fehlernummer* und *Fehlerbeschreibung* die Systemwerte *Err.Number* und *Err.Description* zugewiesen werden. Nachdem diese Werte der Ausgabe zugewiesen sind, folgt das Auslösen des Ereignisses *OnError*. Hiermit wird der Fehler an das Paket gemeldet und die Verarbeitung der *Datenflusstasks* als fehlerhaft gekennzeichnet. Liegen zu diesem Fehler noch weitere Meldungen vor, werden auch diese über das Ereignis *OnError* an das Paket gemeldet. Mit den Anweisungen des *Catch*-Blocks ist der Skriptcode dieser *Skriptkomponente* bereits vollständig. Sie können sowohl VSTA wie auch den Editor der *Skriptkomponente* schließen.

Um das Beispiel abzuschließen, muss der Datenfluss noch mit drei Datenflusszielen ergänzt werden. Dazu verwenden Sie für jedes Datenflussziel die Komponente *Flatfileziel*. Insofern ziehen Sie drei *Flatfileziele* in den Datenfluss und verbinden jedes einzelne mit jeweils einem der drei Datenflusspfade der *Skriptkomponente*. Anschließend sind nur noch die einzelnen *Flatfileziele* zu konfigurieren. Die hierfür notwendige Konfiguration ist im Abschnitt »Flatfileziel« des Kapitels 13 beschrieben.

Nach der Konfiguration der *Flatfileziele* steht einem Test nichts mehr im Wege. Durch einen Klick auf die Schaltfläche *Debugging starten* in der Symbolleiste – die Schaltfläche mit der grünen *Play*-Taste – werden die Kunden mitsamt den Ansprechpartnern aus der Beispieldatenbank extrahiert und in der Paketvariablen *objRstKunden* gespeichert. Diese Paketvariable wird anschließend mit dem Skript der *Skriptkomponente* ausgelesen und die darin enthaltenen Daten über die Datenflusspfade *Kunden* und *Ansprechpartner* in die jeweiligen Flatfiles geladen. Falls Sie auch die Fehlerausgabe testen möchten, müssen Sie im Skriptcode lediglich den Kommentar der Anweisung *Err.Raise* im *With*-Block der Ausgabe *KundenBuffer* entfernen. Dadurch wird die Verarbeitung bereits mit der ersten Datenzeile fehlerhaft beendet.

BEGLEITDATEIEN Sie finden dieses Beispiel im Paket »BSP12_003«.

Skriptkomponente als Transformation

Als Datenflusstransformation empfängt die *Skriptkomponente* die Daten eines Datenflusspfads, transformiert diese und leitet sie in einen oder mehrere Datenflusspfade. Den eingehenden Datenflusspfad konfigurieren Sie im Editor der *Skriptkomponente* auf der Seite *Eingabespalten* und die ausgehenden Datenflusspfade auf der Seite *Eingaben und Ausgaben*. Als Ausgaben bietet die *Skriptkomponente* mit dem Verwendungstyp *Transformation* sowohl synchrone wie auch asynchrone an. Ob eine Ausgabe nun synchron oder asynchron ist, legen

Sie in der Eigenschaft *SynchronousInputID* fest. Zu synchronen Ausgaben kann ergänzend noch die Funktionalität der Eigenschaft *ExclusionGroup* aktiviert werden. Im folgenden Beispiel werden Sie synchrone und asynchrone Ausgaben verwenden und auch die Eigenschaft *ExclusionGroup*.

Die Aufgabe der *Skriptkomponente* besteht in diesem Beispiel in der Konvertierung von Datumswerten. Dabei werden die Datumswerte als Zeichenfolgen aus einem Flatfile extrahiert und an eine *Skriptkomponente* geleitet. Die dort stattfindende Konvertierung der Zeichenfolgen in ein Datum ist abhängig von einem Ländercode, der als Paketvariable an das Skript übergeben wird. Auf diese Art und Weise kann beispielsweise die Zeichenfolge »2/1/2010« mit dem Ländercode »de-DE« in das Datum »2010-01-02« konvertiert werden oder aber mit dem Ländercode »en-US« in das Datum »2010-02-01«. Für dieses Beispiel benötigen Sie ein neues Paket und ein Flatfile. Erstellen Sie also zunächst ein Flatfile mit dem in Listing 12.4 aufgeführten Inhalt und anschließend ein neues Paket.

```
Eingangsdatum
2/1/2010
1/3/2010
2010-13-01
2010-01-13
20100103
00000000
0000-00-00
2.1.2010
3.1.2010
```

Listing 12.4 Verschiedene Datumswerte in einem Flatfile

Im neuen Paket legen Sie als Erstes eine Paketvariable namens **strLandCode** an, der Sie den Datentyp *String* und den Initialwert **de-DE** geben. Als Nächstes wird der Verbindungs-Manager zum Flatfile benötigt. Dazu wählen Sie aus dem Kontextmenü der Registerkarte *Verbindungs-Manager* den Eintrag *Neue Flatfile-Verbindung*. Diesem geben Sie zunächst im Eingabefeld *Name des Verbindungs-Managers* die Bezeichnung **Datumswerte** und wählen anschließend Ihr eben erstelltes Flatfile über die Schaltfläche *Durchsuchen* aus. Bevor Sie die Konfiguration des Flatfiles auf der Seite *Spalten* kontrollieren, aktivieren Sie noch die Eigenschaft *Spaltennamen in der ersten Datenzeile*. Auf der Seite *Spalten* sollten Sie nun als Spaltenüberschrift den Begriff »Eingangsdatum« und neun verschiedene Datumswerte sehen. Mit einem Klick auf *OK* speichern Sie den neuen Verbindungs-Manager. Mehr zum *Flatfile-Verbindungs-Manager* erfahren Sie in Kapitel 6.

Nach der Definition der Paketvariablen und des Verbindungs-Managers kann der Datenfluss erstellt werden. Dazu wählen Sie in der Toolbox einen *Datenflusstask*, ziehen diesen in die Ablaufsteuerung und geben ihm die Bezeichnung **Datum nach Ländercode konvertieren**. Nun wechseln Sie mit einem Doppelklick auf diesen *Datenflusstask* zu dessen Datenfluss-Designer. Dort nehmen Sie als Erstes die Datenflussquelle *Flatfilequelle* in den Datenfluss auf, indem Sie diese in der Toolbox markieren und in den Datenfluss ziehen. Bevor Sie zu dieser *Flatfilequelle* mit einem Doppelklick den Editor öffnen, geben Sie dieser noch die Bezeichnung **Datumswerte**. Im Editor müssen Sie lediglich die Eigenschaft *NULL-Werte aus der Quelle als NULL-Werte im Datenfluss beibehalten* aktivieren. Sowohl den vorausgewählten *Flatfile-Verbindungs-Manager* als auch die bereits selektierten Eingabespalten können Sie beibehalten. Mehr zur Konfiguration einer *Flatfilequelle* lesen Sie in Kapitel 11. Als Nächstes ziehen Sie die *Skriptkomponente* aus der Toolbox in den Datenfluss. Dabei öffnet sich das Dialogfeld *Skriptkomponententyp auswählen*, in dem Sie die Eigenschaft *Transformation* wählen. Die *Skriptkomponente* wird nun als Datenflusstransformation im Datenfluss angelegt. Diese verbinden Sie mit dem Datenflusspfad der *Flatfilequelle*. Anschließend geben Sie ihr die Bezeichnung **Datum konvertieren** und öffnen den Editor.

Im Editor der *Skriptkomponente* wählen Sie als Erstes auf der Seite *Skript* die Paketvariable *strLandCode* in der Eigenschaft *ReadOnlyVariables* aus. Durch diese Auswahl steht der in der Paketvariablen enthaltene Ländercode im Skript zur Verfügung. Mit einem kurzen Zwischenstopp auf der Seite *Eingabespalten*, auf der Sie die Spalte *Eingangsdatum* aktivieren, wechseln Sie zur Seite *Eingaben und Ausgaben*. Diese beinhaltet bereits die Definition der Eingabe und eine automatisch erzeugte Ausgabe. Wie Sie bereits wissen, werden anhand der hier verwendeten Bezeichnungen die entsprechenden Methoden im Basiscode erstellt. Insofern benennen Sie die Eingabe in **EingabeZeichenfolge** und die Ausgabe in **AusgabeDatum** um. Die automatisch erzeugte Ausgabe enthält keine Ausgabespalten. Diese sind hier auch nicht notwendig, da es sich bei dieser Ausgabe um eine synchrone Ausgabe handelt. Die Konfiguration einer synchronen Ausgabe erfolgt über den Verweis der Ausgabe zur Eingabe. Diesen Verweis sehen Sie in der Eigenschaft *SynchronousInputID*. Die Aufgabe der *Skriptkomponente* besteht darin, aus der Zeichenfolge der Eingabespalte *Eingangsdatum* ein Datum zu erstellen. Insofern ist eine weitere Ausgabespalte notwendig, die den konvertierten Wert als Datum speichert. Bei dieser neuen Ausgabespalte handelt es sich um eine Erweiterung des bestehenden Puffers. So ist die Ausgabe auch nach der Ergänzung der neuen Ausgabespalte weiterhin eine synchrone Ausgabe. Um die neue Ausgabespalte anzulegen, markieren Sie zunächst die Unterkategorie *Ausgabespalten* der Ausgabe und klicken dann auf die Schaltfläche *Spalte hinzufügen*. Der dadurch erstellten Ausgabespalte geben Sie in der Eigenschaft *Name* die Bezeichnung **EingangsdatumAlsDatum** und wählen in der Eigenschaft *DataType* den Datentyp *DT_DATE*.

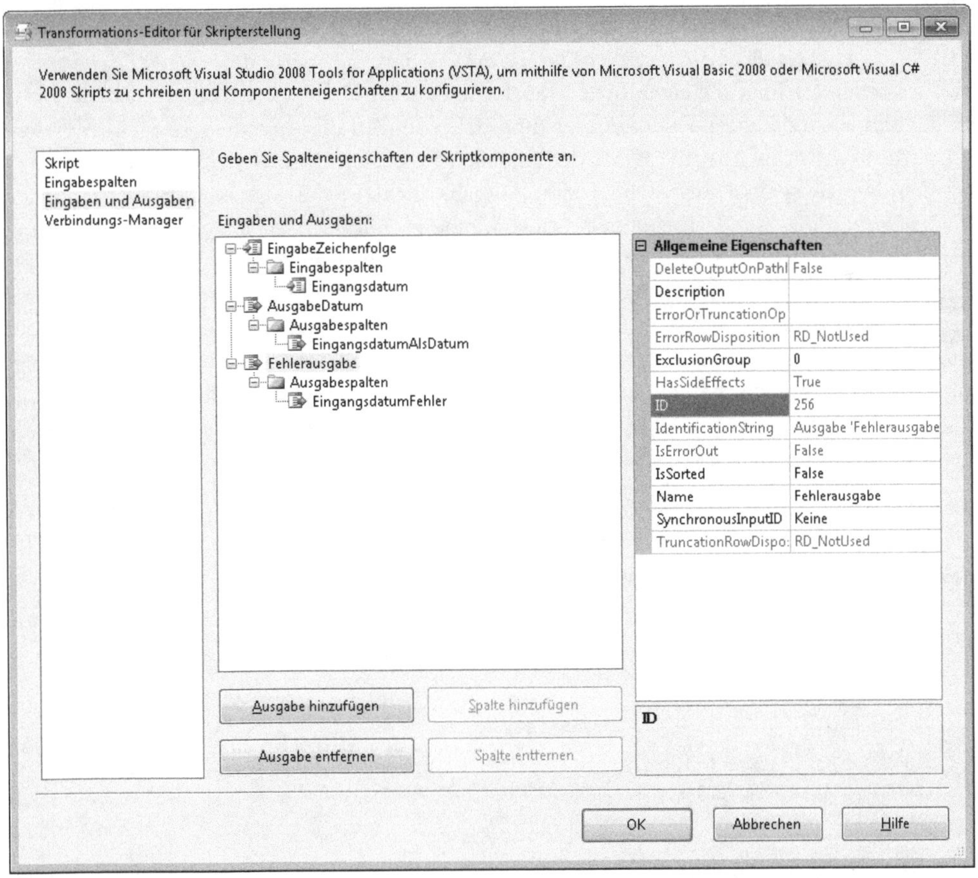

Abbildung 12.30 Die Eingaben und Ausgaben der *Skriptkomponente* vom Verwendungstyp *Transformation*

Nun lassen sich je nach angegebenem Ländercode nicht alle Datumswerte in ein Datum konvertieren. So ist die Zeichenfolge »2010-01-13« mit dem Ländercode »de-DE« zwar ohne Weiteres in ein Datum konvertierbar, für den Ländercode »en-US« jedoch beinhaltet die Zeichenfolge kein gültiges Datum und lässt sich von daher auch nicht in ein solches konvertieren. Diese nicht konvertierbaren Zeichenfolgen sollen nach der Verarbeitung der *Skriptkomponente* in einem eigenen Datenfluss enthalten sein. Dazu müssen Sie die *Skriptkomponente* mit einem Klick auf die Schaltfläche *Ausgabe hinzufügen* um eine weitere Ausgabe ergänzen. Geben Sie dieser Ausgabe in der Eigenschaft *Name* die Bezeichnung **Fehlerausgabe**. Da es sich bei dieser Ausgabe nicht um eine synchrone, sondern eine asynchrone Ausgabe handelt, darf die Eigenschaft *SynchronousInputID* dieser Ausgabe keinen Verweis zur Eingabe enthalten. Vielmehr muss hier der Eintrag *Keine* gewählt sein. Eine asynchrone Ausgabe benötigt Ausgabespalten, die Sie an dieser Stelle manuell anlegen müssen. Markieren Sie dafür zunächst die Unterkategorie *Ausgabespalten* der neuen Ausgabe und legen Sie die neue Ausgabespalte mit einem Klick auf die Schaltfläche *Spalte hinzufügen* an. Der neuen Ausgabespalte geben Sie in der Eigenschaft *Name* die Bezeichnung **EingangsdatumFehler** und in der Eigenschaft *DataType* den Datentyp *DT_WSTR*. Ihre Konfiguration der Eingaben und Ausgaben sollte nun der in Abbildung 12.30 dargestellten entsprechen. Die Konfiguration im Metadatenentwurfsmodus ist hiermit beendet. Nun gilt es, den Basiscode mit dem Skriptcode zu ergänzen. Dazu wechseln Sie zur Seite *Skript* und starten dort über die Schaltfläche *Skript bearbeiten* VSTA.

VSTA wird wie beim Verwendungstyp *Quelle* mit der Klasse *ScriptMain* geöffnet. Diese enthält auch hier die Methoden *PreExecute*, *PostExecute* und *CreateNewOutputRows* – plus die Methode *EingabeZeichenfolge_ProcessInputRow*. In Letzterer erfolgt die eigentliche Transformation der Daten einer Datenzeile. Die Werte aus den Spalten der aktuellen Datenzeile werden hier modifiziert und in die Ausgaben geleitet. In diesem Beispiel erhält auch die asynchrone Ausgabe Werte der aktuellen Datenzeile. Insofern erfolgt die Zuweisung dieser Werte zu den Ausgabespalten der asynchronen Ausgabe nicht in der eigens dafür vorhandenen Methode *CreateNewOutputRows*, sondern ebenfalls in der Methode *EingabeZeichenfolge_ProcessInputRow*. Die Methode *CreateNewOutputRows* ist durch die Definition der asynchronen Ausgabe automatisch im Basiscode angelegt worden. Sie kann jedoch nicht verwendet werden, da in dieser Methode die Daten der aktuellen Datenzeile nicht verfügbar sind. Von daher findet die Logik der Datumskonvertierung nur in der Methode *EingabeZeichenfolge_ProcessInputRow* statt. Doch bevor Sie die Logik in dieser Methode implementieren können, müssen Sie noch die Ländereinstellung anhand der übergebenen Paketvariablen ermitteln. Die so ermittelte Ländereinstellung wird in einer globalen Variablen namens »culLand« gespeichert, die Sie mit der folgenden Anweisung in der Klasse, noch vor der ersten Methode, deklarieren.

```
Private culLand As Globalization.CultureInfo
```

Die Paketvariable steht an dieser Stelle noch nicht zur Verfügung, wodurch eine Initialisierung der Variablen *culLand* im Zuge der Deklaration nicht möglich ist. Von daher findet die Initialisierung in der Methode *PreExecute* statt. In Listing 12.5 sehen Sie die dazu notwendigen Anweisungen.

```
Public Overrides Sub PreExecute()
MyBase.PreExecute()
'Ländereinstellung anhand der Paketvariablen "strLandCode" ermitteln
culLand = Globalization.CultureInfo.CreateSpecificCulture(Me.Variables.strLandCode)
End Sub
```

Listing 12.5 Initialisierung der globalen Variablen *culLand*

Anhand der in der globalen Variablen *culLand* gespeicherten Ländereinstellung erfolgt nun die Konvertierung der Datumswerte jeder einzelnen Datenzeile in der Methode *EingabeZeichenfolge_ProcessInputRow*. Listing 12.6 zeigt Ihnen den dort zu implementierenden Skriptcode.

```
Public Overrides Sub EingabeZeichenfolge_ProcessInputRow(ByVal Row As EingabeZeichenfolgeBuffer)

'Datum als Zeichenfolge
Dim strDatum As String
'Datum als Datum
Dim datDatum As Date

'Datum der Eingabespalte anhand des ermittelten Ländercodes konvertieren
If Date.TryParse(Row.Eingangsdatum, culLand, Globalization.DateTimeStyles.None, datDatum) Then
    'Konvertiertes Datum in Ausgabespalte "EingangsdatumAlsDatum" speichern
    Row.EingangsdatumAlsDatum = datDatum
Else
    'Datum der Eingabespalte für einen erneuten Versuch in das Format "yyyy-mm-dd" aufbereiten
    strDatum = Left(Row.Eingangsdatum, 4) & "-" & _
               Mid(Row.Eingangsdatum, 5, 2) & "-" & _
               Mid(Row.Eingangsdatum, 7, 2)
    'Datum der Eingangsspalte anhand des ermittelten Ländercodes erneut konvertieren
    If DateTime.TryParse(CStr(strDatum), culLand, Globalization.DateTimeStyles.None, datDatum) Then
        'Konvertiertes Datum in Ausgabespalte "EingangsdatumAlsDatum" speichern
        Row.EingangsdatumAlsDatum = datDatum
    Else
        'Neue Zeile in asynchroner Ausgabe anlegen
        Me.FehlerausgabeBuffer.AddRow()
        'Nicht konvertierbares Datum in Ausgabespalte "EingangdatumFehler" speichern
        Me.FehlerausgabeBuffer.EingangsdatumFehler = Row.Eingangsdatum
        'Ausgangsspalte "EingangsdatumAlsDatum" in synchroner Ausgabe als NULL kennzeichnen
        Row.EingangsdatumAlsDatum_IsNull = True
    End If
End If

End Sub
```

Listing 12.6 Datumskonvertierung nach Ländercode mit synchroner und asynchroner Ausgabe

Der Skriptcode beginnt mit der Konvertierung des als Zeichenfolge vorliegenden Datums der Eingabespalte *Eingangsdatum* in die Variable *datDatum*. Die Konvertierung erfolgt in einer *If*-Anweisung mittels *TryParse*. Dabei liefert *TryParse* nicht nur den konvertierten Wert, sondern auch einen booleschen Wert über das Ergebnis der Konvertierung. Insofern kann eine erfolgreiche Konvertierung ebenso weiterverarbeitet werden wie eine nicht erfolgreiche.

Bei einer erfolgreichen Konvertierung wird der Wert der Variablen *datDatum* der Ausgabespalte *EingangsdatumAlsDatum* zugewiesen und die Verarbeitung mit der nächsten Datenzeile fortgesetzt. Bei einer nicht erfolgreichen Konvertierung findet im *Else*-Zweig der *If*-Anweisung eine Aufbereitung der Zeichenfolge in das ISO-Format eines Datums statt, um anschließend nochmals eine Konvertierung zu wagen. Sollte diese nun erfolgreich sein, folgt direkt im Anschluss die Zuweisung des konvertierten Datums zur Ausgabespalte *EingangsdatumAlsDatum*. Lässt sich aber auch das aufbereitete Datum nicht konvertieren, wird dieses an die Ausgabe *Fehlerausgabe* geleitet. Da es sich hierbei um eine asynchrone Ausgabe handelt, muss zunächst mit

AddRow eine Zeile angelegt werden. Diese Zeile enthält die Ausgabespalte *EingangsdatumFehler*, welcher der Wert der Eingabespalte und somit das Datum als Zeichenfolge zugewiesen wird. Für die synchrone Ausgabe muss die Ausgabespalte *EingangsdatumAlsDatum* explizit als NULL gekennzeichnet werden, da dieser Ausgabespalte in diesem Fall kein Wert zugewiesen werden kann. Mit dieser Anweisung ist der Skriptcode auch bereits vollständig.

Im Datenfluss sind nun noch die beiden Ausgaben der *Skriptkomponente* entsprechenden Datenflusszielen zuzuordnen. Wie schon im vorherigen Beispiel verwenden Sie hierzu *Flatfileziele*. Dabei erfolgt auch die Konfiguration dieser *Flatfileziele* in der Art und Weise, wie sie in Kapitel 13 im Abschnitt »Flatfileziel« beschrieben ist. Sobald die Ausgaben mit den *Flatfilezielen* verbunden sind, können Sie das Paket testen. Dabei wird als Ländercode der Initialwert der Paketvariablen *strLandCode* verwendet. Falls Sie verschiedene Kodierungen testen möchten, müssen Sie lediglich den Initialwert der Paketvariablen anpassen.

Bei der Paketausführung werden Sie feststellen, dass drei Datumswerte nicht konvertiert werden können. Dies betrifft je nach Ländercode den Eintrag »2010-13-01« oder »2010-01-13« wie auch die beiden Einträge »00000000« und »0000-00-00«. Von daher sind die Datenzeilen mit diesen Einträgen in der asynchronen Ausgabe *Fehlerausgabe* enthalten. Aber nicht nur dort, denn auch die synchrone Ausgabe *AusgangDatum* enthält diese Datenzeilen. Im Skript erfolgt keine Trennung der Datenzeilen mit einem konvertierbaren Datumswert von denen mit einem nicht konvertierbaren Datumswert. Diese unterscheiden sich in der Ausgabe *AusgangDatum* lediglich durch die Ausgabespalte *EingangsdatumAlsDatum*, welche in den Datenzeilen mit einem nicht konvertierbaren Datumswert einen NULL-Wert enthält.

Sofern Sie die Datenzeilen mit den nicht konvertierbaren von denen mit den konvertierbaren Datumswerten trennen möchten, verwenden Sie bei der *Skriptkomponente* die Eigenschaft *ExclusionGroup*. Die hierzu notwendige Konfiguration finden im Metadatenentwurfsmodus auf der Seite *Eingaben und Ausgaben* des Editors der *Skriptkomponente* statt. Als Erstes ändern Sie hier die asynchrone Ausgabe *Fehlerausgabe* zu einer synchronen Ausgabe, indem Sie in der Eigenschaft *SynchronousInputID* den Eintrag der Eingabe auswählen. Zusätzlich tragen Sie in der Eigenschaft *ExclusionGroup* noch eine Zahl ungleich 0 ein. Welche Zahl, spielt überhaupt keine Rolle; Hauptsache es ist keine 0. Auch in der Eigenschaft *ExclusionGroup* der Ausgabe *AusgabeDatum* geben Sie eine Zahl ungleich 0 ein. Diese muss nicht identisch mit der Zahl sein, welche Sie in der Eigenschaft *ExclusionGroup* der Ausgabe *Fehlerausgabe* eingetragen haben. Sie muss nur ungleich 0 sein.

Durch die Einträge in den Eigenschaften *ExclusionGroup* der beiden Ausgaben stehen Ihnen im Skriptcode nun die Methoden *DirectRowToAusgabeDatum* und *DirectRowToFehlerausgabe* in der Methode *EingabeZeichenfolge_ProcessInputRow* der Klasse *ScriptMain* zur Verfügung. Insofern müssen Sie – nachdem Sie VSTA gestartet haben – in der Methode *EingabeZeichenfolge_ProcessInputRow* die Zuweisungen der konvertierten Datumswerte zur Ausgabespalte *EingangsdatumAlsDatum* mit folgender Anweisung ergänzen.

```
Row.DirectRowToAusgabeDatum()
```

Durch diese Anweisung wird die aktuelle Datenzeile in die Ausgabe *AusgabeDatum* geleitet. Die *Skriptkomponente* enthält nach der Konfiguration im Metadatenentwurfsmodus keine asynchrone Ausgabe mehr. Sie können deshalb die Zuweisung der Werte zur asynchronen Ausgabe komplett mit der folgenden Anweisung ersetzen.

```
Row.DirectRowToFehlerausgabe()
```

Datenzeilen mit nicht konvertierbaren Datumswerten werden durch diese Anweisung in die Ausgabe *Fehlerausgabe* geleitet. Dabei findet keine Modifikation der Datenzeile statt – die Originalwerte in dieser Ausgabe sind also noch enthalten. In Listing 12.7 sehen Sie den angepassten Skriptcode dieses Beispiels.

```
Public Overrides Sub EingabeZeichenfolge_ProcessInputRow(ByVal Row As EingabeZeichenfolgeBuffer)

'Datum als Zeichenfolge
Dim strDatum As String
'Datum als Datum
Dim datDatum As Date

'Datum der Eingabespalte anhand des ermittelten Ländercodes konvertieren
If Date.TryParse(Row.Eingangsdatum, culLand, Globalization.DateTimeStyles.None, datDatum) Then
    'Konvertiertes Datum in Ausgabespalte "EingangsdatumAlsDatum" speichern
    Row.EingangsdatumAlsDatum = datDatum

    '------ ERGÄNZUNG
    'Datenzeile in Ausgabe "AusgangDatum" leiten
    Row.DirectRowToAusgabeDatum()

Else
    'Datum der Eingabespalte für einen erneuten Versuch in das Format "yyyy-mm-dd" aufbereiten
    strDatum = Left(Row.Eingangsdatum, 4) & "-" & _
               Mid(Row.Eingangsdatum, 5, 2) & "-" & _
               Mid(Row.Eingangsdatum, 7, 2)
    'Datum der Eingangsspalte anhand des ermittelten Ländercodes erneut konvertieren
    If DateTime.TryParse(CStr(strDatum), culLand, Globalization.DateTimeStyles.None, datDatum) Then
        'Konvertiertes Datum in Ausgabespalte "EingangsdatumAlsDatum" speichern
        Row.EingangsdatumAlsDatum = datDatum

        '------ ERGÄNZUNG
        'Datenzeile in Ausgabe "AusgangDatum" leiten
        Row.DirectRowToAusgabeDatum()

    Else

        '------ AUSGABE in synchrone Ausgabe
        'Datenzeile in Ausgabe "AusgangFehler" leiten
        Row.DirectRowToFehlerausgabe()

    End If
End If

End Sub
```

Listing 12.7 Datumskonvertierung nach Ländercode mit synchroner Ausgabe und *ExclusionGroup*

Wie bereits erwähnt, werden nachträgliche Änderungen im Metadatenentwurfsmodus nicht automatisch im Skript nachgezogen. Vielmehr sorgen solche Änderungen dafür, dass das Skript nicht mehr lauffähig ist. Dies betrifft auch die Änderung der Ausgabe *Fehlerausgabe* von einer asynchronen zu einer synchronen Ausgabe und die hiermit verbundene Methode *CreateNewOutputRows*. Diese für die asynchrone Ausgabe vormals im Skriptcode angelegte Methode wird durch die Änderung der Ausgabe nicht automatisch gelöscht, sondern lediglich als Fehler gekennzeichnet. Um das Skript ausführen zu können, müssen Sie die Methode *CreateNewOutputRows* löschen oder zumindest auskommentieren.

BEGLEITDATEIEN Sie finden dieses Beispiel im Paket »BSP12_003«.

Skriptkomponente als Ziel

Eine *Skriptkomponente* vom Verwendungstyp *Quelle* besitzt keine Eingaben, sondern nur Ausgaben. Durch diese Ausgaben werden die Daten in den Datenfluss geleitet. Da ist die Vermutung nahe liegend, dass beim Verwendungstyp *Ziel* die *Skriptkomponente* nur eine Eingabe, aber keine Ausgabe besitzt. Immerhin endet mit einer solchen *Skriptkomponente* der Datenfluss. Doch weit gefehlt, denn auch beim Verwendungstyp *Ziel* kann eine *Skriptkomponente* eine oder mehrere Ausgaben enthalten. Dabei sind sowohl asynchrone wie auch synchrone Ausgaben möglich – Letztere auch in Verbindung mit der Eigenschaft *ExclusionGroup*. Eine mögliche Verwendung solcher Ausgaben ist eine Fehlerausgabe. Hierüber sind Sie in der Lage, die Datenzeilen, die nicht in das Datenziel geladen werden können, in weitere Datenflusspfade zu leiten und dort entsprechend zu verarbeiten. Nun haben Sie die Konfiguration und Verwendung asynchroner und synchroner Ausgaben mit und ohne Eigenschaft *ExclusionGroup* bereits im vorherigen Abschnitt kennen gelernt. Insofern liegt der Fokus des nun folgenden Beispiels nicht auf den Ausgaben, sondern vielmehr beim Laden der Daten in ein Datenziel. Dabei wird ein Datenziel verwendet, das in den von SSIS angebotenen Datenflusszielen oft vermisst wird: eine XML-Datei. Im folgenden Beispiel werden die Artikel mitsamt den Artikelgruppen der Beispieldatenbank *ssisWaWi* in eine XML-Datei geschrieben. Das Ergebnis sehen Sie in Abbildung 12.31.

Um auch dieses Beispiel nachvollziehen zu können, legen Sie wiederum ein neues Paket an. In diesem erstellen Sie als Erstes einen *OLE DB-Verbindungs-Manager* zur Beispieldatenbank *ssisWaWi*. Mit der Auswahl *Neue OLE DB-Verbindung* im Kontextmenü der Registerkarte *Verbindungs-Manager* öffnen Sie dazu das Dialogfeld *OLE DB-Verbindungs-Manager konfigurieren*. Dort wählen Sie die bereits vorhandene Verbindung zur Beispieldatenbank *ssisWaWi* mit einem Doppelklick aus. Falls wider Erwarten keine entsprechende Verbindung im Dialogfeld angeboten wird, erstellen Sie eine neue mit der Schaltfläche *Neu*. Mehr zur Konfiguration eines *OLE DB-Verbindungs-Managers* lesen Sie in Kapitel 6. Als Nächstes benötigen Sie noch einen Verbindungs-Manager zur XML-Datei. Diese soll bei der ersten Paketausführung erstellt und ab dann immer überschrieben werden. Hierzu benötigen Sie einen *Dateiverbindungs-Manager*, weshalb Sie im Kontextmenü der Registerkarte *Verbindungs-Manager* nun auf den Eintrag *Neue Dateiverbindung* klicken. Im darauf folgenden Editor wählen Sie im Listenfeld *Verwendungstyp* den Eintrag *Datei erstellen* und tragen in das Eingabefeld *Datei* den Dateinamen der XML-Datei inklusive Speicherort ein. Auch zu diesem Verbindungs-Manager finden Sie weitere Informationen in Kapitel 6.

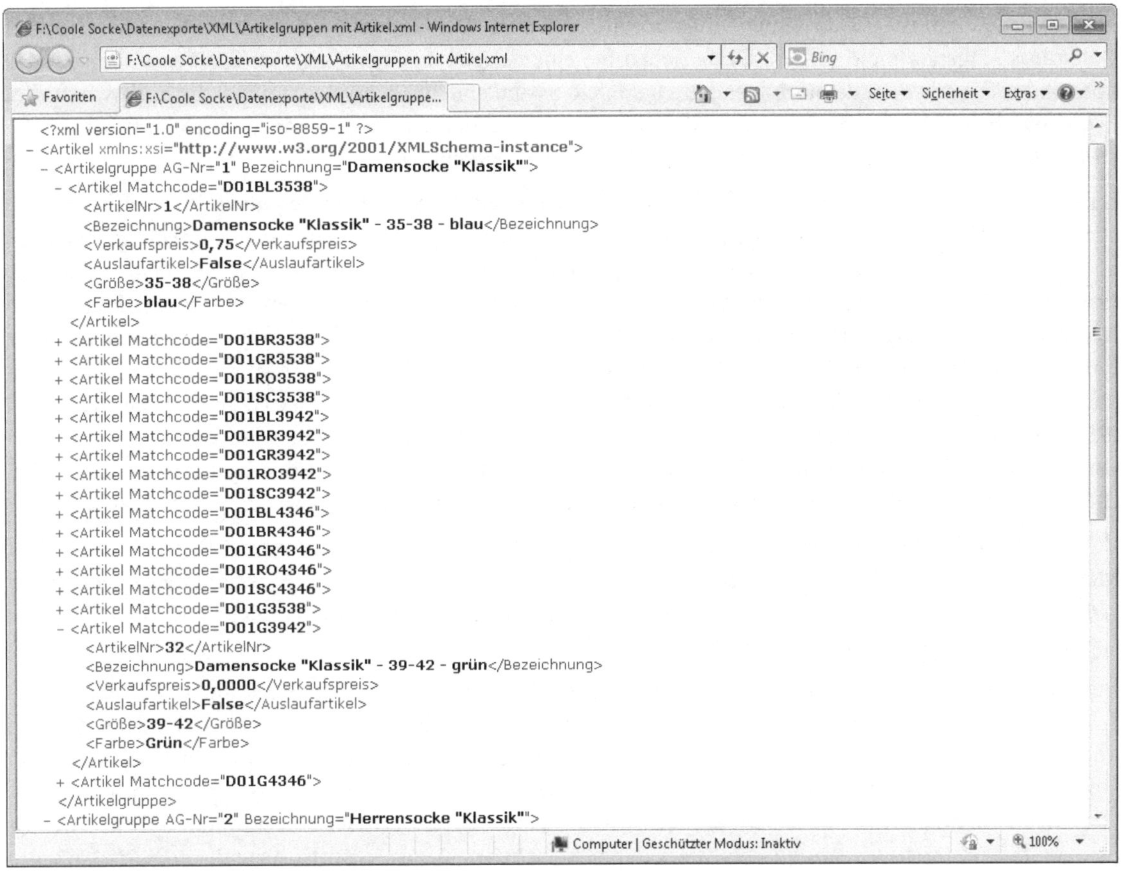

Abbildung 12.31 Eine XML-Datei als Datenflussziel

Nachdem die benötigten Verbindungs-Manager definiert sind, wechseln Sie zur Registerkarte *Datenfluss*. Dort aktivieren Sie den Datenfluss mit einem Klick auf den Link im Datenfluss-Designer. Anschließend nehmen Sie die Datenflussquelle *OLE DB-Quelle* in den Datenfluss auf, indem Sie diese in der Toolbox markieren und in den Datenfluss ziehen. Mit einem Doppelklick auf die so platzierte *OLE DB-Quelle* starten Sie den zugehörigen Editor. Im Editor wählen Sie zunächst den *OLE DB-Verbindungs-Manager* zur Beispieldatenbank und anschließend im Listenfeld *Datenzugriffsmodus* den Eintrag *SQL-Befehl*. Durch diese Auswahl wird das Eingabefeld *SQL-Befehlstext* verfügbar, in das Sie die SQL-Anweisung aus Listing 12.8 eintragen. Bevor Sie nun die Konfiguration der *OLE DB-Quelle* abschließen, selektieren Sie noch auf der Seite *Spalten* alle dort verfügbaren Spalten für den Datenfluss.

```
SELECT   dbo.Artikelgruppen.Artikelgruppe, dbo.Artikelgruppen.ArtikelgruppenBezeichnung,
         dbo.Artikel.ArtikelNr, dbo.Artikel.Matchcode, dbo.Artikel.Bezeichnung,
         dbo.Artikel.Verkaufspreis, dbo.Artikel.Auslaufartikel, dbo.Artikel.Größe,
         dbo.Artikel.Farbe
FROM     dbo.Artikelgruppen INNER JOIN dbo.Artikel
         ON dbo.Artikelgruppen.Artikelgruppe = dbo.Artikel.Artikelgruppe
ORDER BY dbo.Artikelgruppen.Artikelgruppe, dbo.Artikel.ArtikelNr
```

Listing 12.8 Die SQL-Anweisung zur Ermittlung der Artikel und Artikelgruppen

In diesem Datenfluss finden keine Transformationen statt. Das Datenflussziel kann also direkt in den Datenfluss aufgenommen werden. Dazu ziehen Sie eine *Skriptkomponente* aus der Toolbox in den Datenfluss und wählen in dem darauf folgenden Dialogfeld *Skriptkomponententyp auswählen* die Eigenschaft *Ziel*. Die dadurch im Datenfluss enthaltene *Skriptkomponente* verbinden Sie nun mit dem Datenflusspfad der *OLE DB-Quelle*. Anschließend öffnen Sie den Editor der *Skriptkomponente*.

Im Editor der *Skriptkomponente* beginnt die Konfiguration auf der Seite *Eingabespalten*. Dort selektieren Sie alle Spalten der Kategorie *Verfügbare Eingabespalten*. Danach wechseln Sie zur Seite *Verbindungs-Manager*, in der Sie zunächst auf die Schaltfläche *Hinzufügen* klicken. In der dadurch neu erstellten Zeile wählen Sie den eben angelegten *Dateiverbindungs-Manager* zur XML-Datei aus und geben diesem im Eingabefeld *Name* die Bezeichnung **Artikelgruppen**. Für den letzten Schritt dieser Konfiguration wechseln Sie zur Seite *Eingaben und Ausgaben*, in der Sie die Eingabe mit der Bezeichnung *Eingabe '0'* in **AGmitArtikel** umbenennen. Hiermit ist der Metadatenentwurfsmodus auch schon komplett. Für eine Fehlerausgabe müsste an dieser Stelle noch eine Ausgabe angelegt werden. Die Vorgehensweise hierzu wäre dieselbe wie die im vorherigen Abschnitt beschriebene. In diesem Beispiel wird jedoch auf eine Fehlerausgabe verzichtet. Von daher starten Sie VSTA auf der Seite *Skript* mit der Schaltfläche *Skript bearbeiten*.

VSTA selbst zeigt Ihnen wieder die Klasse *ScriptMain* mit den Methoden *PreExecute*, *PostExecute* und die Methode zur Verarbeitung der einzelnen Datenzeilen – hier mit der Bezeichnung *AGmitArtikel _ProcessInputRow*. Die Methode *CreateNewOutputRows* ist in diesem Basiscode nicht enthalten, da keine asynchronen Ausgaben definiert wurden.

Im Grunde genommen handelt es sich beim Laden der Daten in eine XML-Datei um nichts Weiteres als das Schreiben einzelner Datenzeilen in eine Textdatei. Insofern wird in diesem Skript eine Textdatei geöffnet und in diese die einzelnen Datenzeilen als Elemente in der entsprechenden Hierarchie geschrieben. So einfach es klingt, so einfach ist es auch. Der Knackpunkt in diesem Skript besteht lediglich im Aufbau der Hierarchie. Da der Skriptcode für dieses Beispiel etwas länger ist, wird dieser hier nun Methode für Methode beschrieben. Doch bevor es zu den Methoden geht, müssen Sie zunächst die Liste der *Imports*-Verweise erweitern. Im Skriptcode werden Methoden der Assemblys *System.IO* und *System.Reflection* verwendet. Um diese nicht immer mit dem kompletten Namespace ansprechen zu müssen, ergänzen Sie die Liste der `Imports`-Verweise mit den Einträgen aus Listing 12.9.

```
Imports System.IO
Imports System.Reflection
```

Listing 12.9 Für den Skriptcode notwendige Imports-Verweise

Anschließend gibt es noch einige globale *Variablen* anzulegen. Diese deklarieren Sie in der Klasse noch vor der ersten Methode. Die Variablen und deren Bedeutung sehen Sie in Listing 12.10.

```
''Klassen-Variablen
'Pfad und Dateiname der XML-Datei
Private strXmlDatei As String
'StreamWriter zum Erstellen und Schreiben der XML-Datei
Private xmlWriter As StreamWriter
'Bezeichnung des Root-Elements
Private rootElement As String = "Artikel"
'Bezeichnung der äußeren Elementgruppe
Private rowElement As String = "Artikelgruppe"
```

```
'Aktuelle Artikelgruppe für Gruppenwechsel
Private intArtikelgruppe As Integer
'Notwendigkeit für Abschluss der Elementgruppe "Artikelgruppe"
Private boElementGruppeEnde As Boolean
```

Listing 12.10 Die Variablen zur Ausgabe der Daten in eine XML-Datei

Um die Daten in eine XML-Datei schreiben zu können, muss zunächst der Speicherort dieser Datei ermittelt werden. Dazu verwenden Sie den *Dateiverbindungs-Manager*, den Sie der *Skriptkomponente* zugeordnet haben. Dieser steht im Skript in der *Connections*-Auflistung zur Verfügung. Sie müssen also nichts weiter tun, als eine Verbindung mit diesem Verbindungs-Manager herzustellen. Dabei wird lediglich der Speicherort der Datei im Verbindungs-Manager ausgelesen und in der globalen Variablen *strXmlDatei* gespeichert. Eine Verbindung über einen Verbindungs-Manager erstellen Sie im Skript mit der Methode *AcquireConnections*. Dabei verwenden Sie natürlich nur eine eigene, überschriebene Version dieser Methode, wie in Listing 12.11 zu sehen ist.

```
Public Overrides Sub AcquireConnections(ByVal Transaction As Object)
'Pfad und Dateiname vom Verbindungs-Manager übernehmen
strXmlDatei = CType(Me.Connections.Artikelgruppen.AcquireConnection(Nothing), String)
End Sub
```

Listing 12.11 Die überschriebene Methode *AcquireConnections*

Nachdem der Speicherort der Datei ermittelt ist, kann diese geöffnet und mit dem Schreiben der Daten begonnen werden. Die ersten Einträge in der XML-Datei sind unabhängig von der Verarbeitung der einzelnen Datenzeilen und somit eine einmalige Angelegenheit – insofern optimal für die Methode *PreExecute*. Doch diese einmaligen Einträge sind nicht die einzigen Anweisungen in dieser Methode. So handelt es sich bei den ersten beiden Anweisungen um den Aufruf der ursprünglichen Version der Methode *PreExecute*, gefolgt von der Initialisierung der Variablen *boElementGruppeEnde* mit dem Wert »False«. Das Schreiben der Daten in die Datei erfolgt mit einem *StreamWriter*, welcher mit der nächsten Anweisung für die angegebene XML-Datei erstellt wird. Mit einem *StreamWriter* werden Zeichen standardmäßig in der Kodierung UTF-8 ausgegeben, das heißt in diesem Fall in die angegebene XML-Datei geschrieben. Das Schreiben der Daten erfolgt dabei zeilenweise mit der Methode *WriteLine*. So auch bei den ersten Einträgen der XML-Datei, wobei die erste Zeile die XML-Version beinhaltet, während die zweite bereits das erste Element – das Wurzelelement – enthält. Dabei wird die Variable *rootElement* verwendet, welche den Wert für das äußerste Element speichert – hier den Wert »Artikel«. Den kompletten Skriptcode dieser Methode sehen Sie in Listing 12.12.

```
Public Overrides Sub PreExecute()
MyBase.PreExecute()

'Initialisierung boGruppenwechsel
boElementGruppeEnde = False

'Neue Instanz von StreamWriter erstellen
xmlWriter = New StreamWriter(strXmlDatei, False)
'Die ersten beiden Zeilen der XML-Datei schreiben
xmlWriter.WriteLine(fFormatElement("?xml version=""1.0""?", False))
xmlWriter.WriteLine(fFormatElement(rootElement & _
                    " xmlns:xsi=""http://www.w3.org/2001/XMLSchema-instance""", False))
End Sub
```

Listing 12.12 Die überschriebene Methode *PreExecute*

Nachdem die ersten Zeilen geschrieben sind, folgt die Verarbeitung der einzelnen Datenzeilen. Diese findet in der Methode *AGmitArtikel_ProcessInputRow* statt. Dort benötigen Sie zunächst die drei Variablen *rowSpalte*, *rowType* und *rowSpalteProp*. Die Variable *rowSpalte* ist vom Typ *IDTSInputColumn100*, welche die jeweilige Eingabespalte beschreibt. Anhand dieser Variablen wird in der folgenden Schleife jede Spalte der Datenzeile verarbeitet. Den aktuellen Typ des Objekts der jeweiligen Datenzeile speichern Sie in der Variablen *rowType*. Diesen benötigen Sie, um die einzelnen Eigenschaften einer Eingabespalte verwenden zu können. Die Eigenschaften mitsamt den dort enthaltenen Werten selbst speichern Sie in der Variablen *rowSpalteProp*.

Die XML-Datei listet die Artikel zu jeder Artikelgruppe auf. Insofern muss in jeder Datenzeile zunächst geprüft werden, ob die darin enthaltene Artikelgruppe der Artikelgruppe der vorherigen Datenzeile entspricht. Dazu wird die ID der Artikelgruppe der aktuellen Datenzeile in der Variablen *intArtikelgruppe* gespeichert. Bei jeder neuen Datenzeile erfolgt nun ein Abgleich des Werts der Variablen *intArtikelgruppe* mit der ID der Artikelgruppe aus der aktuellen Datenzeile. Sollten die Werte sich nicht unterscheiden, werden die in der Datenzeile enthaltenen Artikelinformationen zur aktuellen Artikelgruppe ausgegeben. Bei unterschiedlichen Werten jedoch erfolgt ein Gruppenwechsel. Bei einem Gruppenwechsel wird zunächst die vorherige Elementgruppe abgeschlossen, weshalb in diesem Fall der Eintrag »</Artikelgruppe>« in die XML-Datei geschrieben wird. Bei der ersten Datenzeile jedoch darf dieser Eintrag nicht geschrieben werden. Hier kommt nun die Variable *boElementGruppeEnde* ins Spiel. Nur wenn diese den Wert *True* enthält, wird die vorherige Elementgruppe abgeschlossen. Der Initialwert dieser Variablen ist *False*, weshalb ein solcher Abschluss bei der ersten Datenzeile nicht stattfindet. Mit der folgenden Anweisung erfolgt diese Prüfung und Ausgabe.

```
If boElementGruppeEnde Then xmlWriter.WriteLine(fFormatElement(rowElement, True))
```

Anschließend wird das Eröffnungs-Tag des Elements »Artikelgruppe« geschrieben. Die ID der Artikelgruppe wie auch die Bezeichnung sind dabei als Attribute im Element enthalten. Mit der folgenden Anweisung findet die Ausgabe des Eröffnungs-Tags statt.

```
.Write(fFormatElement("Artikelgruppe AG-Nr=""" & Row.Artikelgruppe & """ Bezeichnung=""" & _
                    fQuotString(Row.ArtikelgruppenBezeichnung) & """", False))
```

Dabei werden die beiden Funktionen *fFormatElement* und *fQuotString* verwendet. In der Funktion *fFormatElement* wird aus dem übergebenen Wert ein Tag erstellt, das heißt der Wert mit den beiden Zeichen »<« und »>« ergänzt. Dabei kann es sich auch um das Ende-Tag eines Elements handeln. Sofern der zweite Parameter der Funktion den Wert *True* enthält, wird anstelle des Zeichens »<« die Zeichenfolge »</« verwendet. Die Funktion *fQuotString* erhält ebenfalls den aktuellen Wert und maskiert dort ein Anführungszeichen mit der in HTML notwendigen Maske `"`. Diese Funktion können Sie nach Belieben mit anderen benötigten Maskierungen erweitern. Den Skriptcode dieser beiden Funktionen sehen Sie in Listing 12.15.

Nach der Ausgabe der Artikelgruppe erfolgt die Ausgabe des ersten Artikels. Dieser enthält als Attribut die Spalte *Matchcode*, welche ebenfalls mit den Funktionen *fFormatElement* und *fQuotString* aufbereitet wird. Zu jedem Artikel stehen in den Spalten der Datenzeile weitere Informationen zur Verfügung. Diese werden in einzelnen Elementen in der XML-Datei ausgegeben. Insofern erfolgt die Ausgabe dieser Elemente in einer Schleife. Diese Schleife durchläuft jede Spalte der Datenzeile. Innerhalb der Schleife werden zunächst die bereits mit den vorherigen Anweisungen verarbeiteten Eingabespalten ausgeschlossen und anschließend mit der folgenden Anweisung die Eigenschaften zur aktuellen Eingabespalte ermittelt.

```
rowSpalteProp = rowType.GetProperty(rowSpalte.Name)
```

Die Eigenschaften der aktuellen Eingabespalte sind notwendig, um den Wert zu ermitteln, der mit der nächsten Anweisung als Element in die XML-Datei geschrieben wird.

```
.Write(fFormatElement(rowSpalte.Name, False) + rowSpalteProp.GetValue(Row, Nothing).ToString _
      + fFormatElement(rowSpalte.Name, True))
```

Diese beiden Anweisungen werden nun für jede Eingabespalte der aktuellen Datenzeile ausgeführt. Nach der letzten verarbeiteten Eingabespalte wird die Elementgruppe abgeschlossen. Dies erfolgt wiederum mit der Funktion *fFormatElement*. Allerdings nun mit dem Parameter *True*, wodurch das Element als Ende-Tag aufbereitet wird. Mit diesem Eintrag ist der erste Teil der Ausgabe einer Artikelgruppe vollbracht. Um bei der nächsten Datenzeile prüfen zu können, ob diese noch Artikel derselben Artikelgruppe enthält, wird die ID der Artikelgruppe aus der aktuellen Datenzeile der Variablen *intArtikelgruppe* zugewiesen. Ebenso relevant für die Verarbeitung der nächsten Datenzeile ist der Wert der Variablen *boElementGruppeEnde*. Der Standardwert dieser Variablen ist nur bei der ersten Datenzeile relevant und kann somit hier nun den Wert *False* erhalten. Sollte bei der nächsten Datenzeile die ID der dort enthaltenen Artikelgruppe gleich dem Wert der Variablen *intArtikelgruppe* sein, erfolgt kein Gruppenwechsel. Dies bedeutet, dass die Informationen zum Artikel als Elemente aufbereitet und in der XML-Datei zum Element der aktuellen Artikelgruppe geschrieben werden. Diese Aufbereitung und Ausgabe findet im *Else*-Zweig der *If*-Anweisung statt. Das hier beschriebene Prozedere durchläuft jede Eingabezeile, wodurch die Hierarchie der Artikel zu den Artikelgruppen nach und nach aufgebaut wird. Den kompletten Code der Methode *AGmitArtikel_ProcessInputRow* sehen Sie in Listing 12.13.

```
Public Overrides Sub AGmitArtikel_ProcessInputRow(ByVal Row As AGmitArtikelBuffer)

'Spalte einer Eingabezeile
Dim rowSpalte As IDTSInputColumn100
'Datentyp einer Eingabespalte
Dim rowType As Type = Row.GetType
'Wert einer Eingabespalte
Dim rowSpalteProp As PropertyInfo

'Sofern gespeicherte AGNr ungleich aktuelle AGNr -> Neue Elementgruppe
If Not intArtikelgruppe = Row.Artikelgruppe Then
    'Abschluss nicht vor erster Elementgruppe
    If boElementGruppeEnde Then xmlWriter.WriteLine(fFormatElement(rowElement, True))

    'Schreiben der XML-Datei
    With xmlWriter
        'Element "Artikelgruppe"
        .Write(fFormatElement("Artikelgruppe AG-Nr=""" & Row.Artikelgruppe & _
                            """ Bezeichnung=""" & fQuotString(Row.ArtikelgruppenBezeichnung) & """", False))
        'Elementgruppe "Artikel" - Erster Artikel der aktuellen Artikelgruppe
        .WriteLine(fFormatElement("Artikel Matchcode= """ & fQuotString(Row.Matchcode) & """", False))
        'Elemente der Elementgruppe "Artikel"
        For Each rowSpalte In Me.ComponentMetaData.InputCollection(0).InputColumnCollection
            'Bereits geschriebene Elemente nicht nochmal schreiben
            If Not (rowSpalte.Name = "Artikelgruppe" Or _
                    rowSpalte.Name = "ArtikelgruppenBezeichnung" Or _
                    rowSpalte.Name = "Matchcode") Then
                'Wert der Eingabespalte ermitteln
```

```
                rowSpalteProp = rowType.GetProperty(rowSpalte.Name)
                'Element schreiben
                .Write(fFormatElement(rowSpalte.Name, False) + _
                                    rowSpalteProp.GetValue(Row, Nothing).ToString + _
                                    fFormatElement(rowSpalte.Name, True))
            End If
        Next
        'Elementgruppe "Artikel" abschließen
        .WriteLine(fFormatElement("Artikel", True))
    End With

    'Aktuelle Artikelgruppe speichern
    intArtikelgruppe = Row.Artikelgruppe
    'Elementgruppe beim nächsten Durchlauf abschließen
    boElementGruppeEnde = True
Else
    'Restliche Artikel zur aktuellen Artikelgruppe
    With xmlWriter
        'Elementgruppe "Artikel" - Nächster Artikel der Artikelgruppe
        .WriteLine(fFormatElement("Artikel Matchcode= """ & Row.Matchcode & """", False))
        'Elemente der Elementgruppe "Artikel"
        For Each rowSpalte In Me.ComponentMetaData.InputCollection(0).InputColumnCollection
            'Bereits geschriebene Elemente nicht nochmal schreiben
                If Not (rowSpalte.Name = "Artikelgruppe" Or _
                        rowSpalte.Name = "ArtikelgruppenBezeichnung" Or _
                        rowSpalte.Name = "Matchcode") Then
                    'Wert der Eingabespalte ermitteln
                    rowSpalteProp = rowType.GetProperty(rowSpalte.Name)
                    'Element schreiben
                    .Write(fFormatElement(rowSpalte.Name, False) + _
                           rowSpalteProp.GetValue(Row, Nothing).ToString + _
                           fFormatElement(rowSpalte.Name, True))
                End If
            Next
            'Elementgruppe "Artikel" abschließen
            .WriteLine(fFormatElement("Artikel", True))
        End With
    End If
End Sub
```

Listing 12.13 Die Methode *AGmitArtikel_ProcessInputRow*

Am Ende ist noch das Element der letzten Artikelgruppe wie auch das Wurzelelement zu schließen. Dies ist wieder eine einmalige Angelegenheit und somit in der Methode *PostExecute* gut aufgehoben. Dort wird auch der *StreamWriter* geschlossen. Den Code der Methode *PostExecute* sehen Sie in Listing 12.14.

```
Public Overrides Sub PostExecute()
MyBase.PostExecute()

'Elementgruppe Artikelgruppe abschließen
xmlWriter.WriteLine(fFormatElement(rowElement, True))
'RootElement schließen
xmlWriter.WriteLine(fFormatElement(rootElement, True))
'StreamWriter schließen
xmlWriter.Close()

End Sub
```

Listing 12.14 Die überschriebene Methode *PostExecute*

```
Private Function fFormatElement(ByVal strElementName As String, ByVal boEndeTag As Boolean) As String
'Bereitet ein Element mit den Tags auf

'Elementname mit Tag
Dim strElementNameTag As String

'Tag für Ende verwenden
If boEndeTag Then
    strElementNameTag = "</"
Else
    'Tag für Anfang verwenden
    strElementNameTag = "<"
End If

'Tag abschließen
strElementNameTag += strElementName + ">"

'Element mit Tags zurückgeben
Return strElementNameTag
End Function

Private Function fQuotString(ByVal strWert As String) As String
'Maskiert Anführungszeichen in Werten

'Aufbereiteter Wert
Dim strNeuerWert As String = strWert

'Sofern Anführungszeichen im Wert -> Maskieren
If InStr(strNeuerWert, """") > 0 Then strNeuerWert = Replace(strNeuerWert, """", "&quot;")

'Aufbereiteten Wert zurückgeben
Return strNeuerWert
End Function
```

Listing 12.15 Die Funktionen *fFormatElement* und *fQuotString*

Mit diesem Skriptcode werden nun die mit der Komponente *OLE DB-Quelle* extrahierten Daten in eine XML-Datei geladen. Der Skriptcode mag nicht sonderlich kompliziert sein, dies kann sich aber mit weiteren Hierarchieebenen in der XML-Datei schnell ändern.

BEGLEITDATEIEN Sie finden dieses Beispiel im Paket »BSP12_003«.

Sortieren

Ordnung ist das halbe Leben. Diese alte Weisheit gilt auch für die Aufbereitung von Daten. Schließlich ist eine sortierte Auflistung von Daten übersichtlicher als eine unsortierte. Nun findet bei einem Datenfluss in der Regel aber keine direkte Ausgabe von Daten statt, sondern die Daten werden vielmehr in ein Datenziel geladen. Vor daher mag eine Sortierung nicht besonders wichtig erscheinen. Dies ist auch in gewisser Weise zutreffend, wenn es sich bei dem Datenziel um eine Datenbank oder Ähnliches handelt. Sobald aber die Daten in ein Datenziel geladen werden, das ein Benutzer direkt verwendet – zum Beispiel eine Excel-Datei – ist eine vorherige Sortierung der Daten nicht nur sinnvoll, sondern meist auch unentbehrlich. Doch nicht nur für solche Ausgaben kann eine Sortierung unabdingbar sein. Der Datenfluss selbst verlangt für die eine oder andere Datenflusskomponente eine vorherige Sortierung der Daten. So können die Datenflusstransformationen *Zusammenführen* und *Zusammenführungsjoin* wie auch das Datenflussziel *Data Mining-Modelltraining* nur verwendet werden, wenn die Daten im eingehenden Datenflusspfad sortiert sind. Ähnlich ist es bei der Datenflusstransformation *Pivot*. Diese kann zwar auch ohne vorherige Sortierung der Daten eingesetzt werden, aber für ein korrektes Ergebnis sollten die Daten dennoch sortiert sein.

Sie sehen, es gibt mehrere Gründe, die Daten in einem Datenfluss zu sortieren. SSIS stellt Ihnen hierfür die Datenflusstransformation *Sortieren* zur Verfügung. Mit dieser sind Sie nicht nur in der Lage, die Daten eines Datenflusses nach einer oder mehreren Datenflussspalten aufsteigend wie auch absteigend zu sortieren, Sie können hiermit auch aus dem Datenfluss doppelte Datenzeilen anhand der Sortierkriterien entfernen.

Konfiguration

Die Konfiguration der Komponente *Sortieren* ist recht überschaubar und findet im *Transformations-Editor für Sortierung* statt. Hier selektieren Sie zunächst die Datenflussspalten, nach denen der Datenfluss sortiert werden soll. Diese Selektion treffen Sie entweder in der Kategorie *Verfügbare Eingabespalten* oder aber einzeln im Listenfeld *Eingabespalten*. Alle nicht für den Sortiervorgang gewählten Datenflussspalten sind automatisch mit der Eigenschaft *Pass-Through* aktiviert. Diese Datenflussspalten haben keine Auswirkung auf die Sortierung, sind aber nach der Sortierung weiterhin im Datenfluss enthalten. Sofern Sie bestimmte Datenflussspalten aus dem Datenfluss entfernen möchten, müssen Sie die Eigenschaft *Pass-Through* dieser Datenflussspalten lediglich deaktivieren.

Jede zur Sortierung gewählte Datenflussspalte wird im unteren Teil des Editors als Zeile in einer tabellarischen Ansicht aufgelistet. Mit den dort verfügbaren Eigenschaften findet nun die Konfiguration der Sortierung zu jeder einzelnen Datenflussspalte statt. Als Erstes können Sie der Datenflussspalte im Eingabefeld *Ausgabealias* eine abweichende Bezeichnung geben, unter der diese nach der Sortierung im Datenfluss enthalten ist. Mit den weiteren Eigenschaften findet nun die eigentliche Konfiguration der Sortierung der Datenflussspalte statt. Diese beginnt mit der Auswahl der Sortierrichtung im Listenfeld *Sortiertyp*. Dort legen Sie fest, ob die Daten der Datenflussspalte aufwärts oder abwärts sortiert werden sollen. Die Reihenfolge, in der Sie die Datenflussspalten für die Sortierung gewählt haben, wird auch als Reihenfolge der Datenflussspalten innerhalb der Sortierung übernommen. Eine nachträgliche Korrektur dieser Reihenfolge ist durch die Eingabe von Ziffern im Eingabefeld *Sortierreihenfolge* möglich.

ACHTUNG Die Ziffern der Sortierreihenfolge müssen lückenlos sein. Sie dürfen keine Ziffer auslassen. Wenn beispielsweise drei Spalten sortiert werden sollen, sind die Ziffern 1, 2 und 3 für die Sortierreihenfolge zu verwenden. Eine Sortierreihenfolge mit den Ziffern 1, 2 und 4 wird nicht akzeptiert.

Auch bei der Sortierung steht Ihnen das Listenfeld *Vergleichsflags* zur Verfügung, mit dem Sie die Art und Weise eines Vergleichs von Zeichenfolgen festlegen. Die Vergleichsflags und ihre Bedeutung sind in der Tabelle 10.3 in Kapitel 10 beschrieben. Da es sich hier um eine Spezifizierung für den Vergleich von Zeichenfolgen handelt, steht dieses Listenfeld auch nur bei Spalten mit Zeichenfolgen zur Verfügung.

HINWEIS Die Komponente *Sortierung* verwendet nur die Windows-Sortierung. SQL Server-Sortierungen werden nicht unterstützt. Mehr zum Thema Windows-Sortierung entnehmen Sie bitte der SQL Server Online-Dokumentation.

Soweit zur Konfiguration der Sortiervorgaben. Wie eingangs erwähnt, kann die Sortierung auch dazu verwendet werden, doppelte Datenzeilen im Sortierergebnis zu entfernen. Mit aktivierter Eigenschaft *Zeilen mit doppelten Sortierwerten entfernen* werden die Datenzeilen nicht nur nach den Werten der gewählten Datenflussspalten sortiert, sondern dabei auch Datenzeilen mit denselben Werten in diesen Datenflussspalten aus dem Sortierergebnis entfernt. Eine solche Filterung wird nun anhand der in Abbildung 12.32 dargestellten Konfiguration beschrieben.

In dieser *Sortieren*-Komponente werden die Datenzeilen des Datenflusses, der die Bestellungen aller Kunden beinhaltet, nach den Werten der Datenflussspalten *Firma* und *Bestelldatum* sortiert. Dabei findet zuerst die aufsteigende Sortierung in der Datenflussspalte *Firma* statt, gefolgt von der absteigenden Sortierung in der Datenflussspalte *Bestelldatum*. Der bei der Sortierung der Datenflussspalte *Firma* notwendige Zeichenfolgenvergleich erfolgt mit den beiden Vergleichsflags *Groß-/Kleinschreibung ignorieren* und *Zeichenbreite ignorieren*.

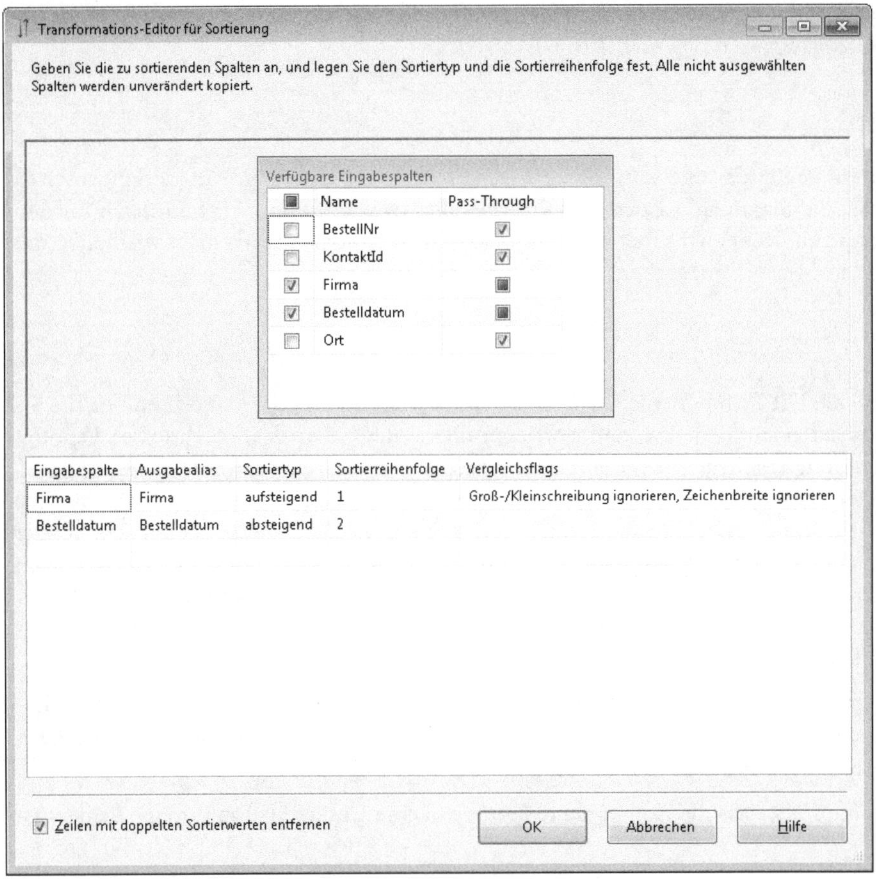

Abbildung 12.32 Der *Transformations-Editor für Sortierung*

Wenn Sie bei dieser Konfiguration die Eigenschaft *Zeilen mit doppelten Sortierwerten entfernen* nicht aktivieren, enthält der Datenfluss nach dem Sortiervorgang dieselben Datenzeilen wie vorher. Nur mit dem Unterschied, dass die Datenzeilen dort nun in einer alphabetischen Reihenfolge nach der Firmenbezeichnung vorliegen, wobei innerhalb dieser Sortierung die Bestellungen jeder Firma nochmals nach dem Bestelldatum aufgelistet sind – angefangen mit dem jüngsten Bestelldatum. Aktivieren Sie jedoch die Eigenschaft *Zeilen mit doppelten Sortierwerten entfernen*, enthält der Datenfluss zwar immer noch dieselbe Sortierung, aber nicht mehr unbedingt alle Datenzeilen. Die Werte der beiden Datenflussspalten *Firma* und

Bestelldatum werden in Kombination mit den Werten derselben Datenflussspalten jeder weiteren Datenzeile verglichen. Enthalten mehrere Datenzeilen dieselbe Kombination dieser beiden Werte, wird nur die zuletzt verarbeitete Datenzeile in den Datenfluss geleitet. Alle anderen werden ignoriert. In diesem Fall bedeutet dies, dass pro Firma nur noch eine Bestellung pro Tag im Datenfluss enthalten ist. Hat eine Firma an einem Tag mehrere Bestellungen ausgelöst, weist der Datenfluss nicht mehr alle Bestellungen dieses Tages auf, sondern nur noch eine – und zwar die letzte Bestellung, die in dem Sortiervorgang verarbeitet wurde.

Bei der Verwendung der Eigenschaft *Zeilen mit doppelten Sortierwerten entfernen* sollten Sie bedenken, dass bei der Sortierung die verwendeten Vergleichsflags eine ebenso wichtige Rolle spielen wie die Tatsache, dass diese Komponente nur die Windows-Sortierung unterstützt. Insofern ist das Ergebnis einer Filterung doppelter Datenzeilen unbedingt zu prüfen. Mit der Eigenschaft *Zeilen mit doppelten Sortierwerten entfernen* sind nun alle im Editor verfügbaren Eigenschaften beschrieben.

Erweiterter Editor

Im Erweiterten Editor steht lediglich eine zusätzliche Eigenschaft zur Verfügung. Mit der Eigenschaft *MaximumThreads* legen Sie die maximale Anzahl von Threads fest, die die Komponente *Sortieren* für den Sortiervorgang verwenden kann. Dabei wird hier eine unendliche Anzahl von Threads nicht wie üblich mit dem Wert 0, sondern mit dem Wert –1 angegeben.

Hinweise

Der wichtigste Hinweis zuerst: Die Komponente *Sortieren* ist eine der größten Performancebremsen, die Sie in einem Datenfluss verwenden können. Da zum Sortieren alle Datenzeilen des Datenflusses benötigt werden, wird mit der Sortierung erst begonnen, wenn auch die letzte extrahierte Datenzeile die Komponente *Sortieren* erreicht hat. Der Vorteil eines Datenflusses besteht aber gerade darin, dass nicht alle Datenzeilen auf einmal, sondern vielmehr in mehreren kleinen Einheiten verarbeitet werden. Dieser Vorteil geht bei der Komponente *Sortieren* verloren. Die Folge ist eine schlechte Performance, die durch den verwendeten Sortieralgorithmus noch weiter verschlechtert wird. Aus diesem Grund sollten Sie diese Komponente nur einsetzen, wenn es keine Alternative dazu gibt. Eine Möglichkeit wäre zum Beispiel, die Daten bereits sortiert aus der Datenquelle zu extrahieren.

Das Ergebnis einer Sortierung von Datenflussspalten mit dem Datentyp *DT_GUID* kann von einer Sortierung von Spalten mit dem Datentyp *uniqueidentifier* in T-SQL abweichen. Die Komponente *Sortieren* sortiert GUIDs zuerst nach Zahlen und dann nach Zeichenfolgen.

Zum Abschluss noch der Hinweis, dass die Komponente *Sortieren* keine Unterstützung für eine Fehlerausgabe anbietet.

Spalte exportieren

Die Daten einer Datenquelle können neben alphanumerischen Daten auch binäre Daten enthalten. So ist es nicht unüblich, zu einem Artikel neben Informationen wie dem Verkaufspreis oder der Artikelbezeichnung auch Bilder oder umfangreichere Texte wie Produktbeschreibungen zu speichern. Der Nachteil solcher binären Informationen besteht darin, dass diese im Gegensatz zu den alphanumerischen nicht einfach lesbar sind. Dafür aber haben sie den nicht zu unterschätzenden Vorteil, dass aus binären Informationen eigenständige Dateien erstellt werden können. So ist es durchaus möglich, ein in einem Artikeldatensatz enthaltenes Bild als eigenständige Datei im Dateisystem zu speichern.

Genau dies ist die Aufgabe der Datenflusstransformation *Spalte exportieren*. Mit dieser Komponente werden binäre Informationen aus einem Datenfluss als eigenständige Dateien gespeichert. Um beim Beispiel des Artikels zu bleiben, wäre es mit dieser Komponente also möglich, alle zu den Artikeln gespeicherten Bilder in ein dafür vorgesehenes Verzeichnis zu exportieren. Dazu müssen Sie lediglich die entsprechenden Daten aus der Datenquelle extrahieren und mit der Komponente *Spalte exportieren* verarbeiten. Mit dem Export der Bilder kann der Datenfluss auch bereits beendet sein. Die Komponente *Spalte exportieren* bietet zwar einen Datenflusspfad an, sie lässt sich aber auch genauso gut als Abschluss eines Datenflusses einsetzen.

Nicht nur Bilder können auf diese Art exportiert werden, sondern auch umfangreichere Texte sowie eigentlich jedes binäre Objekt, das in einer Datenbank gespeichert werden kann. Kurzum sind auch PDFs, PowerPoint-Dateien, Word-Dokumente, Excel-Dateien, MP3s, Videos und viele andere binäre Objekte möglich – deren Verbleib in einer Datenbank durchaus diskussionswürdig ist. Um welches binäre Objekt es sich letztendlich handelt, ist für die Komponente *Spalte exportieren* nicht relevant. Sofern sich die binären Objekte beim Extrahieren der Daten in die Datentypen *DT_TEXT*, *DT_NTEXT* und *DT_IMAGE* konvertieren lassen, ist auch ein Export über die Komponente *Spalte exportieren* möglich.

Mit der Komponente *Spalte exportieren* sind Sie unter anderem in der Lage, im Datenziel anstelle binärer Objekte lediglich Verweise zu diesen Objekten zu speichern. Falls Sie also Daten aus einer Datenquelle extrahieren, die auch binäre Objekte enthält, Sie aber im Datenziel keine binären Objekte speichern möchten, können Sie mit dieser Komponente aus den binären Objekten eigenständige Dateien erstellen lassen und anstelle dessen die Verweise zu diesen Dateien im Datenziel speichern. Aber nicht nur bei Datenimporten ist diese Komponente hilfreich. So wäre es zum Beispiel auch möglich, die Bilder der einzelnen Artikel in eigenständige Dateien zu exportieren und diese an einen Grafiker zur Erneuerung zu übergeben. Nach der Auffrischung der Bilder werden diese wieder in die Datenbank geladen – vorzugsweise ebenfalls mit einem Datenfluss, und zwar mit der Datenflusstransformation *Spalte importieren*.

Erinnern Sie sich noch an das Beispiel im Abschnitt »Skriptkomponente als Ziel«, in dem Daten in eine XML-Datei geschrieben wurden? Dies ist auch mit der Komponente *Spalte exportieren* möglich – und das mit weitaus weniger Aufwand. Sie benötigen dazu lediglich im Datenfluss eine *OLE DB-Quelle*, die die Daten über eine entsprechende `SELECT`-Anweisung als XML extrahiert, sowie einen entsprechenden Dateinamen mitsamt Pfad. Beides übergeben Sie an die Komponente *Spalte exportieren*, über die aus dem ermittelten XML eine XML-Datei erzeugt wird. Ein Beispiel hierzu folgt im nächsten Abschnitt.

Konfiguration

Die Konfiguration der Komponente *Spalte exportieren* besteht gerade mal aus fünf Eigenschaften. Diese bietet Ihnen der *Transformations-Editor für das Exportieren von Spalten* auf der Seite *Spalten* an. Dort wählen Sie zunächst im Listenfeld *Spalte extrahieren* die Datenflussspalte, deren Wert in eine eigenständige Datei konvertiert werden soll. Dabei enthält dieses Listenfeld nur Spalten mit den Datentypen *DT_TEXT*, *DT_NTEXT* und *DT_IMAGE*.

Um den Inhalt der gewählten Datenflussspalte in einer Datei speichern zu können, benötigen Sie zu jedem Wert dieser Datenflussspalte einen Dateinamen inklusive Laufwerksbuchstabe, Verzeichnis und Dateierweiterung. Dieser Dateiname mitsamt dem Speicherort muss in einer Datenflussspalte enthalten sein. Diese wählen Sie im Listenfeld *Dateipfadspalte* aus. Sofern die Datenquelle keine Spalte mit einem solchen Dateipfad anbietet, müssen Sie diesen vor der Komponente *Spalte exportieren* im Datenfluss erstellen – beispielsweise mit der Komponente *Abgeleitete Spalte*. Dabei ist logischerweise darauf zu achten, dass der so erstellte Dateiname eindeutig ist. Auch sollte er anhand seiner Bezeichnung dem jeweiligen Datensatz zuzuordnen sein. So gesehen ist der Primärschlüssel – gegebenenfalls erweitert mit einer Bezeichnung – als Dateiname gut geeignet.

Für den Fall, dass im Zielverzeichnis bereits eine Datei mit gleichem Namen existiert, bietet die Komponente *Spalte exportieren* Ihnen zwei Möglichkeiten. Mit Aktivierung der Eigenschaft *Anfügen zulassen* werden die zu exportierenden Daten an das Ende der bestehenden Datei angehängt, während durch die Aktivierung der Eigenschaft *Abschneiden erzwingen* die bestehende Datei überschrieben wird.

HINWEIS Wenn weder die Eigenschaft *Anfügen zulassen* noch die Eigenschaft *Abschneiden erzwingen* aktiviert ist und eine gleichnamige Datei bereits im Zielverzeichnis existiert, wird die Ausführung der Komponente *Spalte exportieren* fehlerhaft beendet.

Die letzte Eigenschaft namens *Bytereihenfolge-Marke schreiben* ist nur bei Daten vom Datentyp *DT_NTEXT* relevant. Die bei diesen Datentypen erstellten Textdateien können Sie durch Aktivierung dieser Eigenschaft mit einer Bytereihenfolge-Marke erweitern. Bei der Bytereihenfolge – Byte Order Mark; kurz BOM – handelt es sich um eine Markierung, die die Interpretationsreihenfolge der Bytes in einer Unicode-Zeichenfolge beschreibt. Mehr zum Thema *Byte Order Mark* finden Sie unter *http://de.wikipedia.org/wiki/Byte_Order_Mark*.

Mit diesen Eigenschaften ist die Konfiguration zum Export des Inhalts einer Datenflussspalte bereits vollständig. Sofern Sie den Inhalt mehrerer Datenflussspalten exportieren möchten, müssen Sie lediglich jede dieser Datenflussspalten in die Komponente *Spalte exportieren* aufnehmen. Dazu wählen Sie die nächste zu exportierende Datenflussspalte in der zweiten Zeile des Editors und konfigurieren diese in der beschriebenen Art und Weise. Soll der Inhalt einer Datenflussspalte nicht mehr exportiert werden, entfernen Sie diese aus der Konfiguration über das Kontextmenü der entsprechenden Zeile.

Hiermit wären nun alle Konfigurationsmöglichkeiten dieser Komponente beschrieben. Auch der Erweiterte Editor bietet keine zusätzlichen Eigenschaften an. Jedoch ist die Konfiguration einer Fehlerausgabe über die gleichnamige Seite im Editor möglich. Mehr zu einer solchen Konfiguration lesen Sie in Kapitel 10.

Das nun folgende Beispiel zeigt Ihnen, wie Sie mit der Komponente *Spalte exportieren* aus binären Objekten eines Datenflusses eigenständige Dateien erstellen. Die Beispieldatenbank *ssisWaWi* enthält die Tabelle *ArtikelInformationen*, welche zu den einzelnen Artikeln binäre Objekte unterschiedlicher Typen speichert. Dies können sowohl Bilder wie auch PDF-Dokumente sein. Die unterschiedlichen Typen sind durch die Spalte *BinaryType* gekennzeichnet, während der Inhalt des binären Objekts in der Spalte *Titel* mit einem Stichwort umschrieben ist. Das binäre Objekt selbst ist in der Spalte *Binary* enthalten. Im Beispiel sollen nun alle binären Objekte vom Typ »PDF« und dem Titel »Produktbezeichnung« aus der Tabelle extrahiert und über die Komponente *Spalte exportieren* als PDF-Dateien in einem Verzeichnis gespeichert werden.

Falls Sie dieses Beispiel nachvollziehen möchten, legen Sie dazu ein neues Paket an. Dort nehmen Sie als Erstes einen *Datenflusstask* in die Ablaufsteuerung auf und wechseln anschließend zur Registerkarte *Datenfluss*. Anschließend ziehen Sie mit der Maus eine *OLE DB-Quelle* aus der Toolbox in den Datenfluss-Designer. Diese konfigurieren Sie mit einem Verbindungs-Manager zur Beispieldatenbank und dem Datenzugriffsmodus *SQL-Befehl*. Anschließend tragen Sie in das Eingabefeld *SQL-Befehlstext* die SQL-Anweisung aus Listing 12.16 ein und selektieren auf der Seite *Spalten* alle verfügbaren Eingabespalten. Mehr zur Konfiguration der *OLE DB-Quelle* erfahren Sie in Kapitel 11.

```
SELECT ArtikelNr, BinaryType, Binary, Titel
FROM   dbo.ArtikelInformationen
WHERE  BinaryType = 'PDF' AND Titel = 'Produktbeschreibung'
```

Listing 12.16 Die Ermittlung der Produktbeschreibungen als PDF-Dokumente

Durch die Komponente *OLE DB-Quelle* sind die PDF-Dokumente der einzelnen Artikel nach dem Extrahieren als binäre Objekte in der Datenflussspalte *Binary* enthalten. Bevor nun diese PDF-Dokumente als Dateien exportiert werden können, muss zunächst zu jedem dieser binären Objekte ein Dateiname mitsamt Speicherort erstellt werden. Dazu ergänzen Sie den Datenfluss mit der Komponente *Abgeleitete Spalte* und verbinden diese mit dem Datenflusspfad der *OLE DB-Quelle*. Im Editor der Komponente *Abgeleitete Spalte* geben Sie den folgenden Ausdruck im Eingabefeld *Ausdruck* ein.

```
"F:\\Coole Socke\\Datenexporte\\" + [BinaryType] + "\\" + Titel + " zu Artikel " +
(DT_WSTR,3)[ArtikelNr] + "." + LOWER([BinaryType])
```

Mit diesem Ausdruck wird der Dateiname und Speicherort zu jedem einzelnen binären Objekt erstellt. Dabei besteht der Pfad des Zielverzeichnisses aus einer Konstanten, die mit dem Typ des binären Objekts – dem Wert der Datenflussspalte *BinaryType* – erweitert wird. Der Dateiname selbst setzt sich aus den Werten der Datenflussspalten *Titel* und *ArtikelNr* sowie einer weiteren Konstanten zusammen. Natürlich wäre es auch möglich, anstelle der Konstanten Paketvariablen zu verwenden. Ein mit diesem Ausdruck erstellter Dateiname mitsamt Zielverzeichnis könnte wie folgt aussehen.

```
F:\Coole Socke\Datenexporte\PDF\Produktbeschreibung zu Artikel 1.pdf
```

Diesen Dateinamen mitsamt dem Zielverzeichnis speichern Sie im Datenfluss in einer neuen Datenflussspalte namens »Speicherort«. Dazu geben Sie diese Bezeichnung im Eingabefeld *Name der abgeleiteten Spalte* ein. Mehr zur Komponente *Abgeleitete Spalte* lesen Sie in Abschnitt »Abgeleitete Spalte«. Nachdem der Dateiname im Datenfluss verfügbar ist, kann die Komponente *Spalte exportieren* in den Datenfluss aufgenommen werden. Diese verbinden Sie mit dem Datenflusspfad der Komponente *Abgeleitete Spalte*. Anschließend starten Sie den Editor der Komponente *Spalte exportieren*. Dort wählen Sie zunächst die Datenflussspalte mit den binären Objekten – hier die Datenflussspalte *Binary* – im Listenfeld *Spalte extrahieren* und anschließend die vorab erzeugte Datenflussspalte *Speicherort* mit dem Dateinamen und dem Zielverzeichnis im Listenfeld *Dateipfadspalte*. Bereits im Zielverzeichnis bestehende Dateien sollen bei der Ausführung dieser Komponente überschrieben werden. Insofern aktivieren Sie dazu die Eigenschaft *Abschneiden erzwingen*. Die hier beschriebene Konfiguration sehen Sie in Abbildung 12.33. Mit diesen drei Datenflusskomponenten ist der Datenfluss auch schon komplett. Sie können das Paket nun testen. Nach der Paketausführung enthält das Zielverzeichnis die jeweiligen Produktbeschreibungen zu den Artikeln als eigenständige PDF-Dateien.

Ein weiteres Beispiel zeigt die eingangs erwähnte Möglichkeit, mittels der Komponente *Spalte exportieren* Daten in eine XML-Datei zu schreiben. Hierzu benötigen Sie im Datenfluss lediglich die Komponenten *OLE DB-Quelle* und *Spalte exportieren*. Der eigentliche Kern dieses Datenexports findet in der *OLE DB-Quelle* statt. In Listing 12.17 sehen Sie die SQL-Anweisung, mit der für dieses Beispiel die Daten der Artikel und Artikelgruppen ermittelt und als XML ausgegeben werden.

```
SELECT  'F:\Coole Socke\Datenexporte\XML\Artikel.xml' As Speicherort,
        (SELECT Artikelgruppe,  Artikelgruppenbezeichnung,
                (SELECT ArtikelNr, Matchcode, Bezeichnung, Verkaufspreis
                 FROM   dbo.Artikel
                 WHERE  dbo.Artikel.Artikelgruppe  = dbo.Artikelgruppen.Artikelgruppe
                 FOR XML PATH('Artikel'), TYPE)
         FROM dbo.Artikelgruppen
         FOR XML AUTO, ROOT('Artikel'), TYPE) As XML
```

Listing 12.17 Die Artikel mitsamt den Artikelgruppen als XML

Nach der Ausführung der Komponente *OLE DB-Quelle* ist der Dateiname der XML-Datei mitsamt dem Zielverzeichnis in der Datenflussspalte *Speicherort* und das XML selbst in der Datenflussspalte *XML* enthalten. Nachdem Sie den Datenflusspfad der Komponente *OLE DB-Quelle* mit der Komponente *Spalte exportieren* verbunden haben, starten Sie den *Transformations-Editor für das Exportieren von Spalten*. Dort wählen Sie den Speicherort im Listenfeld *Dateipfadspalte* und das XML im Listenfeld *Spalte extrahieren*. Anschließend aktivieren Sie noch die Eigenschaft *Abschneiden erzwingen*, um beim Export eventuell vorhandene gleichnamige XML-Dateien zu überschreiben. Voilà – fertig ist der XML-Export. Bei der Paketausführung werden nun die Artikel mitsamt den Artikelgruppen aus der Beispieldatenbank als XML extrahiert und durch die Komponente *Spalte exportieren* als XML-Datei im angegebenen Zielverzeichnis gespeichert.

BEGLEITDATEIEN Sie finden die Beispiele zu dieser Komponente im Paket »BSP12_004«.

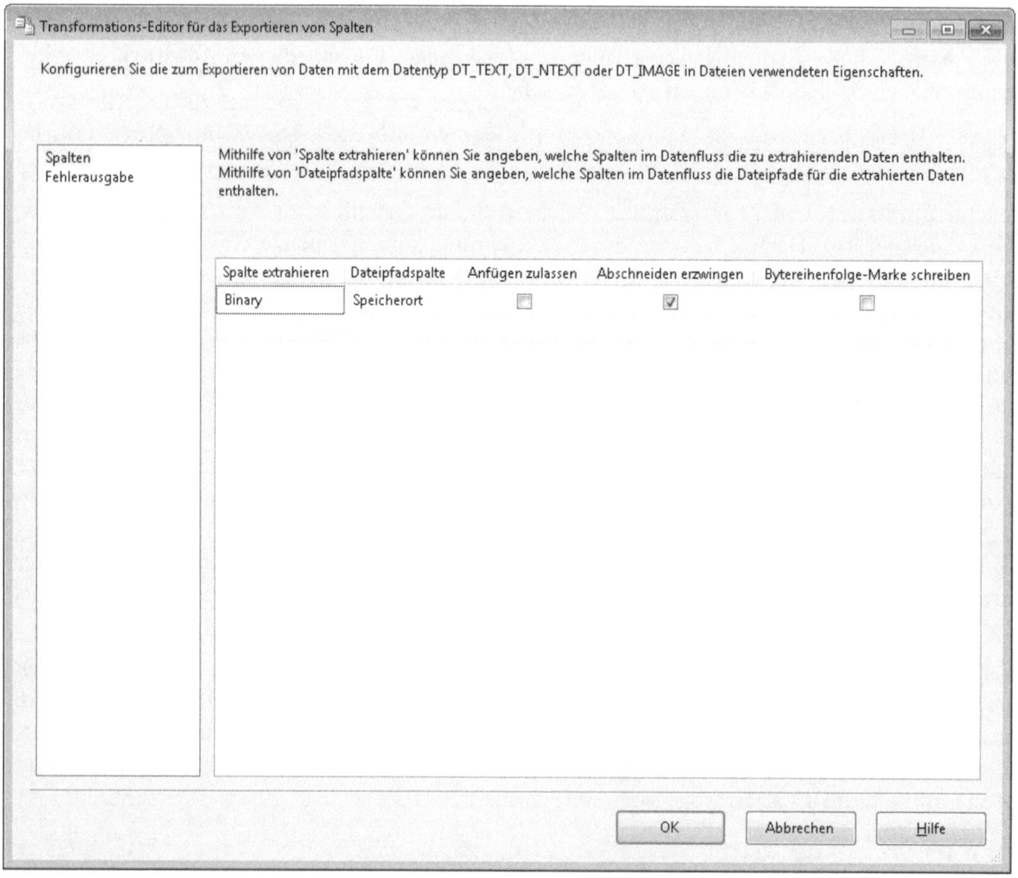

Abbildung 12.33 Die Konfiguration der Datenflusstransformation *Spalte exportieren*

Hinweise

Um aus den binären Objekten Dateien in den angegebenen Zielverzeichnissen erstellen zu können, muss das Benutzerkonto, mit dem das Paket ausgeführt wird, die notwendigen Schreibrechte am Zielverzeichnis besitzen.

Die Bytereihenfolge-Marke wird nur beim Erstellen einer Datei geschrieben. Sofern die Eigenschaft *Anfügen zulassen* aktiviert ist, werden die Daten bei einer erneuten Ausführung des Datenflusses an die bereits bestehende Datei angehängt. Dabei wird keine erneute Bytereihenfolge-Marke geschrieben.

Spalte importieren

Die Datenflusstransformation *Spalte importieren* stellt das Gegenstück der eben beschriebenen Komponente *Spalte exportieren* dar. Hier werden keine binären Objekte aus dem Datenfluss zu Dateien konvertiert, sondern Dateien als binäre Objekte in den Datenfluss aufgenommen. Ob nun Bilder, Textdateien, PDF-Dokumente, Excel-Dateien, MP3s und andere binäre Objekte, alle diese können Sie mit der Komponente *Spalte importieren* in einen Datenfluss aufnehmen und letztendlich über diesen in ein Datenziel laden. Wobei hiermit auch schon ein gravierender Unterschied zur Komponente *Spalte exportieren* genannt ist: Die Komponente *Spalte importieren* kann nicht als Abschluss eines Datenflusses eingesetzt werden.

Die Komponente *Spalte importieren* ergänzt die Datenzeilen eines Datenflusses mit einem binären Objekt. Voraussetzung hierfür ist, dass die Datenzeile die Information über den Speicherort der zu importierenden Datei beinhaltet. Bei der Ausführung dieser Komponente wird nun pro Datenzeile anhand des Speicherorts die Datei gelesen, in ein binäres Objekt konvertiert und in der dafür vorgesehenen Datenflussspalte gespeichert. Die so ergänzte Datenzeile kann danach weiter im Datenfluss verarbeitet oder in ein Datenziel geladen werden.

Konfiguration

Für die Konfiguration der Komponente *Spalte importieren* steht nur der Erweiterte Editor zur Verfügung. Diesen kennen Sie bereits aus Kapitel 10. An dieser Stelle werden deshalb nur die Eigenschaften beschrieben, die für diese Komponente relevant sind.

Die Konfiguration beginnt auf der Registerkarte *Eingabespalten*. Hier wählen Sie in der Kategorie *Verfügbare Eingabespalten* die Datenflussspalte aus, die den Speicherort und den Dateinamen der zu importierenden Dateien beinhaltet. Nach dieser Auswahl müssen Sie die Datenflussspalte anlegen, die das importierte binäre Objekt aufnimmt. Dazu wechseln Sie zur Registerkarte *Eingabe- und Ausgabeeigenschaften*, erweitern dort die Kategorie *Ausgabe des Importierens von Spalten* und markieren die darin enthaltene Unterkategorie *Ausgabespalten*. Anschließend klicken Sie auf die Schaltfläche *Spalte hinzufügen* und geben der so neu erstellten Ausgabespalte eine Bezeichnung. Danach legen Sie den Datentyp dieser neuen Ausgabespalte in der Eigenschaft *DataType* fest. Hier können Sie jedoch nur die Datentypen *DT_NTEXT*, *DT_TEXT* und *DT_IMAGE* verwenden. Alle anderen Datentypen werden nicht akzeptiert. Welchen der drei Datentypen Sie nun für die Ausgabespalte wählen, ist wiederum abhängig von dem Inhalt der Datei. Bei einer Textdatei im Unicode-Format müssen Sie den Datentyp *DT_NTEXT* verwenden, während bei einer Textdatei im ASCII-Format der Datentyp *DT_TEXT* die richtige Wahl ist. Für alle anderen Dateien – beispielsweise Bilder und PDF-Dokumente – nehmen Sie den Datentyp *DT_IMAGE*.

Nach der Definition der Ausgabespalte folgt der wichtigste Part dieser Konfiguration. Hierbei müssen Sie die neue Ausgabespalte der gewählten Eingabespalte zuordnen. Durch diese Zuordnung wird anhand des Werts der Eingabespalte die Datei gelesen, in ein binäres Format konvertiert und in der Ausgabespalte gespeichert. Diese Zuordnung erfolgt über die LineageID der Ausgabespalte. Mit der LineageID wird eine Datenflussspalte innerhalb eines Puffers eindeutig gekennzeichnet. Mehr dazu finden Sie in Kapitel 10. Für diese Zuordnung tragen Sie nun die LineageID der Ausgabespalte in der Eigenschaft *FileDataColumnID* der gewählten Eingabespalte ein. Dazu erweitern Sie zunächst die Kategorie *Eingabe des Importierens von Spalten* und anschließend die darin enthaltene Kategorie *Eingabespalten*. Hier markieren Sie die gewählte Eingabespalte, wodurch die Eigenschaften dieser Spalte in der rechten Seite des Erweiterten Editors sichtbar werden. Die Eigenschaft *FileDataColumnID* finden Sie dort am Ende der Kategorie *Benutzerdefinierte Eigenschaften*. In diese Eigenschaft tragen Sie nun die LineageID der Ausgabespalte ein. In Abbildung 12.34 sehen Sie die Eigenschaft *FileDataColumnID* der Eingabespalte *Datei*, die die LineageID der Ausgabespalte *Binary* beinhaltet.

Grundsätzlich ist mit dem Eintrag der LineageID der Ausgabespalte in der Eigenschaft *FileDataColumnID* der Eingabespalte die Konfiguration der Komponente *Spalte importieren* abgeschlossen. Sofern aber die zu importierende Datei einen Unicode-Text enthält, müssen Sie mit der Eigenschaft *ExpectBOM* noch festlegen, ob die Datei mit einer Bytereihenfolge-Marke beginnt. Ergänzend zu dieser Konfiguration kann mit der Standardfunktionalität des Erweiterten Editors eine Fehlerausgabe konfiguriert werden. Auch hierzu finden Sie mehr Informationen in Kapitel 10.

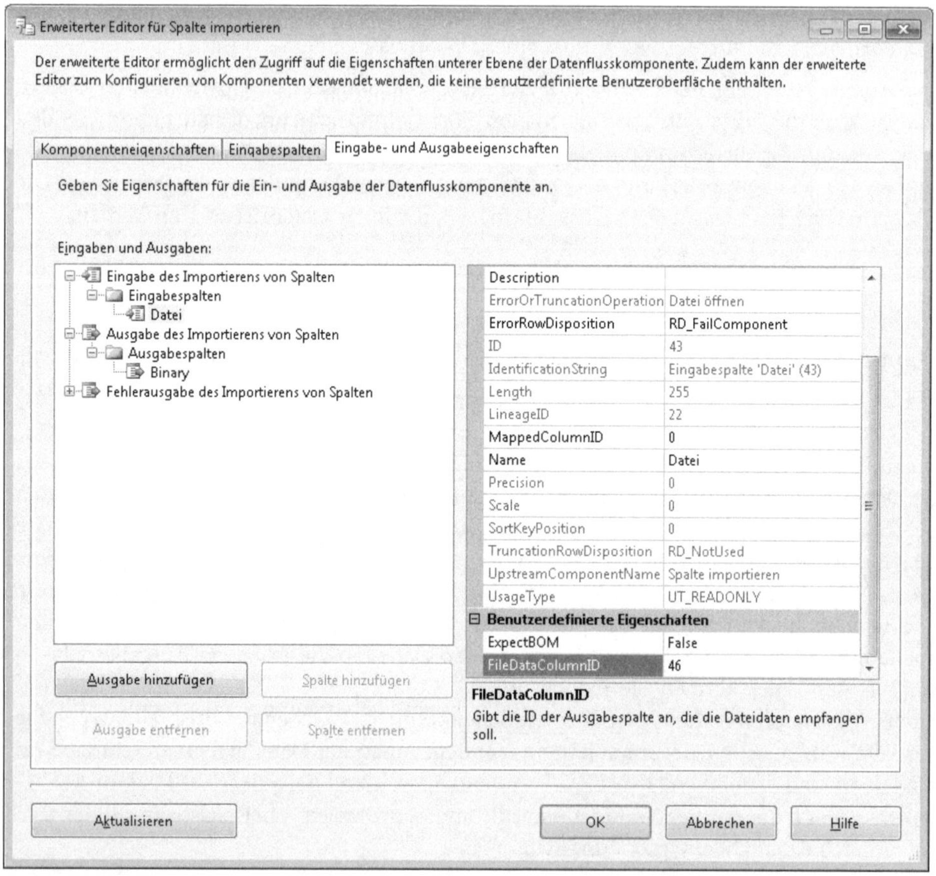

Abbildung 12.34 Die LineageID der neuen Ausgabespalte in der Eigenschaft *FileDataColumnID*

BEGLEITDATEIEN Sie finden dieses Beispiel im Paket »BSP12_004«.

Hinweise

Das Benutzerkonto, mit dem das Paket ausgeführt wird, benötigt an den jeweiligen Verzeichnissen die entsprechenden Leserechte. Nun sind die einzelnen Verzeichnisse nicht fix, sondern deren Speicherorte in einer Datenquelle enthalten. Von daher können die Verzeichnisse von Datenzeile zu Datenzeile variieren. Um nun nicht die Berechtigungen der in der Datenquelle angegebenen Verzeichnisse vor jeder Paketausführung aufs Neue prüfen zu müssen, sollten Sie ein Verzeichnis anlegen, in das Sie die zu importierenden Dateien speichern. So müssen Sie nur für dieses eine Verzeichnis die notwendigen Rechte vergeben.

Bytereihenfolge-Marken werden nur bei Spalten vom Datentyp *DT_NTEXT* unterstützt.

Spalte kopieren

Innerhalb einer Datenflusstransformation werden die Werte einzelner Spalten syntaktisch und semantisch transformiert. Je nach Art und Umfang der Transformation können dabei die Originalwerte der Datenflussspalten verloren gehen. Dies mag in manchen Fällen akzeptabel sein. In anderen Fällen wiederum ist es eventuell sinnvoll oder gar notwendig, die Originalwerte zu behalten und die Transformationen nur anhand von Kopien durchzuführen.

Mit der Komponente *Spalte kopieren* können Sie auf eine sehr einfache Art und Weise Kopien von Datenflussspalten erzeugen. Dabei wird der Datenfluss mit den kopierten Datenflussspalten mitsamt den darin enthaltenen Werten ergänzt.

So einfach dies klingt, so einfach ist auch die Konfiguration. Diese findet im *Transformations-Editor für das Kopieren von Spalten* statt. Dort wählen Sie lediglich die zu kopierenden Datenflussspalten aus und geben dabei den neuen Datenflussspalten eine Bezeichnung. Die Auswahl findet wie gewohnt in der Kategorie *Verfügbare Eingabespalten* statt, wodurch jede gewählte Datenflussspalte in der tabellarischen Ansicht im unteren Teil des Editors ausgegeben wird. Jede dort aufgelistete Datenflussspalte entspricht bereits einer neuen Datenflussspalte, weshalb diesen auch schon eine Standardbezeichnung in der Form *Kopie von '<Spaltenname>'* gegeben wurde. Diese Standardbezeichnungen sehen Sie im Eingabefeld *Ausgabealias*, in dem Sie diese auch mit aussagekräftigeren Bezeichnungen überschreiben sollten. Möchten Sie von einer Datenflussspalte mehrere Kopien erstellen, wählen Sie die entsprechende Datenflussspalte einfach mehrmals im Listenfeld *Eingabespalte* aus. Auch hier sollten Sie jeder dieser Datenflussspalten eine gehaltvolle Bezeichnung geben.

Weitere Eigenschaften oder Konfigurationsmöglichkeiten stehen für die Komponente *Spalte kopieren* nicht zur Verfügung. Weder bietet der Erweiterte Editor zusätzliche Eigenschaften an, noch kann eine Fehlerausgabe konfiguriert werden.

Suche

Aller guten Dinge sind drei. Auch in SSIS – denn mit der Datenflusstransformation *Suche* bietet SSIS die dritte Möglichkeit einer Suche an. Während die Komponente *Ausdruckssuche* Begriffe in einem Text und die Komponente *Fuzzysuche* in einer Referenztabelle nach ähnlichen Werten sucht, erfolgt die Suche mit der Komponente *Suche* in Referenzdaten nach exakten Übereinstimmungen.

Mit dem Ergebnis einer solchen exakten Suche sind Sie in der Lage, den Datenfluss mit Daten zu ergänzen, Daten im Datenfluss zu ersetzen oder den weiteren Ablauf des Datenflusses zu steuern. Mit diesen Möglichkeiten können Sie die *Suche*-Komponente unter anderem für die Normalisierung von Daten im Datenfluss verwenden, indem Sie Begriffe durch Schlüsselwerte ersetzen. Um im Datenfluss beispielsweise eine Firmenbezeichnung mit der zugehörigen Kundennummer auszutauschen, suchen Sie mit der *Suche*-Komponente die Firmenbezeichnung der aktuellen Datenzeile in den Referenzdaten. Sofern dort ein Datensatz mit exakt derselben Firmenbezeichnung existiert, wird mit der Kundennummer aus diesem Datensatz die Firmenbezeichnung der Datenzeile überschrieben. Ebenso ist es möglich, den Datenfluss mit weiteren Daten zu ergänzen. Sie haben zum Beispiel lediglich die Kundennummer im Datenfluss, benötigen aber im Datenziel auch die Firmenbezeichnung. Mit der *Suche*-Komponente ermitteln Sie zu jeder Kundennummer die zugehörige Firmenbezeichnung und ergänzen mit dieser den Datenfluss. Ebenso wie Sie die Daten des Datenflusses normalisieren können, ist es auch möglich, diese zu standardisieren. Auf dieselbe Art und Weise, mit der sich eine Firmenbezeichnung durch eine Kundennummer austauschen lässt, können beispielsweise eigens vergebene Ländercodes mit ISO-Ländercodes ersetzt werden. Anhand des eigenen Ländercodes ermitteln Sie in Referenzdaten den entsprechenden ISO-Ländercode und ersetzen mit diesem Ihren Ländercode. So sind Sie in der Lage, Ihre Daten nach internationalen Normen zu standardisieren. Das Ergebnis einer Suche kann nicht nur Daten im Datenfluss ergänzen oder ersetzen, sondern auch die weitere Verarbeitung der Datenzeile im Datenfluss steuern. Zum Beispiel wäre es denkbar, mit der *Suche*-Komponente zu prüfen, ob die aktuelle Datenzeile bereits im Datenziel existiert. Je nach Ergebnis wird die Datenzeile beispielsweise entweder zum Datenflussziel oder zu einer *OLE DB-Befehl*-Komponente geleitet, welche den bestehenden Datensatz mit den Werten der Datenzeile aktualisiert. Alternativ zur *OLE DB-Befehl*-Komponente könnten diese Datenzeilen auch einfach ignoriert werden, wodurch im Datenfluss nur die neuen Datensätze verarbeitet würden. Dies sind nur einige Beispiele für die Möglichkeiten, die Ihnen die *Suche*-Komponente bietet.

Die Funktionsweise der *Suche*-Komponente ist von ihrer Grundstruktur her recht simpel. Zu jeder Datenzeile des Datenflusses wird über einen oder mehrere Werte ein übereinstimmender Datensatz in den Referenzdaten gesucht. Bei den Referenzdaten handelt es sich entweder um das Ergebnis einer SQL-Anweisung oder um die Daten eines vorab gefüllten Caches. Ein solcher Cache kann die Daten von der *Suche*-Komponente selbst oder aber über die Komponente *Cachetransformation* erhalten. Mehr zur Komponente *Cachetransformation* finden Sie in diesem Kapitel im Abschnitt »Cachetransformation«. Der hierbei verwendete *Cacheverbindungs-Manager* ist in Kapitel 6 beschrieben.

Die Art und Weise, wie die *Suche*-Komponente mit den Referenzdaten arbeitet, ist ein nicht unwesentlicher Punkt zur Performance dieser Komponente. Wenn zu jeder Datenzeile des Datenflusses eine SQL-Anweisung an einer Datenquelle ausgeführt wird, ist dies zum einen nicht besonders schnell und zum anderen widerspricht es auch dem Entwicklungsansatz von SSIS. Gerade bei der Komponente *Suche* muss darauf geachtet werden, die Festplatten- und Datenbankzugriffe auf das Notwendigste zu reduzieren. Insofern kommt es bei der Konfiguration der *Suche*-Komponente neben der eigentlichen Definition der Suche auch darauf an, die optimalen Einstellungen für die beste Performance zu finden. Dazu gibt es mehrere Möglichkeiten und dies wiederum macht die Konfiguration so komplex.

Konfiguration

Die Konfiguration beginnt im *Transformations-Editor für Suche* mit der Wahl des Cachemodus – und somit mit der wichtigsten Einstellung dieser Komponente in Bezug auf die Performance. Wenn es darum geht, die beste Performance für diese Komponente zu finden, ist in erster Linie die Reduzierung der Zugriffe auf die Datenquelle der Referenzdaten gefragt. Insofern gilt es, die Referenzdaten so gut es geht in einem Cache zu speichern. Hierzu bietet Ihnen die *Suche*-Komponente die drei Modi *Vollcache*, *Teilcache* und *Kein Cache* an.

- **Vollcache** Der Modus *Vollcache* macht seinem Namen alle Ehre, denn hierbei werden alle Referenzdaten in den Arbeitsspeicher geschrieben. Die Ermittlung der Referenzdaten und das Speichern dieser Daten im Arbeitsspeicher erfolgt dabei nicht im Datenfluss, sondern bereits im Ereignis *OnPreExecute* des *Datenflusstasks*. Insofern beginnt die tatsächliche Ausführung des Datenflusses erst, nachdem alle Referenzdaten in den Arbeitsspeicher geschrieben wurden. Der eigentliche Start des Datenflusses wird somit zunächst verzögert. Mehr zum Ereignis *OnPreExecute* finden Sie in Kapitel 9.

  Sie sollten bei diesem Modus unbedingt darauf achten, dass der Arbeitsspeicher ausreichend Kapazität für die Referenzdaten bietet. Denn falls der Arbeitsspeicher nicht alle Referenzdaten aufnehmen kann, werden die Daten nicht wie üblich auf der Festplatte ausgelagert, sondern vielmehr die Ausführung der Komponente fehlerhaft beendet.

  Dieser Cachemodus benötigt zwar den meisten Arbeitsspeicher, bietet in der Regel aber auch die beste Performance. Sind erst alle Referenzdaten im Arbeitsspeicher, gibt es keine schnellere Methode für die *Suche*-Komponente, da die Suche nun anhand der im Arbeitsspeicher abgelegten Daten erfolgt. Der Vollcache ist empfehlenswert, wenn mit einer hohen Übereinstimmung der Daten des Datenflusses zu den Referenzdaten oder nur mit wenigen Referenzdaten zu rechnen ist. Ebenso sollte der Vollcache vorrangig verwendet werden, wenn die Datenquelle der Referenzdaten stark frequentiert ist oder auf einem anderen Computer liegt. Nicht sinnvoll hingegen ist die Verwendung des Vollcaches, wenn eventuelle Änderungen an den Referenzdaten für das Ergebnis der Suche relevant sind. Die Referenzdaten werden vor dem eigentlichen Datenfluss ermittelt und können von daher keine Änderungen beinhalten, die während der Ausführung des Datenflusses an den Referenzdaten vorgenommen werden.

  Dieser Cachemodus ist der einzige Modus, der neben einem *OLE DB-Verbindungs-Manager* auch einen *Cacheverbindungs-Manager* verwenden kann. Sofern es von der Konzeption des Pakets her möglich ist, die Referenzdaten vorab über die Komponente *Cachetransformation* in einen Cache zu schreiben, sollte dies auch genutzt werden. Die *Suche*-Komponente erstellt in diesem Fall keinen eigenen Cache, sondern verwendet den bereits bestehenden Cache des *Cacheverbindungs-Managers*. Dieser kann entweder ebenfalls auf einen Bereich im Arbeitsspeicher verweisen oder aber auf eine Datei im Dateisystem. Die Verwendung eines bestehenden Caches über einen *Cacheverbindungs-Manager* ist die schnellste Variante, die Sie für die *Suche*-Komponente verwenden können.

- **Teilcache** Im Gegensatz zum Vollcache erhält der Teilcache die Referenzdaten nicht schon vor der Ausführung des *Datenflusstasks*. Vielmehr wird der Teilcache erst bei der Ausführung der *Suche*-Komponente erstellt und durch die einzelnen Suchoperationen nach und nach mit Referenzdaten gefüllt. Dieses sukzessive Füllen erfolgt mit jeder Datenzeile des Datenflusses. Hierbei wird der gesuchte Wert zunächst mit den Referenzdaten im Teilcache abgeglichen. Gibt es dort keinen entsprechenden Referenzdatensatz, folgt eine Wiederholung des Suchvorgangs an der Referenzquelle. Sofern dieser Suchvorgang nun ein Ergebnis liefert, wird der gefundene Referenzdatensatz nicht nur im Datenfluss verwendet, sondern auch direkt im Teilcache gespeichert. Bei der nächsten Datenzeile wiederholt sich die Prozedur. Auf diese Art und Weise füllt sich der Teilcache nach und nach mit den Referenzdaten. Mit jeder weiteren Datenzeile steigt somit auch die Wahrscheinlichkeit, dass der Teilcache bereits übereinstimmende Referenzdatensätze enthält.

  Seit SSIS 2008 kann der Teilcache nicht nur bereits ermittelte Referenzdatensätze speichern, sondern auch Datenzeilen des Datenflusses, zu denen keine Referenzdaten gefunden wurden. Das mag sich zwar im ersten Moment etwas seltsam anhören, aber wie so oft kommt es auf die Betrachtungsweise an. Für eine gute Performance ist es nicht nur von Interesse, wie Sie suchen, sondern auch warum Sie suchen.

Sofern Sie im Datenfluss nur die Datenzeilen verarbeiten möchten, zu denen keine entsprechenden Referenzdaten existieren, können Sie mit dieser Variante die Verarbeitung um einiges beschleunigen. Immerhin stehen bei dieser Variante die Datenzeilen, zu denen keine Referenzdaten gefunden wurden, bereits im Cache zur Verfügung. Von daher ist eine erneute und in diesem Fall auch erfolglose Suche in der Referenzquelle nicht mehr erforderlich. Der Teilcache muss jedoch für diese Variante zunächst konfiguriert werden. Diese Konfiguration findet mit der Aktivierung der Eigenschaft *Cache für Zeilen ohne übereinstimmende Einträge aktivieren* statt, welche auf der Seite *Erweitert* des Editors enthalten ist. Ergänzend dazu kann im Eingabefeld *Belegung von Cache* angegeben werden, wie viel Prozent des Teilcaches für diese Daten zur Verfügung stehen soll.

Ebenso entscheidend für die Performance ist die Größe des Teilcaches. Je kleiner der Cache, desto weniger Referenzdaten kann dieser speichern – und je weniger Referenzdaten der Cache enthält, umso öfter muss ein Suchvorgang an der Referenzquelle wiederholt werden. Nun sollten Sie den Cache aber auch nicht unnötig überdimensionieren. Ein zu großer Cache ist ebenfalls schlecht für die Performance, blockiert er doch unnötig Arbeitsspeicher. Arbeitsspeicher, der für andere Zwecke verwendet werden könnte – und sei es für den nächsten Puffer im Datenfluss. Hier gilt es die richtige Größe zu finden und den Teilcache dementsprechend zu konfigurieren. Auch diese Konfiguration findet auf der Seite *Erweitert* des Editors statt. Dort legen Sie je nach verwendetem Betriebssystem die Größe des Teilcaches in den Eigenschaften *Cachegröße (32-Bit)* oder *Cachegröße (64-Bit)* fest. Einen interessanten Blogeintrag zur Berechnung der Cachegröße finden Sie im *SSIS Team Blog* unter *http://blogs.msdn.com/mattm/archive/2008/10/18/calculating-the-size-of-your-lookup-cache.aspx.*

Die Performance der *Suche*-Komponente mit einem Teilcache ist im Vergleich zum Vollcache in den meisten Fällen schlechter. Zwar wird beim Teilcache der Datenfluss an sich schneller gestartet, da hier keine Daten vorab in den Arbeitsspeicher geschrieben werden, dafür aber dauert die Ausführung der *Suche*-Komponente an sich länger. Immerhin füllt sich der Teilcache erst mit den einzelnen Suchoperationen. Dafür aber bietet er wiederum Funktionen an, die dem Vollcache vorenthalten sind. So können Sie nicht nur auch diejenigen Datenzeilen im Teilcache speichern, zu denen keine Referenzdaten gefunden wurden, oder die Größe des Caches selbst bestimmen, sondern auch die zur Ermittlung der Referenzdaten verwendete SQL-Anweisung optimieren. Doch dazu später mehr. Es gibt auch ohne diese Funktionen Gründe, den Teilcache anstelle des Vollcaches zu nutzen. Wenn mit sehr vielen Referenzdaten zu rechnen ist, aber nicht ausreichend Arbeitsspeicher zur Verfügung steht, kann der Vollcache nicht verwendet werden. In diesem Fall müssen Sie auf den Teilcache ausweichen. Unter gewissen Umständen liefert der Teilcache sogar eine bessere Performance als der Vollcache. Gerade wenn der Datenfluss nur wenige Datenzeilen enthält, die Referenzquelle jedoch umso mehr, kann der Teilcache von Vorteil sein. Bei einem solchen Verhältnis ist es durchaus möglich, dass der Speichervorgang der Referenzdaten in den Cache vor der Ausführung des *Datenflusstasks* länger dauert als das sukzessive Füllen des Teilcaches während des Datenflusses.

- **Kein Cache** Auch dieser Cachemodus macht seinem Namen alle Ehre, wird doch hier schlicht und ergreifend kein Cache verwendet. Insofern findet auch das Zwischenspeichern gefundener Referenzdaten bei diesem Cachemodus nicht statt. Vielmehr wird hier für jeden Suchvorgang erneut auf die Referenzquelle zugegriffen. Dies hört sich nicht nur nach der schlechtesten Variante der drei Cachemodi an – sie ist es auch. Einerseits ist die Verarbeitung im Datenfluss selbst durch die einzelnen Zugriffe langsamer als bei den beiden anderen Cachemodi und zum anderen blockieren diese Zugriffe auch andere Aktivitäten an der Referenzquelle. Und doch kann die Verwendung dieses Cachemodus durchaus sinnvoll sein. Falls Sie bei der Suche auf mögliche Änderungen der Referenzdaten angewiesen sind, können Sie nur diesen Cachemodus verwenden. Kein anderer Cachemodus ermittelt aktuellere Referenzdaten.

Die Wahl des Cachemodus hat nicht nur Auswirkungen auf die Performance, sondern auch auf das Suchergebnis. Während bei den Cachemodi *Teilcache* und *Kein Cache* die Groß-/Kleinschreibung der Suchbegriffe keine Rolle spielt, wird sie im Cachemodus *Vollcache* beim Vergleich der Daten berücksichtigt. Dort liefert ein Suchvorgang beispielsweise nach dem Begriff »Grün« nur dann ein Ergebnis, wenn in den Referenzdaten der Wert in derselben Schreibweise existiert. Gibt es in den Referenzdaten jedoch nur den Wert »grün«, wird beim Suchvorgang kein übereinstimmender Wert gefunden. Um dies zu vermeiden, müssen Sie im Datenfluss die Werte der betreffenden Datenflussspalte mit der Komponente *Zeichenzuordnung* noch vor der Komponente *Suche* in Groß- oder Kleinbuchstaben umwandeln. Ebenso erweitern Sie in der *Suche*-Komponente die dort verwendete SQL-Anweisung mit den entsprechenden SQL-Befehlen zur Umwandlung des Werts in Groß- oder Kleinbuchstaben – in T-SQL sind dies die Befehle `UPPER` und `LOWER`. Mit dieser Kombination sind Sie auf der sicheren Seite, da nun beide Werte für den Suchvorgang in Groß- oder aber in Kleinbuchstaben verwendet werden. Neben den Unterschieden in der Groß-/Kleinschreibung gibt es auch Abweichungen bei der Behandlung von NULL-Werten. Der Cachemodus *Vollcache* kann Spalten mit NULL-Werten vergleichen, was bei den Cachemodi *Teilcache* und *Kein Cache* jedoch nicht möglich ist. Folglich dürfen die Datenflussspalten, deren Werte in der Referenztabelle gesucht werden, bei den Cachemodi *Teilcache* und *Kein Cache* keine NULL-Werte enthalten. Ein solcher Suchvorgang liefert kein Ergebnis, auch wenn die angesprochene Spalte in den Referenzdaten ebenfalls NULL-Werte enthält. Soweit zur Auswahl des Cachemodus und den damit verbundenen Auswirkungen.

Die nächste Konfigurationsmöglichkeit, die Ihnen der Editor auf der Seite *Allgemein* anbietet, ist ebenfalls eng mit der Wahl des Cachemodus verbunden. In der Kategorie *Verbindungstyp* legen Sie fest, ob die Referenzdaten direkt in der Referenzquelle ermittelt werden sollen oder ob diese bereits in einem vorab gefüllten Cache zur Verfügung stehen. Diese Wahl treffen Sie anhand der beiden Eigenschaften *Cacheverbindungs-Manager* und *OLE DB-Verbindungs-Manager*. Wobei Sie an dieser Stelle nur den Verbindungstyp festlegen; den Verbindungs-Manager selbst wählen Sie erst später auf der Seite *Verbindung* aus.

Der Verbindungstyp *Cacheverbindungs-Manager* ist – wie oben bereits beschrieben – nur im Cachemodus *Vollcache* verfügbar und bietet den Zugriff auf einen bereits gefüllten Cache. Von daher entfällt bei der Wahl dieses Verbindungstyps das Erstellen und Füllen eines Caches durch die *Suche*-Komponente. Beim Verbindungstyp *OLE DB-Verbindungs-Manager* hingegen wird eine Verbindung zur Datenquelle der Referenzdaten erstellt. Über diese Verbindung werden dort die Referenzdaten mit einer SQL-Anweisung ermittelt. Dies erfolgt je nach Cachemodus für alle Referenzdaten noch vor der Ausführung des *Datenflusstasks* oder für einzelne Referenzdatensätze bei der Ausführung der *Suche*-Komponente. Der Verbindungstyp *OLE DB-Verbindungs-Manager* ist in seinem Angebot möglicher Referenzquellen auf die Datenquellen begrenzt, zu denen mit den vorhandenen OLE DB-Datenanbietern eine Verbindung hergestellt werden kann. Diese Limitation gibt es beim Verbindungstyp *Cacheverbindungs-Manager* nicht. Der Cache des *Cacheverbindungs-Managers* wird mit der Komponente *Cachetransformation* gefüllt. Dies erfolgt wiederum in einem Datenfluss, wodurch die Daten über alle möglichen Datenflussquellen extrahiert und vor dem Speichern in den Cache auch transformiert werden können. Die Datenermittlung für einen Cache über den Verbindungstyp *Cacheverbindungs-Manager* mag zwar um einiges flexibler sein, dafür aber sind die dort gespeicherten Daten für die Ausführung der *Suche*-Komponente eher statisch. Sofern Sie bei der Ausführung auf aktuelle Referenzdaten angewiesen sind, müssen Sie den Verbindungstyp *OLE DB-Verbindungs-Manager* verwenden. Nur mit diesem Verbindungstyp werden die Referenzdaten direkt in der Datenquelle ermittelt – und auch nur bei diesem Verbindungstyp steht der Cachemodus *Kein Cache* zur Verfügung, über den Sie die aktuellsten Referenzdaten erhalten.

Das Schöne bei der Komponente *Suche* ist die Einfachheit des Ergebnisses: Entweder wird anhand des Suchbegriffs ein Datensatz in den Referenzdaten gefunden oder eben nicht. Liefert der Suchvorgang kein Ergebnis, folgt umgehend die fehlerhafte Beendigung der *Suche*-Komponente. Nun muss es sich nicht gleich um einen Fehler handeln, wenn es zu einem Suchbegriff keinen entsprechenden Referenzdatensatz gibt. Immerhin kommt es darauf an, welchen Zweck Sie mit der Suche verfolgen. Insofern bietet Ihnen der Editor mit dem Listenfeld *Angeben, wie Zeilen ohne übereinstimmende Einträge behandelt werden sollen* neben den bekannten Auswahlmöglichkeiten einer Fehlerausgabe auch den Eintrag *Zeilen an Ausgabe nicht übereinstimmender Einträge umleiten*. Durch die Auswahl dieses Eintrags sind alle Datenzeilen, zu denen keine Referenzdaten gefunden wurden, nach der Ausführung der *Suche*-Komponente in einem eigenen Datenflusspfad enthalten. Dieser Eintrag steht erst seit SSIS 2008 zur Verfügung. In SSIS 2005 arbeitet die *Suche*-Komponente mehr nach dem Prinzip von Pablo Picasso: »Ich suche nicht, ich finde«. Dort sind Datenzeilen, zu denen keine Referenzdaten gefunden wurden, nur in der Fehlerausgabe verfügbar. Durch dieses Defizit gestaltet sich so mancher Datenfluss in SSIS 2005 ebenso abstrakt wie einige Bilder des eben zitierten Künstlers. Mit der neuen Ausgabe in SSIS 2008 können Sie nun also in einigen mit SSIS 2005 erstellten Datenflüssen für mehr Klarheit sorgen.

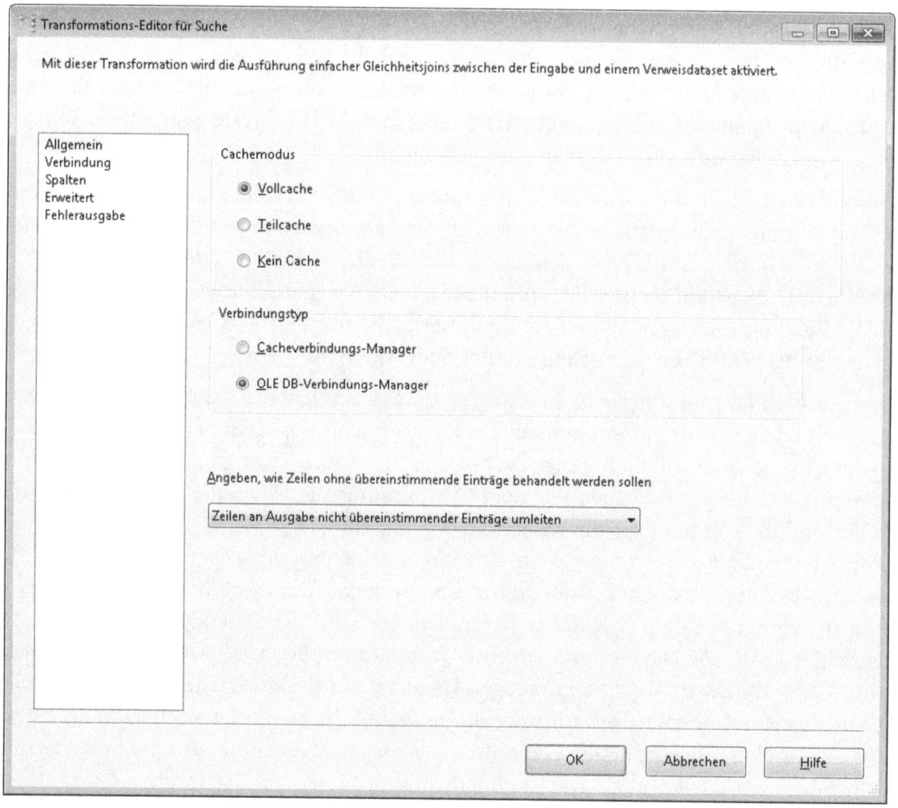

Abbildung 12.35 Die Definition des Cachemodus der Datenflusstransformation *Suche*

HINWEIS Die im Listenfeld *Angeben, wie Zeilen ohne übereinstimmende Einträge behandelt werden sollen* enthaltenen Einträge der Fehlerausgabe sind gleichbedeutend mit dem Listenfeld zur Konfiguration eines allgemeinen Fehlers auf der Seite *Fehlerausgabe* des Editors. Jegliche Änderung in einem der beiden Listenfelder ändert direkt auch den Wert des jeweils anderen Listenfeldes. Sofern Sie den Eintrag *Zeilen an Ausgabe nicht übereinstimmender Einträge umleiten* gewählt haben, steht Ihnen auf der Seite *Fehlerausgabe* die Konfiguration eines allgemeinen Fehlers nicht mehr zur Verfügung.

Nachdem nun Cachemodus, Verbindungstyp und die Ausgabe konfiguriert sind, folgt auf der zweiten Seite des Editors die Konfiguration der eigentlichen Verbindung. Diese ist beim gewählten Verbindungstyp *Cacheverbindungs-Manager* schnell konfiguriert. Sie wählen lediglich in dem gleichnamigen Listenfeld den *Cacheverbindungs-Manager* aus, der auf den bereits vorab gefüllten Cache verweist. Beim Verbindungstyp *OLE DB-Verbindungs-Manager* ist die Konfiguration der Verbindung schon etwas aufwändiger. Jedoch ist diese Konfiguration im Grunde genommen für Sie nicht Neues, denn Sie gleicht der der Komponente *OLE DB-Quelle*. Auch hier wählen Sie zuerst den *OLE DB-Verbindungs-Manager* in dem gleichnamigen Listenfeld. Durch diese Auswahl wird bereits eine Verbindung zur Referenzquelle hergestellt, wodurch Sie die SQL-Anweisung zur Ermittlung der Referenzdaten definieren können. Dazu wählen Sie entweder eine Tabelle oder eine Sicht im Listenfeld *Tabelle oder Sicht verwenden* oder aber Sie definieren eine eigene SQL-Anweisung in der Eigenschaft *Ergebnisse einer SQL-Abfrage verwenden*. Beide Eigenschaften erstellen letztendlich eine SQL-Anweisung. Sofern Sie eine Tabelle oder Sicht auswählen, verwendet die *Suche*-Komponente intern eine SQL-Anweisung in der folgenden Form:

```
SELECT * FROM <gewählte Tabelle oder Sicht>
```

Sollte Ihnen in der Referenzquelle die benötigte Referenztabelle fehlen, können Sie diese über die Schaltfläche *Neu* des Listenfeldes *Tabelle oder Sicht verwenden* anlegen. Diese Funktionalität stellt Ihnen lediglich eine Erleichterung bei der Konfiguration dar, um nicht wegen einer fehlenden Referenztabelle die Konfiguration abbrechen zu müssen. Sie sollten aber nicht vergessen, die neu erstellte Tabelle vor der ersten Ausführung des Pakets auch mit entsprechenden Referenzdaten zu füllen.

In der Eigenschaft *Ergebnisse einer SQL-Abfrage verwenden* definieren Sie Ihre eigene SQL-Anweisung zur Ermittlung der Referenzdaten. Hierzu stehen Ihnen die drei bekannten Möglichkeiten zur Definition einer SQL-Anweisung zur Verfügung: Sie können diese entweder direkt eingeben, mit dem Abfrage-Generator erstellen oder aber über eine externe Datei in den Editor laden. Wobei für die letztgenannte Variante auch hier nochmals erwähnt sei, dass zwischen der externen Datei und der im Editor enthaltenen SQL-Anweisung keinerlei Verbindung besteht; Änderungen der SQL-Anweisung in der externen Datei haben keine Auswirkungen auf die SQL-Anweisung im Editor. Auf welche Art und Weise auch immer Sie die SQL-Anweisung erstellen, mit der Schaltfläche *Abfrage analysieren* können Sie die Syntax dieser SQL-Anweisung prüfen. Ebenso ist es möglich, einen Blick in das Ergebnis der SQL-Anweisung zu werfen. Über die Schaltfläche *Vorschau* werden Ihnen die ersten 200 ermittelten Datensätze in einem eigenen Dialogfeld ausgegeben.

TIPP Seit SSIS 2008 kann die SQL-Anweisung auch das Ergebnis eines Ausdrucks sein. Auf diese Weise ist es möglich, die SQL-Anweisung abhängig von aktuellen Werten der Paketausführung erstellen zu lassen und infolgedessen auch in Abhängigkeit solcher aktuellen Werte die Referenzdaten zu ermitteln. Die SQL-Anweisung ist unter der Bezeichnung *SqlCommand* in der Auflistung der Eigenschaft *Expressions* des *Datenflusstasks* enthalten. Mehr zur Konfiguration solch dynamischer Eigenschaften mittels der Eigenschaft *Expressions* lesen Sie in Kapitel 5.

Ob Sie für die Ermittlung der Referenzdaten eine Tabelle, eine Sicht oder eine eigene SQL-Anweisung verwenden, ist nicht unwesentlich für die Performance der *Suche*-Komponente. Wie vieles hängt auch dies vom verwendeten Cachemodus ab. Im Cachemodus *Vollcache* wird das durch die resultierende SQL-Anweisung ermittelte Ergebnis komplett in den Cache geschrieben. Von daher sollte die SQL-Anweisung nur die tatsächlich benötigten Daten als Ergebnis liefern. Dies betrifft sowohl die Anzahl der Datensätze wie auch die der Spalten. Zum Beispiel benötigen Sie bei einer Suche nach bereits im Datenziel vorhandenen Datensätzen lediglich die Primärschlüssel der Zieltabelle im Cache. Alle anderen Spalten der Zieltabelle sind für diese Suche nicht relevant. Hier gilt es also, unnötige Informationen im Cache zu vermeiden. Schließlich nimmt jede entbehrliche Information im Cache einer relevanten Information den Platz weg. Arbeiten Sie mit so wenig Spalten wie möglich und filtern Sie die Daten so gut es geht. Je weniger Daten in den Cache geschrieben werden müssen, umso schneller ist auch die Ausführung der *Suche*-Komponente. Beim Cachemodus *Teilcache* werden die gefundenen Referenzdatensätze ebenfalls im Cache gespeichert. Sie sollten also auch hier darauf achten, dass der Referenzdatensatz nur die Spalten beinhaltet, die Sie bei der Suche tatsächlich benötigen. Die Entscheidung, ob die Ermittlung der Referenzdaten nun über eine Tabelle, eine Sicht oder eine eigene SQL-Anweisung erfolgt, hängt also in erster Linie vom Umfang des ermittelten Ergebnisses ab. Sofern die Referenzquelle eine Tabelle oder Sicht anbietet, die nur Daten enthält, die für die Suche relevant sind, können Sie diese durchaus verwenden. In der Regel aber werden Sie für ein optimales Ergebnis eine eigene SQL-Anweisung definieren müssen. Bei der Verwendung von Sichten oder einer eigenen SQL-Anweisung gibt es noch einen weiteren Punkt zu beachten. Diese sollten, wenn möglich, keine Gruppierungen enthalten. Gruppierungen kosten Performance; Performance, die dann anderen Aktionen in der Datenquelle der Referenzdaten fehlt. Dies gilt insbesondere für die Cachemodi *Teilcache* und *Kein Cache*. Bei diesen beiden Cachemodi wird die SQL-Anweisung und somit die darin enthaltenen Gruppierungen mehrmals ausgeführt. Von daher sollten gerade bei diesen Cachemodi Sichten mit Gruppierungen oder Gruppierungen in eigenen SQL-Anweisungen weitestgehend vermieden werden.

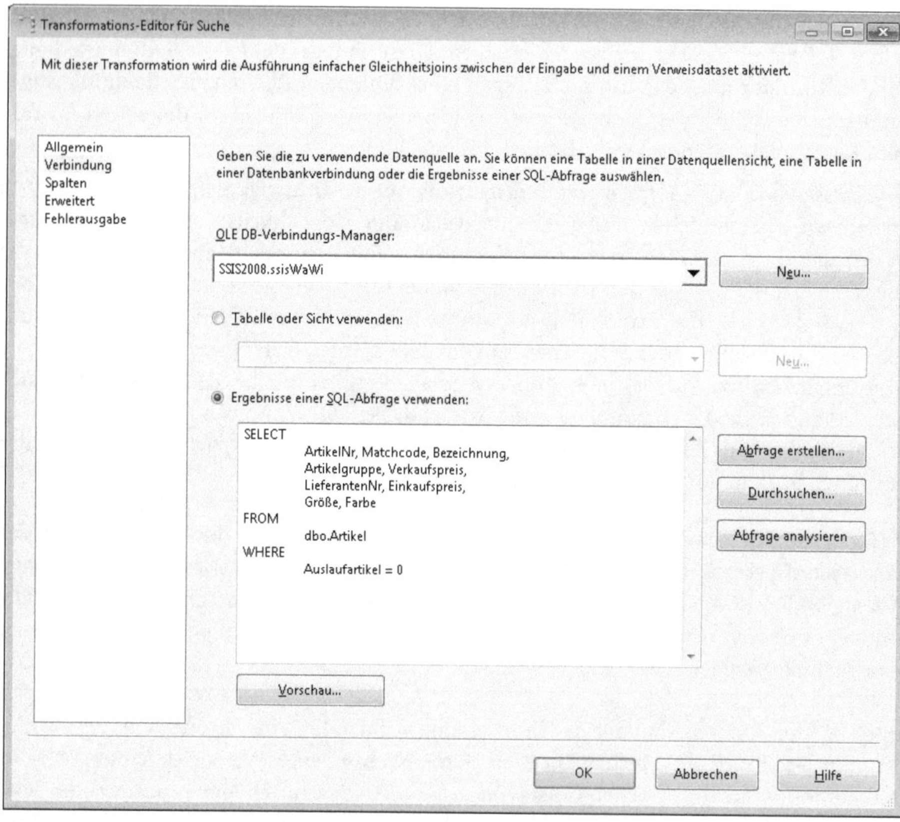

Abbildung 12.36 Die Konfiguration des Datenzugriffs im *Transformations-Editor für Suche*

Die erstellte SQL-Anweisung wird in dieser Form nur beim Cachemodus *Vollcache* verwendet – und dort auch nur zum Füllen des Caches. Bei den Cachemodi *Teilcache* und *Kein Cache* werden nicht alle Referenzdaten auf einmal ermittelt, sondern vielmehr die Referenzdaten nach einem bestimmten Wert – dem Suchwert – durchsucht. Dies gilt auch für die einzelnen Suchvorgänge beim Cachemodus *Vollcache*, mit dem die Suche nach dem Suchwert im Cache stattfindet. Für diese Suchvorgänge reicht die SQL-Anweisung alleine nicht aus und wird deshalb um eine WHERE-Bedingung erweitert, mit der die eigentliche Suche des Suchwerts in der dazu gewählten Spalte der Referenztabelle erfolgt. Der Suchwert selbst stammt aus einer vorher angegebenen Datenflussspalte. Dieser wird pro Datenzeile an die SQL-Anweisung übergeben. Die für das Erzeugen dieser WHERE-Bedingung benötigte Beziehung zwischen der Datenflussspalte und der Spalte der Referenztabelle legen Sie auf der Seite *Spalten* fest.

Auf der Seite *Spalten* sehen Sie die Datenflussspalten in der Kategorie *Verfügbare Eingabespalten* und die Spalten der Referenzdaten in der Kategorie *Verfügbare Suchspalten*. Die Beziehung der Datenflussspalte zur entsprechenden Spalte der Referenzdaten erstellen Sie per Drag & Drop. Dazu markieren Sie in der Kategorie *Verfügbare Eingabespalten* mit der Maus die Datenflussspalte, welche den Suchwert enthält, und ziehen diese zu der Spalte in der Kategorie *Verfügbare Suchspalten*, in der der Suchwert zu suchen ist. Hierbei werden jedoch nur Zuordnungen von Spalten mit kompatiblen Datentypen akzeptiert.

HINWEIS Spalten mit den Datentypen *DT_R4, DT_R8, DT_TEXT, DT_NTEXT* oder *DT_IMAGE* können für die Suche nicht verwendet werden.

Alternativ steht Ihnen auch in diesem Editor das Dialogfeld *Beziehungen erstellen* zur Verfügung. Dort ordnen Sie die Datenflussspalten den Spalten der Referenztabelle über die Listenfelder *Eingabespalte* und *Suchspalte* zu. Diese Alternative ist gerade dann angenehmer, wenn die Beziehung zwischen Datenfluss und Referenztabelle aus mehreren Spalten besteht. Sie starten dieses Dialogfeld über das Kontextmenü im oberen Bereich des Editors mit dem Eintrag *Zuordnungen bearbeiten*.

HINWEIS Bei der Verwendung eines *Cacheverbindungs-Managers* kann die Zuordnung der Spalten nur über die dort definierten Indexspalten erfolgen. Dabei muss jeder Indexspalte eine Datenflussspalte zugeordnet sein. Zuordnungen zu anderen Spalten des Caches sind nicht möglich.

In der anhand dieser Beziehung erstellten WHERE-Bedingung fungieren die gewählten Spalten der Referenzdaten als Spalten im Filterkriterium und die gewählten Datenflussspalten als Parameter für die Suchwerte. Diese WHERE-Bedingung ergänzt nun die auf der Seite *Verbindung* definierte SQL-Anweisung. Die so erweiterte SQL-Anweisung ist in der Eigenschaft *Benutzerdefinierte Abfrage* der Seite *Erweitert* zu sehen. Abbildung 12.38 zeigt Ihnen diese erweiterte SQL-Anweisung, die anhand der in Abbildung 12.36 dargestellten SQL-Anweisung und den in Abbildung 12.37 gezeigten Zuordnungen erstellt wurde.

Neben der Beziehung zwischen Datenfluss und Referenztabelle definieren Sie auf der Seite *Spalten* auch, wie die Daten eines gefundenen Referenzdatensatzes in der *Suche*-Komponente weiterverwendet werden. Dabei können alle in der Kategorie *Verfügbare Suchspalten* enthaltenen Spalten zum einen die Werte anderer Datenflussspalten überschreiben oder aber den Datenfluss als eigenständige Spalten ergänzen. Für diese Konfiguration aktivieren Sie zunächst die Spalten in der Kategorie *Verfügbare Suchspalten*, deren Werte in den Datenfluss aufgenommen werden sollen. Durch diese Aktivierung steht jede gewählte Spalte in einer eigenen Zeile im unteren Bereich des Editors zur Verfügung. Den Namen der jeweiligen Spalte sehen Sie im Ausgabefeld *Suchspalte*. Durch den Standardeintrag *<Als neue Spalte hinzufügen>* des Listenfelds *Suchvorgang* wird die gewählte Spalte dem Datenfluss als neue Datenflussspalte hinzugefügt. Neben diesem Eintrag bietet Ihnen das Listenfeld *Suchvorgang* auch die Datenflussspalten, deren Datentyp kompatibel mit der gewählten Spalte ist. Durch die Auswahl einer Datenflussspalte wird bei der Ausführung der *Suche*-Komponente der Wert dieser Datenflussspalte mit dem Wert der gewählten Spalte überschrieben. Unabhängig davon, ob die Werte der gewählten Spalten in bestehenden oder neuen Datenflussspalten ausgegeben werden, im Eingabefeld *Ausgabealias* können Sie diesen Spalten eine neue Bezeichnung geben.

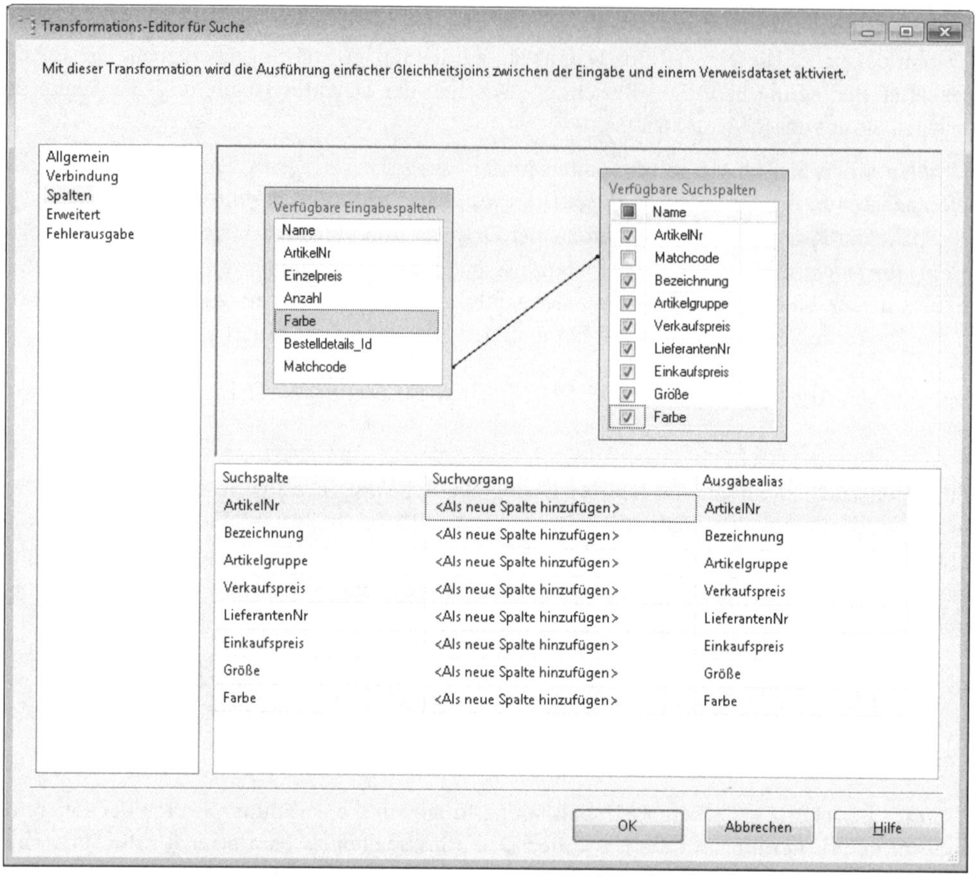

Abbildung 12.37 Die Definition einer Suchbeziehung im *Transformations-Editor für Suche*

Im Grunde genommen ist die Konfiguration der *Suche*-Komponente an dieser Stelle bereits vollständig. Bei der Ausführung der *Suche*-Komponente wird nun zu jeder Datenzeile die mit der WHERE-Bedingung erweiterte SQL-Anweisung ausgeführt. Dabei werden die Parameter dieser SQL-Anweisung mit den Werten der aktuellen Datenzeile ersetzt. Auf diese Art und Weise wird pro Datenzeile in den Referenzdaten nach einem übereinstimmenden Datensatz gesucht. Falls dabei keine Übereinstimmung gefunden wird, greift die Konfiguration der Eigenschaft *Angeben, wie Zeilen ohne übereinstimmende Einträge behandelt werden sollen* der Seite *Allgemein*. Gibt es eine Übereinstimmung, werden die Daten der Referenztabelle in der Art und Weise in den Datenfluss aufgenommen, wie Sie es auf der Seite *Spalten* mit der Eigenschaft *Suchvorgang* definiert haben. Was aber geschieht, wenn mehr als eine Übereinstimmung gefunden wird? In diesem Fall verwendet die *Suche*-Komponente nur den ersten gefundenen Datensatz. Ob es sich hierbei um den korrekten Datensatz handelt, ist natürlich nicht gewährleistet.

HINWEIS Einen Hinweis auf doppelte Datensätze in den Referenzdaten erhalten Sie nur beim Cachemodus *Vollcache* – und hier auch nur beim Füllen des Caches. In diesem Fall wird lediglich eine Warnung ausgegeben, die die Ausführung der *Suche*-Komponente jedoch nicht weiter beeinflusst.

Um zu verhindern, dass zu einer Datenzeile mehrere Referenzdatensätze gefunden werden, müssen Sie Ihre Suche konkretisieren. Dies können Sie entweder durch eine Modifikation der SQL-Anweisung erreichen oder durch eine Erweiterung der `WHERE`-Bedingung, indem Sie noch weitere Spalten in die Zuordnung aufnehmen. Die Zuordnung weiterer Spalten findet wie eben beschrieben auf der Seite *Spalten* statt, während Sie die SQL-Anweisung auf der Seite *Verbindung* ändern können. Ebenso ist es möglich, die mit der `WHERE`-Bedingung erweiterte SQL-Anweisung in der Eigenschaft *Benutzerdefinierte Abfrage* der Seite *Erweitert* zu optimieren.

HINWEIS Eine Modifikation der mit der `WHERE`-Bedingung erweiterten SQL-Anweisung in der Eigenschaft *Benutzerdefinierte Abfrage* ist nur bei den Cachemodi *Teilcache* und *Kein Cache* möglich.

Bevor Sie die in der Eigenschaft *Benutzerdefinierte Abfrage* enthaltene SQL-Anweisung ändern können, müssen Sie zunächst die Eigenschaft *SQL-Anweisung ändern* aktivieren. Die in der SQL-Anweisung enthaltenen Fragezeichen fungieren auch an dieser Stelle wieder in der bereits bekannten Art und Weise als Parameter. Dabei steht jeder Parameter für eine gewählte Datenflussspalte. Hierüber wird die auf der Seite *Spalten* definierte Zuordnung abgebildet. Diese Zuordnung kann auch an dieser Stelle geändert werden. Dazu ordnen Sie den jeweiligen Parametern die entsprechenden Datenflussspalten im Dialogfeld *Abfrageparameter festlegen* zu. Wobei hier wieder das erste Fragezeichen in der SQL-Anweisung als »Parameter0«, das zweite als »Parameter1« usw. gekennzeichnet wird. Das Dialogfeld starten Sie über die Schaltfläche *Parameter*.

Die SQL-Anweisung können Sie nach Belieben ändern. Eine weitere Eingrenzung der Daten durch Tabellenverknüpfungen oder eine Erweiterung der `WHERE`-Bedingung ist ebenso möglich wie das Sortieren und Gruppieren der Daten. Letztere mögen vielleicht zur Optimierung des Suchergebnisses beitragen, wohl aber kaum zur Optimierung der Performance. Apropos Performanceoptimierung: Die effektivste Optimierung bezüglich der SQL-Anweisung besteht in der Erweiterung der Referenztabelle um entsprechende Indexe auf den jeweiligen Suchspalten. Als Alternative zu einer SQL-Anweisung können Sie auch eine gespeicherte Prozedur verwenden. Allerdings ist die Konfiguration hierzu nicht trivial und verlangt einige Umwege. Mehr dazu im Kasten »Eine gespeicherte Prozedur als SQL-Anweisung«.

ACHTUNG Bei der Änderung der SQL-Anweisung sollten Sie sich der Syntax sehr sicher sein. Sie haben in der Eigenschaft *SQL-Anweisung ändern* keine Möglichkeit, die Syntax oder die Bezeichnungen der verwendeten Spalten und Tabellen zu prüfen. Dies gilt insbesondere für die korrekte Verwendung der Groß-/Kleinschreibung bei den Spaltennamen. An dieser Stelle schleichen sich sehr schnell derart gravierende Fehler ein, dass die Konfiguration im besten Falle nur noch mit dem Erweiterten Editor wieder korrigiert werden kann. In vielen Fällen jedoch bleibt Ihnen nur das Löschen und Neuanlegen der Komponente.

Neben der Eigenschaft *Benutzerdefinierte Abfrage* bietet die Seite *Erweitert* noch die bereits erwähnten Eigenschaften zur Konfiguration des Cachemodus *Teilcache*. Je nach verwendetem Betriebssystem bestimmen Sie in den Eigenschaften *Cachegröße (32-Bit)* und *Cachegröße (64-Bit)* der Kategorie *Teilweises Zwischenspeichern* die Größe des Caches. Ob im Teilcache Datenzeilen gespeichert werden sollen, zu denen keine übereinstimmenden Referenzdaten gefunden wurden, legen Sie mit der Eigenschaft *Cache für Zeilen ohne übereinstimmende Einträge aktivieren* fest.

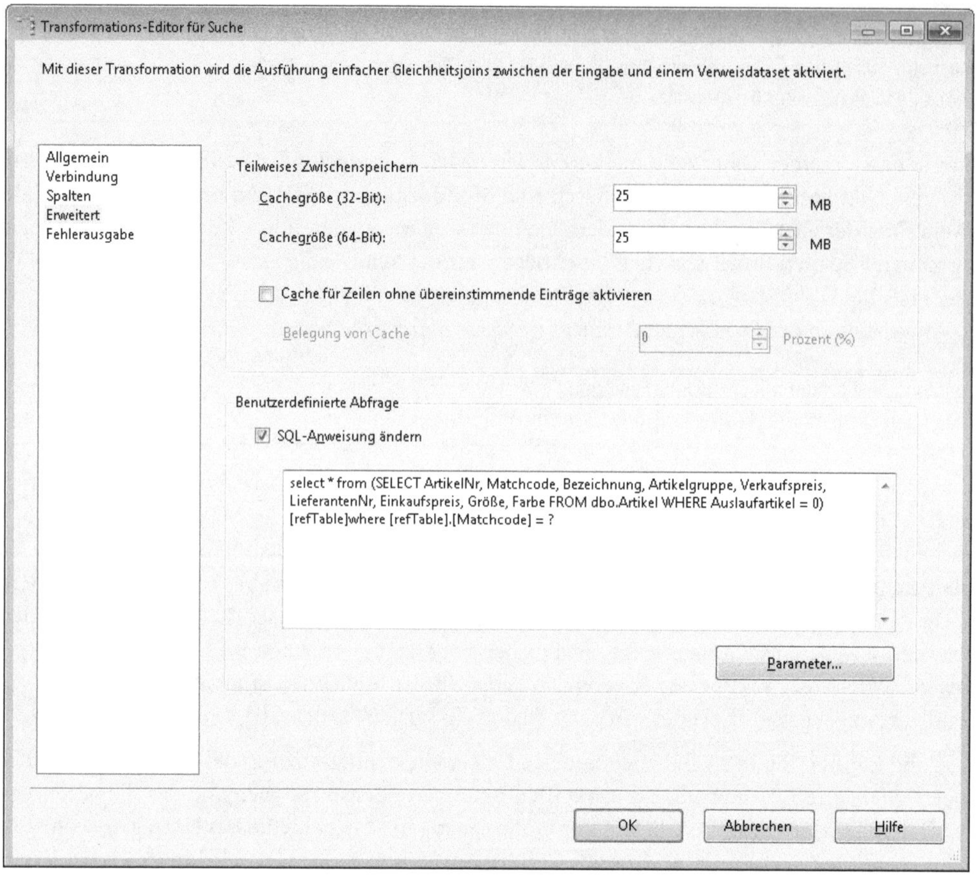

Abbildung 12.38 Die automatisch erzeugte SQL-Anweisung für die Cachemodi *Teilcache* und *Kein Cache*

Nach Abschluss der Konfiguration bietet die *Suche*-Komponente die beiden Datenflusspfade *Ausgabe der Suchübereinstimmungen* und *Suchausgabe nicht übereinstimmender Einträge* an. Der erstgenannte enthält die Datenzeilen, zu denen bei der Suche übereinstimmende Datensätze in den Referenzdaten ermittelt wurden. Alle Datenzeilen, zu denen es keine Übereinstimmungen in den Referenzdaten gab, sind im Datenflusspfad *Suchausgabe nicht übereinstimmender Einträge* enthalten – sofern Sie diese Ausgabe mit der Eigenschaft *Angeben, wie Zeilen ohne übereinstimmende Einträge behandelt werden sollen* aktiviert haben. Aber auch ohne diese Aktivierung steht dieser Datenflusspfad zur Verfügung. Zwar können Sie ohne Weiteres diesen Datenflusspfad mit weiteren Datenflusskomponenten verbinden, im Endeffekt aber haben Sie davon keinen Nutzen. Bei nicht aktivierter Ausgabe enthält der Datenflusspfad nun mal keine Daten und von daher findet auch keine weitere Verarbeitung in diesem Zweig des Datenflusses statt. Vielmehr wird bei einer solchen Konfiguration für die Datenzeilen, zu denen es keine Übereinstimmungen in den Referenzdaten gibt, die Fehlerausgabe verwendet. Diese können Sie auf der Seite *Fehlerausgabe* des Editors konfigurieren. Mehr zu dieser Konfiguration finden Sie im Abschnitt »Die Fehlerausgabe« in Kapitel 10.

Erweiterter Editor

Der Erweiterte Editor bietet lediglich eine zusätzliche Eigenschaft, die Sie zudem bereits von anderen Datenflusskomponenten her kennen. Mit der Eigenschaft *DefaultCodePage* legen Sie eine alternative Codepage für die Referenzdaten fest. Diese wird jedoch nur verwendet, wenn über die OLE DB-Verbindung keine Information zur Codepage ermittelt werden konnte.

Eine gespeicherte Prozedur als SQL-Anweisung

Wie so vieles bei der *Suche*-Komponente ist auch die Art und Weise, wie Sie eine gespeicherte Prozedur in einer SQL-Anweisung verwenden können, abhängig vom gewählten Cachemodus. Am einfachsten ist ihre Verwendung beim Cachemodus *Vollcache*. Hier geben Sie den Aufruf der gespeicherten Prozedur im Eingabefeld *Ergebnisse einer SQL-Abfrage verwenden* mit der folgenden Syntax ein:

```
EXECUTE <Name der Gespeicherten Prozedur>
```

Die weitere Verwendung der gespeicherten Prozedur ist gleich der einer Tabelle, einer Sicht oder einer eigenen SQL-Anweisung. Die Kategorie *Verfügbare Suchspalten* auf der Seite *Spalten* beinhaltet die Spalten der letzten in der gespeicherten Prozedur enthaltenen SELECT-Anweisung. Über diese Spalten können Sie nun wie bereits beschrieben die Zuordnung zwischen den Datenflussspalten und den Spalten der gespeicherten Prozedur herstellen. Über diese Zuordnung finden im Cache die Suchvorgänge zu den einzelnen Datenzeilen statt.

Falls die gespeicherte Prozedur Parameter verwendet, müssen Sie diese beim Aufruf direkt als Konstanten mit angeben. Mit folgendem Aufruf werden durch die gespeicherte Prozedur *pBestellungenAbDatum* aus der Beispieldatenbank alle Bestellungen ab dem 01.01.2010 in den Cache geschrieben:

```
EXECUTE dbo.pBestellungenAbDatum '20100101'
```

Der Editor bietet Ihnen keine Möglichkeit, Parameterwerte über Paketvariablen oder in einer sonstigen flexiblen Art und Weise zu übergeben. Die einzige Möglichkeit einer flexiblen Parameterübergabe besteht darin, die gesamte SQL-Anweisung über einen Ausdruck erstellen zu lassen. Dazu steht Ihnen in der bereits erwähnten Eigenschaft *Expressions* des *Datenflusstasks* die Eigenschaft *SqlCommand* zur Verfügung. Mehr zur Verwendung der Eigenschaft *Expression* lesen Sie in Kapitel 5.

Im Gegensatz zum Cachemodus *Vollcache* wird die SQL-Anweisung bei den Cachemodi *Teilcache* und *Kein Cache* nicht zum Füllen des Caches verwendet, sondern für die einzelnen Suchvorgänge in den Referenzdaten. Die Verwendung einer gespeicherten Prozedur kann bei diesen Cachemodi durchaus einen Performancevorteil bringen, da für die mehrfache Ausführung der Suchvorgänge der Ausführungsplan der gespeicherten Prozedur wiederverwendet werden kann. Nun wird die gespeicherte Prozedur zu jeder Datenzeile ausgeführt. Von daher muss die gespeicherte Prozedur für die einzelnen Suchwerte entsprechende Parameter anbieten. Anhand dieser Parameter erfolgt die Suche zu jeder Datenzeile in den Referenzdaten. Die Zuordnung der Suchwerte zu den Parametern findet wie gewohnt auf der Seite *Spalten* mit den beiden Kategorien *Verfügbare Eingabespalten* und *Verfügbare Suchspalten* statt. Wobei auch hier die Kategorie *Verfügbare Suchspalten* wieder die Spalten der letzten SELECT-Anweisung der gespeicherten Prozedur enthält. Dies bedeutet, dass die letzte SELECT-Anweisung der gespeicherten Prozedur auch die als Parameter fungierenden Spalten liefern muss. Nur so lassen sich die Datenflussspalten mit den Suchwerten den Parametern der gespeicherten Prozedur zuordnen. ▶

Um nun eine gespeicherte Prozedur bei einer *Suche*-Komponente mit den Cachemodi *Teilcache* oder *Kein Cache* zu verwenden, tragen Sie zunächst den Aufruf der gespeicherten Prozedur in das Eingabefeld *Ergebnisse einer SQL-Abfrage verwenden* ein. Dabei geben Sie die Parameter in der bekannten Art und Weise mit Fragezeichen als Platzhalter an. Mit der folgenden SQL-Anweisung wird die in der Beispieldatenbank enthaltene gespeicherte Prozedur *pArtikeldatenZuMatchcode* aufgerufen. Diese liefert abhängig von einem übergebenen Matchcode die Daten eines Artikels:

```
EXECUTE dbo.pArtikeldatenZuMatchcode ?
```

Durch diese Syntax kann die gespeicherte Prozedur vom Editor analysiert werden. Jedoch ist der Erfolg einer solchen Analyse abhängig vom Datentyp des Parameters. Während Parameter mit Integerwerten oder Zeichenfolgen ohne Weiteres akzeptiert werden, ist die Akzeptanz von Parametern mit anderen Datentypen eher fraglich. Bei einer erfolgreichen Analyse aber sind die Spalten der letzten `SELECT`-Anweisung der gespeicherten Prozedur in der Kategorie *Verfügbare Suchspalten* der Seite *Spalten* verfügbar. Hier ordnen Sie nun wie bereits erwähnt die Datenflussspalten den Suchspalten zu, die den Parametern der gespeicherten Prozedur entsprechen. Im genannten Beispiel besteht die Zuordnung aus der Datenflussspalte *Matchcode* zur Suchspalte *Matchcode*. Eigentlich ist mit dieser Zuordnung die Konfiguration beendet – wenn der Editor nicht auch den Aufruf der gespeicherten Prozedur um eine `WHERE`-Bedingung erweitern würde. In dem hier verwendeten Beispiel sieht diese automatisch erweiterte SQL-Anweisung folgendermaßen aus:

```
SELECT * FROM (EXEC dbo.pArtikeldatenZuMatchcode ?) [refTable] WHERE [refTable].[Matchcode] = ?
```

Diese SQL-Anweisung ist natürlich syntaktisch nicht korrekt. Insofern müssen Sie diese in der Eigenschaft *SQL-Anweisung ändern* mit der SQL-Anweisung überschreiben, die Sie bereits im Eingabefeld *Ergebnisse einer SQL-Abfrage verwenden* eingegeben haben.

```
EXECUTE dbo.pArtikeldatenZuMatchcode ?
```

Nach dieser Änderung ist die Konfiguration vollständig. Die gespeicherte Prozedur kann nun auch bei den Cachemodi *Teilcache* und *Kein Cache* als SQL-Anweisung in der *Suche*-Komponente verwendet werden.

Überwachung

Eher unscheinbar, aber von großem Nutzen kann die Datenflusstransformation *Überwachung* sein. Mit dieser Komponente ergänzen Sie den Datenfluss mit Informationen über die Paketausführung – den so genannten Überwachungstypen. Hierbei handelt es sich um neun ausgewählte Systemvariablen, die mit dieser Komponente schnell und einfach dem Datenfluss als Datenflussspalten hinzugefügt werden können. Die einzelnen Überwachungstypen und deren Bedeutung sehen Sie in Tabelle 12.3.

Überwachungstyp	Bedeutung
GUID der Ausführungsinstanz	Die eindeutige Kennzeichnung der Ausführungsinstanz des Pakets als GUID
Paket-ID	Die eindeutige Kennzeichnung des Pakets als GUID
Paketname	Der Name des Pakets
Versions-ID	Die Versions-ID des Pakets als GUID
Startzeit der Ausführung	Der Startzeitpunkt des Pakets
Computername	Der Name des Computers, auf dem das Paket gestartet wurde ▶

Überwachungstyp	Bedeutung
Benutzername	Das Benutzerkonto, mit dem das Paket gestartet wurde
Taskname	Der Name des *Datenflusstasks*, in dem die Überwachung ausgeführt wird
Task-ID	Die eindeutige Kennzeichnung des *Datenflusstasks*, in dem die Überwachung ausgeführt wird, als GUID

Tabelle 12.3 Die Überwachungstypen der Komponente *Überwachung*

Mit diesen Informationen sind Sie zum Beispiel in der Lage, den Datenflusspfad einer Fehlerausgabe mit dem Paketnamen und dem Namen des ausführenden *Datenflusstasks* zu erweitern. Aber auch Informationen, welcher Datensatz im Datenziel über welches Paket, von wem, wann und wo geladen wurde, können Sie mit dieser Komponente in den Datenfluss aufnehmen. Dazu stehen die Überwachungstypen *Paket-ID* oder *Paketname*, *Benutzername*, *Startzeit der Ausführung* und *Computername* zur Verfügung.

Die Konfiguration dieser Komponente gestaltet sich recht einfach und findet im *Transformations-Editor für Überwachung* statt. Hier können Sie jeden der neun Überwachungstypen einzeln für die Ausgabe im Datenfluss wählen. Dabei ergibt jeder gewählte Überwachungstyp eine neue Datenflussspalte, der Sie im Eingabefeld *Name der Ausgabespalte* eine Bezeichnung geben können. Mehr Konfigurationsmöglichkeiten bietet diese Komponente nicht an.

UNION ALL

Die *Multicast*-Komponente ist eine der Datenflusstransformationen, mit der die Datenzeilen eines Datenflusspfads in mehrere Datenflusspfade geleitet werden. Das Gegenstück dazu stellt die Datenflusstransformation *UNION ALL* dar. Mit dieser Komponente fassen Sie mehrere Datenflusspfade zu einem Datenflusspfad zusammen. Dabei werden die Datenzeilen der einzelnen Datenflusspfade in der Reihenfolge, in der sie an die *UNION ALL*-Komponente übergeben werden, in einen neuen Datenflusspfad geleitet. Eine Sortierung der Datenzeilen oder gar eine Verknüpfung mehrerer Datenzeilen über gemeinsame Schlüssel zu einer Datenzeile findet dabei nicht statt. Sofern mit der Komponente *UNION ALL* beispielsweise zwei Datenflusspfade mit je 100 Datenzeilen zusammengefasst werden, sind nach der Ausführung dieser Komponente alle 200 Datenzeilen in einem einzigen Datenflusspfad enthalten – unsortiert wohlgemerkt. Der Einsatz der Komponente *UNION ALL* bietet sich immer dann an, wenn die Inhalte mehrerer Datenflusspfade zu einem Datenflusspfad zusammengefasst werden sollen und es dabei nicht auf eine sortierte Ausgabe der Daten ankommt.

Konfiguration

Jeder Datenflusspfad, der mit der *UNION ALL*-Komponente verbunden wird, beinhaltet einen eigenen Puffer. Aus diesen unterschiedlichen Puffern erstellt die *UNION ALL*-Komponente nun einen neuen Puffer, den sie über ihren Datenflusspfad in den Datenfluss leitet. Dieser neue Puffer erhält seine Struktur vom ersten Datenflusspfad, der mit der *UNION ALL*-Komponente verbunden wird. Dies bedeutet, dass alle Datenflussspalten des ersten eingehenden Datenflusspfads – der ersten Eingabe – automatisch auch in dem von der *UNION ALL*-Komponente ausgehenden Datenflusspfad – der Ausgabe – enthalten sind. Insofern erfolgt der erste Schritt in der Konfiguration bereits durch das Verbinden eines Datenflusspfads mit der *UNION ALL*-Komponente. Die dabei erstellte Struktur des neuen Puffers ist natürlich nicht endgültig. Die letztendlich gültige Struktur des Puffers legen Sie im Editor fest.

Beim Verbinden des nächsten Datenflusspfads mit der *UNION ALL*-Komponente werden die darin enthaltenen Datenflussspalten anhand der Spaltenbezeichnung und des Datentyps automatisch den bereits bestehenden Spalten der Ausgabe zugeordnet. Die Struktur der Ausgabe ändert sich durch diese zweite Eingabe nicht – auch wenn diese Eingabe Spalten enthalten sollte, zu denen es keine passenden Ausgabespalten gibt. Dies ist auch bei allen weiteren Datenflusspfaden der Fall, die Sie mit der *UNION ALL*-Komponente verbinden. Auch hier findet soweit möglich eine automatische Zuordnung der Datenflussspalten dieser weiteren Eingaben zu der bereits bestehenden Ausgabe statt. Nachdem alle Datenflusspfade mit der *UNION ALL*-Komponente verbunden sind, können Sie im *Transformations-Editor für UNION ALL* die endgültige Struktur des ausgehenden Puffers festlegen. Hier sind Sie in der Lage, automatische Zuordnungen zu ändern oder zu löschen und auch die Ausgabe mit weiteren Spalten der anderen Eingaben zu ergänzen.

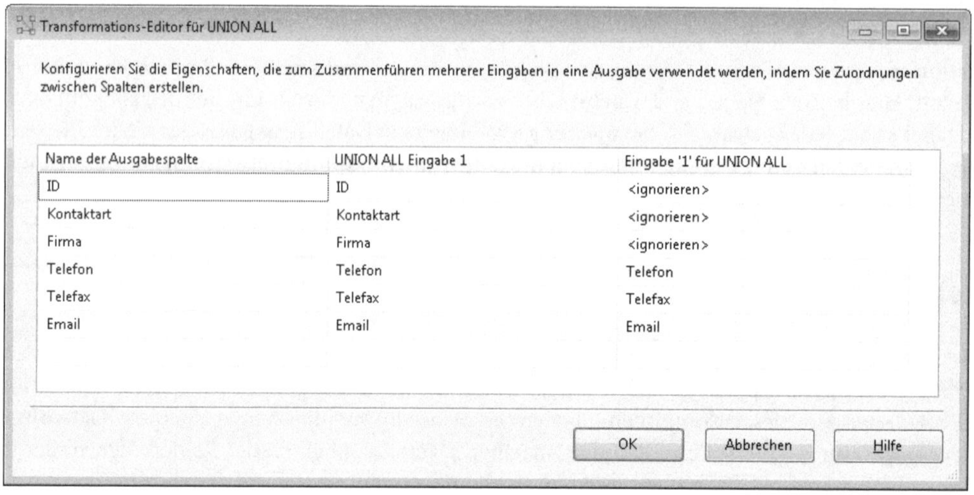

Abbildung 12.39 Das Ergebnis der automatischen Zuordnung der Eingaben zur Ausgabe

Diese Möglichkeiten werden nun anhand eines kleinen Beispiels beschrieben. In einem Datenfluss sollen die Kommunikationsdaten der Kontakte und Ansprechpartner der Beispieldatenbank zusammengefasst werden. Um dieses Beispiel nachvollziehen zu können, erstellen Sie ein neues Paket mit einem Datenfluss. In diesen Datenfluss nehmen Sie zwei *OLE DB-Quellen* auf. Die erste *OLE DB-Quelle* nennen Sie **Ansprechpartner**, die zweite **Kontakte**. Mit der *OLE DB-Quelle* »Ansprechpartner« extrahieren Sie die Daten der Spalten *KontaktID*, *Nachname*, *Vorname*, *Telefon*, *Telefax*, *Mobil* und *Email* aus der Tabelle *Ansprechpartner* und mit der *OLE DB-Quelle* »Kontakte« die Daten der Spalten *ID*, *Kontaktart*, *Firma*, *Telefon*, *Telefax* und *Email* aus der Tabelle *Kontakte*. Details zur Konfiguration einer *OLE DB-Quelle* entnehmen Sie Kapitel 11. Anschließend ergänzen Sie den Datenfluss um eine *UNION ALL*-Komponente. Diese verbinden Sie als Erstes mit dem Datenflusspfad der *OLE DB-Quelle* »Kontakte« und anschließend mit dem der *OLE DB-Quelle* »Ansprechpartner«. Danach starten Sie mit einem Doppelklick auf die *UNION ALL*-Komponente den Editor. Der Editor zeigt Ihnen in der Spalte *UNION ALL Eingabe 1* die Eingabespalten der ersten Eingabe – in diesem Fall die Spalten des Datenflusspfads der *OLE DB-Quelle* »Kontakte«. Da die Spalten der ersten Eingabe auch gleichzeitig die Struktur der Ausgabe darstellen, beinhaltet die Spalte *Name der Ausgabespalte* nicht nur die gleichen Spalten wie die erste Eingabe, sondern auch deren Bezeichnungen. Die Eingabespalten des zweiten Datenflusspfads sind in der Spalte *Eingabe '1' für UNION ALL* enthalten. Jede Eingabespalte der zweiten Eingabe, welche vom Namen und Datentyp her mit einer Spalte der ersten

Eingabe und somit auch mit der Ausgabe übereinstimmt, ist automatisch der entsprechenden Ausgabespalte zugeordnet. In Abbildung 12.39 sehen Sie diese automatische Zuordnung. Dort ist gut zu erkennen, dass die Spalten der Ausgabe denen der ersten Eingabe entsprechen und dass die Spalten *Telefon*, *Telefax* und *Email* der zweiten Eingabe automatisch den gleichnamigen Ausgabespalten zugeordnet wurden. Ebenso gut zu sehen ist, dass in der Spalte *Eingabe '1' für UNION ALL* für die Ausgabespalte *ID* keine automatische Zuordnung stattgefunden hat. Zwar enthält auch diese Eingabe eine Spalte mit den IDs der Kontakte, jedoch lautet diese dort »KontaktID«. Wegen der unterschiedlichen Bezeichnungen konnte keine automatische Zuordnung erfolgen. Diese Zuordnung können Sie aber manuell nachholen, indem Sie in der Spalte *Eingabe '1' für UNION ALL* zur Zeile der Ausgabespalte *ID* den Eintrag *KontaktID* wählen.

HINWEIS Bei einer manuellen Zuordnung müssen Sie darauf achten, dass der Datentyp der gewählten Eingabespalte kompatibel mit dem Datentyp der Ausgabe ist. Dabei wird bei Zeichenfolgen die Länge der Ausgabespalte automatisch korrigiert, sollte diese kürzer als die gewählte Eingabespalte sein.

Die zweite Eingabe enthält noch die Spalten *Nachname*, *Vorname* und *Mobil*. Um diese nun ebenfalls der Ausgabe hinzuzufügen, klicken Sie in die leere Zelle der letzten Zeile in der Spalte *Eingabe '1' für UNION ALL*. Dort wählen Sie zunächst den Eintrag *Nachname*, wodurch die Ausgabe um die Spalte *Nachname* ergänzt wird. Dabei übernimmt sie sowohl die Bezeichnung wie auch den Datentyp der Eingabespalte. Die Zelle der Spalte *UNION ALL Eingabe 1* enthält nach dieser Auswahl den Wert *<ignorieren>*. Da es in der ersten Eingabe keine Spalte gibt, die Nachnamen enthält, bleibt es auch bei diesem Eintrag. Abschließend wiederholen Sie diese Auswahl noch mit den Spalten *Vorname* und *Mobil*. Die vollständige Konfiguration der *UNION ALL*-Komponente zeigt Ihnen Abbildung 12.40.

Die automatische Zuordnung der Eingabespalten kann manuell geändert werden. Entweder wählen Sie in der Zuordnung der Eingabespalte zur Ausgabespalte eine andere Eingabespalte oder aber – sofern die Eingabespalte nicht als Ausgabespalte verwendet werden soll – den Eintrag *<ignorieren>*. Eingabespalten mit dem Eintrag *<ignorieren>* enthalten nach der Ausführung der *UNION ALL*-Komponente in der entsprechenden Datenflussspalte einen NULL-Wert.

HINWEIS Einer Ausgabespalte muss mindestens eine Eingabespalte zugeordnet sein. Es ist nicht möglich, in allen Eingabespalten den Eintrag *<ignorieren>* auszuwählen. Sofern Sie eine Ausgabespalte nicht mehr benötigen, muss diese aus der Auflistung entfernt werden. Dazu klicken Sie mit der rechten Maustaste auf die Ausgabezeile und wählen im Kontextmenü den Eintrag *Löschen*.

Die Bezeichnungen der Ausgabespalten können Sie ebenfalls ändern. Dazu überschreiben Sie lediglich die bestehende Bezeichnung in der Spalte *Name der Ausgabespalte* mit einer neuen Bezeichnung. Unter dieser Bezeichnung steht die Ausgabespalte nach der Ausführung der Komponente *UNION ALL* im Datenflusspfad zur Verfügung.

Neben den Zuordnungen der Eingabespalten der einzelnen Eingaben zu den jeweiligen Ausgabespalten gibt es zur *UNION ALL*-Komponente keine weiteren Konfigurationsmöglichkeiten. Nicht einmal ein Erweiterter Editor steht dieser Komponente zur Verfügung.

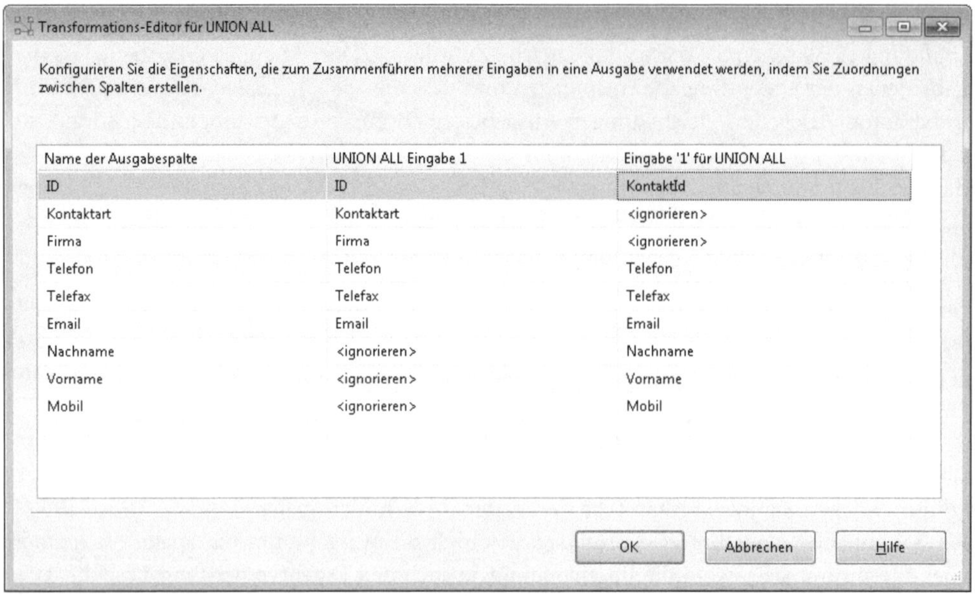

Abbildung 12.40 Das Zusammenfassen mehrerer Datenflusspfade mit der Datenflusstransformation *UNION ALL*

BEGLEITDATEIEN Sie finden dieses Beispiel im Paket »BSP12_005«.

Hinweise

Das Zusammenfassen der einzelnen Datenflusspfade beinhaltet keine Sortierung der Daten. Falls Sie sortierte Daten benötigen, müssen Sie die Datenflusstransformation *Zusammenführen* verwenden.

Der Komponente *UNION ALL* muss mindestens ein Datenflusspfad zugeordnet werden. Auch wenn es auf den ersten Blick sinnlos erscheint, so kann auch in einem einzigen Datenflusspfad einiges zusammengefasst werden. So eignet sich die *UNION ALL*-Komponente hervorragend zur Entsorgung nicht mehr benötigter Datenflussspalten. Diese können Sie mit der *UNION ALL*-Komponente aus dem Datenfluss entfernen, indem Sie für die zu entfernenden Eingabespalten keine Ausgabespalten definieren.

Eine bereits konfigurierte *UNION ALL*-Komponente lässt sich nur schwer bis gar nicht auf Änderungen im Datenfluss anpassen. In vielen Fällen ist es sinnvoller, die Komponente aus dem Datenfluss zu entfernen und wieder neu hinzuzufügen.

Die *UNION ALL*-Komponente bietet zwar einen Datenflusspfad an, kann aber auch als Abschluss eines Datenflusses verwendet werden. Dies ist gerade bei der Entwicklung eines Datenflusses sehr hilfreich.

Ergänzend ist noch anzumerken, dass die Konfiguration einer Fehlerausgabe von der *UNION ALL*-Komponente nicht unterstützt wird.

UNPIVOT

Während Sie mit der Datenflusstransformation *Pivot* in der Lage sind, Daten eines Datenflusses in Spalten zusammenzufassen, können Sie mit der Datenflusstransformation *UNPIVOT* wiederum Daten aus Spalten in Zeilen auszugeben. Kurzum: Mit der *UNPIVOT*-Komponente erstellen Sie aus einer Pivot-Tabelle eine tabellarische Auflistung.

Wie bei der *Pivot*-Komponente wird auch die Konfiguration der *UNPIVOT*-Komponente anhand eines Beispiels beschrieben. In diesem Beispiel gilt es, die Planzahlen des Controllers in die Beispieldatenbank *ssisWaWi* zu laden – und wie es bei Controllern meist der Fall ist, werden die Planzahlen in einer Pivot-Tabelle per Excel geliefert. Diese Pivot-Tabelle enthält die Planzahlen der einzelnen Regionen pro Quartal des aktuellen Jahres. Aus diesen Informationen soll nun eine Auflistung erstellt werden, die aus den Spalten *Region*, *Jahr*, *Quartal* und *Planzahl* besteht. In Abbildung 12.41 sehen Sie die Pivot-Tabelle und das gewünschte Ergebnis.

Um dieses Beispiel nachvollziehen zu können, benötigen Sie ein neues Paket mit einem *Datenflusstask*. Dort extrahieren Sie die Daten des Arbeitsblatts »Planzahlen« der Excel-Datei *Planzahlen.xls* mit einer *Excel-Quelle*. Mehr zur Konfiguration einer *Excel-Quelle* lesen Sie in Kapitel 11. Die entsprechende Excel-Datei finden Sie im Unterverzeichnis *\Datenimporte\Controlling* des Beispielverzeichnisses. Anschließend nehmen Sie eine *UNPIVOT*-Komponente in den Datenfluss auf und verbinden diese mit dem Datenflusspfad der *Excel-Quelle*. In dieser *UNPIVOT*-Komponente findet nun die Transformation der Daten aus den Spalten der Pivot-Tabelle zu Zeilen einer tabellarischen Auflistung statt.

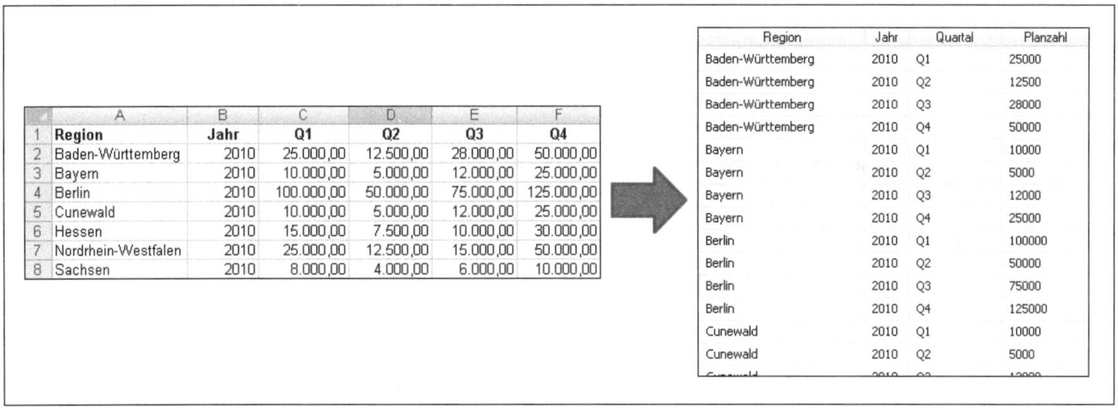

	A	B	C	D	E	F
1	**Region**	**Jahr**	**Q1**	**Q2**	**Q3**	**Q4**
2	Baden-Württemberg	2010	25.000,00	12.500,00	28.000,00	50.000,00
3	Bayern	2010	10.000,00	5.000,00	12.000,00	25.000,00
4	Berlin	2010	100.000,00	50.000,00	75.000,00	125.000,00
5	Cunewald	2010	10.000,00	5.000,00	12.000,00	25.000,00
6	Hessen	2010	15.000,00	7.500,00	10.000,00	30.000,00
7	Nordrhein-Westfalen	2010	25.000,00	12.500,00	15.000,00	50.000,00
8	Sachsen	2010	8.000,00	4.000,00	6.000,00	10.000,00

Region	Jahr	Quartal	Planzahl
Baden-Württemberg	2010	Q1	25000
Baden-Württemberg	2010	Q2	12500
Baden-Württemberg	2010	Q3	28000
Baden-Württemberg	2010	Q4	50000
Bayern	2010	Q1	10000
Bayern	2010	Q2	5000
Bayern	2010	Q3	12000
Bayern	2010	Q4	25000
Berlin	2010	Q1	100000
Berlin	2010	Q2	50000
Berlin	2010	Q3	75000
Berlin	2010	Q4	125000
Cunewald	2010	Q1	10000
Cunewald	2010	Q2	5000

Abbildung 12.41 Von einer Pivot-Tabelle zur tabellarischen Auflistung mittels *UNPIVOT*

Konfiguration

Zur Konfiguration starten Sie den *Transformations-Editor für UNPIVOT* mit einem Doppelklick auf die *UNPIVOT*-Komponente im Datenfluss. Dieser bietet Ihnen in der bereits bekannten Art und Weise alle Datenflussspalten in der Kategorie *Verfügbare Eingabespalten* an. Dort sehen Sie die Eingabespalten *Region*, *Jahr*, *Q1*, *Q2*, *Q3* und *Q4*.

Die Eingabespalten *Region* und *Jahr* werden nicht transformiert, weshalb Sie die dort bereits gewählte Eigenschaft *Pass-Through* beibehalten können. Die erste eigentliche Konfiguration findet mit der Auswahl der Eingabespalten *Q1*, *Q2*, *Q3* und *Q4* statt. Die Daten dieser Eingabespalten – die Planzahlen – sollen zu einer Spalte zusammengefasst werden. Diese Auswahl können Sie entweder in der Kategorie *Verfügbare Eingabespalten* treffen oder einzeln in der tabellarischen Ansicht im unteren Bereich des Editors über das Listenfeld *Eingabespalte*. In dieser tabellarischen Ansicht definieren Sie nun, in welcher Ausgabespalte die Werte der gewählten Eingabespalten zusammengefasst werden. Diese Zusammenfassung erfolgt über die Bezeichnung der Ausgabespalte. Im Beispiel sollen die Werte der Eingabespalten in einer Ausgabespalte namens »Planzahl« ausgegeben werden. Geben Sie also zu jeder gewählten Eingabespalte im Eingabefeld *Zielspalte* die Bezeichnung **Planzahl** ein. Durch diese Konfiguration sind alle Planzahlen der Spalten *Q1*, *Q2*, *Q3* und *Q4* der Pivot-Tabelle nach der Ausführung der *UNPIVOT*-Komponente in der Ausgabespalte *Planzahl* enthalten.

Jede der gewählten Eingabespalten – *Q1*, *Q2*, *Q3* und *Q4* – der Pivot-Tabelle steht für einen bestimmten Wert: in diesem Beispiel für den Wert eines Quartals. Diesen gilt es nun als Wert in eine eigene Ausgabespalte zu übernehmen. Dazu müssen Sie lediglich einen entsprechenden Wert zu jeder gewählten Eingabespalte in das Eingabefeld *Pivotschlüsselwert* eintragen. Hier wären dies die Werte *1*, *2*, *3* und *4*, die die einzelnen Quartale eines Jahres darstellen. Sie können natürlich auch andere Werte eingeben, zum Beispiel **Q1**, **Q2**, **Q3** und **Q4** – wie in Abbildung 12.42 zu sehen ist. Abschließend ist nur noch die Bezeichnung für diese Ausgabespalte festzulegen. Diese tragen Sie in das Eingabefeld *Name der Pivotschlüsselwert-Spalte* ein. In diesem Beispiel wäre dies die Bezeichnung **Quartal**.

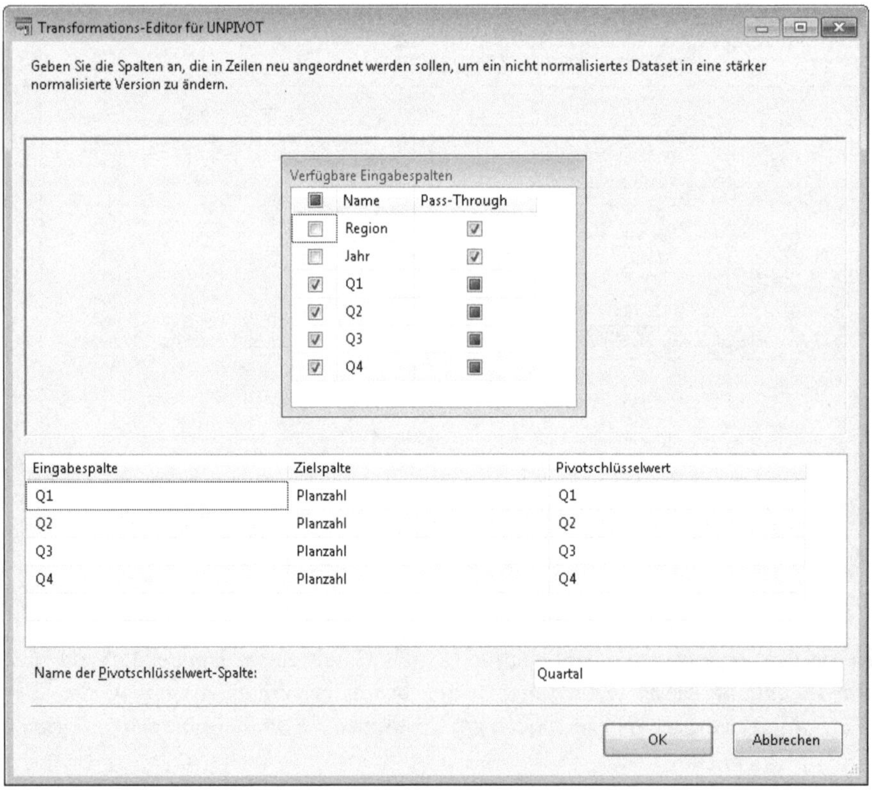

Abbildung 12.42 Die Konfiguration der Datenflusstransformation *UNPIVOT*

Abbildung 12.42 zeigt die vollständige Konfiguration zu diesem Beispiel. Als Ausgabe erhalten Sie hier die Spalten *Region*, *Jahr*, *Quartal* und *Planzahl*. Die Konfiguration der *UNPIVOT*-Komponente ist hiermit beendet – jedoch nicht die Konfiguration des Datenflusses. Ihm fehlt noch ein Datenflussziel vom Typ *OLE DB-Ziel*, über das die Daten in die Tabelle *Planzahlen* der Beispieldatenbank geladen werden. Die hierzu erforderliche Konfiguration finden Sie in Kapitel 13 im Abschnitt »OLE DB-Ziel«.

In dem hier verwendeten Beispiel enthält die Pivot-Tabelle nur eine Information: die Planzahlen pro Quartal und Region eines Jahres. Nun können Pivot-Tabellen aber durchaus auch mehrere Informationen beinhalten – beispielsweise die Bestellwerte und Bestellmengen pro Quartal und Region eines Jahres. In diesem Fall wären die Werte der beiden Spalten *Bestellwerte* und *Bestellmengen* in zwei separaten Spalten auszugeben. Von daher sind also zwei Ausgabespalten zu konfigurieren. Diese Konfiguration ist der bereits beschriebenen sehr ähnlich. Auch hier wählen Sie zunächst alle Eingabespalten aus, deren Werte zusammengefasst werden sollen. Anschließend geben Sie der Ausgabespalte zu den Eingabespalten mit den Bestellwerten eine Bezeichnung im Eingabefeld *Zielspalte*. Auch zu den Eingabespalten mit den Bestellmengen tragen Sie eine Bezeichnung für deren Ausgabespalte in das Eingabefeld *Zielspalte* ein. Dabei dürfen diese beiden Bezeichnungen logischerweise nicht identisch sein. Zum Schluss legen Sie noch die Pivot-Schlüsselwerte fest. Hier ist zu beachten, dass die Eingabespalten, welche in einer Zeile ausgegeben werden sollen, denselben Pivot-Schlüsselwert besitzen müssen. Abbildung 12.43 zeigt Ihnen die hier beschriebene Konfiguration. Als Ausgabe erhalten Sie die Spalten *Region*, *Jahr*, *Quartal*, *Bestellwert* und *Bestellmenge*.

Eingabespalte	Zielspalte	Pivotschlüsselwert
Bestellwert_Q1	Bestellwert	Q1
Bestellwert_Q2	Bestellwert	Q2
Bestellwert_Q3	Bestellwert	Q3
Bestellwert_Q4	Bestellwert	Q4
Bestellmenge_Q1	Bestellmenge	Q1
Bestellmenge_Q2	Bestellmenge	Q2
Bestellmenge_Q3	Bestellmenge	Q3
Bestellmenge_Q4	Bestellmenge	Q4

Abbildung 12.43 Die Konfiguration der Datenflusstransformation *UNPIVOT* mit zwei Ausgabespalten

Im Grunde genommen transformiert die *UNPIVOT*-Komponente lediglich Werte aus Spalten zu Zeilen. Von daher können Sie mit dieser Komponente nicht nur Spaltenwerte aus Pivot-Tabellen, sondern auch Spaltenwerte aus x-beliebigen Tabellen zu Zeilenwerten transformieren. So wäre es zum Beispiel möglich, die Spalten *Farbe* und *Größe* der Tabelle *Artikel* aus der Beispieldatenbank in eine Merkmalliste, wie in Abbildung 12.44 dargestellt, zu transformieren.

Mit diesen Beispielen sind auch bereits die Möglichkeiten und Eigenschaften der *UNPIVOT*-Komponente beschrieben. Der Erweiterte Editor bietet für diese Komponente keine weiteren Eigenschaften an.

BEGLEITDATEIEN Sie finden die Beispiele zu dieser Komponente im Paket »BSP12_006«.

Hinweise

Mit der Komponente *UNPIVOT* können nur Zeichenfolgen mit gleicher Länge zu einer Datenflussspalte zusammengefasst werden.

Eingabespalten, die weder als Pass-Through-Spalten gekennzeichnet noch in der Transformation verwendet werden, sind nach der Ausführung der *UNPIVOT*-Komponente nicht mehr im Datenfluss enthalten.

Enthält die Pivot-Tabelle in allen Zeilen einer Spalte NULL-Werte, werden aus diesen Informationen keine Zeilen für die Ausgabe erzeugt. Falls also im Beispiel zu einem Quartal keine Planzahlen vorliegen, ist dieses Quartal auch nicht in der tabellarischen Auflistung enthalten.

Zu guter Letzt noch der Hinweis, dass die Datenflusstransformation *UNPIVOT* keine Unterstützung zur Fehlerausgabe anbietet.

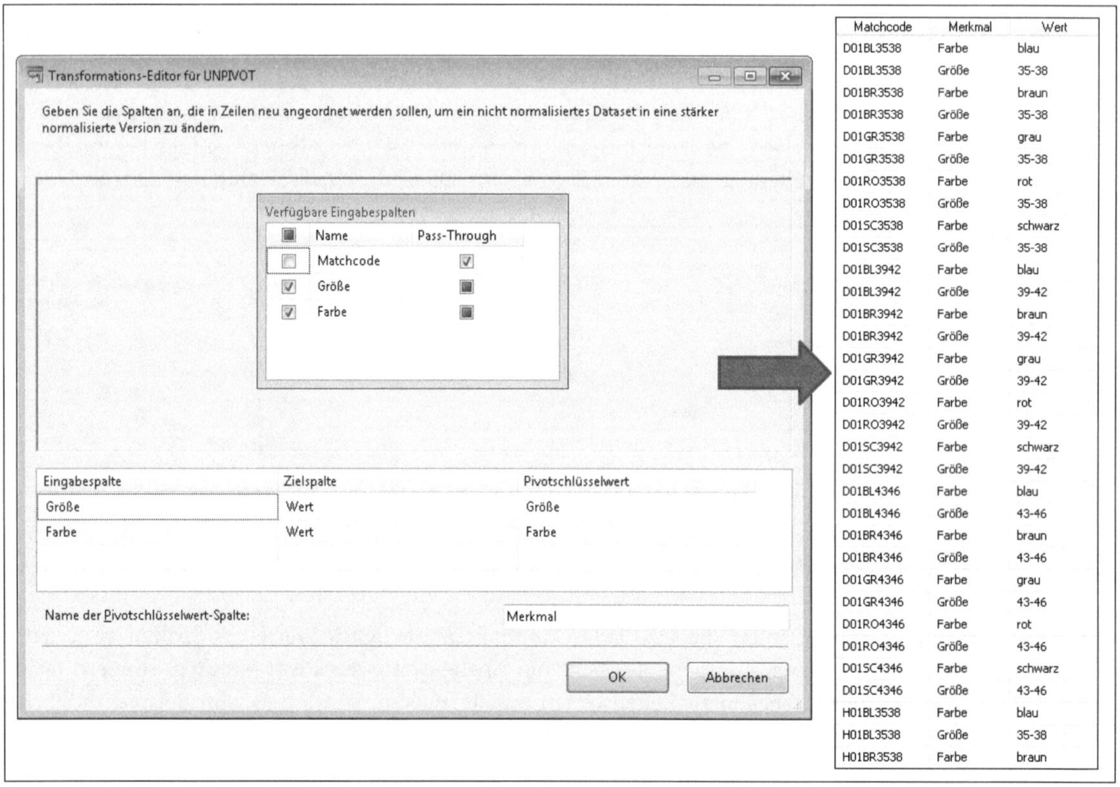

Abbildung 12.44 Eine Merkmalliste zu den Eigenschaften eines Artikels

Zeichenzuordnung

Die Datenflusstransformation *Zeichenzuordnung* wendet klassische Zeichenfolgenfunktionen bei Datenflussspalten mit Zeichenfolgen an. Dazu gehören unter anderem die Konvertierung der Zeichenfolge in Groß- oder Kleinbuchstaben, in umgekehrte Bytereihenfolge und auch von japanischen Katakana-Zeichen zu Hiragana-Zeichen.

Konfiguration

Die Konfiguration dieser Komponente ist recht simpel. Sie wählen in gewohnter Art und Weise die zu transformierenden Datenflussspalten entweder in der Kategorie *Verfügbare Eingabespalten* oder im Listenfeld *Eingabespalte* im unteren Bereich des Editors aus. Zu jeder gewählten Datenflussspalte legen Sie anschließend mit dem Listenfeld *Ziel* fest, wie und wo der durch die Zeichenfolgenfunktionen transformierte Wert gespeichert werden soll. Durch die Auswahl des Eintrags *Direkte Änderung* überschreibt der transformierte Wert den Originalwert in der Datenflussspalte. Möchten Sie jedoch den Originalwert beibehalten, wählen Sie den Eintrag *Neue Spalte*. Durch diese Auswahl wird der transformierte Wert in einer neuen Datenflussspalte gespeichert. Unabhängig vom gewählten Ziel kann der Datenflussspalte im Eingabefeld *Ausgabealias* eine Bezeichnung vergeben werden. Unter dieser Bezeichnung ist diese Datenflussspalte nach der Ausführung der Komponente im Datenflusspfad enthalten.

Der wichtigste Part in der Konfiguration dieser Komponente findet im Listenfeld *Vorgang* statt. Hier wählen Sie die verschiedenen Zeichenfolgenfunktionen aus, die auf dem Wert der jeweiligen Datenflussspalte angewendet werden sollen. In Tabelle 12.4 sehen Sie die möglichen Zeichenfolgenfunktionen mit deren Auswirkungen.

Vorgang	Auswirkung
Kleinschreibung	Die Zeichen werden in Kleinbuchstaben ausgegeben
Großschreibung	Die Zeichen werden in Großbuchstaben ausgegeben
Byteumkehrung	Die Zeichen werden in umgekehrter Byte-Reihenfolge ausgegeben
Hiragana	Japanische Katakana-Zeichen werden als Hiragana-Zeichen ausgegeben
Katakana	Japanische Hiragana-Zeichen werden als Katakana-Zeichen ausgegeben
Halbe Breite	Zeichen voller Breite (Double-Byte-Character) werden in halber Breite (Single-Byte-Character) ausgegeben
Normale Breite	Zeichen halber Breite (Single-Byte-Character) werden in voller Breite (Double-Byte-Character) ausgegeben
Linguistische Schreibweise	Die Zeichen werden nicht anhand der Gebietsschemata, sondern anhand der Unicode-Definition in Groß- oder Kleinbuchstaben konvertiert. Diese Funktion kann nur in Verbindung mit den Funktionen *Kleinschreibung* oder *Großschreibung* verwendet werden.
Chinesisch (vereinfacht)	Traditionelle chinesische Zeichen werden als vereinfachte chinesische Zeichen ausgegeben
Chinesisch (traditionell)	Vereinfachte chinesische Zeichen werden als traditionelle chinesische Zeichen ausgegeben

Tabelle 12.4 Die Konvertierungsoptionen der Datenflusstransformation *Zeichenzuordnung*

Grundsätzlich können Sie mehrere Zeichenfolgenfunktionen kombinieren. Jedoch gibt es einige Zeichenfolgenfunktionen, die sich gegenseitig ausschließen. Diese sehen Sie in Tabelle 12.5.

Zeichenfolgenfunktion	Nicht kombinierbar mit
Hiragana	Katakana
Halbe Breite	Normale Breite
Chinesisch (traditionell)	Chinesisch (vereinfacht) ▶

Zeichenfolgenfunktion	Nicht kombinierbar mit
Kleinschreibung	Großschreibung, Hiragana, Katakana, halbe Breite, normale Breite
Großschreibung	Kleinschreibung, Hiragana, Katakana, halbe Breite, normale Breite

Tabelle 12.5 Sich gegenseitig ausschließende Zeichenfolgenfunktionen

Bei der Ausführung einiger Zeichenfolgenfunktionen kann es durchaus vorkommen, dass Zeichen abgeschnitten werden. Für einen solchen Fall steht über die Schaltfläche *Fehlerausgabe konfigurieren* der Ihnen bekannte Editor zur Konfiguration einer Fehlerausgabe zur Verfügung. Dieser beinhaltet jedoch nur die Fehlerausgabe für den Fall des Abschneidens von Zeichen. Mehr zur Konfiguration einer Fehlerausgabe finden Sie in Kapitel 10. Hiermit sind auch alle Möglichkeiten dieser Komponente beschrieben; auch der Erweiterte Editor bietet keine weiteren Eigenschaften.

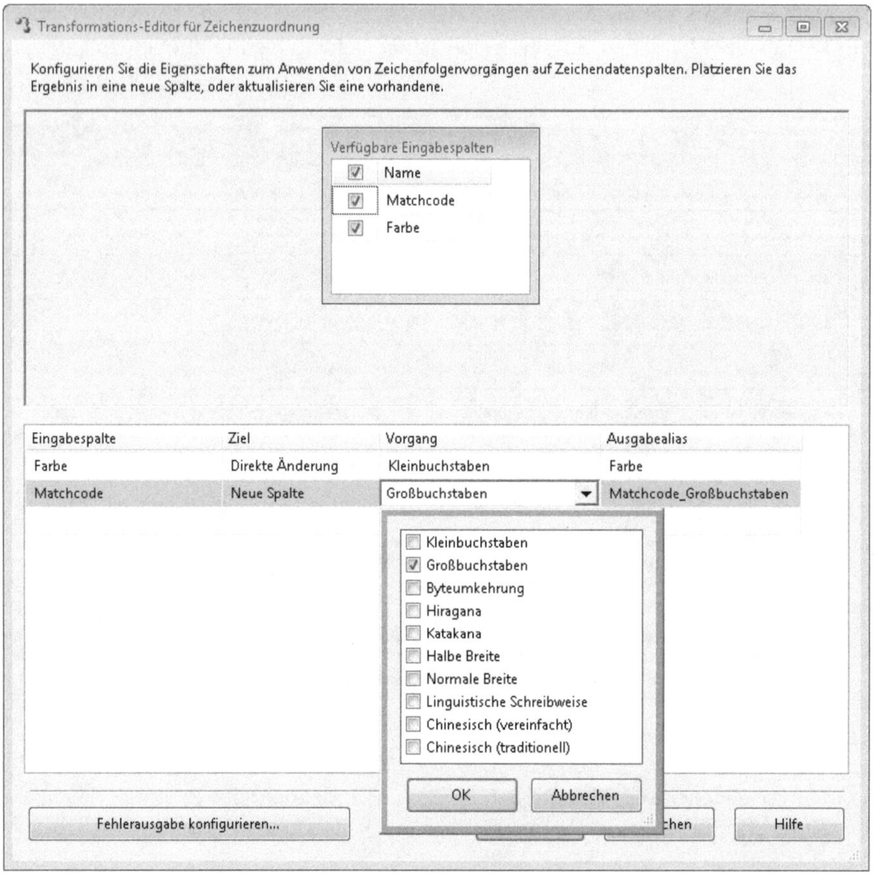

Abbildung 12.45 Der *Transformations-Editor für Zeichenzuordnung*

Abbildung 12.45 zeigt Ihnen eine Konfiguration der Komponente *Zeichenzuordnung*. Durch diese Konfiguration werden die Werte der Datenflussspalte *Farbe* in Kleinbuchstaben konvertiert und auch direkt in der Datenflussspalte gespeichert. Die Originalwerte dieser Datenflussspalte gehen dabei verloren. Anders verhält es sich mit der Datenflussspalte *Matchcode*. Die Werte dieser Datenflussspalte werden in Großbuchstaben konvertiert und sind nach der Ausführung dieser Komponente im Datenfluss in der neuen Datenflussspalte »Matchcode_Großbuchstaben« enthalten.

Hinweise

Mit der Komponente *Zeichenzuordnung* können nur Spalten mit den Datentypen *DT_STR*, *DT_WSTR*, *DT_TEXT* und *DT_NTEXT* transformiert werden.

Eine Datenflussspalte kann nur einmal mit dem Ziel *Direkte Änderung* verarbeitet werden. Dagegen ist die Verarbeitung einer Datenflussspalte mit dem Ziel *Neue Spalte* mehrmals möglich. Sie müssen lediglich die entsprechende Datenflussspalte im Listenfeld *Eingabespalte* erneut auswählen.

Zeilenanzahl

Interessiert es Sie, wie viele Datenzeilen in einem Datenfluss verarbeitet wurden? Die Datenflusstransformation *Zeilenanzahl* liefert Ihnen die Antwort. Obwohl der Begriff Datenflusstransformation bei dieser Komponente einem Etikettenschwindel gleichkommt. In dieser Komponente werden keine Daten transformiert oder der Datenfluss mit weiteren Datenflussspalten ergänzt; hier wird lediglich die Anzahl der Datenzeilen eines Datenflusspfads ermittelt – nicht mehr und nicht weniger. Dabei werden alle Datenzeilen gezählt und erst mit der letzten Datenzeile die ermittelte Anzahl in einer Paketvariablen gespeichert. Von daher steht die Anzahl der Datenzeilen auch erst nach Beendigung des Datenflusses – nach Beendigung des *Datenflusstasks* – zur Verfügung. Dies bedeutet, dass die Anzahl der Datenzeilen im Datenfluss selbst nicht verwendet werden kann, wohl aber in der Ablaufsteuerung, in der der *Datenflusstask* aufgerufen wurde. Verwendungsmöglichkeiten gibt es einige: Sei es, um die Anzahl der transformierten bzw. der fehlerhaften Datenzeilen zu protokollieren und per E-Mail zu versenden oder den weiteren Ablauf der Ablaufsteuerung in Abhängigkeit der ermittelten Anzahl der Datenzeilen zu steuern – um nur einige Beispiele zu nennen.

Konfiguration

Für die Konfiguration dieser Komponente steht nur der Erweiterte Editor zur Verfügung. Das ist auch absolut ausreichend, müssen Sie doch lediglich eine Paketvariable im Listenfeld *VariableName* der Registerkarte *Komponenteneigenschaften* auswählen – wie in Abbildung 12.46 zu sehen ist. Dabei muss die Paketvariable für die Auswahl bereits existieren. Der Erweiterte Editor stellt keine Möglichkeit zur Verfügung, eine Paketvariable anzulegen.

ACHTUNG Achten Sie beim Anlegen der Paketvariablen auf den aktuellen Gültigkeitsbereich. Sofern Sie die Paketvariable im Datenfluss und somit im *Datenflusstask* anlegen, steht diese auch nur dort zur Verfügung. Dies ist jedoch der ungünstigste Gültigkeitsbereich, da im *Datenflusstask* die Paketvariable selbst nicht verwendet werden kann. Um die Paketvariable nutzen zu können, müssen Sie mindestens den Gültigkeitsbereich der nächsthöheren Ebene wählen. Mehr zum Gültigkeitsbereich einer Paketvariablen finden Sie in Kapitel 4.

Mit der Auswahl der Paketvariablen ist die Konfiguration auch bereits komplett. Zwar stehen noch die beiden Registerkarten *Eingabespalten* sowie *Eingabe- und Ausgabeeigenschaften* zur Verfügung, aber diese bieten keine anwendbaren Konfigurationsmöglichkeiten. Im Gegenteil: Jedwede Konfiguration auf diesen Registerkarten wird mit einer Fehlermeldung quittiert.

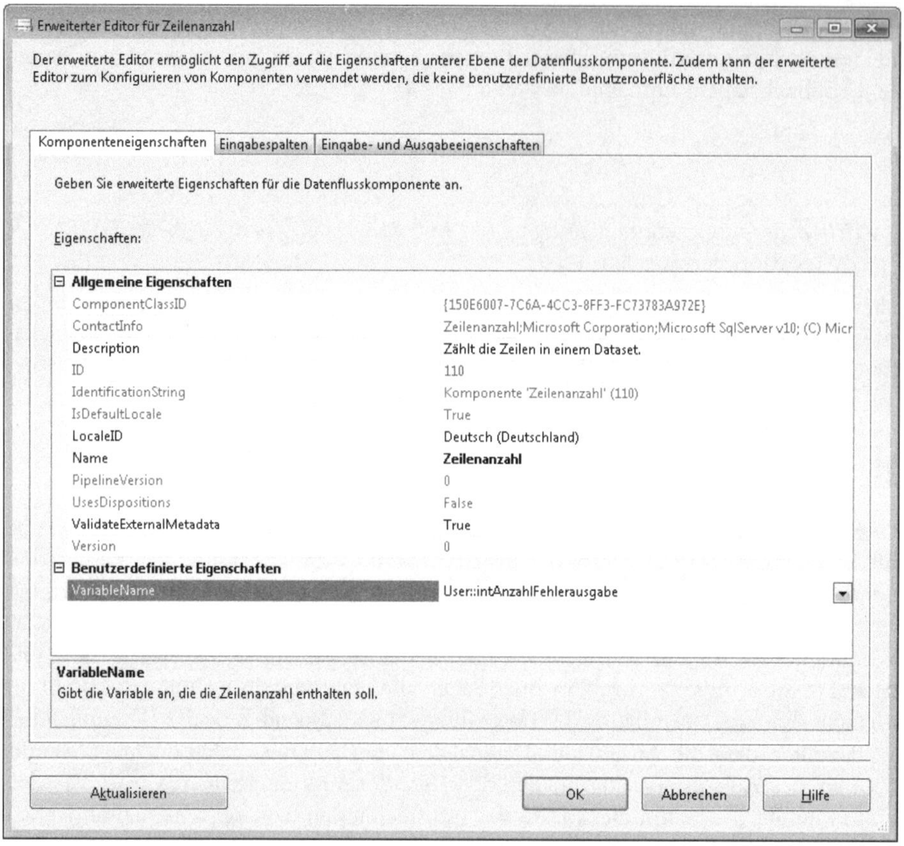

Abbildung 12.46 Die Konfiguration der Datenflusstransformation *Zeilenanzahl*

Hinweise

Es können nur Paketvariablen vom Datentyp *Int32*, *Int64*, *UInt32* oder *UInt64* verwendet werden.

Die Komponente *Zeilenanzahl* bietet zwar einen Datenflusspfad an, jedoch kann diese Komponente durchaus auch als Abschluss eines Datenflusses verwendet werden. Eine Fehlerausgabe wird von der Komponente *Zeilenanzahl* nicht unterstützt.

Zeilenstichprobe

Die Datenflusstransformation *Zeilenstichprobe* entspricht bis auf einen kleinen, aber feinen Unterschied der Komponente *Prozentwert-Stichprobe*. Dieser kleine, aber feine Unterschied besteht in der Art und Weise der Stichprobenentnahme. Während bei der Komponente *Prozentwert-Stichprobe* die Stichprobendaten anhand eines Prozentwerts ermittelt werden, geschieht dies bei der Komponente *Zeilenstichprobe* über eine definierte Anzahl von Zeilen. Dies bedeutet, dass Sie mit dieser Komponente – im Gegensatz zur Komponente *Prozentwert-Stichprobe* – immer eine feste Anzahl von Datenzeilen erhalten. Alles andere ist wieder mit der Komponente *Prozentwert-Stichprobe* identisch: Zur Ermittlung der Stichprobendaten wird derselbe Algorithmus verwendet und die Datenzeilen werden durch die Komponente in zwei Datenflusspfade aufgeteilt.

Wobei einer davon die Stichprobendaten und der andere die nicht in der Stichprobe enthaltenen Datenzeilen aufweist. Durch den verwendeten Algorithmus liefert auch die Komponente *Zeilenstichprobe* repräsentative Daten und kann somit hervorragend zur Generierung von Testdaten verwendet werden.

Wenn man es ganz genau nimmt, gibt es noch einen weiteren Unterschied zwischen den Komponenten *Prozentwert-Stichprobe* und *Zeilenstichprobe*: der Editor. Nicht nur, dass dieser hier *Transformations-Editor für Zeilenstichprobe* heißt, er besteht im Gegensatz zum Editor der Komponente *Prozentwert-Stichprobe* auch aus zwei Seiten. Auf der ersten Seite namens *Sampling* legen Sie den Umfang der Stichprobe fest, während Sie auf der zweiten Seite die Datenflussspalten auswählen, die in der Stichprobe enthalten sein sollen.

Die Konfiguration der Stichprobenentnahme auf der Seite *Sampling* gleicht der Konfiguration der Komponente *Prozentwert-Stichprobe*. Auch hier legen Sie als Erstes den Umfang der Stichprobe fest. Jedoch definiert sich in dieser Komponente der Umfang nicht über einen Prozentwert, sondern über eine vorgegebene Anzahl von Zeilen. Wie viele Datenzeilen die Stichprobe enthalten soll, geben Sie im Eingabefeld *Anzahl von Zeilen* an. Für die beiden Datenflusspfade dieser Komponente können Sie in den Eingabefeldern *Ausgabename für Stichprobendaten* und *Ausgabename für nicht ausgewählte Daten* aussagekräftige Bezeichnungen vergeben. Ebenso wie bei der Komponente *Prozentwert-Stichprobe* kann auch bei dieser Komponente mit der Eigenschaft *Folgenden zufälligen Ausgangswert verwenden* der Ausgangswert für die Ermittlung der Stichproben beeinflusst werden. Zur Erinnerung: Durch die Eingabe eines eigenen Ausgangswerts erhalten Sie immer dieselben Datenzeilen als Stichprobe. Diese Eigenschaft kann bei der Entwicklung eines Datenflusses sehr hilfreich sein; in der Produktivumgebung jedoch sollte sie nicht verwendet werden. Nachdem alle Eigenschaften der Seite *Sampling* konfiguriert sind, wählen Sie auf der Seite *Spalten* noch die Datenflussspalten aus, die in den beiden Datenflusspfaden dieser Komponente enthalten sein sollen. Ergänzend dazu können Sie im Eingabefeld *Ausgabealias* jeder gewählten Datenflussspalte eine neue Bezeichnung geben.

ACHTUNG Alle nicht auf der Seite *Spalten* gewählten Datenflussspalten sind nach der Ausführung der Komponente *Zeilenstichprobe* nicht mehr im Datenfluss enthalten.

Mit der Auswahl der Datenflussspalten ist die Konfiguration abgeschlossen. Weitere Eigenschaften stehen nicht zur Verfügung. Weder bietet der Erweiterte Editor zusätzliche Eigenschaften, noch ist die Konfiguration einer Fehlerausgabe möglich.

Zusammenführen

Neben der Komponente *UNION ALL* bietet SSIS mit der Datenflusstransformation *Zusammenführen* noch eine zweite Komponente an, die die Datenzeilen mehrerer Datenflusspfade in einem Datenflusspfad zusammenfasst. Der Unterschied der Komponente *Zusammenführen* zur bereits beschriebenen Komponente *UNION ALL* besteht in der Ausgabe. Die *UNION ALL*-Komponente leitet die Datenzeilen in der Reihenfolge in die Ausgabe, in der sie von der Komponente verarbeitet werden – unsortiert. Die Ausgabe der Komponente *Zusammenführen* hingegen ist sortiert. Jedoch hat diese Sortierung ihren Preis: Zum einen können nur die Datenzeilen von maximal zwei Datenflusspfaden mit dieser Komponente zusammengeführt werden und zum anderen müssen die Datenzeilen dieser beiden Datenflusspfade dazu sortiert vorliegen. Die Komponente *Zusammenführen* selbst sortiert keine Daten. Vielmehr führt sie lediglich die vorab sortierten Datenzeilen beider Datenflusspfade zusammen. Dabei werden die Datenzeilen des ersten Datenflusspfads über die Werte einer oder mehrerer vorab definierter Datenflussspalten den Datenzeilen des zweiten Datenflusspfads zugeordnet. Sofern Sie also die Datenzeilen von zwei Datenflusspfaden sortiert in einem Datenflusspfad ausgeben möchten, können Sie hierfür die Komponente *Zusammenführen* einsetzen.

Konfiguration

Nicht nur die Funktionalität, sondern auch die Konfiguration dieser Komponente ähnelt der der Komponente *UNION ALL*. Aus diesem Grund wird die Konfiguration auch anhand desselben Beispiels beschrieben. Zur Erinnerung: Im Beispiel der Komponente *UNION ALL* wurden die Kommunikationsdaten der Tabellen *Kontakte* und *Ansprechpartner* der Beispieldatenbank *ssisWaWi* unsortiert in einem Datenflusspfad zusammengefasst. Dieselbe Anforderung ist nun mittels der Komponente *Zusammenführen* umzusetzen – nur mit der Erweiterung, dass die Ausgabe sortiert nach der Datenflussspalte *KontaktID* erfolgen soll. Durch diese Sortiervorgabe werden die Ansprechpartner den jeweiligen Kontakten zugeordnet und auch in dieser Kombination ausgegeben.

Um eine solche Ausgabe zu erhalten, müssen die Datenzeilen bereits sortiert an die Komponente *Zusammenführen* übergeben werden. Nun können Sie dazu beide Datenflusspfade mit einer Komponente *Sortieren* erweitern. Jedoch sollte die Komponente *Sortieren* – Sie werden sich erinnern – aufgrund ihrer doch sehr schlechten Performance nur eingesetzt werden, wenn es keine Alternative gibt. Und in diesem Fall gibt es eine Alternative: Sie können die Daten bereits sortiert aus den Datenquellen extrahieren. Insofern beginnt die Konfiguration für die Komponente *Zusammenführen* bereits in den Datenflussquellen.

Für das beschriebene Beispiel legen Sie zunächst ein Paket mit einem Datenfluss an. In diesen Datenfluss fügen Sie zwei *OLE DB-Quellen* ein, von der Sie eine **Kontakte** und die andere **Ansprechpartner** nennen. In beiden wählen Sie einen entsprechenden *OLE DB-Verbindungs-Manager* zur Beispieldatenbank und den Datenzugriffsmodus *SQL-Befehl* aus. Mehr zur Konfiguration einer OLE DB-Quelle lesen Sie in Kapitel 11. In der *OLE DB-Quelle* »Kontakte« geben Sie für die Ermittlung der Daten die folgende SQL-Anweisung ein.

```
SELECT ID As KontaktID, Kontaktart, Firma, Telefon, Telefax, Email FROM dbo.Kontakte ORDER BY ID
```

Die Daten der *OLE DB-Quelle* »Ansprechpartner« werden mit der nachstehenden SQL-Anweisung extrahiert.

```
SELECT KontaktID, Nachname, Vorname, Telefon, Telefax, Mobil, Email FROM dbo.Ansprechpartner ORDER BY KontaktID
```

Sie sehen, beide SQL-Anweisungen sortieren die Daten bereits bei der Ermittlung. Demzufolge werden die Daten auch sortiert in den Datenfluss geleitet. Jedoch reicht die Sortierung alleine nicht aus. Der Datenflusspfad – die Ausgabe – der jeweiligen *OLE DB-Quelle* muss zusätzlich noch als *sortiert* gekennzeichnet werden. Diese Sortierung erfolgt über die bereits in Kapitel 10 beschriebenen Eigenschaften *IsSorted* und *SortKeyPosition*. Für die Konfiguration dieser beiden Eigenschaften starten Sie zunächst den Erweiterten Editor der *OLE DB-Quelle* »Kontakte« und wechseln dort zur Registerkarte *Eingabe- und Ausgabeeigenschaften*. Hier markieren Sie die Kategorie *Ausgabe der OLE DB-Quelle* und ändern den Eintrag der Eigenschaft *IsSorted* in den Wert *True*. Durch diesen Eintrag ist diese Ausgabe nun als *sortiert* gekennzeichnet. Anschließend erweitern Sie die Kategorie *Ausgabe der OLE DB-Quelle* wie auch die darin enthaltene Kategorie *Ausgabespalten* und markieren dort die Ausgabespalte *KontaktID*. Da die Daten im Datenfluss nach dieser Spalte aufsteigend sortiert sind, geben Sie in der Eigenschaft *SortKeyPosition* dieser Ausgabespalte den Wert **1** ein. Diesen Vorgang wiederholen Sie nun mit der *OLE DB-Quelle* »Ansprechpartner«. Auch hier wählen Sie in der Eigenschaft *IsSorted* der Ausgabe den Wert *True* und geben der Ausgabespalte *KontaktID* in der Eigenschaft *SortKeyPosition* den Wert **1**.

Nachdem die Sortierung der extrahierten Daten abgeschlossen ist, nehmen Sie die Komponente *Zusammenführen* in den Datenfluss auf und verbinden diese mit dem Datenflusspfad der *OLE DB-Quelle* »Ansprechpartner«. Dabei erhalten Sie das Dialogfeld *Eingabe-/Ausgabe-Auswahl*, das Sie ebenfalls aus Kapitel 10 kennen. In diesem Dialogfeld legen Sie fest, ob der gewählte Datenflusspfad als erste oder zweite Eingabe in der *Zusammenführen*-Komponente verwendet werden soll. Diese Reihenfolge ist für die Zuordnung der Datenzeilen relevant. Die Datenzeilen der ersten Eingabe werden denen der zweiten Eingabe zugeordnet – in diesem Beispiel die Ansprechpartner zu den Kontakten. Dazu kommt, dass die Eingabespalten der ersten Eingabe – wie bei der Komponente *UNION ALL* – die Struktur der Ausgabe festlegen. Für den Datenflusspfad der *OLE DB-Quelle* »Ansprechpartner« wählen Sie im Listenfeld *Eingabe* des Dialogfelds den Eintrag *Zusammenführen Eingabe 1*. Anschließend verbinden Sie noch den Datenflusspfad der *OLE DB-Quelle* »Kontakte« mit der Komponente *Zusammenführen*. Erst nachdem beide Datenflusspfade mit der Komponente verbunden sind, kann der Editor der Komponente geöffnet werden.

Der *Transformations-Editor für Zusammenführen* zeigt Ihnen neben den beiden Eingaben auch die Ausgabe dieser Komponente. Dabei entsprechen die Spalten der Ausgabe denen der ersten Eingabe – dem Datenflusspfad der *OLE DB-Quelle* »Ansprechpartner«. Die Spalten der zweiten Eingabe wurden anhand ihres Spaltennamens und Datentyps automatisch den Ausgabespalten zugeordnet. Diese automatische Zuordnung können Sie nun manuell korrigieren oder um weitere Zuordnungen ergänzen. Für das aktuelle Beispiel nehmen Sie noch die Eingabespalten *Kontaktart* und *Firma* der zweiten Eingabe in die Ausgabe auf. Dazu wählen Sie diese Eingabespalten im Listenfeld der jeweils letzten Zeile der Spalte *Zusammenführen Eingabe 2*. Die Ausgabe wird dadurch mit gleichnamigen Spalten erweitert. Sie kennen dieses Prozedere bereits vom Editor der Komponente *UNION ALL*.

Auch die restliche Funktionalität dieses Editors gleicht der der Komponente *UNION ALL*. Um eine bestehende Zuordnung zu ändern, wählen Sie in der entsprechenden Spalte eine andere Eingabespalte aus. Dabei müssen Sie darauf achten, dass diese den gleichen Datentyp verwendet wie die bereits bestehende Ausgabespalte. Sofern eine Eingabe keinen Wert zu einer Ausgabespalte liefern soll, wählen Sie in der Spalte der Eingabe zur entsprechenden Ausgabe den Eintrag *<ignorieren>*.

HINWEIS Bei der Zuordnung von Eingabespalten mit den Datentypen *DT_STR* oder *DT_WSTR* zu bereits bestehenden Ausgabespalten müssen die beim Datentyp angegebenen Längen übereinstimmen. Entgegen der *UNION ALL*-Komponente wird die Länge der Ausgabespalte nicht automatisch an die neu zugeordnete Eingabespalte angepasst. Die Zuordnung einer Eingabespalte zu einer Ausgabespalte ist nur möglich, wenn die Eingabespalte maximal dieselbe Länge wie die Ausgabespalte verwendet.

Einer Ausgabespalte muss mindestens eine Eingabespalte zugeordnet sein. Sollten Sie eine Ausgabespalte nicht mehr benötigen, können Sie diese über ihr Kontextmenü löschen. Eine der Ausgabespalten kann jedoch nicht gelöscht werden: die Ausgabespalte mit den Werten der ersten Sortierschlüsselspalte beider Eingaben.

Jede Eingabe besitzt mindestens eine Sortierschlüsselspalte. Sie erkennen diese durch den Zusatz *(Sortierschlüssel: 1)* in der Bezeichnung der Eingabespalte. Weitere Sortierschlüsselspalten sind entsprechend mit dem Zusatz *(Sortierschlüssel: n)* gekennzeichnet – wobei *n* für die Sortierreihenfolge der entsprechenden Eingabespalte steht. Die Sortierschlüssel kennzeichnen die Eingabespalten zum einen als Sortierkriterium und zum anderen zeigen sie deren Reihenfolge innerhalb der Sortierung. Bei der Konfiguration der Eigenschaften *IsSorted* und *SortKeyPosition* haben Sie die Sortierschlüssel der beiden Datenflusspfade selbst vergeben – in der Eigenschaft *SortKeyPosition* der Ausgabespalte *KontaktID*. Die erste Sortierschlüsselspalte beider Eingaben muss zwingend ein und derselben Ausgabespalte zugeordnet sein. Ohne diese Zuordnung wird die Komponente *Zusammenführen* nicht ausgeführt. Die Auswahl der anderen Sortierschlüsselspalten dagegen ist optional. Diese müssen weder in der Ausgabe noch in beiden Eingaben enthalten sein. Sie können zum Beispiel die zweite Sortierschlüsselspalte der ersten Eingabe einer Ausgabespalte zuordnen, ohne dass die zweite Sortierschlüsselspalte der zweiten Eingabe in einer Zuordnung enthalten ist.

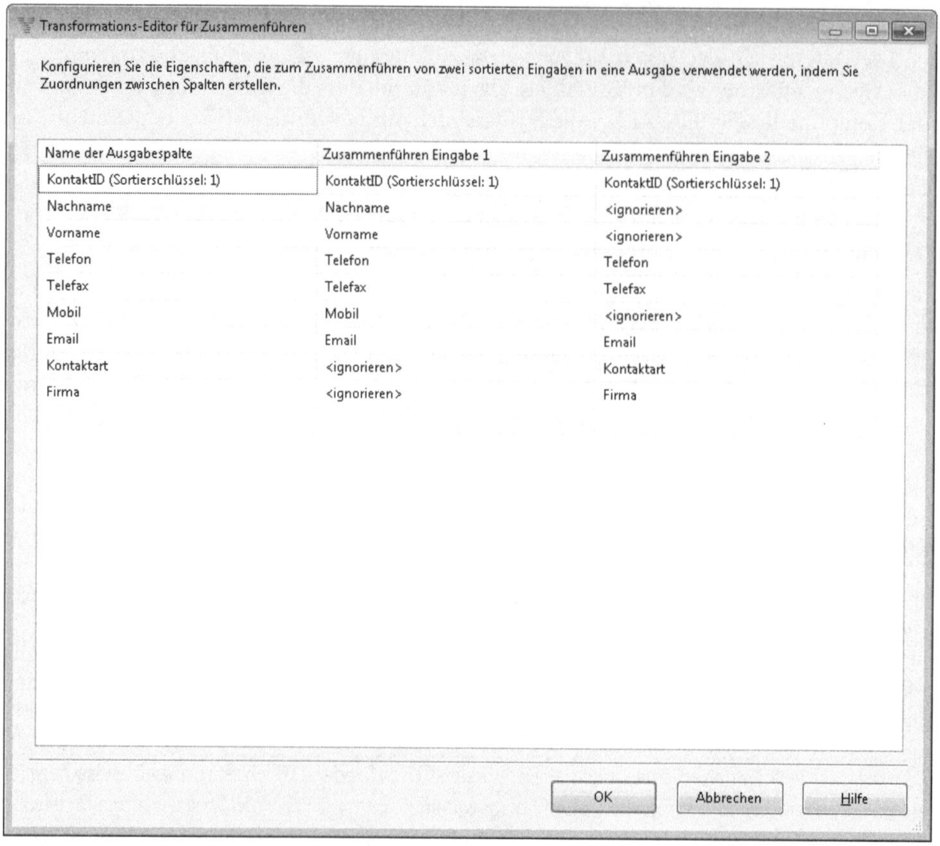

Abbildung 12.47 Die Datenflusstransformation *Zusammenführen*

In Abbildung 12.47 sehen Sie die Konfiguration zum aktuellen Beispiel. Durch diese Konfiguration werden nun die vorab sortierten Datenzeilen der Kontakte und Ansprechpartner anhand der Eingabepalten *KontaktID (Sortierschlüssel 1)* zusammengeführt und über die gleichnamige Ausgabespalte in den Datenfluss geleitet. Im Übrigen können Sie den Ausgabespalten im Eingabefeld *Name der Ausgabespalte* auch andere Bezeichnungen vergeben. Dies wäre gerade für die Spalte *KontaktId (Sortierschlüssel 1)* empfehlenswert. Mit dem Eingabefeld *Name der Ausgabespalte* ist auch die letzte in dieser Komponente verfügbare Konfigurationsmöglichkeit erwähnt. Ein Erweiterter Editor steht nicht zur Verfügung.

BEGLEITDATEIEN Sie finden dieses Beispiel im Paket »BSP12_007«.

Hinweise

Die Eigenschaft *IsSorted* kennzeichnet einen Datenflusspfad als einen Datenflusspfad mit sortiertem Inhalt. Sofern ein Datenflusspfad trotz dieser Kennzeichnung keine sortierten Daten enthält, verarbeitet die Komponente *Zusammenführen* diese Daten trotzdem wie sortierte Daten. Da jedoch die Daten in mehreren kleinen Einheiten extrahiert und somit auch von der Komponente transformiert werden, findet in einem solchen Fall eine sortierte Zusammenführung nur innerhalb der jeweiligen Einheiten statt.

Änderungen innerhalb des Datenflusses vor der Komponente *Zusammenführen* lassen sich in der Komponente selbst nur schwer nachvollziehen. Hier ist es in den meisten Fällen effektiver, die Komponente aus dem Datenfluss zu entfernen und anschließend erneut hinzuzufügen und zu konfigurieren.

Die Auswahl eines Datenflusspfads als erste oder zweite Eingabe ist nicht nur maßgebend für die Reihenfolge der Zuordnung, sondern auch für die Performance. Sie sollten den Datenflusspfad mit der geringsten Anzahl von Datenzeilen als erste Eingabe wählen.

Mit der *Zusammenführen*-Komponente können Sie einen Datenfluss auch abschließen. Dies kann gerade bei der Entwicklung eines Datenflusses hilfreich sein. Im Produktivbetrieb hingegen ist dies nicht sinnvoll.

Zum Abschluss ist noch zu erwähnen, dass die Komponente *Zusammenführen* keine Unterstützung für eine Fehlerausgabe besitzt.

Zusammenführungsjoin

Alles neu macht der Mai – und so gibt es mit SQL Server 2008 R2 für die Datenflusstransformation *Zusammenführungsverknüpfung* auch eine neue Bezeichnung. Zugegeben, das offizielle Release von SQL Server 2008 R2 fand im April 2010 und nicht im Mai statt. Knapp daneben ist auch vorbei. Und das gilt nicht nur für die hier verwendete Redensart, sondern auch für die neue Bezeichnung dieser Datenflusstransformation: *Zusammenführungsjoin*.

Die letzte Datenflusstransformation der Toolbox ist nicht nur die mit der sperrigsten Bezeichnung, sondern auch – neben den Komponenten *UNION ALL* und *Zusammenführen* – die dritte Variante zum Zusammenführen von Datenzeilen mehrerer Datenflusspfade. Wobei die Komponente *Zusammenführungsjoin* mehr der Komponente *Zusammenführen* als der Komponente *UNION ALL* ähnelt. Denn auch mit dieser Komponente werden die Datenzeilen von maximal zwei Datenflusspfaden sortiert zusammengeführt und in einem Datenflusspfad ausgegeben. Jedoch findet hierbei nicht nur eine einfache Zusammenführung der Datenzeilen statt. Vielmehr werden die Daten der Datenzeilen über eine oder mehrere Datenflussspalten miteinander verknüpft, das heißt die Datenzeilen des einen Datenflusspfads mit den Daten des anderen ergänzt. Dazu stehen Ihnen drei verschiedene Verknüpfungstypen zur Verfügung:

- **Innerer Join** Diese Verknüpfung entspricht einem `INNER JOIN` in SQL. Die Ausgabe enthält nur Datenzeilen, die in beiden Datenflusspfaden enthalten sind. Datenzeilen, zu denen es keine übereinstimmenden Daten im jeweils anderen Datenflusspfad gibt, werden nicht in die Ausgabe geleitet.
- **Linker äußerer Join** Diese Verknüpfung entspricht einem `LEFT JOIN` in SQL. Die Ausgabe beinhaltet alle Datenzeilen ausgehend von einem – dem linken – Datenflusspfad. Diese werden – soweit vorhanden – mit den Daten des anderen – des rechten – Datenflusspfads ergänzt. Daten des rechten Datenflusspfads, zu denen es keine übereinstimmenden Daten im linken Datenflusspfad gibt, sind in der Ausgabe nicht enthalten.
- **Vollständiger äußerer Join** Diese Verknüpfung entspricht einem `FULL JOIN` in SQL. Die Ausgabe enthält alle Datenzeilen beider Datenflusspfade. Datenflussspalten von Datenzeilen, zu denen es keine übereinstimmenden Daten im jeweils anderen Datenflusspfad gibt, beinhalten in der Ausgabe NULL-Werte.

Über welchen Verknüpfungstyp Sie die Datenzeilen auch miteinander verknüpfen, der Ursprung dieser Daten spielt dabei keine Rolle. Mit der Komponente *Zusammenführungsjoin* können Sie zum Beispiel Datenzeilen aus einer SQL Server-Tabelle mit den Daten einer Textdatei ergänzen.

Konfiguration

Für die Beschreibung dieser Konfiguration wird abermals das bereits bei den Komponenten *UNION ALL* und *Zusammenführen* genutzte Beispiel verwendet. Dieses Mal jedoch sollen die Daten der Kontakte mit den Daten der Ansprechpartner ergänzt werden. Um auch dieses Beispiel nachvollziehen zu können, benötigen Sie wieder einen Datenfluss mit zwei *OLE DB-Quellen*. Dazu erstellen Sie auch hierzu ein neues Paket mit einem Datenfluss und nehmen dort zwei *OLE DB-Quellen* in den Datenfluss auf. Diese konfigurieren Sie wie im Abschnitt »Zusammenführen« beschrieben.

Nach der Konfiguration der beiden *OLE DB-Quellen* ergänzen Sie den Datenfluss mit einer *Zusammenführungsjoin*-Komponente. Diese verbinden Sie nun mit den Datenflusspfaden der beiden *OLE DB-Quellen*. Auch hier öffnet sich bei der ersten Verbindung das Dialogfeld *Eingabe-/Ausgabe-Auswahl*. Im Gegensatz zu den Komponenten *UNION ALL* und *Zusammenführen* legen Sie in diesem Dialogfeld nicht die Reihenfolge der Eingaben fest, sondern deren Position – sprich: ob es sich bei dem Datenflusspfad um die linke oder rechte Eingabe handelt. Diese Auswahl hat keinen Einfluss auf die Spalten der Ausgabe. Aber sie hat Einfluss auf die Verknüpfung – insbesondere dann, wenn Sie die Datenzeilen der beiden Eingaben mit einer linken äußeren Verknüpfung zusammenführen möchten. Die Art und Weise, wie die Daten verknüpft werden sollen, konfigurieren Sie im Editor der Komponente *Zusammenführungsjoin*. Doch bevor Sie diesen öffnen können, müssen zunächst beide Datenflusspfade mit der Komponente verbunden sein. Für das aktuelle Beispiel legen Sie den Datenflusspfad der *OLE DB-Quelle* »Kontakte« als linke Eingabe und den der *OLE DB-Quelle* »Ansprechpartner« als rechte Eingabe fest.

Im *Transformations-Editor für Zusammenführungsjoin* werden die Eingabespalten der beiden Eingaben in zwei Kategorien dargestellt. Dabei sind die Kategorien nach den Komponenten benannt, deren Datenflusspfade mit der Komponente *Zusammenführungsjoin* verbunden sind. Insofern gibt es in diesem Fall die Kategorien *Kontakte* und *Ansprechpartner*. Standardmäßig wird bereits eine Verknüpfung vom Typ *Innerer Join* angeboten. Dabei werden die Sortierschlüsselspalten der beiden Eingaben für diese Verknüpfung verwendet. Die Bedeutung von Sortierschlüsselspalten kennen Sie bereits von der Komponente *Zusammenführen*. Diese automatisch erstellte Zuordnung ist nicht fest vorgegeben. Sie können die Art der Verknüpfung wie auch die dabei verwendeten Sortierschlüsselspalten jederzeit ändern.

Mit dem Listenfeld *Jointyp* – vor SQL Server 2008 R2 als *Verknüpfungstyp* bezeichnet – legen Sie den Verknüpfungstyp für die Zusammenführung fest. Durch die Einträge dieses Listenfeldes können Sie den bereits gewählten Verknüpfungstyp *Innerer Join* in die Verknüpfungstypen *Vollständiger äußerer Join* oder *Linker äußerer Join* ändern – wobei vor SQL Server 2008 R2 in diesen Bezeichnungen der Begriff *Verknüpfung* anstelle des Begriffs *Join* verwendet wird. Greifen Sie auf den Verknüpfungstyp *Linker äußerer Join* zurück, ist es mit der Schaltfläche *Eingaben vertauschen* möglich, die linke mit der rechten Eingabe zu tauschen. Dadurch werden alle Datenzeilen der vormals rechten Eingabe ausgegeben und mit den Spalten der vormals linken Eingabe ergänzt. Für das aktuelle Beispiel wählen Sie den Verknüpfungstyp *Linker äußerer Join*, behalten dabei aber die Position beider Kategorien bei.

Die Verknüpfung selbst kann über eine oder mehrere Sortierschlüsselspalten erfolgen. Falls die Sortierschlüsselspalten nicht bereits automatisch verknüpft wurden, können Sie die Verknüpfung auch manuell erstellen. Ebenso ist es möglich, die automatisch erstellte Verknüpfung mit weiteren Verknüpfungen zu ergänzen. In beiden Fällen ziehen Sie eine Sortierschlüsselspalte einer Kategorie zur entsprechenden Sortierschlüsselspalte der anderen Kategorie. Dabei müssen Sie wieder beachten, dass die Datentypen der beiden Sortierschlüsselspalten kompatibel sind. Für das aktuelle Beispiel ist die automatisch getroffene Verknüpfung genau richtig. Sie müssen an dieser Stelle nichts ändern.

HINWEIS Es können nur Sortierschlüsselspalten miteinander verknüpft werden; eine Verknüpfung über nicht sortierte Spalten ist nicht möglich.

Miteinander verknüpfte Sortierschlüsselspalten erkennen Sie zum einen an der Verbindungslinie und zum anderen in der jeweiligen Kategorie durch die aktivierte Eigenschaft *Joinschlüssel* – vor SQL Server 2008 R2 als *Verknüpfungsschlüssel* bezeichnet. Durch das Deaktivieren dieser Eigenschaft können Sie eine Verknüpfung auch wieder entfernen.

HINWEIS Bei der Verknüpfung der Sortierschlüsselspalten muss die Sortierreihenfolge eingehalten werden. Dies bedeutet, dass zunächst die Sortierschlüsselspalten der Sortierreihenfolge 1 verknüpft werden müssen, bevor eine Verknüpfung der Sortierschlüsselspalten der Sortierreihenfolge 2 möglich ist. Des Weiteren können nur Sortierschlüsselspalten mit der gleichen Sortierreihenfolge verknüpft werden. So wird zum Beispiel eine Verknüpfung einer Sortierschlüsselspalte der Sortierreihenfolge 1 mit einer der Sortierreihenfolge 2 nicht unterstützt.

Nachdem die Verknüpfung über die Sortierschlüsselspalten abgeschlossen ist, muss noch die Ausgabe definiert werden. Dazu wählen Sie in den beiden Kategorien die Eingabespalten aus, die nach der Ausführung der Komponente weiterhin im Datenfluss enthalten sein sollen. Nach dieser Auswahl stehen die gewählten Eingabespalten im unteren Bereich des Editors zur Verfügung. Alternativ können Sie dort diese Auswahl auch über die Listenfelder *Eingabe* und *Eingabespalte* treffen. Hier legen Sie zunächst im Listenfeld *Eingabe* die Kategorie fest, in der sich die Eingabespalte befindet, um diese dann im Listenfeld *Eingabespalte* zu wählen. Zu jeder gewählten Eingabespalte kann im Eingabefeld *Ausgabealias* eine Bezeichnung vergeben werden, unter der diese im Datenflusspfad zur Verfügung steht.

In Abbildung 12.48 sehen Sie die Konfiguration des beschriebenen Beispiels. Durch den Verknüpfungstyp *Linker äußerer Join* sind nach der Ausführung dieser Komponente grundsätzlich alle Daten der Eingabe *Kontakte* im Datenfluss enthalten. Diese Daten werden über den Wert der Eingabespalte *KontaktID* mit den Daten der Eingabe *Ansprechpartner* ergänzt. Um es kurz zu sagen: Sofern es zu einem Kontakt keinen Ansprechpartner gibt, wird die Datenzeile des Kontakts trotzdem in den Datenfluss geleitet. Die Eingabespalten der Eingabe *Ansprechpartner* bleiben in diesem Fall leer. Gibt es hingegen zu einem Kontakt mehrere Ansprechpartner, wird pro Ansprechpartner eine Datenzeile mit den entsprechenden Daten zum Kontakt und Ansprechpartner in den Datenfluss geleitet.

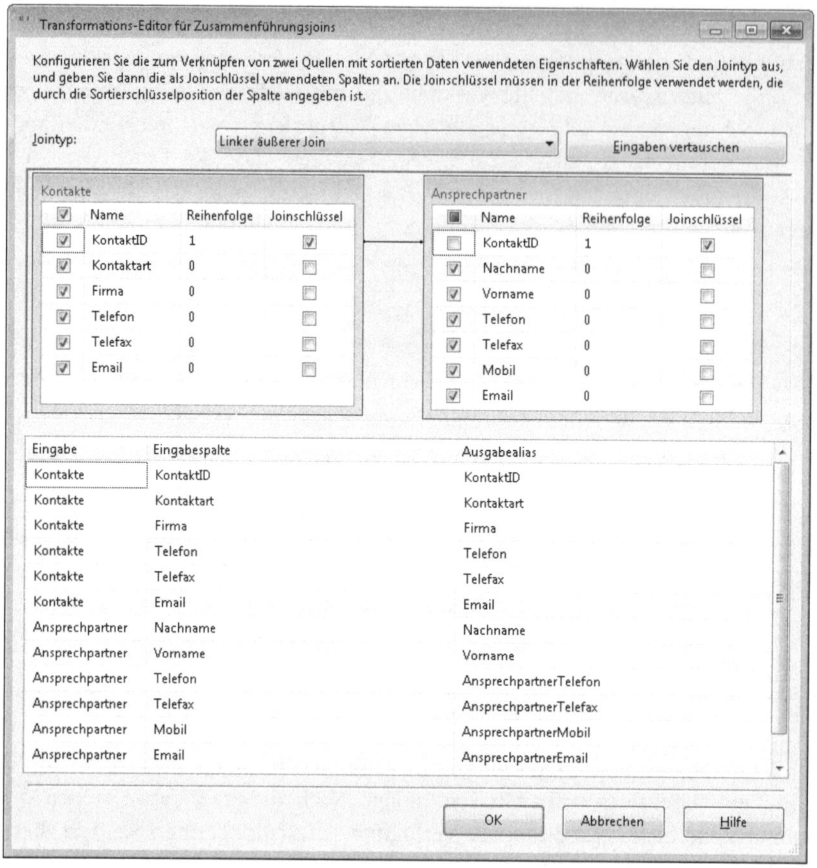

Abbildung 12.48 Die Datenflusstransformation *Zusammenführungsverknüpfung*

BEGLEITDATEIEN Sie finden dieses Beispiel im Paket »BSP12_007«.

Soweit zu den Konfigurationsmöglichkeiten des Editors. Zwar steht für diese Komponente kein Erweiterter Editor zur Verfügung, dafür aber enthält das *Eigenschaften*-Fenster zwei zusätzliche Eigenschaften. Die Eigenschaft *TreatNullsAsEqual* bestimmt das Verhalten von NULL-Werten in miteinander verknüpften Sortierschlüsselspalten. Enthält diese Eigenschaft den Wert *True*, werden NULL-Werte wie andere Werte behandelt und die Datenzeilen in die Ausgabe geleitet. Enthält die Eigenschaft jedoch den Wert *False*, erfolgt keine Ausgabe dieser Datenzeilen. Die zweite Eigenschaft *MaxBuffersPerInput* bietet eine Möglichkeit, die Performance dieser Komponente zu beeinflussen. Die in dieser Eigenschaft angegebene Zahl entspricht der maximalen Anzahl an Puffern, die der Komponente für die Ausführung zur Verfügung gestellt werden. Mehrere Puffer bewirken nicht nur eine schnellere Verarbeitung, sondern belegen auch mehr Arbeitsspeicher. Eine Änderung dieser Eigenschaft sollte von daher gut überlegt sein. Je mehr Puffer Sie angeben, desto weniger Arbeitsspeicher steht für andere Datenflusskomponenten zur Verfügung. In der Regel ist der Standardwert von fünf Puffern ein optimaler Wert. Nicht so optimale Werte sind Werte kleiner als 1. Hierbei verwendet die Komponente so viele Puffer wie möglich – und somit auch so viel Arbeitsspeicher wie möglich. Bei einer solchen Konfiguration kann es durchaus vorkommen, dass das Paket nicht vollständig ausgeführt wird, da für die weiteren Datenflusskomponenten kein Arbeitsspeicher mehr verfügbar ist.

Hinweise

Bei den Verknüpfungstypen *Innerer Join* und *Linker äußerer Join* hat die Wahl des Datenflusspfads als linke Eingabe Auswirkungen auf die Performance. Sie sollten für diese Eingabe den Datenflusspfad mit den wenigsten Datenzeilen verwenden.

Wie die Komponente *Zusammenführen* reagiert auch diese Komponente recht schwerfällig auf nachträgliche Änderungen an Datenflussspalten in den eingehenden Datenflusspfaden. In manchen Fällen erhalten Sie anstelle des Editors nur noch Meldungen. In einem solchen Fall müssen Sie die Komponente aus dem Datenfluss entfernen, um sie anschließend wieder neu hinzuzufügen und zu konfigurieren.

Die *Zusammenführungsjoin*-Komponente bietet zwar einen Datenflusspfad an, kann aber auch zum Abschluss eines Datenflusses verwendet werden.

Das hier verwendete Beispiel wurde in erster Linie zur besseren Darstellung der Unterschiede zwischen den drei Komponenten *UNION ALL*, *Zusammenführen* und *Zusammenführungsjoin* verwendet. In der Praxis hingegen sollten Sie Daten, die aus ein und derselben Datenquelle stammen, bereits bei der Ermittlung der Daten per SQL verknüpfen. Bei dieser Variante wird nur das Ergebnis dieser Verknüpfung extrahiert, während bei der im Beispiel verwendeten Variante alle Daten der beiden Tabellen extrahiert werden. Diese Empfehlung gilt natürlich nur, wenn die Datenquellen auch SQL unterstützen.

Die Komponente *Zusammenführungsjoin* bietet – wie auch die Komponenten *UNION ALL* und *Zusammenführen* – keine Fehlerausgabe an.

Zusammenfassung

Im Datenfluss stehen Ihnen insgesamt 29 Datenflusstransformationen zur Verfügung. 29 Datenflusstransformationen, mit denen Sie die extrahierten Daten syntaktisch und semantisch transformieren können – und mit denen Ihnen ein breites Spektrum an Funktionalität geboten wird. Mit den Datenflusstransformationen können Sie die Daten im Datenfluss aggregieren, sortieren, konvertieren, normalisieren, standardisieren, formatieren, zusammenführen, verknüpfen, ergänzen, verändern, filtern, aufteilen, verteilen, zählen und vieles mehr.

Der tatsächliche Vorteil dieser vielfältigen Funktionalität aber liegt in den unzähligen Kombinationsmöglichkeiten der Datenflusskomponenten. Von diesen kennen Sie nun schon die sechs Datenflussquellen zum Extrahieren der Daten plus die 29 Datenflusstransformationen aus diesem Kapitel. Dies sind insgesamt bereits 35 Datenflusskomponenten, die Ihnen im Datenfluss zur Verfügung stehen. Dazu kommen noch zwölf Datenflussziele, über die die extrahierten und transformierten Daten in die Datenziele geladen werden – und diese lernen Sie im nächsten Kapitel kennen.

Kapitel 13

Datenflussziele

In diesem Kapitel:

Die in einem Datenfluss extrahierten und transformierten Daten werden letztendlich über die Datenflussziele in das Datenziel geladen. In diesem Kapitel lernen Sie die einzelnen Datenflussziele kennen.

Definition und Konfiguration

So wie es für das Extrahieren von Daten die Datenflussquellen und für deren Transformation die Datenflusstransformationen gibt, stellt SSIS für das Laden der Daten die Datenflussziele zur Verfügung. Von daher sind die Datenflussziele als das »L« von ETL zu verstehen – und so wie das »L« der letzte Buchstabe dieser Abkürzung ist, schließt auch ein Datenflussziel einen Datenfluss ab.

SSIS bietet insgesamt zwölf verschiedene Datenflussziele an. Hinzu kommt die bereits in Kapitel 12 beschriebene *Skriptkomponente*, die unter anderem auch als Datenflussziel fungieren kann. Mit diesen Datenflusszielen sind Sie in der Lage, die Daten des Datenflusses in unterschiedlichste Datenziele zu laden – in Tabellen verschiedener Datenbanken, in Dateien, in Paketvariablen sowie in Dimensionen, Partitionen und Data Mining-Modelle. Zu jedem Datenflussziel steht für die Konfiguration ein eigener Editor zur Verfügung. Ergänzend zu diesen Editoren kann bei einigen Datenflusszielen auch der Erweiterte Editor verwendet werden. Die Ausnahmen stellen hier die Datenflussziele *DataReader-Ziel*, *Recordsetziel* und *SQL Server Compact-Ziel* dar, ist für deren Konfiguration doch nur der Erweiterte Editor verfügbar.

Die Konfiguration der einzelnen Datenflussziele erfolgt im Grunde genommen immer nach dem gleichen Schema. Als Erstes ist das Datenflussziel mit einem Datenflusspfad zu verbinden. Nur so stehen die Datenflussspalten im Editor des Datenflussziels zur Verfügung – und nur so können diese dort den Spalten des Datenziels zugeordnet werden. Bevor diese Zuordnung jedoch stattfinden kann, muss im Editor ein Verbindungs-Manager zum eigentlichen Datenziel gewählt werden. Dies ist bei fast allen Datenflusszielen notwendig. Die Ausnahmen sind hier die Datenflussziele *DataReader-Ziel*, *Recordsetziel* und *Rohdatendatei-Ziel*. Während beim letztgenannten der Speicherort direkt angegeben wird, werden bei den ersten beiden die Daten in einer Paketvariablen gespeichert. Bei den übrigen Datenflusszielen – mit Ausnahme des *Flatfileziels* – ist die Definition des Datenziels mit der Auswahl eines Verbindungs-Managers noch nicht vollständig. Komplett wird die Definition erst mit der Auswahl der Zieltabelle – der Tabelle, in die die Daten des Datenflusses geladen werden. Wobei an dieser Stelle der Begriff *Zieltabelle* auch für die Dimension, die Partition oder das Data Mining-Modell steht, das Sie in den Datenflusszielen *Dimensionsverarbeitung*, *Partitionsverarbeitung* oder *Data Mining-Modelltraining* zur Definition des Datenziels auswählen.

Nachdem die Definition des Datenziels vollständig ist, kann die Zuordnung der Datenflussspalten zu den Spalten des Datenziels erfolgen. Diese Zuordnung findet ebenso immer nach ein und demselben Schema statt. Der Editor bietet hierzu zwei Varianten, für die er entweder eine Seite oder eine Registerkarte zur Verfügung stellt. Die erste Variante ist die schnellere, erfolgt hierbei doch die Spaltenzuordnung per Drag & Drop. Von der Kategorie *Verfügbare Eingabespalten* werden die einzelnen Datenflussspalten zu den Spalten des Datenziels gezogen, die in der Kategorie *Verfügbare Zielspalten* enthalten sind. Die zweite Variante dauert zwar etwas länger, ist dafür aber gründlicher. Hier wird zu jeder Spalte des Datenziels die jeweilige Datenflussspalte im Listenfeld *Eingabespalte* gewählt. Diese Variante empfiehlt sich gerade dann, wenn sich die Reihenfolgen der Spalten innerhalb der beiden Kategorien stark unterscheiden.

HINWEIS Bei der Spaltenzuordnung muss darauf geachtet werden, dass die Datentypen der Datenflussspalten denen des Datenziels entsprechen. Nicht alle Editoren zeigen inkompatible Zuordnungen als Fehler an. Bei einigen erkennen Sie dies erst im Datenfluss-Designer.

Ein Datenfluss kann je nach erfolgten Transformationen mehr Datenflussspalten enthalten, als letztendlich in das Datenziel geladen werden müssen. Insofern ist es im Editor auch nicht zwingend erforderlich, alle Datenflussspalten zu Spalten des Datenziels zuzuordnen. Auch ist es nicht erforderlich, dass allen Spalten des Datenziels Datenflussspalten zugewiesen sind. Sofern eine Spalte des Datenziels keine Daten aus dem Datenfluss erhalten soll, wählen Sie im Listenfeld *Eingabespalte* anstelle einer Datenflussspalte den Eintrag *<ignorieren>*. Handelt es sich bei dem Datenziel jedoch um eine Tabelle in einer Datenbank, sollten Sie sich vergewissern, dass die Spalte bei einem neuen Datensatz auch leer sein darf – oder um es in T-SQL zu sagen: ob diese mit der Eigenschaft `NULL` definiert ist. Sofern diese Spalte jedoch die Einschränkung `NOT NULL` besitzt, muss dieser Spalte eine Datenflussspalte zugeordnet sein. Ohne eine solche Zuordnung erhält die Spalte des Datenziels keinen Wert, wodurch der Ladevorgang fehlerhaft beendet wird. Im Übrigen geschieht dies auch, wenn Sie einer solchen Spalte zwar eine Datenflussspalte zugeordnet haben, diese aber beim Ladevorgang keinen Wert enthält.

Bei einigen Datenflusszielen kann die Zieltabelle über eine Paketvariable angegeben werden. Um die Spalten des Datenflusses den Spalten des Datenziels zuordnen zu können, muss die Paketvariable bereits einen Wert enthalten. Nur so können die Spalten der in der Paketvariablen angegebenen Zieltabelle ermittelt und letztendlich den Datenflussspalten zugeordnet werden. Nun mag es zwar für die Paketausführung recht flexibel sein, die Zieltabelle über eine Paketvariable anzugeben, jedoch trifft diese Flexibilität nicht auf die in der Spaltenzuordnung verwendeten Spalten des Datenziels zu. Diese sind fix und werden nicht verändert – auch wenn die Paketvariable bei der Paketausführung eine andere Zieltabelle als bei der Konfiguration enthält. Insofern müssen die Spalten der in der Paketvariablen angegebenen Zieltabelle immer den Spalten entsprechen, die bei der Konfiguration des Datenflussziels den Datenflussspalten zugeordnet wurden.

Einen Großteil der Spaltenzuordnung nimmt Ihnen bereits der Editor ab. Dieser ordnet die Datenflussspalten anhand deren Bezeichnungen und Datentypen automatisch den Spalten des Datenziels zu. Dieser automatischen Zuordnung sollten Sie jedoch nicht blind vertrauen. Im Gegenteil – Sie sollten die automatische Zuordnung sorgfältig prüfen. Insbesondere dann, wenn Bezeichnungen einiger Datenflussspalten mit denen der Spalten des Datenziels übereinstimmen, Sie aber nicht die Werte der gleichnamigen, sondern Werte anderer Datenflussspalten in das Datenziel laden möchten.

Ergänzend zur Konfiguration des Datenziels bieten einige Editoren die Konfiguration einer Fehlerausgabe an. Jedoch nur für den Fall eines allgemeinen Fehlers; eine Fehlerausgabe für den speziellen Fall *Abschneiden* gibt es bei den Datenflusszielen nicht. Sie müssen deshalb im Datenfluss selbst dafür sorgen, dass die Werte der Datenflussspalten den Größen der Zielspalten entsprechen. Falls dies nicht geschieht, wird die Ausführung des Datenflussziels fehlerhaft beendet. Die Konfiguration einer Fehlerausgabe für den allgemeinen Fehler bietet Ihnen die bekannten drei Möglichkeiten *Fehler bei Komponente*, *Fehler ignorieren* und *Zeile umleiten*. Mehr zur Konfiguration einer Fehlerausgabe lesen Sie in Kapitel 10.

Natürlich hat jedes der zwölf Datenflussziele auch seine Besonderheiten. Einige verlangen eine besondere Konfiguration des Datenziels an sich, bei anderen wiederum kann der Ladevorgang speziell konfiguriert werden. Diese Besonderheiten und deren Konfiguration werden Ihnen nun zu jedem einzelnen Datenflussziel vorgestellt.

ADO NET Destination

Das Datenflussziel *ADO NET Destination* bietet – wie sein Pendant, die Datenflussquelle *ADO NET-Quelle* – den Zugriff auf Datenziele über die .NET-Datenbieter. Dazu gehören die .NET-Datenbieter für SQL Server und Oracle wie auch zu ODBC und die 23 Datenanbieter der *.NET-Anbieter für OLE DB*. Gerade der Datenzugriff per ODBC macht dieses Datenflussziel so wertvoll, ist es doch das Einzige, mit dem Sie Daten über eine ODBC-Schnittstelle in ein Datenziel laden können.

Konfiguration

Die Konfiguration des Datenflussziels *ADO NET Destination* findet in den drei Seiten des *ADO.NET-Ziel-Editors* statt. Auf der Seite *Verbindungs-Manager* – zu sehen in Abbildung 13.1 – legen Sie zunächst im gleichnamigen Listenfeld den Verbindungs-Manager fest, über den die Verbindung zum Datenziel hergestellt wird. Dabei kann es sich um einen *ADO.NET-Verbindungs-Manager*, eine Projektdatenquelle oder auch um eine Datenquellensicht handeln. Mehr zu den Möglichkeiten dieser Verbindungs-Manager lesen Sie in Kapitel 6. Anschließend legen Sie im Listenfeld *Tabelle oder Sicht verwenden* die Zieltabelle fest. Hier können Sie die Zieltabelle entweder direkt wählen oder aber auch eine Sicht, über die die Daten letztendlich in eine Zieltabelle geladen werden.

Sofern die Zieltabelle in dem gewählten Datenziel nicht existiert, haben Sie über die Schaltfläche *Neu* die Möglichkeit, dort eine neue Tabelle anzulegen. Nach einem Klick auf diese Schaltfläche wird das Dialogfeld *Tabelle erstellen* geöffnet, das eine entsprechende `CREATE TABLE`-Anweisung zum Erstellen der Tabelle enthält. Dabei übernimmt die `CREATE TABLE`-Anweisung die Bezeichnung des aktuellen Datenflussziels als Tabellennamen, während die Definition der Spalten von den Spaltennamen und Datentypen der Datenflussspalten abgeleitet wird. Beides – Tabellenname wie auch die Spaltendefinition – können Sie im Dialogfeld natürlich auch entsprechend anpassen, wobei Sie hier die Syntax des gewählten Datenziels verwenden müssen. Sofern die `CREATE TABLE`-Anweisung syntaktisch korrekt ist, wird die Tabelle direkt nach einem Klick auf *OK* erstellt. Die so erzeugte Tabelle ist anschließend im Listenfeld *Tabelle oder Sicht verwenden* enthalten und auch bereits ausgewählt.

Ergänzend zur Auswahl des Verbindungs-Managers und der Zieltabelle stellt Ihnen der Editor noch einen Einblick in die gewählte Zieltabelle zur Verfügung. Mit der Schaltfläche *Vorschau* erhalten Sie ein Dialogfeld, das Ihnen die ersten 200 Datensätze der gewählten Zieltabelle anzeigt. Ein solcher Blick in die Daten kann in manchen Fällen recht nützlich sein – beispielsweise um zu prüfen, ob die korrekte Tabelle oder Sicht gewählt wurde.

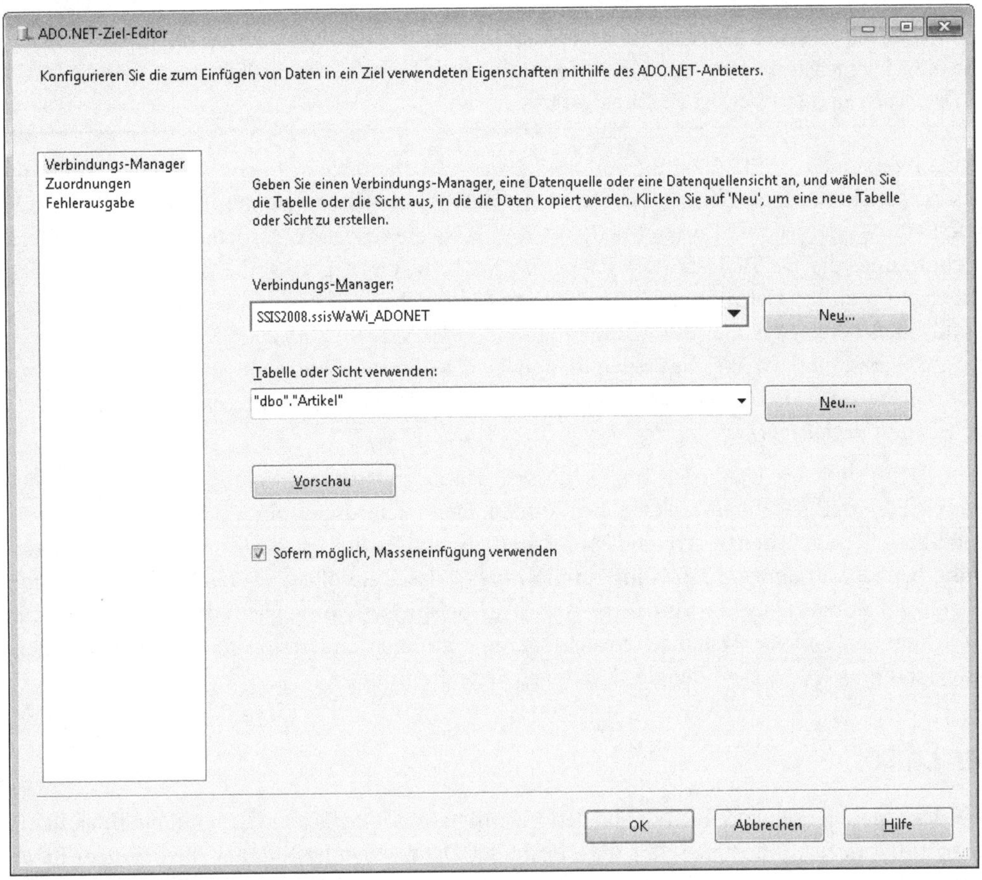

Abbildung 13.1 Der *ADO.NET-Ziel-Editor* zur Datenflussquelle *ADO NET Destination*

Die letzte Eigenschaft dieser Seite bietet Ihnen die Möglichkeit, die Performance des Ladevorgangs zu verbessern. Durch Aktivieren der Eigenschaft *Sofern möglich, Masseneinfügung verwenden* wird für den Ladevorgang die Schnittstelle *SqlBulkCopy* des Datenanbieters *SqlClient Data Provider* genutzt. Hierbei erfolgt der Ladevorgang letztendlich nicht über einzelne `INSERT`-Anweisungen, sondern mit dem weitaus schnelleren T-SQL-Befehl `BULK INSERT`. Insofern hat diese Eigenschaft auch nur dann eine Auswirkung auf den Ladevorgang, wenn der in der Komponente *ADO NET Destination* verwendete Verbindungs-Manager auf dem .NET-Datenanbieter *SqlClient Data Provider* basiert. Von daher auch der Zusatz *Sofern möglich* in der Bezeichnung dieser Eigenschaft.

Der Zusatz *Sofern möglich* gilt auch für die Eigenschaft selbst. Diese Eigenschaft wurde mit SQL Server 2008 R2 relativ unbemerkt in SSIS eingeführt. Entgegen den Ankündigungen gibt es nun also doch eine neue Funktionalität in SSIS 2008 R2. Eine Funktionalität, über die man sich freuen und auch ärgern kann. Freuen können Sie sich über eine bessere Performance des Ladevorgangs – sofern es sich beim Datenziel um einen SQL Server handelt. Ärgerlich ist, dass durch diese Eigenschaft eine komplett neue Version des Datenflussziels *ADO NET Destination* in SSIS 2008 R2 enthalten ist. Dies bedeutet, dass ein in SSIS 2008 R2 verwendetes Datenflussziel *ADO NET Destination* in SSIS 2008 nicht erkannt wird.

ACHTUNG Pakete, die mit SSIS 2008 R2 erstellt wurden und das Datenflussziel *ADO NET Destination* verwenden, können auch nur mit SSIS 2008 R2 ausgeführt werden. In SSIS 2008 lassen sich solche Pakete weder ausführen, noch wird das Datenflussziel *ADO NET Destination* im Entwurfsmodus als solches erkannt.

Falls Sie mit beiden Versionen – SSIS 2008 R2 und SSIS 2008 – arbeiten, bleibt Ihnen bei der Verwendung dieses Datenflussziels nichts anderes übrig, als die mit SSIS 2008 R2 erstellten bzw. modifizierten Pakete für den Einsatz in SSIS 2008 anzupassen. Konkret bedeutet dies, dass Sie das XML des Pakets manuell ändern müssen. Zur Erinnerung: die DTSX-Datei des Pakets ist XML. Insofern gilt es, die Stellen im XML zu finden, in denen das Datenflussziel *ADO NET Destination* beschrieben ist. Dort ändern Sie die Beschreibung des Datenflussziels derart, dass dieses nicht mehr als eines der Version SSIS 2008 R2, sondern als eines der Version SSIS 2008 erkannt wird. Welche Stellen dies genau sind und was in der Beschreibung konkret zu ändern ist, erfahren Sie im *SSIS Team Blog* – mehr dazu unter *http://blogs.msdn.com/b/mattm/archive/2010/05/14/ado-net-destination-package-format-change-in-sql-2008-r2.aspx*.

Nachdem Sie die Definition des Datenziels abgeschlossen haben, müssen Sie nur noch die Spalten des Datenflusses den Spalten der gewählten Zieltabelle zuordnen. Diese Zuordnung findet auf der Seite *Zuordnungen* in der eingangs beschriebenen Art und Weise statt. Grundsätzlich ist die Konfiguration mit der Spaltenzuordnung beendet. Ergänzend zur Konfiguration bietet das Datenflussziel *ADO NET Destination* die Möglichkeit einer Fehlerausgabe an. Auf diese Art ist es beispielsweise möglich, die Datenzeilen, die aufgrund eines Fehlers nicht in das Datenziel geladen werden, in einen anderen Datenflusspfad zu leiten. Die Fehlerausgabe konfigurieren Sie auf der gleichnamigen Seite des Editors.

Erweiterter Editor

Der Erweiterte Editor bietet zusätzlich noch die beiden Eigenschaften *BatchSize* und *CommandTimeout* an. Mit der Eigenschaft *BatchSize* können Sie selbst die Anzahl der Datenzeilen bestimmen, die in einem Batch an das Datenziel übergeben werden. Behalten Sie jedoch den Standardwert bei, enthält ein Batch immer die Datenzeilen eines Puffers. Durch den Ladevorgang erfolgt ein Datenzugriff – und wo ein Datenzugriff ist, darf ein Timeout-Wert nicht fehlen. Diesen geben Sie in der Eigenschaft *CommandTimeout* an. Erfolgt nach der dort angegebenen Zeit keine Rückmeldung vom Datenziel, wird der Vorgang fehlerhaft beendet. Wobei es auch hier – wie bei den anderen Eigenschaften zum Timeout-Wert – mit dem Wert 0 keine Begrenzung für den Datenzugriff gibt.

Hinweise

Das Datenflussziel *ADO NET Destination* ist das einzige Datenflussziel, mit dem Sie Daten in ein Datenziel per ODBC laden können. Dazu muss ein *ADO.NET-Verbindungs-Manager* verwendet werden, der auf dem .NET-Datenanbieter *Odbc Data Provider* basiert.

Einige der mit SQL Server 2008 eingeführten Datentypen werden von der Komponente *ADO NET Destination* nicht unterstützt. Dazu gehören auch die Datentypen *Hierarchyid*, *Geometry* und *Geography*. Nicht nur, dass in Spalten mit diesen Datentypen keine Daten geladen werden können, solche Spalten verhindern auch so manche Spaltenzuordnung zu Spalten mit unterstützten Datentypen. Angenommen, Sie möchten die Daten des Datenflusses in eine Tabelle laden, die aus insgesamt vier Spalten besteht. Alle Spalten der Tabelle sind vom Datentyp *Integer* – bis auf die dritte Spalte, die vom Datentyp *Geometry* ist. In diesem Fall bietet die Kategorie *Verfügbare Zielspalten* im Editor nur die ersten beiden Spalten für den Ladevorgang an. Weder die nicht unterstützte Spalte vom Datentyp *Geometry* noch die nachfolgende Spalte mit dem eigentlich unterstützten Datentyp *Integer* sind in der Kategorie aufgelistet. Falls Sie beim Ladevorgang die Daten in die ersten beiden und in die vierte Spalte laden wollen, müssen Sie als Zieltabelle eine Sicht verwenden. Diese darf logischerweise nur die ersten beiden und die vierte Spalte der Tabelle enthalten.

Daten aus Datenflussspalten vom Datentyp *DT_DBTIME* oder *DT_DBTIME2* können nur in Spalten vom Datentyp *Time* geladen werden. Das Laden solcher Daten in Spalten mit den Datentypen *Datetime*, *Datetime2* und *Datetimeoffset* wird nicht unterstützt. Die Konfiguration nimmt eine solche Zuordnung zwar kommentarlos an, die Paketausführung aber wird fehlerhaft beendet.

Bei aktivierter Eigenschaft *Sofern möglich, Masseneinfügung verwenden* muss das Benutzerkonto, über das das Paket ausgeführt wird, der SQL Server-Rolle *bulkadmin* oder *sysadmin* zugeordnet sein.

ADO NET Destination und IDENTITY-Spalten

Mit dem Datenflussziel *ADO NET Destination* ist es nicht möglich, Daten in eine Spalte zu laden, die die Eigenschaft `IDENTITY` verwendet. Der Editor bietet Ihnen keine Möglichkeit, die `IDENTITY`-Funktion speziell für den Ladevorgang zu deaktivieren. Von daher muss die Deaktivierung der `IDENTITY`-Funktion bereits vor dem Datenfluss erfolgen – und natürlich nach dem Datenfluss auch wieder aktiviert werden. Dazu fügen Sie in der Ablaufsteuerung vor dem *Datenflusstask*, der den Ladevorgang enthält, das Ablaufsteuerungselement *Task 'SQL ausführen'* mit folgender T-SQL-Anweisung ein.

```
SET IDENTITY_INSERT <Tabellenname> ON
```

Mit dieser T-SQL-Anweisung wird die `IDENTITY`-Funktion deaktiviert. Nach dem *Datenflusstask* ergänzen Sie die Ablaufsteuerung mit einem weiteren *Task 'SQL ausführen'*. In diesem wird nun die `IDENTITY`-Funktion mit der folgenden T-SQL-Anweisung wieder aktiviert.

```
SET IDENTITY_INSERT <Tabellenname> OFF
```

Wichtig bei diesem Ablauf ist der Verbindungs-Manager. Für die beiden Ablaufsteuerungselemente *Task 'SQL ausführen'* und auch für das Datenflussziel muss ein und derselbe Verbindungs-Manager verwendet werden. Ebenso wichtig ist, dass der Verbindungs-Manager die Verbindung nicht nach Ausführung der einzelnen Ablaufsteuerungselemente beendet. Vielmehr müssen alle drei Ablaufsteuerungselemente – die beiden *Task 'SQL ausführen'* und der *Datenflusstask* – ein und dieselbe Verbindung verwenden. Insofern ist bei dem Verbindungs-Manager die Eigenschaft *RetainSameConnection* zu aktivieren. Mehr zur Eigenschaft *RetainSameConnection* erfahren Sie in Kapitel 6.

Data Mining-Modelltraining

Bevor Sie mit Vorhersehe-Abfragen von einem Data Mining-Modell brauchbare Informationen entnehmen können, muss dieses zunächst trainiert werden. Für ein solches Training benötigen Sie Daten. Daten, die Sie in einem Datenfluss aus verschiedenen Datenquellen extrahieren und entsprechend transformieren können, um mit diesen dann letztendlich das Data Mining-Modell über das Datenflussziel *Data Mining-Modelltraining* zu trainieren.

Konfiguration

Für die Konfiguration des Datenflussziels *Data Mining-Modelltraining* steht der *Trainings-Editor für Data Mining-Modelle* zur Verfügung, der aus zwei Registerkarten besteht. Auf der ersten Registerkarte legen Sie die Miningstruktur fest, deren Data Mining-Modelle über das Datenflussziel trainiert werden sollen. Die Zuordnung der Datenflussspalten zu den Spalten der Miningstruktur findet auf der zweiten Registerkarte statt. Abbildung 13.2 zeigt Ihnen die erste Registerkarte *Verbindung* mit der Auswahl der Miningstruktur.

Der Zugriff auf die Miningstrukturen erfolgt über einen *Analysis Services-Verbindungs-Manager*. Dieser kann eine Verbindung zu einer Analysis Services-Datenbank oder aber auch zu einem Analysis Services-Projekt herstellen. Den Verbindungs-Manager wählen Sie im gleichnamigen Listenfeld. Anschließend legen Sie im Listenfeld *Miningstruktur* die Miningstruktur fest, deren Data Mining-Modelle mit diesem Datenflussziel trainiert werden sollen. Diese Data Mining-Modelle sehen Sie nach der Auswahl der Miningstruktur in der Ausgabe *Miningmodelle*. Alternativ zur Auswahl einer Miningstruktur ist es auch möglich, eine neue Miningstruktur inklusive Data Mining-Modell über die Schaltfläche *Neu* anzulegen. Dabei werden Sie vom *Data Mining-Assistenten* unterstützt. Mehr zum *Data Mining-Assistenten* und der Definition einer Miningstruktur mitsamt Data Mining-Modell entnehmen Sie der SQL Server Online-Dokumentation. Nachdem die Miningstruktur gewählt ist, müssen Sie nur noch die Datenflussspalten den Spalten der Miningstruktur zuordnen. Diese Zuordnung erfolgt auf der Registerkarte *Spalten* in der im Anfang dieses Kapitels beschriebenen Art und Weise.

HINWEIS Bei der Spaltenzuordnung muss zu jeder Spalte der Miningstruktur eine Datenflussspalte zugewiesen werden.

Mit der Zuordnung der Spalten ist die Konfiguration der Komponente *Data Mining Modelltraining* auch bereits beendet. Ein Erweiterter Editor steht nicht zur Verfügung.

Hinweise

Über den Kontextmenübefehl *Miningmodell bearbeiten* des Datenflussziels können Sie direkt in die Entwurfsansicht der gewählten Miningstruktur wechseln. Sofern die Miningstruktur Spalten mit den Inhaltstypen *Key Time* oder *Key Sequence* enthält, muss der Datenfluss nach diesen Spalten sortiert sein. Mehr zu den Inhaltstypen von Spalten einer Miningstruktur entnehmen Sie der SQL Server Online-Dokumentation. Das Datenflussziel *Data Mining-Modelltraining* unterstützt keine Fehlerausgabe.

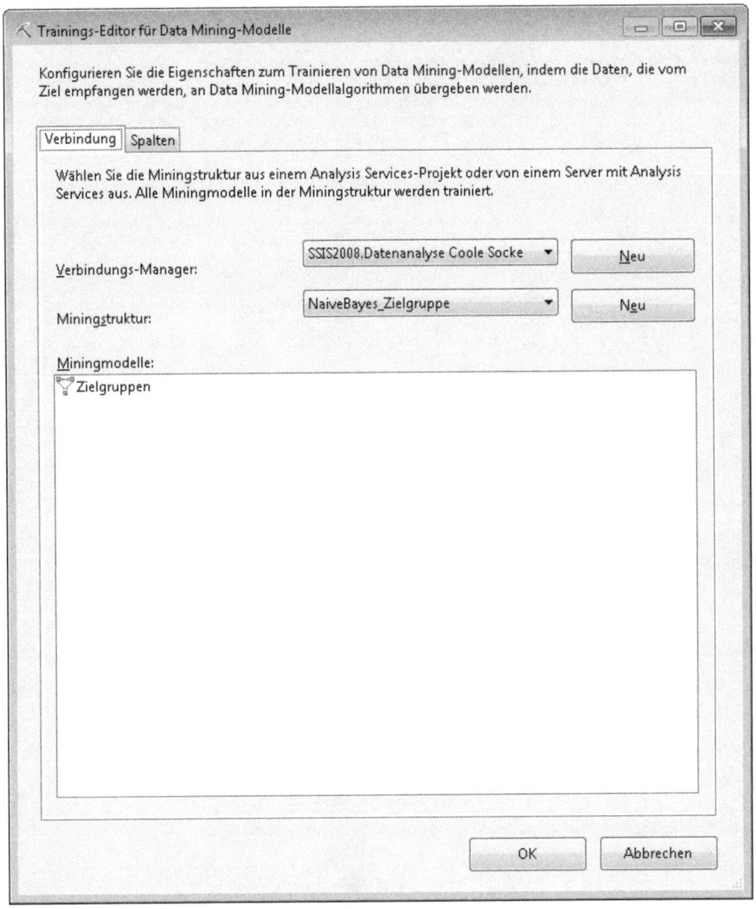

Abbildung 13.2 Das Datenflussziel *Data Mining-Modelltraining*

DataReader-Ziel

Das Datenflussziel *DataReader-Ziel* speichert die Daten eines Datenflusses in einem DataReader-Objekt. Dieses DataReader-Objekt ermöglicht es Ihnen, einen Datenfluss – oder vielmehr ein Paket – als Datenquelle in einer Anwendung zu verwenden – zum Beispiel als Datenquelle in einem Bericht von SQL Server Reporting Services.

Konfiguration

Das *DataReader-Ziel* stellt für die Konfiguration keinen eigenen Editor, sondern lediglich den Erweiterten Editor zur Verfügung. Dies ist auch absolut ausreichend, sind die Konfigurationsmöglichkeiten dieses Datenflussziels doch recht überschaubar. Als Erstes geben Sie dem DataReader-Objekt in der Eigenschaft *Name* der Registerkarte *Komponenteneigenschaften* eine Bezeichnung. Unter dieser Bezeichnung steht das DataReader-Objekt für andere Anwendungen zur Verfügung. So wird zum Beispiel mit dem *DataReader-Ziel* aus Abbildung 13.3 das DataReader-Objekt »ArtikelEinkauf« erstellt.

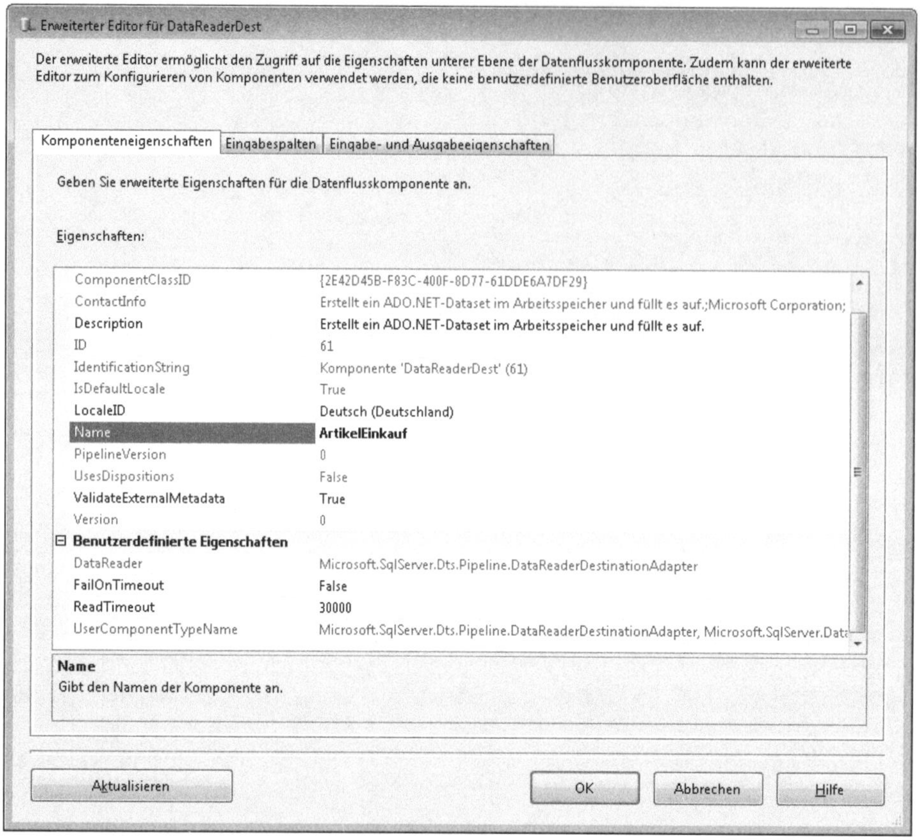

Abbildung 13.3 Der Erweiterte Editor zum *DataReader-Ziel*

Das DataReader-Objekt selbst ist nur so lange verfügbar, wie eine Anwendung darauf zugreift. Erfolgt jedoch kein Zugriff auf das DataReader-Objekt, bleibt es so lange bestehen, wie es der Wert in der Eigenschaft *ReadTimeout* zulässt. Standardmäßig sind dies 30 Sekunden. Erfolgt nun innerhalb dieser 30 Sekunden – oder eines anderen angegebenen Zeitraums – kein Zugriff auf das DataReader-Objekt, gibt es zwei Möglichkeiten, wie das *DataReader-Ziel* darauf reagiert. Beide Möglichkeiten sind abhängig von der Eigenschaft *FailOnTimeout*. Durch den Standardwert *False* dieser Eigenschaft wird das *DataReader-Ziel* nach Verstreichen des angegebenen Zeitraums erfolgreich beendet. Ändern Sie jedoch den Wert auf *True*, endet die Ausführung des *DataReader-Ziels* fehlerhaft.

Nach der Konfiguration der drei Eigenschaften *Name*, *ReadTimeout* und *FailOnTimeout* ist nur noch die Struktur des DataReader-Objekts zu definieren. Diese legen Sie auf der Seite *Eingabespalten* durch die Auswahl der Datenflussspalten fest, deren Werte im DataReader-Objekt gespeichert werden sollen. Falls Sie für die gewählten Spalten andere Bezeichnungen im DataReader-Objekt verwenden möchten, geben Sie diese pro Spalte im Eingabefeld *Ausgabealias* an. Das hier ebenso verfügbare Listenfeld *Verwendungstyp* mit den Einträgen *READONLY* und *READWRITE* hat bei dem *DataReader-Ziel* keine Bedeutung. Wie der Name schon sagt, werden die Daten eines DataReader-Objekts nur gelesen und nicht verändert. Mit der Auswahl der Datenflussspalten ist die Konfiguration beendet. Die Eigenschaften der Registerkarte *Eingabe- und Ausgabeeigenschaften* sind für die Komponente *DataReader-Ziel* nicht relevant. Auch die dort mögliche Konfiguration einer Fehlerausgabe wird nicht unterstützt.

Hinweise

Das *DataReader-Ziel* eignet sich hervorragend als Datenflussziel zu Testzwecken. Sie können den Datenfluss mit dem *DataReader-Ziel* abschließen, wodurch keine tatsächlichen Ladevorgänge in Datenbanken, Dateien oder Ähnlichem erfolgt. Das *DataReader-Ziel* empfängt die Daten und ist nur solange existent, bis der in der Eigenschaft *ReadTimeout* definierte Zeitraum abgelaufen ist. Dieser Zeitraum besteht standardmäßig aus 30 Sekunden. Um die Ausführung eines Tests nicht unnötig zu verlängern, sollten Sie in diesem Fall den Standardwert von 30000 auf 0 ändern. Der Standardwert der Eigenschaft *FailOnTimeout* darf dabei natürlich nicht geändert werden.

Dimensionsverarbeitung

Mit der Datenflusstransformation *Langsam veränderliche Dimension* aktualisieren Sie die Dimensionstabellen eines Data Warehouse mit den Daten einer transaktionalen Datenbank. Die so aktualisierten Daten der Dimensionstabellen müssen natürlich auch in den Dimensionen der Analysis Services-Datenbanken aufbereitet bzw. verarbeitet werden. Nur so gelangen die neuen Informationen in die mehrdimensionale Datenbank. Für die Verarbeitung der Dimensionen einer Analysis Services-Datenbank stellt Ihnen SSIS zum einen das bereits in Kapitel 8 beschriebene Ablaufsteuerungselement *Analysis Services-Verarbeitungstask* zur Verfügung und zum anderen das Datenflussziel *Dimensionsverarbeitung*. Während das Ablaufsteuerungselement *Analysis Services-Verarbeitungstask* die Daten der Dimensionstabellen eines Data Warehouse in den Dimensionen einer Analysis Services-Datenbank verarbeitet, erfolgt mit dem Datenflussziel *Dimensionsverarbeitung* die Verarbeitung der Dimensionen mit den Daten eines Datenflusses. Von daher steht Ihnen mit diesem Datenflussziel die Möglichkeit zur Verfügung, die Daten für eine Dimension aus der transaktionalen Datenbank zu extrahieren, im Datenfluss zu transformieren und die daraus resultierenden Daten direkt in der Dimension zu verarbeiten. Der Umweg über ein Data Warehouse ist mit dieser Komponente nicht mehr erforderlich.

Konfiguration

Das Datenflussziel *Dimensionsverarbeitung* wird mit dem *Ziel-Editor für Dimensionsverarbeitung* konfiguriert. Dort legen Sie auf der ersten Seite mit dem Listenfeld *Verbindungs-Manager* die Verbindung zur Analysis Services-Datenbank oder zu einem Analysis Services-Projekt fest. Durch die Auswahl des Verbindungs-Managers werden die Dimensionen dieser Analysis Services-Datenbank oder des Analysis Services-Projekts im Editor angezeigt. Hier wählen Sie nun die Dimension aus, die mit den Daten des Datenflusses verarbeitet werden soll.

Mit den Eigenschaften *Hinzufügen (inkrementell)*, *Vollständig* und *Aktualisieren* entscheiden Sie sich für eine der drei möglichen Verarbeitungsmethoden. Durch die Auswahl der Eigenschaft *Hinzufügen (inkrementell)* wird die Dimension nur mit neuen Daten ergänzt. Weder die Struktur der Dimension noch bestehende Daten werden bei dieser Verarbeitung verändert. Die Verarbeitungsmethode *Vollständig* ist die resoluteste Methode, die Sie wählen können. Hierbei wird die bestehende Dimension gelöscht und anhand der Daten des Datenflusses neu aufgebaut. Bei der Verarbeitungsmethode *Aktualisieren* werden die Daten der Dimension mit den Daten des Datenflusses verglichen und gegebenenfalls geändert – aber auch Daten aus der Dimension gelöscht, zu denen es keine Daten im Datenfluss gibt, wie auch die Dimension mit neuen Daten aus dem Datenfluss ergänzt. Weitere Informationen zu den Verarbeitungsmethoden entnehmen Sie der SQL Server Online-Dokumentation zum Thema »Verarbeitungsoptionen und -einstellungen« des Abschnitts »Analysis Services – Mehrdimensionale Daten«.

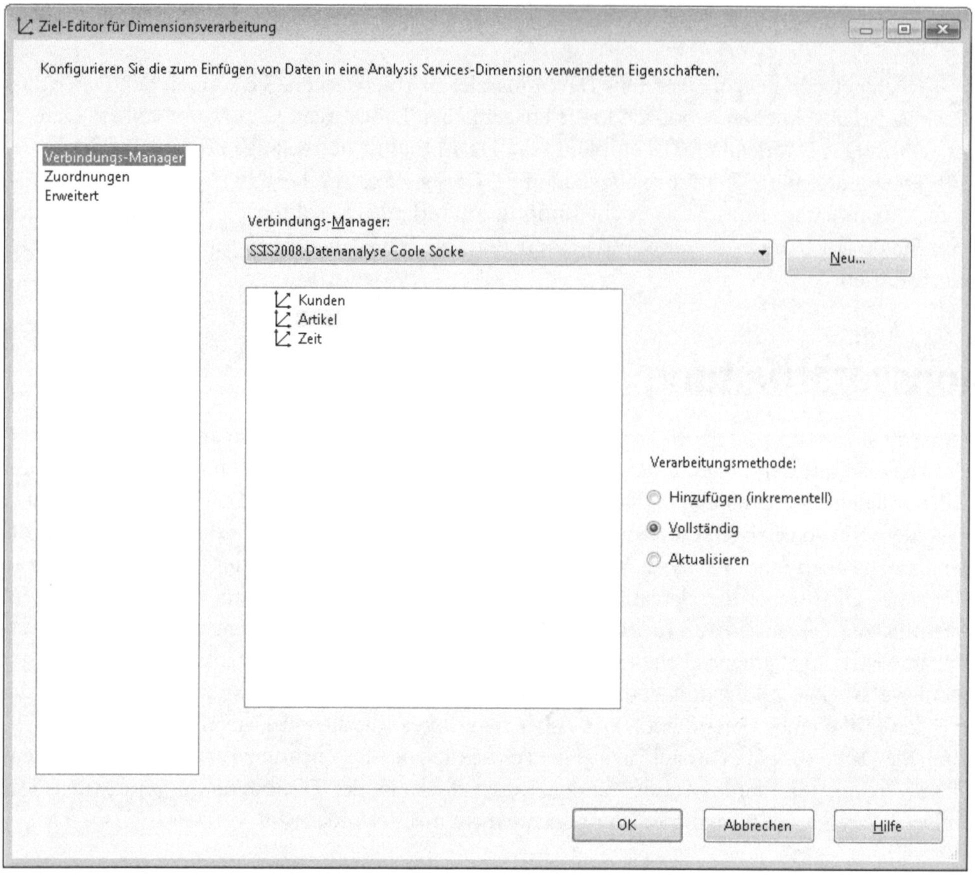

Abbildung 13.4 Die Auswahl der Dimension im *Ziel-Editor für Dimensionsverarbeitung*

Im nächsten Schritt der Konfiguration sind die Datenflussspalten den Spalten der Dimension zuzuordnen. Diese Zuordnung erfolgt auf der Registerkarte *Zuordnungen* in der Ihnen nun bereits bekannten Art und Weise.

Das Datenflussziel *Dimensionsverarbeitung* bietet keine Fehlerausgabe, wohl aber einige Eigenschaften zur Fehlerbehandlung auf der Seite *Erweitert*. Die hier aufgeführten Eigenschaften sind identisch mit denen des Ablaufsteuerungselements *Analysis Services-Verarbeitungstask*. Gut, es gibt einen geringfügigen Unterschied: Die Einträge der jeweiligen Listenfelder sind hier in Englisch enthalten – was der Funktionalität natürlich keinen Abbruch tut. Mehr zu den Eigenschaften der Fehlerbehandlung lesen Sie im Abschnitt »Analysis Services-Verarbeitungstask« in Kapitel 8. Mit der Konfiguration der Fehlerbehandlung ist die Konfiguration des Datenflussziels *Dimensionsverarbeitung* beendet. Ein Erweiterter Editor steht zwar zur Verfügung, enthält aber keine weiteren Eigenschaften.

Hinweise

Bei der Verarbeitungsmethode *Hinzufügen (inkrementell)* wird die Ausführung der Komponente *Dimensionsverarbeitung* fehlerhaft beendet, wenn der Dimension ein Eintrag hinzugefügt werden soll, der dort bereits existiert. Grundsätzlich ist diese Fehlerquelle durch die Standardeinstellung der Fehlerkonfiguration bereits eliminiert. Dennoch sollten Sie sich vergewissern, dass auf der Seite *Erweitert* entweder die Eigenschaft *Standardfehlerkonfiguration verwenden* aktiviert ist oder in der Eigenschaft *Doppelter Schlüssel* einer der beiden Einträge *IgnoreError* oder *ReportAndContinue* gewählt wurde.

Excel-Ziel

Es braucht nicht viel Kreativität, das Datenziel zu erraten, in das Daten mit dem Datenflussziel *Excel-Ziel* geladen werden. Es ist natürlich eine Excel-Datei – genauer gesagt ein Arbeitsblatt oder ein benannter Bereich einer Excel-Datei.

Konfiguration

Für die Konfiguration des *Excel-Ziels* stellt SSIS den *Ziel-Editor für Excel* bereit. Dort wählen Sie zunächst einen *Excel-Verbindungs-Manager* im Listenfeld *OLE DB-Verbindungs-Manager*. Anschließend legen Sie im Listenfeld *Datenzugriffsmodus* fest, in welcher Art auf die Zieltabelle zugegriffen werden soll. Wobei es sich hier bei der Zieltabelle, wie bereits erwähnt, nicht um eine Tabelle, sondern vielmehr um ein Arbeitsblatt oder einen benannten Bereich der Excel-Datei handelt.

ACHTUNG Arbeitsblätter erkennen Sie an der mit einem Dollarzeichen erweiterten Bezeichnung, während benannte Bereiche ohne Dollarzeichen angegeben werden.

Für den Zugriff auf die Zieltabelle – hier als *Excel-Tabelle* bezeichnet – bietet Ihnen das Listenfeld *Datenzugriffsmodus* drei Möglichkeiten. Die erste Möglichkeit besteht in der Auswahl des Eintrags *Tabelle oder Sicht*, wodurch Sie im Listenfeld *Name der Excel-Tabelle* die Excel-Tabelle direkt wählen können. In Abbildung 13.5 sehen Sie die Konfiguration eines *Excel-Ziels*, in der der benannte Bereich »Pivot_Quartalsübersicht« als Datenziel gewählt wurde. Hierbei handelt es sich um das Datenflussziel, das im Beispiel zur Datenflusstransformation *Pivot* in Kapitel 12 verwendet wird. Als zweite Möglichkeit kann die Excel-Tabelle mit einer Paketvariablen angegeben werden. Durch die Auswahl des Eintrags *Variable für Tabellenname oder Sichtname* erhalten Sie das Listenfeld *Variablenname*. Hier wählen Sie die Paketvariable, die bei der Paketausführung die Bezeichnung der Excel-Tabelle enthält. Die dritte und letzte Möglichkeit ist der Zugriff über eine SQL-Anweisung. Hierzu wählen Sie im Listenfeld *Datenzugriffsmodus* den Eintrag *SQL-Befehl*. In dem durch diese Auswahl verfügbaren Eingabefeld *SQL-Befehlstext* geben Sie nun die SQL-Anweisung an, mit der auf die Excel-Tabelle zugegriffen wird.

HINWEIS Mit der SQL-Anweisung legen Sie den Datenzugriff auf das Datenziel fest – nicht den Ladevorgang. Insofern besteht die SQL-Anweisung aus einer `SELECT`- und nicht aus einer `INSERT`-Anweisung.

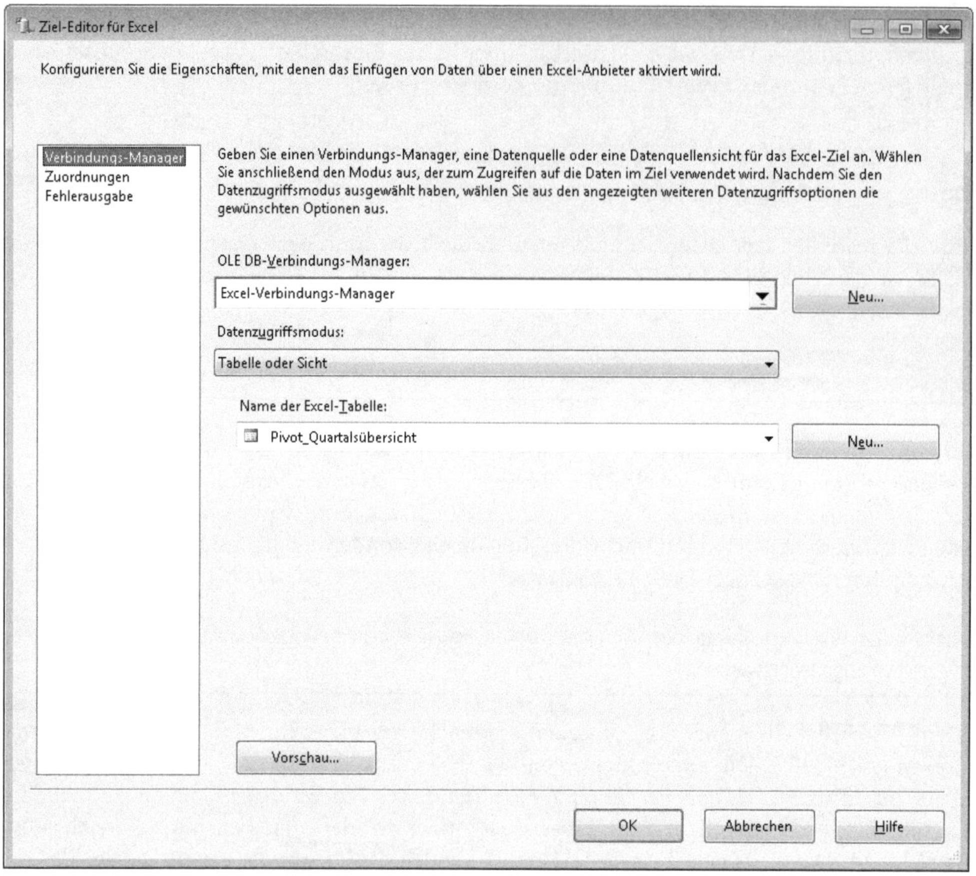

Abbildung 13.5 Das Datenflussziel *Excel-Ziel*

Der Datenzugriffsmodus *SQL-Befehl* bietet Ihnen die bekannten drei Möglichkeiten zum Erstellen einer SQL-Anweisung an: Sie können die SQL-Anweisung direkt in das Eingabefeld *SQL-Befehlstext* eingeben, den Abfrage-Generator verwenden oder aber die SQL-Anweisung aus einer externen Datei in den Editor übernehmen. Unabhängig davon, auf welche Art und Weise Sie die SQL-Anweisung erstellen, eine Syntaxprüfung dieser Abfrage ist mit der Schaltfläche *Abfrage analysieren* möglich.

Sofern Sie als Datenzugriffsmodus den Eintrag *Tabelle oder Sicht* verwenden, steht Ihnen mit der Schaltfläche *Neu* die Möglichkeit zur Verfügung, in der gewählten Excel-Datei ein neues Arbeitsblatt anzulegen. Sie erhalten nach einem Klick auf diese Schaltfläche das Ihnen bereits vom Datenflussziel *ADO NET Destination* bekannte Dialogfeld *Tabelle erstellen*. Hier wie dort ist bereits eine entsprechende `CREATE TABLE`-Anweisung zum Anlegen einer neuen Tabelle – hier eines neuen Arbeitsblatts – enthalten.

ACHTUNG Die Bezeichnung des neuen Arbeitsblatts muss den Konventionen für Bezeichnungen in Excel entsprechen. So sind unter anderem Sonderzeichen nicht erlaubt, weshalb diese auch automatisch durch einen Unterstrich ersetzt werden.

Die CREATE TABLE-Anweisung beinhaltet neben dem Tabellennamen auch die entsprechenden Spaltenbezeichnungen mit den jeweiligen Datentypen. Jedoch werden nicht alle in der CREATE TABLE-Anweisung angegebenen Datentypen von Excel akzeptiert. Die wenigen Möglichkeiten, die Ihnen hier zur Verfügung stehen, sehen Sie in Tabelle 13.1.

Datentyp	Excel-Formatierung	SSIS-Datentyp
Numerische Werte	Gleitkommazahlen mit doppelter Genauigkeit Währungswerte	*DT_R8* *DT_CY*
Zeichenfolgen	Unicode-Zeichenfolgen	*DT_WSTR* (bis 255 Zeichen) *DT_NTEXT* (ab 255 Zeichen)
Boolesche Werte	Boolesche Werte	*DT_BOOL*
Datumswerte	Datumswerte	*DT_DATE, DT_DBDATE, DT_DBTIMESTAMP, DT_DBTIMESTAMP2* Nicht unterstützt werden *DT_DBTIME, DT_DBTIME2* und *DT_DBTIMESTAMPOFFSET*
Binäre Werte	Keine Unterstützung	*DT_IMAGE* *DT_BYTES*

Tabelle 13.1 Die Datentypen in Excel und SSIS

Da letztendlich nur wenige der SSIS-Datentypen von Excel akzeptiert werden, müssen Sie die Datenflussspalten vor dem *Excel-Ziel* mit der Komponente *Datenkonvertierung* in die von Excel unterstützten Datentypen konvertieren. Für den Fall, dass die im Datenfluss verwendeten Datentypen kompatibel mit denen von Excel sind, reicht es auch aus, die in der CREATE TABLE-Anweisung enthaltenen Datentypen entsprechend zu ändern. Das Dialogfeld bietet Ihnen für solche Änderungen jedoch keine Unterstützung. Ob die angegebenen Datentypen akzeptiert werden – und ob die CREATE TABLE-Anweisung syntaktisch korrekt ist – erfahren Sie erst nach einem Klick auf *OK*. Durch diesen Klick wird die CREATE TABLE-Anweisung direkt ausgeführt und die Tabelle erstellt. Falls nun die Tabelle wegen inakzeptabler Datentypen oder anderer Syntaxfehler nicht angelegt werden kann, erhalten Sie verschiedene Fehlermeldungen – wobei die Meldung »Syntaxfehler in CREATE TABLE-Anweisung« noch die konkreteste ist. In manchen Fällen werden Sie auch nur dezent darauf hingewiesen, dass das Objekt – das mit der CREATE TABLE-Anweisung angelegt werden sollte – nicht existiert. Gegen diesen Hinweis gibt es grundsätzlich nichts einzuwenden, war doch das Fehlen des Objekts der ausschlaggebende Grund für die Neuanlage. Eigentlich möchte Ihnen das *Excel-Ziel* an dieser Stelle nur mitteilen, dass die CREATE TABLE-Anweisung wegen inakzeptabler Datentypen oder sonstiger Syntaxfehler nicht ausgeführt werden konnte. Da beim Anlegen einer Excel-Tabelle mit Hinweisen nicht gegeizt wird, erhalten Sie auch eine Meldung, wenn die Excel-Tabelle erfolgreich angelegt wurde. In dieser Meldung werden Sie darüber informiert, dass die neue Excel-Tabelle nun zwar existiert, Sie diese aber manuell in der Auswahlliste *Name der Excel-Tabelle* auswählen müssen.

Nachdem Sie die Excel-Tabelle – und somit die Zieltabelle – definiert haben, sind nur noch die Datenflussspalten den Spalten dieser Zieltabelle zuzuordnen. Dies erfolgt in der bewährten Art und Weise auf der Seite *Zuordnungen*.

HINWEIS Die Datentypen der zugeordneten Spalten müssen kompatibel zueinander sein. Entgegen der Zuordnung anderer Datenflussziele wird diese Kompatibilität jedoch erst während der Paketausführung geprüft.

Neben der Konfiguration der Zieltabelle und der Spaltenzuordnung bietet der *Ziel-Editor für Excel* Ihnen auf der Seite *Fehlerausgabe* noch die Möglichkeit der Konfiguration einer Fehlerausgabe an. Mehr dazu erfahren Sie in Kapitel 10. Ergänzend zu den im *Ziel-Editor für Excel* enthaltenen Möglichkeiten gibt es im Erweiterten Editor noch eine zusätzliche Eigenschaft.

Erweiterter Editor

Bei der zusätzlichen Eigenschaft im Erweiterten Editor handelt es sich um die Eigenschaft, die bei einem Datenzugriff nicht fehlen darf. In der Eigenschaft *CommandTimeout* legen Sie den Timeout für den Zugriff auf die Excel-Datei fest.

Hinweise

Handelt es sich beim Datenziel um eine Excel 2007-Datei, müssen Sie im Verbindungs-Manager den dafür vorgesehenen Datenanbieter verwenden. Mehr dazu erfahren Sie in Kapitel 6 im Abschnitt »EXCEL«.

Für den Zugriff auf Excel wird neben dem entsprechenden OLE DB-Datenanbieter auch der Excel-ISAM-Treiber verwendet. Mehr zu diesem Treiber und seinen Auswirkungen finden Sie im Knowledge Base-Artikel 257819 unter *http://support.microsoft.com/kb/257819.*

Der Einleitungstext des *Ziel-Editors für Excel* verspricht zwar neben der Auswahl eines *Excel-Verbindungs-Managers* auch die Möglichkeit der Auswahl einer Projektdatenquelle oder einer Datenquellensicht, trotzdem aber werden im Listenfeld *OLE DB-Verbindungs-Manager* nur *Excel-Verbindungs-Manager* angeboten.

Mit dem *Excel-Ziel* ist es nicht möglich, bereits bestehende Daten in einem Arbeitsblatt oder in einem benannten Bereich zu überschreiben bzw. vor dem Laden zu löschen. Die Daten des Datenflusses werden immer an bereits bestehende Daten angehängt. Um dies zu vermeiden, bleibt Ihnen nur die Möglichkeit, das Arbeitsblatt oder den benannten Bereich vor der Ausführung des *Datenflusstasks* mit dem Ablaufsteuerungselement *Task 'SQL ausführen'* zu löschen und neu anzulegen. Dazu erstellen Sie eine Verbindung zur entsprechenden Excel-Datei und geben die in Listing 13.1 dargestellte SQL-Anweisung ein.

```
DROP TABLE <Arbeitsblatt oder Benannter Bereich>
GO
CREATE TABLE <Arbeitsblatt oder Benannter Bereich>
('Feld1' INT, 'Feld2' NVARCHAR(20), 'Feld3' NTEXT )
```

Listing 13.1 Löschen und Neuanlage eines Arbeitsblatts bzw. eines benannten Bereichs

Flatfileziel

Es wird mehr als einmal vorkommen, dass Sie die Daten eines Datenflusses in eine Textdatei – in ein Flatfile – laden werden. Der Fall wird sogar sehr oft eintreten – und das nicht nur, weil ein Flatfile noch immer eine gern verwendete Methode für den Import und Export von Daten zwischen unterschiedlichen Systemen ist. In ein Flatfile werden die Daten sequenziell geschrieben – eine Datenzeile nach der anderen, so wie sie im

Datenfluss enthalten sind, ohne Prüfungen von Einschränkungen, Auslösen von Triggern oder sonstige nachfolgende Aktionen. All diese Punkte bedeuten eines: Performance. Das Laden der Daten in ein Flatfile erfolgt schnell – und das Ergebnis kann zudem noch einfach verwendet werden.

Konfiguration

Das Datenflussziel *Flatfileziel* wird zwar im *Ziel-Editor für Flatfiles* konfiguriert, den weitaus wichtigeren Part bei diesem Datenflussziel übernimmt jedoch der *Flatfile-Verbindungs-Manager*. Denn wie Sie bereits aus Kapitel 6 wissen, wird in der Konfiguration des *Flatfile-Verbindungs-Managers* nicht nur der Name und Speicherort des Flatfiles definiert. Vielmehr findet hier auch die Definition des Formats statt, in dem die Daten in einem Flatfile gespeichert werden. Von daher besteht die Konfiguration eines *Flatfileziels* lediglich noch aus der Auswahl des *Flatfile-Verbindungs-Managers*, zwei weiteren Eigenschaften zum Inhalt des Flatfiles selbst und aus der Zuordnung der Datenflussspalten zu den Spalten des Flatfiles.

Knackpunkt der Konfiguration ist das Format des Flatfiles. Ein *Flatfile-Verbindungs-Manager* bietet die Formate *Mit Trennzeichen*, *Feste Breite* und *Rechter Flatterrand* an. Diese drei kennen Sie ebenfalls schon aus Kapitel 6. Bei der Konfiguration eines *Flatfile-Verbindungs-Managers* über ein *Flatfileziel* kommt noch ein weiteres Format hinzu – das Format *Feste Breite mit Zeilentrennzeichen*. Dieses Format stellt eine Erweiterung des Formats *Rechter Flatterrand* dar. Doch dazu später mehr.

Den für das *Flatfileziel* benötigten *Flatfile-Verbindungs-Manager* können Sie im SSIS-Designer auf der Registerkarte *Verbindungs-Manager* anlegen und konfigurieren. Jedoch gibt es auch einen anderen und einfacheren Weg. Sie legen den benötigten *Flatfile-Verbindungs-Manager* bei der Konfiguration des *Flatfileziels* an. Dieser weitaus komfortablere Weg wird nun anhand eines Beispiels beschrieben. Konkret handelt es hierbei um das in Kapitel 12 im Abschnitt »Skriptkomponente als Quelle« verwendete Beispiel. Hier gibt es noch drei *Flatfileziele* zu konfigurieren. Zwei *Flatfileziele*, über die die Daten der Datenflusspfade »Kunden« und »Ansprechpartner« in ein Flatfile mit dem Format *Mit Trennzeichen* geladen werden, und eines, das die Daten des Datenflusspfads »Fehlerausgabe« in einem Flatfile vom Format *Feste Breite* speichert.

Als Erstes konfigurieren Sie das *Flatfileziel* zum Datenflusspfad »Ansprechpartner«. Dazu nehmen Sie in den Datenfluss des Beispielpakets ein *Flatfileziel* auf, nennen dieses **Ansprechpartner** und verbinden es mit dem gleichnamigen Datenflusspfad der *Skriptkomponente*. Nun öffnen Sie mit einem Doppelklick auf das *Flatfileziel* »Ansprechpartner« den Editor *Ziel-Editor für Flatfiles*. Dort gilt es als Erstes, den noch fehlenden *Flatfile-Verbindungs-Manager* anzulegen. Dazu klicken Sie auf die Schaltfläche *Neu*, wodurch das Dialogfeld *Flatfileformat* geöffnet wird. In diesem Dialogfeld stehen die bereits erwähnten vier Formate *Mit Trennzeichen*, *Feste Breite*, *Rechter Flatterrand* und *Feste Breite mit Zeilentrennzeichen* zur Auswahl. Für das *Flatfileziel* »Ansprechpartner« wählen Sie die Eigenschaft *Mit Trennzeichen* aus und klicken auf die Schaltfläche *OK* – wodurch nun der *Verbindungs-Manager-Editor für Flatfiles* geöffnet wird. In diesem Editor geben Sie dem neuen *Flatfile-Verbindungs-Manager* zunächst im Eingabefeld *Name des Verbindungs-Managers* die Bezeichnung **Ansprechpartner** und klicken anschließend auf die Schaltfläche *Durchsuchen*. Durch diesen Klick erhalten Sie das Dialogfeld *Öffnen*. Dort navigieren Sie nun zum zukünftigen Speicherort des Flatfiles und geben – wie in Abbildung 13.6 dargestellt – den Dateinamen des Flatfiles in das Eingabefeld *Dateiname* ein. Das so angegebene Flatfile übernehmen Sie mit einem Klick auf die Schaltfläche *Öffnen* in den Editor. Dabei wird das Flatfile nicht angelegt. Dies erfolgt erst mit der ersten Ausführung des *Flatfileziels* »Ansprechpartner«.

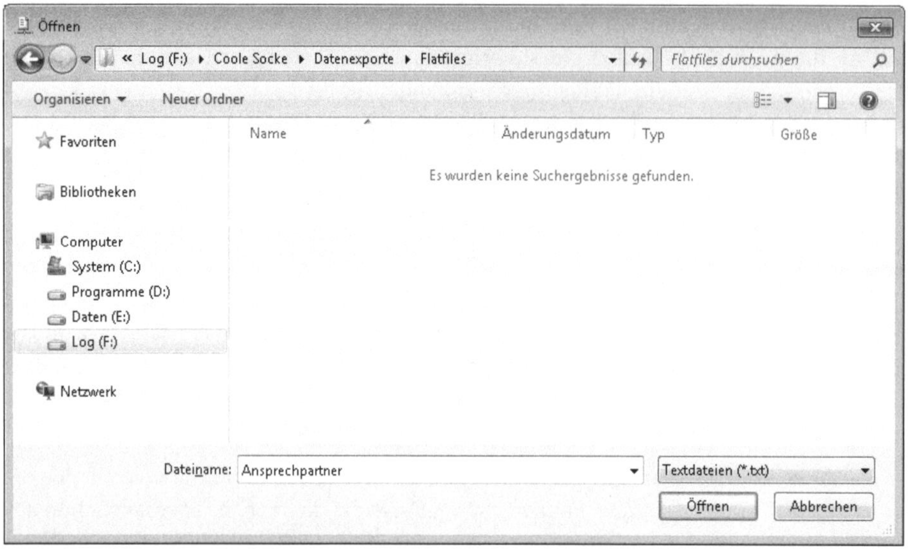

Abbildung 13.6 Das Anlegen eines neuen Flatfiles

Zurück im *Verbindungs-Manager-Editor für Flatfiles* müssen Sie auf der Seite *Allgemein* für dieses Beispiel nur noch die Eigenschaft *Spaltennamen in der ersten Datenzeile* aktivieren. Mehr zu dieser und den anderen Eigenschaften dieser Seite lesen Sie in Kapitel 6 im Abschnitt »Flatfile-Verbindung«. Anschließend wechseln Sie zur Seite *Spalten* und tragen dort als *Spaltentrennzeichen* das Semikolon ein. Das Semikolon ist natürlich nicht syntaktisch vorgegeben, sondern soll lediglich in diesem Beispiel als Spaltentrennzeichen verwendet werden. Auf der Seite *Spalten* sehen Sie auch die anhand der Datenflussspalten automatisch erzeugten Spaltendefinitionen dieses *Flatfile-Verbindungs-Managers*. Mehr gibt es für den neuen *Flatfile-Verbindungs-Manager* nicht zu konfigurieren. Sie können den *Verbindungs-Manager-Editor für Flatfiles* mit einem Klick auf *OK* schließen.

Im *Ziel-Editor für Flatfiles* ist der neu erstellte *Flatfile-Verbindungs-Manager* bereits im Listenfeld *Verbindungs-Manager für Flatfiles* ausgewählt. Hier legen Sie nun noch mit der Eigenschaft *Daten in der Datei überschreiben* fest, ob die Daten des Datenflusses bereits bestehende Daten in dem Flatfile überschreiben oder ob diese an die bereits bestehenden Daten angehängt werden sollen. Für dieses Beispiel können Sie die Standardkonfiguration beibehalten, da das Flatfile nach jeder neuen Ausführung nur die aktuellsten Daten enthalten soll.

Etwaige Informationen rund um das Flatfile – wie Struktur, Inhalt oder Erstellungszeitpunkt – lassen sich in dem Flatfile über das Eingabefeld *Header* speichern. Bei der Ausführung des *Flatfileziels* wird die hier angegebene Information in das Flatfile noch vor die erste Datenzeile geschrieben. Gerade im Zusammenhang mit einem Ausdruck kann diese Eigenschaft recht nützlich sein. So wäre es zum Beispiel denkbar, über einen Ausdruck Informationen zur Erstellung des Flatfiles – wie Zeitpunkt, Benutzer und Computer – in das Flatfile selbst zu speichern. Einen Ausdruck zur Eigenschaft *Header* können Sie jedoch nur über die Eigenschaft *Expressions* des *Datenflusstasks* definieren. Dort ist unter anderem auch die Eigenschaft *Header* als dynamische Eigenschaft konfigurierbar. Mehr zur Eigenschaft *Expressions* und der Konfiguration solch dynamischer Eigenschaften lesen Sie in Kapitel 5. Ein Beispiel für die Verwendung eines Ausdrucks zur Eigenschaft *Header* finden Sie im Beispiel des Kapitels 14.

Die Schaltfläche *Vorschau* liefert Ihnen die ersten 200 Zeilen des Flatfiles. In diesem Fall jedoch ist diese Ausgabe leer, da das Flatfile zum jetzigen Zeitpunkt noch nicht existiert. Abschließend ordnen Sie auf der Seite *Zuordnungen* noch die Datenflussspalten den Spalten des Flatfiles in der bewährten Art und Weise zu. Mit dieser Zuordnung ist die Konfiguration des *Flatfileziels* »Ansprechpartner« komplett. Grundsätzlich sind mit dieser Konfiguration auch alle Möglichkeiten der Konfiguration eines *Flatfileziels* genannt. Auch der Erweiterte Editor bietet keine zusätzlichen Eigenschaften.

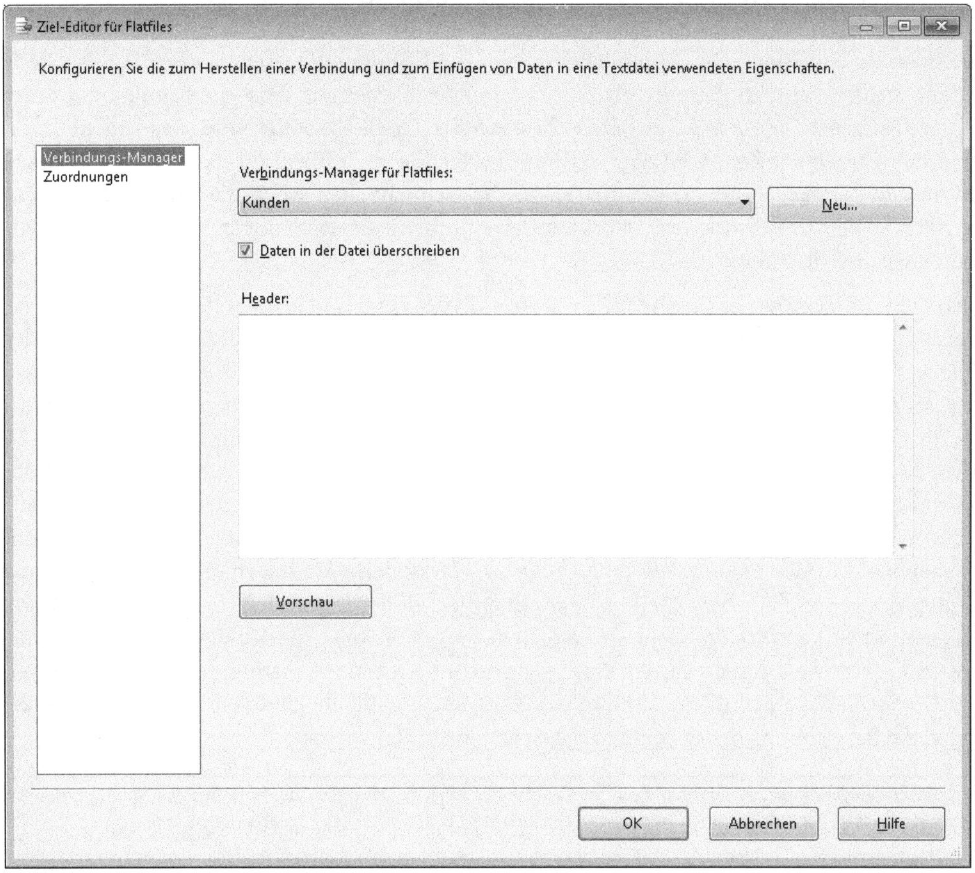

Abbildung 13.7 Der *Ziel-Editor für Flatfiles*

Die Konfiguration für das *Flatfileziel*, in das die Daten des Datenflusspfads »Kunden« geleitet werden, erfolgt in derselben Art und Weise. Auch hierzu legen Sie einen *Flatfile-Verbindungs-Manager* mit dem Format *Mit Trennzeichen* an, wie Sie auch den Standardwert der Eigenschaft *Daten in der Datei überschreiben* im *Ziel-Editor für Flatfiles* beibehalten. Das Flatfile, den *Flatfile-Verbindungs-Manager* wie auch das *Flatfileziel* nennen Sie **Kunden**. Die Konfiguration dieses *Flatfileziels* sehen Sie in Abbildung 13.7.

Nachdem auch das Datenflussziel zum Datenflusspfad »Kunden« angelegt und konfiguriert ist, bleibt nur noch der Datenflusspfad »Fehlerausgabe« offen. Auch für diesen Datenflusspfad nehmen Sie ein *Flatfileziel* in den Datenfluss auf. Dieses nennen Sie **Fehlerausgabe** und verbinden es mit dem Datenflusspfad »Fehlerausgabe«, bevor Sie mit einem Doppelklick auf das *Flatfileziel* den *Ziel-Editor für Flatfiles* starten. Im Editor klicken Sie auch hier zunächst auf die Schaltfläche *Neu*, um einen *Flatfile-Verbindungs-Manager* anzulegen – dieses Mal jedoch im Flatfileformat *Feste Breite*. Von daher wählen Sie im Dialogfeld *Flatfileformat* nun das Format *Feste Breite* aus. Nach Bestätigen dieser Auswahl mit einem Klick auf *OK* wird der *Verbindungs-Manager-Editor für Flatfiles* geöffnet. Diesem geben Sie als Erstes im Eingabefeld *Name des Verbindungs-Managers* die Bezeichnung **Fehlerausgabe** und legen als Zweites den Speicherort und Dateinamen des Flatfiles in der bereits eben beim Datenflusspfad »Ansprechpartner« beschriebenen Art und Weise an. Dabei wäre die Bezeichnung »Fehlerausgabe« für dieses Flatfile sinnvoll. Nach der Auswahl des Flatfiles aktivieren Sie noch die Eigenschaft *Spaltennamen in der ersten Datenzeile*, denn auch in diesem Flatfile sollen die Spaltennamen enthalten sein. Anschließend folgt die Konfiguration der Spalten auf der Seite *Erweitert*. Die Seite *Spalten* kann in diesem Fall nicht verwendet werden, da dort zur Konfiguration der Spalten für das Flatfileformat *Feste Breite* ein bereits bestehendes Flatfile benötigt wird, das zudem schon Daten enthalten muss. Zu diesem Zeitpunkt aber existiert das Flatfile noch nicht. Aus diesem Grund lassen sich die Spalten nur auf der Seite *Erweitert* konfigurieren. Diese enthält auch schon die anhand der Datenflussspalten erstellten Spalten des *Flatfileziels*. Dabei wurden sowohl die Bezeichnungen wie auch die Datentypen der Datenflussspalten übernommen.

Sofern Sie jedoch die Konfiguration der Spalte *Fehlernummer* in der vorgegebenen Art beibehalten, wird die Ausführung dieses *Flatfileziels* fehlerhaft beendet. Ein Blick in die Registerkarte *Ausführungsergebnisse* des Datenfluss-Designers nach einer solch fehlerhaften Ausführung zeigt den Hinweis, dass die Spalte *Fehlernummer* nicht geschrieben werden konnte. Der Grund hierfür liegt in der Definition der Spaltenbreite. Diese entspricht der Breite der Datenflussspalte, weshalb die Spalte *Fehlernummer* mit einer Länge von 11 Zeichen definiert ist. Die Bezeichnung dieser Spalte jedoch besteht aus 12 Zeichen. Nun wird auch der Spaltenname in das Flatfile geschrieben und muss von daher ebenso der Definition der Spaltenbreite entsprechen. Um diesen Fehler zu vermeiden, können Sie nun zum einen den Spaltennamen kürzen oder zum anderen die Spaltenbreite in der Eigenschaft *InputColumnWidth* ändern. Sie haben richtig gelesen – die Änderung erfolgt in der Eigenschaft *InputColumnWidth* und nicht in der Eigenschaft *OutputColumnWidth*. Diese kleine Ungereimtheit kommt von der ursprünglichen Vorgehensweise der Konfiguration eines *Flatfile-Verbindungs-Managers*. Diese basiert in der Regel auf einem bestehenden Flatfile mit dem Ziel, dessen Daten mit einer *Flatfilequelle* zu extrahieren und in den Datenfluss zu leiten. Und von diesem Blickwinkel aus betrachtet sind die Bezeichnungen der beiden Eigenschaften absolut korrekt.

ACHTUNG Im *Flatfile-Verbindungs-Manager* definieren Sie mit der Eigenschaft *InputColumnWidth* die Spaltenbreite im Flatfile, während Sie mit dem Wert der Eigenschaft *OutputColumnWidth* die Breite der Spalte im Datenflusspfad festlegen.

Nachdem Sie die Konfiguration der Spalten korrigiert haben, speichern Sie den neuen *Flatfile-Verbindungs-Manager*. Auch dieser wird Ihnen im *Ziel-Editor für Flatfiles* im Listenfeld *Verbindungs-Manager für Flatfiles* angezeigt. Die restliche Konfiguration gleicht wieder den beiden anderen: Behalten Sie die Standardeinstellung der Eigenschaft *Daten in der Datei überschreiben* bei und ordnen Sie auf der Seite *Zuordnungen* die Datenflussspalten den Spalten des Flatfiles zu. Mit der Konfiguration des *Flatfileziels* »Fehlerausgabe« ist nun auch das Beispiel »Skriptkomponente als Quelle« aus Kapitel 12 abgeschlossen.

BEGLEITDATEIEN Sie finden dieses Beispiel im Paket »BSP12_003«.

Sie sehen, die Neuanlage und Konfiguration eines *Flatfile-Verbindungs-Managers* über das *Flatfileziel* nimmt Ihnen einiges an Arbeit ab. Sie müssen weder das Flatfile vorher anlegen noch im *Flatfile-Verbindungs-Manager* die Spalten einzeln konfigurieren. Dies gilt bei den im Beispiel verwendeten Flatfileformaten wie auch bei den beiden anderen Formaten *Rechter Flatterrand* und *Feste Breite mit Zeilentrennzeichen*. Beide Formate ähneln in ihrer Konfiguration der des Formats *Feste Breite*. Dies kommt nicht von ungefähr, ist doch das Format *Feste Breite mit Zeilentrennzeichen* eine Variante des Formats *Rechter Flatterrand*. Das Format *Rechter Flatterrand* wiederum ähnelt dem Format *Feste Breite*. Zur Erinnerung: Beim Format *Feste Breite* ist die Länge einer Zeile durch die Summe der Breiten der einzelnen Spalten bestimmt, während beim Format *Rechter Flatterrand* die Zeilenlänge variabel ist und die letzte Spalte das Zeilentrennzeichen enthält. Die variable Zeilenlänge beim Format *Rechter Flatterrand* ergibt sich durch die unterschiedliche Anzahl von Spalten, die die jeweiligen Zeilen beinhalten können. Hier werden die Spalten, die nicht in allen Zeilen enthalten sind, in der letzten Spalte der Zeile zusammengefasst, die in allen Zeilen enthalten ist. Mehr dazu erfahren Sie im Abschnitt »Flatfile-Verbindung« in Kapitel 6. Auch das Flatfileformat *Feste Breite mit Zeilentrennzeichen* hat eine variable Zeilenlänge und enthält in der letzten Spalte das Zeilentrennzeichen. Nur mit dem Unterschied, dass es sich hierbei nicht um die letzte Spalte handelt, die in allen Zeilen enthalten ist, sondern um eine vom *Flatfile-Verbindungs-Manager* eigens dafür angelegte Spalte. Diese Spalte beinhaltet keine Daten, sondern einzig und allein den Zeilenumbruch. Bei diesem Format werden also keine Spalten in einer Spalte zusammengefasst, sondern das Ende einer Zeile in einer eigenen Spalte markiert. An dieser Stelle sei zur Vollständigkeit nochmals erwähnt, dass dieses Format im *Flatfile-Verbindungs-Manager* selbst nicht zur Auswahl steht, sondern nur in Verbindung mit dem *Flatfileziel* verfügbar ist.

Bei all den Möglichkeiten, die Ihnen die beiden Formate *Rechter Flatterrand* und *Feste Breite mit Zeilentrennzeichen* in Bezug auf eine unterschiedliche Anzahl von Spalten in einer Zeile bieten, bleibt natürlich eine Frage offen: Wie können über ein Datenflussziel Datenzeilen mit unterschiedlicher Anzahl von Datenflussspalten geladen werden? Immerhin beinhaltet ein Datenflusspfad doch eine feste Struktur, das heißt jede Datenzeile enthält dieselben Datenflussspalten. Nun ist es mit einem Datenflusspfad alleine auch nicht möglich, in ein Flatfile Zeilen mit einer unterschiedlichen Anzahl von Spalten zu schreiben. Wohl aber mit mehreren Datenflusspfaden aus unterschiedlichen *Datenflusstasks* – zum Beispiel, wenn Sie die Fehlerausgabe von mehreren *Datenflusstasks* in einem Flatfile sammeln möchten. Die Fehlerausgabe der jeweiligen Datenflusskomponenten soll hierbei nicht nur die Fehlernummer und Fehlerbeschreibung, sondern auch die Datenflussspalten der fehlerhaften Datenzeile beinhalten. Da eine Datenzeile nun aber selten in mehreren *Datenflusstasks* aus den gleichen Datenflussspalten besteht, ist die letztendliche Anzahl der Datenflussspalten in dem Flatfile nicht bei allen Zeilen gleich. Die einzigen konstanten Spalten in dem Flatfile sind die Spalten *Fehlernummer* und *Fehlerbeschreibung*. Für eine solche Anforderung bieten sich die beiden Flatfileformate *Rechter Flatterrand* und *Feste Breite mit Zeilentrennzeichen* geradezu an. Sofern Sie das Format *Rechter Flatterrand* verwenden, enthält die Spalte *Fehlerbeschreibung* neben der eigentlichen Fehlerbeschreibung auch die Daten der einzelnen Datenflussspalten der fehlerhaften Datenzeile. Beim Format *Feste Breite mit Zeilentrennzeichen* hingegen gibt es eine Spalte für die Fehlernummer, eine für die Fehlerbeschreibung, mehrere mit den Daten der einzelnen Datenflussspalten der fehlerhaften Datenzeile und eine mit dem Zeilentrennzeichen. Ein Beispiel zu einer solchen Fehlerausgabe gibt es in Kapitel 14.

Hinweise

In ein Flatfile mit Unicode-Kodierung können Sie nur Zeichenfolgen im Unicode-Format laden. Folglich ist das Laden von Zeichenfolgen nur aus Datenflussspalten mit den Datentypen *DT_WSTR* und *DT_NTEXT* möglich. Analog hierzu können in Flatfiles mit ANSI-Kodierung nur Zeichenfolgen aus Datenflussspalten mit den Datentypen *DT_STR* und *DT_TEXT* geladen werden. Die Kodierung des Flatfiles legen Sie mit der Eigenschaft *Unicode* im *Flatfile-Verbindungs-Manager* fest.

Das Laden von Daten aus Datenflussspalten vom Datentyp *DT_IMAGE* wird von einem *Flatfileziel* nicht unterstützt. Jedoch ist es möglich, Daten von Datenflussspalten mit solchen Datentypen vorab mittels der Komponente *Datenkonvertierung* je nach Kodierung des Flatfiles in Datenflussspalten vom Datentyp *DT_NTEXT* oder *DT_TEXT* zu konvertieren. Die so konvertierten Daten können Sie nun mit einem *Flatfileziel* in ein Flatfile laden. Sofern dieses Flatfile in einem Datenfluss verwendet wird, müssen natürlich die Daten dieser Spalten zunächst wieder in Daten vom Datentyp *DT_IMAGE* konvertiert werden.

Bei der in den Beispielen beschriebenen Vorgehensweise werden die Spalten im *Flatfile-Verbindungs-Manager* anhand der Datenflussspalten automatisch erstellt. Dabei entsprechen die Datentypen der automatisch erstellten Spalten denen der Datenflussspalten. Von daher ist es durchaus möglich, dass diese Spalten Datentypen enthalten, die von einem Flatfile nicht akzeptiert werden. Sie sollten also die Datentypen der automatisch erstellten Spalten prüfen und gegebenenfalls anpassen.

Abschließend ist noch zu erwähnen, dass das Datenflussziel *Flatfileziel* keine Unterstützung für eine Fehlerausgabe anbietet.

OLE DB-Ziel

Mit dem Datenflussziel *OLE DB-Ziel* sind Sie in der Lage, Daten eines Datenflusses in unterschiedlichste Datenziele zu laden. Die einzige Voraussetzung, die hierfür erfüllt sein muss, ist die Installation des entsprechenden OLE DB-Datenanbieters. Mit SSIS werden bereits OLE DB-Datenanbieter zu einigen der relevantesten Datenzielen installiert, wie SQL Server, Oracle, Access, Analysis Services, Data Mining, OLAP, Excel – um nur ein paar zu nennen. Aber das ist bei Weitem noch nicht alles. Im Grunde genommen können die Daten eines Datenflusses mit dem *OLE DB-Ziel* in jedes Datenziel geladen werden, zu dem es einen entsprechenden OLE DB-Datenanbieter gibt.

Konfiguration

Die Konfiguration des Datenflussziels *OLE DB-Ziel* beginnt – wie sollte es auch anders sein – mit der Auswahl eines Verbindungs-Managers. Dabei haben Sie die Wahl zwischen einem *OLE DB-Verbindungs-Manager*, einer Projektdatenquelle und einer Datenquellensicht. Welche der drei Möglichkeiten Sie auch verwenden, sie basieren alle auf einem OLE DB-Datenanbieter. Mehr zu diesen Verbindungs-Managern erfahren Sie in Kapitel 6.

Nachdem Sie den Verbindungs-Manager gewählt haben, müssen Sie sich für eine Methode entscheiden, wie auf das Datenziel zugegriffen werden soll. Der *Ziel-Editor für OLE DB* bietet Ihnen hierzu das Listenfeld *Datenzugriffsmodus* an. Hier können Sie zwischen den Datenzugriffsmodi *Tabelle oder Sicht*, *Variable für Tabellenname oder Sichtname* und *SQL-Befehl* wählen. Sie kennen diese Datenzugriffsmodi bereits vom Datenflussziel *Excel-Ziel* und auch von der Datenflussquelle *OLE DB-Quelle*. Durch die Auswahl des Datenzugriffsmodus *Tabelle oder Sicht* stehen Ihnen im Listenfeld *Name der Tabelle oder Sicht* alle über den gewählten Verbindungs-Manager verfügbaren Tabellen und Sichten des Datenziels zur Verfügung. Hier wählen Sie entweder die Zieltabelle direkt oder aber eine Sicht, über die die Daten des Datenflusses in die Zieltabelle geladen werden. Auch der *Ziel-Editor für OLE DB* stellt Ihnen mit der Schaltfläche *Neu* die Möglichkeit zur Verfügung, im Datenziel eine neue Tabelle als Zieltabelle anzulegen. Nach einem Klick auf diese Schaltfläche erhalten Sie das Ihnen bereits vertraute Dialogfeld *Tabelle erstellen* mit der entsprechenden `CREATE TABLE`-Anweisung. Der darin angegebene Tabellenname entspricht der Bezeichnung des aktuellen *OLE DB-Ziels* im

Datenfluss und die Spaltendefinitionen entsprechen denen der Datenflussspalten. Dabei wurden die Datentypen dieser Spaltendefinitionen soweit möglich von den Datentypen der Datenflussspalten an die vom Datenziel unterstützten Datentypen abgeleitet. Jedoch ist je nach gewähltem Datenziel nicht immer gewährleistet, dass die in der `CREATE TABLE`-Anweisung enthaltenen Datentypen auch vom Datenziel akzeptiert werden. Deshalb sollten Sie die `CREATE TABLE`-Anweisung zunächst prüfen, bevor Sie diese mit einem Klick auf *OK* ausführen. Sofern die `CREATE TABLE`-Anweisung aufgrund syntaktischer Fehler nicht ausgeführt werden kann, erhalten Sie dieselben Hinweise und Fehlermeldungen wie bei der Neuanlage einer Excel-Tabelle im Datenflussziel *Excel-Ziel*. Bei einer korrekten Syntax jedoch wird die Tabelle angelegt und ist anschließend im Listenfeld *Name der Tabelle oder Sicht* auch bereits ausgewählt.

HINWEIS Bei einigen Datenzielen zeigt das Listenfeld *Name der Tabelle oder Sicht* den Namen der neu angelegten Tabelle in Anführungszeichen. Nun entspricht aber ein Tabellenname in Anführungszeichen nicht dem tatsächlichen Tabellennamen, weshalb Sie die Tabelle erneut im Listenfeld *Name der Tabelle oder Sicht* auswählen müssen.

Als zweite Möglichkeit des Datenzugriffs bietet Ihnen das Listenfeld *Datenzugriffsmodus* den Eintrag *Variable für Tabellenname oder Sichtname*. Nach Auswahl dieses Eintrags erhalten Sie das Listenfeld *Variablenname*. In diesem Listenfeld wählen Sie die Paketvariable, die bei der Paketausführung den Namen der Tabelle oder Sicht enthält. Dabei muss die Paketvariable für die Auswahl bereits existieren, da weder das Listenfeld noch der *Ziel-Editor für OLE DB* Ihnen die Möglichkeit bietet, eine Paketvariable anzulegen. Bei der Verwendung einer Paketvariablen als Datenzugriffsmodus sollten Sie die eingangs in diesem Kapitel erwähnten Punkte bezüglich der Spaltenzuordnung beachten. Mit der dritten angebotenen Möglichkeit des Listenfeldes *Datenzugriffsmodus* steht auch beim *OLE DB-Ziel* ein Datenzugriff über eine SQL-Anweisung zur Verfügung. Die SQL-Anweisung können Sie entweder direkt in das Eingabefeld *SQL-Befehlstext* eingeben, den Abfrage-Generator verwenden oder aber die SQL-Anweisung aus einer externen Datei in den Editor übernehmen. Die wie auch immer erstellte SQL-Anweisung kann abschließend mit der Schaltfläche *Abfrage analysieren* auf korrekte Syntax geprüft werden.

HINWEIS Beim Datenzugriffsmodus *SQL-Befehl* definieren Sie nur den Datenzugriff und nicht den Ladevorgang. Insofern geben Sie hier eine `SELECT`-Anweisung an. Das Laden der Daten – und somit auch die entsprechenden `INSERT`-Anweisungen – übernimmt das Datenflussziel selbst.

Verweist der gewählte Verbindungs-Manager auf eine SQL Server-Instanz, bietet Ihnen das Listenfeld *Datenzugriffsmodus* zusätzlich noch die beiden Einträge *Tabelle oder Sicht - schnelles Laden* und *Variable für Tabellenname oder Sichtname - schnelles Laden*. Diese beiden Datenzugriffsmodi entsprechen den Datenzugriffsmodi *Tabelle oder Sicht* und *Variable für Tabellenname oder Sichtname* – jedoch mit dem Unterschied, dass hierbei für den Ladevorgang der T-SQL-Befehl `BULK INSERT` verwendet wird. Dieser bietet im Gegensatz zu den einfachen `INSERT`-Anweisungen eine bessere Performance, was dem Zusatz *schnelles Laden* in der Bezeichnung dieser Datenzugriffsmodi durchaus gerecht wird. Im Zusammenhang mit diesen beiden Datenzugriffsmodi erhalten Sie sechs weitere Eigenschaften:

- **Identität beibehalten** Diese Eigenschaft deaktiviert die `IDENTITY`-Funktion der Zieltabelle. Auf diese Art können bereits im Datenfluss enthaltene IDs direkt in die Tabelle übernommen werden. Nach dem Ladevorgang wird die `IDENTITY`-Funktion der Zieltabelle wieder aktiviert.
- **NULL-Werte beibehalten** Spalten einer SQL Server-Tabelle können mit Standardwerten definiert sein. Diese Standardwerte werden in einem neuen Datensatz gespeichert, wenn zu diesen Spalten kein Wert angegeben ist. Mit der Eigenschaft *NULL-Werte beibehalten* ist es möglich, das Speichern von Standardwerten zu unterbinden. Wenn also eine Datenzeile eins zu eins – und somit auch mit leeren

Spalten – in das Datenziel geladen werden soll, müssen Sie die Eigenschaft *NULL-Werte beibehalten* aktivieren. Im Übrigen sollte jede Spalte der Zieltabelle ihren Wert über das Datenflussziel erhalten. Das Einfügen des Standardwerts über die Tabellenfunktion ist immer zeitaufwändiger als die Übergabe des Werts durch das Datenflussziel. Insofern ist es sinnvoll, bereits im Datenfluss leere Datenflussspalten mit dem Standardwert der jeweiligen Zielspalte zu füllen.

- **Tabellensperre** Der Ladevorgang kann durch eine Tabellensperre an der Zieltabelle beschleunigt werden. Diese Konfiguration mag sich vorteilhaft auf die Performance des Ladevorgangs auswirken, für die Performance aller anderen Aktivitäten an dieser Tabelle jedoch nicht. Mit Aktivierung dieser Eigenschaft steht die Zieltabelle exklusiv dem Ladevorgang zur Verfügung; alles andere muss warten.
- **Einschränkungen überprüfen** Die Spalten einer SQL Server-Tabelle können mehrere Einschränkungen – im Original *Check Constraints* – enthalten. Diese Einschränkungen dienen zur Überprüfung der Eingabe und stellen die Datenkonsistenz sowie das Einhalten von Geschäftsregeln sicher. Diese Überprüfung erfolgt bei jedem neuen bzw. geänderten Datensatz, bevor dieser in der Tabelle gespeichert wird. Für das Laden der Daten in das Datenziel bedeutet dies, dass pro Datenzeile die Prüfungen der Einschränkungen aller Spalten der Tabelle ausgeführt werden. Das kostet Zeit und ist im Grunde genommen nicht notwendig, da diese Prüfungen bereits innerhalb des Datenflusses stattfinden können. Welche Einschränkungen eine Tabelle auch bietet, in der Regel sind diese in einem Datenfluss realisierbar. Mehr noch, denn im Datenfluss ist es nicht nur möglich, die Einschränkungen zu prüfen, sondern es kann auch sehr elegant auf die Datenzeilen reagiert werden, die diesen Prüfungen nicht standhalten. Solche Datenzeilen können Sie entweder in einem anderen Datenziel protokollieren oder aber auch in einem separaten Datenflusspfad korrigieren und letztendlich doch noch in das Datenziel laden. Wenn Sie sich also für diesen Weg entscheiden, müssen Sie die Eigenschaft *Einschränkungen überprüfen* deaktivieren. Als Ergebnis erwartet Sie dann ein weitaus schnellerer Ladevorgang. Jedoch birgt das Deaktivieren dieser Einschränkungen immer auch die Gefahr einer Dateninkonsistenz. Insofern sollten Sie sorgfältig prüfen, ob auch tatsächlich alle Regeln der Einschränkungen vom Datenfluss übernommen werden.
- **Zeilen pro Batch** Der Abfrageoptimierer von SQL Server erstellt für den Ladevorgang einen Ausführungsplan. Ein entscheidendes Kriterium für einen optimalen Ausführungsplan ist die Anzahl der Datenzeilen, die in einer Transaktion – in einem Batch – verarbeitet werden. Nun steht die tatsächliche Anzahl der Datenzeilen beim Laden der Daten jedoch nicht zur Verfügung, da die Daten im Datenfluss in mehreren Einheiten und nicht alle auf einmal verarbeitet werden. Ohne diese Anzahl aber gibt es keinen optimalen Ausführungsplan. Mit der Eigenschaft *Zeilen pro Batch* teilen Sie dem Abfrageoptimierer mit, wie viele Datenzeilen in einer Transaktion verarbeitet werden. Dabei legen Sie mit diesem Wert nicht die tatsächliche Anzahl der Datenzeilen für eine Transaktion fest, sondern liefern lediglich dem Abfrageoptimierer die Grundlage zur Erstellung des Ausführungsplans. Die Eigenschaft *Zeilen pro Batch* entspricht dem Parameter *Rows per Batch* des T-SQL-Befehls `BULK INSERT`.
- **Maximale Einfügungscommitgröße** Durch den Standardwert 2147483647 in dieser Eigenschaft erfolgt der Ladevorgang in einer einzigen Transaktion. Dies bedeutet, dass alle Datenzeilen als eine Transaktion in das Transaktionsprotokoll geschrieben und letztendlich mit einem Commit bestätigt werden. Ein einziger Fehler während des Ladevorgangs löst einen Rollback aus, was zur Folge hat, dass nach dem Ladevorgang keine der Datenzeilen in der Zieltabelle gespeichert ist. Wenn Sie jedoch eine solch resolute Vorgehensweise nicht benötigen, können Sie den Ladevorgang in mehrere Transaktionen aufteilen. Dazu tragen Sie in der Eigenschaft *Maximale Einfügungscommitgröße* die Anzahl der Datenzeilen ein, die in einer Transaktion zu verarbeiten sind. So werden bei einem Wert von beispielsweise

5.000 immer maximal 5.000 Datenzeilen in einer eigenen Transaktion verarbeitet. Bei einer fehlerfreien Verarbeitung der ersten 5.000 Datenzeilen erfolgt ein Commit, wodurch diese in der Zieltabelle gespeichert werden. Tritt jedoch bei den nächsten 5.000 Datenzeilen ein Fehler auf, wird keine dieser 5.000 Datenzeilen in der Zieltabelle gespeichert. Die ersten 5.000 Datenzeilen sind davon nicht betroffen und bleiben in der Zieltabelle erhalten. Die Eigenschaft *Maximale Einfügungscommitgröße* entspricht dem Parameter *Batchsize* des T-SQL-Befehls `BULK INSERT`. Mehr Informationen zu dieser Eigenschaft wie auch zur Eigenschaft *Rows per Batch* entnehmen Sie der SQL Server Online-Dokumentation zum Thema `BULK INSERT`.

Mit den Eigenschaften des schnellen Ladens ist auch die Konfiguration für den Datenzugriff soweit abgeschlossen. Nun fehlt noch die Zuordnung der Datenflussspalten zu den Spalten des Datenziels. Diese Zuordnung erfolgt wie gewohnt auf der Registerkarte *Zuordnungen*. Die Seite *Fehlerausgabe* bietet Ihnen zudem noch die Möglichkeit der Konfiguration einer Fehlerausgabe.

In Abbildung 13.8 sehen Sie die Konfiguration des Datenzugriffs eines *OLE DB-Ziels*. Dabei handelt es sich um das *OLE DB-Ziel*, welches im Beispiel zur Datenflusstransformation *UNPIVOT* in Kapitel 12 verwendet wird. Die dazu notwendige Beschreibung der Konfiguration steht noch aus – und soll an dieser Stelle nun nachgeholt werden. In diesem Beispiel gilt es, die aus der Pivot-Tabelle transformierten Daten in die Tabelle *Planzahlen* der Beispieldatenbank zu laden. Diese Tabelle weist unter anderem auch die Spalte *ErfasstAm* auf, die ihren Wert über den Standardwert `GETDATE` bezieht. Die im Standardwert enthaltene Funktion `GETDATE` würde bei jeder Datenzeile ausgeführt, es sei denn, die Spalte *ErfasstAm* erhält ihren Wert bereits aus dem Datenfluss. Insofern erweitern Sie den Datenfluss zunächst um die Komponente *Abgeleitete Spalte*. Diese verbinden Sie mit dem Datenflusspfad der *UNPIVOT*-Komponente und geben ihr anschließend die Bezeichnung **Erfassungsdatum ermitteln**. Mit einem Doppelklick auf die Komponente *Abgeleitete Spalte* starten Sie den *Transformations-Editor für abgeleitete Spalte*. Dort ziehen Sie die Funktion `GETDATE` aus der Kategorie *Datums-/Uhrzeit-Funktionen* in das Eingabefeld *Ausdruck* und geben dieser neuen Datenflussspalte im Eingabefeld *Name der abgeleiteten Spalte* die Bezeichnung **Erfassungsdatum**. Mit einem Klick auf *OK* speichern Sie die Konfiguration dieser Komponente.

Nun ergänzen Sie den Datenfluss mit einem *OLE DB-Ziel*. Dieses nennen Sie **Tabelle Planzahlen** und verbinden es anschließend mit dem Datenflusspfad der Komponente »Erfassungsdatum ermitteln«. Durch einen Doppelklick auf das *OLE DB-Ziel* »Tabelle Planzahlen« starten Sie den *Ziel-Editor für OLE DB*. Mit diesem *OLE DB-Ziel* sollen die Daten des Datenflusses in die Tabelle *Planzahlen* der Beispieldatenbank geladen werden. Dazu wählen Sie zunächst im Listenfeld *OLE DB-Verbindungs-Manager* den Verbindungs-Manager, der auf die Beispieldatenbank verweist, und legen als Nächstes mit dem Listenfeld *Datenzugriffsmodus* den Datenzugriffsmodus *Tabelle oder Sicht – schnelles Laden* fest. Anschließend wählen Sie im Listenfeld *Name der Tabelle oder Sicht* die Tabelle *Planzahlen*. Neben der bereits erwähnten Spalte *ErfasstAm* enthält die Tabelle *Planzahlen* mit der Spalte *ID* auch eine `IDENTITY`-Spalte. Die Vergabe einer fortlaufenden Nummer soll bei diesem Ladevorgang von der Tabelle selbst übernommen werden. Die Eigenschaft *Identität beibehalten* darf deshalb nicht aktiviert werden. Dies gilt auch für die Eigenschaft *NULL-Werte beibehalten*. Die Tabelle *Planzahlen* besitzt nur eine Spalte mit Standardwerten – und diese erhält ihren Wert bereits im Datenfluss. Eine Aktivierung der Eigenschaft *Tabellensperre* ist ebenfalls nicht notwendig, da aufgrund der doch überschaubaren Anzahl von Datenzeilen der Zugriff auf die Tabelle nicht exklusiv erfolgen muss. Die Eigenschaft *Einschränkungen überprüfen* hingegen muss aktiviert bleiben, da der Datenfluss keine Transformationen enthält, die die Daten für die Eingabe in der Tabelle vorab prüfen. Insofern sind diese Prüfungen weiterhin von den Tabellenfunktionen durchzuführen. Die Anzahl der Datenzeilen lässt sich bei insgesamt sieben Regionen und maximal vier Quartalen, die in der Pivot-Tabelle enthalten sind, recht einfach ausrechnen. Mehr als 28 Datenzeilen sind in diesem Datenfluss nicht zu erwarten. Sie können diese

Anzahl in der Eigenschaft *Zeilen pro Batch* eingeben – obwohl bei dieser geringen Datenmenge der Abfrageoptimierer auch ohne diesen Hinweis einen entsprechenden Ausführungsplan erstellen wird. Der Ladevorgang dieser 28 Datenzeilen soll in einer einzelnen Transaktion erfolgen, weshalb Sie den Standardwert der Eigenschaft *Maximale Einfügungscommitgröße* beibehalten können. Nach der Konfiguration des Datenzugriffs sind auf der Seite *Zuordnungen* noch die Datenflussspalten den Spalten der Zieltabelle zuzuordnen – mit Ausnahme der Spalte *ID*. Die Spalte *ID* der Zieltabelle ist die Spalte mit der `IDENTITY`-Funktion, die aufgrund der nicht aktivierten Eigenschaft *Identität beibehalten* keinen Wert einer Datenflussspalte erhalten darf. Der Wert dieser Spalte wird von der Tabelle bei jedem neuen Datensatz selbst vergeben. Neben der Zuordnung der Datenflussspalten *Region*, *Jahr*, *Quartal* und *Planzahl* zu den gleichnamigen Spalten der Zieltabelle sollten Sie auch die Datenflussspalte *Erfassungsdatum* der Spalte *ErfasstAm* zuordnen. Mit der Spaltenzuordnung ist die Konfiguration der Komponente *OLE DB-Ziel* vollständig – und somit auch das Beispiel zur Datenflusstransformation *UNPIVOT* aus Kapitel 12.

BEGLEITDATEIEN Sie finden dieses Beispiel im Paket »BSP12_006«.

Erweiterter Editor

Der Erweiterte Editor bietet noch drei zusätzliche Eigenschaften, die Sie bereits von der Datenflussquelle *OLE DB-Quelle* kennen. So können Sie auch bei dem *OLE DB-Ziel* eine Codepage in der Eigenschaft *DefaultCodePage* angeben, die verwendet wird, wenn zu den Spalten der Zieltabelle keine Codepage ermittelt werden konnte. Es ist auch möglich, die in der Eigenschaft *DefaultCodePage* hinterlegte Codepage grundsätzlich zu nutzen. Dazu müssen Sie die Eigenschaft *AlwaysUseDefaultCodePage* aktivieren. Die dritte Ihnen bereits bekannte Eigenschaft ist die Eigenschaft *CommandTimeout*, in der Sie den Timeout für den Zugriff auf das Datenziel festlegen.

Neben diesen drei Eigenschaften ist auch die Eigenschaft *FastLoadOptions* erwähnenswert. Diese fasst die Konfiguration der speziellen Eigenschaften der Datenzugriffsmodi mit dem Zusatz *schnelles Laden* zusammen. Bei diesen Eigenschaften handelt es sich um Parameter des T-SQL-Befehls `BULK INSERT`. Dieser bietet noch weitere Parameter, wie `FIRE_TRIGGERS` und `ORDER`, die Sie in der Eigenschaft *FastLoadOptions* manuell im folgenden Format eingeben können.

```
CHECK_CONSTRAINTS,ROWS_PER_BATCH = 28,FIRE_TRIGGERS
```

Sofern die Eigenschaft *FastLoadOptions* nur die Bezeichnung eines Parameters enthält, entspricht dies einer Aktivierung des Parameters. Bei der Eingabe mehrerer Parameter sind diese mit einem Komma zu trennen. Mehr zu den Parametern des T-SQL-Befehls `BULK INSERT` und deren Auswirkungen entnehmen Sie der SQL Server Online-Dokumentation. Einige der hier möglichen Parameter sind auch im Abschnitt »SQL Server-Ziel« beschrieben.

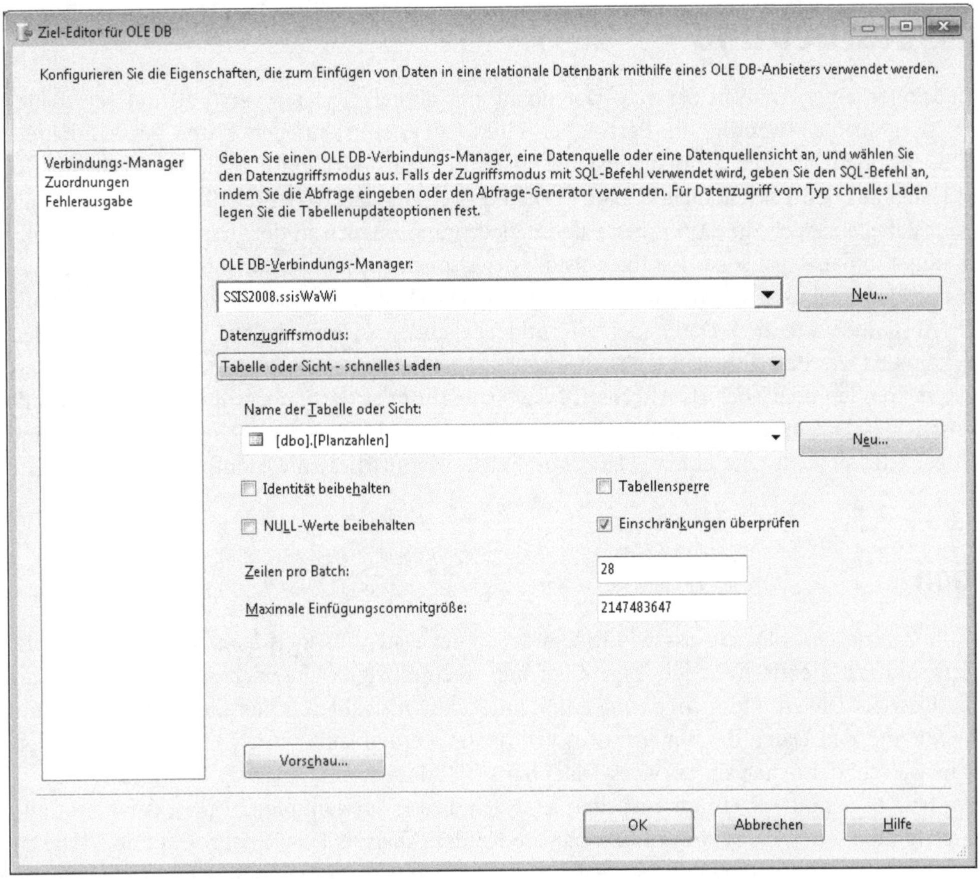

Abbildung 13.8 Der *Ziel-Editor für OLE DB*

Hinweise

Die CREATE TABLE-Anweisung zum Erstellen einer neuen Tabelle unterstützt nicht alle Tabellenfeatures. So werden beispielsweise die Anweisungen zum Aktivieren der *Filestream*-Funktionalität einer SQL Server-Tabelle nicht akzeptiert. Falls Sie solche Erweiterungen verwenden möchten, müssen Sie die Tabelle vorab mit SQL Server Management Studio anlegen.

Mit dem Abfrage-Generator können Sie zwar SQL-Anweisungen mit Parametern erstellen, jedoch bietet der *Ziel-Editor für OLE DB* keinerlei Möglichkeit, diesen Parametern Werte zuzuweisen. Trotzdem akzeptiert der Editor SQL-Anweisungen mit Parametern ohne Widerspruch. Da aber bei der Paketausführung wegen der fehlenden Zuweisung die Parameter nicht mit Werten ersetzt werden können, wird die Ausführung des *OLE DB-Ziels* fehlerhaft beendet.

Partitionsverarbeitung

So wie die Dimensionen einer Analysis Services-Datenbank mit aktuellen Daten versorgt und verarbeitet werden müssen, ist es auch notwendig, die Partitionen eines Cubes mit aktuellen Daten zu verarbeiten. Während die Dimensionen auf den Dimensionstabellen eines Data Warehouse basieren, beziehen die Partitionen ihre Daten aus den Faktentabellen. Nun verhält es sich bei den Faktentabellen nicht anders als bei den Dimensionstabellen. Auch die Daten der Faktentabellen ändern sich in der ursprünglichen Quelle dieser Daten ständig – in der Regel sogar häufiger als die der Dimensionstabellen. Insofern gilt es auch bei den Partitionen, diese mit den aktuellsten Daten zu versorgen. Dies bedeutet, dass die Partitionen ebenfalls in regelmäßigen Abständen mit den Daten der zugrunde liegenden Faktentabellen verarbeitet werden müssen. Dazu können Sie das Ihnen bereits bekannte Ablaufsteuerungselement *Analysis Services-Verarbeitungstask* verwenden oder aber als Alternative das Datenflussziel *Partitionsverarbeitung*. Wobei mit Letzterem die Daten des Datenflusses in der Partition direkt verarbeitet werden. Der Umweg über eine speziell aufbereitete Faktentabelle aus einem Data Warehouse ist mit diesem Datenflussziel nicht mehr notwendig.

Konfiguration

Nicht nur Sinn und Zweck dieses Datenflussziels ähneln denen des Datenflussziels *Dimensionsverarbeitung*, auch die Editoren sind fast identisch. Es gibt eigentlich nur einen einzigen Unterschied. Während Sie im Editor des Datenflussziels *Dimensionsverarbeitung* eine Dimension auswählen, legen Sie in diesem Editor die Partition fest, die mit den Daten des Datenflusses verarbeitet werden soll. Doch vorab müssen Sie den Verbindungs-Manager zu der Analysis Services-Datenbank – oder einem Analysis Services-Projekt – auswählen, in der bzw. in dem die Partition enthalten ist. Nach dieser Auswahl bietet Ihnen der Editor alle Partitionen der gewählten Analysis Services-Datenbank oder des Analysis Services-Projekts an – wie in Abbildung 13.9 zu sehen ist. Mit einem einfachen Klick auf eine Partition markieren Sie diese für die Verarbeitung mit den Daten des Datenflusses.

Auf welche Art und Weise die gewählte Partition verarbeitet werden soll, bestimmen Sie mit der Eigenschaft *Verarbeitungsmethode*. Dort stehen die Verarbeitungsmethoden *Hinzufügen (inkrementell)*, *Vollständig* und *Nur Daten* zur Auswahl. Inhalt und Auswirkungen dieser Verarbeitungsmethoden sind gleich denen der Komponente *Dimensionsverarbeitung* – nur dass sich diese hier auf die Partitionen beziehen. Insofern wird bei der Verarbeitungsmethode *Vollständig* die bestehende Partition gelöscht und anschließend mit den Daten des Datenflusses neu erstellt, während mit der Verarbeitungsmethode *Hinzufügen (inkrementell)* lediglich eine Erweiterung der Partition mit den Daten des Datenflusses erfolgt. Die Verarbeitungsmethode *Nur Daten* aktualisiert die Partition mit den Daten des Datenflusses. Dazu gehört nicht nur das Ändern bestehender Daten, sondern auch das Hinzufügen neuer Daten und auch das Löschen von Daten der Partition, die nicht im Datenfluss enthalten sind.

Nachdem Sie die Partition und Verarbeitungsmethode bestimmt haben, folgt auf der Seite *Zuordnungen* die Zuordnung der Datenflussspalten zu den Spalten der Partition. Auch diese Komponente bietet keine Fehlerausgabe an, sondern stellt die für die Verarbeitung typische Fehlerbehandlung zur Verfügung. Diese ist auf der Seite *Erweitert* enthalten und besteht aus denselben Eigenschaften und Möglichkeiten, die bereits in Kapitel 8 im Abschnitt »Analysis Services-Verarbeitungstask« erläutert wurden. Mit den Eigenschaften der Seite *Erweitert* sind alle Konfigurationsmöglichkeiten dieser Komponente beschrieben. Auch der Erweiterte Editor bietet keine zusätzlichen Eigenschaften.

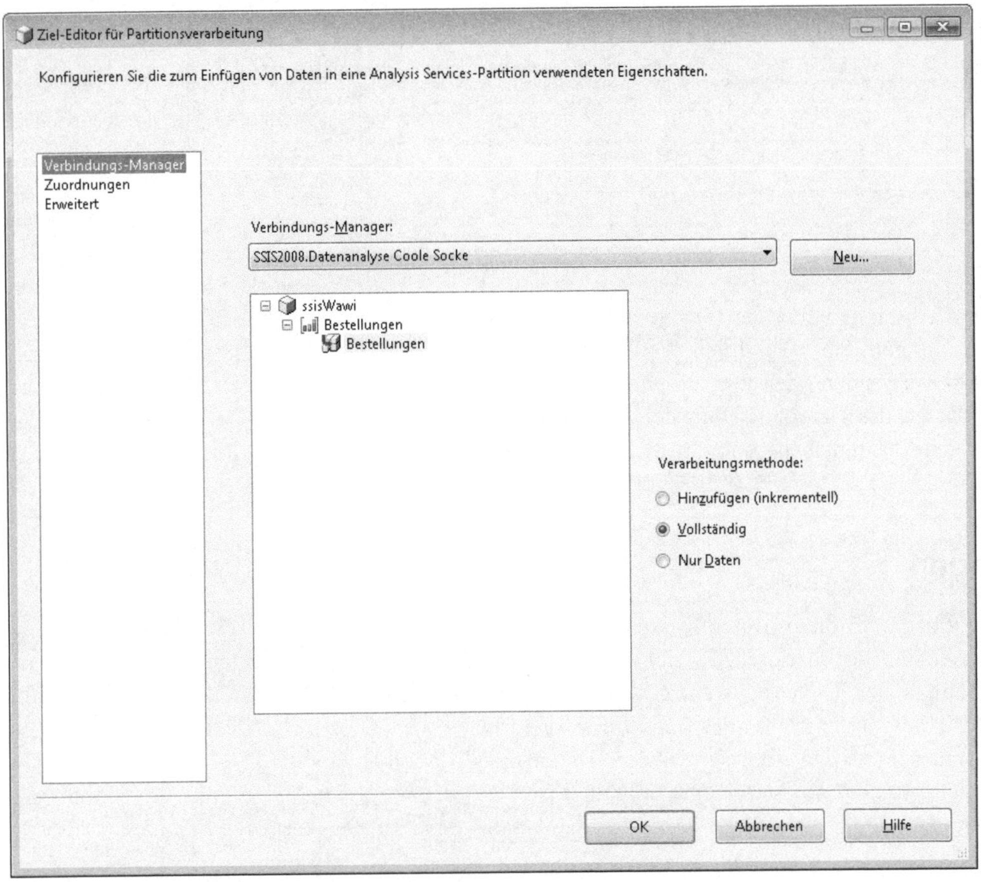

Abbildung 13.9 Das Datenflussziel *Partitionsverarbeitung*

Hinweise

Ähnlich dem Datenflussziel *Dimensionsverarbeitung* wird auch die Ausführung des Datenflussziels *Partitionsverarbeitung* fehlerhaft beendet, wenn der Partition doppelte Einträge hinzugefügt werden. Für diesen Fall ist zwar auch hier bereits durch die Standardkonfiguration der Fehlerbehandlung vorgesorgt, jedoch sollten Sie bei der Konfiguration prüfen, ob die Eigenschaft *Standardfehlerkonfiguration verwenden* aktiviert ist oder aber die Eigenschaft *Doppelter Schlüssel* einen der beiden Einträge *IgnoreError* oder *ReportAndContinue* enthält. Sie finden beide Eigenschaften auf der Seite *Erweitert* des Editors.

Recordsetziel

Das Datenflussziel *Recordsetziel* speichert die Daten eines Datenflusses als ADO-Recordset in einer Paketvariablen vom Datentyp *Object*. Mit dieser Paketvariablen können die Daten des Datenflusses in der Ablaufsteuerung des Pakets – unter anderem auch in einem anderen *Datenflusstask* – weiterverarbeitet werden.

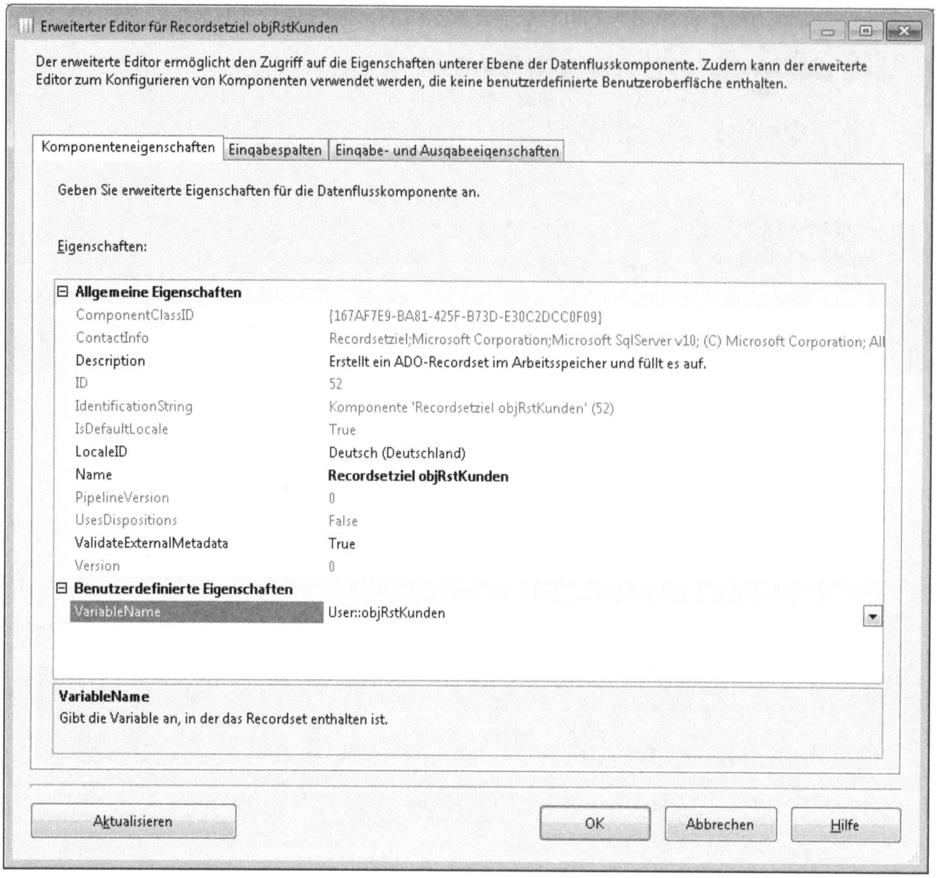

Abbildung 13.10 Das Datenflussziel *Recordsetziel*

Konfiguration

Die Konfiguration des Datenflussziels *Recordsetziel* ist recht überschaubar. So überschaubar, dass für dieses Datenflussziel kein eigener Editor, sondern lediglich der Erweiterte Editor zur Verfügung steht. Dessen Funktionalität und Eigenschaften in Bezug auf das *Recordsetziel* wird nun anhand des noch offenen Beispiels aus dem Abschnitt »Skriptkomponente als Quelle« des Kapitels 12 beschrieben. In diesem Beispiel werden die Daten des *Datenflusstasks* »Daten in Recordsetziel schreiben« mittels eines *Recordsetziels* in der Paketvariablen *objRstKunden* gespeichert. Diese Paketvariable wird anschließend in dem *Datenflusstask* »Daten aus Variable extrahieren« mit einer *Skriptkomponente* weiterverarbeitet.

Im Grunde genommen beginnt die Konfiguration eines *Recordsetziels* nicht im Erweiterten Editor, sondern im *Variablen*-Editor. Da der Erweiterte Editor Ihnen keine Möglichkeit zur Neuanlage einer Paketvariablen anbietet, muss die Paketvariable bereits vorab im *Variablen*-Editor angelegt werden. In diesem Beispiel jedoch existiert die Paketvariable bereits. Sie können also direkt mit der Konfiguration des *Recordsetziels* beginnen. Dazu starten Sie den Erweiterten Editor mit einem Doppelklick auf das unter der Bezeichnung »Recordsetziel objRstKunden« im Datenfluss enthaltene *Recordsetziel*. Im Erweiterten Editor wählen Sie zunächst die Paketvariable *objRstKunden* in der Eigenschaft *VariableName* und wechseln anschließend zur

Registerkarte *Eingabespalten*. Hier definieren Sie die Struktur des ADO-Recordsets durch die Auswahl der entsprechenden Datenflussspalten. Diese wählen Sie entweder in der Kategorie *Verfügbare Eingabespalten* oder aber einzeln über das Listenfeld *Eingabespalte* im unteren Teil des Editors aus. Sofern Sie die Bezeichnungen der Datenflussspalten im ADO-Recordset nicht verwenden möchten, können Sie den gewählten Datenflussspalten im Eingabefeld *Ausgabealias* andere Bezeichnungen vergeben. Hiermit ist nicht nur die Definition des ADO-Recordset, sondern auch die Konfiguration des Datenflussziels *Recordsetziel* beendet. Das Listenfeld *Verwendungstyp* und die Inhalte der Registerkarte *Eingabe- und Ausgabeeigenschaften* haben auf das *Recordsetziel* keine Auswirkungen.

BEGLEITDATEIEN Sie finden dieses Beispiel im Paket »BSP12_003«.

Hinweise

Die Eigenschaft *VariableName* bietet Ihnen alle Paketvariablen – die Benutzervariablen und die Systemvariablen – zur Auswahl an. Akzeptiert werden aber nur Benutzervariablen vom Datentyp *Object*.

Ein ADO-Recordset unterstützt nicht alle von SSIS angebotenen Datentypen. Werte von Datenflussspalten mit den Datentypen *DT_DBTIME2*, *DT_DBTIMESTAMPOFFSET* und *DT_DBTIMESTAMP2* können nicht in einem ADO-Recordset gespeichert werden.

Die Paketvariable und somit das ADO-Recordset kann nur innerhalb des Pakets verwendet werden. Lediglich eine Weitergabe an ein Paket, das in der Ablaufsteuerung über das Ablaufsteuerungselement *Task 'Paket ausführen'* aufgerufen wird, ist möglich.

Ein ADO-Recordset kann nur einmal verwendet werden. Sofern Sie ein ADO-Recordset beispielsweise in einem *Skripttask* verarbeiten, steht es danach nicht mehr zur Verfügung – auch nicht für einen zweiten Zugriff innerhalb desselben *Skripttasks*. Wenn Sie die Daten eines Datenflusses als ADO-Recordset an mehreren Stellen im Paket benötigen sollten, müssen Sie es entweder vor der jeweiligen Verwendung mit einem entsprechenden *Datenflusstask* neu erstellen oder aber Sie speichern die Daten des Datenflusses direkt in mehrere ADO-Recordsets. Dazu kopieren Sie die Daten des Datenflusses mit der Komponente *Multicast* in mehrere Datenflusspfade und verbinden diese mit jeweils einem eigenen *Recordsetziel*, wobei jedes dieser *Recordsetziele* die Daten in einer eigenen Paketvariablen speichert.

Die Daten eines ADO-Recordsets können in einem Datenfluss nur über eine *Skriptkomponente* extrahiert werden. Dabei sollten Sie beachten, dass die Metadateninformationen der Spalten in der Paketvariablen verloren gehen. Insofern müssen die Spalten mit der *Skriptkomponente* neu definiert werden. Das hier verwendete Beispiel basiert auf einer Weiterverarbeitung des ADO-Recordsets mit einer Skriptkomponente. Sie finden das Beispiel in Kapitel 12 im Abschnitt »Skriptkomponente als Quelle«.

Zum Abschluss noch der Hinweis, dass die Komponente *Recordsetziel* keine Unterstützung für eine Fehlerausgabe anbietet.

Rohdatendatei-Ziel

In einer Rohdatendatei werden die Daten eines Datenflusses gespeichert – im Format des Datenflusses. Auf diese Weise ist es möglich, die Daten eines Datenflusses mittels des Datenflussziels *Rohdatendatei-Ziel* in eine Rohdatendatei zu laden und die Daten dieser Rohdatendatei in einem anderen *Datenflusstask* mittels der Datenflussquelle *Rohdatendatei-Quelle* wieder zu extrahieren. Da die Daten des Datenflusses eins zu eins in die Rohdatendatei geladen werden, findet weder beim Laden noch beim Extrahieren eine Konvertierung der Daten statt. Von daher stellt Ihnen SSIS mit den beiden Komponenten *Rohdatendatei-Ziel* und *Rohdatendatei-Quelle* eine effektive Möglichkeit zur Verfügung, die Daten eines Datenflusses zwischenzuspeichern, um diese mit einem anderen *Datenflusstask* weiterverarbeiten zu können. Die Gründe für einen Einsatz dieser beiden Komponenten – von Performance über Skalierung bis hin zu deren Verwendung bei Prüfpunkten – wurden bereits im Abschnitt »Rohdatendatei-Quelle« in Kapitel 11 beschrieben.

Konfiguration

Das Datenflussziel *Rohdatendatei-Ziel* ist eines der wenigen Datenflussziele, die keinen Verbindungs-Manager benötigen. Im *Ziel-Editor für Rohdatendateien* geben Sie den Namen und Speicherort der Rohdatendatei entweder direkt oder über eine Paketvariable an. Im Listenfeld *Zugriffsmodus* stehen Ihnen hierzu die beiden Einträge *Dateiname* und *Dateiname aus Variable* zur Verfügung. Sofern Sie den Eintrag *Dateiname* wählen, können Sie die Rohdatendatei mitsamt Speicherort entweder direkt in das Eingabefeld *Dateiname* eingeben oder aber über die Schaltfläche *Durchsuchen* auswählen. Bei der Auswahl des Eintrags *Dateiname aus Variable* sind alle verfügbaren Paketvariablen im Listenfeld *Variablenname* enthalten. Dabei sollten Sie die Paketvariable, die Sie verwenden möchten, bereits vorab angelegt haben. Der *Ziel-Editor für Rohdatendateien* bietet Ihnen hierzu keine Möglichkeit.

Nachdem der Zugriffsmodus und Speicherort der Rohdatendatei bestimmt ist, legen Sie im Listenfeld *Schreiboption* fest, wie mit dieser Rohdatendatei bzw. den darin enthaltenen Daten verfahren werden soll. Das Listenfeld bietet Ihnen hierzu die vier Einträge *Immer erstellen*, *Einmal erstellen*, *Anfügen* und *Abschneiden und anfügen*. Obwohl diese Einträge auf den ersten Blick selbsterklärend sind, hat der eine oder andere doch so seine Tücken. Dabei ist die Schreiboption *Immer erstellen* die Option mit der eindeutigsten Auswirkung. Bei dieser Konfiguration wird die Rohdatendatei immer aufs Neue erstellt und dabei eine bereits bestehende rigoros überschrieben. Nicht überschrieben wird eine Rohdatendatei dagegen bei Wahl der Eigenschaft *Einmal erstellen*. Hier erzeugt ein *Rohdatendatei-Ziel* lediglich genau eine Rohdatendatei – nicht mehr und nicht weniger. Die so erstellte Rohdatendatei kann in nachfolgenden Ausführungen oder auch in anderen *Datenflusstasks* und Paketen mehrfach verwendet werden. Mit dem *Rohdatendatei-Ziel*, das die Rohdatendatei erstellt hat, ist dies jedoch nicht möglich. Eine erneute Ausführung dieses *Rohdatendatei-Ziels* wird fehlerhaft beendet, da die Rohdatendatei bereits besteht und nicht überschrieben werden kann. Dies stellen Sie bereits bei der Konfiguration fest, wenn Sie die Schreiboption *Einmal erstellen* zu einer bereits bestehenden Rohdatendatei wählen. Eine solche Auswahl wird direkt mit einer Fehlermeldung quittiert. Eine bestehende Rohdatendatei kann nur mit den beiden Schreiboptionen *Anfügen* und *Abschneiden und anfügen* verwendet werden. Dabei ergänzt ein *Rohdatendatei-Ziel* mit der Schreiboption *Anfügen* die Daten einer Rohdatendatei mit den Daten des Datenflusses, während bei einem *Rohdatendatei-Ziel* mit der Schreiboption *Abschneiden und anfügen* der Inhalt der Rohdatendatei mit den Daten des Datenflusses überschrieben wird. Beide Schreiboptionen können Sie im Editor nur auswählen, wenn die dort angegebene Rohdatendatei bereits existiert. Für eine solche Konfiguration ist es notwendig, die Rohdatendatei mit einem separaten *Datenflusstask* vorab erstellen zu lassen – indem Sie ein *Rohdatendatei-Ziel* mit der Schreiboption *Einmal erstellen* verwenden. In Abbildung 13.11 sehen Sie die Konfiguration des Zugriffsmodus wie auch die Möglichkeiten der Schreiboptionen.

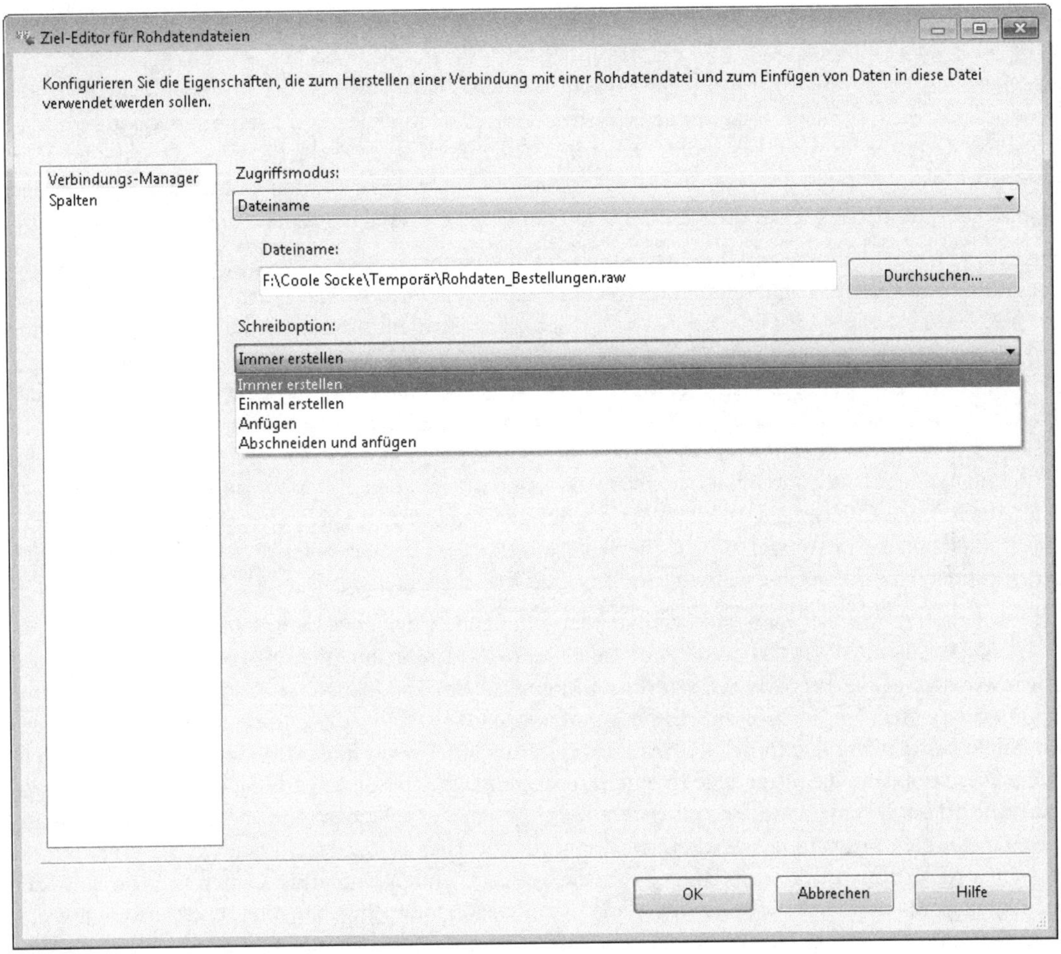

Abbildung 13.11 Die Konfiguration des Datenflussziels *Rohdatendatei-Ziel*

Nach der Konfiguration des Zugriffsmodus und der Schreiboption folgt die Spaltenzuordnung. Diese findet auf der Seite *Spalten* statt und ist abhängig von der gewählten Schreiboption. Bei den Schreiboptionen *Einmal erstellen* und *Immer erstellen* wird hier die Struktur der Rohdatendatei festgelegt. Dies erfolgt durch die Auswahl der Datenflussspalten, deren Werte in die Rohdatendatei geladen werden sollen. Hierzu wählen Sie die Datenflussspalten entweder in der Kategorie *Verfügbare Eingabespalten* oder aber im Listenfeld *Eingabespalte* aus. Zu jeder gewählten Datenflussspalte können Sie zudem im Eingabefeld *Ausgabealias* eine Bezeichnung vergeben, unter der die jeweilige Datenflussspalte in der Rohdatendatei enthalten sein soll. Bei den Schreiboptionen *Anfügen* und *Abschneiden und anfügen* wird eine bereits bestehende Rohdatendatei verwendet. Insofern findet bei diesen Schreiboptionen auf der Seite *Spalten* die Zuordnung der Datenflussspalten zu den Spalten der Rohdatendatei in der bewährten Art und Weise statt. Mit der Auswahl der Datenflussspalten ist die Konfiguration des *Rohdatendatei-Ziels* beendet. Auch der Erweiterte Editor hat keine zusätzlichen Eigenschaften zu bieten.

Rohdatendateien und Schleifenverarbeitung

Das Erstellen und Verwenden von Rohdatendateien in einem *Datenflusstask*, der in einem Schleifencontainer ausgeführt wird, ist nicht unbedingt trivial. Hier kommt es in erster Linie darauf an, ob die Rohdatendatei die Daten zu jeder Ausführung des *Datenflusstasks* innerhalb der Schleife sammeln soll oder aber bei jeder Ausführung mit den dort transformierten Daten überschrieben werden kann. Abhängig von der Verwendung der Rohdatendatei ist die Konfiguration des dazu notwendigen *Rohdatendatei-Ziels*.

Wenn die Rohdatendatei immer mit den Daten der letzten Ausführung überschrieben werden kann, ist die Konfiguration noch recht einfach. Hierbei verwenden Sie im *Rohdatendatei-Ziel* die Schreiboption *Immer erstellen*. Mit dieser Schreiboption wird bei jeder Schleifenverarbeitung die bestehende Rohdatendatei gelöscht, erneut erstellt und mit den Daten des Datenflusses gefüllt. Alternativ dazu können Sie auch immer ein und dieselbe Rohdatendatei verwenden. Dazu erstellen Sie bei der Paketentwicklung die Rohdatendatei, indem Sie den *Datenflusstask* der Schleifenverarbeitung einmal ausführen. Bei dieser einmaligen Ausführung muss das *Rohdatendatei-Ziel* die Schreiboption *Einmal erstellen* verwenden. Nachdem auf diese Art und Weise die Rohdatendatei erstellt wurde, ändern Sie die Schreiboption des *Rohdatendatei-Ziels* auf *Abschneiden und anfügen*. Durch diese Konfiguration wird bei jeder Paketausführung immer dieselbe Rohdatendatei verwendet und keine neue angelegt. In der Schleifenverarbeitung werden die Daten der Rohdatendatei zunächst gelöscht und anschließend die Daten des Datenflusses hinein geladen.

Etwas komplizierter wird es, wenn die Rohdatendatei die Daten der einzelnen Schleifenverarbeitungen sammeln soll. In diesem Fall darf weder der Inhalt der Rohdatendatei noch die Rohdatendatei selbst überschrieben werden. Sie müssen im *Datenflusstask* nun also ein *Rohdatendatei-Ziel* mit der Schreiboption *Anfügen* verwenden. Nur mit dieser Schreiboption werden die Daten jeder einzelnen Schleifenverarbeitung in der Rohdatendatei gesammelt. Allerdings muss die dabei verwendete Rohdatendatei erst einmal existieren. Diese Rohdatendatei legen Sie in einem separaten *Datenflusstask* an, der vor dem Schleifencontainer ausgeführt wird. Dabei muss hier eine leere Rohdatendatei angelegt werden, die zudem noch die für die Schleifenverarbeitung benötige Spaltendefinition enthält. Dies erreichen Sie, indem Sie eine *Skriptkomponente* als Datenflussquelle verwenden, dort die entsprechenden Datenflussspalten als Ausgabespalten definieren und als Skriptcode einen belanglosen Pseudocode eingeben. Diese *Skriptkomponente* verbinden Sie anschließend mit einem *Rohdatendatei-Ziel*, das die Schreiboption *Immer erstellen* verwendet. Bei der Paketausführung wird das *Rohdatendatei-Ziel* auch ohne Daten ausgeführt – und somit die Rohdatendatei angelegt. Bevor Sie aber das Paket ausführen können, müssen Sie bedenken, dass die Rohdatendatei erst mit der ersten Paketausführung erstellt wird. Nun werden die Komponenten eines Pakets beim Start der Paketausführung zunächst geprüft. Diese Prüfung wird jedoch beim *Rohdatendatei-Ziel* im *Datenflusstask* des Schleifencontainers fehlschlagen, da die dort verwendete Rohdatendatei beim Paketstart noch nicht existiert. Um eine solch erfolglose Prüfung zu verhindern, müssen Sie die Prüfung des dort verwendeten *Rohdatendatei-Ziels* bis kurz vor dessen Ausführung verschieben. Dies erreichen Sie, indem Sie bei diesem *Rohdatendatei-Ziel* die Eigenschaft *ValidateExternalMetadata* deaktivieren. Sie finden diese Eigenschaft im Erweiterten Editor des *Rohdatendatei-Ziels* auf der Registerkarte *Komponenteneigenschaften*. Diese Konfiguration ist umso wichtiger, wenn Sie die erstellte Rohdatendatei im Laufe der Paketausführung mit dem Ablaufsteuerungselement *Task 'Dateisystem'* wieder löschen.

Sie sehen, die Konfiguration der Schreiboption mag zwar auf den ersten Blick recht überschaubar sein, sie kann aber auch schnell etwas komplexer werden. Falls Sie nun auf die Idee kommen, dass die Konfiguration der Schreiboption auch über einen Ausdruck möglich sein könnte, so werden Sie spätestens bei einem Blick in die Eigenschaft *Expressions* des *Datenflusstasks* enttäuscht. Die Eigenschaft *Schreiboption* steht dort nicht zur Verfügung. Insofern können Ausdrücke nicht zur Steuerung der Schreiboptionen eingesetzt werden.

Hinweise

Die Spaltendefinition der im Datenfluss verwendeten, bereits bestehenden Rohdatendatei muss mit den Definitionen der Datenflussspalten übereinstimmen. Es ist nicht möglich, in einer Rohdatendatei Daten aus mehreren Datenflüssen mit unterschiedlichen Spaltendefinitionen zu sammeln. Es können keine Daten mit den Datentypen *DT_IMAGE*, *DT_TEXT* oder *DT_NTEXT* in eine Rohdatendatei geladen werden. Eine Fehlerausgabe wird von dem *Rohdatendatei-Ziel* nicht unterstützt.

SQL Server Compact-Ziel

SQL Server Compact Edition ist die kleinste Edition von SQL Server. Bei dieser Edition handelt es sich nicht um einen Datenbankserver, sondern vielmehr um eine anwendungsbezogene Datenbank. Die Datenbank von SQL Server Compact Edition ist ein fester Bestandteil einer Anwendung und innerhalb dieser Anwendung unabhängig von irgendwelchen Datenbankdiensten. Von daher ist SQL Server Compact Edition nicht nur für mobile Anwendungen interessant, sondern für jegliche Anwendungen, mit denen unabhängig von einem Datenbankserver Daten verwaltet werden müssen. Gerade die Möglichkeit, die Daten von SQL Server Compact Edition mit den Daten einer SQL Server-Datenbank einfach und schnell abgleichen zu können, macht diese Edition für den mobilen Einsatz so interessant. Zum Beispiel wäre es mit einer Datenbank von SQL Server Compact Edition in einer entsprechenden Anwendung möglich, den Außendienstmitarbeitern Kunden- und Bestellinformationen zur Verfügung zu stellen. Auf diese Weise kann der Außendienstmitarbeiter beim Kunden vor Ort Bestellungen erfassen, ohne dass er dazu zwingend mit dem Datenbankserver seiner Firma verbunden sein muss. Sobald wieder eine Verbindung mit dem Datenbankserver besteht, werden die Daten aus der Datenbank von SQL Server Compact Edition mit den Daten des Datenbankservers abgeglichen. Ein solcher Import bzw. Export von Daten kann mit einem Paket erfolgen – wobei die Daten in die Datenbank von SQL Server Compact Edition über das Datenflussziel *SQL Server Compact-Ziel* geladen werden.

Konfiguration

Zur Konfiguration des Datenflussziels *SQL Server Compact-Ziel* steht nur der Erweiterte Editor zur Verfügung. Bevor Sie jedoch den Erweiterten Editor öffnen, sollten Sie vorab auf der Registerkarte *Verbindungs-Manager* des Datenfluss-Designers den für dieses Datenflussziel benötigten *SQLMOBILE-Verbindungs-Manager* anlegen. Der Erweiterte Editor bietet Ihnen hierzu keine Möglichkeit. Mehr zum *SQLMOBILE-Verbindungs-Manager* lesen Sie in Kapitel 6.

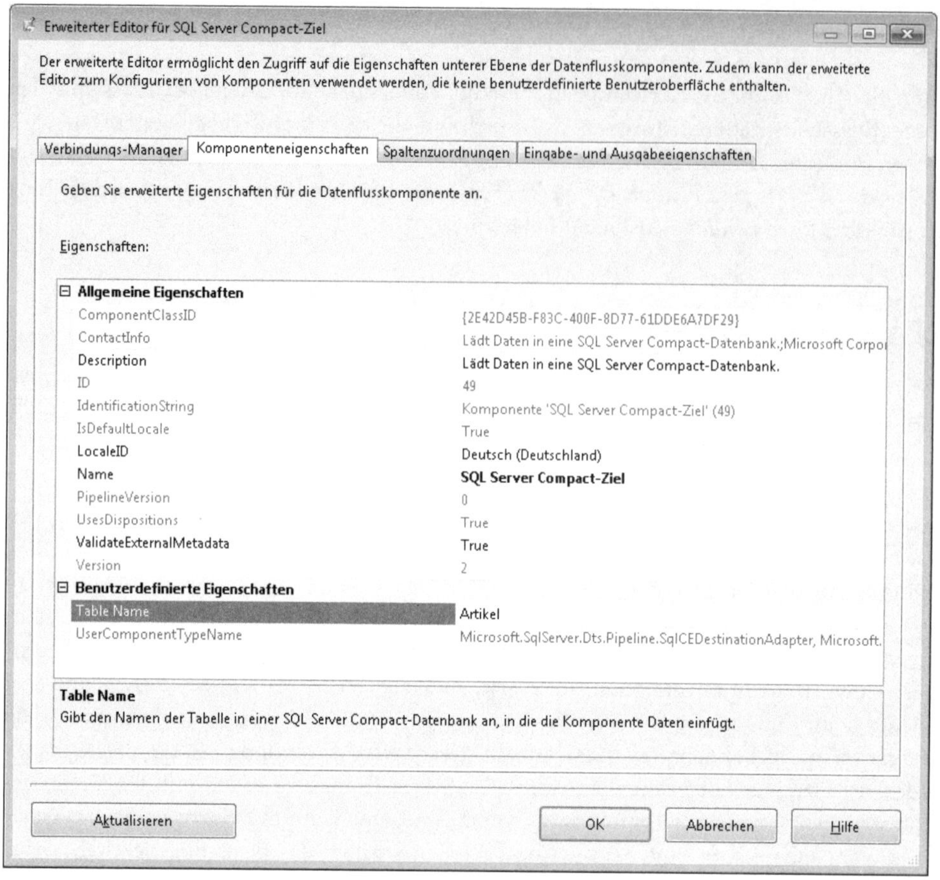

Abbildung 13.12 Die Konfiguration des Datenflussziels *SQL Server Compact-Ziel*

Nachdem der *SQLMOBILE-Verbindungs-Manager* angelegt ist, öffnen Sie den Erweiterten Editor zum Datenflussziel *SQL Server Compact-Ziel*. Dort wählen Sie als Erstes den eben neu erstellten *SQLMOBILE-Verbindungs-Manager* auf der Registerkarte *Verbindungs-Manager* aus. Als Nächstes ist die Tabelle anzugeben, in die die Daten des Datenflusses geladen werden sollen. Dazu wechseln Sie zur Registerkarte *Komponenteneigenschaften* und tragen dort den Namen der Tabelle in die Eigenschaft *Table Name* ein. Mehr Komfort steht Ihnen an dieser Stelle nicht zur Verfügung. Wie in Abbildung 13.12 zu sehen ist, kann der Tabellenname weder über eine Paketvariable angegeben werden, noch ist ein Datenzugriff über eine SQL-Anweisung möglich. Ob der eingegebene Tabellenname korrekt ist, erfahren Sie bei einem Wechsel zur Registerkarte *Spaltenzuordnungen*. Dabei werden die Spalten der angegebenen Tabelle ermittelt und in der Kategorie *Verfügbare Zielspalten* ausgegeben. Per Drag & Drop können Sie nun die Datenflussspalten aus der Kategorie *Verfügbare Eingabespalten* den Spalten der angegebenen Tabelle in der Kategorie *Verfügbare Zielspalten* zuordnen. Alternativ dazu ist es auch in der tabellarischen Ansicht im unteren Bereich des Erweiterten Editors möglich, den einzelnen Spalten der gewählten Tabelle über das Listenfeld *Eingabespalte* die Datenflussspalten zuzuweisen. Mit der Zuordnung der Spalten ist die Konfiguration des Datenflussziels *SQL Server Compact-Ziel* auch bereits abgeschlossen. Ergänzend dazu können Sie mit den Standardfunktionen des Erweiterten Editors eine Fehlerausgabe konfigurieren. Hierzu steht Ihnen auf der Registerkarte *Eingabe- und Ausgabeeigenschaften* in der Kategorie *Eingabe des SQL Server Compact-Ziels* die Eigenschaft

ErrorRowDisposition mit den Fehlerausgaben *RD_IgnoreFailure* und *RD_RedirectRow* zur Verfügung. Die Eigenschaft *TruncationRowDisposition* für den Fehlerfall, dass Daten beim Ladevorgang abgeschnitten werden, ist wie bei allen Datenflusszielen nicht konfigurierbar. Mehr zur Konfiguration der Fehlerausgabe über den Erweiterten Editor lesen Sie in Kapitel 10.

Hinweise

Das Datenflussziel *SQL Server Compact-Ziel* unterstützt weder die Datentypen *DT_STR* und *DT_TEXT* noch *DT_DBDATE, DT_DBTIME2, DT_DBTIMESTAMP2* und *DT_DBTIMESTAMPOFFSET*.

Verfügt die Zieltabelle über eine Spalte mit einer `IDENTIY`-Funktion, dürfen Sie dieser Spalte keine Datenflussspalte zuordnen. Die Werte dieser Spalte werden von der Tabelle selbst erzeugt. Der Erweiterte Editor bietet Ihnen keine Möglichkeit, die `IDENTIY`-Funktion der Zieltabelle auszuschalten. Jedoch kann auch bei einer Tabelle von SQL Server Compact Edition die `IDENTIY`-Funktion mit dem T-SQL-Befehl `SET IDENTITY_INSERT` für den Ladevorgang deaktiviert werden. Die dazu notwendige Vorgehensweise wurde bereits im Kasten »ADO NET Destination und IDENTITY-Spalten« beschrieben.

Das Datenflussziel für SQL Server Compact Edition gibt es bereits seit SSIS 2005; dort jedoch unter der Bezeichnung *Ziel für SQL Server Mobile.*

SQL Server-Ziel

Es ist nun wirklich keine Überraschung, dass SSIS ein Datenflussziel anbietet, mit dem Daten in eine SQL Server-Datenbank geladen werden können. Obwohl – eigentlich handelt es sich hier nicht um ein spezielles Datenflussziel, sondern vielmehr um ein für SQL Server optimiertes *OLE DB-Ziel.* Dort wie hier wird ein *OLE DB-Verbindungs-Manager* benötigt und – wie beim Datenzugriffsmodus *schnelles Laden* im *OLE DB-Ziel* – der T-SQL-Befehl `BULK INSERT` zum Laden der Daten verwendet. Nur mit dem kleinen, aber wirkungsvollen Unterschied, dass das Datenflussziel *SQL Server-Ziel* den Ladevorgang in einer anderen und weitaus schnelleren Art und Weise ausführt. Dies liegt in der Vorgehensweise der Verarbeitung des `BULK INSERT`-Befehls begründet. Während das *OLE DB-Ziel* die Daten über das dafür vorgesehene OLE DB-Protokoll per `BULK INSERT` verarbeitet, werden beim *SQL Server-Ziel* die Daten über ein temporäres Objekt im Arbeitsspeicher in einem für SSIS speziellen Datenformat an den `BULK INSERT`-Befehl übergeben.

Konfiguration

Die Konfiguration des *SQL Server-Ziels* ähnelt der des *OLE DB-Ziels* mit dem Datenzugriffsmodus *Schnelles Laden.* Auch hier legen Sie das Datenziel fest, ordnen die Datenflussspalten den Spalten des Datenziels zu und konfigurieren die Parameter zum `BULK INSERT`-Befehl. Es gibt zwar bei der Auswahl des Datenziels weniger Möglichkeiten als beim *OLE DB-Ziel,* dafür aber bietet der *Ziel-Editor für SQL* mehrere Eigenschaften bezüglich der Parameter des `BULK INSERT`-Befehls an.

Die Definition des Datenziels findet auf der Seite *Verbindungs-Manager* statt. Hier wählen Sie als Erstes den *OLE DB-Verbindungs-Manager* im Listenfeld *Verbindungs-Manager.* Da Sie mit diesem Datenflussziel die Daten ausschließlich in Tabellen einer SQL Server-Datenbank laden, enthält dieses Listenfeld nur *OLE DB-Verbindungs-Manager,* die auf SQL Server-Datenbanken verweisen. Nachdem der *OLE DB-Verbindungs-Manager* und somit auch die SQL Server-Datenbank gewählt ist, stehen nun alle Tabellen und Sichten dieser Datenbank im Listenfeld *Tabelle oder Sicht verwenden* zur Auswahl. In diesem Listenfeld bestimmen Sie nun die Zieltabelle – entweder direkt oder mittels einer Sicht. Für den Fall, dass in der Datenbank die entsprechende Zieltabelle nicht existiert, bietet Ihnen auch dieser Editor die Schaltfläche *Neu* an. Über diese erhalten Sie das Ihnen bereits bekannte Dialogfeld *Tabelle erstellen* mit der entsprechenden `CREATE TABLE`-Anweisung – für die hier dieselben Möglichkeiten und Limitationen wie beim *OLE DB-Ziel* gelten. Neben dem Listenfeld *Tabelle oder Sicht verwenden* bietet Ihnen der *Ziel-Editor für SQL* keine weitere Möglichkeit zur Auswahl der Zieltabelle an. Sie können weder die Zieltabelle über eine Paketvariable angeben, noch ist ein Datenzugriff über eine SQL-Anweisung möglich. Dafür aber steht Ihnen auch in diesem Editor die Schaltfläche *Vorschau* zur Verfügung, über die Sie einen Einblick in die ersten 200 Datensätze der gewählten Zieltabelle erhalten.

Nach der Definition des Datenziels wechseln Sie zur Seite *Zuordnungen* und ordnen dort in der gewohnten Art und Weise die Datenflussspalten den Spalten der Zieltabelle zu. Soweit ist die Konfiguration des *SQL Server-Ziels* nichts Neues für Sie. Interessant wird es mit den Eigenschaften der Seite *Erweitert*, die Sie in Abbildung 13.13 sehen. Diese bietet Ihnen bereits bekannte und auch neue Eigenschaften zur Konfiguration der Parameter des `BULK INSERT`-Befehls. Einige dieser Parameter – *Identität beibehalten*, *NULL-Werte beibehalten*, *Tabellensperre* und *Einschränkungen überprüfen* – kennen Sie bereits aus dem Editor des *OLE DB-Ziels*; andere Parameter wiederum – *Trigger auslösen*, *Spalten sortieren* und *Timeout* – sind dort nur über den Erweiterten Editor konfigurierbar. Die Funktionalität und Auswirkungen der Eigenschaften *Identität beibehalten*, *NULL-Werte beibehalten*, *Tabellensperre* und *Einschränkungen überprüfen* sind identisch mit denen des *OLE DB-Ziels*. An dieser Stelle sollen daher nur die noch nicht bekannten Eigenschaften beschrieben werden.

Angefangen mit der Eigenschaft *Trigger auslösen*, die dem Parameter `FIRE_TRIGGERS` des `BULK INSERT`-Befehls entspricht. Um in einem *OLE DB-Ziel* den Parameter `FIRE_TRIGGERS` zu aktivieren, müssen Sie in dessen Erweiterten Editor den Eintrag der Eigenschaft *FastLoadOptions* mit diesem Parameter erweitern. Im *SQL Server-Ziel* genügt es, die Eigenschaft *Trigger auslösen* zu aktivieren. Die Auswirkungen sind dieselben: Besitzt die Zieltabelle einen oder mehrere Trigger für die Aktion `INSERT`, werden diese Trigger bei jeder Datenzeile ausgeführt, die in die Zieltabelle geladen wird. Je nach Umfang der im Trigger enthaltenen Aktionen kann dies die Performance des Ladevorgangs rapide verschlechtern. Ähnlich wie bei der Eigenschaft *Einschränkungen überprüfen* sollte auch bei Triggern geprüft werden, ob deren Funktionalität nicht bereits im Datenfluss umgesetzt werden kann. Mehr zu diesen Überlegungen finden Sie auch im Abschnitt »Der Entwicklungsansatz« in Kapitel 10.

ACHTUNG Standardmäßig ist die Eigenschaft *Trigger auslösen* deaktiviert, wodurch bestehende Trigger nicht ausgelöst werden. Nun gibt es in der Regel einen guten Grund für einen Trigger. Deshalb sollten Sie prüfen, inwieweit eventuell vorhandene Trigger der Zieltabelle für die Verarbeitung von neuen Daten relevant sind.

Die Eigenschaft *Spalten sortieren* entspricht dem Parameter `ORDER` – den Sie ebenfalls beim *OLE DB-Ziel* in der Eigenschaft *FastLoadOptions* angeben können. In dieser Eigenschaft geben Sie in der Syntax eines `ORDER BY` eine oder mehrere Spalten an, nach denen die Datenzeilen des aktuellen Puffers vor dem Ladevorgang sortiert werden. Mehrere Spalten trennen Sie durch ein Komma und zu jeder Spalte können Sie die Sortierrichtung mit den Erweiterungen `DESC` für eine absteigende und `ASC` für eine aufsteigende Sortierung festlegen. Eine Sortierung des aktuellen Puffers kann die Performance des Ladevorgangs durchaus verbessern. Vorausgesetzt, die Zieltabelle besitzt einen gruppierten Index und die hier angegebene Sortierung entspricht den Sortierungskriterien dieses gruppierten Index. In Abbildung 13.13 sehen Sie das Sortierkriterium `Bestelldatum DESC`, das die Datenzeilen des Datenflusses entsprechend dem Sortierkriterium des gruppierten Index der Tabelle *Bestellungen* vor dem Ladevorgang sortiert. Je nach den Datenzeilen im aktuellen Puffer werden nun beim Ladevorgang die einzelnen Datenzeilen nicht mehr in den gruppierten Index – in die Tabelle – einsortiert, sondern im besten Falle einfach, je nach Sortierung der Tabelle, an den Anfang oder an das Ende der Tabelle geschrieben.

HINWEIS Die Eigenschaft *Spalten sortieren* wird ignoriert, wenn die gewählte Tabelle keinen gruppierten Index besitzt oder die in der Eigenschaft *Spalten sortieren* angegebene Sortierung nicht der Sortierung des gruppierten Index entspricht.

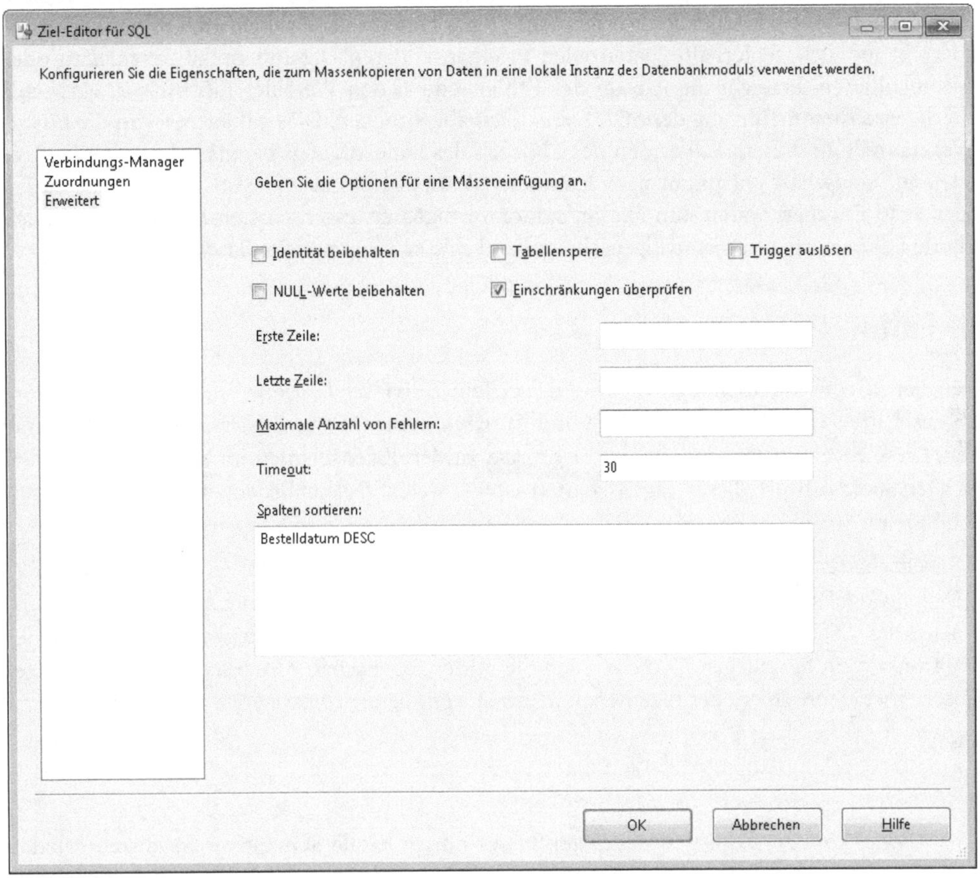

Abbildung 13.13 Die Seite *Erweitert* im *Ziel-Editor für SQL*

Die letzte gemeinsame Eigenschaft der beiden Komponenten *OLE DB-Ziel* und *SQL Server-Ziel* ist die Eigenschaft *Timeout* – die natürlich auch bei einem Datenzugriff auf eine Tabelle von SQL Server nicht fehlen darf.

Die übrigen drei Eigenschaften der Seite *Erweitert* sind speziell dem SQL Server-Ziel vorbehalten – wobei es sich auch hierbei um Parameter des T-SQL-Befehls `BULK INSERT` handelt. Mit den Eingabefeldern *Erste Zeile* und *Letzte Zeile* begrenzen Sie den Umfang der Datenzeilen, die in das Datenziel zu laden sind. Falls nicht alle Datenzeilen geladen werden sollen, legen Sie mittels der Eigenschaft *Erste Zeile* fest, mit welcher Datenzeile der Ladevorgang beginnt, und mittels der Eigenschaft *Letzte Zeile*, mit welcher Datenzeile der Ladevorgang endet. Wenn Sie zu diesen Eigenschaften keine Werte angeben, wird der Ladevorgang mit der ersten Datenzeile begonnen und mit der letzten beendet. Diese beiden Eigenschaften entsprechen den Parametern `FIRSTROW` und `LASTROW` des `BULK INSERT`-Befehls.

Bei der Eigenschaft *Maximale Anzahl von Fehlern* handelt es sich um die Fehlerbehandlung des *SQL Server-Ziels*. Diese ist recht spartanisch, kann dort doch lediglich die maximale Anzahl von Fehlern angegeben werden. Fehler treten auf, wenn eine Datenzeile nicht in das Datenziel geladen werden kann. Dabei wird jeder fehlerhafte Ladevorgang gezählt. Solange die Anzahl unterhalb des in der Eigenschaft *Maximale Anzahl von Fehlern* angegebenen Werts liegt, werden fehlerhafte Datenzeilen schlicht und ergreifend ignoriert. Es ist also nicht möglich, fehlerhafte Datenzeilen in einen anderen Datenflusspfad umzuleiten oder zumindest zu protokollieren. Erreicht die Anzahl der Fehler jedoch den Wert der Eigenschaft *Maximale Anzahl von Fehlern*, wird die Ausführung des *SQL Server-Ziels* abgebrochen. Dies gilt auch, wenn die Eigenschaft keinen Wert enthält. In diesem Fall erfolgt der Abbruch des Ladevorgangs bereits beim ersten auftretenden Fehler. Diese Eigenschaft entspricht dem Parameter `MAXERRORS` des `BULK INSERT`-Befehls. Mit diesen Eigenschaften der Seite *Erweitert* wären nun alle im Editor verfügbaren Eigenschaften beschrieben. Jedoch bietet der Erweiterte Editor noch zusätzliche Eigenschaften und eine erwähnenswerte Besonderheit.

Erweiterter Editor

Die Besonderheit betrifft die Eigenschaften *BulkInsertFirstRow*, *BulkInsertLastRow* und *BulkInsertMaxErrors*, die den Eigenschaften *Erste Zeile*, *Letzte Zeile* und *Maximale Anzahl von Fehlern* des *Ziel-Editors für SQL* entsprechen. Diese Eigenschaften müssen im Gegensatz zu den Eigenschaften im Editor immer einen Wert enthalten. Der Standardwert dieser Eigenschaften ist –1, welcher gleichbedeutend mit einer leeren Eigenschaft im Editor ist.

Als zusätzliche Eigenschaften bietet der Erweiterte Editor die bekannten Eigenschaften *AlwaysUseDefaultCodePage* und *DefaultCodePage*, mit der Sie die Verwendung einer Standardcodepage zu den Spalten definieren. Auch bietet das *SQL Server-Ziel* über den Erweiterten Editor die Möglichkeit, die Anzahl der Datenzeilen pro Transaktion festzulegen. Diese können Sie in der Eigenschaft *MaxInsertCommitSize* angeben. Diese Eigenschaft ist identisch mit der Eigenschaft *Maximale Einfügungscommitgröße* des *OLE DB-Ziels*.

Hinweise

Mit dem *SQL Server-Ziel* können die Daten des Datenflusses nur in lokale SQL Server-Instanzen geladen werden. Der Zugriff auf eine SQL Server-Datenbank über das Netzwerk ist nicht möglich. Für solche Fälle müssen Sie das *OLE DB-Ziel* verwenden.

Das Benutzerkonto, über das das Paket ausgeführt wird, muss der SQL Server-Rolle *bulkadmin* oder *sysadmin* zugeordnet sein. Zudem benötigt dieses Benutzerkonto das Recht zum Erstellen globaler Objekte. Bei dieser Berechtigung handelt es sich um eine Betriebssystemkonfiguration, die Sie in den lokalen Sicherheitsrichtlinien unter dem Eintrag *Erstellen globaler Objekte* festlegen können. Mehr dazu entnehmen Sie der Hilfe des verwendeten Betriebssystems.

Die Datentypen des Datenflusses müssen den Datentypen der Zieltabelle entsprechen. Eine implizite Konvertierung zwischen den Datentypen findet beim Ladevorgang nicht statt.

Zum Abschluss sei noch erwähnt, dass das Datenflussziel *SQL Server-Ziel* keine Unterstützung für eine Fehlerausgabe anbietet.

Zusammenfassung

Mit den Datenflusszielen haben Sie nun auch die restlichen zwölf Komponenten eines Datenflusses kennen gelernt. Mit diesen zwölf ist es möglich, die Daten eines Datenflusses in die unterschiedlichsten Datenziele zu laden. Allen voran die Datenflussziele *ADO NET Destination*, *OLE DB-Ziel*, *SQL Server Compact-Ziel* und *SQL Server-Ziel*, mit denen die Daten in verschiedene Datenbanken geladen werden können, oder aber auch das *Excel-Ziel* und das *Flatfileziel*, die die Daten des Datenflusses in einer Datei speichern. Für die direkte Verarbeitung der Daten eines Datenflusses in einer Analysis Services-Datenbank gibt es die Datenflussziele *Dimensionsverarbeitung* und *Partitionsverarbeitung* sowie zum Trainieren von Data Mining-Modellen das *Data Mining-Modelltraining*. Ergänzt werden diese Datenflussziele durch das *Recordsetziel* und das *Rohdatendatei-Ziel*, mit denen Sie die Daten eines Datenflusses zwischenspeichern können, um sie in einem anderen *Datenflusstask* – beim *Rohdatendatei-Ziel* sogar in einem anderen Paket – weiterzuverarbeiten. Das *DataReader-Ziel* geht hier sogar noch einen Schritt weiter, speichert es doch die Daten in einem DataReader-Objekt, das nicht im Paket, sondern vielmehr in anderen Anwendungen als Datenquelle verwendet werden kann. Alle diese Datenflussziele stellen den Abschluss eines Datenflusses dar. Hierüber werden die mit den Datenflussquellen extrahierten und mit den Datenflusstransformationen transformierten Daten in die Datenziele geladen.

Teil E

Entwicklung, Bereitstellung und Betrieb

In diesem Teil:

Kapitel 14

Pakete entwickeln

In diesem Kapitel:

In diesem Kapitel erfahren Sie anhand eines Praxisbeispiels, wie Sie mit Business Intelligence Development Studio ein SSIS-Projekt entwickeln und welche Möglichkeiten Ihnen die Entwicklungsumgebung dazu bietet.

Das Projekt

Die Firma Coole Socke erhält von einigen ihrer Kunden Bestellungen per XML. Die Übermittlung dieser Bestellungen findet mehrmals täglich in Form einer komprimierten XML-Datei statt. Die XML-Datei selbst kann dabei eine oder mehrere Bestellungen enthalten. Jeder Eingang einer neuen XML-Datei wird mit einem Paket verarbeitet. Dieses entpackt zunächst die komprimierte XML-Datei und protokolliert anschließend den Bestelleingang der in der XML-Datei enthaltenen Bestellungen in der Tabelle *imp.Bestellungen* der Beispieldatenbank *ssisWaWi*. Mit dieser Protokollierung findet auch gleichzeitig die Prüfung statt, ob die neuen Bestellungen nicht schon einmal übermittelt wurden. Nach der Prüfung und Protokollierung wird die XML-Datei umbenannt und je nach Ergebnis der Prüfung in das Unterverzeichnis *\Datenimporte\Kontrolle\Fehlerhafte Importdateien* oder in das Unterverzeichnis *\Datenimporte\Kontrolle\Korrekte Importdateien* des Beispielverzeichnisses verschoben. In beiden Fällen enthält der neue Dateiname der XML-Datei den aktuellen Zeitpunkt dieser Verarbeitung in Form von Datum und Uhrzeit. Den hier beschriebenen Teil der Verarbeitung des Bestelleingangs kennen Sie schon von Kapitel 9. Dort haben Sie diesen Teil bereits im Beispiel des Abschnitts »Sammeln von Fehlermeldungen« realisiert. Das dort erstellte Paket wird nun Bestandteil dieses Projekts.

Die XML-Dateien des Verzeichnisses *\Datenimporte\Kontrolle\Fehlerhafte Importdateien* werden manuell von den Sachbearbeitern bearbeitet. Die Verarbeitung der XML-Dateien des Verzeichnisses *\Datenimporte\Kontrolle\Korrekte Importdateien* hingegen übernimmt ein weiteres Paket. Dieses Paket importiert die Daten einer XML-Datei in die Tabellen *Bestellungen* und *Bestelldetails* der Beispieldatenbank *ssisWaWi*. Die Trennung der Verarbeitung der eingehenden Bestellungen in zwei Pakete ist gewünscht. Es soll möglich sein, sowohl die Protokollierung des Bestelleingangs als auch den Import der Bestellungen eigenständig und unabhängig voneinander ausführen zu können. Grundsätzlich jedoch hat die Ausführung der beiden Pakete als Einheit stattzufinden. Dies erfolgt in einem weiteren Paket, das beide Pakete nacheinander ausführt. Diese beiden neuen Pakete gilt es nun zu entwickeln.

Das Paket zum Import der Bestellungen beinhaltet neben dem Import auch einige Prüfungen. Bei jeder Bestellung wird zunächst der im Bestellkopf angegebene Ansprechpartner mit den bereits in der Beispieldatenbank gespeicherten Daten zu den Ansprechpartnern der jeweiligen Kunden verglichen. Handelt es sich bei dem angegebenen Ansprechpartner um einen neuen und noch unbekannten Ansprechpartner, wird dessen Name in die Tabelle *Ansprechpartner* der Access-Datenbank *Manuelle Bestellbearbeitung* gespeichert. In eben dieser Access-Datenbank werden auch die Bestellpositionen gespeichert, die den Prüfungen der Bestellpositionen nicht standhalten können. Insgesamt gibt es vier Prüfungen. Enthält die Bestellposition einen korrekten Artikel? Ist die angegebene Farbe des bestellten Artikels korrekt? Wurden ein akzeptabler Preis und eine gültige Menge angegeben? Bestellpositionen, die nicht den hier genannten Kriterien entsprechen, müssen von den Sachbearbeitern ebenfalls manuell bearbeitet werden. Diese manuelle Bearbeitung wie auch die Rückfrage nach den Kontaktdaten der unbekannten Ansprechpartner erfolgt durch die Sachbearbeiter anhand der in der Access-Datenbank *Manuelle Bestellbearbeitung* gespeicherten Informationen. Bestellpositionen, die den Prüfungen standhalten, werden von dem Paket in die Beispieldatenbank geladen. Dass nach dem Ladevorgang durch die Prüfungen nicht zwingend alle Bestellpositionen einer Bestellung in der Beispieldatenbank enthalten sind, ist für die Lieferung der bestellten Ware nicht relevant. Auch wenn eine Bestellung beispielsweise drei Positionen enthält, von denen zwei noch Klärungsbedarf haben, soll die eine korrekte Bestellposition direkt geliefert werden.

Soweit zur Beschreibung der Anforderung. Für die Realisierung einer solchen Anforderung gibt es natürlich mehrere Lösungswege – und bestimmt auch bessere, einfachere und schnellere als der hier gezeigte. Der Fokus bei diesem Lösungsansatz liegt jedoch in der Vielfalt der verwendeten Ablaufsteuerungselemente und Datenflusskomponenten.

HINWEIS Die in diesem Beispiel erwähnten Ablaufsteuerungselemente und Datenflusskomponenten werden in diesem Kapitel nicht mehr detailliert beschrieben. Mehr zu den verwendeten Ablaufsteuerungselementen und Datenflusskomponenten erfahren Sie in den jeweiligen Kapiteln in Teil C und D.

Ein neues Integration Services-Projekt

Die Entwicklung dieses Projekts findet– wie sollte es auch anders sein – in Business Intelligence Development Studio statt. Um ein neues Projekt anzulegen, öffnen Sie in Business Intelligence Development Studio über den Menüpunkt *Datei/Neu/Projekt* das Dialogfeld *Neues Projekt*. Dort wählen Sie den Projekttyp *Business Intelligence-Projekte* und anschließend die Vorlage *Integration Services-Projekt* aus. In diesem Projekt werden nun alle Pakete rund um das Thema Bestellungen entwickelt. Von daher geben Sie diesem Projekt im Eingabefeld *Name* die Bezeichnung **Bestellungen**. Die restlichen Eigenschaften lassen Sie unberührt, wodurch das neue Projekt als eigene Projektmappe im Standardverzeichnis von Visual Studio angelegt wird. Ein Klick auf *OK* schließt das Dialogfeld und öffnet den SSIS-Designer mit einem neuen Paket namens »Package.dtsx«. Natürlich ist dieser Name nicht wirklich vorteilhaft, weshalb Sie das neue Paket im Projektmappen-Explorer in **Import Bestellungen.dtsx** umbenennen. Die darauf folgende Meldung, ob das Paketobjekt ebenfalls umbenannt werden soll, bestätigen Sie mit der Schaltfläche *Ja*.

HINWEIS Die von Ihnen vergebenen Paketnamen sollten nicht länger als 128 Zeichen sein. Nichts gegen leicht verständliche Paketnamen, aber mehr als 128 Zeichen können bei der Bereitstellung der Pakete in SQL Server nicht gespeichert werden. Mehr zur Bereitstellung folgt im nächsten Kapitel.

Bevor Sie mit der Entwicklung des Pakets »Import Bestellungen« beginnen, nehmen Sie in dieses Projekt noch das bereits fertige Paket »Bestelleingang« aus Kapitel 9 auf. In diesem Paket findet die eben erwähnte Protokollierung des Bestelleingangs mit der dabei einhergehenden Prüfung der in der XML-Datei enthaltenen Bestellungen statt. Mehr zum Inhalt und der Aufgabe dieses Pakets lesen Sie in Kapitel 9. Um das Paket in dieses Projekt aufzunehmen, markieren Sie im Projektmappen-Explorer den Ordner *SSIS-Pakete* und wählen aus dessen Kontextmenü den Eintrag *Vorhandenes Paket hinzufügen*. Das Dialogfeld *Kopie des vorhandenen Pakets hinzufügen* wird geöffnet. Hier wählen Sie zunächst im Listenfeld *Paketspeicherort* den Eintrag *Dateisystem* und anschließend über die Schaltfläche hinter dem Eingabefeld *Paketpfad* das Paket »Bestelleingang«. Mit Bestätigen des Dialogfelds wird das gewählte Paket in das aktuelle Projektverzeichnis kopiert und im Projektmappen-Explorer angezeigt. Mehr gibt es an dieser Stelle mit diesem Paket nicht zu tun.

Der Fokus liegt nun wieder bei dem eben erstellten und in »Import Bestellungen.dtsx« umbenannten Paket. Mit diesem Paket sollen die Bestellungen der XML-Dateien aus dem Verzeichnis *\Datenimporte\Kontrolle\Korrekte Importdateien* verarbeitet werden. Da es sich hierbei in der Regel um mehrere XML-Dateien handelt, erfolgt die Verarbeitung der Bestellungen in einer Schleife. Mit einem *Foreach-Schleifencontainer* wird jede einzelne XML-Datei aus dem Verzeichnis gelesen, die darin enthaltenen Daten zum Ansprechpartner und den Bestellpositionen geprüft und in die Tabellen *Bestellungen* und *Bestelldetails* der Beispieldatenbank *ssisWaWi* oder aber in die Access-Datenbank *Manuelle Bestellbearbeitung* geladen.

Das Füllen der Caches

Ein Bestandteil der Prüfungen beim Import der Bestellungen ist der Vergleich der in der Bestellung enthaltenen Ansprechpartner mit den bereits in der Tabelle *Ansprechpartner* gespeicherten Daten. Hinzu kommen die Prüfungen der Bestellpositionen, die sich hauptsächlich auf die Daten der Artikel beziehen. Beide Prüfungen basieren auf den Daten der Beispieldatenbank und für beide Prüfungen wird in den jeweiligen *Datenflusstasks* die Komponente *Suche* verwendet. Wie Sie bereits aus dem Abschnitt »Suche« von Kapitel 12 wissen, kann die *Suche*-Komponente die für die Suche benötigten Daten vor der eigentlichen Suche in einen Cache laden. Da nun aber die Verarbeitung der XML-Dateien in einer Schleife erfolgt, würde das Erstellen eines solchen Caches bei jeder Schleifenverarbeitung stattfinden. Dieser Aufwand ist jedoch unnötig, denn die Daten der Ansprechpartner und die der Artikel ändern sich in der Regel nicht so oft. Für die Verarbeitung der XML-Dateien ist die Suche über einen bereits vorab gefüllten Cache in beiden Fällen nicht nur ausreichend, sondern auch schneller. Immerhin wird bei dieser Variante nur einmal auf die Tabelle *Ansprechpartner* und auch nur einmal auf die Tabelle *Artikel* zugegriffen – beim Füllen der jeweiligen Caches. Aus diesem Grund beginnt die Ablaufsteuerung des Pakets mit zwei *Datenflusstasks* und nicht mit einem *Foreach-Schleifencontainer*. Mit diesen beiden *Datenflusstasks* werden die Caches vorab mit den benötigten Daten der Tabellen *Artikel* und *Ansprechpartner* gefüllt.

- Ziehen Sie aus der Toolbox einen *Datenflusstask* in die Ablaufsteuerung, nennen Sie diesen **Cache Artikel füllen** und wechseln Sie zur Registerkarte *Datenfluss*
- Nehmen Sie eine *OLE DB-Quelle* in den Datenfluss auf und nennen Sie diese **Artikeldaten**
- Öffnen Sie den Editor der *OLE DB-Quelle* »Artikeldaten« und klicken Sie dort auf die Schaltfläche *Neu*, um einen *OLE DB-Verbindungs-Manager* auszuwählen oder anzulegen
- Sofern Ihnen das Dialogfeld *OLE DB-Verbindungs-Manager konfigurieren* bereits eine OLE DB-Verbindung zur Beispieldatenbank *ssisWaWi* anbietet, wählen Sie diese mit einem Doppelklick aus.

  Ist jedoch keine entsprechende OLE DB-Verbindung verfügbar, klicken Sie in diesem Dialogfeld ebenfalls auf die Schaltfläche *Neu*. In dem nun folgenden Editor *Verbindungs-Manager* legen Sie zunächst die SQL Server-Instanz im Listenfeld *Servername* und dann in der Kategorie *Beim Server anmelden* das für den SQL Server notwendige Anmeldeverfahren fest. Anschließend selektieren Sie im Listenfeld *Wählen Sie einen Datenbanknamen aus, oder geben Sie ihn ein* die Beispieldatenbank *ssisWaWi*. Nach dieser Auswahl speichern Sie den neuen Verbindungs-Manager mit einem Klick auf *OK*, wodurch dieser nun im Dialogfeld *OLE DB-Verbindungs-Manager* angezeigt wird. Mit einem Doppelklick übernehmen Sie den neuen Verbindungs-Manager in den Editor der *OLE DB-Quelle*.
- Zurück im Editor der *OLE DB-Quelle* wählen Sie den Datenzugriffsmodus *SQL-Befehl*. In dem darauf folgenden Eingabefeld *SQL-Befehlstext* geben Sie die folgende SQL-Anweisung ein.

  ```
  SELECT ArtikelNr, Matchcode, Verkaufspreis, Farbe FROM dbo.Artikel
  ```

TIPP Verwenden Sie beim Extrahieren der Daten in einer Datenflussquelle soweit möglich immer eine `SELECT`-Anweisung und ermitteln Sie mit dieser auch nur die Spalten, die Sie im Datenfluss tatsächlich benötigen. Je weniger Daten in einer Datenzeile enthalten sind, umso mehr Datenzeilen passen in einen Puffer.

- Wechseln Sie zur Seite *Spalten*, um die automatische Auswahl der Spalten auszulösen. Dadurch werden alle Spalten der Datenquelle selektiert. Die hier automatisch erstellte Auswahl ist korrekt und muss nicht geändert werden.

- Speichern Sie die *OLE DB-Quelle* »Artikeldaten«
- Ziehen Sie aus der Toolbox die Komponente *Cachetransformation* in den Datenfluss. Die extrahierten Artikeldaten werden eins zu eins in einen Cache geschrieben. Weitere Transformationen sind in diesem Datenfluss nicht notwendig.
- Nennen Sie die *Cachetransformation* **Cache Artikeldaten** und verbinden Sie diese mit dem Datenflusspfad der *OLE DB-Quelle* »Artikeldaten«
- Öffnen Sie den Editor der *Cachetransformation* und klicken Sie dort auf die Schaltfläche *Neu*, um einen neuen *Cacheverbindungs-Manager* anzulegen
- Im *Editor für den Cacheverbindungs-Manager* geben Sie dem *Cacheverbindungs-Manager* im Eingabefeld *Name des Verbindungs-Managers* die Bezeichnung **Cache Artikel**. Weitere Einstellungen sind auf dieser Seite nicht nötig, da der Cache im Arbeitsspeicher und nicht in einer Datei gespeichert wird.
- Wechseln Sie im *Editor für den Cacheverbindungs-Manager* zur Registerkarte *Spalten*. Hier geben Sie der Spalte *Matchcode* den Index **1** und der Spalte *Farbe* den Index **2**. Eine Suche im Cache kann nur über indizierte Spalten erfolgen. In diesem Fall ist dies zum einen die Spalte *Matchcode*, deren Wert in der XML-Datei zur Identifizierung des Artikels angegeben ist, und zum anderen die Spalte *Farbe*, die zur Kontrolle des angegebenen Matchcodes dient. Mit der Indizierung ist die Konfiguration des *Cacheverbindungs-Managers* beendet. In Abbildung 14.1 sehen Sie die hier beschriebene Konfiguration der Registerkarte *Spalten*.
- Speichern Sie den *Cacheverbindungs-Manager* »Cache Artikel«
- Zurück im *Cachetransformations-Editor* wechseln Sie zur Seite *Zuordnungen*, wodurch die Datenflussspalten den Spalten des Caches automatisch zugeordnet werden. Die automatische Zuordnung beinhaltet alle benötigten Zuordnungen und muss von daher nicht geändert werden.
- Speichern Sie die *Cachetransformation* »Cache Artikeldaten«

Spalte	Indexposition	Typ	Länge	Genauigkeit	Dezimalstellen	Codepage
ArtikelNr	0	ganze Zahl mit Vorzeichen und einer Länge von vier Byte [DT_I4]	0	0	0	
Matchcode	1	string [DT_STR]	9	0	0	1252 (ANSI - Lateinisch I)
Verkaufspreis	0	Währung [DT_CY]	0	0	0	
Farbe	2	Unicode-Zeichenfolge [DT_WSTR]	10	0	0	

Abbildung 14.1 Die Spaltendefinition des *Cacheverbindungs-Managers* »Cache Artikel«

Die Konfiguration des *Datenflusstasks* »Cache Artikel füllen« ist hiermit bereits komplett. Bevor Sie nun mit der Konfiguration des nächsten Caches – den für die Daten der Ansprechpartner – beginnen, sollten Sie noch die Bezeichnung des eben erstellen *OLE DB-Verbindungs-Managers* ändern. Grundsätzlich besteht die automatisch vergebene Bezeichnung aus dem Namen der SQL Server-Instanz und der gewählten Datenbank. Jedoch ist der Name der SQL Server-Instanz in den wenigsten Fällen notwendig – und im Falle einer Installation des Pakets auf einem anderen Computer sogar falsch. Geben Sie deshalb dem *OLE DB-Verbindungs-Manager* die Bezeichnung **Bestellungen ssisWaWi**.

TIPP Auch wenn es manchmal mühsam ist, sollten Sie den einzelnen Komponenten aussagekräftige Bezeichnungen geben und sofern die Eigenschaft *Description* angeboten wird, diese mit Kurzbeschreibungen ergänzen. Nicht nur Ihre Kollegen werden Ihnen für eine Dokumentation des Pakets danken, auch Sie selbst sind nach einigen Monaten Abstand dankbar für ein dokumentiertes Paket.

Für die Konfiguration des Caches, der die Daten der Ansprechpartner enthalten soll, nehmen Sie einen weiteren *Datenflusstask* in die Ablaufsteuerung auf und nennen diesen **Cache Ansprechpartner füllen**. Die beiden *Datenflusstasks* müssen nicht per Rangfolgeneinschränkung miteinander verbunden werden. Sie können also direkt mit einem Doppelklick auf den neuen *Datenflusstask* zu dessen Datenfluss-Designer wechseln.

- Nehmen Sie eine *OLE DB-Quelle* in den Datenfluss auf und nennen Sie diese **Ansprechpartner**
- Öffnen Sie den Editor der neuen *OLE DB-Quelle* und wählen Sie dort im Listenfeld *OLE DB-Verbindungs-Manager* den *OLE DB-Verbindungs-Manager* aus, der zur Beispieldatenbank verweist
- Legen Sie den Datenzugriffsmodus *SQL-Befehl* fest und tragen Sie in das Eingabefeld *SQL-Befehlstext* die SQL-Anweisung aus Listing 14.1 ein
- Wechseln Sie zur Seite *Spalten*, um die automatische Auswahl der gewählten Spalten auszulösen
- Speichern Sie die *OLE DB-Quelle* »Ansprechpartner«.

```
SELECT   Nachname, Vorname, dbo.Ansprechpartner.Telefon, dbo.Ansprechpartner.KontaktId
FROM     dbo.Ansprechpartner INNER JOIN dbo.Kontakte ON dbo.Ansprechpartner.KontaktId = dbo.Kontakte.ID
WHERE    Kontaktart = 'K'
```

Listing 14.1 Die SQL-Anweisung zur Ermittlung der Ansprechpartner

In der XML-Datei ist der Name des Ansprechpartners nichts weiter als eine einfache Zeichenfolge. Eine gekennzeichnete Aufteilung in Vorname und Nachname gibt es hier nicht. Nun sind aber gerade für Vor- und Nachnamen mehrere Schreibweisen möglich – sofern denn überhaupt ein Vorname angegeben ist. Vorstellbare Kombinationen wären unter anderem »Frau Becker«, »Herr Becker«, »Hilde Becker«, »Heinz Becker«, »Frau Hilde Becker«, »Herr Heinz Becker«, sowie »Becker, Hilde« oder auch einfach nur »Becker«. Um bei der Prüfung eine hohe Trefferquote zu erzielen, soll der Cache nun die hier genannten möglichen Kombinationen enthalten. Dazu müssen diese Kombinationen erst einmal erstellt werden – aus den Werten der beiden Datenflussspalten *Vorname* und *Nachname*. Dies erreichen Sie mit der Komponente *Abgeleitete Spalte*.

- Nehmen Sie die Komponente *Abgeleitete Spalte* in den Datenfluss auf und nennen Sie diese **Schreibweisen von Ansprechpartner**
- Verbinden Sie den Datenflusspfad der *OLE DB-Quelle* »Ansprechpartner« mit der Komponente *Abgeleitete Spalte*
- Öffnen Sie den Editor der Komponente *Abgeleitete Spalte* und legen Sie zu jeder möglichen Schreibweise mit den in Tabelle 14.1 gezeigten Ausdrücken eine neue Datenflussspalte an
- Speichern Sie die Komponente *Abgeleitete Spalte* »Schreibweisen von Ansprechpartner«.

Datenflussspalte	Ausdruck
VornameNachnameFrau	`(DT_WSTR,130)("Frau " + (ISNULL(Vorname) ? "" : Vorname) + " " + Nachname)`
VornameNachnameHerr	`(DT_WSTR,130)("Herr " + (ISNULL(Vorname) ? "" : Vorname) + " " + Nachname)`
VornameNachname	`(DT_WSTR,130)((ISNULL(Vorname) ? "" : Vorname) + " " + Nachname)`
NachnameVorname	`(DT_WSTR,130)(Nachname + (ISNULL(Vorname) ? "" : ", " + Vorname))`
NurNachname	`(DT_WSTR,130)Nachname`

Tabelle 14.1 Die Konfiguration der Komponente *Abgeleitete Spalte* »Schreibweisen von Ansprechpartner«

Durch die in den Ausdrücken enthaltenen Typkonvertierungen werden alle fünf neuen Datenflussspalten als Unicode-Zeichenfolge mit einer Länge von 130 Zeichen ausgegeben. Die Ausgabe in einer gleichen Länge ist notwendig für den nächsten Schritt. Um für den Vergleich des genannten Ansprechpartners mit diesen Kombinationen später nicht in fünf verschiedenen Datenflussspalten suchen zu müssen, fassen Sie nun diese fünf neuen Datenflussspalten in einer einzelnen Datenflussspalte zusammen. Dazu verwenden Sie die Komponente *UNPIVOT* – und wie Sie bereits aus Kapitel 12 wissen, können hiermit nur Zeichenfolgen mit gleicher Länge zu einer Datenflussspalte zusammengefasst werden.

- Fügen Sie in den Datenfluss eine *UNPIVOT*-Komponente ein und nennen Sie diese **Schreibweisen zusammenfassen**
- Verbinden Sie den Datenflusspfad der Komponente *Abgeleitete Spalte* »Schreibweisen von Ansprechpartner« mit der neu eingefügten *UNPIVOT*-Komponente
- Öffnen Sie den Editor der *UNPIVOT*-Komponente und wählen Sie in der Kategorie *Verfügbare Eingabespalten* die Datenflussspalten aus Tabelle 14.1 aus
- Deaktivieren Sie bei den Datenflussspalten *Vorname* und *Nachname* die Eigenschaft *Pass-Through*. Diese Datenflussspalten sind weder für die Suche noch für eine eventuell manuelle Bearbeitung unbekannter Ansprechpartner relevant und werden somit auch nicht im Cache gespeichert. Anders verhält es sich mit den Datenflussspalten *KontaktId* und *Telefon*. Beide Datenflussspalten sind für die weitere Verarbeitung wichtig, weshalb Sie deren Eigenschaft *Pass-Through* nicht ändern.
- Tragen Sie zu jeder gewählten Datenflussspalte den Wert **Ansprechpartner** im Eingabefeld *Zielspalte* ein. Die Werte der Eingabefelder *Pivotschlüsselwert* und *Name der Pivotschlüsselwert-Spalte* sind für diese Konfiguration nicht wichtig. Wichtig ist jedoch, dass der Wert im Eingabefeld *Pivotschlüsselwert* pro Datenflussspalte eindeutig ist. Von daher lassen Sie die dort bereits automatisch eingetragenen Namen der gewählten Datenflussspalten unverändert. Den Wert der Eigenschaft *Name der Pivotschlüsselwert-Spalte* brauchen Sie ebenfalls nicht zu ändern. Abbildung 14.2 zeigt Ihnen die hier beschriebene Konfiguration.
- Speichern Sie die *UNPIVOT*-Komponente »Schreibweisen zusammenfassen«

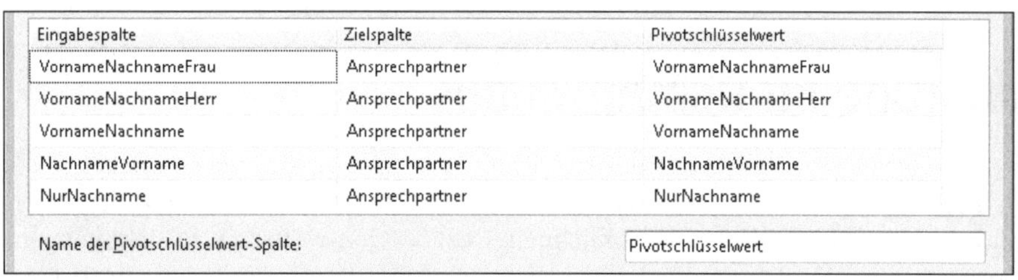

Abbildung 14.2 Die Konfiguration der *UNPIVOT*-Komponente »Schreibweisen zusammenfassen«

Wenn Sie nun denken, dass hier ein doch recht großer Aufwand zur Ermittlung möglicher neuer Ansprechpartner betrieben wird, haben Sie natürlich Recht. Dafür aber zeigt Ihnen dieses Beispiel, wie Sie die Daten eines Caches speziell für eine spätere Verwendung in einer *Suche*-Komponente aufbereiten können. Genau diese aufbereiteten Daten müssen nun noch in den Cache geschrieben werden.

- Ergänzen Sie hierzu den Datenfluss mit der Komponente *Cachetransformation* und nennen Sie diese **Cache Ansprechpartner**
- Verbinden Sie den Datenflusspfad der *UNPIVOT*-Komponente »Schreibweisen zusammenfassen« mit der eben eingefügten *Cachetransformation*

- Öffnen Sie den Editor der *Cachetransformation* und klicken Sie auf die Schaltfläche *Neu*, um einen weiteren *Cacheverbindungs-Manager* anzulegen
- Im *Editor für den Cacheverbindungs-Manager* geben Sie dem *Cacheverbindungs-Manager* im Eingabefeld *Name des Verbindungs-Managers* die Bezeichnung **Cache Ansprechpartner**. Auch dieser Cache wird im Arbeitsspeicher und nicht in einer Datei gespeichert. Von daher sind auf der Seite *Allgemein* keine weiteren Einstellungen vorzunehmen.
- Wechseln Sie zur Registerkarte *Spalten*. Dort geben Sie der Spalte *Ansprechpartner* den Index **1** und der Spalte *KontaktId* den Index **2**. Beide Spalten werden im späteren Suchvorgang als Suchspalten verwendet und von daher müssen auch beide indiziert werden.
- Markieren Sie die Spalte *Pivotschlüsselwert* und entfernen Sie diese über den Kontextmenübefehl *Löschen*. Diese Spalte ist weder für den Cache noch für die Suche relevant. Die Konfiguration des *Cacheverbindungs-Managers* ist hiermit beendet.
- Speichern Sie den *Cacheverbindungs-Manager* »Cache Ansprechpartner«
- Zurück im *Cachetransformations-Editor* prüfen Sie auf der Seite *Zuordnungen*, ob alle Datenflussspalten, mit Ausnahme der Datenflussspalte *Pivotschlüsselwert*, den Spalten des Caches korrekt zugeordnet sind
- Speichern Sie die *Cachetransformation* »Cache Ansprechpartner«

Mit der *Cachetransformation* »Cache Ansprechpartner« ist nun auch der zweite *Datenflusstask* zum Füllen der Caches komplett. In Abbildung 14.3 sehen Sie diesen *Datenflusstask* mit seinen vier Komponenten. Das Paket enthält nun bereits zwei *Datenflusstasks*. Zwei *Datenflusstasks*, die durchaus einen Test wert sind.

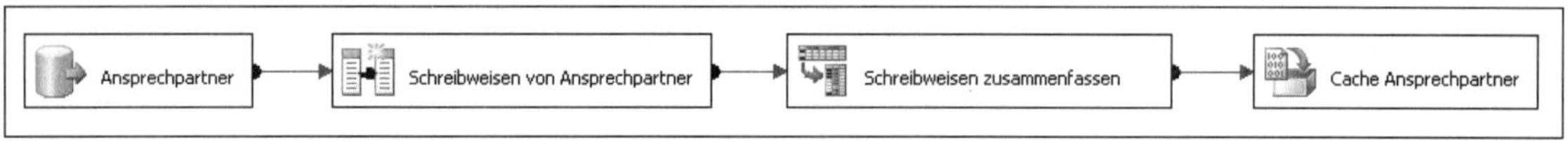

Abbildung 14.3 Der *Datenflusstask* »Cache Ansprechpartner füllen«

Die Paketausführung im Debug-Modus

Für einen Test des Pakets müssen Sie eigentlich nur auf die Schaltfläche *Debugging starten* klicken – die grüne *Play*-Taste in der Symbolleiste. Da Ihr Projekt aber bereits aus zwei Paketen besteht, ist vor der Paketausführung noch eines davon als das Startpaket zu kennzeichnen. Dazu wechseln Sie zum Projektmappen-Explorer und wählen dort aus dem Kontextmenü des Pakets *Import Bestellungen.dtsx* den Eintrag *Als Startobjekt festlegen*.

Nachdem nun alles für den Test vorbereitet ist, klicken Sie auf die Schaltfläche *Debugging starten*. Daraufhin wird das gesamte Projekt zunächst syntaktisch geprüft und anschließend – wenn keine Fehler festgestellt wurden – die Paketausführung im Debug-Modus gestartet. Dabei wechselt Business Intelligence Development Studio in den Debug-Modus, worauf nicht nur bis zu sieben Ausgabefenster in dessen unterem Bereich ausgegeben werden, sondern auch der SSIS-Designer um eine weitere Registerkarte namens *Status* ergänzt wird. Die Ausgabefenster wie auch die Registerkarte *Status* zeigen Ihnen während der gesamten Paketausführung detaillierte Informationen zu den einzelnen Schritten der Paketausführung. Am deutlichsten jedoch fällt während der Paketausführung im Debug-Modus die farbliche Kennzeichnung der Ablaufsteuerungselemente und der Datenflusskomponenten auf. Insgesamt gibt es vier Farben, deren Bedeutung in Tabelle 14.2 beschrieben ist.

Farbe	Das Ablaufsteuerungselement oder die Datenflusskomponente ...
Weiß	wird noch nicht ausgeführt
Gelb	wird gerade ausgeführt
Grün	wurde erfolgreich ausgeführt
Rot	wurde nicht erfolgreich ausgeführt

Tabelle 14.2 Die farbliche Kennzeichnung der Komponenten eines Pakets im Debug-Modus

Durch die farbliche Darstellung erkennen Sie in der Ablaufsteuerung, dass beide *Datenflusstasks* parallel ausgeführt werden. Dort sehen Sie beide *Datenflusstasks* zunächst mit der gelben und dann mit der grünen Kennzeichnung. Obwohl – je nach der Leistungsfähigkeit Ihres Computers werden Sie die gelbe Kennzeichnung nicht unbedingt sehen. Da in beiden *Datenflusstasks* nicht viele Daten verarbeitet werden, erfolgt die Paketausführung derart schnell, dass Sie wohl nur die grüne Kennzeichnung zu Gesicht bekommen.

Business Intelligence Development Studio bleibt auch nach Beendigung der Paketausführung im Debug-Modus. Dadurch stehen Ihnen alle Informationen weiterhin zur Verfügung, die auf der Registerkarte *Status* oder in den Ausgabefenstern ausgegeben wurden. Sie können sich also nun in Ruhe die Informationen rund um die Paketausführung anschauen. Zum Beispiel auf der Registerkarte *Status*, die Ihnen alle Informationsmeldungen, Warnmeldungen – und sofern Fehler aufgetreten sind – auch Fehlermeldungen zur Paketausführung auflistet.

HINWEIS Zu den üblichen Warnmeldungen gehört der Hinweis, dass bestimmte Datenflussspalten zwar im Datenfluss enthalten sind, dort aber nicht verwendet werden. Im Zusammenhang mit diesem Hinweis erhalten Sie auch den Tipp, dass durch das Entfernen nicht benötigter Datenflussspalten eine bessere Performance des *Datenflusstasks* erzielt wird. Eine solche Optimierung erreichen Sie durch die Aktivierung der Eigenschaft *RunInOptimizedMode* des *Datenflusstasks*. Durch diese Aktivierung werden nicht benötigte Datenflussspalten bei der Paketausführung nicht berücksichtigt. Die Warnmeldungen jedoch erhalten Sie weiterhin – auch wenn die Eigenschaft *RunInOptimizedMode* aktiviert ist.

Neben der Eigenschaft *RunInOptimizedMode* des *Datenflusstasks* gibt es in den Eigenschaften des Projekts noch eine weitere Eigenschaft namens *RunInOptimizedMode*. Hierbei handelt es sich um eine globale Konfigurationsmöglichkeit dieser Eigenschaft für alle im Projekt enthaltenen *Datenflusstasks*. Die Konfiguration dieser Eigenschaft hat nur Auswirkungen auf Paketausführungen im Debug-Modus.

Die Einträge auf der Registerkarte *Status* geben Ihnen auch Informationen über die Performance des Pakets. Hier sehen Sie unter anderem, wie lange die Ausführung der jeweiligen *Datenflusstasks* bzw. die Paketausführung insgesamt gedauert hat. Ergänzend hierzu ist bei den beiden *Datenflusstasks* auch erkennbar, wie viele Datenzeilen in die jeweiligen Caches geladen wurden und wie viel Speicherplatz diese dazu benötigen. Abbildung 14.4 zeigt Ihnen einen Ausschnitt der auf der Registerkarte *Status* enthaltenen Informationen.

Die Registerkarte *Status* liefert Ihnen den Meldungstext zu jeder Information in einer einzelnen Zeile. Sollte die Zeile jedoch aufgrund ihrer Länge nicht vollständig ausgegeben werden, besteht an dieser Stelle auch keine Möglichkeit, diese komplett zu lesen. In diesem Fall können Sie die Zeile nur über ihren Kontextmenübefehl *Meldungstext kopieren* in einen Editor oder Ähnliches kopieren und sich dort den kompletten Text der Meldung anschauen.

Eine bessere Variante stellt hier das Ausgabefenster *Ausgabe* im unteren Teil von Business Intelligence Development Studio dar. Falls Sie dieses Ausgabefenster dort nicht sehen, aktivieren Sie es nachträglich über den Menüpunkt *Ansicht/Ausgabe*. In diesem Ausgabefenster werden ebenfalls alle Informationen rund um die

Paketausführung ausgegeben – und hier können Sie sich nun die einzelnen Meldungstexte zu den Informationen auch komplett anschauen. Dazu gibt es gleich zwei Möglichkeiten: Entweder scrollen Sie nach rechts zum Ende der Zeile oder aber Sie passen über die Schaltfläche *Zeilenumbruch umschalten* die Meldungstexte an die verfügbare Ausgabelänge an. Abbildung 14.5 zeigt Ihnen die Darstellung der Meldungstexte im Ausgabefenster *Ausgabe*. Dieses Ausgabefenster enthält jedoch nicht nur Informationen zur Paketausführung, sondern auch Informationen zum *Erstellen*-Prozess – zur vorab durchgeführten Syntaxprüfung. Dazu müssen Sie lediglich im Listenfeld *Ausgabe anzeigen von* den Eintrag *Erstellen* wählen. Neben dem Ausgabefenster *Ausgabe* stehen Ihnen noch sechs weitere Ausgabefenster zur Verfügung, die jedoch erst bei einem späteren Test beschrieben werden. Sofern Ihnen Visual Studio bekannt ist, sind diese Ausgabefenster für Sie nichts Neues.

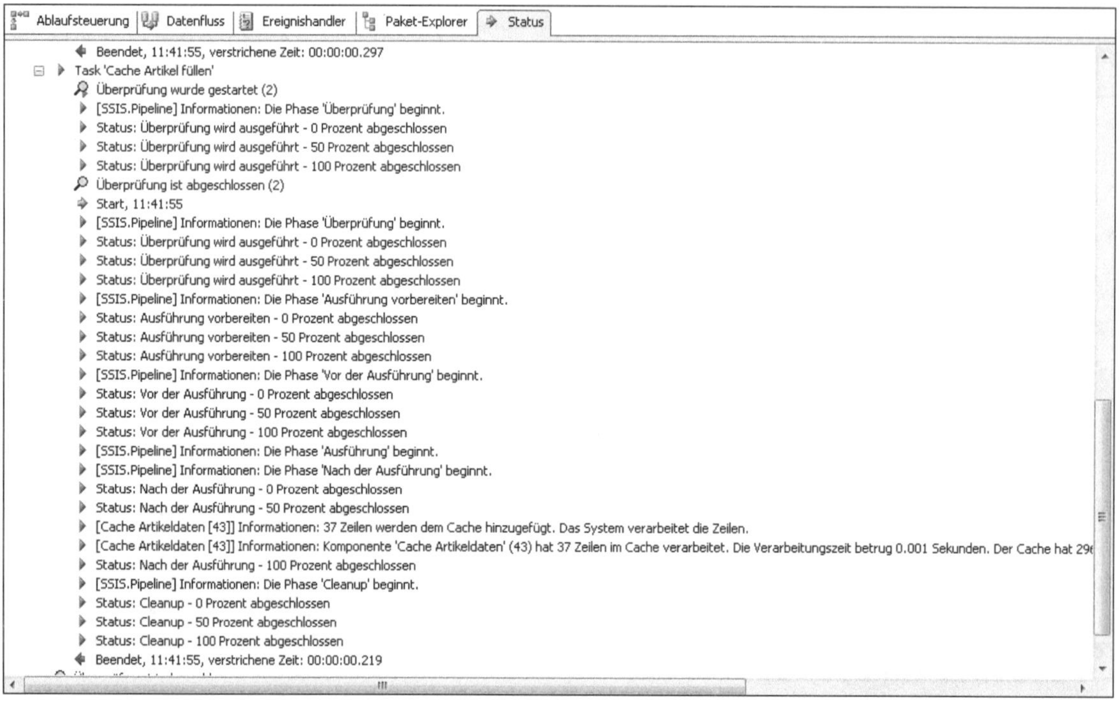

Abbildung 14.4 Die Registerkarte *Status* im Debug-Modus

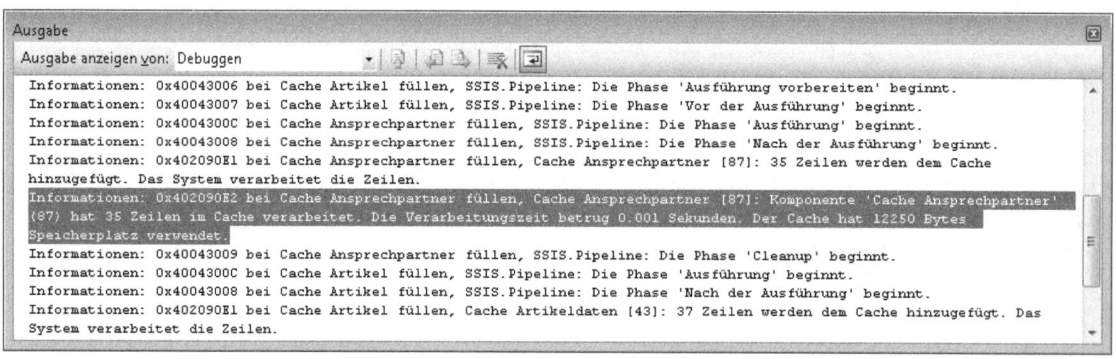

Abbildung 14.5 Das Ausgabefenster *Ausgabe*

Nicht nur die Ausgabefenster und die Registerkarte *Status* liefern Ihnen Informationen über die Ausführung der beiden *Datenflusstasks*. Der Datenfluss-Designer der beiden *Datenflusstasks* zeigt Ihnen zu jedem Datenflusspfad die Anzahl der Datenzeilen, die durch den Datenflusspfad geleitet wurden. Wenn Sie auf die Registerkarte *Datenfluss* wechseln, können Sie sich dort die Ausführung der beiden *Datenflusstasks* anschauen. Abbildung 14.6 zeigt die Ausführung des *Datenflusstasks* »Cache Artikel füllen«.

Den Debug-Modus beenden Sie entweder durch den Link *Die Paketausführung ist abgeschlossen ...* im unteren Teil des SSIS-Designers oder aber durch den Menüeintrag *Debuggen/Debugging beenden*. Durch das Beenden wechselt Business Intelligence Development Studio wieder zurück in den Entwurfsmodus. Dabei ändert sich die Bezeichnung der Registerkarte *Status* in *Ausführungsergebnisse*. Hier bleiben die Informationen der letzten Paketausführung enthalten, bis das Paket erneut im Debug-Modus gestartet wird. Das Ausgabefenster *Ausgabe* ist zwar nicht mehr zu sehen, wenn Sie es aber über den Menübefehl *Ansicht/Ausgabe* aktivieren, sehen Sie auch dort noch die Ausführungsergebnisse der letzten Paketausführung.

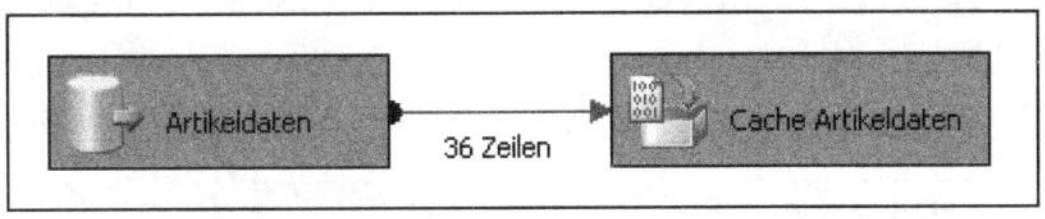

Abbildung 14.6 Der *Datenflusstask* »Cache Artikel füllen« im Debug-Modus

Nun haben Sie eine Menge Informationen über den durchgeführten Test erhalten. Sie wissen nun, dass die *Datenflusstasks* fehlerfrei ausgeführt werden und Sie wissen, wie viele Datenzeilen in jeden Cache geladen wurden. Sogar die jeweilige Größe der beiden Caches ist Ihnen nun bekannt. Das einzige, was Sie nicht wissen, ist, ob die beiden Caches auch korrekte Daten enthalten. Aber gerade diese Information ist bei den Caches doch eigentlich die wichtigste. Immerhin wird der Inhalt des Caches für eine Suche verwendet und da wäre es schon interessant zu wissen, ob die darin enthaltenen Daten auch richtig sind. Nun bietet Ihnen weder der SSIS-Designer noch die *Cachetransformation* die Möglichkeit, sich die Daten eines Caches anzeigen zu lassen. Dafür aber kann Ihnen der Datenfluss-Designer im Debug-Modus die Daten eines Datenflusspfads anzeigen. Dazu müssen Sie lediglich den entsprechenden Datenflusspfad mit einem *Daten-Viewer* ausstatten – in diesem Fall den Datenflusspfad, der zur *Cachetransformation* führt.

Der Daten-Viewer

Im Grunde genommen ist der *Daten-Viewer* nichts weiter als ein Dialogfeld. Es zeigt Ihnen während der Paketausführung im Debug-Modus die Daten des aktuellen Puffers eines Datenflusspfads an. Eine derartige Anzeige von Daten lässt sich an jedem Datenflusspfad eines Datenflusses platzieren. Ob nun am Datenflusspfad einer Datenflussquelle, an den Datenflusspfaden der einzelnen Datenflusstransformationen oder an dem Datenflusspfad, der zum Datenziel führt – an allen Datenflusspfaden können ein oder auch mehrere Daten-Viewer definiert werden.

Bei der Paketausführung im Debug-Modus stoppt der Datenfluss an dem ersten definierten Daten-Viewer, öffnet ein Dialogfeld und zeigt darin die Daten des aktuellen Puffers an, der durch den Datenflusspfad geleitet wird. In welcher Form die Daten des aktuellen Puffers im Dialogfeld dargestellt werden, legen Sie in der Konfiguration des Daten-Viewers fest. Sie haben hier die Wahl zwischen einer tabellarischen Ansicht, einem Punktdiagramm, einem Säulendiagramm und einem Histogramm.

Die Konfiguration des Daten-Viewers

Die Konfiguration eines Daten-Viewers findet über den *Datenflusspfad-Editor* des Datenflusspfads statt, dessen Daten im Daten-Viewer ausgegeben werden sollen. Von daher beginnt die Konfiguration bereits mit der Auswahl des entsprechenden Datenflusspfads. Für den anstehenden Test des Pakets soll nun ein Daten-Viewer im *Datenflusstask* »Cache Ansprechpartner füllen« installiert werden. Dieser soll die Daten des Datenflusses unmittelbar vor dem Laden in den Cache anzeigen. Dazu wechseln Sie mit einem Doppelklick auf den *Datenflusstask* »Cache Ansprechpartner füllen« in dessen Datenfluss-Designer. Dort öffnen Sie mit einem weiteren Doppelklick auf den Datenflusspfad zwischen der *UNPIVOT*-Komponente »Schreibweisen zusammenfassen« und der *Cachetransformation* »Cache Ansprechpartner« den *Datenflusspfad-Editor*. Dieser Editor wurde bereits in Kapitel 10 beschrieben – bis auf die darin enthaltene Seite *Daten-Viewer*. Genau zu dieser Seite wechseln Sie nun, denn hier definieren Sie die Daten-Viewer dieses Datenflusspfads. Einen neuen Daten-Viewer legen Sie dabei über die Schaltfläche mit der leicht verkürzten Bezeichnung *Hinzufüge* an. Das n fehlt an dieser Stelle tatsächlich. Es scheint ein Opfer der Übersetzung zu sein. Durch einen Klick auf die Schaltfläche *Hinzufüge* wird der Editor *Daten-Viewer konfigurieren* geöffnet. Hier findet nun die Konfiguration des neuen Daten-Viewers statt. Diese beginnt mit der Vergabe einer Bezeichnung. Die im Eingabefeld *Name* angegebene Bezeichnung ist wichtig, da sie bei der Paketausführung im Dialogfeld des Daten-Viewers angezeigt wird. Falls Sie mehrere Daten-Viewer im Datenfluss definiert haben, ist diese Bezeichnung hilfreich bei der Zuordnung der Dialogfelder der einzelnen Daten-Viewer zu den jeweiligen Datenflusspfaden. Da dieser Daten-Viewer die Daten kurz vor dem Laden in den Cache ausgeben wird, nennen Sie diesen **Aufbereitete Daten zu Ansprechpartner vor Cachetransformation**.

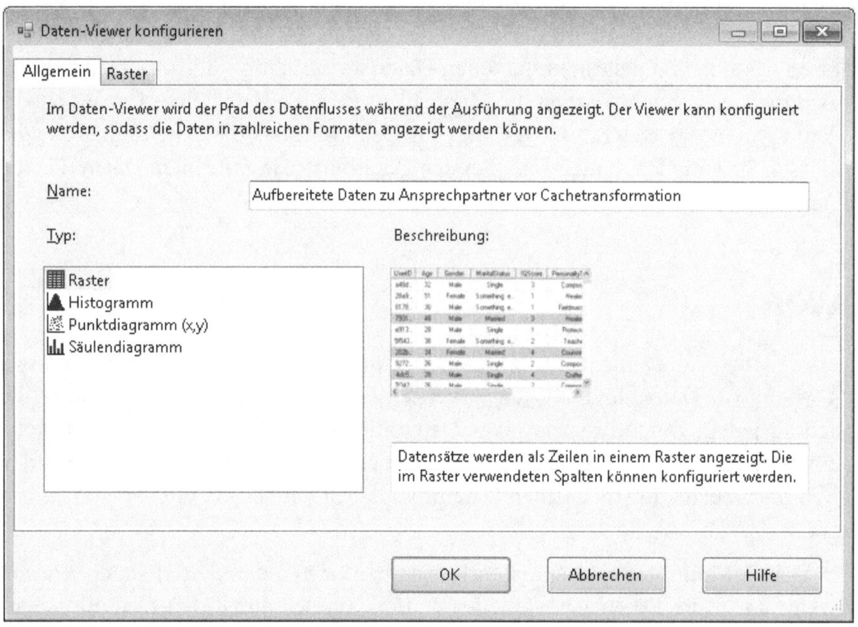

Abbildung 14.7 Die Auswahl des Darstellungstyps im Daten-Viewer

Als Nächstes ist der Darstellungstyp festzulegen. In der Kategorie *Typ* sehen Sie die bereits erwähnten vier Typen *Raster*, *Histogramm*, *Punktdiagramm (x,y)* und *Säulendiagramm*. Zu jedem gewählten Darstellungstyp erhalten Sie unterhalb der Ausgabe *Beschreibung* eine Beispieldarstellung sowie eine kurze Beschreibung über die Art der Darstellung. Leider wird die Beschreibung nicht immer komplett angezeigt. Wenn Sie die komplette Beschreibung lesen möchten, müssen Sie dazu entweder in das Ausgabefeld der Beschreibung klicken und dort durch den Text scrollen oder aber Sie verändern die Größe des gesamten Editors. Mit der Auswahl eines Darstellungstyps ändert sich nicht nur die Beispieldarstellung und die zugehörige Beschreibung, sondern auch die Bezeichnung der zweiten Registerkarte des Editors. Diese übernimmt die Bezeichnung des gewählten Darstellungstyps. Auf dieser Registerkarte legen Sie anhand der Datenflussspalten den Inhalt des Daten-Viewers fest. Die dort verfügbaren Möglichkeiten sind wiederum abhängig vom gewählten Darstellungstyp. Abbildung 14.8 zeigt Ihnen den Editor zum gewählten Darstellungstyp *Raster*.

Mit dem Darstellungstyp *Raster* werden die Datenzeilen des aktuellen Puffers in einer tabellarischen Ansicht ausgegeben. Von daher besteht die Konfiguration dieses Darstellungstyps lediglich in der Auswahl der Datenflussspalten, die in der tabellarischen Ansicht enthalten sein sollen. Der Darstellungstyp *Histogramm* hingegen zeigt Ihnen nicht die Daten mehrerer Datenflussspalten, sondern die Verteilung der Werte einer einzigen Datenflussspalte – einer Datenflussspalte mit numerischen Werten. Hierzu müssen Sie bei der Konfiguration dieses Darstellungstyps lediglich die Datenflussspalte markieren, deren Werteverteilung im Daten-Viewer dargestellt werden soll. Ähnlich verhält es sich mit dem Darstellungstyp *Punktdiagramm (x,y)*. Auch dieser Darstellungstyp zeigt Ihnen die Verteilung von numerischen Werten – in diesem Fall jedoch von zwei Datenflussspalten. Bei der Konfiguration dieses Darstellungstyps wählen Sie die Datenflussspalten zur jeweiligen Achse. Dadurch erhalten Sie in der Ausgabe des Daten-Viewers zu jedem Wert einen Punkt, dessen Position durch die Werte der als x- und y-Achse gewählten Datenflussspalten bestimmt wird. Der letzte der vier Darstellungstypen – das *Säulendiagramm* – zeigt ebenfalls eine Werteverteilung. Dieses Mal wieder nur von einer Datenflussspalte, jedoch ohne die Einschränkung auf Datenflussspalten mit numerischen Werten. Das Säulendiagramm liefert Ihnen zu jedem gleichen Wert der gewählten Datenflussspalte eine Säule, wobei die Höhe dieser Säule der Häufigkeit des Werts im aktuellen Puffer entspricht. So bildet beispielsweise ein Säulendiagramm nach der Datenflussspalte *KontaktId* pro KontaktId eine Säule ab. Wie viele Ansprechpartner zu jeder KontaktId gehören, erkennen Sie an der Höhe der einzelnen Säulen.

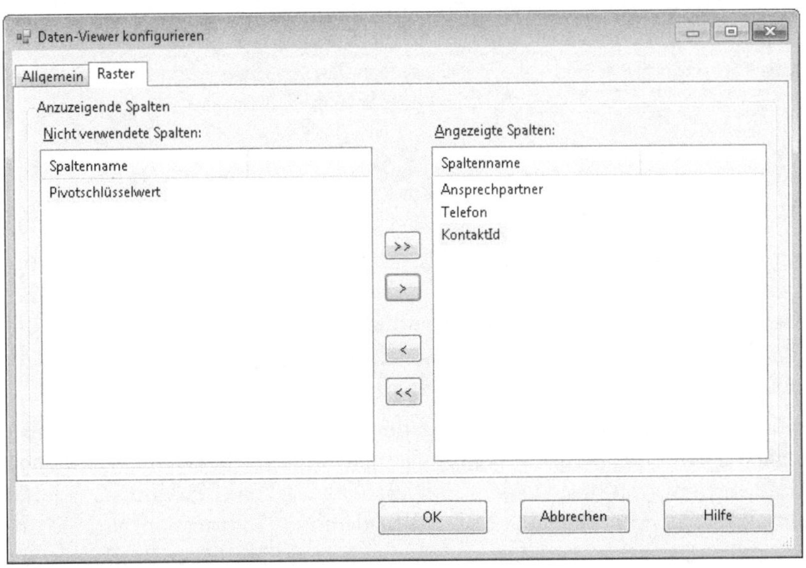

Abbildung 14.8 Die Auswahl der Datenflussspalten zur Ausgabe im Daten-Viewer

Im aktuellen Beispiel wollen Sie jedoch keine Werteverteilung sehen, sondern lediglich die Daten, die in den Cache geladen werden. Dazu wählen Sie den Darstellungstyp *Raster*, der durch seine tabellarische Ausgabe die wohl beste Ansicht für eine Kontrolle dieser Daten liefert. Den Inhalt dieser tabellarischen Ansicht legen Sie auf der Registerkarte *Raster* fest. Dort sind bereits alle Datenflussspalten in der Kategorie *Angezeigte Spalten* enthalten und somit auch schon für die Ausgabe im Daten-Viewer gewählt. Diese Auswahl können Sie mit den Schaltflächen zwischen den beiden Kategorien *Nicht verwendete Spalten* und *Angezeigte Spalten* korrigieren. Es stehen Ihnen insgesamt vier Schaltflächen zur Verfügung, mit denen Sie einzelne Datenflussspalten – die Schaltflächen > und < – oder alle Datenflussspalten – die Schaltflächen >> und << – von einer Kategorie in die andere übernehmen können. Dabei bestimmt die Richtung der Symbole, von welcher Kategorie aus die Datenflussspalten in die andere verschoben werden. Durch die Einzelauswahl sind Sie nicht nur in der Lage, einzelne Datenflussspalten in die Ausgabe aufzunehmen, Sie können hierüber auch die Reihenfolge der Datenflussspalten in der tabellarischen Ansicht festlegen. Da die Darstellung der Daten zu den Ansprechpartnern im Daten-Viewer nicht alle Datenflussspalten enthalten muss, entfernen Sie die bereits gewählten Spalten über die Schaltfläche <<. Anschließend wählen Sie die Datenflussspalten einzeln über die Schaltfläche > in der Reihenfolge aus, in der diese in Abbildung 14.8 zu sehen sind.

Mit der Auswahl der Datenflussspalten ist die Konfiguration dieses Daten-Viewers komplett. Von daher speichern und beenden Sie diese Konfiguration mit einem Klick auf *OK*. Zurück auf der Seite *Daten-Viewer* des Datenflusspfad-Editors sehen Sie nun den eben angelegten Daten-Viewer. Dieser kann jederzeit über die Schaltfläche *Konfiguriere* – auch dieses n wurde Opfer der Übersetzung – wieder geändert werden. Ebenso wäre es möglich, an dieser Stelle mit einem erneuten Klick auf die Schaltfläche *Hinzufüge* einen weiteren Daten-Viewer zu erstellen. Der Vollständigkeit halber sei noch erwähnt, dass Sie nicht mehr benötigte Daten-Viewer mit der Schaltfläche *Löschen* wieder entfernen können. Für die geplante Anzeige der Daten zum Ansprechpartner ist kein weiterer Daten-Viewer notwendig, weshalb Sie nun auch den Datenflusspfad-Editor schließen. Dass an dem Datenflusspfad zur *Cachetransformation* »Cache Ansprechpartner« ein Daten-Viewer existiert, erkennen Sie an dem entsprechenden Symbol, wie in Abbildung 14.9 zu sehen ist. Mit diesem Daten-Viewer können Sie das Paket nun erneut ausführen. Klicken Sie also auf die Schaltfläche *Debugging starten*.

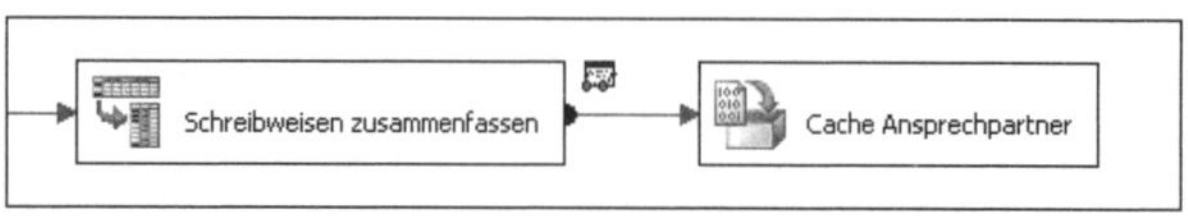

Abbildung 14.9 Das Symbol eines Daten-Viewers im Datenfluss-Designer

Die Ausgabe im Daten-Viewer

Die Paketausführung wird durch den Daten-Viewer bei der Verarbeitung des *Datenflusstasks* »Cache Ansprechpartner füllen« unterbrochen. Genauer gesagt, mit den Daten des ersten Puffers, die von der *UNPIVOT*-Komponente »Schreibweisen zusammenfassen« in den Datenflusspfad geleitet werden. Gleichzeitig mit dieser Unterbrechung öffnet sich das Dialogfeld des Daten-Viewers. Die Ausführung des *Datenflusstasks* »Cache Artikel füllen« ist hiervon nicht betroffen und wird ohne Unterbrechung ausgeführt.

In Abbildung 14.10 sehen Sie die Ausgabe des Daten-Viewers in dem Dialogfeld *Aufbereitete Daten zu Ansprechpartner vor Cachetransformation unter Schreibweisen zusammenfassen.Ausgabe für UNPIVOT*. Diese doch recht lange Bezeichnung enthält zum einen die von Ihnen in der Konfiguration vergebene Bezeichnung »Aufbereitete Daten zu Ansprechpartner vor Cachetransformation« und zum anderen die Information, an welchem Datenflusspfad dieser Daten-Viewer im Datenfluss platziert ist. Durch diese ausführlichen Bezeichnungen lassen sich die Dialogfelder der einzelnen Daten-Viewer besser den jeweiligen Datenflusspfaden zuordnen. Dies ist insbesondere dann hilfreich, wenn im Datenfluss mehrere Daten-Viewer definiert sind.

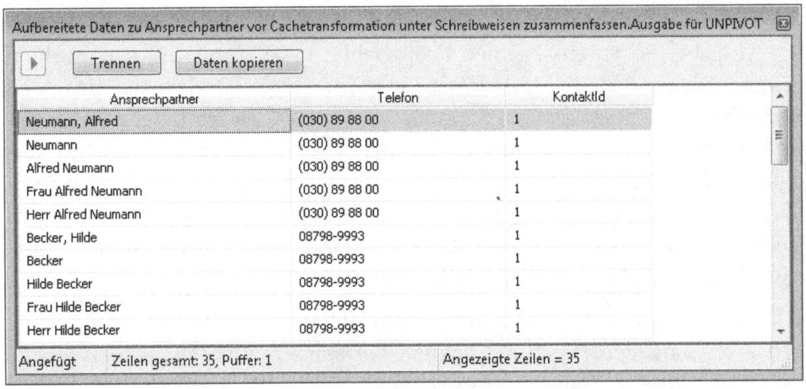

Abbildung 14.10 Der Daten-Viewer mit den generierten Daten für den Cache »Ansprechpartner«

Die tabellarische Ansicht des Daten-Viewers zeigt Ihnen die Datenzeilen des aktuellen Puffers. Wie viele Datenzeilen dies in dieser Anzeige sind, sehen Sie in der Statuszeile des Dialogfelds hinter dem Eintrag *Angezeigte Zeilen*. Die tabellarische Ansicht selbst besteht aus den Datenflussspalten, die Sie in der Konfiguration gewählt haben. Die Reihenfolge der dort aufgelisteten Datenzeilen entspricht dabei der Reihenfolge, in der die Datenzeilen im Puffer enthalten sind. Durch einen Klick auf eine der Spaltenüberschriften können Sie den Inhalt des Daten-Viewers nach den Werten dieser Spalte sortieren. Eine gezieltere Analyse der Daten ist mit der Schaltfläche *Daten kopieren* möglich. Hierüber sind Sie in der Lage, die Daten des aktuellen Puffers in die Zwischenablage zu kopieren und in einer anderen Anwendung – zum Beispiel in Excel – einzufügen und dort zu analysieren.

Die Verarbeitung des Datenflusses ist so lange unterbrochen, bis Sie diese wieder freigeben. Dies erfolgt durch einen Klick auf die Schaltfläche mit dem grünen Dreieck, wodurch die Datenzeilen des nächsten Puffers im Daten-Viewer ausgegeben werden. Durch die Anzeige der Datenzeilen des nächsten Puffers erhöhen sich die Werte der Einträge *Zeilen gesamt* und *Puffer* in der Statuszeile des Dialogfelds. An diesen beiden Einträgen erkennen Sie, wie viele Puffer und Datenzeilen bereits durch den Datenflusspfad geleitet wurden. Mit der Schaltfläche *Trennen* beenden Sie die Ausgabe der Datenzeilen im Daten-Viewer. Die Paketausführung wird nun ohne weitere Unterbrechungen fortgesetzt. Nach einem Klick auf die Schaltfläche *Trennen* ändern sich Funktion und Bezeichnung dieser Schaltfläche. Diese erhält nun die Bezeichnung *Anfügen* und ermöglicht es Ihnen, während der weiteren Verarbeitung des Datenflusses den Daten-Viewer erneut zu aktivieren – wodurch Sie wieder die Daten des aktuellen Puffers im Daten-Viewer sehen.

HINWEIS Die Verarbeitung des Datenflusses wird auch durch die erneute Ausgabe der Datenzeilen im Daten-Viewer lediglich unterbrochen. Falls jedoch bereits Daten über das Datenflussziel geladen wurden, erwartet das Datenflussziel nun innerhalb der dort in der Eigenschaft *Timeout* definierten Zeitspanne weitere Daten. Wird aber der Datenfluss durch die Ausgabe im Daten-Viewer länger unterbrochen, als es die Zeitspanne erlaubt, erfolgt die fehlerhafte Beendigung des Datenflussziels.

Die tabellarische Ansicht zeigt Ihnen grundsätzlich alle darstellbaren Daten. Dies gilt jedoch nicht für binäre Werte von Datenflussspalten mit den Datentypen *DT_IMAGE*, *DT_TEXT* und *DT_NTEXT*. Anstelle dieser Werte erhalten Sie lediglich den Eintrag *<Langer Text>*. Das allseits beliebte Datumsformat hat auch im Daten-Viewer seine Ausnahmen. So werden Datumswerte von Datenflussspalten mit den Datentypen *DT_DBTIMESTAMP*, *DT_DBTIMESTAMP2* und *DT_DBTIMESTAMPOFFSET* sowie *DT_DATE*, *DT_DBTIME2* und *DT_FILETIME* als Zeichenfolgen im ISO-Format dargestellt – wobei die Kennung »T« durch eine Leerstelle ersetzt wird. Die Ausgabe der Sekundenbruchteile wiederum ist abhängig vom Datentyp der Datenflussspalte und kann drei bis sieben Ziffern umfassen.

Sollten Sie mehrere Daten-Viewer für einen Datenflusspfad oder auch für mehrere Datenflusspfade konfiguriert haben, erhalten Sie deren Ausgaben in jeweils eigenen Dialogfeldern. Sie können diese einzelnen Dialogfelder mit der Maus zu einem Dialogfeld zusammenfassen, was zur Folge hat, dass die einzelnen Dialogfelder dort in Registerkarten dargestellt werden. Dies ist auch mit Daten-Viewern unterschiedlicher Darstellungstypen möglich. Apropos unterschiedliche Darstellungstypen. Die Ausgaben mehrerer Daten-Viewer eines Datenflusspfads in unterschiedlichen Darstellungstypen sind miteinander verbunden. So ist es zum Beispiel möglich, über eine Datenzeile in der tabellarischen Ansicht den entsprechenden Eintrag in einem Punktdiagramm zu lokalisieren. Durch einen Doppelklick auf die Datenzeile in der tabellarischen Ansicht wird der entsprechende Punkt im Punktdiagramm optisch hervorgehoben.

Soweit zu den Möglichkeiten des Daten-Viewers, doch nun zurück zum Daten-Viewer des aktuellen Beispiels. In Abbildung 14.10 sehen Sie, dass aus den Daten der Spalten *Vorname* und *Nachname* der Tabelle *Ansprechpartner* insgesamt fünf Suchbegriffe zu einem Ansprechpartner erstellt wurden. Diese Daten werden in den Cache geschrieben, der in der *Suche*-Komponente in dem nun folgenden *Datenflusstask* verwendet wird. In diesem *Datenflusstask* werden jedoch nicht nur die in der XML-Datei angegebenen Ansprechpartner überprüft, sondern auch die Daten der Bestellköpfe aus der XML-Datei extrahiert, transformiert und in die Tabelle *Bestellungen* geladen.

Der Datenfluss der Bestellungen

Mit dem Datenfluss der Bestellungen beginnt im Paket die eigentliche Verarbeitung einer XML-Datei. Da jedoch mit diesem Paket jede XML-Datei des Verzeichnisses *\Datenimporte\Kontrolle\Korrekte Importdateien* verarbeitet werden soll, muss die Ausführung des Datenflusses in einem *Foreach-Schleifencontainer* erfolgen. Über diesen wird jede einzelne XML-Datei des Verzeichnisses ermittelt und in dessen Ablaufsteuerung verarbeitet.

- Nehmen Sie in die Ablaufsteuerung einen *Foreach-Schleifencontainer* auf und nennen Sie diesen **Verarbeitung XML-Dateien**
- Verbinden Sie die Rangfolgeneinschränkungen der *Datenflusstasks* »Cache Artikel füllen« und »Cache Ansprechpartner füllen« mit dem *Foreach-Schleifencontainer*
- Öffnen Sie den Editor des *Foreach-Schleifencontainers* und wechseln Sie zur Seite *Auflistung*. Der in der Eigenschaft *Enumerator* bereits vorausgewählte *Foreach-Datei-Enumerator* ist für die Aufgabe dieses *Foreach-Schleifencontainers* genau richtig und kann somit für die weitere Konfiguration beibehalten werden.
- Wählen Sie über die Schaltfläche *Durchsuchen* das Verzeichnis *\Datenimporte\Kontrolle\Korrekte Importdateien* aus
- Tragen Sie im Eingabefeld *Dateien* den Wert ***.xml** ein. Durch diesen Eintrag werden nur Dateien mit der Dateierweiterung XML vom *Foreach-Schleifencontainer* verarbeitet
- Ändern Sie die bereits aktivierte Eigenschaft *Vollqualifiziert* in der Kategorie *Dateinamen abrufen* nicht. Durch diese Auswahl wird der komplette Dateiname der jeweiligen XML-Datei inklusive Pfad und Dateierweiterung zur weiteren Verarbeitung im *Foreach-Schleifencontainer* gespeichert. Abbildung 14.11 zeigt Ihnen die hier beschriebene Konfiguration der Seite *Auflistung*.
- Wechseln Sie zur Seite *Variablenzuordnungen* und wählen Sie dort im Listenfeld der Spalte *Variable* den Eintrag <*Neue Variable*>. Sie erhalten das Dialogfeld *Variable hinzufügen*.

- Legen Sie im Dialogfeld *Variable hinzufügen* eine Paketvariable namens **strXmlDatei** vom Datentyp *String* an. Dabei geben Sie im Eingabefeld *Namespace* den Namespace **ForEach** ein. Die Vergabe eines Namespaces ist optional. In diesem Fall soll über den Namespace der Gültigkeitsbereich der Paketvariablen leichter zu erkennen sein. Mehr zu Namespaces und Gültigkeitsbereichen von Paketvariablen lesen Sie in Kapitel 4.
- Speichern Sie die Paketvariable *ForEach::strXmlDatei*. Die Paketvariable wird direkt als erste Variablenzuordnung des *Foreach-Schleifencontainers* gewählt. Durch diese Zuordnung speichert der *Foreach-Schleifencontainer* in dieser Paketvariablen den vollqualifizierten Dateinamen der jeweils aktuell ermittelten XML-Datei.
- Speichern Sie den *Foreach-Schleifencontainer* »Verarbeitung XML-Dateien«

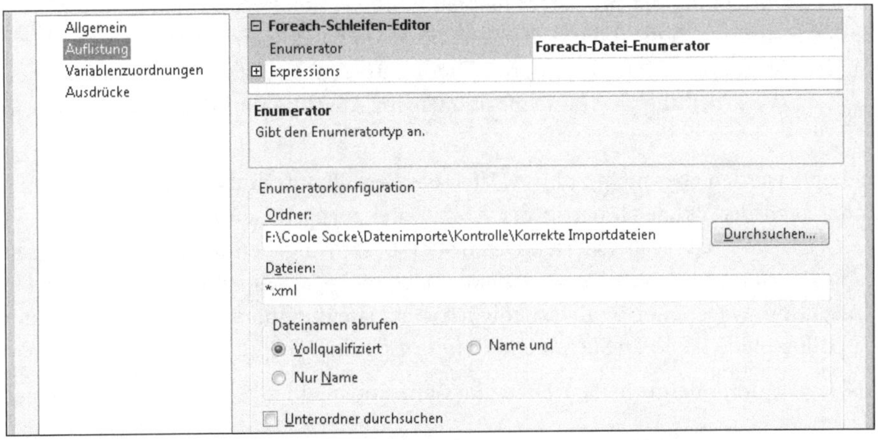

Abbildung 14.11 Die Konfiguration des *Foreach-Schleifencontainers* »Verarbeitung XML-Dateien«

In der Ablaufsteuerung des *Foreach-Schleifencontainers* erfolgt nun die Verarbeitung jeder einzelnen XML-Datei. Diese beginnt mit dem bereits erwähnten *Datenflusstask*, in dem zum einen die Daten des Ansprechpartners geprüft und zum anderen die Daten des Bestellkopfs transformiert und in das Datenziel geladen werden. Dazu ziehen Sie einen *Datenflusstask* aus der Toolbox in die Ablaufsteuerung des *Foreach-Schleifencontainers* und nennen diesen **Bestellkopf**. Anschließend wechseln Sie mit einem Doppelklick auf diesen *Datenflusstask* zu dessen Datenfluss-Designer.

Der Datenfluss des *Datenflusstasks* »Bestellkopf« beginnt – wie sollte es auch anders sein – mit einer Datenflussquelle. Genauer gesagt mit einer *XML-Quelle*, die die Daten der XML-Datei extrahiert. Der hierfür notwendige Dateiname der XML-Datei steht innerhalb des *Foreach-Schleifencontainers* über die Paketvariable *ForEach::strXmlDatei* zur Verfügung.

- Nehmen Sie eine *XML-Quelle* in den Datenfluss auf, nennen Sie diese **Bestellungen** und öffnen Sie anschließend den Editor
- Im *Quellen-Editor für XML* wählen Sie zunächst im Listenfeld *Datenzugriffsmodus* den Eintrag *XML-Datei aus Variable* und anschließend im Listenfeld *Variablenname* die Paketvariable *ForEach::strXmlDatei*
- Klicken Sie auf die Schaltfläche *Durchsuchen*, um die Datei *Bestellungen.xsd* im Verzeichnis *\Datenimporte\Bestellungen\XSD* auszuwählen. Diese Datei enthält das XSD-Schema, anhand dessen die XML-Datei für die *XML-Quelle* analysiert wird.

- Wechseln Sie zur Seite *Spalten*. Die dabei gezeigte Meldung informiert Sie über die Ausgabespalten, deren Datentypen anhand der XSD-Datei nicht eindeutig bestimmt werden konnten. Durch Bestätigen der Meldung erhält die *XML-Quelle* die drei Ausgaben *Bestellung*, *Bestelldetails* und *Position* mitsamt den Ausgabespalten.
- Wählen Sie im Listenfeld *Ausgabename* die Ausgabe *Position* und deaktivieren Sie bis auf die Spalte *Bestelldetails_Id* alle bereits vorausgewählten Spalten. Diese Spalten müssen nicht extrahiert werden, da sie für diesen Datenfluss nicht relevant sind.
- Speichern Sie die *XML-Quelle* »Bestellungen«

Die *XML-Quelle* »Bestellungen« mag zwar bereits alle Informationen zu den Bestellungen aus der XML-Datei extrahieren, in diesem Datenfluss aber werden nur die Datenzeilen des Datenflusspfads *Bestellungen* verarbeitet. Eine gleichzeitige Verarbeitung der im Datenflusspfad *Position* enthaltenen Bestellpositionen ist nicht möglich. Um die Bestellpositionen in die Tabelle *Bestelldetails* laden zu können, müssen die zugehörigen Bestellköpfe bereits in der Tabelle *Bestellungen* existieren. Diese werden aber erst mit diesem Datenfluss angelegt. Von daher erfolgt die Verarbeitung der Bestellpositionen im Anschluss an diesen Datenfluss in einem eigenen *Datenflusstask*.

Im *Datenflusstask* »Bestellkopf« werden aber nicht nur die Daten des Bestellkopfs in die Tabelle *Bestellungen* geladen, sondern hier findet auch der Vergleich der in der XML-Datei angegebenen Ansprechpartner mit den bereits in der Tabelle *Ansprechpartner* gespeicherten Daten statt. Beide Aufgaben basieren zwar auf den Daten des Datenflusspfads *Bestellungen*, sind aber trotzdem unabhängig voneinander. Einer parallelen Verarbeitung steht also nichts im Wege. Hierfür muss lediglich der Datenflusspfad *Bestellungen* mitsamt Inhalt kopiert werden. Datenflusspfade kopieren Sie mit einer *Multicast*-Komponente.

- Nehmen Sie eine *Multicast*-Komponente in den Datenfluss auf und nennen Sie diese **Kopieren des Datenflusspfads**
- Verbinden Sie den Datenflusspfad der *XML-Quelle* »Bestellungen« mit der *Multicast*-Komponente. In dem darauf folgenden Dialogfeld *Eingabe-/Ausgabe-Auswahl* wählen Sie im Listenfeld *Ausgabe* den Datenflusspfad *Bestellung*.

Der Datenflusspfad *Bestellung* wird nun von der *Multicast*-Komponente in mehrere Datenflusspfade kopiert, wodurch jeder dieser Datenflusspfade die gleichen extrahierten Datenzeilen der *XML-Quelle* »Bestellungen« erhält. Mit einem dieser Datenflusspfade werden nun die Daten der Bestellköpfe verarbeitet und mit einem anderen die in der XML-Datei angegebenen Ansprechpartner geprüft.

Die Prüfung der Ansprechpartner

Zur Erinnerung: Eine Bestellung in der XML-Datei kann den Namen eines Ansprechpartners enthalten. Grundsätzlich sind diese Ansprechpartner bereits bekannt und deren Kontaktdaten in der Tabelle *Ansprechpartner* der Beispieldatenbank gespeichert. Manchmal jedoch ist zu einer Bestellung ein neuer, noch unbekannter Ansprechpartner angegeben. Diese Ansprechpartner gilt es in der XML-Datei zu finden und die angegebenen Informationen – den Namen und die Telefonnummer – in der Access-Datenbank *Manuelle Bestellbearbeitung* zu speichern. Die Sachbearbeiter sollen anhand der dort gespeicherten Informationen die Kontaktdaten des Ansprechpartners erfragen und letztendlich die so ermittelnden Daten des neuen Ansprechpartners in der Tabelle *Ansprechpartner* speichern.

Nach dem Extrahieren der Daten über die *XML-Quelle* sind die Namen der angegebenen Ansprechpartner im Datenflusspfad *Bestellung* enthalten – als Zeichenfolge in der Datenflussspalte *Ansprechpartner*. In eben diesem Datenflusspfad findet auch die Prüfung statt, ob es sich bei den einzelnen Ansprechpartnern um bereits bekannte oder um neue Ansprechpartner handelt. Diese Prüfung erfolgt mit einer *Suche*-Komponente, bei der die Daten der Datenflussspalte *Ansprechpartner* indirekt mit den Daten des im *Datenflusstask* »Cache Ansprechpartner füllen« erstellten Caches verglichen werden. Für einen solchen Vergleich ist es notwendig, die in der Datenflussspalte *Ansprechpartner* enthaltene Zeichenfolge in derselben Art und Weise aufzubereiten, wie dies beim Füllen des Caches mit den Spalten *Vorname* und *Nachname* der Tabelle *Ansprechpartner* geschehen ist. Jedoch muss hier der in der Zeichenfolge enthaltene Name des Ansprechpartners zunächst einmal in Vorname und Nachname aufgeteilt werden. Da es für die Erfassung des Ansprechpartners in der XML-Datei aber keine klaren Regeln gibt, ist die Aufteilung des Namens nicht so einfach. Die Schwierigkeit besteht dabei in der Interpretation der Zeichenfolge, denn ohne klare Regeln kann diese theoretisch alles Erdenkliche enthalten. Um die Prüfungen dieser Zeichenfolge nun nicht ins Endlose zu treiben, hat man sich auf das folgende Verfahren geeinigt: Enthält die Zeichenfolge ein Komma, wird diese als ein Name in der Form »Becker, Hilde« interpretiert. Die Aufteilung der Zeichenfolge in Vorname und Nachname erfolgt anhand der Position des Kommas – wobei der Wert vor dem Komma als Nachname und der Wert nach dem Komma als Vorname verwendet wird. Gibt es jedoch kein Komma in der Zeichenfolge, geht man von einem Namen in der Form »Hilde Becker« aus. Hier erfolgt die Aufteilung nun anhand der letzten Leerstelle in der Zeichenfolge. An dieser Stelle muss es die letzte Leerstelle sein, um bei Eingaben wie »Dr. Heinz Müller« nicht den Wert »Dr.« als Vornamen zu erhalten. In diesem Fall wird der Wert vor der Leerstelle als Vorname und der nach der Leerstelle als Nachname verwendet. Nachdem die Zeichenfolge in Vorname und Nachname aufgeteilt ist, erfolgt deren Aufbereitung in dieselben unterschiedlichen Schreibweisen, die auch im *Datenflusstask* »Cache Ansprechpartner füllen« erstellt wurden. Diese insgesamt fünf verschiedenen Schreibweisen fungieren in der *Suche*-Komponente als Suchbegriffe, über die der Vergleich mit den im Cache gespeicherten Daten stattfindet.

Bedenkt man, dass diese Zeichenfolge alles Mögliche enthalten kann, ist die hier beschriebene Prüfung natürlich von einem sehr optimistischen Grundgedanken geprägt. Aber es soll ja auch nur eine grobe Prüfung sein, deren nicht erfolgreiches Ergebnis letztendlich bei einem Sachbearbeiter landet. Denn falls bei der Suche kein passender Eintrag in der Tabelle *Ansprechpartner* ermittelt werden kann, wird der Wert der Datenflussspalte *Ansprechpartner* mitsamt den zur Suche aufbereiteten Suchbegriffen in die Access-Datenbank *Manuelle Bestellbearbeitung* geladen – und dort von einem Sachbearbeiter in Angriff genommen. Im ungünstigsten Fall befasst sich der Sachbearbeiter mit den Kontaktdaten eines bereits bekannten Ansprechpartners.

Es gibt zwei Möglichkeiten, das hier beschriebene Verfahren in einem Datenfluss umzusetzen. Entweder Sie bilden die einzelnen Schritte mit mehreren Datenflusstransformationen ab oder aber Sie verwenden dazu nur eine einzige Datenflusstransformation – die *Skriptkomponente*. Beides hat Vor- und Nachteile. Die Verarbeitung in einzelnen Schritten lässt sich auch später noch einfach nachvollziehen, da Sie dazu nur den einzelnen Komponenten im Datenfluss folgen müssen. Wohingegen der Datenfluss durch eine Verarbeitung mit der *Skriptkomponente* weniger Komponenten enthält und somit wiederum übersichtlicher ist. Ein klareres Argument für eine Entscheidung liefert ein Performancevergleich beider Varianten. Hier ist die *Skriptkomponente* klarer Sieger, da sie um einiges schneller als die Verarbeitung in einzelnen Schritten ist.

- Nehmen Sie in den Datenfluss eine *Skriptkomponente* auf. In dem darauf folgenden Dialogfeld *Skriptkomponententyp auswählen* wählen Sie den Typ *Transformation*.
- Verbinden Sie die *Skriptkomponente* mit einem der Datenflusspfade der *Multicast*-Komponente »Kopieren des Datenflusspfads«

- Öffnen Sie den Editor der *Skriptkomponente* und geben Sie dieser in der Eigenschaft *Name* die Bezeichnung **Ansprechpartner für Suche aufbereiten**
- Wählen Sie auf der Seite *Eingabespalten* die Datenflussspalten *Ansprechpartner*, *Telefon* und *KundenNr* über die Kategorie *Verfügbare Eingabespalten* aus
- Wechseln Sie zur Seite *Eingaben und Ausgaben* und markieren Sie dort die Eingabe mit der Bezeichnung *Eingabe '0'*. In der Eigenschaft *Name* geben Sie dieser Eingabe die neue Bezeichnung **EingabeAP**. Anhand dieser Bezeichnung wird die Methode *EingabeAP_ProcessInputRow* erzeugt, in der die Verarbeitung der einzelnen Datenzeilen stattfindet.
- Markieren Sie die Ausgabe mit der Bezeichnung *Ausgabe '0'* und ändern Sie diese Bezeichnung in der Eigenschaft *Name* in **AusgabeAP**
- Wählen Sie in der Eigenschaft *SynchronousInputID* der Ausgabe *AusgabeAP* den Eintrag *Keine*. Diese Ausgabe wurde von der *Skriptkomponente* automatisch als synchrone Ausgabe erstellt. Da aber im Skriptcode anhand des Werts der Datenflussspalte *Ansprechpartner* fünf neue Werte erzeugt und in den Datenfluss geleitet werden, wird an dieser Stelle eine asynchrone Ausgabe benötigt.
- Legen Sie die Ausgabespalten der asynchronen Ausgabe an. Dazu markieren Sie die Kategorie *Ausgabespalten* innerhalb der Ausgabe *AusgabeAP* und klicken auf die Schaltfläche *Spalte hinzufügen*. Der neuen Ausgabespalte geben Sie in der Eigenschaft *Name* die Bezeichnung **AP_Suchbegriff**. Anschließend wählen Sie den Eintrag *Unicode-Zeichenfolge [DT_WSTR]* in der Eigenschaft *DataType* und geben als maximale Länge dieser Zeichenfolge den Wert **130** in der Eigenschaft *Length* ein.
- Wiederholen Sie den Vorgang für die beiden Ausgabespalten **Ansprechpartner** und **Telefon**. Beide sind ebenfalls vom Datentyp *Unicode-Zeichenfolge [DT_WSTR]*, jedoch mit einer maximalen Länge von **255** Zeichen.
- Als vierte und letzte Ausgabespalte legen Sie eine Spalte vom Datentyp *Ganze Zahl mit Vorzeichen und einer Länge von vier Byte [DT_I4]* mit der Bezeichnung **KundenNr** an
- Wechseln Sie zur Seite *Skript* und starten Sie dort über die Schaltfläche *Skript bearbeiten* VSTA
- In VSTA geben Sie in der Methode *EingabeAP_ProcessInputRow* den Skriptcode aus Listing 14.2 ein. Nachdem Sie den Skriptcode erfasst haben, lassen Sie dessen Syntax über den Menübefehl *Erstellen* prüfen. Anschließend speichern und beenden Sie VSTA.
- Speichern Sie die *Skriptkomponente* »Ansprechpartner für Suche aufbereiten«

```
Public Overrides Sub EingabeAP_ProcessInputRow(ByVal Row As EingabeAPBuffer)

'Benötigte Variablen
Dim intPos As Integer = 0
Dim strAnsprechpartner As String = ""
Dim strVorname As String = ""
Dim strNachname As String = ""

'Eingabe Ansprechpartner ohne Wert -> keine weitere Verarbeitung
If Row.Ansprechpartner_IsNull Then Exit Sub

'''Aufbereiten des Werts der Eingabe Ansprechpartner
'Speichern des Werts in einer Variablen
strAnsprechpartner = Row.Ansprechpartner
'Entfernen von Zusatzinformationen in der Zeichenfolge
```

```
strAnsprechpartner = Replace(strAnsprechpartner, "Frau", "")
strAnsprechpartner = Replace(strAnsprechpartner, "Herr", "")
'Entfernen von Leerstellen vor und nach der Zeichenfolge
strAnsprechpartner = LTrim(RTrim(strAnsprechpartner))

'Nach Entfernen der Leerzeichen kein Wert mehr da -> keine weitere Verarbeitung
If Len(strAnsprechpartner) = 0 Then Exit Sub

'''Trennzeichen zur Trennung nach Vor- und Nachname ermitteln
'In der Zeichenfolge nach einem Komma suchen
intPos = InStr(strAnsprechpartner, ",")
If intPos > 0 Then
    '''Zeichenfolge enthält ein Komma
    '''Komma dient zur Trennung von Vor- und Nachname
    'Trennen von Nachname und Vorname
    strNachname = Left(strAnsprechpartner, intPos - 1)
    strNachname = LTrim(RTrim(strNachname))
    strVorname = Mid(strAnsprechpartner, intPos + 1, Len(strAnsprechpartner) - intPos)
    strVorname = LTrim(RTrim(strVorname))
Else
    '''Zeichenfolge enthält kein Komma
    '''Letztes Leerzeichen dient zur Trennung von Vor- und Nachname
    'Ermittlung des letzten Leerzeichens
    strAnsprechpartner = StrReverse(strAnsprechpartner)
    intPos = InStr(strAnsprechpartner, " ")
    If intPos > 0 Then
        '''Zeichenfolge enthält ein Leerzeichen
        'Trennen von Nachname und Vorname
        strNachname = StrReverse(Left(strAnsprechpartner, intPos))
        strNachname = LTrim(RTrim(strNachname))
        strVorname = StrReverse(Mid(strAnsprechpartner, intPos + 1, _
                     Len(strAnsprechpartner) - intPos))
        strVorname = LTrim(RTrim(strVorname))
    Else
        '''Zeichenfolge enthält kein Leerzeichen
        'Wert von Ansprechpartner in Variable Nachname
        strNachname = strAnsprechpartner
    End If
End If

'''Ausgabe der Suchbegriffs und der Werte der Eingaben Ansprechpartner und Telefon
'AP_Suchbegriff in Form "Hilde Becker"
AusgabeAPBuffer.AddRow()
AusgabeAPBuffer.APSuchbegriff = strVorname & " " & strNachname
AusgabeAPBuffer.Ansprechpartner = Row.Ansprechpartner
AusgabeAPBuffer.Telefon = Row.Telefon
AusgabeAPBuffer.KundenNr = Row.KundenNr
'AP_Suchbegriff in Form "Becker, Hilde"
AusgabeAPBuffer.AddRow()
AusgabeAPBuffer.APSuchbegriff = strNachname & ", " & strVorname
AusgabeAPBuffer.Ansprechpartner = Row.Ansprechpartner
AusgabeAPBuffer.Telefon = Row.Telefon
AusgabeAPBuffer.KundenNr = Row.KundenNr
'AP_Suchbegriff in Form "Frau Hilde Becker"
AusgabeAPBuffer.AddRow()
```

```
AusgabeAPBuffer.APSuchbegriff = "Frau " & strVorname & " " & strNachname
AusgabeAPBuffer.Ansprechpartner = Row.Ansprechpartner
AusgabeAPBuffer.Telefon = Row.Telefon
AusgabeAPBuffer.KundenNr = Row.KundenNr
'AP_Suchbegriff in Form "Herr Hilde Becker"
AusgabeAPBuffer.AddRow()
AusgabeAPBuffer.APSuchbegriff = "Herr " & strVorname & " " & strNachname
AusgabeAPBuffer.Ansprechpartner = Row.Ansprechpartner
AusgabeAPBuffer.Telefon = Row.Telefon
AusgabeAPBuffer.KundenNr = Row.KundenNr
AusgabeAPBuffer.AddRow()
'AP_Suchbegriff in Form "Becker"
AusgabeAPBuffer.APSuchbegriff = strNachname
AusgabeAPBuffer.Ansprechpartner = Row.Ansprechpartner
AusgabeAPBuffer.Telefon = Row.Telefon
AusgabeAPBuffer.KundenNr = Row.KundenNr

End Sub
```

Listing 14.2 Der Skriptcode zur Aufbereitung der Suchbegriffe zum Ansprechpartner

Die *Skriptkomponente* liefert in ihrem Datenflusspfad den aufbereiteten Suchbegriff und die Werte der Datenflussspalten *Ansprechpartner*, *Telefon* und *KundenNr*. Diese Suchbegriffe werden nun mittels einer *Suche*-Komponente mit den Werten des Caches verglichen, der im *Datenflusstask* »Cache Ansprechpartner füllen« erstellt und gefüllt wurde.

- Nehmen Sie eine *Suche*-Komponente in den Datenfluss auf und nennen Sie diese **Ansprechpartner suchen**
- Verbinden Sie die *Suche*-Komponente mit dem Datenflusspfad der *Skriptkomponente* »Ansprechpartner für Suche aufbereiten«
- Öffnen Sie den Editor der *Suche*-Komponente und wählen Sie in der Kategorie *Verbindungstyp* die Eigenschaft *Cacheverbindungs-Manager* aus. Den bereits ausgewählten Cachemodus *Vollcache* müssen Sie für diese Konfiguration beibehalten.
- Aktivieren Sie mit dem Eintrag *Zeilen an Ausgabe nicht übereinstimmender Einträge umleiten* im Listenfeld *Angeben, wie Zeilen ohne übereinstimmende Einträge behandelt werden sollen* den Datenflusspfad *Suchausgabe nicht übereinstimmender Einträge*
- Wählen Sie auf der Seite *Verbindung* den Verbindungs-Manager *Cache Ansprechpartner* aus
- Wechseln Sie zur Seite *Spalten* und erstellen Sie dort die in Abbildung 14.12 dargestellte Suchbeziehung. Durch die Suchbeziehung *KundenNr* zu *KontaktId* wird die Suche der Ansprechpartner auf den Kunden der aktuellen Bestellung begrenzt.
- Speichern Sie die *Suche*-Komponente »Ansprechpartner suchen«

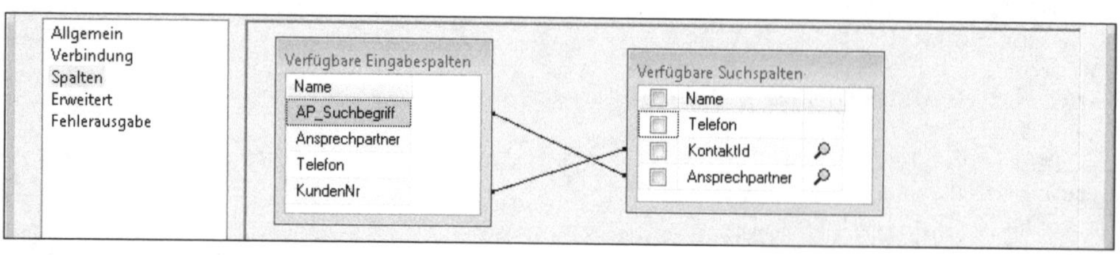

Abbildung 14.12 Die Suchbeziehung der *Suche*-Komponente »Ansprechpartner suchen«

Die *Suche*-Komponente fungiert an dieser Stelle als Filter, da nur der Datenflusspfad *Suchausgabe nicht übereinstimmender Einträge* der *Suche*-Komponente im weiteren Datenfluss verwendet wird. Dieser enthält nur die Datenzeilen, zu dessen Suchbegriff im Cache kein entsprechender Eintrag gefunden wurde. Von diesen Datenzeilen werden nun die Datenflussspalten *AP_Suchbegriff*, *Ansprechpartner*, *Telefon* und *KundenNr* über ein *OLE DB-Ziel* in die Tabelle *Ansprechpartner* der Access-Datenbank *Manuelle Bestellbearbeitung* geladen.

- Für den Abschluss dieses Datenflusspfads ziehen Sie ein *OLE DB-Ziel* aus der Toolbox in den Datenfluss und nennen Sie dieses **Unbekannte Ansprechpartner**
- Verbinden Sie das *OLE DB-Ziel* mit dem Datenflusspfad der *Suche*-Komponente »Ansprechpartner suchen«. Im darauf folgenden Dialogfeld *Eingabe-/Ausgabe-Auswahl* wählen Sie im Listenfeld *Ausgabe* den Datenflusspfad *Suchausgabe nicht übereinstimmender Einträge.*
- Öffnen Sie den Editor des *OLE DB-Ziels* und klicken Sie auf die Schaltfläche *Neu*, um den *OLE DB-Verbindungs-Manager* zur Access-Datenbank anzulegen
- Im dem darauf folgenden Dialogfeld klicken Sie ebenfalls auf die Schaltfläche *Neu*, wodurch nun der Editor *Verbindungs-Manager* geöffnet wird. Dort wählen Sie zunächst im Listenfeld *Anbieter* den Datenanbieter *Microsoft Jet 4.0 OLE DB Provider* und anschließend über die Schaltfläche *Durchsuchen* die Access-Datenbank *Manuelle Bestellbearbeitung* aus dem Verzeichnis *\Datenimporte\Bestellungen\Sachbearbeiter.* Mit einem Klick auf *OK* speichern Sie den neuen Verbindungs-Manager, wodurch dieser nun im Dialogfeld *OLE DB-Verbindungs-Manager konfigurieren* angezeigt wird. Dort übernehmen Sie den neuen Verbindungs-Manager mit einem Doppelklick in den Editor des *OLE DB-Ziels.*
- Zurück im *Ziel-Editor für OLE DB* wählen Sie die Tabelle *Ansprechpartner* im Listenfeld *Name der Tabelle oder Sicht*
- Wechseln Sie zur Seite *Zuordnungen*, um die automatische Zuordnung der Datenflussspalten zu den Spalten der gewählten Zieltabelle zu bestätigen. Der Zielspalte *ID* darf dabei keine Datenflussspalte zugeordnet werden. Hierbei handelt es sich um eine Autowert-Spalte in Access, in der automatisch ein Wert vergeben wird.
- Speichern Sie das *OLE DB-Ziel* »Unbekannte Ansprechpartner«

Dass mit diesem Ladevorgang zu jedem nicht gefundenen Ansprechpartner fünf verschiedene Schreibweisen in der Access-Tabelle gespeichert werden, können Sie an dieser Stelle ignorieren. Die Sachbearbeiter erhalten für die Bearbeitung dieser Ansprechpartner eine entsprechende Aufbereitung der Daten mittels einer Access-Abfrage. Mit diesem *OLE DB-Ziel* ist nicht nur dieser Datenflusspfad, sondern auch die gesamte Prüfung der in der XML-Datei angegebenen Ansprechpartner abgeschlossen. Abbildung 14.13 zeigt Ihnen diesen Teil des *Datenflusstasks* »Bestellkopf«.

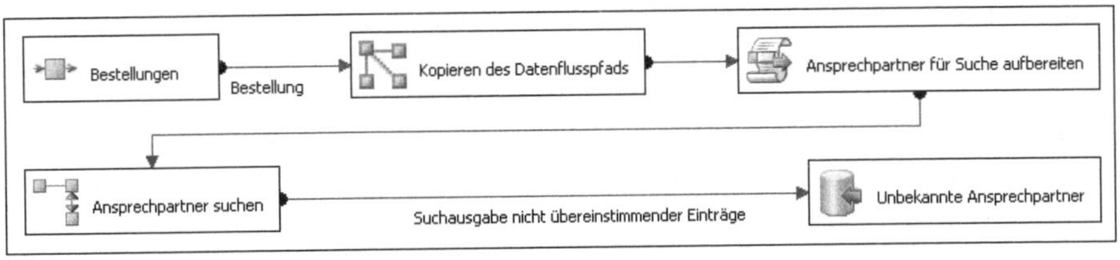

Abbildung 14.13 Die Prüfung der in der XML-Datei angegebenen Ansprechpartner

Die Verarbeitung der Daten zum Bestellkopf

Neben der Prüfung der Ansprechpartner werden in diesem *Datenflusstask* auch die Bestelldaten bezüglich des Bestellkopfs transformiert und in die Tabelle *Bestellungen* geladen. Diese Verarbeitung erfolgt in einem weiteren Datenflusspfad der *Multicast*-Komponente »Kopieren des Datenflusspfads«. Dort werden zunächst alle notwendigen Transformationen durchgeführt, die für das reibungslose Speichern eines neuen Datensatzes in der Tabelle *Bestellungen* der Beispieldatenbank notwendig sind.

Diese Transformationen beginnen mit der Datenkonvertierung der Datenflussspalte *BestellNr*. Bei der in der XML-Datei angegebenen Bestellnummer handelt es sich um die Bestellnummer, die der Kunde in seinem Warenwirtschaftssystem verwendet. Diese Bestellnummer des Kunden wird in der Spalte *KundenBestellNr* der Tabelle *Bestellungen* gespeichert. Da diese Kundenbestellnummern bei den jeweiligen Kunden in den unterschiedlichsten Formaten vorliegen können, ist die Bestellnummer nicht zwingend ein rein numerischer Wert. Von daher ist die Spalte *KundenBestellNr* der Tabelle *Bestellungen* vom Datentyp *nVarchar(30)*. Die per XML übermittelten Dateien liefern die Kundenbestellnummer jedoch als einen numerischen Wert. Aus diesem Grund muss die Datenflussspalte *BestellNr* für die weitere Verarbeitung im Datenfluss in eine Zeichenfolge konvertiert werden. Diese Konvertierung findet mit der Komponente *Datenkonvertierung* statt.

- Ergänzen Sie den Datenfluss mit der Komponente *Datenkonvertierung* und nennen Sie diese **Bestellnummer konvertieren**
- Verbinden Sie die *Datenkonvertierung* »Bestellnummer konvertieren« mit einem der Datenflusspfade der *Multicast*-Komponente »Kopieren des Datenflusspfads«
- Öffnen Sie den Editor der *Datenkonvertierung* »Bestellnummer konvertieren« und wählen Sie in der Kategorie *Verfügbare Eingabespalten* die Datenflussspalte *BestellNr* aus
- Tragen Sie im Eingabefeld *Ausgabealias* die Bezeichnung **strKundenBestellNr** ein. Der konvertierte Wert ist nach Ausführung der *Datenkonvertierung* in einer Datenflussspalte mit dieser Bezeichnung im Datenfluss enthalten.
- Wählen Sie im Listenfeld *Datentyp* den Eintrag *Unicode-Zeichenfolge [DT_WSTR]* aus und tragen Sie als maximale Länge der Zeichenfolge den Wert **30** in das Eingabefeld *Länge* ein
- Speichern Sie die Komponente *Datenkonvertierung* »Bestellnummer konvertieren«

TIPP Sofern im Datenfluss eine Konvertierung der extrahierten Daten in die Datentypen des Datenziels notwendig ist, sollte diese Konvertierung im Datenfluss so früh wie möglich erfolgen. Durch die frühzeitige Konvertierung der Daten in die korrekten Datentypen wird nur der tatsächlich benötigte Speicherplatz für die Datenflussspalten verwendet und kein unnötiger Speicherplatz wegen überdimensionierter Datentypen verschwendet. Da die Konvertierung der Werte in andere Datentypen Zeit kostet, sollten Sie – soweit möglich – die notwendigen Konvertierungen mit einer einzigen Komponente *Datenkonvertierung* umsetzen.

Die nächste Transformation im Datenfluss übernimmt eine der Tabellenfunktionen der Tabelle *Bestellungen*. Diese besitzt zwar keine Einschränkungen oder Standardwerte, wohl aber eine Fremdschlüsselbeziehung zur Tabelle *Personal*. Dies bedeutet, dass in der Tabelle *Bestellungen* ein Datensatz nur gespeichert werden kann, wenn für die Spalte *PersonalNr* ein Wert angegeben ist. Die Bestellungen in der XML-Datei enthalten jedoch keine Personalnummer. Was auch nachvollziehbar ist, denn woher soll der Kunde die notwendige Personalnummer auch kennen? Da die Tabelle *Personal* in der Beispieldatenbank lediglich der Zuordnung von Umsätzen zu den einzelnen Vertriebsmitarbeitern dient, gibt es in dieser Tabelle auch einen Eintrag namens »Import« – mit der Personalnummer 999. Der Datenfluss muss also lediglich mit einer Datenflussspalte ergänzt werden, in der genau diese Personalnummer enthalten ist.

- Ziehen Sie aus der Toolbox eine Komponente *Abgeleitete Spalte* in den Datenfluss und nennen Sie diese **PersonalNr 999**
- Verbinden Sie den Datenflusspfad der *Datenkonvertierung* »Bestellnummer konvertieren« mit der neuen Komponente *Abgeleitete Spalte*
- Öffnen Sie den Editor der Komponente *Abgeleitete Spalte* »PersonalNr 999«
- Geben Sie im Eingabefeld *Name der abgeleiteten Spalte* den Wert **PersonalNr** und im Eingabefeld *Ausdruck* den Wert **999** ein
- Speichern Sie die Komponente *Abgeleitete Spalte* »PersonalNr 999«

Mit der Ergänzung des Datenflusspfads durch die Datenflussspalte *PersonalNr* sind auch bereits alle Bedingungen zum Speichern eines neuen Datensatzes in der Tabelle *Bestellungen* erfüllt. Rein theoretisch müsste an dieser Stelle noch zu jeder Bestellung der aktuellen XML-Datei geprüft werden, ob diese nicht bereits in der Tabelle *Bestellungen* existiert. Immerhin wäre es ja sogar möglich, dass eine XML-Datei mehrmals dieselbe Bestellung beinhaltet. Praktisch aber wurde diese Möglichkeit bereits mit dem Paket »Bestelleingang« eliminiert. Das Paket »Bestelleingang« protokolliert alle in einer XML-Datei enthaltenen Kundenbestellnummern in der Tabelle *imp.Bestellungen* und filtert anhand dieser Protokollierung XML-Dateien mit doppelten Bestellungen oder bereits importierten Bestellungen. Dies hat zur Folge, dass mit dem Paket »Import Bestellungen« nur Bestellungen verarbeitet werden, die noch nicht in der Tabelle *Bestellungen* existieren. Aus diesem Grund kann der Ladevorgang ohne erneute Prüfung der Bestellungen erfolgen. Mehr zum Paket »Bestelleingang« lesen Sie in Kapitel 9.

Der Ladevorgang findet mit dem Datenflussziel *OLE DB-Ziel* statt. Natürlich wäre an dieser Stelle auch das *SQL Server-Ziel* möglich. Jedoch ist die Verwendung des *SQL Server-Ziels* stark eingeschränkt und kann in diesem Beispiel wegen noch kommender Anforderungen nicht verwendet werden.

TIPP Prüfen Sie den Einsatz des *SQL Server-Ziels* sorgfältig. Es mag zwar etwas schneller als das *OLE DB-Ziel* sein, dafür aber ist es bei Weitem nicht so flexibel. Vergewissern Sie sich also, dass Ihnen die bessere Performance des *SQL Server-Ziels* nicht die Flexibilität Ihres Pakets versperrt.

- Nehmen Sie ein Datenflussziel *OLE DB-Ziel* in den Datenfluss auf und nennen Sie dieses **Tabelle Bestellungen**
- Verbinden Sie den Datenflusspfad der Komponente *Abgeleitete Spalte* »PersonalNr 999« mit dem *OLE DB-Ziel*
- Öffnen Sie den Editor des *OLE DB-Ziels* und wählen Sie dort im Listenfeld *OLE DB-Verbindungs-Manager* den Verbindungs-Manager zur Beispieldatenbank aus
- Wählen Sie im Listenfeld *Datenzugriffsmodus* den Eintrag *Tabelle oder Sicht – schnelles Laden* und anschließend als Zieltabelle im Listenfeld *Name der Tabelle oder Sicht* die Tabelle *Bestellungen*
- Ändern Sie die Standardkonfiguration der Eigenschaften *Identität beibehalten* und *NULL-Werte beibehalten* nicht. Bei diesem Ladevorgang werden weder Werte für die `IDENTITY`-Spalte der Tabelle übergeben, noch gibt es an der Tabelle Standardwerte, die deaktiviert werden müssten.
- Deaktivieren Sie die Eigenschaft *Tabellensperre*. Eine Aktivierung dieser Eigenschaft würde zwar den Ladevorgang beschleunigen, aber auch das freundschaftliche Verhältnis der IT zum Vertrieb gefährden. Der Import der Bestellungen findet mehrmals am Tag statt. Eine Tabellensperre der Tabelle *Bestellungen* würde jegliche andere Aktivität an dieser Tabelle während des Ladevorgangs verhindern, das heißt die Vertriebsmitarbeiter könnten in dieser Zeit keine Bestellungen bearbeiten.

- Entfernen Sie auch die Aktivierung der Eigenschaft *Einschränkungen überprüfen*. Die Tabelle *Bestellungen* enthält keine Einschränkungen, die geprüft werden müssten.
- Übernehmen Sie die Standardwerte der Eigenschaften *Zeilen pro Batch* und *Maximale Einfügungscommitgröße*. Durch diese Standardwerte erfolgt der Ladevorgang der Datenzeilen eines Puffers in einer Transaktion. Da die XML-Datei in der Regel selten mehr als zehn Bestellungen enthält, werden diese sowieso in einem einzigen Puffer durch den Datenfluss geleitet und somit auch in einer Transaktion in die Tabelle geladen.

  Welche Auswirkungen diese beiden Eigenschaften jedoch bei weitaus größeren Datenmengen haben, lesen Sie im Kasten »Hinweise zum Ladevorgang in eine SQL Server-Tabelle«.
- Wechseln Sie zur Seite *Zuordnungen* und löschen Sie dort alle automatisch erstellten Zuordnungen. Dazu wählen Sie im Bereich zwischen den Kategorien *Verfügbare Eingabespalten* und *Verfügbare Zielspalten* zuerst den Kontextmenübefehl *Alle Zuordnungen auswählen* und anschließend den Kontextmenübefehl *Ausgewählte Zuordnungen löschen*.
- Ordnen Sie die Datenflussspalten *KundenNr*, *PersonalNr*, *Bestelldatum* und *strKundenBestellNr* den Zielspalten *KontaktId*, *PersonalNr*, *Bestelldatum* und *KundenBestellNr* zu. Allen anderen Zielspalten dürfen keine Datenflussspalten zugewiesen werden. Insbesondere der Zielspalte *BestellNr* nicht, da diese ihren Wert über die `IDENTITY`-Funktion der Zieltabelle erhält. Abbildung 14.14 zeigt Ihnen die hier beschriebene Spaltenzuordnung.
- Speichern Sie das *OLE DB-Ziel* »Tabelle Bestellungen«.

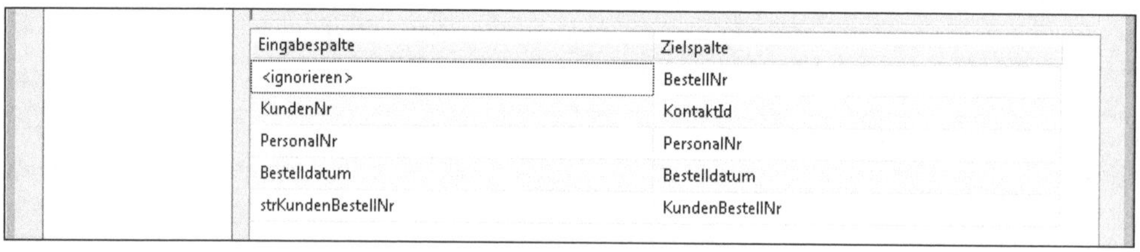

Abbildung 14.14 Die Spaltenzuordnung des *OLE DB-Ziels* »Tabelle Bestellungen«

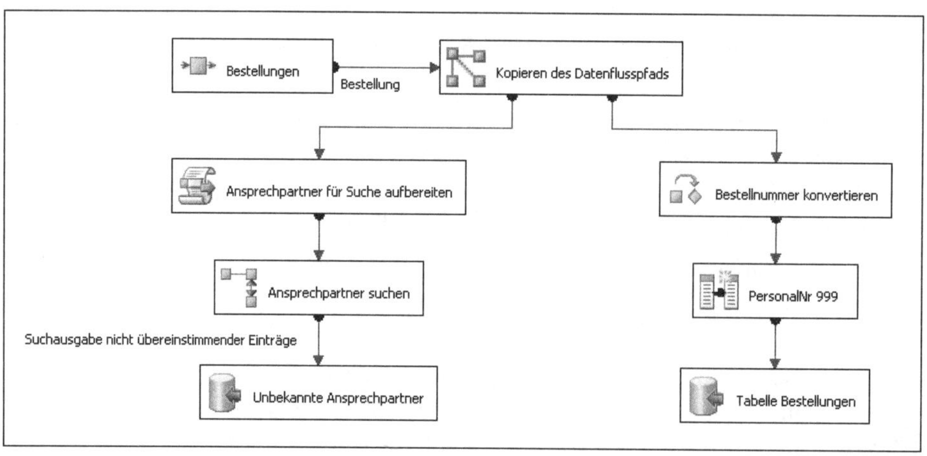

Abbildung 14.15 Der *Datenflusstask* »Bestellkopf«

TIPP Wenn möglich, verwenden Sie bei einem *OLE DB-Ziel* den Datenzugriffsmodus mit dem Zusatz *schnelles Laden*. Dieser Datenzugriffmodus verwendet den T-SQL-Befehl `BULK INSERT`, wodurch mehrere Datenzeilen mit einer Anweisung in das Datenziel geladen werden und nicht wie bei den anderen Datenzugriffsmodi jede Datenzeile mit einer eigenen `INSERT`-Anweisung.

Das *OLE DB-Ziel* »Tabelle Bestellungen« ist nicht nur der Abschluss dieses Datenflusspfads, sondern auch der Abschluss der Beschreibung des gesamten *Datenflusstasks* »Bestellkopf«. Den kompletten Datenfluss des hier beschriebenen *Datenflusstasks* sehen Sie in Abbildung 14.15.

Hinweise zum Ladevorgang in eine SQL Server-Tabelle

Die beste Performance für einen Ladevorgang in eine SQL Server-Tabelle erzielen Sie, indem Sie die Datenzeilen in einer einzelnen Transaktion in eine Tabelle ohne jegliche Indizes laden. Von daher ist es für das Laden von sehr großen Datenmengen immer eine Überlegung wert, die Indizes der Zieltabelle vor dem Ladevorgang zu löschen und nach dem Ladevorgang wieder anzulegen. Das Löschen und das erneute Anlegen der Indizes würde in einem solchen Fall mit jeweils einem Ablaufsteuerungselement *Task 'SQL ausführen'* vor und nach dem *Datenflusstask* erfolgen, in dem der Ladevorgang stattfindet. Für den Ladevorgang selbst können Sie das *SQL Server-Ziel* in seiner Standardkonfiguration verwenden oder aber ein speziell dafür konfiguriertes *OLE DB-Ziel.* Für diese spezielle Konfiguration wählen Sie den Datenzugriffsmodus *schnelles Laden* und tragen in der Eigenschaft *Maximale Einfügungscommitgröße* den Wert 0 ein. Der Wert 0 entspricht der Gesamtanzahl der Datenzeilen, wodurch alle Datenzeilen in einer einzigen Transaktion geladen werden. Sollte der Wert 0 nicht möglich sein – da Sie zum Beispiel die Fehlerausgabe verwenden möchten – nehmen Sie den größtmöglichen Wert, zum Beispiel den Standardwert 2147483647. Wobei auch dieser natürlich über der Gesamtanzahl der Datenzeilen liegen muss.

Sie sollten diese Vorgehensweise jedoch vorab gründlich testen. Je nach Anzahl und Umfang der Indizes kann es durchaus sein, dass das Neuerstellen der Indizes mehr Zeit in Anspruch nimmt als das Laden der Daten in die Tabelle mit bestehenden Indizes. Dies betrifft insbesondere den gruppierten Index einer Tabelle, da der gruppierte Index doch nun mal auch gleichzeitig die Sortierung der Tabelle ist. Das Neuerstellen eines gruppierten Index – und somit die Sortierung der Tabelle – ist in der Regel genauso aufwändig wie das Laden der Daten in eine bereits sortierte Tabelle. Zumal Ihnen sowohl das *OLE DB-Ziel* wie auch das *SQL Server-Ziel* eine Eigenschaft anbietet, mit der Sie beim Ladevorgang die Sortierung der Datenzeilen an die Sortierung des gruppierten Indexes anpassen können. Diese Sortierung geben Sie bei einem *OLE DB-Ziel* mittels des Befehls `ORDER` in der Eigenschaft *FastLoadOptions* des Erweiterten Editors an und bei einem *SQL Server-Ziel* in dessen Eigenschaft *Spalten sortieren*. Mehr dazu lesen Sie im Abschnitt »SQL Server-Ziel« in Kapitel 13. Sie müssen also bei Ihren Tests herausfinden, welche Variante die schnellere ist: das Laden der Daten in eine Tabelle mit Indizes oder das Laden der Daten in eine Tabelle ohne Indizes inklusive Löschen und Neuanlegen aller Indizes oder aber das Laden der Daten in eine Tabelle, bei der vorab nur die nicht gruppierten Indizes gelöscht werden, inklusive des erneuten Anlegens der nicht gruppierten Indizes.

Natürlich ist das Löschen von Indizes nur dann eine Option, wenn die Tabelle dem Paket während der Ausführung exklusiv zur Verfügung steht. Sofern noch andere Aktionen oder Benutzer mit dieser Tabelle aktiv arbeiten, ist der Einsatz dieser Variante ausgeschlossen. In einem solchen Fall ist aber auch die Verwendung des *OLE DB-Ziels* mit dem Datenzugriffsmodus *schnelles Laden* bzw. des *SQL Server-Ziels* nicht ohne Weiteres empfehlenswert. Durch den hierbei verwendeten T-SQL-Befehl `BULK INSERT` wird je nach

▶

konfigurierter Einfügungscommitgröße ein großer Teil der Zieltabelle oder gar die komplette Zieltabelle gesperrt. Um beim Ladevorgang eine solche Sperrenausweitung – im Original *Lock Escalation* – zu vermeiden, sollten Sie eine Einfügungscommitgröße kleiner 5.000 verwenden. Durch diesen Wert werden weniger als 5.000 Datenzeilen in einer Transaktion verarbeitet, wodurch der Schwellenwert für die Sperrenausweitung nicht überschritten wird. Mehr zum Thema Sperrenausweitung bzw. Lock Escalation entnehmen Sie der SQL Server Online-Dokumentation. Die Einfügungscommitgröße geben Sie im *OLE DB-Ziel* in der Eigenschaft *Maximale Einfügungscommitgröße* ein und beim *SQL Server-Ziel* in der Eigenschaft *MaxInsertCommitSize* im Erweiterten Editor. Ein Wert kleiner 5.000 schließt in diesem Fall natürlich den Wert 0 aus. Wie eben erwähnt, würden mit dieser Konfiguration alle Datenzeilen in einer Transaktion in die Tabelle geladen – was wiederum das Sperren eines großen Teils der Zieltabelle oder gar der kompletten Zieltabelle zur Folge hätte. Zudem erfordert ein solcher Ladevorgang auch die Neusortierung der bestehenden Indizes – und dies kostet nicht nur Arbeitsspeicher, sondern auch Zeit.

Der Datenfluss der Bestellpositionen

Aufgrund des Datenbankdesigns können die Bestellpositionen einer Bestellung erst dann in die Tabelle *Bestelldetails* geladen werden, wenn die zugehörigen Bestellköpfe bereits in der Tabelle *Bestellungen* gespeichert sind. Zwischen den beiden Tabellen besteht eine Fremdschlüsselbeziehung, um zu vermeiden, dass die Tabelle *Bestelldetails* Bestellpositionen enthält, zu denen es keine entsprechenden Bestellungen in der Tabelle *Bestellungen* gibt. Aus diesem Grund findet die Verarbeitung der Bestellpositionen in einem eigenen *Datenflusstask* statt, der nach dem *Datenflusstask* »Bestellkopf« ausgeführt wird. Nehmen Sie also in den *Foreach-Schleifencontainer* einen weiteren *Datenflusstask* auf, den Sie **Bestellpositionen** nennen. Anschließend verbinden Sie den *Datenflusstask* »Bestellpositionen« mit der Rangfolgeneinschränkung des *Datenflusstasks* »Bestellkopf« und wechseln zum Datenfluss-Designer des neuen *Datenflusstasks*.

In diesem Datenfluss wird erneut auf die XML-Datei zugegriffen, wobei hier jedoch nun die Bestellpositionen extrahiert werden. Jede extrahierte Datenzeile beinhaltet den Matchcode und die Farbe des Artikels, die Bestellmenge und den gewünschten Preis. Da die Daten vom Kunden selbst erfasst werden, ist eine Kontrolle dieser Daten notwendig. Diese Kontrolle bezieht sich zum größten Teil auf den bestellten Artikel, der in den Bestellpositionen als Matchcode angegeben ist. Zu jedem Matchcode muss nun zunächst in den Artikeldaten der Beispieldatenbank der zugehörige Artikel ermittelt werden. Existiert zum angegebenen Matchcode ein Artikel in der Beispieldatenbank, gibt es zur Sicherheit noch einen Vergleich der zum Artikel gespeicherten Farbe mit der in der Bestellposition angegebenen Farbe. Nur wenn Matchcode und Farbe der Bestellposition mit den Artikeldaten übereinstimmen, gilt der bestellte Artikel als identifiziert und korrekt. Unter dem Motto »Vertrauen ist gut, Kontrolle ist besser« wird auch der in der Bestellposition enthaltene Einzelpreis kontrolliert. Dieser darf maximal 2% unter dem tatsächlichen Verkaufspreis liegen. Die hierzu benötigte Information zum Verkaufspreis kommt ebenfalls aus den Artikeldaten. Die letzte Kontrolle bezieht sich nicht auf den Artikel, sondern auf die bestellte Menge. Hierbei handelt es sich um die Umsetzung einer an der Tabelle *Bestelldetails* definierten Einschränkung: Die angegebene Menge muss größer 0 sein.

Das Ergebnis dieser Kontrollen trennt die fehlerhaften Bestellpositionen von den korrekten. Fehlerhafte Bestellpositionen werden nicht in die Tabelle *Bestelldetails* der Beispieldatenbank geladen, sondern in die Access-Datenbank *Manuelle Bestellbearbeitung*. Mit den dort gespeicherten Daten kann der Sachbearbeiter die fehlerhaften Bestellpositionen mit dem Kunden klären. Zur Erinnerung: Fehlerhafte Bestellpositionen einer Bestellung verhindern nicht die Auslieferung der korrekten Bestellpositionen. Korrekte Bestellpositionen einer Bestellung werden auch dann in die Tabelle *Bestelldetails* geladen, wenn die Bestellung fehlerhafte

Bestellpositionen enthält. Jedoch muss dazu die Bestellposition noch um weitere Daten ergänzt werden. Der Primärschlüssel der Tabelle *Bestelldetails* besteht aus der in der Tabelle *Bestellungen* automatisch vergebenen Bestellnummer und der Artikelnummer des Artikels. Da beide Informationen nicht in der Bestellposition enthalten sind, müssen diese vor dem Ladevorgang noch ermittelt werden. Die Artikelnummer ist hier das geringere Problem, da zur Kontrolle des Matchcodes grundsätzlich auf die Artikeldaten zugegriffen wird und dabei die Artikelnummer in den Datenfluss aufgenommen werden kann. Komplizierter wird es mit der von der Tabelle *Bestellungen* automatisch vergebenen Bestellnummer. Um diese ermitteln zu können, müssen im Datenfluss die jeweiligen Bestellpositionen der XML-Datei den dort enthaltenen Bestellungen zugeordnet werden.

Das Zusammenführen der Bestelldaten

Vor all den Kontrollen und Ergänzungen der Datenzeilen müssen diese zunächst einmal aus der XML-Datei extrahiert werden. Dies erfolgt wie im *Datenflusstask* »Bestellkopf« mit einer *XML-Quelle*. Dazu können Sie eine *XML-Quelle* in den Datenfluss aufnehmen und entsprechend konfigurieren oder aber die bereits konfigurierte *XML-Quelle* »Bestellungen« vom *Datenflusstask* »Bestellkopf« kopieren und anpassen.

- Wählen Sie im Listenfeld *Datenflusstask* den Eintrag *Bestellkopf*, um zum Datenfluss-Designer des *Datenflusstasks* »Bestellkopf« zu wechseln
- Markieren Sie dort die *XML-Quelle* »Bestellkopf« und wählen Sie aus deren Kontextmenü den Befehl *Kopieren*
- Wechseln Sie über das Listenfeld *Datenflusstask* zurück zum Datenfluss-Designer des *Datenflusstasks* »Bestellpositionen« und wählen Sie in dessen Kontextmenü den Befehl *Einfügen*
- Ändern Sie die Bezeichnung der *XML-Quelle* in **Bestellungen** und öffnen Sie anschließend mit einem Doppelklick auf die *XML-Quelle* den Editor
- Wechseln Sie zur Seite *Spalten* und wählen Sie dort im Listenfeld *Ausgabename* die Ausgabe *Position*. Anschließend aktivieren Sie alle Spalten diese Ausgabe und geben der Spalte *ArtikelNr* im Eingabefeld *Ausgabespalte* die Bezeichnung **Matchcode**.
- Wählen Sie im Listenfeld *Ausgabename* die Ausgabe *Bestellung* und deaktivieren Sie die bereits vorausgewählten Spalten *Bestelldatum*, *Ansprechpartner* und *Telefon* in der Kategorie *Verfügbare externe Spalten*. Diese Spalten sind für diesen Datenfluss nicht relevant und müssen von daher auch nicht extrahiert werden.
- Ändern Sie die Bezeichnung der Spalte *BestellNr* im Eingabefeld *Ausgabespalte* in **KundenBestellNr**
- Speichern Sie die *XML-Quelle* »Bestellungen«

Eigentlich sind in diesem *Datenflusstask* nur die Daten des Datenflusspfads *Position* zu verarbeiten – wenn für den Ladevorgang nicht die Bestellnummer der zugehörigen Bestellung notwendig wäre. Bei dieser Bestellnummer handelt es sich um den `IDENTITY`-Wert der Tabelle *Bestellungen*, den die einzelnen Bestellungen beim Ladevorgang im *Datenflusstask* »Bestellkopf« erhalten haben. Der Weg zu diesen Bestellnummern führt über die Kundenbestellnummer. Diese ist zu jeder Bestellung sowohl in der XML-Datei als auch in der Tabelle *Bestellungen* enthalten. Nun mag zwar die Kundenbestellnummer ebenfalls mit der *XML-Quelle* extrahiert werden, jedoch steht diese im Datenflusspfad *Bestellung* und nicht im Datenflusspfad *Position* zur Verfügung. Um nun die Kundenbestellnummer zu den jeweiligen Positionen zu erhalten, müssen die Daten der beiden Datenflusspfade zusammengeführt werden. Für eine solche Zusammenführung ist es gut zu wissen, wie die *XML-Quelle* die Daten einer XML-Datei extrahiert. Aus diesem Grund folgt nun eine kurze Beschreibung dieses Vorgangs anhand der in Listing 14.3 dargestellten Bestellung einer XML-Datei und den in Abbildung 14.16 gezeigten Daten-Viewern der erstellten Datenflusspfade.

```
<Bestellungen>
  <Bestellung>
   <BestellNr>4711</BestellNr>
   <KundenNr>7</KundenNr>
   <Bestelldatum>2010-04-06</Bestelldatum>
   <Ansprechpartner>Becker, Hilde</Ansprechpartner>
   <Telefon>3177</Telefon>
   <Bestelldetails>
     <Position>
       <ArtikelNr>D01BL3538</ArtikelNr>
       <Einzelpreis>0.78</Einzelpreis>
       <Anzahl>1000</Anzahl>
       <Farbe>blau</Farbe>
     </Position>
     <Position>
       <ArtikelNr>D01BR3538</ArtikelNr>
       <Einzelpreis>0.78</Einzelpreis>
       <Anzahl>500</Anzahl>
       <Farbe>blau</Farbe>
     </Position>
     <Position>
       <ArtikelNr>D01GR3538</ArtikelNr>
       <Einzelpreis>0.78</Einzelpreis>
       <Anzahl>700</Anzahl>
       <Farbe>grau</Farbe>
     </Position>
   </Bestelldetails>
  </Bestellung>
</Bestellungen>
```

Listing 14.3 Eine Bestellung der XML-Datei

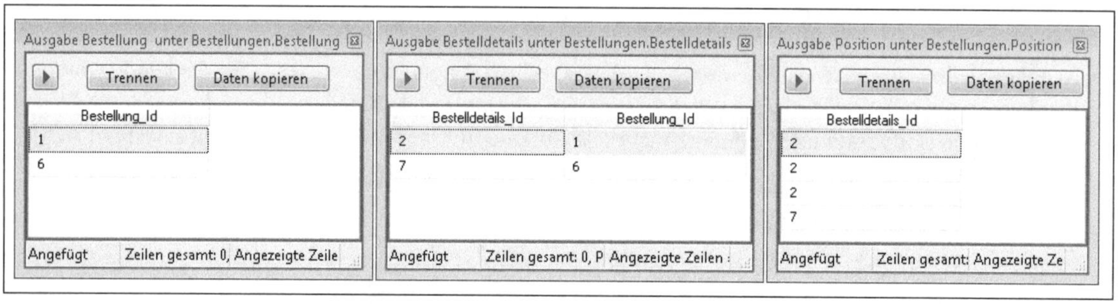

Abbildung 14.16 Die Verteilung der fortlaufenden Nummer in den Ausgaben einer *XML-Quelle*

Die *XML-Quelle* liest die Daten einer XML-Datei sequenziell. Dabei werden die jeweiligen Elementgruppen in eigenen Datenflusspfaden zusammengefasst. Durch die Hierarchie der hier verwendeten XML-Datei – *Bestellung* → *Bestelldetails* → *Position* – ergibt dies drei Datenflusspfade. Die erste Elementgruppe *Bestellung* beinhaltet die Informationen zum Bestellkopf, die in den Datenflusspfad *Bestellung* geleitet werden. Mit dieser Elementgruppe beginnt nicht nur das Einlesen einer Bestellung, sondern auch eine automatische Nummernvergabe, über die die Einträge der jeweiligen Elementgruppen geschlüsselt werden. Von daher erhält die erste Bestellung den Wert 1. Dieser Wert oder vielmehr diese ID wird in der von der *XML-Quelle* erzeugten Datenflussspalte *Bestellung_Id* gespeichert. Die Elementgruppe *Bestellung* enthält die Elementgruppe *Bestelldetails*. Die Zuordnung der Elementgruppe *Bestelldetails* zur Elementgruppe *Bestellung* erfolgt im Datenflusspfad *Bestelldetails*. Jede Elementgruppe erhält hier einen eigenen Eintrag und auch eine eigene eindeutige ID. Da die IDs fortlaufend vergeben werden, wird für den ersten Eintrag – den zur Bestellung mit der internen ID 1 – die ID 2 in der Datenflussspalte *Bestelldetails_Id* vergeben. Die Elementgruppe *Bestelldetails* wiederum enthält die Elementgruppen *Position*. In diesen Elementgruppen sind die einzelnen Bestellpositionen beschrieben, die in den Datenflusspfad *Position* geleitet werden. Der Datenflusspfad *Position* enthält ebenfalls eine Datenflussspalte namens *Bestelldetails_Id*. In dieser wird nun zu jeder Elementgruppe *Position* die intern vergebene ID der Elementgruppe *Bestelldetails* eingetragen – in diesem Beispiel die ID 2. Auf diese Art und Weise können die Datenzeilen des Datenflusspfads *Position* mit der ID 2 über den Eintrag im Datenflusspfad *Bestelldetails* der Datenzeile mit der ID 1 im Datenflusspfad *Bestellung* zugeordnet werden. Nachdem mit diesem Algorithmus die erste Elementgruppe der XML-Datei mit IDs versehen und in drei Datenflusspfade verteilt wurde, wird die nächste Elementgruppe – die nächste Bestellung – gelesen.

HINWEIS Diese nächste Elementgruppe erhält nicht die ID 3, sondern – wie in Abbildung 14.16 zu sehen ist – die ID 6. Wie eben erwähnt, erfolgt die Vergabe der IDs fortlaufend. Dazu gehören auch die Einträge im Datenflusspfad *Position*, die ebenfalls bei der fortlaufenden Nummernvergabe berücksichtigt werden. Da es dort zur ID 2 drei Einträge gibt, ist die nächste freie Nummer die ID 6.

Der Weg von einer Bestellposition zur zugehörigen Kundenbestellnummer erfolgt also über die intern vergebenen IDs. Ausgehend von der ID der Datenflussspalte *Bestelldetails_Id* des Datenflusspfads *Position* muss zunächst die entsprechende Datenzeile mit derselben ID im Datenflusspfad *Bestelldetails* gefunden werden. Diese Datenzeile enthält den Verweis zur ID der Datenzeile im Datenflusspfad *Bestellungen*, in der die Daten des Bestellkopfs und somit die Kundenbestellnummer gespeichert ist. Diesen Weg bilden Sie im Datenfluss mit zwei *Zusammenführungsjoin*-Komponenten ab. Dabei führen Sie zuerst die beiden Datenflusspfade *Bestellung* und *Bestelldetails* zusammen und anschließend den daraus resultierenden Datenflusspfad mit dem Datenflusspfad *Position*. Für das Zusammenführen der einzelnen Datenflusspfade mit der *Zusammenführungsjoin*-Komponente ist jedoch noch eine Voraussetzung zu erfüllen: Die in den Datenflusspfaden enthaltenen Datenzeilen müssen sortiert sein. Diese Voraussetzung ist bei den beiden Datenflusspfaden *Bestellung* und *Bestelldetails* bereits erfüllt. Durch die automatische Nummernvergabe sind diese beiden Datenflusspfade nach den IDs der Datenflussspalte *Bestellung_Id* sortiert. Eine explizite Sortierung ist somit nicht mehr notwendig, wohl aber die Kennzeichnung der beiden Datenflusspfade als sortierte Datenflusspfade.

- Öffnen Sie den Erweiterten Editor der *XML-Quelle* »Bestellungen« und wechseln Sie zur Seite *Eingabe- und Ausgabeeigenschaften*
- Markieren Sie die Ausgabe *Bestellung* und ändern Sie den Wert der Eigenschaft *IsSorted* auf den Wert *True*
- Erweitern Sie die Kategorie *Ausgabespalten* in der Ausgabe *Bestellung* und markieren Sie die dort enthaltene Ausgabespalte *Bestellung_Id*. Geben Sie in der Eigenschaft *SortKeyPosition* den Wert **1** ein.
- Markieren Sie die Ausgabe *Bestelldetails* und ändern Sie dort ebenfalls den Wert der Eigenschaft *IsSorted* auf den Wert *True*. Auch diese Ausgabe enthält in der Kategorie *Ausgabespalten* eine Ausgabespalte namens *Bestellung_Id*, der Sie ebenfalls in der Eigenschaft *SortKeyPosition* den Wert **1** geben. Mehr zu den Eigenschaften *IsSorted* und *SortKeyPosition* lesen Sie in Kapitel 10.
- Speichern Sie die *XML-Quelle* »Bestellungen«

Die Datenflusspfade *Bestellung* und *Bestelldetails* der *XML-Quelle* sind nun beide als sortiert gekennzeichnet. Einer Zusammenführung mittels einer *Zusammenführungsjoin*-Komponente steht also nichts mehr im Weg.

- Ergänzen Sie den Datenfluss mit der Komponente *Zusammenführungsjoin* und nennen Sie diese **Bestellkopf**
- Verbinden Sie den Datenflusspfad der *XML-Quelle* »Bestellungen« mit der neuen *Zusammenführungsjoin*-Komponente. Im darauf folgenden Dialogfeld *Eingabe-/Ausgabe-Auswahl* wählen Sie im Listenfeld *Ausgabe* den Eintrag *Bestellung* und im Listenfeld *Eingabe* den Eintrag *Linke Eingabe des Zusammenführungsjoins.*
- Verbinden Sie erneut den Datenflusspfad der *XML-Quelle* mit der *Zusammenführungsjoin*-Komponente. Nun wählen Sie im Dialogfeld *Eingabe-/Ausgabe-Auswahl* im Listenfeld *Ausgabe* den Eintrag *Bestelldetails.*
- Öffnen Sie den Editor der Komponente *Zusammenführungsjoin.* Den bereits gewählten Jointyp *Innerer Join* können Sie für diese Zusammenführung beibehalten, da zu jeder Datenzeile des Datenflusspfads *Bestellung* eine Datenzeile des Datenflusspfads *Bestelldetails* existiert. Auch die automatisch erzeugte Zuordnung ist korrekt und muss nicht verändert werden.
- Wählen Sie in der Kategorie *Bestellungen.Bestelldetails* die Datenflussspalte *Bestelldetails_Id* und in der Kategorie *Bestellungen.Bestellung* die Datenflussspalten *KundenBestellNr* und *KundenNr.* Abbildung 14.17 zeigt Ihnen die hier beschriebene Konfiguration.
- Speichern Sie die *Zusammenführungsjoin*-Komponente »Bestellkopf«

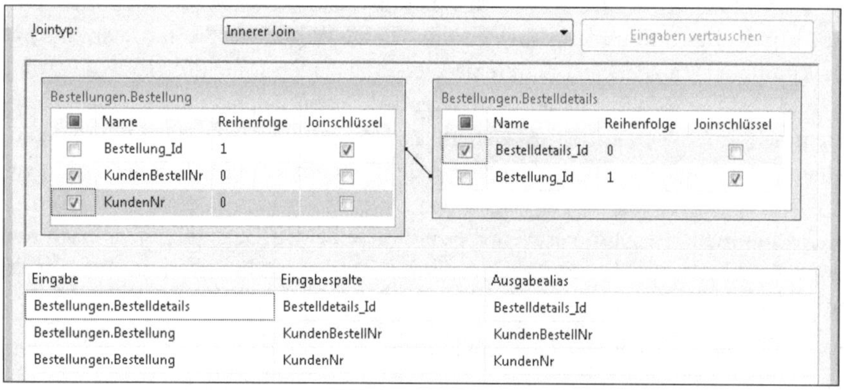

Abbildung 14.17 Die Konfiguration der *Zusammenführungsjoin*-Komponente »Bestellkopf«

Das Ergebnis dieser Zusammenführung liefert Ihnen nun zu jeder ID der Datenflussspalte *Bestelldetails_Id* die Kundenbestellnummer und Kundennummer der zugehörigen Bestellung. Um die Datenzeilen des Datenflusspfads *Position* mit diesen Informationen zu ergänzen, müssen Sie die Datenflusspfade *Position* und den der *Zusammenführungsjoin*-Komponente »Bestellkopf« zusammenführen. Auch hierbei ist es erforderlich, dass beide Datenflusspfade sortiert sind – dieses Mal jedoch nach der Datenflussspalte *Bestelldetails_Id.* Durch die fortlaufende Vergabe der ID ist dies im Datenflusspfad *Position* bereits der Fall; er muss nur noch dementsprechend gekennzeichnet werden.

- Öffnen Sie den Erweiterten Editor der *XML-Quelle* »Bestellungen« und wechseln Sie zur Registerkarte *Eingabe- und Ausgabeeigenschaften*
- Markieren Sie die Ausgabe *Position* und ändern Sie den Wert der Eigenschaft *IsSorted* auf den Wert *True*

- Erweitern Sie die Kategorie *Ausgabespalten* in der Ausgabe *Position* und markieren Sie die dort enthaltene Ausgabespalte *Bestelldetails_Id*. Geben Sie in der Eigenschaft *SortKeyPosition* den Wert **1** ein.
- Speichern Sie die *XML-Quelle* »Bestellungen«

Die Datenzeilen im Datenflusspfad der *Zusammenführungsjoin*-Komponente »Bestellkopf« sind durch die Zusammenführung ebenfalls bereits sortiert – nach der Datenflussspalte *Bestellung_Id*. Für die folgende Zusammenführung aber wird eine Sortierung nach der Datenflussspalte *Bestelldetails_Id* benötigt. Ergo müssen die Datenzeilen in diesem Datenflusspfad sortiert werden – mit einer *Sortieren*-Komponente. Diese haben Sie in Kapitel 12 zwar als Performancekiller kennen gelernt, aber an dieser Stelle lässt sich der Einsatz dieser Komponente nicht vermeiden.

- Ziehen Sie aus der Toolbox eine *Sortieren*-Komponente in den Datenfluss und nennen Sie diese **Sortieren nach Bestelldetails_Id**
- Verbinden Sie den Datenflusspfad der *Zusammenführungsjoin*-Komponente »Bestellkopf« mit der *Sortieren*-Komponente
- Öffnen Sie den Editor der *Sortieren*-Komponente und wählen Sie im Listenfeld *Eingabespalte* die Datenflussspalte *Bestelldetails_Id*
- Speichern Sie die *Sortieren*-Komponente »Sortieren nach Bestelldetails_Id«

Nachdem nun auch der Datenflusspfad mit den Daten des Bestellkopfs die korrekte Sortierung hat, kann dieser mit dem Datenflusspfad *Position* zusammengeführt werden.

- Ergänzen Sie den Datenfluss mit der Komponente *Zusammenführungsjoin* und nennen Sie diese **BestellNr zu Position**
- Verbinden Sie den Datenflusspfad der *Sortieren*-Komponente »Sortieren nach Bestelldetails_Id« mit der Komponente *Zusammenführungsjoin*. In dem nun folgenden Dialogfeld *Eingabe-/Ausgabe-Auswahl* wählen Sie im Listenfeld *Eingabe* den Eintrag *Linke Eingabe des Zusammenführungsjoins*.
- Verbinden Sie den Datenflusspfad der *XML-Quelle* »Bestellungen« mit der Komponente *Zusammenführungsjoin*
- Öffnen Sie den Editor der *Zusammenführungsjoin*-Komponente »BestellNr zu Position« und wählen Sie dort alle Datenflussspalten in beiden Kategorien aus – mit Ausnahme der beiden Datenflussspalten *Bestelldetails_Id*
- Speichern Sie die *Zusammenführungsjoin*-Komponente »BestellNr zu Position«

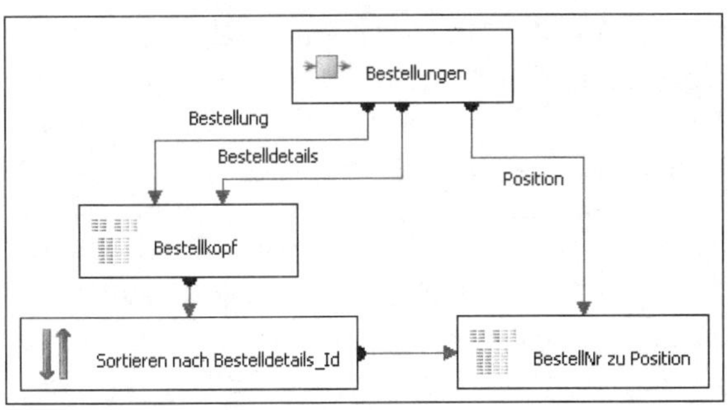

Abbildung 14.18 Das Zusammenführen der Datenflusspfade einer *XML-Quelle*

So weit, so langsam. Mit dem in Abbildung 14.18 dargestellten Datenfluss haben Sie nun zwar die Kundenbestellnummer und Kundennummer den Bestellpositionen zugeordnet, die *Sortieren*-Komponente aber ist – wie gesagt – eine Performancebremse. Bei der *Sortieren*-Komponente handelt es sich um eine *blockierende* Datenflusstransformation – und *blockierende* Datenflusstransformationen sollten eigentlich so gut es geht vermieden werden. Warum dies so ist, lesen Sie im Kasten »Nicht blockierende, teilweise blockierende und blockierende Transformationen«. In diesem Fall aber kann die *Sortieren*-Komponente bedenkenlos eingesetzt werden, da eine XML-Datei in der Regel maximal zehn Bestellungen enthält. Der Sortieraufwand hält sich also in Grenzen.

Nicht blockierende, teilweise blockierende und blockierende Transformationen

Es gibt drei Arten von Datenflusstransformationen: *nicht blockierende*, *teilweise blockierende* und *blockierende*. Die Einteilung einer Datenflusstransformation in diese drei Arten ist abhängig von der Art und Weise, wie die Datenflusstransformation die Daten eines Puffers verarbeitet. In Kapitel 10 haben Sie bereits den Unterschied zwischen synchronen und asynchronen Datenflusstransformationen kennen gelernt. Während bei synchronen Datenflusstransformationen die Transformation der Daten direkt im Puffer stattfindet, transformieren asynchrone Datenflusstransformationen die Daten eines Puffers derart, dass diese in einen neuen Puffer kopiert werden müssen.

Synchrone Datenflusstransformationen gehören zu den nicht blockierenden Datenflusstransformationen. Die Verarbeitung der Daten findet direkt im Puffer statt. Zeit- und speicheraufwändige Kopiervorgänge gibt es hierbei nicht. Asynchrone Datenflusstransformationen hingegen sind entweder den teilweise blockierenden oder den blockierenden Datenflusstransformationen zuzuordnen. Sobald eine Datenflusstransformation die Daten eines Puffers nicht direkt verarbeiten kann, da für diese Verarbeitung noch Daten anderer Puffer notwendig sind, wird der Datenfluss blockiert. Je nach Art und Umfang dieser Blockade erfolgt die Einstufung der Datenflusstransformation in teilweise blockierend oder blockierend.

Zu den teilweise blockierenden Datenflusstransformationen gehören unter anderem die Komponenten *Zusammenführen* und *Zusammenführungsjoin*. Beide Komponenten benötigen für die Ausgabe eines Puffers die Daten der Puffer aus zwei Datenflusspfaden. Hier wird der Datenfluss so lange blockiert, bis die Daten beider Puffer der Komponente zur Verfügung stehen. Erst dann erfolgt die Transformation und das Kopieren der transformierten Daten in die neuen Puffer. Diese Art der Verarbeitung kostet Zeit – und sie kostet Arbeitsspeicher, da die Daten für die Transformation zwischengespeichert und für die Ausgabe kopiert werden müssen. Neben den Komponenten *Zusammenführen* und *Zusammenführungsjoin* gehören auch die Komponenten *Pivot* und *UNPIVOT*, *Ausdruckssuche*, *Data Mining-Abfrage* und *UNION ALL* zu den teilweise blockierenden Datenflusstransformationen.

Der Unterschied zwischen teilweise blockierenden und blockierenden Datenflusstransformationen liegt in der Menge der für die Transformation benötigten Daten. Während bei den teilweise blockierenden Datenflusstransformationen nur ein Teil der Daten des Datenflusses notwendig ist, sind bei den blockierenden alle Daten des Datenflusses erforderlich. Die Transformation der Daten mit einer blockierenden Datenflusstransformation kann erst beginnen, wenn alle Daten extrahiert und an der Datenflusstransformation angekommen sind. Konkret bedeutet dies, dass für die Transformation zunächst alle Daten im Arbeitsspeicher zwischengespeichert werden. Erst wenn alle Daten im Arbeitsspeicher vorliegen, erfolgt die Transformation der Daten und anschließend das Kopieren der transformierten Daten in die neuen Puffer. Blockierende Datenflusstransformationen kosten von daher nicht nur Performance, sondern auch entsprechend viel Arbeitsspeicher. Zu den blockierenden Datenflusstransformationen gehören die Komponenten *Aggregat*, *Sortieren*, *Fuzzysuche*, *Fuzzygruppierung*, *Ausdrucksextrahierung* und *Zeilenanzahl*.

Die Transformation und Prüfung der Bestellpositionen

Nachdem der Datenflusspfad *Position* um die Daten der Kundenbestellnummer und Kundennummer erweitert ist, folgen die Transformationen und Prüfungen der extrahierten Daten. Die Transformationen beginnen mit der Konvertierung der Datenflussspalten in die für das Datenziel bzw. für die nachfolgenden Transformationen benötigten Datentypen. Davon betroffen sind die Datenflussspalten *Matchcode*, *Farbe*, *Einzelpreis* und *KundenBestellNr*. Für die Konvertierung der Daten dieser Datenflussspalten verwenden Sie die Komponente *Datenkonvertierung*.

- Ergänzen Sie den Datenfluss mit einer Komponente *Datenkonvertierung* und nennen Sie diese **Mehrere Datenflussspalten konvertieren**
- Verbinden Sie den Datenflusspfad der *Zusammenführungsjoin*-Komponente »BestellNr zu Position« mit der neu eingefügten Komponente *Datenkonvertierung*
- Öffnen Sie den Editor der *Datenkonvertierung* und wählen Sie dort in der Kategorie *Verfügbare Eingabespalten* die Datenflussspalten *KundenBestellNr*, *Matchcode*, *Farbe* und *Einzelpreis*
- Geben Sie der gewählten Datenflussspalte *KundenBestellNr* im Eingabefeld *Ausgabealias* die neue Bezeichnung **strKundenBestellNr** und wählen Sie im Listenfeld *Datentyp* den Eintrag *Unicode-Zeichenfolge [DT_WSTR]*. Anschließend korrigieren Sie die automatisch vergebene Länge im Eingabefeld *Länge* in den Wert **30**.
- Tragen Sie zur gewählten Datenflussspalte *Matchcode* im Eingabefeld *Ausgabealias* die Bezeichnung **strMatchcode** ein und wählen Sie den Datentyp *String [DT_STR]* im Listenfeld *Datentyp*. Hier korrigieren Sie die *Länge* im gleichnamigen Eingabefeld auf **9**.
- Ändern Sie bei der Datenflussspalte *Farbe* den Wert der Eigenschaft *Länge* auf **10** und geben Sie im Eingabefeld *Ausgabealias* die Bezeichnung **strFarbe** ein. Die Daten dieser Datenflussspalte werden als Unicode-Zeichenfolgen mit einer Länge von 255 Zeichen extrahiert; die Spalte der Zieltabelle aber fasst maximal 10 Zeichen.
- Wählen Sie bei der Datenflussspalte *Einzelpreis* im Listenfeld *Datentyp* den Eintrag *Währung [DT_CY]* und geben Sie anschließend im Eingabefeld *Ausgabealias* die Bezeichnung **curEinzelpreis** ein. Auf diese Weise werden zwar die Daten in den Datentyp der Zielspalte konvertiert, syntaktisch aber ist dies eigentlich nicht notwendig. Die Konvertierung erfolgt aus Performancegründen, da die Verarbeitung einer Datenflussspalte vom Datentyp *DT_CY* im Vergleich zu Datenflussspalten vom Datentyp *DT_DECIMAL* schneller ist.
- Speichern Sie die Komponente *Datenkonvertierung* »Mehrere Datenflussspalten konvertieren«. Die hier beschriebene Konfiguration sehen Sie in Abbildung 14.19.

Eingabespalte	Ausgabealias	Datentyp	Länge	Genauigkeit	Skala	Codepage
KundenBestellNr	strKundenBestellNr	Unicode-Zeichenfolge [DT_WSTR]	30			
Matchcode	strMatchcode	string [DT_STR]	9			1252 (ANSI - Lateinisch I)
Farbe	strFarbe	Unicode-Zeichenfolge [DT_WSTR]	10			
Einzelpreis	curEinzelpreis	Währung [DT_CY]				

Abbildung 14.19 Die Konfiguration der Komponente *Datenkonvertierung*

Nach der *Datenkonvertierung* enthält der Datenfluss die konvertierten Werte der Kundenbestellnummer in der Datenflussspalte *strKundenBestellNr*. Anhand der Werte dieser Datenflussspalte und der der Datenflussspalte *KundenNr* wird nun die Bestellnummer zu jeder einzelnen Bestellposition über eine *Suche*-Komponente in der Tabelle *Bestellungen* ermittelt und ebenfalls im Datenfluss gespeichert.

- Erweitern Sie den Datenfluss um eine *Suche*-Komponente und nennen Sie diese **Bestellnummer ermitteln**
- Verbinden Sie den Datenflusspfad der Komponente *Datenkonvertierung* mit der neu eingefügten *Suche*-Komponente
- Öffnen Sie den Editor der *Suche*-Komponente und wählen Sie auf der Seite *Verbindung* den *OLE DB-Verbindungs-Manager* aus, der zur Beispieldatenbank verweist
- Aktivieren Sie die Eigenschaft *Ergebnisse einer SQL-Abfrage verwenden* und geben Sie im Eingabefeld unterhalb dieser Eigenschaft die SQL-Anweisung aus Listing 14.4 ein
- Wechseln Sie zur Seite *Spalten* und legen Sie die Suchbeziehung fest. Dazu verbinden Sie zunächst die Datenflussspalte *strKundenBestellNr* mit der Suchspalte *KundenBestellNr* und anschließend die Datenflussspalte *KundenNr* mit der Suchspalte *KontaktId*. Über diese Zuordnung wird die Kundenbestellnummer nur beim angegebenen Kunden gesucht.
- Wählen Sie in der Kategorie *Verfügbare Suchspalten* die Spalte *BestellNr* aus. Durch diese Auswahl wird der Datenflusspfad nun mit den Werten dieser Spalte ergänzt.
- Speichern Sie die *Suche*-Komponente »Bestellnummer ermitteln«

```
SELECT BestellNr, KontaktId, KundenBestellNr
FROM   dbo.Bestellungen
WHERE  (PersonalNr = 999)
```

Listing 14.4 Die *SELECT*-Anweisung zur Ermittlung der Referenzdaten für den Vollcache der *Suche*-Komponente

TIPP Ein bei der *Suche*-Komponente eingesetzter Vollcache sollte immer nur die tatsächlich benötigten Daten enthalten. Verwenden Sie deshalb zum Füllen des Caches immer eine `SELECT`-Anweisung, die nur die relevanten Daten ermittelt.

Mit dieser Komponente ist der Part der Transformationen abgeschlossen. Die notwendigen Datenkonvertierungen sind durchgeführt und der Datenfluss enthält alle für die weitere Verarbeitung notwendigen Daten. Es folgt der Teil, in dem die Daten der Bestellpositionen in der eingangs beschriebenen Art und Weise kontrolliert werden. Die erste Kontrolle ist auch gleich die elementarste: die Prüfung, ob der in der Bestellposition angegebene Artikel in den Artikeldaten der Beispieldatenbank existiert. Diese Prüfung erfolgt mit einer weiteren *Suche*-Komponente, die dazu den im *Datenflusstask* »Cache Artikel füllen« erstellten Cache verwendet. Das Ergebnis dieser Suche liefert nicht nur die Gewissheit, dass der angegebene Artikel korrekt ist, sondern auch gleichzeitig die Werte der Spalten *ArtikelNr* und *Verkaufspreis*. Während die Werte der ersten Spalte für den späteren Ladevorgang notwendig sind, werden anhand der Werte der zweiten Spalte die angegebenen Einzelpreise kontrolliert.

- Nehmen Sie in den Datenfluss eine weitere *Suche*-Komponente auf und nennen Sie diese **Artikel suchen**
- Verbinden Sie den Datenflusspfad der *Suche*-Komponente »Bestellnummer ermitteln« mit der neu eingefügten *Suche*-Komponente. Im Dialogfeld *Eingabe-/Ausgabe-Auswahl* wählen Sie im Listenfeld *Ausgabe* den Eintrag *Ausgabe der Suchübereinstimmungen*.

- Öffnen Sie den Editor der *Suche*-Komponente und wählen Sie auf der Seite *Allgemein* den Verbindungstyp *Cacheverbindungs-Manager*. Die bereits getroffene Auswahl des Cachemodus *Vollcache* können Sie beibehalten.
- Aktivieren Sie die Umleitung der Datenzeilen, zu denen keine Artikel gefunden wurden, über die Auswahl des Eintrags *Zeilen an Ausgabe nicht übereinstimmender Einträge umleiten* im Listenfeld *Angeben, wie Zeilen ohne übereinstimmende Einträge behandelt werden sollen*
- Wechseln Sie zur Seite *Verbindung* und wählen Sie dort den *Cacheverbindungs-Manager* »Cache Artikel« aus
- Aktivieren Sie die Seite *Spalten* und erstellen Sie die Suchbeziehung. Dazu ziehen Sie die Datenflussspalte *strMatchcode* zur Suchspalte *Matchcode* und die Datenflussspalte *strFarbe* zur Suchspalte *Farbe*. Durch diese Suchbeziehung wird nicht nur der Matchcode, sondern auch direkt die angegebene Farbe geprüft.
- Wählen Sie in der Kategorie *Verfügbare Suchspalten* die Spalten *ArtikelNr* und *Verkaufspreis* aus. Datenzeilen, zu denen ein entsprechender Artikel im Cache gefunden wurde, werden hierdurch um die Daten dieser beiden Spalten ergänzt.
- Speichern Sie die *Suche*-Komponente »Artikel suchen«

Die Bestellpositionen, zu denen im Cache keine übereinstimmenden Artikeldaten vorliegen, sind nach der Ausführung der *Suche*-Komponente im Datenflusspfad *Suchausgabe nicht übereinstimmender Einträge* enthalten. Diese Datenzeilen werden in die Access-Datenbank *Manuelle Bestellbearbeitung* geladen. Doch dazu später mehr. Der Datenflusspfad *Ausgabe der Suchübereinstimmungen* der *Suche*-Komponente hingegen enthält die Datenzeilen, zu denen es im Cache übereinstimmende Artikeldaten gibt. In diesem Datenflusspfad finden nun die nächsten Kontrollen der Bestellpositionen statt. Dies sind die Kontrollen des angegebenen Einzelpreises und der angegebenen Menge. Dabei darf der angegebene Einzelpreis nicht mehr als 2% unter dem Artikelverkaufspreis liegen. In diese Prüfung wird auch gleichzeitig eine der Einschränkungen der Tabelle *Bestelldetails* einbezogen, nach der der eingegebene Verkaufspreis größer 0 sein muss. Eine ähnliche Einschränkung gibt es auch für die Spalte *Menge* der Tabelle *Bestelldetails*. Hier muss der eingegebene Wert ebenfalls größer 0 sein. Diese Einschränkung wird durch die Kontrolle der in der Datenflussspalte *Anzahl* enthaltenen Werte übernommen.

Die Prüfung der Anzahl und die des Einzelpreises erfolgen zusammen in einer Komponente *Bedingtes Teilen*. In dieser Komponente steht jede Bedingung für einen eigenen Datenflusspfad. Die Standardausgabe der Komponente hingegen enthält die Datenzeilen, die keine der angegebenen Bedingungen erfüllt haben. Für diesen Fall wären dies die Datenzeilen, die den oben beschriebenen Vorgaben entsprechen. Die Bedingungen in dieser Komponente sind also so zu formulieren, dass hiermit die fehlerhaften Datenzeilen in die jeweiligen Datenflusspfade geleitet werden. Somit ist im Fall der angegebenen Menge in der Bedingung zu prüfen, ob diese kleiner gleich 0 und nicht ob diese größer 0 ist. Für die Bedingung zur Kontrolle des Einzelpreises bedeutet dies ebenfalls, dass diese nur dann erfüllt ist, wenn sie den Vorgaben nicht entspricht.

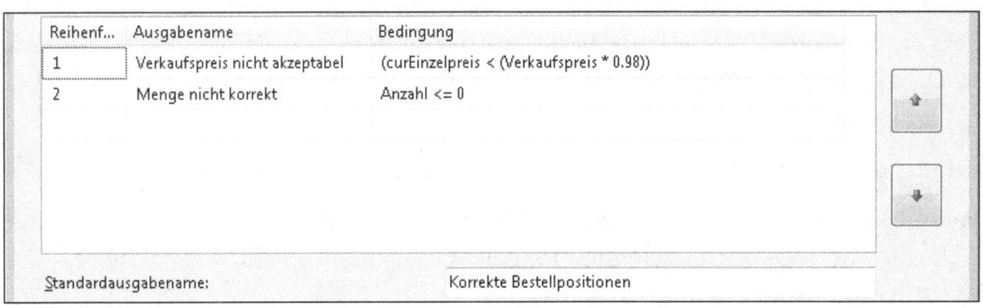

Abbildung 14.20 Die Konfiguration der Komponente *Bedingtes Teilen* »Angegebener Preis und Menge prüfen«

- Ziehen Sie aus der Toolbox die Komponente *Bedingtes Teilen* in den Datenfluss und nennen Sie diese **Angegebener Preis und Menge prüfen**
- Verbinden Sie den Datenflusspfad der *Suche*-Komponente »Artikel suchen« mit der Komponente *Bedingtes Teilen.* Dabei wird wieder das Dialogfeld *Eingabe-/Ausgabe-Auswahl* geöffnet, in dem Sie hier den Datenflusspfad *Ausgabe der Suchübereinstimmungen* im Listenfeld *Ausgabe* wählen.
- Öffnen Sie den Editor der Komponente *Bedingtes Teilen* und erstellen Sie dort im Eingabefeld *Bedingung* den folgenden Ausdruck.

```
([curEinzelpreis] < ([Verkaufspreis] * 0.98))
```

  Liegt der Einzelpreis unter dem erlaubten minimalen Verkaufspreis, gilt die Bedingung als erfüllt und die aktuelle Datenzeile wird in den Datenflusspfad der Bedingung geleitet. Dieser Ausdruck prüft auch bereits die eben erwähnte Einschränkung der Tabelle *Bestelldetails*, da ein Einzelpreis kleiner gleich 0 ebenfalls unter dem erlaubten minimalen Verkaufspreis liegen würde.
- Geben Sie dem Datenflusspfad der ersten Bedingung im Eingabefeld *Ausgabename* die Bezeichnung **Verkaufspreis nicht akzeptabel**
- Klicken Sie in das Eingabefeld *Bedingung* der nächsten leeren Zeile und tragen Sie dort den folgenden Ausdruck ein

```
[Anzahl] <= 0
```

  Enthält die Datenflussspalte einen Wert, der nicht größer 0 ist, wird die Datenzeile in den Datenflusspfad dieser Bedingung geleitet.
- Tragen Sie für den Datenflusspfad der zweiten Bedingung die Bezeichnung **Menge nicht korrekt** in das Eingabefeld *Ausgabename* ein
- Geben Sie der Standardausgabe im Eingabefeld *Standardausgabename* die Bezeichnung **Korrekte Bestellpositionen**
- Speichern Sie die *Bedingtes Teilen*-Komponente »Angegebener Preis und Menge prüfen«. Abbildung 14.20 zeigt Ihnen die hier beschriebene Konfiguration.

Mit diesen Prüfungen sind alle notwendigen Schritte für die Transformation und Kontrolle der Bestellpositionen erledigt. Nun sind die Datenzeilen nur noch in die entsprechenden Datenziele zu laden.

Das Laden der Bestellpositionen

Je nach Ergebnis der Prüfungen werden die Bestellpositionen entweder in die Tabelle *Bestelldetails* der Beispieldatenbank oder aber in die Tabelle *Fehlerhafte Bestellpositionen* der Access-Datenbank *Manuelle Bestellbearbeitung* geladen. Dabei erfolgt der Ladevorgang korrekter Bestellpositionen – wie bei den Bestellungen im *Datenflusstask* »Bestellkopf« – mit einem *OLE DB-Ziel.*

- Ergänzen Sie den Datenfluss mit einem *OLE DB-Ziel* und nennen Sie dieses **Tabelle Bestelldetails**
- Verbinden Sie den Datenflusspfad der *Bedingtes Teilen*-Komponente »Angegebener Preis und Menge prüfen« mit dem *OLE DB-Ziel.* Im folgenden Dialogfeld *Eingabe-/Ausgabe-Auswahl* wählen Sie den Datenflusspfad *Korrekte Bestellpositionen.*

- Öffnen Sie den Editor des *OLE DB-Ziels* und wählen Sie im Listenfeld *OLE DB-Verbindungs-Manager* den Verbindungs-Manager zur Beispieldatenbank
- Übernehmen Sie den bereits ausgewählten Datenzugriffsmodus *Tabelle oder Sicht – schnelles Laden* und wählen Sie anschließend als Zieltabelle die Tabelle *Bestelldetails* im Listenfeld *Name der Tabelle oder Sicht*
- Deaktivieren Sie die Eigenschaft *Einschränkungen überprüfen*. Die in der Tabelle *Bestelldetails* enthaltenen Einschränkungen werden bereits von den Komponenten des Datenflusses geprüft.
- Entfernen Sie die Aktivierung der Eigenschaft *Tabellensperre*. Aus den bereits beim *OLE DB-Ziel* des *Datenflusstasks* »Bestellungen« beschriebenen Gründen ist diese Eigenschaft für den Ladevorgang nicht notwendig. Aus denselben Gründen lassen Sie auch die Standardeinstellungen der Eigenschaften *Identität beibehalten*, *NULL-Werte beibehalten*, *Zeilen pro Batch* und *Maximale Einfügungscommitgröße* unverändert.
- Wechseln Sie zur Seite *Zuordnungen* und löschen Sie die automatisch erstellte Spaltenzuordnung. Anschließend ordnen Sie die Datenflussspalten den Zielspalten wie in Abbildung 14.21 dargestellt zu.
- Speichern Sie das *OLE DB-Ziel* »Tabelle Bestelldetails«

Eingabespalte	Zielspalte
BestellNr	BestellNr
ArtikelNr	ArtikelNr
curEinzelpreis	Einzelpreis
Anzahl	Menge

Abbildung 14.21 Die Spaltenzuordnung des *OLE DB-Ziels* »Tabelle Bestelldetails«

Über dieses *OLE DB-Ziel* werden nun die korrekten Bestellpositionen in die Tabelle *Bestelldetails* geladen. Dieser Datenflusspfad ist hiermit beendet. Nicht aber der Datenfluss an sich, denn es gibt noch insgesamt drei weitere Datenflusspfade, die es in ein Datenflussziel zu laden gibt. Hierbei handelt es sich um die beiden Datenflusspfade der Komponente *Bedingtes Teilen* und den der *Suche*-Komponente »Artikel suchen«. Alle diese Datenflusspfade enthalten nicht korrekte Bestellpositionen, die nun mittels einer *UNION ALL*-Komponente in einen Datenflusspfad zusammengefasst werden. Nicht ganz unwichtig für die Konfiguration der *UNION ALL*-Komponente ist die Reihenfolge, in der Sie die Datenflusspfade mit dieser Komponente verbinden. Wie Sie in Kapitel 12 erfahren haben, entspricht die Struktur des Datenflusspfads der *UNION ALL*-Komponente dem Datenflusspfad, der als Erstes mit ihr verbunden wird. In diesem Fall sollten Sie mit dem Datenflusspfad der *Bedingtes Teilen*-Komponente »Angegebener Preis und Menge prüfen« beginnen, da diese Komponente alle Datenflussspalten des Datenflusses beinhaltet.

Name der Ausgabespalte	UNION ALL Eingabe 1	Eingabe '1' für UNION ALL	Eingabe '2' für UNION ALL
KundenBestellNr	KundenBestellNr	KundenBestellNr	KundenBestellNr
KundenNr	KundenNr	KundenNr	KundenNr
Matchcode	Matchcode	Matchcode	Matchcode
Einzelpreis	Einzelpreis	Einzelpreis	Einzelpreis
Anzahl	Anzahl	Anzahl	Anzahl
Farbe	Farbe	Farbe	Farbe
BestellNr	BestellNr	BestellNr	BestellNr
ArtikelNr	ArtikelNr	ArtikelNr	<ignorieren>
Verkaufspreis	Verkaufspreis	Verkaufspreis	<ignorieren>

Abbildung 14.22 Die Konfiguration der *UNION ALL*-Komponente »Fehlerhafte Bestellpositionen sammeln«

- Ziehen Sie aus der Toolbox eine *UNION ALL*-Komponente in den Datenfluss und nennen Sie diese **Fehlerhafte Bestellpositionen sammeln**
- Verbinden Sie den Datenflusspfad der *Bedingtes Teilen*-Komponente »Angegebener Preis und Menge prüfen« zur *UNION ALL*-Komponente. Im darauf folgenden Dialogfeld *Eingabe-/Ausgabe-Auswahl* wählen Sie den Datenflusspfad *Menge nicht korrekt*. Anschließend verbinden Sie noch den zweiten Datenflusspfad der *Bedingtes Teilen*-Komponente mit der *UNION ALL*-Komponente.
- Ziehen Sie den Datenflusspfad der *Suche*-Komponente »Artikel suchen« zur *UNION ALL*-Komponente
- Öffnen Sie den Editor der *UNION ALL*-Komponente. Dort markieren Sie die Ausgabespalten *strKundenBestellNr*, *strMatchcode*, *strFarbe* und *curEinzelpreis* und wählen aus deren Kontextmenü den Befehl *Löschen*. In der Access-Datenbank werden nur die Originalspalten der XML-Datei und der Artikeldaten protokolliert. Das Ergebnis der hier beschriebenen Konfiguration sehen Sie in Abbildung 14.22.
- Speichern Sie die *UNION ALL*-Komponente »Fehlerhafte Bestellpositionen sammeln«

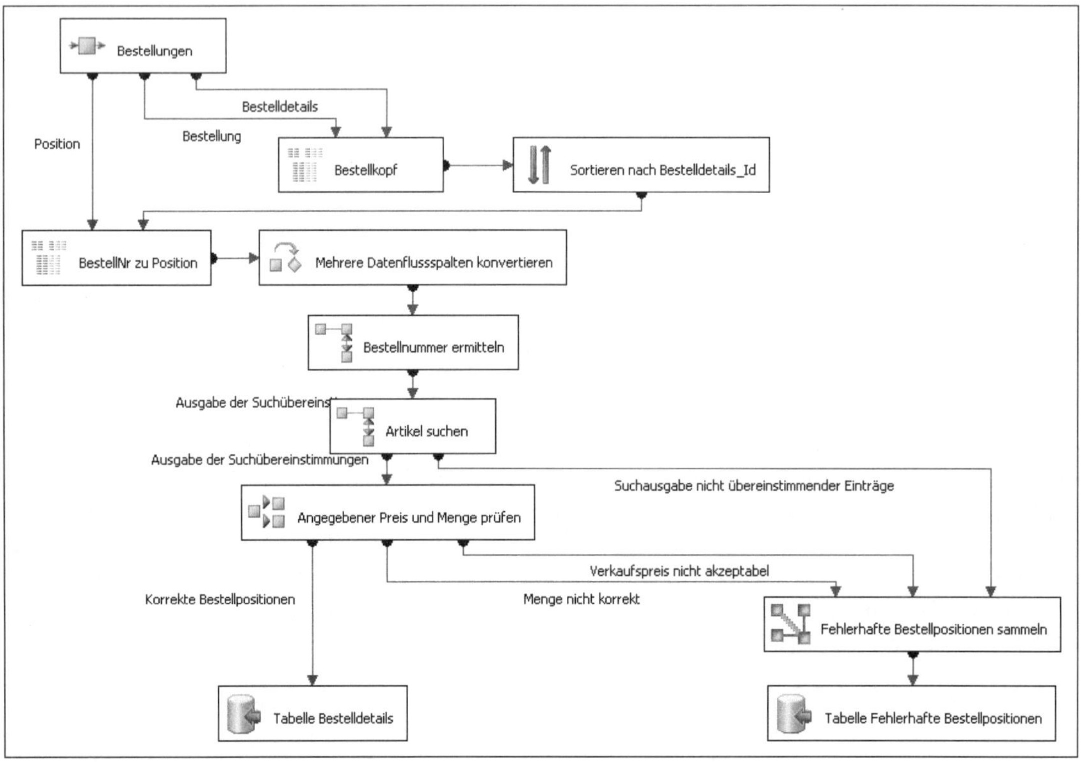

Abbildung 14.23 Der Datenfluss des *Datenflusstasks* »Bestellpositionen«

Der Datenflusspfad der *UNION ALL*-Komponente enthält nun alle Datenzeilen mit fehlerhaften Bestellpositionen. Diese werden jetzt über ein weiteres *OLE DB-Ziel* in die Access-Datenbank *Manuelle Bestellbearbeitung* geladen.

- Zum Abschluss dieses Datenflusspfads nehmen Sie ein *OLE DB-Ziel* in den Datenfluss auf und nennen es **Tabelle Fehlerhafte Bestellpositionen**

- Verbinden Sie das *OLE DB-Ziel* mit dem Datenflusspfad der *UNION ALL*-Komponente »Fehlerhafte Bestellpositionen sammeln«
- Öffnen Sie den Editor des *OLE DB-Ziels* und wählen Sie im Listenfeld *OLE DB-Verbindungs-Manager* den Verbindungs-Manager zur Access-Datenbank aus
- Legen Sie im Listenfeld *Name der Tabelle oder Sicht* die Tabelle *Fehlerhafte Bestellpostionen* als Zieltabelle fest
- Wechseln Sie zur Seite *Zuordnungen*, um die automatische Zuordnung der Datenflussspalten zu den Spalten der Zieltabelle auszulösen. Die automatisch erstellte Zuordnung ist korrekt. Sie können diese ohne Änderungen übernehmen. An dieser Stelle sei kurz auf die Zielspalte *ID* hingewiesen. Dieser Spalte darf keine Datenflussspalte zugeordnet werden, da es sich hierbei um die Autowert-Spalte der Access-Tabelle handelt.
- Speichern Sie das *OLE DB-Ziel* »Tabelle Fehlerhafte Bestellpositionen«

Mit dem *OLE DB-Ziel* »Tabelle Fehlerhafte Bestellpositionen« ist nun auch dieser Datenflusspfad und auch der gesamte *Datenflusstask* »Bestellpositionen« fertig gestellt. Abbildung 14.23 zeigt Ihnen den kompletten Datenfluss des *Datenflusstasks* »Bestellpositionen«. Aber nicht nur der *Datenflusstask* »Bestellpositionen« ist abgeschlossen, sondern auch die Umsetzung der Anforderung zur Verarbeitung der XML-Datei. Das wäre eine gute Gelegenheit für einen erneuten Test.

Ein Test und das Ergebnis

Der nun folgende Test findet nur mit einer XML-Datei statt, da der Fokus auf der Funktionalität der beiden *Datenflusstasks* »Bestellkopf« und »Bestellpositionen« liegt. Die hierzu benötigte XML-Datei finden Sie im Verzeichnis *\Datenimporte\Archiv* in der Zip-Datei *Bestellungen Test.zip*. Für den Test entpacken Sie aus dieser Zip-Datei nur die Datei *Bestellungen Test 1.xml* in das Verzeichnis *\Datenimporte\Kontrolle\Korrekte Importdateien*. Sobald die Datei *Bestellungen Test 1.xml* in diesem Verzeichnis vorliegt, starten Sie das Paket über die Schaltfläche *Debugging starten*.

Business Intelligence Development Studio wechselt in den Debug-Modus und führt das Paket aus. Durch die farbliche Kennzeichnung der einzelnen Ablaufsteuerungselemente und Datenflusskomponenten können Sie der Paketausführung folgen. Dabei sehen Sie, dass zuerst die beiden *Datenflusstasks* »Cache Artikel füllen« und »Cache Ansprechpartner füllen« parallel ausgeführt werden und anschließend der *Foreach-Schleifencontainer* »Verarbeitung XML-Dateien« gestartet wird. Die Verarbeitung des *Foreach-Schleifencontainers* beginnt mit dem *Datenflusstask* »Bestellkopf«, gefolgt vom *Datenflusstask* »Bestellpositionen«. Alle Ablaufsteuerungselemente und Datenflusskomponenten werden dabei fehlerfrei ausgeführt.

Ein Blick in den *Datenflusstask* »Bestellkopf« zeigt am Datenflusspfad vor dem *OLE DB-Ziel* »Tabelle Bestellungen«, dass zwei Bestellungen in die Tabelle *Bestellungen* geladen wurden. Der Datenflusspfad vor dem *OLE DB-Ziel* »Unbekannte Ansprechpartner« zeigt die Zahl 5. Dies weist darauf hin, dass in einer der beiden Bestellungen ein noch nicht bekannter Ansprechpartner angegeben ist. Abbildung 14.24 zeigt den Namen dieses unbekannten Ansprechpartners und die fünf Suchbegriffe in der Tabelle *Ansprechpartner* der Access-Datenbank *Manuelle Bestellbearbeitung*.

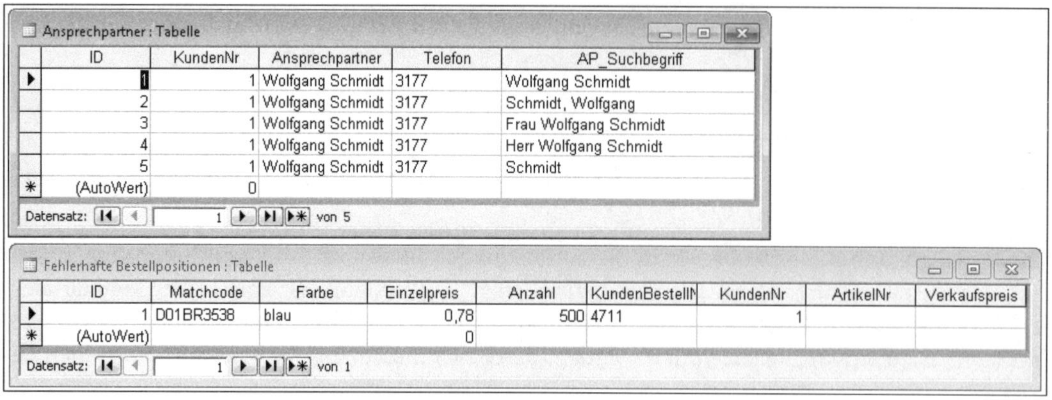

Ansprechpartner : Tabelle

	ID	KundenNr	Ansprechpartner	Telefon	AP_Suchbegriff
▶	1	1	Wolfgang Schmidt	3177	Wolfgang Schmidt
	2	1	Wolfgang Schmidt	3177	Schmidt, Wolfgang
	3	1	Wolfgang Schmidt	3177	Frau Wolfgang Schmidt
	4	1	Wolfgang Schmidt	3177	Herr Wolfgang Schmidt
	5	1	Wolfgang Schmidt	3177	Schmidt
*	(AutoWert)	0			

Datensatz: 1 von 5

Fehlerhafte Bestellpositionen : Tabelle

	ID	Matchcode	Farbe	Einzelpreis	Anzahl	KundenBestellN	KundenNr	ArtikelNr	Verkaufspreis
▶	1	D01BR3538	blau	0,78	500	4711	1		
*	(AutoWert)			0					

Datensatz: 1 von 1

Abbildung 14.24 Die Tabellen *Ansprechpartner* und *Fehlerhafte Bestellpositionen* der Access-Datenbank

Wenn Sie nun zum *Datenflusstask* »Bestellpositionen« wechseln, sehen Sie am Datenflusspfad vor dem *OLE DB-Ziel* »Tabelle Bestelldetails« die Zahl 3. Zu den beiden Bestellungen sind also insgesamt drei korrekte Bestellpositionen in die Tabelle *Bestelldetails* geladen worden. Extrahiert wurden aber vier Bestellpositionen, wie am Datenflusspfad der *XML-Quelle* zu erkennen ist. Eine dieser vier Bestellpositionen enthält einen Matchcode, der nicht zur angegebenen Farbe passt. Sie wird über das *OLE DB-Ziel* »Tabelle Fehlerhafte Bestellpositionen« in die Access-Datenbank geladen. Die Informationen zu dieser Bestellposition sehen Sie ebenfalls in Abbildung 14.24.

Weitere Details zur Ausführung stehen Ihnen natürlich auch zu dieser Paketausführung auf der Registerkarte *Status* und im Ausgabefenster *Ausgabe* zur Verfügung. Nachdem Sie nun das Ergebnis gesehen und analysiert haben, beenden Sie den Debug-Modus von Business Intelligence Development Studio. Anschließend starten Sie das Paket noch einmal. Die Verarbeitung der XML-Datei *Bestellungen Test 1.xml* beginnt erneut. Wieder werden die Caches gefüllt und wieder werden zwei Bestellungen im *Datenflusstask* »Bestellkopf« angelegt. Nur die Ausführung des *Datenflusstasks* »Bestellpositionen« wird fehlerhaft beendet – was auch eine fehlerhafte Beendigung der gesamten Paketausführung zur Folge hat.

Ein Blick in den *Datenflusstask* »Bestellpositionen« zeigt Ihnen an der roten Kennzeichnung des *OLE DB-Ziels* »Tabelle Bestelldetails«, dass es ein Problem beim Laden der Bestellpositionen gibt. Detailliertere Informationen zu diesem Fehler finden Sie zum einen auf der Registerkarte *Status* und zum anderen in dem Ausgabefenster *Ausgabe*. Die Registerkarte *Status* enthält alle Informationen, Warnungen und Fehlermeldungen zur Paketausführung – und dies sind bereits für dieses kleine Paket eine Menge Informationen. Mit ein wenig Geduld finden Sie dann auch insgesamt drei Fehlermeldungen. Leider beinhalten alle drei Fehlermeldungen derart viel Information, dass der wichtigste Teil nicht mehr in der jeweiligen Zeile enthalten ist. Im Ausgabefenster *Ausgabe* hingegen sind die Fehlermeldungen nicht nur schneller zu finden, hier werden die Meldungen auch komplett ausgegeben. Eine Fehleranalyse über das Ausgabefenster *Ausgabe* ist also meist effektiver. Zur besseren Übersicht aktivieren Sie dort zunächst den Zeilenumbruch mit der Schaltfläche *Zeilenumbruch umschalten*. Anschließend gehen Sie zum Ende der Ausgabe und scrollen kurz nach oben. Die Fehlermeldungen sind unter den letzten Eintragungen zu finden.

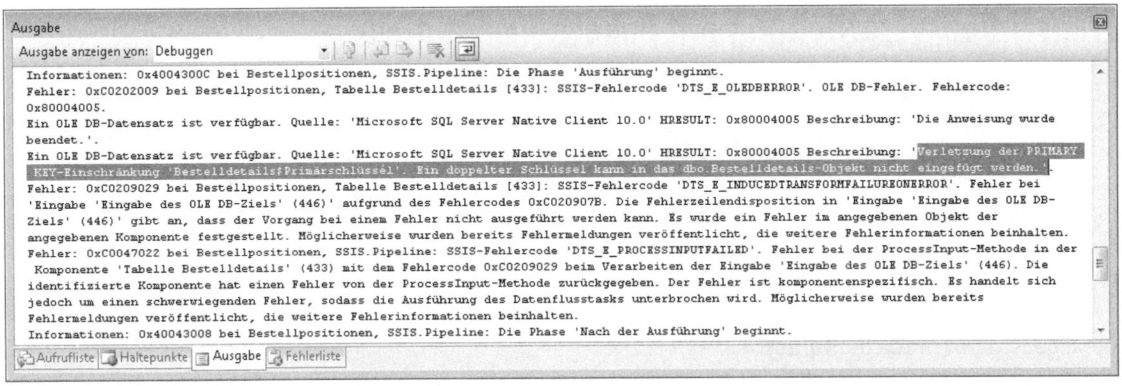

Abbildung 14.25 Die Fehleranalyse im Ausgabefenster *Ausgabe*

Abbildung 14.25 zeigt Ihnen die kompletten Fehlermeldungen und auch den Grund für den Abbruch des Ladevorgangs. Sie haben es bestimmt schon vermutet: Die Bestellpositionen konnten nicht in die Tabelle *Bestelldetails* geladen werden, da diese dort bereits seit der ersten Paketausführung existieren. Doppelte Primärschlüssel – in diesem Fall die Bestellnummer und die Artikelnummer – sind nun mal nicht erlaubt. Der Abbruch des Ladevorgangs ist an dieser Stelle also vollkommen in Ordnung. Nur leider zu spät, denn auch die Ausführung des *Datenflusstasks* »Bestellungen« hätte nicht erfolgen dürfen. Nun aber sind bereits zwei neue Bestellungen in der Tabelle *Bestellungen* angelegt worden. Es wäre also wünschenswert, wenn bei einem Fehler im *Datenflusstask* »Bestelldetails« auch die bis dahin geladenen Bestellungen wieder aus der Tabelle *Bestellungen* entfernt werden würden. Eine einfache Methode hierzu ist die Verwendung von Transaktionen.

Transaktionen im Paket

Die Verarbeitung eines Pakets oder auch einzelner Komponenten in einem Paket kann als logische Einheit – als eine Transaktion – erfolgen. Dabei gelten natürlich auch bei Transaktionen in einem Paket die Grundsätze der AKID-Eigenschaften. Als kleinen Exkurs sehen Sie die AKID-Eigenschaften in Tabelle 14.3 in einer kurzen Zusammenfassung.

AKID-Eigenschaft	Bedeutung
Atomarität	Alles oder nichts. Eine Transaktion ist unteilbar. Entweder werden alle in einer Transaktion enthaltenen Aktionen ausgeführt oder keine davon.
Konsistenz	Der durch eine Transaktion veränderte Datenbestand muss konsistent sein
Isoliertheit	Mehrere gleichzeitige Transaktionen dürfen sich nicht gegenseitig beeinflussen
Dauerhaftigkeit	Die durch eine Transaktion veränderten Daten werden in der Datenbank dauerhaft – persistent – gespeichert

Tabelle 14.3 Die AKID-Eigenschaften

Bei der im vorherigen Abschnitt beschriebenen Problematik würde eine Transaktion bewirken, dass entweder alle Daten einer XML-Datei in die Tabellen *Bestellungen* und *Bestelldetails* geladen werden oder – bei einem Fehler – keine der Daten. Dadurch wäre ein konsistenter Datenbestand gewährleistet, da es bei einem fehlerhaften Abbruch der Paketausführung keine Bestellungen ohne Bestellpositionen geben würde. Die Tabellen *Bestellungen* und *Bestelldetails* hätten in diesem Fall denselben Datenbestand wie vor der Paketausführung.

Transaktionsverarbeitung mit Pakettransaktionen

Es gibt mehrere Möglichkeiten, Transaktionen in einem Paket zu implementieren. Eine davon ist die von SSIS angebotene Pakettransaktion. Diese kann an jedem Container aktiviert werden, das heißt am Paket respektive dessen Ablaufsteuerung, an den einzelnen Ablaufsteuerungselementen und an den Ereignishandlern. Die Aktivierung und Konfiguration von Transaktionen findet bei den jeweiligen Containern im *Eigenschaften*-Fenster mit den Eigenschaften der Kategorie *Transaktionen* statt. Dort legen Sie mit der Eigenschaft *TransactionOption* fest, ob und inwieweit ein Container an einer Transaktion teilnimmt, während Sie mit der Eigenschaft *IsolationLevel* die Isolationsstufe der Transaktion bestimmen.

Die Eigenschaft TransactionOption

Die Eigenschaft *TransactionOption* bietet Ihnen drei verschiedene Transaktionsoptionen. Mit diesen Transaktionsoptionen legen Sie fest, ob ein Container eine Transaktion erstellt, an einer Transaktion teilnimmt oder nicht teilnimmt. In Tabelle 14.4 sehen Sie die drei Transaktionsoptionen und deren Auswirkungen.

Transaktionsoption	Auswirkung
Supported	Der Container nimmt an einer bestehenden Transaktion teil. Existiert keine Transaktion, wird vom Container auch keine neue Transaktion erstellt. Diese Transaktionsoption ist die Standardeinstellung.
Not Supported	Der Container nimmt weder an einer bestehenden Transaktion teil, noch erstellt er eine neue Transaktion
Required	Der Container nimmt an einer bestehenden Transaktion teil. Existiert keine Transaktion, wird vom Container eine neue Transaktion erstellt.

Tabelle 14.4 Die Optionen der Eigenschaft *TransactionOption*

Durch die Standardeinstellung *Supported* der Eigenschaft *TransactionOption* nimmt grundsätzlich kein Container eines Pakets an einer Pakettransaktion teil. Das Paket selbst besitzt die Standardeinstellung dieser Eigenschaft, wodurch vom Paket oder dessen Ablaufsteuerung keine Transaktion erstellt wird. Solange alle im Paket enthaltenen Ablaufsteuerungselemente und Ereignishandler ebenfalls mit der Standardeinstellung der Eigenschaft *TransactionOption* konfiguriert sind, wird auch von diesen keine Transaktion erstellt. Beinhaltet das Paket aber beispielsweise einen *Sequenzcontainer* mit der Transaktionsoption *Required*, erstellt dieser bei der Paketausführung eine Transaktion. Alle im *Sequenzcontainer* enthaltenen Ablaufsteuerungselemente sind durch ihre Standardeinstellung – die Transaktionsoption *Supported* – automatisch Bestandteil dieser Transaktion. Sollen einzelne Ablaufsteuerungselemente des *Sequenzcontainers* jedoch nicht an der Transaktion teilnehmen, ist deren Transaktionsoption in *Not Supported* zu ändern.

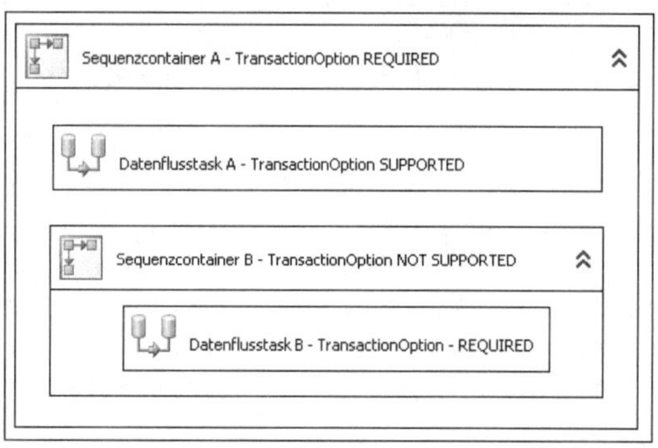

Abbildung 14.26 Mehrere Transaktionen in einem Paket

Die Auswirkungen der Konfiguration mehrerer Container mit unterschiedlichen Transaktionsoptionen in einem Paket werden nun anhand des in Abbildung 14.26 dargestellten Szenarios beschrieben. Ein Paket respektive dessen Ablaufsteuerung verwendet als Transaktionsoption die Standardeinstellung *Supported*. Dieses Paket enthält den *Sequenzcontainer* A, der mit der Transaktionsoption *Required* konfiguriert ist. Bei der Paketausführung wird somit erst mit der Ausführung des *Sequenzcontainers* A eine Transaktion erstellt. *Sequenzcontainer* A enthält den *Datenflusstask* A und den *Sequenzcontainer* B. Der *Datenflusstask* A besitzt ebenfalls die Standardeinstellung *Supported* als Transaktionsoption und nimmt deswegen auch an der Transaktion des *Sequenzcontainers* A teil. *Sequenzcontainer* B hingegen verwendet die Transaktionsoption *Not Supported*, wodurch dieser nicht in der Transaktion des *Sequenzcontainers* A enthalten ist. Spannend wird es nun mit dem im *Sequenzcontainer* B enthaltenen *Datenflusstask* B. Dieser ist mit der Transaktionsoption *Required* konfiguriert. Durch diese Konfiguration nimmt der *Datenflusstask* B entweder an einer bestehenden Transaktion teil oder aber er erstellt eine neue Transaktion. Die vom *Sequenzcontainer* A erstellte Transaktion ist im *Sequenzcontainer* B durch dessen Transaktionsoption *Not Supported* nicht mehr bekannt. Von daher verwendet der *Datenflusstask* B nicht die bestehende Transaktion von *Sequenzcontainer* A, sondern erstellt vielmehr eine neue Transaktion. Durch diese Konfiguration werden bei der Paketausführung also zwei Transaktionen erstellt. Dabei steht jede Transaktion für sich und hat keinerlei Auswirkungen auf die jeweils andere. Wird zum Beispiel die Transaktion des *Datenflusstasks* B erfolgreich ausgeführt und mit einem Commit bestätigt, die Transaktion des *Sequenzcontainers* A aber fehlerhaft beendet, so wirkt sich der Rollback des *Sequenzcontainers* A nicht auf die bereits bestätigte Transaktion des *Datenflusstasks* B aus. Die Ausführungsreihenfolge der Transaktionen ist umgekehrt zur Reihenfolge, in der diese erstellt werden. Dies bedeutet, dass die Transaktion in der untersten Ebene der Pakethierarchie – hier die des *Datenflusstasks* B – zuerst beendet wird und danach die der nächsthöheren Ebene – in diesem Fall die des *Sequenzcontainers* A.

Wenn hier schon von der Pakethierarchie die Rede ist, muss an dieser Stelle noch eine besondere Form der Pakethierarchie erwähnt werden: die Paketausführung eines Pakets in einem Paket mittels dem Ablaufsteuerungselement *Task 'Paket ausführen'*. Wie Sie in Kapitel 1 erfahren haben, ist auch das Paket selbst ein Container. Von daher wird über den *Task 'Paket ausführen'* lediglich ein weiterer Container in einem Paket ausgeführt. So einfach dies klingt, so einfach ist hierbei auch die Handhabung der Pakettransaktionen über mehrere Pakete hinweg. Ob das per *Task 'Paket ausführen'* aufgerufene Paket an einer bereits erstellten Transaktion des aufrufenden Pakets teilnimmt, ist abhängig von der Transaktionsoption des aufgerufenen Pakets. Als Beispiel stellen Sie sich Paket A vor, in dem über den *Task 'Paket ausführen'* das Paket B aufgerufen wird. Die Transaktionsoption von Paket A ist mit *Required* konfiguriert, die des Pakets B mit der Standardeinstellung *Supported*. Mit dieser Konfiguration erstellt Paket A bei der Paketausführung eine Transaktion, an der Paket B teilnimmt. Dies ist auch der Fall, wenn Paket B anstelle der Standardeinstellung die Transaktionsoption *Required* verwendet. Lediglich mit der Transaktionsoption *Not Supported* nimmt Paket B nicht an der Transaktion von Paket A teil. Enthält Paket B mit konfigurierter Transaktionsoption *Not Supported* ein Ablaufsteuerungselement mit der Transaktionsoption *Required*, erstellt dieses Ablaufsteuerungselement eine weitere Transaktion. Bei der Konfiguration der Transaktionsoption des Pakets B kommt es darauf an, ob das Paket auch als eigenständiges Paket aufgerufen werden kann und ob es in diesem Fall auch eine Transaktion erstellen soll. Sofern dies der Fall ist, muss das Paket B die Transaktionsoption *Required* erhalten. Mit dieser Konfiguration erstellt Paket B bei einem manuellen Aufruf eine Transaktion, während es bei einem Aufruf aus einem anderen Paket heraus an dessen Transaktion teilnimmt.

Die Eigenschaft IsolationLevel

Die AKID-Eigenschaft *Isoliertheit* besagt, dass mehrere gleichzeitige Transaktionen sich nicht gegenseitig beeinflussen dürfen. Konkret bedeutet dies, dass eine Transaktion keine Daten ändern darf, die bereits von einer anderen Transaktion verarbeitet werden. Bei einer strikten Umsetzung dieser Anforderung stehen die Daten exklusiv einer Transaktion zur Verfügung, wodurch alle anderen Transaktionen, die dieselben Daten benötigen, auf die Beendigung dieser Transaktion warten müssen. Mit der Isolationsstufe einer Transaktion regulieren Sie diese Wartezeit. Hierüber legen Sie fest, wie exklusiv die Daten an eine Transaktion gebunden sind – oder um es anders auszudrücken: wie stark die Daten für eine Transaktion von anderen Transaktionen isoliert werden. Die Wahl der Isolationsstufe wirkt sich zum einen auf die Datenintegrität und zum anderen auf die Performance aus. Je exklusiver die Daten für eine Transaktion isoliert werden, desto sicherer die Datenintegrität und umso schlechter die Performance. Eine bessere Performance kann nur erzielt werden, wenn mehrere Transaktionen gleichzeitig mit ein und denselben Daten arbeiten dürfen. Eine Erhöhung solch paralleler Verarbeitungen ist jedoch nur auf Kosten der Datenintegrität erreichbar. Die dabei möglichen Parallelitätseffekte sind in Tabelle 14.5 aufgelistet.

Parallelitätseffekte	Auswirkung
Lost Updates	Tritt ein, wenn zwei Transaktionen dieselben Daten ändern, wobei die Änderungen der ersten Transaktion nicht gespeichert, sondern von der zweiten direkt überschrieben werden
Dirty Reads	Tritt ein, wenn eine Transaktion Daten liest, die von einer anderen Transaktion geändert, aber noch nicht bestätigt wurden
Non Repeatable Reads	Tritt ein, wenn innerhalb einer Transaktion ein wiederholtes Ausführen derselben Datenermittlung unterschiedliche Ergebnisse liefert, da die Daten zwischenzeitlich von einer anderen Transaktion geändert wurden
Phantom Reads	Tritt ein, wenn innerhalb einer Transaktion bei einem wiederholten Ausführen derselben Datenermittlung mehr Datensätze ermittelt werden, da zwischenzeitlich von einer anderen Transaktion Datensätze hinzugefügt wurden

Tabelle 14.5 Bekannte Parallelitätseffekte

SSIS bietet Ihnen in der Eigenschaft *IsolationLevel* insgesamt sieben Isolationsstufen zur Auswahl an. Vier dieser Isolationsstufen – *ReadUncommitted*, *ReadCommitted*, *RepeatableRead* und *Serializable* – entsprechen dem ANSI-Standard, während es sich bei der Isolationsstufe *Snapshot* um eine spezielle Isolationsstufe von SQL Server handelt. Hinzu kommen die beiden allgemeingültigeren Isolationsstufen *Unspecified* und *Chaos*. In Tabelle 14.6. sehen Sie eine kurze Beschreibung dieser Isolationsstufen. Eine ausführlichere Beschreibung der Thematik Isolationsstufen würde an dieser Stelle den Rahmen sprengen. Wenn Sie mehr zu diesem Thema erfahren möchten, schauen Sie in die SQL Server Online-Dokumentation.

Isolationsstufe	Auswirkung
ReadUncommitted	Die in der Transaktion geänderten Datensätze werden gesperrt. Die Änderungen sind für andere Transaktionen direkt sichtbar, auch wenn diese noch nicht bestätigt wurden. *Lost Updates* werden verhindert. *Dirty Reads*, *Non-Repeatable Reads* und *Phantom Reads* sind weiterhin möglich.
ReadCommitted	Die in der Transaktion geänderten Datensätze werden gesperrt. Die Änderungen sind für andere Transaktionen erst sichtbar, wenn die Änderungen bestätigt wurden. Die weiteren Datensätze in der Transaktion erhalten keine Sperre, weshalb diese von anderen Transaktionen zwischenzeitlich geändert werden können. *Lost Updates* und *Dirty Reads* werden verhindert, *Non-Repeatable Reads* und *Phantom Reads* sind weiterhin möglich. ▶

Isolationsstufe	Auswirkung
RepeatableRead	Alle in der Transaktion verwendeten Datensätze werden gesperrt. Die Datensätze sind erst nach Abschluss der Transaktion wieder für andere Transaktionen verfügbar. *Lost Updates, Dirty Reads* und *Non-Repeatable Reads* werden verhindert. *Phantom Reads* sind weiterhin möglich.
Serializable	Es werden keine Datensätze, sondern Bereiche gesperrt. Die Bereiche entsprechen den Filterkriterien, die zur Datenermittlung der in der Transaktion benötigten Datensätze verwendet werden. Der gesperrte Bereich ist erst nach Abschluss der Transaktion wieder verfügbar, wodurch es währenddessen für andere Transaktionen nicht möglich ist, in diesem Bereich Daten zu ändern oder neue Datensätze hinzuzufügen. *Lost Updates, Dirty Reads, Non-Repeatable Reads* und *Phantom Reads* werden verhindert. Die Isolationsstufe *Serializable* ist die Standardeinstellung von SSIS.
Snapshot	Diese Isolationsstufe basiert nicht auf Sperren, sondern auf einer Zeilenversionsverwaltung. Kurz gesagt, verarbeitet eine Transaktion nicht die Datensätze, sondern eine Version dieser Datensätze. Dabei wird jede Transaktion mit einer Transaktionsfolgenummer und jeder Datensatz mit einer Versionsnummer gekennzeichnet. In einer Transaktion sind nur die Datensätze verfügbar, deren Versionsnummern kleiner der Transaktionsfolgenummer ist. Datensätze mit einer höheren Versionsnummer stehen nicht zur Verfügung, da diese erst nach dem Beginn der Transaktion angelegt oder geändert wurden. Auf diese Art verarbeiten mehrere Transaktionen nicht dieselben Datensätze, sondern vielmehr verschiedene Versionen dieser Datensätze. *Lost Updates, Dirty Reads, Non-Repeatable Reads* und *Phantom Reads* werden verhindert.
Chaos	Diese Isolationsstufe entspricht weitestgehend der Isolationsstufe *ReadUncommitted*. Der Unterschied besteht darin, dass hier vor der Bestätigung der Transaktion zunächst geprüft wird, ob die durch diese Transaktion geänderten Datensätze nicht auch in einer anderen Transaktion mit einer restriktiveren Isolationsstufe enthalten sind. Ist dies der Fall, erhalten die anstehenden Änderungen der Transaktionen mit den restriktiveren Isolationsstufen den Vorzug.
Unspecified	Dieser Eintrag entspricht keiner Isolationsstufe. Vielmehr erfolgt mit diesem Eintrag die Wahl der Isolationsstufe in einer anderen Ebene. Dabei wird entweder die im Datenanbieter konfigurierte Isolationsstufe oder aber die Standardisolationsstufe des Datenziels – zum Beispiel bei SQL Server *ReadCommitted* – verwendet.

Tabelle 14.6 Die Isolationsstufen in SSIS

HINWEIS Obwohl Sie die Isolationsstufe *Snapshot* in der Eigenschaft *IsolationLevel* auswählen können, wird diese von der Pakettransaktion nicht unterstützt. Den Hinweis hierzu erhalten Sie jedoch erst durch die entsprechenden Fehlermeldungen bei der Paketausführung. Der Grund für die fehlende Unterstützung liegt bei den verteilten Transaktionen, die von der Pakettransaktion verwendet werden. Die Isolationsstufe *Snapshot* kann bei verteilten Transaktionen nicht eingesetzt werden.

Pakettransaktionen im Einsatz

Eine Grundvoraussetzung für den Einsatz der Pakettransaktion konfigurieren Sie nicht im Paket, sondern in den Windows-Diensten. Wie Sie eben schon erfahren haben, verwendet die Pakettransaktion verteilte Transaktionen. Diese sind jedoch nur verfügbar, wenn ein entsprechender Transaktionsmanager wie der *Microsoft Distributed Transaction Coordinator* – kurz MS DTC – aktiviert ist.

HINWEIS Aktivieren Sie den Windows-Dienst *Distributed Transaction Coordinator* an dem Computer, der das Paket ausführen soll. Ohne aktiven Transaktionsmanager wird ein Paket mit konfigurierter Pakettransaktion fehlerhaft beendet.

Eine weitere Grundvoraussetzung ist eigentlich logisch, wird aber trotzdem immer wieder gerne übersehen. Pakettransaktionen können Sie nur einsetzen, wenn die innerhalb der Pakettransaktion angesprochenen Datenquellen auch Transaktionen unterstützen. Container mit Verbindungs-Managern zu Datenquellen, die keine Transaktionen anbieten, werden bei der Paketausführung ebenfalls fehlerhaft beendet.

Dies trifft auch auf das aktuelle Projekt zu: In den beiden *Datenflusstasks* »Bestellkopf« und »Bestellpositionen« wird neben der SQL Server-Datenbank *ssisWaWi* auch die Access-Datenbank *Manuelle Bestellbearbeitung* als Datenziel verwendet. Da Access-Datenbanken Transaktionen nicht direkt unterstützen, kann an dieser Stelle die Pakettransaktion nicht verwendet werden. Nun sollen Sie natürlich auch trotz der Access-Datenbank in den Genuss der Pakettransaktionen kommen. Dazu müssen Sie lediglich das bestehende Paket etwas modifizieren, in dem Sie in den beiden *Datenflusstasks* »Bestellkopf« und »Bestellpositionen« die Tabellen der Access-Datenbank durch Tabellen der SQL Server-Datenbank *ssisWaWi* ersetzen. Sie sollten jedoch zunächst eine Kopie des Pakets erstellen und die folgende Konfiguration der Pakettransaktion dort nachvollziehen. Die hier gezeigte Lösung wird nicht als endgültige Fassung in das Projekt übernommen. Nennen Sie die Kopie **Import Bestellungen - Pakettransaktion**.

Der SSIS-Designer bietet Ihnen zum Erstellen einer Kopie mehrere Möglichkeiten – unter anderem die Menüeinträge *<Paketname> speichern unter* und *Kopie von <Paketname> speichern unter* im Menü *Datei*. Diese Methoden sind jedoch umständlich und können schnell zu einer Geduldsprobe werden. Die effektivste Methode besteht darin, das vorher nochmals gespeicherte Paket im Projektmappen-Explorer zu markieren und anschließend die bewährten Tastenkombinationen Strg+C und Strg+V zu verwenden. Als Ergebnis sehen Sie im Projektmappen-Explorer eine Kopie des Pakets. Dabei handelt es sich um eine exakte Kopie, die sogar mit derselben ID wie das Original gekennzeichnet ist. Falls Sie die Kopie lediglich als Sicherungskopie erstellt haben, ist dies nicht weiter problematisch. Möchten Sie jedoch die Kopie als eigenständiges Paket verwenden, sollten Sie diesem Paket unbedingt eine eigene ID geben. Dazu öffnen Sie das kopierte Paket und wählen in dessen Eigenschaft *ID* den Eintrag *<Neue ID generieren>*. Mehr dazu lesen Sie in Kapitel 7 im Abschnitt »ID«.

Die Modifikation des Pakets für den Einsatz einer Pakettransaktion beginnt im *Datenflusstask* »Bestellkopf«. Im Editor des *OLE DB-Ziels* »Unbekannte Ansprechpartner« wählen Sie den *OLE DB-Verbindungs-Manager* zur Beispieldatenbank aus und anschließend im Listenfeld *Tabelle oder Sicht* die Tabelle *imp.UnbekannteAnsprechpartner*. Ähnlich verfahren Sie mit dem *OLE DB-Ziel* »Fehlerhafte Bestellpositionen« im *Datenflusstask* »Bestellpositionen«. Nur dass Sie sich hier für die Tabelle *imp.FehlerhafteBestellpositionen* als Zieltabelle in der Beispieldatenbank entscheiden.

Nachdem diese notwendigen Vorbereitungen getroffen sind, beginnt die Konfiguration der Pakettransaktion. Als Erstes muss entschieden werden, durch welchen Container die Transaktion erstellt wird. Weder die Ablaufsteuerung des Pakets noch der *Foreach-Schleifencontainer* sind dafür geeignet. Bei einer Pakettransaktion auf diesen Ebenen würde ein Fehler ausreichen, um den Datenbestand wiederherzustellen, der zu Beginn der Paketausführung bzw. der Schleifenverarbeitung gültig war. Das wäre in beiden Fällen übertrieben, denn dadurch wären auch die Daten bereits erfolgreich verarbeiteter XML-Dateien nicht in den Tabellen *Bestellungen* und *Bestelldetails* enthalten. In einem Fehlerfall aber sollen nur die Daten der XML-Datei nicht gespeichert werden, die den Fehler verursacht hat. Die Verarbeitung einer XML-Datei findet im *Foreach-Schleifencontainer* statt – und deswegen ist die Pakettransaktion auch nicht am, sondern im *Foreach-Schleifencontainer* zu konfigurieren. Dies bedeutet nun aber nicht, dass den beiden *Datenflusstasks* »Bestellkopf« und »Bestellpositionen« die Transaktionsoption *Required* zuzuordnen ist. Mit dieser Konfiguration würden nicht beide in einer Transaktion, sondern jeder in einer eigenen ausgeführt werden. Um nun beide in einer Transaktion auszuführen, müssen Sie die beiden in einem *Sequenzcontainer* zusammenfassen und diesen mit der Transaktionsoption *Required* konfigurieren.

TIPP Fassen Sie mehrere Ablaufsteuerungselemente, die an einer Transaktion teilnehmen sollen, in einem *Sequenzcontainer* zusammen. Dabei konfigurieren Sie die Pakettransaktion an dem *Sequenzcontainer*.

Für das aktuelle Paket bedeutet dies, dass Sie vor der Konfiguration der Pakettransaktion nun zunächst einen *Sequenzcontainer* in den *Foreach-Schleifencontainer* aufnehmen. Diesen *Sequenzcontainer* nennen Sie **Ausführung in einer Transaktion** und wählen in dessen Eigenschaft *TransactionOption* den Eintrag *Required*. Den Standardwert der Eigenschaft *IsolationLevel* können Sie in diesem Fall beibehalten. Anschließend ziehen Sie die beiden *Datenflusstasks* »Bestellkopf« und »Bestellpositionen« in den *Sequenzcontainer*. Die Eigenschaft *TransactionOption* der *Datenflusstasks* »Bestellkopf« und »Bestellpositionen« müssen Sie wegen der Konfiguration des *Sequenzcontainers* nicht ändern. Durch die Standardkonfiguration der beiden *Datenflusstasks* nehmen diese an der Transaktion des *Sequenzcontainers* teil. Abbildung 14.27 zeigt Ihnen die Ablaufsteuerung des Pakets »Import Bestellungen - Pakettransaktion«.

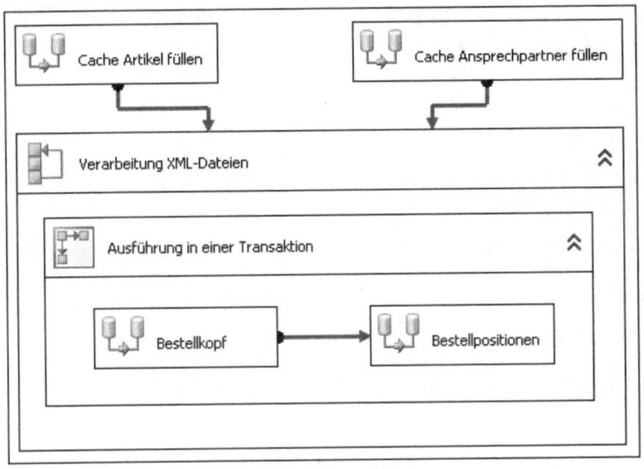

Abbildung 14.27 Die Ablaufsteuerung mit der am *Sequenzcontainer* konfigurierten Pakettransaktion

Für einen Test dieser Konfiguration klicken Sie dieses Mal nicht auf die Schaltfläche *Debugging starten*, da hierüber das Startpaket des Projekts ausgeführt werden würde – und das ist immer noch das Original-Paket. Um das Paket »Import Bestellungen – Pakettransaktion« zu testen, markieren Sie dieses im Projektmappen-Explorer und wählen Sie aus dessen Kontextmenü den Eintrag *Paket ausführen*.

Die Paketausführung wird wie beim letzten Test auch dieses Mal mit dem *Datenflusstask* »Bestellpositionen« fehlerhaft beendet. Ein Blick in die Tabelle *Bestellungen* zeigt jedoch, dass keine neuen Bestellungen angelegt wurden. Dies gilt auch für die Tabellen *imp.UnbekannteAnsprechpartner* und *imp.FehlerhafteBestellpositionen*. Zwar wurden während der Paketausführung dort Daten zu den nicht bekannten Ansprechpartnern und fehlerhaften Bestellpositionen gespeichert, aber auch diese Datenbankaktionen sind durch den Rollback der Transaktion wieder in den Zustand vor der Verarbeitung der fehlerhaften XML-Datei zurückgesetzt worden.

BEGLEITDATEIEN Die hier beschriebene Konfiguration finden Sie im Beispielpaket »Import Bestellungen - Pakettransaktion«.

So weit, so gut – aber die Möglichkeit, die fehlerhaften Bestellungen in einer kleineren und flexibleren Access-Datenbank zu speichern, ist für eine manuelle Bearbeitung der Bestellungen irgendwie doch die bessere Alternative. Die Access-Datenbank jedoch verhindert den Einsatz der Pakettransaktion. Aber zum Glück ist dies ja nicht die einzige Möglichkeit, in einem Paket mit Transaktionen zu arbeiten.

Transaktionsverarbeitung ohne Pakettransaktionen

Als Alternative zur Pakettransaktion kann eine Transaktion auch mit entsprechenden SQL-Anweisungen erstellt werden. Dazu müssen Sie keinen Container für eine Transaktion konfigurieren. Vielmehr starten Sie die Transaktion mit der SQL-Anweisung `BEGIN TRANSACTION`, führen die *Datenflusstasks* »Bestellkopf« und »Bestellpositionen« aus und beenden bei erfolgreicher Ausführung die Transaktion mit der SQL-Anweisung `COMMIT` – oder bei einer fehlerhaften Ausführung mit `ROLLBACK`. Für diese Art der Transaktionsverarbeitung benötigen Sie lediglich drei Ablaufsteuerungselemente *Task 'SQL ausführen'* – über die die einzelnen SQL-Anweisungen ausgeführt werden – und eine kleine Änderung in der Konfiguration des *OLE DB-Verbindungs-Managers* zur Beispieldatenbank. Um auch dieses Beispiel nachvollziehen zu können, erstellen Sie am besten eine weitere Kopie des Pakets »Import Bestellungen«. Auch diese Lösung wird nicht die endgültige Fassung für dieses Projekt werden. Nennen Sie die neue Kopie **Import Bestellungen - Transaktion**.

Als ersten Schritt im Paket »Import Bestellungen - Transaktion« ergänzen Sie auch hier den *Foreach-Schleifencontainer* mit einem *Sequenzcontainer*, in den Sie die beiden *Datenflusstasks* »Bestellkopf« und »Bestellpositionen« verschieben. Dabei geben Sie dem *Sequenzcontainer* die Bezeichnung **Verarbeitung der Bestellungen einer XML-Datei**. Eine Konfiguration der Eigenschaft *TransactionOption* ist an dieser Stelle nicht notwendig. Die eigentliche Transaktionsverarbeitung wird mit der SQL-Anweisung `BEGIN TRANSACTION` eröffnet.

- Nehmen Sie in die Ablaufsteuerung des *Foreach-Schleifencontainers* das Ablaufsteuerungselement *Task 'SQL ausführen'* auf und nennen Sie dieses **Begin Transaction**
- Öffnen Sie den Editor des *Task 'SQL ausführen'* und wählen Sie in der Eigenschaft *Connection* den *OLE DB-Verbindungs-Manager* zur Beispieldatenbank aus
- Geben Sie die SQL-Anweisung `BEGIN TRANSACTION` in die Eigenschaft *SQLStatement* ein
- Speichern Sie den *Task 'SQL ausführen'* »Begin Transaction«
- Verbinden Sie die Rangfolgeneinschränkung des *Task 'SQL ausführen'* mit dem *Sequenzcontainer* »Verarbeitung der Bestellungen einer XML-Datei«

Die Eröffnung einer Transaktion wäre im Paket enthalten. Nun gilt es, zwei weitere *Task 'SQL ausführen'* in die Ablaufsteuerung aufzunehmen, mit denen die Transaktion wieder beendet wird.

- Ergänzen Sie die Ablaufsteuerung des *Foreach-Schleifencontainers* mit zwei weiteren *Task 'SQL ausführen'*, von denen Sie einen **Commit** und den anderen **Rollback** nennen
- Öffnen Sie den Editor des *Task 'SQL ausführen'* »Commit« und wählen Sie in der Eigenschaft *Connection* den *OLE DB-Verbindungs-Manager* zur Beispieldatenbank aus. In der Eigenschaft *SQLStatement* geben Sie die SQL-Anweisung **`COMMIT`** ein.
- Speichern Sie den *Task 'SQL ausführen'* »Commit«
- Verbinden Sie die Rangfolgeneinschränkung des *Sequenzcontainers* mit dem *Task 'SQL ausführen'* »Commit«. Für einen erfolgreichen Abschluss der Transaktion wäre nun auch gesorgt.
- Öffnen Sie den Editor des *Task 'SQL ausführen'* »Rollback« und wählen Sie hier ebenfalls in der Eigenschaft *Connection* den *OLE DB-Verbindungs-Manager* zur Beispieldatenbank aus. Als SQL-Anweisung tragen Sie in der Eigenschaft *SQLStatement* **`ROLLBACK`** ein.
- Speichern Sie den *Task 'SQL ausführen'* »Rollback«
- Verbinden Sie den *Task 'SQL ausführen'* »Rollback« mit der Rangfolgeneinschränkung des *Sequenzcontainers* und wählen Sie aus dem Kontextmenü der Rangfolgeneinschränkung den Status *Fehler*

Die Ablaufsteuerung ist nun für diese Art der Transaktionsverarbeitung komplett. Für die Ausführung dieser Transaktionsverarbeitung aber fehlt noch ein entscheidender Punkt. Wie Sie in Kapitel 6 erfahren haben, erstellt ein Verbindungs-Manager die Verbindung explizit für jedes Ablaufsteuerungselement. Dies bedeutet, dass mit dem Start der Ausführung des Ablaufsteuerungselements die Verbindung erzeugt und mit dessen Beendigung die Verbindung wieder geschlossen wird. Für eine Transaktionsverarbeitung muss die Verbindung jedoch über die Ausführung der drei *Task 'SQL ausführen'* und die beiden *Datenflusstasks* bestehen bleiben. Um die Beendigung der Verbindung nach jedem Ablaufsteuerungselement zu unterbinden, aktivieren Sie im *OLE DB-Verbindungs-Manager* zur Beispieldatenbank die Eigenschaft *RetainSameConnection*. Dazu markieren Sie diesen Verbindungs-Manager und wählen im *Eigenschaften*-Fenster in der Eigenschaft *RetainSameConnection* den Eintrag *True*. Das war es schon. Mit dieser Konfiguration kann die Transaktionsverarbeitung verwendet werden. Wobei – eigentlich könnten Sie für diese Art der Transaktionsverarbeitung auch den Windows-Dienst *Distributed Transaction Coordinator* wieder beenden. Dieser wird hierfür nicht benötigt.

TIPP Bei dieser Art der Transaktionsverarbeitung kann die Isolationsstufe *Snapshot* eingesetzt werden, da Sie hier nicht mehr auf den Windows-Dienst *Distributed Transaction Coordinator* angewiesen sind.

Auch den Test dieses Pakets starten Sie über dessen Kontextmenübefehl *Paket ausführen*. Der Test zeigt die gewünschte Reaktion: Die Verarbeitung der XML-Datei wird wieder fehlerhaft beendet, worauf die Tabellen *Bestellungen* und *Bestelldetails* keine neuen Daten enthalten, sondern den vor der Paketausführung gültigen Datenbestand. An der farblichen Kennzeichnung der Ablaufsteuerungselemente erkennen Sie, dass der *Task 'SQL ausführen'* »Rollback« ausgeführt wurde. Dabei betrifft der Rollback nur die SQL Server-Tabellen, die den *OLE DB-Verbindungs-Manager* mit der aktivierten Eigenschaft *RetainSameConnection* verwenden. Die Access-Datenbank *Manuelle Bestellbearbeitung* ist davon nicht betroffen. Zum einen, da die Access-Datenbank Transaktionen auf direktem Weg nicht unterstützt, und zum anderen findet die Transaktionsverarbeitung nur über die Verbindung des *OLE DB-Verbindungs-Managers* zur Beispieldatenbank statt. Abbildung 14.28 zeigt Ihnen die Ablaufsteuerung nach der Paketausführung.

HINWEIS Diese Variante der Transaktionsverarbeitung steuert die Transaktion gezielt über Ablaufsteuerungselemente und Verbindungs-Manager – und nicht wie bei der Pakettransaktion global über Container.

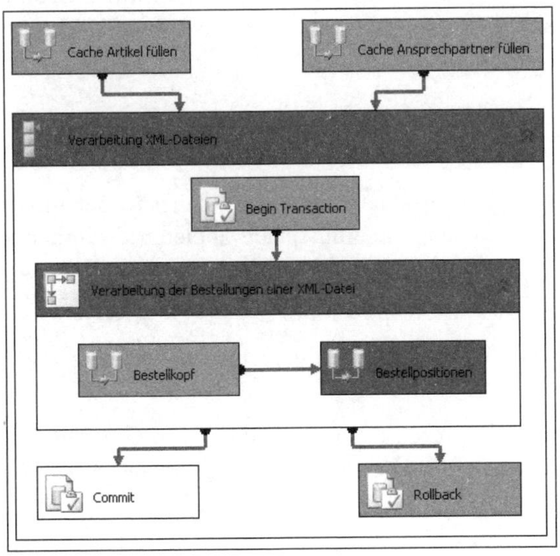

Abbildung 14.28 Eine Transaktionsverarbeitung mittels SQL-Anweisungen

BEGLEITDATEIEN Die hier beschriebene Konfiguration finden Sie im Beispielpaket »Import Bestellungen - Transaktion«.

Die Verarbeitung der XML-Dateien per Transaktionen – unabhängig davon, mit welcher Variante – ist recht restriktiv. Ein einziger Fehler in der XML-Datei verhindert den Import aller dort enthaltenen Bestellungen und Bestellpositionen. Effektiver wäre es jedoch, wenn die korrekten Bestellungen und Bestellpositionen der XML-Datei in der Datenbank gespeichert werden würden. Neue Einträge in der Tabelle *Bestellungen* müssten hierbei nur entfernt werden, wenn keine der zugehörigen Bestellpositionen in die Tabelle *Bestelldetails* geladen werden konnten. Auch diese Anforderung lässt sich realisieren – mit der Konfiguration einer Fehlerausgabe.

Fehlerbehandlung im Datenfluss

Bei den meisten Datenflusskomponenten lässt sich eine Fehlerausgabe konfigurieren – auch bei einem *OLE DB-Ziel*. Warum also nicht diese Fehlerausgabe verwenden, um die fehlerhaften Datenzeilen in ein anderes Datenziel umzuleiten? Durch die Umleitung wird der Ladevorgang nicht fehlerhaft beendet, sondern mit der nächsten Datenzeile fortgesetzt. Somit werden alle korrekten Bestellpositionen in die Tabelle *Bestelldetails* geladen und die fehlerhaften Bestellpositionen in einem weiteren Datenziel gesammelt. Die Möglichkeiten der Fehlerausgabe sind in Kapitel 10 beschrieben.

Im Paket »Import Bestellungen« wird es sogar zwei Datenziele für die fehlerhaften Datenzeilen geben. Zum einen ein Flatfile als Fehlerprotokoll, um die Fehler auch nachverfolgen zu können – und zum anderen eine Paketvariable, die die Kundenbestellnummern und Kundennummern der fehlerhaften Bestellpositionen speichert. Durch die in der Paketvariablen gespeicherten Kundenbestellnummern und Kundennummern können die Bestellungen wieder aus der Tabelle *Bestellungen* entfernt werden, zu denen keine Bestellpositionen im *Datenflusstask* »Bestellpositionen« angelegt wurden.

Natürlich werden bei dieser Vorgehensweise die von der Tabelle *Bestellungen* automatisch vergebenen Bestellnummern mit der Zeit nicht mehr lückenlos sein. Diesen Umstand nimmt die Firma Coole Socke gerne in Kauf, da sie im Gegensatz zur Variante mit der Transaktionsverarbeitung hier die fehlerfreien Bestellpositionen direkt bearbeiten und somit auch liefern und berechnen kann. Dies ist auch der Grund, weshalb diese Variante als endgültige Lösung in das Projekt aufgenommen wird. Hierzu verwenden Sie nun wieder das Paket »Import Bestellungen«.

Sammeln und Löschen von Bestellnummern

Die Fehlerausgabe des *OLE DB-Ziels* soll zu zwei Datenzielen umgeleitet werden. Von daher ist der Inhalt der Fehlerausgabe zunächst in zwei Datenflusspfade zu kopieren. Datenflusspfade kopieren Sie mit der *Multicast*-Komponente.

- Aktivieren Sie den Datenfluss-Designer des *Datenflusstasks* »Bestellpositionen«
- Ziehen Sie eine *Multicast*-Komponente aus der Toolbox in den Datenfluss und nennen Sie diese **Fehlerhafte Datenzeilen kopieren**
- Verbinden Sie den Datenflusspfad der Fehlerausgabe – den roten Datenflusspfad – vom *OLE DB-Ziel* »Tabelle Bestelldetails« mit der *Multicast*-Komponente. Sie erhalten dabei den Editor *Fehlerausgabe konfigurieren*.

- Wählen Sie im Editor *Fehlerausgabe konfigurieren* im Listenfeld der Spalte *Fehler* den Eintrag *Zeile umleiten*. Abbildung 14.29 zeigt Ihnen die hier beschriebene Konfiguration.
- Speichern Sie die Konfiguration der Fehlerausgabe zum *OLE DB-Ziel* »Tabelle Bestelldetails«

Durch diese Konfiguration werden die fehlerhaften Datenzeilen zur *Multicast*-Komponente und von dort in die entsprechenden Datenflusspfade geleitet. Dabei verwenden Sie nur zwischen dem *OLE DB-Ziel* und der *Multicast*-Komponente den roten Datenflusspfad. Dieser rote Datenflusspfad beinhaltet die Datenzeilen, die in einer Komponente nicht verarbeitet werden konnten. Da die *Multicast*-Komponente diese fehlerhaften Datenzeilen aufnimmt und erfolgreich in mehrere Datenflusspfade kopiert, verwenden Sie ab der *Multicast*-Komponente wieder den grünen Datenflusspfad.

Einer dieser Datenflusspfade führt zu einem *Recordsetziel*, das die Werte der Datenflussspalten *KundenNr* und *KundenBestellNr* in einer Paketvariablen speichert. Doch vorab muss diese Paketvariable erst einmal angelegt werden – und zwar im korrekten Gültigkeitsbereich. Wenn Sie den Variablen-Editor aus dem Datenfluss-Designer heraus öffnen und dort die Paketvariable anlegen, ist diese nur im *Datenflusstask* »Bestellpositionen« gültig. Die Paketvariable wird aber in der Ablaufsteuerung – oder vielmehr im *Foreach-Schleifencontainer* – benötigt. Aus diesem Grund müssen Sie zunächst zur Registerkarte *Ablaufsteuerung* wechseln und dort den *Foreach-Schleifencontainer* anklicken. Erst jetzt legen Sie im Variablen-Editor eine Paketvariable vom Datentyp *Object* an und nennen diese **objBestellNr**. Dabei verwenden Sie auch hier den Namespace *ForEach*. Falls der Variablen-Editor die dazu notwendige Eingabespalte *Namespace* nicht anzeigt, müssen Sie diese über die Schaltfläche *Variablenspalten auswählen* noch aktivieren. Den Gültigkeitsbereich der neuen Paketvariablen sehen Sie in der Spalte *Bereich*. Dieser sollte die Bezeichnung des *Foreach-Schleifencontainers* enthalten. Nach Verlassen des Variablen-Editors ist die neue Paketvariable verfügbar und kann im *Recordsetziel* verwendet werden.

- Wechseln Sie zurück zum Datenfluss-Designer des *Datenflusstasks* »Bestellpositionen«
- Nehmen Sie ein *Recordsetziel* in den Datenfluss auf und nennen Sie dieses **Zu löschende Bestellnummern**
- Verbinden Sie einen Datenflusspfad der *Multicast*-Komponente »Fehlerhafte Datenzeilen kopieren« mit dem *Recordsetziel*
- Öffnen Sie den Editor des *Recordsetziels* und wählen Sie im Listenfeld *VariableName* die Paketvariable *ForEach::objBestellNr* aus
- Wechseln Sie zur Seite *Eingabespalten* und aktivieren Sie dort die Datenflussspalten *KundenBestellNr* und *KundenNr*
- Speichern Sie das *Recordsetziel* »Zu löschende Bestellnummern«

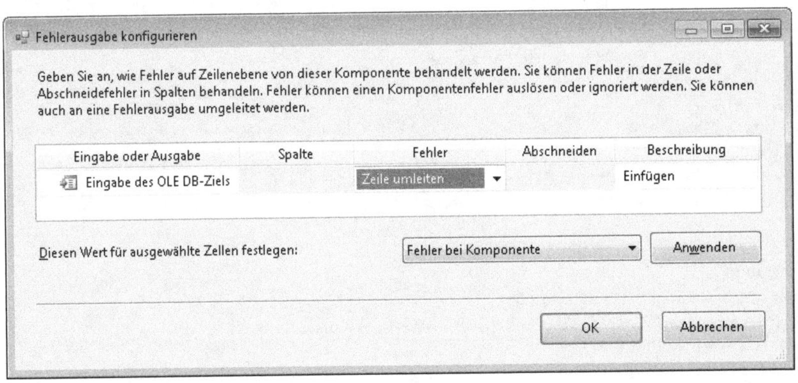

Abbildung 14.29 Die Konfiguration der Fehlerausgabe des *OLE DB-Ziels* »Tabelle Bestellungen«

Durch diesen erweiterten Ladevorgang des *OLE DB-Ziels* »Tabelle Bestelldetails« stehen nach der Ausführung des *Datenflusstasks* »Bestellpositionen« die Kundenbestellnummern und Kundennummern der fehlerhaften Datenzeilen in der Paketvariablen *ForEach::objBestellNr* zur Verfügung. Die in dieser Paketvariablen gespeicherten Daten müssen nun im *Foreach-Schleifencontainer* ausgewertet und anschließend zum Löschen der entsprechenden Bestellungen verwendet werden. Dabei dürfen natürlich nur die Bestellungen gelöscht werden, zu denen keine Bestellpositionen in der Tabelle *Bestellpositionen* vorliegen. Die Auswertung wie auch das Löschen erfolgt mit einem *Skripttask*. Dort werden die Daten der Paketvariablen zu einer Zeichenfolge aufbereitet, die als `WHERE`-Bedingung in der benötigten `DELETE`-Anweisung verwendet wird.

- Wechseln Sie zur Registerkarte *Ablaufsteuerung*
- Nehmen Sie das Ablaufsteuerungselement *Skripttask* in den *Foreach-Schleifencontainer* auf und nennen Sie dieses **Bestellungen ohne Positionen löschen**
- Öffnen Sie den Editor des *Skripttasks* und wählen Sie die Paketvariable *ForEach::objBestellNr* in der Eigenschaft *ReadOnlyVariables* aus
- Starten Sie VSTA über die Schaltfläche *Skript bearbeiten* und geben Sie dort den Skriptcode aus Listing 14.5 ein. Anschließend lassen Sie den Skriptcode über den Menüpunkt *Erstellen* syntaktisch prüfen und speichern den Skriptcode.
- Beenden Sie VSTA und speichern Sie anschließend den *Skripttask* »Bestellungen ohne Positionen löschen«
- Verbinden Sie den *Skripttask* mit der Rangfolgeneinschränkung des *Datenflusstasks* »Bestellpositionen«. Dabei müssen Sie den Status *Erfolg* verwenden, da der *Datenflusstask* »Bestellpositionen« wegen der konfigurierten Fehlerausgabe keine Fehler mehr liefert.

```
Public Sub Main()

'Benötigte Variablen zum Speichern der Daten der Paketvariable
Dim oleAdap As New Data.OleDb.OleDbDataAdapter
Dim datTable As New Data.DataTable
Dim datRow As System.Data.DataRow
'Variable für die Zeichenfolge der Where-Bedingung
Dim strWhere As String = ""
'Variable zum Zwischenspeichern der Bestellnummer
Dim intKundenBestellNr As Integer = 0
'Variable zum Zwischenspeichern der Kundennummer
Dim intKundenNr As Integer = 0

Try
    'Daten der Variablen "objBestellNr" DataTable einlesen
    oleAdap.Fill(datTable, Me.Dts.Variables("objBestellNr").Value)

    ''' Aufbereiten der Zeichenfolge
    'Verarbeitung der einzelnen Bestellnummern
    For Each datRow In datTable.Rows
        'Prüfung, ob die angegebene Bestellnummer bereits verarbeitet wurde
        ' bei mehreren fehlerhaften Bestellpositionen kann eine Bestellnr mehrmals
        ' vorkommen
        If Not intKundenBestellNr = datRow("KundenBestellNr") Then
            'WHERE-Bedingung aufbauen
            strWhere = strWhere & "," & datRow("KundenBestellNr").ToString
            'Aktuelle BestellNr für den nächsten Vergleich speichern
            intKundenBestellNr = datRow("KundenBestellNr")
            'Aktuelle KundenNr speichern
            intKundenNr = datRow("KundenNr")
```

```
        End If
    Next
    'Erstes Komma wieder entfernen
    strWhere = Mid(strWhere, 2, Len(strWhere) - 1)

    ''' Löschen der Bestellungen per DELETE-Anweisung
    'Zur Verbindung die Daten des entsprechenden Verbindungs-Managers nutzen
    Dim conSQL As OleDb.OleDbConnection
    conSQL = New OleDb.OleDbConnection(Dts.Connections("Bestellungen ssisWaWi").ConnectionString)
    conSQL.Open()

    'DELETE-Anweisung erstellen
    Dim strSql As String
    'Es werden nur die Bestellnummern gelöscht, zu denen es keine Bestellpositionen gibt
    strSql = "DELETE FROM dbo.Bestellungen " & _
            "  FROM dbo.Bestellungen LEFT JOIN dbo.Bestelldetails " & _
            "       ON dbo.Bestellungen.BestellNr = dbo.Bestelldetails.BestellNr " & _
            " WHERE dbo.Bestelldetails.BestellNr Is NULL AND " & _
            "       dbo.Bestellungen.KundenBestellNr IN (" & strWhere & ") " & _
            "       AND dbo.Bestellungen.KontaktId = " & intKundenNr
    'DELETE-Anweisung ausführen
    Dim cmdSQL As OleDb.OleDbCommand = New OleDb.OleDbCommand(strSql, conSQL)
    cmdSQL.ExecuteNonQuery()

    'Verarbeitung als erfolgreich markieren
    Dts.TaskResult = ScriptResults.Success
Catch
    'Verarbeitung als nicht erfolgreich markieren
    Dts.TaskResult = ScriptResults.Failure
End Try

End Sub
```

Listing 14.5 Der Skriptcode zum Löschen von Bestellungen ohne Bestellpositionen

So weit, so gut. Der *Skripttask* löscht nun alle Bestellungen mit den in der Paketvariablen *ForEach::objBestellNr* enthaltenen Kundenbestellnummern eines Kunden, der über die ebenfalls in der Paketvariablen enthaltenen Kundennummer identifiziert wird. Dabei werden jedoch nur Bestellungen gelöscht, zu denen keine Bestellpositionen vorliegen.

Einen kleinen Schönheitsfehler hat diese Vorgehensweise aber noch: Der *Skripttask* wird immer ausgeführt – unabhängig davon, ob die Paketvariable *ForEach::objBestellNr* Daten enthält oder nicht. Es wäre natürlich sinnvoller, vor der Ausführung des *Skripttasks* zu prüfen, ob eine Ausführung tatsächlich notwendig ist. Eine solche Prüfung könnte anhand der Anzahl der Datenzeilen erfolgen, die in der Paketvariablen *ForEach::objBestellNr* gespeichert sind. Diese Anzahl lässt sich am einfachsten im *Datenflusstask* »Bestellpositionen« ermitteln – mit der Komponente *Zeilenanzahl*. Die Komponente *Zeilenanzahl* zählt die Datenzeilen eines Datenflusspfads und speichert das Ergebnis in einer Paketvariablen. Diese muss jedoch erst einmal angelegt werden. Dazu markieren Sie wieder zuerst den *Foreach-Schleifencontainer*, da diese Paketvariable ebenfalls nur innerhalb des *Foreach-Schleifencontainers* verfügbar sein soll. Anschließend öffnen Sie den Variablen-Editor und legen dort eine Paketvariable vom Datentyp *Int32* an. Nennen Sie die Paketvariable **intZeilenanzahl** und ergänzen Sie die Bezeichnung mit dem Namespace *ForEach*. Mit dieser Paketvariablen kann nun der *Datenflusstask* »Bestellpositionen« um die Komponente *Zeilenanzahl* erweitert werden.

- Wechseln Sie zum Datenfluss-Designer des *Datenflusstasks* »Bestellpositionen«
- Nehmen Sie eine *Zeilenanzahl*-Komponente in den Datenfluss auf und nennen Sie diese **Anzahl fehlerhafte Datenzeilen**

- Löschen Sie den Datenflusspfad zwischen der *Multicast*-Komponente »Fehlerhafte Datenzeilen kopieren« und dem *Recordsetziel* »Zu löschende Bestellnummern«
- Verbinden Sie den Datenflusspfad der *Multicast*-Komponente »Fehlerhafte Datenzeilen kopieren« mit der *Zeilenanzahl*-Komponente
- Öffnen Sie den Editor der *Zeilenanzahl*-Komponente und wählen Sie dort in der Eigenschaft *VariableName* die Paketvariable *ForEach::intZeilenanzahl* aus
- Speichern Sie die *Zeilenanzahl*-Komponente »Anzahl fehlerhafte Datenzeilen«
- Verbinden Sie den Datenflusspfad der *Zeilenanzahl*-Komponente mit dem *Recordsetziel* »Zu löschende Bestellnummern«

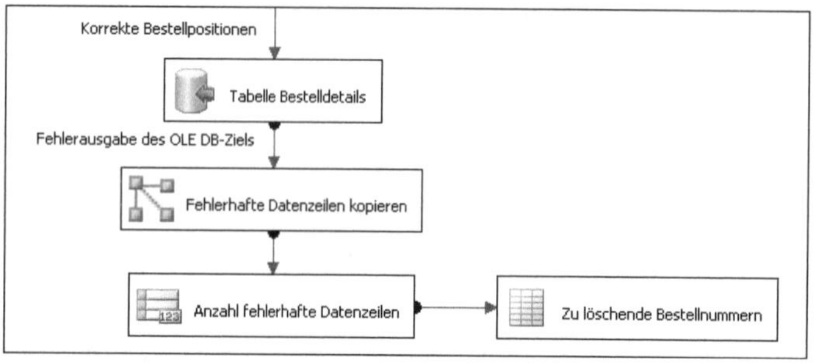

Abbildung 14.30 Der um eine Fehlerausgabe erweiterte *Datenflusstask* »Bestellpositionen«

In Abbildung 14.30 sehen Sie den erweiterten Ladevorgang des *OLE DB-Ziels* »Tabelle Bestelldetails«. Die von der *Zeilenanzahl*-Komponente ermittelte und in der Paketvariablen *ForEach::intZeilenanzahl* gespeicherte Anzahl der fehlerhaften Datenzeilen muss nun in der Ablaufsteuerung ausgewertet werden.

- Wechseln Sie zur Registerkarte *Ablaufsteuerung* und markieren Sie dort die Rangfolgeneinschränkung, die zum *Skripttask* führt
- Öffnen Sie mit einem Doppelklick auf die Rangfolgeneinschränkung den Rangfolgeneinschränkungs-Editor und wählen Sie dort im Listenfeld *Auswertungsvorgang* den Eintrag *Ausdruck und Einschränkung*
- Geben Sie in das Eingabefeld *Ausdruck* den folgenden Ausdruck ein

```
@[ForEach::intZeilenanzahl] > 0
```

- Speichern Sie die Konfiguration der Rangfolgeneinschränkung
- Markieren Sie die Rangfolgeneinschränkung erneut und wählen Sie im *Eigenschaften*-Fenster in der Eigenschaft *ShowAnnotation* den Eintrag *ConstraintOptions* aus. Durch diese Konfiguration wird der Ausdruck an der Rangfolgeneinschränkung angezeigt.

Nun haben Sie in der Ablaufsteuerung des *Foreach-Schleifencontainers* sozusagen eine Rangfolgeneinschränkung mit Ausdruck. Dieser sorgt dafür, dass der *Skripttask* nur dann ausgeführt wird, wenn die Paketvariable *ForEach::objBestellNr* auch Daten enthält. Mit der Erweiterung der Rangfolgeneinschränkung ist die Fehlerbehandlung der beim Ladevorgang der Bestellpositionen auftretenden Fehler abgeschlossen. Die erweiterte Ablaufsteuerung sehen Sie in Abbildung 14.31.

Neben möglichen fehlerhaften Datenzeilen gibt es noch einen weiteren Grund, warum das *OLE DB-Ziel* keine Daten in die Tabelle *Bestelldetails* lädt: Der Datenflusspfad zum *OLE DB-Ziel* enthält keine Datenzeilen. Jede Bestellposition im Datenfluss wird nach verschiedenen Kriterien kontrolliert und je nach Ergebnis in die Tabelle *Bestelldetails* oder aber in die Access-Datenbank geladen. Dabei kann es natürlich vorkommen, dass keine der Bestellpositionen die Kontrollen besteht und somit alle Bestellpositionen in der Access-Datenbank gespeichert werden. In diesem Fall wird beim *OLE DB-Ziel* »Tabelle Bestelldetails« kein Fehler ausgelöst und somit letztendlich auch der *Skripttask* nicht ausgeführt – wodurch in der Tabelle *Bestellungen* eine Bestellung existiert, zu denen keine Bestellpositionen in der Tabelle *Bestelldetails* vorliegen. Diese Bestellung muss natürlich ebenfalls gelöscht werden. Um auch in diesem Fall den *Skripttask* verwenden zu können, müssen Sie lediglich die Paketvariable *ForEach::objBestellNr* mit den Kundenbestellnummern und Kundennummern ergänzen, die in die Access-Datenbank geladen werden. Hierfür können Sie die bereits im Datenfluss enthaltene *Zeilenanzahl*-Komponente »Anzahl fehlerhafte Datenzeilen« und auch das *Recordsetziel* »Zu löschende Bestellnummern« verwenden. Dies erfordert jedoch einen kleinen Umbau des *Datenflusstasks* »Bestellpositionen«.

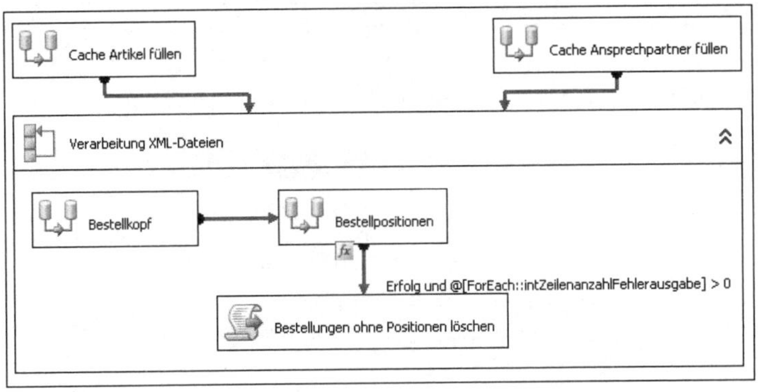

Abbildung 14.31 Eine Rangfolgeneinschränkung mit einer Bedingung

- Ergänzen Sie den Datenfluss mit einer *Multicast*-Komponente und nennen Sie diese **Fehlerhafte Bestellpositionen kopieren**
- Löschen Sie den Datenflusspfad zwischen der *UNION ALL*-Komponente »Fehlerhafte Bestellpositionen sammeln« und dem *OLE DB-Ziel* »Tabelle Fehlerhafte Bestellpositionen«
- Verbinden Sie den Datenflusspfad der *UNION ALL*-Komponente »Fehlerhafte Bestellpositionen sammeln« mit der neu eingefügten *Multicast*-Komponente
- Ziehen Sie einen Datenflusspfad der *Multicast*-Komponente »Fehlerhafte Bestellpositionen kopieren« zum *OLE DB-Ziel* »Tabelle Fehlerhafte Bestellpositionen«
- Anschließend nehmen Sie eine *UNION ALL*-Komponente in den Datenfluss auf und nennen diese **Fehlerhafte Bestellpositionen zusammenfassen**
- Löschen Sie den Datenflusspfad zwischen der *Multicast*-Komponente »Fehlerhafte Datenzeilen kopieren« und der *Zeilenanzahl*-Komponente »Anzahl fehlerhafte Datenzeilen«
- Verbinden Sie die Datenflusspfade der *Multicast*-Komponenten »Fehlerhafte Datenzeilen kopieren« und »Fehlerhafte Bestellpositionen kopieren« mit der eben eingefügten *UNION ALL*-Komponente
- Öffnen Sie den Editor der *UNION ALL*-Komponente und markieren Sie alle Ausgaben bis auf die Ausgaben *KundenBestellNr* und *KundenNr*. Entfernen Sie die markierten Ausgaben über den Kontextmenübefehl *Löschen*
- Speichern Sie die *UNION ALL*-Komponente »Fehlerhafte Bestellpositionen zusammenfassen«
- Verbinden Sie den Datenflusspfad der *UNION ALL*-Komponente mit der *Zeilenanzahl*-Komponente »Anzahl fehlerhafte Datenzeilen«

Der Datenfluss ist nun zwar wieder vollständig, aber noch nicht funktionsfähig. Durch das Fehlersymbol am *Recordsetziel* ist zu erkennen, dass die Konfiguration an dieser Stelle noch nicht korrekt ist. Um welchen Fehler es sich handelt, zeigt Ihnen das Ausgabefenster *Fehlerliste*. Dieses beinhaltet zu den Fehlern im Entwurfsmodus ausführliche Fehlermeldungen – wie in Abbildung 14.32 zu sehen ist. Durch die aktuelle Fehlermeldung ist zu erkennen, dass das *Recordsetziel* mit der Datenflussspalte *KundenBestellNr* eine Datenflussspalte erwartet, die es in diesem Datenfluss nicht gibt. Nun existiert in diesem Datenfluss durchaus eine Datenflussspalte *KundenBestellNr* – aber nicht die, die im *Recordsetziel* angegeben ist. Das *Recordsetziel* erwartet die Datenflussspalte *KundenBestellNr* mit der LineageID 199. Mit dieser LineageID wurde die Datenflussspalte *KundenBestellNr* in der *Zusammenführungsjoin*-Komponente »BestellNr zu Position« im Puffer angelegt und in diesem Puffer durch den Datenfluss bis hin zum *Recordsetziel* geleitet. Durch die eben eingefügte *UNION ALL*-Komponente »Fehlerhafte Bestellpositionen zusammenfassen« wird nun jedoch ein neuer Puffer erstellt und somit für die Datenflussspalte *KundenBestellNr* auch eine neue LineageID vergeben. Das *Recordsetziel* bleibt davon jedoch unbeirrt und erwartet weiterhin die Datenflussspalte *KundenBestellNr* mit der LineageID 199 – wobei die LineageID in Ihrem Paket natürlich eine andere ist.

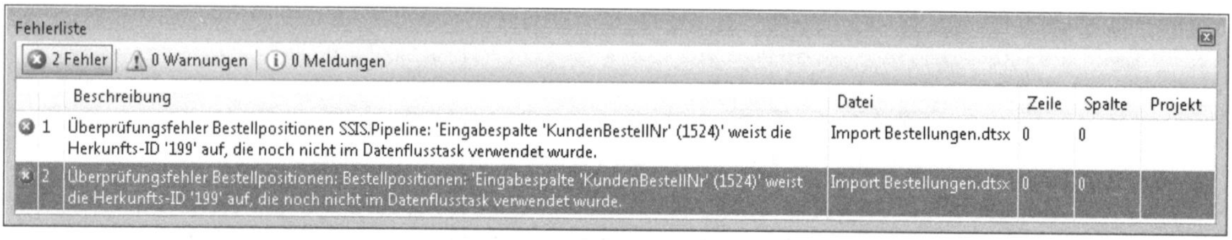

Abbildung 14.32 Die Ausgabe von Fehlermeldungen in der Entwurfsphase

Sofern sich der Fehler mit einem entsprechenden Editor lösen lässt, können Sie diesen von hier aus mit einem Doppelklick auf die Fehlermeldung öffnen. Ein Doppelklick auf die zweite Fehlermeldung zeigt denn auch den *Editor zum Wiederherstellen ungültiger Spaltenverweise*. Dort ist der Datenflussspalte *KundenBestellNr* mit der LineageID 199 bereits die Datenflussspalte *KundenBestellNr* mit der neuen LineageID 1524 zugeordnet. Diese Zuordnung wurde automatisch anhand der Bezeichnungen der beiden Datenflussspalten erstellt und wird Ihnen als mögliche Fehlerbehebung angeboten. Der Editor zeigt Ihnen noch einen weiteren ungültigen Spaltenverweis, da sich neben der LineageID der Datenflussspalte *KundenBestellNr* auch die LineageID der Datenflussspalte *KundenNr* geändert hat. Auch zu diesem ungültigen Spaltenverweis wird Ihnen eine mögliche Fehlerbehebung angeboten. Nehmen Sie die beiden Angebote mit einem Klick auf OK an. Mehr zur LineageID und dem *Editor zum Wiederherstellen ungültiger Spaltenverweise* lesen Sie in Kapitel 10.

HINWEIS Manche Fehler sind etwas hartnäckiger als andere. So ist der zweite Fehler im Ausgabefenster *Fehlerausgabe* zwar nur ein Folgefehler, dieser aber lässt sich im Entwurfsmodus nur entfernen, wenn Sie das Paket kurz schließen und wieder öffnen.

Mit dieser Erweiterung haben Sie nicht nur die Paketvariable *ForEach::objBestellNr* mit den Kundenbestellnummern und Kundennummern der fehlerhaften Bestellpositionen erweitert – Sie haben auch erfahren, wie Datenflusskomponenten auf Änderungen im Datenfluss reagieren. Abbildung 14.34 zeigt Ihnen den neuen Datenfluss des *Datenflusstasks* »Bestellpositionen« – dort bereits erweitert mit der Fehlerausgabe im *Flatfileziel*. Die Fehlerausgabe im *Flatfileziel* ist auch der nächste zu realisierende Schritt.

Die Fehlerausgabe im Datenfluss

Neben den Datenzeilen der Fehlerausgabe des *OLE DB-Ziels* »Tabelle Bestelldetails« sind zusätzlich noch die Datenzeilen der Fehlerausgaben von zwei weiteren Komponenten in ein Flatfile zu laden – die der *Datenkonvertierung* »Mehrere Datenflussspalten konvertieren« und die der *Suche* »Bestellnummer ermitteln«. Dabei sollen die Datenzeilen dieser Fehlerausgaben mit der Fehlernummer und der Fehlerbeschreibung zum aufgetretenen Fehler erweitert werden. Für diesen Ladevorgang muss die Fehlerausgabe der einzelnen Komponenten zunächst konfiguriert und mit einer *UNION ALL*-Komponente zusammengefasst werden.

- Nehmen Sie in den Datenfluss eine *UNION ALL*-Komponente auf und nennen Sie diese **Fehlerausgaben sammeln**
- Verbinden Sie einen der Datenflusspfade der *Multicast*-Komponente »Fehlerhafte Datenzeilen kopieren« mit der eben eingefügten *UNION ALL*-Komponente
- Ziehen Sie die Fehlerausgabe der *Datenkonvertierung* »Mehrere Datenflussspalten konvertieren« zur neuen *UNION ALL*-Komponente. In dem darauffolgenden Editor *Fehlerausgabe konfigurieren* markieren Sie zunächst die Listenfelder *Fehler* und *Abschneiden* zu allen Datenflussspalten und wählen anschließend im Listenfeld *Diesen Wert für ausgewählte Zellen festlegen* den Eintrag *Zeile umleiten*. Mit einem Klick auf die Schaltfläche *Anwenden* übernehmen Sie die Auswahl in die gewählten Listenfelder der jeweiligen Spalten. Anschließend speichern Sie die Konfiguration der Fehlerausgabe.
- Verbinden Sie die Fehlerausgabe der *Suche*-Komponente »Bestellnummer ermitteln« mit der neuen *UNION ALL*-Komponente. Auch hier erhalten Sie den Editor *Fehlerausgabe konfigurieren*, in dem Sie in der eben beschriebenen Art und Weise ebenfalls alle Spalten mit der Fehlerausgabe *Zeile umleiten* konfigurieren.
- Öffnen Sie den Editor der *UNION ALL*-Komponente »Fehlerausgaben sammeln« und ändern Sie die Bezeichnung der Ausgabespalte *ErrorCode* in **FehlerNr**
- Löschen Sie die Ausgabespalte *ErrorColumn*. Die Datenflussspalte *ErrorColumn* enthält die ID der Datenflussspalte, die den Fehler ausgelöst hat. SSIS bietet Ihnen keine Möglichkeit, bei der Paketausführung den Spaltennamen zu dieser ID zu ermitteln. Von daher wird diese Spalte hier nicht weiter verwendet.
- Markieren Sie die Ausgabespalten *strKundenBestellNr*, *strMatchcode*, *strFarbe* und *curEinzelpreis* und entfernen Sie diese über den Kontextmenübefehl *Löschen*
- Speichern Sie die *UNION ALL*-Komponente »Fehlerausgabe sammeln«

Bis auf die Fehlermeldung zum ausgelösten Fehler sind alle gewünschten Informationen im Datenflusspfad der *UNION ALL*-Komponente enthalten. Die Fehlermeldung kann nur über das Objektmodell der SSIS ermittelt werden – und dazu benötigen Sie eine *Skriptkomponente*.

- Ziehen Sie aus der Toolbox eine *Skriptkomponente* in den Datenfluss und wählen Sie in dem Dialogfeld *Skriptkomponententyp auswählen* die Eigenschaft *Transformation*. Anschließend nennen Sie die *Skriptkomponente* **Fehlerbeschreibung ermitteln**.
- Verbinden Sie den Datenflusspfad der *UNION ALL*-Komponente »Fehlerausgabe sammeln« mit der *Skriptkomponente* und öffnen Sie den Editor der *Skriptkomponente*
- Wechseln Sie im *Transformations-Editor für Skripterstellung* zur Seite *Eingabespalten* und wählen Sie dort die Datenflussspalte *FehlerNr*. Anhand der Fehlernummer soll nun im Skript die Fehlerbeschreibung ermittelt und in einer eigenen Datenflussspalte ausgegeben werden.

- Markieren Sie auf der Seite *Eingaben und Ausgaben* die Kategorie *Ausgabespalten* der Ausgabe *Ausgabe '0'* und klicken Sie auf die Schaltfläche *Spalte hinzufügen.* Geben Sie der neuen Ausgabespalte die Bezeichnung **Fehlerbeschreibung** und wählen Sie in der Eigenschaft *DataType* den Datentyp *Unicode-Zeichenfolge [DT_WSTR].* Als Länge tragen Sie den Wert **255** in die Eigenschaft *Length* ein.
- Wechseln Sie zur Seite *Skript* und starten Sie dort VSTA mit der Schaltfläche *Skript bearbeiten.* Als Skriptcode geben Sie folgende Zeile in der Methode *Eingabe0_ProcessInputRow* ein.

```
Row.Fehlerbeschreibung = Me.ComponentMetaData.GetErrorDescription(Row.FehlerNr)
```

- Lassen Sie den Skriptcode über den Menübefehl *Erstellen* syntaktisch prüfen und beenden Sie danach VSTA. Anschließend speichern Sie die *Skriptkomponente* »Fehlerbeschreibung ermitteln.«

Nachdem nun auch die Fehlermeldung im Datenflusspfad enthalten ist, kann die Fehlerausgabe in ein Flatfile geladen werden. Hierzu verwenden Sie das Datenflussziel *Flatfileziel.*

- Ergänzen Sie den Datenfluss um ein *Flatfileziel* und nennen Sie dieses **Fehlerhafte Datenzeilen Bestellpositionen**
- Verbinden Sie den Datenflusspfad der *Skriptkomponente* »Fehlerbeschreibung ermitteln« mit dem *Flatfileziel*
- Öffnen Sie den Editor des *Flatfileziels* und klicken Sie auf die Schaltfläche *Neu,* um einen *Flatfile-Verbindungs-Manager* anzulegen. In dem darauf folgenden Dialogfeld *Flatfileformat* wählen Sie das Format *Feste Breite mit Zeilentrennzeichen* aus. Der *Verbindungs-Manager-Editor für Flatfiles* wird geöffnet.
- Geben Sie dem neuen Verbindungs-Manager im Eingabefeld *Name des Verbindungs-Managers* die Bezeichnung **Fehlerhafte Datenzeilen Bestellpositionen**
- Tragen Sie den Speicherort des Flatfiles in das Eingabefeld *Dateiname* ein. Dabei verwenden Sie das Verzeichnis *\Datenimporte\Kontrolle\Fehlerprotokolle\Bestellungen* und als Dateinamen **Fehlerhafte Datenzeilen Bestellungen**. Achten Sie darauf, dass Sie an dieser Stelle lediglich den Dateinamen angeben und nicht die Datei anlegen. Das Anlegen des Flatfiles erfolgt bei der ersten Paketausführung.
- Aktivieren Sie die Eigenschaft *Unicode.* Der Datenflusspfad liefert Zeichenfolgen im Unicode-Format, weshalb das Flatfile dieses Format verwenden muss.
- Selektieren Sie auch die Eigenschaft *Spaltennamen in der ersten Datenzeile,* um die Bezeichnungen der Datenflussspalten als Spaltenüberschriften in dem Flatfile zu speichern
- Wechseln Sie zur Seite *Erweitert* und ändern Sie dort die Breite der Spalte *Matchcode* in der Eigenschaft *InputColumnWidth* von 255 auf **15** Zeichen. Diese Spalte besteht in der Zieltabelle aus maximal 10 Zeichen. Um eventuell Fehleingaben erkennen zu können, sollte eine Breite von 15 Zeichen ausreichen. Anschließend ändern Sie die Breite der Spalte *Farbe* ebenfalls von 255 auf **15** Zeichen.
- Ändern Sie die Breite der Spalte *KundenBestellNr* von 11 Zeichen auf **15** Zeichen. Der Wert dieser Spalte enthält zwar maximal 11 Zeichen, jedoch ist die Bezeichnung dieser Spalte bereits 15 Zeichen breit. Insofern müssen Sie die Breite dieser Spalte auf mindestens 15 Zeichen anpassen. Abbildung 14.33 zeigt Ihnen diese notwendige Konfiguration dieser Spalte. Mehr dazu lesen Sie in Kapitel 13 im Abschnitt »Flatfileziel«.
- Geben Sie der Spalte *Spalte für Zeilentrennzeichen* die neue Bezeichnung **Zeilenende** und speichern Sie den *Flatfile-Verbindungs-Manager* »Fehlerhafte Datenzeilen Bestellpositionen«.

- Zurück im *Ziel-Editor für Flatfiles* deaktivieren Sie die Eigenschaft *Daten in der Datei überschreiben*. Da bei jeder Schleifenverarbeitung aufs Neue fehlerhafte Datenzeilen in das Flatfile geladen werden können, dürfen die Einträge der vorherigen Schleifenverarbeitungen nicht überschrieben werden.
- Wechseln Sie zur Seite *Zuordnungen*, um die automatische Spaltenzuordnung auszulösen. Die dabei erstellte Zuordnung ist korrekt und kann ohne Änderungen übernommen werden.
- Speichern Sie das *Flatfileziel* »Fehlerhafte Datenzeilen Bestellpositionen«

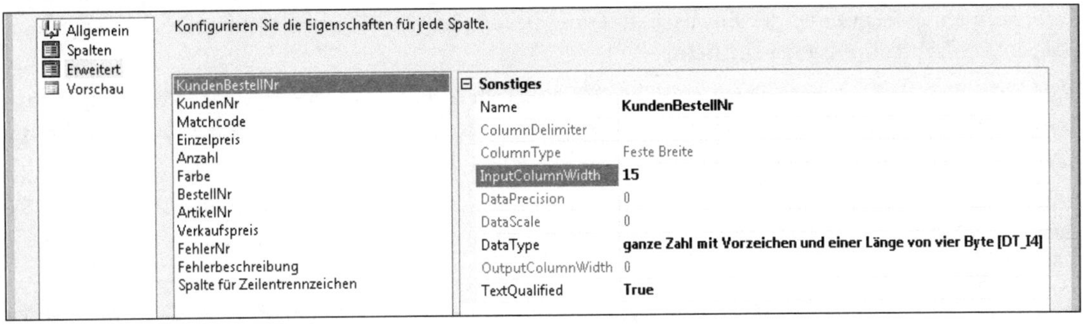

Abbildung 14.33 Die notwendige Breite der Spalte *KundenBestellNr* in der Eigenschaft *InputColumnWidth*

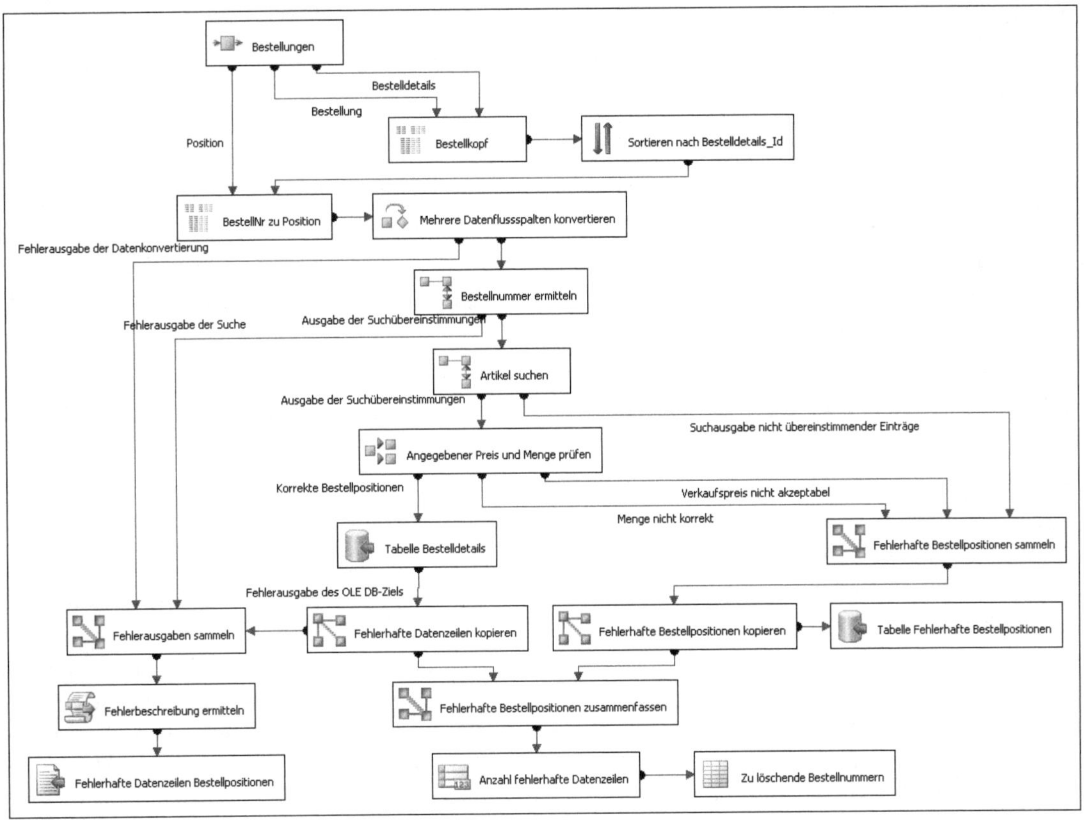

Abbildung 14.34 Der *Datenflusstask* »Bestellpositionen«

Die Fehlerausgabe des *Datenflusstasks* »Bestellpositionen« ist vollständig – und in Abbildung 14.34 zu sehen. Als Nächstes gilt es, den *Datenflusstask* »Bestellkopf« ebenfalls um eine Fehlerausgabe zu erweitern – genauer gesagt um die des *OLE DB-Ziels* »Tabelle Bestellungen«. Auch dort sind die Datenzeilen der Fehlerausgaben in einem Flatfile zu protokollieren. Dabei wird dasselbe Flatfile wie für die Fehlerausgaben des *Datenflusstasks* »Bestellpositionen« verwendet.

- Wechseln Sie über das Listenfeld *Datenflusstask* zum Datenfluss-Designer des *Datenflusstasks* »Bestellkopf«
- Nehmen Sie eine *Skriptkomponente* in den Datenfluss auf und aktivieren Sie dabei im Dialogfeld *Skriptkomponententyp auswählen* die Eigenschaft *Transformation*. Anschließend nennen Sie die *Skriptkomponente* **Fehlerbeschreibung ermitteln**.
- Verbinden Sie die Fehlerausgabe des *OLE DB-Ziels* »Tabelle Bestellungen« mit der *Skriptkomponente*. Im darauf folgenden Editor *Fehlerausgabe konfigurieren* wählen Sie im Listenfeld *Fehler* den Eintrag *Zeilen umleiten* und speichern Sie die Konfiguration der Fehlerausgabe
- Öffnen Sie den Editor der *Skriptkomponente* und wechseln Sie zur Seite *Eingabespalten*. Aktivieren Sie dort die Datenflussspalte *ErrorCode* und geben Sie dieser im Eingabefeld *Ausgabealias* die Bezeichnung **FehlerNr**.
- Aktivieren Sie die Seite *Eingaben und Ausgaben* und markieren Sie die Kategorie *Ausgabespalten* der Ausgabe *Ausgabe '0'*. Anschließend klicken Sie auf die Schaltfläche *Spalte hinzufügen* und legen eine Ausgabespalte mit der Bezeichnung **Fehlerbeschreibung**, dem Datentyp *Unicode-Zeichenfolge [DT_WSTR]* und der Länge **255** an.
- Starten Sie VSTA auf der Seite *Skript* mit der Schaltfläche *Skript bearbeiten* und geben Sie folgenden Skriptcode in der Methode *Eingabe0_ProcessInputRow* ein

```
Row.Fehlerbeschreibung = Me.ComponentMetaData.GetErrorDescription(Row.FehlerNr)
```

- Speichern Sie den Skriptcode und schließen Sie VSTA. Anschließend beenden Sie auch den *Transformations-Editor für Skripterstellung*.

Nachdem die *Skriptkomponente* mit der Fehlerausgabe des *OLE DB-Ziels* »Tabelle Bestellungen« verbunden ist, kann auch schon das *Flatfileziel* konfiguriert werden. Dieses *Flatfileziel* schreibt die Fehlerausgaben des *OLE DB-Ziels* in dasselbe Flatfile, das auch vom *Datenflusstask* »Bestellpositionen« verwendet wird. Auf diese Art und Weise stehen Ihnen die Fehler der gesamten Verarbeitung in einem einzigen Flatfile zur Verfügung.

- Nehmen Sie ein *Flatfileziel* in den Datenfluss auf und nennen Sie dieses **Fehlerhafte Datenzeilen Bestellungen**. Anschließend verbinden Sie den Datenflusspfad der *Skriptkomponente* mit dem *Flatfileziel*.
- Öffnen Sie den Editor des *Flatfileziels* und klicken Sie auf die Schaltfläche *Neu*, um einen weiteren *Flatfile-Verbindungs-Manager* anzulegen. In dem darauf folgenden Dialogfeld *Flatfileformat* wählen Sie auch bei diesem Verbindungs-Manager das Format *Feste Breite mit Zeilentrennzeichen*.
- Im *Verbindungs-Manager-Editor für Flatfiles* geben Sie dem Verbindungs-Manager im Eingabefeld *Name des Verbindungs-Managers* die Bezeichnung **Fehlerhafte Datenzeilen Bestellungen**
- Tragen Sie im Eingabefeld *Dateiname* denselben Speicherort und Dateinamen ein, den Sie auch beim *Flatfileziel* des *Datenflusstasks* »Bestellpositionen« angegeben haben. Zur Erinnerung: Das Flatfile soll mit der Bezeichnung **Fehlerhafte Datenzeilen Bestellungen** im Verzeichnis *\Datenimporte\Kontrolle\Fehlerprotokolle\Bestellungen* gespeichert werden. Durch die erneute Verwendung dieses Datenziels wird ein und dasselbe Flatfile verwendet, aber je nach *Datenflusstask* Daten in unterschiedlichen Strukturen geladen.

- Aktivieren Sie aus denselben Gründen wie eben die Eigenschaften *Unicode* und *Spaltenamen in der ersten Datenzeile*
- Wechseln Sie zur Seite *Erweitert* und entfernen Sie dort die Spalten *Bestellung_Id*, *PersonalNr*, *strKundenBestellNr* und *ErrorColumn*. Anschließend ändern Sie in der Eigenschaft *InputColumnWidth* die Spaltenbreite der Spalte *Ansprechpartner* auf **120** Zeichen und die der Spalte *Telefon* auf **35** Zeichen.
- Geben Sie der Spalte *BestellNr* die neue Bezeichnung **KundenBestellNr** und ändern Sie deren Breite auf **15**. Abschließend ändern Sie den Spaltennamen der *Spalte für Zeilentrennzeichen* in **Zeilenende**.
- Speichern Sie den *Flatfile-Verbindungs-Manager* »Fehlerhafte Datenzeilen Bestellungen«.
- Im *Ziel-Editor für Flatfiles* prüfen Sie, ob der korrekte Verbindungs-Manager im Listenfeld *Verbindungs-Manager für Flatfiles* eingetragen ist und deaktivieren anschließend die Eigenschaft *Daten in der Datei überschreiben*.
- Wechseln Sie zur Seite *Zuordnungen*, um die automatische Spaltenzuordnung auszulösen. Dort ergänzen Sie die erstellte Spaltenzuordnung durch die Zuordnung der Datenflussspalte *BestellNr* zur Zielspalte *KundenBestellNr*.
- Speichern Sie das *Flatfileziel* »Fehlerhafte Datenzeilen Bestellungen«.

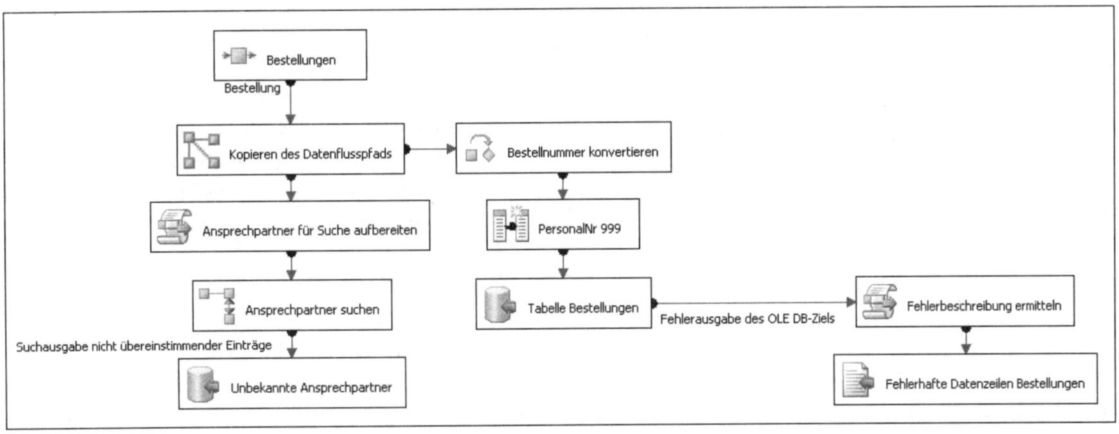

Abbildung 14.35 Die Fehlerausgabe im *Datenflusstask* »Bestellkopf«

Mit diesem *Flatfileziel* wäre nun auch die Fehlerausgabe des *Datenflusstasks* »Bestellkopf« realisiert. Abbildung 14.35 zeigt den erweiterten Datenfluss. Da das Flatfile die Datenzeilen von zwei Datenflusspfaden erhält und der Inhalt mit jedem Ladevorgang erweitert und nicht überschrieben wird, ist eine Ergänzung der Ausgabe mit einer entsprechenden Überschrift sinnvoll. Diese Überschrift soll den Paketnamen, den Startzeitpunkt des Pakets und die Bezeichnung des jeweiligen *Datenflusstasks* sowie den Dateinamen der aktuellen XML-Datei enthalten. Für solche Überschriften bietet Ihnen das *Flatfileziel* zwar die Eigenschaft *Header* an, aber diese unterstützt nur konstante Überschriften. Systemvariablen oder gar Ausdrücke können hier nicht verwendet werden. Nicht direkt zumindest, denn über den Umweg der Eigenschaften des *Datenflusstasks* ist der Einsatz von Ausdrücken möglich. Mehr zur Konfiguration solcher dynamischen Eigenschaften lesen Sie in Kapitel 5.

- Wechseln Sie zur Registerkarte *Ablaufsteuerung* und markieren Sie den *Datenflusstask* »Bestellkopf«.

- Öffnen Sie im *Eigenschaften*-Fenster über die Schaltfläche der Eigenschaft *Expressions* den Eigenschaftenausdrucks-Editor und wählen Sie dort im Listenfeld *Eigenschaft* den Eintrag *[Fehlerhafte Datenzeilen Bestellungen].[Header]*.
- Starten Sie über die Schaltfläche hinter dem Eingabefeld *Ausdruck* den Ausdrucks-Generator und erstellen Sie dort den in Listing 14.6 enthaltenen Ausdruck. Die dort verwendete Sequenz `\r\n` erzeugt die einzelnen Zeilenumbrüche.
- Speichern Sie den neu erstellten Ausdruck und anschließend auch die Konfiguration im Eigenschaftsausdrucks-Editor.
- Wiederholen Sie den Vorgang mit dem *Datenflusstask* »Bestellpostionen« und der Eigenschaft *[Fehlerhafte Datenzeilen Bestellpositionen].[Header]*.

```
"\r\n" + "\r\n" +
"------------------------------------------------------------------------------------" +
"\r\n" + "Aufgetretene Fehler im Paket --" + @[System::PackageName] +
"-- im Ablaufsteuerungselement --" + @[System::TaskName] + "-- am --" +
(DT_WSTR, 19)@[System::StartTime] +"\r\n" + "Datei: " + @[ForEach::strXmlDatei] + "\r\n" +
"------------------------------------------------------------------------------------" +
"\r\n" + "\r\n"
```

Listing 14.6 Der Ausdruck zur Eigenschaft *Header* des *Flatfileziels*

HINWEIS Um den Ausdruck nicht bei beiden *Datenflusstasks* konfigurieren zu müssen, wäre auch die Verwendung einer Paketvariablen möglich. Dabei würde der Ausdruck in der Paketvariablen erstellt und die Paketvariable anstelle des Ausdrucks in den hier verwendeten Eigenschaften der *Datenflusstasks* eingesetzt. Zukünftige Änderungen des Ausdrucks wären nur in der Paketvariablen umzusetzen und würden sich somit direkt auf die Eigenschaften der *Datenflusstasks* auswirken. Leider scheitert diese Idee an dieser Stelle an der im Ausdruck genutzten Systemvariablen *TaskName*. Diese steht für einen Ausdruck in einer Paketvariablen nicht zur Verfügung.

Mit der Konfiguration der Eigenschaft *Expression* der beiden *Datenflusstasks* werden die jeweiligen Einträge in das Flatfile mit einer entsprechenden Überschrift versehen, wodurch sich diese besser den jeweiligen XML-Dateien und Paketausführungen zuordnen lassen. Für die wichtigsten Datenflusskomponenten dieses Pakets wäre hiermit nun auch eine Fehlerausgabe implementiert.

Seit der letzten Paketausführung hat sich einiges geändert. Nicht nur die Fehlerausgabe ist in das Paket aufgenommen worden, sondern auch das Löschen unnötig angelegter Bestellungen. Es gibt also einiges zu testen. Starten Sie die Paketausführung für einen erneuten Test mit der Schaltfläche *Debugging starten*. Da auch bei dieser Paketausführung wieder die XML-Datei *Bestellungen Test 1.xml* verarbeitet wird, gibt es auch dieses Mal Primärschlüsselverletzungen an der Tabelle *Bestelldetails*. Aber das Ergebnis sieht nun besser aus: Alle Komponenten sind grün. Das Paket wurde erfolgreich beendet. Dies bedeutet, dass die Umleitung fehlerhafter Datenzeilen und auch die der fehlerhaften Bestellpositionen ebenso funktioniert hat wie die Ausführung des *Skripttasks*. Im *Datenflusstask* »Bestellpositionen« sehen Sie, dass drei Datenzeilen über die Fehlerausgabe des *OLE DB-Ziels* und eine weitere Datenzeile vom Datenflusspfad zur Access-Datenbank in das *Recordsetziel* geschrieben wurden. Ein Blick in die Tabellen *Bestellungen* und *Bestelldetails* zeigt, dass in der Tabelle *Bestellungen* keine Bestellungen existieren, zu denen es in der Tabelle *Bestelldetails* keine entsprechenden Positionen gibt. Bevor Sie nun das Ergebnis der Fehlerausgabe im Flatfile prüfen, beenden Sie zuerst den Debug-Modus.

Mit dem Test der Fehlerausgabe soll auch die Schleifenverarbeitung des *Foreach-Schleifencontainers* getestet werden. Dazu extrahieren Sie aus der Zip-Datei *\Datenimporte\Archiv\Bestellungen Test.zip* die Datei *Bestellungen Test 2.xml* in das Verzeichnis *\Datenimporte\Kontrolle\Korrekte Importdateien*. Sobald die XML-Datei *Bestellungen Test 2.xml* im Verzeichnis ist, starten Sie das Paket erneut über die Schaltfläche *Debugging starten*. Mit dieser Paketausführung werden nun zwei XML-Dateien verarbeitet – die beide Fehler auslösen. Wie beim vorherigen Test wird auch dieses Mal die Paketausführung deswegen nicht abgebrochen, sondern bis zum Ende ausgeführt. Die fehlerhaften Datenzeilen sind nach der Paketausführung im Verzeichnis *\Datenimporte\Kontrolle\Fehlerprotokolle\Bestellungen* im Flatfile *Fehlerhafte Datenzeilen Bestellungen.txt* enthalten. Dort können Sie sich nun anschauen, um welche Fehler es sich handelt.

Die ersten Einträge im Flatfile weisen auf den zu erwartenden Fehler mit den doppelten Primärschlüsseln hin. Die Bestellungen der XML-Datei *Bestellungen Test 1.xml* wurde nun bereits in mehreren Tests verarbeitet – und sind korrekterweise nur beim ersten Mal ohne Fehler ausgeführt worden. Der zweite Fehler kommt aus der neu hinzugefügten XML-Datei *Bestellungen Test 2.xml*. Dort wird der Fehler durch eine ungültige Bestellmenge ausgelöst. Eine Bestellmenge von 200.000 Stück mag zwar gut gemeint sein, aber leicht verdächtig ist diese Anzahl schon. Verursacht wurde dieser Fehler durch die für diese Zahl nicht ausreichend dimensionierte Spalte *Menge* in der Tabelle *Bestelldetails*. Abbildung 14.36 zeigt Ihnen einen Ausschnitt aus dem Flatfile *Fehlerhafte Datenzeilen Bestellungen.txt*.

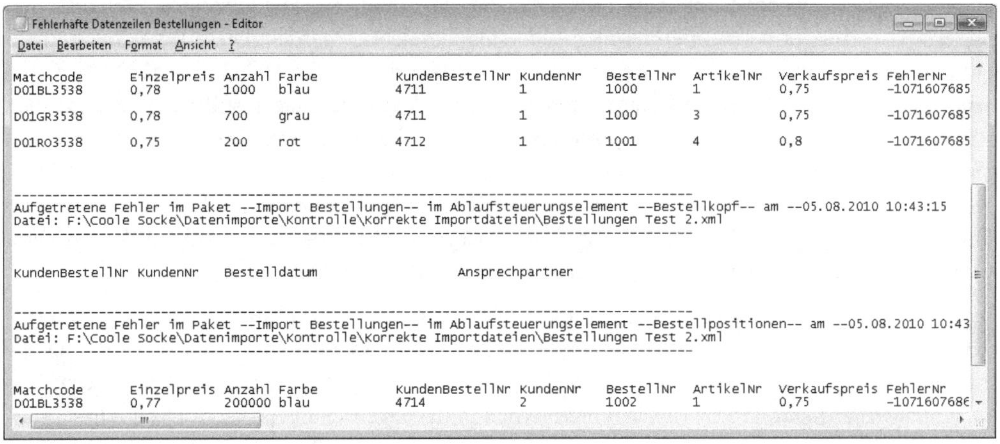

Abbildung 14.36 Die Fehlerausgabe in einem Flatfile

Bei der Paketausführung wurden nun zwei XML-Dateien verarbeitet. Im Debug-Modus sehen Sie nach Beendigung der Paketausführung im SSIS-Designer jedoch nur die Ausführung der letzten Schleifenverarbeitung – der letzten XML-Datei. Wenn Sie nun aber wissen möchten, wie viele Datenzeilen im *Datenflusstask* »Bestellungen« bei der ersten XML-Datei verarbeitet wurden, müssen Sie entweder in die Registerkarte *Status* bzw. *Ausführungsergebnisse* oder in das Ausgabefenster *Ausgabe* schauen. Dort sind weiterhin alle Informationen zur Ausführung der einzelnen Komponenten enthalten. Alle Informationen – und das sind inzwischen eine ganze Menge. Es kann einige Zeit dauern, bis Sie die richtigen Stellen mit den jeweiligen Informationen gefunden haben. Viel einfacher wäre es doch, wenn die Paketausführung im Debug-Modus nach der Verarbeitung jeder XML-Datei unterbrochen würde. Man könnte sich im SSIS-Designer die einzelnen Verarbeitungsschritte der Ablaufsteuerung und der *Datenflusstasks* in Ruhe anschauen und nach dieser Analyse die Paketausführung mit der nächsten XML-Datei fortsetzen. Dieser Wunsch ist jedoch kein besonderer Luxus – sondern eher eine Standardfunktion von Visual Studio. In SSIS heißt diese Funktion *Haltepunkte*.

Die Haltepunkte

Das Setzen eines Haltepunkts – im Original *Break Point* – kennen Sie bestimmt von anderen Entwicklungsumgebungen. Sie markieren eine Codezeile mit einem Haltepunkt und bei der nächsten Ausführung des Programms wird die Programmausführung an dieser Codezeile unterbrochen. Nun gibt es in einem Paket keine Codezeilen – mal abgesehen von den Codezeilen im Skriptcode der *Skripttasks* und *Skriptkomponenten* eines Pakets. Stattdessen besteht ein Paket aus Containern – das Paket mit seiner Ablaufsteuerung, die Ablaufsteuerungselemente und die Ereignishandler. Jeder dieser Container kann Ereignisse auslösen. Sie kennen diese Ereignisse bereits aus Kapitel 9. An eben diesen Ereignissen definieren Sie in einem Paket die Haltepunkte. Löst während der Paketausführung ein Container ein Ereignis aus, zu dem ein Haltepunkt definiert ist, wird die Paketausführung unterbrochen. Während der Unterbrechung bietet Ihnen Business Intelligence Development Studio dieselben Möglichkeiten, die Sie bereits vom Debug-Modus her kennen. Sie können wie gewohnt zwischen der Ablaufsteuerung und den *Datenflusstasks* wechseln, sich dort die einzelnen Verarbeitungsschritte anschauen und die Informationen der Registerkarte *Status* und des Ausgabefensters *Ausgabe* einsehen. Ergänzend zu diesen Möglichkeiten gibt es während einer Paketunterbrechung zusätzliche Ausgabefenster, die Ihnen neben weiteren Informationen auch einige nützliche Funktionen bieten.

Die Haltepunkte eines Containers definieren Sie im Editor *Haltepunkte festlegen*, den Sie über den Kontextmenübefehl *Haltepunkte bearbeiten* des Containers öffnen. In diesem Editor sind die einzelnen Ereignisse des Containers aufgelistet, die hier nun als *Unterbrechungsbedingung* bezeichnet werden. Diese Bezeichnung trifft die Sache recht gut, legen Sie hier doch auch Bedingungen zu jedem definierten Haltepunkt fest. Mit diesen Bedingungen regeln Sie, wie oft ein Ereignis eingetreten sein muss, damit die Paketausführung unterbrochen wird. Den dafür notwendigen Algorithmus konfigurieren Sie mit den beiden Listenfeldern *Typ der Trefferanzahl* und *Trefferanzahl*. Neben den üblichen Ereignissen bietet der Editor bei den beiden Schleifencontainern noch ein zusätzliches Ereignis. Mit dem Haltepunkt *Am Anfang jeder Iteration der Schleife unterbrechen* wird die Paketausführung vor jeder Schleifenverarbeitung unterbrochen – und genau die Art der Paketunterbrechung ist für eine Analyse der Verarbeitungsschritte jeder einzelnen XML-Datei optimal.

Markieren Sie also den *Foreach-Schleifencontainer* und wählen Sie aus dessen Kontextmenü den Eintrag *Haltepunkte bearbeiten*. Im Editor *Haltepunkte festlegen* sehen Sie die einzelnen Unterbrechungsbedingungen – die einzelnen Ereignisse – des *Foreach-Schleifencontainers*. Von diesen aktivieren Sie nun die Unterbrechungsbedingung *Am Anfang jeder Iteration der Schleife unterbrechen* in der Eigenschaft *Aktiviert*. Durch diese Aktivierung wird der rote Kreis vor der Unterbrechungsbedingung zu einem roten Punkt. Mit der bisherigen Konfiguration würde die Paketausführung vor jeder Schleifenverarbeitung unterbrochen werden – auch vor der Verarbeitung der ersten XML-Datei. Diese Unterbrechung ist aber eigentlich nicht notwendig. Besser wäre es, wenn die Paketausführung erst nach der Verarbeitung der XML-Datei unterbrochen würde. Nun bezieht sich dieser Haltepunkt aber auf das Ereignis vor der Schleifenverarbeitung. Um diese erste und auch unnötige Unterbrechung zu vermeiden, wäre es absolut ausreichend, wenn die Paketausführung erst ab der zweiten Schleifenverarbeitung unterbrochen wird – schließlich ist der Zeitpunkt nach der ersten Schleifenverarbeitung gleich dem Zeitpunkt vor der zweiten Schleifenverarbeitung. Dazu müssen Sie nur eine entsprechende Bedingung definieren, indem Sie im Listenfeld *Typ der Trefferanzahl* den Eintrag *Trefferanzahl ist größer als oder gleich* auswählen und als Trefferanzahl in das gleichnamige Listenfeld den Wert 2 eintragen. Durch diese Konfiguration wird die Paketausführung nun erst vor der zweiten Schleifenverarbeitung unterbrochen, was Ihnen die Möglichkeit gibt, sich das Ergebnis der ersten Schleifenverarbeitung in Ruhe anschauen zu können. Tabelle 14.7 zeigt Ihnen anhand des *Foreach-Schleifencontainers* und des Beispielwerts 2 die Auswirkungen aller Bedingungen, die Sie mit den Listenfeldern *Typ der Trefferanzahl* und *Trefferanzahl* definieren können.

Typ der Trefferanzahl	Trefferanzahl	Unterbrechung der Paketausführung
Immer	Keine Eingabe möglich	Bei jeder Schleifenverarbeitung
Trefferanzahl ist gleich	2	Nur vor der zweiten Schleifenverarbeitung
Trefferanzahl ist größer als oder gleich	2	Ab der zweiten Schleifenverarbeitung
Trefferanzahl mehrfach	2	Bei jeder zweiten Schleifenverarbeitung

Tabelle 14.7 Die Typen der Trefferanzahl

Nachdem die Bedingung festgelegt ist, speichern Sie die Konfiguration der Haltepunkte. Die hier beschriebene Konfiguration sehen Sie in Abbildung 14.37. Der Ablaufsteuerungs-Designer zeigt nun im Kopf des *Foreach-Schleifencontainers* einen roten Punkt, an dem Sie erkennen, dass an diesem Container ein Haltepunkt gesetzt ist.

Nun starten Sie das Paket über die Schaltfläche *Debugging starten* erneut. Die erste XML-Datei wird vollständig verarbeitet und danach die Paketausführung unterbrochen. Während dieser Unterbrechung ist der *Foreach-Schleifencontainer* gelb dargestellt und der rote Punkt mit einem gelben nach rechts zeigenden Pfeil ergänzt. Jetzt haben Sie die Gelegenheit, sich die Verarbeitung der Ablaufsteuerung und auch die der einzelnen Datenflüsse anzusehen sowie die Informationen der Registerkarte *Status* bzw. des Ausgabefensters *Ausgabe* zu lesen. Zusätzlich zu diesen bereits bekannten Möglichkeiten stehen Ihnen noch die Ausgabefenster *Lokal, Überwachen*, *Aufrufliste* und *Haltepunkte* zur Verfügung. Dabei sollten Sie jedoch bedenken, dass es sich bei diesen Ausgabefenstern um Standardfunktionen von Visual Studio handelt. Der SSIS-Designer mag diese Ausgabefenster zwar anbieten, aber trotzdem werden dort nicht alle Möglichkeiten unterstützt.

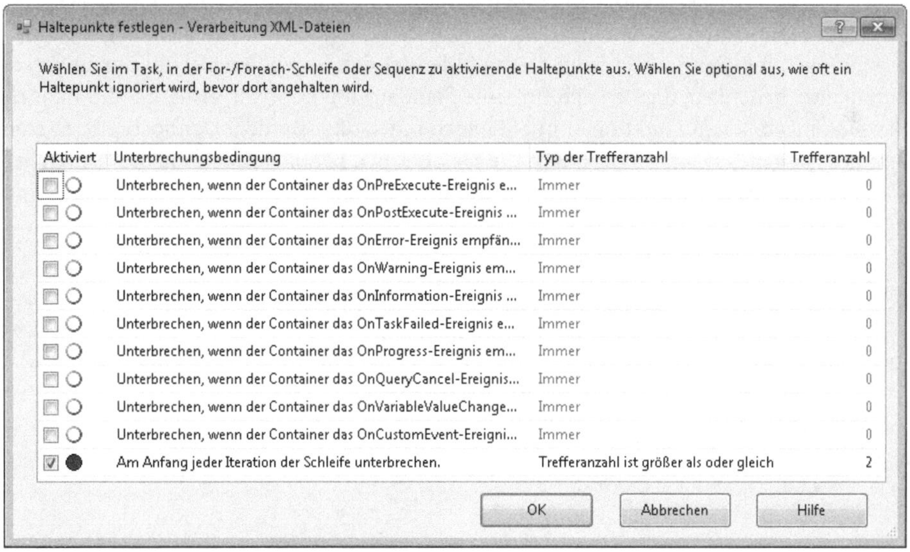

Abbildung 14.37 Die Konfiguration eines Haltepunkts

Das Ausgabefenster *Lokal* zeigt Ihnen neben einer Auflistung der Paketvariablen auch Informationen über den aktuellen Status des Pakets. Letztere Informationen werden am Ende dieses Ausgabefensters aufgelistet; die der Paketvariablen in der Kategorie *Variablen* zusammengefasst. Diese Kategorie enthält die Werte und

Definitionen aller Paketvariablen, das heißt der Benutzervariablen und der Systemvariablen. Dort ist auch der Wert der Paketvariablen *ForEach::strXmlDatei* zu sehen, die den Speicherort und Dateinamen der aktuellen XML-Datei enthält. Eine andere Möglichkeit, sich Werte und Definitionen von Paketvariablen anzuschauen, bietet das Ausgabefenster *Überwachen*. Hier geben Sie die Bezeichnung der Paketvariablen, deren Wert und Definition Sie sehen möchten, in das Eingabefeld *Name* ein. Vorausgesetzt, Sie haben die Paketvariable in der korrekten Schreibweise – beachten Sie die Groß-/Kleinschreibung – angegeben, werden nach Verlassen dieses Eingabefelds Wert und Definition der Paketvariablen ermittelt und in den Spalten *Wert* und *Typ* ausgegeben. Abbildung 14.38 zeigt Ihnen einen Ausschnitt der beiden Ausgabefenster *Lokal* und *Überwachen*.

Eine Aufstellung der letzten Unterbrechungspunkte bietet Ihnen das Fenster *Aufrufliste*. Da dies die erste Unterbrechung dieser Paketausführung ist, sehen Sie hier auch nur zwei Einträge – einen für das Paket selbst und einen für den darin enthaltenen *Foreach-Schleifencontainer*. Dies mag zur aktuellen Unterbrechung nicht unbedingt eine hilfreiche Information sein. Wenn Sie aber mehrere Haltepunkte in einem Paket gesetzt haben, können Sie sich mit diesem Fenster einen Überblick verschaffen, an welcher Stelle das Paket unterbrochen wurde. Immerhin erkennen Sie bereits an diesen Einträgen, dass die aktuelle Unterbrechung bei der Ausführung des *Foreach-Schleifencontainers* stattgefunden hat. Im Gegensatz zu diesem Fenster zeigt Ihnen das Ausgabefenster *Haltepunkte* nicht die vorherigen Unterbrechungspunkte, sondern alle bisher in diesem Paket gesetzten Haltepunkte. Dazu gehören auch die Daten-Viewer, die Sie anfangs in den ersten beiden *Datenflusstasks* verwendet haben. Diese Auflistung wird erst nach dem Erstellen des Projekts wieder bereinigt. Mehr zum Thema Erstellen lesen Sie im nächsten Kapitel. Viel interessanter als die Auflistung sind die Funktionen dieses Ausgabefensters. Hier können Sie während der Unterbrechung der Paketausführung die aktuell definierten Haltepunkte ändern, indem Sie Haltepunkte deaktivieren oder neue Bedingungen definieren. Auf diese Art und Weise lässt sich zum Beispiel die aktuell gültige Bedingung dahingehend ändern, dass die Ausführung ab jetzt nur noch bei jeder dritten Schleifenverarbeitung unterbrochen wird. Die hier vorgenommenen Änderungen sind auch nach der Paketausführung noch gültig. Bei den angebotenen Funktionen dieses Ausgabefensters sollten Sie aber bedenken, dass es sich um eine Standardfunktion von Visual Studio handelt und somit nicht alle der hier angebotenen Funktionen in SSIS auch unterstützt werden. Dennoch gibt es eine recht nützliche Funktion des Ausgabefensters *Haltepunkte*, die Sie öfter mal benötigen werden: das Deaktivieren aller Haltepunkte, wodurch das Paket ohne weitere Unterbrechungen ausgeführt wird.

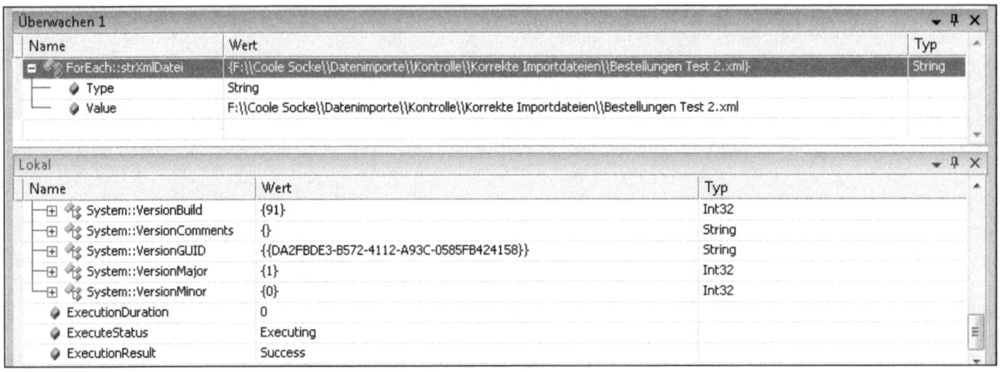

Abbildung 14.38 Die Ausgabefenster *Überwachen* und *Lokal*

Sie sehen, die Verwendung von Haltepunkten ist durch die zahlreichen Informationen der Ausgabefenster sehr informativ. Dabei sind die Haltepunkte nicht nur auf Container begrenzt, sondern auch – wie eingangs erwähnt – im Skriptcode möglich. Haltepunkte im Skriptcode setzen Sie in derselben Art und Weise, wie Sie dies von der herkömmlichen Programmierung kennen: Sie markieren die entsprechende Codezeile und drücken [F9]. Bei der Paketausführung wird VSTA geöffnet und die Ausführung des Skriptcodes an der markierten Codezeile unterbrochen. VSTA bietet Ihnen nicht nur die typischen Ausgabefenster, sondern auch die üblichen Funktionen – beispielsweise die Möglichkeit, den Skriptcode mit [F8] zeilenweise auszuführen. Einen kleinen Unterschied gibt es aber schon: Sie können den Skriptcode nur debuggen; das Ändern des Skriptcodes während des Debuggens ist nicht möglich. Ob Sie Haltepunkte im Skript gesetzt haben, ist auch außerhalb des VSTA erkennbar. Der *Skripttask* enthält den für Container mit Haltepunkten typischen roten Punkt als Kennzeichnung. Die genaue Position des Haltepunkts sehen Sie jedoch nur in VSTA selbst. Zwar beinhaltet der Editor *Haltepunkte festlegen* des *Skripttasks* die Zeilennummer der Codezeile, die alleine ist aber in den seltensten Fällen ausreichend.

Ein kurzes Beispiel soll Ihnen nun die Möglichkeiten des Debuggens im Skriptcode zeigen. Dazu beenden Sie jedoch zunächst einmal die noch aktive Paketausführung mit der Schaltfläche *Debugging beenden*. Zurück im Entwurfsmodus öffnen Sie den Editor des *Skripttasks* »Bestellungen ohne Positionen löschen« und starten dort über die Schaltfläche *Skript bearbeiten* VSTA. Im Skriptcode markieren Sie die folgende Codezeile und drücken [F9].

```
cmdSQL.ExecuteNonQuery()
```

Dieser Haltepunkt ist für das Beispiel absolut ausreichend. Schließen Sie also VSTA und beenden Sie ebenso den Editor des *Skripttasks*. Nun ist soweit alles vorbereitet und Sie können über die Schaltfläche *Debugging starten* die Paketausführung starten. Die Ausführung wird nun am *Skripttask* unterbrochen und VSTA im Debug-Modus geöffnet. Dort stehen Ihnen die bereits beschriebenen Ausgabefenster zur Verfügung. So auch das Ausgabefenster *Überwachen*, in dessen Eingabefeld *Name* Sie nun die Bezeichnung der Variable *strSQL* eingeben. Nach Verlassen des Eingabefelds sehen Sie den aktuellen Wert dieser Variablen in dem Ausgabefeld *Wert*. Durch einen Klick auf die Schaltfläche mit der Lupe am Ende des Ausgabefelds *Wert* können Sie zusätzlich das Dialogfeld *Text-Schnellansicht* öffnen, das Ihnen den kompletten Inhalt der Variable zeigt – in diesem Fall die vollständige SQL-Anweisung, wie in Abbildung 14.39 zu sehen ist. Soweit ein kurzer Einblick in die Möglichkeiten des Debuggens von Skriptcode. Um das Beispiel abzuschließen, setzen Sie die Ausführung des Skriptcodes mit [F5] fort und beenden Sie bei der nächsten Gelegenheit die Paketausführung.

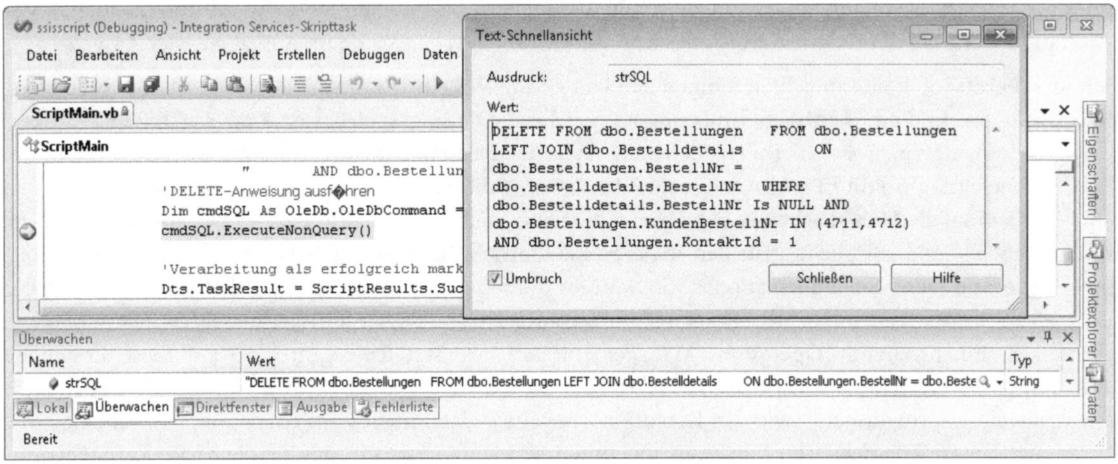

Abbildung 14.39 Das Debuggen eines Skriptcodes

Bisher war nur die Rede davon, wie Sie den Skriptcode eines *Skripttasks* debuggen können. Aus gutem Grund, denn die *Skriptkomponente* ist eine Datenflusskomponente. Haltepunkte sind jedoch nur in Ablaufsteuerungselementen möglich. Zwar können Sie im Skriptcode einer *Skriptkomponente* Haltepunkte setzen, diese aber werden bei der Paketausführung schlicht und ergreifend nicht beachtet. Um den Skriptcode einer *Skriptkomponente* zu *debuggen*, müssen Sie zu anderen Mitteln greifen. So können Sie zum Beispiel Informationen aus dem Skriptcode über eine einfache Message-Box ausgeben – was ab einer gewissen Anzahl von Datenzeilen eine mühselige Angelegenheit ist – oder Sie verwenden im Skriptcode die Methoden *FireProgress*, *FireInformation*, *FireWarning* und *FireError*. Mit diesen Methoden geben Sie entsprechende Meldungen aus, die während und auch nach der Paketausführung auf der Registerkarte *Status* bzw. *Ausführungsergebnisse* und dem Ausgabefenster *Ausgabe* zu sehen sind. Auf diese Art wird die Paketausführung zwar nicht unterbrochen, aber immerhin erhalten Sie Informationen, die Sie auch nach der Paketausführung noch prüfen können. Eine dieser Methoden kennen Sie bereits aus dem Beispiel des Abschnitts »Skriptkomponente als Quelle« von Kapitel 12. Dort wird die Methode *FireError* im Skriptcode verwendet. Eine weitere Alternative ist die Methode *Log*. Diese erstellt einen Protokolleintrag in allen aktivierten und verfügbaren Protokollanbietern der Paketprotokollierung. Die Paketprotokollierung ist jedoch nicht nur für Debugging-Zwecke interessant, sondern kann auch im Entwurfsmodus und sogar im Echtbetrieb des Pakets eingesetzt werden. Bevor Sie nun mehr zur Paketprotokollierung erfahren, sollten Sie vorher noch alle bisher gesetzten Haltepunkte aus dem Paket wieder entfernen. Dazu wählen Sie im Menü *Debuggen* den Eintrag *Alle Haltepunkte löschen*.

HINWEIS Der Menüpunkt *Debuggen/Alle Haltepunkte löschen* entfernt nur die Haltepunkte in der Ablaufsteuerung. Haltepunkte im Skriptcode werden dabei nicht gelöscht – auch wenn der betreffende *Skripttask* nicht mehr entsprechend gekennzeichnet ist.

Die Paketprotokollierung

Eine Paketausführung löst Ereignisse aus – Ereignisse der im Paket enthaltenen Container. Jedes dieser Ereignisse – von *OnPreExecute* über *OnInformation* bis hin zu *OnPostExecute*, um nur ein paar zu nennen – liefert Informationen zum Ereignis selbst. Einen Teil dieser Informationen sehen Sie während und auch nach der Paketausführung auf der Registerkarte *Status* bzw. *Ausführungsergebnisse* und im Ausgabefenster *Ausgabe*.

Mit der Paketprotokollierung bietet Ihnen SSIS die Möglichkeit, diese von den Ereignissen gelieferten Informationen rund um die Paketausführung zu speichern. Die so gespeicherten – oder vielmehr protokollierten – Informationen stehen Ihnen nicht nur nach der Paketausführung, sondern auch außerhalb von SSIS zur Verfügung. Somit ist eine Analyse und Auswertung dieser Informationen auch unabhängig von den SSIS-Tools möglich. Dies macht die Paketprotokollierung nicht nur für die Paketentwicklung interessant, sondern auch – und vor allem – für den späteren Echtbetrieb des Pakets. Für beide Fälle liefert die Paketprotokollierung wertvolle Informationen. So wäre es zum Beispiel möglich, die Paketprotokollierung im Echtbetrieb einzusetzen, um bei der Paketausführung aufgetretene Fehler im Windows-Ereignisprotokoll zu vermerken. Entsprechende Operations Management Software-Systeme könnten so auf diese Ereignisse automatisch reagieren und entsprechende Aktionen auslösen. Die Paketprotokollierung liefert aber auch tiefergehende Informationen – wie den Execution Tree eines Datenflusses. Im Execution Tree sehen Sie die Pfade und Unterpfade des Datenflusses, womit Ihnen eine gute Basis für eine mögliche Performanceoptimierung geliefert wird. Die Darstellung des Execution Trees mitsamt Pfaden und Unterpfaden kennen Sie bereits aus Kapitel 10. Sie sehen, die Paketprotokollierung ist sowohl für die Paketentwicklung wie auch für den Echtbetrieb ein wertvolles Werkzeug. Von daher werden in diesem Abschnitt nun auch beide Seiten beleuchtet – die Paketprotokollierung bei der Paketentwicklung und beim Echtbetrieb. Mehr zum Betrieb von Paketen lesen Sie in Kapitel 16.

Mit dem Windows-Ereignisprotokoll ist auch bereits eines der möglichen Speicherziele der Paketprotokollierung genannt. Neben diesem bietet SSIS noch vier weitere so genannte *Protokollanbieter* an, die in Tabelle 14.8 aufgelistet sind.

Protokollanbieter	Die Protokolleinträge werden geschrieben in ...
Text	eine Textdatei. Der Zugriff auf die Textdatei erfolgt über einen *Dateiverbindungs-Manager*.
SQL Profiler	eine Trace-Datei. Der Zugriff auf die Trace-Datei erfolgt über einen *Dateiverbindungs-Manager*. Dieser Protokollanbieter steht nur in der 32-Bit-Version von SSIS zur Verfügung.
SQL Server	die Systemtabelle *sysssislog* der angegebenen SQL Server-Datenbank. Der Zugriff auf die SQL Server-Datenbank erfolgt über einen *OLE DB-Verbindungs-Manager*.
Windows-Ereignisprotokoll	das Anwendungsprotokoll des Windows-Ereignisprotokolls.
XML	eine XML-Datei. Der Zugriff auf die XML-Datei erfolgt über einen *Dateiverbindungs-Manager*.

Tabelle 14.8 Die Protokollanbieter der Paketprotokollierung

Die Wahl des Protokollanbieters ist natürlich abhängig von der weiteren Verwendung des Protokolls. Für eine einfache und schnelle Protokollierung ist der Protokollanbieter *Text* die beste Wahl. Nicht nur, dass diese Art der Protokollierung die schnellste Variante ist, eine Textdatei lässt sich auch recht problemlos lesen und verwalten. Bei umfangreicheren Protokollierungen ist es natürlich etwas schwieriger, in einer Textdatei gezielt Informationen zu finden. Da kann eine Protokollierung in eine XML-Datei schon ein etwas übersichtlicheres Ergebnis liefern. Eine gute Alternative ist der Protokollanbieter *SQL Profiler*, da Sie zum Lesen des erstellten Protokolls SQL Server Profiler verwenden können. Dieser zeigt Ihnen die einzelnen Protokolleinträge in einer tabellarischen Ansicht, in der Sie unter anderem mittels einer Suchfunktion gezielt nach Informationen suchen können. Die Königsklasse stellt natürlich die Protokollierung in die Systemtabelle *sysssislog* einer SQL Server-Datenbank dar. Hierüber lassen sich die Protokolleinträge mit SQL nach Belieben auswerten und folglich auch in anderen Anwendungen verwenden – zum Beispiel als Datenbasis für Berichte von SQL Server Reporting Services. Die Vorteile einer Protokollierung im Windows-Ereignisprotokoll wurden eben schon erwähnt.

Eine Qual der Wahl gibt es bei der Paketprotokollierung bezüglich des Protokollanbieters eher nicht. Sie können für eine Protokollierung mehrere Protokollanbieter verwenden – wenn nötig, auch mehrere vom gleichen Typ. Dabei ist ebenso möglich, über mehrere Protokollanbieter hinweg dieselben Informationen in verschiedene Speicherziele zu schreiben, wie auch die Informationen über verschiedene Protokollanbieter in einzelne Speicherziele zu verteilen. Die Zuordnung, welche Informationen über welche Protokollanbieter geschrieben werden, erfolgt wieder über die Ihnen aus Kapitel 9 bekannten zwölf Ereignisse eines Containers. Diese Ereignisse stehen Ihnen in der Konfiguration der Paketprotokollierung zu jedem Container des Pakets zur Auswahl. Bei einigen Containern enthält diese Auswahl noch weitere, für den Container spezifische Ereignisse. Jedes dieser Ereignisse speichert als Protokolleintrag im zugeordneten Speicherziel die in Tabelle 14.9 aufgeführten Informationen.

Spalte	Inhalt	Konfigurierbar
StartTime	Zeitpunkt, an dem die Verarbeitung des Containers begonnen wurde	Nein
EndTime	Zeitpunkt, an dem die Verarbeitung des Containers beendet wurde	Nein
DataCode	Ergebnis der Ausführung des Containers, geschlüsselt durch folgende IDs: 0 = Erfolg, 1 = Fehler, 2 = Beendigung, 3 = Abbruch	Nein
Computer	Name des Computers, auf dem das Paket ausgeführt wurde	Ja
Operator	Benutzerkonto, unter dem das Paket ausgeführt wurde	Ja
SourceName	Name des Containers, in dem das Protokollereignis eingetreten ist	Ja
SourceID	GUID des Containers, in dem das Protokollereignis eingetreten ist	Ja
ExecutionID	GUID der Paketausführung	Ja
MessageText	Information zum ausgelösten Ereignis	Ja
DataBytes	Spezifisches Bytearray zum ausgelösten Ereignis	Ja

Tabelle 14.9 Die Spalten eines Protokolleintrags

Zu jedem Container eines Pakets können Sie einzelne oder auch alle Ereignisse auswählen. Dies bedeutet, dass Sie zur Ablaufsteuerung des Pakets und zu jedem einzelnen Ablaufsteuerungselement speziell den Inhalt und Umfang der Protokollierung festlegen können. Einer detaillierten Protokollierung steht also nichts im Weg. In Anbetracht dessen, dass Sie die Protokolleinträge der Ereignisse noch mit einer eigenen Protokollierung in den Ereignishandlern bzw. im Skriptcode mit der Methode `LOG` ergänzen können, sollten eigentlich keine Wünsche offen bleiben.

HINWEIS Eine Paketprotokollierung für die Ereignishandler eines Pakets wird nicht unterstützt.

So speziell, wie Sie die einzelnen Ereignisse zu einem Container auswählen können, ist auch die Zuordnung der Container zu den Protokollanbietern. Jeder Container kann einzeln und unabhängig von den anderen Containern einem oder mehreren Protokollanbietern zugeordnet werden. Dabei ist es auch möglich, dass mehrere Container die gleichen Protokollanbieter verwenden. Womit die vielfältigen Konfigurationsmöglichkeiten nochmals erweitert werden.

HINWEIS Bei all den Konfigurationsmöglichkeiten sollten Sie den Inhalt und Umfang von Paketprotokollierungen dennoch so gering wie möglich halten. Zu viele für die Protokollierung gewählte Ereignisse bedeuten nicht nur eine Unmenge an Informationen, die es auszuwerten gilt, sondern es wird auch entsprechend Speicherplatz benötigt. Ganz zu schweigen von den Performanceeinbußen bei der Paketausführung – je mehr Protokolleinträge geschrieben werden, umso schlechter die Performance.

Natürlich müssen Sie die Container nicht einzeln konfigurieren, denn auch in der Paketprotokollierung kommt innerhalb der Pakethierarchie das Prinzip der Vererbung zum Tragen. So gilt beispielsweise eine konfigurierte Paketprotokollierung auf der Paketebene für alle darin enthaltenen Container. Es sei denn, Sie erstellen für einen Container eine eigene Protokollierung oder aber Sie schließen diesen explizit von der Paketprotokollierung aus. Die Vererbung einer Konfiguration innerhalb der Pakethierarchie ist die Standardeinstellung der Paketprotokollierung.

Die Paketprotokollierung selbst ist standardmäßig deaktiviert. Diese lässt sich im Konfigurationseditor der Paketprotokollierung aktivieren oder aber über die Eigenschaft *LoggingMode* des jeweiligen Containers. Diese Eigenschaft bietet Ihnen die drei Einträge *Disabled*, *Enabled* und *UseParentSetting*. Durch den Standardeintrag *UseParentSetting* übernimmt ein Container die konfigurierte Paketprotokollierung vom Container der nächsthöheren Ebene. So nutzt ein *Sequenzcontainer* in der Ablaufsteuerung eines Paket mit dem Standardeintrag *UseParentSetting* die konfigurierte Paketprotokollierung des Pakets. Die Eigenschaft *LoggingMode* der Ablaufsteuerung enthält in diesem Fall den Eintrag *Enabled*. Sofern aber auch die Ablaufsteuerung des Pakets den Standardeintrag *UseParentSetting* enthalten würde, wäre dies gleichbedeutend mit einer nicht aktivierten Paketprotokollierung. Eine konfigurierte Paketprotokollierung lässt sich vorübergehend durch den Eintrag *Disabled* deaktivieren. Die bestehende Konfiguration bleibt dabei erhalten und kann zu einem späteren Zeitpunkt mit dem Eintrag *Enabled* wieder aktiviert werden. Die Einträge der Eigenschaft *LoggingMode* haben natürlich nur dann eine Auswirkung, wenn bereits eine entsprechende Konfiguration zur Paketprotokollierung vorliegt. Ohne eine solche aktivieren Sie mit der Auswahl des Eintrags *Enabled* zwar die Paketprotokollierung eines Containers, zu einer wirklichen Protokollierung aber fehlen dazu noch die Auswahl der Protokolleinträge und die der Protokollanbieter.

Die Konfiguration der Paketprotokollierung

Den Inhalt und Umfang einer Paketprotokollierung legen Sie im Editor *SSIS-Protokolle konfigurieren* fest. Diesen Editor öffnen Sie entweder über den Menüpunkt *SSIS/Protokollierung* oder aber über den Kontextmenübefehl *Protokollierung* des Ablaufsteuerungs-Designers.

Der Editor besteht aus zwei Registerkarten und einer Darstellung der Pakethierarchie in einer Baumstruktur. In dieser Baumstruktur sind alle Container eines Pakets mit den dort verwendeten Bezeichnungen aufgelistet. Hier können Sie einzelne Container für die Protokollierung aktivieren, aus einer Protokollierung ausschließen oder auch die Konfiguration der nächsthöheren Ebene übernehmen. Welche der drei Möglichkeiten Sie für einen Container verwenden möchten, definieren Sie mit der Auswahl eines Containers. Das hierfür angebotene Kontrollkästchen bietet dazu drei Zustände, die in Tabelle 14.10 aufgelistet sind. Jeder dieser drei Zustände entspricht dabei einem Eintrag der eben beschriebenen Eigenschaft *LoggingMode*.

Zustand	LoggingMode	Beschreibung
Nicht aktiviert	Disabled	Der Container nimmt nicht an der Protokollierung teil
Aktiviert mit weißem Hintergrund	Enabled	Der Container nimmt an der Protokollierung teil. Für den Container gibt es eine spezielle Konfiguration.
Aktiviert mit grauem Hintergrund	UseParentSetting	Der Container nimmt an der Protokollierung teil. Dabei erbt der Container die Konfiguration vom Container der nächsthöheren Ebene.

Tabelle 14.10 Möglichkeiten zur Aktivierung der Protokollierung eines Containers

Die einzelnen Ereignisse zu einem gewählten Container stehen auf der Registerkarte *Details* zur Auswahl. Dort legen Sie auch fest, welche der in Tabelle 14.9 aufgelisteten Informationen im Protokolleintrag enthalten sein sollen. Den oder die Protokollanbieter definieren Sie auf der Registerkarte *Anbieter und Protokolle*. Mit diesen beiden Registerkarten und der als Baumstruktur dargestellten Pakethierarchie konfigurieren Sie nun Umfang und Inhalt einer Paketprotokollierung.

Protokollierung im Windows-Ereignisprotokoll

Mit der ersten Paketprotokollierung im aktuellen Paket sollen Informationen zu fehlerhaft beendeten Containern im Windows-Ereignisprotokoll gespeichert werden. Da diese Protokollierung alle Container des Pakets mit einbezieht, aktivieren Sie in der Baumstruktur den obersten Container mit der Bezeichnung »Import Bestellungen«. Hierbei handelt es sich um die Ablaufsteuerung des Pakets und somit um das Paket selbst. Alle anderen in der Baumstruktur enthaltenen Container sind durch diese Auswahl ebenfalls aktiviert, jedoch ist deren Kontrollkästchen grau hinterlegt. Dies bedeutet, dass jegliche nun getroffene Auswahl der zu protokollierenden Ereignisse für alle im Paket enthaltenen Container gilt.

Zur Auswahl der Ereignisse wechseln Sie zur Registerkarte *Details*. Dort sehen Sie alle verfügbaren Ereignisse zum gewählten Container mitsamt einer ausführlichen Beschreibung. Da mit dieser Protokollierung die Fehler und Abbrüche von Containern protokolliert werden sollen, müssen Sie die beiden Ereignisse *OnError* und *OnTaskFailed* aktivieren. Mit dieser Aktivierung werden nun zu diesen beiden Ereignissen alle Informationen der in Tabelle 14.9 aufgelisteten Spalten protokolliert. Sofern Sie den Umfang dieser Ausgabe reduzieren möchten, klicken Sie auf die Schaltfläche *Erweitert*. Die Registerkarte *Details* zeigt jetzt anstelle der Beschreibung zu jedem Ereignis die zugehörigen Spalten. Hierüber können Sie nun zu den gewählten Ereignissen die Spalten einzeln festlegen, deren Informationen protokolliert werden sollen. Für das aktuelle Beispiel jedoch belassen Sie es bei der Standardeinstellung. Abbildung 14.40 zeigt die Auswahlmöglichkeit der Ereignisse und deren Spalten.

TIPP Die hier beschriebene Konfiguration könnte durchaus auch für andere Pakete interessant sein. Um nicht in jedem Paket immer wieder dieselben Ereignisse und Spalten auswählen zu müssen, kann diese Auswahl in einer XML-Datei gespeichert werden. Die Registerkarte *Details* stellt Ihnen hierzu die Schaltfläche *Speichern* zur Verfügung. Mit der ebenfalls auf dieser Registerkarte verfügbaren Schaltfläche *Laden* können Sie diese gespeicherten Konfigurationen in anderen Paketen laden, um sie dort zu ergänzen, zu verändern oder auch einfach nur zu nutzen.

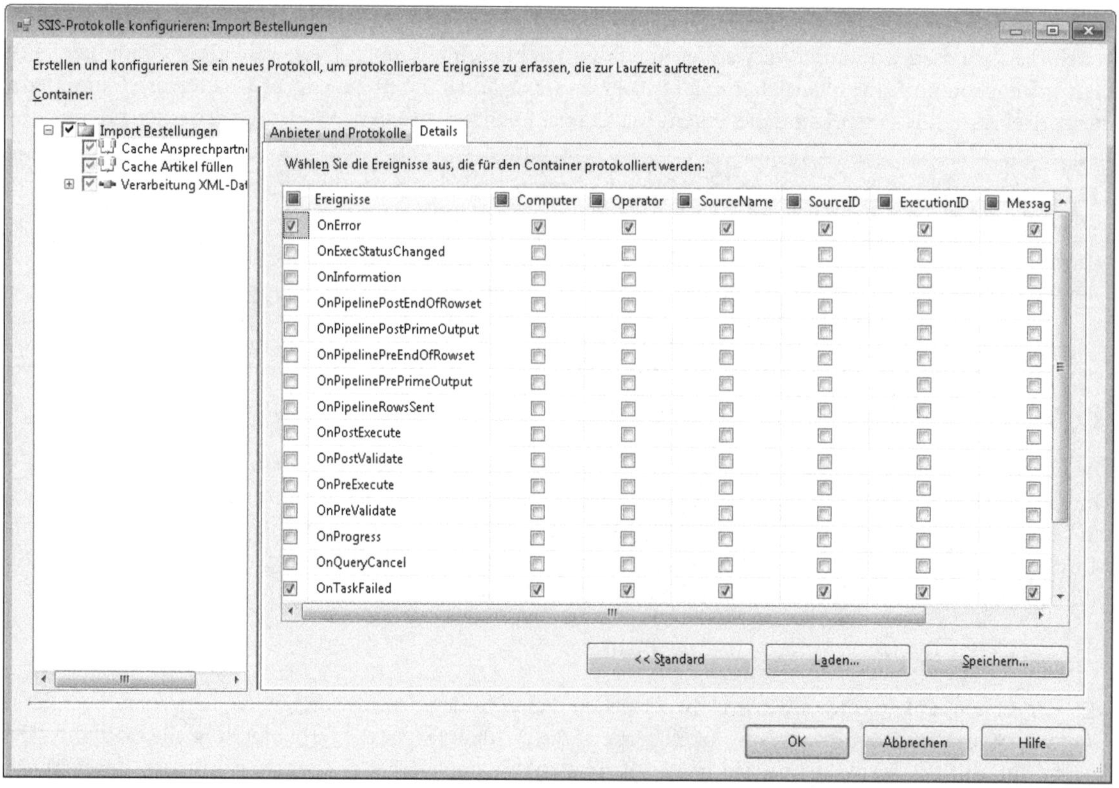

Abbildung 14.40 Die Auswahl der Spalten zu einem Ereignis

Inhalt und Umfang der Protokollierung wären soweit konfiguriert. Fehlt nur noch das Speicherziel, in das die Protokolleinträge geschrieben werden sollen – der Protokollanbieter. Dazu wechseln Sie wieder zurück zur Registerkarte *Anbieter und Protokolle*. Dort wählen Sie im Listenfeld *Anbietertyp* den Eintrag *SSIS-Protokollanbieter für das Windows-Ereignisprotokoll* und klicken anschließend auf die Schaltfläche *Hinzufügen*. Daraufhin sehen Sie den ersten Protokollanbieter dieser Paketprotokollierung in der Kategorie *Wählen Sie die Protokolle aus, die für den Container verwendet werden*. Diesem können Sie dort nun im Eingabefeld *Name* die Bezeichnung **Alle OnError und OnTaskFailed** geben. Momentan mag dies noch eine überflüssige Änderung sein, aber sobald weitere Protokollanbieter hinzukommen, ist eine aussagekräftige Bezeichnung sehr hilfreich. Eine weitere Konfiguration ist bei diesem Protokollanbieter nicht notwendig.

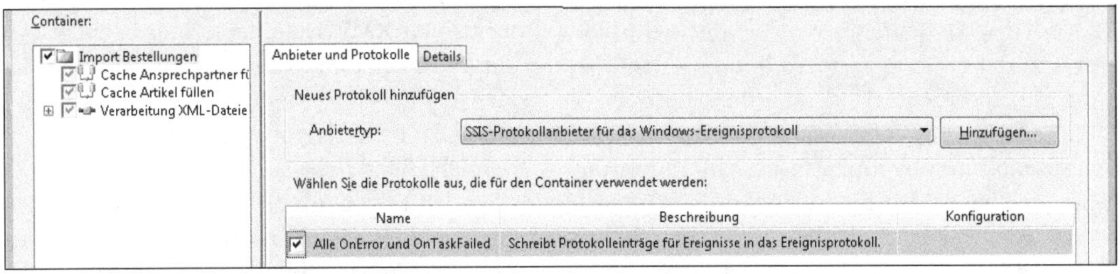

Abbildung 14.41 Die Zuordnung eines Protokollanbieters zu einem Container

Standardmäßig ist der neue Protokollanbieter noch nicht aktiviert. Aus gutem Grund, denn Sie müssen zunächst noch festlegen, an welchem Container dieser Protokollanbieter verwendet werden soll. Dazu markieren Sie in der Kategorie *Container* den Container »Import Bestellungen« und aktivieren anschließend den Protokollanbieter in dessen Kontrollkästchen. Obwohl bei der derzeitigen Konfiguration keine andere Möglichkeit einer Zuordnung besteht, kommen Sie an dieser manuellen Zuordnung nicht vorbei. Abbildung 14.41 zeigt Ihnen das Ergebnis dieser Zuordnung.

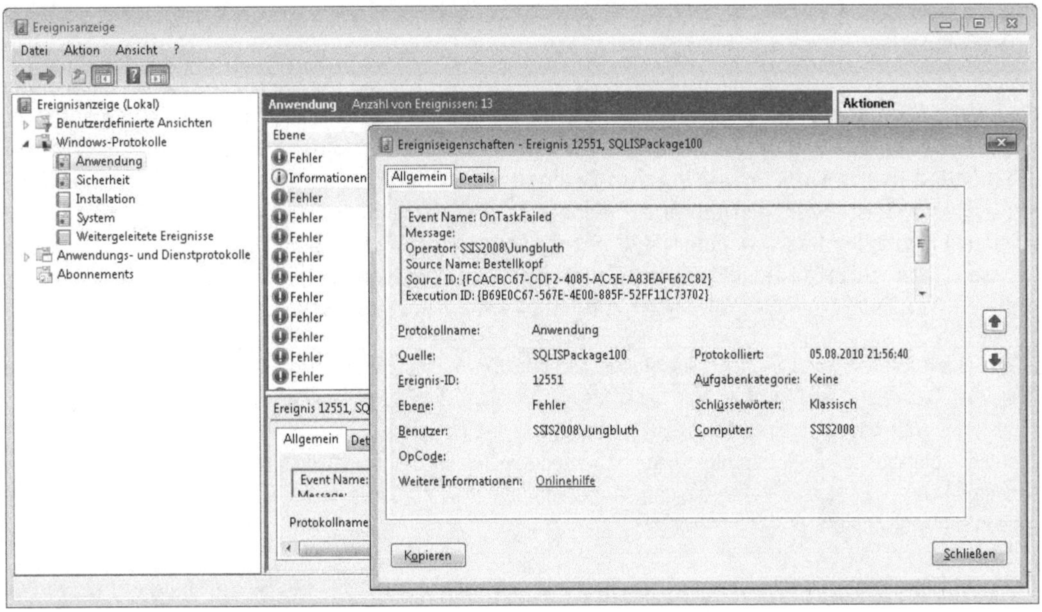

Abbildung 14.42 Die Protokollierung der Ereignisse *OnError* und *OnTaskFailed* im Windows-Ereignisprotokoll

Mit der Zuordnung des Protokollanbieters zum Container ist die Konfiguration dieser Paketprotokollierung komplett. Durch diese Paketprotokollierung werden nun die Informationen zu allen bei der Paketausführung eintretenden Fehlern und Abbrüchen einzelner Container in das Windows-Ereignisprotokoll geschrieben. Bevor Sie nun noch weitere Paketprotokollierungen konfigurieren, sollten Sie diese hier erst einmal testen. Dafür benötigen Sie zunächst eine weitere XML-Datei. Zwar liefern die beiden XML-Dateien im Verzeichnis *\Datenimporte\Kontrolle\Korrekte Importdateien* ebenfalls Fehler, aber diese lösen durch die konfigurierte Fehlerausgabe weder das Ereignis *OnError* noch das Ereignis *OnTaskFailed* aus. Entpacken Sie also für den nächsten Test aus der Zip-Datei *Bestellungen Test.zip* nun die XML-Datei *Bestellungen Test 3.xml* in das Verzeichnis *\Datenimporte\Kontrolle\Korrekte Importdateien*. Anschließend starten Sie das Paket über die Schaltfläche *Debugging starten*. Zunächst verläuft die Paketausführung wie bei den vorherigen Tests. Jedoch wird sie dieses Mal bei der Verarbeitung der dritten XML-Datei fehlerhaft beendet. Als Ursache ist – durch die rote Kennzeichnung – der *Datenflusstask* »Bestellkopf« zu erkennen. Um nun das Ergebnis der Paketprotokollierung zu prüfen, beenden Sie zunächst den Debug-Modus von Business Intelligence Development Studio und öffnen Sie anschließend das Windows-Ereignisprotokoll. Dort sehen Sie im Windows-Protokoll *Anwendungen* insgesamt 13 Einträge – zwei der Ebene *Information* und elf weitere der Ebene *Fehler*. Bei den beiden Einträgen der Ebene *Information* handelt es sich um die Standardprotokolleinträge, die bei jeder Paketprotokollierung geschrieben werden. Diese beinhalten Informationen zum Start und zum Ende der Paketausführung. In den neun Einträgen der Ebene *Fehler* sind die einzelnen Fehlermeldungen enthalten, die bei der Paketausführung eingetreten sind. Eintrag Nummer zehn beinhaltet die Meldung zum Ereignis *OnTaskFailed* – wie in Abbildung 14.42 zu sehen ist. Der letzte Eintrag informiert Sie über die fehlerhafte Beendigung der Paketausführung.

Protokollierung in einer SQL Server-Datenbank

Eine Protokollierung im Windows-Ereignisprotokoll mag ja eine feine Sache sein. Für eine Auswertung der Protokolleinträge jedoch sind die in der Ereignisanzeige verfügbaren Mittel zu umständlich. Aber es gibt ja noch andere Protokollanbieter – zum Beispiel den *SSIS-Protokollanbieter für SQL Server*. Durch diesen können dieselben Protokolleinträge auch in die Systemtabelle *sysssislog* einer SQL Server-Datenbank gespeichert werden. Um eine solche Protokollierung zu aktivieren, starten Sie im SSIS-Designer des aktuellen Pakets erneut den Editor *SSIS-Protokolle konfigurieren*. Dort wählen Sie nun den Protokollanbieter *SSIS-Protokollanbieter für SQL Server* im Listenfeld *Anbietertyp* aus und klicken wieder auf die Schaltfläche *Hinzufügen*. Dem neu erstellten Protokollanbieter geben Sie im Eingabefeld die Bezeichnung **Alle OnError und OnTaskFailed in ssisWaWi_sysssislog**. Im Gegensatz zur Konfiguration des Protokollanbieters *Windows-Ereignisprotokoll* ist diese hiermit noch nicht beendet. Die Paketprotokollierung verwendet zum Speichern der Protokolleinträge in einer SQL Server-Datenbank einen *OLE DB-Verbindungs-Manager*. Diesen müssen Sie noch im Listenfeld *Konfiguration* des neu angelegten Protokollanbieters angeben – in diesem Fall den *OLE DB-Verbindungs-Manager* zur Beispieldatenbank *ssisWaWi*.

ACHTUNG Das Listenfeld *Konfiguration* bietet Ihnen alle *OLE DB-Verbindungs-Manager* des Pakets an – unabhängig davon, auf welches Datenziel diese verweisen. Von daher können Sie auch ohne Weiteres einen *OLE DB-Verbindungs-Manager* auswählen, der eine Verbindung zu einer Access-Datenbank herstellt. Eine solche Auswahl hat keinerlei Auswirkung auf die Paketausführung, wohl aber auf die Paketprotokollierung. Denn diese findet mit einem falschen *OLE DB-Verbindungs-Manager* schlicht und ergreifend nicht statt. Die Registerkarte *Ausführungsergebnisse* enthält nach der Paketausführung hierzu die entsprechenden Fehlermeldungen.

Mit der Auswahl des *OLE DB-Verbindungs-Managers* ist der neue Protokollanbieter einsatzbereit und kann dem entsprechenden Container zugeordnet werden. Dazu markieren Sie wieder den Container »Import

Bestellungen« und klicken anschließend in das Kontrollkästchen des neuen Protokollanbieters. Die Protokolleinträge der am Container »Import Bestellungen« bereits gewählten Ereignisse werden dadurch über zwei Protokollanbieter in die jeweiligen Speicherziele geschrieben – in diesem Fall in das Windows-Ereignisprotokoll und in die Tabelle *sysssislog* der Beispieldatenbank. Abbildung 14.43 zeigt Ihnen die hierzu notwendige Konfiguration.

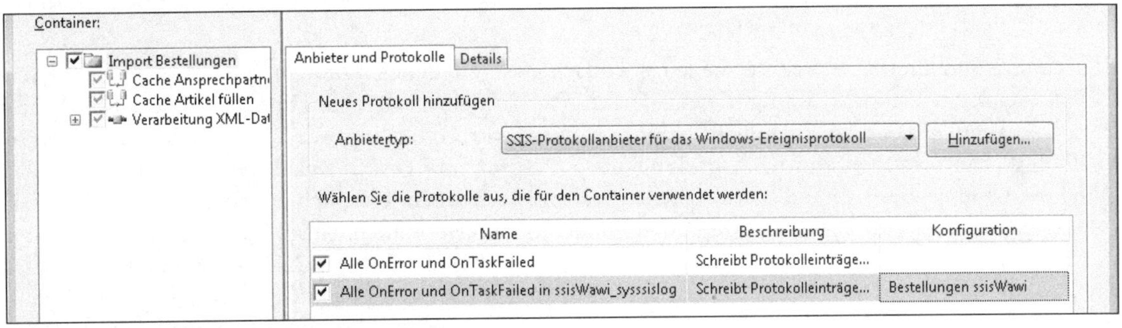

Abbildung 14.43 Die Zuordnung eines weiteren Protokollanbieters zu einem Container

Für einen Test dieser erweiterten Paketprotokollierung speichern Sie die Konfiguration und starten Sie das Paket erneut. Nach der Paketausführung enthält die Tabelle *sysssislog* der Beispieldatenbank *ssisWaWi* dieselben Protokolleinträge, die bei dieser Paketausführung auch in das Windows-Ereignisprotokoll geschrieben wurden. Die Protokolleinträge der Tabelle *sysssislog* können Sie nun mit recht simplen SQL-Anweisungen auswerten, wie die drei Beispiele aus Listing 14.7 zeigen. Mit der ersten dieser drei SQL-Anweisungen erhalten Sie die Standardprotokolleinträge zum Start und Ende der Paketausführung, während die zweite die Protokolleinträge zu fehlgeschlagenen Containern und den zugehörigen Fehlermeldungen auflistet. Die dritte SQL-Anweisung liefert Ihnen den jeweiligen Status der letzten Paketausführungen. Diese hier gezeigten SQL-Anweisungen lassen sich natürlich noch durch entsprechende Filterkriterien auf bestimmte Pakete oder Zeiträume eingrenzen. Auf diese Art und Weise können Sie jegliche Protokolleinträge auswerten und somit zum Beispiel als Basis für einen informativen Reporting Services-Bericht verwenden.

```
-- Protokolleinträge zu Start und Ende der Paketausführung
SELECT * FROM dbo.sysssislog WHERE EVENT = 'PackageStart' OR EVENT = 'PackageEnd'

-- Protokolleinträge zu fehlgeschlagenen Containern und den zugehörigen Fehlermeldungen
SELECT * FROM dbo.sysssislog WHERE EVENT = 'OnError' OR EVENT = 'OnTaskFailed'

-- Ergebnisse der letzten Paketausführungen
SELECT [Source] As Paket, [Event], DataCode, StartTime, EndTime,
       CASE WHEN Datacode = 0 THEN 'Erfolg' WHEN Datacode = 1 THEN 'Fehler'
            WHEN Datacode = 2 THEN 'Beendigung' ELSE 'Abbruch' END As [Status]
FROM   dbo.sysssislog
WHERE  [Event] = 'PackageEnd'
ORDER BY Starttime DESC
```

Listing 14.7 SQL-Anweisungen zur Auswertung der Protokolleinträge

Protokollierung in einer Datei

Die drei Protokollanbieter *Text*, *XML* und *SQL Profiler* schreiben die Protokolleinträge in eine Datei. Obwohl für das Ergebnis unterschiedliche Dateitypen verwendet werden, unterscheidet sich die Konfiguration dieser Protokollanbieter nicht voneinander. Da Sie sich das Ergebnis einer Protokollierung in einer Text- oder XML-Datei bestimmt gut vorstellen können, wird Ihnen an dieser Stelle der Protokollanbieter *SQL Profiler* vorgestellt. Das ist aber nicht der einzige Grund, denn im Gegensatz zu den anderen Protokollanbietern stellt dieser für das erstellte Protokoll einen *Log-Viewer* zur Verfügung. Bei diesem *Log-Viewer* handelt es sich um SQL Server Profiler. Natürlich ist SQL Server Profiler kein Log-Viewer, sondern vielmehr ein Analysetool zur Aufzeichnung jeglicher Aktivitäten eines SQL Server. In diesem Fall aber kann SQL Server Profiler auch als Log-Viewer eingesetzt werden.

Bei dieser Konfiguration erweitern Sie nicht einfach die bestehende Konfiguration um einen weiteren Protokollanbieter. Vielmehr konfigurieren Sie für den Container »Bestellpositionen« eine abweichende Protokollierung, mit der das Ereignis *PipelineComponentTime* protokolliert wird. Die bisherige Paketprotokollierung bleibt bestehen, das heißt die Ereignisse *OnError* und *OnTaskFailed* werden weiterhin in das Windows-Ereignisprotokoll und in die Tabelle *sysssislog* geschrieben. Lediglich der Container »Bestellpositionen« ist nach der nun folgenden Konfiguration hiervon ausgenommen. Für diesen Container wird dann nur noch das Ereignis *PipelineComponentTime* über den Protokollanbieter *SQL Profiler* protokolliert. Das Ereignis *PipelineComponentTime* liefert Ihnen Informationen über den Zeitaufwand jedes einzelnen Verarbeitungsschritts eines *Datenflusstasks* inklusive seiner Komponenten. Mit diesem Ereignis erhalten Sie dementsprechend hilfreiche Informationen, die Sie bei der Paketentwicklung gut zur Lokalisierung von Performancesündern verwenden können.

Für die Konfiguration einer eigenen Protokollierung zum Container »Bestellpositionen« öffnen Sie erneut den Editor *SSIS-Protokolle konfigurieren*. Dort legen Sie als Erstes einen neuen Protokollanbieter an. Dazu wählen Sie im Listenfeld *Anbietertyp* den Eintrag *SSIS-Protokollanbieter für SQL Server Profiler* und klicken danach erneut auf *Hinzufügen*. Anschließend geben Sie diesem neuen Protokollanbieter im Eingabefeld *Name* die Bezeichnung **PipelineComponentTime Bestellpositionen**. Wie eingangs erwähnt, schreibt der Protokollanbieter *SQL Profiler* die Protokolleinträge in eine Datei – in eine Trace-Datei. Für einen Zugriff auf eine Datei wiederum benötigen Sie in SSIS einen *Dateiverbindungs-Manager*, den Sie im Listenfeld *Konfiguration* angeben. Da der benötigte *Dateiverbindungs-Manager* noch nicht existiert, wählen Sie in diesem Listenfeld den Eintrag <*Neue Verbindung*>. Im dem darauf folgenden *Dateiverbindungs-Manager-Editor* legen Sie als Erstes den Verbindungstyp *Datei erstellen* fest. Danach geben Sie im Eingabefeld *Datei* den Speicherort und Dateinamen der Trace-Datei ein – in diesem Fall das Verzeichnis *\Temporär* und als Dateiname die Bezeichnung des Protokollanbieters. Dabei dürfen Sie jedoch nicht vergessen, die für eine Trace-Datei gültige Dateierweiterung TRC anzugeben. Anschließend speichern Sie den neuen *Dateiverbindungs-Manager*, worauf dieser direkt in das Listenfeld *Konfiguration* des Protokollanbieters übernommen wird. Die Konfiguration des Protokollanbieters ist hiermit vollständig. Die Registerkarte *Anbieter und Protokolle* zeigt nun bereits drei Protokollanbieter. Nur der Vollständigkeit halber sei an dieser Stelle noch erwähnt, dass Sie nicht mehr benötigte Protokollanbieter mit der Schaltfläche *Löschen* wieder entfernen können.

Den neu erstellten Protokollanbieter müssen Sie nun dem Container »Bestellpositionen« zuordnen. Dazu erweitern Sie in der Baumstruktur den Knoten *Verarbeitung XML-Dateien* und klicken dort zweimal in das Kontrollkästchen des Eintrags *Bestellpositionen*. Dadurch wird der Container für eine eigene Protokollierung aktiviert, wie auch an dem nun weißen Hintergrund des Kontrollkästchens zu erkennen ist. Die Registerkarte *Anbieter und Protokolle* bietet Ihnen nach dieser Aktivierung alle verfügbaren Protokollanbieter an. Hier könnten Sie nun der Protokollierung des Containers »Bestellpositionen« mehrere Protokollanbieter zuordnen, wodurch dessen Protokolleinträge in alle gewählten Protokollanbieter geschrieben werden würden. Für die aktuelle Konfiguration ist es jedoch ausreichend, wenn Sie den Protokollanbieter *PipelineComponentTime Bestellpositionen* auswählen. Abbildung 14.44 zeigt die Zuordnung dieses Protokollanbieters zum Container »Bestellpositionen«.

Nachdem der Protokollanbieter zugeordnet ist, muss noch das Ereignis *PipelineComponentTime* für die Protokollierung ausgewählt werden. Dazu wechseln Sie zur Registerkarte *Details* und aktivieren dort das Ereignis *PipelineComponentTime*. Die Konfiguration einer eigenen Protokollierung für den Container »Bestellpositionen« ist nun vollständig und kann gespeichert werden.

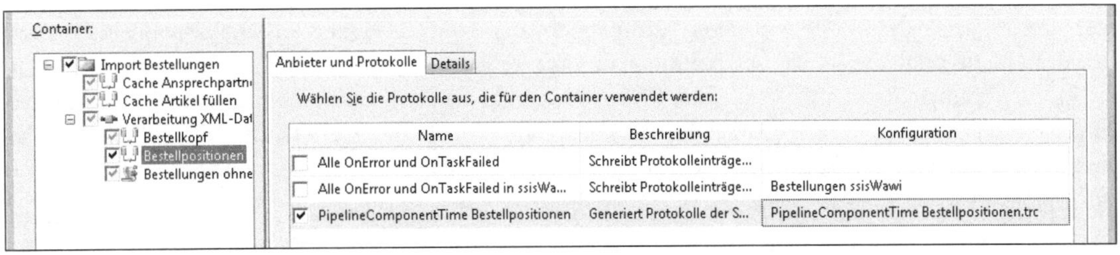

Abbildung 14.44 Die Konfiguration einer eigenen Protokollierung für den *Datenflusstask* »Bestellpositionen«

Bevor Sie das Paket erneut ausführen, ist noch eine nachträgliche Konfiguration am eben angelegten *Dateiverbindungs-Manager* notwendig. Protokollanbieter, die einen *Dateiverbindungs-Manager* verwenden, schreiben die Protokolleinträge immer in ein und dieselbe Datei. Dabei wird der Inhalt der Datei jedoch nicht mit den neuen Protokolleinträgen ergänzt, sondern jedes Mal überschrieben. In diesem Fall wären somit nur die Protokolleinträge der letzten Schleifenverarbeitung in der Trace-Datei enthalten. Um nach der Paketausführung die Protokolleinträge jeder einzelnen Ausführung des Containers – des *Datenflusstasks* »Bestellpositionen« – sehen zu können, muss vor jeder Schleifenverarbeitung eine neue Datei mit einem eigenen Dateinamen erstellt werden. Die neue Datei erstellt der *Dateiverbindungs-Manager*, den neuen Dateinamen ein Ausdruck in dessen Verbindungszeichenfolge. Dazu markieren Sie den *Dateiverbindungs-Manager* und wechseln zum *Eigenschaften*-Fenster. Dort öffnen Sie über die Schaltfläche in der Eigenschaft *Expressions* den Eigenschaftsausdrucks-Editor und wählen im Listenfeld *Eigenschaft* die Eigenschaft *ConnectionString* aus. Anschließend starten Sie über die Schaltfläche am Ende der Eingabezeile den Ausdrucks-Generator. In diesem erstellen Sie den folgenden Ausdruck, der Ihnen einen eindeutigen Dateinamen für die Trace-Datei liefert.

```
"F:\\Coole Socke\\Temporär\\PipelineComponentTime Bestellpositionen - " +
Replace((DT_WSTR, 19) @[System::StartTime], ":", ".") + ".trc"
```

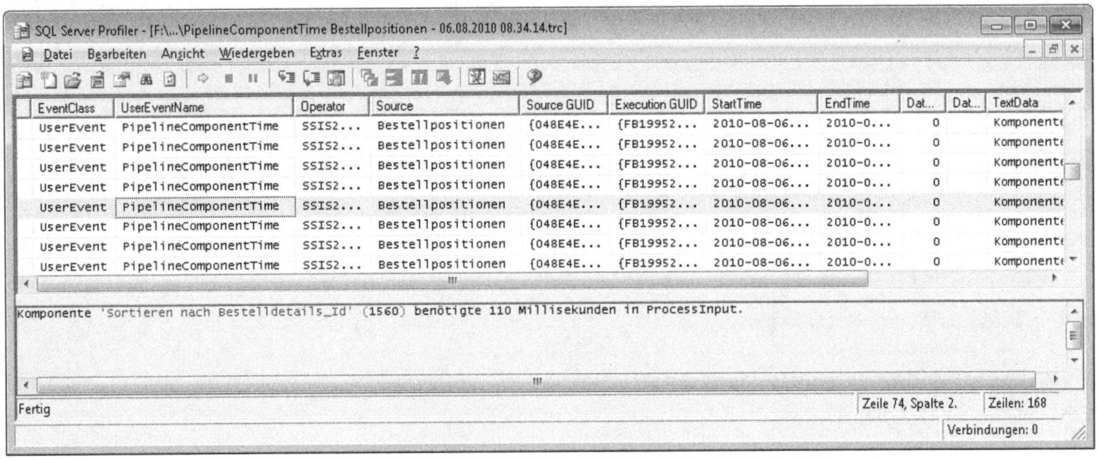

Abbildung 14.45 Die Ausgabe der Protokolleinträge in SQL Server Profiler

Nach dieser Erweiterung des *Dateiverbindungs-Managers* führen Sie das Paket erneut aus. Wieder wird das Paket fehlerhaft beendet und wieder stehen die entsprechenden Einträge zu dieser fehlerhaften Beendigung im Windows-Ereignisprotokoll und in der Tabelle *sysssislog*. Aber es gibt auch zwei Trace-Dateien im Verzeichnis *Temporär* – mit den Protokolleinträgen des bei der Paketausführung zweimal ausgeführten *Datenflusstasks* »Bestellpositionen«. Mit einem Doppelklick auf eine der beiden Dateien starten Sie SQL Server Profiler. Dieser zeigt Ihnen die einzelnen Protokolleinträge zum Ereignis *PipelineComponentTime* im Fenster der Ablaufverfolgung – wie in Abbildung 14.45 zu sehen ist. Mit den Standardfunktionen von SQL Server Profiler können Sie sich die einzelnen Protokolleinträge bequem anschauen und auch nach speziellen Einträgen suchen. SQL Server Profiler bietet Ihnen zudem noch eine weitere und sehr nützliche Möglichkeit: Sie können die Protokolleinträge von hier aus in einer SQL Server-Tabelle speichern.

Mit dem Ereignis *PipelineComponentTime* haben Sie bereits ein Ereignis kennen gelernt, das für die Paketentwicklung nützliche Informationen liefert. Nützliche Informationen, die die Paketprotokollierung auch im SSIS-Designer zur Verfügung stellt.

Die Ausgabe der Protokollereignisse

Die von der Paketprotokollierung erstellten Informationen sehen Sie im SSIS-Designer in der Ausgabe *Protokollereignisse*. Sie erhalten diese Ausgabe über den Menüpunkt *SSIS/Protokollereignisse*. Standardmäßig hinter der Toolbox als Registerkarte versteckt, enthält diese Ausgabe alle Protokolleinträge, die bei der letzten Paketausführung von der Paketprotokollierung erstellt wurden. Abbildung 14.46 zeigt Ihnen das Ausgabefenster *Protokollereignisse* mit den Protokolleinträgen der letzten Paketausführung. Mit einem Doppelklick auf einen der Einträge erhalten Sie das Dialogfeld *Protokolleintrag*, das Ihnen die Informationen des gewählten Protokolleintrags in einer übersichtlichen Form ausgibt. Sie kennen diese Art der Darstellung bereits aus Kapitel 10. Dort wurde die Ausgabe *Protokollereignisse* zur Analyse des Execution Trees – zur Anzeige der Pfade und Unterpfade – eines Datenflusses verwendet. An dieser Stelle erfahren Sie nun, wie Sie eine solche Ausgabe konfigurieren. Dazu wird die Ausgabe des Execution Trees für den *Datenflusstask* »Bestellkopf« aktiviert, wobei Sie hierfür eine eigene Protokollierung für diesen *Datenflusstask* konfigurieren.

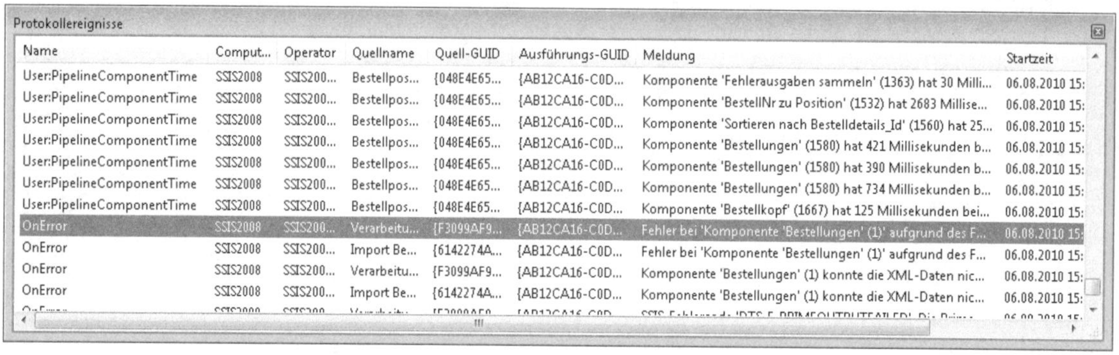

Abbildung 14.46 Die Ausgabe *Protokollereignisse*

Die Konfiguration findet auch für diese Art der Ausgabe im Editor *SSIS-Protokolle konfigurieren* statt. Dort erweitern Sie in der Baumstruktur der Ausgabe *Container* den Knoten *Verarbeitung XML-Dateien* und klicken anschließend zweimal in das Kontrollkästchen des Eintrags *Bestellkopf*. Danach wechseln Sie zur Registerkarte *Details* und wählen dort das Ereignis *PipelineExecutionTrees* aus. Dieses Ereignis liefert Ihnen zum gewählten *Datenflusstask* die Anzeige der Pfade und Unterpfade. Das war es auch schon. Die Konfiguration eines Protokollanbieters ist in diesem Fall nicht notwendig, da die Ausgabe *Protokollereignisse* alle Protokolleinträge einer Paketprotokollierung ausgibt. Speichern Sie die Konfiguration der Paketprotokollierung und starten Sie die Paketausführung.

Nach der Paketausführung beenden Sie den Debug-Modus und aktivieren die Ausgabe *Protokollereignisse.* Diese enthält nun eindeutig zu viele Informationen, soll sie doch lediglich den Execution Tree des *Datenflusstasks* »Bestellkopf« anzeigen. Da aber hier grundsätzlich alle Protokolleinträge der bestehenden Paketprotokollierung ausgegeben werden, müssen Sie die Protokollierung nicht benötigter Protokolleinträge kurzfristig deaktivieren. Dazu wählen Sie in der Eigenschaft *LoggingMode* der Ablaufsteuerung und der des *Datenflusstasks* »Bestellpositionen« den Eintrag *Disabled.* Anschließend starten Sie das Paket erneut. Nachdem Sie auch nach dieser Paketausführung den Debug-Modus beendet haben, wechseln Sie wieder zur Ausgabe *Protokollereignisse.* Diese zeigt Ihnen jetzt nur noch die Protokolleinträge des *Datenflusstasks* »Bestellkopf« – in diesem Fall den Protokolleintrag mit der Bezeichnung *User:PipelineExecutionTrees.* Insgesamt enthält die Ausgabe drei Protokolleinträge. Diese sind in der dreimaligen Ausführung des *Datenflusstasks* im *Foreach-Schleifencontainer* begründet. Das Ereignis *PipelineExecutionTree* selbst wird nur ein Mal bei der Ausführung eines *Datenflusstasks* ausgelöst. Mit einem Doppelklick auf einen dieser drei Einträge können Sie sich im Dialogfeld *Protokolleintrag* nun den Aufbau der beim Datenfluss verwendeten Pfade und Unterpfade anschauen. Mehr zum Thema Pfade und Unterpfade lesen Sie in Kapitel 10.

Neben den Ereignissen *PipelineComponentTime* und *PipelineExecutionTree* gibt es zum *Datenflusstask* noch andere interessante Ereignisse, die Ihnen bei der Paketentwicklung hilfreich sein können – zum Beispiel das Ereignis *PipelineInitialization.* Dieses Ereignis liefert Ihnen Informationen zur Ausführung des *Datenflusstasks,* wie die verwendete Puffergröße oder die Anzahl der Datenzeilen pro Puffer. Das Ereignis *BufferSizeTuning* hingegen schreibt einen Protokolleintrag, wenn die angegebene Größe des Puffers für die Ausführung verändert werden musste. Dieser Protokolleintrag beinhaltet nicht nur die neue Größe, sondern auch Hinweise zu den Gründen dieser Änderung. So wie beim *Datenflusstask* gibt es auch für andere Ablaufsteuerungselemente eigene Ereignisse. Lediglich neun der 29 Ablaufsteuerungselemente bieten keine spezifischen Ereignisse für die Paketprotokollierung an, während es bei den anderen ein oder mehrere Ereignisse gibt. Insgesamt stehen bei 20 Ablaufsteuerungselementen 52 zusätzliche Ereignisse für die Paketprotokollierung zur Verfügung. Hinzu kommt noch das Ereignis *Diagnostic,* bei dem es sich um das spezielle Ereignis der Ablaufsteuerung handelt. Eine Beschreibung all dieser Ereignisse würde an dieser Stelle den Rahmen sprengen – und es ist auch nicht notwendig. Der Editor *SSIS-Protokolle konfigurieren* zeigt auf der Registerkarte *Details* zu jedem der dort verfügbaren Ereignisse eine recht aussagekräftige Beschreibung. Sollte diese bei dem einen oder anderen Ereignis nicht ausreichend sein, bietet die SQL Server Online-Dokumentation zu jedem Ablaufsteuerungselement eine zusätzliche Beschreibung der zur Paketprotokollierung verfügbaren Ereignisse. Zusammen mit den Protokolleinträgen der zwölf Standardereignisse ergibt dies eine Vielzahl an Informationen, die sowohl für die Paketentwicklung wie auch den Echtbetrieb eines Pakets interessant und hilfreich sein können. Einige dieser Informationen enthalten sogar Hinweise, warum die Paketausführung mit der XML-Datei *Bestellungen Test 3.xml* fehlschlägt.

Eine Fehleranalyse

Der SSIS-Designer bietet Ihnen einige Möglichkeiten, den Grund für einen fehlerhaften Abbruch einer Paketausführung und auch die Quelle des Fehlers zu analysieren. Eine solche Fehleranalyse beginnt in der Regel direkt nach dem fehlerhaften Abbruch der Paketausführung. Im Debug-Modus erkennen Sie im SSIS-Designer durch die rote Kennzeichnung, welches Ablaufsteuerungselement oder auch welche Datenflusskomponente fehlerhaft beendet wurde. Ergänzend dazu bieten Ihnen die Registerkarte *Status* und das Ausgabefenster *Ausgabe* die Fehlermeldungen mit Informationen über den Grund des fehlerhaften Abbruchs. Jedoch liefern beide zudem noch viele weitere Informationen zur Paketausführung, was das Auffinden der relevanten Meldungen nicht unbedingt erleichtert. Eine einfache und auch zielgerichtete Methode ist der Weg über die Paketprotokollierung. Über diese ist eine gezielte Ausgabe der Fehlermeldungen in der Ausgabe *Protokollereignisse* möglich. Mit den dort enthaltenen Informationen lässt sich der Grund für den Fehler eruieren.

Dieser mögliche Weg einer Fehleranalyse wird nun in diesem Abschnitt anhand der XML-Datei *Bestellungen Test 3.xml* beschrieben. Um den Fehler analysieren zu können, starten Sie die Paketausführung über die Schaltfläche *Debugging starten*. Nach der Paketausführung sehen Sie in der Ablaufsteuerung den *Foreach-Schleifencontainer* und den *Datenflusstask* »Bestellkopf« rot dargestellt. Die rote Kennzeichnung des *Foreach-Schleifencontainers* können Sie vorerst einmal ignorieren. Da der *Datenflusstask* »Bestellkopf« innerhalb des *Foreach-Schleifencontainers* ausgeführt wird, handelt es sich hierbei höchstwahrscheinlich um einen Folgefehler. Von daher wechseln Sie zum Datenfluss-Designer des *Datenflusstasks* »Bestellkopf«, um dort nach weiteren roten Komponenten zu schauen. Dort gibt es zwar keine roten Komponenten, aber eine gelbe – die *XML-Quelle* ist gelb und somit als *in Ausführung* gekennzeichnet. Alle anderen Komponenten dieses Datenflusses sind weiß. An dieser farblichen Gestaltung erkennen Sie, dass der Datenfluss nicht über das Extrahieren der Daten mit der *XML-Quelle* hinausgekommen ist. Der Fehler liegt also anscheinend beim Extrahieren der Daten. Ob es tatsächlich so ist und um welchen Fehler es sich handelt, verraten eventuell die protokollierten Fehlermeldungen. Um nicht auf der Registerkarte *Status* oder im Ausgabefenster *Ausgabe* nach den Fehlermeldungen suchen zu müssen, verwenden Sie die Ausgabe *Protokollereignisse*. Dazu müssen Sie zunächst den Debug-Modus beenden.

Die Ausgabe *Protokollereignisse* beinhaltet jedoch nur die Protokolleinträge zum *Datenflusstask* »Bestellpositionen« – die der letzten Analyse. Um die Fehlermeldungen zu erhalten, müssen Sie für die nächste Paketausführung die Konfiguration der Paketprotokollierung ändern. Da diese bereits eine Protokollierung der Ereignisse *OnError* und *OnTaskFailed* auf der Paketebene enthält, wählen Sie in der Eigenschaft *LoggingMode* der Ablaufsteuerung den Eintrag *Enabled*. Hierdurch ist die Protokollierung der Fehlermeldungen zwar auf Paketebene wieder aktiviert, jedoch noch nicht beim *Datenflusstask* »Bestellkopf«. Für diesen gibt es eine eigene Protokollierung, durch die dieser nicht automatisch an der Protokollierung der Ablaufsteuerung teilnimmt. Um dies zu ändern, wählen Sie beim *Datenflusstask* »Bestellkopf« den Eintrag *UseParentSetting* in der Eigenschaft *LoggingMode* aus. Nach diesen Einstellungen starten Sie die Paketausführung erneut.

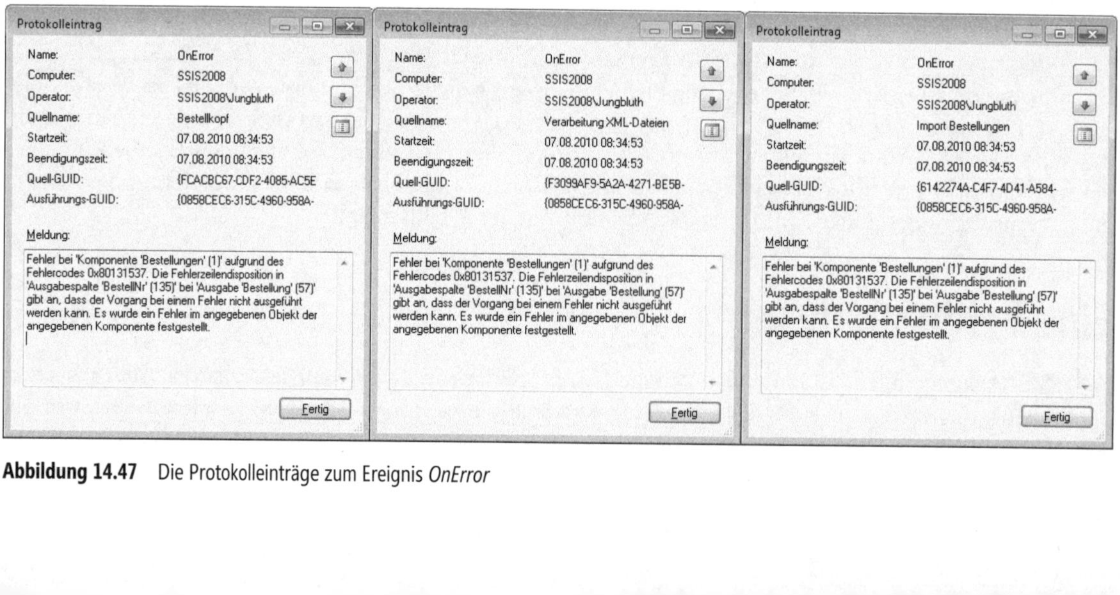

Abbildung 14.47 Die Protokolleinträge zum Ereignis *OnError*

Nachdem nun die Paketausführung wieder fehlerhaft abgebrochen wurde, beenden Sie den Debug-Modus und wechseln Sie zur Ausgabe *Protokollereignisse*. Diese zeigt nun neun Protokolleinträge zum Ereignis *OnError*. Von diesen neun Protokolleinträgen sind jedoch letztendlich nur drei interessant. Durch die Pakethierarchie wird ein Fehler immer an die Container der nächsthöheren Ebene weitergegeben. Aus diesem Grund enthält die Ausgabe nun jede Fehlermeldung dreimal – einmal vom fehlerhaften *Datenflusstask*, einmal vom *Foreach-Schleifencontainer* und einmal vom Paket selbst. Sie erkennen dies an den Einträgen der Spalte *Quellname*, die den Namen des jeweiligen Containers beinhaltet. Für die Analyse beginnen Sie nun mit dem ersten *OnError-*Protokolleintrag. Dazu öffnen Sie mit einem Doppelklick auf diesen Eintrag das Dialogfeld *Protokolleintrag*. Die darin enthaltene Meldung verrät »Fehler bei 'Komponente 'Bestellungen' (1)' aufgrund des Fehlercodes 0x80131537. Die Fehlerzeilendisposition in 'Ausgabespalte 'BestellNr' (135)' bei 'Ausgabe 'Bestellung' (57)' gibt an, dass der Vorgang bei einem Fehler nicht ausgeführt werden kann.«. Die in den Klammern angegebenen IDs können von den IDs in Ihrer Meldung abweichen, da diese automatisch vergeben werden. Mehr zu der Bedeutung der IDs lesen Sie in Kapitel 10. Rein von den hier angegebenen Bezeichnungen *Bestellungen*, *Bestellung* und *BestellNr* deutet alles auf die *XML-Quelle* des *Datenflusstasks* »Bestellkopf« als Fehlerquelle hin. Diese Vermutung wird auch vom nächsten relevanten Protokolleintrag bekräftigt – dem vierten in der Auflistung. Dieser enthält kurz gefasst die Aussage »Komponente 'Bestellungen' (1) konnte die XML-Daten nicht verarbeiten«. Der letzte Protokolleintrag – »Die Komponente gab einen Fehlercode zurück, als das Pipelinemodul 'PrimeOutput()' aufgerufen hat.« – ist zwar etwas kryptischer, bestätigt aber ebenfalls den bereits vermuteten Grund für den Fehler. Die Daten der XML-Datei können von der *XML-Quelle* nicht extrahiert werden. Den Hinweis hierzu liefert die genannte Methode *PrimeOutput*. Diese wird verwendet, um Daten in eine asynchrone Ausgabe zu leiten. Sie kennen diese Methode aus dem Abschnitt »Skriptkomponente« von Kapitel 12. Die hier erwähnten Protokolleinträge sehen Sie in Abbildung 14.47.

Warum nun aber die Daten der XML-Datei nicht von der *XML-Quelle* extrahiert werden können, zeigt keine der Meldungen. Dafür aber lässt sich wenigstens die Fehlerquelle durch den Inhalt der ersten Meldung weiter eingrenzen. Diese weist auf die »'Ausgabespalte 'BestellNr' (135)' bei 'Ausgabe 'Bestellung' (57)'« hin. Dieser Hinweis und die der anderen Meldungen zeigen, dass der Fehler beim Extrahieren der Daten in die Ausgabespalte *BestellNr* ausgelöst wird. Ob es sich bei der angegebenen Ausgabespalte nun auch tatsächlich um die Ausgabespalte *BestellNr* der *XML-Quelle* aus dem *Datenflusstask* »Bestellkopf« handelt, können Sie in der *XML-Quelle* überprüfen. Dazu wechseln Sie zum *Datenflusstask* »Bestellkopf« und öffnen über das Kontextmenü der *XML-Quelle* den Erweiterten Editor. Auf der Registerkarte *Eingabe- und Ausgabeeigenschaften* markieren Sie die Ausgabekategorie *Bestellung* und prüfen den Wert der Eigenschaft *ID*. Die dort enthaltene ID 57 stimmt mit der in der Fehlermeldung angegebenen ID überein. Sie sind also auf dem richtigen Weg. Nun erweitern Sie die Unterkategorie *Ausgabespalten* der Kategorie *Bestellung* und markieren dort die Ausgabespalte *BestellNr*. Hier prüfen Sie ebenfalls den Wert der Eigenschaft *ID*. Auch diese stimmt mit der ID in der Meldung – 'BestellNr' (135)' – überein. Nun gibt es keinen Zweifel mehr. Die in der Meldung genannte Ausgabespalte *BestellNr* ist die Ausgabespalte *BestellNr* dieser *XML-Quelle*. Da in eben diese Ausgabespalte die *XML-Quelle* die extrahierten Bestellnummern leitet, liegt der Fehler höchstwahrscheinlich bei den in der XML-Datei angegebenen Bestellnummern. Zur Erinnerung: Bei den Bestellnummern in der XML-Datei handelt es sich um die Bestellnummern, die der Kunde in seinem Warenwirtschaftssystem verwendet. Da der Kunde diese Bestellnummern mehr oder weniger selbst in die XML-Datei eingibt, könnte der Fehler durchaus mit dem Datentyp der Ausgabespalte *BestellNr* zusammenhängen. Aus diesem Grund merken Sie sich für die weitere Fehleranalyse den Datentyp der Ausgabespalte *BestellNr*, den Sie in der Eigenschaft *DataType* sehen.

TIPP Bei den in diesem Paket verwendeten Bezeichnungen ist ein Vergleich der in der Meldung angegebenen IDs mit denen der Ausgabe und Ausgabespalten natürlich nicht unbedingt nötig. Je kryptischer jedoch die im Paket verwendeten Bezeichnungen sind, umso hilfreicher ist der hier beschriebene Vergleich.

Mehr kann Ihnen SSIS zu diesem Problem nicht mitteilen. Alles Weitere wird der Inhalt der XML-Datei zeigen. Da eine XML-Datei in der Regel nicht mehr als zehn Bestellungen enthält, sollte der Auslöser dort einfach zu finden sein. Ein Blick in die XML-Datei *Bestellungen Test 3.xml* zeigt auch recht schnell den Sündenbock. Dort ist die Bestellnummer »4715a« enthalten. Wie die Eigenschaft *DataType* der Ausgabespalte *BestellNr* verraten hat, wird von der *XML-Quelle* aber ein Integerwert erwartet. Somit wäre der Fehler erkannt und lokalisiert.

Mit dem Ergebnis der Fehleranalyse ist aber auch klar, dass die *XML-Quelle* einen solchen Fehler nicht automatisch korrigieren kann. Die vom Kunden angegebenen Bestellnummern sind nun einmal als Integerwerte zu extrahieren. Alle anderen Werte sind fehlerhaft und dürfen nicht verarbeitet werden. Allerdings sollte ein solcher Fehler nicht zum Abbruch des Pakets führen. Denn dieser Abbruch verhindert die Verarbeitung weiterer vorliegender – und korrekter – XML-Dateien. Zur Lösung dieses Problems gibt es gleich mehrere Ansätze. Eine Möglichkeit bestünde darin, die Fehlerausgabe der *XML-Quelle* zu aktivieren und fehlerhafte Datenzeilen in das *Flatfileziel* »Fehlerhafte Datenzeilen Bestellungen« umzuleiten. Dazu müssten Sie den Datenfluss noch mit einer *UNION ALL*-Komponente ergänzen, die die Fehlerausgaben der *XML-Quelle* und des *OLE DB-Ziels* zusammenfasst und zum *Flatfileziel* leitet. Eine andere Variante liegt außerhalb dieses Pakets. Sie ergänzen das Paket »Bestelleingang« mit einem *XML-Task*, in dem die XML-Datei mit dem vorliegenden XSD-Schema geprüft wird. Mit einer solchen Prüfung würde diese XML-Datei bereits im Vorfeld als fehlerhaft eingestuft werden und stünde für eine Verarbeitung mit dem Paket »Import Bestellungen« erst gar nicht zur Verfügung. Die dritte Variante stuft die XML-Datei ebenfalls als fehlerhaft ein. Jedoch findet diese Einstufung im aktuellen Paket statt. Hierbei werden alle XML-Dateien, die einen Fehler verursachen, in das Verzeichnis *\Datenimporte\Kontrolle\Fehlerhafte Importdateien* verschoben und die Verarbeitung mit der nächsten XML-Datei fortgesetzt. Dazu wäre der *Foreach-Schleifencontainer* so zu konfigurieren, dass er trotz Fehler die Schleifenverarbeitung nicht abbricht. Nun haben alle drei Lösungen ihren Charme – und doch gibt es einen guten Grund, warum in diesem Paket die letztgenannte Lösung realisiert wird: Sie erfahren hierbei, wie Sie den *Foreach-Schleifencontainer* konfigurieren müssen, damit dieser trotz eines Fehler die Schleifenverarbeitung nicht abbricht.

Für die Umsetzung dieser Lösung benötigen Sie in der Ablaufsteuerung des *Foreach-Schleifencontainers* zwei Ablaufsteuerungselemente *Task 'Dateisystem'* und einen *Sequenzcontainer*. In den *Sequenzcontainer* nehmen Sie die beiden *Datenflusstasks* und den *Skripttask* des *Foreach-Schleifencontainers* auf, wodurch die Verarbeitung einer XML-Datei mit diesen drei Ablaufsteuerungselementen nun als Einheit stattfindet. Wird bei der Verarbeitung einer XML-Datei eines dieser drei Ablaufsteuerungselemente fehlerhaft beendet, trifft dies auch auf den *Sequenzcontainer* zu. Das Verschieben der XML-Datei ist hierdurch nicht mehr abhängig vom Status einer der drei Ablaufsteuerungselemente, sondern nur noch vom Status des *Sequenzcontainers*. Erfolgreich verarbeitete XML-Dateien werden dabei mit einem der beiden *Task 'Dateisystem'* in das Verzeichnis *\Datenimporte\Bestellungen\Importierte Bestellungen* und nicht erfolgreich verarbeitete XML-Dateien mit dem anderen *Task 'Dateisystem'* in das Verzeichnis *\Datenimporte\Kontrolle\Fehlerhafte Importdateien* verschoben.

- Ziehen Sie aus der Toolbox einen *Sequenzcontainer* in die Ablaufsteuerung des *Foreach-Schleifencontainers* und nennen Sie diesen **Verarbeitung der Bestellungen einer XML-Datei**
- Markieren Sie die beiden *Datenflusstasks* und den *Skripttask* und ziehen Sie diese in den *Sequenzcontainer*
- Nehmen Sie ein Ablaufsteuerungselement *Task 'Dateisystem'* in die Ablaufsteuerung des *Foreach-Schleifencontainers* auf und platzieren Sie dieses unterhalb des *Sequenzcontainers*

- Öffnen Sie den Editor des *Task 'Dateisystem'* und geben Sie diesem in der Eigenschaft *Name* die Bezeichnung **Fehlerhafte XML-Datei verschieben**. In der Eigenschaft *Description* können Sie ergänzend noch die Beschreibung **in das Verzeichnis "Fehlerhafte Importdateien"** angeben. Dieser Text wird Ihnen im Ablaufsteuerungs-Designer als QuickInfo angezeigt, wenn Sie den Mauszeiger auf dem *Task 'Dateisystem'* positionieren.
- Aktivieren Sie die Eigenschaft *IsSourcePathVariable* und wählen Sie in der Eigenschaft *SourceVariable* die Paketvariable *ForEach::strXmlDatei* aus. Diese Paketvariable enthält bei der Paketausführung den Dateinamen der aktuellen XML-Datei.
- Legen Sie in der Eigenschaft *Operation* den Vorgang *Datei verschieben* fest
- Wählen Sie in der Eigenschaft *DestinationConnection* den Eintrag *<Neue Verbindung>* aus, um einen neuen *Dateiverbindungs-Manager* anzulegen. Im darauf folgenden *Dateiverbindungs-Manager-Editor* geben Sie den Verbindungstyp *Vorhandener Ordner* an und tragen anschließend das Zielverzeichnis in das Eingabefeld *Datei* ein. Speichern Sie den neuen *Dateiverbindungs-Manager.*
- Aktivieren Sie die Eigenschaft *OverwriteDestination.* Durch diese Aktivierung wird eine bereits bestehende XML-Datei im Verzeichnis *\Datenimporte\Kontrolle\Fehlerhafte Importdateien* überschrieben. Da die Bezeichnungen der XML-Dateien bereits durch das vorab ausgeführte Paket »Bestelleingang« eindeutig benannt werden, dürfte dieser Fall aber eigentlich nicht eintreten.
- Speichern Sie den *Task 'Dateisystem'* »Fehlerhafte XML-Datei verschieben«

Der Ablaufsteuerungs-Designer zeigt Ihnen den *Task 'Dateisystem'* mit einem roten Fehlersymbol. Die derzeitige Konfiguration wird also noch nicht akzeptiert. Warum dies so ist, verrät Ihnen das Ausgabefenster *Fehlerliste.* Dort sehen Sie die Fehlermeldung »Die strXmlDatei-Variable wird als Quelle oder Ziel verwendet und ist leer.«. Dem *Task 'Dateisystem'* fehlt also schlicht und ergreifend die Information, welche Datei denn nun verschoben werden soll. Diese Information steht aber erst während der Paketausführung zur Verfügung. Um die Konfiguration abschließen zu können, müssen Sie die Prüfung der Eigenschaft *SourceVariable* bis kurz vor die Ausführung des *Task 'Dateisystem'* hinauszögern. Zu diesem Zeitpunkt enthält die Paketvariable *ForEach::strXmlDatei* einen Wert und somit der *Task 'Dateisystem'* die Information, welche Datei zu verschieben ist. Diese Verzögerung der Prüfung erreichen Sie mit der Eigenschaft *DelayValidation*, die Sie im *Eigenschaften*-Fenster zum *Task 'Dateisystem'* sehen. Aktivieren Sie diese Eigenschaft mit der Auswahl des Eintrags *True.*

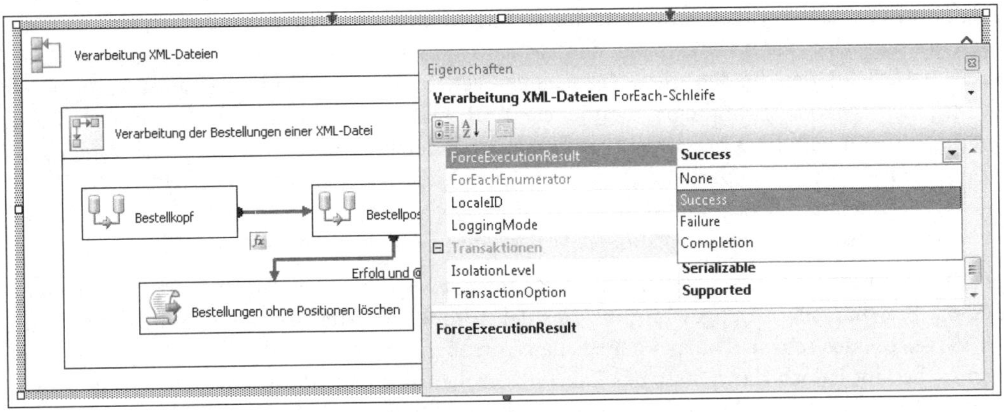

Abbildung 14.48 Die Eigenschaft *ForceExecutionResult* des *Foreach-Schleifencontainers*

Die XML-Datei soll nur verschoben werden, wenn der *Sequenzcontainer* fehlerhaft beendet wurde. Von daher verbinden Sie die Rangfolgeneinschränkung des *Sequenzcontainers* mit dem *Task 'Dateisystem'* und wählen über das Kontextmenü der Rangfolgeneinschränkung den Status *Fehler*. Nun mag die XML-Datei zwar in einem Fehlerfall verschoben werden, der Fehler selbst aber wird immer noch für den Abbruch des *Foreach-Schleifencontainers* sorgen. Jetzt kommt es zur besagten notwendigen Konfiguration des *Foreach-Schleifencontainers*. Dazu markieren Sie diesen, wechseln zum *Eigenschaften*-Fenster und wählen in der Eigenschaft *ForceExecutionResult* des *Foreach-Schleifencontainers* den Eintrag *Success*. Mehr ist hier nicht zu konfigurieren. Durch den Eintrag *Success* wird jede Schleifenverarbeitung des *Foreach-Schleifencontainers* erfolgreich beendet – ob dabei ein Fehler eingetreten ist oder nicht. In Abbildung 14.48 ist diese Konfiguration dargestellt.

Um das Paket zu vervollständigen, ziehen Sie nun noch den zweiten *Task 'Dateisystem'* in die Ablaufsteuerung des *Foreach-Schleifencontainers*. Dieser verschiebt die erfolgreich verarbeiteten XML-Dateien in das Verzeichnis *\Datenimporte\Bestellungen\Importierte Bestellungen*.

- Ziehen Sie aus der Toolbox ein Ablaufsteuerungselement *Task 'Dateisystem'* in die Ablaufsteuerung des *Foreach-Schleifencontainers* und platzieren Sie dieses unterhalb des *Sequenzcontainers*
- Öffnen Sie den Editor des *Task 'Dateisystem'* und geben Sie in die Eigenschaft *Name* die Bezeichnung **Erfolgreich verarbeitete XML-Datei verschieben** ein. Anschließend ergänzen Sie die Bezeichnung durch den Eintrag **in das Verzeichnis "\Datenimporte\Bestellungen\Importierte Bestellungen"** in die Eigenschaft *Description*.
- Wählen Sie in der Eigenschaft *IsSourcePathVariable* den Wert *True* und in der Eigenschaft *SourceVariable* die Paketvariable *ForEach::strXmlDatei* aus. Anschließend legen Sie im Listenfeld *Operation* den Vorgang *Datei verschieben* fest.
- Erstellen Sie über den Eintrag <*Neue Verbindung*> der Eigenschaft *DestinationConnection* einen *Dateiverbindungs-Manager* mit dem Verbindungstyp *Vorhandener Ordner*, der zum Verzeichnis *\Datenimporte\Bestellungen\Importierte Bestellungen* verweist
- Speichern Sie den *Task 'Dateisystem'* »Erfolgreich verarbeitete XML-Datei verschieben« und aktivieren Sie danach für diesen *Task 'Dateisystem'* die Eigenschaft *DelayValidation*
- Verbinden Sie die Rangfolgeneinschränkung des *Sequenzcontainers* mit dem *Task 'Dateisystem'* »Erfolgreich verarbeitete XML-Datei verschieben«

Die Konfiguration der Ablaufsteuerung ist vollständig. Bei einer erneuten Paketausführung werden nun wieder alle drei XML-Dateien verarbeitet und wieder wird die letzte fehlerhaft beendet. Abbildung 14.49 zeigt Ihnen das Ergebnis dieser Paketausführung im Debug-Modus. Dort ist gut zu erkennen, dass die fehlerhafte Verarbeitung der XML-Datei zwar den *Sequenzcontainer* betrifft, nicht aber den *Foreach-Schleifencontainer*. Auch an den beiden *Task 'Dateisystem'* sehen Sie, dass beide erfolgreich ausgeführt wurden. Der *Task 'Dateisystem'* »Erfolgreich verarbeitete XML-Datei verschieben« bei der vorletzten und der *Task 'Dateisystem'* »Fehlerhafte XML-Datei verschieben« bei der letzten Verarbeitung. Das Verzeichnis *\Datenimporte\Kontrolle\Korrekte Importdateien* enthält keine XML-Dateien mehr. Die fehlerhafte XML-Datei ist nun im Verzeichnis *\Datenimporte\Kontrolle\Fehlerhafte Importdateien* und die ersten beiden erfolgreich verarbeiteten im Verzeichnis *\Datenimporte\Bestellungen\Importierte Bestellungen* zu finden.

Es hat einige Zeit und mehrere Seiten in Anspruch genommen, aber nun ist es geschafft. Die Entwicklung des Paket »Import Bestellungen« ist abgeschlossen. Das Paket importiert die Bestellungen mehrerer XML-Dateien eines Verzeichnisses und läuft dabei gemäß den Vorgaben als eigenständige Lösung. Ein weiterer Teil der Vorgaben besteht jedoch darin, dass das Paket zusammen mit dem Paket »Bestelleingang« ausgeführt werden soll. Diese Vorgabe wird in einem weiteren Paket realisiert.

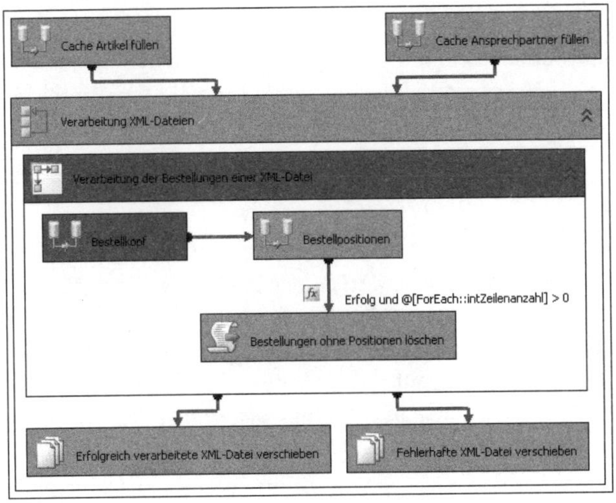

Abbildung 14.49 Das Ergebnis der Paketausführung des Pakets *Import Bestellungen*

Ein Paket im Paket

Die Pakete »Bestelleingang« und »Import Bestellungen« sollen mehrmals am Tag ausgeführt werden. Dabei protokolliert und prüft das Paket »Bestelleingang« die eingehenden Bestellungen, wobei die fehlerhaften XML-Dateien in das Verzeichnis *\Datenimporte\Kontrolle\Fehlerhafte Importdateien* und die korrekten in das Verzeichnis *\Datenimporte\Kontrolle\Korrekte Importdateien* verschoben werden. Anschließend verarbeitet das Paket »Import Bestellungen« die Bestellungen jeder einzelnen XML-Datei aus dem Verzeichnis *\Datenimporte\Kontrolle\Korrekte Importdateien*. Da beides direkt hintereinander erfolgen soll, sind beide Pakete auch zusammen auszuführen. Diese Vorgabe wird in einem weiteren Paket realisiert, über das zunächst das Paket »Bestelleingang« und nach dessen Beendigung das Paket »Import Bestellungen« ausgeführt wird.

Ein neues Paket ist schnell erstellt. Dazu markieren Sie im Projektmappen-Explorer den Ordner *SSIS-Pakete* und wählen in dessen Kontextmenü den Befehl *Neues SSIS-Paket*. Das so erstellte Paket benennen Sie anschließend in **Bestellverarbeitung.dtsx** um. Die darauf folgende Abfrage, ob das Paketobjekt ebenfalls umbenannt werden soll, bestätigen Sie mit einem Klick auf *OK*.

Ein Paket führt andere Pakete mit dem Ablaufsteuerungselement *Task 'Paket ausführen'* aus. Von daher ziehen Sie ein solches Ablaufsteuerungselement aus der Toolbox in die Ablaufsteuerung und öffnen dessen Editor. Dort geben Sie dem *Task 'Paket ausführen'* in der Eigenschaft *Name* die Bezeichnung **Paket Bestelleingang** und wechseln anschließend zur Seite *Paket*. Hier findet nun die Auswahl des Pakets statt. Da das Paket entweder in einer SQL Server-Instanz oder im Dateisystem gespeichert sein kann, müssen Sie zunächst in der Eigenschaft *Location* den Speicherort angeben. Das Paket »Bestelleingang« befindet sich derzeit noch im Verzeichnis Ihres Projekts. Solange sich dieses Projekt noch in der Entwicklung befindet, soll auch genau dieses Paket hier gestartet werden. Wählen Sie also in der Eigenschaft *Location* den Eintrag *Dateisystem*. Der Zugriff auf das Paket selbst erfolgt über einen *Dateiverbindungs-Manager*. Diesen legen Sie durch den Eintrag *<Neue Verbindung>* in der Eigenschaft *Connection* an. Dazu wählen Sie im *Dateiverbindungs-Manager-Editor* den Verbindungstyp *Vorhandene Datei* und anschließend über die Schaltfläche *Durchsuchen* die Datei *Bestelleingang.dtsx* aus dem Projektverzeichnis. Mit einem Klick auf *OK* wird der neue *Dateiverbindungs-Manager* gespeichert und direkt in das Listenfeld der Eigenschaft *Connection* übernommen. Die Konfiguration des *Task 'Paket ausführen'* ist hiermit abgeschlossen, weshalb Sie diesen auch speichern können. Abbildung 14.50 zeigt Ihnen die Konfiguration des *Task 'Paket ausführen'* »Paket Bestelleingang«.

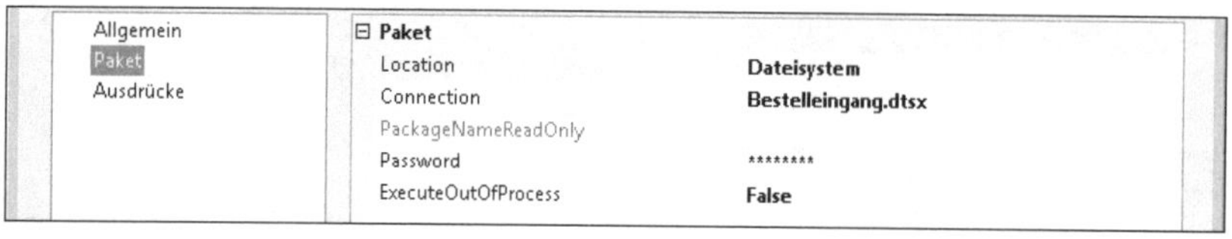

Abbildung 14.50 Die Konfiguration des *Task 'Paket ausführen'* »Bestelleingang«

TIPP Falls Ihnen der Speicherort des Pakets nicht bekannt ist, markieren Sie das Paket im Projektmappen-Explorer und wechseln Sie zum *Eigenschaften*-Fenster. Dort sehen Sie in der Eigenschaft *Vollständiger Pfad* den Speicherort des Pakets.

Nun wiederholen Sie den Vorgang mit einem weiteren Ablaufsteuerungselement *Task 'Paket ausführen'*, das Sie nun **Paket Import Bestellungen** nennen. Die Konfiguration ist bis auf die Definition des *Dateiverbindungs-Managers* identisch mit dem ersten *Task 'Paket ausführen'*. Hier wählen Sie nun im *Dateiverbindungs-Manager-Editor* das Paket *Import Bestellungen.dtsx* aus dem Projektverzeichnis aus. Nachdem Sie auch den *Task 'Paket ausführen'* »Paket Import Bestellungen« konfiguriert und gespeichert haben, verbinden Sie diesen mit der Rangfolgeneinschränkung des *Task 'Paket ausführen'* »Paket Bestelleingang«. Da das zweite Paket – unabhängig vom Ausführungsergebnis des ersten – immer ausgeführt werden soll, ändern Sie den Status der Rangfolgeneinschränkung in *Beendigung*. Mit dieser Verbindung wäre die Paketentwicklung des Pakets »Bestellverarbeitung« auch schon abgeschlossen. Die Ablaufsteuerung dieses Pakets sehen Sie in Abbildung 14.51.

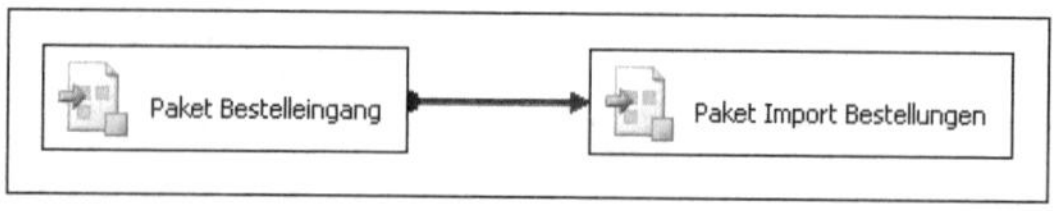

Abbildung 14.51 Die Ablaufsteuerung des Pakets »Bestellverarbeitung«

Ebenfalls abgeschlossen ist nun auch die gesamte Entwicklung dieses Projekts. Sie müssen lediglich noch das Paket »Bestellverarbeitung« als Startpaket kennzeichnen. Dazu markieren Sie dieses im Projektmappen-Explorer und wählen in dessen Kontextmenü den Eintrag *Als Startobjekt festlegen*. Um auch dieses Paket testen zu können, kopieren Sie die Zip-Datei *Bestellungen.zip* aus dem Verzeichnis *\Datenimporte \Archiv\Bestellungen Abschlusstest* in das Verzeichnis *\Datenimporte\Archiv*. Diese Datei enthält eine weitere XML-Datei mit mehreren Bestellungen, die Sie nun mit einem Klick auf die Schaltfläche *Debugging starten* von den Paketen dieses Projekts verarbeiten lassen. Dabei wird das Paket »Bestellverarbeitung« gestartet, welches zuerst das Paket »Bestelleingang« und anschließend das Paket »Import Bestellungen« ausführt. Dabei können Sie die einzelnen Verarbeitungsschritte dieser Pakete im Debug-Modus beobachten.

Zusammenfassung

Zugegeben, es ist ein komplexes Beispiel. Ein komplexes Beispiel mit einem ebenso komplexen Konzept, welches aus der bereits bestehenden Datenbank resultiert. Aber auch in der Realität werden Sie bei der Verwirklichung eines SSIS-Projekts mit bereits bestehenden Datenbanken zu tun haben, die Sie nicht ohne Weiteres an die Notwendigkeiten des SSIS-Projekts anpassen dürfen. Natürlich wurde hier ein wenig übertrieben, aber dafür haben Sie in diesem Kapitel viele Aspekte einer Paketentwicklung kennen gelernt. Vom Erstellen eines neuen Projekts über die Entwicklung mehrerer Pakete, das Debuggen des Pakets mit Daten-Viewern und Haltepunkten, die Implementierung einer Fehlerbehandlung und den Einsatz der Paketprotokollierung bis hin zur Verwendung von Transaktionen.

Kapitel 15

Pakete bereitstellen

In diesem Kapitel:

Dieses Kapitel beschreibt anhand des im vorherigen Kapitel erstellten Praxisbeispiels die Bereitstellung und Installation eines SSIS-Projekts.

Das Bereitstellen eines SSIS-Projekts

Der Begriff Bereitstellung umschreibt im Großen und Ganzen die einzelnen Schritte, die für die Übergabe eines SSIS-Projekts aus der Entwicklungsumgebung an den Testbetrieb bzw. den Echtbetrieb notwendig sind. Ein Großteil dieser Schritte findet hierbei in der Entwicklungsumgebung statt – angefangen vom Entfernen nicht mehr benötigter Komponenten über das Sichern der Pakete vor unerlaubtem Zugriff bis hin zur Erstellung von Paketkonfigurationen. Je nach den Anforderungen an das SSIS-Projekt können hierbei die Pakete auch um die Funktionalität der Prüfpunkte erweitert werden. Nachdem diese vorbereitenden Maßnahmen umgesetzt wurden, folgt als letzter Schritt in der Entwicklungsumgebung das Erstellen eines Bereitstellungsprogramms. Mit diesem Bereitstellungsprogramm wird das SSIS-Projekt letztendlich auf dem Zielsystem installiert. Die hier erwähnten Schritte werden nun in den folgenden Abschnitten anhand des im vorherigen Kapitel erstellen SSIS-Projekts »Bestellungen« beschrieben.

SSIS-Projekt bereinigen

Es ist wie im echten Leben. In ein Paket packt man nicht mehr hinein als unbedingt notwendig. Immerhin muss ein Paket ja transportiert werden und da ist jedes überflüssige Gramm zu viel. Ähnlich ist es bei einem SSIS-Paket, denn auch SSIS-Pakete werden transportiert – zum Zielsystem für den Funktionstest bzw. den Echtbetrieb. Hier kommt es zwar nicht auf jedes einzelne Gramm an, dafür aber auf Bits und Bytes. Es gilt dasselbe Prinzip, denn auch ein Paket sollte nur das Notwendigste enthalten.

Nun sammeln sich während der Paketentwicklung schnell einige Komponenten an, die für den Echtbetrieb eines Pakets oder auch des gesamten SSIS-Projekts nicht notwendig sind. Genau diese Komponenten sollten vor der Bereitstellung aus dem SSIS-Projekt entfernt werden. Dies betrifft unnötige Komponenten in den Paketen ebenso wie unnötige Dateien im SSIS-Projekt. Entfernen Sie also in den Paketen deaktivierte Ablaufsteuerungselemente, nicht verwendete Paketvariablen und überflüssige Verbindungs-Manager und reduzieren Sie die Paketprotokollierung auf die Protokollierungen, die für den Echtbetrieb interessant sind. Ebenso sollten Sie auch das SSIS-Projekt von unnötigem Ballast befreien, indem Sie alle überflüssigen Dateien aus dem Projekt nehmen – zum Beispiel nicht verwendete Projektdatenquellen, Sicherungskopien von Paketen, nicht mehr relevante Pakete und Weiteres.

Auch in dem im letzten Kapitel erstellten SSIS-Projekt »Bestellungen« hat sich einiges angesammelt, was nicht im Echtbetrieb gebraucht wird. Dies fängt bereits bei den zwei Kopien des Pakets »Import Bestellungen« an. Diese mögen zwar für die Entwicklung noch interessant sein, im Echtbetrieb aber sind diese Pakete überflüssig. Von daher sollten Sie diese Pakete vor der Bereitstellung aus dem Projekt nehmen. Dies bedeutet in diesem Zusammenhang jedoch nicht, dass Sie diese Pakete löschen müssen. Es ist absolut ausreichend, wenn Sie jedes einzelne Paket über dessen Kontextmenübefehl *Aus Projekt ausschließen* aus dem SSIS-Projekt nehmen. Die Pakete bleiben hierbei weiterhin im Projektverzeichnis; sie sind nur kein Bestandteil des SSIS-Projekts »Bestellungen« mehr.

In den Paketen dieses SSIS-Projekts gibt es ebenfalls unnötigen Ballast, den es zu entfernen gilt. So enthält das Paket »Bestelleingang« im Ereignishandler *OnTaskFailed* noch eine alternative Ablaufsteuerung, die nur während der Paketentwicklung relevant ist. Dort werden derzeit die auftretenden Fehler der Paketausführung nicht – wie für den Echtbetrieb gefordert – als E-Mail versendet, sondern als Meldung in einem

Dialogfeld ausgegeben. Um diese Fehlerausgabe für die Bereitstellung zu korrigieren, öffnen Sie das Paket »Bestelleingang« und wechseln Sie dort zur Registerkarte *Ereignishandler*. Hier wählen Sie im Listenfeld *Ausführbare Datei* den Eintrag *Bestelleingang* und im Listenfeld *Ereignishandler* das Ereignis *OnTaskFailed*. Durch diese Auswahl sehen Sie nun in der Ablaufsteuerung des Ereignishandlers das deaktivierte Ablaufsteuerungselement *Task 'Mail senden'* mit der Bezeichnung »Mail an Admin senden« sowie den aktivierten *Skripttask* »Alternative zu Mails senden während der Paketentwicklung«. Für den Echtbetrieb löschen Sie nun den *Skripttask* und aktivieren den *Task 'Mail senden'* über dessen Kontextmenübefehl *Aktivieren*. Anschließend speichern und schließen Sie das Paket.

Das Paket »Import Bestellungen« enthält zwar keine überflüssigen Komponenten, dafür aber mehrere Paketprotokollierungen. Konkret sind dies zum einen die Protokollierung der Ereignisse *OnError* und *OnTaskFailed* des Pakets und zum anderen die der Ereignisse *PipelineExecutionTrees* und *PipelineComponentTime* der *Datenflusstasks*. So wertvoll einige Paketprotokollierungen für die Paketentwicklung auch sein mögen, sie wirken sich bei der Paketausführung nun mal negativ auf die Performance aus. Deshalb sollte ein Paket nur Paketprotokollierungen aufweisen, die auch im Echtbetrieb relevant sein könnten. In diesem Fall ist dies die Paketprotokollierung der beiden Ereignisse *OnError* und *OnTaskFailed*. Die Paketprotokollierungen der beiden *Datenflusstasks* hingegen sind im Echtbetrieb nicht relevant und somit zu entfernen. Natürlich würde es an dieser Stelle auch ausreichen, die Paketprotokollierung der beiden *Datenflusstasks* über die Eigenschaft *LoggingMode* zu deaktivieren. Über die Paketkonfiguration – mehr dazu folgt später– wären Sie somit sogar in der Lage, diese Paketprotokollierungen bei Bedarf vor der Paketausführung wieder zu aktivieren. Jedoch würde das Paket dabei weiterhin die Konfigurationen dieser Paketprotokollierungen enthalten. Das Ziel ist es aber, die Pakete so klein wie möglich zu halten. Von daher entfernen Sie nun die Paketprotokollierungen der beiden *Datenflusstasks*. Dazu öffnen Sie den Editor *SSIS-Protokolle konfigurieren* und erweitern dort in der Baumstruktur der Ausgabe *Container* zunächst den Eintrag *Verarbeitung XML-Dateien* und anschließend den Eintrag *Verarbeitung der Bestellungen einer XML-Datei*. Die Baumstruktur zeigt Ihnen nun die Einträge der beiden Container »Bestellkopf« und »Bestellpositionen«, von denen Sie den Container »Bestellkopf« in dessen Kontrollkästchen aktivieren. Danach wechseln Sie zur Registerkarte *Details* und deaktivieren dort das gewählte Ereignis *PipelineExecutionTrees*. Ähnlich verfahren Sie mit dem Container »Bestellpositionen«, wobei Sie hier auf der Registerkarte *Details* das Ereignis *PipelineComponentTime* deaktivieren. Nachdem zu beiden Containern keine Ereignisse mehr gewählt sind, klicken Sie bei jedem der beiden Container einmal in dessen Kontrollkästchen. Beide Kontrollkästchen sollten jetzt grau hinterlegt sein. Durch diese Aktivierung nehmen nun beide Container an der Paketprotokollierung des übergeordneten Containers teil und somit letztendlich an der Paketprotokollierung der Ereignisse *OnError* und *OnTaskFailed*.

Neben den nicht benötigten Paketprotokollierungen sollten auch alle überflüssigen Protokollanbieter entfernt werden – wie in diesem Fall der Protokollanbieter »PipelineComponentTime Bestellpositionen«. Dieser ist durch das Entfernen der Paketprotokollierung des Containers »Bestellpositionen« nicht mehr notwendig. Wechseln Sie deshalb zur Registerkarte *Anbieter und Protokolle* und löschen Sie dort den Protokollanbieter »PipelineComponentTime Bestellpositionen«. Anschließend entfernen Sie auch den Protokollanbieter »Alle OnError und OnTaskFailed«, über den die Protokolleinträge der Ereignisse *OnError* und *OnTaskFailed* in das Windows-Ereignisprotokoll geschrieben werden. Grundsätzlich ist gegen eine Protokollierung von Fehlermeldungen in das Windows-Ereignisprotokoll nichts einzuwenden, aber dennoch sollte eine solche Protokollierung vorab mit dem Kunden abgestimmt sein und nicht von vorneherein als Standardausgabe implementiert werden. Zumal Sie durch das Löschen dieses Protokollanbieters nicht die Möglichkeit einer Ausgabe in das Windows-Ereignisprotokoll verlieren. Sie können jede Paketausführung mit Protokollanbietern erweitern, über die zusätzlich zu den im Paket enthaltenen Protokollanbietern die Protokolleinträge der gewählten Ereignisse geschrieben werden. Es wäre also auch im Nachhinein noch möglich, die Paketprotokollierung der Ereignisse *OnError* und *OnTaskFailed* im Windows-Ereignisprotokoll auszugeben – mehr dazu im nächsten Kapitel. Im Gegensatz zu den speziell für eine Paketausführung konfigurierten Protokollanbietern werden die im Paket gespeicherten Protokollanbieter bei jeder Paketausführung zum Schreiben der Protokolleinträge verwendet. Im Paket »Import Bestellungen« ist dies der Protokollanbieter »Alle OnError und OnTaskFailed in ssisWaWi_sysssislog«. Über diesen Protokollanbieter erfolgt die Protokollierung der bei der Paketausführung ausgelösten Ereignisse *OnError* und *OnTaskFailed* in der Tabelle *sysssislog* der Beispieldatenbank. Von daher darf dieser Protokollanbieter in der Paketprotokollierung nicht gelöscht werden. Soweit wären die Änderungen an der Paketprotokollierung abgeschlossen. Da aber durch das Entfernen des Protokollanbieters »PipelineComponentTime Bestellpositionen« nun auch der zugehörige Verbindungs-Manager »PipelineComponentTime Bestellpositionen.trc« überflüssig ist, löschen Sie auch diesen aus dem Paket. Mit den im Echtbetrieb nicht benötigten Paketprotokollierungen und dem Verbindungs-Manager sind alle für die Bereitstellung überflüssigen Konfigurationen und Komponenten im Paket »Import Bestellungen« entfernt. Sie können das Paket nun speichern und schließen.

Pakete schützen

Der Schutz gilt dem Inhalt des Pakets – zum einen vor einem unerlaubten Zugriff auf den Paketinhalt und zum anderen vor den sicherheitsrelevanten Auswirkungen des Paketinhalts selbst. Mit einem Paket können Sie nicht nur Daten von A nach B transferieren, sondern auch E-Mails versenden, Dateien löschen, Dateien per FTP uploaden und downloaden, x-beliebige Prozesse ausführen – um nur einige Möglichkeiten zu nennen. Im Hinblick auf diese Möglichkeiten sollten Pakete grundsätzlich nur ausgeführt werden, wenn deren Herkunft bekannt und deren Inhalt als vertrauenswürdig gekennzeichnet ist. Eine solche Kennzeichnung erhalten Sie mit digitalen Signaturen. Wie Sie Pakete mit digitalen Signaturen kennzeichnen, erfahren Sie im Abschnitt »Digitale Signatur«.

Geht es darum, den Inhalt des Pakets zu schützen, handelt es sich hierbei in erster Linie um die darin enthaltenen sensiblen Daten – die im Paket gespeicherten Anmeldedaten zu den dort verwendeten Datenquellen und Datenzielen. Aber auch bei der Logik des Pakets kann es sich durchaus um sensible Daten handeln, die es vor unerlaubtem Zugriff zu schützen gilt. Je mehr Arbeit, Zeit und Geld in die Paketentwicklung geflossen ist, umso schützenswerter die Logik des Pakets. SSIS bietet Ihnen zum Schutz vor unerlaubten Zugriffen die Paketschutzebene an, mit der die sensiblen Daten eines Pakets oder aber auch das gesamte Paket verschlüsselt werden können.

Die Paketschutzebene

Es gibt insgesamt sechs verschiedene Paketschutzebenen, mit denen Sie festlegen, ob und wie die sensiblen Daten eines Pakets verschlüsselt bzw. geschützt werden sollen. Zu den sensiblen Daten eines Pakets gehören nicht nur die bereits erwähnten Anmeldedaten der Datenquellen und Datenziele, sondern auch die als sensibel gekennzeichneten Paketvariablen und Bereiche des Pakets. Die Entscheidung, was als sensibel einzustufen ist, übernimmt SSIS – und diese Entscheidung kann auch nicht beeinflusst werden.

Mit vier der sechs Paketschutzebenen werden die sensiblen Daten des Pakets oder das gesamte Paket verschlüsselt. Die Verschlüsselung selbst erfolgt entweder über ein Kennwort oder aber über den Benutzerschlüssel – der ID des Benutzerkontos – von dem Benutzer, der das Paket speichert. Nicht nur die Basis der Verschlüsselung unterscheidet sich, sondern auch der dabei verwendete Algorithmus. Eine Verschlüsselung des Pakets anhand des Benutzerschlüssels erfolgt über die DPAPI-Standards – der *Data Protection API* – und die anhand eines Kennworts über den 3DES-Verschlüsselungsalgorithmus – dem *Triple Data Encryption Standard*. Mehr zu diesen Verschlüsselungsalgorithmen entnehmen Sie der entsprechenden Literatur. Mit den beiden anderen Paketschutzebenen findet weder eine Verschlüsselung des Pakets noch die der sensiblen Daten statt.

Welche Paketschutzebene bei einem Paket verwendet werden soll, legen Sie in der Eigenschaft *ProtectionLevel* fest. Sie finden diese Eigenschaft in der Kategorie *Sicherheit* bei den Eigenschaften zur Ablaufsteuerung. Diese Kategorie enthält zudem noch die Eigenschaft *PackagePassword*. In diese Eigenschaft geben Sie das Kennwort ein, das bei zwei Paketschutzebenen zur Verschlüsselung des Pakets benötigt wird. Die einzelnen Paketschutzebenen und deren Auswirkungen werden nun einzeln beschrieben.

ACHTUNG Durch die Auswahl einer Paketschutzebene sind die sensiblen Daten bzw. das Paket vor unerlaubtem Zugriff geschützt. Dies betrifft nicht nur die Paketausführung, sondern auch das Öffnen des Pakets in der Entwicklungsumgebung.

- **DontSaveSensitive** Diese Paketschutzebene verschlüsselt weder das Paket noch die in einem Paket verwendeten Anmeldedaten. Vielmehr werden die Anmeldedaten bei dieser Paketschutzebene erst gar nicht im Paket gespeichert. Dementsprechend müssen Sie im Entwurfsmodus die Anmeldedaten immer wieder aufs Neue eingeben. Bei der Paketausführung aber ist eine Erfassung der Anmeldedaten nicht möglich, weshalb diese Paketschutzebene nicht bei allen Paketen sinnvoll ist. Die Paketschutzebene *DontSaveSensitive* kann bei Paketen verwendet werden, in denen keine Anmeldedaten benötigt oder aber bei denen die notwendigen Anmeldungen mithilfe der Windows-Authentifizierung durchgeführt werden. Bei der Windows-Authentifizierung gibt es keine Anmeldedaten im Paket und somit auch nichts zu verschlüsseln.
- **EncryptSensitiveWithUserKey** Bei dieser Paketschutzebene werden die in einem Paket verwendeten Anmeldedaten anhand des Benutzerschlüssels des aktuellen Benutzers verschlüsselt. Da der Benutzerschlüssel die Basis für die Verschlüsselung ist, wird dieser auch wieder für das Entschlüsseln der Anmeldedaten benötigt. Insofern stehen die Anmeldedaten nur dem Benutzer zur Verfügung, der das Paket gespeichert hat. Dies bedeutet, dass nur dieser Benutzer das Paket ausführen und auch nur dieser Benutzer die Anmeldedaten im Entwurfsmodus verwenden kann. Zwar können auch andere Benutzer das Paket im Entwurfsmodus öffnen, jedoch müssen diese die Anmeldedaten jedes Mal erneut eingeben. Eine Paketausführung ist diesen Benutzern nicht möglich, da die hierfür notwendigen Anmeldedaten mit deren Benutzerschlüssel nicht entschlüsselt werden können. Bei dieser Paketschutzebene handelt es sich um die Standardeinstellung eines Pakets. Diese ist jedoch nur ausreichend, wenn das Paket keine Anmeldedaten speichert oder aber nur vom aktuellen Benutzer ausgeführt bzw. im Entwurfsmodus geändert werden soll. Trifft keiner der beiden Fälle zu, sollten Sie eine andere Paketschutzebene wählen.
- **EncryptSensitiveWithPassword** Auch diese Paketschutzebene verschlüsselt die Anmeldedaten eines Pakets – in diesem Fall jedoch anhand eines Kennworts. Das hierfür notwendige Kennwort geben Sie dabei in der Eigenschaft *PackagePassword* ein. Nur mit diesem Kennwort werden die Anmeldedaten wieder entschlüsselt. Von daher erhalten Sie vor jeder Paketausführung und vor jedem Öffnen des Pakets im Entwurfsmodus ein entsprechendes Dialogfeld zur Kennworteingabe. Die Kennworteingabe können Sie in beiden Fällen auch abbrechen. Dies hat bei einer Paketausführung zur Folge, dass die Anmeldedaten nicht entschlüsselt werden können und das Paket zwar ausgeführt, letztendlich aber fehlerhaft beendet wird. Nicht ganz so extrem ist es beim Öffnen des Pakets im Entwurfsmodus. Es wird ohne Weiteres geöffnet, jedoch werden dabei die Anmeldedaten nicht entschlüsselt. In diesem Fall müssen Sie die Anmeldedaten erneut eingeben.
- **EncryptAllWithPassword** Diese Paketschutzebene ähnelt der Paketschutzebene *EncryptSensitiveWithPassword*. Jedoch werden bei dieser Paketschutzebene nicht nur die Anmeldedaten verschlüsselt, sondern gleich das gesamte Paket. Ohne entsprechendes Kennwort können Sie dieses Paket weder ausführen noch im Entwurfsmodus öffnen. Sie sollten sich dieses Kennwort gut merken, da das Paket sonst nicht mehr verwendet werden kann. Auch hier erhalten Sie vor der Paketausführung und dem Öffnen

des Pakets im Entwurfsmodus ein Dialogfeld zur Kennworteingabe – und auch hier können Sie diese Kennworteingabe abbrechen. Nur bekommen Sie in diesem Fall anstelle einer Paketausführung oder einem Paket im Entwurfsmodus lediglich entsprechende Fehlermeldungen.

- **EncryptAllWithUserKey** Bei dieser Paketschutzebene findet im Vergleich zur Paketschutzebene *EncryptAllWithPassword* noch eine Steigerung statt. Hier wird das gesamte Paket nicht über ein Kennwort, sondern über den Benutzerschlüssel des aktuellen Benutzers verschlüsselt. Nur der Benutzer, der das Paket gespeichert hat, kann das Paket ausführen bzw. im Entwurfsmodus öffnen. Ohne den Benutzer – oder vielmehr ohne den Benutzerschlüssel – gibt es keine Möglichkeit, das Paket auszuführen oder im Entwurfsmodus zu öffnen. Von daher sollten Sie sehr penibel mit diesem Benutzerschlüssel umgehen. Bereits ein Zurücksetzen des Benutzerkontos – weil beispielsweise das Kennwort vergessen wurde – generiert einen neuen Benutzerschlüssel. In diesem Fall sind nicht nur der alte Benutzerschlüssel, sondern auch alle Pakete, die mit diesem Benutzerschlüssel verschlüsselt wurden, verloren. Ohne den alten Benutzerschlüssel können diese Pakete weder ausgeführt noch im Entwurfsmodus geöffnet werden. Sie sehen, die Verwendung dieses Paketschutzes kann eine heikle Angelegenheit sein.
- **ServerStorage** In Verbindung mit dieser Paketschutzebene erfolgt kein Paketschutz im Paket selbst. Weder das Paket noch die Anmeldedaten werden hier verschlüsselt. Vielmehr legen Sie mit dieser Paketschutzebene fest, dass das Paket über die Datenbankrollen der *msdb*-Datenbank einer SQL Server-Instanz geschützt wird. Speziell für den Schutz von Paketen stehen Ihnen hierzu drei Datenbankrollen in der *msdb*-Datenbank zur Verfügung – die so genannten *Paketrollen*. Mehr zur Verwendung der Paketrollen lesen Sie im Abschnitt »Nach der Installation«. Die Paketrollen lassen sich natürlich nur dann zum Schutz eines Pakets einsetzen, wenn das Paket in SQL Server und nicht im Dateisystem gespeichert ist. Was wiederum bei dieser Paketschutzebene das Speichern eines Pakets im Entwurfsmodus unmöglich macht, da die Pakete hierbei immer im Dateisystem gespeichert werden. Von daher mag diese Paketschutzebene zwar in der Eigenschaft *ProtectionLevel* zur Auswahl stehen, verwenden können Sie diese Paketschutzebene im Entwurfsmodus aber nicht. Die Paketschutzebene *ServerStorage* kann erst mit der Installation des Pakets aktiviert werden. Mehr dazu im Abschnitt »Die Installation eines SSIS-Projekts«.

Paketschutzebenen und Paketentwicklung im Team

Die Standardkonfiguration der Paketschutzebene mit *EncryptSensitiveWithUserKey* ist für einen Entwickler alleine eine bequeme und einfache Sache. Alle im Paket erforderlichen Anmeldedaten werden über seinen Benutzerschlüssel verschlüsselt und er muss beim Öffnen des Pakets weder ein Kennwort noch die Anmeldedaten eingeben. Nicht mehr so bequem wird es, wenn dieser Entwickler Unterstützung von einem anderen Entwickler bekommt. Der zweite Entwickler hat einen anderen Benutzerschlüssel, weshalb er beim Öffnen des Pakets die Anmeldedaten erst einmal erneut eingeben muss. Nach getaner Arbeit speichert er das Paket, was zur Folge hat, dass die Anmeldedaten nun mit seinem Benutzerschlüssel verschlüsselt werden. Sie ahnen schon, worauf es hinausläuft. Ein Entwickler muss jedes Mal die Anmeldedaten erneut erfassen, wenn nicht er, sondern sein Kollege das Paket das letzte Mal gespeichert hat. Auf Dauer kann so die Standardkonfiguration der Paketschutzebene für einigen Frust im Entwicklerteam sorgen. Um diesen Frust zu vermeiden, sollten Sie bei der Entwicklung im Team eine andere Paketschutzebene verwenden. Die beiden Schutzebenen *EncryptSensitiveWithUserKey* und *EncryptAllWithUserKey* scheiden dabei von vorneherein aus, da beide für die Verschlüsselung den Benutzerschlüssel verwenden. Ebenso kann auch die Paketschutzebene *ServerStorage* aus den eben beschriebenen Gründen im Entwurfsmodus nicht verwendet werden. Bleiben also von den sechs angebotenen Paketschutzebenen nur

▶

noch drei übrig. Zwei davon – *EncryptSensitiveWithPassword* und *EncryptAllWithPassword* – verschlüsseln die Anmeldedaten oder auch das Paket über ein Kennwort. Bei diesen beiden Paketschutzebenen müssen die Entwickler lediglich ein Kennwort eingeben und können die Anmeldedaten des Pakets direkt verwenden. Bei einer überschaubaren Anzahl von Paketen im Projekt mag dies noch eine akzeptable Lösung sein. Je umfangreicher aber ein Projekt ist, umso mehr Pakete wird ein Entwickler gleichzeitig bearbeiten. Dabei muss er jedes Paket mit dem entsprechenden Kennwort öffnen – auf Dauer eine mühselige wie nervige Angelegenheit. Um das lästige Anmeldeverfahren zu vermeiden, bleibt also nur noch die Paketschutzebene *DontSaveSensitive* übrig. Natürlich haben Sie hiermit alleine nichts gewonnen, da bei dieser Paketschutzebene keine Anmeldedaten im Paket gespeichert sind. Anstelle des Kennworts wären nun in jedem Paket die Anmeldedaten erneut einzugeben. Jedoch soll aber exakt diese Eingabe der Anmeldedaten automatisch erfolgen – mit einer Paketkonfiguration, in der die Anmeldedaten der Datenquellen und Datenziele gespeichert sind. Beim Öffnen des Pakets werden diese Daten aus der Paketkonfiguration gelesen und in die jeweiligen Eigenschaften der Anmeldungen geschrieben. Auf diese Art und Weise stehen die Anmeldedaten nach dem Öffnen des Pakets direkt zur Verfügung und das lästige Anmelden am Paket selbst ist nicht mehr notwendig. Der Nachteil besteht natürlich darin, dass diese Anmeldedaten in der Paketkonfiguration im Klartext und somit lesbar gespeichert sind. Dem können Sie jedoch entgegenwirken, indem Sie die Paketkonfiguration in einer Tabelle einer SQL Server-Datenbank speichern. Mehr zur Möglichkeit, Paketkonfigurationen in SQL Server zu speichern, lesen Sie im Abschnitt »Der Konfigurationstyp *SQL Server*«.

Im Projekt »Bestellungen« gibt es keine Anmeldedaten zu verschlüsseln. Die einzige Verbindung, zu der Anmeldedaten erforderlich sind, ist die Verbindung zur Beispieldatenbank *ssisWaWi*. Da hierbei aber die Windows-Authentifizierung verwendet wird, werden keine Anmeldedaten im Paket gespeichert.

TIPP Verwenden Sie soweit möglich die Windows-Authentifizierung zur Verbindungsherstellung mit den verschiedenen Datenquellen und Datenzielen im Paket. Hierbei wird die Verbindung immer mit dem aktuell angemeldeten Benutzer erstellt, wodurch es im Paket selbst keine Anmeldedaten zu speichern gibt.

Dennoch soll in den Paketen des Projekts »Bestellungen« eine Paketschutzebene aktiviert werden – eine Paketschutzebene zum Schutz der darin enthaltenen Logik. Dazu öffnen Sie das Paket »Bestelleingang«, klicken dort in die Ablaufsteuerung und wechseln anschließend zum *Eigenschaften*-Fenster. Hier wählen Sie in der Eigenschaft *ProtectionLevel* den Eintrag *EncryptAllWithPassword* aus und geben das für diese Paketschutzebene notwendige Kennwort in der Eigenschaft *PackagePassword* ein. Mehr ist an dieser Stelle nicht zu tun, weshalb Sie das Paket nun speichern und schließen. Nach dem Speichern ist das gesamte Paket jetzt über das angegebene Kennwort verschlüsselt. Anschließend wiederholen Sie diesen Vorgang mit den Paketen »Import Bestellungen« und »Bestellverarbeitung«. Jedoch sollten Sie das Paket »Bestellverarbeitung« nach der Konfiguration der Paketschutzebene noch nicht direkt schließen. In diesem Paket werden die beiden Pakete »Bestelleingang« und »Import Bestellungen« mit jeweils einem Ablaufsteuerungselement *Task 'Paket ausführen'* aufgerufen. Da nun aber diese beiden Pakete mit einem Kennwort verschlüsselt sind, müssen die beiden Ablaufsteuerungselemente dieses Kennwort auch an die Pakete übergeben. Dazu öffnen Sie zunächst den Editor des *Task 'Paket ausführen'* »Paket Bestelleingang« und wechseln zur Seite *Paket*. Dort klicken Sie auf die Schaltfläche in der Eigenschaft *Password*, wodurch Sie ein Dialogfeld erhalten. Trotz der leicht irreführenden Bezeichnungen der Eingabefelder in diesem Dialogfeld geben Sie hier kein neues Kennwort ein, sondern das Kennwort des Pakets »Bestelleingang«. In Abbildung 15.1 sehen Sie die Eigenschaft *Password* und das Dialogfeld zur Kennworteingabe. Anschließend speichern Sie den *Task 'Paket ausführen'* »Paket Bestelleingang« und wiederholen die Kennworteingabe beim *Task 'Paket ausführen'* »Paket Import Bestellungen«. Nach diesen Änderungen können Sie nun auch das Paket »Bestellverarbeitung« speichern und schließen.

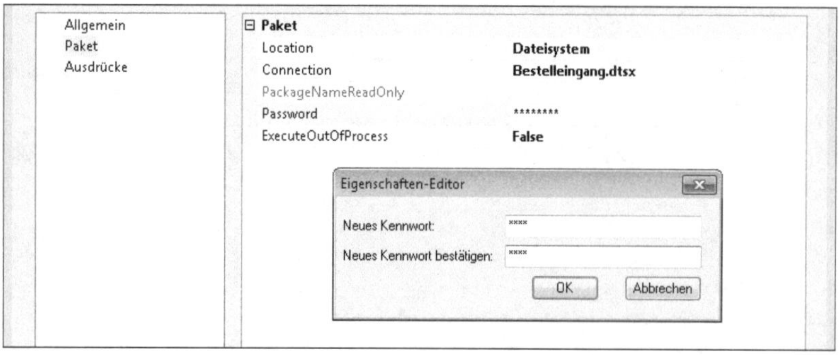

Abbildung 15.1 Die Kennworteingabe im *Task 'Paket ausführen'*

Um den aktivierten Paketschutz zu testen, klicken Sie auf die Schaltfläche *Debugging starten*. Bevor das Paket im Debug-Modus ausgeführt wird, erhalten Sie zunächst das Dialogfeld *Paketkennwort*, in das Sie das Kennwort für das Paket »Bestellverarbeitung« eingeben müssen. Nach der Eingabe beginnt die Paketausführung – und wird von einem weiteren Dialogfeld *Paketkennwort* direkt wieder unterbrochen. Hier müssen Sie nun das Kennwort für das Paket »Bestelleingang« eingeben. Eigentlich aber sollte diese Anmeldung doch durch das im entsprechenden *Task 'Paket ausführen'* gespeicherte Kennwort automatisch erfolgen. Ja und nein, denn das dort gespeicherte Kennwort wird zur Paketausführung des Pakets verwendet, nicht aber zum Öffnen des Pakets im Entwurfsmodus. Genau dies geschieht aber bei der Paketausführung im Debug-Modus. Das Paket »Bestelleingang« wird im Entwurfsmodus geöffnet und für das Öffnen des Pakets im Entwurfsmodus ist eine Kennworteingabe erforderlich. Aus diesem Grund erhalten Sie das Dialogfeld *Paketkennwort* auch für das Paket »Bestelleingang« – und im Anschluss daran natürlich auch für das Paket »Import Bestellungen«.

Digitale Signatur

Eine digitale Signatur ist mit einer Unterschrift vergleichbar. Beides steht für einen Identitätsnachweis oder auch für eine Beglaubigung. Was im realen Leben die Unterschrift ist, stellt bei der digitalen Signatur das Zertifikat dar. Ein Zertifikat enthält einen Identitätsnachweis – die Informationen über die Herkunft des Zertifikats und dessen Inhaber – und eine Beglaubigung über den Sinn und Zweck der zertifizierten Software. Zertifikate werden von einer vertrauenswürdigen dritten Partei ausgestellt. Genau hierin besteht die Schwierigkeit dieser Art des Paketschutzes. Nicht das Signieren eines Pakets, sondern vielmehr das Erstellen des Zertifikats erfordert einiges an Aufwand – zumindest zu viel Aufwand, um dies in diesem Buch zu beschreiben. Mehr Informationen zu digitalen Signaturen und Zertifikaten finden Sie in MSDN unter *http://msdn.microsoft.com/de-de/library/ms537361(v=VS.85).aspx.*

Das digitale Signieren eines Pakets hingegen ist recht einfach. Liegt ein entsprechendes Zertifikat vor, muss dieses lediglich dem Paket zugeordnet werden. Diese Zuordnung findet im Dialogfeld *Digitale Signatur* statt, das Sie im SSIS-Designer über den Menüeintrag *SSIS/Digitale Signatur* öffnen. In diesem Dialogfeld wählen Sie das Zertifikat über die Schaltfläche *Signieren* aus und bestätigen anschließend die Zuordnung des Zertifikats zum Paket mit einem Klick auf *OK*. Mit dieser Zuordnung ist das Paket nun über das gewählte Zertifikat digital signiert.

Mit dem Signieren des Pakets alleine ist es jedoch nicht getan, da die Signatur des Pakets nicht generell geprüft wird. Vielmehr muss die Prüfung der Signatur bei der Paketausführung explizit angegeben werden. Mehr dazu erfahren Sie im nächsten Kapitel in Abschnitt »Seite Überprüfung«. Auch beim Öffnen des Pakets in Business Intelligence Development Studio wird nur dann die digitale Signatur eines Pakets geprüft, wenn Sie den SSIS-Designer hierzu konfiguriert haben. Dazu muss in den Optionen von Business Intelligence Development Studio zum SSIS-Designer die Eigenschaft *Digitale Signatur beim Laden eines Pakets überprüfen* aktiviert sein. Standardmäßig ist sie das auch, nur werden Sie über das Ergebnis dieser

Prüfung nicht informiert. Hierzu müssen Sie zusätzlich die Eigenschaft *Warnung anzeigen, wenn ein Paket nicht signiert ist* aktivieren. Nur dann erhalten Sie beim Öffnen eines nicht signierten Pakets die in Abbildung 15.2 gezeigte Meldung.

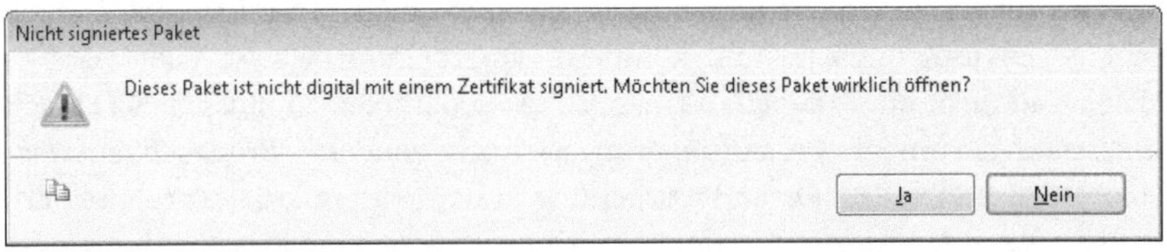

Abbildung 15.2 Das Ergebnis der Überprüfung eines Pakets auf eine digitale Signatur

HINWEIS Bei der Prüfung einer digitalen Signatur wird sowohl bei der Paketausführung wie auch im SSIS-Designer lediglich kontrolliert, ob eine digitale Signatur vorhanden ist und ob diese aus einer vertrauenswürdigen Quelle stammt. Es findet keine Prüfung statt, ob seit dem Erstellen der digitalen Signatur Änderungen im Paket vorgenommen wurden.

Die Prüfung einer digitalen Signatur ist nicht zwingend erforderlich. Es bleibt Ihnen überlassen, ob Sie die digitale Signatur bei der Paketausführung prüfen lassen oder wie Sie beim Öffnen eines Pakets im SSIS-Designer auf die in Abbildung 15.2 dargestellte Meldung reagieren. Aber es gibt noch eine andere und weitaus restriktivere Methode, mit der die digitale Signatur von Paketen geprüft werden kann. Diese wird jedoch nicht in SSIS konfiguriert, sondern in der Registry. Dort können Sie mit dem Registrierungsschlüssel *BlockedSignatureStates* festlegen, ob und inwieweit Pakete ohne Signaturen oder Pakete mit ungültigen bzw. nicht vertrauenswürdigen Signaturen ausgeführt oder im Entwurfsmodus geöffnet werden dürfen. Die hier festgelegte Richtlinie ist dann auch die relevante. Unabhängig davon, was Sie bei der Paketausführung oder im SSIS-Designer bezüglich der Prüfung digitaler Signaturen auch festlegen, es gilt die im Registrierungsschlüssel *BlockedSignatureStates* definierte Richtlinie. Eine Beschreibung zur Konfiguration dieses Registrierungsschlüssels finden Sie in der SQL Server Online-Dokumentation unter »Vorgehensweise: Implementieren einer Signaturrichtlinie durch Festlegen eines Registrierungswerts« im Abschnitt »Sicherheit und Schutz«.

Prüfpunkte verwenden

Vor der Bereitstellung eines Pakets sollte auch bereits die Entscheidung getroffen sein, ob das Paket die Funktionalität der Prüfpunkte – im Original *Checkpoints* – unterstützen soll. Mit dieser Funktionalität lässt sich im Fall einer fehlerhaften Paketausführung ein Wiederanlauf des Pakets realisieren. Dabei beginnt die Paketausführung nicht wieder von vorne, sondern mit dem Ablaufsteuerungselement, das bei der vorherigen Paketausführung fehlerhaft beendet wurde. Dies macht die Funktionalität der Prüfpunkte gerade für Pakete mit langen Laufzeiten interessant. Um einen solchen Wiederanlauf zu ermöglichen, werden während der Paketausführung Prüfpunkte in eine Datei geschrieben. Bei diesen Prüfpunkten handelt es sich um die IDs der bislang ausgeführten Ablaufsteuerungselemente, zuzüglich der jeweils aktuellen Daten der Paketvariablen und der Daten der Paketkonfiguration. Diese so genannte Prüfpunktdatei wird beim Start der Paketausführung erstellt und bei erfolgreicher Beendigung wieder gelöscht. Bei einer fehlerhaften Beendigung jedoch bleibt die Prüfpunktdatei bestehen und liefert für einen Wiederanlauf die Information, welche Ablaufsteuerungselemente bereits ausgeführt wurden. Aufgrund dieser Information beginnt die erneute Paketausführung mit dem ersten Ablaufsteuerungselement, das nicht in der Prüfpunktdatei protokolliert ist – dem Ablaufsteuerungselement, das bei der vorherigen Paketausführung fehlerhaft beendet wurde.

Dies ist gerade bei Paketen von Vorteil, die Ablaufsteuerungselemente enthalten, deren Ausführung etwas aufwändiger ist und nicht zwingend wiederholt werden muss – zum Beispiel ein umfangreicher Download einer Datei von einem FTP-Server, das Kopieren oder Verschieben großer Dateien oder aber auch die Ausführung eines komplexen *Datenflusstasks*, der eine hohe Anzahl von Datenzeilen transformiert. Gerade in *Datenflusstasks* finden nicht selten umfangreiche und komplexe Verarbeitungen statt. Hier wäre es besonders nützlich, in einem Fehlerfall nicht die komplette Verarbeitung wiederholen zu müssen. Da es sich aber bei einem *Datenflusstask* ebenfalls um ein Ablaufsteuerungselement handelt, wird auch ein *Datenflusstask* nur nach einer fehlerfreien und vollständigen Verarbeitung in der Prüfpunktdatei protokolliert. Von daher kann es gerade bei komplexen *Datenflusstasks* durchaus sinnvoll sein, diese in mehrere kleinere Einheiten aufzuteilen. Dabei lädt der erste dieser *Datenflusstasks* die dort transformierten Daten über ein *Rohdatendatei-Ziel* in eine Rohdatendatei. Der darauf folgende *Datenflusstask* extrahiert die Daten mit einer *Rohdatendatei-Quelle*, transformiert die Daten und lädt diese wiederum in eine Rohdatendatei oder aber bereits in das Datenziel. Bei dieser Lösung gibt es zwar einen Umweg über eine oder mehrere Dateien, aber dafür muss bei einem eventuellen Fehler nur der *Datenflusstask* wiederholt werden, der den Fehler ausgelöst hat. Je nach Umfang der *Datenflusstasks* und der hiermit verbundenen Ausführungszeit ist ein solches Zwischenspeichern der Daten durchaus eine Überlegung wert. Mehr zur Verwendung von Rohdatendateien lesen Sie im Abschnitt »Rohdatendatei-Quelle« in Kapitel 11 und im Abschnitt »Rohdatendatei-Ziel« in Kapitel 13.

Nicht immer beginnt ein Wiederanlauf mit dem Ablaufsteuerungselement, das bei der vorherigen Paketausführung fehlerhaft beendet wurde. Handelt es sich hierbei um ein Ablaufsteuerungselement innerhalb eines Schleifencontainers, startet der Wiederanlauf mit dem Schleifencontainer und nicht mit dem Ablaufsteuerungselement. Schleifencontainer und auch Container mit aktivierter Pakettransaktion werden wie einzelne Ablaufsteuerungselemente als unteilbare Arbeitseinheiten betrachtet – und unteilbare Arbeitseinheiten werden immer, auch bei einem Wiederanlauf, komplett ausgeführt.

Überlegungen zum Einsatz von Prüfpunkten

So verlockend die Funktionalität der Prüfpunkte auch klingen mag, der Einsatz von Prüfpunkten sollte vorab geplant und auch geprüft werden. Es gibt einige Umstände, in denen Prüfpunkte keinen zusätzlichen Nutzen bringen oder gar den Ablauf der Paketausführung stören. So auch im aktuellen Projekt »Bestellungen«, dessen Pakete nun im Einzelnen für den Einsatz von Prüfpunkten betrachtet werden.

Das Startpaket »Bestellverarbeitung« besteht lediglich aus zwei Ablaufsteuerungselementen. Das erste Ablaufsteuerungselement führt das Paket »Bestelleingang« aus, das die eingehenden XML-Dateien prüft und in die beiden Verzeichnisse *\Datenimporte\Kontrolle\Korrekte Importdateien* und *\Datenimporte\Kontrolle\Fehlerhafte Importdateien* verteilt. Über das zweite Ablaufsteuerungselement wird das Paket »Import Bestellungen« aufgerufen, mit dem die XML-Dateien des Verzeichnisses *\Datenimporte\Kontrolle\Korrekte Importdateien* verarbeitet werden. Ein Prüfpunkt in diesem Paket hätte nur den Effekt, dass bei einer fehlerhaften Beendigung des zweiten Ablaufsteuerungselements der Wiederanlauf direkt mit diesem Ablaufsteuerungselement beginnen würde. Dies ist aber nicht unbedingt erforderlich. Es gibt keinen Grund, die noch nicht verarbeiteten XML-Dateien der vorherigen Paketausführung zuerst zu verarbeiten. Im Gegenteil – wird stattdessen das Paket »Bestellverarbeitung« erneut von Anfang an ausgeführt, werden bereits weitere XML-Dateien in das Verzeichnis *\Datenimporte\Kontrolle\Korrekte Importdateien* verschoben und durch den Paketaufruf des zweiten Ablaufsteuerungselements direkt mit verarbeitet. Die Verwendung von Prüfpunkten bringt in diesem Paket also keinen Vorteil.

Im Paket »Bestelleingang« werden die einzelnen Bestellungen einer XML-Datei ausgewertet und deren Bestelleingang protokolliert. In einem Fehlerfall wird die aktuelle XML-Datei in das Verzeichnis *\Datenimporte\Kontrolle\Fehlerhafte Importdateien* verschoben. Ein Wiederanlauf der Paketausführung wäre bei diesem Paket sinnlos, da die zu verarbeitende XML-Datei nach einem fehlerhaften Abbruch nicht mehr vorhanden ist.

Das Paket »Import Bestellungen« ist für den Einsatz von Prüfpunkten nicht einmal ansatzweise geeignet. Die ersten Ablaufsteuerungselemente dieses Pakets füllen zwei Caches für die spätere Verwendung in den *Datenflusstasks*. Auch bei einem Wiederanlauf müssten diese beiden Ablaufsteuerungselemente als Erstes ausgeführt werden, da sonst in den Caches keine Daten enthalten wären. Es gibt noch einen weiteren Grund, der den Einsatz von Prüfpunkten in diesem Paket verhindert. Im *Datenflusstask* »Bestellpositionen« werden die Daten eines Datenflusspfads über das *Recordsetziel* als ADO-Recordset in eine Paketvariable geschrieben. Diese Paketvariable wird anschließend im *Skripttask* »Bestellungen ohne Positionen löschen« ausgewertet und verarbeitet. Wie Sie im Abschnitt »Recordsetziel« in Kapitel 13 erfahren haben, kann auf ein ADO-Recordset innerhalb des gesamten Pakets nur einmal zugegriffen werden. Bei Verwendung der Prüfpunkte würden die Daten der Paketvariablen in der Prüfpunktdatei protokolliert werden – und dabei würde auch bereits ein Zugriff auf die Daten des ADO-Recordsets stattfinden. Dies bedeutet, dass das ADO-Recordset für seine eigentliche Verwendung im *Skripttask* nicht mehr verfügbar wäre.

Sie sehen, nicht immer bieten Prüfpunkte einen Vorteil und nicht immer können diese ohne Weiteres eingesetzt werden. So wie hier sollten Sie den Nutzen der Prüfpunkte vor ihrer Verwendung immer abwägen und auch testen.

Prüfpunkte konfigurieren

Die Konfiguration der Prüfpunkte findet gerade mal mit drei Eigenschaften statt – den Eigenschaften *CheckpointFileName*, *CheckpointUsage* und *SaveCheckpoints*. Sie finden diese Eigenschafen im *Eigenschaften*-Fenster der Ablaufsteuerung in der Kategorie *Prüfpunkte*. Dort legen Sie in der Eigenschaft *CheckpointFileName* den Speicherort und Dateinamen der Prüfpunktdatei fest. Über die Schaltfläche in dieser Eigenschaft können Sie den Speicherort auswählen und dort einen Dateinamen angeben. Da es sich bei der Prüfpunktdatei um eine XML-Datei handelt, empfiehlt sich hier die Dateierweiterung XML. Die Prüfpunktdatei selbst müssen Sie dabei nicht anlegen. Wie Sie bereits erfahren haben, wird die Prüfpunktdatei bei der ersten Paketausführung automatisch erstellt und nach erfolgreicher Paketausführung wieder gelöscht. Nur bei einer fehlerhaften Paketausführung bleibt diese bestehen.

ACHTUNG Die Prüfpunktdatei speichert nicht nur die IDs der bereits ausgeführten Ablaufsteuerungselemente, sondern auch die Werte der Paketvariablen und die der Paketkonfiguration – und kann somit auch durchaus sensible Daten enthalten. Die Prüfpunktdatei sollte deshalb in einem Verzeichnis gespeichert werden, das durch entsprechende Lese- und Schreibrechte vor dem Zugriff unbefugter Benutzer geschützt ist.

Nachdem der Speicherort der Prüfpunktdatei angegeben ist, legen Sie mit der Eigenschaft *CheckpointUsage* fest, wie das Paket bei einem Wiederanlauf – einer erneuten Paketausführung – mit einer existierenden Prüfpunktdatei verfahren soll. Durch den Standardeintrag *Never* wird die Prüfpunktdatei nicht berücksichtigt, wodurch die Paketausführung von vorne beginnt. Mit dem Eintrag *Always* hingegen basiert die Paketausführung immer auf der in der Eigenschaft *CheckpointFileName* angegebenen Prüfpunktdatei. Existiert diese Prüfpunktdatei nicht – da zum Beispiel die vorherige Paketausführung erfolgreich verlaufen ist – wird die Paketausführung fehlerhaft beendet. Auch beim Eintrag *IfExists* basiert die Paketausführung auf der angegebenen Prüfpunktdatei. Jedoch wird hierbei die Paketausführung nicht fehlerhaft beendet, wenn diese

Prüfpunktdatei nicht vorliegt. Vielmehr beginnt die Paketausführung in diesem Fall von Anfang an. Abschließend müssen Sie noch das Schreiben der Prüfpunkte – die Protokollierung der bereits ausgeführten Ablaufsteuerungselemente – in der Eigenschaft *SaveCheckpoints* aktivieren. Mit dem Eintrag *False* können Sie dort die Protokollierung zwar jederzeit wieder deaktivieren, dies hat jedoch keine Auswirkungen auf die Paketausführung mit einer bestehenden Prüfpunktdatei.

Ergänzend zu diesen Eigenschaften muss an den einzelnen Ablaufsteuerungselementen noch die Eigenschaft *FailPackageOnFailure* aktiviert werden. Durch diese Konfiguration beendet ein fehlerhaft beendetes Ablaufsteuerungselement umgehend und ohne Ausnahmen die Paketausführung. Nur durch das direkte Beenden der Paketausführung wird das fehlerhaft beendete Ablaufsteuerungselement nicht in der Prüfpunktdatei protokolliert. Mehr zur Eigenschaft *FailPackageOnFailure* lesen Sie in Kapitel 7.

Prüfpunkte im Einsatz

Soviel zur Theorie – nun sollen Sie die Prüfpunkte natürlich auch im praktischen Einsatz sehen. Da die Verwendung von Prüfpunkten in den Paketen des Projekts »Bestellungen« nicht sinnvoll ist, wird für die nächsten Abschnitte ein kleines Beispiel verwendet. Dabei werden der Tabelle *imp.Prüfpunkte* mittels des Ablaufsteuerungselements *Task 'SQL ausführen'* neue Datensätze hinzugefügt. Für das Beispiel benötigen Sie zunächst ein neues Paket, dem Sie den Namen **Prüfpunkte** geben. In diesem Paket legen Sie einen *OLE DB-Verbindungs-Manager* zur Beispieldatenbank *ssisWaWi* an und nehmen anschließend vier *Task 'SQL ausführen'* in die Ablaufsteuerung auf. Die Konfiguration dieser vier *Task 'SQL ausführen'* ist größtenteils identisch. Alle vier verwenden den eben angelegten *OLE DB-Verbindungs-Manager* in der Eigenschaft *Connection* und für die SQL-Anweisung die Direkteingabe. Sie unterscheiden sich lediglich in der Bezeichnung und der verwendeten SQL-Anweisung. Tabelle 15.1 enthält die einzelnen Bezeichnungen und SQL-Anweisungen, die Sie zur Konfiguration der vier *Task 'SQL ausführen'* benötigen. Mehr zu Konfiguration eines *Task 'SQL ausführen'* lesen Sie in Kapitel 8. Nach dieser Konfiguration verbinden Sie die vier *Task 'SQL ausführen'* mit den Rangfolgeneinschränkungen wie in Abbildung 15.3 dargestellt.

Bezeichnung	SQL-Anweisung
Truncate Table Prüfpunkte	`TRUNCATE TABLE imp.Prüfpunkte`
Insert Prüfpunkte - Anfang	`INSERT INTO imp.Prüfpunkte VALUES (1, 'Der Anfang')`
Insert Prüfpunkte - Fehler	`INSERT INTO imp.Prüfpunkte VALUES (1, 'Der Fehler')`
Insert Prüfpunkte - Ende	`INSERT INTO imp.Prüfpunkte VALUES (999, 'Das Ende')`

Tabelle 15.1 Die Konfiguration der *Task 'SQL ausführen'* im Beispielpaket

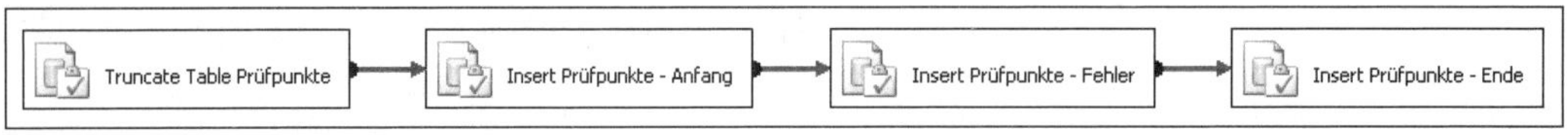

Abbildung 15.3 Die Ablaufsteuerung des Beispielspakets

Bevor Sie nun die Prüfpunkte in diesem Paket konfigurieren, sollten Sie das Paket erst einmal testen. Dazu markieren Sie es zunächst über dessen Kontextmenü als Startpaket des Projekts und klicken anschließend auf die Schaltfläche *Debugging starten*. Das Paket wird ausgeführt und bei der Ausführung des *Task 'SQL ausführen'* »Insert Prüfpunkte - Fehler« wegen eines doppelten Primärschlüssels fehlerhaft beendet. Wie Sie an den SQL-Anweisungen in Tabelle 15.1 erkennen können, verwendet sowohl der zweite als auch der dritte *Task 'SQL ausführen'* jeweils den Wert 1 für die erste Spalte der Tabelle *imp.Prüfpunkte*. Bei dieser Spalte handelt es sich um den Primärschlüssel dieser Tabelle – und da dort der Wert 1 bereits durch den zweiten

Task 'SQL ausführen' eingefügt wurde, kommt es bei der Ausführung des dritten *Task 'SQL ausführen'* zur Primärschlüsselverletzung. So weit, so gut – denn genau das sollte auch passieren.

Nach diesem Test können nun die Prüfpunkte konfiguriert werden. Dazu beenden Sie den Debug-Modus der Paketausführung, klicken in den Ablaufsteuerungs-Designer und wechseln zum *Eigenschaften*-Fenster. Über die Schaltfläche der Eigenschaft *CheckpointFileName* wählen Sie das Unterverzeichnis *\Temporär* des Beispielverzeichnisses aus und geben der Prüfpunktdatei den Namen **CheckpointCharlie.xml** – so viel Wortspiel muss erlaubt sein. Anschließend wählen Sie in der Eigenschaft *CheckpointUsage* den Eintrag *IfExists* und aktivieren die Ausgabe der Prüfpunkte in der Eigenschaft *SaveCheckpoints*. Mit dieser Konfiguration starten Sie die Paketausführung nun ein weiteres Mal. Obwohl das Paket wieder fehlerhaft beendet wird, gibt es trotz der Konfiguration der Prüfpunkte keine Prüfpunktdatei. Doch der Schein trügt, denn während der Paketausführung war die Prüfpunktdatei durchaus vorhanden. Nur wurde diese nach der Paketausführung wieder gelöscht, da der *Task 'SQL ausführen'* »Insert Prüfpunkte - Fehler« die Paketausführung nicht direkt beendet hat. Auf diese fehlende Konfiguration werden Sie auch durch eine entsprechende Warnmeldung hingewiesen. In Abbildung 15.4 sehen Sie diese Warnmeldung im Ausgabefenster *Ausgabe*. Dort sehen Sie auch den Hinweis, dass die Eigenschaft *FailPackageOnFailure* beim *Task 'SQL ausführen'* »Insert Prüfpunkte - Fehler« nicht aktiviert ist. Da Sie nicht wissen können, welches der Ablaufsteuerungselemente im Paket bei zukünftigen Paketausführungen Fehler verursachen wird, aktivieren Sie diese Eigenschaft sicherheitshalber bei jedem Ablaufsteuerungselement. Dazu markieren Sie alle Ablaufsteuerungselemente im Paket und wählen in der Eigenschaft *FailPackageOnFailure* den Eintrag *True*.

ACHTUNG Denken Sie daran, die Eigenschaft *FailPackageOnFailure* auch bei Ablaufsteuerungselementen zu aktivieren, die Sie neu in die Ablaufsteuerung aufnehmen.

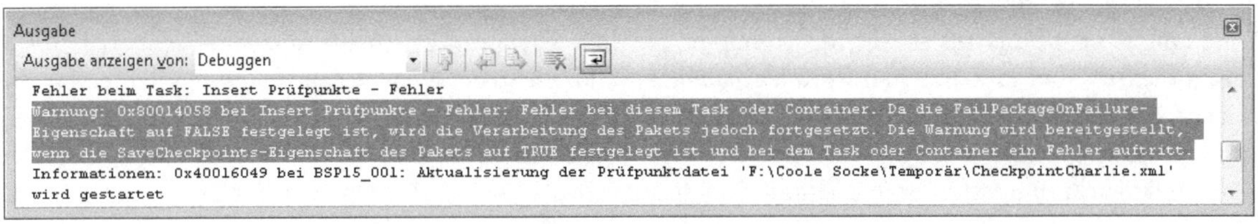

Abbildung 15.4 Der Hinweis auf die fehlende Konfiguration der Eigenschaft *FailPackageOnFailure*

Nachdem nun alle Ablaufsteuerungselemente entsprechend konfiguriert sind, starten Sie die Paketausführung erneut. Dieses Mal gibt es nach dem fehlerhaften Beenden im Verzeichnis *\Temporär* auch eine Datei namens »CheckpointCharlie.xml«. Abbildung 15.5 zeigt Ihnen den Inhalt dieser Datei. Dort sehen Sie zum einen die Paket-ID und zum anderen die IDs der bereits ausgeführten Ablaufsteuerungselemente.

F:\Coole Socke\Temporär\CheckpointCharlie.xml - Windows Internet Explorer
F:\Coole Socke\Temporär\CheckpointCharlie.xml
Bing
Favoriten
F:\Coole Socke\Temporär\CheckpointCharlie.xml
Seite Sicherheit Extras
- <DTS:Checkpoint xmlns:DTS="www.microsoft.com/SqlServer/Dts" DTS:PackageID="{686571B0-5CAA-411F-BB52-6ABD93C14878}">
<DTS:Variables DTS:ContID="{686571B0-5CAA-411F-BB52-6ABD93C14878}" />
<DTS:Container DTS:ContID="{096FFE4E-A3C9-492E-AB53-DC91FD80D9C5}" DTS:Result="0" DTS:PrecedenceMap="Y" />
<DTS:Container DTS:ContID="{24F99862-B79E-497E-A165-47D75C4A357F}" DTS:Result="0" DTS:PrecedenceMap="" />
</DTS:Checkpoint>
Fertig
Computer | Geschützter Modus: Inaktiv
100%

Abbildung 15.5 Der Inhalt einer Prüfpunktdatei

Mit dieser Prüfpunktdatei kann nun ein Wiederanlauf der Paketausführung getestet werden. Doch vorab sollten Sie den Fehler beheben. Dazu öffnen Sie den Editor des *Task 'SQL ausführen'* »Insert Prüfpunkte - Fehler« und geben dort nun die folgende SQL-Anweisung ein.

```
INSERT INTO imp.Prüfpunkte VALUES (2,'Der korrigierte Fehler')
```

Speichern Sie diese Änderung und starten Sie das Paket erneut über die Schaltfläche *Debugging starten*. Bei dem Wiederanlauf werden die ersten beiden Ablaufsteuerungselemente nicht mehr ausgeführt. Die Verarbeitung startet direkt mit dem *Task 'SQL ausführen'* »Insert Prüfpunkte - Fehler« und wird mit dem letzten *Task 'SQL ausführen'* erfolgreich beendet. Abbildung 15.6 zeigt Ihnen das Ergebnis dieser beiden Paketausführungen.

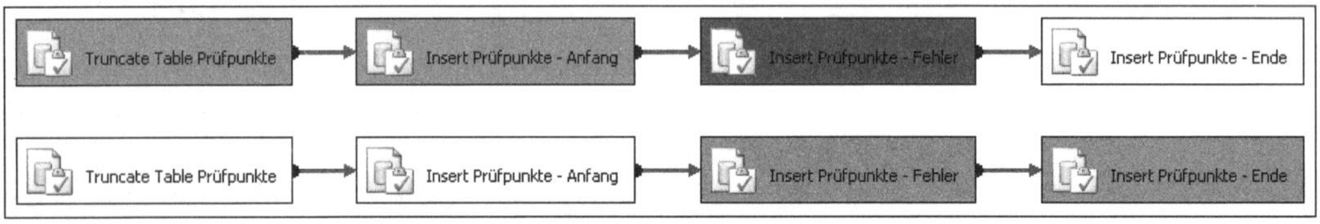

Abbildung 15.6 Die erste Paketausführung und die zweite Paketausführung mit Prüfpunktdatei

BEGLEITDATEIEN Sie finden dieses Beispiel im Paket »BSP15_001«.

Prüfpunkte und Sequenzcontainer

Nun könnte man durchaus auf die Idee kommen, die Ablaufsteuerungselemente in einem *Sequenzcontainer* zusammenzufassen, um nur beim *Sequenzcontainer* und nicht bei allen Ablaufsteuerungselementen die Eigenschaft *FailPackageOnFailure* aktivieren zu müssen. Dies hätte noch den weiteren Vorteil, dass jedes neu in den *Sequenzcontainer* aufgenommene Ablaufsteuerungselement direkt für die Protokollierung in der Prüfpunktdatei konfiguriert ist. Die Umsetzung dieser Idee aber liefert eine Überraschung.

Für dieses Beispiel ergänzen Sie die Ablaufsteuerung mit einem *Sequenzcontainer* und aktivieren dessen Eigenschaft *FailPackageOnFailure*. Anschließend markieren Sie die anderen Ablaufsteuerungselemente, wählen in deren Eigenschaft *FailPackageOnFailure* den Wert *False* und ziehen diese in den *Sequenzcontainer*. Um bei der nächsten Paketausführung wieder einen Fehler auszulösen, ersetzen Sie in der SQL-Anweisung des *Task 'SQL ausführen'* »Insert Prüfpunkte - Fehler« den Wert 2 wieder mit dem Wert 1. Falls von einer der vorherigen Paketausführungen noch eine Prüfpunktdatei existieren sollte, löschen Sie diese und starten Sie danach das Paket erneut.

Das Paket wird wieder fehlerhaft beendet und es gibt auch wieder eine neue Prüfpunktdatei. Mit einer erneuten Paketausführung startet nun der Wiederanlauf und liefert die versprochene Überraschung: Der Wiederanlauf beginnt nicht mit dem fehlerhaft beendeten Ablaufsteuerungselement, sondern mit dem darauffolgenden Ablaufsteuerungselement – dem *Task 'SQL ausführen'* »Insert Prüfpunkte - Ende«. Abbildung 15.7 zeigt Ihnen die beiden Paketausführungen zu diesem Beispiel.

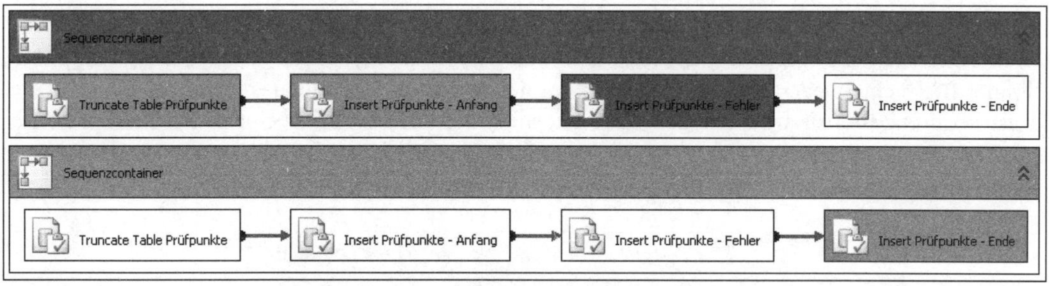

Abbildung 15.7 Die Verwendung einer Prüfpunktdatei in einem *Sequenzcontainer*

Der Grund für diese Überraschung ist recht einfach. Beim *Task 'SQL ausführen'* »Insert Prüfpunkte - Fehler« ist die Eigenschaft *FailPackageOnFailure* nicht aktiviert und so sorgt der Fehler bei diesem Ablaufsteuerungselement auch nicht für die umgehende Beendigung der Paketausführung. Erst der *Sequenzcontainer* beendet die Paketausführung. Zu diesem Zeitpunkt aber ist die Ausführung von *Task 'SQL ausführen'* »Insert Prüfpunkte - Fehler« bereits in der Prüfpunktdatei protokolliert. Der Wiederanlauf beginnt wie gewohnt mit dem ersten Ablaufsteuerungselement, das nicht in der Prüfpunktdatei enthalten ist – in diesem Fall mit dem *Task 'SQL ausführen'* »Insert Prüfpunkte - Ende«. Möchten Sie jedoch, dass auch der Wiederanlauf bei einem *Sequenzcontainer* mit dem fehlgeschlagenen Ablaufsteuerungselement beginnen soll, müssen Sie die Eigenschaft *FailPackageOnFailure* bei den einzelnen Ablaufsteuerungselementen des *Sequenzcontainers* wieder aktivieren.

BEGLEITDATEIEN Sie finden dieses Beispiel im Paket »BSP15_002«.

Prüfpunkte und Transaktionen

Eine Transaktion ist laut den AKID-Eigenschaften unteilbar, das heißt entweder werden alle in einer Transaktion enthaltenen Aktionen ausgeführt oder eben keine. Dies gilt auch für Container mit aktivierter Pakettransaktion. Wie bereits erwähnt, werden solche Container auch bei der Verwendung von Prüfpunkten als unteilbare Arbeitseinheiten behandelt und somit beim Wiederanlauf eines Pakets komplett ausgeführt.

Um dieses Verhalten nachvollziehen zu können, müssen Sie das Beispielpaket ein wenig umbauen. Dazu ziehen Sie die beiden *Task 'SQL ausführen'* »Truncate Table Prüfpunkte« und »Insert Prüfpunkte - Ende« aus dem *Sequenzcontainer* in die Ablaufsteuerung. Anschließend verbinden Sie die Rangfolgeneinschränkung des *Task 'SQL ausführen'* »Truncate Table Prüfpunkte« mit dem *Sequenzcontainer* und die Rangfolgeneinschränkung des *Sequenzcontainers* mit dem *Task 'SQL ausführen'* »Insert Prüfpunkte - Ende«. Im Anschluss daran wählen Sie beim *Sequenzcontainer* in der Eigenschaft *TransactionOption* den Eintrag *Required*. Über diesen Eintrag erstellt der *Sequenzcontainer* bei der Paketausführung eine Transaktion. Um den Fehler im *Task 'SQL ausführen'* »Insert Prüfpunkte - Fehler« bei der nächsten Paketausführung erneut auszulösen, muss dieser die SQL-Anweisung aus Tabelle 15.1 enthalten. Zum Abschluss der Vorbereitungen prüfen Sie, ob bei jedem Ablaufsteuerungselement die Eigenschaft *FailPackageOnFailure* aktiviert ist und löschen Sie eine gegebenenfalls vorhandene Prüfpunktdatei.

HINWEIS Bei der Verwendung von Prüfpunkten können Sie die Eigenschaft *TransactionOption* der Ablaufsteuerung nicht auf *Required* setzen. Es ist nicht möglich, von der Ablaufsteuerung eine Transaktion erstellen zu lassen, wenn gleichzeitig die Eigenschaft *SaveCheckpoints* aktiviert ist.

Nachdem alle Vorbereitungen getroffen sind, starten Sie die Paketausführung. Diese wird wie erwartet fehlerhaft beendet und das angegebene Verzeichnis enthält eine neue Prüfpunktdatei. Mit dieser Prüfpunktdatei soll nun direkt ein Wiederanlauf stattfinden. Von daher starten Sie die Paketausführung erneut. Der Wiederanlauf beginnt wie erwartet mit dem *Sequenzcontainer*, dort aber nicht mit dem fehlerhaften Ablaufsteuerungselement, sondern mit dem ersten Ablaufsteuerungselement des *Sequenzcontainers* – wie in Abbildung 15.8 zu sehen ist.

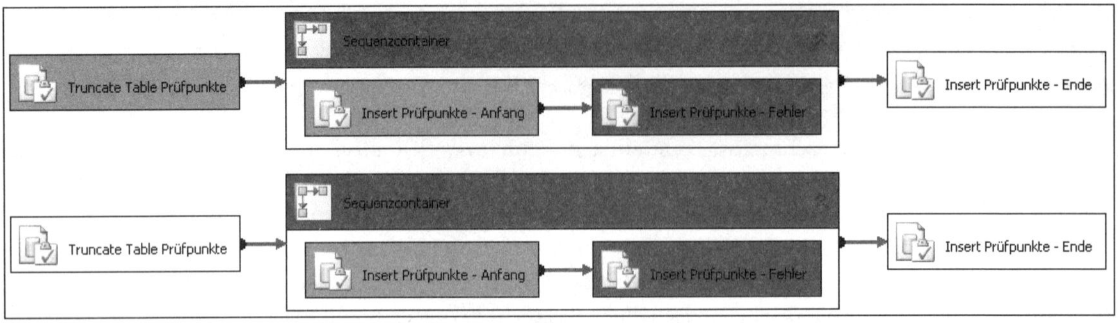

Abbildung 15.8 Die Verwendung einer Prüfpunktdatei in einer Pakettransaktion

Den Grund hierfür sehen Sie in der Prüfpunktdatei. Diese enthält lediglich die ID des *Task 'SQL ausführen'* »Truncate Table Prüfpunkte«. Die ID des *Task 'SQL ausführen'* »Insert Prüfpunkte - Anfang« wurde dort nicht protokolliert. Aus gutem Grund, denn wie eingangs erwähnt, fungiert ein Container mit aktivierter Pakettransaktion als unteilbare Arbeitseinheit. In diesem Fall werden somit die Ablaufsteuerungselemente des *Sequenzcontainers* nur zusammen mit dem *Sequenzcontainer* in der Prüfpunktdatei protokolliert. Dieses Vorgehen ist auch absolut korrekt, denn immerhin wurde durch den Fehler ein Rollback ausgelöst – wodurch auch der durch den *Task 'SQL ausführen'* »Insert Prüfpunkte - Anfang« angelegte Datensatz nicht mehr existiert. Es ist also nur konsequent, dass ein Wiederanlauf erneut mit dem *Task 'SQL ausführen'* »Insert Prüfpunkte - Anfang« beginnt.

HINWEIS Die Verwendung von Prüfpunkten in Paketen mit konfigurierten Pakettransaktionen sollten Sie sorgfältig prüfen. Je nach der Konfiguration der Pakettransaktionen kann es vorkommen, dass bei einem Wiederanlauf bereits durchgeführte Transaktionen wiederholt ausgeführt werden – insbesondere dann, wenn im Paket mehrere ineinander verschachtelte Transaktionen enthalten sind.

BEGLEITDATEIEN Sie finden dieses Beispiel im Paket »BSP15_003«.

Prüfpunkte und Ereignishandler

Ein Ereignishandler bietet eine eigene Ablaufsteuerung. In dieser Ablaufsteuerung realisieren Sie mit den Ablaufsteuerungselementen der Toolbox die Ereignisbehandlung. Bei der Verwendung von Prüfpunkten werden auch die IDs dieser Ablaufsteuerungselemente in der Prüfpunktdatei protokolliert.

Dies soll nun wieder anhand eines Beispiels dargestellt werden. Jedoch erfordert dieses Beispiel einen erneuten Umbau des Beispielpakets. Dazu markieren Sie den *Task 'SQL ausführen'* »Truncate Table Prüfpunkte« und wählen Sie in dessen Kontextmenü den Befehl *Ausschneiden*. Anschließend aktivieren Sie auf der Registerkarte *Ereignishandler* das Ereignis *OnPreExecute* des *Sequenzcontainers* und fügen dort den ausgeschnittenen *Task 'SQL ausführen'* ein. Nun wählen Sie im Listenfeld *Ausführbare Datei* den *Task 'SQL ausführen'* »Insert Prüfpunkte - Anfang« aus und aktivieren auch dessen Ereignishandler *OnPreExecute*. In diesem Ereignishandler müssen Sie lediglich die Systemvariable *Propagate* deaktivieren. Dazu öffnen Sie den Variablen-Editor und erweitern dessen Ausgabe um die Systemvariablen. Navigieren Sie zur Systemvariablen *Propagate* und ändern Sie den Wert dieser Systemvariablen auf *False*. Auch im Ereignishandler *OnPreExecute* des *Task 'SQL ausführen'* »Insert Prüfpunkte - Fehler« müssen Sie die Systemvariable *Propagate* deaktivieren. Wiederholen Sie also den Vorgang mit dem *Task 'SQL ausführen'* »Insert Prüfpunkte - Fehler«. Mehr zu den Ereignishandlern lesen Sie in Kapitel 9. Nachdem nun die Ereignishandler vorbereitet sind, müssen Sie die im vorherigen Beispiel konfigurierte Pakettransaktion wieder entfernen. Wechseln Sie also zur Registerkarte *Ablaufsteuerung*, markieren Sie den *Sequenzcontainer* und wählen Sie in dessen Eigenschaft *TransactionOption* den Eintrag *Supported*. Im letzten Schritt der Vorbereitung ist noch die Prüfpunktdatei zu löschen.

Starten Sie die Paketausführung. Die Daten der Tabelle *imp.Prüfpunkte* werden nun im Ereignishandler *OnPreExecute* des *Sequenzcontainers* gelöscht und im Anschluss daran die Ablaufsteuerungselemente des *Sequenzcontainers* ausgeführt. Wobei der *Task 'SQL ausführen'* »Insert Prüfpunkte - Fehler« wieder mit einem Fehler beendet wird. Ein Blick in die erstellte Prüfpunktdatei zeigt nichts Ungewöhnliches. Alle ausgeführten Ablaufsteuerungselemente – auch das im Ereignishandler *OnPreExecute* – sind in der Prüfpunktdatei protokolliert. Der Wiederanlauf nach einem erneuten Start der Paketausführung beginnt wie erwartet direkt mit dem *Task 'SQL ausführen'* »Insert Prüfpunkte - Fehler«. Weder der *Task 'SQL ausführen'* »Truncate Table Prüfpunkte« im Ereignishandler noch der *Task 'SQL ausführen'* »Insert Prüfpunkte - Anfang« im *Sequenzcontainer* wurden nochmals ausgeführt. Abbildung 15.9 zeigt den Ereignishandler *OnPreExecute* des *Sequenzcontainers* bei der ersten Paketausführung und beim Wiederanlauf.

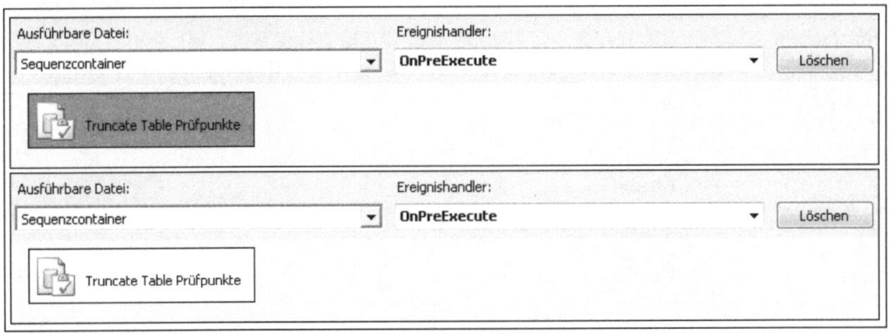

Abbildung 15.9 Die Verwendung einer Prüfpunktdatei mit Ereignishandler

BEGLEITDATEIEN Sie finden dieses Beispiel im Paket »BSP15_004«.

Prüfpunkte und Schleifencontainer

Eine Besonderheit bei der Verwendung von Prüfpunkten stellen die Schleifencontainer dar. Wie eingangs erwähnt, werden diese als unteilbare Arbeitseinheit betrachtet. Dies bedeutet, dass die Schleifencontainer bei einem Wiederanlauf immer komplett und auch von vorne ausgeführt werden. Mit dem letzten Beispiel zum Thema Prüfpunkte soll auch dieses Verhalten gezeigt werden. Jedoch muss das Beispielpaket – Sie ahnen es bestimmt schon – vorab noch an die neuen Anforderungen angepasst werden.

- Legen Sie eine Paketvariable vom Datentyp *Int32* und mit der Bezeichnung **intZaehler** an
- Schneiden Sie den *Task 'SQL ausführen'* »Truncate Table Prüfpunkte« im Ereignishandler *OnPreExecute* des *Sequenzcontainers* aus und fügen Sie diesen in die Ablaufsteuerung des Pakets ein. Anschließend löschen Sie alle aktiven Ereignishandler.

- Ergänzen Sie die Ablaufsteuerung mit einem *For-Schleifencontainer* und konfigurieren Sie diesen wie in Abbildung 15.10 dargestellt
- Aktivieren Sie die Eigenschaft *FailPackageOnFailure* des *For-Schleifencontainers*
- Ziehen Sie die beiden *Task 'SQL ausführen'* »Insert Prüfpunkte - Anfang« und »Insert Prüfpunkte - Fehler« vom *Sequenzcontainer* in den *For-Schleifencontainer*. Anschließend löschen Sie den *Sequenzcontainer.*
- Verbinden Sie die Rangfolgeneinschränkung des *Task 'SQL ausführen'* »Truncate Table Prüfpunkte« mit dem *For-Schleifencontainer* und danach dessen Rangfolgeneinschränkung mit dem *Task 'SQL ausführen'* »Insert Prüfpunkte - Ende«
- Geben Sie im *Task 'SQL ausführen'* »Insert Prüfpunkte - Fehler« die folgende SQL-Anweisung ein:

```
INSERT INTO imp.Prüfpunkte VALUES (3,'Der Fehler')
```

- Öffnen Sie den Editor des *Task 'SQL ausführen'* »Insert Prüfpunkte - Anfang« und ersetzen Sie in der SQL-Anweisung den Wert 1 durch ein Fragezeichen. Anschließend wechseln Sie zur Seite *Parameterzuordnung* und klicken dort auf die Schaltfläche *Hinzufügen*. Im Listenfeld *Variablenname* wählen Sie die Paketvariable *intZaehler* und geben im Anschluss daran in das Eingabefeld *Parametername* den Wert **0** ein. Durch diese Änderung wird bei jeder Schleifenverarbeitung der Wert der Paketvariablen *intZaehler* als ID im neuen Datensatz verwendet.

Durch die Konfiguration des vorherigen Beispiels sollte die Eigenschaft *FailPackageOnFailure* noch bei den Ablaufsteuerungselementen des Pakets aktiviert sein. Falls dies nicht der Fall ist, aktivieren Sie diese Eigenschaft nochmals bei allen Ablaufsteuerungselementen. Anschließend überprüfen Sie, ob von einer der vorherigen Paketausführungen noch eine Prüfpunktdatei existiert und löschen Sie diese gegebenenfalls.

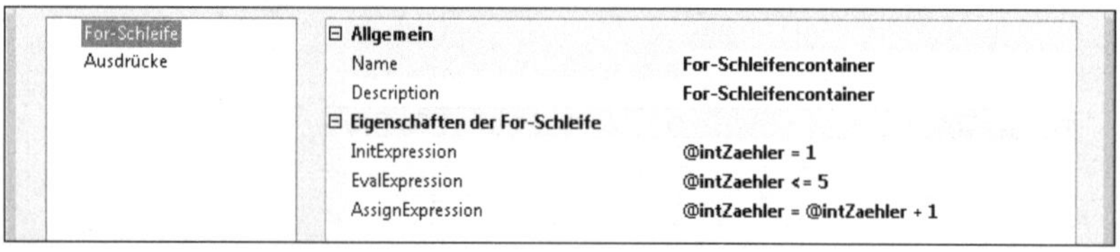

Abbildung 15.10 Die Konfiguration des *For-Schleifencontainers*

Nach diesen Vorbereitungen starten Sie die Paketausführung mit einem Klick auf die Schaltfläche *Debugging starten*. Wie bei den anderen Paketausführungen werden zunächst die Daten der Tabelle *imp.Prüfpunkte* durch den *Task 'SQL ausführen'* »Truncate Table Prüfpunkte« gelöscht. Anschließend beginnt die Schleifenverarbeitung des *For-Schleifencontainers*. Dabei wird mit dem *Task 'SQL ausführen'* »Insert Prüfpunkte - Anfang« der erste Datensatz in der Tabelle *imp.Prüfpunkte* eingefügt. Wobei in diesem Beispiel der Wert für die Spalte *ID* dem Wert der Paketvariablen *intZaehler* entspricht. Bei der ersten Schleifenverarbeitung ist dies der Wert 1. Direkt im Anschluss wird mit dem *Task 'SQL ausführen'* »Insert Prüfpunkte - Fehler« der nächste Datensatz der Tabelle hinzugefügt – hier nun mit der ID 3. Es folgt die zweite Schleifenverarbeitung. Der *Task 'SQL ausführen'* »Insert Prüfpunkte - Anfang« legt nun einen Datensatz mit der ID 2 an und der *Task 'SQL ausführen'* »Insert Prüfpunkte - Fehler« führt dieselbe SQL-Anweisung nochmals aus. Da aber durch die erste Schleifenverarbeitung bereits ein Datensatz mit der ID 3 in der Tabelle *imp.Prüfpunkte* existiert, wird der *Task 'SQL ausführen'* »Insert Prüfpunkte - Fehler« wegen einer Primärschlüsselverletzung fehlerhaft beendet.

Mit dem *Task 'SQL ausführen'* »Insert Prüfpunkte - Fehler« wird auch das Paket direkt beendet, was zur Folge hat, dass es im Verzeichnis *Temporär* eine neue Prüfpunktdatei gibt. Ein Blick in diese Prüfpunktdatei zeigt die IDs der bereits ausgeführten Ablaufsteuerungselemente. Da der *Task 'SQL ausführen'* »Insert Prüfpunkte - Fehler« bei der ersten Schleifenverarbeitung bereits ausgeführt wurde, ist auch dieser in der Prüfpunktdatei enthalten. Einen Hinweis darauf, welches Ablaufsteuerungselement bei welcher Iteration der Schleifenverarbeitung fehlgeschlagen ist, gibt es in der Prüfpunktdatei nicht. Aus diesem Grund beginnt eine Schleifenverarbeitung – ob nun *For-Schleifencontainer* oder *Foreach-Schleifencontainer* – bei einem Wiederanlauf immer von vorne. Abbildung 15.11 zeigt den Inhalt der hier erstellten Prüfpunktdatei. Dort sehen Sie auch die Daten der Paketvariablen *intZaehler* inklusive des aktuellen Werts.

Ein Wiederanlauf startet dann auch wie erwartet nicht mit dem fehlgeschlagenen Ablaufsteuerungselement im *For-Schleifencontainer*, sondern mit dem ersten Ablaufsteuerungselement des *For-Schleifencontainers* – dem *Task 'SQL ausführen'* »Insert Prüfpunkte – Anfang«. Dieses wird auch direkt fehlerhaft beendet, da hierüber wieder ein Datensatz mit der ID 1 in die Tabelle geschrieben werden soll. Womit auch der Beweis erbracht wäre, dass die Ausführung des *For-Schleifencontainers* immer von vorne beginnt. In Abbildung 15.12 sehen Sie die Paketausführungen zu diesem Beispiel.

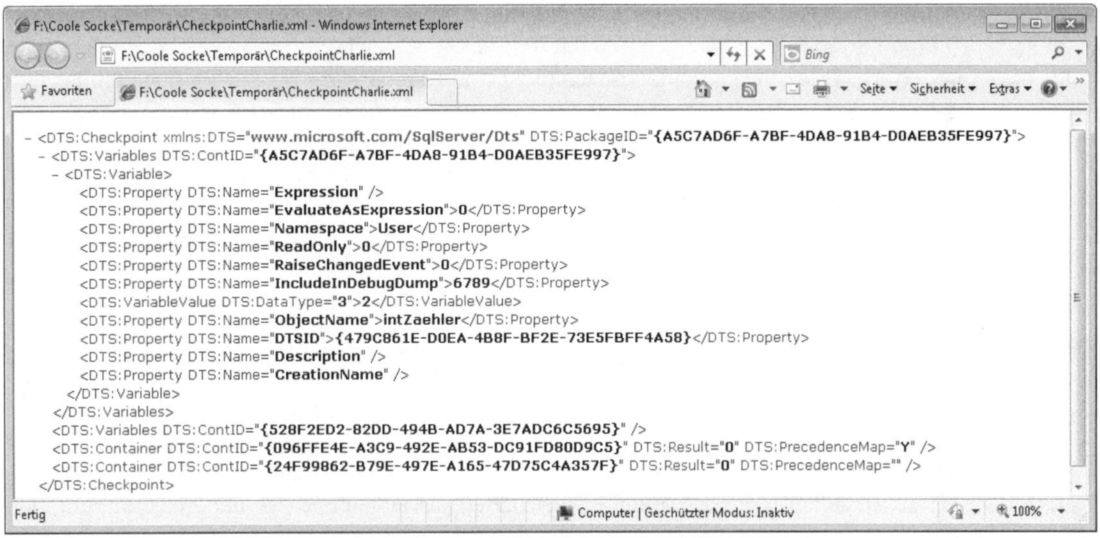

Abbildung 15.11 Die Prüfpunktdatei mit den Daten einer Paketvariable

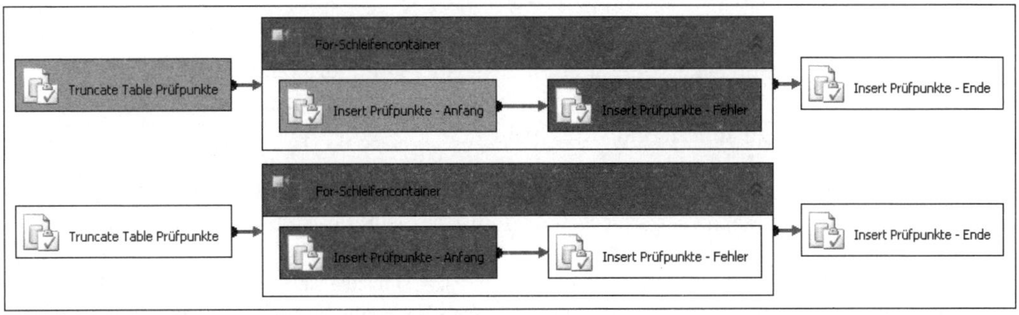

Abbildung 15.12 Die Verwendung einer Prüfpunktdatei in einem *For-Schleifencontainer*

BEGLEITDATEIEN Sie finden dieses Beispiel im Paket »BSP15_005«.

Paketkonfigurationen erstellen

Die Container und Komponenten eines Pakets werden über ihre Eigenschaften beschrieben. Dies gilt auch für die Verbindungs-Manager, deren Verbindungsdaten in den jeweiligen Eigenschaften gespeichert sind. Dabei handelt es sich um Verbindungsdaten, die auf die Infrastruktur der Entwicklungsumgebung verweisen – auf die dort vorhandenen SQL Server, die Verzeichnisstruktur, die SMTP-Server usw. Nun sollte jede Entwicklung auch mal ein Ende haben und das SSIS-Projekt produktiv eingesetzt werden. Der Echtbetrieb – oder auch ein vorheriger Testbetrieb – findet jedoch in den seltensten Fällen in der Entwicklungsumgebung statt. In der Regel – und so sollte es auch sein – handelt es sich dabei um eine andere Umgebung, das heißt, es gibt andere SQL Server, andere Verzeichnisstrukturen, andere Berechtigungen usw. Für die Pakete eines SSIS-Projekts bedeutet das, dass die in den Eigenschaften gespeicherten Verbindungsdaten an die neue Umgebung anzupassen sind. Um nicht alle Verbindungsdaten in jedem Paket eines SSIS-Projekts für jede Umgebung erneut konfigurieren zu müssen, können Sie die für die Verbindungsdaten benötigten Werte auch von außen an die Eigenschaften übergeben – mit einer Paketkonfiguration.

Die Paketkonfiguration ist eine Sammlung vorab gewählter Eigenschaften eines Pakets. Jede gewählte Eigenschaft wird mitsamt ihrem Wert in einer Paketkonfiguration gespeichert. In dieser Paketkonfiguration können Sie nun die Werte dieser Eigenschaften unabhängig vom Paket ändern. Stellen Sie sich zum Beispiel eine Paketkonfiguration vor, in der die Eigenschaft *ConnectionString* eines *Dateiverbindungs-Managers* mit dem Wert »C:\Temp« enthalten ist. Um das Paket an eine andere Umgebung anzupassen, ändern Sie in der Paketkonfiguration den Wert dieser Eigenschaft in beispielsweise »E:\Temporär«. Beim nächsten Ladevorgang des Pakets – der nächsten Paketausführung oder dem Öffnen des Pakets im Entwurfsmodus – wird der Wert der Eigenschaft *ConnectionString* des *Dateiverbindungs-Managers* im Paket mit dem in der Paketkonfiguration geänderten Wert überschrieben. Auf diese Art und Weise verweist der *Dateiverbindungs-Manager* nun nicht mehr zum Verzeichnis *C:\Temp*, sondern zum Verzeichnis *E:\Temporär*.

Dieses Prinzip lässt sich bei fast allen Eigenschaften eines Pakets umsetzen. So können Sie nicht nur die Verbindungsdaten ändern, sondern auch andere Eigenschaften, wie die maximale Parallelität bei der Paketausführung, die Anzahl der Datenzeilen in einem Puffer eines *Datenflusstasks* oder auch einfach nur die Werte von Paketvariablen. Auf diese Weise ist es recht einfach, ein Paket aus einer Entwicklungsumgebung für den Einsatz in einer anderen Umgebung vorzubereiten – sei es eine Testumgebung oder gar die Produktivumgebung. Sie müssen lediglich die relevanten Eigenschaften auswählen und in einer Paketkonfiguration speichern. Mit den Dateien des SSIS-Projekts und der Paketkonfiguration gehen Sie nun zum Zielsystem und installieren dort das SSIS-Projekt. Dabei passen Sie die in der Paketkonfiguration gespeicherten Werte der gewählten Eigenschaften an die Zielumgebung an.

Aber nicht nur bei Installationen, sondern auch im Echtbetrieb sind Paketkonfigurationen sehr nützlich. Jede Paketausführung lässt sich mit Paketkonfigurationen flexibel konfigurieren. Hierüber sind Sie zum Beispiel in der Lage, schnell auf einen Serverumzug zu reagieren, die Verzeichnisse zum Auslagern der Datenpuffer eines *Datenflusstasks* zu ändern und vieles mehr.

ACHTUNG Die Werte der Paketausführung überschreiben die Eigenschaftswerte im Paket sowohl bei der Paketausführung wie auch beim Öffnen des Pakets in der Entwicklungsumgebung. Jedoch kann dieses Überschreiben unterschiedliche Auswirkungen haben. Bei der Paketausführung werden die Eigenschaftswerte nur für die Paketausführung überschrieben, weshalb nach der Paketausführung weiterhin die vorherigen Eigenschaftswerte im Paket enthalten sind. Öffnen Sie jedoch das Paket in der Entwicklungsumgebung und speichern es vor dem Schließen, speichern Sie hiermit auch die aktuellen Werte der Eigenschaften – wobei es sich hier um die Werte der Paketkonfiguration handelt. Aus diesem Grund sollten Sie zuerst eine Paketkonfiguration erstellen, die die Originalwerte der Eigenschaften aus der Entwicklungsumgebung beinhaltet. Über diese Paketkonfiguration können Sie jederzeit auf die ursprünglichen Werte zurückgreifen.

Die Eigenschaften für eine Paketkonfiguration legen Sie mit dem Paketkonfigurations-Assistenten fest. Dort wählen Sie auch einen der vier möglichen Konfigurationstypen. Je nach Konfigurationstyp können Sie eine oder mehrere Eigenschaften in die Paketkonfiguration aufnehmen und diese entweder in einer Umgebungsvariablen, der Registry, in einer SQL Server-Datenbank oder in einer XML-Datei speichern. Die erstellte Paketkonfiguration ist mit einem Paket immer fest verbunden. Wobei Sie zu einem Paket durchaus auch mehrere Paketkonfigurationen anlegen und nutzen können. Die Verwaltung der Paketkonfigurationen erfolgt über den Paketkonfigurationsplaner.

Der Paketkonfigurationsplaner

Mit dem Paketkonfigurationsplaner erstellen und verwalten Sie die einzelnen Paketkonfigurationen eines Pakets. Es gibt mehrere Möglichkeiten, den Paketkonfigurationsplaner zu öffnen – entweder über den Menüeintrag *SSIS/Paketkonfigurationen* oder mit dem Kontextmenübefehl *Paketkonfigurationen* des Ablaufsteuerungs-Designers oder aber über die Schaltfläche in der Eigenschaft *Configurations*, die Ihnen die Ablaufsteuerung des Pakets anbietet.

Wie auch immer Sie den Paketkonfigurationsplaner öffnen, die erste Aktion im Paketkonfigurationsplaner ist die Aktivierung der Paketkonfiguration über die Eigenschaft *Paketkonfigurationen aktivieren*. Grundsätzlich ist die Paketkonfiguration für ein Paket nicht aktiviert, weshalb beim Ladevorgang eines Pakets die im Paket gespeicherten Eigenschaftswerte verwendet werden. Erst durch die Aktivierung ist es möglich, Paketkonfigurationen mit abweichenden Eigenschaftswerten zu erstellen. Zu diesem Zweck steht Ihnen der Paketkonfigurations-Assistent zur Verfügung, den Sie über die Schaltfläche *Hinzufügen* starten. Doch dazu später mehr.

Jede Paketkonfiguration des Pakets wird im Paketkonfigurationsplaner aufgelistet und kann dort jederzeit über die Schaltfläche *Bearbeiten* geändert werden – wobei auch die Änderung wieder über den Paketkonfigurations-Assistenten erfolgt. Nicht mehr benötigte Paketkonfigurationen löschen Sie mit der Schaltfläche *Entfernen*. Ebenso ist es möglich, die Paketkonfigurationen eines Pakets über die Eigenschaft *Paketkonfigurationen aktivieren* vorübergehend wieder zu deaktivieren. Die Paketkonfigurationen bleiben dabei bestehen, werden aber beim Laden des Pakets nicht verwendet.

Mit den beiden Schaltflächen im rechten Bereich legen Sie die Reihenfolge der Paketkonfigurationen fest. Die Reihenfolge ist nicht unwesentlich für den Ladevorgang des Pakets. Dessen Eigenschaften werden von den Werten der Paketkonfigurationen in der Reihenfolge überschrieben, in der diese im Paketkonfigurationsplaner aufgelistet sind. Hierüber lassen sich auf diese Weise Abhängigkeiten abbilden. So kann die erste Paketkonfiguration die Verbindungsdaten zu der SQL Server-Datenbank enthalten, in der die Eigenschaften und Werte gespeichert sind, die in der zweiten Paketkonfiguration verwendet werden. Doch diese Reihenfolge hat auch ihre Tücken, da Sie durchaus mit mehreren Paketkonfigurationen ein und dieselbe Eigenschaft im Paket überschreiben können. In einem solchen Fall ist der Wert der Eigenschaft nach dem Ladevorgang des Pakets gleich dem Wert der letzten Paketkonfiguration, in der diese Eigenschaft enthalten ist.

Die Konfigurationstypen

Die Paketkonfiguration bietet Ihnen insgesamt fünf Konfigurationstypen an. Von diesen fünf sind jedoch nur vier für die eigentliche Verwendung der Paketkonfiguration relevant. Der fünfte im Bunde ist der Konfigurationstyp *Variable für das übergeordnete Paket*. Dieser hat eine andere Funktion und wird von daher an dieser Stelle nicht weiter beschrieben. Mehr zur Verwendung dieses Konfigurationstyps lesen Sie im Abschnitt »Task 'Paket ausführen'« in Kapitel 8. Die restlichen vier – und für die Paketkonfiguration auch wesentlichen – Konfigurationstypen lassen sich grob in zwei Kategorien aufteilen. Während Sie mit den Konfigurationstypen *Umgebungsvariable* und *Registrierungseintrag* immer nur eine Eigenschaft für die

Paketkonfiguration wählen können, ist es mit den Konfigurationstypen *SQL Server* und *XML-Konfigurationsdatei* möglich, mehrere Eigenschaften in die Paketkonfiguration aufzunehmen. In den nun folgenden Abschnitten werden Ihnen diese vier Konfigurationstypen einzeln vorgestellt. Dabei erstellen Sie mit den Konfigurationstypen *SQL Server* und *XML-Konfigurationsdatei* die Paketkonfigurationen für die Pakete des aktuellen Projekts »Bestellungen«. Für die Konfigurationstypen *Umgebungsvariable* und *Registrierungseintrag* jedoch verwenden Sie ein kleines Beispielpaket.

Das Beispielpaket ist recht überschaubar, besteht es doch lediglich aus einem *OLE DB-Verbindungs-Manager*. In den folgenden Beispielen werden Sie mit der Paketkonfiguration die Verbindungsdaten dieses *OLE DB-Verbindungs-Managers* ändern. Legen Sie also ein neues Paket mit der Bezeichnung **Paketkonfiguration** an und erstellen Sie dort einen *OLE DB-Verbindungs-Manager* zur Systemdatenbank *tempdb*. Anschließend ändern Sie die Bezeichnung des *OLE DB-Verbindungs-Managers* in **Testverbindung**. Voilà – fertig ist das Beispielpaket.

Der Konfigurationstyp Umgebungsvariable

Umgebungsvariablen sind die *globalen Variablen* Ihres Betriebssystems. Beim Start des Betriebssystems werden die Umgebungsvariablen mit den hinterlegten Werten initialisiert und stehen in allen Anwendungen zur Verfügung. Es gibt zwei verschiedene Arten von Umgebungsvariablen – Benutzerumgebungsvariablen und Systemumgebungsvariablen.

Der Unterschied zwischen Benutzer- und Systemumgebungsvariablen ist nicht unwesentlich für deren Verwendung in einer Paketkonfiguration. Systemumgebungsvariablen haben gegenüber Benutzerumgebungsvariablen den entscheidenden Vorteil, dass sie allen Benutzern zur Verfügung stehen. Der Nachteil ist jedoch, dass Systemumgebungsvariablen erst nach einem Neustart des Computers verfügbar sind. Zudem lassen sich Systemumgebungsvariablen nur von Administratoren anlegen und ändern. Benutzerumgebungsvariablen hingegen kann nicht nur jeder Benutzer selbst erstellen und modifizieren, diese stehen in der Regel auch sofort zur Verfügung. Jedoch sind diese Umgebungsvariablen nur für den jeweils angemeldeten Benutzer verfügbar. Arbeiten mehrere Benutzer mit einer Paketkonfiguration, müssen für alle diese Benutzer die entsprechenden Benutzerumgebungsvariablen angelegt werden.

Um für das Beispielpaket eine Paketkonfiguration mit Umgebungsvariablen erstellen zu können, legen Sie vorab die Umgebungsvariablen aus Tabelle 15.2 an. Dabei verwenden Sie am besten Benutzerumgebungsvariablen, da diese auch ohne Neustart des Computers verfügbar sind. Eventuell jedoch müssen Sie alle Anwendungen beenden und neu starten, um auf die neuen Benutzerumgebungsvariablen zugreifen zu können.

Umgebungsvariable	Wert
ssisServer	Der Name Ihres SQL Server oder SQL Server-Instanz
ssisDatenbank	ssisWaWi
ssisKonfigurationen_ConnectionString	Data Source=<*IhrSqlServer*>;Initial Catalog=ssisKonfigurationen; Provider=SQLNCLI10.1;Integrated Security=SSPI;
ssisRegisDatenbank	configSSIS\ssisWaWi\Datenbank

Tabelle 15.2 Die Umgebungsvariablen für die Beispiele

Nachdem Sie die Umgebungsvariablen angelegt haben, öffnen Sie das Beispielpaket im Entwurfsmodus. Ein Blick in den Verbindungs-Manager zeigt, dass dieser auf die Systemdatenbank *tempdb* verweist. Mit einer Paketkonfiguration soll dieser Verweis nun zur Datenbank *ssisKonfigurationen* geändert werden. Diese Paketkonfiguration legen Sie über den Paketkonfigurationsplaner an, den Sie mit dem Menüeintrag

SSIS/Paketkonfigurationen öffnen. Dort aktivieren Sie zunächst die Paketkonfigurationen mit einem Klick in die Eigenschaft *Paketkonfigurationen aktivieren* und starten anschließend über die Schaltfläche *Hinzufügen* den Paketkonfigurations-Assistenten.

Wie alle Assistenten in SSIS startet auch der Paketkonfigurations-Assistent mit einer Begrüßung. Nachdem Sie die Begrüßung mit einem Klick auf die Schaltfläche *Weiter* bestätigt haben, müssen Sie sich im nächsten Schritt des Assistenten bereits für einen der fünf Konfigurationstypen entscheiden. An dieser Stelle wählen Sie im Listenfeld *Konfigurationstyp* den Eintrag *Umgebungsvariable* und in dem darauf folgenden Listenfeld die eben frisch angelegte Umgebungsvariable *ssisKonfigurationen_ConnectionString*. Abbildung 15.13 zeigt die Auswahl dieser Umgebungsvariablen.

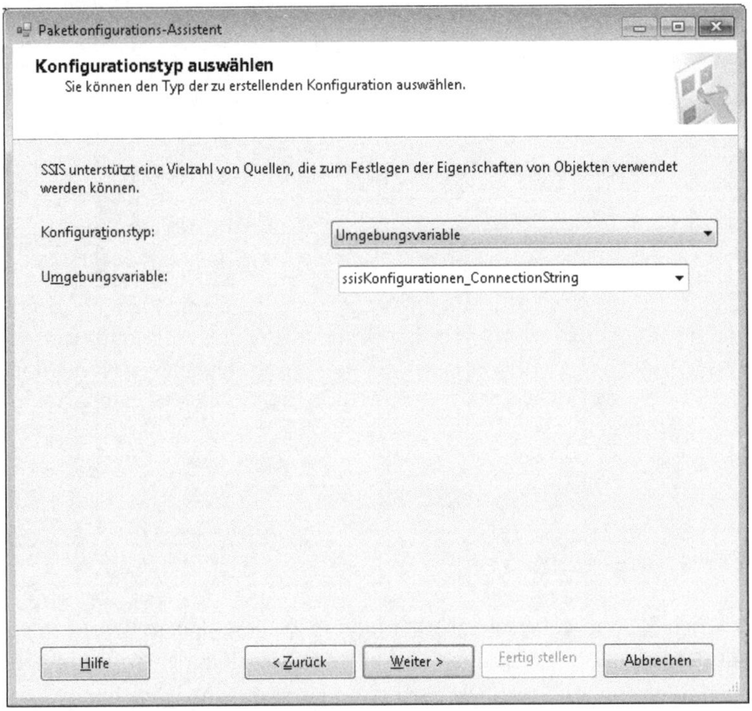

Abbildung 15.13 Die Auswahl der Umgebungsvariablen

Nach der Auswahl der Umgebungsvariablen gehen Sie mit einem Klick die Schaltfläche *Weiter* zum nächsten Schritt des Assistenten. Hier wählen Sie nun die Eigenschaft aus, deren Wert beim Laden des Pakets mit dem Wert der gewählten Umgebungsvariablen überschrieben werden soll. Die dazu wählbaren Eigenschaften des Pakets sind in der Ausgabe *Objekte* in einer Baumstruktur aufgelistet. Schon nach einem kurzen Blick in diese Baumstruktur wird deutlich, was mit einer Paketkonfiguration alles konfiguriert werden kann. Bereits das Beispielpaket – das gerade mal einen Verbindungs-Manager enthält – bietet eine Vielzahl von Eigenschaften zur Auswahl. In der Ausgabe *Eigenschaftsattribute* können Sie sich zudem noch die Definition und den aktuellen Wert jeder einzelnen Eigenschaft anschauen. In diesem Fall muss die Eigenschaft *ConnectionString* des Verbindungs-Managers *Testverbindung* gewählt werden. Dazu navigieren Sie in der Baumstruktur zum Pfad *Verbindungs-Manager\Testverbindung\Properties* und markieren dort die Eigenschaft *ConnectionString*. In Abbildung 15.14 sehen Sie die hier beschriebene Auswahl.

Nach einem erneuten Klick auf *Weiter* ist die Paketkonfiguration auch schon fast beendet. Sie müssen dieser nur noch eine Bezeichnung im Eingabefeld *Konfigurationsname* geben. Nennen Sie diese Paketkonfiguration **ssisKonfigurationen ConnectionString** und speichern Sie die Paketkonfiguration mit einem Klick auf die Schaltfläche *Fertig stellen*.

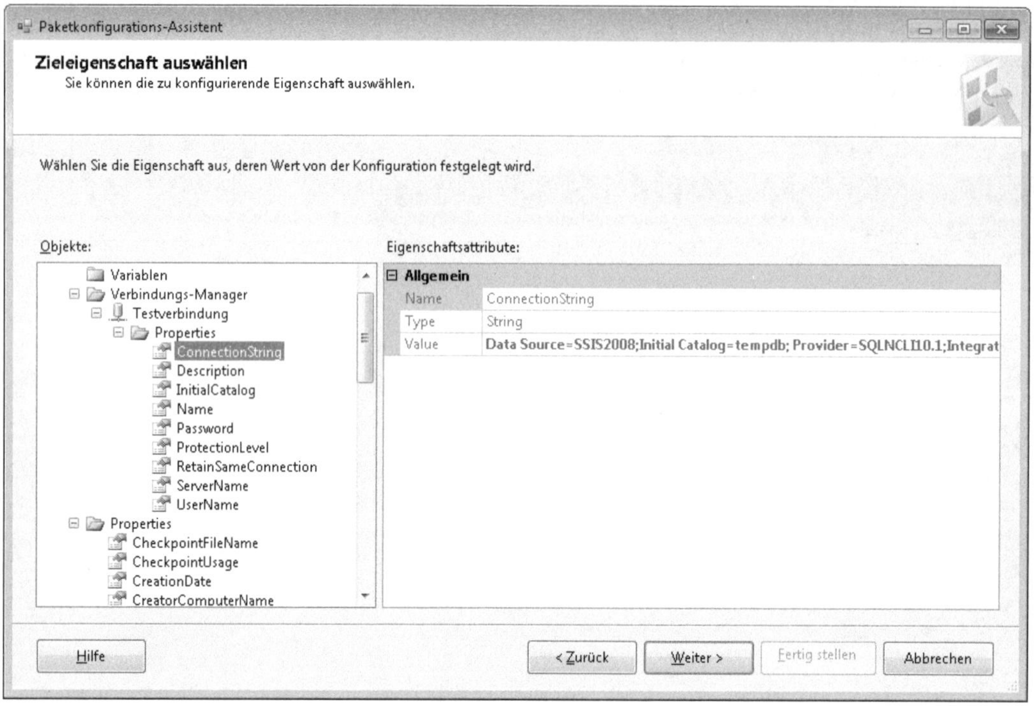

Abbildung 15.14 Die Auswahl einer Eigenschaft für die Paketkonfiguration

Zurück im Paketkonfigurationsplaner sehen Sie nun die erste Paketkonfiguration dieses Pakets. Dort ist der Konfigurationstyp und auch der Inhalt der Paketkonfiguration an den einzelnen Spalten der Auflistung zu erkennen. Dabei zeigt die Spalte *Konfigurationstyp*, dass für diese Paketkonfiguration eine Umgebungsvariable verwendet wird. Um welche Umgebungsvariable es sich hierbei handelt, sehen Sie in der Spalte *Konfigurationszeichenfolge*. Die beiden Spalten *Zielobjekt* und *Zieleigenschaft* verraten, dass mit dem Wert der Umgebungsvariablen die Eigenschaft *ConnectionString* im Objekt *Testverbindung* überschrieben wird.

Dies soll nun mit einem Test bewiesen werden. Dazu schließen Sie den Paketkonfigurationsplaner und anschließend das Paket, das Sie dabei natürlich auch speichern. Da die Paketkonfiguration beim Laden des Pakets dessen Eigenschaften mit den Werten der Paketkonfiguration überschreibt, sollten nach einem erneuten Öffnen des Pakets bereits die Werte der Paketkonfiguration in den Eigenschaften des Verbindungs-Managers zu sehen sein. Öffnen Sie also das Paket und direkt im Anschluss daran auch den Editor des Verbindungs-Managers. Dieser enthält nun nicht mehr die ursprünglich gewählte Systemdatenbank *tempdb*, sondern die Datenbank *ssisKonfigurationen*. Beim Öffnen des Pakets wurde der Wert der Eigenschaft *ConnectionString* durch die in der Umgebungsvariable *ssisKonfigurationen_ConnectionString* enthaltene Verbindungszeichenfolge überschrieben. Dabei werden die einzelnen Abschnitte der Verbindungszeichenfolge in die jeweiligen Eigenschaften des Verbindungs-Managers übertragen – unter anderem der Name des SQL Server in die Eigenschaft *ServerName* und der Name der Datenbank in die Eigenschaft *InitialCatalog*.

Anstelle der Eigenschaft *ConnectionString* können Sie auch die Eigenschaften *ServerName* und *InitialCatalog* in der Paketkonfiguration verwenden. Dazu benötigen Sie pro Eigenschaft eine eigene Umgebungsvariable. Bei dieser Vorgehensweise sind zwar mehr Umgebungsvariablen zu verwalten, dafür aber wird die Anpassung der Verbindungsdaten an eine neue Umgebung einfacher und übersichtlicher. Denn hier müssen Sie nicht mehr die Verbindungsdaten in einer einzigen langen und schwer überschaubaren Zeichenfolge ändern, sondern nur noch die einzelnen Bestandteile der Verbindungsdaten in den jeweiligen Umgebungsvariablen. Um auch eine solche Paketkonfiguration zu erstellen, starten Sie erneut den Paketkonfigurationsplaner und klicken dort direkt auf die Schaltfläche *Hinzufügen*. Im darauf folgenden Paketkonfigurations-Assistenten wählen Sie im Schritt *Konfigurationstyp auswählen* zunächst den Konfigurationstyp *Umgebungsvariable* und anschließend die Umgebungsvariable *ssisServer*. Danach wechseln Sie zum nächsten Schritt des Assistenten, in dem Sie die Eigenschaft *ServerName* im Pfad *Verbindungs-Manager\Testverbindung\Properties* markieren. Abschließend geben Sie dieser Paketkonfiguration im letzten Schritt des Assistenten die Bezeichnung **ssisWawi Servername**. Diesen Vorgang wiederholen Sie nun in einer weiteren Paketkonfiguration mit der Umgebungsvariablen *ssisDatenbank*, die Sie der Eigenschaft *InitialCatalog* zuordnen. Diese Paketkonfiguration nennen Sie **ssisWawi Datenbank**.

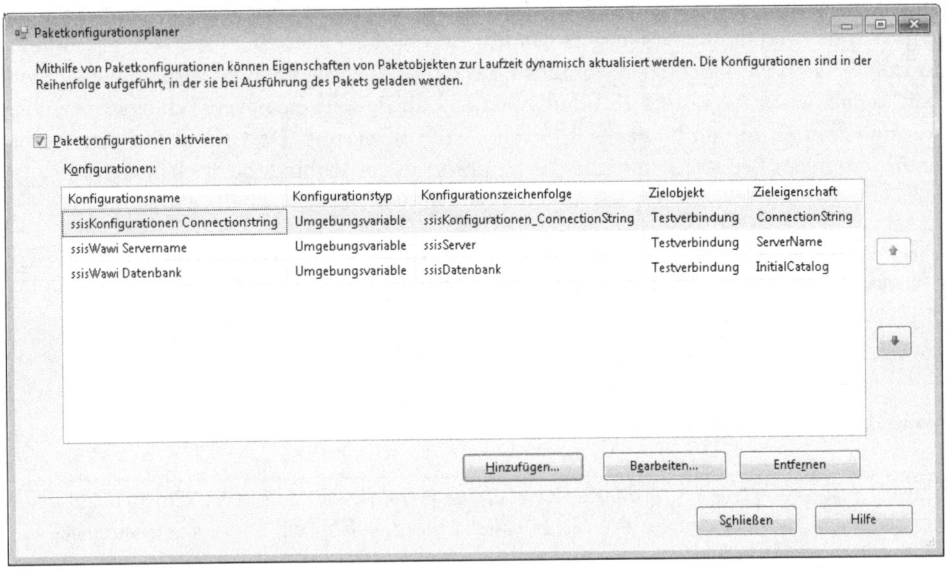

Abbildung 15.15 Mehrere Paketkonfigurationen in einem Paket

Nachdem Sie die beiden Paketkonfigurationen angelegt haben, zeigt der Paketkonfigurationsplaner bereits drei Paketkonfigurationen – wie in Abbildung 15.15 zu sehen ist. Diese werden exakt in der Reihenfolge ausgeführt, in der sie hier aufgelistet sind. Im Beispielpaket bedeutet dies, dass die Verbindungszeichenfolge des Verbindungs-Managers zuerst mit dem Wert der Umgebungsvariable *ssisKonfigurationen_ConnectionString* überschrieben wird. Der Verbindungs-Manager verweist danach auf die Datenbank *ssisKonfigurationen*. Als Nächstes wird die Eigenschaft *ServerName* mit dem Wert der Umgebungsvariable *ssisServer* überschrieben und darauf die Eigenschaft *InitialCatalog* mit dem Wert der Umgebungsvariablen *ssisDatenbank*. Da die Umgebungsvariablen *ssisServer* und *ssisDatenbank* den Namen Ihres SQL Server und den Datenbanknamen *ssisWaWi* speichern, enthält der Verbindungs-Manager nach dem erneuten Öffnen des Pakets den Verweis zur Beispieldatenbank *ssisWaWi*.

BEGLEITDATEIEN Sie finden dieses Beispiel im Paket »BSP15_006«.

Neben den Eigenschaften *ServerName* und *InitialCatalog* bietet der Verbindungs-Manager noch zwei weitere Eigenschafen an, die auch in der Verbindungszeichenfolge enthalten sein können – die Eigenschaften *UserName* und *Password*. Sofern Sie eine SQL Server-Authentifizierung im Verbindungs-Manager verwenden, ist es auch möglich, die Werte dieser beiden Eigenschaften über eine Paketkonfiguration mit den Werten von Umgebungsvariablen zu überschreiben. Dazu benötigen Sie zwei weitere Umgebungsvariablen, von der eine den Benutzernamen und die andere das Kennwort speichert. Das Paket selbst müssen Sie um zwei Paketkonfigurationen erweitern. Eine Paketkonfiguration enthält die Zuordnung der Eigenschaft *UserName* zur Umgebungsvariablen mit dem Benutzernamen und die andere die Zuordnung der Eigenschaft *Password* zur Umgebungsvariablen mit dem Kennwort. Mit dieser Konfiguration werden nun beim Laden des Pakets der Benutzername und das Kennwort über Umgebungsvariablen an die Eigenschaften *UserName* und *Password* des Verbindungs-Managers übergeben. Kurz gesagt erfolgt die Anmeldung an der im Verbindungs-Manager angegebenen Datenbank über die Werte der Umgebungsvariablen.

Die Authentifizierungsmethode des Verbindungs-Managers – ob Windows-Authentifizierung oder SQL Server-Authentifizierung – wird in der Eigenschaft *Integrated Security* gespeichert. Leider steht diese Eigenschaft für eine Paketkonfiguration nicht zur Verfügung, da es sich hierbei um eine Eigenschaft des Datenanbieters und nicht um eine Eigenschaft des Verbindungs-Managers handelt. Falls Sie also über eine Paketkonfiguration die Authentifizierungsmethode wechseln möchten, bleibt Ihnen hierzu nur der Weg über die Verbindungszeichenfolge der Eigenschaft *ConnectionString*. Listing 15.1 enthält jeweils ein Beispiel einer Verbindungszeichenfolge mit einer Windows-Authentifizierung und einer SQL Server-Authentifizierung. Dort sehen Sie, dass bei der SQL Server-Authentifizierung der Benutzername und das Kennwort in der Verbindungszeichenfolge enthalten ist, wohingegen die Windows-Authentifizierung den Abschnitt »Integrated Security=SSPI« enthält.

```
-- Verbindungszeichenfolge zur SQL Server-Datenbank ssisWaWi mit SQL Server-Authentifizierung
Provider=SQLNCLI10.1;Data Source=SSIS2008;Initial Catalog=ssisWaWi;User ID=DerUser;
Password=DasPassword;
-- Verbindungszeichenfolge zur SQL Server-Datenbank ssisWaWi mit Windows-Authentifizierung
Provider=SQLNCLI10.1;Data Source=SSIS2008;Initial Catalog=ssisWaWi;Integrated Security=SSPI;
```

Listing 15.1 Verbindungszeichenfolgen mit Windows- und SQL Server-Authentifizierung

ACHTUNG Beachten Sie, dass die Werte in den Umgebungsvariablen unverschlüsselt gespeichert werden. Die in Umgebungsvariablen enthaltenen Kennwörter sind somit für jeden Benutzer lesbar, der Zugriff auf die Umgebungsvariablen hat.

Der Konfigurationstyp Registrierungseintrag

Eine Paketkonfiguration vom Konfigurationstyp *Registrierungseintrag* speichert den Wert zu einer Eigenschaft in der Registry Ihres Betriebssystems. Die Registry als Speicherort für Paketkonfigurationen zu verwenden, ist eigentlich nahe liegend. Denn genau das ist die Aufgabe der Registry: das Speichern von Konfigurationen.

Für die einzelnen Werte, die Sie über die Paketkonfiguration den Eigenschaften eines Pakets zuordnen wollen, müssen Sie zunächst die entsprechenden Registrierungsschlüssel in der Registry anlegen. Dabei sind folgende Regeln zu beachten.

- Der Registrierungsschlüssel ist in *HKEY_CURRENT_USER* anzulegen
- Für jede Eigenschaft muss ein eigener Registrierungsschlüssel erstellt werden
- Der Wert zur Eigenschaft ist als *Zeichenfolge* zu speichern
- Als Bezeichnung für diese Zeichenfolge ist zwingend *Value* zu verwenden

ACHTUNG Die Registrierungsschlüssel in *HKEY_CURRENT_USER* stehen nur dem aktuell angemeldeten Benutzer zur Verfügung. Sollen mehrere Benutzer die Registrierungsschlüssel in der Paketkonfiguration verwenden, müssen die Registrierungsschlüssel für jeden dieser Benutzer angelegt werden.

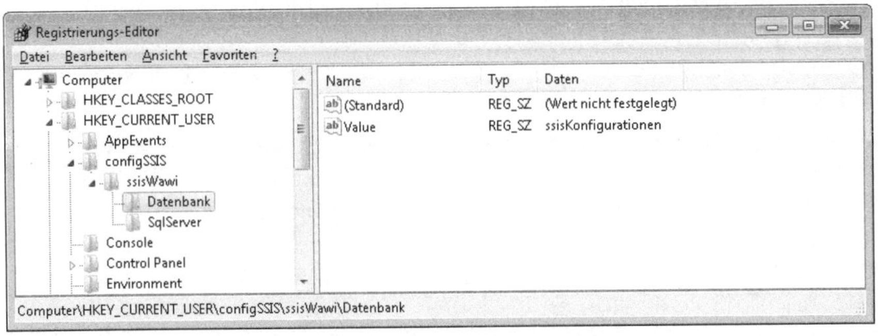

Abbildung 15.16 Die Registrierungsschlüssel zu einer Paketkonfiguration

Abbildung 15.16 zeigt die Kategorie *configSSIS* in *HKEY_CURRENT_USER*, die die Kategorie *ssisWawi* enthält. Die Kategorie *ssisWawi* fasst die Registrierungsschlüssel zu den Paketkonfigurationen rund um die Beispieldatenbank *ssisWaWi* zusammen. In diesem Fall sind dies die Registrierungsschlüssel *SqlServer* und *Datenbank*. Auf der rechten Seite sehen Sie den Wert zum Registrierungsschlüssel *Datenbank*. Dort ist in der Zeichenfolge namens *Value* der Wert *ssisKonfigurationen* gespeichert. Mit diesem Wert soll nun über eine Paketkonfiguration die Eigenschaft *InitialCatalog* des Verbindungs-Managers im Beispielpaket überschrieben werden. Für das nun folgende Beispiel müssen Sie also in der Registry einen Registrierungsschlüssel mit der Bezeichnung *Datenbank* und dem Wert *ssisKonfigurationen* anlegen.

HINWEIS Die in Abbildung 15.16 dargestellte Hierarchie der Kategorien *configSSIS* und *ssisWawi* ist rein exemplarisch. Weder die Hierarchie noch die hierbei verwendeten Bezeichnungen sind für die Verwendung der Registrierungsschlüssel in der Paketkonfiguration notwendig. Sie können die Registrierungsschlüssel auch einfach unter *HKEY_CURRENT_USER* anlegen.

Um den neuen Registrierungsschlüssel in einer Paketkonfiguration zu verwenden, öffnen Sie im Beispielpaket erneut den Paketkonfigurationsplaner. Dort starten Sie den Paketkonfigurations-Assistenten über die Schaltfläche *Hinzufügen* und wechseln im Assistenten zur Seite *Konfigurationstyp auswählen*. Hier entscheiden Sie sich nun für den Konfigurationstyp *Registrierungseintrag*. Durch die Auswahl dieses Eintrags im Listenfeld *Konfigurationstyp* erhalten Sie das Eingabefeld *Registrierungseintrag* – und optional dazu ein Listenfeld, in dem Sie eine Umgebungsvariable auswählen können. An dieser Stelle haben Sie die Wahl zwischen einer direkten und einer indirekten Konfiguration. Mehr dazu lesen Sie im Kasten »Direkte und indirekte Konfiguration«. In diesem Fall entscheiden Sie sich für die direkte Konfiguration und geben von daher in dem Eingabefeld *Registrierungseintrag* den Registrierungsschlüssel in der folgenden Form ein.

```
configSSIS\ssisWaWi\Datenbank
```

Auch an dieser Stelle sei nochmals darauf hingewiesen, dass die hier gezeigte Hierarchie nur ein Beispiel ist. Wenn Sie den Registrierungsschlüssel einfach unter *HKEY_CURRENT_USER* angelegt haben, müssen Sie an dieser Stelle lediglich den Wert »Datenbank« eingeben.

Mit einem Klick auf die Schaltfläche *Weiter* kommen Sie nun zum Schritt *Zieleigenschaft auswählen*. Hier navigieren Sie zur Eigenschaft *InitialCatalog* des Verbindungs-Managers *Testverbindung*, markieren diese und wechseln zum letzten Schritt des Assistenten. Dort geben Sie in der Eigenschaft *Konfigurationsname* die Bezeichnung **ssisKonfigurationen Datenbank** an. Anschließend beenden Sie den Paketkonfigurations-Assistenten mit einem Klick auf die Schaltfläche *Fertig stellen*.

Der Paketkonfigurationsplaner enthält nun vier Paketkonfigurationen. In der Auflistung lässt sich schnell erkennen, welche Konfigurationstypen bei welchen Paketkonfigurationen verwendet werden und wo die zugehörigen Eigenschaftswerte gespeichert sind. So sehen Sie bei der letzten Paketkonfiguration der Auflistung in der Spalte *Konfigurationstyp* den Eintrag *Registrierungseintrag* und in der Spalte *Konfigurationszeichenfolge* den angegebenen Pfad zum Registrierungsschlüssel.

Um nun die neue Paketkonfiguration zu testen, schließen Sie den Paketkonfigurationsplaner und direkt im Anschluss daran auch das Paket. Anschließend öffnen Sie das Paket wieder und schauen in die Eigenschaften des Verbindungs-Managers. Dort ist nun die Datenbank *ssisKonfigurationen* enthalten.

BEGLEITDATEIEN Sie finden dieses Beispiel im Paket »BSP15_007«.

Die Paketkonfiguration über den Registrierungseintrag lässt sich auch mit der bereits erwähnten indirekten Konfiguration realisieren. Dabei wird in dem nun folgenden Beispiel jedoch keine neue Paketkonfiguration angelegt, sondern die Paketkonfiguration »ssisKonfigurationen Datenbank« entsprechend geändert. Öffnen Sie also erneut den Paketkonfigurationsplaner und markieren Sie dort die Paketkonfiguration »ssisKonfigurationen Datenbank«. Anschließend klicken Sie auf die Schaltfläche *Bearbeiten*, mit der wieder der Paketkonfigurations-Assistent gestartet wird.

In diesem aktivieren Sie im Schritt *Konfigurationstyp auswählen* die Eigenschaft *Konfigurationsspeicherort ist in einer Umgebungsvariablen gespeichert*. Danach wählen Sie im Listenfeld dieser Eigenschaft die Umgebungsvariable *ssisRegisDatenbank*. Diese enthält denselben Registrierungsschlüssel, den Sie eben bei der direkten Konfiguration in das Eingabefeld *Registrierungseintrag* eingegeben haben. Abbildung 15.17 zeigt Ihnen die hier beschriebene Auswahl.

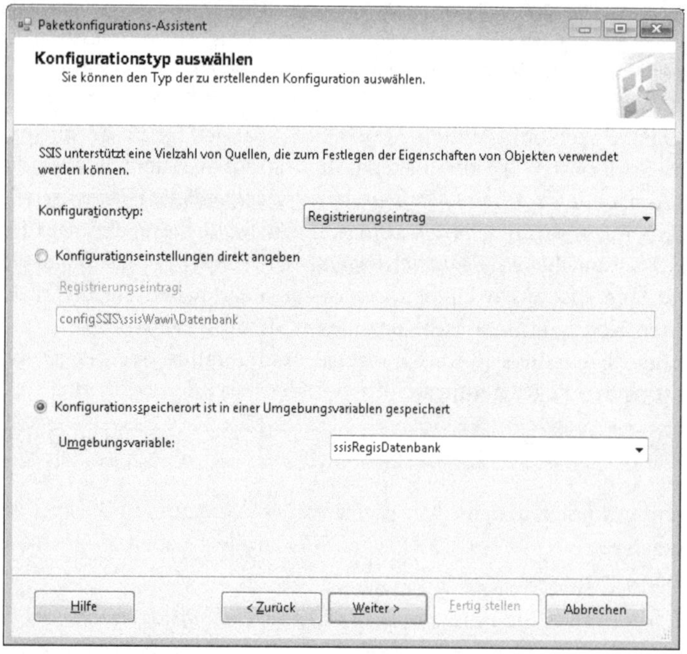

Abbildung 15.17 Die indirekte Konfiguration einer Paketkonfiguration

Nach einem Klick auf die Schaltfläche *Weiter* sehen Sie im nächsten Schritt bereits die ausgewählte Eigenschaft *InitialCatalog* des Verbindungs-Managers *Testverbindung*. Da diese Auswahl nicht geändert werden soll, klicken Sie erneut auf die Schaltfläche *Weiter* und schließen den Paketkonfigurations-Assistenten im letzten Schritt mit einem Klick auf die Schaltfläche *Fertig stellen*. Der Paketkonfigurationsplaner zeigt nun zu dieser Paketkonfiguration in der Spalte *Konfigurationstyp* den Eintrag *Indirekter Registrierungseintrag* und in der Spalte *Konfigurationszeichenfolge* die verwendete Umgebungsvariable.

Um beim Test der indirekten Konfiguration auch einen Unterschied zum vorherigen Test feststellen zu können, ändern Sie in der Registry den Wert zum Registrierungseintrag *Datenbank* in **tempdb**. Nach dieser Änderung schließen Sie das Paket und öffnen es direkt wieder. Beim Öffnen des Pakets wird nun zunächst über die Umgebungsvariable *ssisRegisDatenbank* der Speicherort des Registrierungsschlüssels ermittelt und anschließend der dort gespeicherte Wert »tempdb« in die Eigenschaft *InitialCatalog* des Verbindungs-Managers *Testverbindung* eingetragen. Der Verbindungs-Manager verweist nun wieder auf die Systemdatenbank *tempdb*. An dieser Stelle schließt sich nun der Kreis – mit einem Verbindungs-Manager zur Datenbank *tempdb* haben die Beispiele mit dem Beispielpaket begonnen und mit einem solchen enden sie auch.

BEGLEITDATEIEN Sie finden dieses Beispiel im Paket »BSP15_008«.

HINWEIS Die im Beispielpaket erstellte Paketkonfiguration ist rein exemplarisch und dient nur zur Darstellung der Möglichkeiten, die die Paketkonfiguration mit Umgebungsvariablen und Registrierungseinträgen bietet. In der Realität sollten Sie nur einen Konfigurationstyp und dabei so wenige Paketkonfigurationen wie möglich verwenden. Zum einen, um den Verwaltungsaufwand gering zu halten, und zum anderen, um nicht den Überblick zu verlieren.

Direkte und indirekte Konfiguration

Mit Ausnahme des Konfigurationstyps *Umgebungsvariable* bieten Ihnen alle Konfigurationstypen eine direkte und eine indirekte Konfiguration an. Der Unterschied der beiden Konfigurationsmöglichkeiten besteht in der Art und Weise, wie der Speicherort der Paketkonfiguration angegeben wird. Den Speicherort legen Sie im Paketkonfigurations-Assistenten bei der Auswahl des Konfigurationstypen fest. Dabei wird eine Paketkonfiguration vom Konfigurationstyp *Registrierungseintrag* in einem Registrierungsschlüssel gespeichert, während der Konfigurationstyp *XML-Konfigurationsdatei* eine XML-Datei und der Konfigurationstyp *SQL Server* eine SQL Server-Datenbank verwendet.

Der Speicherort einer Paketkonfiguration ist bei einer direkten Konfiguration im Paket selbst gespeichert. Beim Laden des Pakets wird zuerst die Paketkonfiguration im angegebenen Speicherort gesucht. Falls an dem angegebenen Speicherort keine Paketkonfiguration vorliegt, erhalten Sie lediglich eine Warnmeldung und das Paket verwendet die im Paket gespeicherten Eigenschaftswerte. Für eine indirekte Konfiguration geben Sie den Speicherort der Paketkonfiguration über eine Umgebungsvariable an. Im Paket ist somit nicht der Speicherort der Paketkonfiguration gespeichert, sondern lediglich der Name der Umgebungsvariablen. Beim Laden des Pakets wird der Wert der Umgebungsvariablen gelesen und anschließend die Paketkonfiguration in dem dort angegebenen Speicherort gesucht. Natürlich kann es auch über diesen Weg vorkommen, dass der angegebene Speicherort nicht existiert. Sie erhalten in diesem Fall ebenfalls eine Warnmeldung und das Paket verwendet wieder die im Paket gespeicherten Eigenschaftswerte.

Der Vorteil der indirekten Konfiguration liegt in der Flexibilität. Ändert sich zum Beispiel der Speicherort einer XML-Konfigurationsdatei, müssen Sie diesen lediglich in der Umgebungsvariablen anpassen. Der Nachteil hierbei ist das bereits im Abschnitt »Der Konfigurationstyp Umgebungsvariable« beschriebene Dilemma der System- und Benutzerumgebungsvariablen.

Der Konfigurationstyp XML-Konfigurationsdatei

Im Gegensatz zu den bereits beschriebenen Konfigurationstypen nutzt der Konfigurationstyp *XML-Konfigurationsdatei* als Speicherort keine zentralen Komponenten des Betriebssystems, sondern eine Datei – eine XML-Datei. Es gibt noch einen weiteren eklatanten Unterschied: Bei diesem Konfigurationstyp können Sie nicht nur eine, sondern mehrere Eigenschaften in die Paketkonfiguration aufnehmen.

Die gewählten Eigenschaften werden in der XML-Datei mitsamt den Werten in einer einfachen und flachen Struktur abgebildet. Listing 15.2 zeigt Ihnen hierzu ein Beispiel. Dort sehen Sie den Eintrag zur Eigenschaft *InitialCatalog* eines *OLE DB-Verbindungs-Managers*. Diese Eigenschaft wird im Element *Configuration* mit dem Attribut *Path* beschrieben. Der Wert zu dieser Eigenschaft ist im Element *ConfiguredValue* enthalten, welches wiederum ein Element des Elements *Configuration* ist. Um das Paket in einer anderen Umgebung einsetzen zu können, müssen Sie also lediglich die Werte der Elemente *ConfiguredValue* ändern. Alles was Sie hierzu benötigen, ist ein einfacher Editor.

```
<Configuration ConfiguredType="Property"
 Path="\Package.Connections[ssisSqlServer].Properties[InitialCatalog]" ValueType="String">
 <ConfiguredValue>msdb</ConfiguredValue>
</Configuration>
```

Listing 15.2 Die Struktur der XML-Konfigurationsdatei

Im aktuellen Projekt »Bestellungen« soll nun eine Paketkonfiguration für das Paket »Bestellverarbeitung« erstellt werden. Dieses Paket enthält zwei Ablaufsteuerungselemente *Task 'Paket ausführen'*, die die Pakete »Bestelleingang« und »Import Bestellungen« aufrufen. Zurzeit sind die beiden Ablaufsteuerungselemente so konfiguriert, dass die Pakete aus dem Dateisystem aufgerufen werden. Für die spätere Verwendung soll mittels der Paketkonfiguration auch ein Aufruf der Pakete von einem SQL Server möglich sein. Von daher sind nicht nur die entsprechenden Eigenschaften der beiden Ablaufsteuerungselemente und *Dateiverbindungs-Manager* in die Paketkonfiguration aufzunehmen, sondern auch die von einem *OLE DB-Verbindungs-Manager* – den Sie noch anlegen müssen.

Öffnen Sie also das Paket »Bestellverarbeitung« und legen Sie dort einen *OLE DB-Verbindungs-Manager* an. Da bei einer Installation im SQL Server die Pakete in der *msdb*-Datenbank gespeichert werden, wählen Sie für diesen *OLE DB-Verbindungs-Manager* die Datenbank *msdb*. Anschließend speichern Sie den *OLE DB-Verbindungs-Manager* und ändern Sie die automatisch vergebene Bezeichnung in **ssisSqlServer**.

Nachdem nun alle Vorbereitungen getroffen sind, starten Sie den Paketkonfigurationsplaner über den Menüeintrag *SSIS/Paketkonfigurationen*. Im Paketkonfigurationsplaner müssen Sie auch hier zunächst die Paketkonfiguration für das Paket aktivieren. Klicken Sie dazu in das Kontrollkästchen der Eigenschaft *Paketkonfigurationen aktivieren* und im Anschluss daran auf die Schaltfläche *Hinzufügen*, um den Paketkonfigurations-Assistenten zu starten. Dieser beginnt mit der gewohnten Begrüßung, die Sie mit einem ebenso gewohnten Klick auf *Weiter* überspringen. Im zweiten Schritt des Assistenten ist eine Auswahl im Listenfeld *Konfigurationstyp* dieses Mal nicht notwendig, da Ihnen dort der Konfigurationstyp *XML-Konfigurationsdatei* bereits vorgeschlagen wird. Sie müssen sich lediglich für eine direkte oder indirekte Konfiguration entscheiden. In diesem Fall soll es eine direkte Konfiguration sein, weshalb Sie auf die Schaltfläche *Durchsuchen* klicken. In dem darauf folgenden Dialogfeld *Speicherort der Konfigurationsdatei auswählen* navigieren Sie zum Projektordner des aktuellen Projekts und geben dort im Eingabefeld *Dateiname* den Dateinamen **Paketkonfiguration Bestellverarbeitung** an. Anschließend klicken Sie auf die Schaltfläche *Speichern*, wodurch das Dialogfeld geschlossen und der Speicherort mitsamt Dateinamen in das Eingabefeld *Konfigurationsdateiname* übernommen wird. Abbildung 15.18 zeigt Ihnen das Ergebnis dieser Auswahl.

Im nächsten Schritt des Assistenten folgt die Auswahl der Eigenschaften. Bei diesem Konfigurationstyp heißt dieser Schritt nun *Eigenschaften für den Exportvorgang auswählen*. Da Sie hier mehrere Eigenschaften in die Paketkonfiguration aufnehmen können, enthält nun jeder Eintrag in der Baumstruktur der Ausgabe *Objekte* ein Kontrollkästchen. Über diese können Sie sowohl einzelne Eigenschaften als auch alle Eigenschaften eines Objekts auswählen.

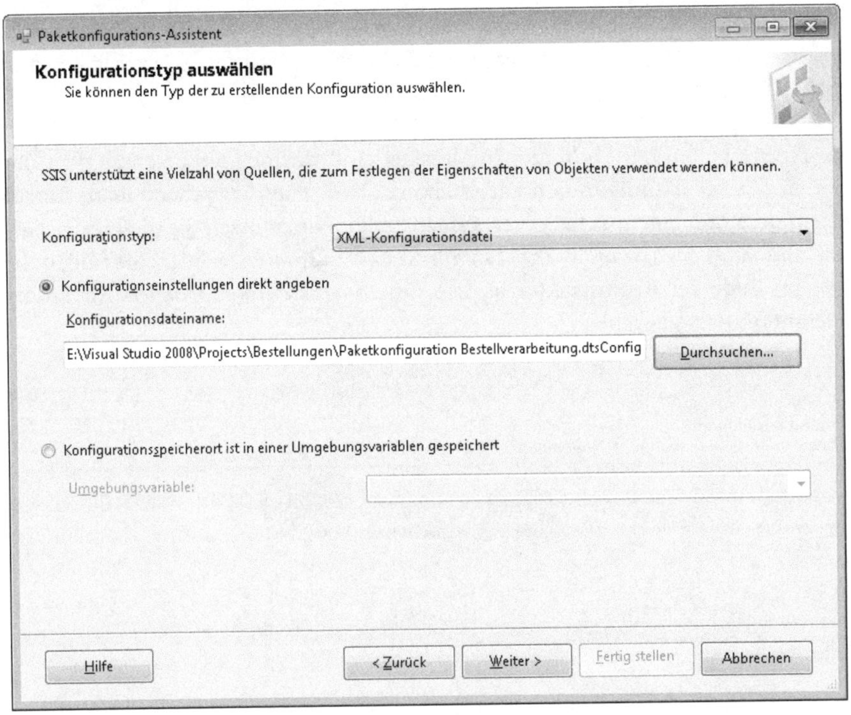

Abbildung 15.18 Die Auswahl einer XML-Konfigurationsdatei

Für das Paket »Bestellverarbeitung« müssen Sie einige Eigenschaften der Verbindungs-Manager sowie der beiden *Task 'Paket ausführen'* wählen. Navigieren Sie in der Baumstruktur zu den Verbindungs-Managern und erweitern Sie dort die Einträge der beiden Verbindungs-Manager »Bestelleingang.dtsx« und »Import Bestellungen.dtsx«. Hierbei handelt es sich um die *Dateiverbindungs-Manager*, die zu den beiden Paketen im Dateisystem verweisen. Der Speicherort dieser Pakete ist in der Eigenschaft *ConnectionString* enthalten, die Sie nun bei beiden Verbindungs-Managern auswählen. Als Alternative zu den *Dateiverbindungs-Managern* gibt es den eben angelegten *OLE DB-Verbindungs-Manager* »ssisSqlServer«. Hier sind die Eigenschaften *ServerName*, *InitialCatalog* und *ConnectionString* zu wählen – und für den Fall einer SQL Server-Authentifizierung noch die beiden Eigenschaften *UserName* und *Password*.

TIPP Bei den Verbindungs-Managern enthält die Eigenschaft *ConnectionString* eigentlich alle notwendigen Informationen für einen Verbindungsaufbau. Von daher ist es auch ausreichend, nur diese Eigenschaft in die Paketkonfiguration aufzunehmen. Allerdings bedeutet dies, dass Sie bei der Anpassung des Verbindungs-Managers an eine andere Umgebung die notwendigen Änderungen in einer langen und unübersichtlichen Zeichenfolge vornehmen müssen. Die Verbindungszeichenfolge setzt sich bei den meisten Verbindungs-Managern aus den Werten anderer Eigenschaften zusammen – im Fall des *OLE DB-Verbindungs-Managers* aus den Eigenschaften *ServerName* und *InitialCatalog*, sowie gegebenenfalls *UserName* und *Password*. Die Anpassungen eines Verbindungs-Managers an eine andere Umgebung sind weitaus bequemer, wenn Sie diese Eigenschaften mit in die Paketkonfiguration aufnehmen. Bei dieser Vorgehensweise müssen Sie nur die Werte der Eigenschaften ändern und keine lange und unübersichtliche Zeichenfolge.

Zusätzlich zu den gewählten Eigenschaften der Verbindungs-Manager sind noch einige Eigenschaften der beiden *Task 'Paket ausführen'* in die Paketkonfiguration aufzunehmen. Um später zwischen einem Aufruf des Pakets aus dem Dateisystem oder von einem SQL Server wählen zu können, müssen Sie die Eigenschaften *Connection*, *PackageName* und *PackagePassword* bei beiden *Task 'Paket ausführen'* wählen. Sie finden die beiden *Task 'Paket ausführen'* am Ende der Baumstruktur in dem Eintrag *Ausführbare Dateien*. Abbildung 15.19 zeigt Ihnen einen Ausschnitt dieser Auswahl.

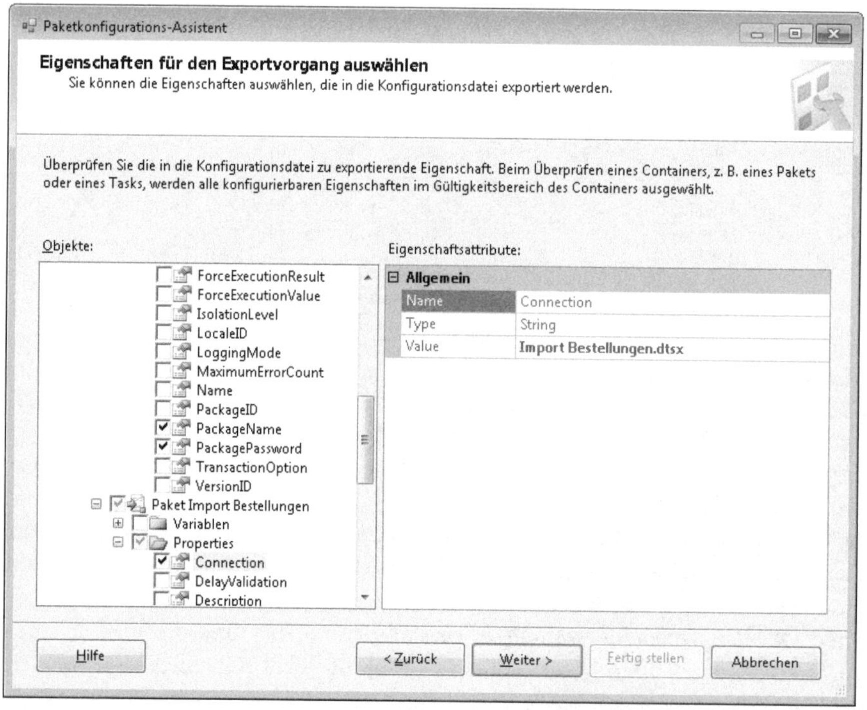

Abbildung 15.19 Die Auswahl der Eigenschaften zu den beiden Ablaufsteuerungselementen *Task 'Paket ausführen'*

Nachdem Sie die Eigenschaften bei beiden *Task 'Paket ausführen'* gewählt haben, wechseln Sie mit einem Klick auf die Schaltfläche *Weiter* zum nächsten Schritt des Assistenten. Dort geben Sie dieser Paketkonfiguration die Bezeichnung **Paketkonfiguration Bestellverarbeitung** und speichern diese anschließend mit einem Klick auf die Schaltfläche *Fertig stellen*.

Der Paketkonfigurationsplaner zeigt Ihnen nun die neu erstellte Paketkonfiguration. Dabei enthält die Spalte *Konfigurationstyp* den Eintrag *XML-Konfigurationsdatei* und die Spalte *Konfigurationszeichenfolge* den Speicherort der XML-Konfigurationsdatei. Da eine Paketkonfiguration mit diesem Konfigurationstyp mehrere Eigenschaften enthalten kann, bleiben die beiden Spalten *Zielobjekt* und *Zieleigenschaft* in diesem Fall leer.

So weit, so gut. Das Paket enthält nun eine Paketkonfiguration in Gestalt einer XML-Konfigurationsdatei. Sie können den Paketkonfigurationsplaner schließen. Ein Test dieser Paketkonfiguration findet an dieser Stelle nicht statt. Die Paketkonfiguration wird bei der Installation dieses Pakets verwendet, bei der Sie auch sehen werden, wie Sie die Paketkonfiguration an eine neue Umgebung anpassen. Mehr dazu im Abschnitt »Die Installation eines SSIS-Projekts«.

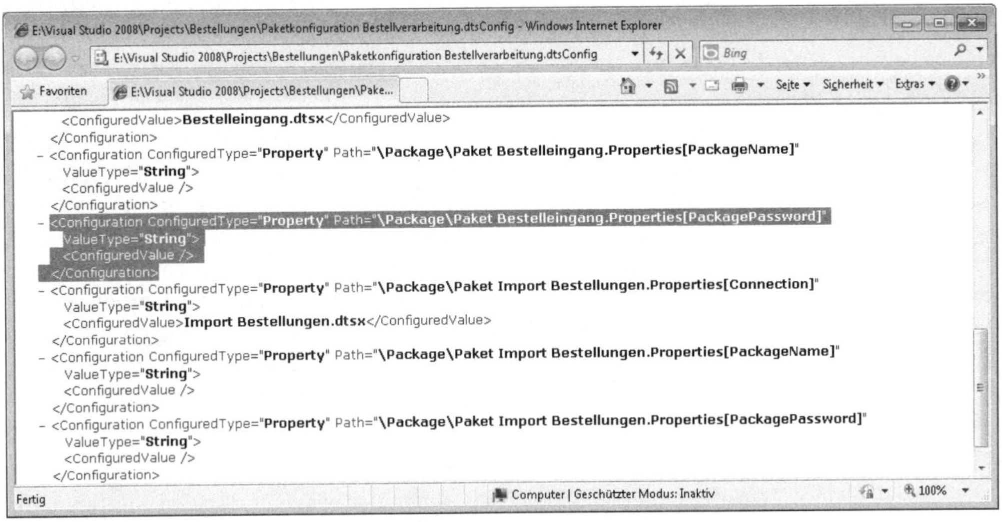

Abbildung 15.20 Die XML-Konfigurationsdatei zum Paket »Bestellverarbeitung«

Abbildung 15.20 zeigt Ihnen einen Ausschnitt aus dem Inhalt der eben erstellten XML-Konfigurationsdatei. Dort sehen Sie unter anderem den Eintrag zur Eigenschaft *PackagePassword* des *Task 'Paket ausführen'* »Bestelleingang«. Obwohl für dieses Paket ein Kennwort im *Task 'Paket ausführen'* angegeben ist, wird dieses Kennwort nicht in der XML-Konfigurationsdatei gespeichert. Dies gilt grundsätzlich für alle Eigenschaften mit Kennwörtern, die in einer XML-Konfigurationsdatei aufgenommen werden – auch für Kennwörter in Verbindungs-Managern. Sie können das Kennwort durchaus in die XML-Konfigurationsdatei eingeben. Dazu müssen Sie lediglich das Element `<ConfiguredValue />` mit dem folgenden Eintrag ersetzen.

```
<ConfiguredValue>Das Kennwort</ConfiguredValue>
```

Durch diesen Eintrag wird das Kennwort beim Laden des Pakets von der XML-Konfigurationsdatei an die entsprechende Eigenschaft im Paket übertragen. Sie sollten in diesem Fall aber bedenken, dass die Kennwörter wie die Werte anderer Eigenschaften unverschlüsselt in der XML-Konfigurationsdatei gespeichert werden. Dies bedeutet, dass jeder Benutzer, der die XML-Konfigurationsdatei öffnen darf, die darin enthaltenen Kennwörter lesen kann.

ACHTUNG Eine XML-Konfigurationsdatei kann durchaus sensible Daten enthalten. Von daher sollten Sie diese Dateien über entsprechende Lese- und Schreibrechte vor unbefugtem Zugriff schützen.

Der Konfigurationstyp SQL Server

Mit dem Konfigurationstyp *SQL Server* können Sie mehrere Eigenschaften in eine Paketkonfiguration aufnehmen und diese in einer Tabelle einer SQL Server-Datenbank speichern. Dies hat gegenüber den anderen Konfigurationstypen zwei Vorteile. Zum einen können Sie mit diesem Konfigurationstyp die Paketkonfigurationen mehrerer Pakete in einem Speicherort zusammenfassen – in der Tabelle der SQL Server-Datenbank. Während Sie beim Konfigurationstyp *XML-Konfigurationsdatei* pro Paket eine eigene XML-Konfigurationsdatei erstellen und verwalten, speichern Sie hier die Paketkonfigurationen aller im Projekt enthaltenen Pakete in einer Tabelle. Dies ist gerade bei SSIS-Projekten mit mehreren Paketen ein nicht zu unterschätzender Vorteil. Zum anderen ist der Konfigurationstyp *SQL Server* im Vergleich zu den weiteren Konfigurationstypen der sicherste, was den Schutz der in der Paketkonfiguration gespeicherten Eigenschaftswerte angeht. Diese sind über die Sicherheitsarchitektur von SQL Server vor unbefugtem Zugriff weitaus besser geschützt, als dies bei Umgebungsvariablen, Registrierungsschlüsseln oder XML-Konfigurationsdateien der Fall ist.

Der Nachteil dieses Konfigurationstyps ist das Bereitstellen der Paketkonfiguration im Zielsystem – obwohl dies auch keine wirkliche Herausforderung darstellt. Da die Paketkonfigurationen in einer Tabelle gespeichert werden, müssen Sie die Daten dieser Tabelle zum Zielsystem transferieren. Dabei kommt es darauf an, ob im Zielsystem bereits eine Tabelle mit den Daten anderer Paketkonfigurationen existiert und ob Sie diese nutzen sollen oder dürfen. Ist dies nicht der Fall, müssen Sie Ihre Tabelle mitsamt Daten entweder in einer bereits bestehenden Datenbank oder in einer neuen Datenbank anlegen. Wie auch immer – für den Transfer der Daten Ihrer Tabelle in eine andere oder neue Tabelle könnte der SQL Server Import/Export-Assistent sehr nützlich sein. Sind die Daten der Tabelle auf dem Zielsystem angekommen, müssen Sie diese – wie bei den anderen Konfigurationstypen auch – noch an das Zielsystem anpassen. Die in der Paketkonfiguration enthaltenen Eigenschaftswerte ändern Sie dabei entweder manuell über ein entsprechendes Frontend oder aber gezielt mittels `UPDATE`-Anweisungen.

Im Kasten »Direkte und indirekte Konfiguration« haben Sie erfahren, dass bei einer direkten Konfiguration der Speicherort der Paketkonfiguration im Paket selbst gespeichert wird. Im Fall des Konfigurationstyps *SQL Server* bedeutet dies, dass ein Paket den Namen einer Tabelle und die Verbindungsdaten zu einer SQL Server-Datenbank enthält. Dies ist in der Regel bei einer direkten Konfiguration der SQL Server der Entwicklungsumgebung, da in dieser Umgebung die Paketkonfiguration erstellt wird. Wie aber kann das Paket nun in einer anderen Umgebung auf eine Paketkonfiguration in einer Tabelle einer SQL Server-Datenbank zugreifen, wenn im Paket selbst die Verbindungsdaten des SQL Server der Entwicklungsumgebung gespeichert sind? Ganz einfach – über einen Verbindungs-Manager. Das Paket enthält als Speicherort der Paketkonfiguration nicht die Verbindungsdaten zur entsprechenden SQL Server-Datenbank, sondern den Namen eines *OLE DB-Verbindungs-Managers*. Bei diesem handelt es sich lediglich um eine weitere Komponente im Paket. Dass dieser *OLE DB-Verbindungs-Manager* auf den Speicherort der Paketkonfiguration verweist, legen Sie im Paketkonfigurations-Assistenten fest. Die Verbindungszeichenfolge dieses *OLE DB-Verbindungs-Managers* speichern Sie in einer weiteren Paketkonfiguration – zum Beispiel in einer Umgebungsvariablen. Im Zielsystem müssen Sie nun lediglich die Verbindungszeichenfolge in der Umgebungsvariable an die neue Umgebung anpassen. Beim Laden des Pakets wird zunächst die Verbindungszeichenfolge aus der Umgebungsvariable gelesen und hiermit die Eigenschaft *ConnectionString* des *OLE DB-Verbindungs-Managers* überschrieben, dessen Name im Paket als Speicherort der Paketkonfiguration angegeben ist. Mit den neuen Verbindungsdaten im *OLE DB-Verbindungs-Manager* wird nun eine Verbindung hergestellt und die Paketkonfiguration in der ebenfalls als Speicherort angegebenen Tabelle ermittelt. Mit der so ermittelnden Paketkonfiguration werden dann letztendlich die Eigenschaften des Pakets mit den in der Paketkonfiguration gespeicherten Eigenschaftswerten überschrieben.

Diese Art der Paketkonfiguration wird nun für die beiden Pakete »Bestelleingang« und »Import Bestellungen« verwendet. Dazu benötigen Sie zunächst eine weitere Umgebungsvariable. Dieses Mal aber muss es eine Systemumgebungsvariable sein, da eine Benutzerumgebungsvariable für die Paketausführung im SQL Server-Agent nicht immer verwendet werden kann. Mehr dazu erfahren Sie im nächsten Kapitel. Legen Sie also eine Systemumgebungsvariable mit der Bezeichnung **ssisPaketkonfiguration_Projekt_Bestellungen** und dem folgenden Wert an.

```
Provider=SQLNCLI10.1;Data Source=<IhrSqlServer>;Initial Catalog=ssisKonfigurationen;
Integrated Security=SSPI
```

Wobei Sie anstelle *<IhrSqlServer>* natürlich den Namen Ihrer SQL Server-Instanz angeben. Um die Systemumgebungsvariable bei den Paketkonfigurationen verwenden zu können, müssen Sie nun Ihren Computer neu starten.

Nach dem Neustart öffnen Sie das Paket »Bestelleingang«. Die Paketkonfiguration dieses Pakets soll in einer Tabelle der Datenbank *ssisKonfigurationen* gespeichert werden, weshalb Sie nun einen *OLE DB-Verbindungs-Manager* zu dieser Datenbank anlegen. Dazu wählen Sie im Kontextmenü der Registerkarte *Verbindungs-Manager* den Eintrag *Neue OLE DB-Verbindung*. Sie erhalten das Ihnen inzwischen gut bekannte Dialogfeld *OLE DB-Verbindungs-Manager konfigurieren*, in dem Sie über die Schaltfläche *Neu* einen neuen *OLE DB-Verbindungs-Manager* zur Datenbank *ssisKonfigurationen* erstellen. Die dabei automatisch vergebene Bezeichnung des neuen Verbindungs-Managers ändern Sie in **Paketkonfiguration**.

Im Anschluss daran öffnen Sie den Paketkonfigurationsplaner, aktivieren dort für dieses Paket die Paketkonfiguration und starten anschließend über die Schaltfläche *Hinzufügen* den Paketkonfigurations-Assistenten. In diesem wählen Sie auf der Seite *Konfigurationstyp auswählen* den Eintrag *SQL Server* im Listenfeld *Konfigurationstyp*. Durch diese Auswahl erhalten Sie die beiden Listenfelder *Verbindung* und *Konfigurationstabelle*. Hierüber geben Sie den Speicherort dieser Paketkonfiguration an – die Verbindung zur Datenbank und die Tabelle mit den Daten der Paketkonfiguration.

Die Paketkonfiguration dieses Pakets soll in einer Tabelle namens »ssisWaWi« in der Datenbank *ssisKonfigurationen* gespeichert werden. Wählen Sie also den eben angelegten Verbindungs-Manager »Paketkonfiguration« im Listenfeld *Verbindung* aus. Mit der Schaltfläche *Neu* hinter dem Listenfeld *Verbindung* hätten Sie den Verbindungs-Manager auch an dieser Stelle anlegen können. Nur wäre es hier dann nicht möglich gewesen, dem Verbindungs-Manager eine aussagekräftige Bezeichnung zu geben. Die Tabelle *ssisWaWi* existiert noch nicht in der Datenbank *ssisKonfigurationen*, weshalb Sie nun auf die Schaltfläche *Neu* hinter dem Listenfeld *Konfigurationstabelle* klicken. Sie erhalten das Dialogfeld *Tabelle erstellen* mit einer entsprechenden `CREATE TABLE`-Anweisung. Diese Anweisung können Sie mit eigenen Spalten erweitern und auch der Tabelle eine andere Bezeichnung geben. Die bereits in der Anweisung enthaltenen Spalten aber dürfen Sie dabei nicht verändern. Diese Spalten werden in exakt dieser Form und auch mit diesen Bezeichnungen verwendet, um die Eigenschaften und deren Werte in der Tabelle zu speichern. Da die Tabelle für diese Paketkonfiguration *ssisWawi* heißen soll, ändern Sie den in der `CREATE TABLE`-Anweisung angegebenen Tabellennamen in **ssisWawi**. Die `CREATE TABLE`-Anweisung wird mit einem Klick auf *OK* ausgeführt und die dadurch erstellte Tabelle im Listenfeld *Konfigurationstabelle* ausgewählt.

In dieser Tabelle sollen alle Paketkonfigurationen gespeichert werden, die in irgendeinem Zusammenhang mit der Beispieldatenbank *ssisWaWi* stehen. Dazu gehört auch die noch anstehende Paketkonfiguration des Pakets »Import Bestellungen«. Um die Einträge zu einer Paketkonfiguration in der Tabelle *ssisWaWi* den entsprechenden Paketen zuordnen zu können, geben Sie zu jeder Paketkonfiguration einen Bezeichner im Listenfeld *Konfigurationsfilter* an. Den Bezeichner sollten Sie so eindeutig wie möglich gestalten, da es durchaus vorkommen kann, dass Sie im Zielsystem eine Tabelle verwenden müssen, die die Paketkonfigurationen mehrerer Pakete beinhaltet. In einem solchen Fall kann eine Paketkonfiguration mit einem weniger eindeutigen Bezeichner schnell einmal die Paketkonfigurationen anderer Pakete durcheinander bringen. Für das aktuelle Paket geben Sie die Bezeichnung **Projekt Bestellungen - Paket Bestelleingang** in das Listenfeld *Konfigurationsfilter* ein. Abbildung 15.21 zeigt Ihnen die Definition des Speicherorts dieser Paketkonfiguration.

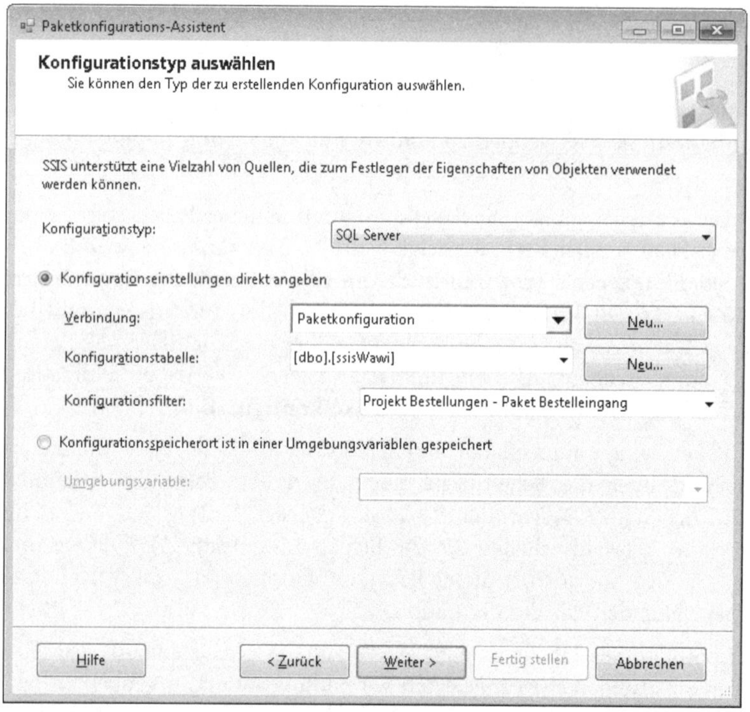

Abbildung 15.21 Die Konfiguration des Speicherorts zum Konfigurationstyp *SQL Server*

Neben der hier beschriebenen direkten Konfiguration ist natürlich auch bei diesem Konfigurationstyp eine indirekte Konfiguration möglich. Die hierzu verwendete Umgebungsvariable müsste dabei den folgenden Wert enthalten.

```
"Paketkonfiguration";"[dbo].[ssisWaWi]";"Projekt Bestellungen - Paket Bestelleingang"
```

Mit einem Klick auf *Weiter* gelangen Sie zum Schritt *Eigenschaften für den Exportvorgang auswählen*. Hier wählen Sie nun die Eigenschaften, die in der Paketkonfiguration gespeichert werden sollen. Welche Eigenschaften dies für das Paket »Bestelleingang« sind, entnehmen Sie der Tabelle 15.3. Im Anschluss an diese Auswahl geben Sie dieser Paketkonfiguration im nächsten Schritt des Assistenten die Bezeichnung **Bestelleingang** und beenden den Paketkonfigurations-Assistenten mit einem Klick auf *Fertig stellen*.

Komponente	Name	Eigenschaft
Paketvariable	strEmail	Value
	strFehlermeldungen	Value ▶

Komponente	**Name**	**Eigenschaft**
	strPfadFehlerhafteImportdateien	Value
	strPfadKorrekteImportdateien	Value
Verbindungs-Manager	Bestellungen.xml	ConnectionString
	SMTP-Server	EnableSsl, SmtpServer, UseWindowsAuthentication
	SSIS2008.ssisWaWi	InitialCatalog, Password, ServerName, UserName
Ereignishandler – OnTaskFailed	*Task 'Mail senden'* »Mail an Admin senden«	ToLine
Ablaufsteuerungselemente	*Task 'Prozess ausführen'* »Bestellungen_zip entpacken«	Arguments, Executable, WorkingDirectory

Tabelle 15.3 Die Eigenschaften zur Paketkonfiguration des Pakets »Bestelleingang«

Der Paketkonfigurationsplaner enthält bei dem Konfigurationstyp *SQL Server* in der Spalte *Konfigurationszeichenfolge* mit dem Verbindungs-Manager, der Tabelle und dem Konfigurationsfilter alle notwendigen Informationen, die zu den Daten dieser Paketkonfiguration führen.

Abbildung 15.22 zeigt Ihnen einen Einblick in diese Daten – in die Tabelle *ssisWaWi*. Dort ist gut zu erkennen, dass bei diesem Konfigurationstyp auch die Kennwörter in der Paketkonfiguration gespeichert werden. Den Inhalt dieser Tabelle müssen Sie bei der Installation des Pakets auf dem Zielsystem entweder in eine bestehende Tabelle importieren oder in einer eigenen Tabelle bereitstellen. Anschließend passen Sie die Werte der darin enthaltenen Eigenschaften wie eingangs beschrieben an die neue Umgebung an.

	ConfigurationFilter	ConfiguredValue	PackagePath	ConfiguredValueType
1	Projekt Bestellungen - Paket Bestelleingang	F:\Coole Socke\Datenimporte\Archiv	\Package\Bestellungen_zip entpacken.Properties[WorkingDirectory]	String
2	Projekt Bestellungen - Paket Bestelleingang	D:\Programme\7-Zip\7z.exe	\Package\Bestellungen_zip entpacken.Properties[Executable]	String
3	Projekt Bestellungen - Paket Bestelleingang	e Bestellungen.zip -o"F:\Coole Socke\Da...	\Package\Bestellungen_zip entpacken.Properties[Arguments]	String
4	Projekt Bestellungen - Paket Bestelleingang	NULL	\Package.Connections[SSIS2008.ssisWaWi].Properties[UserName]	DBNull
5	Projekt Bestellungen - Paket Bestelleingang	SSIS2008	\Package.Connections[SSIS2008.ssisWaWi].Properties[ServerName]	String
6	Projekt Bestellungen - Paket Bestelleingang	********	\Package.Connections[SSIS2008.ssisWaWi].Properties[Password]	String
7	Projekt Bestellungen - Paket Bestelleingang	ssisWaWi	\Package.Connections[SSIS2008.ssisWaWi].Properties[InitialCatalog]	String
8	Projekt Bestellungen - Paket Bestelleingang	False	\Package.Connections[SMTP].Properties[UseWindowsAuthentication]	Boolean
9	Projekt Bestellungen - Paket Bestelleingang	www.schicksraus.de	\Package.Connections[SMTP].Properties[SmtpServer]	String
10	Projekt Bestellungen - Paket Bestelleingang	False	\Package.Connections[SMTP].Properties[EnableSsl]	Boolean
11	Projekt Bestellungen - Paket Bestelleingang	F:\Coole Socke\Datenimporte\Kontrolle\...	\Package.Connections[Bestellungen.xml].Properties[ConnectionString]	String
12	Projekt Bestellungen - Paket Bestelleingang	admin@coolesocke.com	\Package.EventHandlers[OnTaskFailed]\Mail an Admin senden.Properties[ToLine]	String
13	Projekt Bestellungen - Paket Bestelleingang	F:\Coole Socke\Datenimporte\Kontrolle\...	\Package.Variables[User::strPfadKorrekteImportdateien].Properties[Value]	String
14	Projekt Bestellungen - Paket Bestelleingang	F:\Coole Socke\Datenimporte\Kontrolle\...	\Package.Variables[User::strPfadFehlerhafteImportdateien].Properties[Value]	String
15	Projekt Bestellungen - Paket Bestelleingang		\Package.Variables[User::strFehlermeldungen].Properties[Value]	String
16	Projekt Bestellungen - Paket Bestelleingang	Fehler bei der Protokollierung der Bestellei...	\Package.Variables[User::strEmail].Properties[Value]	String

Abbildung 15.22 Kennwörter in einer Paketkonfiguration

Doch vorher muss noch die Paketkonfiguration für das aktuelle Paket fertig gestellt werden. Um die Verbindungszeichenfolge des *OLE DB-Verbindungs-Managers* »Paketkonfiguration« flexibel zu halten, benötigen Sie eine weitere Paketkonfiguration. Starten Sie also den Paketkonfigurations-Assistenten erneut. Dort wählen Sie nun im Schritt *Konfigurationstyp auswählen* zunächst den Konfigurationstyp *Umgebungsvariable* und danach die Umgebungsvariable *ssisPaketkonfiguration_Projekt_Bestellungen*. Im Anschluss daran wechseln Sie zum nächsten Schritt des Assistenten, in dem Sie die Eigenschaft *ConnectionString* des *OLE DB-Verbindungs-Managers* »Paketkonfiguration« markieren. Abschließend geben Sie dieser Paketkonfiguration im letzten Schritt des Assistenten die Bezeichnung **Verbindung zur Paketkonfiguration** und beenden den Assistenten mit einem Klick auf *Fertig stellen*.

Der Paketkonfigurationsplaner zeigt jetzt zwei Paketkonfigurationen. Leider aber in der falschen Reihenfolge. Diese korrigieren Sie nun, indem Sie die Paketkonfiguration »Bestelleingang« markieren und anschließend auf die Schaltfläche mit dem nach unten zeigenden Pfeil klicken. Die Paketkonfiguration »Verbindung zur Paketkonfiguration« muss als Erstes in der Liste stehen, da sie die Verbindungsdaten des *OLE DB-Verbindungs-Managers* »Paketkonfiguration« überschreibt. Mit den so überschriebenen Verbindungsdaten wird der *OLE DB-Verbindungs-Manager* in der zweiten Paketkonfiguration verwendet. Abbildung 15.23 zeigt die Paketkonfiguration des Pakets »Bestelleingang«.

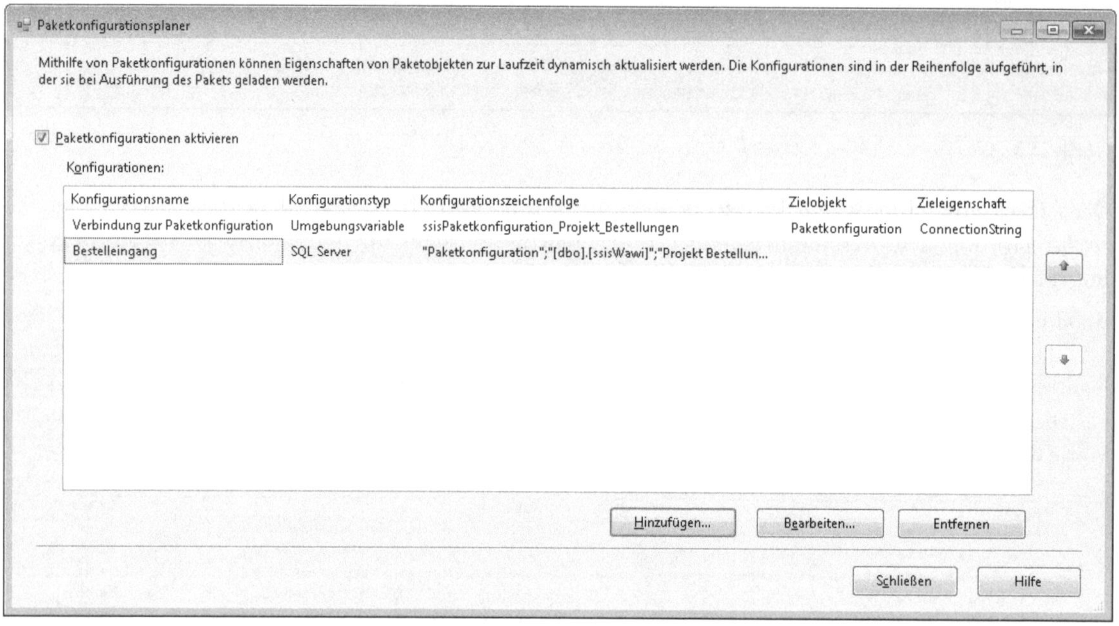

Abbildung 15.23 Die Paketkonfiguration des Pakets »Bestelleingang«

Den Paketkonfigurationsplaner und auch das Paket »Bestelleingang« können Sie jetzt schließen – und im Anschluss daran direkt das Paket »Import Bestellungen« öffnen, denn auch hier müssen Sie noch eine Paketkonfiguration anlegen. Im Paket »Import Bestellungen« erstellen Sie ebenfalls einen *OLE DB-Verbindungs-Manager* mit der Bezeichnung **Paketkonfiguration**, der zur Datenbank *ssisKonfigurationen* verweist. Anschließend öffnen Sie den Paketkonfigurationsplaner und aktivieren dort die Paketkonfiguration des Pakets. Mit einem Klick auf die Schaltfläche *Hinzufügen* starten Sie den Paketkonfigurations-Assistenten, mit dem Sie nun in der gleichen Art und Weise wie beim Paket »Bestelleingang« eine Paketkonfiguration namens **Verbindung zu Paketkonfiguration** anlegen. Auch hier wählen Sie die Umgebungsvariable *ssisPaketkonfiguration_Projekt_Bestellungen* und die Eigenschaft *ConnectionString* des Verbindungs-Managers »Paketkonfiguration«.

Im Anschluss daran klicken Sie erneut auf die Schaltfläche *Hinzufügen*, um nun mit dem Paketkonfigurations-Assistenten die zweite Paketkonfiguration anzulegen. Im Assistenten wechseln Sie zum Schritt *Konfigurationstyp auswählen*. Die Paketkonfiguration dieses Pakets soll ebenfalls in der Tabelle *ssisWaWi* der Datenbank *ssisKonfigurationen* gespeichert werden. Dazu wählen Sie zuerst den Konfigurationstyp *SQL Server* und anschließend im Listenfeld *Verbindung* den *OLE DB Verbindungs-Manager* »Paketkonfiguration« sowie im Listenfeld *Konfigurationstabelle* die Tabelle *ssisWaWi*. Um diese Paketkonfiguration in der Tabelle *ssisWaWi* von der eben angelegten unterscheiden zu können, geben Sie den Bezeichner **Projekt Bestellungen - Paket Import Bestellungen** im Listenfeld *Konfigurationsfilter* ein. Sie müssen übrigens nicht beide Paketkonfigurationen in einer Tabelle speichern. Es ist auch möglich, eine neue Tabelle nur für diese Paketkonfiguration anzulegen. Hier bleibt es Ihnen überlassen, ob Sie mehrere Tabellen mit wenigen Einträgen oder wenige Tabellen mit vielen Einträgen verwalten möchten. Nachdem der Speicherort für diese Paketkonfiguration bestimmt ist, wechseln Sie zum nächsten Schritt des Assistenten und wählen dort die in Tabelle 15.4 aufgelisteten Eigenschaften aus. Nach dieser Auswahl geben Sie der Paketkonfiguration im letzten Schritt die Bezeichnung **Import Bestellungen** und beenden anschließend den Paketkonfigurations-Assistenten. Achten Sie im Paketkonfigurationsplaner wieder auf die Reihenfolge: Die Paketkonfiguration mit der Umgebungsvariablen muss dort als Erstes aufgeführt sein.

Komponente	Name	Eigenschaften
Verbindungs-Manager	Fehlerhafte Datenzeilen Bestellpositionen	ConnectionString
	Fehlerhafte Datenzeilen Bestellungen	ConnectionString
	Fehlerhafte Importdateien	ConnectionString
	Importierte Bestellungen	ConnectionString
	Manuelle Bestellbearbeitung	ServerName
	Bestellungen ssisWaWi	InitialCatalog, Password, ServerName, UserName
Ablaufsteuerungselemente	*Foreach-Schleifencontainer* »Verarbeitung XML-Dateien«	Rubrik *EnumeratorProperties*: Directory, FileSpec
	Datenflusstask »Bestellkopf«	Bestellungen.XMLSchemaDefinition
	Datenflusstask »Bestellpositionen«	Bestellungen.XMLSchemaDefinition

Tabelle 15.4 Die Eigenschaften zur Paketkonfiguration des Pakets »Import Bestellungen«

Jetzt ist auch die Paketkonfiguration des Pakets »Import Bestellungen« in der Tabelle *ssisWaWi* gespeichert. Listing 15.3 enthält eine SQL-Anweisung, die Ihnen nur die Einträge der eben erstellten Paketkonfiguration ausgibt.

```
SELECT ConfigurationFilter, ConfiguredValue, PackagePath, ConfiguredValueType
  FROM ssisKonfigurationen.dbo.ssisWaWi
 WHERE ConfigurationFilter = 'Projekt Bestellungen - Paket Import Bestellungen'
```

Listing 15.3 Die SQL-Anweisung zur Ermittlung einer bestimmten Paketkonfiguration

Natürlich hätten Sie auch die Paketkonfiguration des Pakets »Bestellverarbeitung« in der Tabelle *ssisWaWi* speichern können – und bei realen Projekten wäre dies auch durchaus zu empfehlen. Wie bereits erwähnt, sollten Sie sich das Leben nicht unnötig schwer machen und die Anzahl der Paketkonfigurationen wie auch die dabei verwendeten Konfigurationstypen so gering wie möglich halten. Hier jedoch ist die Aufteilung der Paketkonfigurationen des Projekts »Bestellungen« nur ein Beispiel, um Ihnen die Unterschiede der beiden Konfigurationstypen zu zeigen.

Da nun alle Pakete des Projekts von unnötigem Ballast befreit, per Paketschutzebene gesichert und mit Paketkonfigurationen konfiguriert sind, wären soweit alle Vorbereitungen für die Bereitstellung getroffen. Es fehlt nur noch das Bereitstellungsprogramm.

Bereitstellungsprogramm erstellen

Ein Bereitstellungsprogramm ist für die Bereitstellung eines Pakets nicht unbedingt erforderlich. Es gibt mehrere Möglichkeiten, ein Paket in einer anderen Umgebung bereitzustellen. Geht es aber um die Bereitstellung eines SSIS-Projekts mit mehreren Paketen und XML-Konfigurationsdateien, ist das Bereitstellungsprogramm die bequemste Lösung.

Das Bereitstellungsprogramm würde man altmodisch als Setupprogramm bezeichnen. Bei der Erstellung des Bereitstellungsprogramms wird ein Verzeichnis erstellt, in das alle für das Projekt relevanten Dateien kopiert werden – die Pakete, die XML-Konfigurationsdateien und eventuell weitere im Projekt benötigte Dateien. Ergänzend dazu wird das Bereitstellungsprogramm erstellt – eine Manifest-Datei. Dabei handelt es sich um eine XML-Datei, die als Grundlage für den Paketinstallations-Assistenten dient. Diesen Assistenten wie auch die eben angesprochenen Alternativen der Bereitstellung lernen Sie im nächsten Abschnitt kennen.

TIPP Neben den Paketen und XML-Konfigurationsdateien gibt es noch weitere für ein SSIS-Projekt relevante Informationen. Dazu gehören unter anderem die in Paketkonfigurationen verwendeten Umgebungsvariablen und Registrierungsschlüssel. Um diese nicht in der Zielumgebung manuell anlegen zu müssen, können Sie sich entsprechende Skripts erstellen und diese in das SSIS-Projekt aufnehmen. Auch für die in einer Tabelle gespeicherten Daten einer Paketkonfiguration kann ein Skript erstellt werden. Dieses Skript beinhaltet die entsprechenden SQL-Anweisungen, über die auf dem Zielsystem die Tabelle erstellt und die Daten der Paketkonfiguration in diese Tabelle eingefügt werden. Skriptdateien – oder auch andere für das Projekt relevante Dateien, wie die hier verwendete Access-Datenbank *Manuelle Bestellverarbeitung* und die XSD-Datei *Bestellungen.xsd* – nehmen Sie in das Projekt auf, indem Sie im Projektmappen-Explorer das Projekt markieren und aus dessen Kontextmenü den Eintrag *Hinzufügen/Vorhandenes Element* wählen. Über das darauf folgende Dialogfeld übernehmen Sie die zum Projekt gehörende Datei in den Ordner *Sonstiges* des Projektmappen-Explorers. Die gewählte Datei ist nun ein Bestandteil des Projekts und wird dementsprechend beim Erstellen des Bereitstellungsprogramms mit berücksichtigt.

Das Bereitstellungsprogramm konfigurieren Sie in den Eigenschaftenseiten des Projekts. Dabei handelt es sich um ein Dialogfeld, das Sie über den Menüeintrag *Projekt/Eigenschaften* öffnen. Die Konfiguration des Bereitstellungsprogramms findet dort mit gerade mal drei Eigenschaften auf der Seite *Bereitstellungsprogramm* statt. Sie sehen diese Eigenschaften in Abbildung 15.24.

Die wichtigste Eigenschaft in diesem Dialogfeld ist die Eigenschaft *CreateDeploymentUtility*. Ist diese Eigenschaft nicht aktiviert, gibt es weder ein Bereitstellungsprogramm, noch wird das Verzeichnis mit allen zur Bereitstellung relevanten Dateien erstellt. Aktivieren Sie also die Eigenschaft *CreateDeploymentUtility* durch die Auswahl des Eintrags *True*. Das Zielverzeichnis für das Bereitstellungsprogramm und die relevanten Dateien des Projekts geben Sie in der Eigenschaft *DeploymentOutputPath* an. Für die anstehende Bereitstellung des Projekts »Bestellungen« tragen Sie das Unterverzeichnis *\Bereitstellung* des Beispielverzeichnisses ein. Das hier angegebene Verzeichnis muss nicht unbedingt existieren, da es bei Bedarf beim Erstellen des Projekts automatisch angelegt wird. Die Eigenschaft *AllowConfigurationChanges* ist nur relevant, wenn Sie im Projekt eine Paketkonfiguration vom Konfigurationstyp *XML-Konfigurationsdatei* verwenden. Falls dem so ist, sollten Sie diese Eigenschaft aktivieren. Sie erhalten dadurch im Paketinstallations-Assistenten einen zusätzlichen Schritt, in dem Sie die Werte der in der XML-Konfigurationsdatei enthaltenen Eigenschaften ändern können – wodurch das Ändern der Werte in der XML-Konfigurationsdatei mit einem einfachen Editor nicht mehr notwendig ist. Da das Projekt eine XML-Konfigurationsdatei enthält, aktivieren Sie auch diese Eigenschaft. Mit einem Klick auf *OK* speichern Sie die Konfiguration der drei Eigenschaften.

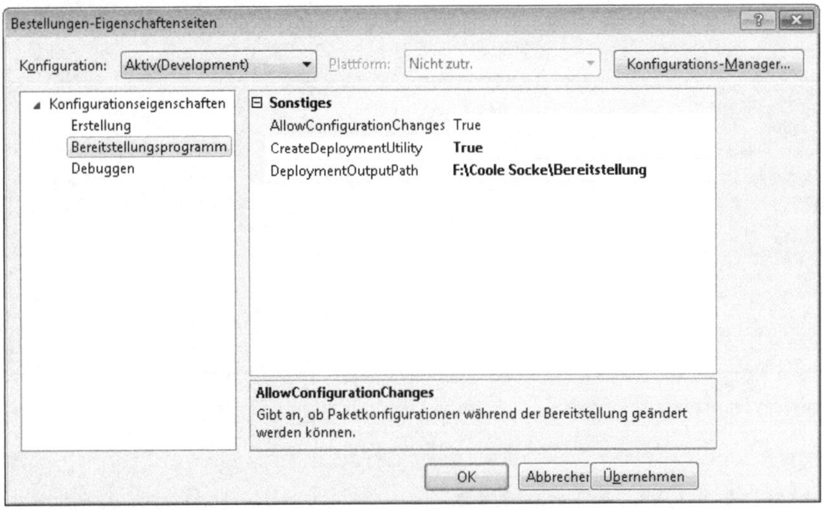

Abbildung 15.24 Die Konfiguration des Bereitstellungsprogramms

Nun sind alle Voraussetzungen erfüllt. Sie können das Bereitstellungsprogramm und das Verzeichnis erstellen lassen. Dazu wählen Sie entweder im Menü *Erstellen* den Eintrag *Bestellungen erstellen* oder aber Sie markieren im Projektmappen-Explorer das Projekt und wählen aus dessen Kontextmenü den Eintrag *Erstellen*. In beiden Fällen werden die Pakete des Projekts nun syntaktisch geprüft und anschließend die relevanten Dateien des Projekts in das Verzeichnis kopiert, das Sie in der Eigenschaft *DeploymentOutputPath* angegeben haben.

HINWEIS Falls nicht bereits alle Pakete des Projekts in Business Intelligence Development Studio geöffnet sind, erhalten Sie nach dem Klick auf den Eintrag *Erstellen* zunächst noch das Dialogfeld zur Kennworteingabe. Die Pakete sind mit der Paketschutzebene *EncryptAllWithPassword* geschützt und für eine syntaktische Prüfung muss das Paket zunächst erst entschlüsselt werden.

Nach dem *Erstellen*-Vorgang werden Sie im Ausgabefenster *Ausgabe* mit entsprechenden Meldungen über das Ergebnis des *Erstellen*-Vorgangs informiert. Ebenso können Sie sich natürlich auch die Dateien im angegebenen Verzeichnis anschauen. Abbildung 15.25 zeigt Ihnen den Inhalt des Verzeichnisses *\Bereitstellung*. Dort sehen Sie die drei Pakete des Projekts, die Access-Datenbank *Manuelle Bestellverarbeitung*, die XSD-Datei *Bestellungen.xsd*, die XML-Konfigurationsdatei zum Paket »Bestellverarbeitung« sowie ein SQL-Skript namens »Paketkonfiguration.sql« und ein Skript zum Anlegen der Umgebungsvariablen mit der Bezeichnung »Umgebungsvariablen.reg«. Ebenfalls in diesem Verzeichnis ist eine Datei namens »Bestellungen.SSISDeploymentManifest« enthalten. Hierbei handelt es sich um das Bereitstellungsprogramm – oder vielmehr die Basis für den Paketinstallations-Assistenten. Mit dem Erzeugen dieses Verzeichnisses ist der erste Teil der Bereitstellung abgeschlossen. Der zweite Teil – die Installation – erfolgt im Zielsystem.

BEGLEITDATEIEN Sie finden die Skripts *Paketkonfiguration.sql* und *Umgebungsvariablen.reg* in den Beispieldateien des Projekts.

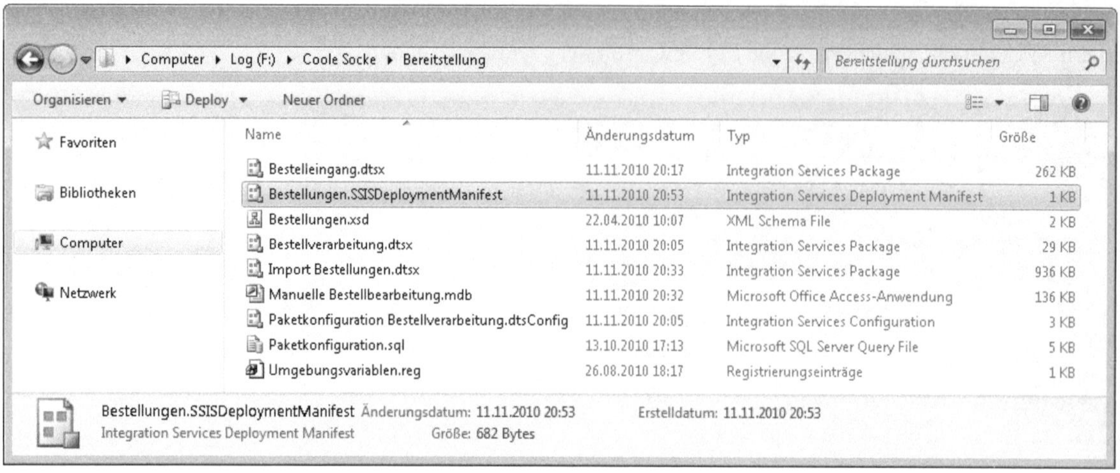

Abbildung 15.25 Die Installationsdateien des Projekts »Bestellungen«

Die Installation eines SSIS-Projekts

Für die Installation eines SSIS-Projekts im Zielsystem steht der Paketinstallations-Assistent zur Verfügung. Dessen Hauptaufgabe besteht im Wesentlichen in dem Kopieren von Dateien. Dabei werden die für das SSIS-Projekt erforderlichen Dateien in ein Verzeichnis im Dateisystem kopiert und die Pakete in einen der drei möglichen Speicherorte *Dateisystem*, *SQL Server* und *SSIS-Paketspeicher*. Beim Speicherort *Dateisystem* handelt es sich – wie sollte es auch anders sein – um ein einfaches Verzeichnis im Dateisystem und beim Speicherort *SQL Server* um die Tabelle *sysssispackages* der *msdb*-Datenbank einer SQL Server-Instanz. Der *SSIS-Paketspeicher* hingegen ist keines von beidem – und doch verwendet er beides.

Der SSIS-Paketspeicher

Der SSIS-Paketspeicher wird Ihnen über den Windows-Dienst *SQL Server Integration Services* zur Verfügung gestellt. Dieser Windows-Dienst bietet Ihnen die Möglichkeit, Pakete zu überwachen und zu verwalten. Sie kennen den Windows-Dienst *SQL Server Integration Services* bereits aus Kapitel 1. Die Überwachung und Verwaltung findet über SQL Server Management Studio statt. Dort verbinden Sie sich mit dem Servertyp *Integration Services* wie in Abbildung 15.26 dargestellt.

Nach der Anmeldung sehen Sie die Verwaltungsoberfläche des Servertyps *Integration Services* mit den beiden Ordnern *Ausgeführte Pakete* und *Gespeicherte Pakete*. Der Ordner *Ausgeführte Pakete* zeigt die Pakete, die im Augenblick ausgeführt werden. Bei dem Ordner *Gespeicherte Pakete* handelt es sich um den SSIS-Paketspeicher. Sie sehen die hier beschriebenen Ordner in Abbildung 15.27.

HINWEIS Die Verwaltungsoberfläche in SQL Server Management Studio wie auch der SSIS-Paketspeicher ist nur verfügbar, wenn der Windows-Dienst *SQL Server Integration Services* gestartet ist.

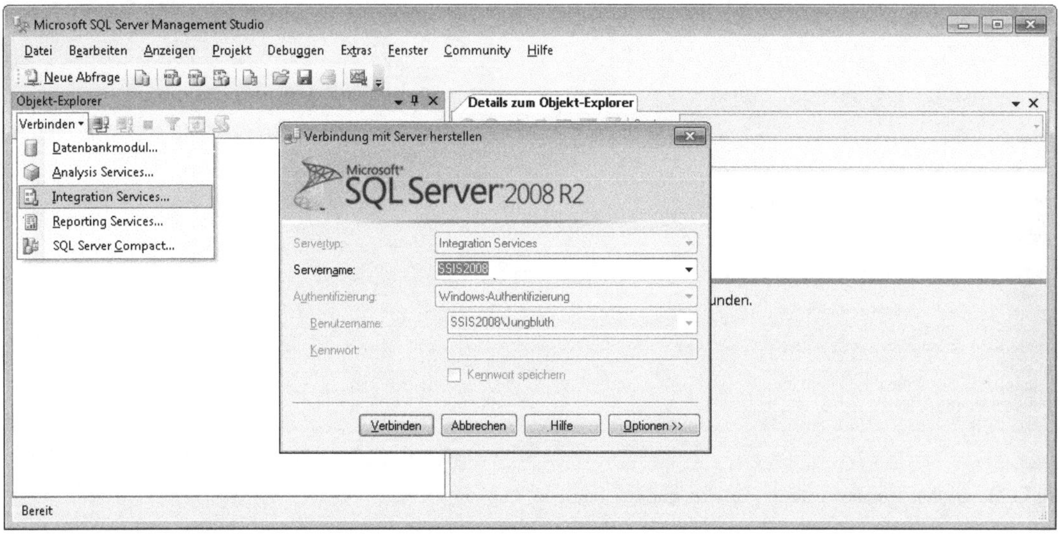

Abbildung 15.26 Die Anmeldung am Servertyp *Integration Services*

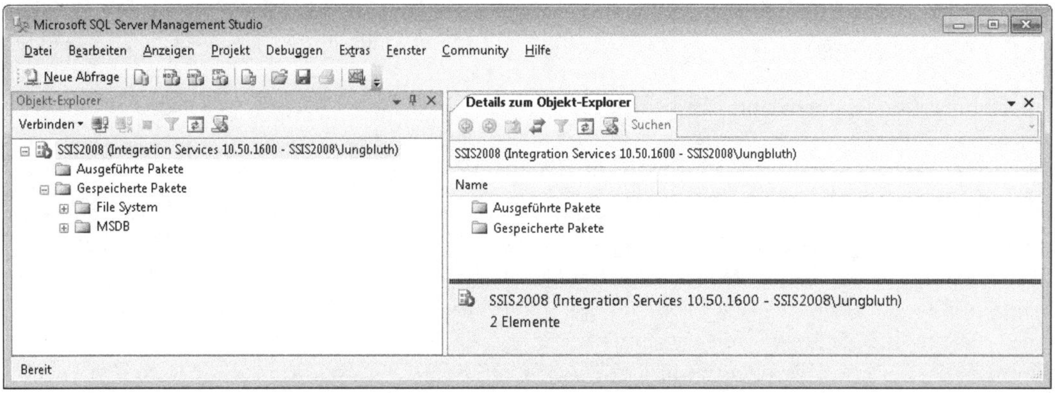

Abbildung 15.27 Die Verwaltungsoberfläche des Servertyps *Integration Services*

Der SSIS-Paketspeicher enthält ebenfalls zwei Ordner – die Ordner *File System* und *MSDB*. In diese Ordner speichern Sie die Pakete eines SSIS-Projekts. Dabei haben Sie die Wahl, die Pakete über den Ordner *File System* letztendlich im Dateisystem oder – über den Ordner *MSDB* – in einer SQL Server-Instanz zu speichern. Bei beiden Ordnern handelt es sich also nicht um tatsächliche Speicherorte, sondern lediglich um Verweise. Der Ordner *File System* verweist zum Unterverzeichnis *\100\DTS\Packages* des Programmverzeichnisses Ihrer SQL Server-Installation und der Ordner *MSDB* zur *msdb*-Datenbank der SQL Server-Instanz, die gleichzeitig mit SQL Server Integration Services installiert wurde. Falls Sie mit diesen Verweisen und somit mit den tatsächlichen Speicherorten nicht einverstanden sind – was gerade beim Verweis des Ordners *File System* nachzuvollziehen ist –, können Sie diese auch ändern. Dazu müssen Sie lediglich in der Konfigurationsdatei *MsDtsSrvr.ini.xml* zu den beiden Ordnern andere Speicherorte angeben. Sie finden diese Datei im Unterverzeichnis *100\DTS\Binn* des Programmverzeichnisses Ihrer SQL Server-Installation. Abbildung 15.28 zeigt Ihnen eine modifizierte Konfigurationsdatei. Nach einer solchen Änderung ist es jedoch erforderlich, den Windows-Dienst *SQL Server Integration Services* neu zu starten.

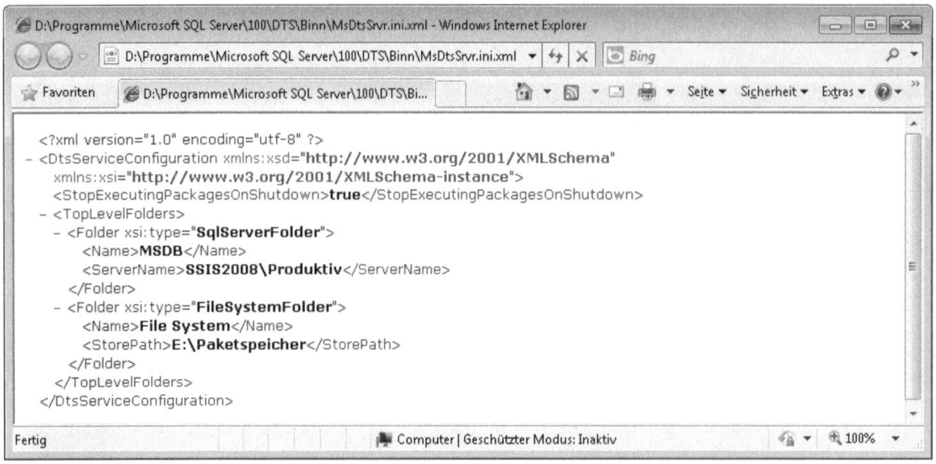

Abbildung 15.28 Die Konfigurationsdatei des Paketspeichers

Dateisystem versus SQL Server

SSIS-Paketspeicher hin oder her – letztendlich läuft es darauf hinaus, dass die Pakete entweder im Dateisystem oder im SQL Server gespeichert werden. Was natürlich direkt die Frage aufkommen lässt, welcher der beiden Speicherorte denn nun der sinnvollere ist. Die Antwort ist so simpel wie klassisch: Es kommt darauf an. Eine klare Empfehlung für oder gegen einen der beiden Speicherorte gibt es nicht. Welchen Speicherort Sie idealerweise wählen, ist abhängig von der Zielumgebung und auch von der Art und Weise, wie Sie die Pakete verwenden möchten. Aber es gibt ein paar Punkte, die man bei der Wahl des Speicherorts berücksichtigen sollte.

- **Sicherheit** Pakete im Dateisystem schützen Sie über die entsprechenden Lese- und Schreibrechte des Betriebssystems. Je nach Rechtevergabe ist es den Benutzern hierüber möglich, die Pakete auszuführen und zu verwalten. Verwalten bedeutet in diesem Fall aber auch, dass der Benutzer die Pakete löschen, verändern oder gar auf Datenträger kopieren kann, die nicht im Sinne des Unternehmens verwendet werden. Pakete in SQL Server hingegen unterliegen der Sicherheitsarchitektur von SQL Server. Hier weisen Sie den einzelnen Benutzern mit den Paketrollen die Rechte dezidiert zu. Mehr zu den Paketrollen lesen Sie im Abschnitt »Nach der Installation«
- **Softwarevoraussetzungen** Für die Paketausführung müssen auf dem entsprechenden Computer lediglich .NET Framework und Integration Services installiert sein. SQL Server ist hierfür nicht erforderlich. Dieser ist nur notwendig, wenn Sie die Pakete in SQL Server speichern möchten.
- **Bereitstellung** Bei der Bereitstellung über den Paketinstallations-Assistenten ist der Aufwand bei beiden Speicherorten identisch. Bei einer manuellen Bereitstellung hingegen gibt es relevante Unterschiede. Um die Pakete im Dateisystem bereitzustellen, sind die Pakete lediglich aus der Entwicklungsumgebung in das Zielverzeichnis zu kopieren. Bei SQL Server als Speicherort hingegen muss jedes Paket einzeln über den SSIS-Paketspeicher importiert werden.
- **Verwaltung** Die Verwaltung der Pakete im Dateisystem ist im Vergleich zu SQL Server um einiges einfacher und flexibler. Im Dateisystem haben Sie beispielsweise schnell eine Verzeichnisstruktur oder auch eine Sicherungskopie eines Pakets erstellt – und das ohne eine spezielle Verwaltungssoftware. In SQL Server ist die Verwaltung nur mit SQL Server Management Studio und somit auch nur mit aktivem Windows-Dienst *SQL Server Integration Services* möglich. Zudem ist die Verwaltung mit SQL Server Management Studio recht spartanisch, wie Sie im nächsten Kapitel sehen werden. ▶

- **Verfügbarkeit** Pakete im Dateisystem sind in der Regel immer verfügbar. Sollte dies nicht der Fall sein, gilt es wohl erst einmal ein weitaus größeres Problem zu lösen. In SQL Server gespeicherte Pakete hingegen sind nur verfügbar, wenn auch der entsprechende SQL Server-Dienst aktiv ist. Bereits ein Stoppen des SQL Server-Dienstes führt dazu, dass die Pakete nicht ausgeführt werden können.
- **Datensicherung und Wiederherstellung** Ein weiterer Punkt ist die Datensicherung und die hiermit verbundene Prozedur der Wiederherstellung. Pakete in SQL Server sichern Sie mit der Datenbanksicherung der *msdb*-Datenbank. Die Sicherung der *msdb*-Datenbank – wie auch die der anderen Systemdatenbanken – sollte bei allen SQL Server-Systemen eine tägliche Standardprozedur sein. Ebenso sind natürlich auch die Verzeichnisse des Dateisystems täglich zu sichern, wodurch auch die im Dateisystem gespeicherten Pakete in einer fortlaufenden Sicherung enthalten wären. Was das Thema Sicherungen angeht, gibt es also keinen großen Unterschied. Dies sieht beim Punkt der Wiederherstellung schon etwas anders aus. Ein einzelnes Paket lässt sich aus einer Sicherung des Dateisystems in der Regel leicht wiederherstellen. Bei der Sicherung der *msdb*-Datenbank ist dies jedoch um einiges aufwändiger. Hier muss grundsätzlich erst einmal die komplette *msdb*-Datenbank wiedergeherstellt werden. Dabei sollten Sie jedoch die bestehende *msdb*-Datenbank nicht überschreiben. Schließlich enthält die *msdb*-Datenbank neben den Paketen auch noch andere wichtige Informationen – wie die Aufträge des SQL Server-Agent oder die Backuphistory. Aber auch wenn Sie die *msdb*-Datenbank unter einem anderen Namen wiederhergestellt haben, können Sie noch nicht direkt auf die Pakete zugreifen. In diesem Status der Wiederherstellung liegen die Pakete nur im binären Format als Datensätze in der Tabelle *sysssispackages* vor. Entweder wissen Sie ganz genau, welchen Datensatz Sie nun aus Ihrer wiederhergestellten Tabelle in die aktuelle Tabelle schreiben oder aber Sie exportieren zunächst alle Pakete aus der Tabelle als DTSX-Dateien in ein Verzeichnis und wählen dort in Ruhe das entsprechende Paket aus. Eine Möglichkeit, aus den Datensätzen der Tabelle *sysssispackages* Pakete im Dateiformat zu erstellen, bietet Ihnen die Datenflusstransformation *Spalte exportieren*. Ein Beispiel hierzu finden Sie im Beispielpaket »BSP15_009«.

Vor der Installation

Bei einer Installation Ihres SSIS-Projekts auf dem Zielsystem sind Sie natürlich erst einmal von dem dort verantwortlichen Administrator abhängig – von dessen Vertrauen in Ihre Person oder aber auch nur von dessen Sicherheitsbedürfnis. Je nachdem dürfen Sie die Pakete und Dateien des SSIS-Projekts selbst installieren. Dazu benötigen Sie zum einen ein Benutzerkonto mit entsprechenden Rechten und ein Verzeichnis für Ihr SSIS-Projekt.

Ein Projektverzeichnis ist für die Installation auf alle Fälle erforderlich – unabhängig davon, ob Sie die Pakete des SSIS-Projekts nun im Dateisystem oder in SQL Server installieren. In diesem Verzeichnis werden alle Dateien des SSIS-Projekts gespeichert, die zur Ausführung der Pakete benötigt werden. Dazu gehören zum Beispiel die XML-Konfigurationsdateien der Paketkonfigurationen, aber auch Dateien, die bei der Paketausführung von den Paketen erstellt und verwendet werden – wie Dateien der Paketprotokollierung oder auch Prüfpunktdateien. Diese Dateien können durchaus sensible Daten enthalten und sind somit vor dem Zugriff unbefugter Benutzer zu schützen. Hier bietet sich das Projektverzeichnis an, da dieses Verzeichnis nur den Benutzern zugänglich sein sollte, die die zugehörigen Pakete ausführen dürfen. Handelt es sich bei der Installation um eine Installation im Dateisystem, benötigen Sie das Projektverzeichnis natürlich auch für die Pakete selbst. Im Dateisystem ist die Berechtigungsvergabe für das zur Installation verwendete Benutzerkonto recht klar. Es sollte Lese- und Schreibrechte für das Projektverzeichnis haben.

Bei einer Installation der Pakete in SQL Server bzw. im SSIS-Paketspeicher muss das Benutzerkonto über eine Anmeldung in der SQL Server-Instanz verfügen und dort mindestens der Datenbankrolle *db_ssisltduser* der *msdb*-Datenbank zugeordnet sein. Mitglieder dieser Datenbankrolle können im SSIS-Paketspeicher Ordner anlegen und Pakete importieren. Mehr zu dieser Datenbankrolle sehen Sie in Tabelle 15.6 in Abschnitt »Nach der Installation«. Diese Berechtigung ist auch dann notwendig, wenn Sie über den SSIS-Paketspeicher die Pakete letztendlich doch wieder im Dateisystem speichern. Alle für den SSIS-Paketspeicher notwendigen Daten – die Verzeichnisstruktur, die jeweiligen Berechtigungen usw. – werden in der *msdb*-Datenbank gespeichert. Bei der Verwendung des SSIS-Paketspeichers kommen Sie also an einer entsprechenden Anmeldung in SQL Server nicht vorbei. Auch im SSIS-Paketspeicher sollten Sie die Pakete Ihres SSIS-Projekts in einem eigenen Ordner speichern. Dabei ist es sinnvoll, den Ordner bereits vor der Installation anzulegen und die Pakete direkt in diesem Ordner zu installieren. Das spätere Verschieben von Paketen ist im SSIS-Paketspeicher eine mühsame Aufgabe, die sich nur über einen weiteren Import jedes einzelnen Pakets realisieren lässt. Für die anstehende Installation des Projekts »Bestellungen« ist ein Ordner namens **Bestellverarbeitung per XML** anzulegen. Dazu melden Sie sich zunächst in SQL Server Management Studio am Servertyp *Integration Services* an. In der Verwaltungsoberfläche wechseln Sie zum Ordner *Gespeicherte Pakete*, markieren dort den Ordner *MSDB* und erstellen den Ordner über dessen Kontextmenübefehl *Neuer Ordner*.

Die nächsten Vorbereitungen sind abhängig von den Paketkonfigurationen der Pakete. Falls Sie dort Umgebungsvariablen oder Registrierungseinträge verwenden, müssen Sie diese noch im Zielsystem anlegen – oder je nach Berechtigung anlegen lassen. Bei der Verwendung von Systemumgebungsvariablen muss zudem ein Neustart des Computers eingeplant werden. Sofern Sie die Paketkonfiguration in einer SQL Server-Tabelle gespeichert haben, kommt es natürlich darauf an, in welcher Form Sie diese Daten vorliegen haben. Sie können die Tabelle mitsamt Datenbank aus einer Backupdatei wiederherstellen, die Daten per SQL Server Import/Export-Assistent in eine bereits bestehende Tabelle importieren oder aber ein SQL-Skript mit entsprechenden `INSERT`-Anweisungen verwenden – um nur einige Möglichkeiten zu nennen. Wie auch immer Sie die Daten der Paketkonfiguration in einer Tabelle im Zielsystem bereitstellen, anschließend müssen Sie noch die dort gespeicherten Eigenschaftswerte an die Zielumgebung anpassen.

Für die folgende Installation des Projekts »Bestellungen« legen Sie die Systemumgebungsvariable **ssisPaketkonfiguration_Projekt_Bestellungen** an. Als Wert geben Sie die Verbindungszeichenfolge zu dem SQL Server und der Datenbank ein, in dem bzw. der die Tabelle mit den Paketkonfigurationen der Pakete »Bestelleingang« und »Import Bestellungen« gespeichert sind. Hierzu können Sie auch das Skript *Umgebungsvariablen.reg* verwenden, das Sie vor der Ausführung ebenfalls noch an die Zielumgebung anpassen müssen. Anschließend legen Sie für die Daten der Paketkonfigurationen auf Ihrem Zielsystem eine Datenbank namens **ssisKonfigurationen** an. Alternativ können Sie auch eine bestehende Datenbank verwenden. Danach erstellen Sie eine Verbindung zur Datenbank und öffnen das SQL-Skript *Paketkonfiguration.sql*. Hier passen Sie nun die in den `INSERT`-Anweisungen angegebenen Werte an die Zielumgebung an. Dies betrifft in erster Linie die Eigenschaften der im Paket verwendeten SQL Server und Verzeichnisse. Nach dieser Anpassung führen Sie das SQL-Skript aus, wodurch die Tabelle *ssisWaWi* mitsamt den Daten der Paketkonfiguration angelegt wird. Im Anschluss daran vergeben Sie an der Tabelle *ssisWaWi* noch die entsprechenden Leserechte für die Benutzer.

HINWEIS Bei der Vergabe der Leserechte kommt es darauf an, über welche Authentifizierungsmethode der im Paket gespeicherte *OLE DB-Verbindungs-Manager* die Verbindung zur Datenbank mit der Tabelle der Paketkonfigurationen erstellt. Erfolgt die Verbindungsherstellung über eine SQL Server-Authentifizierung, muss nur die dabei verwendete Anmeldung die Leserechte erhalten. Findet jedoch der Zugriff über die Windows-Authentifizierung statt, ist jeder Benutzer, der die zu den Paketkonfigurationen gehörenden Pakete ausführen darf, mit den Leserechten auszustatten. Ohne diese Leserechte können die in der Tabelle definierten Eigenschaftswerte nicht ermittelt werden. In diesem Fall würde das Paket mit den im Paket gespeicherten Eigenschaftswerten ausgeführt.

Mit der Umgebungsvariable *ssisPaketkonfiguration_Projekt_Bestellungen* und der Tabelle *ssisWaWi* wären die Paketkonfigurationen der beiden Pakete »Bestelleingang« und »Import Bestellungen« bereits an die Zielumgebung angepasst. Die Anpassung der in der XML-Konfigurationsdatei gespeicherten Eigenschaftswerte des Pakets »Bestellverarbeitung« erfolgt während der Installation mit dem Paketinstallations-Assistenten. Nachdem nun alle diese Vorbereitungen getroffen sind, können Sie mit der eigentlichen Installation beginnen.

Die Installation mit dem Paketinstallations-Assistenten

Den Paketinstallations-Assistenten starten Sie mit einem Doppelklick auf die Manifest-Datei des SSIS-Projekts – in diesem Fall auf die Datei *Bestellungen.SSISDeploymentManifest*. Im ersten Schritt heißt Sie der Paketinstallations-Assistent in gewohnter Weise herzlich willkommen. Mit einem Klick auf die Schaltfläche *Weiter* kommen Sie zum nächsten Schritt *SSIS-Pakete bereitstellen*, den Sie in Abbildung 15.29 sehen. Hier müssen Sie sich nun entscheiden, ob Sie das SSIS-Projekt im Dateisystem oder in SQL Server installieren möchten. Unabhängig vom gewählten Ziel können die installierten Pakete nach der Installation vom Paketinstallations-Assistenten überprüft werden. Dazu aktivieren Sie die Eigenschaft *Pakete nach der Installation überprüfen*.

Installation in SQL Server

Um die Pakete des Projekts »Bestellungen« in SQL Server zu installieren, wählen Sie die Eigenschaft *Bereitstellung in SQL Server* und klicken anschließend auf die Schaltfläche *Weiter*. Im nächsten Schritt des Assistenten erfolgt die Anmeldung an dem SQL Server, in dessen *msdb*-Datenbank die Pakete gespeichert werden sollen. Dazu wählen Sie zuerst Ihren SQL Server aus und klicken anschließend auf die Schaltfläche hinter dem Eingabefeld *Paketpfad*. Durch diesen Klick wird eine Verbindung zur *msdb*-Datenbank des angegebenen SQL Server hergestellt und die dort gespeicherte Ordnerstruktur im Dialogfeld *SSIS-Paket* angezeigt. In diesem Dialogfeld wählen Sie nun den eben neu angelegten Ordner »Bestellverarbeitung per XML«, wodurch dieser nach Beenden des Dialogfelds in das Eingabefeld *Paketpfad* übernommen wird. Die Pakete dieses Projekts sollen nicht nur in SQL Server gespeichert, sondern auch über die dort verfügbaren Paketrollen geschützt werden. Aktivieren Sie deshalb die Eigenschaft *Serverspeicher für die Verschlüsselung verwenden*. Durch diese Eigenschaft wird während der Installation bei jedem Paket die Paketschutzebene *ServerStorage* aktiviert; die aktuellen Paketschutzebenen der Pakete – in diesem Fall *EncryptAllWithPassword* – sind hiermit hinfällig. Nachdem Sie das Installationsziel wie in Abbildung 15.30 dargestellt konfiguriert haben, klicken Sie wieder auf die Schaltfläche *Weiter*.

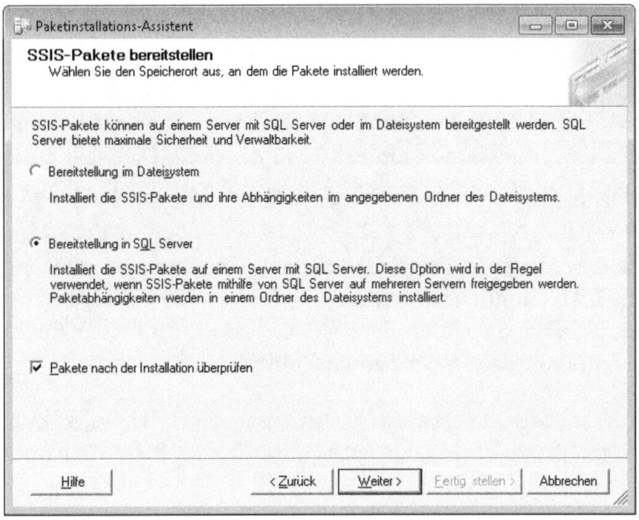

Abbildung 15.29 Der *Paketinstallations-Assistent*

Den nächsten Schritt des Assistenten erhalten Sie nur, wenn die zu installierenden Pakete über ein Kennwort verschlüsselt sind. Da bei einer Installation auf den Inhalt der Pakete zugegriffen wird, müssen Sie an dieser Stelle pro Paket das jeweilige Kennwort eingeben. Dies ist auch dann erforderlich, wenn Sie im ersten Schritt die Eigenschaft *Serverspeicher für die Verschlüsselung verwenden* gewählt haben. Die eingegebenen Kennwörter werden vor dem Wechsel zum nächsten Schritt des Assistenten geprüft. Sollte eines der Kennwörter nicht korrekt sein, erhalten Sie eine entsprechende Meldung und müssen die Eingabe wiederholen. In Abbildung 15.31 sehen Sie die Kennworteingabe im Schritt *Verschlüsselte Pakete*. Nachdem Sie dort alle Kennwörter korrekt eingegeben haben, wechseln Sie mit einem Klick auf die Schaltfläche *Weiter* zum nächsten Schritt des Assistenten.

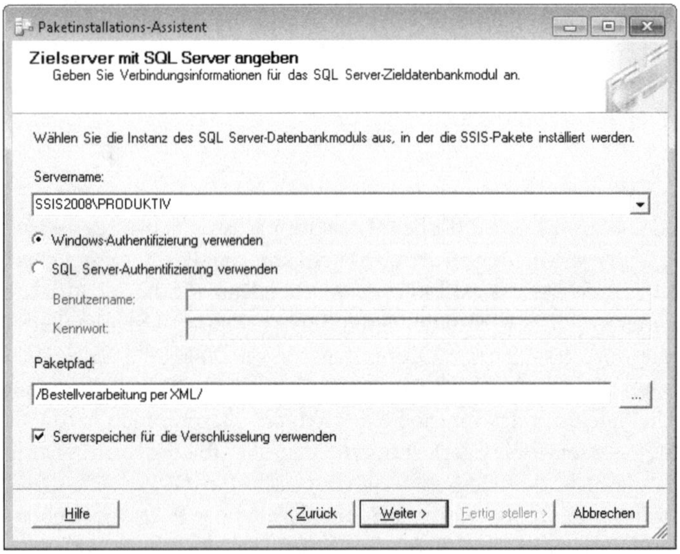

Abbildung 15.30
Die Auswahl des Zielservers

Da in SQL Server nur die Pakete des Projekts gespeichert werden, müssen alle anderen bereitgestellten Dateien – die so genannten *SSIS-Paketabhängigkeiten* – zusätzlich in einem Verzeichnis abgelegt werden. Dieses Verzeichnis geben Sie im Schritt *Installationsordner auswählen* an. Für das aktuelle Projekt wählen Sie hier das Unterverzeichnis *\Zielumgebung\Paketspeicher\Bestellverarbeitung per XML* des Beispielverzeichnisses und klicken anschließend auf die Schaltfläche *Weiter*. Sie werden nun darauf hingewiesen, dass alle Informationen für die Installation vorhanden sind und die Installation beginnen kann. Mit einem erneuten Klick auf *Weiter* starten Sie die Installation. Nun werden die Pakete in der *msdb*-Datenbank des gewählten SQL Server gespeichert – genauer gesagt in der Tabelle *sysssispackages* – und die abhängigen Dateien in das angegebene Projektverzeichnis kopiert.

Grundsätzlich ist die Installation hiermit beendet. An dieser Stelle würden Sie nun eine Zusammenfassung der Installation sehen, wäre da nicht noch eine XML-Konfigurationsdatei im Projekt »Bestellungen«. So aber zeigt der Paketinstallations-Assistent einen weiteren Schritt, in dem Sie die bereits erwähnten Änderungen der Eigenschaftswerte in den XML-Konfigurationsdateien vornehmen können.

HINWEIS Der Schritt *Paket konfigurieren* ist nur dann im Paketinstallations-Assistenten enthalten, wenn im Projekt XML-Konfigurationsdateien verwendet werden und beim Erstellen des Bereitstellungsprogramms die Eigenschaft *AllowConfigurationChanges* aktiviert wurde.

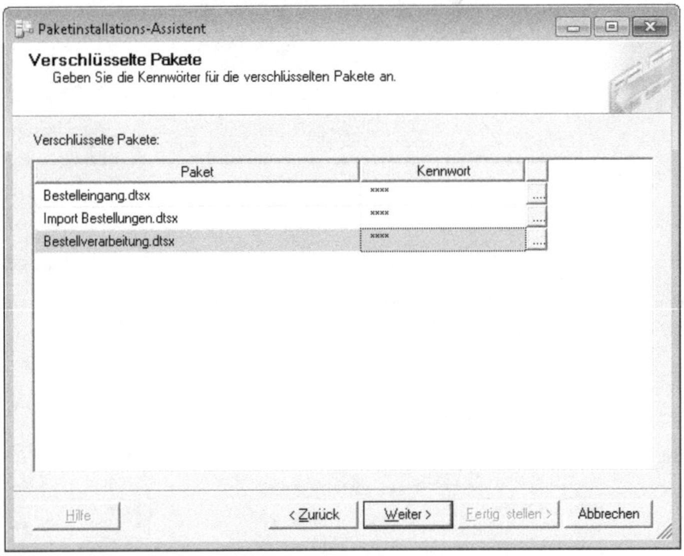

Abbildung 15.31 Der optionale Schritt der Kennworteingabe

Die jeweilige XML-Konfigurationsdatei wählen Sie im Listenfeld *Konfigurationsdatei*. Durch diese Auswahl sehen Sie in der Ausgabe *Konfigurationen* den Eintrag *Property*. Hinter diesem Eintrag verstecken sich die in der XML-Konfigurationsdatei enthaltenen Eigenschaften. Da es im aktuellen Projekt nur eine XML-Konfigurationsdatei gibt, ist diese auch schon bereits ausgewählt. Sie müssen nur noch den Eintrag *Property* erweitern, wodurch alle in der XML-Konfigurationsdatei enthaltenen Eigenschaften in der Ausgabe *Konfigurationen* aufgelistet werden – wie in Abbildung 15.32 dargestellt. Hier können Sie nun zu jeder Eigenschaft in der Spalte *Wert* den entsprechenden Eigenschaftswert an die Zielumgebung anpassen.

Für das aktuelle Beispiel müssen Sie gleich einige dieser Eigenschaften ändern, denn die Pakete »Bestelleingang« und »Import Bestellungen« sollen nicht nur in SQL Server gespeichert, sondern auch von dort ausgeführt werden. Insofern sind neben den Eigenschaften der Verbindungs-Manager auch die Eigenschaften der beiden Ablaufsteuerungselemente *Task 'Paket ausführen'* zu ändern. Die hierfür notwendigen Änderungen sehen Sie in Tabelle 15.5.

Eigenschaft	Neuer Wert
\Package.Connections[ssisSqlServer].Properties[ServerName]	Der Name Ihres SQL Server oder SQL Server-Instanz
\Package\Paket Bestelleingang.Properties[Connection]	ssisSqlServer
\Package\Paket Bestelleingang.Properties[PackageName]	\Bestellverarbeitung per XML\Bestelleingang
\Package\Paket Bestelleingang.Properties[PackagePassword]	ssis
\Package\Paket Import Bestellungen.Properties[Connection]	ssisSqlServer
\Package\Paket Import Bestellungen.Properties[PackageName]	\Bestellverarbeitung per XML\Import Bestellungen
\Package\Paket Import Bestellungen.Properties[PackagePassword]	ssis

Tabelle 15.5 Die Eigenschaftswerte der Zielumgebung

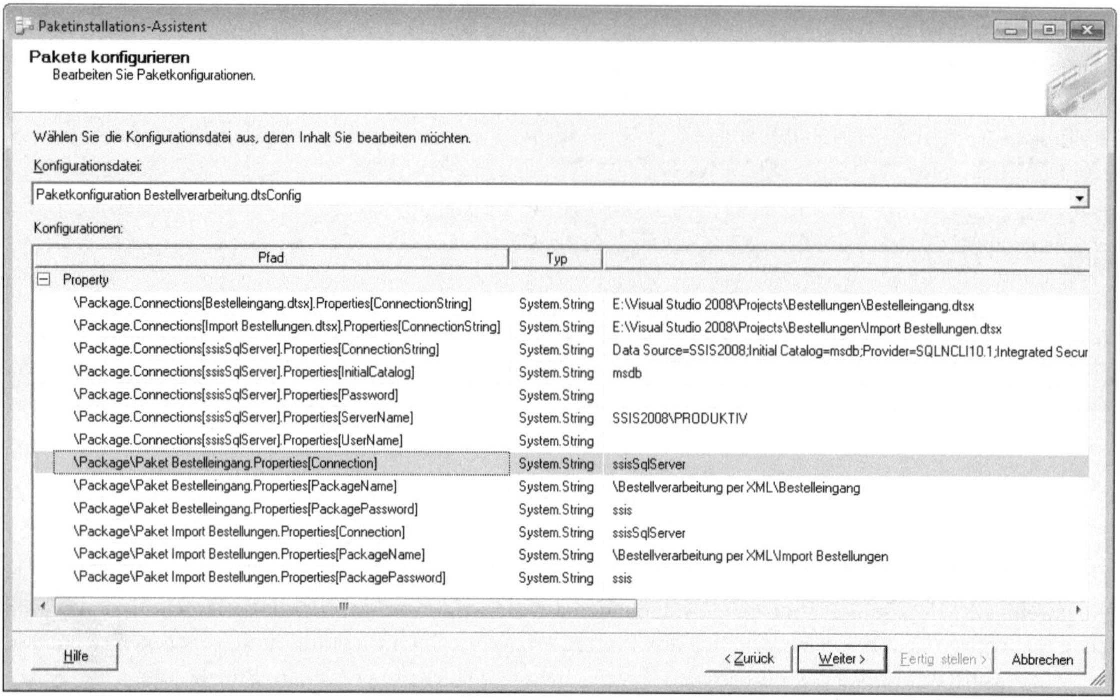

Abbildung 15.32 Die Änderung der in einer XML-Konfigurationsdatei gespeicherten Eigenschaftswerte

Die in den jeweiligen XML-Konfigurationsdateien stattgefundenen Änderungen werden entweder mit der Auswahl einer anderen XML-Konfigurationsdatei oder aber durch den Wechsel zum nächsten Schritt des Assistenten gespeichert – und da es hier nur eine XML-Konfigurationsdatei gibt, wechseln Sie zum nächsten Schritt des Assistenten.

Falls Sie im ersten Schritt des Assistenten die Eigenschaft *Pakete nach der Installation überprüfen* aktiviert haben, folgt nun diese Überprüfung und Sie erhalten einen weiteren zusätzlichen Schritt des Assistenten mit dem Ergebnis dieser Prüfung. Bei dieser Installation jedoch sieht das Ergebnis der Prüfung nicht sonderlich gut aus. Zu jedem Paket gibt es eine Fehlermeldung, dass kein oder ein falsches Kennwort angegeben wurde. Die Kennwörter zu diesen Paketen haben Sie bereits im Schritt *Verschlüsselte Pakete* eingegeben – und dabei fand auch bereits eine Prüfung dieser Eingabe statt. Die eingegebenen Kennwörter sind also absolut korrekt. Ebenso korrekt ist auch die Installation verlaufen. Nur die abschließende Überprüfung konnte nicht stattfinden, da die Kennwörter für eine Überprüfung nach der Installation nicht mehr zur Verfügung stehen. Ohne diese Kennwörter aber können die Pakete nicht entschlüsselt und somit auch nicht mit den installierten Paketen verglichen werden. Aus diesem Grund kann an dieser Stelle keine Überprüfung stattfinden.

Der erfolgreich verlaufenen Installation tut dies aber keinen Abbruch, weshalb Sie mit einem Klick auf die Schaltfläche *Weiter* nun zum letzten Schritt des Assistenten wechseln. Dieser zeigt Ihnen eine Zusammenfassung der Installation, in der auch erkennbar ist, dass die Installation erfolgreich war. Sie können den Paketinstallations-Assistenten nun mit einem Klick auf die Schaltfläche *Fertig stelle* beenden – auch hier scheint es mit dem fehlenden n ein weiteres Opfer der Übersetzung zu geben.

Installation im Dateisystem

Die Installation eines SSIS-Projekts im Dateisystem ist bis auf einen Schritt identisch mit der Installation in SQL Server. Da hierbei alle Dateien des SSIS-Projekts mitsamt den Paketen im Dateisystem gespeichert werden, legen Sie im Schritt *Installationsordner auswählen* den Speicherort des gesamten Projekts fest und nicht nur das Verzeichnis für die Paketabhängigkeiten. Von daher ist dieser Schritt auch bereits der zweite Schritt im Assistenten. Die folgenden Schritte des Paketinstallations-Assistenten sind die gleichen wie bei der Installation in SQL Server. Abbildung 15.33 zeigt die Auswahl des Projektverzeichnisses – den Speicherort des Projekts bei der Installation im Dateisystem.

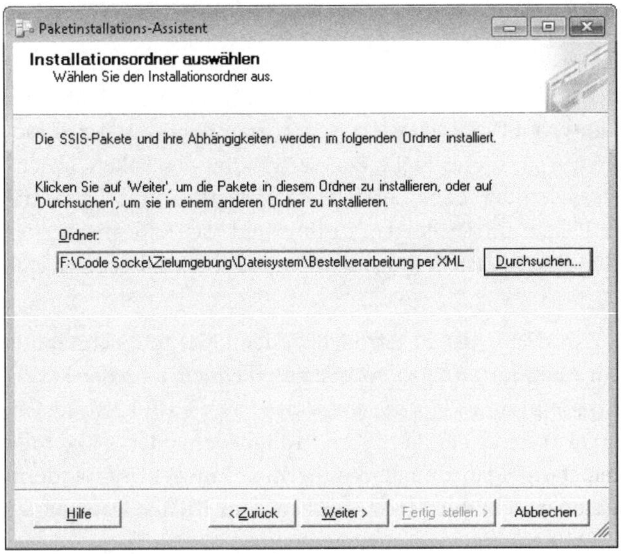

Abbildung 15.33 Die Installation im Dateisystem

Nach der Installation

Bei einer Installation im Dateisystem sind keine nachträglichen Schritte mehr notwendig. Mit Abschluss des Paketinstallations-Assistenten können Benutzer mit den entsprechenden Rechten am angegebenen Projektverzeichnis die Pakete direkt verwenden. In SQL Server hingegen müssen den Benutzern erst noch die erforderlichen Rechte zugeteilt werden.

Diese Rechtevergabe erfolgt jedoch nicht direkt, sondern ausschließlich über die Datenbankrollen der *msdb*-Datenbank. Dort stehen speziell für Pakete die drei Datenbankrollen *db_ssisadmin*, *db_ssisoperator* und *db_ssisltduser* zur Verfügung. Diese drei Datenbankrollen werden auch als Paketrollen bezeichnet. Tabelle 15.6 enthält eine Auflistung der drei Paketrollen mitsamt den jeweiligen Rechten. Sie sind für die Rechtevergabe an den Paketen jedoch nicht an diese drei Paketrollen gebunden. Vielmehr können Sie hierzu alle Datenbankrollen der *msdb*-Datenbank verwenden. Die Zuordnung der einzelnen Benutzer zu den jeweiligen Datenbankrollen erfolgt über SQL Server Management Studio. Dort ordnen Sie entweder die einzelnen Anmeldungen der Benutzer den jeweiligen Datenbankrollen zu oder aber Sie wechseln zur *msdb*-Datenbank und öffnen die entsprechenden Datenbankrollen, um hier die einzelnen Anmeldungen der Benutzer aufzunehmen. Mehr zum Erstellen und Verwalten von Datenbankrollen entnehmen Sie der SQL Server Online-Dokumentation.

Paketrolle	Beschreibung
db_ssisadmin	Administrator-Rolle mit allen Rechten an allen Paketen. Mitglieder dieser Rolle dürfen alle Pakete anzeigen, exportieren, importieren, löschen, Paketrollen ändern, Pakete ausführen – auch per SQL Server-Agent.
db_ssisoperator	Benutzer-Rolle mit eingeschränkten Rechten an eigenen Paketen. Mitglieder dieser Rolle dürfen nur eigene Pakete anzeigen, exportieren, importieren, löschen, Paketrollen eigener Pakete ändern sowie eigene Pakete ausführen – jedoch nicht per SQL Server-Agent.
db_ssisltduser	Operator-Rolle mit eingeschränkten Rechten an allen Paketen. Mitglieder dieser Rolle dürfen alle Pakete anzeigen, exportieren, ausführen – auch per SQL Server-Agent.

Tabelle 15.6 Die Paketrollen

Den einzelnen Paketen werden die Paketrollen – und somit indirekt die zugeordneten Benutzer – als Leserollen und Schreibrollen zugeordnet. Wobei *Schreiben* an dieser Stelle der Verwaltung des Pakets gleichkommt – dem Ändern der zugeordneten Paketrollen oder dem Löschen des Pakets – und *Lesen* die Paketausführung beinhaltet – die Auflistung der Pakete im jeweiligen Ordner und das Exportieren des Pakets. Diese Zuordnung erfolgt über das Dialogfeld *Paketrollen*, das Sie zu jedem Paket über dessen gleichnamigen Kontextmenübefehl öffnen können.

Bei der Installation erhält jedes Paket bereits eine Zuordnung der Paketrollen zu den Lese- und Schreibrollen. Diese standardmäßige Zuordnung sehen Sie in Abbildung 15.34. Dort ist zu erkennen, dass der Paketersteller und die Mitglieder der Paketrollen *db_ssisadmin* und *db_ssisoperator* das Paket ausführen dürfen, während die Verwaltung des Pakets nur dem Paketersteller und den Mitgliedern der Paketrolle *db_ssisadmin* vorbehalten ist. Über die jeweiligen Listenfelder können Sie die Zuordnungen nun ändern. Dabei stehen Ihnen hierzu – wie eben bereits erwähnt – nicht nur die Paketrollen, sondern alle Datenbankrollen der *msdb*-Datenbank zur Verfügung.

Nachdem nun auch die Berechtigungen seitens SQL Server geklärt sind, können Sie die Pakete für die Benutzer freigeben. Diese sind nun in der Lage, diese Pakete manuell zu starten oder auch über den SQL Server-Agent ausführen zu lassen. Mehr dazu im nächsten Kapitel.

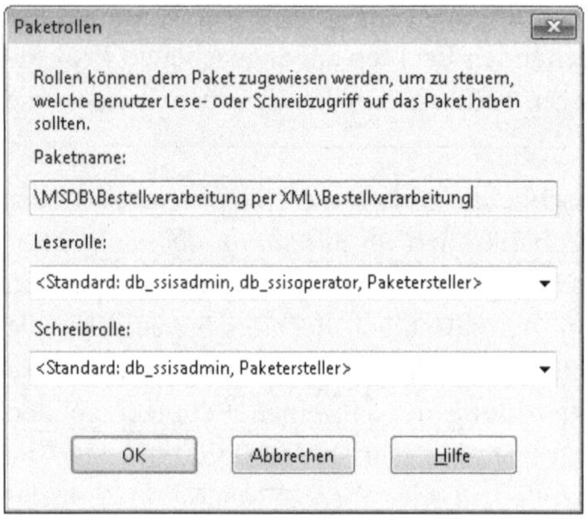

Abbildung 15.34 Das Dialogfeld *Paketrollen*

Installation ohne Paketinstallations-Assistent

Neben dem Paketinstallations-Assistenten gibt es noch weitere Möglichkeiten, die Pakete eines SSIS-Projekts auf dem Zielsystem zu installieren. Die vorbereitenden Schritte und auch die Berechtigungsvergabe nach der Installation bleiben hierbei die gleichen. Bei den nun folgenden Möglichkeiten kann jedoch weniger von einer Installation die Rede sein. Vielmehr werden hiermit die Pakete lediglich kopiert oder importiert.

Pakete importieren

SQL Server Management Studio bietet Ihnen die Möglichkeit, Pakete in den SSIS-Paketspeicher zu importieren. Um einen solchen manuellen Import nachvollziehen zu können, melden Sie sich in SQL Server Management Studio am Servertyp *Integration Services* an. Dort öffnen Sie den Ordner *File System* und erstellen einen neuen Ordner namens **Bestellverarbeitung per XML**. Anschließend markieren Sie den neuen Ordner und wählen in dessen Kontextmenü den Eintrag *Paket importieren*. Sie erhalten das in Abbildung 15.35 dargestellte Dialogfeld *Paket importieren*.

Hier wählen Sie als Erstes den aktuellen Speicherort des Pakets im Listenfeld *Paketspeicherort*. Dieses liefert Ihnen neben dem Eintrag *Dateisystem* noch die beiden Einträge *SSIS-Paketspeicher* und *SQL Server*. Der Eintrag *SSIS-Paketspeicher* verweist lediglich auf den aktuellen SSIS-Paketspeicher. Mit ihm sind Sie in der Lage, ein Paket aus einem anderen Ordner in den gewählten Ordner zu kopieren. Über den Eintrag *SQL Server* hingegen können Sie Pakete aus einer anderen SQL Server-Instanz importieren. In beiden Fällen ist das Listenfeld *Server* aktiv, das beim Eintrag *SSIS-Paketspeicher* den aktiven Windows-Dienst *SQL Server Integration Services* anbietet und beim Eintrag *SQL Server* die verfügbaren SQL Server, zu denen über die Angaben der Kategorie *Authentifizierung* eine Verbindung hergestellt werden kann. Für das aktuelle Beispiel aber wählen Sie den Eintrag *Dateisystem* und klicken anschließend auf die Schaltfläche hinter dem Eingabefeld *Paketpfad*. In dem darauf folgenden Dialogfeld *Paket laden* navigieren Sie zum Verzeichnis *\Zielumgebung\Installation* und wählen dort mit einem Doppelklick das Paket »Bestellverarbeitung« aus. Im Eingabefeld *Paketname* ist es möglich, dem ausgewählten Paket eine abweichende Bezeichnung zu geben.

Standardmäßig wird das gewählte Paket mit der darin definierten Paketschutzebene in den SSIS-Paketspeicher importiert. Sie haben aber auch die Möglichkeit, die Paketschutzebene eines Pakets beim Importieren zu ändern. Durch einen Klick auf die Schaltfläche hinter dem Ausgabefeld *Schutzebene* erhalten Sie das Dialogfeld *Paketschutzebene*, in dem Sie eine der Ihnen bereits bekannten Paketschutzebenen auswählen können. Beim Import wird die im Paket definierte Paketschutzebene mit der hier gewählten überschrieben. In diesem Fall jedoch ändern Sie die Paketschutzebene nicht, sondern klicken vielmehr auf *OK*, um den Import des Pakets zu starten. Da das Paket mit der Paketschutzebene *EncryptAllWithPassword* verschlüsselt ist, folgt vor dem eigentlichen Import noch eine Kennwortabfrage. Erst nach der Eingabe des korrekten Kennworts wird das Paket in den Ordner *File System\Bestellverarbeitung per XML* importiert.

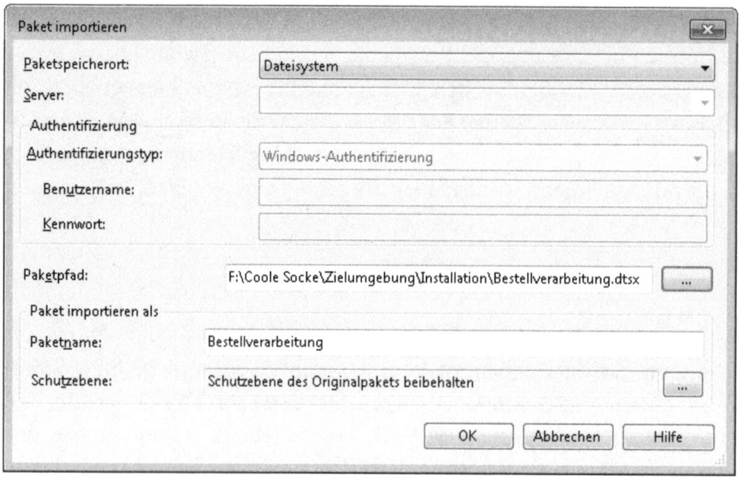

Abbildung 15.35 Das Dialogfeld *Paket importieren*

Um auf diese Art und Weise alle Pakete des Projekts »Bestellungen« in den SSIS-Paketspeicher zu importieren, müssen Sie den hier beschriebenen Import mit den beiden anderen Paketen wiederholen. Ein Import mehrerer Pakete gleichzeitig ist nicht möglich. Ebenfalls nicht möglich ist nach einem solchen Import die Verwendung der XML-Konfigurationsdatei des Pakets »Bestellverarbeitung«. Wie Sie auf Seite 717 im Kasten »Direkte und indirekte Konfiguration« erfahren haben, wird der Speicherort der Paketkonfiguration im Paket selbst gespeichert. Durch den Import wird dieser Speicherort jedoch nicht verändert. Dies bedeutet, dass beim Laden des Pakets »Bestellverarbeitung« die XML-Konfigurationsdatei immer noch im Projektverzeichnis der Entwicklungsumgebung gesucht wird. Um nun den im Paket enthaltenen Speicherort an den tatsächlichen Speicherort der XML-Konfigurationsdatei anzupassen, müssen Sie das Paket in Business Intelligence Development Studio öffnen und dort in der Paketkonfiguration den Speicherort der XML-Konfigurationsdatei ändern. Eine einfachere Lösung stellt hierbei die indirekte Konfiguration dar. In diesem Fall müssten Sie nach dem Import des Pakets nur den Wert der Umgebungsvariablen ändern. Dieser zusätzliche Aufwand betrifft nur die XML-Konfigurationsdatei. Alle anderen Paketkonfigurationen sind von dem Import des Pakets unabhängig.

Das Befehlszeilenprogramm DTUTIL

Als Alternative zum Paketinstallations-Assistenten können Sie das Befehlszeilenprogramm DTUTIL mit dem Parameter `/COPY` verwenden. Wie unschwer zu erkennen ist, werden die Pakete mit diesem Parameter lediglich von einem Speicherort in einen anderen kopiert. Dabei wird der Speicherort der Paketkonfiguration im Paket nicht an das Zielsystem angepasst, was gerade bei XML-Konfigurationsdateien zu den eben beschriebenen Problemen führt.

Mit der Befehlszeile in Listing 15.4 kopieren Sie das Paket »Bestelleingang« aus dem Verzeichnis *\Zielumgebung\Installation* in den Ordner *File System/Bestelleingang per XML* des SSIS-Paketspeichers. Dabei geben Sie den SSIS-Paketspeicher mit dem Parameter `DTS` an, gefolgt von der Pfadangabe des Ordners, in den das Paket gespeichert werden soll. Das Kennwort zum verschlüsselten Paket übergeben Sie mit dem Parameter `/DECRYPT`.

```
DTUTIL /FILE "F:\Coole Socke\Zielumgebung\Installation\Bestelleingang.dtsx"
/COPY DTS;"\File System\Bestellverarbeitung per XML\Bestelleingang" /DECRYPT <kennwort>
```

Listing 15.4 Das Kopieren eines Pakets in den SSIS-Paketspeicher

Die Befehlszeile in Listing 15.5 zeigt, wie Sie ein Paket aus einem Verzeichnis in einen SQL Server kopieren. Anstelle des Parameters DTS wird bei dieser Befehlszeile nun der Parameter *SQL* für die Zielangabe verwendet. Den SQL Server geben Sie über den Parameter /DESTSERVER an. Die Verbindung erfolgt hierbei über die Windows-Authentifizierung. Für eine SQL Server-Authentifizierung wären an dieser Stelle noch die beiden Parameter /DESTUSER und /DESTPASSWORD erforderlich.

```
DTUTIL /FILE "F:\Coole Socke\Zielumgebung\Installation\Bestelleingang.dtsx"
/DESTSERVER SSIS2008\PRODUKTIV /COPY SQL;"\Bestellverarbeitung per XML\Bestelleingang"
/DECRYPT <kennwort>
```

Listing 15.5 Das Kopieren eines Pakets in SQL Server

Der Vollständigkeit halber darf die Befehlszeile, mit der Sie ein Paket von einem Verzeichnis in ein anderes kopieren, natürlich nicht fehlen. Hier wird nun anstelle des Parameters DTS der Parameter FILE verwendet.

```
DTUTIL /FILE "F:\Coole Socke\Zielumgebung\Installation\Bestelleingang.dtsx"
/COPY FILE;"F:\Coole Socke\Zielumgebung\Dateisystem\Bestellverarbeitung per XML\Bestelleingang"
/DECRYPT <kennwort>
```

Listing 15.6 Das Kopieren eines Pakets in ein Verzeichnis

Der Parameter /COPY ist nur eine von vielen Möglichkeiten, die Ihnen das Befehlszeilenprogramm DTUTIL bietet. Mehr zu DTUTIL entnehmen Sie der SQL Server Online-Dokumentation.

Weitere Möglichkeiten

Mit den drei nun folgenden Möglichkeiten werden die Pakete lediglich von der Entwicklungsumgebung zur Zielumgebung kopiert. Auch bei diesen Möglichkeiten wird der Speicherort einer XML-Konfigurationsdatei im Paket nicht an das Zielsystem angepasst.

So banal die erste Möglichkeit auch sein mag, so soll sie trotzdem erwähnt werden. Für eine Bereitstellung der Pakete im Dateisystem reicht ein einfaches Kopieren des Projektverzeichnisses in ein dafür vorgesehenes Verzeichnis im Zielsystem völlig aus. Die Pakete können von dort sowohl manuell per Doppelklick als auch automatisiert mit dem SQL Server-Agent ausgeführt werden.

Mit der nächsten Methode kopieren Sie Pakete von Ihrem SQL Server zum SQL Server des Zielsystems. Da Sie im Grunde genommen hierbei nur Datensätze aus der Tabelle *sysssispackages* der *msdb*-Datenbank Ihres SQL Server in die Tabelle *sysssispackages* der *msdb*-Datenbank des SQL Server der Zielumgebung kopieren, können Sie hierfür den SQL Server Import/Export-Assistenten verwenden. Alles, was Sie dazu benötigen, ist eine Verbindung zu Ihrem SQL Server und zum SQL Server des Zielsystems.

Die dritte und letzte Möglichkeit besteht in dem Export einzelner Pakete direkt aus Business Intelligence Development Studio heraus. Hier können Sie das aktuell geöffnete Paket über den Menüeintrag *Datei/Kopie von '<Paketname>' speichern unter* entweder in das Dateisystem, in einen SQL Server oder auch in einen SSIS-Paketspeicher exportieren. Dabei erhalten Sie das Dialogfeld *Kopie des Pakets speichern*, das dem eben beschriebenen Dialogfeld *Paket importieren* in Optik und Funktion ähnelt. Auch hier wählen Sie den Zielort aus und können dabei dem Paket eine neue Bezeichnung und auch eine neue Paketschutzebene geben. Mit einem Klick auf *OK* wird das Paket im angegebenen Ziel gespeichert.

Zusammenfassung

Der Weg eines SSIS-Projekts aus der Entwicklungsumgebung in ein Testsystem oder Produktivsystem erfordert mehrere Schritte. Zuerst entfernen Sie nicht mehr benötigte Dateien im Projekt sowie überflüssige Komponenten in den Paketen. Anschließend definieren Sie die Paketschutzebene des Pakets sowie die Paketkonfiguration und erweitern – soweit erforderlich – die Pakete mit der Funktionalität der Prüfpunkte. Als letzten Schritt in der Entwicklungsumgebung erstellen Sie das Bereitstellungsprogramm. Die Installation des SSIS-Projekts auf dem Testsystem oder Produktivsystem kann zum einen über den Paketinstallations-Assistenten erfolgen und zum anderen durch manuelles Importieren der einzelnen Pakete in den vorgesehenen Speicherort der Zielumgebung – in ein Verzeichnis des Dateisystems, in die *msdb*-Datenbank einer SQL Server-Instanz oder in den SSIS-Paketspeicher.

Kapitel 16

Pakete betreiben

In diesem Kapitel:

Zum Betrieb von Paketen gehört nicht nur die manuelle und automatisierte Paketausführung, sondern auch das Überwachen der in der Ausführung befindlichen Pakete. Hierfür – wie auch für die Verwaltung der Pakete – steht Ihnen in erster Linie SQL Server Management Studio zur Verfügung. In diesem Kapitel werden Sie die Möglichkeiten kennen lernen, die SSIS Ihnen für den Betrieb der Pakete bietet.

Pakete ausführen

Zur Ausführung eines Pakets gibt es mehrere Möglichkeiten. Im Dateisystem starten Sie die Paketausführung mit einem einfachen Doppelklick auf das Paket und im SSIS-Paketspeicher mit dem Kontextmenübefehl *Paket ausführen*. Unabhängig vom Speicherort kann auch der SQL Server-Agent die Paketausführung übernehmen. Eines haben diese drei Möglichkeiten gemeinsam: Die Paketausführung wird mit dem Paketausführungsprogramm konfiguriert und letztendlich mit dem Befehlszeilenprogramm DTEXEC ausgeführt.

Das Paketausführungsprogramm

Bei dem Paketausführungsprogramm handelt es sich um eine grafische Benutzeroberfläche, die Ihnen insgesamt zehn Seiten zur Konfiguration der Paketausführung anbietet. Diese Konfiguration erstellt die für die Paketausführung möglichen Parameter, die letztendlich an das Befehlszeilenprogramm DTEXEC übergeben werden. Dabei steht jede Eigenschaft in diesen zehn Seiten für einen Parameter der Befehlszeile. Wobei eigentlich nur die Eigenschaften der Seite *Allgemein* notwendig sind, alle anderen Eigenschaften sind optional. Die einzelnen Eigenschaften dieser zehn Seiten lernen Sie nun im Einzelnen kennen.

Seite Allgemein

Auf dieser Seite wählen Sie das Paket aus, das über das Paketausführungsprogramm konfiguriert und ausgeführt werden soll. Bei einem Start des Paketausführungsprogramms über ein Paket per Doppelklick oder über dessen Kontextmenübefehl haben Sie Ihre Auswahl bereits schon vorher getroffen. In diesem Fall müssen Sie das Paket hier natürlich nicht mehr auswählen.

Eine Auswahl des Pakets ist nur notwendig, wenn Sie das Paketausführungsprogramm über das Befehlszeilenprogramm DTEXECUI starten oder aber einen Auftrag für den SQL Server-Agent erstellen. Die Auswahl beginnt mit dem Listenfeld *Paketquelle*, in dem Sie die Quelle des Pakets festlegen. Sie haben auch hier wieder Zugriff auf das Dateisystem, einen SQL Server oder den SSIS-Paketspeicher. Den SSIS-Paketspeicher und den SQL Server spezifizieren Sie dabei im Listenfeld *Server*, wobei Sie die notwendigen Anmeldedaten für den SQL Server in der Kategorie *Am Server anmelden* angeben. Nach der Auswahl der Quelle folgt die Auswahl des Pakets über die Schaltfläche des Eingabefelds *Paket*. Sie erhalten hierüber das Dialogfeld *SSIS-Paket auswählen*, in dem Sie je nach gewählter Quelle in der Verzeichnisstruktur des Dateisystems oder in der Ordnerstruktur einer *msdb*-Datenbank bzw. des SSIS-Paketspeichers navigieren und das entsprechende Paket auswählen. Abbildung 16.1 zeigt die Auswahl des Pakets »Bestellverarbeitung« aus dem Ordner *\MSDB\Bestellverarbeitung per XML* des SSIS-Paketspeichers.

HINWEIS Falls das gewählte Paket mit einem Kennwort verschlüsselt ist, erhalten Sie bereits beim Verlassen der Seite *Allgemein* ein entsprechendes Dialogfeld zur Eingabe des Kennworts.

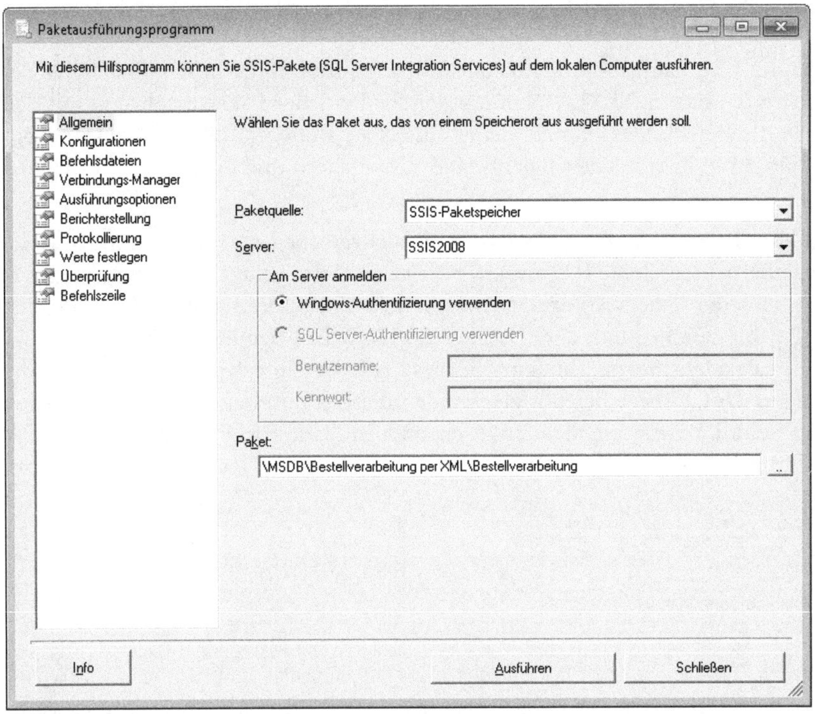

Abbildung 16.1 Die Seite *Allgemein* des Paketausführungsprogramms

Seite Konfigurationen

Im Abschnitt »Paketkonfigurationen erstellen« des vorherigen Kapitels haben Sie erfahren, wie Sie die Eigenschaften eines Pakets mittels Paketkonfigurationen mit neuen Werten überschreiben können. Dieses Prinzip lässt sich auf der Seite *Konfigurationen* nun erweitern. Hier sind Sie in der Lage, die Werte von Eigenschaften des Pakets speziell für diese Paketausführung mit Werten aus einer oder mehreren XML-Konfigurationsdateien zu überschreiben.

Die Zuordnung der einzelnen XML-Konfigurationsdateien erfolgt über die Schaltfläche *Hinzufügen*. Mit den beiden Schaltflächen an der rechten Seite legen Sie die Reihenfolge der einzelnen XML-Konfigurationsdateien fest. Die Reihenfolge ist auch an dieser Stelle entscheidend, da Sie mit mehreren XML-Konfigurationsdateien durchaus ein und dieselbe Eigenschaft überschreiben können – wobei in einem solchen Fall der Wert der letzten XML-Konfigurationsdatei letztendlich für die Paketausführung verwendet wird.

HINWEIS Mit den hier angegebenen XML-Konfigurationsdateien können Sie nur die Eigenschaften des Pakets überschreiben, die nicht schon von einer zum Paket gehörenden Paketkonfiguration überschrieben werden. Falls eine Eigenschaft sowohl in einer hier angegebenen XML-Konfigurationsdatei als auch in einer zum Paket gehörenden Paketkonfiguration enthalten ist, wird der Wert der Eigenschaft immer mit dem Wert der Paketkonfiguration überschrieben. Der Wert der hier angegebenen XML-Konfigurationsdatei hat in diesem Fall keine Auswirkung. Deshalb ist es an dieser Stelle nur möglich, zusätzliche Eigenschaften für die Paketausführung mit neuen Werten zu überschreiben.

Seite Befehlsdateien

Wie eingangs erwähnt, besteht die Hauptaufgabe des Paketausführungsprogramms in der Erstellung der Befehlszeile für das Befehlszeilenprogramm DTEXEC. Nun können Sie bei jeder Paketausführung mit den hier möglichen Konfigurationen die Befehlszeile immer wieder aufs Neue festlegen. Es ist aber auch möglich, immer wiederkehrende Konfigurationen in einer Befehlsdatei zu speichern und diese bei der Paketausführung zu verwenden.

Angenommen, Sie möchten bei der Paketausführung des Pakets »Bestellverarbeitung« immer die Paket-ID und die Versions-ID des Pakets überprüfen. Beide IDs müssen Sie dazu auf der Seite *Überprüfung* angeben. Nun ist die Eingabe dieser IDs bei jeder Paketausführung etwas mühsam. Als Alternative können Sie eine Befehlsdatei erstellen, die die Befehle zur Prüfung der IDs und die IDs selbst beinhaltet. Eine solche Befehlsdatei verwenden Sie bei der Paketausführung, indem Sie diese auf der Seite *Befehlsdateien* über die Schaltfläche *Hinzufügen* einbinden. Durch diese Befehlsdatei werden die IDs nun bei der Paketausführung überprüft, obwohl diese auf der Seite *Überprüfung* nicht angeben sind. In Listing 16.1 sehen Sie den Inhalt der Befehlsdatei für die Überprüfung der Paket-ID und Versions-ID.

```
/VERIFYPACKAGEID "{A04E3CE4-CE9B-48C8-97CE-4319CE4D5746}"
/VERIFYVERSIONID "{EE4B755D-4675-4D49-A99F-E22046CC3A63}"
```

Listing 16.1 Konfigurationen einer Paketausführung in einer Befehlsdatei

ACHTUNG Die Parameter werden der Befehlszeile in der Reihenfolge hinzugefügt, in der sie auf den Seiten des Paketausführungsprogramms vorkommen. Das Befehlszeilenprogramm DTEXEC wiederum verarbeitet die Parameter in der Reihenfolge, in der sie in der Befehlszeile enthalten sind. Sollten hier dieselben Parameter über verschiedene Wege angegeben sein, ist der letzte dieser Parameter in der Befehlszeile der für die Paketausführung ausschlaggebende. Durch die hier verwendete Reihenfolge kann es vorkommen, dass die in einer Befehlsdatei enthaltenen Parameter durch andere Konfigurationen im Paketausführungsprogramm überschrieben werden.

Falls Sie zum Beispiel auf der Seite *Überprüfung* eine andere Versions-ID angeben, erfolgt die Prüfung mit der dort angegebenen Versions-ID und nicht mit der in der Befehlsdatei gespeicherten Versions-ID. Die Seite *Überprüfung* ist erst nach der Seite *Befehlsdateien* im Paketausführungsprogramm enthalten und die hierdurch erstellten Parameter somit in der Befehlszeile hinter dem Parameter zur Verwendung der Befehlsdateien. Da in diesem Fall der Parameter zur Überprüfung der Versions-ID indirekt zweimal in der Befehlszeile enthalten ist, gilt der letzte in der Befehlszeile enthaltene Parameter – der Parameter, der auf der Seite *Überprüfung* erstellt wurde.

Die Reihenfolge der Parameter ist auch entscheidend, wenn Sie mehrere Befehlsdateien für eine Paketausführung verwenden. Jede hier ausgewählte Befehlsdatei ergibt einen Parameter. Mit den Schaltflächen an der rechten Seite legen Sie die Reihenfolge der Befehlsdateien und somit auch die Reihenfolge der Parameter in der Befehlszeile fest.

Sie können Befehlsdateien wie XML-Konfigurationsdateien verwenden, um die Werte von Eigenschaften im Paket zu überschreiben. Dazu müssen Sie den jeweiligen Eigenschaften mit dem Parameter SET neue Werte zuweisen. Sie sollten dabei jedoch beachten, dass durch die Reihenfolge der Parameter in der Befehlszeile durchaus Eigenschaftswerte nochmals überschrieben werden können, die bereits durch eine auf der Seite *Konfigurationen* zugeordnete XML-Konfigurationsdatei überschrieben wurden. Mit den in Listing 16.2 enthaltenen Parametern wird zum Beispiel im Paket »Bestelleingang« das Ablaufsteuerungselement *Task 'Mail senden'* »Mail an Admin senden« im Ereignishandler *OnTaskFailed* sowie das Ablaufsteuerungselement *Task 'Prozess ausführen'* »Bestellungen_zip extrahieren« deaktiviert.

```
/SET "\Package.EventHandlers[OnTaskFailed]\Mail an Admin senden.Properties[Disable];1"
/SET "\Package\Bestellungen_zip extrahieren.Properties[Disable];1"
```

Listing 16.2 Ändern von Eigenschaftswerten per SET-Anweisungen in einer Befehlsdatei

Der Parameter SET entspricht der Konfiguration der Seite *Werte festlegen*. Von daher gelten für diesen Parameter dieselben Regeln und Einschränkungen, die im Abschnitt »Seite Werte festlegen« beschrieben sind.

Seite Verbindungs-Manager

Diese Seite listet Ihnen alle im Paket enthaltenen Verbindungs-Manager inklusive Beschreibung und Verbindungszeichenfolge auf. Hier haben Sie die Möglichkeit, speziell für die Paketausführung die Verbindungszeichenfolgen der Verbindungs-Manager zu ändern. Allerdings haben diese Änderungen – ähnlich wie bei den XML-Konfigurationsdateien – nur Auswirkungen, wenn die Eigenschaften des Verbindungs-Managers nicht bereits über die Paketkonfiguration des Pakets überschrieben werden.

Die einzige Ausnahme hierbei ist der Verbindungs-Manager, der zur SQL Server-Datenbank mit der Tabelle der Paketkonfigurationen verweist. Änderungen in der Verbindungszeichenfolge dieses Verbindungs-Managers haben durchaus Auswirkungen auf die Paketausführung. Hierüber sind Sie in der Lage, speziell für eine Paketausführung die Daten der Paketkonfiguration aus einer anderen Quelle zu laden. Abbildung 16.2 zeigt Ihnen eine solche Änderung am Beispiel des Pakets »Bestelleingang«. Durch die Änderung der Verbindungszeichenfolge wird die Paketkonfiguration für diese Paketausführung aus der Datenbank »Konfigurationen« geladen.

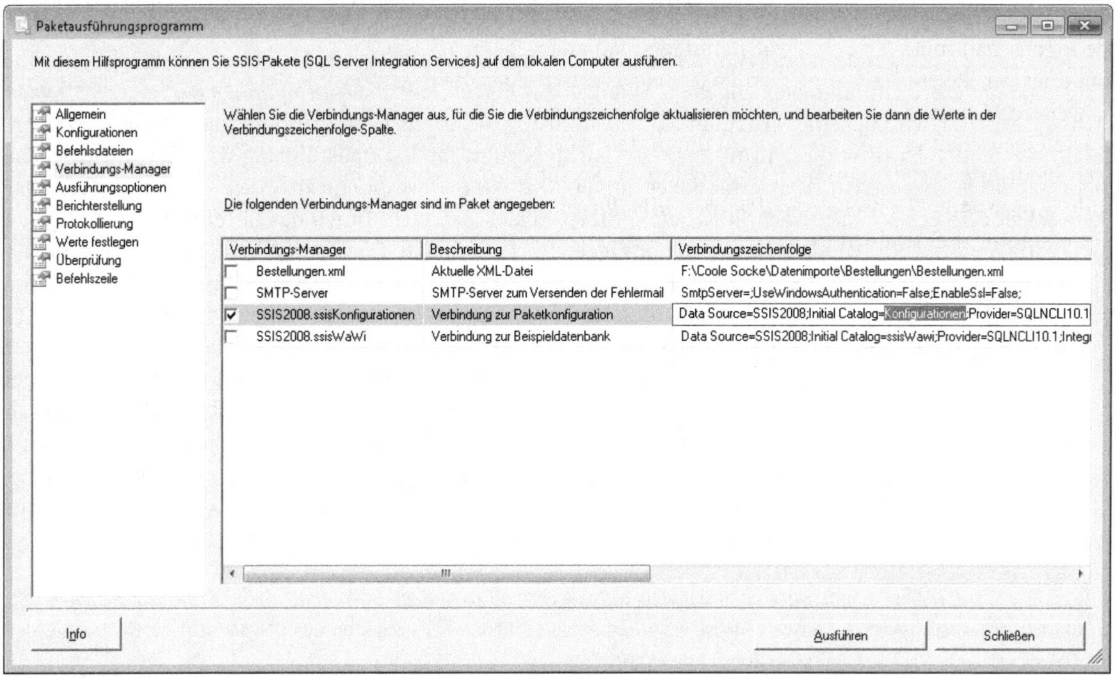

Abbildung 16.2 Das Anpassen der Verbindungs-Manager für eine Paketausführung

Seite Ausführungsoptionen

Mit den vier Eigenschaften dieser Seite legen Sie spezielle Ausführungsmodi dieser Paketausführung fest. Dabei bezieht sich die erste Eigenschaft auf die Überprüfung der einzelnen Komponenten eines Pakets, die bei jeder Paketausführung erfolgt. Schlägt eine dieser Überprüfungen fehl, wird die Paketausführung fehlerhaft beendet. Durch Aktivieren der Eigenschaft *Paket bei Überprüfungswarnungen fehlschlagen lassen* reicht bereits eine Warnmeldung bei der Prüfung der Komponenten für einen Abbruch der Paketausführung.

Ob die im Paket enthaltenen Komponenten nur geprüft oder ob das Paket auch tatsächlich ausgeführt werden soll, legen Sie mit der Eigenschaft *Paket ohne Ausführung überprüfen* fest. Bei aktivierter Eigenschaft findet keine Paketausführung, sondern lediglich die Überprüfung der im Paket enthaltenen Komponenten statt. Da Sie im Paketausführungsprogramm an verschiedenen Stellen die Werte von Eigenschaften ändern können, ist die Eigenschaft *Paket ohne Ausführung überprüfen* eine gute Möglichkeit, diese Änderungen vor der tatsächlichen Paketausführung zu testen.

Die nächsten beiden Eigenschaften stehen nur zur Verfügung, wenn die Eigenschaft *Paket ohne Ausführung überprüfen* nicht aktiviert ist. Mit der Eigenschaft *MaxConcurrentExecutables-Eigenschaft außer Kraft setzen* legen Sie fest, wie viele Ablaufsteuerungselemente im Paket parallel ausgeführt werden dürfen. Das Paket »Import Bestellungen« zum Beispiel besitzt die beiden *Datenflusstasks* »Cache Artikel füllen« und »Cache Ansprechpartner füllen«, die unabhängig voneinander und auch parallel ausgeführt werden. Sofern Sie diese parallele Ausführung unterbinden möchten, müssen Sie in der Eigenschaft *Max. Anzahl gleichzeitig ausführbarer Dateien* den Wert 1 angeben. Diese Eigenschaft entspricht der Eigenschaft *MaxConcurrentExecutables* der Ablaufsteuerung. Mehr zur Eigenschaft *MaxConcurrentExecutables* lesen Sie in Kapitel 7.

Mit der letzten Eigenschaft dieser Seite können Sie eine im Paket bestehende Prüfpunktfunktionalität für die anstehende Paketausführung ändern. Ohne Aktivierung der Eigenschaft *Paketprüfpunkte aktivieren* wird die bestehende Konfiguration im Paket verwendet. Bei eingeschalteter Eigenschaft lässt sich für die Ausführung eine andere Prüfpunktdatei angeben. Solange die Eigenschaft *Neustartoptionen außer Kraft setzen* nicht aktiviert ist, wird bei einer erneuten Paketausführung die angegebene Prüfpunktdatei für den Wiederanlauf verwendet. Existiert diese Prüfpunktdatei nicht, beginnt die Paketausführung wieder von vorne. Die nicht aktivierte Eigenschaft *Neustartoptionen außer Kraft setzen* entspricht also dem Eintrag *IfExists* der Eigenschaft *CheckpointUsage*. Nach Einschalten dieser Eigenschaft steht Ihnen das Listenfeld *Neustartoption* zur Verfügung, das die Pendants zu den Einträgen der Eigenschaft *CheckpointUsage* enthält. Mit diesen Eigenschaften haben Sie für die Paketausführung mehrere Möglichkeiten. So können Sie zum Beispiel eine bestehende Prüfpunktdatei auswählen, um diese bei der Paketausführung für einen Wiederanlauf zu verwenden. Oder Sie wählen den Eintrag *Nie Prüfpunkte verwenden* im Listenfeld *Neustartoption*, um das Paket trotz bestehender Prüfpunktdatei von vorne ausführen zu lassen. Sie können diese Eigenschaften auch bei Paketen konfigurieren, in denen die Prüfpunktfunktionalität nicht aktiviert ist. Jedoch erhalten Sie durch diese Konfiguration alleine noch keine Prüfpunktdatei. Dazu müssten Sie vor der Paketausführung zunächst bei allen Ablaufsteuerungselementen die Eigenschaft *FailPackageOnFailure* aktivieren. Dies wäre über die Möglichkeiten der Seiten *Konfigurationen*, *Befehlsdateien* und *Werte festlegen* mit etwas Aufwand durchaus realisierbar. Mehr zu den Eigenschaften und Auswirkungen der Prüfpunkte lesen Sie in Kapitel 15.

HINWEIS Die Konfigurationen der Eigenschaften *MaxConcurrentExecutables-Eigenschaft außer Kraft setzen* und *Paketprüfpunkte aktivieren* haben nur Auswirkungen, wenn die entsprechenden Eigenschaften des Pakets nicht bereits beim Laden des Pakets von einer Paketkonfiguration überschrieben werden.

Seite Berichterstellung

Auf dieser Seite aktivieren Sie die Ausgabe von Meldungen zu bestimmten Ereignissen der Paketausführung. Dabei legen Sie in der Spalte *Konsolenereignisse* fest, zu welchen Ereignissen die Meldungen ausgegeben werden sollen. Den Umfang einer Meldung bestimmen Sie in der Spalte *Konsolenprotokollierung*. Sie kennen die dort enthaltenen Eigenschaften bereits von der Paketprotokollierung. Diese entsprechen den in der Tabelle 14.9 im Kapitel 14 aufgelisteten Spalten. Ergänzend zu den dort aufgeführten Spalten steht hier noch die Eigenschaft *Name* zur Verfügung, die die Bezeichnung des jeweiligen Ereignisses liefert.

So schön und gut die Konfiguration dieser Ausgabe auch sein mag, sie kann im Paketausführungsprogramm nicht direkt verwendet werden. Sie erhalten zwar auch bei der Paketausführung über das Paketausführungsprogramm in einem Dialogfeld entsprechende Meldungen, jedoch hat die hier stattfindende Konfiguration mit der Ausgabe in diesem Dialogfeld nichts zu tun.

Die hier definierten Ausgaben werden nur an die Konsole gemeldet. In diesem Fall fungiert das Paketausführungsprogramm lediglich als grafische Oberfläche zur Erstellung der Befehlszeile, die letztendlich aber auf einem anderen Weg genutzt wird. Die erstellte Befehlszeile können Sie auf der Seite *Befehlszeile* kopieren und anschließend mitsamt dem Befehl DTEXEC verwenden. Zum Beispiel in einer Batchdatei – wie der folgende Befehl, der alle Ereignisse der Paketausführung mit allen Informationen in der Datei *Ausgabe.txt* speichert. Abbildung 16.3 zeigt einen Ausschnitt der erstellten Datei *Ausgabe.txt*.

```
DTEXEC /DTS "\MSDB\Bestellverarbeitung per XML\Bestelleingang" /SERVER SSIS2008 /REPORTING E
/CONSOLELOG NCOSGXMT > Ausgabe.txt
```

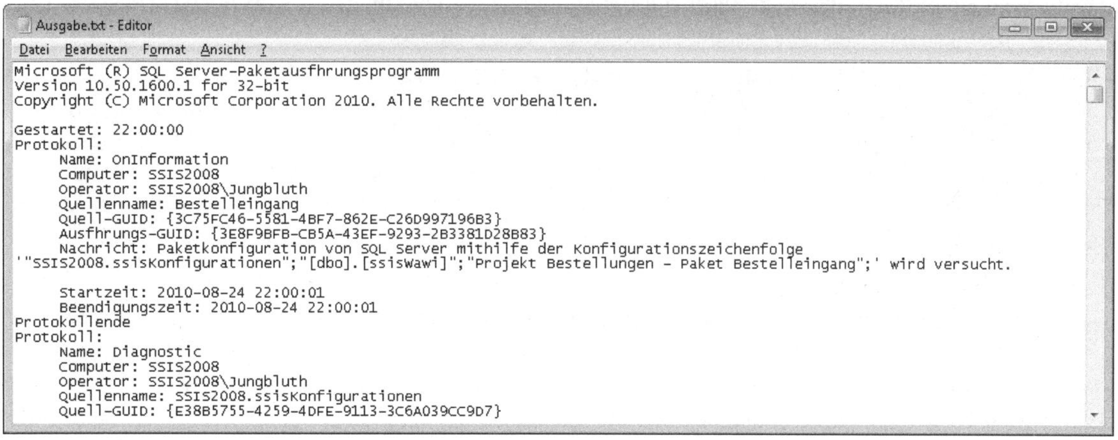
Ausgabe.txt - Editor
Datei Bearbeiten Format Ansicht ?
Microsoft (R) SQL Server-Paketausfhrungsprogramm
Version 10.50.1600.1 for 32-bit
Copyright (C) Microsoft Corporation 2010. Alle Rechte vorbehalten.
Gestartet: 22:00:00
Protokoll:
Name: OnInformation
Computer: SSIS2008
Operator: SSIS2008\Jungbluth
Quellenname: Bestelleingang
Quell-GUID: {3C75FC46-5581-4BF7-862E-C26D997196B3}
Ausfhrungs-GUID: {3E8F9BFB-CB5A-43EF-9293-2B3381D28B83}
Nachricht: Paketkonfiguration von SQL Server mithilfe der Konfigurationszeichenfolge
'"SSIS2008.ssisKonfigurationen";"[dbo].[ssisWawi]";"Projekt Bestellungen - Paket Bestelleingang";' wird versucht.
Startzeit: 2010-08-24 22:00:01
Beendigungszeit: 2010-08-24 22:00:01
Protokollende
Protokoll:
Name: Diagnostic
Computer: SSIS2008
Operator: SSIS2008\Jungbluth
Quellenname: SSIS2008.ssisKonfigurationen
Quell-GUID: {E38B5755-4259-4DFE-9113-3C6A039CC9D7}

Abbildung 16.3 Die Ausgabe der Meldungen zur Paketausführung

Seite Protokollierung

Eine weitere Art der Protokollierung ausgelöster Ereignisse bei der Paketausführung ist die Paketprotokollierung. Anhand der Paketprotokollierung werden zu jedem gewählten Ereignis entsprechende Protokolleinträge über die verfügbaren Protokollanbieter ausgegeben. Die Auswahl der zu protokollierenden Ereignisse erfolgt im Entwurfsmodus des Pakets. Mehr dazu lesen Sie in Kapitel 14.

Auf der Seite *Protokollierung* können Sie nun speziell für eine Paketausführung die Ausgabe der Protokolleinträge um weitere Protokollanbieter ergänzen. Enthält das Paket keine Paketprotokollierung, liefern die hier gewählten Protokollanbieter die Standardprotokolleinträge über den Paketstart und zum Paketende. Den jeweiligen *Protokollanbieter* wählen Sie im Listenfeld der gleichnamigen Spalte und ergänzen diesen mit dem für die Ausgabe notwendigen Verbindungs-Manager. Das Listenfeld der Spalte *Konfigurationszeichenfolge* bietet Ihnen hierzu alle Verbindungs-Manager des auszuführenden Pakets. An dieser Stelle kann kein zusätzlicher Verbindungs-Manager für einen Protokollanbieter angelegt werden. Dadurch ist eine Protokollierung in eine Text-, XML- oder SQL Server Profiler-Datei ohne bestehende Verbindungs-Manager nicht möglich. Enthält das Paket einen Verbindungs-Manager zu einer SQL Server-Datenbank, können Sie zumindest diesen im Zusammenhang mit dem *SSIS-Protokollanbieter für SQL Server* verwenden. Die Protokolleinträge werden hierüber in der Systemtabelle *sysssislog* der angegebenen Datenbank gespeichert.

Alternativ ist auch die Verwendung des Protokollanbieters für das Windows-Ereignisprotokoll möglich. Dieser Protokollanbieter benötigt keinen Verbindungs-Manager und kann somit eigentlich immer genutzt werden. Eigentlich – wenn das Befehlszeilenprogramm DTEXEC nicht auf einer Konfigurationszeichenfolge bestehen würde.

TIPP Tragen Sie beim *SSIS-Protokollanbieter für das Windows-Ereignisprotokoll* eine x-beliebige Zeichenfolge in das Eingabefeld *Konfigurationszeichenfolge* ein. Ohne diese Zeichenfolge wird dieser Protokollanbieter nicht unterstützt.

Seite Werte festlegen

Neben den Seiten *Konfigurationen* und *Befehlsdateien* steht mit dieser Seite die dritte Möglichkeit zur Verfügung, Werte von Eigenschaften im Paket für die anstehende Paketausführung zu überschreiben. Mit dem kleinen Unterschied jedoch, dass Sie hier die Werte den jeweiligen Eigenschaften direkt zuordnen. Dabei tragen Sie in das Eingabefeld *Eigenschaftspfad* die Eigenschaft ein, deren Wert überschrieben werden soll, und im Eingabefeld *Wert* den für diese Paketausführung gültigen Wert.

Jede Eigenschaft muss mit ihrem vollständigen Pfad angegeben werden. Dieser Pfad beginnt mit dem ersten Container der Pakethierarchie – dem Paket selbst. Durch Backslashs getrennt geben Sie die Bezeichnungen der weiteren Container in der Pakethierarchie bis hin zum Container mit der entsprechenden Eigenschaft an. Die Eigenschaft des Containers wird durch den Wert *Properties* eingeleitet und mit der Bezeichnung der Eigenschaft in eckigen Klammern abgeschlossen. So führt zum Beispiel beim Paket »Bestelleingang« folgende Eingabe zur Eigenschaft *FailPackageOnFailure* des Ablaufsteuerungselement *Task 'Prozess ausführen'* »Bestellungen_zip extrahieren«.

```
\Package\Bestellungen_zip extrahieren.Properties[FailPackageOnFailure]
```

Eigenschaften von Auflistungen eines Containers, wie Verbindungs-Manager, Paketvariablen und Ereignishandler, werden wie folgt angesprochen – wobei das Ziel dieses Beispiels die Eigenschaft *Disable* des Ablaufsteuerungselements *Task 'Mail senden'* »Mail an Admin senden« im Ereignishandler *OnTaskFailed* ist.

```
\Package.EventHandlers[OnTaskFailed]\Mail an Admin senden.Properties[Disable]
```

Die Werte zu den hier angegebenen Eigenschaften haben nur Auswirkungen, wenn diese Eigenschaften nicht bereits durch die Paketkonfiguration des Pakets überschrieben werden. Die Ausnahme hierbei bilden – ähnlich der Seite *Verbindungs-Manager* – die Eigenschaften des Verbindungs-Managers, der zur Datenbank mit der Tabelle der Paketkonfigurationen führt. Folglich bietet Ihnen diese Seite die Möglichkeit, speziell für eine Paketausführung eine andere Paketkonfiguration zu verwenden. Mit den in Listing 16.3 enthaltenen Eigenschaften ändern Sie zum Beispiel im Paket »Bestelleingang« die Verbindungsdaten des *OLE DB-Verbindungs-Managers*, der zur Datenbank mit der Tabelle der Paketkonfigurationen verweist.

```
\Package.Connections[SSIS2008.ssisKonfigurationen].Properties[ServerName]
\Package.Connections[SSIS2008.ssisKonfigurationen].Properties[InitialCatalog]
```

Listing 16.3 Die Eigenschaftspfade zu den Eigenschaften *ServerName* und *InitialCatalog*

TIPP Die korrekte Syntax der jeweiligen Eigenschaften können Sie sich vom Paketkonfigurations-Assistenten anzeigen lassen. Dazu starten Sie im Entwurfsmodus des Pakets den Paketkonfigurations-Assistenten und wählen dort die Eigenschaften aus, die Sie hier angeben möchten. Auf der letzten Seite des Paketkonfigurations-Assistenten sehen Sie die gewählten Eigenschaften in der benötigten Syntax.

Seite Überprüfung

Die letzte Seite zur Konfiguration der Paketausführung bietet Ihnen vier Eigenschaften zur Identifizierung der korrekten Version des gewählten Pakets. Die vier Eigenschaften sind dabei kombinierbar, wodurch das angegebene Paket und dessen Version schon sehr gezielt identifiziert werden können.

Durch Aktivieren der Eigenschaft *Nur signierte Pakete ausführen* wird bei der Paketausführung die digitale Signatur des Pakets geprüft. Durch diese Überprüfung erfolgt die Paketausführung nur, wenn das Paket digital signiert ist und es sich hierbei um eine gültige Signatur aus einer vertrauenswürdigen Quelle handelt. An dieser Stelle sei nochmals darauf hingewiesen, dass keine Prüfung stattfindet, ob seit dem Erstellen der digitalen Signatur Änderungen im Paket vorgenommen wurden.

Mit den drei anderen Eigenschaften kann das Paket über die Paket-ID, die Versions-ID und den Paketbuild identifiziert werden. Gerade mit den beiden letztgenannten Eigenschaften lässt es sich vermeiden, dass eine veraltete Version des Pakets ausgeführt wird. Die Werte für die Prüfungen der IDs und des Paketbuilds sehen Sie im Entwurfsmodus des Pakets in den entsprechenden Eigenschaften. Zur Identifizierung des Pakets über die Paket-ID müssen Sie die Eigenschaft *Paket-ID überprüfen* aktivieren und die Paket-ID in das zugehörige Eingabefeld eintragen. Sie finden die Paket-ID in der Eigenschaft *ID* des Pakets. Um das Paket über die Versions-ID zu identifizieren, aktivieren Sie die Eigenschaft *Versions-ID überprüfen* und tragen im Eingabefeld *Versions-ID* den Wert der Eigenschaft *VersionGUID* ein. Obwohl es sich bei beiden Werten um eine GUID handelt, unterscheidet sich hier die zu verwendende Syntax für die Eingabe. Während es bei der Paket-ID noch keine Rolle spielt, ob Sie die GUID mit oder ohne geschweifte Klammern angeben, kann eine Versions-ID ohne geschweifte Klammern nicht mit dem Wert der Eigenschaft *VersionGUID* verglichen werden. Die Identifizierung des Pakets anhand des aktuellen Paketbuilds erfolgt über die Eigenschaft *Paketbuild überprüfen*. Der Paketbuild setzt sich aus den Werten der Eigenschaften *VersionMajor*, *VersionMinor* und *VersionBuild* zusammen. Für die Prüfung können Sie nun verschiedene Versionen dieser Eigenschaften im Eingabefeld *Build* verwenden: nur den Wert der Eigenschaft *VersionMajor*, eine Kombination der Werte aus den Eigenschaften *VersionMajor* und *VersionMinor* oder eine Kombination der Werte aller drei Eigenschaften. Auch hier liefert die zu verwendende Syntax eine Überraschung. Möchten Sie die Werte mehrerer Eigenschaften zur Identifizierung des Paketbuilds eingeben, müssen Sie diese mit einem Semikolon trennen. Die korrekte Syntax für den Paketbuild wäre zum Beispiel »1;0;37«. Sie sehen, mit den Eigenschaften der Seite *Überprüfung* wird nicht nur das Paket geprüft, sondern auch Geduld und Leidensfähigkeit. Übrigens können Sie das Eingabefeld *Build* auch leer lassen, wodurch die Prüfung trotzdem ein erfolgreiches Ergebnis liefert.

Seite Befehlszeile

Die letzte Seite des Paketausführungsprogramms zeigt Ihnen das Ergebnis der Konfiguration der vorherigen Seiten – die Befehlszeile mit den erstellten Parametern. Bei dieser Befehlszeile muss es sich aber nicht um die endgültige Version der Befehlszeile handeln. Nach Aktivierung der Eigenschaft *Befehlszeile manuell bearbeiten* ist es möglich, die Parameter der Befehlszeile zu ändern bzw. mit weiteren Parametern zu ergänzen. Zum Beispiel mit dem in Abbildung 16.4 zu sehenden Parameter REM, über den Sie einen Kommentar zu dieser Befehlszeile angeben können.

Die manuellen Änderungen der Befehlszeile werden weder syntaktisch geprüft, noch haben diese Auswirkungen auf die Eigenschaften der anderen Seiten. Dies bedeutet, dass beispielsweise durch die Erweiterung der Befehlszeile um die Prüfung der Paket-ID nicht automatisch die Eigenschaft *Paket-ID überprüfen* auf der Seite *Überprüfung* aktiviert wird. Auch umgekehrt ist dies der Fall. Solange die Eigenschaft *Befehlszeile manuell bearbeiten* aktiviert ist, haben nachträgliche Konfigurationen auf den anderen Seiten keine Auswirkungen auf die Befehlszeile. Erst durch Aktivieren der Eigenschaft *Die ursprünglichen Optionen wiederherstellen* werden aus den Konfigurationen der anderen Seiten die entsprechenden Parameter erstellt. Jedoch gehen bei dieser Aktivierung die manuellen Änderungen der Befehlszeile verloren.

Die auf diese Art und Weise erstellte Befehlszeile können Sie nun kopieren und zusammen mit dem Befehlszeilenprogramm DTEXEC ausführen. Dabei kann diese Ausführung über die Konsole, aus einer Anwendung, per Stapeldatei oder Ähnlichem erfolgen. Sie können aber auch das Paketausführungsprogramm dazu verwenden, indem Sie auf die Schaltfläche *Ausführen* klicken.

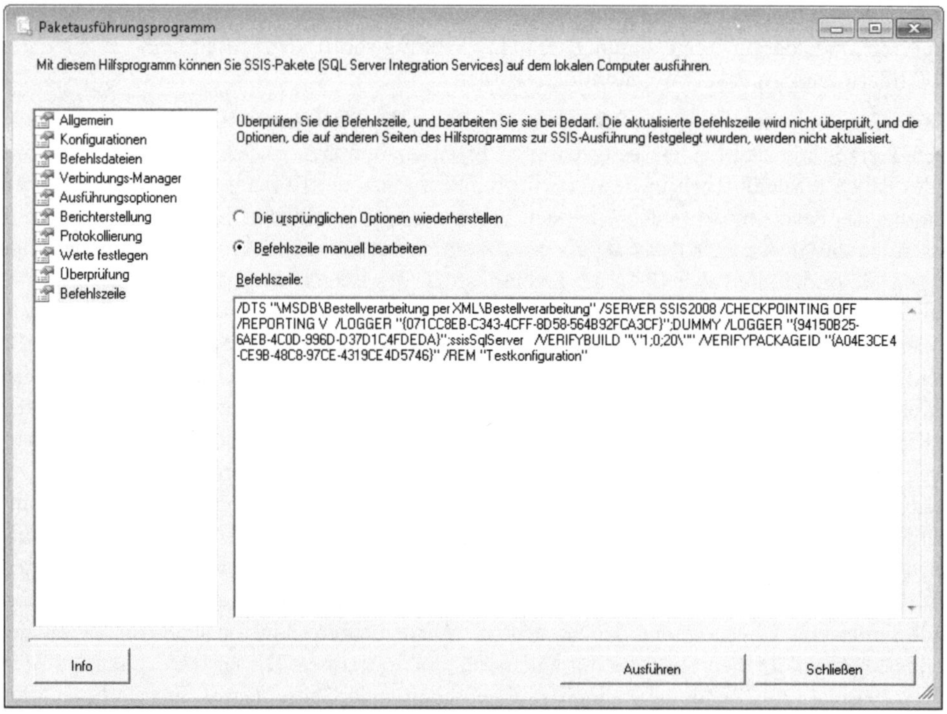

Abbildung 16.4 Die mit dem Paketausführungsprogramm erstellte Befehlszeile

Die Paketausführung

Mit einem Klick auf die Schaltfläche *Ausführen* übergibt das Paketausführungsprogramm die erstellte Befehlszeile an das Befehlszeilenprogramm DTEXEC, das umgehend mit der Paketausführung beginnt. Dabei wird als Erstes das Paket geladen, wodurch die Eigenschaften im Paket mit den Werten der Paketkonfigurationen überschrieben werden. Anschließend folgt die Auswertung der einzelnen Parameter in der Befehlszeile. Diese findet in der Reihenfolge statt, in der die Parameter dort enthalten sind. Dementsprechend erfolgt die Änderung einer Eigenschaft durch mehrere Parameter letztendlich durch den Wert des letzten Parameters – wie bereits im Abschnitt »Seite Befehlsdateien« beschrieben. Je nach den Parametern können auch hierbei wieder Eigenschaften im Paket mit neuen Werten überschrieben werden.

Bis zu diesem Punkt ist die Paketausführung bei SSIS 2005 und SSIS 2008 bzw. SSIS 2008 R2 identisch. Jedoch wird seit SSIS 2008 nun nicht einfach die Paketausführung gestartet. Vielmehr werden die Eigenschaften des Pakets nochmals mit den Werten der Paketkonfigurationen überschrieben. Erst nach der erneuten Verwendung der Paketkonfigurationen startet die Paketausführung. Dies ist auch der Grund dafür, warum das Überschreiben von Eigenschaftswerten mittels der Parameter nur Auswirkungen bei Eigenschaften hat, die nicht in den Paketkonfigurationen enthalten sind. Die einzigen Ausnahmen hierbei sind die Eigenschaften der Verbindungs-Manager, die zu den Datenbanken mit den Tabellen der Paketkonfigurationen verweisen. Voraussetzung für diese Ausnahmen ist jedoch, dass die Änderungen über die Parameter `SET` und `CONNECTION` erfolgen – wobei `SET` der Seite *Werte festlegen* und `CONNECTION` der Seite *Verbindungs-Manager* entspricht.

Um nun eine Paketausführung über das Paketausführungsprogramm zu testen, wählen Sie das Paket »Bestellverarbeitung« aus dem Verzeichnis *\MSDB\Bestellverarbeitung per XML* des SSIS-Paketspeichers. Mit dieser Paketausführung wird die Zip-Datei *Bestellungen.zip* des Unterverzeichnisses *\Zielumgebung\Datenimporte\Archiv* aus dem Beispielverzeichnis verarbeitet.

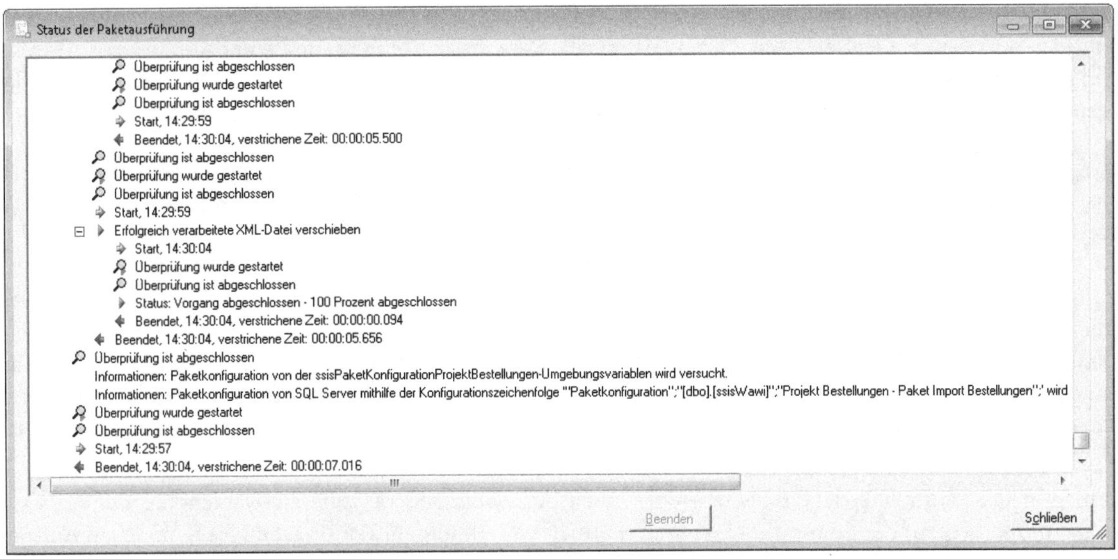

Abbildung 16.5 Das Dialogfeld *Status der Paketausführung*

Die Paketausführung können Sie im Dialogfeld *Status der Paketausführung* verfolgen. Hier erhalten Sie die gleichen Informationen zur Paketausführung wie auf der Registerkarte *Status* des SSIS-Designers bei Paketausführungen im Debug-Modus. Abbildung 16.5 zeigt Ihnen einen Ausschnitt des Dialogfelds *Status der Paketausführung* zu der Ausführung des Pakets »Bestellverarbeitung«. Dieses Dialogfeld bleibt auch nach Beendigung der Paketausführung geöffnet, sodass Sie sich auch im Anschluss daran die ausgegebenen Informationen in Ruhe anschauen können. Das Dialogfeld selbst beenden Sie mit der Schaltfläche *Schließen*.

Erst nachdem das Dialogfeld geschlossen ist, kann das Paketausführungsprogramm wieder verwendet werden. Sie können das Paket entweder erneut ausführen oder aber ein anderes Paket wählen, dieses konfigurieren und dessen Paketausführung starten.

HINWEIS Mit der Installation von SSIS als 64-Bit-Version erhalten Sie zwei Versionen des Befehlszeilenprogramms DTEXEC – einmal als 64-Bit- und einmal als 32-Bit-Version. Pakete, die 32-Bit-Komponenten verwenden, können in einer 64-Bit-Umgebung nur mit der 32-Bit-Version von DTEXEC ausgeführt werden. Zu den 32-Bit-Komponenten gehören unter anderem der Datenanbieter *Microsoft Jet 4.0 OLE DB Provider*, der Protokollanbieter *SSIS Protokollanbieter für SQL Server Profiler* und die Ablaufsteuerungselemente *ActiveX-Skripttask* und *Task 'DTS 2000-Paket ausführen'*.

SSIS-Pakete und der SQL Server-Agent

Das Schicksal der meisten SSIS-Pakete ist einsam und still. Verborgen im dunklen Serverraum werden sie durch den SQL Server-Agent zu bestimmten Uhrzeiten aus ihrem Speicher geholt und zur Paketausführung gedrängt. Still und leise verrichten sie ihre Arbeit, berichten anschließend schriftlich und diskret über Erfolg oder Misserfolg ihrer Tätigkeit und verschwinden wieder in ihrem Speicher. Bevor dieses Schicksal jedoch besiegelt wird, muss der SQL Server-Agent erst einmal einen entsprechenden Auftrag erhalten.

Die Konfiguration eines Auftrags

In dem nun folgenden Beispiel werden Sie für die Ausführung des Pakets »Bestellverarbeitung« einen Auftrag für den SQL Server-Agent erstellen. Dabei liegt der Fokus auf der Konfiguration eines Auftrags zur Ausführung von Paketen. Falls Sie mehr über die grundsätzlichen Funktionen und Möglichkeiten eines Auftrags für den SQL Server-Agent erfahren möchten, schauen Sie in die SQL Server Online-Dokumentation.

HINWEIS Aufträge für den SQL Server-Agent können nur von Benutzern erstellt werden, die Mitglied der Serverrolle *sysadmin* sind oder aber zu einer der drei Datenbankrollen *SQLAgentOperatorRole*, *SQLAgentReaderRole* und *SQLAgentUserrole* der *msdb*-Datenbank gehören.

Um einen Auftrag für den SQL Server-Agent zu erstellen, müssen Sie sich zunächst in SQL Server Management Studio mit der SQL Server-Instanz verbinden, dessen SQL Server-Agent das Paket »Bestellverarbeitung« ausführen soll. Nachdem die Verbindung hergestellt ist, navigieren Sie im Objekt-Explorer zur Kategorie *SQL Server-Agent*. Sollte diese Kategorie einen roten Punkt mit weißem x als Symbol enthalten, müssen Sie den SQL Server-Agent zunächst einmal starten. Dazu wählen Sie aus dessen Kontextmenü den Eintrag *Starten*.

Einen neuen Auftrag erstellen Sie ebenfalls über das Kontextmenü. Hierzu wählen Sie den Eintrag *Neu/Auftrag*, worauf der Editor *Neuer Auftrag* geöffnet wird. In diesem Editor geben Sie dem neuen Auftrag im Eingabefeld *Name* die Bezeichnung **SSIS - Bestellverarbeitung per XML**. Den vorausgewählten Besitzer und auch die Kategorie lassen Sie unverändert. Jedoch sollten Sie prüfen, ob die Eigenschaft *Aktiviert* auch tatsächlich eingeschaltet ist.

Nun wechseln Sie zur Seite *Schritte*, um dort über die Schaltfläche *Neu* einen neuen Auftragsschritt anzulegen. Die Definition des Auftragsschritts beginnt ebenfalls mit der Vergabe einer Bezeichnung. Geben Sie die Bezeichnung **Bestellverarbeitung per XML ausführen** in das Eingabefeld *Schrittname* ein. Als Nächstes legen Sie über das Listenfeld *Typ* fest, welches Programm der SQL Server-Agent zur Ausführung dieses Schritts verwenden soll. In diesem Fall ist es das Befehlszeilenprogramm DTEXEC, das Sie über den Eintrag *SQL Server Integration Services-Paket* auswählen. Nach dieser Auswahl bietet Ihnen der Editor die einzelnen

Seiten des Paketausführungsprogramms als Registerkarten – wie in Abbildung 16.6 zu sehen ist. Mit diesen Registerkarten können Sie nun die Paketausführung in der im Abschnitt »Das Paketausführungsprogramm« beschriebenen Art und Weise konfigurieren. Wobei es hier kleine Unterschiede zum Paketausführungsprogramm gibt. Die Seite *Berichterstellung* steht nicht als Registerkarte zur Verfügung und aus der Seite *Verbindungs-Manager* wurde die Registerkarte *Datenquellen.*

Die Konfiguration der Parameter zur Paketausführung beginnt natürlich auf der Registerkarte *Allgemein* mit der Auswahl des Pakets »Bestellverarbeitung«. Dazu wählen Sie im Listenfeld *Paketquelle* den Eintrag *SSIS-Paketspeicher* und im Listenfeld *Server* den SSIS-Paketspeicher selbst. Anschließend öffnen Sie über die Schaltfläche des Eingabefelds *Paket* das Dialogfeld *SSIS-Paket auswählen* und navigieren dort zum Ordner *\MSDB\Bestellverarbeitung per XML.* Hier markieren Sie nun das Paket »Bestellverarbeitung« und übernehmen dieses mit einem Klick auf *OK* in das Eingabefeld *Paket.*

HINWEIS Sofern das Paket mit einem Kennwort verschlüsselt ist, erscheint bei einem Wechsel zu einer anderen Registerkarte oder auch bei einem Klick auf *OK* das Dialogfeld zur Kennworteingabe. Dieses Kennwort wird in der Konfiguration des Auftragsschritts gespeichert und muss natürlich für die Paketausführung nicht mehr eingegeben werden.

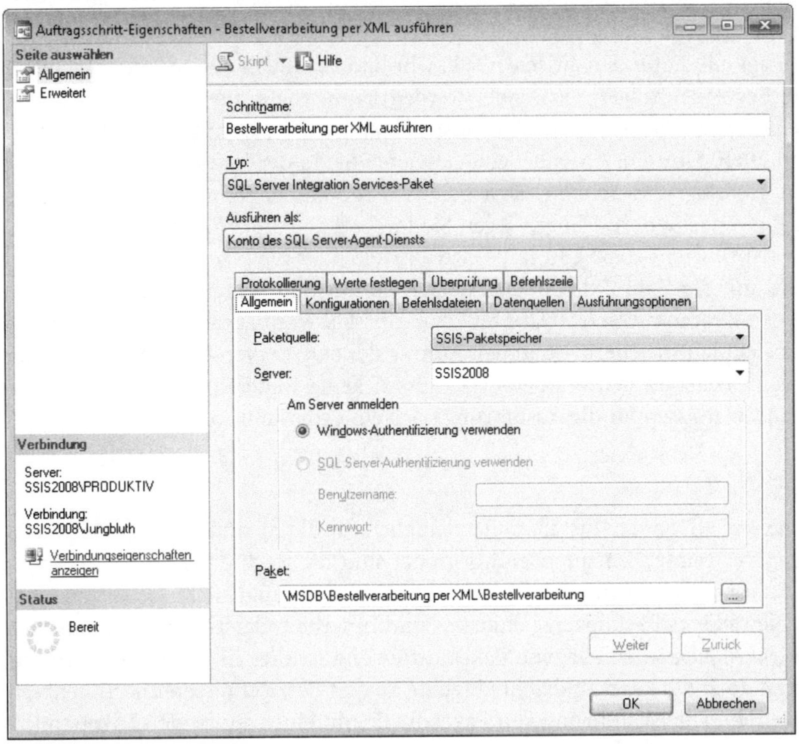

Abbildung 16.6 Die Konfiguration einer Paketausführung mit dem SQL Server-Agent

HINWEIS In einer 64-Bit-Umgebung erhalten Sie durch die Auswahl des Auftragstyps *SQL Server Integration Services-Paket* das Befehlszeilenprogramm DTEXEC auch in der 64-Bit-Version. Enthält das ausgewählte Paket jedoch 32-Bit-Komponenten, muss für die Paketausführung die 32-Bit-Version von DTEXEC verwendet werden. Seit SSIS 2008 müssen Sie dazu nur noch die Eigenschaft *32-Bit-Laufzeitumgebung verwenden* auf der Registerkarte *Ausführungsoptionen* aktivieren.

Ein Blick auf die Registerkarte *Befehlszeile* zeigt, dass zwar die Seite für die Berichterstellung nicht als Registerkarte zur Verfügung steht, wohl aber der Parameter `/REPORTING E` in der Befehlszeile enthalten ist. Durch diesen Parameter werden alle Fehlermeldungen an die Konsole ausgegeben. Diese Ausgaben können Sie über die Standardausgaben eines Auftragsschritts in eine Datei, in die Tabelle *sysjobstepslogs* der *msdb*-Datenbank und auch in den Verlauf des Auftrags schreiben lassen. Diese Ausgaben konfigurieren Sie auf der Seite *Erweitert*.

Das Paket wird vom SQL Server-Agent mit einem der Benutzerkonten ausgeführt, die im Listenfeld *Ausführen als* zur Verfügung stehen. Standardmäßig ist dies das Benutzerkonto, unter dem der Windows-Dienst *SQL Server-Agent* ausgeführt wird. Für die Paketausführung bedeutet dies, dass dieses Benutzerkonto die notwendigen Lese- und Schreibrechte der vom Paket verwendeten Datenbanken und Verzeichnisse besitzen muss. Falls dieses Benutzerkonto diese Rechte nicht aufweist und auch in Zukunft nicht erhalten soll, können Sie für die Paketausführung einen Proxy verwenden – mehr dazu später.

Für die weitere Konfiguration des Auftrags kann vorerst das Benutzerkonto des SQL Server-Agent verwendet werden. Die Konfiguration des Auftragsschritts ist soweit abgeschlossen. Jetzt muss nur noch der Turnus der Ausführung bestimmt werden. Von daher speichern Sie die Konfiguration des Auftragsschritts und wechseln im Editor *Neuer Auftrag* zur Seite *Zeitpläne*. Hier klicken Sie ebenfalls auf die Schaltfläche *Neu*, wodurch der Editor *Neuer Auftragszeitplan* geöffnet wird.

Das Paket ist von montags bis freitags alle 2 Stunden zwischen 6:00 Uhr und 20:00 Uhr auszuführen. Da dieser Zeitplan auch bei anderen SQL Server-Aufträgen verwendet werden kann, sollte die Bezeichnung dieses Zeitplans recht aussagekräftig sein. Tragen Sie also in das Eingabefeld *Name* die Bezeichnung **Mo-Fr – alle 2 Stunden zwischen 6:00 Uhr und 20:00 Uhr** ein. Anschließend aktivieren Sie in der Kategorie *Häufigkeit* alle Wochentage mit Ausnahme von *Samstag* und *Sonntag*. Den bereits ausgewählten Eintrag *Wöchentlich* im Listenfeld *Auftreten* lassen Sie dabei unverändert. Danach legen Sie in der Kategorie *Häufigkeit pro Tag* den Turnus von 2 Stunden zwischen 6:00 Uhr und 20:00 Uhr fest. Dazu aktivieren Sie die Eigenschaft *Alle*, definieren im nachfolgenden Eingabefeld mit der Zahl **2** den zweistündigen Turnus und begrenzen diesen mit den Listenfeldern *Start* und *Ende* auf den Zeitraum von 6:00 Uhr bis 20:00 Uhr. Die Konfiguration des Zeitplans ist hiermit komplett. Sie können den Zeitplan speichern – und den Auftrag des SQL Server-Agent auch, denn für eine automatische Ausführung des Pakets »Bestellverarbeitung« müssen keine weiteren Einstellungen mehr vorgenommen werden. Es sei denn, Sie müssen für die Ausführung noch ein Proxykonto anlegen.

Die Verwendung eines Proxys

Der SQL Server-Agent wird in vielen SQL Server-Installationen lediglich für die Ausführung der Wartungspläne und Datenbanksicherungen verwendet. Entsprechend begrenzt sind die Rechte des Benutzerkontos, das den Windows-Dienst *SQL Server-Agent* ausführt. Dieses Benutzerkonto verfügt nicht selten nur über Lese- und Schreibrechte an den jeweiligen Backupverzeichnissen und innerhalb der Datenbanken an den Rechten der Datenbankrolle *db_backupoperator*. Für eine Paketausführung ist dies in der Regel zu wenig, benötigt das Benutzerkonto hierzu doch die Lese- und Schreibrechte an den Verzeichnissen und Datenbanken, die vom Paket verwendet werden. Die Ausführung von Paketen, die mit einer der beiden Paketschutzebenen *EncryptSensitiveWithUserKey* oder *EncryptAllWithUserKey* verschlüsselt sind, ist mit dem SQL Server-Agent – oder vielmehr dessen Benutzerkonto – ebenfalls nicht möglich. Diese Pakete können nur mit dem Benutzerkonto des Benutzers entschlüsselt und somit auch ausgeführt werden, der das Paket beim letzten Mal gespeichert hat – und das ist in den seltensten Fällen das Benutzerkonto des SQL Server-Agent. Zu alledem kommt noch die grundsätzliche Voraussetzung für die Paketausführung mit dem SQL Server-Agent: Die Anmeldung des ausführenden Benutzerkontos muss in SQL Server der Serverrolle *sysadmin* zugeordnet sein.

Von daher kann das Benutzerkonto des SQL Server-Agent nicht ohne Weiteres für die Paketausführung per SQL Server-Agent verwendet werden. Dieses Benutzerkonto ist jedoch standardmäßig das einzige, das Sie bei der Konfiguration eines Auftragsschritts für die Ausführung festlegen können. Dieses Problem lässt sich durch die Verwendung eines Proxys lösen. Ein Proxy führt den Auftragsschritt mit der Identität eines anderen Benutzerkontos aus – und somit in dessen Sicherheitskontext und mit dessen Rechten. Das hierfür verwendete Benutzerkonto muss in der SQL Server-Instanz, deren SQL Server-Agent den Auftrag ausführen soll, als Anmeldeinformation hinterlegt sein. Kurz gesagt handelt es sich bei einer Anmeldeinformation – im Original *Credential* – um einen Verweis auf ein Benutzerkonto, unter dessen Sicherheitskontext Aktionen außerhalb von SQL Server ausgeführt werden – in diesem Fall die Paketausführung per DTEXEC.

Anmeldeinformationen verwalten Sie in SQL Server Management Studio. Sie finden die Anmeldeinformationen zur gewählten SQL Server-Instanz im Ordner *Sicherheit/Anmeldeinformationen.* Über dessen Kontextmenübefehl *Neue Anmeldeinformation* öffnen Sie das gleichnamige Dialogfeld. Dort geben Sie der neuen Anmeldeinformation zunächst eine Bezeichnung im Eingabefeld *Anmeldeinformationsname* und wählen anschließend die Identität – das Benutzerkonto – aus, unter dessen Sicherheitskontext Aktionen außerhalb von SQL Server ausgeführt werden sollen.

HINWEIS Um die Anmeldeinformation in einem Proxy verwenden zu können, muss das gewählte Benutzerkonto über das Recht *Anmelden als Stapelverarbeitungsauftrag* verfügen. Dieses Recht vergeben Sie über die Gruppenrichtlinie *Computerkonfiguration\Windows-Einstellungen\Sicherheitseinstellungen\Lokale Richtlinien\Zuweisen von Benutzerrechten\Anmelden als Stapelverarbeitungsauftrag.*

Falls Sie ein Paket mit der Paketschutzebene *EncryptSensitiveWithUserKey* oder *EncryptAllWithUserKey* ausführen möchten, müssen Sie in der Anmeldeinformation das Benutzerkonto des Benutzers auswählen, der das Paket als Letztes gespeichert hat. Durch die Auswahl dieses Benutzerkontos wird dessen Identität vom Proxy für die Paketausführung übernommen, wodurch der korrekte Benutzerschlüssel vorliegt und somit das Paket entschlüsselt werden kann. Unabhängig von der Paketschutzebene sollte das gewählte Benutzerkonto natürlich auch über die notwendigen Schreib- und Leserechte an den vom Paket verwendeten Verzeichnissen und Datenbanken verfügen sowie das Recht zum Ausführen des Befehlszeilenprogramms DTEXEC besitzen. Um das gewählte Benutzerkonto einsetzen zu können, muss dessen Kennwort in der Anmeldeinformation hinterlegt werden. Das Kennwort geben Sie über die beiden Eingabefelder *Kennwort* und *Kennwort bestätigen* ein. Anschließend speichern Sie die Anmeldeinformation.

HINWEIS Für das in der Anmeldeinformation verwendete Benutzerkonto muss nur dann eine entsprechende Anmeldung in SQL Server – im Original *Login* – erstellt werden, wenn das Paket in SQL Server gespeichert ist. Erfolgt über den SQL Server-Agent die Ausführung eines Pakets aus dem Dateisystem, ist eine Anmeldung des Benutzerkontos in SQL Server nicht erforderlich. Sofern jedoch für die im Paket verwendeten Verbindungen zu SQL Server-Datenbanken die Windows-Authentifizierung genutzt wird, ist die Anmeldung des Benutzerkontos in SQL Server ebenso erforderlich wie die Zuordnung dieser Anmeldung zu den entsprechenden Datenbankrollen der angesprochenen Datenbanken.

Mit der Anmeldeinformation ist der Grundstein für den Identitätswechsel gelegt. Diese muss nun noch in einem Proxy verwendet werden, der letztendlich einem Auftragsschritt zugeordnet wird. Proxys verwalten Sie in der Kategorie *SQL Server-Agent.* Um einen neuen Proxy anzulegen, erweitern Sie die Kategorie *SQL Server-Agent* und wählen aus dem Kontextmenü der Kategorie *Proxys* den Eintrag *Neuer Proxy.* Sie erhalten das Dialogfeld *Neues Proxykonto,* in dem Sie als Erstes dem neuen Proxy im Eingabefeld *Proxyname* eine Bezeichnung geben. Als Nächstes wählen Sie über die Schaltfläche des Eingabefelds *Anmeldeinformationsname* die Anmeldeinformation aus, deren Identität der Proxy verwenden soll. Welche Aktionen dieser Proxy über die zugeordnete Anmeldeinformation im Betriebssystem ausführen darf, legen Sie über die angebotenen Subsysteme fest. Diese entsprechen den Auftragstypen eines Auftragsschritts, wodurch die Möglichkeiten eines Proxy auf einen oder mehrere dieser Auftragstypen eingeschränkt wird. Für den aktuellen Fall reicht die Aktivierung des Subsystems *SQL Server Integration Services-Paket* aus. Durch diese Auswahl darf mit diesem Proxy nur das Befehlszeilenprogramm DTEXEC ausgeführt werden. Auf der Seite *Prinzipale* legen Sie die Anmeldungen – die Logins – fest, die diesen Proxy bei der Erstellung eines Auftragsschritts verwenden dürfen. Diese Zuordnung kann entweder direkt über die Anmeldung, über die Datenbankrollen der *msdb*-Datenbank oder auch über die Serverrollen erfolgen. Prinzipale sind jedoch nur notwendig, wenn neben dem Administrator – oder den Mitgliedern der Systemrolle *sysadmin* bzw. den eingangs erwähnten Datenbankrollen der *msdb*-Datenbank – auch andere Benutzer SQL Server-Aufträge anlegen dürfen. Ist dies nicht der Fall, können Sie den neuen Proxy auch ohne Prinzipale speichern. Den so neu angelegten Proxy finden Sie in der Kategorie *Proxys\SSIS-Paketausführung*. Abbildung 16.7 zeigt die Konfiguration des Proxys »ssisProxyWawi«.

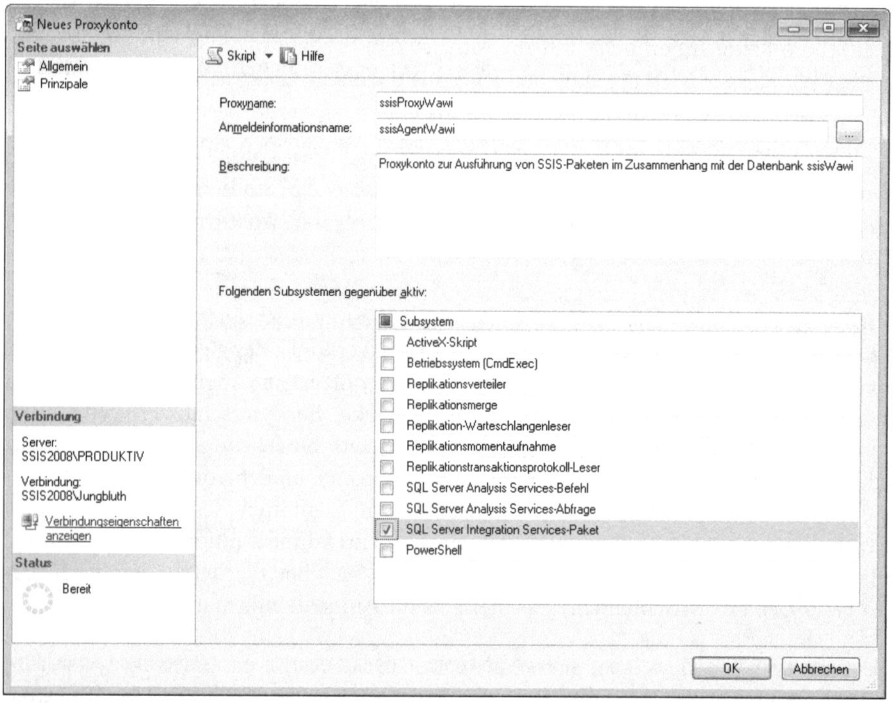

Abbildung 16.7 Ein *Proxykonto* zur Ausführung von SSIS-Paketen

HINWEIS Um einen Proxy erstellen zu können, müssen Sie Mitglied der Serverrolle *sysadmin* oder einer der drei Datenbankrollen *SQLAgentOperatorRole*, *SQLAgentReaderRole* und *SQLAgentUserrole* der *msdb*-Datenbank sein.

Die Voraussetzungen für die Paketausführung im Sicherheitskontext eines anderen Benutzers sind hiermit erfüllt. Dies war natürlich nur eine rudimentäre Beschreibung zur Verwendung von Anmeldeinformationen und Proxys. Wenn Sie mehr darüber erfahren möchten, schauen Sie in die SQL Server Online-Dokumentation.

Um die Verwendung des Proxys abzuschließen, wählen Sie im Auftragsschritt des eben erstellten Auftrags den neu angelegten Proxy im Listenfeld *Ausführen als*. Durch den gewählten Proxy wird nun bei der Ausführung des Auftragsschritts das Befehlszeilenprogramm DTEXEC über das in der Anmeldeinformation hinterlegte Benutzerkonto ausgeführt.

HINWEIS Die Werte von Benutzerumgebungsvariablen können über Proxys nicht gelesen werden. Sollten Sie also Umgebungsvariablen in der Paketkonfiguration nutzen, müssen Sie hierfür Systemumgebungsvariablen verwenden.

Pakete verwalten

Die angebotenen Möglichkeiten zur Verwaltung von Paketen sind natürlich abhängig vom Speicherort. Im Dateisystem verwalten Sie die Pakete wie Dateien. Sie können die Pakete in einer frei definierbaren Verzeichnisstruktur speichern, umbenennen und löschen, in Business Intelligence Development Studio ändern, Zugriffsrechte vergeben – und natürlich auch ausführen. Die Verwaltung der in SQL Server gespeicherten Pakete findet über den SSIS-Paketspeicher und somit in SQL Server Management Studio statt.

SQL Server Management Studio bietet Ihnen nicht nur die Möglichkeit, Pakete des SSIS-Paketspeichers zu verwalten, sondern hierüber können Sie auch die aktuellen Paketausführungen überwachen. Diese Überwachung findet im Ordner *Ausgeführte Pakete* statt und wird im folgenden Abschnitt beschrieben. An dieser Stelle liegt der Fokus auf den Verwaltungsmöglichkeiten von SQL Server Management Studio.

Die Verwaltung der Ordner oder Pakete erfolgt in SQL Server Management Studio über das jeweilige Kontextmenü. Auch der Servertyp selbst bietet Ihnen ein Kontextmenü, wenngleich auch die dort enthaltenen Möglichkeiten recht überschaubar sind. Mit den beiden Einträgen *Verbinden* und *Trennen* können Sie die bestehende Verbindung zum Servertyp *Integration Services* beenden und wieder neu aufnehmen. Der Eintrag *Berichte* liefert Ihnen den Standardbericht *Allgemein*. Dieser Bericht macht seinem Namen alle Ehre und beinhaltet lediglich allgemeine Informationen über den Servertyp *Integration Services* wie den Servernamen und Informationen zu dessen Version. Etwas mehr Informationen bietet der Eintrag *Protokolle anzeigen*. Dieser öffnet das Standarddialogfeld *Protokolldatei-Viewer*, in dem die SQL Server- und auch die Windows-Protokolle aufgelistet werden. Hier können Sie sich unter anderem die Protokolleinträge zu den Integration Services anschauen.

Die eigentliche Verwaltung findet im SSIS-Paketspeicher statt – im Ordner *Gespeicherte Pakete*. Zwar bietet Ihnen auch dieser Ordner ein Kontextmenü, hierüber können Sie jedoch lediglich einen relativ nichtssagenden Standardbericht öffnen. Die Ihnen bereits bekannten Ordner *File System* und *MSDB* bieten Ihnen da schon etwas mehr Möglichkeiten. Über deren Kontextmenüs lassen sich neue Ordner innerhalb des jeweiligen Ordners erstellen, Pakete importieren und Pakete aktualisieren. Die Möglichkeit, Ordner zu erstellen und Pakete zu importieren, kennen Sie bereits aus dem vorherigen Kapitel. Trotzdem hier nochmals der Hinweis, dass Sie die Möglichkeit einer Ordnerstruktur nutzen sollten. Hierüber lassen sich die Pakete strukturiert speichern – eine Möglichkeit, die in DTS immer schmerzlich vermisst wurde. Nicht mehr benötigte Ordner können Sie über den Kontextmenübefehl *Löschen* wieder entfernen.

HINWEIS Es ist nicht möglich, einen Ordner mitsamt den darin enthaltenen Paketen zu löschen. Sie müssen zuerst jedes Paket einzeln aus dem Ordner entfernen, bevor Sie auch den Ordner löschen können. Ein Paket kann nur über dessen Kontextmenübefehl *Löschen* entfernt werden. Die Eingabetaste `Entf` wird nicht unterstützt.

Mit dem Kontextmenübefehl *Pakete aktualisieren* starten Sie den Paketaktualisierungs-Assistenten, mit dem Sie alle Pakete des gewählten Ordners vom SSIS 2005-Format in das SSIS 2008-Format aktualisieren. Mehr dazu lesen Sie im Kasten »Der Paketaktualisierungs-Assistent«. Zudem bietet Ihnen jeder dieser Ordner wiederum einen Standardbericht, wobei auch dessen Inhalt nicht sonderlich informativ ist.

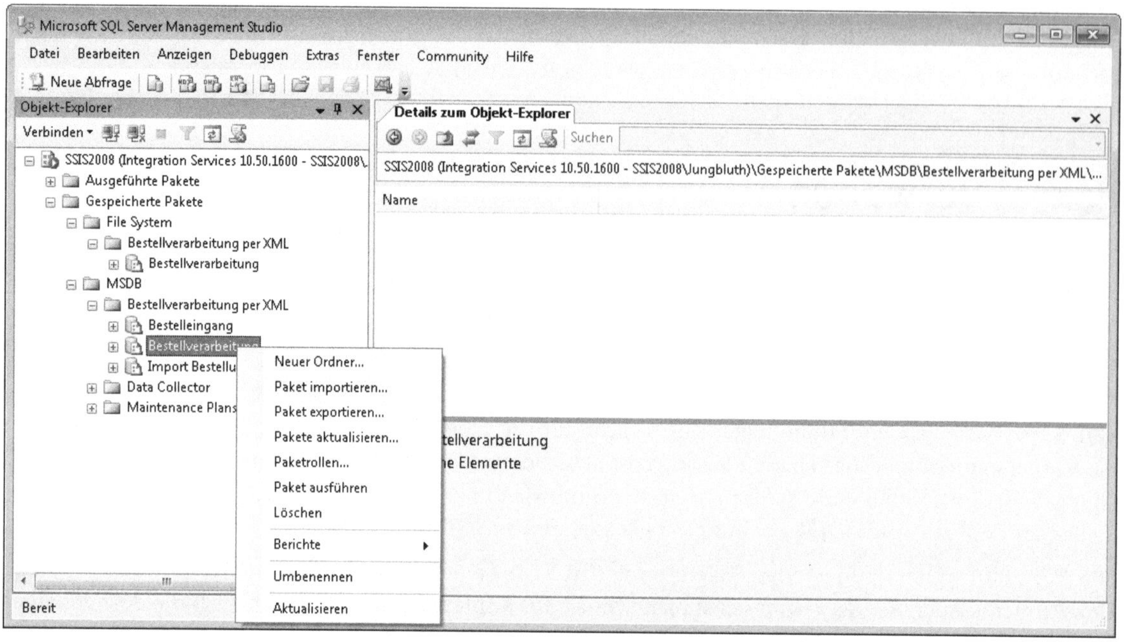

Abbildung 16.8 Die Verwaltung der Integration Services in SQL Server Management Studio

Die Verwaltung der einzelnen Pakete findet ebenfalls über das Kontextmenü statt. Abbildung 16.8 zeigt Ihnen das Kontextmenü eines Pakets. Dieses enthält neben den Einträgen *Paket exportieren*, *Pakete aktualisieren*, *Paketrollen*, *Paket ausführen* und *Löschen* auch die Einträge *Neuer Ordner* und *Paket importieren*, die sich auf den Ordner und nicht auf das gewählte Paket beziehen. Zudem gibt es auch einen Standardbericht, dessen Aussagekraft sich aber nicht von den bisher erwähnten Standardberichten unterscheidet. Bis auf den Eintrag *Paket exportieren* sind Ihnen bereits alle Kontextmenübefehle eines Pakets bekannt. Aber auch dieser Befehl bietet im Grunde genommen nicht Neues für Sie. Sie erhalten hiermit das Dialogfeld *Paket exportieren*, über das Sie das gewählte Paket in einen anderen Speicherort kopieren können. Die Funktionalität in diesem Dialogfeld ist ähnlich der des Dialogfelds *Paket importieren*, das Sie bereits aus dem vorherigen Kapitel kennen. Die beiden Kontextmenübefehle *Paket importieren* und *Paket exportieren* sind auch die einzigen Möglichkeiten, mit denen Sie Pakete innerhalb des SSIS-Paketspeichers von einem Ordner in einen anderen verschieben können. Wobei Sie – um den Prozess des Verschiebens abzuschließen – das Paket im ursprünglichen Ordner anschließend manuell löschen müssen. Mit diesen Kontextmenübefehlen sind auch bereits alle Verwaltungsmöglichkeiten in SQL Server Management Studio beschrieben.

Der Paketaktualisierungs-Assistent

Mit SSIS 2008 wurde das Paketformat geändert. Aus diesem Grund müssen SSIS 2005-Pakete in das neue Format aktualisiert werden. Für diese Aktualisierung steht Ihnen der Paketaktualisierungs-Assistent zur Verfügung. Sie starten den Paketaktualisierungs-Assistenten über den Kontextmenübefehl *Pakete aktualisieren* eines Ordners oder eines Pakets.

Der Paketaktualisierungs-Assistent zeigt wie üblich im ersten Schritt eine Begrüßung. Der zweite Schritt des Assistenten enthält die beim Start getroffene Auswahl des Quellspeicherorts. Hier können Sie den Speicherort der zu aktualisierenden Pakete nochmals ändern. Dabei haben Sie Zugriff auf die üblichen

Speicherorte *Dateisystem, Microsoft SQL Server* und *SSIS-Paketspeicher*. Den Inhalt eines gewählten Speicherorts sehen Sie im dritten Schritt des Assistenten. Wobei hier alle Pakete des gewählten Speicherorts aufgelistet sind – unabhängig davon, ob es sich bei den Paketen um Pakete im SSIS 2005- oder im SSIS 2008-Format handelt. Um den Aktualisierungsprozess nicht unnötig in die Länge zu ziehen, sollten Sie an dieser Stelle die bereits im SSIS 2008-Format vorliegenden Pakete aus der Aktualisierung entfernen. Leider ist in der Auflistung nicht zu erkennen, welche Pakete welches Format aufweisen.

Bei der Aktualisierung werden nur die Pakete berücksichtigt, die über die jeweiligen Kontrollkästchen ausgewählt sind. Zu jedem dieser gewählten Pakete können Sie im Eingabefeld *Aktualisierungspaketname* eine neue Bezeichnung angeben, wodurch das aktualisierte Paket unter dieser Bezeichnung gespeichert wird. Falls die gewählten Pakete mit Kennwörtern verschlüsselt sind, geben Sie pro Paket das entsprechende Kennwort in das Eingabefeld *Kennwort* ein. Sofern ein Kennwort zur Entschlüsselung mehrerer Pakete verwendet werden kann, können Sie das Kennwort auch in das untere Eingabefeld *Kennwort* eingeben und dieses Kennwort über die Schaltfläche *Auf Auswahl anwenden* den gewählten Paketen zuordnen. Im nächsten Schritt des Paketaktualisierungs-Assistenten legen Sie den Speicherort für die aktualisierten Pakete fest. Sie können die aktualisierten Pakete entweder im gleichen Ordner speichern oder aber einen neuen Speicherort auswählen. Für die Auswahl des neuen Speicherorts stehen Ihnen wieder alle drei möglichen Speicherorte zur Verfügung.

Die letzte Seite bietet Ihnen vier optionale, aber nicht unbedeutende Konfigurationsmöglichkeiten zur anstehenden Aktualisierung. Mit Aktivierung der ersten Eigenschaft *Verbindungszeichenfolgen mit neuen Anbieternamen aktualisieren* werden die in SQL Server 2008 gültigen Bezeichnungen der Datenanbieter *Microsoft OLE DB Provider for Analysis Services* und *SQL Server Native Client* aktualisiert. Durch diese Aktualisierung wird bei den Verbindungs-Managern mit dem Datenanbieter *Microsoft OLE DB Provider for Analysis Services* in der Verbindungszeichenfolge der Parameter *Provider=MSOLAP.3* durch *Provider=MSOLAP* ersetzt. Ähnlich verhält es sich bei Verbindungs-Managern mit dem Datenanbieter *SQL Server Native Client*. Hier wird der Parameter *Provider=SQLNCLI.1* in *Provider=SQLNCLI10.1* geändert. Durch diese Änderungen erfolgt der Verbindungsaufbau mit diesen Verbindungs-Managern nun über die neuen Datenanbieter. Dabei betrifft diese Aktualisierung nur Verbindungszeichenfolgen, die direkt in den Verbindungs-Managern angegeben sind. Verbindungszeichenfolgen, die mit Ausdrücken erstellt werden oder die in *Skripttasks* und *Skriptkomponenten* Einsatz finden, werden dagegen von dieser Aktualisierung nicht tangiert.

Ob ein Paket nach dessen Aktualisierung nochmals überprüft werden soll, bestimmen Sie mit der Eigenschaft *Aktualisierte Pakete überprüfen*. Durch Aktivieren der Eigenschaft *Neue Paket-ID erstellen* erhalten die aktualisierten Pakete eine neue Paket-ID. Da durch die Paket-ID das Paket identifiziert wird, handelt es sich bei dem Paket nach der Vergabe einer neuen Paket-ID im Grunde genommen um ein neues Paket. Dies hat insbesondere Auswirkungen auf konfigurierte Paketausführungen, in denen die Paket-ID vor der Ausführung geprüft wird. Mit der nächsten Eigenschaft *Aktualisierungsprozess bei fehlerhafter Paketaktualisierung fortsetzen* legen Sie fest, ob die Paketaktualisierung mehrerer Pakete mit der ersten fehlerhaften Aktualisierung abgebrochen werden soll oder aber die Aktualisierung mit dem nächsten Paket fortgesetzt wird.

Grundsätzlich werden die gewählten Pakete lediglich aktualisiert und mit derselben Bezeichnung im angegebenen Ordner gespeichert. Es sei denn, Sie haben bei der Auswahl der Pakete bereits eine andere Bezeichnung angegeben. Aber auch die dort vergebene Bezeichnung kann im angegebenen Zielordner durchaus schon von einem Paket verwendet werden. Mit den Eigenschaften der Kategorie *Paketnamenskonflikte* entscheiden Sie, wie der Paketaktualisierungs-Assistent auf solche Namenskonflikte reagieren soll. Mit der ersten Eigenschaft *Vorhandene Paketdateien überschreiben* werden bestehende Pakete schlicht und ergreifend mit den aktualisierten Paketen überschrieben, während mit der Eigenschaft *Zum Aktualisieren von*

▶

Paketnamen numerische Suffixe hinzufügen das aktualisierte Paket durch einen Namenszusatz gekennzeichnet wird. Durch Aktivieren der Eigenschaft *Pakete nicht aktualisieren* hingegen findet bei einem Namenskonflikt keine Paketaktualisierung statt. Bei der Aktualisierung von Paketen, die im Dateisystem gespeichert sind, enthält dieser Schritt des Assistenten noch eine weitere Eigenschaft: Mit der Eigenschaft *Originalpakete sichern* wird durch den Paketaktualisierungs-Assistenten ein Unterverzeichnis namens *SSISBackupFolder* angelegt, in das nach der Aktualisierung die SSIS 2005-Pakete verschoben werden.

Der letzte Schritt des Assistenten vor der Aktualisierung der Pakete zeigt Ihnen eine Zusammenfassung der getroffenen Einstellungen und ermöglicht den Start der Paketaktualisierung über die Schaltfläche *Fertig stellen*. Während der Aktualisierung sehen Sie in einem weiteren Schritt namens *Pakete werden aktualisiert* den Aktualisierungsprozess. Nach dessen Abschluss erhalten Sie mit einem Klick auf die Schaltfläche *Bericht* ein Protokoll über die eben stattgefundene Aktualisierung.

Pakete überwachen

Zur Überwachung der einzelnen Paketausführungen bietet Ihnen SQL Server Management Studio den Ordner *Ausgeführte Pakete*. Die Bezeichnung dieses Ordners ist ein wenig irreführend, denn hier werden nur Pakete aufgelistet, die aktuell ausgeführt werden. Informationen über die letzten Paketausführungen finden Sie in diesem Ordner nicht.

Aber auch die Informationen über Pakete, die gerade ausgeführt werden, sind an dieser Stelle dürftig. Sie sehen lediglich den Namen des Pakets – weitere Informationen über den Stand der Ausführung oder eine Anzeige der vom Paket gelieferten Meldungen stehen hier nicht zur Verfügung. Zwar können Sie sich auch zu diesem Ordner aus dessen Kontextmenü einen Standardbericht erstellen lassen, dieser aber ist genauso wertvoll wie die bisher erwähnten Standardberichte. Er zeigt Ihnen lediglich eine Aufstellung aller aktuell aktiven Pakete inklusive der Startzeit, der bisherigen Ausführungsdauer und des Benutzerkontos, über das die Paketausführung gestartet wurde. Sie sehen diesen Bericht in Abbildung 16.9. Auch das Kontextmenü eines gerade in der Ausführung befindlichen Pakets bietet Ihnen nur einen Standardbericht, der im Vergleich zum Standardbericht des Ordners keine zusätzlichen Informationen aufweist. Zudem enthält das Kontextmenü des Pakets noch den Eintrag *Beenden*, mit dem Sie die Paketausführung abbrechen können.

TIPP Um aussagekräftige Informationen zu den Paketausführungen zu erhalten, sollten Sie die Paketprotokollierung in den jeweiligen Paketen implementieren. Auf diese Weise können Sie zum Beispiel die in einer SQL Server-Datenbank protokollierten Informationen zu einer bzw. zu mehreren Paketausführungen auswerten und diese in Berichten von SQL Server Reporting Services anzeigen.

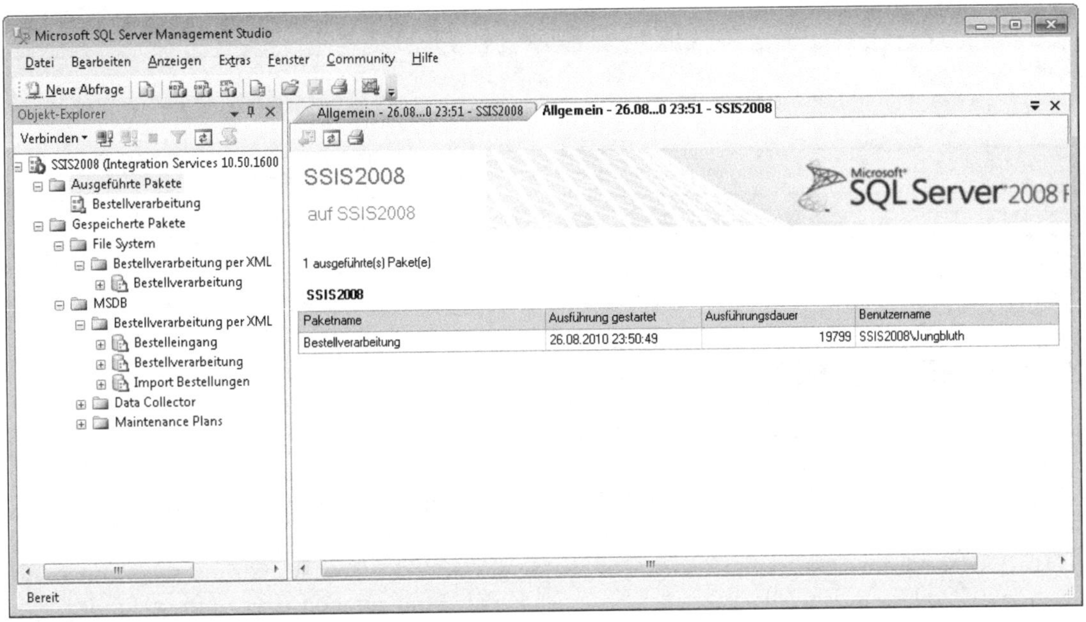

Abbildung 16.9 Der Bericht zu den aktuellen Paketausführungen

Eine weitere Möglichkeit der Überwachung bietet die Leistungsüberwachung des Betriebssystems. Diese enthält insgesamt zwölf Leistungsindikatoren, die Sie in der Kategorie *SQL Server:SSIS-Pipeline 10.0* finden. In Tabelle 16.1 sehen Sie eine Auflistung dieser Leistungsindikatoren mitsamt deren Informationsgehalt.

Leistungsindikator	Inhalt
Flatpufferspeicher	Gesamtgröße aller verwendeten Flatpuffer im Arbeitsspeicher. Flatpuffer sind private Pufferspeicher, die in Datenflusskomponenten zum Zwischenspeichern von Daten verwendet werden.
Gelesene BLOB-Bytes	Gesamtgröße der BLOB-Daten, die von der Data Flow Engine aus Datenquellen extrahiert wurden
Gelesene Zeilen	Gesamtanzahl der Datenzeilen, die von der Data Flow Engine aus Datenquellen extrahiert wurden
Geschriebene BLOB-Bytes	Gesamtgröße der BLOB-Daten, die von der Data Flow Engine in Datenziele geladen wurden
Geschriebene Zeilen	Gesamtanzahl der Datenzeilen, die von der Data Flow Engine zum Laden in die Datenziele vorbereitet wurden
Gespoolte Puffer	Anzahl der Puffer, die mangels Arbeitsspeicher in die über die Eigenschaften *BLOBTempStoragePath* und *BufferTempStoragePath* angegebenen Verzeichnisse ausgelagert werden. Mehr zu diesen Eigenschaften lesen Sie in Kapitel 10.
Private verwendete Puffer	Gesamtanzahl der privaten Pufferspeicher, die von der Data Flow Engine verwendet werden. Private Pufferspeicher sind Puffer, die in Datenflusskomponenten zur Transformation von Daten verwendet werden.
Privater Pufferspeicher	Gesamtgröße der privaten Puffer, die von der Data Flow Engine verwendet werden
Pufferspeicher	Größe des Arbeitsspeichers, der derzeit von den Puffern verwendet wird. Dieser Wert enthält den physischen wie auch den virtuellen Speicher. Ob und in welchem Maß virtueller Speicher verwendet wird, sehen Sie im Leistungsindikator *Gespoolte Puffer*. ▶

Leistungsindikator	Inhalt
Verwendete BLOB-Dateien	Gesamtanzahl der BLOB-Dateien, die derzeit von der Data Flow Engine in den Verzeichnissen ausgelagert werden, die in den Eigenschaften *BLOBTempStoragePath* und *BufferTempStoragePath* angegebenen sind.
Verwendete Puffer	Anzahl aller Puffer, die derzeit von der Data Flow Engine verwendet werden
Verwendeter Flatpuffer	Anzahl aller Flatpuffer, die derzeit von der Data Flow Engine verwendet werden

Tabelle 16.1 Die Leistungsindikatoren der Leistungsüberwachung

Zusammenfassung

Pakete werden mit dem Befehlszeilenprogramm DTEXEC ausgeführt. Der Speicherort des Pakets und auch eine für die Paketausführung spezielle Konfiguration übergeben Sie dabei in einer Befehlszeile. Für die Erstellung dieser Befehlszeile steht Ihnen mit DTEXECUI ein weiteres Tool zur Verfügung. Dabei handelt es sich um eine grafische Benutzeroberfläche, die unter der Bezeichnung Paketausführungsprogramm fungiert. Das Paketausführungsprogramm verwenden Sie für die manuelle Paketausführung von Paketen aus dem Dateisystem oder aus dem SSIS-Paketspeicher. Auch bei der Konfiguration eines Auftrags für den SQL Server-Agent zur automatisierten Paketausführung erstellen Sie die Befehlszeile über die Eigenschaften des Paketausführungsprogramms.

Eine Überwachung der aktuellen Paketausführungen ist entweder über SQL Server Management Studio mit dem Servertyp *Integration Services* möglich oder aber mit den Leistungsindikatoren der Leistungsüberwachung des Betriebssystems.

Stichwortverzeichnis

E

F

H

I

K

L

M

N

O

P

R

S

T

U

V

Über den Autor

Bernd Jungbluth arbeitet seit 1991 mit Datenbanken und SQL. Lag sein Schwerpunkt in den ersten Jahren noch auf den Datenbanken der AS/400, so änderte sich der Fokus im Laufe der 1990er-Jahre hin zu den Datenbanken der Windows-Welt. 1999 entdeckte er Microsoft SQL Server für sich. Seitdem betreut, entwickelt, administriert und optimiert er in erster Linie Microsoft SQL Server-Datenbanken.

Seine Kenntnisse und Erfahrungen bietet der Betriebswirt seit 2001 als freiberuflicher Berater und Entwickler an. Zu seinen Spezialgebieten gehören neben der Entwicklung, Administration und Optimierung relationaler Datenbanken auch die Migration von Datenbanken und Daten nach Microsoft SQL Server sowie das Konsolidieren und Integrieren von Daten aus den unterschiedlichsten Datenquellen mit SQL Server Integration Services und deren Aufbereitung zur Präsentation mit SQL Server Reporting Services.

Sein Wissen und seine Erfahrung teilt er gerne und schreibt zu diesen Themen Fachartikel und Bücher, hält Vorträge auf Konferenzen und bietet Workshops zu Themen rund um SQL Server an – auch zum Thema SQL Server Integration Services.

Sie erreichen Bernd Jungbluth unter *info@berndjungbluth.de.*